心脏起搏心电图学

CARDIAC PACING ELECTROCARDIOGRAPHY

牟延光　主编

山东科学技术出版社
·济南·

图书在版编目（CIP）数据

心脏起搏心电图学 / 牟延光主编. -- 济南 ：山东
科学技术出版社，2024. 8. -- ISBN 978-7-5723-2168-9

Ⅰ．R318.11；R540.4

中国国家版本馆 CIP 数据核字第 2024W6P874 号

心脏起搏心电图学
XINZANG QIBO XINDIANTUXUE

责任编辑：冯　悦

装帧设计：李晨溪

主管单位：山东出版传媒股份有限公司
出 版 者：山东科学技术出版社
　　　　　地址：济南市市中区舜耕路 517 号
　　　　　邮编：250003　电话：（0531）82098088
　　　　　网址：www.lkj.com.cn
　　　　　电子邮件：sdkj@sdcbcm.com
发 行 者：山东科学技术出版社
　　　　　地址：济南市市中区舜耕路 517 号
　　　　　邮编：250003　电话：（0531）82098067
印 刷 者：济南新先锋彩印有限公司
　　　　　地址：济南市工业北路 188-6 号
　　　　　邮编：250101　电话：（0531）88615699

规格：16 开（210 mm × 285 mm）
印张：73.75　字数：1 713 千
版次：2024 年 8 月第 1 版　印次：2024 年 8 月第 1 次印刷
定价：438.00 元

心脏起搏心电图学

主　　编　牟延光

副 主 编　蔡卫勋　陈彦波　贾书敏　陈　妍

　　　　　秦文勇　刘　伟　任燕红　谭贺怡

　　　　　朱　丹　蒋如芳　马新国

编 者

蔡卫勋　浙江省人民医院

陈琳琳　山东第一医科大学第一附属医院

陈　妍　浙江省海宁市人民医院

陈彦波　山东省潍坊市人民医院

崔　勇　山东省聊城市人民医院

戴　静　昆明市中医医院

范　平　新疆医科大学第一附属医院

冯　慧　海南西部中心医院

高华安　山东省日照市人民医院

郭璐映　河南省南阳市中心医院

郭云青　山东省潍坊市中医院

黄　焰　复旦大学附属华东医院

吉　奎　山东省潍坊市中医院

贾书敏　山东大学齐鲁医院

江　茜　浙江绿城心血管病医院

蒋如芳　浙江省兰溪市人民医院

姜文斌　山东省潍坊市人民医院

景永明　郑州大学第二附属医院

康　宏　兰州大学第一医院

李　洁　中国人民解放军联勤保障部队第980医院

李　霞　山东省潍坊市人民医院

李晓枫　中国医学科学院北京阜外心血管病医院

刘桂芝　郑州大学第一附属医院

刘克森　山东省潍坊市人民医院

刘　儒　河南省南阳市中心医院

刘　伟　上海交通大学医学院附属瑞金医院海南医院

马新国　山东省聊城市人民医院

牟书昀泽　青岛滨海学院医学院

牟延光　山东省潍坊市人民医院

潘　登　河南省漯河市中医院

潘二明　河南省漯河市第六人民医院

潘　月　河南省漯河市第六人民医院

潘运萍　郑州大学第二附属医院

秦文勇　重庆医科大学附属第一医院

邱恒霞　大连理工大学附属中心医院

任燕红　浙江省中西医结合医院

沈　灯　上海中医药大学附属普陀医院

孙凤芹　山东省潍坊市中医院

孙娴超　浙江省嘉兴市第一医院

谭贺怡　广东省佛山复星禅诚医院

王华亭　山东第一医科大学附属中心医院

王世勋　山东省潍坊市人民医院

王随峰　郑州大学第一附属医院

魏希进　山东中医药大学附属医院

吴建敏　温州医科大学附属第二医院

吴师伟　武汉市第四医院

向晋涛　武汉大学人民医院

徐勤杰　山东省日照市中医医院

袁晓静　徐州市中心医院

昃　峰　北京大学人民医院

张静华　郑州大学第一附属医院

张　甜　山东阳光融和医院

张　洋　山东省潍坊市人民医院

赵淑红　新疆维吾尔自治区库车市人民医院

朱　丹　宁波大学附属第一医院

庄曼卿　海南省文昌市人民医院

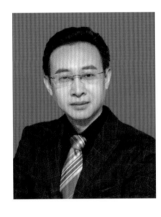

回望过去，1958 年 10 月，世界首台心脏起搏器植入人体。近七十年以来，心脏起搏器植入数量逐年增加，使千百万患者重获新生。科技发展日新月异，知识更新瞬息万变，心脏起搏器几经迭代升级，其功能渐趋完善，与之相关的心电图分析成为广大医生所面临的新挑战。

心脏起搏心电图反映了患者自身心律与心脏起搏器若干功能运作的情况。伴随着研究的深入，心脏起搏心电图学现已发展为心电图学的一个重要分支。心脏起搏心电图的分析，必须立足临床，必须掌握心电图及心脏起搏器的相关知识，必须熟练掌握心脏起搏器程控技术。然而，现实中，临床医师往往注重心脏起搏器植入手术操作而轻视心脏起搏器程控和心电图分析；心脏起搏器厂家工程师心电图基础知识匮乏且不能结合临床；心电图医师偏重于图形分析而缺乏与临床医生沟通，且不了解心脏起搏器的厂家型号，更无法获得心脏起搏器参数……这些隔阂犹如一堵无形的墙，阻碍了心脏起搏器术后的管理。广大临床医生、心脏起搏器厂家工程师和心电图医师加强知识互通，这才是提高心脏起搏器的随访和心电图分析水平的不二法门。

犹记 2014 年 7 月 1 日，《临床起搏心电图学》的出版发行使大家眼前一亮。时至今日，心脏起搏器新功能的研发和推出如雨后春笋，广大同仁对心脏起搏和心电知识提出了更高的要求。

《心脏起搏心电图学》是作者在《临床起搏心电图学》的基础上，杂学旁收，历时十二年，潜心编写而成。心脏起搏器厂家众多，型号繁杂，功能各异，心电图表现也会伴随一系列新功能的推出而继续复杂化。在浩如烟海的心脏起搏心电知识面前，我时刻都感到水平欠缺，窒碍难行，只有远方闪耀的理想灯塔指引我矢志不渝地前行。在编写过程中，国内众多专家鼎力相助，我倍感荣幸。他们有的编写具体文字，有的提供珍贵的图片资料，有的审核校对书稿。Medtronic 公司程建卫、杜小川、孙保奇、周博健，Biotronik 公司杨羽、孙钧锐、张仕刚、孙运秀，Abbott（ST. JUDE）公司蔡勇敏、吕咸栋、胡晓飞、于智燕，Boston Scientific 公司王玮、王丽、方建鲁、江莉，创领心律医疗公司邵文浩、戚宝龙等工程师的参与，极大地推进了编写进程。换言之，本著作凝聚的是主编及国内本专业领域专家的集体智慧和心血。

　　《心脏起搏心电图学》分四十一个章节，编排条理，内容全面，涵盖了心脏起搏器的基础知识、基本功能及绝大部分特殊功能，设有心脏起搏心电散点图、心脏起搏心电向量图、心脏起搏心电梯形图等特色专题，并对最新、最前沿的心脏起搏心电知识做了详细阐述，例如，希浦系统起搏、无导线心脏起搏器、心脏收缩力调节（CCM）治疗等。全书配有清晰美观的插图1586幅，心脏起搏器的厂家、型号、影像、程控和临床资料力求完整，心脏起搏心电图的分析力求紧密结合临床应用。

　　艰难方显勇毅，磨砺始得玉成。作者焚膏继晷，将十二年人生韶华倾注于此，几经易稿，终于付梓。在此，感谢家人的付出，让我有充足的时间埋头创作。本书整个编写过程得到了心电学资深教授郭继鸿、陈清启、于小林老师的指导，我在此鞠躬致谢。也感谢山东科学技术出版社对本书出版的大力支持，感谢为完善本书编写献计献策的同道。

　　初衷和愿景固然美好，但受限于作者的知识与编写水平，我时常诚惶诚恐，担心内容浮浅甚至差错而误导读者。衷心希望前辈专家及同道读者对本书纰漏给予指正赐教。

　　医学知识的大海浩瀚无垠，《心脏起搏心电图学》的修订和完善始终扬帆远行。山山而川，征途漫漫，唯有奋斗！

于山东省潍坊市人民医院

2024 年 5 月 1 日

目录 CONTENTS

目
录

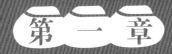

心脏起搏系统

常用的心脏起搏器（cardiac pacemaker）由脉冲发生器（pulse generator）发放一定频率的脉冲电流，经导线（lead）刺激心肌，引起心房、心室除极，产生机械活动，从而达到治疗缓慢性心律失常、梗阻性肥厚型心肌病、预防阵发性房性快速心律失常、检测并治疗快速性室性心律失常及心脏再同步化治疗等目的，心肌兴奋性、传导性和收缩功能的正常是心脏起搏功能发挥的前提。自 1958 年第一台心脏起搏器植入人体以来，心脏起搏器制造技术和工艺快速发展，心脏起搏器的功能日趋完善。

第一节　心脏起搏器生产厂家与品牌

一、Medtronic 心脏起搏器

美国美敦力公司（Medtronic，Inc.）成立于 1949 年（图 1-1A），1980 年并购了荷兰的心脏起搏器制造公司——Vitatron（图 1-1B）。

二、Biotronik 心脏起搏器

德国百多力（Biotronik）公司成立于 1963 年，主要致力于心脏血管介入和电生理治疗设备的研制（图 1-1C）。

三、Abbott（ST. JUDE）心脏起搏器

美国圣犹达医疗设备公司（ST. JUDE Medical）成立于 1976 年（图 1-1E），于 1994 年收购西门子公司心脏节律管理业务部门 Pacesetter 有限公司，1996 年收购生产植入型心律转复除颤器（ICD）的 Ventritex 公司和 Telectronics 心脏起搏器公司，此后开始不断推出心脏起搏器产品。美国雅培公司（Abbott Laboratories）成立于 1888 年（图 1-1D），2017 年收购圣犹达医疗设备公司。

四、Boston Scientific 心脏起搏器

美国波士顿科学公司（Boston Scientific Corporation）成立于 1979 年，2006 年收购 Guidant 公司，此后推出心脏起搏器产品（图 1-1F）。

五、Sorin、创领心律医疗心脏起搏器

2001 年意大利索林集团（Sorin Group）收购法国 Ela Medical，并于 2015 年与 Cyberonics 合并成 LivaNova 股份有限公司。2014 年上海微创医疗集团与意大利索林集团（图 1-1G）合资成立创领心律管理医疗器械有限公司，生产"创领心律医疗"国产心脏起搏器（图 1-1H）。2017 年微创医疗集团收购 LivaNova 的心律管理业务。

六、秦明心脏起搏器

秦明心脏起搏器由中国陕西秦明医学仪器股份有限公司生产（图 1-1J），该公司成立于 1986 年，2012 年被乐普(北京)医疗器械股份有限公司并购后更名为乐普医学电子仪器股份有限公司(图 1-1I)。

七、芯彤心脏起搏器

芯彤（HeartTone）心脏起搏器是先健科技（深圳）有限公司生产的国产品牌，该公司成立于 1999 年，2017 芯彤心脏起搏器获得国家食品药品监督管理总局（现为国家市场监督管理总局）批准上市（图 1-1K）。

 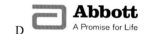

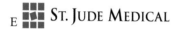 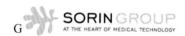

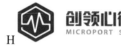 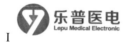 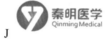 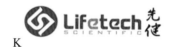

图 1-1　心脏起搏器厂家的徽标

第二节　心脏起搏器的类型

一、根据使用时间分类

（一）临时心脏起搏器

对缓慢性心律失常持续时间短暂或病因可以纠正者，通常采用临时起搏治疗，以渡过危险期。临时心脏起搏器（temporary pacemaker）有以下几种起搏方式：经皮起搏、经静脉起搏、经食管心脏起搏和经胸心脏起搏（图 1-2A~H）。

（二）永久心脏起搏器

脉冲发生器及导线植入体内（图 1-2I）。

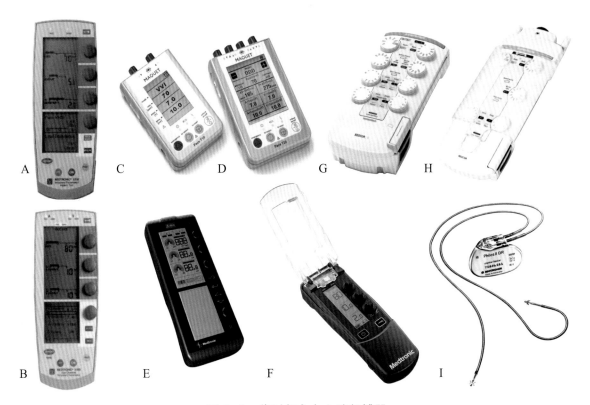

图 1-2 临时与永久心脏起搏器

A. Medtronic 5318 临时心脏起搏器。B. Medtronic 5388 临时心脏起搏器。C. 德国生产的 Pace T10 单腔临时心脏起搏器。D. 德国生产的 Pace T20 双腔临时心脏起搏器。E. Medtronic 5392 临时心脏起搏器。F. Medtronic 53401 临时心脏起搏器。G. Biotronik Reocor D 双腔临时心脏起搏器。H. Biotronik Reocor S 单腔临时心脏起搏器。I. Biotronik 永久双腔心脏起搏系统（脉冲发生器和导线）

二、根据按需功能分类

（一）固定频率型心脏起搏器

固定频率型心脏起搏器只能按设定频率规则地发放电脉冲，刺激心房或心室，引起心脏搏动，而对自身心电信号无反应，可出现心律竞争，目前已被按需型心脏起搏器所取代。

（二）按需型心脏起搏器

按需型心脏起搏器可感知自身电信号，并作出相应反应，根据患者心率调整其起搏脉冲发放的时间，从而避免了起搏脉冲和自身心律的竞争，目前临床所用的心脏起搏器均为按需型心脏起搏器。

三、根据起搏心腔分类

根据导线放置位置，心脏起搏器分为单腔、双腔、三腔、四腔心脏起搏器。

（一）单腔心脏起搏器

单腔心脏起搏器的脉冲发生器仅有一个导线接口，连接心房或心室导线（图 1-3A、D、G、J、M、P、R、S）。导线放置于右心房者称单心房起搏器，导线放置于右心室者称单心室起搏器。

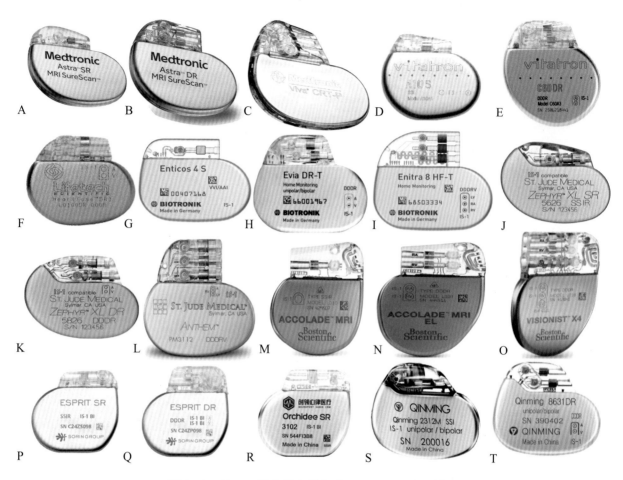

图 1-3 单、双腔心脏起搏器和 CRT-P 心脏起搏器

A. Medtronic 单腔心脏起搏器。B. Medtronic 双腔心脏起搏器。C. Medtronic CRT-P 心脏起搏器。D. Vitatron 单腔心脏起搏器。E. Vitatron 双腔心脏起搏器。F. 芯彤双腔心脏起搏器。G. Biotronik 单腔心脏起搏器。H. Biotronik 双腔心脏起搏器。I. Biotronik CRT-P 心脏起搏器。J. Abbott（ST. JUDE）单腔心脏起搏器。K. Abbott（ST. JUDE）双腔心脏起搏器。L. Abbott（ST. JUDE）CRT-P 心脏起搏器。M. Boston Scientific 单腔心脏起搏器。N. Boston Scientific 双腔心脏起搏器。O. Boston Scientific CRT-P 心脏起搏器。P. Sorin 单腔心脏起搏器。Q. Sorin 双腔心脏起搏器。R. 创领心律医疗单腔心脏起搏器。S. 秦明单腔心脏起搏器。T. 秦明双腔心脏起搏器

（二）双腔心脏起搏器

双腔心脏起搏器的脉冲发生器有两个导线接口，分别连接心房、心室导线，保持心房、心室顺序性收缩，其血流动力学效果优于单心室起搏（图 1-3B、E、F、H、K、N、Q、T）。

（三）三腔心脏起搏器

1. 右心房 + 右心室 + 左心室三腔起搏

通过放置右心房、右心室和左心室起搏导线实现心脏再同步化治疗（cardiac resynchronization therapy，CRT）的起搏器，通常又称三腔起搏器，主要用于治疗心力衰竭，单纯发挥心脏起搏功能者称 CRT-P（图 1-3C、I、L、O），兼有抗心动过速起搏和电击除颤功能者称心脏再同步化治疗除颤器（CRT-D）（图 1-4C、E、H、K、L）。

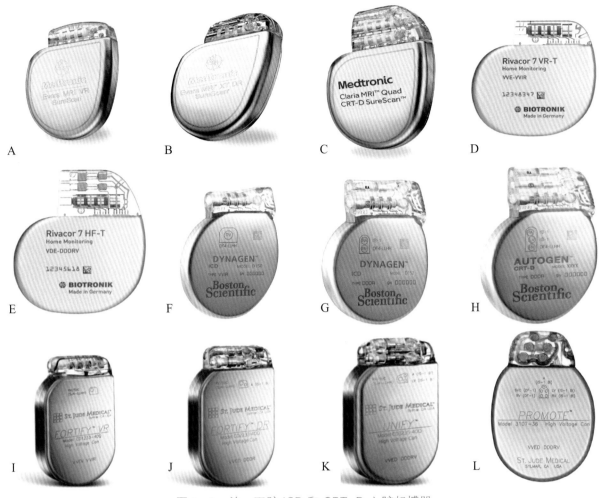

图 1-4 单、双腔 ICD 和 CRT-D 心脏起搏器

A. Medtronic 单腔 ICD, DF-4 除颤导线接口。B. Medtronic 双腔 ICD, DF-4 除颤导线接口。C. Medtronic CRT-D, DF-4 除颤导线接口。D. Biotronik 单腔 ICD, DF-4 除颤导线接口。E. Biotronik CRT-D, DF-4 除颤导线接口。F. Boston Scientific 单腔 ICD, DF-4 除颤导线接口。G. Boston Scientific 双腔 ICD, DF-4 除颤导线接口。H. Boston Scientific CRT-D, DF-4 除颤导线接口。I. Abbott（ST. JUDE）单腔 ICD, DF-4 除颤导线接口。J. Abbott（ST. JUDE）双腔 ICD, DF-4 除颤导线接口。K. Abbott（ST. JUDE）CRT-D, DF-4 除颤导线接口。L. Abbott（ST. JUDE）CRT-D, DF-1 除颤导线接口

2. 左心房 + 右心房 + 右心室三腔起搏

左心房 + 右心房 + 右心室三腔起搏可用于治疗和预防心房颤动，但是，鉴于射频消融治疗心房颤动的有效性，目前这种起搏方式临床上很少应用。

（四）四腔心脏起搏器

四腔心脏起搏器是双心房 + 双心室起搏，将左右心房电极通过 Y 形转换器连于心脏起搏器的心房孔，左右心室电极通过另一 Y 形转换器连于心脏起搏器的心室孔。四腔心脏起搏器既可通过双房同步起搏控制房性快速心律失常、预防心房颤动，又可通过双室同步起搏改善血流动力学、治疗心力衰竭，目前四腔心脏起搏器在临床上很少应用。

四、根据起搏生理性效应分类

（一）生理性起搏

心脏起搏器尽可能模拟窦房结及房室传导系统的生理性功能，提供与静息及活动相适应的心率并保持房室同步，如 AAI、AAIR、DDD、DDDR 起搏等。

（二）非生理性起搏

单心室按需型心脏起搏器只能保证心室按需起搏，而心房和心室电—机械活动不同步，故为非生理性起搏。实际上，起搏治疗都不可能是完全生理性的，严格地说，所有的心脏起搏器都是非生理性的。

五、根据特殊用途分类

（一）抗心动过速心脏起搏器

抗心动过速心脏起搏器具有感知和终止心动过速的功能，适用于折返性心动过速，伴发过缓性心律失常时发挥按需起搏功能。目前，由于射频消融术治疗快速性心律失常效果理想，故此类心脏起搏器应用受到限制。

（二）磁共振成像兼容起搏系统

磁共振成像（MRI）兼容起搏系统使用特殊设计，防止电磁干扰导致电重置，减少了导线因射频磁场而导致的升温。程控为 MRI 检查专用模式后，患者可安全地进行 MRI 检查。目前应用于临床的大多数植入型心电监测仪都可兼容 MRI 检查。

1. Medtronic 公司起搏系统

（1）心脏起搏器：EnRhythm、Sphera、Ensura、Attesta、Advisa、Astra、Azure 心脏起搏器，Micra 无导线心脏起搏器，Mirro MRI、Primo MRI、Evera MRI 系列 ICD，Solara、Serena、Percepta 系列 CRT-P，Amplia、Compia、Claria 系列 CRT-D。

（2）导线：4574、4074、5076、3830、6947M、6935M、5086、6947、6935、4196、4296、4396、4298、5054、5554、4398、4598、4796、4798。

2. Biotronik 公司起搏系统

（1）心脏起搏器：Evia proMRI，Estella，Ecuco，Edora 8，Eluna 8，Enitra 6、8，Enticos 4，Entovis，Epyra 6、8，Etrinsa 6、8，Evity 6、8 系列心脏起搏器，Idova 7，Iforia 5、7，Ilesto 5、7，Ilivia 7，Ilivia Neo 7，Inlexa 3，Intentra 7，Intica 5、7，Intica Neo 5、7，Iperia 5、7，Itrevia 5、7，Lumax 640、740，Rivacor 3、5、7 系列 ICD、CRT-D。

（2）导线：Safio、Solia 导线，Protego ProMRI、Plexa ProMRI、Linox ProMRI 除颤导线，Corox ProMRI OTW、Sentus ProMRI OTW 左心室导线。

3. Abbott（ST. JUDE）公司起搏系统

（1）心脏起搏器：Accent MRI PM1124、PM1224、PM2124、PM2224，Accent ST MRI PM1126、PM1226、PM2126、PM2226，Endurity MRI PM1172、PM2172，Assurity MRI PM1272、PM2272，Zenus MRI PM1182、PM2182，Zenex MRI PM1282、PM2282 单双腔心脏起搏器；Ellipse CD1377-36Q/QC、CD2377-36Q/QC ICD；Quadra Assure CD3367-40Q/QC、Quadra Assure CD3371-40Q/QC CRT；Aveir 无导线心脏起搏器。

（2）导线：Tendril MRI LPA1200M，Tendril STS 2088TC，IsoFlex Optim 1944、1948，Durata 7122Q，Quartet 1456Q、1458Q、1458QL、7120Q，OptiSure LDA220Q。

4. Boston Scientific 公司起搏系统

（1）心脏起搏器：Advantio J065、J066、J067，Ingenio J175、J176、J177，Vitalio J275、J276、J277，Formio J278，Essentio L110、L111、L131，Proponet L210、L211、L231，Accolade L310、L311、L331 单 / 双腔心脏起搏器；Inogen D140、D142，Dynagen D150、D152 单 / 双腔 ICD；Emblem MRI S-ICD；Valitude、Valitude X4、Visionist、Visionist X4 CRT-P；Inogen G148，Autogen，Dynagen G158 CRT-D。

（2）导线：Fineline Ⅱ、Fineline Ⅱ EZ、Ingevity 导线，Reliance4-FRONT DF-4、Emblem MRI S-ICD 3501 除颤导线，Acuity X4 左心室导线。

5. 创领心律医疗起搏系统

（1）目前在售的所有创领心律医疗心脏起搏器均兼容 1.5T MRI。

（2）导线：Beflex RF 46D，Beflex RF 45D。

（三）植入型心律转复除颤器

植入型心律转复除颤器（implantable cardioverter defibrillator，ICD）既可起搏治疗缓慢心律失常，又可通过抗心动过速起搏及电击除颤 / 复律治疗快速性室性心律失常。ICD 连接专用导线，仅有一个右心室除颤线圈者为单除颤线圈，兼有右心室和上腔静脉除颤线圈者为双除颤线圈。ICD 根据起搏心腔又分单腔和双腔 ICD 及 CRT-D（见图 1-4）。

1. 单腔植入型心律转复除颤器

ICD 连接一根导线，导线放置于右心室。为了增强对心律失常的识别能力，有的导线（Biotronik 公司 Linox smart S DX，Plexa Pro MRI S DX）增设了心房双极漂浮感知环。

2. 双腔植入型心律转复除颤器

ICD 连接两根导线，导线分别放置于右心房、右心室，双腔 ICD 对心律失常的识别能力高于单腔 ICD。

3. 心脏再同步化治疗除颤器

心脏再同步化治疗除颤器（CRT-D）分别连接右心房导线、左心室导线和右心室除颤导线，同时具有心脏再同步化起搏和快速性室性心动过速识别及治疗功能。

4. 无血管内导线的植入型心律转复除颤器

ICD 的除颤导线不通过静脉血管进入心腔，极大减少了导线并发症，且降低了感染风险。

（1）皮下植入型心律转复除颤器（S-ICD）：Boston Scientific 公司 SQ-RX、EMBLEM S-ICD，除颤导线均位于胸前皮下，具有室性心律失常识别及除颤功能，除颤治疗后短时间内提供备用心室起搏，但不具备常规起搏及抗心动过速起搏功能（图 1-5）。

（2）血管外植入型心律转复除颤器：Medtronic 公司研发的血管外植入型心律转复除颤器（extrascular ICD，EV-ICD）植入左腋中线处皮下，导线植入胸骨后间隙，兼有起搏（传统起搏及抗心动过速起搏）和除颤功能（图 1-6）。

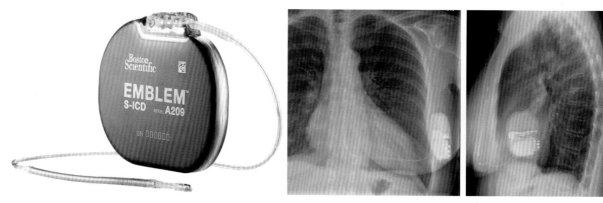

图 1-5 Boston Scientific EMBLEM 皮下植入型心律转复除颤器

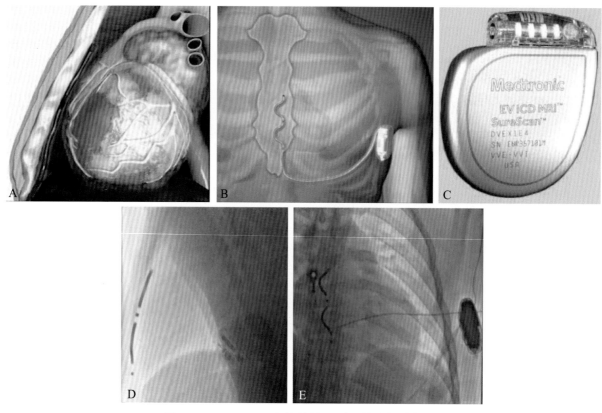

图 1-6 Medtronic 血管外植入型心律转复除颤器

A、B. 示意图。C. EV-ICD 脉冲发生器。D. EV-ICD 术后侧位 X 线影像。E. EV-ICD 术后前后位 X 线影像

（四）无导线心脏起搏器

无导线心脏起搏器体积小，经专门的递送系统由周围静脉到达预定部位，释放后固定于右心室心肌（主要是间隔部）进行按需心室起搏，避免了囊袋及导线相关的并发症（图 1-7）。

1. Medtronic 公司无导线心脏起搏器

Medtronic 公司无导线心脏起搏器重约 2 g，依靠释放四个镍钛诺（Nitinol）记忆金属固定翼固定于心室肌。

（1）无导线单心室起搏器（Micra VR）：具有心室感知和起搏功能。

（2）无导线房室同步心脏起搏器（Micra AV）：具有心房感知、心室感知和心室起搏功能。

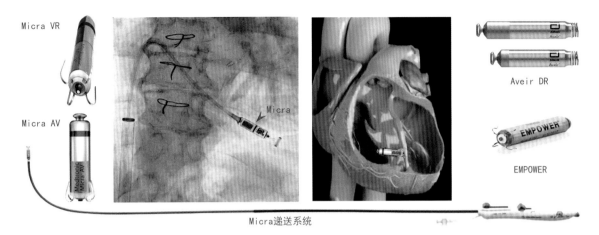

图 1-7　无导线心脏起搏器及递送系统

2. Abbott 公司无导线心脏起搏器

Abbott 公司无导线心脏起搏器采用螺旋式锚定设计，靠旋出螺旋固定于心室肌，可经静脉回收取出。

（1）无导线单心室起搏器（Aveir VR）：具有心室感知和起搏功能。

（2）无导线双腔心脏起搏器（Aveir DR）：右心室和右心房分别植入无导线心脏起搏器，利用"i2i"技术，使两个无导线心脏起搏器实现相互通信和无线同步。

3. Boston Scientific 公司无导线心脏起搏器

Boston Scientific 公司无导线单心室起搏器（EMPOWER）重约 1 g，依靠释放金属抓固定于心室肌。

第三节　脉冲发生器的 X 线影像特点

不同厂家的脉冲发生器 X 线影像各具特点，依据 X 线影像识别心脏起搏器可依据：X 线标识、脉冲发生器的外形和内部构造特点。心脏起搏器厂家徽标和不透射线的字母数字码（alphanumeric codes，ANC）是 X 线影像辨识不同厂家心脏起搏器的最可靠依据，然而大多数情况下徽标和心脏起搏器 ANC 码显示不清或被导线影像遮盖。因此，通过 X 线识别脉冲发生器主要依据其外形和内部构造特点（如接线方式等）（图 1-8，图 1-9）。

一、Medtronic、Vitatron、芯彤脉冲发生器

（一）机壳外形

1. 单双腔心脏起搏器

（1）Medtronic 心脏起搏器的脉冲发生器外观椭圆形，电池外形多呈酒杯状，心脏起搏器代码上方有波浪线者，为 MRI 兼容心脏起搏器。Vitatron A、E、G、Q 系列心脏起搏器外观及影像特征已经美敦力化。

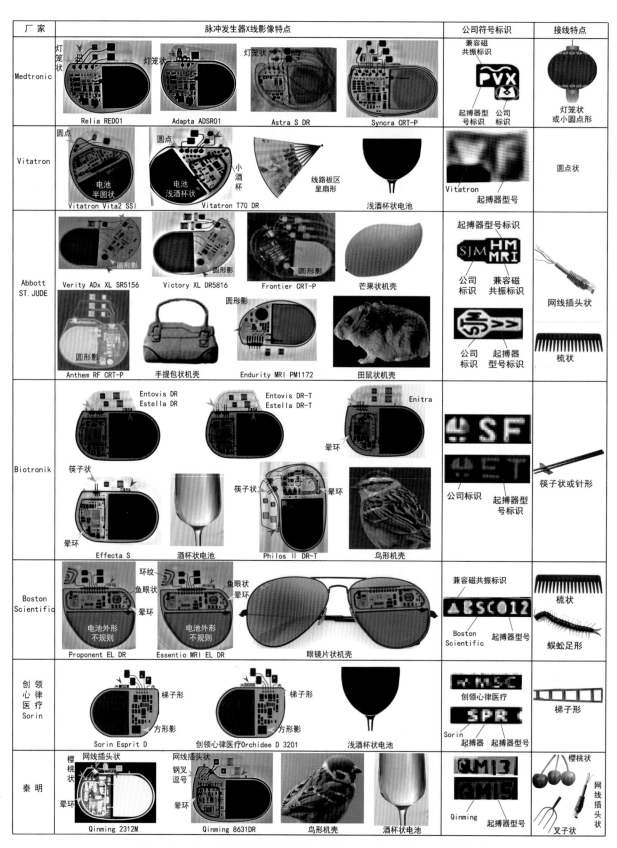

图 1-8 单、双腔心脏起搏器及 CRT-P 心脏起搏器 X 线影像

红箭头所示为公司徽标及 ANC 码，蓝箭头所示为心脏起搏器接线特征，黄箭头所示为胎记（birth marks）

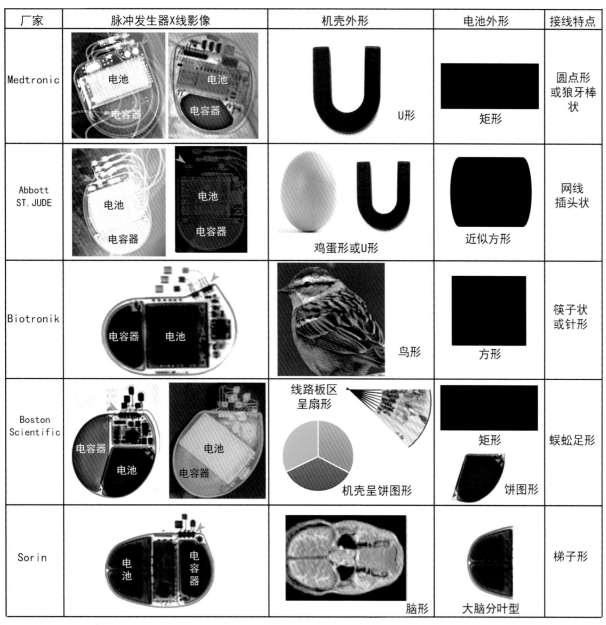

厂家	脉冲发生器X线影像		机壳外形	电池外形	接线特点
Medtronic	电池 电容器	电池 电容器	U形	矩形	圆点形或狼牙棒状
Abbott ST.JUDE	电池 电容器	电池 电容器	鸡蛋形或U形	近似方形	网线插头状
Biotronik	电容器 电池		鸟形	方形	筷子状或针形
Boston Scientific	电容器 电池	电池 电容器	线路板区呈扇形 机壳呈饼图形	矩形 饼图形	蜈蚣足形
Sorin	电池 电容器		脑形	大脑分叶型	梯子形

图1-9 ICD及CRT-D脉冲发生器X线影像

蓝箭头所示为脉冲发生器的接线特征

（2）Vitatron C、T系列心脏起搏器的脉冲发生器线路板区域呈扇形，电池外形浅酒杯状，有"V"形徽标和"F"心脏起搏器代码。

2.植入型心律转复除颤器

ICD机壳呈U形，电池呈长方形，靠近接线口，电容器远离接线口。

（二）接线方式

1.Medtronic，Vitatron A、E、G、Q系列，芯形心脏起搏器

脉冲发生器的接线方式呈小灯笼样或小圆点状，双腔心脏起搏器有并排的四个小灯笼，单腔心脏起搏器有两个小灯笼。

2. Vitatron C、T 系列心脏起搏器

脉冲发生器的接线方式呈圆点样，双腔心脏起搏器有并排的四个，单腔心脏起搏器有两个。

（三）X 射线识别码

1. PWB　Relia、Sensia、Adapta 系列心脏起搏器。

2. PVX　Ensura、Advisa 系列心脏起搏器，Syncra C2TR01、Consulta C3TR01、Viva C5TR01 CRT-P。

3. RNA　Astra、Azure 系列心脏起搏器。

4. PHX　Sphera、Attesta 系列心脏起搏器。

5. VG　Vitatron A、E、G 系列心脏起搏器。

6. V5　Vitatron Q 系列心脏起搏器。

7. VF　Vitatron C、T 系列心脏起搏器。

8. PKF　InSync Ⅲ CRT-P。

9. PVR　Virtuoso VR ICD。

10. PRK1　InSync Sentry CRT-D。

11. PFZ　Complia、Amplia、Claria CRT-D，Mirro、Primo ICD。

12. PSI　Egide、Protecta、Protecta XT CRT-D，Egide ICD。

13. PUG　Maximo Ⅱ CRT-D。

14. LTP　芯彤心脏起搏器。

15. PXT　Visia ICD，Evera、Viva、Viva Quad、Brava、Brava Quad CRT-D。

二、Biotronik 脉冲发生器

（一）机壳外形

Pikos、Cylos、Protos 心脏起搏器，多数 Talos、Philos Ⅱ 心脏起搏器，Stratos LV（-T）CRT-P 脉冲发生器金属机身呈小鸟状，电池外形多呈酒杯状，线路板上有晕环形状的胎记（birth marks）。ICD、CRT-D 机壳多数呈小鸟状，电池呈正方形。

（二）接线方式

接线方式呈针状或筷子状，双腔心脏起搏器常常有并排的两双"筷子"，单腔心脏起搏器常常有一双"筷子"，CRT-P 起搏器常常有三双"筷子"。但是，型号不同，接线的"筷子"并不一定与导线数目成正比。

（三）X 射线识别码

1. SF　Estella、Evia、Entovis、Etrinsa 系列心脏起搏器。

2. ER　Axios 系列心脏起搏器。

3. ET　Philos Ⅱ D、DR、S、SR、SLR 心脏起搏器。

4. KP　Philos Ⅱ DR-T 心脏起搏器。

5. PV　Talos 心脏起搏器。

6. NT　Iforia ICD/CRT-D。

7. NK　Intica、Ilivia ICD/CRT-D。

三、Abbott（ST. JUDE）脉冲发生器

（一）机壳外形

单双腔心脏起搏器其脉冲发生器的线路板靠电池端有圆形胎记，电池外形多呈杯状。Sustain、Zephyr XL DR/SR、Victory XL DR、Verity ADx XL SR/SC 和 DR/DC、Identity ADx XL DR/DC、Integrity AFx DR、Affinity DR/DC 单双腔心脏起搏器，Frontier 和 Frontier Ⅱ CRT-P 心脏起搏器，机壳外形呈杧果状。Accent DR/SR RF、Anthem RF CRT-P 脉冲发生器呈手提包形状。Endurity、Assurity、Zenus、Zenex 脉冲发生器呈田鼠状。Abbott（ST. JUDE）公司的 ICD 机壳外形呈鸡蛋样（部分呈 U 形外观），电池近似方形，一侧有排点的线路板。

（二）接线方式

数根连接线归拢为一个接口类似网线插头。

（三）X 射线识别码

圆形金属影旁边有徽标"SJM"代表 ST. JUDE 公司，徽标与 X 射线识别码排列呈钥匙状。

1. HI　Accent、Endurity、Assurity、Zenus、Zenex 系列心脏起搏器，Anthem、Allure PM3120、Allure Quadra PM3140、Allure RF PM3222、Allure Quadra RF PM3242、Quadra Allure MP PM3160、Quadra Allure MP RF PM3160 系列 CRT 起搏器。

2. HM MRI　Accent MRI、Endurity MRI、Assurity MRI 系列心脏起搏器。

3. VW　Victory、Zephyr、Sustain 系列心脏起搏器。

4. VV　Identity、Integrity、Verity 系列心脏起搏器。

5. KA　Current VR/DR，Promote 3107-36/36Q/30、3109-36/30 ICD。

6. KC　AnalyST 系列，Fortify 系列，Quadra Assura 系列，Unify 系列，Promote 3207-36/30、CD3207-36Q、CD3211-36/36Q、3213-36/30、CD3215-36/36Q/30、CD3221-36、CD3227-36、CD3237-40/40Q、CD3239-40/40Q，Current 1207-36/30、CD1207-36Q、CD1211-36/36Q、CD1215-36/36Q/30、2207-36/30、CD2207-36Q、CD2211-36/36Q、CD2215-36/30/36Q ICD。

7. KF　Ellipse ICD。

8. UL　Auricle、Promote LAP ICD。

四、Boston Scientific 脉冲发生器

当脉冲发生器导线接口向上放置时，Boston Scientific 脉冲发生器的线路板与电池呈上下排列，这一点具有很强的可识别性。其他绝大多数厂家脉冲发生器的线路板与电池呈左右排列。

（一）机壳外形

单双腔心脏起搏器其脉冲发生器机壳呈眼镜片状，电池外形不呈杯状（与其他多数公司不同）。ICD 电池和电容器均呈饼图形，或电池呈矩形、线路板区域呈扇形。

（二）接线方式

接线方式呈蜈蚣足形或梳状。Essentio、Proponent、Accolade 单双腔心脏起搏器，Visionist、Visionist X4、Valitude、Valitude X4 CRT-P，Dynagen、Inogen ICD/CRT-D，接线口旁有耳郭状环纹的遥测天线。

（三）X 射线识别码

"BSC" 或 "BOS" 代表 Boston Scientific 公司。

1. BOS003　Altrua 心脏起搏器。

2. BOS112　Teligen ICD，Cognis CRT-D。

3. BSC011　Vitalio、Formio、Ingenio、Advantio 心脏起搏器，Inliven、Intua、Invive CRT-P。

4. ▲ BSC011　Vitalio MRI、Formio MRI、Ingenio MRI、Advantio MRI 心脏起搏器。

5. BSC012　Accolade、Proponent、Altrua 2 心脏起搏器，Visionist、Visionist X4、Valitude、Valitude X4 CRT-P。

6. ▲ BSC012　Accolade MRI、Proponent MRI、Essentio MRI 心脏起搏器。

7. BSC120　Incepta、Punctua、Energen ICD/CRT-D。

8. BSC140　Resonate、Perciva、Charisma、Vigilant、Momentum、Autogen、Dynagen、Inogen、Origen ICD/CRT-D。

9. BSC507　Emblem 和 Emblem MRI S-ICD。

10. CH1010　SQ-RX S-ICD。

五、创领心律医疗（Sorin）脉冲发生器

（一）机壳外形

单双腔心脏起搏器其脉冲发生器外观类椭圆形，电池外形呈浅酒杯状，线路板靠电池端有方形胎记。Sorin 公司的 ICD 电池和电容器呈脑形。

（二）接线方式

接线方式呈梯子形，双腔心脏起搏器有五条接线。接口与导线连接后呈哑铃状。

（三）X 射线识别码

1. MSC　创领心律医疗 Orchidee、Trefle、Rega 系列心脏起搏器。

2. SP□　Sorin 心脏起搏器，S 代表 Sorin，P 代表心脏起搏器，□代表心脏起搏器型号。SPK：Esprit、Reply 心脏起搏器；SPW：Reply 200 SR 心脏起搏器；SPX：Reply 200 DR 心脏起搏器。

六、秦明脉冲发生器

（一）机壳外形

秦明脉冲发生器呈鸟形，电池外形多呈杯状，线路板明显的晕环是最突出的标志。

（二）接线方式

双腔心脏起搏器接线呈"钢叉＋逗号"状，有五个圆点。单腔心脏起搏器接线方式有三个圆点，呈樱桃状。数根连接线归拢为一个接口又似网线插头。

（三）X 射线识别码

1. QM13　Qinming 2312M 心脏起搏器。

2. QM15　Qinming 8631DR 心脏起搏器。

第四节　导线类型

一、按照起搏部位及心腔分类

导线按植入心脏的部位大体分为心内膜导线（endocardial lead）和心外膜导线（epicardial lead），按具体植入的心腔，又分为右心房、右心室、左心室导线。

（一）心内膜导线

心内膜导线是导线经静脉送入心腔与心内膜接触。

（二）心外膜导线

1. 常用的心外膜导线

（1）Medtronic 公司心外膜导线：4965 型类固醇洗脱的被动固定单极导线、4951 型主动固定导线、4968 型 Y 形单极导线、5071 型主动固定导线。

（2）Biotronik 公司的 MyoPore 主动固定双极导线（图 1-10）。

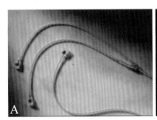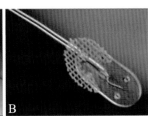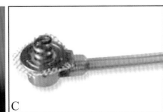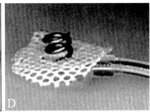

图 1-10　心外膜导线

A. Medtronic 公司 4965 型心外膜被动固定导线。B. Medtronic 公司 4951 型心外膜主动固定导线。C. Biotronik 公司 MyoPore 心外膜主动固定双极导线。D. Medtronic 公司 5071 型心外膜主动固定导线

2. 心外膜导线的植入方法

开胸后，借助带缝合孔的圆盘状铂片电极（electrode）缝扎于心外膜或应用心肌螺旋导线旋入心外膜心肌。为避免导线脱位、断裂或起搏阈值升高，可同时植入两根导线，一根备用，也可应用 Y 形导线，即一根导线的两个电极头分别固定于两个相邻部位。

3. 心外膜导线的特点

心外膜导线不易脱位，但导线周围易出现纤维化而导致起搏阈值升高。

（三）右心房导线

导线通过静脉植入右心房，达到起搏目的，心房起搏时常常采用 J 形导线或主动固定导线（图 1-11B、C，图 1-13A）。

（四）右心室导线

导线通过静脉植入右心室，达到起搏目的（图 1-13C~F，H~J）。

（五）左心室导线

左心室导线（图 1-11E、F，图 1-12，图 1-13G）通过冠状窦口送至心脏靶静脉，达到起搏左心室的目的。临床应用的左心室导线大多为被动固定导线，依靠导线弯度支撑固定于血管内。

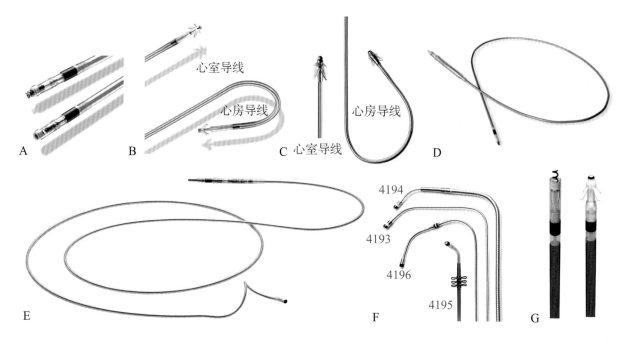

图 1-11　各种导线

　　A. 双极主动固定导线。B. 双极被动固定导线，心房被动固定导线为 J 形。C. 单极被动固定导线，心房被动固定导线为 J 形。D. Medtronic SelectSecure 3830 双极主动固定导线。E. Biotronik Corox OTW UP 左心室导线。F. Medtronic 左心室导线，4193 单极导线，4194 双极导线，4195 主动固定单极导线，4196 双阴极导线。G. 双极主动固定除颤导线（左侧为主动固定导线、右侧为被动固定导线）

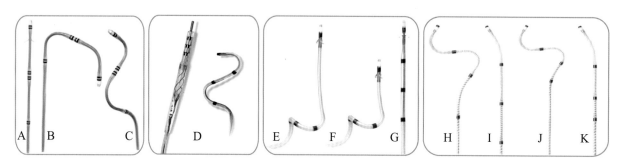

图 1-12　不同厂家的四极左心室导线

　　A. Medtronic Attain Performa 4398 直型。B. Medtronic Attain Performa 4298 成角型。C. Medtronic Attain Performa 4598 S 型。D. Abbott（ST. JUDE）Quartet 1458Q。E. Boston Scientific Acuity X4 Spiral L（3D 螺旋型）。F. Boston Scientific Acuity X4 Spiral S（3D 螺旋型）。G. Boston Scientific Acuity X4 Straight（直型）。H. Biotronik Sentus ProMRI OTW QP L。I. Biotronik Sentus ProMRI OTW QP S。J. Biotronik Sentus ProMRI OTW QP L xx/49。K. Biotronik Sentus ProMRI OTW QP S xx/49

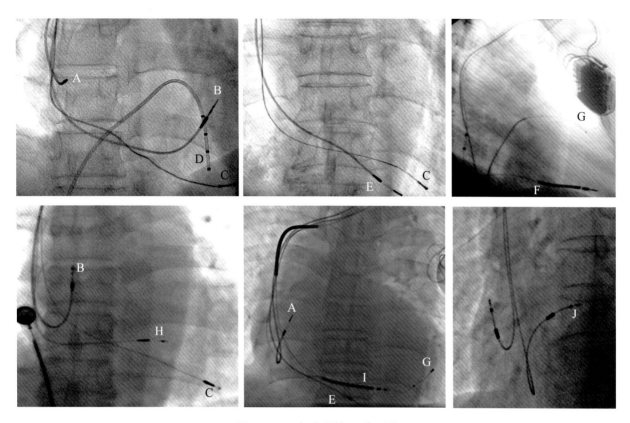

图 1-13　各种导线 X 线影像

A. 心房 J 形被动固定的导线。B. 双极主动固定的导线。C. 心室单极被动固定的导线。D. 四极临时起搏导线。E. 心室双极被动固定的导线。F. 带有心房漂浮感知环的单除颤线圈双极被动固定的除颤导线。G. 左心室被动固定的导线。H. Medtronic SelectSecure 3830 导线。I. 双除颤线圈双极主动固定的除颤导线。J. Boston Scientific Fineline Ⅱ EZ 固定螺旋导线

1. Medtronic 左心室导线

（1）单极左心室导线：Attain OTW 4193，Attain StarFix 4195（主动固定）导线。

（2）双极左心室导线：Attain OTW 4194，Attain Ability 4196、4296、4396 导线。

（3）四极左心室导线：Attain performa 4298（成角型）、4398（直型）、4598（S 型）导线。

2. Abbott（ST. JUDE）左心室导线

（1）双极左心室导线：QuickFlex、QuickSite 导线。

（2）四极左心室导线：Quartet 1458Q 导线。

3. Biotronik 左心室导线

（1）单极左心室导线：Corox OTW UP、Sentus OTW UP 导线。

（2）双极左心室导线：Corox OTW BP、Corox ProMRI OTW BP、Sentus ProMRI OTW BP 导线。

（3）四极左心室导线：Sentus ProMRI OTW QP 导线。

4. Boston Scientific 左心室导线

（1）双极左心室导线：Easytrak 2、Acuity Steerable、Acuity Spiral 导线。

（2）四极左心室导线：Acuity X4 Spiral L（3D 螺旋型）、Spiral S（3D 螺旋型）、Straight（直型）导线。

二、按照导线极性分类

（一）单极导线

1.构造特点

单极（unipolar）导线由内层导丝和绝缘层构成（图1-11C，图1-13A、C，图1-14A）。

2.应用特点

导线顶端的阴极与脉冲发生器外壳的阳极构成回路，正负极间距较大，起搏脉冲大。单极导线仅能单极起搏和感知，易发生过感知及肌肉刺激，且不能程控为双极模式，单极导线若程控为双极起搏，可造成起搏环路中断，起搏功能故障。单极导线一般不在ICD中使用。

（二）双极导线

双极（bipolar）导线具有诸多优势，目前所有厂家的右心房、右心室导线几乎均为双极导线（图1-11A、B、D、G，图1-13B、E，图1-14B）。

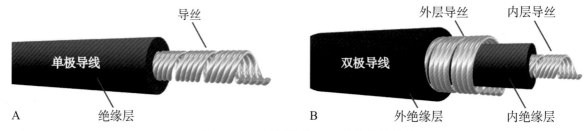

图1-14　单极导线和双极导线的构造

A.单极导线，由内层导丝和绝缘层构成。B.双极导线，由内层导丝、内绝缘层和外层导丝、外绝缘层构成

1.构造特点

双极导线由内层导丝、内绝缘层和外层导丝、外绝缘层构成。

2.应用特点

双极导线头端的阴极与距头端约1 cm处的阳极构成回路，正负极间距较小，双极起搏时脉冲小。双极导线若导线绝缘层破损、不全断裂或环极损坏，可将起搏极性由双极程控改为单极起搏继续使用。具有导线阻抗检测和极性转换功能的心脏起搏器使用双极导线，必要时，起搏极性可由双极转为单极。

三、按照导线植入方式分类

（一）主动固定导线

主动固定导线（图1-11A、D，图1-13B）又称螺旋电极，通过旋出尖锐的弹簧拧入心肌内达到固定目的，可用于选择部位起搏或被动固定导线不易固定的患者。

1.裸露固定螺旋

Medtronic SelectSecure 3830导线，借助专用鞘管完成植入，不能借助X线影像判断螺旋是否旋出。

2.有防护固定螺旋

Boston Scientific公司的Fineline Ⅱ EZ导线，螺旋头端有甘露醇制成的防护层，导线进入血液后防护层逐渐溶解，直接转动导线固定，不能借助X线影像判断螺旋是否旋出。

3.可伸缩螺旋

导线到达目标起搏位置后，将导线体内的螺旋旋出固定于心肌内，借助 X 线影像可以判断螺旋是否旋出，临床上最为常用（图 1-15）。主动固定的除颤导线都采用可伸缩螺旋设计。

Medtronic CapSureFix Novus MRI SureScan 576		Biotronik Solia S		Abbott（ST. JUDE）Tendril STS 2088TC		Boston Scientific Ingevity MRI 7741		Sorin Beflex RF		QM7211	
旋出前	旋出后	旋出前	旋出后	旋出前	旋出后	旋出前	旋出后	旋出前	旋出后	旋出前	旋出后

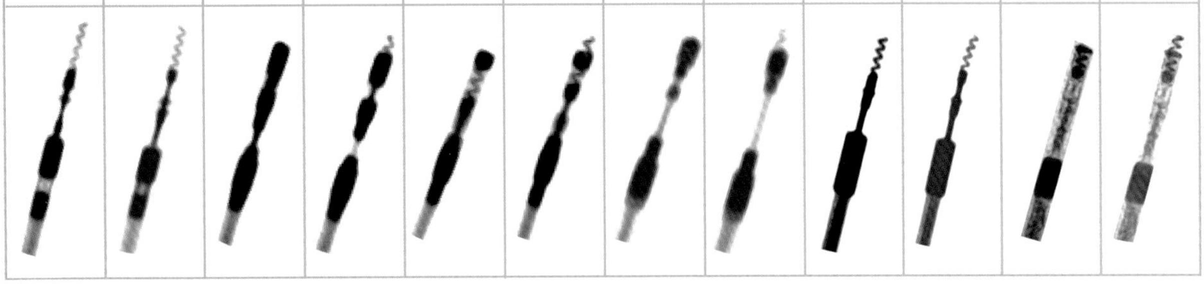

图 1-15　常用的可伸缩螺旋主动固定导线 X 线影像

（1）Medtronic CapsureFix Novus MRI SureScan 5076，Vitatron Crystalline ICQ 09B（主动固定）的导线。

（2）Abbott（ST. JUDE）Tendril SDX 1688T、1688TC，Tendril ST Optim 1882TC、1888TC，Tendril STS 2088TC（兼容 MRI），OptiSense 1699TC、1999TC，Tendril MRI LPA1200M（兼容 MRI）导线。

（3）Biotronik Setrox S，Siello S，Solia S（兼容 MRI），Safio S（兼容 MRI）导线。

（4）Boston Scientific Flextend，Ingevity（兼容 MRI）7740、7741、7742 导线。

（5）Sorin Beflex RF 45D（心房导线、兼容 MRI）、Beflex RF 46D（心室导线、兼容 MRI）。

（6）乐普医学电子仪器股份有限公司的 QM7211 导线。

（二）被动固定导线

被动固定导线（图 1-11B、C，图 1-13A、C、E、F）：又称翼状电极，导线头端有固定翼，用于钩挂于肌小梁。被动固定导线仅适于右心耳及右心室心尖部的植入。

1. Medtronic CapSure Sense 4074（右心室导线）、4574（右心房导线），Vitatron Crystalline ICM 09B（右心室导线）、JB（右心房导线），IMK 49B（右心室导线）、JB（右心房导线）。

2. Abbott（ST. JUDE）IsoFlex Optim 1948T（直线形）、1944（J 形），IsoFlex S 1646T（直线形）、1642T（J 形）。

3. Biotronik Selox JT/ST（高阻抗导线），Setrox JT/ST，Siello JT/T，Solia JT/T（兼容 MRI）导线。

4. Boston Scientific Fineline Ⅱ 导线，Ingevity（兼容 MRI）7731、7732、7735、7736 导线。

5. 乐普医学电子仪器股份有限公司的 QM7231、QM7222 导线。

四、按导线释放药物分类

（一）无激素导线

较早期的导线不释放激素，植入体内后，起搏阈值变化较大。如 Biotronik 公司的 Synox 60-BP 导线。

（二）激素释放导线

导线头端精确定量地将糖皮质激素缓慢释放至组织介面中，稳定起搏阈值。目前各大公司的导线几乎均可释放激素。

五、按导线构造分类

（一）空心导线

多数导线为空心构造，可以插入钢丝，通过导丝塑型，引导导线植入目标部位。

（二）实心导线

Medtronic SelectSecure 3830 导线为实心、直径细（4.1 Fr）、双极、主动固定导线，必须通过特殊鞘管（如 C304 鞘管、C315 鞘管）输送实现植入，可释放丙酸倍氯米松（图 1-13H）。

（三）除颤导线

ICD 或 CRT-D 必须连接专用的除颤导线，方可发挥心律失常治疗作用（图 1-11G，图 1-13F、I）。

1. 按固定方式分类

（1）主动固定除颤导线：可选择起搏部位，容易拔除。鉴于除颤导线故障率远高于普通导线，为了方便后期拔除，目前临床上最常使用的除颤导线是主动固定导线。

（2）被动固定除颤导线：植入时组织损伤小，后期拔除困难。

2. 按连接方式分类

（1）分叉式：国际标准（IS-1）和除颤标准（DF-1）联合使用，IS-1 连接用于起搏 / 感知回路，DF-1 用于高压（除颤）回路。连接器类型表示为：DF-1/IS-1。

（2）整合式：高压（除颤）与低压（起搏 / 感知）功能整合，称 DF4，连接器类型表示为：DF4-LLHH（低压 - 低压 - 高压 - 高压）。

3. 按除颤线圈分类

（1）单除颤线圈导线：单除颤线圈导线仅有右心室除颤线圈，与脉冲发生器外壳构成除颤电极回路，导线植入简单，易于拔出，对年轻、心功能基本正常者，优先推荐单除颤线圈导线。① Medtronic Sprint Quattro 6935、6943（主动固定），6932、6936（主动固定）导线；② Abbott（ST. JUDE）Riata ST 7002（主动固定）、7042（被动固定），Durata 7122（主动固定），OptiSure LDA210（主动固定）、LDA210Q（主动固定）、LDP210Q（被动固定）导线；③ Biotronik Linox S（主动固定），Linox T（被动固定），Linox smart S（主动固定），Linox smart T（被动固定），Linox smart S DX（主动固定、带心房感知环），Linox smart ProMRI S（兼容 MRI、主动固定），Plexa ProMRI DF-1 S（兼容 MRI、主动固定），Plexa ProMRI DF-1 S DX（兼容 MRI、主动固定、带心房感知环），Plexa ProMRI S（兼容 MRI、主动固定）、Plexa ProMRI S DX（兼容 MRI、主动固定、带心房感知环），Protego S（主动固定），Protego ProMRI S（兼容 MRI、主动固定）导线；④ Boston Scientific Reliance G 0171（被动固定，DF-1），0181（主动固定、DF-1）；Reliance 4-Site 0283（被动固定、DF-4），0293（主动固定、DF-4）；Reliance 4-Front 0663、0683（被动固定、DF-4），0672、0673、0693（主动固定、DF-4）导线。

（2）双除颤线圈导线：双除颤线圈导线具有右心室和上腔静脉除颤线圈，可选择的除颤向量较多。因各种原因，ICD 仅能安置于右胸上部时，为保证除颤面积更好地覆盖心脏，首选双除颤线圈导线。双除颤线圈增加了导线直径以及与上腔静脉或右心房粘连的机会，后期拔出困难。① Medtronic Sprint Quattro 6942、6944（被动固定），6945、6947（主动固定）导线；② Abbott（ST. JUDE）Riata 1580（主动固定）、1570（被动固定）；Riata ST 7000、7001（主动固定），7040、7041（被动固定）；Durata 7120、7121（主动固定），Durata 7170、7171（被动固定），7120、7121（主动固定）；OptiSure 除 LDA210、LDA210Q、LDP210Q 外的其他除颤导线；③ Biotronik Linox SD（主动固定），Linox TD（被动固定），Linox smart SD（主动固定），Linox smart TD（被动固定），Linox smart ProMRI SD（兼容 MRI、主动固定），Plexa ProMRI DF-1 SD（兼容 MRI、主动固定），Plexa SD（主动固定），Plexa ProMRI SD（兼容 MRI、主动固定），Protego SD（主动固定），Protego ProMRI SD（兼容 MRI、主动固定）导线；④ Boston Scientific Reliance G 0175（被动固定，DF-1），0185（主动固定、DF-1）；Reliance 4-Site 0286（被动固定、DF-4），0296（主动固定、DF-4）；Reliance 4-Front 0686（被动固定，DF-4），0675、0676、0696（主动固定、DF-4）导线。

4. 按感知回路分类

（1）真双极（dedicated bipolar）除颤导线：导线头端（阴极）和环状电极（阳极）构成较小的感知环路，除颤线圈不参与感知，减少了过感知的发生，可避免因电击后除颤线圈周围 "组织顿抑" 导致的感知不良，避免电击后重新检测失败。电极排列紧密及阳极面积小，可导致不同程度的 QRS 波群感知延迟，使右心室起搏比例增加，易出现假性心室起搏融合波，可通过延长 AV 间期减少假性心室起搏融合波的发生。目前各大公司的除颤导线大多采用真双极构造。

（2）集成双极（integrated bipolar）除颤导线：右心室导线头端（阴极）与除颤线圈（阳极）构成回路，较真双极除颤导线结构简单，但易过感知肌电或电磁干扰信号，右心室较小者，除颤线圈可跨过三尖瓣环进入右心房而感知心房电信号。Boston Scientific Endotak Reliance 除颤导线为集成双极构造。

第五节　心脏起搏器的编码与代码

一、心脏起搏器编码的发展历程

（一）1974 年

国际心脏病委员会（Inter-Society Commission for Heart Disease，ICHD）首次公布使用 Parsonnet、Furman、Smyth 三人提出的人工心脏起搏器三位编码，开始对心脏起搏器的功能和特性进行简单的标准化描述。

（二）1981 年

Parsonnet、Furman、Smyth 三人将人工心脏起搏器三位编码扩展为五位编码，以适应临床需要。

（三）1987 年

北美起搏与电生理学会（North American Society of Pacing and Electrophysiology，NASPE）和英国

起搏与电生理学组（British Pacing and Electrophysiology Group，BPEG）对 ICHD 编码修订完善，形成 NBG 编码。

（四）2000 年

北美起搏与电生理学会和英国起搏与电生理学组共同修订了 NBG 编码（表 1-1）。

二、心脏起搏器编码的用途

（一）标识心脏起搏器的最高级工作模式

心脏起搏器的外包装或标签上标识心脏起搏器的编码代表心脏起搏器的最高级工作模式，但植入人体后心脏起搏器的实际工作方式可随机体自身情况改变，也可通过程控改变工作模式。

（二）描述心脏起搏器的工作状态

通过使用心脏起搏器编码可以描述心脏起搏器的实际工作状态。

三、心脏起搏器 NBG 编码（表 1-1）

表 1-1　2000 年 NASPE/BPEG 修订的心脏起搏器 NBG 编码

	I 起搏心腔	II 感知心腔	III 感知后反应方式	IV 频率应答	V 多部位起搏
字母位置及意义	O= 无 A= 心房 V= 心室 D= 心房 + 心室	O= 无 A= 心房 V= 心室 D= 心房 + 心室	O= 无反应 T= 触发 I= 抑制 D= 触发 + 抑制	O= 无 R= 频率应答	O= 无 A= 心房 V= 心室 D= 心房 + 心室
厂家专用代码	S= 单腔（心房或心室）	S= 单腔（心房或心室）			

（一）第一位字母的意义

第一位字母代表心脏起搏器的起搏心腔。A：心房起搏，V：心室起搏，D：心房和心室起搏，O：无起搏。单腔心脏起搏器厂家代码"S"代表心房或心室起搏。

（二）第二位字母的意义

第二位字母代表心脏起搏器的感知心腔。A：心房感知，V：心室感知，D：心房和心室感知，O：无感知。单腔心脏起搏器厂家代码"S"代表心房或心室感知。

（三）第三位字母的意义

第三位字母代表心脏起搏器感知自身心电信号后的反应方式。O：对自身心电信号无反应。T：心脏起搏器感知自身心电信号后触发起搏脉冲发放。I：心脏起搏器感知自身心电信号后抑制起搏脉冲发放。D：心脏起搏器感知自身心电信号后的双重反应方式，感知一个心腔的自身心电信号，抑制该心腔起搏脉冲发放，同时可触发另一心腔起搏脉冲发放。

（四）第四位字母的意义

第四位字母代表心脏起搏器频率应答功能，即心脏起搏器通过传感器感知体内生理、生化及物理参数等变化随时自动调整起搏频率的功能。O：代表无频率应答功能，通常省略不写。R：代表有频率应答功能。

（五）第五位字母的意义

第五位字母代表心脏起搏器多部位起搏。O：无多部位起搏。A：心房多部位起搏，双心房起搏或右心房内多部位起搏。V：心室多部位起搏，双心室起搏，如 CRT 起搏器或右心室内多部位起搏，或兼而有之。

（六）SSI 标识的意义

SSI 心脏起搏器为厂家使用的标识，并非正式的 NBG 编码，表示单腔心脏起搏器，"S" 即single。若导线植入心房，则称单心房起搏器；若导线植入心室，则称单心室起搏器。

四、心脏除颤器 NBG 编码

1993 年北美起搏与电生理学会和英国起搏与电生理学组批准采用 NASP/BPEG 除颤器（NBD）编码（表 1-2）。

表 1-2　1993 年 NASPE/BPEG 修定的心脏除颤器 NBD 编码

字母位置及意义	I 电击心腔	II 抗心动过速起搏心腔	III 心动过速检测	IV 抗心动过缓起搏心腔
	O= 无 A= 心房 V= 心室 D= 心房 + 心室	O= 无 A= 心房 V= 心室 D= 心房 + 心室	E= 心内电图 H= 血流动力学	O= 无 A= 心房 V= 心室 D= 心房 + 心室

五、心脏起搏器的型号代码

（一）Abbott（ST. JUDE）心脏起搏器

1. 单双腔心脏起搏器和 CRT-P 起搏器

Accent 之前的心脏起搏器（Sustain 除外）采用四位数字代码，Sustain 和 Accent 及其以后系列的心脏起搏器、CRT-P 采用 "PM×××" 代码。"S" 代表单腔心脏起搏器，"SR" 代表具有频率应答功能的单腔心脏起搏器，"DC" 代表无频率应答功能的双腔心脏起搏器，"DR" 代表具有频率应答功能的双腔心脏起搏器，"ADx" 代表高级的诊断功能（advanced diagnostics），"XL" 代表长寿命（extended longevity）电池，"RF" 代表可通过射频技术（radio frequency）进行遥测，"MP"代表多位点（multipoint）起搏（表 1-3）。以 Zephyr XL DR 5826 心脏起搏器为例，"XL" 代表长寿命电池，"DR" 代表具有频率应答功能的双腔心脏起搏器，数字代码中的 "8" 代表双腔心脏起搏器，"2" 代表 Zephyr 系列心脏起搏器，"6" 代表长寿命电池。

2. ICD 和 CRT-D

"VR" 代表单腔 ICD，"MP" 代表多位点起搏。四位数字代码，第一位代表起搏心腔，第二位代表心脏起搏器功能，最后字母 "C" 代表机壳有聚对二甲苯涂层，抗磨损，最后字母 "Q" 代表右心室起搏除颤导线为 DF4 接口，最后字母 "QC" 代表兼具 Q 和 C 的功能（表 1-4）。以 Ellipse VR CD1275-36Q 单腔 ICD 为例，"VR" 代表单腔 ICD，"1" 代表单腔，"2" 代表具有 RF 功能，"36"

代表放电能量 36J，"Q"代表连接器类型 DF4。

表 1-3 Abbott（ST. JUDE）单双腔心脏起搏器及 CRT-P 起搏器代码

5	×	×	×
Identity、Verity 心脏起搏器	0：单腔心脏起搏器 1：频率应答单腔心脏起搏器 2：双腔心脏起搏器 3：频率应答双腔心脏起搏器	5：Verity 系列心脏起搏器 8：Identity 系列心脏起搏器	0：标准电池 6：长寿命电池（XL）
Victory、Zephyr 心脏起搏器	6：单腔心脏起搏器 8：双腔心脏起搏器	1：Victory 系列心脏起搏器 2：Zephyr 系列心脏起搏器	
PM	×	×	× ×
PM：Sustain 心脏起搏器、Accent 及其以后的心脏起搏器、CRT-P	1：单腔 2：双腔 3：三腔	1：无 RF 功能 2：具有 RF 功能 3：具有 RF 及更多功能	功能组合

表 1-4 Abbott（ST. JUDE）ICD、CRT-D 代码

CD ICD/CRT-D	× 起搏／感知心腔	× 心脏起搏器功能	× × 心脏起搏器型号	× × 放电能量（J）	字母 连接器类型
	1：单腔 2：双腔 3：三腔	1：无 RF 功能 2：具有 RF 功能 3：具有 RF 及更多功能	功能组合	40：放电能量 40 J 36：放电能量 40 J	Q：除颤导线 DF4 接口 C：机壳有聚对二甲苯涂层 无字母：除颤导线 DF-1 接口

（二）Medtronic 心脏起搏器

1. 单双腔心脏起搏器

前两位字母代表心脏起搏器型号简写，随后的字母，"S"代表单腔心脏起搏器，"D"代表双腔心脏起搏器，"SR"代表具有频率应答功能的单腔心脏起搏器，"DR"代表具有频率应答功能的双腔心脏起搏器，"VDD"代表具有心房跟踪功能的单心室起搏器，最后的字母代表脉冲发生器物理尺寸和电池类型，最后的数字代表导线连接类型（表 1-5）。"MRI"代表兼容 MRI 检查。以 Sensia L SEDRL1 双腔心脏起搏器为例，"SE"代表 Sensia 心脏起搏器，"DR"代表具有频率应答功能的双腔起心脏搏器，"L"代表大电池，"1"代表国际标准（IS）-1 接口。

2. 心脏再同步化治疗起搏器

以 C2TR01 起搏器为例，"C2"代表 Syncra CRT-P 起搏器，"TR"代表具有频率应答功能的 CRT-P 起搏器，"01"代表国际标准（IS）-1 接口。以 W4TR06 起搏器为例，"TR"代表具有频率应答功能的 CRT-P 起搏器，"W4"代表 IS-4 接口，"06"代表 Solara Quad CRT-P（表 1-6）。

表 1-5 Medtronic 单双腔心脏起搏器代码

×× 心脏起搏器型号	×× (或 × 或 ×××) 主要的起搏模式功能	× 物理尺寸和电池类型	× (或 ××) 导线连接类型
RE：Relia SE：Sensia VE：Versa AD：Adapta A3：Advisa X3：Astra S X2：Astra XT	S：AAI 和 VVI 模式 SR：AAIR 和 VVIR 模式 VDD：VDD 模式 D：DDD 模式 DR：DDDR 模式	0：中等 S：小 L：大	1：国际标准（IS）-1 接口，单 / 双极导线，电极头端螺丝固定 3：3.2 mm 小截面双极导线或 IS-1 单 / 双极导线，电极头端和环极螺丝固定 6：6 mm 或 5 mm 单极导线，电极头端螺丝固定，聚对二甲苯涂层

表 1-6 Medtronic 心脏再同步化治疗起搏器代码

C	× 起搏器系列	TR	01 导线连接类型
	2：Syncra 3：Consulta 5：Viva	心脏再同步化治疗起搏器、频率应答功能	IS-1
W	× 导线连接类型	TR	0× 起搏器系列
	1：IS-1 4：IS-4	心脏再同步化治疗起搏器、频率应答功能	06：Solara 05：Serena 04：Percepta

3. ICD 和 CRT-D

第一位"D"代表除颤器，第二位"D"代表双腔 ICD，第三位代表是否兼容 MRI，第四、五位代表产品系列，第六、七位代表除颤导线接口类型及是否为左心室四极导线（表 1-7）。以 Evera MRI XT DR 双腔 ICD 为例，其代码为 DDMB2D1，第一位"D"代表除颤器，第二位"D"代表双腔 ICD，第三位"M"代表兼容 MRI，第四、五位"B2"代表产品系列，第六、七位"D1"代表除颤导线 DF1 接口。

表 1-7 Medtronic ICD、CRT-D 代码

D 除颤器	× 起搏心腔	× 是否兼容 MRI	×× 产品系列	×× 导线接口
	V：单心室 ICD D：双腔 ICD T：三腔（CRT-D）	M：兼容 MRI 检查 B：不兼容 MRI 检查		D1：除颤导线 DF1 接口 D4：除颤导线 DF4 接口 Q1：四极导线 + 除颤导线 DF1 接口 QQ：四极导线 + 除颤导线 DF4 接口

（三）Vitatron 单双腔心脏起搏器

第一位字母（A、C、E、G、Q、T），代表心脏起搏器系列；第二、三位数字，"X0"代表心脏起搏器型号；第四（和五）位代表心脏起搏器模式功能，"S"代表单腔心脏起搏器，"SR"代表具有频率应答功能的单腔心脏起搏器，"D"代表双腔心脏起搏器，"DR"代表具有频率应答功能的双腔心脏起搏器。以 Vitatron C60 DR 心脏起搏器为例，"C"代表心脏起搏器系列，"60"代表心脏起搏器型号，"DR"代表具有频率应答功能的双腔心脏起搏器。

（四）Boston Scientific 心脏起搏器

1. 普通单双腔心脏起搏器

"SR"代表具有频率应答功能的单腔心脏起搏器，"DR"代表具有频率应答功能的双腔心脏起搏器，"EL"代表采用 Enduralife 电池技术的长寿命电池（表 1-8）。以 Proponent MRI EL DR L231 心脏起搏器为例，"MRI"代表兼容 MRI，"EL"代表长寿命电池，"DR"代表具有频率应答功能的双腔心脏起搏器，"L2"代表 Proponent 系列心脏起搏器，"3"代表长寿命电池、兼容 MRI，"1"代表双腔心脏起搏器。

表 1-8　Boston Scientific 单双腔心脏起搏器代码

J	××	×
Ingenio 家族心脏起搏器	06：Advantio 系列心脏起搏器 17：Ingenio 系列心脏起搏器 27：Vitalio/Formio 系列心脏起搏器	2：单腔心脏起搏器 3：双腔心脏起搏器 4：双腔心脏起搏器、长寿命电池 8：Formio 系列心脏起搏器
S7	×	×
Altrua 2 系列心脏起搏器	0：标准电池 2：长寿命电池	1：单腔心脏起搏器 2：双腔心脏起搏器
××	×	×
L1：Essentio 系列心脏起搏器 L2：Proponent 系列心脏起搏器 L3：Accolade 系列心脏起搏器	0：标准电池、不兼容 MRI 1：标准电池、兼容 MRI 2：长寿命电池、不兼容 MRI 3：长寿命电池、兼容 MRI	0：单腔心脏起搏器 1：双腔心脏起搏器

2. CRT-P（D）和 ICD

U×××：CRT-P，D×××：ICD，G×××：CRT-D，"X4"代表左心室四极起搏系统。以 Dynagen X4 G158 CRT-D 为例，"G"代表 CRT-D，"158"代表心脏起搏器型号，"X4"代表左心室四极起搏系统。

（五）Biotronik 心脏起搏器

"S"代表单腔心脏起搏器，"SR"代表具有频率应答功能的单腔心脏起搏器，"T"代表家庭监护（home monitoring）功能，"ProMRI"代表兼容 MRI 检查，"D"代表双腔心脏起搏器，"DR"代表具有频率应答功能的双腔心脏起搏器，"VR"代表单腔 ICD，"DX"代表具有心房感知功能的单腔 ICD，"HF"代表 CRT，"QP"代表左心室四极起搏系统。以 Intica 7 ProMRI HF-T QP 心脏起搏器为例，"7"代表心脏起搏器型号，"ProMRI"代表兼容 MRI，"HF"代表 CRT，"QP"代表左心室四极起搏系统。

（六）创领心律医疗（Sorin）心脏起搏器

"S"代表单腔心脏起搏器，"SR"代表具有频率应答功能的单腔心脏起搏器，"D"代表双腔心脏起搏器，"DR"代表具有频率应答功能的双腔心脏起搏器。创领心律医疗心脏起搏器采用"××0×"四位数字代码（表 1-9）。以创领心律医疗 Rega DR 7202 双腔心脏起搏器为例，字母"DR"代表具有频率应答功能的双腔心脏起搏器，数字代码 7202，7 代表 Rega 系列，第二位数字"2"代表双腔心脏起搏器，第四位数字"2"代表具有频率应答功能。

表 1-9　创领心律医疗心脏起搏器四位数字代码

×	×	0	×
3：Orchidee 系列心脏起搏器 5：Trefle 系列心脏起搏器 7：Rega 系列心脏起搏器	1：单腔心脏起搏器 2：双腔心脏起搏器		1：无频率应答功能 2：有频率应答功能

第六节　永久心脏起搏器植入的适应证

心脏起搏器是治疗心动过缓和传导异常的最有效方法，随着缓慢性心律失常机制研究深入及起搏疗法的不断更新和扩展，心脏起搏器植入的适应证不断发展。2021 年，中华医学会心电生理和起搏分会与中国医师协会心律专业委员会共同发布了《心动过缓和传导异常患者的评估与管理中国专家共识 2020》，提出了心动过缓和传导异常患者永久心脏起搏器植入的适应证。

一、推荐类别和证据等级

心血管植入型电子器械（cardiovascular implantable electronic devices，CIED）植入适应证按照国际推荐级别（class of recommendation，COR）和证据水平（level of evidence，LOE）进行划分。

（一）适应证

1. Ⅰ类适应证

根据病情，有明确证据或专家们一致认为起搏治疗对患者有益、有用或有效，获益 >>> 风险，相当于绝对适应证。

2. Ⅱ类适应证

根据病情，起搏治疗给患者带来的益处和效果证据不足或专家们的意见有分歧，相当于相对适应证。

（1）Ⅱa 类适应证：证据 / 观点倾向于支持，获益 >> 风险。

（2）Ⅱb 类适应证：意见有分歧，获益 ≥ 风险。

3. Ⅲ类适应证

根据病情，专家们一致认为起搏治疗无效，获益 = 风险；甚至在一些情况下对患者有害，风险

＞获益。不需要 / 不应该植入心脏起搏器，即非适应证。

（二）证据水平

1. A 级

数据来源于多个随机对照试验（randomized controlled trial，RCT）或荟萃分析或有一个以上的高质量的随机临床注册研究。

2. B 级

数据来源于一个 RCT 或荟萃分析［B-R（randomized）］或来源于一个非随机临床试验或荟萃分析［B-NR（nonrandomized）］。

3. C 级

随机或非随机的小规模研究、回顾性研究和登记注册研究［C-LD（limited date）］或专家根据临床经验得出的一致共识［C-EO（expert opinion）］。

二、窦房结功能障碍

窦房结功能障碍（sinus node dysfunction，SND）是指窦房结和心房冲动形成和传导异常的症候群，包括窦性心动过缓（窦性心率 <50 次 / 分）、窦性停搏（停搏 >3.0 s）、窦房传导阻滞、慢—快综合征、变时性功能不全。

（一）窦房结功能障碍永久起搏治疗适应证

1. I 类适应证

（1）明确症状是由 SND 导致的，推荐永久起搏治疗提高心率并改善症状（证据水平：C-LD）。

（2）由于某些疾病必须使用某些类型和剂量的药物治疗，而这些药物又可引起或加重窦性心动过缓并产生临床症状，推荐永久起搏治疗提高心率并改善症状（证据水平：C-EO）。

2. II a 类适应证

（1）对于快—慢综合征患者，如果症状是由于心动过缓导致的，应接受永久起搏治疗，可以提高心率并改善灌注不足的症状（证据水平：C-EO）。

（2）对于因窦房结变时功能不全引起症状的患者，应选择带有频率应答功能的心脏起搏器治疗，可以增加活动耐量、改善症状（证据水平：C-EO）。

3. II b 类适应证

当症状很可能是由于心动过缓导致，但未完全明确时，可以考虑口服茶碱提高心率，改善症状并帮助确定永久起搏的潜在获益（证据水平：C-LD）。

4. III 类适应证

（1）无症状的 SND，不建议永久起搏治疗（证据水平：C-LD）。

（2）虽有类似心动过缓的症状，但证实该症状并非由窦性心动过缓引起，不建议永久起搏治疗（证据水平：C-LD）。

（3）非必须应用的药物引起的症状性窦性心动过缓，不建议永久起搏治疗（证据水平：C-LD）。

（二）窦房结功能障碍的起搏方式选择

1. I 类适应证

（1）症状性 SND 患者，推荐基于心房起搏的永久起搏治疗，优于单心室起搏治疗（证据水平：

B-R）。

（2）症状性 SND，房室传导功能正常、无传导障碍证据的患者，推荐双腔心脏起搏器或单心房起搏治疗（证据水平：B-R）。

2. Ⅱa 类适应证

（1）症状性 SND，房室传导功能正常的患者，如果植入双腔心脏起搏器，建议尽量减少心室起搏（证据水平：B-R）。

（2）症状性 SND 患者，预期心室起搏比例不高或有严重合并症，影响生存期或临床结果，可应用单心室起搏治疗（证据水平：C-EO）。

三、房室阻滞

（一）房室阻滞永久起搏治疗适应证

1. Ⅰ 类适应证

（1）非可逆性二度Ⅱ型、高度及三度房室阻滞（AVB），不论有无症状，均推荐永久起搏治疗（证据水平：B-NR）。

（2）对于神经肌肉疾病（包括肌营养不良、Kearns-Sayre 综合征等）所致二度、三度 AVB 或 HV 间期 >70 ms 的患者，均推荐永久起搏治疗（证据水平：B-NR）。

（3）持续性心房颤动合并症状性心动过缓的患者，推荐永久起搏治疗（证据水平：C-LD）。

（4）对于需药物治疗心律失常或其他疾病所致的症状性 AVB 患者，若无可替代治疗方案，推荐永久起搏治疗（证据水平：C-LD）。

2. Ⅱa 类适应证

（1）炎症性心肌病（如心脏结节病或淀粉样变）所致的二度Ⅱ型、高度及三度 AVB，应永久起搏治疗（证据水平：B-NR）。

（2）层粘连蛋白 A/C 基因突变（包括肢带和 Emery-Dreifuss 肌营养不良）的患者，若 PR 间期 >240 ms 合并左束支阻滞，应永久起搏治疗（证据水平：B-NR）。

（3）一度或二度Ⅰ型 AVB 合并相关心动过缓症状，应永久起搏治疗（证据水平：C-LD）。

3. Ⅱb 类适应证

对于神经肌肉疾病患者，若 PR 间期 >240 ms，QRS 波群时限 >120 ms 或存在分支阻滞，可考虑永久起搏治疗（证据水平：C-LD）。

4. Ⅲ类适应证

对于一度、二度Ⅰ型及 2∶1 AVB 患者，若无相关心动过缓症状或阻滞部位在房室结，不建议永久起搏治疗（证据水平：C-LD）。

（二）房室阻滞的起搏方式选择

1. Ⅰ 类适应证

（1）合并 SND，有永久心脏起搏器植入指征的 AVB 患者，推荐双腔起搏优于单心室起搏（证据水平：A）。

（2）有永久心脏起搏器植入指征的 AVB 患者，若预期心室起搏比例较低或有严重合并症、双腔起搏治疗获益有限，推荐单心室起搏（证据水平：A）。

（3）窦性心律患者植入单心室起搏器后出现心脏起搏器综合征，推荐升级为双腔心脏起搏器（证据水平：B-R）。

2. Ⅱa类适应证

（1）有永久心脏起搏器植入指征的AVB患者，若左心室射血分数（LVEF）为36%~50%，心室起搏比例≥40%，应选择生理性心室起搏方式（如CRT或希浦系统起搏），优于传统右心室起搏（证据水平：B-NR）。

（2）有永久心脏起搏器植入指征的AVB患者，若LVEF为36%~50%，预期心室起搏比例<40%，可选择右心室起搏（证据水平：B-NR）。

3. Ⅱb类适应证

有永久心脏起搏器植入指征的AVB患者，若阻滞部位在房室结，希氏束起搏可保持心室的生理性激动（证据水平：B-NR）。

4. Ⅲ类适应证

永久性或持续性心房颤动患者，若有起搏治疗指征而不计划进行节律控制策略，则不应该植入心房导线（证据水平：C-LD）。

四、室内阻滞

（一）Ⅰ类适应证

1. 双分支或三分支阻滞伴高度AVB或间歇性三度AVB的患者，推荐永久起搏治疗（证据水平：B-NR）。

2. 双分支或三分支阻滞伴二度Ⅱ型AVB的患者，推荐永久起搏治疗（证据水平：B-NR）。

3. 伴有晕厥的束支阻滞患者，若HV间期≥70 ms或电生理检查发现房室结下阻滞的证据，推荐永久起搏治疗（证据水平：C-LD）。

4. 交替性束支阻滞患者，推荐永久起搏治疗（证据水平：C-LD）。

（二）Ⅱ类适应证

1. Ⅱa类适应证

（1）虽未证实晕厥由AVB引起，但可排除其他原因（尤其是室性心动过速）引起晕厥的双分支或三分支阻滞患者，应永久起搏治疗（证据水平：B-NR）。

（2）虽无临床症状，但电生理检查发现HV间期≥100 ms的双分支或三分支阻滞患者，应永久起搏治疗（证据水平：B-NR）。

（3）电生理检查时，心房起搏能诱发希氏束以下非生理性阻滞的双分支或三分支阻滞患者，应永久起搏治疗（证据水平：B-NR）。

（4）预期生存期大于1年的Kearns-Sayre综合征伴传导障碍的患者，应植入带除颤功能的永久心脏起搏器（证据水平：C-LD）。

2. Ⅱb类适应证

（1）预期生存期大于1年的Anderson-Fabry病，且QRS波群时限>110 ms的患者，可考虑植入带除颤功能的永久心脏起搏器（证据水平：C-LD）。

（2）神经肌肉性疾病（包括肌营养不良、Kearns-Sayre综合征等）伴发的任何程度的分支阻滞，传导阻滞随时会加重，无论是否有症状，可考虑永久起搏治疗（证据水平：C-LD）。

（3）心力衰竭、LVEF轻中度降低（36%~50%）且左束支阻滞（QRS波群时限≥150 ms）的患者，可考虑CRT（证据水平：C-LD）。

（三）Ⅲ类适应证

1∶1房室传导的单纯传导异常的无症状患者，若无其他心脏起搏器植入适应证，不建议永久起搏治疗（证据水平：B-NR）。

五、特殊人群

（一）急性心肌梗死相关心动过缓的起搏治疗

1. Ⅰ类适应证

（1）急性心肌梗死（acute myocardial infarction，AMI）患者出现药物难治的症状性或显著影响血流动力学的SND或AVB时，推荐临时起搏治疗（证据水平：B-NR）。

（2）出现SND或AVB的AMI患者，在决定是否需植入永久心脏起搏器前应观察一段时间（证据水平：B-NR）。

（3）AMI患者合并二度Ⅱ型、高度、三度AVB（持续的或房室结以下传导阻滞）、交替性束支阻滞时，推荐在观察期后行永久起搏治疗（证据水平：B-NR）。

2. Ⅱa类适应证

AMI患者出现有症状或显著影响血流动力学的SND或房室结水平的AVB时，使用阿托品是合理的（证据水平：B-NR）。

3. Ⅲ类适应证

（1）AMI患者出现的一过性AVB能恢复的，不应植入永久心脏起搏器（证据水平：B-NR）。

（2）AMI患者出现新发的束支阻滞或单纯的分支阻滞，无二度或三度AVB，不应植入永久心脏起搏器（证据水平：B-NR）。

（二）冠状动脉旁路移植术患者永久心脏起搏器植入适应证

1. Ⅰ类适应证

冠状动脉旁路移植（coronary artery bypass grafting，CABG）术后新发SND或AVB伴相关临床症状，且持续不缓解，出院前推荐植入永久心脏起搏器（证据水平：B-NR）。

2. Ⅱa类适应证

CABG的患者，应常规心外膜临时起搏备用（证据水平：B-NR）。

3. Ⅱb类适应证

CABG的患者，未来可能需要CRT或心室起搏，可考虑术中放置永久性左心室心外膜导线备用（证据水平：C-EO）。

（三）心外科心房颤动消融永久心脏起搏器植入适应证

1. Ⅰ类适应证

（1）心房颤动外科消融术，推荐常规心外膜临时起搏备用（证据水平：B-NR）。

（2）心房颤动外科消融术后出现持续性SND或AVB，且伴有相应临床症状，出院前推荐植入永久心脏起搏器（证据水平：B-NR）。

2. Ⅱb 类适应证

心房颤动外科消融术，临床评估有可能需要 CRT 或心室起搏，可考虑术中放置左心室心外膜导线备用（证据水平：C-EO）。

（四）心脏瓣膜置换或成形术永久性心脏起搏器植入适应证

1. Ⅰ 类适应证

（1）三尖瓣、主动脉瓣置换或成形术中推荐常规心外膜临时起搏备用（证据水平：C-LD）。

（2）二尖瓣、三尖瓣、主动脉瓣置换或成形术后出现持续性 SND 或 AVB，且伴有相应临床症状，出院前推荐植入永久心脏起搏器（证据水平：B-NR）。

2. Ⅱa 类适应证

（1）二尖瓣置换或成形术中推荐常规心外膜临时起搏备用（证据水平：C-LD）。

（2）三尖瓣置换或成形术患者，若有术后发生 AVB 的高风险，应常规术中植入心外膜导线备用（证据水平：C-LD）。

3. Ⅱb 类适应证

二尖瓣、主动脉瓣置换或成形术患者，临床评估有可能需要 CRT 或心室起搏，可考虑术中放置左心室心外膜导线备用（证据水平：C-EO）。

（五）经导管主动脉瓣置换术永久性心脏起搏器植入适应证

1. Ⅰ 类适应证

经导管主动脉瓣置换术（transcatheter aortic valve replacement，TAVR）术后新发持续性 AVB，且伴有相应临床症状，出院前推荐植入永久心脏起搏器（证据水平：B-NR）。

2. Ⅱa 类适应证

TAVR 术后新发持续性束支阻滞患者，应持续密切随访是否进展为 AVB（证据水平：B-NR）。

3. Ⅱb 类适应证

TAVR 术后新发持续完全性左束支阻滞患者，可考虑植入永久性心脏起搏器（证据水平：B-NR）。

（六）梗阻性肥厚型心肌病肥厚心肌外科切除或酒精消融术后永久心脏起搏器植入适应证

1. Ⅰ 类适应证

梗阻性肥厚型心肌病（hypertrophic cardiomyopathy，HCM）患者肥厚心肌外科切除或酒精消融术后，若出现持续性二度Ⅱ型及以上的 AVB，出院前推荐植入永久心脏起搏器（证据水平：B-NR）。

2. Ⅱa 类适应证

梗阻性 HCM 患者肥厚心肌外科切除或酒精消融术后，临床评估需要起搏治疗，同时患者为猝死高风险人群，预期生存时间大于 1 年的患者，应植入 ICD（证据水平：B-NR）。

3. Ⅱb 类适应证

（1）梗阻性 HCM 患者肥厚心肌外科切除或酒精消融术后，发生传导阻滞高概率人群，可考虑延长心电监测时间（证据水平：C-LD）。

（2）梗阻性 HCM 患者肥厚心肌外科切除或酒精消融术中可考虑电生理检查，评估房室结传导功能，预测 AVB 发生风险（证据水平：C-LD）。

（七）成人先天性心脏病永久性心脏起搏器植入适应证

1. Ⅰ类适应证

（1）成人先天性心脏病（adult congenital heart disease，ACHD）患者出现症状性 SND 或变时性功能不全，推荐行基于心房的永久起搏治疗（证据水平：B-NR）。

（2）ACHD 患者出现 AVB 相关的症状性心动过缓，推荐永久起搏治疗（证据水平：B-NR）。

（3）成人先天性完全 AVB 合并任何症状性心动过缓、宽 QRS 波群逸搏心律、日间平均心率 <50 次 / 分、复杂室性异位心律或心室功能不全者，推荐永久起搏治疗（证据水平：B-NR）。

（4）ACHD 合并术后二度Ⅱ型、高度或三度 AVB 且不可逆者，推荐永久起搏治疗（证据水平：B-NR）。

2. Ⅱa类适应证

（1）无症状成人先天性完全 AVB 者，应永久起搏治疗（证据水平：B-NR）。

（2）ACHD 纠正后，因心动过缓符合永久起搏的适应证，应植入带有心房抗心动过速起搏功能的心脏起搏器（证据水平：B-NR）。

（3）ACHD 患者存在窦房结和 / 或房室传导障碍需行心脏手术时，同期术中放置心外膜永久起搏导线是合理的（证据水平：C-EO）。

3. Ⅱb类适应证

具有心脏起搏器的 ACHD 患者，可考虑行基于心房的永久起搏模式，以预防房性心律失常的发生（证据水平：B-NR）。

4. Ⅲ类适应证

ACHD 合并静脉到心腔—体循环分流者（左心室 / 左心房），植入心内膜起搏导线有潜在危害（证据水平：B-NR）。

（牟延光）

第二章 起搏脉冲

心脏起搏器通过导线发放电脉冲刺激心肌，引起心房或心室除极，实现起搏功能。心脏起搏器发出的电脉冲在心电图上表现为历时极短的钉样标记称起搏脉冲（pacing pulse），起搏脉冲是识别起搏心电图的标志，是分析起搏心电图的关键。起搏脉冲大小、极性受多种因素影响，亦可发生变化，掌握起搏脉冲的特点是分析起搏心电图前提。

第一节 起搏脉冲的分类

一、按照发放的心腔分类

（一）心房起搏脉冲

脉冲发生器心房线路发出的起搏脉冲称心房起搏（atrial pacing，AP）脉冲。

（二）心室起搏脉冲

脉冲发生器心室线路发出的起搏脉冲称心室起搏（ventricular pacing，VP）脉冲，按照发放的心室腔不同又分右心室起搏（right ventricular pacing，RVP）脉冲和左心室起搏（left ventricular pacing，LVP）脉冲。

二、按照用途分类

（一）常规起搏脉冲

一般情况下所说的起搏脉冲就是由脉冲发生器发出的旨在发挥起搏功能的电脉冲。

（二）测试的起搏脉冲

心脏起搏器自动阈值管理功能运行时，旨在测试心肌起搏阈值而发放的起搏脉冲称为测试的起搏（tested pacing）脉冲，又分测试的心房起搏（tested atrial pacing，AP_T）脉冲和测试的心室起搏（tested ventricular pacing，VP_T）脉冲。

（三）备用的起搏脉冲

心脏起搏器自动阈值管理功能开启并正常运行时，在测试的起搏脉冲后或失夺获的起搏脉冲后发放的、旨在确保起搏安全的脉冲,称为备用的起搏(backup pacing)脉冲,又分为备用的心房起搏(backup atrial pacing,AP_B)脉冲和备用的心室起搏(backup ventricular pacing,VP_B)脉冲。

（四）心室安全起搏脉冲

AP脉冲发出后,心室通道的交叉感知窗内若出现感知信号,则引发心室安全起搏(不同公司的心脏起搏器称谓不同),此时发放的VP脉冲称为心室安全起搏(ventricular safety pacing,VSP)脉冲。VSP旨在防止因不恰当的感知所致的心室起搏抑制。

（五）特殊用途的起搏脉冲

心脏起搏器有时通过发放起搏脉冲达到特殊的诊断或治疗目的,比如导线阻抗测定,旨在监测液体状态的经胸阻抗测定,旨在增强心肌收缩力的心脏收缩力调节治疗等。

第二节　起搏脉冲的形态

一、起搏脉冲的波形

起搏电压和脉宽及起搏阻抗决定着起搏脉冲波形,起搏电压和脉宽可以程控设置。起搏脉冲在快速脉冲示波器上呈矩形波,脉冲振幅在起搏脉冲开始时达最大值,随着起搏持续时间延长而递减,在设置的脉宽时间内脉冲振幅递减幅度取决于起搏阻抗大小(图2-1A)。心脏起搏器的起搏脉宽通常为0.4 ms(可程控设置),起搏脉冲在常规纸速(25 mm/s)记录的心电图上表现为一垂直线,即"钉样标记"(图2-1B)。经食管起搏时脉宽通常为10 ms左右,电压一般≥15 V(图2-2);经胸壁心

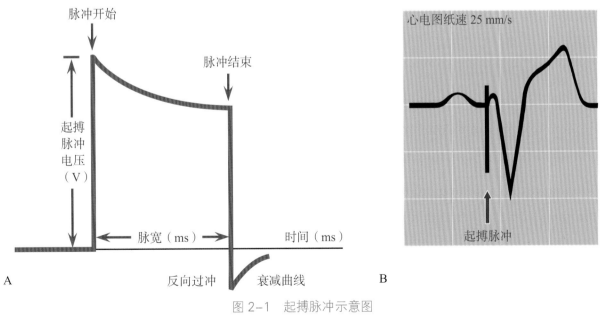

图2-1　起搏脉冲示意图

A.起搏脉冲在快速脉冲示波器上呈矩形波,基线下方为起搏脉冲反向过冲及其衰减曲线。B.在25 mm/s纸速记录的心电图上,起搏脉冲呈时限较短的垂直线,即钉样图形

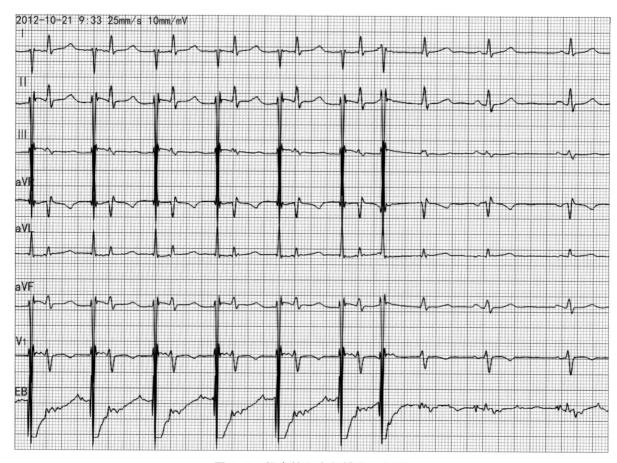

图 2-2 经食管心房起搏的心电图

患者，女，32 岁，因阵发性心悸接受经食管心房调搏检查，起搏电压 15 V，脉宽 10 ms。心电图显示：起搏脉冲表现为时限较宽的多相波形

脏起搏时，脉宽通常为 40~50 ms；心脏收缩力调节（CCM）治疗时，输出较高，常为 7.5 V/20 ms，这些情况下，心电图上起搏脉冲相应增宽、高大。

二、起搏脉冲的变化

（一）心电图记录信息丢失

同一导联连续描记时起搏脉冲可有形态、振幅、极性的变化（图 2-3，图 2-4），这与起搏脉冲持续时间短暂、数字化记录仪采样频率过低导致部分信息丢失有关，并非心脏起搏器故障。

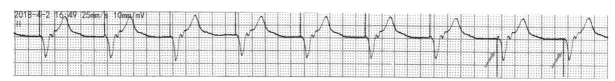

图 2-3 心室起搏脉冲的极性变化

患者，女，76 岁，因"窦房结功能障碍"植入 Medtronic Advisa DR MRI A3DR01 双腔心脏起搏器，模式 VVI，低限频率（LR）60 次 / 分，单极起搏。心电图显示：心室起搏（VP）脉冲几乎呈垂直的竖线，其后有宽大畸形的 QRS 波群，QRS 波群后有逆行 P⁻ 波，起搏脉冲极性发生改变（箭头所示）

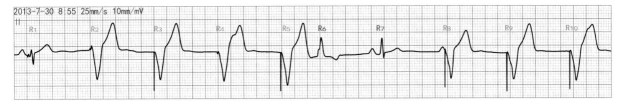

图 2-4 心室起搏脉冲的振幅变化

患者，男，49 岁，因"窦房结功能障碍"植入 Medtronic Relia RES01 单心室起搏器，模式 VVI，LR 60 次 / 分。心电图显示自身窦性心搏与心室起搏心律并存，室性早搏（R_6）和窦性心搏（R_7）抑制预期的 VP 脉冲发放，并启动低限频率间期（LRI），安排发放下一个 VP 脉冲，提示心室感知功能正常。每个 VP 脉冲后均有相应的 QRS 波群，提示心室起搏功能正常。R_1 波形介于完全心室起搏（$R_2 \sim R_5$、R_9、R_{10}）与自身心搏（R_7）之间，R_8 波形略窄于完全心室起搏时，其后 T 波略低，R_1、R_8 为心室起搏融合波。R_1、R_2、R_4 处的 VP 脉冲明显变小，与心电图记录有关

（二）脉冲发生器及导线故障

心脏起搏器植入后，脉冲发生器及导线故障可引起起搏脉冲改变，常同时伴有起搏和（或）感知故障的心电图表现。导线与脉冲发生器连接松动时起搏脉冲可减小甚至消失。

（三）起搏极性自动转换

心脏起搏器植入体内后多数默认双极起搏，双极起搏时起搏脉冲矮小。心脏起搏器开启导线极性转换功能后，若导线损坏，心脏起搏器自动测得的导线阻抗若超出正常范围，为保证患者的起搏安全，起搏极性便自动由双极转换为单极，起搏脉冲变大。

三、起搏脉冲过冲现象

起搏脉冲的电能通过机体组织消散时，起搏脉冲后可出现方向相反、历时较长的电位衰减曲线，称过冲现象或超射现象（overshoot phenomenon）。起搏脉冲过冲现象多见于单极起搏高能量输出时（图 2-5）。

四、起搏脉冲对心电图的影响

高能量输出的单极起搏尤其伴过冲现象时，较大的起搏脉冲容易对心电图波形产生影响，心房起搏脉冲可使 P 波、PR 段变形，心室起搏脉冲可使 QRS 波群、甚至 ST 段变形。

（一）影响心肌梗死诊断

较大的起搏脉冲可掩盖 Q 波，影响心肌梗死的诊断。

（二）影响心室夺获的判断

较大的起搏脉冲可看似 QRS 波群或掩盖 QRS 波群，影响心室夺获的判断。此时，可依据 T 波，间接推断心室夺获与否（图 2-5B）。

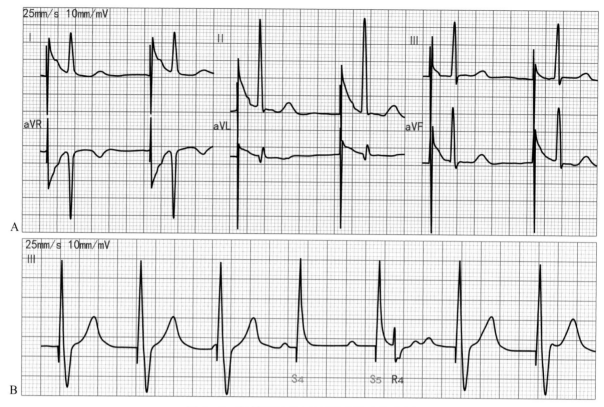

图 2-5 起搏脉冲的过冲现象及电位衰减

A. 心电图显示 AP 脉冲伴过冲现象。B. 患者，男，62 岁，临床诊断：冠心病、窦房结功能障碍，植入单心室起搏器，因脉冲发生器电耗竭就诊。心电图显示：心室起搏心律，起搏脉冲较大，S_4、S_5 可见历时较长的电位衰减，似 QRS 波群，但其后无相应的 ST-T，故考虑 S_4、S_5 心室起搏脉冲失夺获。R_4 位于心室不应期（VRP）内，未重整心室起搏间期，似心室感知不足

第三节 起搏脉冲的影响因素

一、体表心电图导联探测方向

体表心电图导联探测方向与心脏位置变化均影响起搏脉冲的大小和极性，起搏脉冲向量方向与导联轴的夹角越小，该导联上的起搏脉冲振幅就越高。一般体表心电图导联探测方向平行于脉冲发生器与电极间电流方向时起搏脉冲最大，垂直于脉冲发生器与电极间电流方向时，起搏脉冲最小。

二、起搏能量输出

在其他条件不变的情况下，起搏电压越高、脉宽越大，起搏脉冲越大（图 2-7）。同一导联记录时，尽管起搏脉冲大小与起搏电压及脉宽密切相关，但并非完全呈正比，所以不能单凭心电图起搏脉冲的振幅判断起搏能量输出的大小。

三、起搏极性

起搏脉冲幅度与正负电极间的距离呈正比，起搏极性是起搏脉冲的主要影响因素（图 2-6，图 2-7）。

（一）单极起搏

单极起搏时，导线头端（阴极）与脉冲发生器（阳极）构成起搏回路，正负极间距较大，起搏脉冲大，有时呈双向，在心电图上表现为高振幅的起搏脉冲后出现反向的历时较长的电位衰减曲线，即过冲或超射现象。

（二）双极起搏

双极起搏时，导线头端（阴极）与距离头端约 1 cm 处的环极（阳极）构成起搏回路，正负极间距较小，起搏脉冲小甚至某些导联看不到起搏脉冲，心房起搏时似房性心律，心室起搏时似室性心律。有时自身窦性心律与心室起搏频率接近，形成巧合，心电图表现为 PR 间期缩短且固定，QRS 波群宽大畸形，似 B 型心室预激。因此，在起搏脉冲不显著的情况下，忽略心脏起搏器植入的病史，轻信心电图自动分析报告，可引起误诊（图 2-8）。

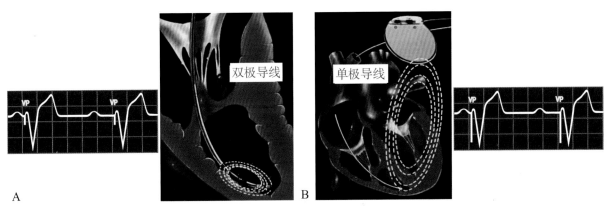

图 2-6　单极起搏和双极起搏示意图

A. 双极导线，内径较粗，双极起搏时，导线头端（阴极）与距离头端约 1 cm 处的环极（阳极）构成起搏回路，正负极间距较小，心电图起搏脉冲矮小。B. 单极导线，内径较细，单极起搏时，导线头端（阴极）与脉冲发生器（阳极）构成起搏回路，正负极间距较大，心电图起搏脉冲高大

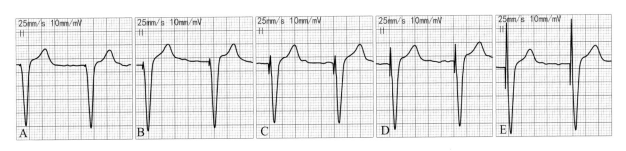

图 2-7　不同起搏能量输出及起搏极性时的心室起搏脉冲

患者，男，74 岁，植入单心室起搏器。心电图显示：随着起搏参数的不同，自左至右，VP 脉冲依次增大。A. 双极起搏，起搏电压 5.0 V，脉宽 0.4 ms。B. 单极起搏，起搏电压 1.0 V，脉宽 0.4 ms。C. 单极起搏，起搏电压 1.0 V，脉宽 1.5 ms。D. 单极起搏，起搏电压 5.0 V，脉宽 0.4 ms。E. 单极起搏，起搏电压 5.0 V，脉宽 1.5 ms

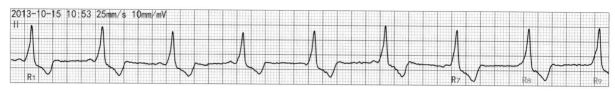

图 2-8 双极起搏时的心室起搏脉冲

患者，女，61岁，因"窦房结功能障碍"植入 Medtronic Relia RESR01 单心室起搏器，Medtronic 3830-69cm 心室导线植于右心室流出道间隔部，模式 VVI，LR 60 次 / 分，双极起搏。自动分析心电图机器结论：窦性心律、B 型预激综合征。Ⅱ 导联心电图未见起搏脉冲，QRS 波群宽大畸形，初始钝挫，$R_1 \sim R_7$ 的 PR 间期缩短且固定，似心室预激。但 R_8、R_9 之前未见 P 波，P 波可能重叠于 QRS 波群中，提示房室分离，心室起搏（$R_1 \sim R_7$）与窦性 P 波频率接近，形成巧合

四、导线位置

导线安放位置的不同导致起搏脉冲幅度亦不同，同等起搏能量输出的情况下，植入心脏的导线头端距胸壁探查电极越近，胸前导联记录的起搏脉冲振幅就越高。

五、心电图机

（一）心电图机的类型

1. 数字信号心电图机

数字信号心电图机（图 2-9A）可存储图形数据供随时调出或打印输出，可进行各种数字处理，可实时液晶显示及自动诊断，其记录的波形由点组成，多数打印点距为"8 点 /mm"，即两点间距 0.125 mm，波形仔细观察存在锯齿状。数字信号心电图机采样频率过低，可能对起搏信号出现波形记录偏差，从而导致起搏脉冲变化（图 2-3，图 2-4）。

2. 模拟信号心电图机

模拟信号心电图机（图 2-9B）经心电记录器将心电信号转换成机械运动，通过描笔在记录纸上描出随时间变化的心电图曲线，其记录的波形连续细致，适宜于心脏起搏器的分析。

（二）心电图机的滤波

数字心电图机的滤波器有多种选择，一般较高的滤波频率，记录到的起搏脉冲振幅较高，同时也

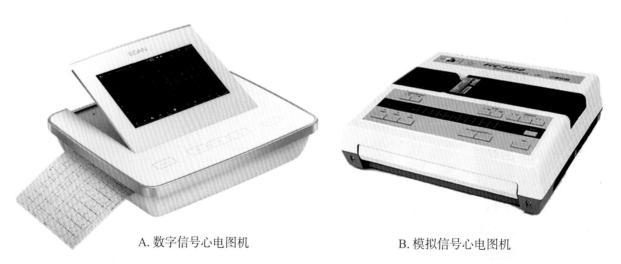

A. 数字信号心电图机   B. 模拟信号心电图机

图 2-9 数字与模拟信号心电图机

可减少波形失真，QRS波群的电压没有明显变化，但是不易滤过低频干扰信号，基线干扰较大。常规心电图检查常用40~50 Hz滤波频率，以去除交流电、肌电等干扰，使心电图波形更清晰，但低频滤波容易使起搏脉冲振幅减低甚至缺失（图2-10）。因此，对于安装有心脏起搏器的患者或QRS波群宽大畸形、起始钝挫而怀疑为起搏心律者，应调整数字心电图机的滤波为高频滤波或者应用热线阵描记系统数字心电图机描记，以使起搏脉冲充分显现。

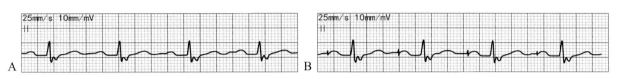

图2-10 不同滤波频率对起搏脉冲的影响

同一患者心房起搏心电图，起搏参数一致，心电图机滤波频率35 Hz时（A），心电图看不到AP脉冲；滤波频率100 Hz时（B），AP脉冲明显，不同滤波频率时QRS波群电压没有显著变化

第四节 起搏脉冲的识别

一、多导联分析心电图

不同导联起搏脉冲大小不一，通过多导联观察，常在平行于电流方向的导联发现较为明显的起搏脉冲。

二、心电监护仪

因双极起搏或其他原因，体表心电图起搏脉冲有时不明显。单凭体表心电图无法识别起搏脉冲是否发放。此时，通过开启心电监护仪的起搏识别功能，屏幕可显示起搏脉冲，常以不同的颜色与QRS-ST-T波形相区分。

三、心电图标记通道

大多数的动态心电图及部分高采样频率的心电图机具有标记通道。

（一）优点

具有标记通道的普通心电图机及动态心电图机可在记录心电图时将起搏脉冲作出标记，有助于起搏心电图分析，尤其是体表心电图起搏脉冲不明显者。标记通道与多通道体表心电图同步记录，常标注为PM、P、起搏、Pace或Spike，以竖线做标记（图2-11，图2-12A），部分心电图机甚至能对间隔大于0.1 ms的双起搏脉冲识别并标记为双心室起搏。美国通用电气公司MAC5型心电图机（图2-12B~D）对单起搏脉冲标记为⇑；心脏再同步化治疗起搏器，双心室起搏时，VV间期≤40 ms的双起搏脉冲标记为⇑，VV间期>40 ms的双起搏脉冲标记为⇑⇑，双起搏脉冲同时发放时，一般显示单起搏脉冲标记，三部位心室起搏时，第一个与第二个起搏脉冲间期≤40 ms时的三起搏脉冲标记为⇑⇑，第一个与第二个起搏脉冲间期>40 ms时的三起搏脉冲标记为⇑⇑。

（二）缺点

心电图的标记通道既不能标明起搏脉冲发放的来源，又不能据此判断心脏起搏器的功能状态。大多数的心电图机难以准确识别高频干扰信号，可将高频干扰信号误标为起搏脉冲（图2-11D）。

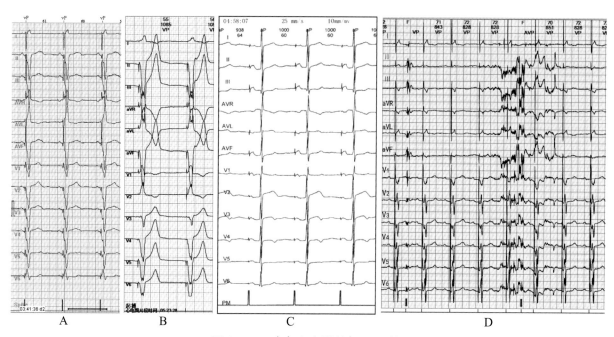

图 2-11　动态心电图的标记通道

A. 动态心电图的标记通道标注为 Spike，在起搏脉冲对应部位标记为 VP 并作出竖线标记。B. 动态心电图的标记通道标注为起搏，在起搏脉冲对应部位作出竖线标记。C. 动态心电图的标记通道标注为 PM，在起搏脉冲对应部位作出长方形标记。D. 动态心电图的标记通道将干扰信号误识别为起搏脉冲并作出竖线标记（箭头所示）

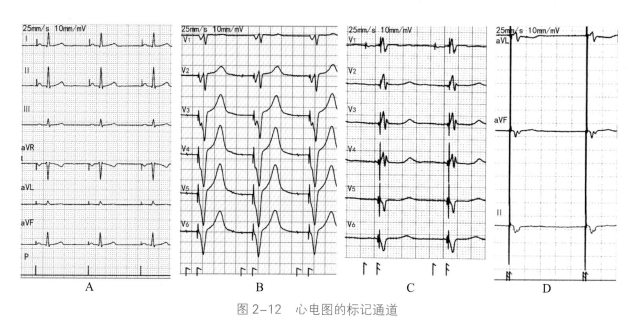

图 2-12　心电图的标记通道

A. 心电图的标记通道在起搏脉冲对应位置标注为 P，标记为一条竖线。B. 心电图的标记通道在起搏脉冲对应位置作出标记。C. 心电图的标记通道对心房起搏和双心室起搏作出标记。D. 心脏再同步化治疗起搏器，三部位 VP 脉冲标记为 ⋔

四、心电向量图

部分心电向量图仪具有起搏心电检测模块以及起搏脉冲定位算法，可以检测起搏脉冲并将起搏脉冲与心电向量环体叠加显示在平面心电向量图上（详见：第三十六章 第二节 心脏起搏心电向量图）。

五、心脏起搏器程控仪

应用心脏起搏器程控仪将起搏极性由双极起搏程控为单极起搏，可使起搏脉冲变得明显而易于识别。心脏起搏器程控仪的标记通道将心房起搏和心室起搏分别标记为 AP 和 VP，同时标记出心房 / 心室线路的具体工作状态，并与体表心电图、心房、心室腔内心电图同步显示，对复杂起搏心电图的分析有重要价值（图 2-13）。

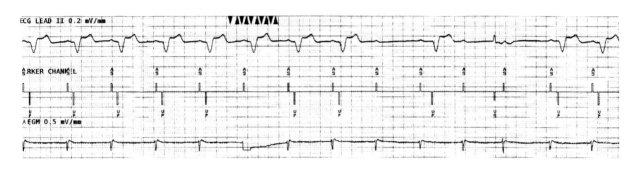

图 2-13　心脏起搏器程控仪记录的体表心电图、标记通道及心房腔内心电图

由上及下，依次为体表心电图（ECG）、标记通道（MARKER CHANNEL）及心房腔内心电图（AEGM）。AS 表示心房感知，VP 表示心室起搏，VS 表示心室感知。尽管体表心电图看不到明显的起搏脉冲，但标记通道对起搏脉冲发放位置做了明确的标记，并标明了起搏脉冲发放的心腔，心房腔内心电图显示明显的心房波，与体表心电图相对应

第五节　起搏脉冲夺获与失夺获

一、起搏脉冲夺获

（一）夺获的条件

起搏脉冲位于心肌应激期内，起搏能量输出≥起搏阈值。

（二）正常夺获的定义

起搏脉冲引起心房或心室除极，心电图表现为心房起搏（AP）脉冲后有相应的心房波，心室起搏（VP）脉冲后有相应的 QRS 波群，起搏脉冲与除极电位（心房波、QRS 波群）的距离称延迟期（latency），正常情况下一般 <40 ms（因向量投影的原因，部分导联可 ≥ 40 ms）。

二、起搏脉冲失夺获

（一）起搏脉冲失夺获的定义

起搏脉冲未引起心脏除极，其后未产生相应的心房波或 QRS 波群，称为起搏脉冲失夺获。

（二）起搏脉冲失夺获的原因

1. 阈下刺激

低于起搏阈值的起搏脉冲不引起心肌除极。起搏能量输出较低（如起搏能量输出设置过低、心脏起搏器电耗竭、导线绝缘层破裂）、起搏阈值升高，可导致起搏脉冲失夺获。

2. 心肌有效不应期刺激

位于心肌有效不应期内的起搏脉冲不引起心肌除极，此情况多见于心脏起搏器感知功能不足时。

3. 心肌应激性丧失

导线头端心肌坏死或患者存在严重的电解质紊乱或处于临终状态时，心肌因应激性丧失而对起搏脉冲刺激失去正常的反应。

4. 起搏脉冲传出阻滞或中断

（1）尽管导线完整且与心肌和脉冲发生器接触良好，起搏阈值以上的能量稳定地作用于心肌，但起搏脉冲激动在导线头端与心肌组织之间出现间断性（二度传出阻滞）或完全性（三度传出阻滞）传导中断，可导致起搏脉冲失夺获。

（2）导线断裂或与脉冲发生器连接不良、导线（移位、穿孔）与心肌接触不良，均可导致起搏脉冲失夺获。

（三）起搏脉冲失夺获的分类

1. 按功能性与故障性分类

（1）起搏脉冲功能性失夺获：起搏脉冲位于心肌有效不应期内未能引起心房或心室除极，属于正常现象，为功能性失夺获，不属于起搏故障。引发功能性失夺获的常见原因有：①感知不足（图2-14）；②DVI模式：因心房无感知功能而容易出现心房功能性失夺获；③非同步起搏模式：心脏起搏器程控为AOO、VOO、DOO模式，或接触磁铁后转为磁铁模式，或程控为磁共振成像检查专用模式，均为非同步起搏模式；④噪声反转功能运行；⑤自身QRS波群引发的心室安全起搏。

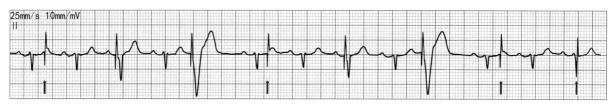

图2-14　心室起搏脉冲功能性失夺获

患者植入单心室起搏器，心电图显示：VP脉冲固定频率发放，自身QRS波群未重整心室起搏间期，提示心室感知不足。位于心室肌有效不应期内的VP脉冲（箭头所示）未引起心室除极，发生功能性失夺获，位于心室肌有效不应期外的VP脉冲引起心室除极，产生宽大畸形的QRS波群及不同程度的心室起搏融合波

（2）起搏脉冲故障性失夺获：起搏脉冲位于心肌应激期内却不能引起心房或心室除极，属于起搏故障导致的失夺获（图2-15）。

2. 按持续的时间分类

（1）间歇性起搏脉冲失夺获。

（2）持续性起搏脉冲失夺获。

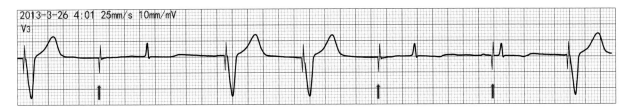

图 2-15　心室起搏脉冲故障性失夺获

患者植入单心室起搏器，模式 VVI，LR 60 次 / 分。心电图显示：VRP 外的自身 QRS 波群重整心室起搏间期，提示心室感知功能正常，部分 VP 脉冲（箭头所示）虽然位于心室肌有效不应期外，但是未引起心室除极，提示 VP 脉冲故障性失夺获

3. 按部位分类

（1）AP 脉冲失夺获。

（2）VP 脉冲失夺获：右心室或左心室失夺获。

第六节　起搏脉冲传出阻滞

导线与心肌组织的接触情况、心肌组织学变化及药物对心肌兴奋性、传导性的影响均与起搏脉冲激动传出阻滞（exit block）的发生相关。

一、阻滞部位

起搏脉冲的传出阻滞，按照部位分 AP 脉冲传出阻滞和 VP 脉冲传出阻滞（详见：第五章　心房起搏心电图）。

（一）心房起搏脉冲传出阻滞

AP 脉冲传出阻滞较 VP 脉冲传出阻滞多见，多与电解质紊乱（如高血钾）、心房结构、功能性改变有关，如右心房显著扩大、右心耳起搏时。

（二）心室起搏脉冲传出阻滞

VP 脉冲传出阻滞多发生在药物毒副作用（主要是抗心律失常药物）、酸中毒、高血钾、心肌缺血缺氧、弥漫性心肌损害等情况下，常常是心肌严重病变的表现。

二、阻滞程度

（一）一度传出阻滞

1. 定义

起搏脉冲均能夺获心肌但激动与心肌组织之间存在传导延缓，又称延迟除极或延迟夺获（capture latency）。

2. 诊断

多导联（至少两个向量相互垂直的导联）心电图，起搏脉冲与除极波的距离固定性延长，一般 >40 ms（图 2-16，图 2-17）。

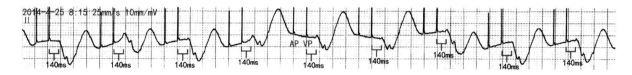

图 2-16　高血钾导致心室起搏脉冲一度传出阻滞

　　患者，女，71 岁，因"恶心少尿 5 天，意识丧失 12 小时"入院，诊断：慢性肾衰竭、高钾血症、高血压病、2 型糖尿病。10 年前患者因"窦房结功能障碍"植入双腔心脏起搏器，5 年前更换为 Vitatron T60 A1 双腔心脏起搏器，模式 DDI，LR 60 次 / 分，起搏 AV 间期（PAVI）200 ms，心房、心室起搏能量输出均为 2.5 V/0.4 ms。血钾 7.84 mmol/L。心电图显示：房室顺序起搏，起搏频率为 LR，AP 脉冲后无相应的心房波，VP 脉冲后均有相应的 QRS 波群，多导联同步记录（仅展示 II 导联）显示 VP 脉冲与 QRS 波群起始距离固定为 140 ms，提示：心房起搏故障、VP 脉冲激动一度传出阻滞（引自江宇鹏）

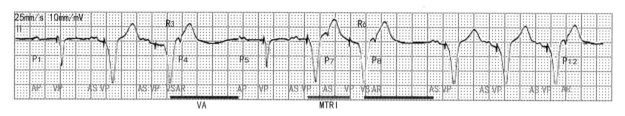

图 2-17　心室起搏脉冲伴间歇性一度传出阻滞

　　患者，男，87 岁，植入双腔心脏起搏器，模式 DDD，LR 50 次 / 分，PAVI 300 ms，感知 AV 间期（SAVI）200 ms，最大跟踪频率（MTR）110 次 / 分，心室自动阈值管理功能关闭。心电图显示：自身 P 波时限增宽，呈双峰，提示心房异常，窦性 P 波后经 SAVI 触发 VP 脉冲发放；R_3、R_6 延迟出现并与 VP 脉冲距离相等，提示 VP 脉冲一度传出阻滞。AP 脉冲后出现形态不同于窦性 P 波的心房波（P_1、P_5），心房起搏和感知功能正常。心室起搏时，部分室房逆传产生逆行 P^- 波（P_4、P_7、P_8、P_{12}），P_4、P_8、P_{12} 位于心室后心房不应期（PVARP）内，成为心房不应期感知（AR）事件而不触发心室起搏，P_7 位于 PVARP 外，触发心室起搏，但心室起搏频率不超过 MTR（中南大学湘雅医院，裴志芳供图）

3. 意义

　　延迟除极多发生于心房起搏时，与心房解剖结构和（或）功能性改变有关。心室起搏延迟除极临床少见，一旦出现，通常提示有严重的心室肌病变或电解质紊乱（如高血钾）、代谢紊乱（缺氧、酸中毒等）、药物影响（抗心律失常药物、心肌毒性药物等）。

　　（二）二度传出阻滞

　　1. 二度 I 型传出阻滞

　　起搏能量稳定地作用于处于应激期的心肌，但起搏脉冲与除极波的距离逐渐延长，直至起搏脉冲后除极波脱漏，呈文氏现象，引起起搏脉冲周期性失夺获（图 2-18）。

　　2. 二度 II 型传出阻滞

　　起搏能量稳定地作用于处于应激期的心肌，起搏脉冲与除极波的距离固定（正常或延长），起搏脉冲后突然出现漏搏，长 R′R′（或 P′P′）间期为短 R′R′（或 P′P′）间期的整数倍（图 2-19）。

　　（三）三度传出阻滞

　　起搏脉冲完全性传出阻滞时，起搏脉冲后均无相关除极波，单凭心电图与其他原因所致的起搏脉冲失夺获无法鉴别。

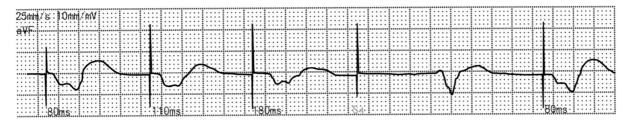

图 2-18　高血钾导致心室起搏二度Ⅰ型传出阻滞

患者，男，63岁，因"胸闷气急16年，加重不能平卧3天"入院。2年前患者因"心房颤动伴长RR间期"植入单心室起搏器，模式VVI，LR 60次/分，起搏电压3.9 V，脉宽0.37 ms，心室感知灵敏度3.0 mV，单极感知、单极起搏。血钾7.36 mmol/L。心电图显示：VP脉冲后可见与自身QRS波群形态不同的QRS波群，但VP脉冲与QRS波群起始间距递增，直至VP脉冲（S_4）后QRS波群脱漏，VP脉冲二度Ⅰ型传出阻滞，自身QRS波群重整心室起搏间期，提示心室感知功能正常（引自陈宝仙）

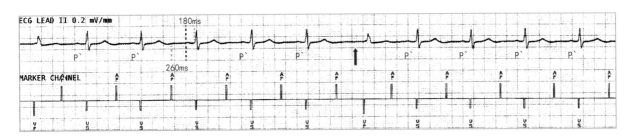

图 2-19　心房起搏伴传出阻滞

患者植入Medtronic双腔心脏起搏器，模式DDD，LR 60次/分。标记通道显示心脏起搏器呈"AP-VS""AP-VP"工作方式，多数AP脉冲后有相应的心房波，AP脉冲与P′波距离恒定为260 ms，体表心电图P′R间期固定为180 ms，提示AP脉冲夺获心房，但激动传出延迟，箭头所示处AP脉冲后未出现心房波，提示心房起搏激动传出中断。AP：心房起搏；VP：心室起搏；VS：心室感知

三、传出阻滞的诊断

（一）诊断前提

起搏脉冲失夺获原因众多，包括传出阻滞、导线与心肌接触不良、起搏能量输出相对或绝对不足等，导线与心肌接触良好、起搏脉冲位于心肌应激期内、起搏能量输出足够（阈上刺激）是起搏脉冲是否伴有传出阻滞的诊断前提。

（二）诊断要点

起搏脉冲传出阻滞的诊断必须依赖同步记录的十二导联心电图，所有导联起搏脉冲与所引起的除极波间距>40 ms，才可诊断一度传出阻滞（即延迟夺获）。单一导联起搏脉冲与除极波的间距延长可能是除极波起始部分在等电位线所致。在两个相互垂直的导联（如Ⅰ与aVF导联等）上观察，有助于起搏脉冲传出阻滞的确诊。

第七节 不显著的起搏脉冲

起搏脉冲是体表心电图识别起搏心律的重要依据。然而，随着双极导线的广泛采用，心脏起搏器植入后大多默认双极起搏，体表心电图起搏脉冲不显著甚至看不出起搏脉冲，造成了起搏心律的判断困难，医生可依据患者的病史和心率、心电图心房波及 QRS 波群形态进行综合判断。

一、病史与体格检查

仔细询问患者有无心脏起搏器植入病史及体格检查发现脉冲发生器对起搏心律的识别有重要提示意义，对一个植入心脏起搏器的患者而言，心电图分析时，不管有没有起搏脉冲，都要仔细甄别，寻找起搏的证据。

二、心率与心率变异性

心脏起搏器的低限频率通常默认为 60 次 / 分，患者若出现相对固定的 60 次 / 分的心率且动态心电图检查缺乏心率变异性，常常提示为起搏心律（图 2-20）。

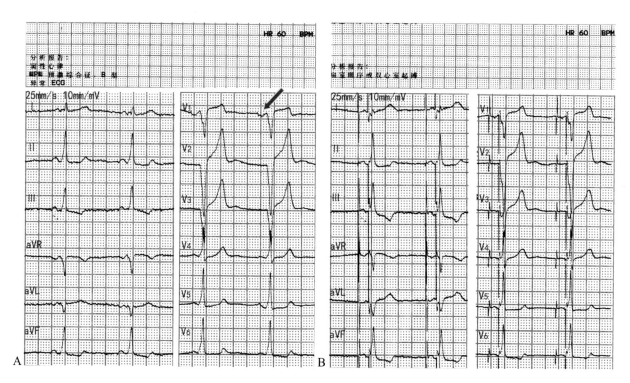

图 2-20　双极起搏状态下心脏起搏的识别

患者，女，65 岁。A. 心电图检查时心电图机自动报告：窦性心律、B 型预激综合征，心率（HR）60 次 / 分，尽管无起搏脉冲，但 V_1 导联 P' 波负向，提示为心房起搏。询问病史，患者因"窦房结功能障碍"植入 Medtronic Relia RED01 双腔心脏起搏器，程控显示模式 DDD，LR 60 次 / 分，PAVI 150 ms，双极起搏。B. 改为单极起搏，心电图显示房室顺序起搏，起搏脉冲明显

三、标记通道

心脏起搏器程控仪和具有标记通道的心电图可对起搏脉冲作出标记。

四、波形分析

（一）波形对照

同一患者、不同时间段的心电图对照分析，若波形差异较大，应注意起搏心律的可能，尤其有心脏起搏器植入史者。

（二）特殊波形分析

右心耳起搏时，V_1 导联常常产生负向 P′ 波（图 2-20）；右心室起搏时常常产生类左束支阻滞图形，QRS 波群初始钝挫，右心室心尖部及右心室流出道起搏时具有各自的波形特点。

第八节　无效的起搏脉冲

目前所有心脏起搏器几乎均为按需型设计，以确保起搏脉冲在心肌应激期内按需发放。正常情况下，心房线路感知自身心房波时，抑制预期的 AP 脉冲发放，心室线路感知自身 QRS 波群时，抑制预期的 VP 脉冲发放。以发挥心脏起搏功能为目的的起搏脉冲若位于心肌有效不应期内，则不能夺获心肌，成为无效的起搏脉冲。无效起搏脉冲的发放可发生于心脏起搏器正常工作时，也见于心脏起搏器感知不足时。

一、假性融合波

当起搏脉冲发出后，自身心房或心室除极也已开始或结束，起搏脉冲与自身心搏形成假性融合波，起搏脉冲并未参与心肌除极，为无效的起搏脉冲。假性融合波时无效的起搏脉冲可以通过程控消除，以减少不必要的起搏并节约心脏起搏器电能。具体方法有：适当降低起搏频率或开启频率滞后功能，延长 AV 间期等（图 2-21）。

二、心脏空白期现象

DDD（R）模式下，自身 QRS 波群位于心房起搏后心室空白期内时，心脏起搏器将在 PAVI 结束时发放 VP 脉冲，VP 脉冲常因位于心室肌有效不应期内而失夺获，为无效的 VP 脉冲（图 2-22）。Medtronic 心脏起搏器心室起搏管理功能运行时，若自身 QRS 波群位于心室空白期，心脏起搏器判断无 VS 事件，也可发放无效的 VP_B 脉冲（图 16-40，图 16-43，图 39-65）。

三、自身 QRS 波群引发的心室安全起搏

DDD（R）模式下，自身 QRS 波群位于心房起搏后心室通道交叉感知窗内时，可引发心室安全起搏（图 2-22），此时的 VP 脉冲位于心室肌有效不应期内而不引起心室除极，为无效的 VP 脉冲。

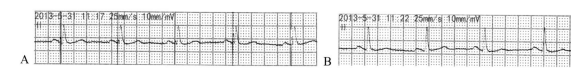

图 2-21　延长感知 AV 间期消除无效的心室起搏脉冲

　　患者，女，68 岁，因"阵发性三度房室阻滞"植入 Medtronic Relia RED01 双腔心脏起搏器，模式 DDD，LR 60 次 / 分，心室导线植于右心室心尖部，心房导线植于右心耳。A. PAVI 120 ms，SAVI 110 ms，窦性 P 波触发 VP 脉冲发放，心脏起搏器呈 VAT 工作方式，但 VP 脉冲后的 QRS 波群较窄，下壁导联 QRS 波群主波向上（右心室心尖部起搏时下壁导联 QRS 主波向下），为假性心室起搏融合波，此 VP 脉冲为无效起搏脉冲。B. PAVI 200 ms，SAVI 140 ms，心电图表现为窦性心律，VP 脉冲不再发放

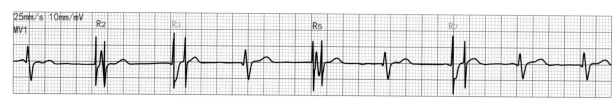

图 2-22　自身 QRS 波群后的无效心室起搏脉冲

　　患者，男，75 岁，植入 Medtronic Sigma SD203 双腔心脏起搏器，模式 DDD，LR 60 次 / 分，VRP 330 ms，PAVI 160 ms。动态心电图 MV1 导联记录显示：自身心律为加速的交界性心律。R_2、R_5 位于 AP 后心室通道的交叉感知窗内，引发心室安全起搏，PAVI=110 ms。R_3、R_7 位于心房起搏后心室空白期内，不被心脏起搏器感知，VP 脉冲在 PAVI 结束时发放。所有的 VP 脉冲均位于心室肌有效不应期内未引起心室除极，心脏起搏器功能正常（引自胡伟国）

四、自身心搏引发噪声反转功能运行

　　快频率的自身心搏有时可引发心脏起搏器噪声反转功能运行，起搏脉冲不再抑制发放，位于心肌有效不应期内的起搏脉冲，成为无效的起搏脉冲。

五、无效的备用心室起搏脉冲

（一）刺激除极波感知不足

　　心室自动阈值管理功能开启且具有逐跳心室夺获确认功能的心脏起搏器（Abbott/ST. JUDE、Biotronik、Boston Scientific），若刺激除极（ER）波感知不足（ER 感知灵敏度数值设置过大或存在融合波），心脏起搏器判断心室失夺获，引起 VP_B 脉冲发放，VP_B 脉冲位于心室肌有效不应期内而失夺获，成为无效的起搏脉冲（图 2-23，图 2-24）。

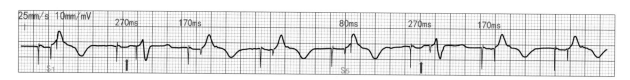

图 2-23　ER 感知不足导致备用的心室起搏脉冲发放

　　患者，男，68 岁，因"窦房结功能障碍、一度房室阻滞"植入 Abbott（ST. JUDE）Affinity DR 5330 双腔心脏起搏器，模式 DDD，基本频率 60 次 / 分，PAVI 170 ms，心室自动夺获功能开启，ER 感知灵敏度 9.4 mV。心电图显示：尽管初始 VP 脉冲（S_1、S_5）已夺获心室肌，但因 ER 感知灵敏度过低（数值过大），心脏起搏器没有检测到 ER 波，从而在初始 VP 脉冲后 80 ms 处发放 VP_B 脉冲，随后 AV 间期自动延长 100 ms，达 270 ms（箭头所示），排除融合波后，PAVI 恢复程控值（170 ms）。心脏起搏器判断心室失夺获后，启动 VA 间期（基本频率间期 - 当前的 PAVI），安排下一个 AP 脉冲发放

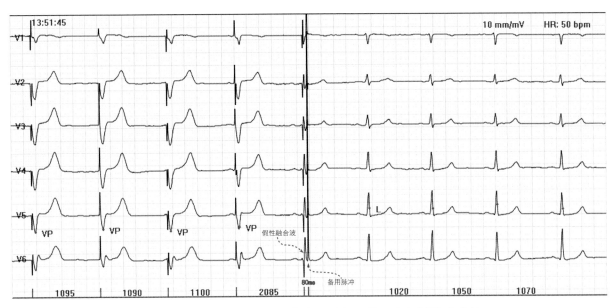

图 2-24　假性心室起搏融合波导致备用的心室起搏脉冲发放

患者，女，70 岁，植入 Abbott（ST. JUDE）单心室起搏器 2 年，模式 VVI，基本频率 55 次 / 分。假性心室起搏融合波处心脏起搏器判断心室失夺获，VP 脉冲后 80 ms 处发放 VP$_B$ 脉冲，VP$_B$ 脉冲位于心室肌有效不应期内，不再引起心室肌除极，成为无效的起搏脉冲

（二）心室自动阈值测试

部分心脏起搏器（如 Medtronic 心脏起搏器心室夺获管理功能、Boston Scientific 心脏起搏器动态心室自动夺获功能）心室阈值测试时，不管 VP$_T$ 脉冲是否夺获，其后均发放 VP$_B$ 脉冲，旨在确保心室夺获，当 VP$_T$ 脉冲夺获心室肌时，VP$_B$ 脉冲就成了无效的起搏脉冲（图 2-25）。

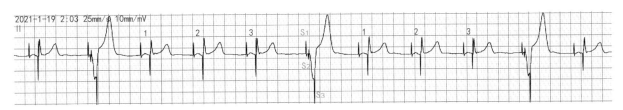

图 2-25　Medtronic 心脏起搏器心室夺获管理功能运行

患者植入 Medtronic Relia RED01 双腔心脏起搏器，心室夺获管理功能开启。每三个支持周期，AA 间期延长、PAVI 缩短，发放一次 VP$_T$ 脉冲（S$_2$），尽管 VP$_T$ 脉冲夺获心室肌，但是其后 110 ms 处仍发出 VP$_B$ 脉冲（S$_3$），VP$_B$ 脉冲成为无效的起搏脉冲

六、感知不足时的无效起搏脉冲

心脏起搏器感知不足时，自身心搏未抑制预期的起搏脉冲发放，起搏脉冲若位于心肌有效不应期内，则发生功能性失夺获或产生假性融合波，而成为无效的起搏脉冲（图 2-26）。植入心脏起搏器的患者，若发生心房颤动，原来设置的心房感知灵敏度不足以感知振幅较低的 f 波，发放的 AP 脉冲位于心房肌有效不应期内而功能性失夺获，成为无效的 AP 脉冲（图 2-27）。

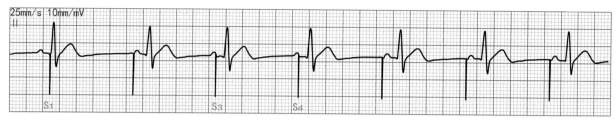

图 2-26　心房感知不足时无效的心房起搏脉冲

患者植入单心房起搏器，模式 AAI。心电图显示自身 P 波出现时并未抑制预期的 AP 脉冲发放，AP 脉冲固定频率发放，提示心房感知不足。S_1、S_3、S_4 位于心房肌有效不应期内而发生了功能性失夺获，成为无效的 AP 脉冲

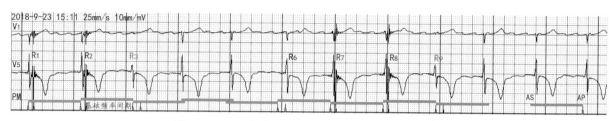

图 2-27　心房感知不足时无效的心房起搏脉冲

患者，女，93 岁，因"窦房结功能障碍"植入 Biotronik Philos Ⅱ D 双腔心脏起搏器，模式 DDD，基础频率 60 次 / 分，PAVI 150 ms。心电图显示心房扑动，AP 脉冲仍间断发放，提示心房感知不足，AP 脉冲启动基础频率期，R_1、R_2、R_7、R_8 位于心房起搏后心室通道的安全窗内，引发安全 AV 延迟，PAVI=100 ms。R_3、R_9 位于心房起搏后心室空白期内，PAVI（150 ms）结束时发放 VP 脉冲，R_6 为假性心室起搏融合波

第九节　假性心脏起搏脉冲

心电图（尤其动态心电图）在记录过程中，记录系统干扰、肌电或电磁干扰、医疗仪器发放电脉冲刺激时，这些信号混入心电信号记录中，可似心脏起搏脉冲，故称假性心脏起搏脉冲。有时候规律出现的电脉冲信号频率恰好等于 60 次 / 分（绝大多数心脏起搏器默认的低限频率），则更容易误诊为心脏起搏脉冲。

一、临床背景

心电图记录到假性心脏起搏脉冲的患者无人工心脏起搏器植入史，患者接触电磁干扰环境或正在使用具有机械振动或电能输出的医疗器械。

二、心电图特点

（一）"起搏脉冲"仅在特定的时间段出现，且与 P-QRS-T 均无相关性（图 2-28）。

（二）"起搏脉冲"的节律可规则（如医疗仪器规律性发放电脉冲刺激时）或紊乱（记录干扰或电磁干扰时）。

（三）脱离电磁干扰环境或停止应用医疗器械后，心电图上的"起搏脉冲"消失。

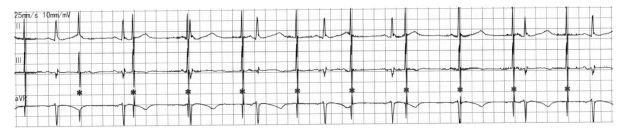

图 2-28　神经肌肉刺激仪治疗时心电图似心脏起搏脉冲

　　患者，男，71 岁，入院诊断：脑内出血钻孔引流术后、高血压病 3 级、脑萎缩、陈旧性脑梗死、腰椎间盘突出术后。动态心电图检查显示：窦性心律，节律规则的起搏脉冲（星号所示）固定频率（60 次 / 分）发放，起搏脉冲后未跟随相关的心房 / 心室除极波，似心脏起搏器起搏故障合并感知不足。经询问证实，患者无心脏起搏器植入史，此时间段正接受北京御健康复医疗仪器有限公司 KT-1 神经肌肉刺激仪治疗，设置的电刺激频率为 60 次 / 分，心电图似心脏起搏脉冲（郑州大学第一附属医院，王随峰供图）

（牟延光）

第三章 心脏起搏器的起搏功能

起搏功能是心脏起搏器最基本、最重要的功能之一。心脏起搏器植入人体后，脉冲发生器发放的电脉冲经导线刺激心房肌或心室肌，引起心房或心室除极，在体表心电图上产生相应的心房波或 QRS 波群，同时引起心脏机械收缩。无导线心脏起搏器直接与心肌接触，发放电脉冲刺激心肌除极，发挥起搏功能。

第一节 心脏起搏器的能量输出

起搏电压（pacing voltage）又称脉冲振幅（pulse amplitude），脉冲振幅和脉宽（pulse width）是决定心脏起搏器能量输出的因素，二者均可程控。根据能量输出的物理计算公式：能量输出 = $\dfrac{\text{起搏电压}^2 \times \text{脉宽}}{\text{电阻}}$。电压增加一倍，能量输出增加至原来的四倍；脉宽增加一倍，能量输出增加至原来的两倍。

一、起搏电压

（一）设置

1. Medtronic、芯彤和 Vitatron A、E、G、Q 系列心脏起搏器

起搏电压可程控范围 0.5~7.5 V，默认 3.5 V；Micra 无导线心脏起搏器可程控范围 0.13~5.0 V，默认 1.5 V。

2. Vitatron C、T 系列心脏起搏器

起搏电压可程控范围 0.5~8.0 V，默认 3.75 V。

3. Biotronik 心脏起搏器

起搏电压可程控范围 0.1~8.4 V，默认 3.6 V。

4. Abbott（ST. JUDE）心脏起搏器

Accent 之前的心脏起搏器起搏电压可程控范围 0~7.5 V，Accent 及其之后的心脏起搏器起搏电压可程控范围 0.25~7.5 V，Aveir 无导线心脏起搏器可程控范围 0.25~6.0 V，均默认 2.5 V。

5. Boston Scientific 心脏起搏器

心室起搏电压、单心房起搏器心房起搏电压可程控范围 0.1~7.5 V。双腔心脏起搏器心房起搏电压可程控范围 0.1~5.0 V。起搏电压默认 3.5 V。

6. 创领心律医疗（Sorin）心脏起搏器

起搏电压可程控范围 1.5~7.5 V，默认 3.5 V。

7. 秦明心脏起搏器

起搏电压可程控范围 0.1~8.1 V，默认 3.6 V（双腔心脏起搏器）或 3.8 V（单腔心脏起搏器）。

（二）特点

在确保正常起搏的前提下，降低起搏电压较缩小脉宽节能作用更明显。当有胸部肌肉刺激或膈肌抽搐时，可通过适当降低起搏电压来消除。

二、脉宽

脉宽是指心脏起搏器脉冲电流持续的时间，单位 ms。

（一）设置

1. Medtronic、芯彤和 Vitatron A、E、G、Q 系列心脏起搏器

脉宽可程控范围 0.12~1.5 ms，默认 0.4 ms，自动阈值管理功能开启后，脉宽自动设置为 0.4 ms；Micra 无导线心脏起搏器可程控范围 0.09~1.0 ms，默认 0.24 ms。

2. Vitatron C、T 系列心脏起搏器

脉宽可程控范围 0.1~1.0 ms，默认 0.4 ms。

3. Biotronik 心脏起搏器

脉宽可程控范围 0.1~1.5 ms，默认 0.4 ms。

4. Abbott（ST. JUDE）心脏起搏器

脉宽可程控范围 0.05~1.5 ms（Aveir 无导线心脏起搏器 0.1~1.5 ms），默认 0.4 ms。

5. Boston Scientific 心脏起搏器

脉宽可程控范围 0.1~2.0 ms，默认 0.4 ms。

6. 创领心律医疗（Sorin）心脏起搏器

脉宽可程控范围 0.1~1.0 ms，默认 0.35 ms。

7. 秦明心脏起搏器

脉宽可程控范围 0.06~1.53 ms（双腔心脏起搏器）或 1.59 ms（单腔心脏起搏器），默认 0.37 ms。

（二）特点

与起搏电压相比，调节脉宽对胸部肌肉和膈肌刺激的影响较小，因此适当降低起搏电压同时增加脉宽，既保证了有效起搏，又可避免胸部肌肉和膈肌刺激。

三、起搏极性

起搏脉冲发放时其电流环路均有阴阳（即负正）两极，阴极在导线头端，阳极可在导线或脉冲发生器外壳。依据导线上参与起搏电流环路的电极数目分为单极起搏和双极起搏，单极起搏是指一个电极（头端的阴极）在导线上，阳极在脉冲发生器外壳；双极起搏是指两个电极（头端的阴极和与之邻近的阳极）在导线上。单、双极起搏可以通过程控仪选择设置（图 3-1）。

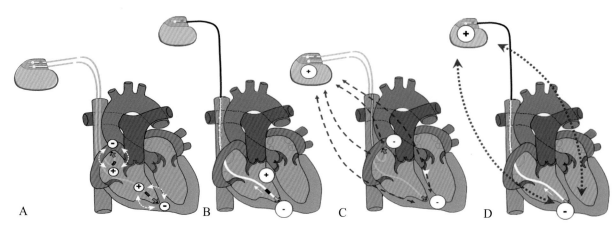

图 3-1　单极起搏与双极起搏示意图

A. 双腔心脏起搏器，双极起搏。B. 单心室起搏器，心室双极起搏，导线头端的阴极（－）与距头端约 1 cm 处的阳极（＋）构成回路。C. 双腔心脏起搏器，单极起搏。D. 单心室起搏器，心室单极起搏，导线头端的阴极（－）与脉冲发生器外壳的阳极（＋）构成回路

（一）单极起搏

1. 特点

单极起搏时，导线顶端的阴极与脉冲发生器外壳的阳极构成回路，阴阳极间距较大，起搏脉冲大，高能量输出时易发生肌肉刺激。单极导线和双极导线均可以设置为单极起搏，但单极导线不能程控为双极起搏。

2. 默认单极起搏

（1）Boston Scientific Accolade 系列之前的心脏起搏器默认单极起搏。

（2）Vitatron C、T 系列心脏起搏器，秦明心脏起搏器植入体内后默认单极起搏、单极感知。

（3）创领心律医疗 Trefle、Rega 心脏起搏器，Sorin Reply、Reply 200 系列心脏起搏器，如果使用双极导线，在植入检测后导线自动配置为单极起搏、双极感知。

（二）双极起搏

1. 特点

双极起搏必须使用双极导线，其头端的阴极与距头端约 1 cm 处的阳极构成回路，阴阳极间距较小，起搏脉冲小，甚至体表心电图看不到起搏脉冲，不易发生肌肉刺激。同样的起搏电压和脉宽，双极起搏可减少能量输出，节约电能，延长心脏起搏器的使用寿命。同一根导线，双极起搏时阻抗测试数值常大于单极起搏时。

2. 默认双极起搏

（1）Medtronic，Vitatron A、E、G、Q 系列，芯彤，Biotronik，Abbott（ST. JUDE）心脏起搏器默认双极起搏。

（2）Boston Scientific Accolade 系列心脏起搏器默认双极起搏。

（3）创领心律医疗 Orchidee 心脏起搏器，Sorin Esprit 心脏起搏器默认双极起搏、双极感知。

（4）植入型心律转复除颤器、心脏再同步化治疗除颤器默认双极起搏，且不能更改。

四、阻抗

在具有电阻、电感和电容的电路里，对电路中的电流所起的阻碍作用叫作阻抗（impedance），常用 Z 表示，单位欧姆（Ω）。阻抗对电流有限制的作用，在电压一定的情况下，阻抗越大则电流越小。

（一）电池阻抗

电池阻抗是预测脉冲发生器寿命的最主要因素，电池阻抗越低，心脏起搏器效率越高，越能释放更多的电流或电能。电池阻抗正常在 1000 Ω 以内，电池阻抗增高提示电耗竭（详见：第三十八章心脏起搏器电耗竭）。

（二）导线阻抗

1. 导线阻抗对心脏起搏器的影响

导线阻抗高（如高阻抗导线）可降低电流消耗，节约电能，延长心脏起搏器的使用寿命，但是，过高的导线阻抗可影响起搏功能；低阻抗可增加电池电量消耗，缩短心脏起搏器的使用寿命。

2. 单、双极起搏的导线阻抗

电子在双极环路与单极环路的运动不同，其阻抗亦不同。单极起搏时，阴极（导线头端）与阳极（脉冲发生器外壳）之间为人体组织，测得的阻抗较低；双极起搏时，阴极（导线头端）与阳极环（位于远离头端约 1 cm 的导线体部）构成回路，测得的阻抗较高（图 3-2）。

3. 正常的导线阻抗

正常情况下，导线与心肌良好接触时阻抗一般为 300~1000 Ω；高阻抗导线如 Biotronik 公司 Selox JT 53 导线和 Selox ST 60 导线，其正常阻抗范围 400~2000 Ω。除颤导线的高压导线阻抗（high voltage lead impedance，HVLI），Medronic 公司正常范围为 20~200 Ω；Abbott（ST. JUDE）公司正常范围为 20~125 Ω；Biotronik 公司正常范围为 30~100 Ω；Boston Scientific 公司正常范围为 20~80 Ω。正常情况下，导线植入术后因局部心肌组织水肿，导线阻抗可略有减低，随着水肿消退，导线阻抗又升高而渐趋稳定。

4. 导线阻抗异常

术中测试阻抗用以判断导线与心肌的接触情况，术后心脏起搏器自动测试导线阻抗并生成趋势图，可显示阻抗变化的时间和数值，为分析阻抗改变的具体原因提供参考。

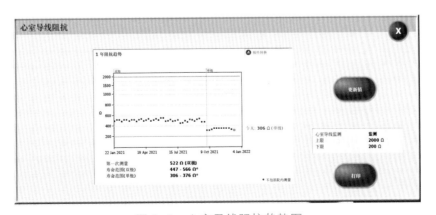

图 3-2　心室导线阻抗趋势图

患者，女，79 岁，植入 Abbott（ST. JUDE）Victory XL DR 5816 双腔心脏起搏器，程控仪显示近 1 年的心室导线阻抗，双极导线阻抗数值高于单极导线阻抗

（1）导线阻抗过低：导线绝缘层破损时，导线暴露于体液中（体液电阻低），引起阻抗下降（可 <300 Ω），电流会通过绝缘层破裂口流向体内，容易出现过感知并促使心脏起搏器提前发生电耗竭。心脏起搏器植入术后即刻出现导线阻抗降低，提示手术操作不当造成了导线绝缘层破损；术后远期出现的导线阻抗降低，提示导线绝缘层磨损、破裂。

（2）导线阻抗过高：导线断裂或与脉冲发生器连接不良或单极导线程控为双极起搏时，起搏断路，阻抗显著增加，起搏失效（图 3-3）。心脏起搏器植入术中，导线与测试线或分析仪断路或双极起搏时环极未伸出于输送鞘管外，阻抗都会过高且伴起搏故障；术后即刻出现导线阻抗显著升高，提示导线与脉冲发生器接口未充分连接；术后远期出现的导线阻抗升高，提示导线断裂或与脉冲发生器连接不良。双极导线，单极起搏时阻抗正常，双极起搏时，阻抗过高，常提示导线外层线圈故障。

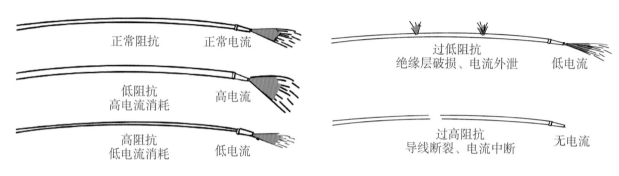

图 3-3　导线阻抗与电流变化示意图

第二节　心脏起搏与心肌兴奋性

心脏起搏器的起搏功能与起搏系统的完整性、导线头端和心肌的接触情况、能量输出及心肌兴奋性均密切相关。

一、心肌不应期

心肌细胞或组织发生激动后，完全或部分的丧失兴奋性的时间段，称不应期（refractory period）。心肌不应期与心脏起搏功能的判断密切相关（图 3-4）。

（一）绝对不应期

高出阈值 1000 倍强度的刺激也不能引起兴奋反应的时间段，称绝对不应期（absolute refractory period），此名称用于动物试验，而不适用于临床心电生理学。

（二）有效不应期

高出阈值 2~4 倍的刺激不能引起心肌细胞兴奋反应的时间段，称有效不应期（effective refractory period，ERP），持续 200~300 ms。

1. 有效不应期与心肌细胞动作电位的关系

有效不应期相当于心肌细胞动作电位的 0 相、1 相、2 相、3 相的前半部分。

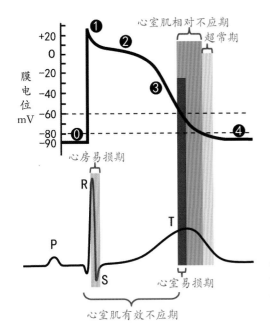

图 3-4　心室肌细胞动作电位与体表心电图示意图

心室肌有效不应期：从 0~3 相膜电位恢复到 -60 mV 的时间段，大致相当于 QRS 波群起始至 T 波顶峰前。心室肌相对不应期：3 相膜电位从 -60 mV 恢复至 -80 mV 的时间段。心室超常期：3 相膜电位从 -80 mV 恢复至 -90 mV 的时间段，相当于 T 波降支。心室易损期：有效不应期终末至相对不应期初始阶段，相当于 T 波顶峰前 20~30 ms。心房易损期：相当于 R 波的降支或 S 波的升支

2. 有效不应期与体表心电图的关系

心室肌有效不应期相当于心电图 QRS 波群开始至 T 波升支。

（三）相对不应期

高出阈值 2~4 倍的刺激能引起扩布性激动反应的时间段，称相对不应期（relative refractory period，RRP）。持续 50~100 ms，在此时期，兴奋性逐渐恢复，引起激动反应所需刺激强度逐渐降低。

1. 相对不应期与单细胞动作电位的关系

相对不应期相当于心肌细胞动作电位 3 相后半部分。

2. 相对不应期与体表心电图的关系

心室肌相对不应期相当于心电图 T 波降支。

二、易损期

心肌组织在相对不应期开始之初较强的阈上刺激容易引起心房或心室颤动的短暂时间段，称易损期（vulnerable period）。

（一）易损期的特点

此期，不同部位的心肌组织或细胞群之间兴奋性恢复的快慢先后差别很大，心肌兴奋性、不应期和传导性处于不均一的电异步状态（electrical asynchrony），激动容易传导延缓或单向阻滞，导致激动折返形成，若多折返并存，可产生心房或心室颤动。

（二）易损期与体表心电图的关系

1. 心房易损期

在正常房室传导的情况下，心房易损期大约位于心电图 QRS 波群的后半部，即 R 波降支或 S 波升支，持续 10~30 ms。

2. 心室易损期

心室易损期相当于心电图 T 波顶峰前 20~30 ms 处，持续 0~10 ms。

三、超常期

心肌组织在相对不应期过后、复极结束之前的时间段内，阈下刺激也可引起心肌扩布性激动兴奋反应，此时间段称超常期（supranormal period）。

（一）超常期的特点

心肌组织复极之末，膜电位尚未完全恢复到静息电位水平，处于低极化电位水平，膜电位邻近阈电位，兴奋性高，更易发生激动反应。

（二）超常期与体表心电图的关系

以心室肌为例，超常期相当于 T 波后的 U 波初期，持续几十毫秒。

第三节　起搏阈值

在心肌不应期外能够使心肌持续有效除极的最低能量称为起搏阈值，简称阈值（threshold）。

一、起搏阈值测试

（一）起搏阈值测试分类

1. 术中起搏阈值测试

导线植入术中必须行起搏阈值测试，常用起搏分析仪或临时心脏起搏器。心房起搏阈值要求 ≤ 1.5 V；右心室心内膜起搏阈值要求 ≤ 1.0 V；左心室心外膜起搏时，要求起搏阈值 ≤ 3.5 V（理想的起搏阈值 ≤ 2.5 V），而且，高电压（10 V）起搏时，无膈肌刺激。

2. 术后起搏阈值测试

心脏起搏器植入后，可以应用程控仪进行起搏阈值测试。

（二）起搏阈值测试要求

1. 起搏频率应超过自身心率或缩短 AV 间期，保证起搏脉冲能先于自身心搏夺获心肌而完全起搏，避免融合波及假性融合波的产生。

2. 逐渐降低能量输出，直至起搏脉冲失夺获。

3. 根据体表心电图、心腔内心电图及标记通道判断起搏的有效性。

（三）起搏阈值测试方法

1. 手动起搏阈值测试

固定脉宽，起搏电压递减，直至起搏脉冲失夺获，失夺获前的电压即为起搏阈值，也可固定起搏电压，脉宽递减，但以前者最为常用。

2. 半自动起搏阈值测定

具有自动阈值夺获功能的心脏起搏器程控开启 Vario 功能后，于脉冲发生器上方放置磁铁，依次进行磁铁频率测试、阈值测试（详见：第三十四章　第一节　磁铁试验）。

3. 自动起搏阈值测定

具有起搏能量输出自动调整功能的心脏起搏器，可自动检测起搏阈值，并根据起搏阈值变化，随时调整安全界限的起搏电压，以节约能源，延长心脏起搏器的使用寿命，并可通过程控仪查看起搏阈值和导线阻抗趋势图，了解其动态变化（图3-5）。

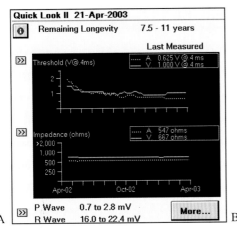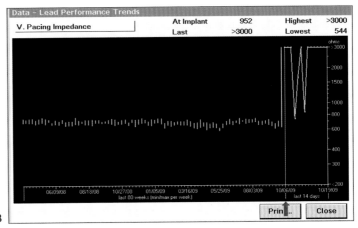

图 3-5　Medtronic 心脏起搏器起搏阈值和导线阻抗趋势图

A.阈值趋势图（心房蓝虚线、心室黄实线）显示心脏起搏器植入初期，起搏阈值相对稍高，逐渐下降，趋于平稳，最后心房阈值 0.625 V/0.4 ms、心室阈值 1.0 V/0.4 ms；阻抗趋势图（心房蓝虚线、心室黄实线）显示导线阻抗数值平稳，心房导线阻抗 547 Ω、心室导线阻抗 667 Ω；心脏起搏器自动测得的 P 波振幅 0.7~2.8 mV，R 波振幅 16.0~22.4 mV。B.心室导线阻抗趋势图显示，植入时阻抗 952 Ω，最低阻抗 544 Ω，在箭头所示处阻抗突然升高 >3000 Ω，提示此时导线可能发生断裂或与脉冲发生器连接不良

（四）心房起搏阈值测定

通过程控仪，标记通道结合心房腔内心电图（AEGM），有助于判断心房起搏夺获情况。

1. 单心房起搏器心房起搏阈值测试

设置高于自身心率的起搏频率，逐渐递减心房起搏能量输出（最常用的是固定脉宽，递减起搏电压），直至心房起搏（AP）脉冲后相应的心房波消失；若房室传导良好，也可通过观察 QRS 波群间接判断心房起搏功能（图3-6）。随着电压递减，标记通道上规律发生的 AP 标记后出现心房不应期感知（AR）标记时，常提示该处的 AP 脉冲失夺获。

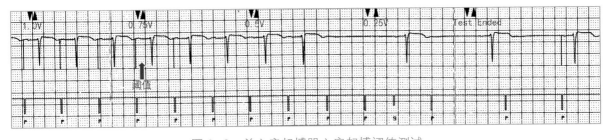

图 3-6　单心房起搏器心房起搏阈值测试

患者，女，54 岁，因"窦房结功能障碍"植入 Medtronic Relia RES01 单心房起搏器，心房导线（3830-59 cm）植于右心房低位房间隔。利用程控仪测试心房起搏阈值，模式 AAI，频率 90 次/分，房室传导呈 1∶1，心房起搏电压降至 0.5 V 时，AP 脉冲后相应的心房波消失，同时 QRS 波群也消失，测得心房起搏阈值为 0.75 V，心房起搏失夺获时，心房不应期外的自身心房波在标记通道标记为 S

61

2. 双腔或心脏再同步化治疗起搏器心房起搏阈值测试

（1）房室传导良好：①以 AAI 模式和较高的起搏频率，观察 AP 脉冲后是否有相应的心房波或自身 QRS 波群，判断心房起搏功能（图 3-7，图 3-8，图 3-10B）；②以 DDD（或 DVI）模式、较长的起搏 AV 间期（PAVI）、较高的起搏频率，观察 AP 脉冲后有无与之有传导关系的自身 QRS 波群，判断心房起搏功能（图 3-9，图 3-10C，图 3-11，图 3-12）。DDD（或 DVI）测试模式下，AP 脉冲失夺获时，心脏起搏器在 PAVI 结束时发放心室起搏（VP）脉冲，可使患者在起搏阈值测试过程中避免出现心脏停搏。

（2）房室传导不良：可程控为 DDD 模式、较长的 PAVI，既可便于观察心房起搏情况，又能保证患者安全。

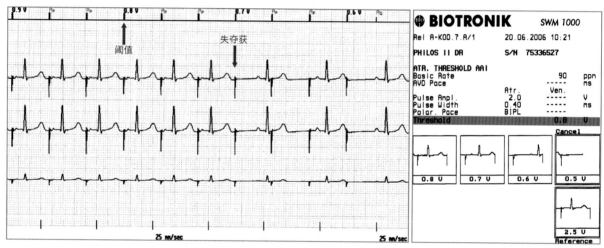

图 3-7 Biotronik 双腔心脏起搏器心房起搏阈值测试（AAI 模式）

患者植入 Biotronik Philos Ⅱ DR 双腔心脏起搏器。以 AAI 模式，90 次 / 分频率测试心房起搏阈值，心房起搏电压降至 0.7 V 时，AP 脉冲后相应的心房波消失，测得的心房起搏阈值为 0.8 V/0.4 ms

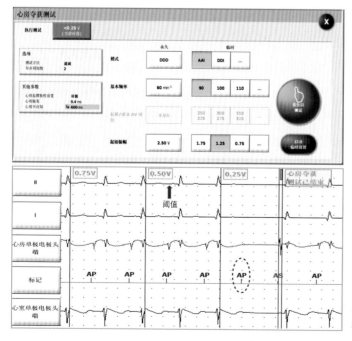

图 3-8 Abbott（ST. JUDE）双腔心脏起搏器心房起搏阈值测试（AAI 模式）

患者，女，69 岁，因"窦房结功能障碍"植入 Abbott（ST. JUDE）Victory XL DR 5816 双腔心脏起搏器。利用程控仪进行心房起搏阈值测试，测试模式 AAI，频率 90 次 / 分，起始电压 1.25 V，心房起搏电压降至 0.25 V 时，AP 脉冲后相应的心房波消失（圆圈所示），自身 P 波标记为 AS，测得的心房起搏阈值为 0.5 V/0.4 ms

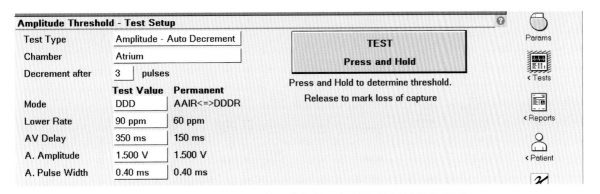

图 3-9　Medtronic 双腔心脏起搏器起搏阈值测试程控界面

Medtronic Adapta ADDR01 双腔心脏起搏器，起搏阈值测试类型：电压自动递减，每三个脉冲输出递减，模式 DDD，频率 90 次 / 分，PAVI 350 ms。心腔若选择心房，按住"TEST"后开始进行心房阈值测试；心腔若选择心室，按住"TEST"后开始进行心室阈值测试

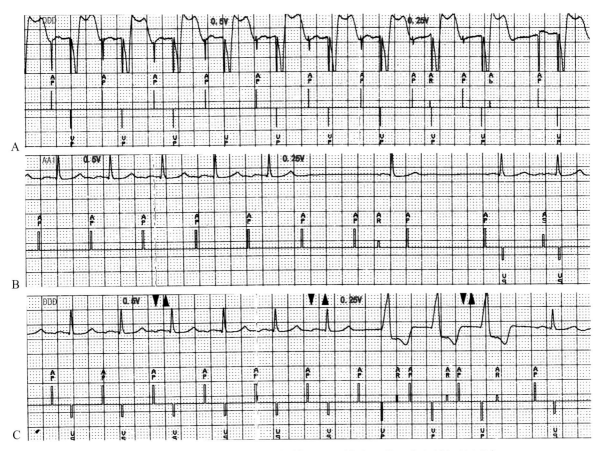

图 3-10　Medtronic 双腔心脏起搏器不同模式下的心房起搏阈值测试

A. 患者，女，80 岁，因"三度房室阻滞"植入 Medtronic Advisa DR MRI A3DR01 双腔心脏起搏器。心房起搏阈值测试，测试模式 DDD，频率 90 次 / 分，PAVI 250 ms，随着心房起搏电压降低，AP 脉冲后相应的心房波消失，随后出现 AR 事件，提示心房失夺获，失夺获前的起搏电压（0.5 V）为心房起搏阈值。B、C. 患者，女，72 岁，因"窦房结功能障碍"植入 Medtronic Relia RED01 双腔心脏起搏器，进行心房起搏阈值测试。B. 模式 AAI，频率 90 次 / 分，AP 脉冲后相应的心房波消失，随后出现 AR 事件，提示心房失夺获，失夺获前的起搏电压（0.5 V）为心房起搏阈值。C. 模式 DDD，频率 90 次 / 分，PAVI 300 ms，AP 脉冲产生相应的心房波并下传产生自身 QRS 波群，随着心房起搏电压递减，直至 AP 脉冲后相应的心房波消失并在 PAVI 结束时发放 VP 脉冲，说明心房失夺获，失夺获前的起搏电压（0.5 V）即为心房起搏阈值

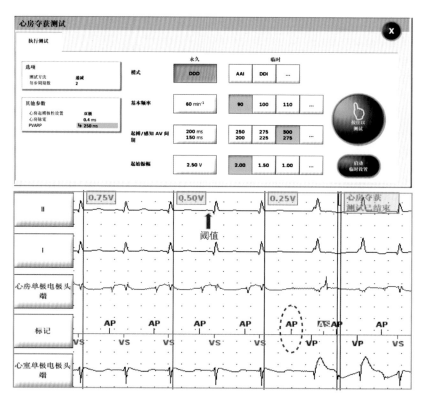

图 3-11 Abbott（ST. JUDE）双腔心脏起搏器心房起搏阈值测试（DDD 模式）

患者，女，69 岁，因"窦房结功能障碍"植入 Abbott（ST. JUDE）Victory XL DR 5816 双腔心脏起搏器。利用程控仪进行心房起搏阈值测试，测试模式 DDD，频率 90 次 / 分，PAVI 300 ms，起始电压 2.0 V，心房起搏电压降至 0.25 V 时，AP 脉冲后相应的心房波消失（圆圈所示），PAVI 结束时发放 VP 脉冲，VP 脉冲后出现自身 P 波，标记为 **AS**，测得的心房起搏阈值为 0.5 V/0.4 ms

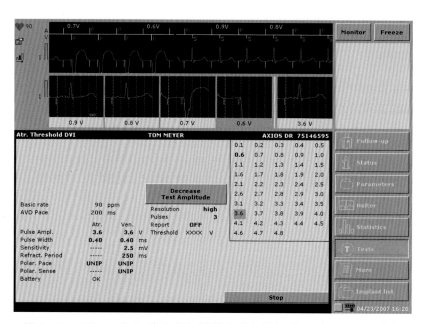

图 3-12 Biotronik 双腔心脏起搏器心房起搏阈值测试（DVI 模式）

患者植入 Biotronik Axios DR 双腔心脏起搏器。利用程控仪进行心房起搏阈值测试，测试模式 DVI，频率 90 次 / 分，PAVI 200 ms，心房起搏电压降至 0.7 V 时，AP 脉冲后相应的心房波消失，PAVI 结束时发放 VP 脉冲，测得的心房起搏阈值为 0.8 V/0.4 ms

（3）提示 AP 脉冲失夺获的情况：随着心房起搏电压逐渐降低，心房腔内心电图 AP 脉冲后相应的心房波消失，标记通道 AP 脉冲后出现 AR 或心房感知（AS）事件，或心脏起搏器的工作方式由"AP-VS"转为"AP-VP"，提示 AP 脉冲失夺获（图 3-7，图 3-8，图 3-10~ 图 3-14）。

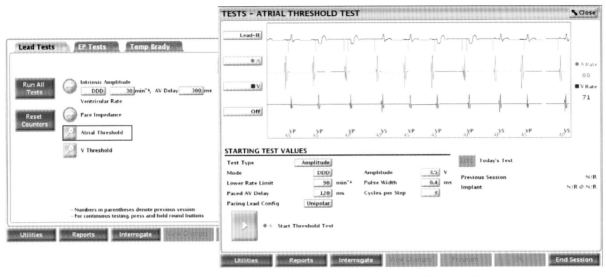

图 3-13　Boston Scientific 双腔心脏起搏器心房起搏阈值测试

Boston Scientific Ingenio 双腔心脏起搏器。利用程控仪进行心房起搏阈值测试，测试类型：电压，测试模式：DDD，低限频率限制 90 次 / 分，PAVI 120 ms，单极起搏，开始电压 3.5 V，脉宽 0.4 ms，每步周期 3。点击"开始阈值测试"后进行心房起搏阈值测试

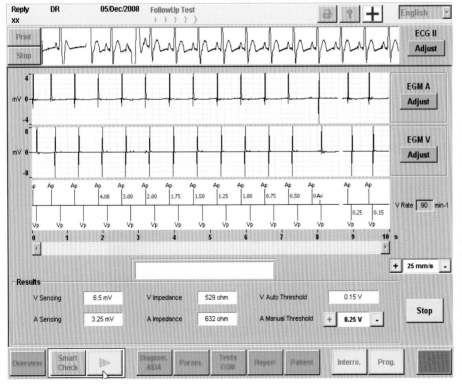

图 3-14　Sorin 双腔心脏起搏器心房起搏阈值测试

患者植入 Sorin Reply DR 双腔心脏起搏器。利用程控仪通过"Smart Check"界面启动心房起搏阈值测试，脉宽 0.35 ms 保持不变，测试模式 DAO，起搏 AV 延迟 250 ms，心房起搏电压自 4.0 V 递减至 0.25 V 时出现心房不应期感知（Ar）事件，心房失夺获，测得的心房起搏阈值为 0.5 V/0.35 ms

（五）心室起搏阈值测试

通过程控仪结合标记通道和心室腔内心电图（VEGM），有助于判断心室起搏夺获情况，VP脉冲夺获心室肌产生的心室除极波远较自身心室除极波宽大。常采用VVI或DDD模式，DDD模式时为实现心室起搏，多设置较短的AV间期（三度房室阻滞时不受限制），起搏频率设置高于自身心率，逐渐递减心室起搏能量输出（最常用的是固定脉宽，递减心室起搏电压），直至VP脉冲后QRS波群脱漏。在心室起搏阈值测试过程中，随着心室起搏能量输出递减，在原本稳定的心室起搏心律基础上，VP脉冲后出现自身QRS波群而标记为心室感知（VS）或心室不应期感知（VR），提示此时发生了心室失夺获，心室失夺获前的起搏电压即为心室起搏阈值（图3-15~图3-21）。

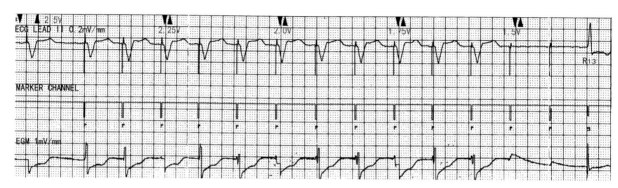

图3-15　单心室起搏器心室起搏阈值测试

患者，女，85岁，因"心房颤动伴三度房室阻滞"植入Medtronic Relia RES01单心室起搏器。利用程控仪进行心室起搏阈值测试，测试类型：脉冲幅度自动递减，每三个脉冲输出递减，模式VVI，频率90次/分，脉宽固定（0.4 ms）不变，心室起搏电压自2.5 V开始递减，直至1.5 V时，VP脉冲失夺获，自身QRS波群（R₁₃）发生VS，心室失夺获前的起搏电压（1.75 V）为心室起搏阈值

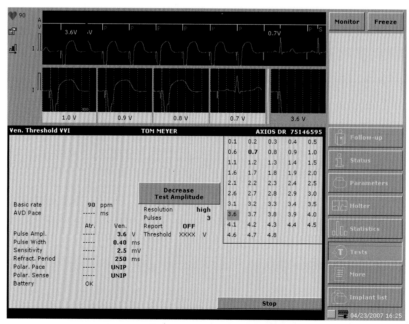

图3-16　Biotronik双腔心脏起搏器心室起搏阈值测试（VVI模式）

患者植入Biotronik Axios DR双腔心脏起搏器。利用程控仪进行心室起搏阈值测试，测试模式VVI，频率90次/分，心室起搏电压降至0.7 V时，VP脉冲后宽大畸形的QRS波群消失，随后出现自身窄QRS波群，在心室标记通道标记为S，测得的心室起搏阈值为0.8 V/0.4 ms

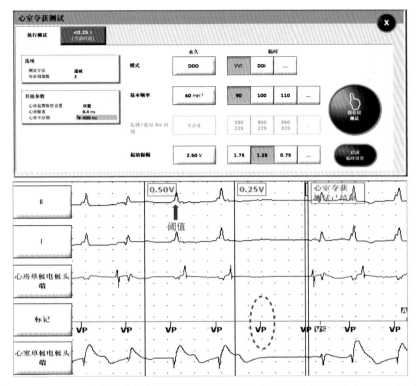

图 3-17　Abbott（ST.JUDE）双腔心脏起搏器心室起搏阈值测试（VVI 模式）

患者，女，69 岁，因"窦房结功能障碍"植入 Abbott（ST.JUDE）Victory XL DR 5816 双腔心脏起搏器。利用程控仪进行心室起搏阈值测试，测试模式 VVI，频率 90 次 / 分，起始电压 1.25 V，心室起搏电压降至 0.25 V 时，VP 脉冲后 QRS 波群脱漏，自身 QRS 波群出现于 VP 脉冲之后，标记为 **VS**，测得的心室起搏阈值为 0.5 V/0.4 ms

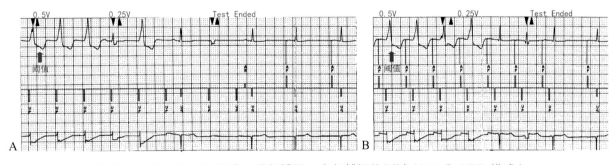

图 3-18　Medtronic 双腔心脏起搏器心室起搏阈值测试（VVI 和 DDD 模式）

患者，男，66 岁，因"窦房结功能障碍"植入 Medtronic Relia RED01 双腔心脏起搏器。利用程控仪进行心室起搏阈值测试，测试类型：脉冲幅度自动递减，每三个脉冲输出递减。A. VVI 模式，频率 100 次 / 分，心室起搏电压降至 0.25 V 时，VP 脉冲后相应的 QRS 波群消失，出现自身 QRS 波群（标记为 VS），测得的心室起搏阈值为 0.5 V，测试终止，心脏起搏器恢复 DDD 模式。B. DDD 模式，频率 100 次 / 分，PAVI 150 ms，心室起搏电压降至 0.25 V 时，VP 脉冲后相应的 QRS 波群消失，出现自身 QRS 波群，测得的心室起搏阈值为 0.5 V/0.4 ms

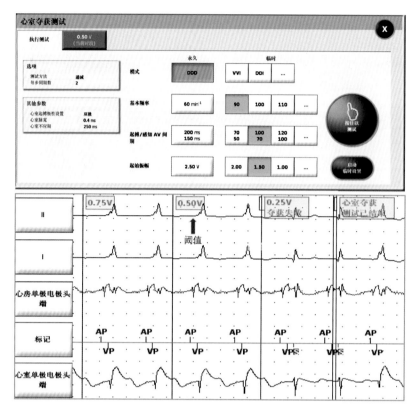

图 3-19　Abbott（ST. JUDE）双腔心脏起搏器心室起搏阈值测试（DDD 模式）

　　患者，女，69 岁，因"窦房结功能障碍"植入 Abbott（ST. JUDE）Victory XL DR 5816 双腔心脏起搏器。利用程控仪进行心室起搏阈值测试，测试模式 DDD，频率 90 次 / 分，PAVI 100 ms，心室起搏电压降至 0.25 V 时，VP 脉冲后相应的 QRS 波群消失，心房起搏激动下传产生的窄 QRS 波群出现于 VP 脉冲之后，出现心室不应期感知的标记，测得的心室起搏阈值为 0.5 V/0.4 ms

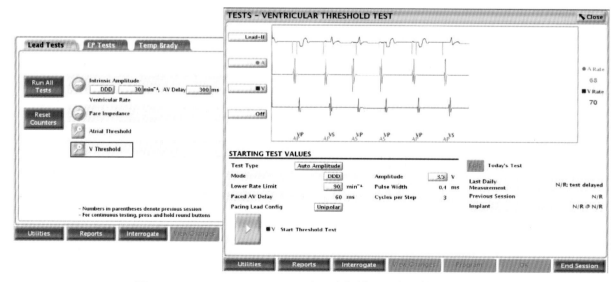

图 3-20　Boston Scientific 双腔心脏起搏器心室起搏阈值测试

　　Boston Scientific Ingenio 双腔心脏起搏器。利用程控仪进行心室起搏阈值测试，测试模式 DDD。测试类型：自动电压，低限频率限制 90 次 / 分，PAVI 60 ms，单极起搏，开始电压 3.5 V，脉宽 0.4 ms，每步周期 3。点击"开始阈值测试"后心脏起搏器自动进行心室起搏阈值测试

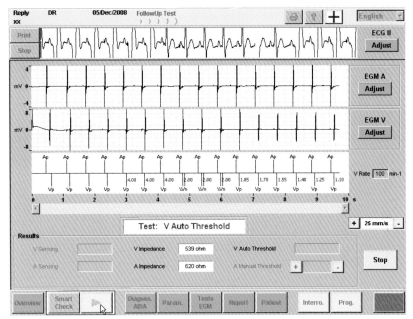

图 3-21　Sorin 双腔心脏起搏器心室起搏阈值测试

　　Sorin Reply DR 双腔心脏起搏器。利用程控仪通过"Smart Check"界面启动心室自动阈值测试，测试模式 DOO，起搏 AV 延迟 =94 ms，电压自 4.0 V 递减，自动测试心室起搏阈值

二、起搏阈值的正常变化

　　导线植入后起搏阈值可逐渐升高，1~2 周左右达高峰，可达刚植入时的 2~5 倍（个别患者可达 10 倍），以后逐渐下降，2~3 个月左右趋于稳定（图 3-22）。激素涂层导线急性期起搏阈值升高的幅度较小，起搏阈值趋于稳定所需时间更短，主动固定导线植入后即刻起搏阈值高于被动固定导线，数分钟后起搏阈值开始下降。

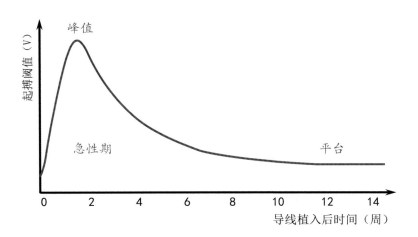

图 3-22　非激素释放导线植入术后起搏阈值变化

三、起搏阈值的影响因素

（一）心肌组织

　　导线所接触的心肌组织特性是起搏阈值的重要影响因素，心肌组织缺血、坏死、纤维化等均可使起搏阈值升高。

（二）导线

1. 导线设置

一般情况下，阴极刺激的起搏阈值低于阳极刺激，因此导线的顶端（包括无导线起搏器的顶端）大多设置为阴极。

2. 导线类型

激素缓释导线可以减轻局部炎性反应和纤维包裹的厚度，减少损伤心肌的数量，从而缓解起搏阈值的升高。激素缓释导线可明显降低 I a、I c 类抗心律失常药物（AAD）升高起搏阈值的作用。普罗帕酮可使主动固定和被动固定的导线起搏阈值升高，而且对前者的升高作用更明显，但对激素缓释导线的起搏阈值却无明显影响。

3. 导线与心肌组织的接触程度

导线头端与心肌组织接触程度越差，起搏阈值越高。

（三）电解质

血钾水平与起搏阈值关系密切，高血钾时，起搏阈值升高；低血钾时，起搏阈值降低。

（四）药物

I 类 AAD 明显升高起搏阈值，以 I c 类为最明显，II、III、IV 类 AAD 对起搏阈值的影响不明显，大多数情况下，AAD 剂量越大，升高起搏阈值的作用越明显。儿茶酚胺类药物可使起搏阈值降低。糖皮质激素可缓解起搏阈值的升高。

第四节　起搏安全范围

起搏安全范围（pacing safe range）是指心脏起搏器植入体内后，在测定的起搏阈值基础上，必须设置足够的起搏能量输出以应对起搏阈值可能升高的情况，以确保稳定而可靠的心脏起搏。

一、起搏安全范围的设置

通常起搏安全范围设置为 2 : 1 或 3 : 1，脉冲发生器的实际能量输出为测得起搏阈值的 2 或 3 倍。一般起搏电压的安全范围为 2 : 1，脉宽的安全范围为 3 : 1。比如，患者起搏阈值测得值为 1.0 V/0.5 ms，起搏安全范围设置应为 2.0 V/0.5 ms 或 1.0 V/1.5 ms。具有自动阈值管理功能的心脏起搏器，会使起搏能量输出更节约、起搏更安全。

二、起搏能量输出自动降低

具有自动阈值管理功能的心脏起搏器，通过自动降低起搏电压，可减少电能损耗，延长心脏起搏器的使用寿命。

三、起搏能量输出自动增加

心脏起搏器在某些情况下自动增加起搏能量输出，旨在确保患者起搏安全。

（一）自动阈值管理

自动阈值管理功能开启后，心脏起搏器若测得的起搏阈值较前增高，心脏起搏器可自动增加起搏电压；若自动阈值测试失败，心脏起搏器可转为高输出状态。

（二）磁共振成像检查专用模式

心脏起搏器程控为磁共振成像检查专用模式时，起搏能量输出自动变为较高的数值。

（三）心脏起搏器电重置

低温（多出现于心脏起搏器植入前）、强磁场或电场、高强度直接 X 线照射、电刀、体外除颤等可引起心脏起搏器电重置，表现为起搏模式改变和起搏能量输出自动增加。

（四）紧急情况启动

在程控过程中，若遇到紧急情况按下"Emergency"键时，起搏能量输出增加。

第五节　起搏功能判断

通过体表心电图或心腔内心电图观察心肌有效不应期外的起搏脉冲是否产生了相应的心房波、QRS 波群，这是判断起搏功能的最常用的直接方法。若无起搏脉冲或起搏脉冲不明显，可根据频率和波形间接判断心脏起搏器的起搏功能。

一、起搏功能的自动判断

自动阈值管理功能开启后，心脏起搏器可以自动判断夺获情况，并调整起搏能量输出。

（一）心房夺获判断

Medtronic 心脏起搏器心房夺获管理功能是靠分析感知心房波和 AP 脉冲后 QRS 波群出现的时机间接判断心房夺获情况；Biotronik 心脏起搏器心房夺获控制功能是依据心房起搏失夺获时出现心房感知（AS）事件（包括心房不应期感知事件）判断心房夺获情况；Abbott（ST. JUDE）心脏起搏器心房夺获确认功能是依据 ER 波形面积判断心房夺获，增强型心房夺获确认功能依据 ER 波形态对比判断心房夺获；Boston Scientific 心脏起搏器依据 ER 波振幅判断心房夺获（详见：第十八章　心房自动阈值管理功能）。

（二）心室夺获判断

具有心室自动阈值管理功能的心脏起搏器大多依据刺激除极（evoked response，ER）波对心室夺获进行判断（详见：第十九章　心室自动阈值管理功能）。

1. ER 波斜率

斜率（slew rate）是指单位时间内电信号幅度值的变化率。VP 脉冲后电位的斜率由极化电位和心室除极电位共同形成。心脏起搏器可依据 VP 脉冲后电位的斜率变化判断是否有效夺获心室。

（1）极化电位：几乎是以等斜率的趋势逐渐衰减，VP 脉冲后心室失夺获而仅存在极化电位时，表现为规则的负性斜线，应用低极化导线时，极化电位更低，斜率更小（图 3-23A）；而应用高极化导线时，极化电位斜率变大（图 3-23B）。

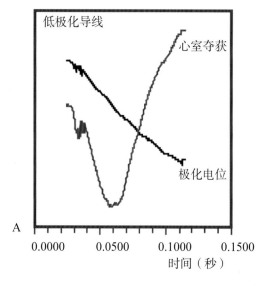
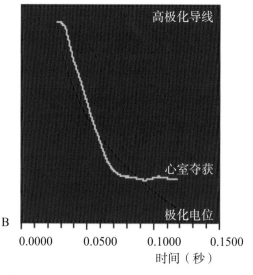

图 3-23 不同的导线心室夺获与极化电位示意图

起搏脉冲夺获心室的除极电位斜率在起搏脉冲后很短时间斜率明显增加，失夺获时极化电位表现为规则的负性斜线。A. 低极化导线，心室夺获与极化电位（失夺获）曲线显著分开。B. 高极化导线，心室夺获与极化电位（失夺获）曲线分开不显著

（2）ER 波斜率：ER 波斜率的值较高且不断变化，单纯极化电位斜率的幅度达不到这种程度，失夺获的电位曲线斜率值持续下降，而夺获心室的 ER 波斜率在 VP 脉冲后 40 ms 斜率明显增加。因而心脏起搏器感知线路可依据 VP 脉冲后电位斜率变化的特点判断 VP 脉冲是否有效地夺获心室。Medtronic 公司具有心室夺获管理功能的心脏起搏器，通过斜率分析器分析 VP 脉冲后 ER 波斜率，判断是否有效夺获心室，对导线无特殊要求，低极化或高极化导线均可应用，对 ER 波振幅不做要求，心脏起搏器植入术中无须测试 ER 值。

2. ER 波振幅

Abbott（ST. JUDE）、Boston Scientific、创领心律医疗（Sorin）心脏起搏器根据 ER 波振幅确认心室是否夺获。

二、起搏功能的直接判断

（一）体表心电图判断

1. 心肌有效不应期外观察

观察心肌有效不应期外的起搏脉冲是否伴随相应的心房波、QRS 波群，可判断起搏功能。起搏脉冲若位于心肌有效不应期内，可发生功能性失夺获，此时无法判断真实的起搏功能状态，可通过长时间描记心电图或程控改变 AV 间期，使起搏脉冲出现于心肌有效不应期外，再进行判断。心肌有效不应期内的起搏脉冲失夺获不能作为起搏故障的判断依据。

2. 多导联观察

原有左束支阻滞的患者右心室起搏时仍呈类左束支阻滞图形，部分导联（如胸导联）QRS 波形可无明显变化，与自身心搏进行多导联分析有助于判断心室起搏功能（详见：第二十六章 第一节 束支阻滞合并心脏起搏）。

（二）程控判断

1. 双极起搏改为单极起搏

将双极起搏改为单极起搏，可使起搏脉冲显现或变得显著，观察起搏脉冲与 P 波、QRS 波群的关系。

2. 心腔内心电图与标记通道

利用程控仪获取心腔内心电图，观察起搏脉冲后是否有相应的心房、心室除极波（图 3-34）；利用标记通道观察分析起搏脉冲后出现的事件标记情况，可判断起搏功能（图 3-35）。

3. 改变参数

假性心室起搏融合波时 VP 脉冲并未真正参与心室除极，希氏束起搏的 QRS 波群与自身 QRS 波群难以区分，此时通过改变起搏频率或 AV 间期有助于判断起搏功能（尤其是假性融合波时）。当自身心率高于心脏起搏器的低限频率（LR）时，常常通过增加起搏频率判断起搏功能，但应注意滞后频率、夜间 / 休息频率的影响，若自身心搏启动了滞后频率或患者恰好处于休息 / 夜间频率状态，仅仅增加 LR，起搏频率不会增加，此时起搏功能的判断，除增加起搏频率外，还应关闭上述功能或程控为 AOO/VOO/DOO 模式或放置磁铁暂时关闭感知功能（图 3-24）。

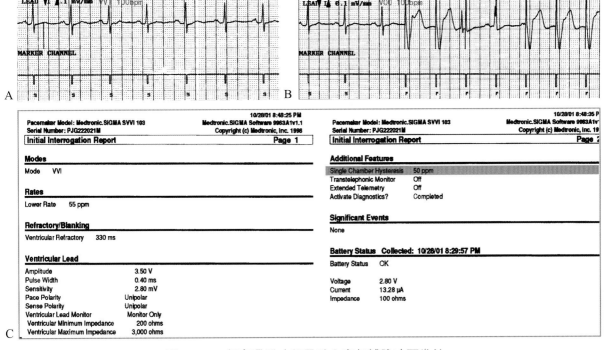

图 3-24　频率滞后功能导致心室起搏脉冲不发放

患者植入 Medtronic Sigma SVVI 103 单心室起搏器，模式 VVI，LR 55 次 / 分。患者于 1 年后复查心电图显示：窦性心率 78 次 / 分，无起搏脉冲发放。为观察心室起搏功能将 LR 暂时增至 100 次 / 分，仍无 VP 脉冲发放（图 A），参数（图 C）显示单腔滞后 50 次 / 分；改为 VOO 模式、起搏频率 100 次 / 分（图 B），VP 脉冲固定频率发放，凡是位于心室肌有效不应期外的 VP 脉冲均产生了相应的 QRS 波群，说明心室起搏功能正常

三、起搏功能的间接判断

心电图若无起搏脉冲或起搏脉冲不明显（如双极起搏），可根据频率和波形，结合导线植入部位，间接判断起搏功能。鉴于基础起搏频率多数默认为 60 次 / 分，对植入心脏起搏器的患者，频率恰好为 60 次 / 分（尤其动态心电图检查缺少频率波动）时，应考虑到起搏心律的可能，可配合波形分析间接判断起搏功能。导线植入部位可由患者心脏起搏器植入手术记录和（或）影像检查结果获取。

（一）心房起搏功能间接判断

1. QRS 波群推断法

心房与心室存在传导关系（完全性房室阻滞除外）时，可依据 AP 脉冲与 QRS 波群的关系间接判断心房起搏功能。

2. 逆行 P⁻ 波推断法

存在室房传导功能的患者，房室顺序起搏时，依据心室起搏 QRS 波群后是否出现逆行 P⁻ 波，判断心房起搏功能。若心室起搏 QRS 波群后出现逆行 P⁻ 波，常常提示心房起搏故障（图 3-25）。

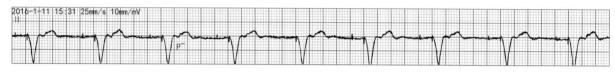

图 3-25 依据逆行 P⁻ 波推断心房起搏故障

患者因"窦房结功能障碍"植入 Medtronic Relia RED01 双腔心脏起搏器，模式 DDD，LR 60 次 / 分，PAVI 170 ms。心电图显示：房室顺序起搏，因存在记录干扰，难以观察心房波形态，心房起搏功能不能准确判断，但依据心室起搏 QRS 波群后出现逆行 P⁻ 波，推断心房起搏故障

（二）心室起搏功能间接判断

心脏除极与复极具有相关性，与正常的自身心室除极相比，心室起搏（选择性希氏束起搏及假性心室起搏融合波除外）必然会使心室除极发生改变，进而出现继发性 T 波改变。依据心室起搏与自身心搏的 T 波形态对照分析，可以推断心室起搏功能。

四、起搏功能难以判断的情况

（一）无起搏脉冲

1. 自身心率快于心脏起搏器低限起搏频率时，抑制起搏脉冲发放，无法判断起搏功能状态。

2. 植入双腔心脏起搏器的患者，自身房室间期短于程控的房室间期时，无法判断心室起搏功能状态。

（二）起搏脉冲不明显

植入双腔心脏起搏器的患者，若 VP 脉冲不明显，虽有心室起搏故障，但因自身房室传导良好，心房激动下传产生 QRS 波群，故难以凭体表心电图判断心室起搏功能，此时，标记通道可以帮助诊断。

（三）假性融合波

起搏脉冲与自身心搏形成假性融合波时，无法判断起搏功能。宽大畸形的自身 QRS 波群与起搏脉冲重叠时，若缺少完全心室起搏的 QRS 波群做对照，则容易判断为心室起搏功能正常。怀疑假性融合波时，以下方法有助于判断起搏功能。

1. 对比分析

与自身心搏相比，起搏脉冲出现时，波形不变者则为假性融合波；波形改变者，为起搏或融合波，同时提示起搏功能正常。

2. 程控分析

通过程控仪改变起搏频率或 AV 间期，消除假性融合波后再进行起搏功能的判断（图 3-26）。

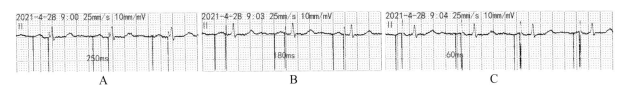

图 3-26　缩短起搏 AV 间期诊断心室起搏故障

患者，女，62 岁，植入 Biotronik Philos Ⅱ D 双腔心脏起搏器，基础频率 60 次 / 分，单极起搏。A. PAVI 250 ms，心电图表现为房室顺序起搏，窄 QRS 波群前有 VP 脉冲，二者距离固定，不易排除假性心室起搏融合波，心室起搏功能难以准确判断。B. PAVI 缩短至 180 ms，心电图显示 VP 脉冲与其后的 QRS 波群距离延长。C. PAVI 缩短至 60 ms，VP 脉冲与其后的 QRS 波群距离显著延长。随着 PAVI 的缩短，窄 QRS 波形保持不变，且与 AP 脉冲距离恒定，因此诊断：心室起搏故障

五、心房起搏功能判断

由于心房波振幅低和（或）存在心电图记录干扰，以及双腔心脏起搏器心房延迟除极时 PAVI 设置较短等原因，心房起搏功能常难以判断。心房起搏功能除直接判断方法外，更多的是依靠间接的判断方法。

（一）心房起搏功能判断的前提条件

1. 心房起搏频率高于自身心房率。

2. AP 脉冲位于心房肌有效不应期外，不能根据位于心房肌有效不应期内的起搏脉冲判断心房起搏功能。

（二）心房起搏功能直接判断法

AP 脉冲后出现形态不同于窦性 P 波的心房波是判断心房起搏功能正常的最直接的判断方法。AP 脉冲后出现相应的心房波，提示心房夺获；AP 脉冲与 P 波分离且 P 波节律与自身窦性心律相似，提示心房失夺获。

1. V_1 导联 P 波形态

窦性 P 波在 V_1 导联多呈正负双向，由于右心耳位于心脏前面，右心耳起搏时心房除极方向背离 V_1 导联投影，在 V_1 导联产生负向 P′ 波，形态异于窦性 P 波。鉴于右心耳是临床上最常用的心房起搏部位，所以，不管 AP 脉冲显著与否，V_1 导联出现负向的 P′ 波高度提示 AP 脉冲夺获心房（图 3-27）。

2. 多导联描记心电图

鉴于心房除极向量在不同导联的投影各异，所以，通过多导联观察，可在某些导联发现心房夺获的证据。

3. 放大描记心电图

描记心电图时，增加电压、加快纸速，可起到放大的作用，便于发现低矮的心房波。

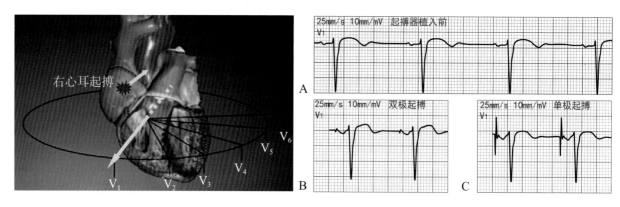

图 3-27　右心耳起搏的心电图和心房除极方向示意图

　　患者，男，75岁，双腔心脏起搏器，心房导线位于右心耳。A.窦性心律时 V_1 导联 P 波正负双向。B.双极起搏，AP 脉冲低矮，V_1 导联 P′ 波负向，提示 AP 脉冲夺获心房。C.起搏能量输出不变的情况下，改为单极起搏，AP 脉冲高大显著，其后的 P′ 波负向，提示心房起搏功能正常

　　（三）不同房室传导情况下的心房起搏功能判断

　　1.房室 1：1 传导

　　每个 AP 脉冲后均跟随自身 QRS 波群，QRS 波群频率随着心房起搏频率改变而同步改变，提示心房夺获（图 3-30）。

　　2.二度或高度房室阻滞

　　改变心房起搏频率，可改变房室传导比例，进而改变心室率，如提高心房起搏频率，自身 QRS 波群频率反而下降，提示 AP 脉冲引起心房夺获，即房室传导状态因心房起搏而改变（图 3-28，图 3-29）。

　　3.三度房室阻滞

　　因存在房室分离，只能通过变换不同的心房起搏频率，观察 AP 脉冲后心房除极波，来判断心房起搏功能。

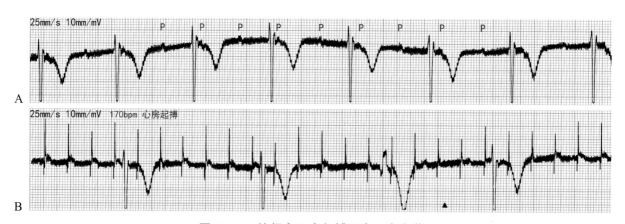

图 3-28　快频率心房起搏证实心房夺获

　　A.自身心房率 100 次/分，房室传导比例为 2：1，下传的 PR 间期显著延长且固定。B.快频率（170 次/分）心房起搏时，心室率减慢，心电图显示房室传导比例改变，提示 AP 脉冲夺获心房

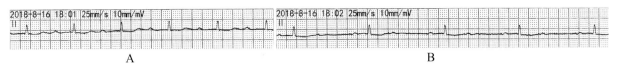

图 3-29　快频率心房起搏时心室率减慢证实心房夺获

患者，男，66 岁，因"房室阻滞"植入 Medtronic Relia RED01 双腔心脏起搏器。A. 心房导线植入前，心电图显示窦性心律，一度房室阻滞。B. 80 次 / 分的频率心房双极起搏时，尽管看不到明显的 AP 脉冲，难以判断心房是否夺获，但心室率减慢，房室传导变为 2：1，提示 AP 脉冲夺获心房

（四）单心房起搏器心房起搏功能判断

1. 程控改变心房起搏电压

（1）在高、低心房起搏电压时观察 AP 脉冲后有无相应的心房波，可直接判断心房夺获情况。

（2）在高、低心房起搏电压时观察心脏节律的细微变化，可间接判断心房夺获情况。

2. 改变起搏频率

单心房起搏器常应用于无房室阻滞的患者，可通过改变心房起搏频率，观察 QRS 波群与 AP 脉冲的关系及其频率是否也有相应改变，可间接判断心房夺获的情况（图 3-30）。

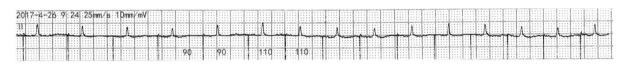

图 3-30　根据自身 QRS 波群判断心房起搏功能

患者，男，66 岁，因"窦房结功能障碍"植入 Abbott（ST. JUDE）Accent MRI PM1124 单心房起搏器，模式 AAI，单极起搏。尽管 AP 脉冲后心房波不明显，但随着基本频率由 90 次 / 分升至 110 次 / 分，QRS 波群频率相应增加，提示心房起搏功能正常

（五）双腔心脏起搏器心房起搏功能判断

双腔心脏起搏器呈房室顺序起搏（AP-VP）时，由于心脏起搏器人工房室传导系统的作用，在心脏起搏器设置的 PAVI 后，发放 VP 脉冲，心室除极不完全取决于心房除极，心房起搏功能的判断可依据 AP 脉冲后有无相应的心房波或通过程控进行判断。

1. 判断方法

（1）延长 AV 间期：对于无三度房室阻滞的患者，通过延长 AV 间期，可以确定有无心房夺获。①延长 AV 间期，可易于显露心房波，尤其是心房延迟除极时；②延长 AV 间期，有助于显露自身房室传导，通过观察 AP 脉冲与 QRS 波群的关系推断心房起搏功能。AP 脉冲后，经过固定的房室间期（短于 PAVI）出现自身 QRS 波群，或经过 PAVI 出现心室起搏的真（假）性融合波，均提示心房夺获的存在（图 3-31）。

（2）缩短 AV 间期：房室起搏脉冲顺序发放时，通过缩短 AV 间期，获得完全心室起搏的 QRS 波群，再对比观察此前的 QRS 波群形态，若二者不同，提示此前的 QRS 波群为心室起搏融合波，AP 脉冲夺获心房（图 3-32）。

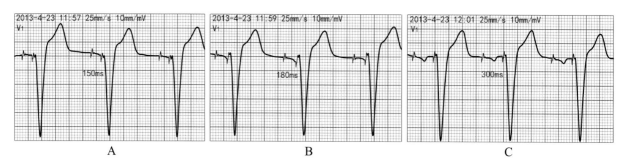

图 3-31　延长起搏 AV 间期确认心房夺获

　　患者，男，69 岁，因"窦房结功能障碍"植入 Medtronic Sigma SDR 303 双腔心脏起搏器，模式 DDD，LR 60 次/分，心房导线植于右心耳。A. PAVI 150 ms，AP、VP 脉冲顺序发放，心房夺获与否难以判定。B. PAVI 180 ms，仍未充分显露心房波。C. PAVI 300 ms，V₁ 导联显露负向 P′波，提示 AP 脉冲夺获心房

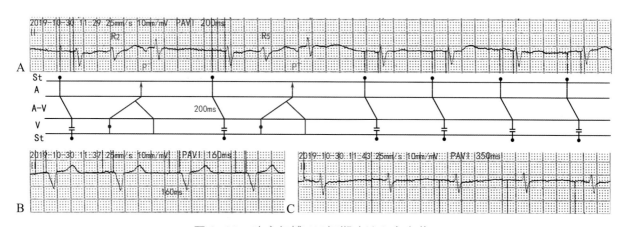

图 3-32　改变起搏 AV 间期确认心房夺获

　　患者，男，89 岁，临床诊断：窦房结功能障碍、一度房室阻滞、右束支阻滞，植入 Abbott（ST. JUDE）Sustain XL DC PM 2134 双腔心脏起搏器，模式 DDD，基本频率 60 次/分。A. PAVI 200 ms，心电图显示房室顺序起搏，QRS 波群主波向下，AP 脉冲后未见显著的心房波，心房起搏功能难以判断。VP 脉冲后未见逆行 P⁻波，室性早搏（R₂、R₅）后见逆行 P⁻波，RP⁻间期长达 480 ms，激动再次下传心室，形成室性反复搏动。B. PAVI 160 ms，心电图显示 VP 脉冲后的 QRS 波群显著宽大畸形，为完全心室起搏的图形，提示 A 图中所有的起搏 QRS 波群均为心室起搏融合波，AP 脉冲夺获心房。C. PAVI 延长至 350 ms，自身下传的 QRS 波群与 AP 脉冲距离恒定，证实心房夺获

　　（3）程控为 AAI 模式：当心房激动能下传心室时，可将心脏起搏器程控为 AAI 模式，若 AP 脉冲与其后的心房波距离均相等，或程控改变心房起搏频率时 AP 脉冲后的 QRS 波群相应地同步改变，则提示心房起搏功能正常（图 3-33）。

　　（4）程控改变心房起搏电压。

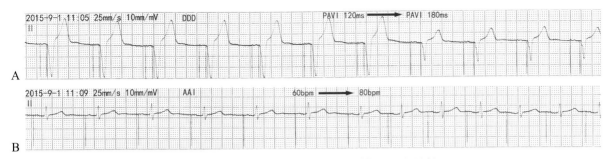

图 3-33　双腔心脏起搏器心房起搏功能的判断

　　患者，男，68 岁，因"窦房结功能障碍"植入 Biotronik Philos Ⅱ D 双腔心脏起搏器。A. 模式 DDD，基础频率 60 次 / 分，在房室顺序起搏状态下，PAVI 120 ms 时无法判断心房起搏功能，PAVI 延长至 180 ms，仍未显露明显的心房波。B. 程控为 AAI 模式，基础频率 60 次 / 分时，AP 脉冲后固定距离处出现 QRS 波群，基础频率增加至 80 次 / 分时，QRS 波群频率亦增加至 80 次 / 分，提示心房起搏功能正常

　　2. 心房失夺获的心电图表现形式

　　（1）PAVI 数值大于自身房室传导时间时，AP 脉冲后 PAVI 结束时出现 VP 脉冲，提示心房失夺获或延迟除极。

　　（2）"AP-VP"工作方式时，心室起搏后出现逆行 P⁻ 波。

　　（3）"AP-VP"工作方式时，虽充分延长 PAVI，但 AP 脉冲后未出现相应的心房波。

　　（六）心房起搏功能的其他判断方法

　　1. 心腔内心电图

　　程控仪的心腔内心电图和标记通道出现 AR（或 **P**、**AS**）、AS 标记时，提示为自身心房波；心房起搏脉冲（标记为 AP 或 A）后心房腔内心电图出现明显的心房波，提示心房夺获（图 3-34）。心房导线连接多导电生理仪，也可记录心房腔内心电图，有助于术中心房起搏功能判断。

　　2. 食管心电图

　　经食管描记心电图，心房波高大显著，有助于判断有无心房夺获（图 3-34）。

　　3. 超声心动图

　　二尖瓣血流频谱的 A 峰代表心房收缩向左心室射血，与体表心电图同步观察二尖瓣血流频谱的 A 峰，可间接了解心房有无夺获（图 3-34）。但是，心房扑动波触发心房收缩也可推动跨二尖瓣血流形成 A 峰，此时，因心房扑动波与 QRS 波群的距离不同而使其所产生的 A 峰形态逐跳变化，应注意鉴别。

　　六、心室起搏功能判断

　　心室起搏功能的判断可依据心电图、脉搏及动脉压力监测或程控。因起搏的 QRS 波群一般振幅较高，所以，体表心电图较容易判断心室夺获情况。

　　（一）心电图

　　可依据心室肌有效不应期外的 VP 脉冲后有无相应的 QRS 波群判断心室起搏功能。VP 脉冲后出现相应的 QRS 波群（常宽大畸形不同于自身 QRS 波群或呈心室起搏融合波）是心室夺获的证据。

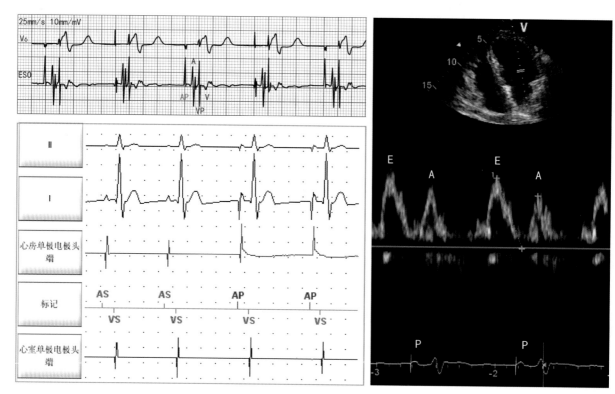

图 3-34　心房起搏的各种判断方法

体表心电图（只列出 V₆ 导联）显示房室顺序起搏，VP 脉冲后见宽大畸形的 QRS 波群，心室起搏功能正常；AP 脉冲后未见明显的心房波，房室顺序起搏时，难以准确判断心房起搏功能状态。同步记录的食管心电图（ESO）清晰地显示高大的心房波（A），证实心房起搏功能正常。标记通道 AP 脉冲发放后，心房腔内心电图出现与自身心房波（标记为 AS）不同的心房波，提示心房夺获。超声心动图二尖瓣血流频谱 A 峰与心房起搏对应，提示心房夺获

（二）脉搏、动脉压力监测

缺少心电图监护时，脉搏或动脉压力曲线随着心室起搏频率改变而同步改变是心室起搏的证据。

（三）程控

心脏起搏器程控时，标记通道显示的心室起搏标记与心室腔内心电图心室波相对应，又可临时更改参数，便于心室起搏功能判断，因此心脏起搏器程控是判断心室起搏功能的最可靠方法（图 3-35）。

1. VVI（R）模式下心室起搏功能判断

提高低限频率，有助于判断单心室按需型心脏起搏器心室起搏功能状态。

2. 心房跟踪模式下心室起搏功能判断

（1）自身心房律时，缩短感知 AV 间期。

（2）心房起搏心律时，缩短 PAVI。

（3）临时程控为 VVI 模式并适当提高低限频率。

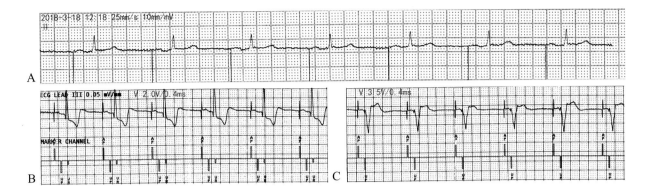

图 3-35　通过程控仪的标记通道诊断心室起搏故障

患者，男，65 岁，因 "窦房结功能障碍" 植入 Medtronic Adapta ADDR01 双腔心脏起搏器，模式 DDD，LR 55 次 / 分，PAVI 150 ms，心房单极起搏，心室双极起搏。A. 体表心电图显示心房起搏心律，无 VP 脉冲，无法判断心室起搏功能。B. 体表心电图显示 AP 脉冲后均有相应的心房波，提示心房起搏功能正常；VP 脉冲后未见相应的 QRS 波群，自身 QRS 波群成为 VR 事件，提示心室起搏故障。C. 将心室起搏能量输出增加至 3.5 V/0.4 ms 时，心室起搏功能恢复正常

（牟延光）

第四章 心脏起搏器的感知功能

按需型心脏起搏器只有准确识别自身心电信号并作出正确的反应，才可与自身心律密切配合，避免节律竞争，并使双腔心脏起搏器保持房室同步。良好的感知功能是心脏起搏器按需起搏并维持正常计时周期的重要因素。心脏起搏器感知故障既可引起不必要的起搏与自身心律竞争，又可抑制起搏脉冲发放，造成心脏停搏。

第一节 感知功能的特点

心脏起搏器的感知功能是指心脏起搏器识别自身心房波和（或）QRS 波群并作出相应反应。心脏起搏器一般具有两套感知系统，分别感知自身除极波和刺激除极（evoked response，ER）波。

一、感知线路

心脏起搏器的感知线路由放大器、带通滤波器、整流器、模数转换器、电平检测器等构成（图4-1）。

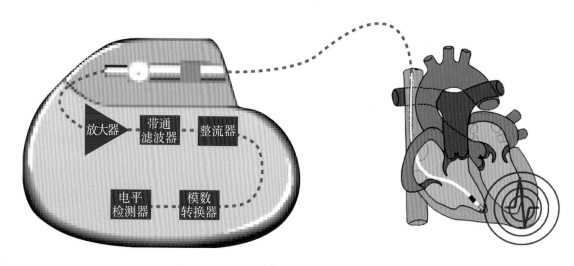

图 4-1　心脏起搏器感知线路构成示意图

（一）放大器

放大器可将微弱的心腔内电信号进行增强放大。

（二）带通滤波器

带通滤波器只允许某一频率范围的电信号通过，而阻止频率范围外的其他电信号，由此滤掉与正常自身心电信号无关的干扰信号，使心脏起搏器对心内电信号进行正常感知。

（三）整流器

整流器可将负向波变为正向波。

（四）模数转换器

模数转换器可将模拟信号转换为数字信号。

（五）电平检测器

通过程控改变感知灵敏度数值，可适应不同的感知。

二、感知的实现

心脏起搏器的感知是通过测量两个电极之间电位变化并与设定的感知灵敏度比较来实现的。电信号在两个感知电极之间形成的电位差越大，心脏起搏器所设置的感知灵敏度越高（数值越小），则越容易发生感知。

三、感知发生的时刻

（一）感知发生时刻的影响因素

1. 电活动起源点与导线头端和心肌接触部位的距离越近，越早发生感知。

2. 心腔内电信号的振幅、斜率只有达到一定数值时，才可被心脏起搏器感知。斜率在心腔内心电图中间部分时最大，相当于体表心电图的 P 波 /QRS 波群中间甚至高峰略偏后部分，因此，心脏起搏器对自身 P 波 /QRS 波群的感知常不在起始而在高峰甚至其后，心电图表现似感知不足（图 4-2）。感知功能正常时，多数情况下，自身心房波之后不应再发放心房起搏（AP）脉冲，自身 QRS 波群降支以后不应再发放心室起搏（VP）脉冲。

（二）室上性 QRS 波群的感知时刻

1. 右心室心尖部起搏较右心室间隔部起搏对室上性激动下传产生的 QRS 波群感知延迟。

2. 右束支阻滞（RBBB）患者植入右心室导线时，右心室自身除极因 RBBB 而发生较晚，直至心室除极波及导线头端，心脏起搏器才对此发生感知，因此在体表心电图上，心室感知时刻常对应在 QRS 波群的后半部。

（三）室性 QRS 波群的感知时刻

心室激动传至导线与心肌接触部位需要一定时间，若右心室病变（如右心室肥大、右心室心肌病变等）或激动起源远离导线与心肌接触部位，激动传导至此延缓，造成感知延迟发生。由于起搏导线常规植入右心室，因此，起搏器对左心室起源的室性早搏的感知常滞后，左心室起源的舒张晚期室性早搏上出现起搏脉冲，一般不是感知不足，多为感知延迟所致（图 4-3）。

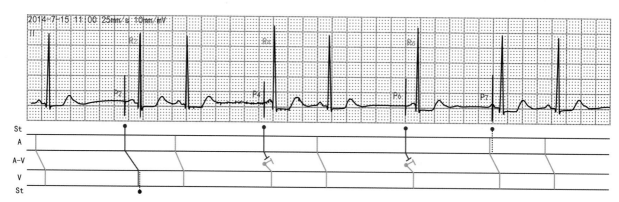

图 4-2　假性融合波似感知不足

患者植入双腔心脏起搏器，模式 DDD，低限频率（LR）50 次 / 分，起搏 AV 间期（PAVI）200 ms。心电图显示：P_2、P_4、P_6 为起搏产生的心房波，其余为自身窦性 P 波。偶有 AP 脉冲位于 P_7 顶峰，形成假性心房起搏融合波。R_4、R_6 与心房起搏的心房波重叠、且形态与窦性 P 波下传产生的自身 QRS 波群略不同，为交界性逸搏，偶有 VP 脉冲位于自身 QRS 波群（R_2）的顶峰偏后，形成假性心室起搏融合波。其余自身 P 波 /QRS 波群出现时，抑制起搏脉冲发放，心脏起搏器的感知功能正常

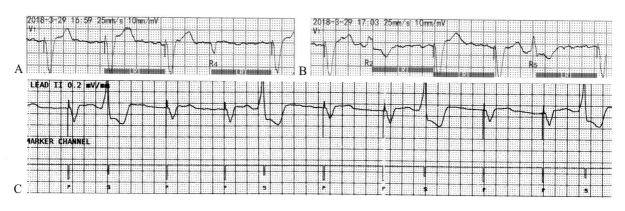

图 4-3　心脏起搏器对不同部位起源的室性早搏的感知

患者，女，85 岁，因"心房颤动伴三度房室阻滞"植入 Medtronic Relia RES01 单心室起搏器，心室导线植于右心室心尖部，模式 VVI，LR 60 次 / 分，低限频率间期（LRI）1000 ms，频率滞后及夜间频率均关闭，心室单极起搏，双极感知，心室感知灵敏度 2.8 mV。A. 右心室起源的室性早搏（PVC），因与导线头端邻近，其感知发生于心室除极波（R_4）的起始。B、C. 左心室起源的 PVC（经同步记录的十二导联心电图判定），远离导线头端，其感知发生于心室除极波（R_2、R_5）的终末，标记通道显示心室感知（标记为 S）与体表心电图的 PVC 终末部对应

（四）感知延迟

1. 产生原因

电信号到达感知部位延迟，可造成感知延迟发生。如右心室导线感知左心室起源的激动或右心室激动传导延缓。

2. 临床意义

感知延迟并非感知不足，感知延迟时起搏脉冲与自身 P 波 /QRS 波群容易形成假性融合波，也可导致心脏起搏器的逸搏周期略微延长（图 4-4，图 4-5）。因此，起搏脉冲位于自身 QRS 波群尤其是宽 QRS 波群（如 RBBB 或左心室起源的搏动）之中，并不一定是心室感知不足。

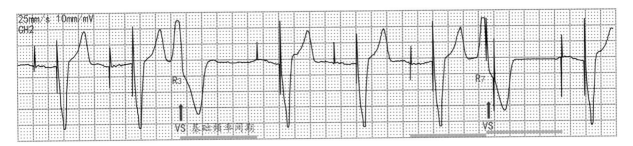

图 4-4　心脏起搏器对室性早搏的延迟感知

患者，男，68 岁，植入 Biotronik Philos Ⅱ DR 双腔心脏起搏器，模式 DDD，基础频率 60 次 / 分。心电图上，心脏起搏器对室性早搏的感知部位相当于 R 波降支（箭头所示），以室性早搏发生心室感知（VS）的位置为起点启动基础频率间期，发放下一个 AP 脉冲，提示心脏起搏器的计时方式为纯心房计时；出现较晚的室性早搏（R₇）位于 AP 后心室通道的安全窗内，引发了安全 AV 延迟，PAVI=100 ms，VP 脉冲因位于心室肌有效不应期内而发生功能性失夺获

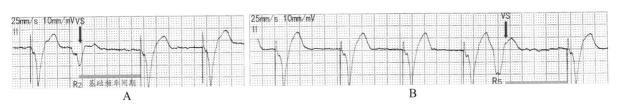

图 4-5　心脏起搏器对不同形态室性早搏的感知

患者，男，57 岁，因"房室阻滞"植入 Biotronik Philos D 双腔心脏起搏器，发生心房颤动后，将心脏起搏器程控为 VVI 模式，基础频率 60 次 / 分，心室感知灵敏度 2.5 mV，心室不应期 250 ms，频率滞后功能关闭。A. 室性早搏（R₂）发生时，基础频率间期计时始于室性早搏 QRS 波群振幅最大处（箭头所示）。B. 形态与之不同的室性早搏（R₅）发生时，基础频率间期计时始于室性早搏 QRS 波群终末（箭头所示），心室感知延迟

四、感知的极性

目前起搏装置应用的导线大多为双极导线，秦明心脏起搏器植入完成后默认单极感知，其余厂家的心脏起搏器默认双极感知。

（一）双极感知

双极感知时，阴极和阳极之间的距离短，主要感知心腔内局部的心脏电活动，过感知心脏以外的电信号（如肌电位）的可能性小。普通单双腔心脏起搏器可以使用单极或双极感知。植入型心律转复除颤器（ICD）必须使用双极感知，若采用集成双极除颤导线（图 4-6A），头端为阴极，右室除颤线圈为阳极，两极间距大，感知检测范围大，容易过感知远场电信号，右室除颤线圈靠近三尖瓣环附近（如右心室较小者）时，ICD 心室线路容易感知心房波；若采用真双极除颤导线（图 4-6B），头端（阴极）和环状电极（阳极）构成较小的感知环路，减少了过感知的发生。

（二）单极感知

单极感知时，阴极和阳极之间的距离大，产生的电位差较大，较双极感知更容易过感知心脏或心外远场电信号（如肌电位等）。

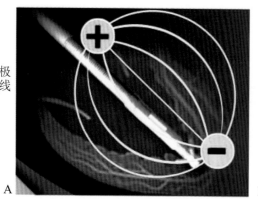
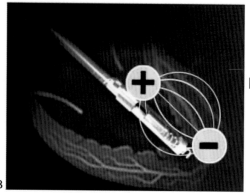

集成双极
除颤导线

真双极
除颤导线

图 4-6　集成双极与真双极感知示意图

第二节　感知功能的影响因素

一、脉冲发生器状态

脉冲发生器结构和电源正常是感知功能正常发挥的前提。电耗竭时，心脏起搏器可出现间歇性感知不足甚至完全无感知功能。

二、导线状态

导线绝缘层破裂、导线断裂、脱位均可影响感知功能，可出现感知不足或过感知。当内外导体连续接触时，自身搏动的信号在感知放大器处被减弱并且振幅不再符合设定的感知值，会发生感知不足；当内外导体间歇接触时，信号被误认为 P 波或 QRS 波群，会发生过感知。

三、电信号性质

心腔内电信号的振幅（电压）和斜率是影响感知功能发挥的重要因素，电信号的振幅和斜率必须达到一定数值才会被心脏起搏器所感知到。心脏起搏器对心腔内电信号的感知，斜率较振幅更重要，若斜率太低，可被心脏起搏器认为是电位漂移（类似体表心电图的基线漂移）而无法感知。

（一）振幅

振幅是指从电位最高点（波峰）到电位最低点（波谷）的幅度，临床中常采用的单位为毫伏（mV）。一般心腔内心室除极波的振幅为 5~20 mV，心房除极波的振幅为 1~6 mV。

（二）斜率

1. 定义

斜率是指单位时间内电信号幅度的变化速率，常用单位为伏特 / 秒（V/s），斜率越大电位被感知得越早。

2. 自身心房、心室除极波的斜率

正常情况下，导线植入后，心腔内心电图的振幅和斜率会略有变化（详见：第十五章　第二节心脏起搏器的心腔内心电图）。为确保正常的感知，心腔内心电图心室除极波斜率应 ≥ 0.75 V/s，心房除极波斜率 ≥ 0.50 V/s。

3. 心室起搏后电位的斜率

心室起搏后电位的斜率由两部分电位组成，即极化电位和心室除极电位。极化电位的斜率在持续时间内无变化，几乎以等斜率的趋势逐渐衰减。心室除极电位的斜率是不断变化的。如果心室起搏脉冲未夺获心室，则起搏脉冲后仅存极化电位，特点为规则的负性曲线，电位较低；如夺获心室，则心脏起搏器将感知到不断变化的斜率曲线，尤其是起搏脉冲后 40 ms，其斜率会明显增加，且斜率值较高，单独的极化电位是达不到这种幅度的。低极化导线时，极化电位较低，斜率较小；高极化导线时，极化电位的斜率相对较大。

四、感知极性

导线感知极性（单极或双极感知）对心脏起搏器感知功能可产生影响。与双极感知相比，在感知灵敏度数值相同的情况下，单极感知容易感知远场信号。

五、感知灵敏度

心脏起搏器只能感知振幅高于感知灵敏度数值的电信号，因此，感知灵敏度数值越小，感知灵敏度越高。

第三节　感知灵敏度与感知安全度

一、感知灵敏度

感知灵敏度（sensitivity）是指心脏起搏器感知自身最低振幅的心房波 /QRS 波群后发挥正常反应的能力，单位 mV。

（一）感知灵敏度的设置

心脏起搏器无法分辨电信号的来源，但是感知导线所在心腔除极所产生的电信号（近场信号）的强度远大于其他位置来源的电信号（远场信号），合适的感知灵敏度应使心脏起搏器仅感知目标信号（P 波、QRS 波群）而滤过非目标信号（T 波、远场事件、肌电信号等）（图 4-7）。

1. 由于自身心房除极波振幅通常低于心室除极波，心房感知灵敏度数值设置一般低于心室感知灵敏度数值。

2. 为避免心脏起搏器过感知心脏内或心外远场信号，单极感知时的感知灵敏度常设置低于双极感知时。

3. 为应对因呼吸、运动、身体姿势改变或发生心房颤动等原因造成的心腔内自身心电信号（心房或心室波振幅）的变化，可开启感知灵敏度自动调整功能。

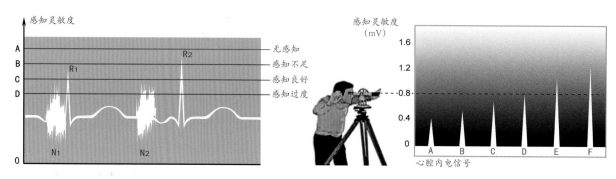

图 4-7 心脏起搏器感知灵敏度示意图

左图：感知灵敏度数值过大（A），心脏起搏器对自身心电信号（R_1、R_2）及干扰信号（N_1、N_2）均不能感知；感知灵敏度数值偏大（B），心脏起搏器对干扰信号（N_1、N_2）和部分自身心电信号（R_1）不能感知；感知灵敏度数值适当（C），心脏起搏器对干扰信号（N_1、N_2）不能感知，对自身心电信号（R_1、R_2）正常感知；感知灵敏度数值过小（D），心脏起搏器对干扰信号（N_1、N_2）和自身心电信号（R_1、R_2）均发生感知。右图：当感知灵敏度设为 0.8 mV 时，振幅≥ 0.8 mV 的自身心电信号（D、E、F）可被心脏起搏器感知，振幅 <0.8 mV 的自身心电信号（A、B、C）不能被心脏起搏器感知。心脏起搏器欲感知低振幅心电信号（A、B、C），需将感知灵敏度数值调整至更低

（二）心脏起搏器的感知灵敏度数值

1. Medtronic、芯彤和 Vitatron A、E、G、Q 系列心脏起搏器

（1）心房感知灵敏度：可程控范围 0.18（Vitatron A10 为 0.25 mV）~4.0 mV（双极感知）或 0.5~4.0 mV（单极感知），默认 0.5 mV。

（2）心室感知灵敏度：可程控范围 1.0~11.2 mV，默认 2.8 mV；Micra 无导线心脏起搏器可程控范围 0.45~8.0 mV，默认 2.0 mV。

2. Vitatron C、T 系列心脏起搏器

（1）心房感知灵敏度：可程控范围 0.25~7.5 mV，默认 0.7 mV。

（2）心室感知灵敏度：可程控范围 1.0~10 mV，默认 2.0 mV。

3. Biotronik 心脏起搏器

（1）心房感知灵敏度：可程控范围 0.1~7.5 mV，默认 0.2 mV（SLR）、1.0 mV（D、DR）。

（2）心室感知灵敏度：可程控范围 0.5~7.5 mV，默认 2.5 mV。

4. Abbott（ST. JUDE）心脏起搏器

（1）心房感知灵敏度：可程控范围 0.1~5.0 mV，Verity、Integrity、Identity 心脏起搏器默认 1.0 mV，Victory 及其以后的心脏起搏器默认 0.5 mV。

（2）心室感知灵敏度：可程控范围 0.5~12.5 mV（Aveir 无导线心脏起搏器 0.5~18 mV），默认 2.0 mV。

5. Boston Scientific 心脏起搏器

（1）心房感知灵敏度：可程控范围 0.15~10 mV，默认 0.75 mV；自动增益控制（AGC）时，可程控范围 0.15~1.5 mV，默认 0.25 mV。

（2）心室感知灵敏度：可程控范围 0.25~10 mV，默认 2.5 mV；AGC 时，可程控范围 0.15~1.5 mV，默认 0.6 mV。

6. 创领心律医疗（Sorin）心脏起搏器

（1）心房感知灵敏度：可程控范围 0.1~6 mV，默认 1 mV。

（2）心室感知灵敏度：可程控范围 1.0（双腔心脏起搏器）/0.4（单心室起搏器）~15 mV，默认 2.5 mV。

7. 秦明心脏起搏器

（1）心房感知灵敏度：可程控范围 0.25~5.0 mV，默认 1.0 mV。

（2）心室感知灵敏度：可程控范围 0.5~10 mV，默认 2.5 mV。

（三）感知灵敏度自动调整功能

有的心脏起搏器具有感知灵敏度自动调整功能，可以定时监测患者的心房、心室除极波振幅，并调整适当的心房、心室感知灵敏度数值（详见：本章第六节　感知管理功能）。

二、感知安全度

感知安全度是指根据测定的心腔内电位幅度，合理设置心脏起搏器的感知灵敏度数值，以保证心脏起搏器正常感知和按需功能。

（一）计算方法

感知安全度 = 测定的心腔内电位（心房、心室除极波振幅，mV）÷ 感知灵敏度数值（mV）。

（二）设置要求

感知安全度要求 >2。对阵发的快速性房性心律失常患者，快速性房性心律失常发作时，心房波（如 f 波）振幅降低，应设置较高的感知灵敏度，以便及时启动自动模式转换或其他预防心房颤动的程序。ICD、心脏再同步化治疗除颤器（CRT-D）一般默认较高的感知灵敏度，以应对室性心律失常检测和治疗。对曾发生心脏停搏的完全性房室阻滞患者，设置较低的感知灵敏度可避免过感知而抑制起搏脉冲发放。

第四节　感知功能测试

一、心脏起搏器导线植入术中感知功能测试

（一）测试方法

导线植入术中应行感知功能测试，以 Medtronic 5318 临时心脏起搏器为例，具体方法是：设定起搏频率低于自身心率，将感知灵敏度数值（mV）由小逐渐调大，直至指示灯由"感知（sense）"变为"起搏（pace）"，pace 指示灯闪亮之前的数值即为测得的 P（R）波振幅。

（二）测试要求

理想的心房感知要求心房波振幅 ≥ 2 mV；理想的心室感知要求 R 波振幅 ≥ 5 mV。

二、心脏起搏器植入后感知功能测试

心脏起搏器植入患者体内后，通过程控仪降低起搏频率和（或）延长 AV 间期，使自身心搏出现，心脏起搏器便通过自动增加感知灵敏度数值进行感知功能测试（图 4-8，图 4-9）。通过心脏起搏器程控仪的速览（quick look）界面，可以显示心脏起搏器自动测得的 P/R 波振幅。

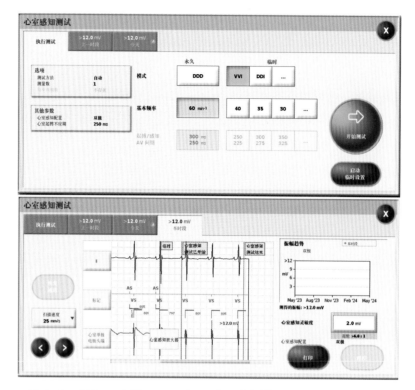

图 4-8 Abbott（ST. JUDE）双腔心脏起搏器心室感知功能测试

　　患者，女，59 岁，因 "二度房室阻滞" 植入 Abbott（ST. JUDE）Accent MRI PM2224 双腔心脏起搏器。心室感知功能测试时，采用 VVI 模式，基本频率 60 次 / 分，测得心室波振幅 >12.0 mV

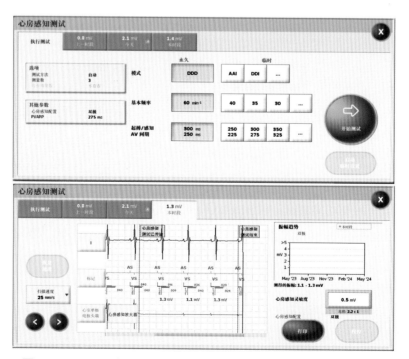

图 4-9 Abbott（ST. JUDE）双腔心脏起搏器心房感知功能测试

　　患者，女，59 岁，因 "二度房室阻滞" 植入 Abbott（ST. JUDE）Accent MRI PM2224 双腔心脏起搏器。心房感知功能测试时，采用 DDD 模式，基本频率 60 次 / 分，测得心房波振幅 1.1~1.3 mV

第五节　感知功能判断

通过观察心脏起搏器对不应期之外的自身心房波或 QRS 波群的反应，可以判断心脏起搏器心房感知或心室感知功能是否正常。

一、感知功能判断要领

（一）显露自身心搏

心脏起搏器感知功能的判断是建立在观察心脏起搏器对自身心搏反应的基础上，若全为起搏心律而无自身心搏，如双腔心脏起搏器房室顺序起搏、单腔心脏起搏器心房或心室起搏心律，此时，无法判断心脏起搏器的感知功能，可以通过程控降低起搏频率和（或）延长 AV 间期，显露自身心搏，以判断心脏起搏器的感知功能。

（二）观察不应期外的自身心搏

自身心房或心室除极波若位于心脏起搏器的不应期内时，不重整起搏间期，不能作为判断心脏起搏器感知功能的依据。起搏故障常使自身心搏位于心脏起搏器的不应期内而似感知不足。因此，感知功能的准确判断须结合程控进行，通过程控仪获取不应期数值，有助于不应期感知的诊断。

二、心房感知功能判断

（一）判断依据

依据心房不应期（ARP）外的自身心房波是否抑制预期的 AP 脉冲发放，以及在感知 AV 间期（SAVI）内无自身 QRS 波群出现时是否触发 VP 脉冲发放，可判断心房感知功能。

（二）判断方法

1. 单心房起搏器

全程为心房起搏心律时，通过降低低限频率（LR）显示自身心房波，可判断心房的感知功能。

2. 双腔心脏起搏器

（1）心电图表现为自身心律而无起搏脉冲发放时：缩短 SAVI 后出现 VP 脉冲发放（即 VAT 工作方式），或 RR 间期 > 心脏起搏器心房逸搏间期（AEI）时自身心房波抑制了预期的 AP 脉冲发放，均提示心房感知功能正常；RR 间期 < 心脏起搏器 AEI 时，因受 QRS 波群感知的影响，心房感知功能正常或不足，体表心电图表现相同，难以准确判断心房感知功能。

（2）AP 脉冲发放时：降低 LR 可显示自身心房波，进而判断心房的感知功能。

三、心室感知功能判断

（一）判断依据

依据心室不应期（VRP）外的自身 QRS 波群是否抑制预期的 VP 脉冲发放，可判断心室感知功能。

（二）判断方法

1. 单心室起搏器

单心室起搏器若均为心室起搏心律时，通过降低 LR 显示自身 QRS 波群，可判断心室的感知功能。

2. 双腔心脏起搏器

双腔心脏起搏器呈房室顺序起搏或 VAT 工作方式时，若存在房室传导功能，延长 AV 间期使自身 QRS 波群出现；若完全性房室阻滞，程控为 VVI 模式，同时逐渐降低 LR，使逸搏 QRS 波群出现，便可判断心室感知功能状态。

四、心脏起搏器正常感知的心电图表现

（一）单心房起搏器

单心房按需型心脏起搏器感知 ARP 外的自身心房波后抑制预期的 AP 脉冲发放，重整心房起搏间期。

（二）单心室起搏器

单心室按需型心脏起搏器感知 ARP 外的自身 QRS 波群后抑制预期的 VP 脉冲发放，重整心室起搏间期。

（三）双腔心脏起搏器

心房线路感知不应期外的自身心房波后，抑制预期的 AP 脉冲发放并触发心室起搏，或在快速性房性心律失常时发生自动模式转换；心室线路感知不应期外的自身 QRS 波群后，按相关的计时间期安排发放 AP 脉冲，保持房室顺序性收缩。

五、体表心电图感知功能无法判断的情况

（一）单心房起搏器

AAI（R）起搏模式，若为规整的心房起搏心律，而无自身心房波，则无法判断心房感知功能。

（二）单心室起搏器

VVI（R）起搏模式，若为规整的心室起搏心律，而无自身 QRS 波群，则无法判断心室感知功能。

（三）双腔心脏起搏器

1. DDD（R）模式

（1）规律的房室顺序起搏而无自身心房波及 QRS 波群时，无法判断心脏起搏器的感知功能。

（2）自身心率快且房室传导良好时，RR 间期 <AEI，心电图无起搏脉冲，仅提示心室感知功能正常，但无法判断心房感知功能。不论心房感知功能正常与否，心电图表现相同，此时应该通过程控判断心脏起搏器的功能状态。纯心房计时的心脏起搏器，AEI= 基础频率间期；改良的心房计时或心室计时的心脏起搏器，AEI=VA 间期。心室起搏管理（MVP）功能运行时，心脏起搏器定义的室性早搏后 AEI= 低限（或传感器）频率间期 −80 ms（图 4-10）；增强型 MVP 功能运行时，心脏起搏器定义的室性早搏后 AEI= 低限（或传感器）频率间期 – 平均 AV 间期。

2. VDD（R）模式

VP/VS 事件启动的低限或传感器频率间期内无 AS 事件时，心脏起搏器呈 VVI（R）工作方式，无法判断心房感知功能状态。

3. DDI（R）模式

DDI（R）模式时，尽管自身 P 波位于心室后心房不应期（PVARP）之后，但是，若下一自身 QRS 波群发生于 VA 间期内，即使 P 波未被心脏起搏器感知，也会因提前出现的心室感知（VS）事件而抑制预期的 AP 脉冲发放，并重启新的 VA 间期和低限（或传感器）频率间期，从而使心房感知不足无法诊断。DDI（R）模式下，心室感知功能正常时，心房感知功能的判断方法是：在 VA 间期内无 VS 事件时，观察 PVARP 外的自身心房波是否抑制预期的 AP 脉冲发放（图 4-11）。

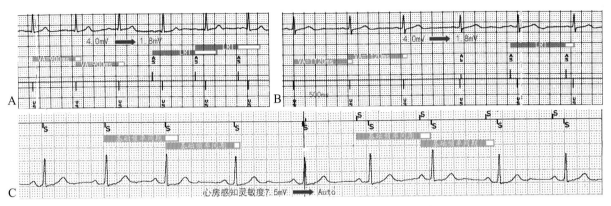

图 4-10　双腔心脏起搏器心房感知功能的判断

A、B 为同一患者，女，74 岁，因"窦房结功能障碍"植入 Medtronic Advisa DR MRI A3DR01 双腔心脏起搏器，LR 50 次 / 分，LRI 1200 ms，心房感知灵敏度 4.0 mV 时，标记通道对自身窦性 P 波无任何标记，心房感知不足，QRS 波群启动心房逸搏间期（AEI）即 VA 间期；心房感知灵敏度 1.8 mV 时，标记通道显示心房感知（AS）和心室感知（VS），AS 事件启动 LRI。A. 模式 DDD，PAVI 300 ms，VA 间期 =LRI-PAVI=900 ms。B. 模式 AAI<=>DDD，PAVI 180 ms，VA 间期 =LRI-80 ms=1120 ms。C. 患者，女，61 岁，因"窦房结功能障碍"植入 Biotronik Effecta D 双腔心脏起搏器，模式 DDD，基础频率 50 次 / 分，PAVI 270 ms，SAVI 225 ms，心房感知灵敏度 7.5 mV 时，标记通道只显示 VS 标记，心房感知不足，QRS 波群启动的 AEI= 基础频率间期（1200 ms）；心房感知灵敏度 Auto 时，标记通道显示 AS 和 VS 标记，AS 事件启动基础频率间期。两例均因 RR 间期 <AEI，心房感知功能正常与不足时的体表心电图表现一样，单凭体表心电图无法判断心房感知功能是否正常

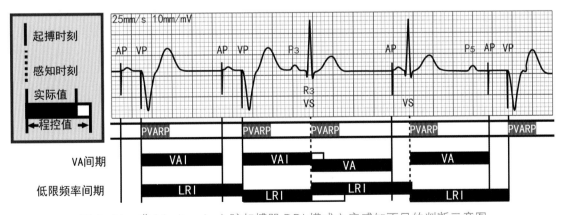

图 4-11　非 Medtronic 心脏起搏器 DDI 模式心房感知不足的判断示意图

除 Medtronic、芯彤和 Vitatron A、E、G、Q 外的双腔心脏起搏器，DDI 模式，心室感知（VS）事件（R_3）出现于 VA 间期（VAI）内，抑制了预期的心房起搏（AP）脉冲发放并重启新的 VA 间期和低限频率间期（LRI），此时，位于心室后心房不应期（PVARP）之外的 P_3 是否被感知，却无法判断。VA 间期（VAI）内无 VS 事件时，PVARP 外的自身心房波（P_5）未抑制预期的 AP 脉冲发放，提示心房感知不足，此 AP 脉冲因位于心房肌有效不应期内而功能性失夺获并促发了心室起搏（VP）室房逆传，随后产生逆行 P^- 波

第六节 感知管理功能

具有感知灵敏度自动调整功能的心脏起搏器可以定时监测患者的心房、心室除极波振幅，并调整适当的心房、心室感知灵敏度数值，以确保心脏起搏器能正常感知自身心电信号，同时又最大限度地避免感知噪声信号或远场信号。

一、Medtronic 心脏起搏器感知保障功能

Medtronic 心脏起搏器感知灵敏度自动调整功能称感知保障（sensing assurance），Sensia、EnPulse、Sphera、Adapta、Versa、Attesta、Advisa 及其以后系列、Vitatron G、Q 系列心脏起搏器具有此功能。其中，ICD 平台心脏起搏器（EnRhythm、Ensura、Advisa、Astra、Azure 系列）、ICD、CRT 起搏器具有逐跳自动调整感知灵敏度的功能，逐跳的感知衰减，可以程控更低的感知灵敏度，更好地感知心房/心室的心律失常信号，并减少远场感知和感知不足现象。感知保障开启后，心室安全起搏功能也必须程控为开启状态。芯彤 LD100DR、LD200D 双腔心脏起搏器具有自动感知功能。

二、Biotronik 心脏起搏器自动感知控制功能

Biotronik Estella、Effecta、Evia 系列及其以后的心脏起搏器和 ICD 具有感知灵敏度自动调整功能，称为自动感知控制（automatic sensitivity control，ASC）功能。心房单、双极感知时，最大感知灵敏度分别为 0.5 mV、0.2 mV；心室最大感知灵敏度为 2.0 mV。自动感知控制功能运行时，感知灵敏度数值在前面电信号振幅的基础上降低某一百分比并维持一段时间。

三、Abbott（ST. JUDE）心脏起搏器自动感知功能

Abbott（ST. JUDE）Victory、Zephyr、Sustain 心脏起搏器具有自动振幅监测功能。Accent 及其以后系列心脏起搏器具有自动感知（AutoSense）功能，可以进行 SenseAbility 设置，感知灵敏度数值以前面电信号振幅峰值的百分比作为感知阈值起始值并按照固定的衰减率逐渐递减。

四、Boston Scientific 心脏起搏器自动增益控制功能

Boston Scientific Advantio、Ingenio、Vitalio、Formio、Altrua 2、Essentio、Proponent、Accolade 心脏起搏器及目前在售的 ICD/CRT-D 都具有自动增益控制（automatic gain control，AGC）功能，可自动调整感知灵敏度。

五、创领心律医疗（Sorin）心脏起搏器自动感知功能

创领心律医疗（Sorin）心脏起搏器具有心房/心室自动感知功能，可以连续测量心房、心室除极波振幅，并自动调整感知灵敏度。心房导线需要使用双极导线，而且只有程控为心房双极感

知时，心房自动感知功能（自动模式）才可用。当起搏心房或出现房性心律失常时，心房感知灵敏度值被强制设为 0.4 mV，以增强检测。当起搏心室时，心室感知灵敏度被强制设为 1.5 mV（双极感知）或 2.0 mV（单极感知），以免过高的感知灵敏度引起心室感知过度并抑制心室起搏。

（牟延光）

第 五 章　心房起搏

心房起搏时，脉冲发生器经心房导线发放电脉冲，刺激心房引起心房除极，产生不同于窦性 P 波的心房波。心房起搏产生的心房波形态与心房导线头端位置有关。

第一节　心房起搏与心房除极

一、正常心房除极

（一）经心内膜心房起搏

经心内膜心房起搏时，心房导线直接接触心房肌，在无心房传导延迟的情况下，心房起搏（AP）脉冲发出后即刻开始心房除极，故多数情况下体表心电图 AP 脉冲与其后相应的心房波起始之间没有延迟时间，AP 脉冲后紧跟随相应的心房波（图 5-1A）。

（二）经食管心房起搏

经食管心房起搏时，因食管电极导线放置于食管内左心房水平，不能直接使心房除极，所以电脉冲发放至心房除极有短暂的传导时间。

二、心房延迟除极

当 AP 脉冲的激动在心房导线与心房肌间发生传导障碍（如心房肌纤维化）时，心房除极可延迟发生，AP 脉冲与相应的心房波有一定间距，AP 脉冲激动经结间束下传心室产生 QRS 波群，由于心房延迟除极，心房波可紧邻 QRS 波群之前或位于其中（图 5-1B、C，图 5-2）。

（一）心房延迟除极的诊断

同步多导联心电图，AP 脉冲与心房波存在时间差，一般认为 >40 ms。有时，部分导联心电图心房初始除极位于等电位线，可造成心房延迟除极的假象。

（二）双腔心脏起搏器心房延迟除极的不良影响

1.影响心房夺获判断

心房延迟除极时，双腔心脏起搏器的起搏 AV 间期（PAVI）若设置不够长，心房波未充分显露时，心室就已开始除极，心室起搏的 QRS 波群掩盖了心房波，影响了心房夺获的判断。

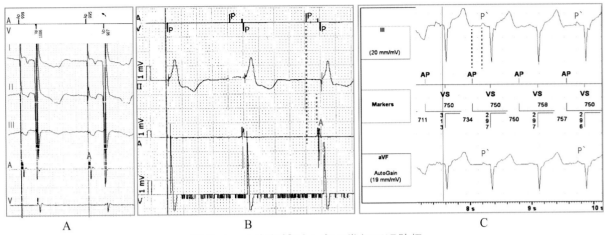

图 5-1　心房起搏时心房正常与延迟除极

　　A.患者，男，62岁，因"窦房结功能障碍"植入 Biotronik Effecta D 双腔心脏起搏器，模式 DDD，基础频率 60 次/分，起搏 AV 间期（PAVI）250 ms，感知 AV 间期（SAVI）205 ms，体表心电图和心房腔内心电图显示 AP 脉冲后紧跟相应的心房波，心房起搏时心房除极正常。B.患者，男，70岁，因"窦房结功能障碍"植入 Biotronik Estella DR 双腔心脏起搏器，模式 DDD，基础频率 60 次/分，动态 AV 间期 180/140 ms，心房腔内心电图显示 AP 脉冲后延迟出现心房波，AP 脉冲与心房波的距离固定，且 >40 ms，提示心房起搏时心房延迟除极，体表心电图心房起搏所产生的心房波掩盖于心室起搏的 QRS 波群内。C.患者，女，65岁，因"窦房结功能障碍"植入 Abbott（ST. JUDE）双腔心脏起搏器，模式 DDD，基本频率 60 次/分。标记通道显示心脏起搏器呈"AP-VS"工作方式，AP 脉冲后固定位置有相应的心房波，AP 脉冲与 P 波的间距 >40 ms，心房延迟除极

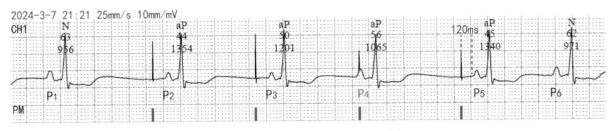

图 5-2　心房起搏伴心房延迟除极

　　患者，女，73岁，因"窦房结功能障碍"植入 Abbott（ST. JUDE）Accent MRI PM2224 双腔心脏起搏器，模式 DDDR，基本频率 60 次/分，休息频率 50 次/分，PAVI 350 ms，SAVI 325 ms。多导联心电图（图片仅展示一个导联）显示：P_1、P_6 为窦性 P 波；AP 脉冲后 120 ms 处出现心房波（P_2、P_3、P_5），其形态不同于窦性 P 波，提示 AP 脉冲夺获心房，但激动传出延迟；P_4 为假性心房起搏融合波

　　2.影响血流动力学

　　双腔心脏起搏器的 PAVI 若设置较短或尽管 PAVI 设置正常但心房延迟除极，心房机械活动未开始时，心室机械活动却已发生，心房心室机械活动丧失合理的顺序性，影响心房向心室排血，导致心排血量下降和心房内压力升高，促发房性心律失常并导致患者出现静脉淤血和呼吸困难的临床症状。

第二节　心房起搏的心房波

　　心房起搏的 P' 波因心房导线植入位置不同而异，一般心房导线头端越接近窦房结，所产生的心房波形态越接近窦性 P 波。心房起搏融合波可使 P' 波形态发生改变。心房波振幅低，容易受到记录干

扰的影响，P′ 波可显示不清，有时难以判断 AP 脉冲是否夺获心房。

一、心房起搏融合波与假性心房起搏融合波

（一）心房起搏融合波

1. 产生机制

当心房起搏频率与自身心房率接近时，AP 脉冲与自身心房激动共同除极心房，形成心房起搏融合波。

2. 心电图特点

心房起搏融合波出现于 AP 脉冲与自身心房激动同时发生时，其形态介于心房起搏的 P′ 波与自身心房波之间，前有相关的 AP 脉冲（图 5-3）。

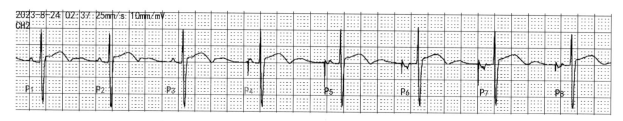

图 5-3 心房起搏融合波和假性心房起搏融合波

患者，女，34 岁，因"先天性长 QT 综合征、阵发性尖端扭转型室性心动过速"植入 Abbott（ST. JUDE） Ellipse DR CD2377-36Q 双腔植入型心律转复除颤器，模式 DDD，基本频率 65 次 / 分，PAVI 250 ms，SAVI 225 ms。心电图显示：窦性 P 波（P_1、P_2、P_3）抑制了预期的 AP 脉冲发放，心房感知功能正常。P_6、P_7 形态明显不同于窦性 P 波，P_6R 间期和 P_7R 间期均 >P_1R 间期，P_6、P_7 为心房起搏所产生，心房起搏功能正常。P_5、P_8 形态介于窦性 P 波与心房起搏的 P′ 波之间，P_5R 间期和 P_8R 间期均 >P_1R 间期，P_5、P_8 为心房起搏融合波。P_4 尽管起始处有 AP 脉冲，但形态与窦性 P 波相同，P_4R 间期 =P_1R 间期，P_4 为假性心房起搏融合波

3. 临床特点

（1）右心房起搏位点与窦房结相邻，可直接影响窦性心律，易发生窦性心律的节律重整，致使心房起搏融合波较心室起搏融合波少见。

（2）临床医师对心房起搏融合波的重视程度低，心房起搏融合波常被忽视。

（3）心房波振幅低，即使形态有改变，体表心电图也不明显，心房起搏融合波易漏诊。

（二）假性心房起搏融合波

1. 产生机制

植入心脏起搏器的患者，心脏自身除极完毕时，心房除极信号未能立即通过导线反馈于心脏起搏器而抑制 AP 脉冲发放，AP 脉冲位于心房肌有效不应期内，此无效 AP 脉冲与自身心房波重叠，形成假性心房起搏融合波。

2. 心电图特点

P 波中尽管有起搏脉冲，但 P 波形态及 PR 间期与窦性心律时一致，自身心房率与起搏频率十分接近（图 5-4）。因 P 波矮小，其形态改变不易准确判断，故假性心房起搏融合波较假性心室起搏融合波诊断更困难。

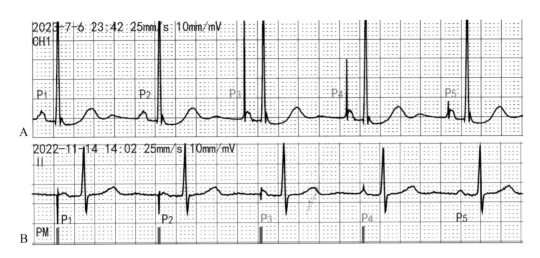

图 5-4　假性心房起搏融合波

A. 患者，女，81 岁，因"窦房结功能障碍"植入 Boston Scientific Proponent MRI EL DR L211 双腔心脏起搏器，模式 DDD，低限频率限制（LRL）60 次 / 分，PAVI 250 ms，SAVI 220 ms。心电图显示 AAI 工作方式，P_3、P_4、P_5 中有 AP 脉冲，心房波形态与窦性 P 波（P_1、P_2）相同，为假性心房起搏融合波。B. 患者，男，72 岁，植入 Boston Scientific Altrua 2 DR S702 双腔心脏起搏器，模式 DDD，LRL 60 次 / 分。心电图显示 AAI 工作方式，P_5 为窦性 P 波，P_1R 间期、P_2R 间期长于 P_5R 间期，P_1、P_2 形态异于窦性 P 波，为心房起搏所产生。P_3、P_4 起始或顶峰有 AP 脉冲，心房波形态与窦性 P 波相同，P_3R 间期、P_4R 间期等于 P_5R 间期，P_3、P_4 为假性心房起搏融合波

（三）心房起搏融合波的临床意义

心房起搏融合波的出现是心房夺获的证据，假性心房起搏融合波不能作为判断心房起搏和感知功能的依据。融合波本身对心脏起搏器的功能无任何影响，但无效起搏脉冲的发放可增加不必要的电能损耗，设法减少融合波的出现，鼓励自身激动，可减少不必要的起搏脉冲发放而节省电能，从而延长心脏起搏器的使用寿命。

（四）减少心房起搏时融合波的方法

1. 开启最小化心房起搏功能

适当减慢起搏频率和（或）开启频率滞后（心房滞后功能）或开启窦性优先功能，可鼓励自身心搏，减少无效的心房起搏脉冲发放。

2. 增加心房感知灵敏度

心房感知功能不足或完全无感知功能，可造成心房起搏与自身节律竞争，促使心房起搏融合波及假性心房起搏融合波的出现，此时，可通过增加心房感知灵敏度，减少融合波的发生。

二、不同部位的心房起搏

心房导线的头端多植于右心房，P′ 波形态因起搏位点不同而异（图 5-5），熟悉不同部位心房起搏的心房波特点，有助于判断心房起搏是否有效及导线是否移位。左心房起搏很少用于永久性心脏起搏，经食管或心腔内心房起搏可用于心脏电生理检查。

心房起搏位点越靠前，如右心耳（图 5-6A）、右心房前壁（图 5-6B），V_1 导联 P′ 波越呈负向；心房起搏位点越靠后，如右心房后壁（图 5-6C），V_1 导联 P′ 波越呈正向。Ⅱ、Ⅲ、aVF 导联 P′ 波正向多提示为心房上部起搏，如右心耳、右心房高侧壁。高位右心房起搏时，因起搏点邻近窦房结，

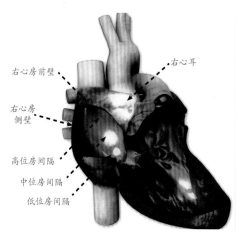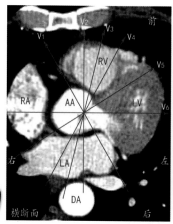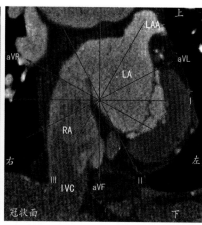

图 5-5　心房起搏部位及心电图探查导联示意图

AA：升主动脉；DA：降主动脉；IVC：下腔静脉；LA：左心房；LAA：左心耳；LV：左心室；RA：右心房；RV：右心室

心房波形态、极性与窦性 P 波类似。Ⅱ、Ⅲ、aVF 导联 P′ 波负向多提示为心房下部起搏，如冠状静脉窦口附近、低位房间隔。心房内传导正常时，心房波时限正常；心房内传导阻滞时，心房波时限增宽、有切迹。

（一）右心耳起搏

1. 右心耳起搏的特点

（1）优点：右心耳（right atrium auricle，RAA）邻近窦房结，位于右心房前上方，内腔较小，且有丰富的肌小梁，是右心房起搏最常用的部位，通过被动固定导线（J 形导线）和主动固定导线均可实现植入，而且植入方法简单（图 5-6A）。

（2）缺点：RAA 起搏增加了激动在右心房内及右心房至左心房的传导时间，引起左右心房内、左右心房间不同步，容易诱发快速性房性心律失常；RAA 起搏时，左心房激动延迟，左房室间期缩短，左心室充盈削弱。

2. 右心耳起搏的 X 线影像定位

（1）前后（AP）位 X 线影像：导线左右摆动，头端常指向左上方（1 点左右），被动固定导线头端呈 J 形。

（2）右前斜位（RAO）30° X 线影像：导线上下摆动，头端指向前上方，被动固定导线头端呈 L 形。

（3）左前斜位（LAO）45° X 线影像：导线头端常指向右上方（10~11 点）。

（4）右侧位 X 线影像：导线头端朝向胸骨柄。

3. 心房波的特点

右心耳起搏时，P′ 波形态与窦性 P 波近似，Ⅱ、Ⅲ、aVF 导联直立，aVR 导联倒置，由于右心耳比窦房结更靠前，胸导联上 P′ 波正向部分较窦性 P 波振幅更低或倒置，V₁ 导联 P′ 波多为负向（图 5-6A）。

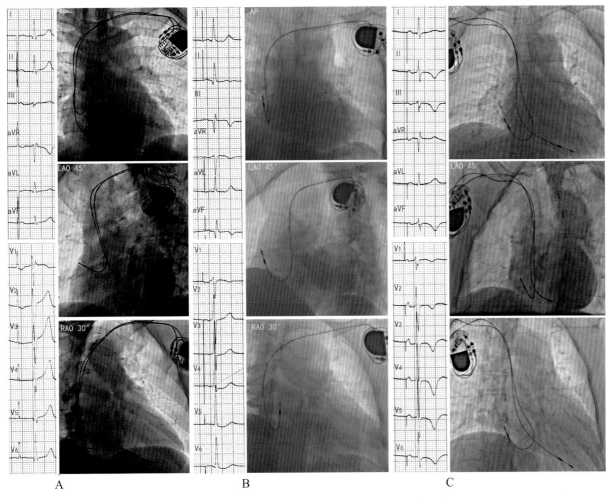

图 5-6　右心房不同部位起搏的心电图及 X 线影像

　　心电图均为标准条件（25 mm/s　10 mm/mV）记录。A. 患者，男，60 岁，因"窦房结功能障碍"植入 Medtronic Sensia SED01 双腔心脏起搏器，J 形心房导线（4574-53 cm）植于右心耳。心电图显示心房起搏的 P′ 波在 V₁ 导联为负向。B. 患者，女，69 岁，因"窦房结功能障碍"植入 Abbott（ST. JUDE）Verity ADx XL SR 5156 单心房起搏器，1888TC-52 cm 导线植于右心房前壁。心电图显示心房起搏的 P′ 波在 Ⅰ、Ⅱ、Ⅲ、aVL、aVF 导联正向，V₅、V₆ 导联低振幅，接近等电位线，aVR、V₁~V₄ 导联低振幅负向。C. 患者，女，67 岁，因"窦房结功能障碍"植入 Abbott（ST. JUDE）Verity ADx XL DR 5356 双腔心脏起搏器，1888TC-52 cm 导线植于右心房后壁。心电图显示：心房起搏的 P′ 波在胸前导联均为正向、振幅较高，Ⅰ、Ⅱ、aVL 导联正向，aVR 导联负向

（二）低位右心房起搏

低位右心房起搏时，心房除极自右心房下方指向左上方。P′波在Ⅱ、Ⅲ、aVF导联倒置，Ⅰ、aVL导联正向，aVR导联直立或低平。

（三）右侧房间隔起搏

房间隔是心房内及心房间传导的必经之路，也是心房内传导缓慢或传导阻滞的最常见部位。高位房间隔所在部位邻近Bachmann束，Bachmann束在心房间的电传导中起着重要的作用，是心房间电活动快速传导的主要路径。但是高位房间隔起搏时，起搏点过高容易进入房间沟，反而不利于左右心房实现同步起搏。低位房间隔所在的Koch三角处起搏利于左右心房再同步，并减少心房颤动发作，因此常作为心房起搏的选择部位。

1. 房间隔起搏的特点

（1）房间隔起搏必须依靠主动固定导线，借助导线导引装置可增加植入的准确性和成功率，导线导引装置常用Medtronic C315-S4或S5鞘管、Abbott（ST. JUDE）Locator® Plus 1281植入装置，也可应用Medtronic C315HIS鞘管、Biotronik Selectra 3D鞘管或Boston Scientific SSPC鞘管等。

（2）房间隔起搏离冠状窦口和Bachmann束近，房间隔起搏可缩短心房间传导时间，使心房间传导延迟的患者心房同时激动，有利于双心房同步化除极，减少左右心房除极时间差及复极离散度。

（3）房内阻滞与心房颤动的发生有关，房间隔起搏可消除心房内传导延缓或阻滞，缩短心房激动时间，减少心房颤动发生。

2. 低位房间隔起搏的X线影像定位

实施低位房间隔起搏时，一般先植入右心室导线，显示跨三尖瓣曲线，借以初步判断低位房间隔的大体位置。

（1）前后（AP）位X线影像：导线头端位于脊柱中右1/3交界处，三尖瓣曲线上方约一个椎体高度，导线头端朝向左上方，在X线透视下，导线头端上下运动。

（2）左前斜位（LAO）45°X线影像：导线头端垂直或接近垂直指向脊柱。

（3）右前斜位（RAO）30°X线影像：导线头端与X线投照方向垂直而呈点状，位于脊柱前方2~3 cm处。

（4）左侧位（LL）90°X线影像：导线头端指向后方。

3. 房间隔起搏的心电图特点

（1）房间隔起搏时，心房除极时间缩短，P′波较窄，形态不同于窦性P波。

（2）P′R间期与房间隔起搏位置和房室传导系统的状态都密切相关。

（3）高位房间隔起搏：Ⅱ、Ⅲ、aVF导联P′波正向，aVR导联负向（图5-7A）。

（4）中位房间隔起搏：心电图特点介于高位与低位房间隔起搏之间（图5-7B）。

（5）低位房间隔起搏：Ⅱ、Ⅲ、aVF导联P′波负向，aVR导联正向或低平（图5-7C，图5-8）。

（四）双心房起搏

双心房起搏时，P′波形态介于右心房起搏与左心房起搏的P′波形态之间，为融合波，有时心电图可见两个AP脉冲。双心房起搏目前在临床上已经较少应用。

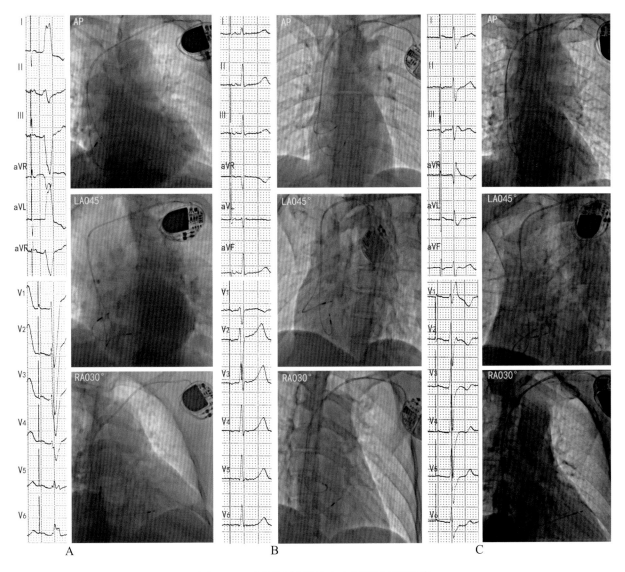

图 5-7　房间隔起搏的心电图和 X 线影像

心电图均为标准条件（25 mm/s　10 mm/mV）记录。A. 患者，女，70 岁，因"扩张型心肌病、心力衰竭、左束支阻滞"植入 Medtronic Sensia L SEDRL1 双腔心脏起搏器，3830-69cm 导线植入高位房间隔，3830-69 cm 导线行左束支起搏。心电图显示心房起搏的 P′ 波较窄，时限 80 ms，Ⅱ、Ⅲ、aVF 导联 P′ 波正向，aVR 导联负向，P′R 间期 =180 ms。B. 患者，女，46 岁，因"窦房结功能障碍"植入 Medtronic Advisa DR MRI A3DR01 双腔心脏起搏器，3830-59 cm 导线植于中位房间隔，心电图显示心房起搏的 P′ 波时限窄，在下壁导联负正双向。C. 患者，男，73 岁，因"房室阻滞"植入 Medtronic Sensia L SEDRL1 双腔心脏起搏器，3830-59 cm 导线植于低位房间隔，前后位 X 线影像显示心房导线头端朝向左上方，LAO 45° X 线影像显示心房和心室导线头端近似垂直指向脊柱；RAO 30° X 线影像显示心房导线头端与 X 线投照方向垂直而呈点状。心电图显示：心房起搏的 P′ 波时限窄（80 ms），下壁导联负向，P′R 间期 =220 ms

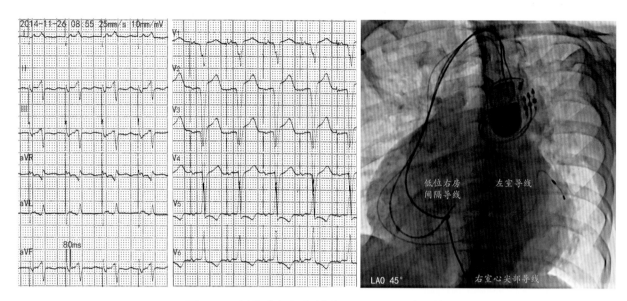

图 5-8 低位房间隔起搏的心电图和 X 线影像

患者，男，52 岁，临床诊断：扩张型心肌病、心力衰竭、室内阻滞，植入 Biotronik Stratos LV 心脏再同步化治疗起搏器，Medtronic 5076-52 cm 导线植于低位房间隔，设置 AAI 模式，基础频率 100 次 / 分，记录心电图显示：P′ 波较窄，时限 80 ms，Ⅱ、Ⅲ、aVF 导联 P′ 波负向，P′R 间期 =160 ms。LAO 45° X 线影像显示心房导线头端斜上指向脊柱

第三节 心房起搏与房室间期

心房起搏时，P′R 间期受到心房起搏部位、房室传导功能状态、心房起搏频率等因素的影响。

一、心房起搏部位

与窦性心律时相比，一般心房起搏（除非邻近心室的低位房间隔起搏）尤其是右心耳起搏时，激动在心房内传导延缓，AP 脉冲与 QRS 波群起点的间距常较窦性心律的 PR 间期长（图 5-9，图 5-10）。

二、房室传导功能状态

房室传导功能状态是影响 PR 间期的主要因素，房室阻滞的患者心房起搏激动下传延缓或受阻，因此一般禁用单心房起搏的方式。

三、心房起搏频率

随着心房起搏频率的逐渐增快，心房激动前传时位于房室结不应期，P′R 间期可出现延长、文氏型或 2 ：1 房室阻滞。

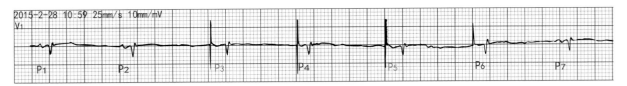

图 5-9　心房起搏时的房室传导延缓和真假融合波

　　患者，男，80岁，因"窦房结功能障碍"植入 Abbott（ST. JUDE）Victory XL DR 5816 双腔心脏起搏器，心房导线（1642T-52 cm）植于右心耳，模式 DDD，基本频率 60 次 / 分，PAVI 200 ms，SAVI 150 ms。心电图显示：AAI 工作方式，快于基本频率的窦性 P 波（P_1、P_2、P_7）抑制预期的 AP 脉冲发放；AP 脉冲产生的 P′ 波（P_3、P_5）在 V_1 导联呈负向，P′R 间期长于窦性心搏的 PR 间期；P_4 中有 AP 脉冲，但 PR 间期较短，与窦性心搏的 PR 间期一致，P_4 形态与窦性 P 波一致，故考虑 AP 脉冲位于窦性 P 波正向部分顶峰处形成假性心房起搏融合波。P_6 上有 AP 脉冲，PR 间期较短，与窦性心搏的 PR 间期一致，P_6 形态介于窦性 P 波与起搏的心房波（P_3、P_5）之间，故考虑为心房起搏融合波，心房感知和起搏功能正常，心室感知功能正常

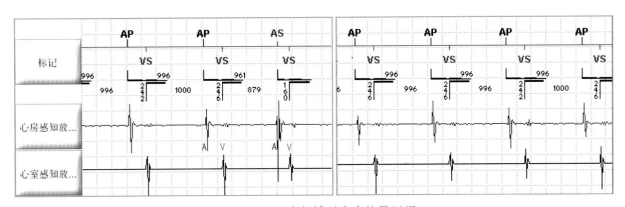

图 5-10　心房起搏时房室传导延缓

　　患者植入 Abbott（ST. JUDE）Endurity MRI PM2172 双腔心脏起搏器，模式 DDD，基本频率 60 次 / 分，PAVI 275 ms，SAVI 250 ms。心房腔内心电图显示 AP 脉冲后即刻出现心房波，AP-VS 间期 >AS-VS 间期，提示心房起搏较窦性激动时房室传导缓慢。AP：心房起搏；AS：心房感知；VS：心室感知

第四节　心房起搏与房间阻滞

　　右心房向左心房有四个传导通路：Bachmann 束、冠状窦口区的肌束、卵圆窝边缘的穿房间隔纤维、毗邻右侧肺静脉后侧的穿间隔纤维。Bachmann 束又称上房间束，是左右心房间最重要的激动传导通路，起源于窦房结，走行于心外膜下（图 5-11A、B）至左心房，由肌束和浦氏纤维组成，由右冠状动脉和左冠状动脉回旋支供血，传导速度约 1.7 m/s，而普通心房肌传导速度约为 0.4m/s。左右心房间的传导阻滞简称房间阻滞（interatrial block，IAB）。

一、房间阻滞的心电图表现

（一）Bachmann 束传导延缓

Bachmann 束传导延缓所致的房间阻滞称不完全性房间阻滞（partial interatrial block，P-IAB）。心电图表现为：P 波时限 ≥ 120 ms（十二导联取 P 波最宽者测量，一般 Ⅱ、aVF、V_4、V_5 导联 P 波最

宽），P 波双峰或呈圆顶尖峰型（图 5-11D），伴有左心房扩大时 Ptf（V_1）<-0.04 mm·s。

（二）Bachmann 束传导中断

Bachmann 束传导中断时，右心房激动改经下房间通路向左心房传导，左心房由下至上除极，又称高度房间阻滞（advanced interatrial block，A-IAB）。心电图表现为：P 波时限增宽（≥ 120ms），同时下壁导联 P 波正负双向（图 5-11E，图 5-12，图 5-13）。

二、房间阻滞的危害

（一）损害心功能

左心房除极波起点与 QRS 波群起点间的距离为左房室间期，正常情况下，一般左房室间期 >100 ms，最佳值 150 ms 左右。左房室间期与左心房和左心室的同步性直接相关，是心脏功能的最重要取决因素。房间传导延迟可使左房室间期缩短，心房辅助泵作用受损，左心房、左心室的机械同步性下降，影响心脏功能。

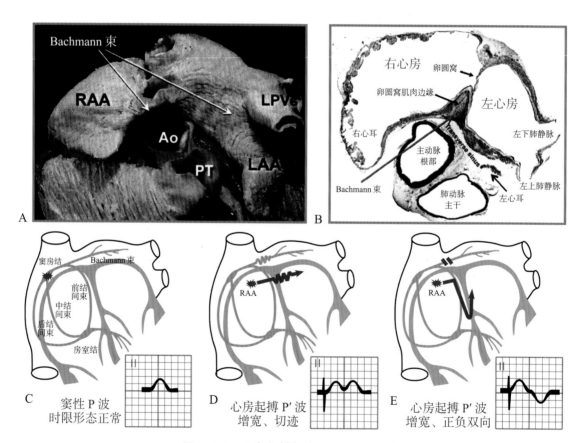

图 5-11 心房起搏性房间阻滞示意图

A. 从心外膜前看心肌纤维的大体排列，Bachmann 束（BB）位于心外膜下心肌纤维前壁，延伸至右心耳（RAA）、左心耳（LAA）。B. 横组织切片显示 Bachmann 束穿过卵圆窝肌肉边缘，AO：主动脉根部，PT：肺动脉主干，LPVs：左肺静脉。C. 起源于窦房结的激动正常房间传导，窦性 P 波形态、时限正常（<110 ms）。D. RAA 起搏时，Bachmann 束传导延缓，P′ 波双峰、时限 ≥ 120 ms。E. RAA 起搏时，Bachmann 束传导中断，右心房激动改经下房间通路向左心房传导，P′ 波时限增宽、Ⅱ 导联 P′ 波正负双向

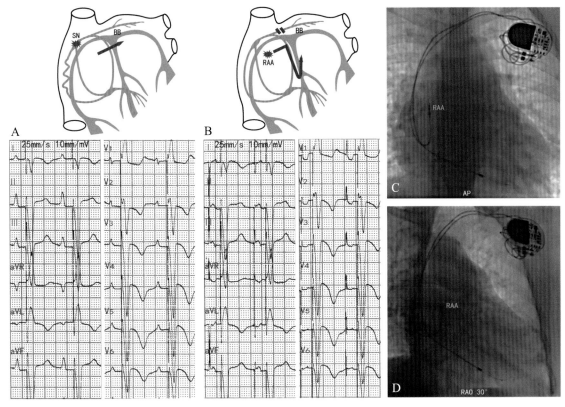

图 5-12 右心房内阻滞与心房起搏性房间阻滞

患者，女，61 岁，因"三度房室阻滞"植入 Biotronik Axios S 单心室起搏器，于 2018 年 8 月 13 日升级为 Medtronic Relia RED01 双腔心脏起搏器，模式 DDD，心房导线（5076-52 cm）植于右心耳（RAA），心脏超声检查：左心房前后径 39 mm，右心房左右径 30 mm。A. LR 60 次 / 分，SAVI 180 ms，心脏起搏器呈 VAT 工作方式，下壁导联窦性 P 波振幅高大，结合心脏超声检查右心房内径正常，心房起搏时心房波振幅降至正常，考虑右心房内阻滞。B. LR 75 次 / 分，PAVI 200 ms，心脏起搏器呈房室顺序起搏，P′ 波振幅恢复正常但时限增宽，下壁导联 P′ 波正负双向，考虑 RAA 起搏时出现高度房间阻滞。AP：前后位；BB：Bachmann 束；RAO：右前斜位；SN：窦房结

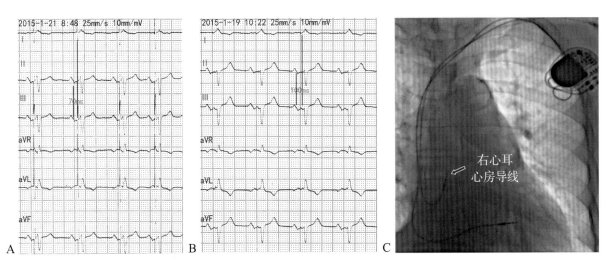

图 5-13 房间阻滞合并心室起搏

患者，男，85 岁，因"三度房室阻滞"植入 Medtronic Sensia L SEDRL1 双腔心脏起搏器，心房导线（5076-52 cm）植于右心耳，心室导线（5076-58 cm）植于右心室中位间隔部，模式 DDD。A. SAVI 150 ms，单极起搏，心电图显示：窦性心律，心脏起搏器呈 VAT 工作方式，下壁导联 P 波正负双向，提示高度房间阻滞，左房室间期 70 ms。B. SAVI 200 ms，双极起搏，左房室间期 100 ms

（二）诱发心律失常

房间阻滞可导致左心房扩大、双心房电和机械不同步，促发激动折返，增加房性心律失常（尤其是心房颤动、心房扑动）的发生机会。

（三）增加栓塞性卒中发生率

房间阻滞可导致左心房扩大、收缩力下降，增加心房颤动的发生率，进而增加栓塞性卒中的发生率。

三、房间阻滞综合征

患者同时具有房间阻滞心电图表现和房间阻滞引起的快速性室上性心律失常（尤其是心房颤动、心房扑动）、左心房功能减退、栓塞性卒中等临床表现时，称房间阻滞综合征（interatrial block syndrome），又称 Bayes 综合征。

四、心房起搏与房间阻滞

传统的心房起搏是心房导线接触心房肌，经心内膜起搏心房，冲动发放的部位不在心房内传导束上，激动经心肌细胞间闰盘传导，房间传导时间延长，左心房激动延迟，双心房电活动和机械收缩不同步，左房室间期缩短，心排血量下降。对植入具有心房导线的心脏起搏器患者，休息频率、睡眠频率、心房滞后、窦性优先、精确的心房起搏等功能均可鼓励窦性心律，从而减少心房起搏带来的不利影响。

（牟延光　蒋如芳）

第六章 心室起搏

心室起搏时，脉冲发生器通过心室导线发放电脉冲，引起心室肌除极，产生相应的 QRS 波群。心室起搏所产生的 QRS 波群形态与心室导线头端位置有关。

第一节　心室起搏的 QRS 波群特点

传统部位心室肌起搏时，起搏的 QRS 波群常宽大畸形，起始部有心室起搏（VP）脉冲，若心室延迟除极，VP 脉冲与 QRS 波群起始可有一段距离。心室起搏的宽大畸形 QRS 波群后，常伴有与 QRS 波群主波方向相反的继发性 ST-T 改变。

一、心室起搏的 QRS 波形影响因素

（一）心室起搏的部位

右心室起搏的 QRS 波群多数呈类左束支阻滞（LBBB）图形，左心室起搏的 QRS 波群多数呈类右束支阻滞（RBBB）图形。心室游离壁部位起搏时，QRS 波群较宽、有切迹；心室间隔部起搏（尤其邻近心脏传导系统）时，QRS 波群较窄、平滑。心室起搏点位置越高，下壁导联 QRS 波群正向波越高。靠近右心室流出道起搏时，下壁导联 QRS 波群高振幅正向，心尖部起搏时，下壁导联 QRS 波群负向。

（二）心室起搏与自身激动下传心室的融合程度

1. 三度房室阻滞时，若无自身逸搏，QRS 波群单纯由心室起搏所产生，形态一般固定不变。

2. 自身房室传导与心室起搏并存时，QRS 波群形态取决于 VP 脉冲除极心室和自身激动下传心室的融合程度，QRS 波群形态有时可呈渐进性改变，即出现 QRS 波群的手风琴现象。

3. 双心室起搏时，QRS 波群形态取决于双心室激动的先后顺序及时间差以及双心室起搏与自身激动下传心室的融合程度。

（三）心室肌及传导系统特性

心室肌及传导系统特性是起搏 QRS 波群形态（尤其时限）的重要影响因素。

1. 心室肌细胞动作电位 0 相上升速率

心室肌细胞 0 相上升速率减慢,浦肯野氏纤维和心室肌纤维的传导速度减慢,起搏的 QRS 波群时限延长。药物、心肌缺血、电解质紊乱等可影响 0 相上升速率,进而影响起搏的 QRS 波群时限。

2. 激动传导

心室肌起搏时,激动先经闰盘缓慢传导,到达心脏传导系统后激动迅速扩布。心室起搏激动在心室肌内(经闰盘)和传导系统的传导状态,直接影响起搏的 QRS 波群波形。心脏传导系统病理性或功能性阻滞时,会使起搏的 QRS 波群形态变化和时限延长。

3. 心腔大小及心肌质量

心室扩大或肥厚时起搏的 QRS 波群时限可延长。

二、心室起搏 QRS 波群过宽的危害

(一)影响心脏功能

心室肌瘢痕、高钾血症或应用钠通道阻滞作用的抗心律失常药物等,引起心室内传导延缓,QRS 波群增宽,起搏的 QRS 波群越宽,心室不同步越严重,对心功能越易产生不良影响。

(二)QRS 波群再次感知

心室起搏的 QRS 波群严重增宽时,QRS 波群的后部可脱离了心室空白期,再次发生心室感知(VS)或心室不应期感知(VR)。心脏起搏器对宽 QRS 波群发生双重计数时,可造成植入型心律转复除颤器(ICD)或心脏再同步化治疗除颤器(CRT-D)误治疗。

1. 心室起搏的 QRS 波群发生心室不应期感知

心室起搏的 QRS 波群后部位于心室不应期(VRP)内而发生 VR,此情况较多见(图 6-1);VR 事件重新启动新的 VRP,部分双腔心脏起搏器 VR 事件启动心室后心房不应期(PVARP),进而使位于此 PVARP 内的心房波不再触发心室起搏,房室同步性部分丧失,对心脏功能产生不良影响。

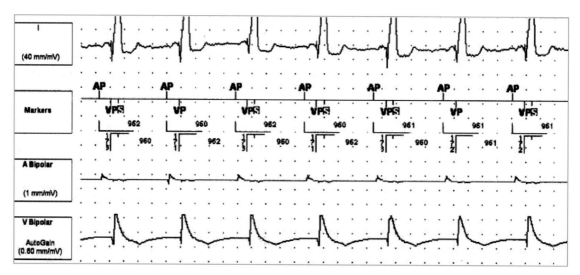

图 6-1 心室起搏的 QRS 波群再次发生心室不应期感知

患者植入 Abbott(ST. JUDE)双腔心脏起搏器,模式 DDD,起搏 AV 间期(PAVI)170 ms。心电图显示心室起搏(VP)脉冲产生宽大的 QRS 波群,标记通道显示 VP 后出现心室不应期感知标记

2. 心室起搏的 QRS 波群发生心室感知

（1）发生条件：心室起搏后 VRP 或心室空白期较短、心室起搏 QRS 波群时限特宽，QRS 波群后部位于 VRP 外。

（2）心电图表现：心室起搏的 QRS 波群后部位于 VRP（或心室空白期）外发生 VS 时，被双腔心脏起搏器定义为室性早搏而启动相关的时间间期；在 VVI（R）模式下，VS 事件启动低限（或传感器）频率间期，导致心室起搏频率减慢（图 6-2）。

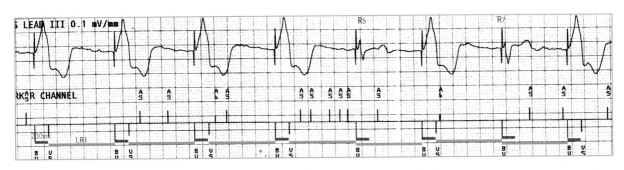

图 6-2　心室起搏的 QRS 波群再次发生心室感知

患者，男，71 岁，临床诊断：扩张型心肌病、心力衰竭、LBBB，植入 Medtronic Syncra CRT-P C2TR01 心脏起搏器，模式 VVI，低限频率（LR）60 次 / 分，左心室领先右心室 0 ms，心室起搏后心室空白期 200 ms。经程控测试左心室起搏故障。心电图显示心室起搏频率低于 60 次 / 分，显著宽大的起搏 QRS 波群后部脱离了心室起搏后心室空白期（200 ms），再次发生心室感知（VS）并启动低限频率间期（LRI）。VP 脉冲后时限较窄的 QRS 波群（R_5、R_7）位于心室起搏后心室空白期内而不再标记 VS

（3）处理对策：通过心脏再同步化治疗（CRT）或希浦系统起搏缩短 QRS 波群时限，或通过程控延长 VRP（或空白期），可以消除心室起搏的特宽 QRS 波群再次发生心室感知。

三、心室起搏融合波与假性心室起搏融合波

（一）心室起搏融合波

1. 发生机制

（1）植入单心室起搏器的患者，自身心率与心室起搏频率相近时，两个节律点可同时或略有先后激动心室而形成心室起搏融合波。

（2）植入双腔心脏起搏器的患者，心房起搏（AP）或自身心房激动经房室结下传，与心室起搏共同除极心室，可形成融合波，当心脏起搏器的 AV 间期与自身房室传导时间接近时，容易出现心室起搏融合波，心室感知延迟或不足也是心室起搏融合波发生的常见原因。

（3）植入 CRT 起搏器的患者，心脏起搏器的 AV 间期与自身房室传导时间接近时，心室的除极将由三个节律点共同形成，属于特殊的心室起搏融合波。该心电图的 QRS 波群形态既不同于双心室起搏的融合波，也不同于任何一种心室起搏与自身心搏形成的心室起搏融合波，左右心室的同步起搏可使心室除极时间正常化而变为窄 QRS 波群。

2. 心电图特点

（1）心室起搏融合波的 QRS 波群出现于 VP 脉冲与自身激动同时或几乎同时到达心室的时间。

（2）心室起搏融合波的 QRS 波群前有相关的 VP 脉冲。

（3）心室起搏融合波的 QRS 波群形态介于完全心室起搏的 QRS 波群与自身 QRS 波群之间，与较早下传心室者更接近（图 6-3，图 6-4）。

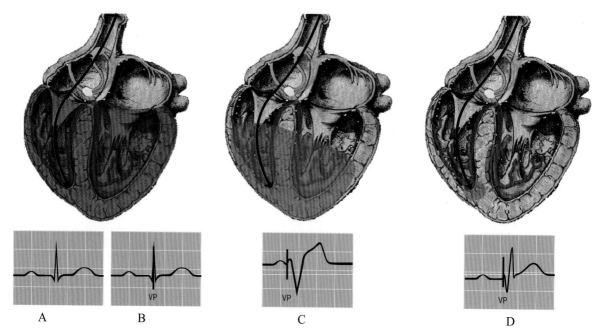

图 6-3　单心室起搏器真假心室起搏融合波示意图

A. 自身 QRS 波群。B. VP 脉冲后的 QRS-ST-T 与自身 QRS-ST-T 完全一致，QRS 波群为假性心室起搏融合波。C. VP 脉冲后 QRS 波群宽大畸形，为完全心室起搏的 QRS 波群。D. VP 脉冲后的 QRS 波群形态介于自身 QRS 波群与心室起搏 QRS 波群之间，为心室起搏融合波

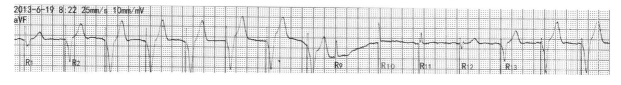

图 6-4　VVIR 起搏时的真假心室起搏融合波

患者，男，57 岁，因"窦房结功能障碍"植入 Medtronic Sigma SSR 303 单心室起搏器，模式 VVIR。心电图显示：心房颤动，VVIR 工作方式，QRS 波群（R_1、R_2、R_{11}、R_{12}、R_{13}）形态各异，介于自身 QRS 波群（R_9）与完全心室起搏 QRS 波群之间，为不同程度的心室起搏融合波。R_{10} 形态与 R_9 完全相同，起始部有 VP 脉冲，为假性心室起搏融合波

3. 波形正常化的心室起搏融合波

（1）原有 RBBB 者，右心室起搏脉冲与经左束支下传的室上性激动共同除极心室，可产生波形正常化的心室起搏融合波。

（2）双心室起搏时，双心室同步除极，可使整个心室激动时间趋于正常而形成波形正常化的融合波。

4. 心室起搏融合波的意义

心室起搏融合波的出现是心室夺获的证据。

（二）假性心室起搏融合波

1. 定义

自身心室除极的电信号未能立即通过导线反馈于心脏起搏器而抑制预期的 VP 脉冲发放，心脏起搏器发放的 VP 脉冲位于心室肌有效不应期内，无效的 VP 脉冲与自身 QRS 波群重叠形成假性心室起搏融合波。

2. 心电图特点

VP 脉冲与自身 QRS 波群重叠，QRS 波群、ST-T 形态及房室传导关系均与自身心搏相同，有时因起搏电张调整效应或其他因素的影响，ST-T 可有变化（图 6-3B，图 6-4，图 6-5）。

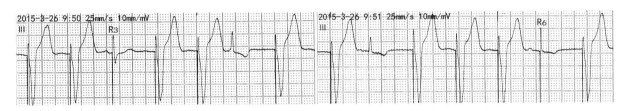

图 6-5　VVI 模式时的真假心室起搏融合波

患者，女，63 岁，因"窦房结功能障碍"植入 Medtronic Relia RES01 单心室起搏器，模式 VVI，LR 90 次 / 分。不同时间描记心电图，R$_3$、R$_6$ 前既有窦性 P 波，又有 VP 脉冲，R$_3$ 的 QRS 波群略增宽，呈 RS 型，不同于自身 QRS 波群，R$_3$ 处 P 波至 VP 脉冲的间期 < 窦性心搏 PR 间期，故 R$_3$ 为心室起搏融合波。R$_6$ 的 QRS 波群呈 R 型，QRS 波群时限、ST-T 形态及 PR$_6$ 间期均与窦性心搏一致，R$_6$ 为假性心室起搏融合波

3. 容易出现假性心室起搏融合波的情况

（1）自身心率与起搏心率接近，自身房室传导时间与心脏起搏器 AV 间期接近。

（2）RBBB、左心室起源的早搏、室内传导异常（如高钾血症等）时，心室除极电信号到达右心室导线头端的时间延迟而不能被及时感知并抑制预期的 VP 脉冲发放。

4. 假性心室起搏融合波的意义

（1）假性心室起搏融合波不能作为判断心室感知和起搏功能的依据，确诊应结合程控。心室感知发生的时刻对应在体表心电图上通常不在 QRS 波群的起始而在其顶峰甚至略偏后，因此，在心室感知功能正常或不足时，VP 脉冲均可与自身 QRS 波群重叠，表现为假性心室起搏融合波。失夺获或功能性失夺获的 VP 脉冲均可重叠于自身 QRS 波群中，表现为假性心室起搏融合波。

（2）假性心室起搏融合波时的 VP 脉冲为浪费电能的无效起搏脉冲，应通过程控减少或消除。

（三）心室起搏融合波的诊断要点

1. 必备条件

心室起搏时，诊断真假心室起搏融合波必须要有自身和完全起搏的 QRS 波群作参照，必须有 VP 脉冲发放。

2. 诊断依据

（1）依据 QRS 波群形态直接诊断：VP 脉冲发出时，若其后的 QRS 波群与自身 QRS 波群相比波形并未改变，则为假性心室起搏融合波；若 QRS 波群发生不同程度的变形，形态介于自身与完全心室起搏的 QRS 波群之间，则为心室起搏融合波（图 6-5，图 6-6，图 6-7）。

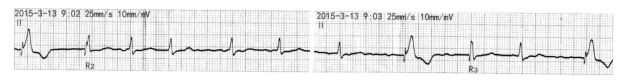

图 6-6　心房颤动时的真假心室起搏融合波

患者，女，79 岁，因"心房颤动伴长 RR 间期"植入单心室起搏器，模式 VVI，LR 60 次 / 分，频率滞后功能关闭。与心房颤动下传的自身 QRS 波群相比，R_2 起始部有起搏脉冲，R 波略增宽，终末 s 波明显变浅，几乎消失，R_2 形态介于完全心室起搏与自身 QRS 波群之间，为心室起搏融合波。R_3 前有起搏脉冲，与自身 QRS 波群形态一致，为假性心室起搏融合波

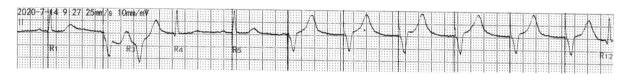

图 6-7　VVI 起搏时心室起搏融合波

患者，女，66 岁，因"窦房结功能障碍"植入 Medtronic Relia RED01 双腔心脏起搏器，模式 VVI，LR 70 次 / 分。心电图显示：自身 QRS 波群（R_3、R_4）抑制预期的 VP 脉冲发放并重整心室起搏间期，VP 脉冲后产生宽大畸形的 QRS 波群，提示心室起搏和感知功能正常。R_1、R_5 前有 VP 脉冲，尽管形态较窄，但初始 q 波消失，其后 T 波较自身心搏高，为心室起搏融合波

（2）依据自身房室传导时间、ST-T 形态间接诊断：当 QRS 波形受起搏脉冲影响而难以准确判断时，对比分析自身房室传导时间、ST-T 形态的改变，可以间接诊断真假心室起搏融合波。若 ST-T 形态与自身心搏完全一致、P 波至 VP 脉冲的间期＝自身心搏的 PR 间期，则提示为假性心室起搏融合波；若 ST-T 形态与自身心搏不一致，P 波至 VP 脉冲的间期＜自身心搏的 PR 间期，则提示为心室起搏融合波，即 VP 脉冲先于自身激动引起心室缓慢除极并与自身下传的激动共同完成整个除极过程（图 6-5）。心房颤动或心房扑动时，f（F）波重叠和心室节律不齐（大多数的心房颤动和房室传导变化的心房扑动）均影响 ST-T 形态，因此，ST-T 形态不宜作为判断真假心室起搏融合波的依据（图 6-6）。

（四）减少心室起搏融合波的方法

1. 鼓励自身心搏

融合波本身对心脏起搏器的功能无任何影响，但无效起搏脉冲发放会增加不必要的电能损耗，适当降低起搏频率或延长 AV 间期，可减少融合波的出现，鼓励自身心搏，可减少不必要的起搏脉冲发放而节省电能，从而延长心脏起搏器的使用寿命。具体方法有：

（1）降低起搏频率，开启频率滞后、夜间频率或休息频率功能，鼓励自身心搏，减少不必要的起搏脉冲发放。

（2）延长心脏起搏器的 AV 间期或开启其他最小化心室起搏功能，可鼓励自身激动下传，减少不必要的 VP 脉冲发放（图 6-8）。

（3）增加心室感知灵敏度。

2. 鼓励心室起搏

对依靠心室起搏达到特殊治疗目的的梗阻性肥厚型心肌病和 CRT 患者，缩短 AV 间期，可减少融合波，最大限度实现心室起搏，达到治疗目的。

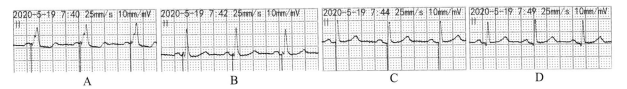

图 6-8　程控消除心室起搏融合波

患者，男，77 岁，因"窦房结功能障碍"植入 Biotronik Estella DR 双腔心脏起搏器，模式 DDD，心室导线（Safio
S 60）植入右心室高位间隔部。A. 感知 AV 间期（SAVI）80 ms，心脏起搏器呈 VAT 工作方式，Ⅱ 导联正向宽大畸形
的 QRS 波群，为高位间隔部起搏的心电图表现。B. SAVI 90 ms，心脏起搏器呈 VAT 工作方式，宽大畸形的 QRS 波群
变窄，为心室起搏融合波。C. SAVI 120 ms，QRS 波群时限窄，起始部有起搏脉冲，为假性心室起搏融合波。D. SAVI
240 ms，心电图表现为完全的自身心搏

第二节　心室起搏时的房室关系

一、房室顺序性

植入双腔或 CRT 起搏器的患者，正常工作状态下，一般保持房室顺序性，可呈"AS-VS""AS-
VP""AP-VS""AP-VP"工作方式。

二、室房逆传

心室起搏时常可见室房逆传现象，尤其是单心室起搏、房室顺序起搏合并心房起搏故障或心房感
知不足时，心电图表现为心室起搏 QRS 波群后出现逆行 P⁻ 波，可引发心律失常及起搏器综合征（详见：
第十六章　第三节　室房逆传）。

三、房室分离

（一）房室分离的常见情况

房室分离常见于非心房跟踪模式（如 VVI、VVIR、DDI、DDIR）起搏时，心电图表现为心室
起搏心律，心房为自身心律，二者各自独立而相互无关（图 6-9）。

（二）房室分离的危害

房室分离导致房室机械活动不同步，房室顺序性收缩丧失，房室瓣反流，影响血流动力学，引发
起搏器综合征，促发房性心律失常（如心房颤动等）。

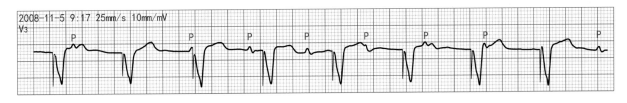

图 6-9　VVI 起搏时的房室分离

患者，女，73 岁，因"阵发性三度房室阻滞"，植入 Medtronic Relia RES01 单心室起搏器，模式 VVI，LR 70 次 / 分。
心电图显示：窦性 P 波规律出现，与宽大畸形的心室起搏 QRS 波群无固定关系，呈房室分离状态

四、心室起搏与左房室间期

左房室间期是心脏功能的重要决定因素。与正常的窦性激动相比，右心房起搏（尤其是右心耳起搏）时的心房间传导延迟可使左房室间期缩短，右心室起搏时左心室除极延迟，可延长左房室间期。植入双腔心脏起搏器的患者，AV 间期的设置直接影响着左房室间期，房室顺序起搏时，右心室起搏可使右心房起搏时缩短的左房室间期延长而变为正常，左房室间期取决于心房起搏、右心室起搏和 AV 间期三者影响的净效应。因此，起搏心律对不同患者左房室间期的影响具有双向性，应当依据病人的基础情况进行个体化程控和参数设置。

第三节　右心室心尖部起搏

一、右心室心尖部起搏的优点

右心室心尖部（right ventricular apex，RVA）肌小梁丰富，可使用被动或主动固定导线，手术操作简单，导线脱位率低，为临床上最常用的传统起搏部位。右心室心尖部起搏（right ventricular apex pacing，RVAP）可以缓解梗阻性肥厚型心肌病患者的左心室流出道梗阻。

二、右心室心尖部起搏的缺点

右心室心尖部起搏时，电脉冲激动由心尖向室间隔逆行传导，引起心室除极和收缩顺序异常，左心室激动明显延迟，双心室同步性丧失，室间隔和心尖部出现不协调收缩，心室壁呈节段性甚至矛盾运动，产生二尖瓣反流及心室腔内血液分流，这种分流现象在心脏扩张时较为明显，对血流动力学和心功能产生负面影响。长期右心室心尖部起搏导致心肌节段性缺血，起搏局部和临近部位心肌细胞排列紊乱、退行性变、营养不良性钙化，长期非同步电刺激使室壁机械负荷重新分布，导致非对称性肥厚和心室扩张，引发心室重构，进而导致心功能减退，促发房性早搏、房性心动过速、心房扑动、心房颤动等心律失常，并对患者预后产生不利影响。

三、右心室心尖部起搏心电图表现

（一）共同的心电图表现

右心室心尖部起搏时，心室激动缓慢向左、向上扩布，引起额面 QRS 电轴左偏。QRS 波群呈类 LBBB 图形，Ⅰ、aVL 导联 QRS 波群主波向上，Ⅱ、Ⅲ、aVF、V_1~V_3 导联 QRS 波群主波向下（图 6-10）。

（二）可变的心电图表现

V_4~V_6、aVR 导联 QRS 波群主波方向可变。V_5、V_6 导联 QRS 波群主波方向与心室导线头端位置有关，一般导线头端越靠前，QRS 波群主波越向下。V_5、V_6 导联 QRS 波群主波向上时，aVR 导联 QRS 波群主波常向下；胸导联 QRS 波群主波均向下时，aVR 导联 QRS 波群主波常向上，反映心室除极自前向后；V_5、V_6 导联 QRS 波群呈双向时，aVR 导联 QRS 波群也常呈双向（图 6-11）。

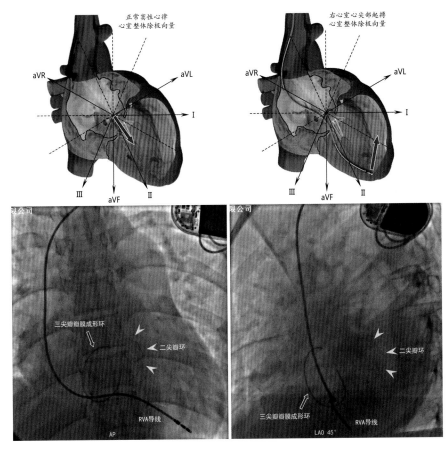

图 6-10 右心室心尖部起搏的 X 线影像及除极向量示意图

患者，女，34 岁，临床诊断：先天性心脏病、部分心内膜垫缺损、三尖瓣发育不良伴中度关闭不全、二尖瓣前叶裂伴中度关闭不全。患者接受心内膜垫缺损矫治＋二尖瓣、三尖瓣成形术，术后患者出现三度房室阻滞，植入 Biotronik Talos SR 单心室起搏器，心室导线（Setrox S 60）植于右心室心尖部（RVA）。X 线影像可见 C 形瓣膜成形环，心室导线跨越三尖瓣形成曲线，导线头端位于右心室心尖部。AP：前后位；LAO：左前斜位

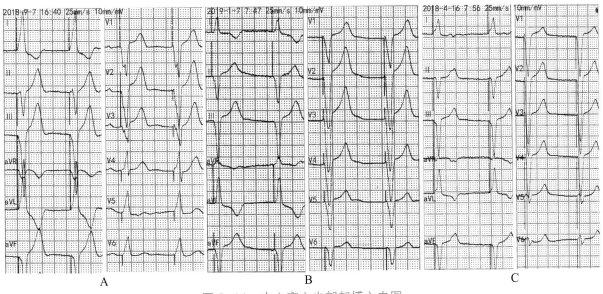

图 6-11 右心室心尖部起搏心电图

患者植入单心室起搏器，模式 VVI，心室导线植于右心室心尖部，心电图显示心室起搏图形均呈类 LBBB 图形，额面 QRS 电轴左偏，Ⅱ、Ⅲ、aVF、V_1~V_3 导联 QRS 波群主波向下，Ⅰ、aVL 导联 QRS 波群主波向上。A. 患者，男，69 岁，LR 70 次 / 分。V_5、V_6 导联 QRS 波群主波向上，aVR 导联 QRS 波群主波向下。B. 患者，女，50 岁，LR 60 次 / 分。V_5、V_6 导联 QRS 波群主波向下，aVR 导联 QRS 波群主波向上。C. 患者，男，58 岁，LR 60 次 / 分。V_5、V_6 导联 QRS 波群呈正负双向，aVR 导联 QRS 波群呈负正双向

四、右心室心尖部起搏时导线移位的判断

根据额面 QRS 电轴及 Ⅱ、Ⅲ、aVF 导联的图形特点可以判断右心室导线是否移位。额面 QRS 电轴变为正常或右偏，提示导线移位至右心室流入道或流出道。Ⅱ、Ⅲ、aVF 导联 QRS 波群变为正向，提示导线移位至右心室流出道。

第四节　右心室间隔部起搏

一、右心室间隔部的解剖

右心室心腔以室上嵴（右房室口与肺动脉瓣口间的肌性隆起）为界分为右心室流入道（right ventricular inflow tract，RVIT）和右心室流出道（right ventricular outflow tract，RVOT）。右心室流出道又称动脉圆锥或漏斗部，位于右心室前上方，内壁光滑无肉柱，其上端借肺动脉口通肺动脉干。

二、右心室间隔部起搏的 X 线影像

（一）间隔部上下位置的判断

根据前后（AP）位和右前斜位（RAO）X 线影像，可以判断心室导线位置的高低，粗略分为高位、中位及低位室间隔（图 6-12）。

1. 右心室高位间隔部起搏

AP 位 X 线影像显示心室导线头端距心影底部高于 2 个椎体影，右心室流出道间隔部起搏亦属于右心室高位间隔部起搏。

2. 右心室中位间隔部起搏

AP 位 X 线影像显示心室导线头端距心影底部 1.5~2 个椎体影。

3. 右心室低位间隔部起搏

AP 位 X 线影像显示心室导线头端距心影底部 1.5 个椎体影以下。

（二）间隔部与游离壁起搏的判断

根据左前斜位（LAO）45° 及左侧位（LL）90° X 线影像，可以判断心室导线位置在间隔部还是游离壁（图 6-12）。

1. 间隔部起搏

LAO 45° 及 LL 90° X 线影像显示心室导线头端指向脊柱及后方。

2. 游离壁起搏

LAO 45° 及 LL 90° X 线影像显示心室导线头端指向前方及胸骨。

三、右心室流出道间隔部起搏

（一）右心室流出道起搏的 X 线影像

根据 LAO 45° X 线影像特点 RVOT 起搏部位细分为间隔部、前壁、游离壁三部分（图 6-12）。

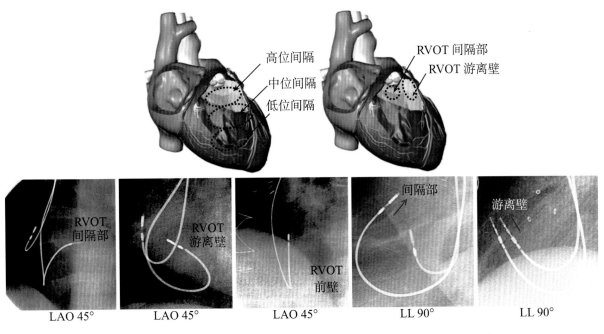

图 6-12　右心室室间隔及右心室流出道分区解剖示意图及 X 线影像

1. 右心室流出道间隔部起搏

心室导线与水平线夹角呈 0°~40°、头端指向脊柱。

2. 右心室流出道前壁起搏

心室导线与水平线夹角呈 60°~100°。

3. 右心室流出道游离壁起搏

心室导线与水平线夹角呈 >100°。

（二）右心室流出道起搏的特点

与 RVAP 相比，右心室流出道起搏接近希氏束，起搏冲动能通过间隔，同时向双侧心室传导，基本保持了心室激动的生理顺序和左右心室的同步收缩，心室除极向量改变不大（图 6-13）。与右心室心尖部起搏相比，右心室流出道起搏能获得较好的血流动力学效果，心排血量增加。但是，被动固定导线无法放置，必须应用主动固定导线。

（三）右心室流出道起搏的心电图特点

右心室流出道起搏的 QRS 波群宽大畸形呈类 LBBB 图形，时限较宽，Ⅱ、Ⅲ、aVF 导联 QRS 波群主波向上，R 波高振幅。胸前导联 R/S 移行常在 V₄~V₅ 导联。

1. 右心室流出道游离壁起搏

额面 QRS 电轴多正常，QRS 波群显著宽大畸形，下壁导联（特别是Ⅲ导联）QRS 波群切迹，Ⅰ导联 QRS 波群主波多向上（图 6-14）。

2. 右心室流出道间隔部起搏

额面 QRS 电轴多右偏，Ⅰ导联 QRS 波群低振幅或负向（有时也可呈正向），aVL 导联 QRS 波群主波向下（图 6-15A，图 6-16）。

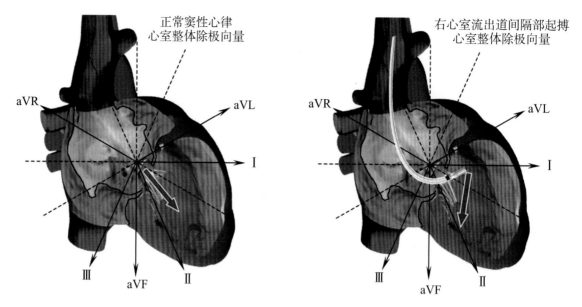

图 6-13　窦性心律与右心室流出道起搏时心室除极向量示意图

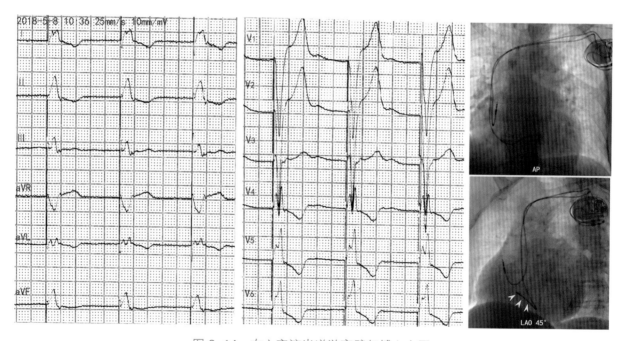

图 6-14　右心室流出道游离壁起搏心电图

　　患者，女，70岁，因"窦房结功能障碍"植入 Medtronic Advisa DR MRI A3DR01 双腔心脏起搏器，模式 VVI，LR 60 次 / 分。心电图显示，心室起搏图形呈类 LBBB 图形，下壁导联 QRS 波群主波向上，额面 QRS 电轴正常，Ⅰ、aVL 导联 QRS 波群主波向上，顶端有明显的切迹，X 线影像提示右心室流出道游离壁起搏

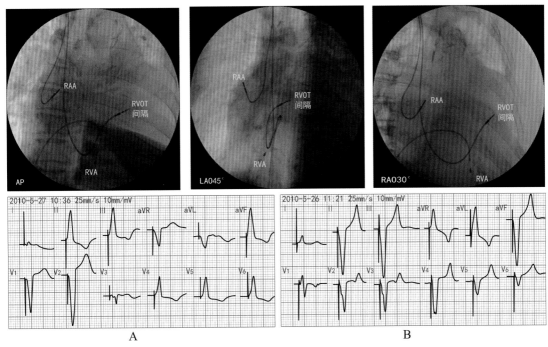

图 6-15　右心室流出道间隔部与右心室心尖部起搏心电图及 X 线影像

患者，女，55 岁，临床诊断：窦房结功能障碍，在右心室心尖部（RVA）临时起搏保护下植入双腔心脏起搏器，J 形心房导线植入右心耳（RAA），心室主动固定导线植入右心室流出道（RVOT）间隔部。AP 位 X 线影像显示心室导线头端距心影底部高于两个椎体影，LAO 45° X 线影像显示心室导线头端指向脊柱。A. 心脏起搏器程控为 VVI 模式时心电图显示：QRS 波群宽大畸形呈类 LBBB 图形，Ⅰ 导联 QRS 波群低振幅，Ⅱ、Ⅲ、aVF 导联 QRS 波群主波向上，胸前导联 R 波移行在 V$_3$~V$_4$ 导联，为 RVOT 间隔部起搏图形。B. QRS 波群宽大畸形呈类 LBBB 图形，Ⅰ 导联 QRS 波群正向，Ⅱ、Ⅲ、aVF 导联 QRS 波群主波向下，胸前导联 QRS 波群主波向下，为 RVA 起搏图形

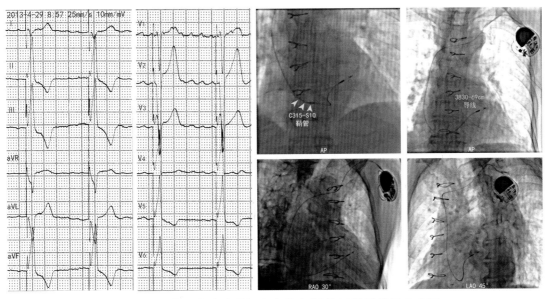

图 6-16　右心室流出道间隔部位起搏的 X 线影像及心电图

患者，男，81 岁，临床诊断：冠心病、冠状动脉旁路移植术后、窦房结功能障碍，植入 Medtronic Relia RES01 单心室起搏器，模式 VVI，LR 60 次 / 分，Medtronic 3830-69cm 主动固定导线植于右心室流出道间隔部。AP 位 X 线影像显示心室导线头端在心影上方两个椎体高度。LAO 45° X 线影像显示心室导线头端指向脊柱。心电图显示：QRS 波群轻度增宽，时限 140 ms，呈类 LBBB 图形，Ⅰ 导联 QRS 波群负向，额面 QRS 电轴右偏，Ⅱ、Ⅲ、aVF 导联 QRS 波群主波向上，胸前导联 R 波移行在 V$_3$~V$_4$ 导联

四、右心室中位间隔部起搏

右心室中位间隔部起搏时，AP位X线影像显示导线头端距心影底部1.5~2个椎体影。心电图显示：下壁导联QRS波群主波向上（但R波振幅低于高位间隔部起搏时）或双向，QRS波群时限较窄，形态及其效果与非选择性希氏束起搏接近，理论上此部位起搏时左右心室间的同步性能更好，较右心室其他部位有更好的血流动力学效果（图6-17）。

五、右心室低位间隔部起搏

右心室低位间隔部起搏时，AP位X线影像显示导线头端距心影底部1.5个椎体影以下。起搏图形类似右心室心尖部起搏，波形介于右心室中位间隔部起搏图形与右心室心尖部起搏图形之间，下壁导联QRS波群主波向下（图6-18）。

六、右心室流入道起搏

从右房室口至右心室心尖部称右心室流入道，右心室流入道与右心室流出道以宽厚的肌肉隆起室上嵴为界。导线头端位于右心室流入道时，起搏心电图也呈类LBBB图形，额面QRS电轴左偏，Ⅱ、Ⅲ、aVF导联QRS波群主波方向取决于导线头端的具体位置，V_1~V_3导联QRS波群主波向下，V_5、V_6导联QRS波群主波向上（图6-19）。右心室流入道间隔部起搏时，心室除极顺序与正常相似，左右心室激动扩布基本同步，QRS波群较窄，波形接近正常（图6-20）。

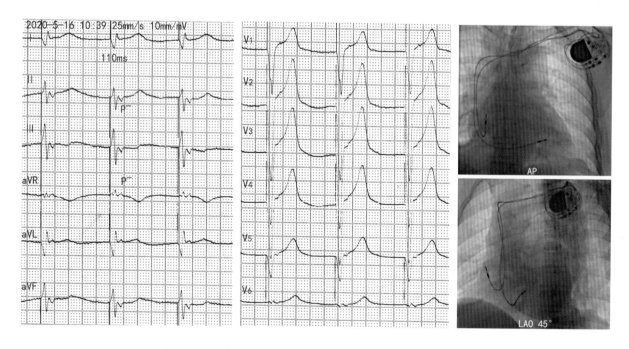

图6-17　右心室中位间隔部起搏的心电图及X线影像

患者，女，69岁，因"窦房结功能障碍"植入Abbott（ST. JUDE）Victory XL DR 5816双腔心脏起搏器，模式VVI，基本频率60次/分。心室导线（1888TC-52 cm）植于右心室中位间隔部。AP位X线影像显示心室导线头端在心影底部上方1.5个椎体影。LAO 45° X线影像显示心室导线头端指向脊柱。心电图显示：QRS波群呈类LBBB图形，时限110 ms，下壁导联QRS波群正负双向，心室起搏激动1∶1室房逆传

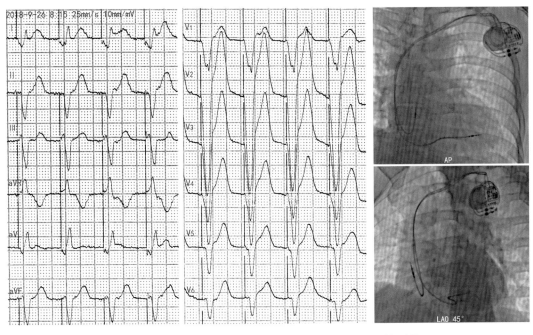

图 6-18　右心室低位间隔部起搏的心电图及 X 线影像

患者，男，61 岁，因"窦房结功能障碍"植入 Medtronic Advisa DR MRI A3DR01 双腔心脏起搏器。心房导线（5076-52 cm）植于右心耳，心室导线（5076-58 cm）植于右心室低位间隔部。AP 位 X 线影像显示心室导线头端在心影底部上方一个椎体高度。LAO 45° X 线影像显示心室导线头端指向脊柱。设置模式 VVI，LR 100 次 / 分，心电图显示：QRS 波群呈类 LBBB 图形，时限 140 ms，Ⅰ 导联 QRS 波群呈 Qr 型，Ⅱ、Ⅲ、aVF 导联 QRS 波群主波向下

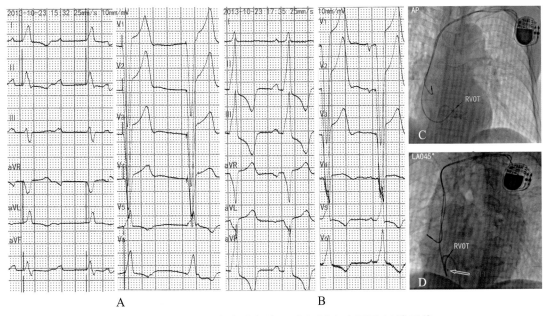

图 6-19　右心室流出道与流入道起搏心电图及 X 线影像

患者，男，69 岁，临床诊断：主动脉夹层、三度房室阻滞，在右心室流入道（RVIT）临时起搏保护下植入 Medtronic Relia RED01 双腔心脏起搏器，心室导线（5076-58cm）植于右心室流出道（RVOT）间隔部。A. RVIT 临时起搏，模式 VVI，LR 65 次 / 分，心室起搏的 QRS 波群呈类 LBBB 图形，额面 QRS 电轴左偏，Ⅱ 导联 QRS 波群主波向上，Ⅲ 导联 QRS 波群主波向下，aVF 导联 QRS 波群正负双向，$V_1 \sim V_4$ 导联 QRS 波群主波向下，V_5、V_6 导联 QRS 波群主波向上。B. RVOT 间隔部起搏，模式 DDD，LR 60 次 / 分，双极起搏，起搏 AV 间期 150 ms，感知 AV 间期 120 ms，心室起搏的 QRS 波群呈类 LBBB 图形，Ⅰ、Ⅱ、Ⅲ、aVF 导联 QRS 波群主波向上，LAO 45° X 线影像显示心室导线头端斜指向脊柱

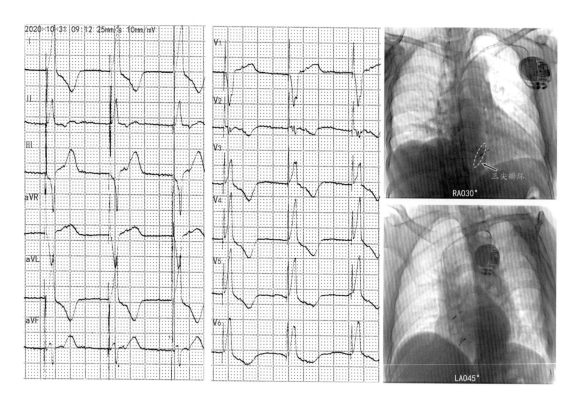

图 6-20　右心室流入道间隔部起搏的心电图及 X 线影像

患者，女，58 岁，因"窦房结功能障碍"植入 Medtronic Advisa DR MRI A3DR01 双腔心脏起搏器。心房导线（3830-59 cm）植于高位房间隔，心室导线（3830-69 cm）植于右心室流入道间隔部，模式 VVI，LR 70 次 / 分。心电图显示：额面 QRS 电轴左偏，QRS 波群时限 130 ms，呈类 LBBB 图形，Ⅱ 导联 QRS 波群主波向上，Ⅲ、aVF 导联 QRS 波群主波向下，V$_1$、V$_2$ 导联 QRS 波群主波向下，V$_3$~V$_6$ 导联 QRS 波群主波向上。RAO 30° X 线影像显示心室导线头端跨过三尖瓣，在心室内位于较高位置；LAO 45° X 线影像显示心室导线头端垂直指向脊柱

第五节　冠状静脉系统起搏

心脏再同步化治疗（CRT）时，心脏侧静脉或侧后静脉通常作为左心室起搏的靶静脉（图 6-21）。有时在常规右心室心尖部起搏时，术中心室导线也可误入心脏冠状静脉系统。

一、冠状窦口起搏

冠状窦口位于下腔静脉口与右房室口之间。冠状窦口起搏时右心房下部先激动，心电图类似右心房下部起搏图形；冠状窦体部起搏时，心电图类似左心房后下部起搏图形。

二、心大静脉起搏

心大静脉沿前室间沟上行至左房室沟，移行为冠状静脉窦。若心大静脉走行靠近心房侧，可起搏左心房，呈现左心房下部起搏图形；若心大静脉走行靠心室侧，可起搏左心室后侧壁，心电图呈类 RBBB 图形；若导线植于心大静脉的左室后分支，起搏左心室后侧壁，可呈现类 RBBB 图形。

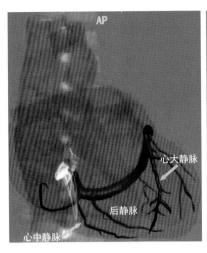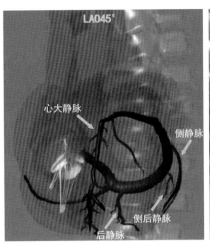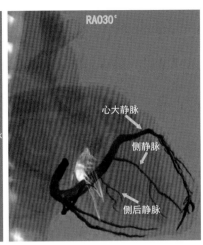

图 6-21　冠状静脉不同体位 X 线影像示意图

　　前后（AP）位 X 线影像：心中静脉位于心影下方，导线进入心中静脉时，也存在跨三尖瓣曲线，单凭 AP 位 X 线影像与右心室心尖部起搏难以区分。LAO 45°、RAO 30° X 线影像：心脏侧静脉或侧后静脉常作为 CRT 左心室起搏的靶静脉，心大静脉不作为 CRT 左心室起搏的靶静脉

三、心小静脉起搏

　　心小静脉起搏时，左心室后壁近间隔处最先激动，胸前导联 QRS 波群均向上，类似 A 型心室预激。

四、心中静脉起搏

　　心中静脉走行于后室间沟，多数以直角汇入冠状静脉窦口处，中远端沿室间隔延伸达左心室心尖附近。冠状静脉窦解剖变异大，心中静脉若开口于冠状静脉窦口处，可使心室导线容易进入其开口。

　　（一）临床特点

　　心中静脉起搏时，导线头端与膈肌毗邻，常出现膈肌刺激症状和起搏阈值升高。

　　（二）X 线影像特点

　　导线误入心中静脉时，前后位 X 线影像与右心室心尖部起搏时类似，亦存在跨三尖瓣曲线（图 6-22）。若导线进入心中静脉远端，X 线影像可显示导线头端在心影之外或 LAO 45° X 线影像显示导线头端越过脊柱，左侧位 X 线影像显示导线头端指向左心室后部或位于心脏后方。

　　（三）心电图表现

　　心中静脉起搏的 QRS 波群显著宽大、切迹，相当于心室心外膜起搏。

　　1. 导线进入心中静脉较远端时，左心室先激动，心电图呈现类 RBBB 图形（图 6-23）。

　　2. 导线进入心中静脉较浅时，右心室先激动，呈现类 LBBB 图形（图 6-24），也可起搏右心房，呈现右心房起搏图形。

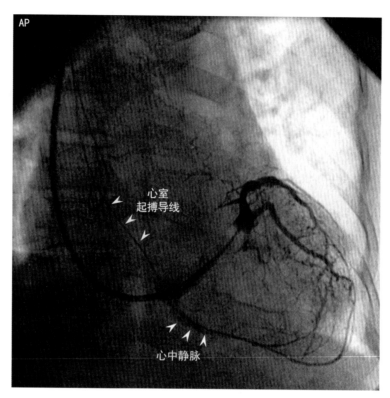

图 6-22 心室导线误入心中静脉的 X 线影像

　　患者，男，92 岁，因"窦房结功能障碍"植入双腔心脏起搏器 10 年，反复测试发现心室起搏阈值异常升高，在升级为 CRT 的手术中，冠状静脉窦造影显示原心室导线误入心中静脉（引自金骁琦）

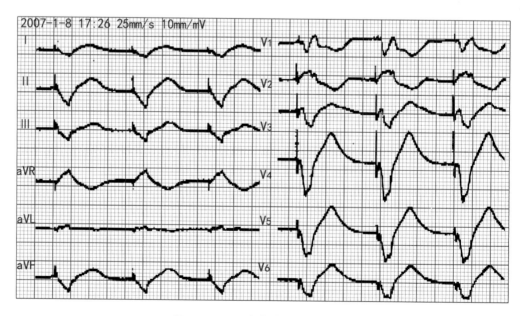

图 6-23 心中静脉起搏心电图

　　患者植入双腔心脏起搏器后 1 周，自觉有与心跳一致的上腹部跳动，程控测试心室起搏阈值升高至 4.5 V/1.5 ms，心脏超声检查显示右心室心尖部探及导线回声，心室导线位于心肌内，接近心包腔，心包内无明显的液性暗区。心电图显示：心室起搏的 QRS 波群显著宽大，切迹明显，呈类 RBBB 图形。行心室导线调整术，证实心室导线位于心中静脉处（引自陈柯萍）

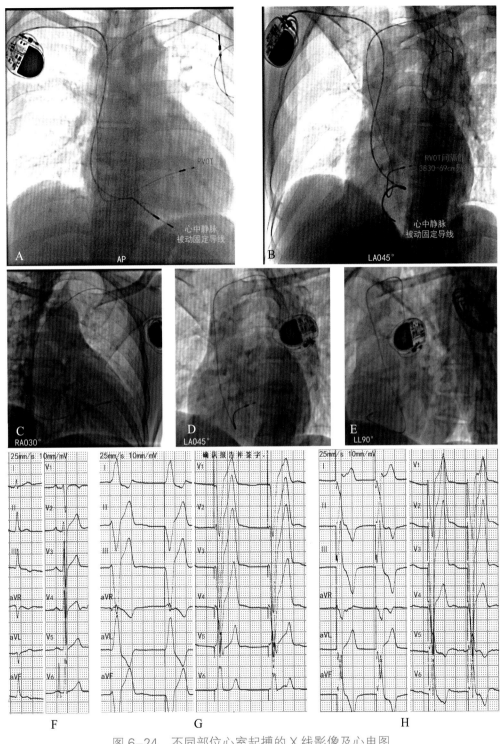

图 6-24　不同部位心室起搏的 X 线影像及心电图

患者，男，49 岁，因"窦房结功能障碍"植入 Medtronic Relia RES01 单心室起搏器，心室导线（4074-58 cm）植于右心室心尖部。术后患者频繁发生膈肌刺激，程控为双极起搏仍不能消除膈肌刺激，结合 X 线影像（A，B），考虑导线误植入心中静脉。再次手术，将脉冲发生器移至对侧，较细的主动固定导线（3830-69 cm）植于右心室流出道（RVOT）间隔部，移除较粗的被动固定导线。术后 X 线检查（C~E），LAO 45° X 线影像（D）显示导线头端指向脊柱，LL 90° X 线影像（E）显示导线头端向后。F. 窦性心搏。G. 心中静脉起搏，LR 60 次 / 分，双极起搏，心电图显示额面 QRS 电轴左偏，Ⅰ、aVL 导联 QRS 波群主波向上，Ⅱ、Ⅲ、aVF、V₁~V₄ 导联 QRS 波群主波向下，胸导联 QRS 波群呈类 LBBB 图形。H. RVOT 间隔部起搏，LR 80 次 / 分，单极起搏，心电图显示 VP 脉冲高大，Ⅰ、aVL 导联 QRS 波群主波负向，Ⅱ、Ⅲ、aVF 导联 QRS 波群主波高振幅、正向，额面 QRS 电轴右偏

第六节　心外膜起搏

一、心外膜起搏的适应证

（一）心脏外科手术

心脏外科手术尤其是体外循环手术后，可能发生各种心律失常（多呈一过性），可同时行心外膜保护性临时起搏。预测缓慢性心律失常不能恢复正常者，可在心脏外科术中同时植入心外膜导线，将脉冲发生器埋植于腹部（图 6-25，图 6-26）。

（二）经静脉起搏失败

各种原因造成的经静脉途径无法实施心脏起搏时，可考虑心外膜起搏。例如：①上腔静脉途径受阻，同时下腔静脉因严重迂曲、狭窄或植入滤器而无法实施经导管植入无导线心脏起搏器；②三尖瓣机械瓣换瓣术后，患者需要心室起搏，但无法实施心房侧希氏束起搏或经冠状静脉窦心脏静脉系统起搏。

（三）心脏再同步化治疗起搏失败

经静脉左心室导线植入失败或不能固定于理想部位，又无法放置左心室心内膜起搏导线，且希浦系统起搏失败或达不到预期的 CRT 效果时，可考虑放置左心室心外膜导线。

二、心外膜心室起搏的心电图特点

心外膜起搏的波形与心外膜起源的室性搏动类似，其心电图特点为：假 δ 波时限 ≥ 34 ms，R 波峰时限 ≥ 85 ms，胸前导联 R 波起点到 QRS 波群最低点时限 ≥ 121 ms。一般右心室心外膜起搏时，导线植于右心室前壁的心外膜，心电图呈类 LBBB 图形，起搏的 QRS 波群多切迹。导线放置点越近心尖部，下壁导联起搏 QRS 波群主波越呈负向（图 6-26）；导线放置点越近流出道，下壁导联起搏QRS 波群主波越呈正向（图 6-27）。左心室心外膜起搏时，心电图呈类 RBBB 图形。

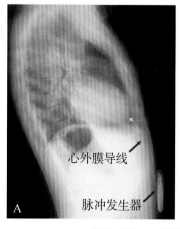
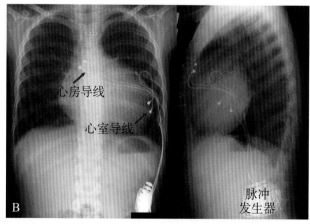

图 6-25　心外膜起搏和腹部埋置脉冲发生器的 X 线影像

A.患者，男，9 岁，7 年前先天性心脏病外科术后出现三度房室阻滞，植入单心室起搏器，心室导线植于右心室近心尖部心外膜，脉冲发生器埋植于上腹部。B.患者植入双腔心脏起搏器，心房和心室导线缝扎固定于心外膜，脉冲发生器埋植于左侧腹部

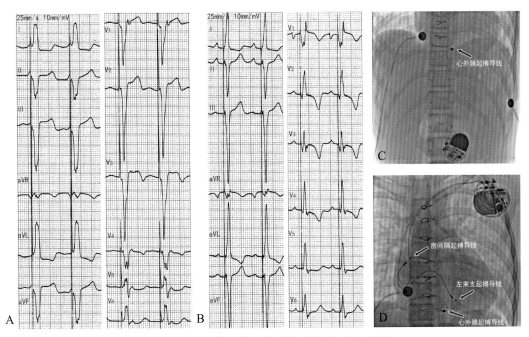

图 6-26　右心室心外膜起搏及左束支起搏

患者，女，12 岁，11 年前因"室间隔缺损外科手术修补术后出现三度房室阻滞"植入 Medtronic Relia RESR01 单心室起搏器，导线固定于右心室前壁近心尖部的心外膜，脉冲发生器埋植于剑突下方腹部（图 C）。A. 心外膜起搏时，VVI 模式，LR 80 次/分，心电图显示心室起搏的 QRS 波群呈类 LBBB 图形，下壁导联 QRS 波群主波负向。B. 患者因心室起搏阈值增高，更换脉冲发生器为 Abbott（ST. JUDE）Assurity PM2240 双腔心脏起搏器，将 Medtronic 3830-69cm 导线植入高位右房间隔和左束支区域（图 D），模式 DDD，LR 60 次/分，PAVI 200 ms，SAVI 180 ms，心电图显示 VAT 工作方式，起搏 QRS 波群呈类 RBBB 图形，时限较心外膜起搏时明显变窄

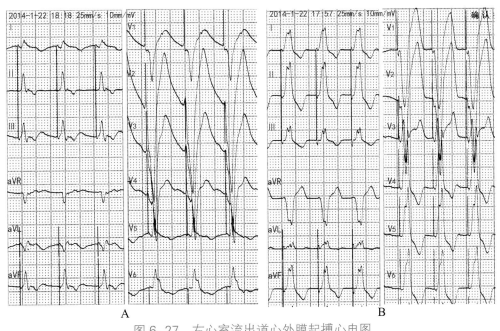

图 6-27　右心室流出道心外膜起搏心电图

A. 患者，男，55 岁，诊断：风湿性心脏病、二尖瓣狭窄，行二尖瓣置换术。B. 患者，男，56 岁，诊断：风湿性心脏病、二尖瓣狭窄、主动脉瓣狭窄，行二尖瓣和主动脉瓣置换术。两位患者均同时行右心室流出道处心外膜临时起搏，LR 110 次/分，心电图显示：心室起搏心律，QRS 波群有明显的切迹，下壁导联 QRS 波群主波向上，V$_1$ 导联 QRS 波群主波向下。图 A 中，QRS 波群后有逆行 P$^-$ 波

第七节　左心室起搏

一、左心室心内膜起搏

通过穿刺房间隔越过二尖瓣或者直接穿刺室间隔，借助主动固定导线可以实现心内膜起搏，但左心室心内膜起搏手术难度大且需要长期抗凝，因此临床上很少采用。

二、左心室心外膜起搏

目前主要通过心脏冠状静脉系统植入导线或开胸手术植入左心室心外膜导线达到左心室起搏的目的，尤其以前者更广为采用。

三、左心室起搏的心电图特点

左心室起搏时心室整体除极向量发生改变，心室除极自左向右。左心室起搏时，I 导联 QRS 波群呈 QS 型，胸前导联 QRS 波群多呈类 RBBB 图形，V_1 导联 QRS 波群为正向波。

四、左心室心外膜起搏的心电图特点

（一）QRS 波形

左心室心外膜起搏时 QRS 波群显著宽大畸形，QRS 波群初始部缓慢、钝挫，似心室预激波，鉴于左心室心外膜起搏较右心室心内膜起搏更容易导致起搏激动传出延迟，因此 QRS 波群宽度一般较右心室心尖部或间隔部起搏时大。左心室心外膜起搏的 QRS 波群形态及下壁导联 QRS 波群主波方向与起搏部位密切相关，起搏部位较低（近心尖部）时，下壁导联 QRS 波群主波负向；起搏部位较高（近基底部）时，下壁导联 QRS 波群主波正向。用于 CRT 起搏时，开胸心外膜导线起搏与经心脏冠状静脉系统（侧静脉或侧后静脉）起搏，二者图形差别不大，体表心电图难以准确区分（图 6-28，图 6-29）。

（二）复极延迟

左心室心外膜起搏时 T 波峰末间期和 QT 间期延长，心室复极离散度增加，易诱发室性心律失常。

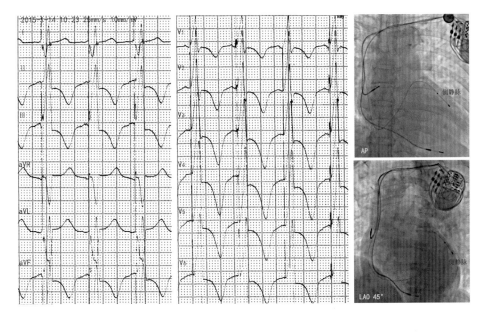

图 6-28 经心脏侧静脉左心室起搏心电图

患者，女，58 岁，因"扩张型心肌病"植入 Medtronic Syncra CRT-P C2TR01 心脏起搏器，左心室导线（4396-78 cm）植入心脏侧静脉，以 90 次/分起搏频率测试左心室起搏阈值，心电图显示：起搏的 QRS 波群宽大畸形呈类 RBBB 图形，时限 160 ms，Ⅰ 导联 QRS 波群呈 QS 型，QRS 波群初始部缓慢、钝挫，似心室预激波

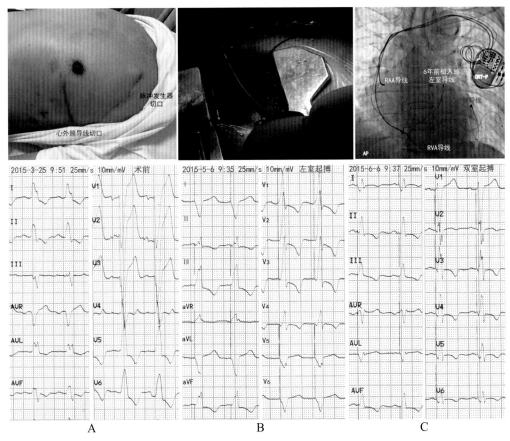

图 6-29　左心室心外膜起搏心电图

患者，男，70 岁，临床诊断：扩张型心肌病、心力衰竭、LBBB。6 年前患者植入 Medtronic InSync Ⅲ 8042 CRT-P 心脏起搏器，鉴于冠状静脉造影无理想靶血管，左心室导线（4193-78 cm）植于心大静脉，心衰未见好转。6 年后采用左侧第五肋间腋前线切口将 Medtronic Capsure EPI 4965-50 cm 导线固定于左心室侧壁近基底部心外膜，更换脉冲发生器为 Medtronic Syncra CRT-P C2TR01。A. 关闭 CRT，心电图显示窦性心律，LBBB。B. 单纯左心室起搏，起搏的 QRS 波群宽大畸形呈类 RBBB 图形，时限 180 ms，Ⅰ 导联 QRS 波群呈 QS 型，QRS 波群初始部缓慢、钝挫，似心室预激波。C. 双心室起搏，SAVI 100 ms，左心室领先右心室 40 ms，起搏的 QRS 波群变窄

第八节 双心室起搏

　　心脏再同步化治疗时，右心房和右心室为心内膜起搏，冠状静脉侧静脉或侧后静脉植入左心室导线实现左心室心外膜起搏，从而达到心脏再同步化。双心室起搏时，心室整体除极向量发生改变，电轴可表现为极度右偏，即位于"无人区"，心电图波形介于单纯右心室与单纯左心室起搏之间，是右心室与左心室共同除极形成的室性融合波，左心室或者右心室提前起搏及其提前程度的不同使起搏图形多变（详见：第十二章　心脏再同步化治疗起搏器）。

（牟延光　贾书敏　蒋如芳）

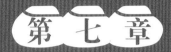

第七章　希浦系统起搏

心脏传导系统起搏（conduction system pacing，CSP）通常是指希氏束－浦肯野纤维传导系统起搏，简称希浦系统起搏，是通过专用鞘管（如 Medtronic C315HIS 鞘管、Biotronik Selectra 3D 鞘管、Abbott Cathlink 鞘管、Boston Scientific SSPC 鞘管）引导导线植入，使起搏脉冲夺获心脏的希浦系统（图 7-1，图 7-2），最大限度确保了心脏电激动经正常传导系统下传，在心室迅速扩布，使心室同步收缩，保护了患者的心功能，使心脏起搏更加生理性。目前用于临床的希浦系统起搏技术有希氏束起搏和左束支起搏。希浦系统起搏的心电图有鲜明的特点，但受到起搏位置、起搏能量输出、起搏极性、传导系统状态等因素的影响，呈现多样性、多变性、复杂性，尤其是希氏束起搏＋右心室传统部位备用起搏的特殊方式颠覆了传统的心脏起搏器接线方式，并使心电图更具特殊性。

希浦系统起搏器械		Boston Scientific	Biotronik	Medtronic
输送鞘管	名称	SSPC	Selectra 3D	C315HIS
	形状			
	管径	内径6.5F，外径8F	内径7.3F，外径8.7F	内径5.4F，外径7F
	长度	40cm	32cm、39cm、42cm	43cm
	型号	4种型号	9种型号	1种型号
	穿刺鞘管要求	≥8F	≥9F	≥7F
	共同特点	带止血阀，侧面冲洗口，亲水涂层，鞘管可切开，头端X线显影		
导线	名称	Fineline Ⅱ EZ	Solia S	SelectSecure 3830
	形状			
	外径	5.1F	5.6F	4.1F
	长度	52cm（4470）、58cm（4471）	53cm、60cm	59cm、69cm、74cm
	结构	空心、可插入钢丝 不可伸缩螺旋、带甘露醇帽	空心、可插入钢丝 可伸缩螺旋	实心 不可伸缩螺旋
	共同特点	双极导线，头端阴极、释放类固醇激素，兼容磁共振成像检查		

图 7-1　希浦系统起搏常用器械

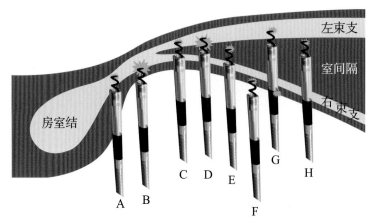

图 7-2 希浦系统及不同部位的心室起搏示意图

A. 选择性希氏束起搏，起搏脉冲仅夺获希氏束，不直接夺获周围心肌。B. 非选择性希氏束起搏，起搏脉冲同时夺获希氏束和周围心肌。C. 选择性左束支起搏，起搏脉冲夺获左束支，不直接夺获周围心肌。D. 非选择性左束支起搏，起搏脉冲同时夺获左束支和周围心肌。E. 中间隔起搏（mid-septal pacing，MSP），起搏脉冲夺获室间隔中部心肌。F. 右心室间隔部起搏（right ventricular septal pacing，RVSP），起搏脉冲夺获室间隔右侧心肌，不直接夺获传导系统。G. 左束支起搏伴阳极夺获，起搏脉冲经导线头端的阴极夺获左束支，同时经环极（阳极）夺获室间隔右侧心肌。H. 左心室间隔部起搏，起搏脉冲夺获室间隔左侧心肌，不直接夺获传导系统

第一节　希氏束起搏

希氏束（His bundle）起自房室结穿中心纤维体，包裹在纤维管鞘内走行于室间隔膜部，全长 10~20 mm，直径 1.5~2.0 mm。希氏束起搏（His bundle pacing，HBP）是通过植入的导线发放起搏脉冲刺激希氏束，使心脏电活动主要通过希浦系统传导激动心室。

一、希氏束起搏的优点

1. HBP 可以使心脏的激动、除极达到完全正常，实现心室电-机械同步，从而改善心力衰竭患者的心功能，避免了传统部位的心室起搏（VP）带来的不利影响。

2. 心房侧 HBP 时，导线未跨过三尖瓣，可避免引起三尖瓣反流，对机械三尖瓣置换术后的患者是绝佳的起搏策略。

3. HBP 能纠正近端室内阻滞，使宽 QRS 波群变窄并正常化，对于因冠状窦开口异常、缺乏理想靶血管、靶静脉血管扭曲、纤细等心脏再同步化治疗（CRT）失败者，HBP 是优先考虑的替代策略。

二、希氏束起搏的分类

（一）根据起搏夺获情况分类

1. 选择性希氏束起搏

选择性希氏束起搏（selective His bundle pacing，SHBP）时，起搏脉冲仅夺获希氏束，激动沿希浦系统下传到心尖部，同时向左右心室游离壁扩散，最终止于两侧心室基底部，与正常心室激动顺序一致（图 7-3A，图 7-4C）。

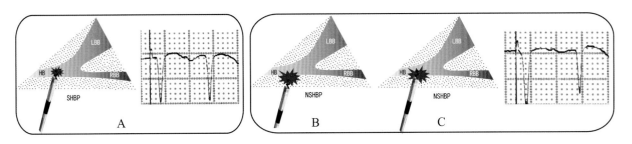

图 7-3　选择性与非选择性希氏束起搏示意图和心电图

A. SHBP，起搏脉冲仅夺获希氏束，起搏脉冲与 QRS 波群之间有等电位线，起搏的 QRS 波群与自身 QRS 波群相同。B、C. NSHBP，邻近希氏束的心室肌起搏，起搏能量输出高时夺获希氏束（图 B），希氏束起搏能量输出高时夺获周围心室肌（图 C），心电图表现为：起搏脉冲与 QRS 波群之间无等电位线，起搏的 QRS 波群起始有"δ 波"，时限略宽于自身 QRS 波群。HB：希氏束；LBB：左束支；NSHBP：非选择性希氏束起搏；RBB：右束支；SHBP：选择性希氏束起搏

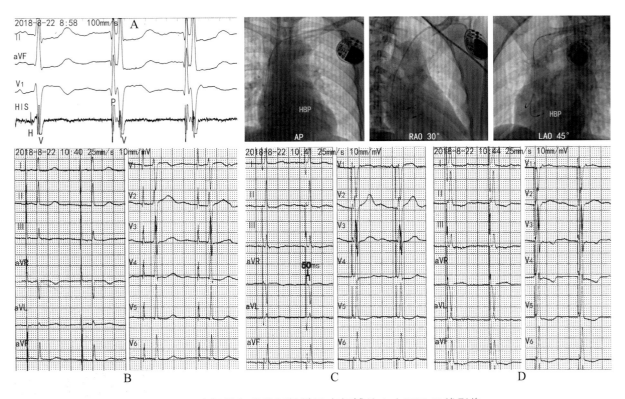

图 7-4　选择性与非选择性希氏束起搏的心电图及 X 线影像

　　患者，女，55 岁，因"窦房结功能障碍"植入 Medtronic Relia RED01 双腔心脏起搏器。3830-59 cm 导线植于右心房。借助 C315HIS 鞘管以 3830-69 cm 导线在窦性心律时记录到希氏束电位（图 A），连接脉冲发生器的心室接口，希氏束起搏产生的 QRS 波群与自身 QRS 波群完全相同，PV 间期 =HV 间期。B. 模式 AAI，低限频率（LR）60 次 / 分。C. 模式 VVI，LR 75 次 / 分，心室起搏能量输出 1.5 V/0.4 ms，起搏的 QRS 波群与自身 QRS 波群几乎完全相同，起搏脉冲与 QRS 波群起点存在等电位线，PV 间期 =50 ms，提示起搏脉冲夺获希氏束。D. 模式 VVI，LR 75 次 / 分，心室起搏能量输出 3.5 V/0.4 ms，起搏脉冲与 QRS 波群之间的等电位线消失，起搏的 QRS 波群略微变宽，提示起搏脉冲夺获希氏束及周围心室肌。AP：前后位；LAO：左前斜位；RAO：右前斜位

（1）标准十二导联心电图，起搏的 QRS 波群及其后的 T 波与自身室上性激动下传者完全相同或仅有细微差异，可能为希氏束内纵向分离或传导束之间的传导速度差异所致（图 7-5）。

（2）起搏脉冲与 QRS 波群之间有等电位线，起搏脉冲－心室激动间期基本等于希氏束－心室激动间期（相当于 HV 间期，正常 35~55 ms）。

（3）增加起搏能量输出夺获心室肌后可转为非选择性希氏束起搏，QRS 波群增宽，起始钝挫，起搏脉冲与 QRS 波群之间的等电位线消失。

（4）希氏束的有效不应期（ERP）明显长于心室肌，增快起搏频率，起搏间期短于希氏束 ERP 时，激动受阻于希氏束而激动心室，起搏的 QRS 波群可增宽。

（5）增快起搏频率时，一般不出现文氏型传导（不同于房室结）。

2. 非选择性希氏束起搏

非选择性希氏束起搏（non-selective His bundle pacing，NSHBP）时，激动同时夺获希氏束及周围心室肌，双心室接近同步激动，起搏效果与 SHBP 相似，且对起搏位点要求相对较低，安全性更高。心室肌起搏时增加起搏能量输出夺获邻近的希氏束或 SHBP 时增加起搏能量输出夺获周围心室肌，均可以出现 NSHBP 图形（图 7-3B、C，图 7-4D）。

（1）起搏的 QRS 波群时限较窄，窄于右心室传统部位（如右心室心尖部、间隔部等）起搏，但宽于室内传导正常时的自身室上性 QRS 波群。起搏的 QRS 波群起始钝挫有"δ 波"，提示心室肌预先激动。起搏 QRS 波群与自身室上性 QRS 波群初始向量一致。

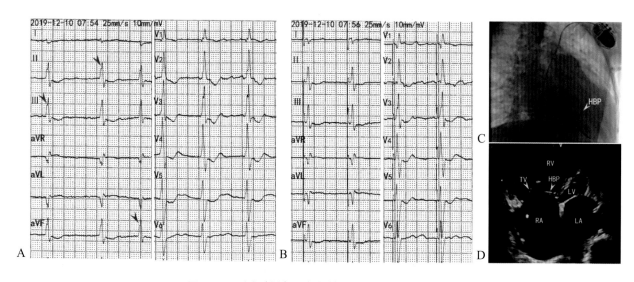

图 7-5　选择性希氏束起搏的心电图和影像检查

患者，男，77 岁，临床诊断：先天性心脏病、继发孔型房间隔缺损、右束支阻滞、心力衰竭、心房颤动伴长 RR 间期，植入 Medtronic Sensia SEDRL1 双腔心脏起搏器，3830-69cm 导线行 SHBP，连接脉冲发生器心房接口，5076-58 cm 导线行右心室心尖部（RVA）起搏，连接脉冲发生器心室接口，模式 DDD，LR 75 次 / 分，起搏 AV 间期（PAVI）200 ms，心室安全起搏功能关闭。A. 心电图显示心房颤动，自身 QRS 波群呈右束支阻滞图形，Ⅱ、Ⅲ、aVF 导联 QRS 波群的 R 波升支出现切迹，即 Crochetage R 波切迹。B. 起搏的 QRS 波群与自身 QRS 波群基本相同，起搏脉冲与 QRS 波群起点存在等电位线，PV 间期 =50 ms，提示为 SHBP，SHBP 时下壁导联 QRS 波群的 Crochetage R 波切迹消失。C. 右前斜 30° X 线影像显示 HBP 导线和 RVA 导线。D. 心脏超声检查显示 HBP 导线头端位于三尖瓣环下方心室侧

（2）起搏脉冲与QRS波群之间几乎无等电位线。

（3）起搏阈值分希氏束夺获阈值和局部心室肌夺获阈值，心室肌夺获阈值通常较低，起搏能量输出较低仅心室肌夺获时，QRS波群较宽，起搏能量输出较高心室肌和希氏束均夺获时，QRS波群变窄。

（二）根据起搏部位分类

1. 心房侧希氏束起搏

HBP位点在三尖瓣环上方心房侧，导线不影响三尖瓣功能，但对心室电信号感知欠佳，容易感知心房电信号。

2. 心室侧希氏束起搏

HBP位点在三尖瓣环下方心室侧，导线跨越三尖瓣可影响三尖瓣功能，心室感知（VS）较好，不易感知心房电信号，夺获希氏束的同时常常夺获局部心室肌，较少受传导系统病变进展的影响，起搏的安全性较高。

三、希氏束起搏心电图

（一）希氏束起搏的QRS波形变化

随着起搏能量输出改变，SHBP与NSHBP的QRS波形可以相互转变。

1. 起搏QRS波群由窄变宽

（1）SHBP时，随着起搏能量输出增加，起搏脉冲夺获心室肌，QRS波群变宽。

（2）NSHBP时，随着起搏能量输出降低，起搏脉冲不再夺获希氏束，只夺获心室肌，QRS波群变宽。

2. 起搏QRS波群由宽变窄

邻近希氏束的心室肌起搏时，随着起搏能量输出增加，夺获希氏束后，起搏QRS波群可变窄（转为NSHBP）。

（二）希氏束起搏对束支阻滞的影响

一定条件下HBP可以纠正原有的束支阻滞，束支阻滞的纠正与HBP的位置及起搏能量输出相关，越邻近束支阻滞部位、越高的起搏能量输出，越容易纠正束支阻滞（图7-6）。

（三）希氏束起搏时的室房传导

希氏束起搏时，激动前传心室的同时逆行向心房传导，但多数情况下，逆行P$^-$波重叠于QRS波群中或紧随其后，少数情况下（尤其是起搏位点位于心房侧时），逆传速度快于前传，逆行P$^-$波重叠于QRS波群之前，P$^-$R间期<120ms。

四、希氏束起搏与自动阈值管理功能

心室自动阈值管理功能只能测定阈值相对较低的起搏阈值，并以此调整起搏能量输出。对于希氏束起搏阈值较高者，为了实现HBP的目的，需要评估是否开启心室自动阈值管理功能或提高起搏能量输出。

（一）心室自动阈值管理功能运行过程中的QRS波形变化

心室自动阈值管理功能运行过程中，随着起搏能量输出的改变，当局部心室肌与希氏束起搏阈值不同时，QRS波形可变。测试的心室起搏（VP$_T$）脉冲起搏能量输出降低时，QRS波群变窄，提示局

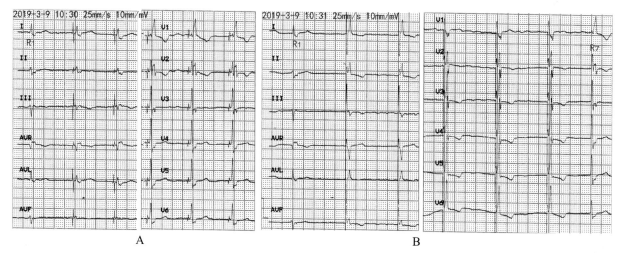

图 7-6　希氏束起搏消除右束支阻滞

患者，女，76 岁，临床诊断：心房颤动伴缓慢心室率、右束支阻滞（RBBB），植入 Medtronic Adapta ADSR01 单心室起搏器，3830-69 cm 导线植于希氏束，模式 VVI。A. LR 75 次 / 分，心室起搏能量输出 0.75 V/0.4 ms，自身 QRS 波群（R_1）和起搏的 QRS 波群均呈 RBBB 图形，VP 脉冲与 QRS 波群之间存在等电位线，为选择性希氏束起搏。B. LR 60 次 / 分，心室起搏能量输出 3.5 V/0.4 ms，自身 QRS 波群（R_1、R_7）呈 RBBB 图形，起搏的 QRS 波群 RBBB 图形特征消失，VP 脉冲与 QRS 波群之间的等电位线消失

部心室肌阈值高于希氏束；QRS 波群变宽，提示局部心室肌阈值低于希氏束。当局部心室肌与希氏束起搏阈值无明显差异时，QRS 波形可无明显改变。

（二）选择性希氏束起搏与非选择性希氏束起搏

SHBP 时，起搏脉冲与 QRS 波群之间存在等电位线（即 HV 间期），在 ER 感知窗内，心脏起搏器可能判断 ER 不足，自动测得的起搏阈值可较正常偏高（图 7-7，图 7-8）。NSHBP 及左束支起搏时，心室自动阈值管理功能大多可以正常运行。

（三）希氏束起搏 + 心室备用起搏

脉冲发生器心房接口连接 HBP 导线、心室接口连接备用的心室起搏导线时，心房自动阈值管理功能的运算法则不适用 HBP，应关闭心房自动阈值管理功能；DDD（R）模式下心室自动阈值管理运行时，心房起搏（AP）脉冲产生 QRS 波群，致使 VP_T 脉冲发生功能性失夺获，心室自动阈值管理功能无法正常运行，因此，建议关闭心室自动阈值管理功能（图 7-9）。

五、希氏束起搏的缺点

（一）手术问题

希氏束解剖位置局限，术中准确标测及定位困难。

（二）起搏问题

部分患者 HBP 阈值偏高，随着疾病进展，远期可能发生希氏束远端传导阻滞，高危患者需要心室常规部位备用起搏。SHBP 时，起搏脉冲后延迟出现心室除极波（相当于 HV 间期的传导时间），心脏起搏器可能判断为 ER 不足而不恰当的升高起搏能量输出甚至转为高输出状态，因此心室自动阈值管理功能无法正常运行而需要关闭。

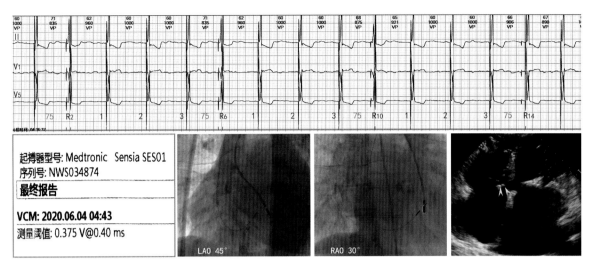

图 7-7 希氏束起搏时的心室夺获管理功能

患者，女，72 岁，因"心房颤动伴长 RR 间期"植入 Medtronic Sensia SES01 单心室起搏器，模式 VVI，LR 60 次 / 分，3830-69 cm 导线植于希氏束（箭头所示），同时经股动脉途径行房室结射频消融术。心室夺获管理（VCM）功能开启，自动测得心室起搏阈值为 0.375 V/0.4 ms，与手动测得数值一致。心电图显示：VCM 功能运行时，每三个支持周期心脏起搏器发放一个 VP$_T$ 脉冲，VP$_T$ 脉冲起搏频率较 LR 增快 15 次 / 分，支持周期为 NSHBP，随着 VP$_T$ 脉冲能量输出减低，R$_2$、R$_6$ 心室肌夺获成分减少，R$_{10}$ 变为 SHBP，VP$_T$ 脉冲失夺获时，备用的心室起搏（VP$_B$）脉冲夺获产生 NSHBP 图形（R$_{14}$），VP$_T$ 脉冲夺获时，VP$_B$ 脉冲仍在其后 110 ms 处发放

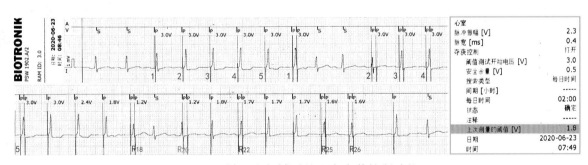

图 7-8 希氏束起搏时的心室夺获控制功能

患者，女，60 岁，因"阵发性三度房室阻滞"植入 Biotronik Estella DR 双腔心脏起搏器，3830-59 cm 导线植于房间隔，连接脉冲发生器心房接口；3830-69 cm 导线植于希氏束，连接脉冲发生器心室接口。设置模式 VVI，基础频率 60 次 / 分，心室夺获控制（VCC）功能开启。心脏起搏器自动测得心室起搏阈值 1.8 V/0.4 ms，高于手动测得值（0.5 V/0.4 ms）。VCC 功能运行时，心脏起搏器先发放五个 VP 脉冲，建立心室夺获模板，再发放五对间距 100 ms 的 VP 脉冲，建立心室失夺获模板，随后心室起搏电压从 3.0 V 递减进行心室阈值搜索。随着心室起搏电压减低，R$_{18}$、R$_{22}$、R$_{25}$、R$_{26}$ 变为 SHBP，心脏起搏器判断心室失夺获，发放 VP$_B$ 脉冲，R$_{20}$ 为假性心室起搏融合波，心脏起搏器也判断心室失夺获，发放 VP$_B$ 脉冲

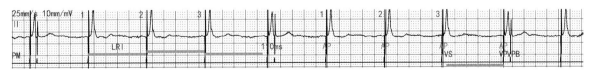

图 7-9 希氏束起搏 + 心室备用起搏时的心室夺获管理功能

患者因"心房颤动伴长 RR 间期"植入 Medtronic 双腔心脏起搏器，NSHBP 导线连接脉冲发生器心房接口，心室导线连接脉冲发生器心室接口，模式 DDD，LR 60 次 / 分，LRI 1000 ms。心电图显示：每三个支持周期，起搏间期延长一次，发放双起搏脉冲，其间距 110 ms，其中一个起搏脉冲位于 QRS 波群中，为 DDD 模式下 VCM 功能运行的心电图表现，AP 脉冲产生 QRS 波群，AP-AP 间期延长后发放 VP$_T$ 脉冲，VP$_T$ 脉冲后 110 ms 发放 VP$_B$ 脉冲，AP 脉冲与 VP$_T$ 脉冲重叠。"AP-VS"工作状态下，VCM 功能运行时，为了保持心室率稳定，使 VS 至 VP$_T$ 脉冲的间期等于 LRI，AP-AP 间期延长值 <125 ms（浙江省海宁市人民医院，陈顾江供图）

（三）感知问题

由于 HBP 导线邻近心房或位于心房侧，与之相连的线路容易出现感知故障，应个体化设置感知灵敏度。自动感知功能一般无法正常运行，建议关闭。

1. HBP 导线连接脉冲发生器心房接口时

心房线路感知心房波时可抑制 HBP，在心房跟踪模式下，也可触发心室起搏（图 7-17B）或引起自动模式转换（AMS）（图 7-17A），此时可适当降低心房感知灵敏度。

2. HBP 导线连接脉冲发生器心室接口时

与传统部位心室起搏时相比，其心室感知功能一般较差，若有心室感知不足，可适当增加心室感知灵敏度。因 HBP 导线邻近心房或位于心房侧，故心室线路易过感知心房电信号，抑制 HBP；AP 脉冲发放后，心室通道交叉感知窗内过感知心房电信号时，可引发心室安全起搏（VSP），此时宜适当降低心室感知灵敏度（图 7-10）。

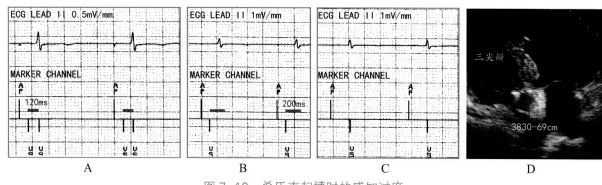

图 7-10 希氏束起搏时的感知过度

患者，女，77 岁，因"窦房结功能障碍"植入 Medtronic Advisa DR MRI A3DR01 双腔心脏起搏器，5076-52 cm 导线植于右心耳，3830-69 cm 导线植于希氏束（心脏超声检查显示位于心房侧），模式 AAI<=>DDD，LR 60 次/分。A. 心室感知灵敏度 0.6 mV，心室感知（VS）后心室空白期 120 ms，标记通道显示心室线路感知心房电信号，自身 QRS 波群位于 VS 后心室空白期外，标记为 VS。B. 心室感知灵敏度 0.6 mV，VS 后心室空白期 200 ms，标记通道显示心室线路感知心房电信号，自身 QRS 波群位于较长的 VS 后心室空白期内而不再标记为 VS。C. 心室感知灵敏度 1.2 mV，VS 后心室空白期 120 ms，心室线路不再感知心房电信号

六、窦房结功能障碍患者希氏束起搏

（一）手术方式

对于房室传导正常的窦房结功能障碍患者，植入双腔心脏起搏器，将一根导线植于心房，连接脉冲发生器心房接口，另一根导线植于希氏束，连接脉冲发生器心室接口。

（二）优点

右心房起搏联合 HBP 对窦房结功能障碍患者可以单心房起搏经正常房室传导系统下传心室，只有在必要时启用 HBP。

（三）特殊功能

1. 心室安全起搏

与 HBP 导线（尤其是位于心房侧时）相连的心室线路容易感知心房电信号，AP 脉冲发放后，心

室通道的交叉感知窗内感知心房电信号可引发 VSP（图 7-11），若 VSP 频繁出现，可造成不必要的起搏脉冲发放和电能损耗，建议适当降低心室感知灵敏度以消除感知过度或关闭 VSP 功能。

2. 最小化心室起搏功能

患者若房室传导功能正常，建议开启最小化心室起搏功能；若合并二度及以上的房室阻滞，建议关闭最小化心室起搏功能；若合并一度房室阻滞，应权衡利弊（图 7-12）。

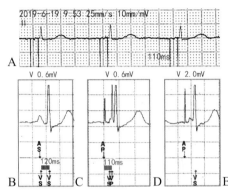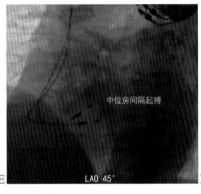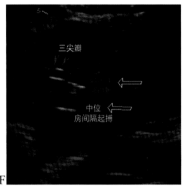

图 7-11　房间隔和希氏束起搏时的心室安全起搏

患者，女，69 岁，因"窦房结功能障碍"植入 Medtronic Advisa DR MRI A3DR01 双腔心脏起搏器，3830-59 cm 导线植于右心房中位间隔部，3830-69 cm 导线植于希氏束（心房侧），模式 DDD，LR 60 次 / 分，PAVI 180 ms，心室感知灵敏度 0.6 mV，VS 后心室空白期 120 ms。X 线影像（E）和心脏超声检查（F）证实 HBP 导线头端在心房下部。A. 心电图显示 PAVI 缩短为 110 ms，为 VSP。B. 标记通道显示 AS 标记后几乎同时出现 VS 标记，提示心室线路过感知心房电信号，VS 事件后心室空白期（120 ms）之后再次出现 VS 标记。C. AP 脉冲发放后，心室通道在交叉感知窗内感知心房电信号引发 VSP，PAVI=110 ms。D. 心室感知灵敏度调整为 2.0 mV，标记通道显示"AP-VS"工作方式，心室线路不再感知心房电信号

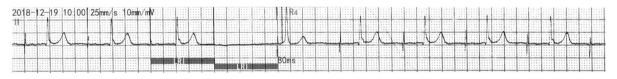

图 7-12　右心房和希氏束起搏时的心室起搏管理功能

患者，男，69 岁，因"窦房结功能障碍、一度房室阻滞"植入 Medtronic Advisa DR MRI A3DR01 双腔心脏起搏器，5076-52 cm 导线植于右心耳，3830-69 cm 导线植于希氏束，模式 AAI<=>DDD，LR 60 次 / 分，低限频率间期（LRI）1000 ms。心电图显示：心脏起搏器以 AAI+ 模式工作，一度房室阻滞，二度 I 型房室阻滞，出现一次房室传导中断，心脏起搏器在预期的 AP 脉冲后 80 ms 处发放 VP_B 脉冲，R_4 起始钝挫，时限较窄，为 NSHBP，心脏起搏器始终保持 AAI+ 模式

七、心房颤（扑）动患者希氏束起搏

（一）希氏束起搏

对持续性心房颤（扑）动患者植入单腔心脏起搏器时，NSHBP 的安全性高于 SHBP。

（二）希氏束起搏 + 右心室备用起搏

1. 接线方式

对持续性心房颤（扑）动患者植入双腔心脏起搏器时，通常 HBP 导线连接脉冲发生器心房接

口；右心室其他部位备用起搏导线连接脉冲发生器心室接口。这种起搏方式，既能发挥 HBP 的优势，又可在希氏束导线远端病变或其他任何原因导致 HBP 失效时保证患者的起搏安全（图 7-13，图 7-14）。

2. 存在的问题

（1）HBP 的心房线路感知心房电信号：因 HBP 导线头端邻近心房或位于心房侧以及心房感知灵敏度默认较高，故容易感知 f（F）波，触发不必要的心室起搏或引起 AMS，术后应合理设置心房感知灵敏度，使之感知 QRS 波群而不感知 f（F）波、T 波（图 7-15~ 图 7-18）。

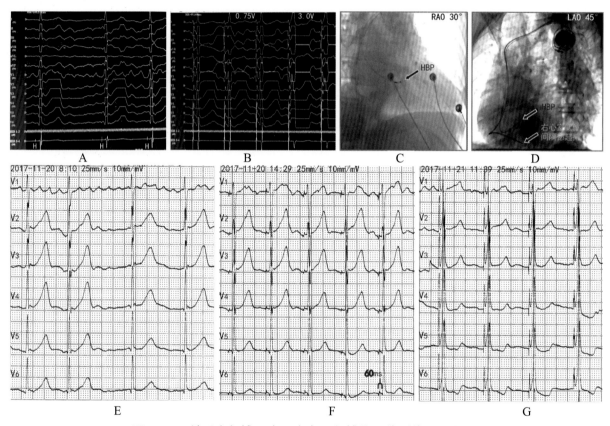

图 7-13　希氏束起搏 + 右心室备用起搏的 X 线影像及心电图

患者，男，63 岁，因"心房颤动伴长 RR 间期"植入 Medtronic Relia RED01 双腔心脏起搏器。术中，借助 Medtronic C315HIS 鞘管以 3830-69 cm 导线记录到希氏束电位（图 A、C），0.75 V/0.4 ms 起搏时，起搏的 QRS 波群与自身 QRS 波群完全相同，为 HBP；3.0 V/0.4 ms 起搏时，起搏的 QRS 波群变宽，提示起搏脉冲夺获希氏束周围心室肌，为 NSHBP（图 B）。HBP 导线连接脉冲发生器的心房接口，备用的右心室低位间隔部导线（5076-58 cm）连接心室接口。E. 术前心电图显示心房颤动。F. 模式 DDD，LR 90 次 / 分，HBP 能量输出 0.75 V/0.4 ms，VSP 功能关闭，心电图显示起搏脉冲与 QRS 波群距离 60 ms，起搏 QRS 波群与自身 QRS 波群形态几乎相同，为 SHBP。G. 模式 DDD，LR 75 次 / 分，HBP 能量输出 3.5 V/0.4 ms，VSP 功能关闭，心电图显示起搏脉冲与 QRS 波群间的等电位线消失，QRS 波群起始部钝挫，时限略微增宽，为 NSHBP

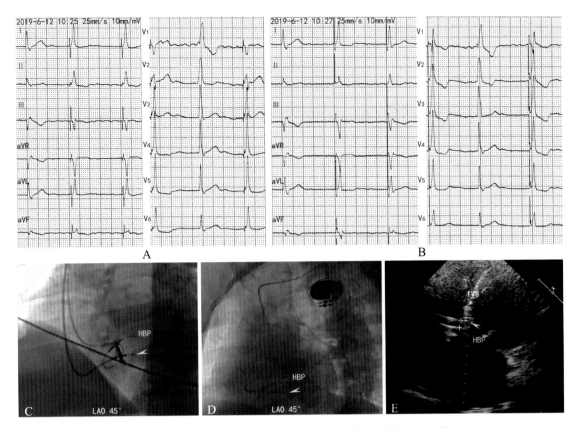

图 7-14 希氏束起搏 + 左束支备用起搏的影像及心电图

患者，男，76 岁，因"心房颤动伴长 RR 间期、RBBB"植入 Medtronic Sensia L SEDRL1 双腔心脏起搏器，NSHBP 导线（3830-69 cm）连接脉冲发生器心房接口，左束支起搏（LBBP）导线（3830-69 cm）连接脉冲发生器心室接口，LR 60 次 / 分。A. 模式 DDD，PAVI 150 ms，AP 脉冲产生 NSHBP 波形，RBBB 图形消失，自身 QRS 波群启动 VA 间期（850 ms），安排下一个 AP 脉冲发放。B. 模式 VVI，VP 脉冲产生类 RBBB 图形的较窄 QRS 波群（V_1 导联 QRS 波群呈 QR 型），自身 QRS 波群启动 LRI（1000 ms），安排下一个 VP 脉冲发放

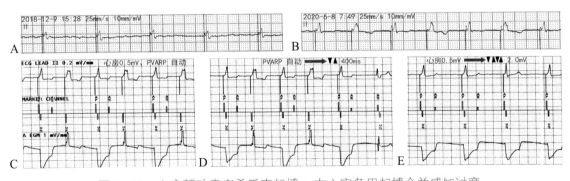

图 7-15 心房颤动患者希氏束起搏 + 右心室备用起搏合并感知过度

患者，女，83 岁，因"心房颤动伴长 RR 间期"植入 Medtronic Relia RDE01 双腔心脏起搏器，NSHBP 导线（3830-69 cm）连接脉冲发生器心房接口，右心室间隔部备用起搏导线（3830-69 cm）连接脉冲发生器心室接口，LR 60 次 / 分。A. 术后当日，心电图显示心房颤动，起搏的 QRS 波群较窄，为 NSHBP。B. 术后 1.5 年，患者因自觉心跳加快，复查心电图显示：心房颤动，起搏频率 >LR，两种形态的起搏 QRS 波群宽窄交替。C. 通过程控仪获取参数，模式 DDD，LR 60 次 / 分，上限跟踪频率（UTR）100 次 / 分，PAVI 300 ms，感知 AV 间期（SAVI）280 ms，心房感知灵敏度 0.5 mV，双极感知，心室后心房不应期（PVARP）：自动，心室后心房空白期（PVAB）180 ms，标记通道显示心房线路对"AP-VS"事件后的 T 波发生感知，触发心室起搏（频率不超过 UTR），VP 事件后的 T 波尽管在体表心电图上振幅更大，但在心腔内心电图上振幅却较低，故心房线路对 VP 事件后的 T 波未发生感知。D. 将 PVARP 程控为 400 ms，T 波成为心房不应期感知（AR）事件，不再触发心室起搏，心室率减慢，自身 QRS 波群几乎同时发生心房感知（AS）和 VS。E. 将心房感知灵敏度程控为 2.0 mV，T 波过感知现象消失

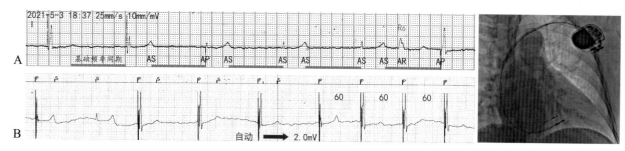

图 7-16　心房颤动患者希氏束起搏 + 右心室备用起搏合并感知过度

患者，女，71 岁，因"心房颤动伴快心室率"植入 Biotronik Estella DR 双腔心脏起搏器，同时行房室结射频消融术。NSHBP 导线（3830-69 cm）连接脉冲发生器心房接口，右心室间隔部备用起搏导线（2088TC-52 cm）连接脉冲发生器心室接口。心脏起搏器模式 AAI，基础频率 60 次 / 分，心房感知灵敏度：自动。A. 起搏频率慢于基础频率，提示大多数 T 波发生过感知，重整起搏间期，室性早搏（R_6）位于心房不应期内而成为 AR 事件，不重整起搏间期。标记通道显示：心房感知灵敏度"自动"时，大多数 T 波标记为 S，证实 T 波过感知，T 波重整起搏间期；心房感知灵敏度 2.0 mV 时，T 波不再标记为 S，起搏频率等于基础频率，T 波过感知现象消除

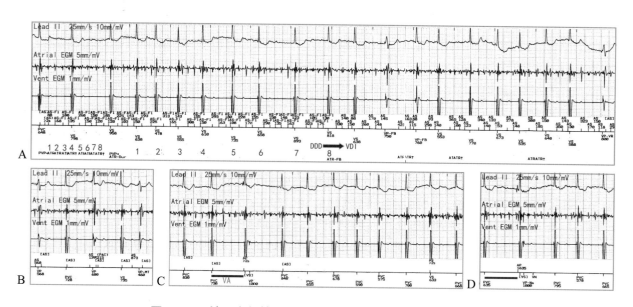

图 7-17　希氏束起搏 + 左束支备用起搏时的心房感知功能

患者，女，88 岁，因 "心房颤动"植入 Boston Scientific Proponent EL DR L221 双腔心脏起搏器。3830-69 cm 导线行 HBP（三尖瓣环上方），连接脉冲发生器心房接口；3830-69 cm 导线行 LBBP，连接脉冲发生器心室接口，择期行房室结消融术。模式 DDD，低限频率限制 60 次 / 分，PAVI 80~150 ms，SAVI 65~120 ms，最大跟踪频率 130 次 / 分，ATR 模式转换开启，触发频率 170 次 / 分，持续时间：8 个心动周期，开始计数：8 个心动周期，退出计数：8 个心动周期，回退模式 VDI，ATR 低限频率限制（ATR-LRL）70 次 / 分，心室率规整开启，最大起搏频率 130 次 / 分。A. 心房感知灵敏度 0.15 mV，心房线路检测的心房率超过 ATR 触发频率，心脏起搏器发生 AMS，标记为 ATR-FB。B. 心房感知灵敏度 0.5 mV，心房线路对自身 QRS 波群均能感知，同时间歇性感知 f 波触发心室起搏。C. 心房感知灵敏度 1.5 mV，心房线路对 f 波不感知，对自身 QRS 波群间歇性不感知，AP 脉冲产生的 QRS 波群与自身 QRS 波群一致。D. 心房感知灵敏度 6.0 mV，心房线路对 f 波和自身 QRS 波群均不感知，AP 脉冲产生的 QRS 波群与自身 QRS 波群一致

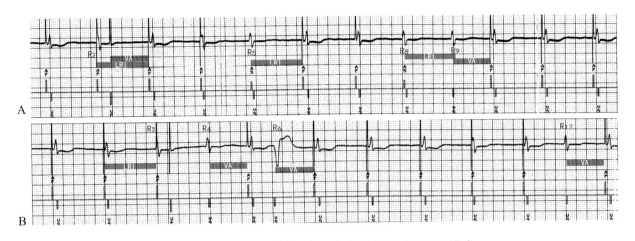

图 7-18　希氏束起搏 + 右心室备用起搏时的不同模式

患者，男，75 岁，临床诊断：先天性心脏病、房间隔缺损、心房颤动伴长 RR 间期，植入 Medtronic Sensia L SEDRL1 双腔心脏起搏器，3830-69 cm 导线植于希氏束，连接脉冲发生器心房接口；5076-58 cm 导线植于右心室心尖部，连接脉冲发生器心室接口，LR 60 次 / 分，PAVI 250 ms，VSP 功能关闭。A. 模式 DDD，心房感知灵敏度 2.0 mV，R_2 位于 PAVB 内，PAVI 结束时发放 VP 脉冲，R_5、R_8 被心房和心室线路感知启动 LRI，安排下一个 AP 脉冲发放，R_9 标记为 VS（未被心室线路感知），启动 VA 间期，安排下一个 AP 脉冲发放。B. 模式 DVI，R_3 位于 PAVB 内，PAVI 结束时发放 VP 脉冲，其他自身 QRS 波群（R_4、R_6、R_{12}）仅标记为 VS，启动 VA 间期，安排下一个 AP 脉冲发放

（2）心房线路对 QRS 波群感知不足：HBP 导线位于心房侧时，若对 QRS 波群感知不足，可以适当增加心房感知灵敏度，使之感知 QRS 波群而不感知 f/F 波。

（3）空白期现象：AP 脉冲发放后心室通道首先开启心房后心室空白期（PAVB），AP 脉冲产生的 QRS 波群（偶尔自身 QRS 波群）位于 PAVB 内，VP 脉冲在 PAVI 结束时发放，若 PAVI 设置较短，VP 脉冲将发生功能性失夺获（图 7-18），若 PAVI 设置较长，VP 脉冲因脱离了心室肌有效不应期而夺获心室，引起人工性室性早搏，甚至引发室性心动过速或心室颤动。因此，心脏起搏器参数设置时一般要求适当缩短 PAVB，PAVI 不能设置太长。

八、心脏再同步化治疗失败者希氏束起搏

（一）窦性心律患者

HBP 导线连接脉冲发生器的左心室接口。HBP 完全纠正束支阻滞（BBB）者，优先 HBP，VV 间期设置 HBP 领先最大值（一般 80 ms），参数稳定后，对非心室起搏依赖的患者，也可关闭非希浦系统的心室起搏；HBP 纠正 BBB 不完全或起搏阈值较高者，可采用 HBP 联合左心室起搏，同时优化 VV 间期，以期达到优于传统双心室起搏的效果，即 HBP 优化的心脏再同步化治疗（HBP optimized CRT，HOT-CRT）。

（二）心房颤（扑）动患者

HBP 导线连接脉冲发生器的心房接口，左右心室导线分别连接左右心室接口，HBP 在先，双心室备用起搏。HBP 完全纠正 BBB 者，优先 HBP，AV 间期设置 100~150 ms；HBP 纠正 BBB 不完全或起搏阈值较高者，可采用 HBP+ 双心室或左心室起搏，优化 VV 间期。

九、希氏束起搏导线连接脉冲发生器心房接口时的参数设置

心房颤动或心房扑动患者，HBP 导线连接双腔心脏起搏器的心房接口时，其参数设置有特殊要求。

（一）模式

1. DDD（R）模式

调整心房感知灵敏度，使心房线路不能感知 f/F 波（术中导线临时放置于心房可测得 f/F 波振幅），仅能感知自身 QRS 波群，以免感知 f/F 波而抑制 HBP。DDD（R）模式下，心脏起搏器对自身 QRS 波群感知情况不同（AS+VS、单纯 VS），其心电图表现不同。

（1）自身 QRS 波群发生 AS+VS：AS 事件启动 LRI，安排下一个 AP 脉冲发放（图 7-19A）。

（2）自身 QRS 波群仅发生 VS：纯心房计时的心脏起搏器，VS 事件启动基础频率间期，安排下一个 AP 脉冲发放（图 7-19B）；改良的心房计时心脏起搏器，VS 事件启动 VA 间期，安排下一个 AP 脉冲发放，造成起搏频率加快（图 7-19C）。

2. DVI（R）模式

DVI（R）模式关闭了心房感知功能，心脏起搏器不再感知心房波。Medtronic（EnRhythm、Ensura、Advisa、Astra、Azure 除外），Vitatron A、E、G、Q 系列，芯彤双腔心脏起搏器 PAVI 外的 VS 事件启动 VA 间期，Biotronik、秦明、Abbott/ST. JUDE 心脏起搏器 VP/VS 事件启动 VA 间期，在 VA 间期结束时发放下一个 AP 脉冲，AP 脉冲夺获希氏束而产生 QRS 波群，造成心室率加快的现象，低限频率间期不变的情况下，PAVI 设置越长，VA 间期越短，心室率加快越明显（图 7-20）。

（二）起搏 AV 间期和心房后心室空白期

AP 脉冲发出后，若 HBP 产生的 QRS 波群或自身 QRS 波群位于 PAVB 内，PAVI 结束时发放 VP 脉冲，PAVI 设置过长时，脱离心室肌有效不应期的 VP 脉冲可除极心室，引起人工性室性早搏（图 7-20A），对高危患者甚至会因心室易损期起搏而引发室性心动过速或心室颤动。DVI（R）模式时，PAVI 过长，VS 事件后启动的 VA 间期较短，可造成心室率增快（图 7-20B、C）。因此一般 PAVI 不宜设置过长，以 100~150 ms 为宜。适当缩短 PAVB，使 HBP 产生的 QRS 波群被感知，避免不必要的 VP 脉冲发放。

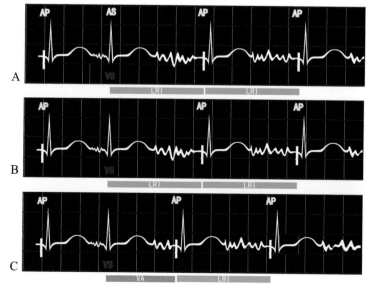

图 7-19 希氏束起搏 + 右心室备用起搏的 DDD 模式示意图

A. 纯心房计时或改良的心房计时的心脏起搏器，心房和心室线路均感知 QRS 波群，心房感知（AS）事件启动 LRI，安排下一个 AP 脉冲发放。B. 纯心房计时的心脏起搏器，心房感知不足，VS 事件启动 LRI，安排下一个 AP 脉冲发放。C. 改良的心房计时的心脏起搏器，心房感知不足，VS 事件启动 VA 间期，安排下一个 AP 脉冲发放，造成心室率加快

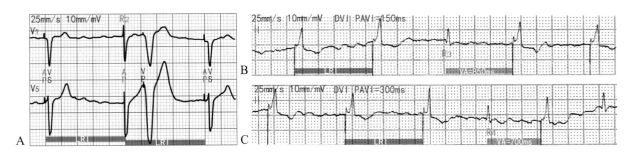

图 7-20 希氏束起搏 + 右心室备用起搏时的起搏 AV 间期设置

A. 心房颤动患者 HBP 导线连接脉冲发生器心房接口，备用的心室起搏导线连接脉冲发生器心室接口，模式 DDD，PAVI 250 ms，AP 脉冲起搏希氏束，产生正常的 QRS 波群，自身 QRS 波群（R_2）位于 PAVB 内，PAVI 结束时发放 VP 脉冲，VP 脉冲产生宽大畸形的 QRS 波群，形成"R on T"现象。B、C 为同一患者，男，68 岁，因"心房颤动伴长 RR 间期"植入 Medtronic Sensia SED01 双腔心脏起搏器，NSHBP 导线连接脉冲发生器心房接口，右心室流出道间隔部备用起搏导线连接脉冲发生器心室接口，模式 DVI，LR 60 次 / 分，LRI 1000 ms。B. PAVI 150 ms，心脏起搏器感知 R_3 后启动 VA 间期（850 ms），其后 NSHBP 频率略微增快。C. PAVI 300 ms，心脏起搏器感知 R_4 后启动 VA 间期（700 ms），其后 NSHBP 频率明显增快

（三）特殊功能

1. 心室安全起搏功能

正常情况下 SHBP 的 QRS 波群多在 AP 脉冲后 35~55 ms 出现，此时脱离了 PAVB 而处于心室通道的交叉感知窗（CSW）内，常引发连续的 VSP，VP 脉冲位于心室肌有效不应期内而发生功能性失夺获，成为无效的起搏脉冲（图 7-21~ 图 7-23），因此，一般主张关闭 VSP 功能。类似的功能，在不同的公司称谓不同。Medtronic、Vitatron、芯彤心脏起搏器 VSP 功能和 Abbott（ST. JUDE）心脏起搏器心室安全备用（VSS）功能可通过程控关闭，但 Biotronik、秦明心脏起搏器安全 AV 延迟功能和创领心律医疗（Sorin）心脏起搏器制约功能不能程控关闭。

2. 自动模式转换功能

HBP 导线连接脉冲发生器心房接口时建议关闭 AMS 功能，以免因心脏起搏器不适当的感知心房电信号而转换为 DDI（R）模式，抑制心房（希氏束）起搏。

3. 自动阈值管理功能

鉴于脉冲发生器心房接口连接的是 HBP 导线，建议关闭心房自动阈值管理功能。

4. 心室起搏管理功能

具有心室起搏管理（MVP）功能的双腔心脏起搏器默认 AAI（R）<=>DDD（R）模式，HBP 导线一般位于三尖瓣环下方邻近心房或位于右心房下部，心房颤（扑）动时，心房线路容易感知 f/F 波，抑制 AP 脉冲发放，造成心室漏搏，建议关闭 MVP 功能（图 7-24）。

5. 其他功能

当希氏束起搏导线连接脉冲发生器心房接口时，建议关闭下列功能：自动心房感知功能、心房率稳定功能、心房优先起搏功能、心房优先起搏 /ProACt 功能、非竞争性心房起搏功能、房颤抑制功能、心室率稳定功能（如房颤传导反应功能）、空白期房扑搜索、心房扑动反应功能、反应性抗心动过速起搏（reactive ATP）功能、心室感知反应功能、植入型心律转复除颤器（ICD）和心脏再同步化治疗除颤器（CRT-D）房室逻辑关系心律失常鉴别功能。

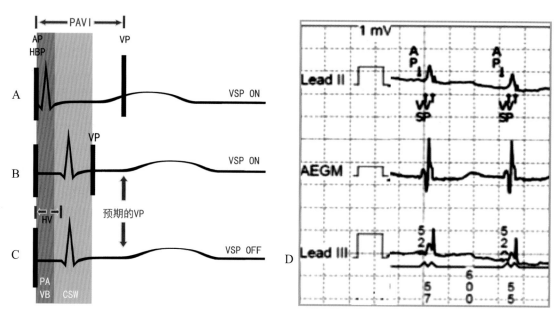

图 7-21　希氏束起搏 + 右心室备用起搏时的心室安全起搏示意图、心电图和标记通道

A. 自身 QRS 波群或非选择性希氏束起搏（NSHBP）产生的 QRS 波群位于心房后心室空白期（PAVB）内，程控的起搏 AV 间期（PAVI）结束时发放心室起搏（VP）脉冲，VP 脉冲发生功能性失夺获。B. 心室安全起搏（VSP）功能开启时，心房起搏（AP）脉冲选择性希氏束起搏（SHBP），经 HV 间期产生的 QRS 波群，脱离了 PAVB，恰好处于心室通道的交叉感知窗（CSW）内，引发 VSP，PAVI 缩短，随后的 VP 脉冲发生功能性失夺获。C. VSP 功能关闭后，尽管 SHBP 的 QRS 波群位于 CSW 内，但不再引发 VSP。D. Medtronic 双腔心脏起搏器，PAVB 28 ms，标记通道显示"AP-VS-VP"序列，VS 事件出现于 AP 脉冲后 52 ms 处，恰好位于 CSW 内，引发 VSP

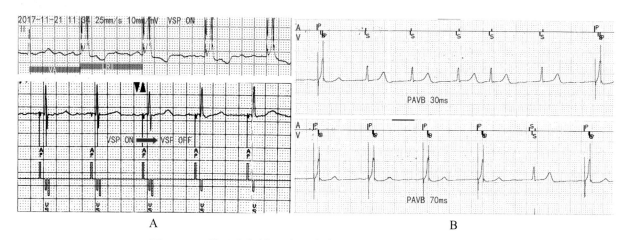

图 7-22　希氏束起搏 + 右心室备用起搏时的心室安全起搏

A. 患者，男，63 岁，因"心房颤动伴长 RR 间期"植入 Medtronic Relia RED01 双腔心脏起搏器，HBP 导线（3830-69 cm）连接脉冲发生器心房接口，右心室低位间隔部备用起搏导线（5076-58 cm）连接心室接口，模式 DDD，LR 60 次 / 分，PAVI 150 ms。VSP 功能开启时的心电图显示 PAVI 缩短至 110 ms，AP、VP 脉冲中间夹有 QRS 波群，VSP 连续出现。VSP 功能关闭后，心电图及标记通道显示 VSP 现象消失。B. 患者，男，60 岁，因"心房颤动伴长 RR 间期"植入 Biotronik Estella DR 双腔心脏起搏器，HBP 导线（3830-69 cm）连接脉冲发生器心房接口，备用的 LBBP 导线（3830-69 cm）连接脉冲发生器心室接口，模式 DDD，基础频率 60 次 / 分，PAVI 180 ms，SAVI 140 ms。PAVB 设置为 30 ms 与 70 ms 时，AP 脉冲所产生的 QRS 波群均位于心室通道安全窗内（心室感知的时刻略有不同），引发安全 AV 延迟，PAVI=100 ms

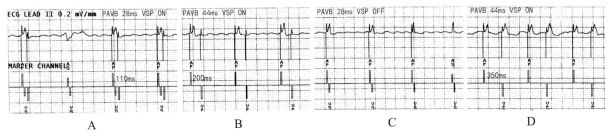

图 7-23　非选择性希氏束起搏 + 右心室备用起搏时的心室安全起搏

　　患者，男，71 岁，因"心房颤动伴长 RR 间期"植入 Medtronic Sensia L SEDRL1 双腔心脏起搏器，NSHBP 导线（3830-69 cm）连接脉冲发生器心房接口，右心室间隔部备用起搏导线（3830-69 cm）连接脉冲发生器心室接口，模式 DDD，LR 70 次 / 分。A. PAVI 200 ms，PAVB 28 ms，VSP 功能开启，心电图显示 PAVI 缩短至 110 ms，AP、VP 脉冲中间夹有 QRS 波群，提示 AP 脉冲所产生的 QRS 波群位于心室通道 CSW 内，引发 VSP，标记通道显示自身 QRS 波群处标记为 AS 和 VS。B. PAVI 200 ms，PAVB 44 ms，VSP 功能开启，心电图显示 PAVI=200 ms，QRS 波群位于 PAVB 内，不影响预期的 VP 脉冲发放。C. PAVI 200 ms，PAVB 28 ms，VSP 功能关闭，AP 脉冲发放后尽管 QRS 波群位于 CSW 内，但不再发生 VSP。D. PAVB 设置较长（44 ms），PAVI 设置过长（350 ms）时，尽管 VSP 功能开启，但 VP 脉冲在 PAVI 结束时发放，再次引发心室除极

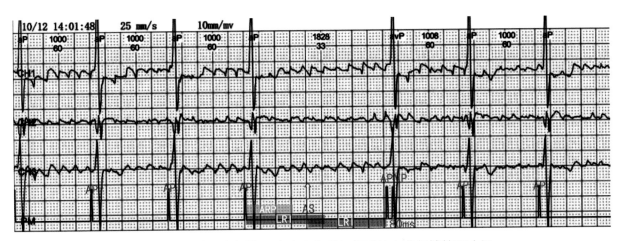

图 7-24　希氏束起搏 + 右心室备用起搏时的心室起搏管理功能

　　患者，男，55 岁，因"心房颤动伴长 RR 间期"植入 Medtronic Advisa DR MRI A3DR01 双腔心脏起搏器，HBP 导线连接脉冲发生器心房接口，右心室心尖部起搏导线连接脉冲发生器心室接口，模式 AAI<=>DDD，LR 60 次 / 分，LRI 1000 ms。心脏起搏器呈 AAI+ 模式，动态心房不应期（ARP）600 ms，AP 脉冲起搏希氏束产生较窄的 QRS 波群，心房线路感知 f 波时，抑制预期的 AP 脉冲发放并启动 LRI，下一个 AP 脉冲后 80 ms 处发放 VP_B 脉冲，产生长 RR 间期（武警浙江省总队医院，倪红林供图）

第二节 左束支起搏

　　左束支（left bundle branch，LBB）起自希氏束，主干长约 15 mm，宽约 5 mm，呈扁带状在室间隔左侧心内膜下走行，于室间隔肌部上、中 1/3 水平分成左前分支、左后分支、左间隔支。左束支起搏（left bundle branch pacing，LBBP）是经静脉途径，将导线由右心室深旋入室间隔至左心室内膜下的左束支区域，起搏脉冲夺获左束支主干或其近端分支。由于左后分支短粗，是左束支的主要延续，常常是 LBBP 的主要起搏位点（图 7-25）。

一、左束支起搏的优点

　　（一）与普通部位的右心室起搏相比

　　LBBP 时，激动既可经左束支下传，又可逆传激动右束支（图 7-25），进而快速激动心室，QRS 波群较窄，双心室同步性更好，可保护心脏功能，减少心房颤动等心律失常的发生率。

　　（二）与希氏束起搏相比

　　1. 希氏束起搏

　　HBP 准确定位困难，手术难度大，术后感知功能欠佳，远期有希氏束远端阻滞而使起搏失效的危险性。

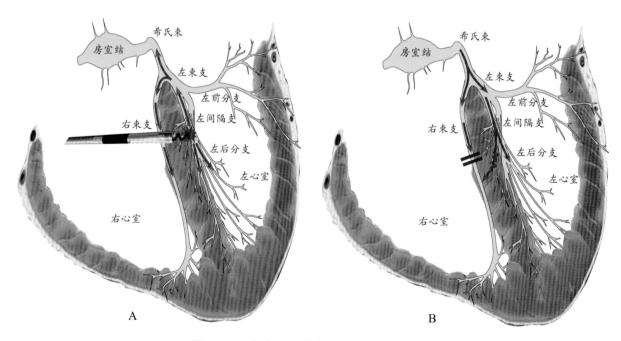

图 7-25　左束支起搏与右束支阻滞示意图

　　A. 左束支起搏，导线旋入室间隔深部，到达左心室内膜下，起搏脉冲首先直接激动左后分支，激动经左束支传导系统在左心室内迅速扩布，同时激动经传导系统逆传，然后经右束支下传除极右心室。B. 右束支阻滞，激动下传受阻于右束支，激动经左束支传导系统下传激动左心室，同时经室间隔向右心室缓慢传导，右心室除极明显延缓

2. 左束支起搏

LBBP 手术难度小，术后参数稳定，起搏阈值低，感知功能良好，心室自动阈值管理功能可以正常运行，导线固定稳定，不易脱位，不受房室阻滞的影响，安全性高。LBBP 易于纠正左束支阻滞（LBBB）。LBBP 远离房室结，为房室结消融患者提供了足够的靶点空间。

（三）与心脏再同步化治疗相比

1. 心脏再同步化治疗

CRT 器械价格昂贵，手术操作及效果受限于靶静脉的解剖，存在一定的失败率。左心室导线的植入是经冠状静脉分支及外科手术左心室心外膜起搏或房（室）间隔穿刺左心室心内膜起搏，均不是传导系统起搏，心室除极方向异常，部分患者对 CRT 无应答。

2. 左束支起搏

LBBP 时，患者体内导线少，费用低，手术难度低，术后心脏除极方向与正常大致相同，电－机械同步性更好，临床性价比更高。对不能承担 CRT 高额手术费、CRT 失败和（或）无反应的患者，LBBP 是理想的选择。对于 LBBP 纠正室内阻滞效果不显著者，LBBP 还可与左心室起搏联合，即 LBBP 优化的心脏再同步化治疗（LBBP optimized CRT，LOT-CRT）。

二、左束支起搏与左心室间隔部起搏

LBBP 时导线深入室间隔至左心室内膜下，因此，多数情况下心室肌与左束支（或其分支）同时夺获而产生融合波，单极起搏时呈类右束支阻滞（RBBB）图形，有时伴有左前分支或左后分支阻滞的心电图特征。根据 LBBP 的波形特点分为选择性左束支起搏（selective left bundle branch pacing，SLBBP）和非选择性左束支起搏（non-selective left bundle branch pacing，NSLBBP）。左心室间隔部起搏（left ventricular septal pacing，LVSP）时亦产生类 RBBB 图形，应注意鉴别。

（一）选择性左束支起搏

导线头端位于左束支传导系统，低起搏能量输出时，起搏脉冲若仅夺获左束支传导系统，可出现 SLBBP 图形（图 7-26A），增加起搏能量输出时，起搏脉冲同时夺获左束支传导系统和周围心肌，可出现 NSLBBP 图形（图 7-26B）。

（二）非选择性左束支起搏

起搏脉冲发出时同时夺获左束支和周围心室肌，导线头端位于室间隔而夺获左束支或导线头端位于左束支而夺获周围心室肌（图 7-26B、C，图 7-27，图 7-28）。临床上，为了保证患者的起搏安全，工作电压往往明显高出左束支传导系统和心室肌的起搏阈值，因此大多表现为 NSLBBP 图形，而 SLBBP 少见。

（三）左心室间隔部起搏

若导线旋入室间隔头端夺获左心室间隔部心肌而未夺获左束支传导系统，起搏的 QRS 波群尽管可出现类 RBBB 图形，但通常记录不到左束支电位，起搏的 QRS 波群时限宽，起搏脉冲到左心室激动的时间（Sti-LVAT）长且多变（图 7-29）。

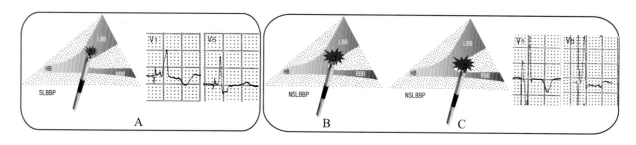

图 7-26　选择性与非选择性左束支起搏示意图

A. SLBBP，起搏脉冲与 QRS 波群之间有等电位线，V₁ 导联 QRS 波群呈 rsR′ 型，V₅ 导联 s 波宽钝。B. 导线头端位于左束支（LBB），起搏能量输出高时夺获周围心室肌。C. 导线头端位于心室肌，起搏能量输出高时夺获 LBB。B、C 为 NSLBBP，起搏脉冲与 QRS 波群之间无等电位线，V₁ 导联 QRS 波群呈 QR 型

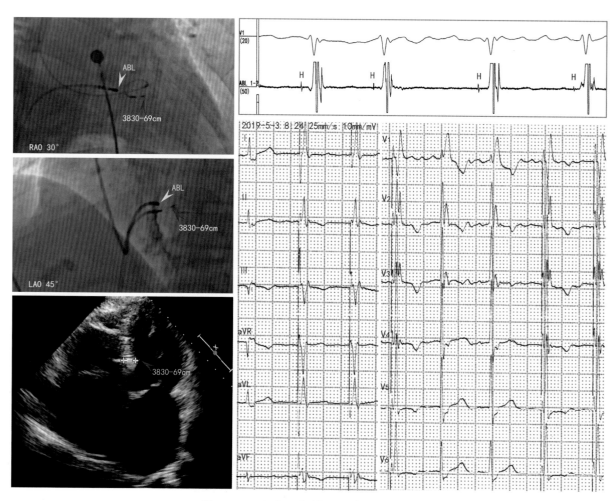

图 7-27　左束支起搏的影像及心电图

患者，男，63 岁，因"心房颤动伴长 RR 间期、RBBB"植入 Medtronic Relia RES01 单心室起搏器，同时行房室结消融术。术中消融导管（ABL）记录到希氏束电位（H），3830-69 cm 导线前推约 1.5 cm 深旋入室间隔，造影显示导线进入室间隔约 11 mm。术后心脏超声检查显示导线深入室间隔上部，头端接近左心室内膜面。心脏起搏器设置模式 VVI，LR 100 次 / 分，心电图显示心房颤动、RBBB，起搏 QRS 波群时限 120 ms，Sti-LVAT 60 ms，V₁ 导联 QRS 波群呈 QR 型，为 NSLBBP

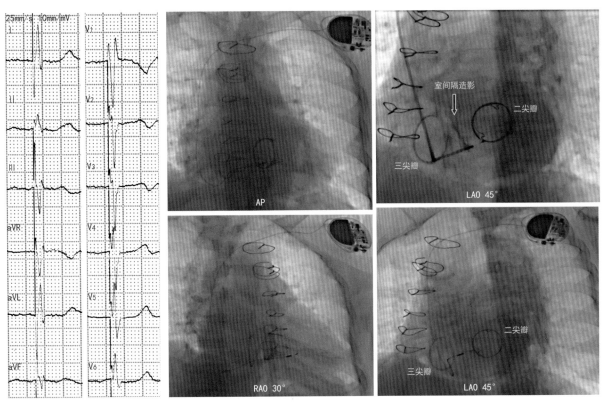

图 7-28 左束支起搏的 X 线影像及心电图

患者，女，69 岁，临床诊断：心脏瓣膜病、机械二尖瓣置换术后、三尖瓣成形术后、心房颤动、三度房室阻滞，植入 Medtronic Advisa ADSR01 单心室起搏器，3830-69 cm 导线植于左束支区域。室间隔造影显示 3830-69 cm 导线深插入室间隔，环极已进入室间隔内。心电图显示：起搏 QRS 波群时限 120 ms，V_1 导联 QRS 波群呈 Qr 型，Sti-LVAT 为 50 ms，为 NSLBBP

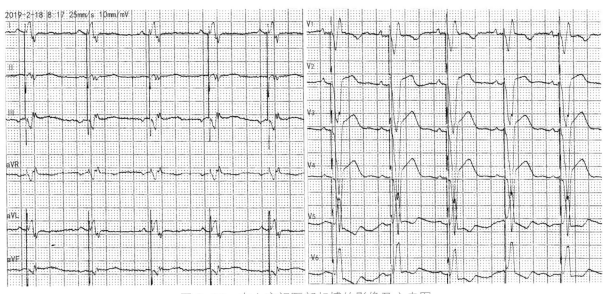

图 7-29 左心室间隔部起搏的影像及心电图

患者，女，73 岁，临床诊断：扩张型心肌病、LBBB、心力衰竭，植入 Medtronic Sensia L SEDRL1 双腔心脏起搏器，5076-52 cm 导线植于右心耳，心室导线（3830-69 cm）深拧入室间隔，模式 DDD，SAVI 110 ms，起搏的 QRS 波群在 V_1 导联呈 QR 型，类 RBBB 图形，QRS 波群时限较宽（160 ms），Sti-LVAT 为 110 ms，下壁导联起搏的 QRS 波群主波负向，提示起搏位点较低。心脏超声检查显示心室导线深入室间隔下部，到达左心室内膜面

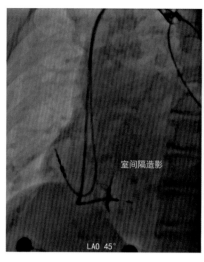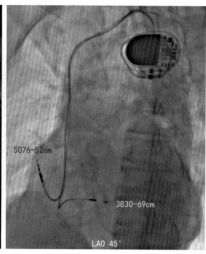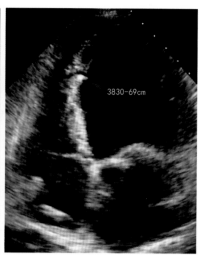

图 7-29（续）

三、左束支起搏心电图

（一）手术过程中的心电图表现

1. 导线旋入前的起搏图形

V_1 导联 QRS 波群呈"W"形时开始旋入，预示 LBBP 成功率高。

2. 导线旋入过程中的起搏图形

随着导线向室间隔的不断旋入，V_1 导联上的起搏 QRS 波群底部钝挫逐渐上移到 QRS 波群终末并出现 R（r）'波，起搏的 QRS 波群形态逐渐由 LBBB 型转为 RBBB 型，QRS 波群时限逐渐变窄。旋入过程中，出现左心室起源的室性早搏时，提示导线头端邻近左心室内膜；术中测试环极起搏时夺获心室肌，仅提示导线环极已深入室间隔内，但导线头端并非一定夺获左束支传导系统。单极起搏改为双极起搏时，QRS 波群形态改变，提示导线环极十分邻近或已经旋入室间隔。

3. 心脏传导阻滞

由于手术操作容易造成传导系统损伤、水肿，患者可在术中或术后出现房室阻滞和（或）束支阻滞，多为一过性（图 7-30）。

（二）左束支起搏的特征性心电图表现

1. QRS 波形

（1）SLBBP：体表心电图常呈现典型 RBBB 图形，V_1 导联起搏的 QRS 波群呈 M 形或 rsR'型（提示左束支近端夺获），R'波宽钝切迹；Ⅰ、V_5、V_6 导联 s 波宽钝切迹。左束支激动传至心室肌需要一定时间，起搏脉冲与 QRS 波群间可有短的等电位线，心腔内心电图起搏脉冲与 V 波分离，若位于左束支或其分支远端时等电位线可不明显。心腔内心电图起搏脉冲与 V 波存在分离。

（2）NSLBBP：体表心电图常呈现类 RBBB 图形，V_1 导联起搏的 QRS 波群呈 qR、Qr、QR、R 型，终末 R（r）波较窄，Ⅰ、V_5、V_6 导联 s 波窄小或无 s 波，起搏脉冲与 QRS 波群间无等电位线。心腔内心电图起搏脉冲与 V 波连续。

（3）左束支阻滞患者：LBBP 可使 QRS 波形正常化或趋向正常化，V_1 导联起搏的 QRS 波群可呈 QS 型。

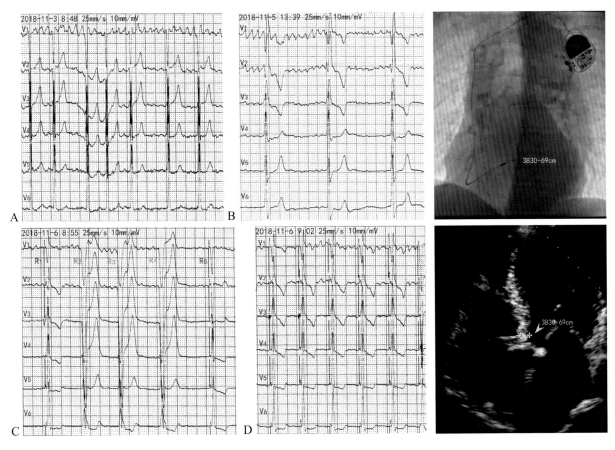

图 7-30　左束支起搏术中术后的心电图变化

患者，男，75 岁，因"心房颤动伴长 RR 间期、心力衰竭"植入 Medtronic Relia RES01 单心室起搏器，模式 VVI。A. 术前心电图显示心房颤动，QRS 波群正常。B. 术中将 3830-69 cm 导线旋入室间隔后出现三度房室阻滞、加速的室性心律（左心室起源）。C. 心脏起搏器植入术后，LR 60 次/分，心电图显示自身 QRS 波群（$R_2 \sim R_4$）为 LBBB 图形；R_1 呈类 RBBB 图形，QRS 波群时限较窄，为 LBBP；R_5 的 QRS 波群正常，为自身下传与 LBBP 融合所致。D. LR 100 次/分，心电图显示 QRS 波群呈类 RBBB 图形，提示为 NSLBBP

（4）LBBP 的类 RBBB 图形与经典的 RBBB 图形的区别：LBBP 时，一般情况下右束支的结构完整、传导良好，QRS 波群时限多数较窄，终末波（V_1 导联的 R′ 波、Ⅰ、V_5、V_6 导联的 s 波）较窄。因 LBBP 的起搏位置不同，QRS 波形有差异，左后分支区域起搏时，可呈兼有左前分支阻滞的图形特征。

2. 左心室激动达峰时间

测量 V_5、V_6 导联刺激脉冲至 R 波顶峰的距离，刺激脉冲到左心室激动时间（stimulus to left ventricular activation time，Sti-LVAT），一般范围是 65~80 ms，不受起搏电压、极性的影响，这是判断左束支传导束夺获的心电图特征，有别于左心室间隔部起搏。不论 SLBBP 还是 NSLBBP，在不同的起搏能量输出时，Sti-LVAT 保持最短和恒定。

3. 室房逆传

具有室房传导功能的患者，起搏脉冲直接夺获左束支传导系统较直接夺获心室肌者，室房逆传时间缩短。

四、左束支起搏的 QRS 波形影响因素

LBBP 图形可随起搏电压高低及起搏极性改变而变化。心室起搏时，激动经心脏传导系统与经心室肌细胞间闰盘传导除极心室的比例，影响起搏 QRS 波群的形态。

（一）自身传导系统状态

1. 存在自身房室传导的患者 DDD（R）起搏模式时，LBBP 与自身激动下传相融合，不同的房室间期，QRS 波形不同。

2. 原有 RBBB 或室内阻滞时，LBBP 有时不能纠正 RBBB 及室内阻滞，QRS 波群时限仍会较宽。

3. 原有 LBBB 时，通过合理设置 AV 间期可完全消除 LBBB，从而使 QRS 波群恢复正常（图 7-31）。

（二）起搏能量输出和极性

不同的起搏能量输出和极性，起搏 QRS 波形可变。导线旋入室间隔邻近左束支区域，低能量仅夺获心室肌时，起搏 QRS 波群可较宽。双极起搏发生阳极夺获时，室间隔右心室面心肌与左束支同时激动，起搏 QRS 波群的 RBBB 图形特征将削弱。

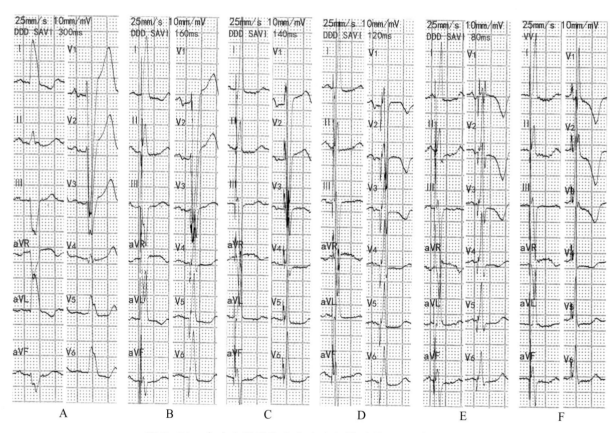

图 7-31　左束支阻滞患者左束支起搏时的 QRS 波形变化

患者，女，57 岁，临床诊断：LBBB、阵发性三度房室阻滞，植入 Medtronic Advisa DR MRI A3DR01 双腔心脏起搏器，5076-52 cm 导线植于右心耳，3830-69 cm 导线 LBBP，LR 60 次 / 分，心室单极起搏。A. 模式 DDD，SAVI 300 ms，心电图显示窦性心律、LBBB。B~D. 模式 DDD，V₁ 导联 QRS 波群呈 rS 型，V₅、V₆ 导联 QRS 波群呈 R 型，随着 SAVI 缩短，QRS 波群时限缩短，形态渐趋正常。E. 模式 DDD，SAVI 80 ms，V₁ 导联 QRS 波群呈 rSR′ 型，V₅、V₆ 导联 QRS 波群终末出现宽钝的 s 波，呈现类 RBBB 图形，QRS 波群时限窄。F. 模式 VVI，V₁ 导联 QRS 波群呈 qR 型，QRS 波群时限窄，V₅、V₆ 导联 QRS 波群终末有 s 波

（三）起搏位置

起搏位点接近希氏束时，双心室倾向于同步除极；起搏位置较低时，尽管起搏 QRS 波群仍呈类 RBBB 图形，但因起搏位点远离左束支主干，QRS 波群时限常常较宽，对双心室同步化除极不利。

五、左束支起搏时的阳极夺获

（一）产生条件

1. 双极起搏。

2. 阳极环邻近或接触室间隔：LBBP 时导线常常深入室间隔内，阳极环若接触右心室面心肌或邻近右心室面心肌但起搏能量输出较高，双极起搏时阳极环就容易夺获心室肌。

（二）阳极夺获对心电图的影响

阳极环夺获时，起搏脉冲几乎同时除极左心室面和右心室面心室肌，将削弱 RBBB 的图形特征，可使起搏 QRS 波群接近正常（图 7-32，图 7-33）。

六、左束支起搏的参数设置

（一）左束支起搏导线接口不同时的参数设置

1. 左束支起搏导线连接脉冲发生器心室接口

LBBP 时具有自动阈值管理功能的心脏起搏器可以自动判断是否夺获心室肌，当传导束夺获阈值低于或等于心肌夺获阈值时，可以考虑打开心室自动阈值管理功能；部分患者传导束夺获阈值明显高

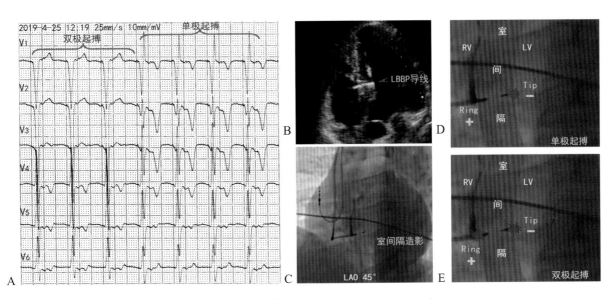

图 7-32　左束支起搏及阳极夺获的心电图和示意图

患者，男，48 岁，临床诊断：扩张型心肌病、心力衰竭、LBBB，植入 Medtronic Advisa DR MRI A3DR01 双腔心脏起搏器，5076-52 cm 导线植于右心耳，3830-69 cm 导线 LBBP。A. 模式 VVI，LR 100 次/分，心室起搏能量输出 3.5 V/0.4 ms，双极起搏时，心电图显示 V₁ 导联 QRS 波群呈 QS 型，无类 RBBB 表现，提示阳极夺获；单极起搏时，V₁ 导联 QRS 波群呈 QR 型，类 RBBB 图形，提示 LBBP。B. 术后心脏超声检查显示导线插入室间隔中上部，头端邻近左心室内膜面。C. 术中造影证实导线旋入室间隔约 13 mm，环极进入室间隔。示意图（D、E）显示：导线头端（阴极）邻近左心室内膜面，环极（阳极）邻近右心室内膜面，单极起搏（D）时不发生阳极夺获，双极起搏（E）时发生阳极夺获

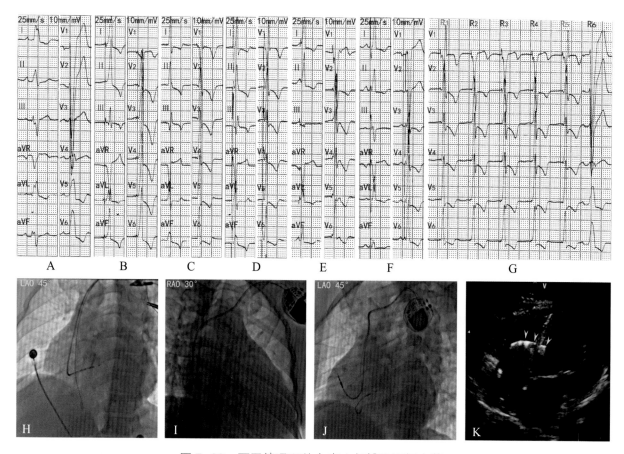

图 7-33　不同情况下的左束支起搏及阳极夺获

　　患者，男，55 岁，临床诊断：扩张型心肌病、心力衰竭、LBBB，植入 Medtronic Relia RED01 双腔心脏起搏器，5076-52 cm 导线植于右心房前壁，3830-69 cm 导线 LBBP。A. 窦性心律、LBBB，QRS 波群时限 160 ms。B. VVI 模式，单极起搏，心室起搏能量输出 0.5 V/0.4 ms，心电图 V_1 导联 QRS 波群呈 QS 型，QRS 波群时限 140 ms，为右心室高位间隔部起搏的图形。C. VVI 模式，双极起搏，心室起搏能量输出 3.5 V/0.4 ms，心电图 V_1 导联 QRS 波群呈 QR 型，QRS 波群时限 110 ms，为类 RBBB 图形，提示 LBBP。D. VVI 模式，单极起搏，心室起搏能量输出 7.5 V/1.0 ms，心电图与 C 图相同。E. VVI 模式，双极起搏，心室起搏能量输出 7.5 V/1.0 ms，V_1 导联 QRS 波群呈 QS 型，QRS 波群时限 110 ms，提示高能量双极起搏时阳极环夺获室间隔右心室面心肌，在一定程度上抵消 QRS 波群的 RBBB 图形特征。F. DDD 模式，SAVI 100 ms，单极起搏，QRS 波群时限 100 ms，波形正常化，提示 LBBP 与自身激动下传发生融合。G. VVI 模式，双极起搏，心室起搏能量输出 7.5 V/0.4 ms，QRS 波群有三种形态，R_1、R_5 呈类 RBBB 型，为 LBBP；R_2、R_3、R_4 类 RBBB 图形消失，提示阳极环夺获；R_6 提前出现，为自身窦性激动下传。H. 术中造影证实导线旋入室间隔 11 mm。K. 心脏超声检查显示心室导线插入室间隔上部，头端（阴极）邻近左心室内膜面，环极（阳极）邻近右心室内膜面

　　于心室肌夺获阈值，此时心室自动阈值管理功能测得的是心室肌夺获阈值，脉冲发生器自动调整的起搏电压不一定能夺获传导系统，此时若为了达到 LBBP 的目的，应关闭心室自动阈值管理功能，手动设置合理的心室起搏能量输出。其他参数设置及功能启用与传统的心室起搏无异。

　　2. 左束支起搏导线连接脉冲发生器心房接口

　　LBBP 具有稳定性和可靠性，一般不建议再植入备用的心室起搏导线。但传统部位单心室起搏的患者升级为 LBBP 后，通常将 LBBP 导线连接脉冲发生器心房接口，原有的右心室起搏导线连接脉冲发生器的心室接口作为备用（图 7-34，图 7-35）。对于永久性心房颤（扑）动合并三度房室阻滞或

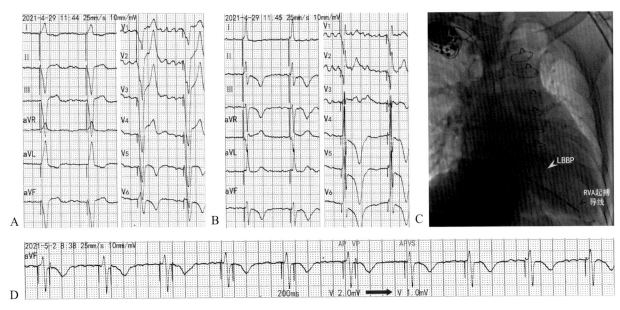

图 7-34　左束支起搏 + 右心室备用起搏时的心室感知不足

患者，男，49 岁，7 年前因"心房颤动、三度房室阻滞"植入 Medtronic Sensia SES01 单心室起搏器。2021 年患者更换为 Abbott（ST. JUDE）Endurity PM2160 双腔心脏起搏器，新植入 Medtronic 3830-69 cm 导线行 LBBP，连接脉冲发生器心房接口，原右心室心尖部（RVA）起搏导线连接脉冲发生器心室接口，基本频率 60 次 / 分。A. VVI 模式，起搏的 QRS 波群宽大畸形呈类 LBBB 图形。B. AAI 模式，起搏的 QRS 波群时限较窄，V_1 导联 QRS 波群呈 Qr 型，类 RBBB 图形，为 LBBP。C. RAO 30° X 线影像显示 LBBP 导线及 RVA 导线位置。D. DDD 模式，PAVI 200 ms，VSS 功能关闭，心室感知灵敏度 2.0 mV 时，心电图显示房室顺序起搏，VP 脉冲发生功能性失夺获。心室感知灵敏度程控为 1.0 mV 后，LBBP 的 QRS 波群发生了 VS，消除了不必要的 VP 脉冲发放

房室结消融术后完全心室起搏依赖、心室起搏安全性要求高的患者，行 LBBP+ 备用心室起搏（右心室传统部位起搏或 LBBP）时应充分评估病情并与患者沟通（图 7-46）。

（1）LBBP 导线连接脉冲发生器心房接口时，建议关闭以下与心房相关的功能：AMS 功能、自动心房感知功能、心房自动阈值管理功能、心室安全起搏功能、心房率稳定功能、心房优先起搏功能、心房优先起搏 /ProACt 功能、非竞争性心房起搏功能、房颤抑制功能、心室率稳定功能（如房颤传导反应功能）、空白期房扑搜索功能、心房扑动反应功能、反应性抗心动过速起搏（reactive ATP）功能、心室感知反应功能、ICD 和 CRT-D 房室逻辑关系心律失常鉴别功能。

（2）LBBP+ 备用心室起搏时，LBBP 导线连接脉冲发生器心房接口，心房感知灵敏度一般默认较高，容易感知 T 波，可触发心室起搏甚至引发起搏器介导性心动过速（PMT）；心室感知不足时，可引起不必要的 VP 脉冲发放。因此，需要合理设置心房和心室感知灵敏度，以确保正常感知（图 7-34~ 图 7-36）。

（二）不同患者左束支起搏的参数设置

1. 左束支阻滞合并心力衰竭的患者

对于心力衰竭合并 LBBB 的患者，LBBP 的目的在于恢复双心室同步化除极，在追求 QRS 波群时限正常化的同时兼顾房室间期的优化。对房室传导正常的 LBBB 患者，要想获得较窄的 QRS 波群，常常需要缩短 LBBP 时的房室间期，但过短的房室间期，又可能对左心室功能产生负面影响，因此需要权衡利弊，以尽可能的改善心脏功能。

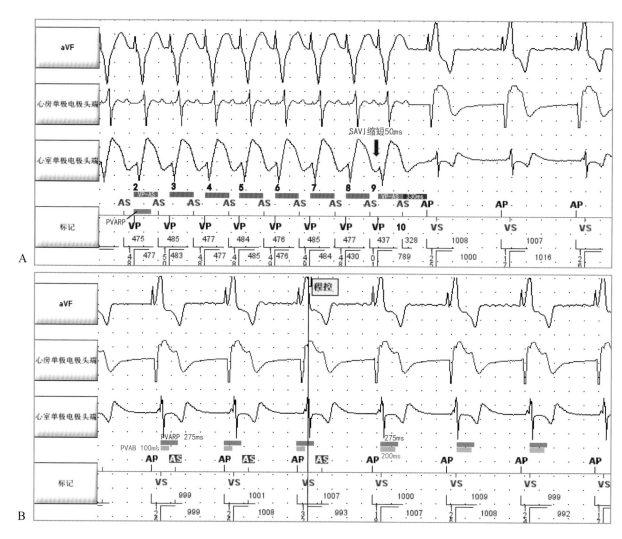

图 7-35　左束支起搏 + 右心室备用起搏时引发起搏器介导性心动过速

患者，男，54 岁，20 年前因"心房颤动、三度房室阻滞"植入单心室起搏器，2021 年 3 月 18 日患者第二次更换脉冲发生器为 Abbott（ST. JUDE）Sustain XL DC PM2134，新植入 Medtronic 3830-69 cm 导线行 LBBP，连接脉冲发生器心房接口，原右心室心尖部起搏导线连接脉冲发生器心室接口，模式 DDD，基本频率 60 次 / 分，PAVI 200 ms，SAVI 150 ms，最大跟踪频率（MTR）130 次 / 分，PVARP 275 ms，心室不应期 250 ms，PVAB 100 ms，室性早搏（PVC）选项：关闭，PMT 选项：关闭。术后 1.5 月患者出现阵发性心慌，心慌突发突止。A. 心动过速发作时心电图显示节律匀齐的快速心室起搏，将 PMT 选项程控为自动检测，PMT 检测频率 110 次 / 分，心脏起搏器检测到心动过速频率大于 PMT 检测频率，计算八个 VP-AS 间期认为 VP-AS 间期稳定，在第九跳 SAVI 缩短 50 ms，其后 VP-AS 间期保持不变，心脏起搏器判断室房逆传稳定，诊断 PMT；随后 AS 事件不触发心室起搏，PMT 终止，此 AS 事件后 330 ms 处发放 AP 脉冲。B. PMT 终止后，标记通道显示 T 波对应位置出现心房不应期感知标记，提示心房过感知 T 波，将 PVAB 由 100 ms 延长至 200 ms 后 T 波对应位置心房不应期感知标记消失

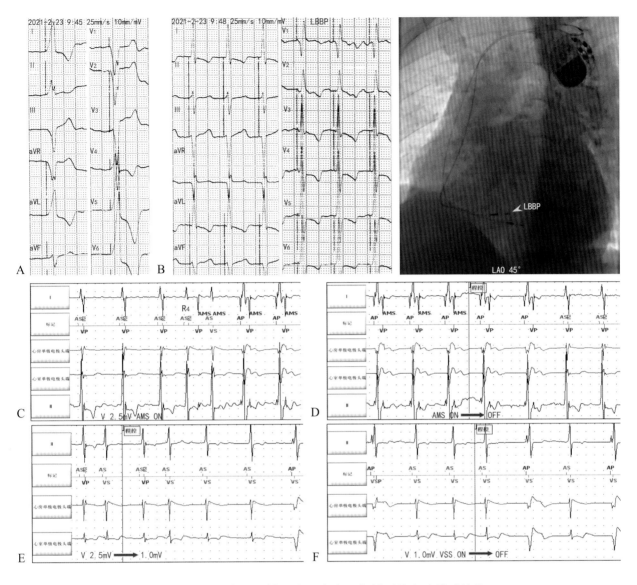

图 7-36　左束支起搏 + 右心室备用起搏时的自动模式转换

　　患者，男，56 岁，临床诊断：扩张型心肌病、心力衰竭、心房颤动，植入 Abbott（ST. JUDE）Sustain XL DC PM2134 双腔心脏起搏器。LBBP 导线（3830-69 cm）连接脉冲发生器心房接口，右心室间隔部备用起搏导线连接脉冲发生器心室接口，模式 DDD，基本频率 60 次 / 分。A. 右心室间隔部起搏。B. LBBP，QRS 波群时限较窄，V_1 导联 QRS 波群呈 QR 型。C. 心室感知灵敏度 2.5 mV，VSS 功能关闭，AMS 功能开启，R_4 处有 AS 标记而无 VS 标记，AS 事件触发心室起搏，VP 脉冲位置出现心房不应期感知标记，心脏起搏器发生 AMS。D. 心室感知灵敏度 2.5 mV，VSS 功能关闭，AMS 功能由开启程控为关闭。E. AMS 功能关闭，VSS 功能关闭，心室感知灵敏度由 2.5 mV 程控为 1.0 mV，自身 QRS 波群几乎同时发生 AS 和 VS，消除了不必要的 VP 脉冲发放。F. AMS 功能关闭，心室感知灵敏度 1.0 mV，自身 QRS 波群几乎同时发生 AS 和 VS，VSS 功能开启时，AP 脉冲后引发 VSS，标记通道显示 "AP-VS-VP"，PAVI=120 ms，VSS 功能关闭后标记通道显示 "AP-VS"，VSS 消除

2. 窦房结功能障碍患者

房室传导及室内传导正常的窦房结功能障碍患者采用心房起搏 +LBBP 时，应开启最小化心室起搏功能，鼓励自身房室传导。

3. 房室阻滞患者

房室阻滞患者依赖心室起搏，应关闭最小化心室起搏功能，并进行房室间期优化。

七、左束支起搏的缺点

LBBP 的 QRS 波群呈类 RBBB 图形，影响右束支下传，仍存在一定程度的双心室不同步。LBBP 导线跨越三尖瓣，增加三尖瓣反流，不适于机械三尖瓣置换术患者。LBBP 时，导线必须深拧至室间隔左心室内膜下夺获左束支传导系统，对于肥厚型心肌病或室间隔纤维化者，其手术成功率偏低。RBBB 及非特异性室内阻滞患者，难以通过 LBBP 获得良好的双心室同步化。

（牟延光）

第八章 单心房起搏器

单心房起搏器是一根导线植入右心房并与脉冲发生器相连接（图8-1）。目前临床所有的单心房起搏器均具有心房起搏和心房感知功能，感知不应期外的自身心房波后抑制预期的心房起搏（AP）脉冲发放，称单心房按需型心脏起搏器。单心房起搏器属于生理性起搏，但是，因其受限于房室传导功能状态和室上性心律失常等因素，目前在临床中应用较少。

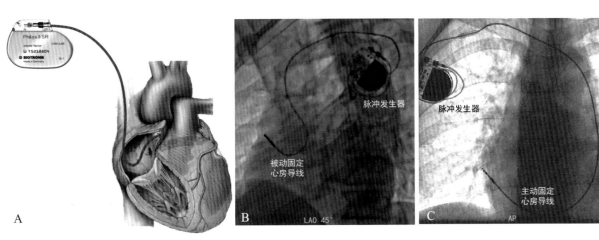

图8-1 单心房起搏器示意图及X线影像

A.单心房起搏器示意图，心房导线头端位于右心耳（RAA）。B.单心房起搏器左前斜（LAO）45° X线影像，被动固定（J形）心房导线头端位于RAA。C.患者因"窦房结功能障碍、孤立性永存左上腔静脉畸形"植入单心房起搏器，前后（AP）位X线影像，心房主动固定导线头端位于右心房游离壁

第一节 单心房起搏器的特点

一、单心房起搏器的优点

单心房起搏应用单根导线，植入手术简单。单心房起搏符合生理性，能保持房室收缩顺序及心室除极过程正常，尤其在左心室功能受损时，房室顺序收缩更重要，较单心室起搏增加心排血量

15%~20%。单心房起搏不会产生单心室起搏时所致的起搏器综合征和双腔心脏起搏器所致的心房跟踪性及折返性起搏器介导性心动过速，心房颤动、血栓栓塞、心力衰竭发生率低。与双腔心脏起搏器相比，一般单腔心脏起搏器使用寿命更长。

二、单心房起搏器的缺点

单心房起搏仅适于窦房结功能障碍而房室传导功能正常者，不适于房室传导阻滞、持续性心房颤动 / 心房扑动、心房静止患者。

三、单心房起搏器的植入要求

单心房起搏器最适合于窦房结功能障碍但房室传导功能正常者。但是，鉴于窦房结功能障碍患者常常容易出现房性心律失常（心房颤动、心房扑动等）或随着病程进展出现房室及室内传导阻滞，而使单心房起搏无法达到治疗效果，所以最常选用的心脏起搏器仍是双腔心脏起搏器，单心房起搏器的植入在临床上有较为严格的要求。

（一）房室传导功能

房室传导功能正常是实施单心房起搏的前提，选择植入单心房起搏器时，患者必须满足以下条件：

1. 体表心电图无房室阻滞或束支阻滞。

2. 术前食管心房调搏或心房导线植入术中行心房起搏，房室传导文氏点 ≥ 130 次 / 分。

3. 希氏束电图 AH 间期、HV 间期正常，无 H 波分裂。

（二）快速性室上性心律失常

患者若有频发或持续的心房颤动、心房扑动、房性心动过速、室上性心动过速等心律失常，药物或其他方法难以控制时，不宜应用单心房起搏器。

（三）心房感知功能和应激性

心房导线植入术中测试时，理想的心房波振幅 ≥ 2 mV，斜率 >0.6 V/s，心房起搏阈值应 ≤ 1.5 V；心房导线固定可靠，心房应激性良好，无心房静止。

第二节　单心房起搏器的时间间期

单心房按需型心脏起搏器 AAI（R）模式无频率滞后时，心房感知（AS）或心房起搏（AP）事件启动低限频率间期（lower rate interval，LRI）或传感器频率间期和心房不应期（ARP）。ARP 之外的AS 事件抑制预期的 AP 脉冲发放，同时启动新的 LRI 或传感器频率间期；若无 AS 事件，则于 LRI 或传感器频率间期结束时发放 AP 脉冲，并同时启动新的 LRI 或传感器频率间期。ARP 内的自身心房波或干扰信号，不重整心房起搏间期，不抑制预期的 AP 脉冲发放。正常情况下，单心房起搏器不感知自身 QRS 波群及 T 波（图 8-2）。

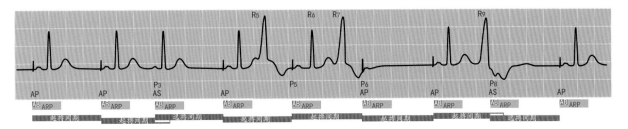

图 8-2　单心房起搏器 AAI 模式的时间间期示意图

单心房起搏器，AAI 模式，无频率滞后，心房起搏间期 = 低限频率间期（LRI）= 心房逸搏间期，心脏起搏器感知自身心房波（P$_3$、P$_8$）重整心房起搏间期；联律间期短、无室房逆传的室性早搏（R$_5$、R$_7$）不重整心房起搏间期，R$_5$ 呈插入性，随后出现干扰性房室传导延缓，P$_5$R$_6$ 间期延长；P$_6$ 下传受阻于房室结有效不应期，导致 QRS 波群脱漏；联律间期较长的室性早搏（R$_9$）逆传心房产生逆行 P$^-$波（P$_8$），P$_8$ 被心脏起搏器感知，抑制预期的 AP 脉冲发放并重启 LRI，P$_8$ 下传受阻于房室结有效不应期，造成长 RR 间期

一、起搏间期与逸搏间期

（一）起搏间期

1. 定义

单心房按需型心脏起搏器 AAI（R）模式时，起搏间期（pacing interval）是指期间无 AS 事件时，相邻的两个 AP 脉冲的间距。

2. 起搏间期与起搏频率的换算

起搏频率（次 / 分）=60000÷ 起搏间期（ms）。

（二）逸搏间期

单心房按需型心脏起搏器 AAI（R）模式时，逸搏间期（escape interval）是指 AS 事件与随后的 AP 脉冲的间距。自身心房波被感知并启动逸搏间期的时刻一般不在心房波起始，而是自身心房波达到一定振幅而被心脏起搏器所感知的时刻。

（三）起搏间期与逸搏间期的关系

1. 未开启频率滞后功能时

理论上起搏间期 = 逸搏间期，但实际逸搏间期可能略长于起搏间期，因为心脏起搏器心房感知的时刻并非对应于自身心房波的起始部位。

2. 开启频率滞后功能时

起搏间期 < 逸搏间期，逸搏间期 = 起搏间期 + 滞后值（可以程控）。

二、心房不应期

心房不应期（atrial refractory period，ARP）是指 AP 或 AS 事件后的一个时间段，期间心脏起搏器不感知任何电信号，或尽管发生心房不应期感知（AR），但心脏起搏器作出的反应与 AS 事件不同。

（一）心房不应期的组成

1. 心房空白期

心房空白期（atrial blanking period，ABP）是指 AP 或 AS 事件后最初的一段时间，相当于绝对不应期，心脏起搏器对心房空白期内的电信号不作出反应，部分心脏起搏器可在标记通道对心房空白期事件作出标记。

2. 心房相对不应期

心房相对不应期是指 ARP 内空白期后的一段时间，期间的 AR 事件不重启低限（或传感器或滞后）频率间期，但可启动噪声采样期（详见：第十七章　第三节　噪声保护功能）。

（二）心房不应期的设置

单腔起搏器（SSI）植入后，若导线植入心房，则为单心房起搏，应通过程控将工作模式更改为 AAI（R），且设置较高的感知灵敏度，以感知振幅较低的心房电信号，心房不应期（多为 300~350 ms）一般较 VVI（R）模式时心室不应期长，以防止过感知心室电信号（QRS 波群、T 波）。

1. Medtronic、芯彤心脏起搏器

ARP 可程控范围 180~500 ms，默认 330 ms；ABP 默认 180 ms。

2. Vitatron 心脏起搏器

Vitatron A、E、G、Q 系列心脏起搏器 ARP 可程控范围 150~500 ms，默认 250 ms，ABP 默认 180 ms。Vitatron C、T 系列心脏起搏器 ARP 可程控范围 250~500 ms，默认 330 ms，无 ABP。

3. Biotronik 心脏起搏器

ARP 可程控范围 170~400 ms，默认 300 ms。

4. Abbott（ST. JUDE）心脏起搏器

ARP 可程控范围 125~500 ms，默认 325 ms。

5. Boston Scientific 心脏起搏器

ARP 可程控范围 150~500 ms，默认 250 ms。

6. 创领心律医疗（Sorin）心脏起搏器

AS 或 AP 后启动 350 ms 不可程控的 ARP，前 300 ms 为绝对不应期，后 50 ms 为相对不应期（可触发不应期），相对不应期内的 AS 事件，重启 50 ms 间期，如此循环，直至不再出现 AS 事件，最大持续时间等于基本心房起（逸）搏间期。

7. 秦明心脏起搏器

ARP 可程控范围 200~500 ms，默认 325 ms。

（三）心房不应期的意义

心房不应期设置的意义是防止心脏起搏器过感知起搏脉冲后电位、自身 QRS 波群及 T 波或外界信号，避免起搏抑制。

第三节　单心房起搏器的模式

多数单腔心脏起搏器出厂默认的模式是 VVI（R），对导线植入心房的单心房起搏器，应程控为单心房起搏模式（如 AAI、AAIR），使起搏模式与起搏心腔相对应，避免感知灵敏度设置不当和某些功能（如自动阈值管理功能等）运行异常。

一、AAI 模式

（一）心房起搏脉冲及心房波

AP 脉冲后出现 P′ 波，P′ 波的形态因心房导线头端位置不同而异，也可因出现心房起搏融合波而形态改变（图 8-3）。

1. 当自身心房率低于心脏起搏器的低限频率（LR）时，表现为心房起搏。

2. 当自身心房率快于 LR 时，抑制预期的 AP 脉冲发放，若频率滞后功能关闭，心脏起搏器从心房感知事件开始按照 LRI 安排发放下一个 AP 脉冲；若频率滞后功能开启，心脏起搏器从心房感知事件开始按照"LRI+ 滞后值"安排发放下一个 AP 脉冲。

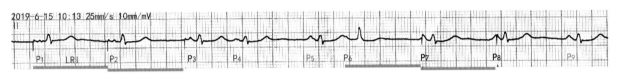

图 8-3 　AAI 起搏时的真假心房起搏融合波

患者，男，72 岁，因"窦房结功能障碍"植入 Medtronic Relia RES01 单心房起搏器，模式 AAI，LR 60 次 / 分，心房双极起搏。心电图显示：P_5、P_9 为窦性 P 波；P_4、P_6 提前出现，形态不同于窦性 P 波，为房性早搏伴室内差异性传导；P_1、P_2 形态与窦性 P 波显著不同，为完全心房起搏的 P′ 波；P_3 形态介于窦性 P 波与完全心房起搏的 P′ 波之间，为心房起搏融合波；P_7、P_8 处 AP 脉冲位于 P 波顶峰偏前或顶峰，为假性心房起搏融合波。AP 脉冲后有相应的心房波，自身 P 波抑制预期的 AP 脉冲发放，心房起搏和感知功能正常

（二）房室传导

P′R 间期受心房起搏部位、房室传导功能状态、心房起搏频率等的影响（详见：第五章　第三节心房起搏与房室间期）。

1. 正常房室传导

房室传导正常时，单心房起搏的 P′R 间期正常。一般情况下，心房起搏（包括心房起搏融合波）时的房室传导（P′R 间期）较窦性心律（包括假性心房起搏融合波）房室传导时间（PR 间期）略长（图8-4）。

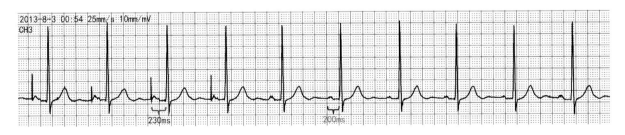

图 8-4 　AAI 模式起搏的心电图

患者，男，60 岁，因"窦房结功能障碍"植入 Medtronic 双腔心脏起搏器，模式 AAI，LR 60 次 / 分。心电图显示：窦性心律，心房起搏心律，AAI 工作方式，心房起搏和感知功能正常，心房起搏下传的房室间期（230 ms）略长于窦性 P 波下传的房室间期（200 ms）

2.房室阻滞

房室阻滞时，单心房起搏的P′R间期延长或出现QRS波群脱漏（图8-5，图8-6）。未下传的心房波（窦性P波、逆行P⁻波或房性早搏）被心脏起搏器感知时，抑制预期的AP脉冲发放的同时出现QRS波群脱漏。

3.房室结双径路传导

房室结双径路传导时，单心房起搏的P′R间期可长短交替出现（图8-7）。

（三）QRS波群

心房起搏时，激动经自身传导系统下传，QRS波群多与窦性心律时的QRS波群相同。

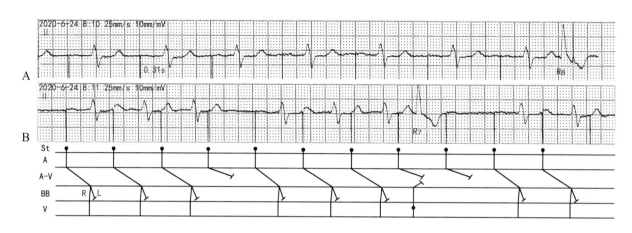

图8-5 心房起搏伴房室阻滞和左束支阻滞

患者，女，67岁，因"窦房结功能障碍、左束支阻滞"植入单心房起搏器，模式AAI。术后8年因心悸乏力复诊。A.LR 60次/分，心电图显示：心房起搏心律，起搏频率60次/分，每个AP脉冲后均有相应的P′波，P′R间期=310 ms，提示存在一度房室阻滞，QRS波群宽大畸形，结合十二导联心电图诊断左束支阻滞，室性早搏（R₈）不重整心房起搏间期。B.LR 90次/分，心电图显示：P′R间期逐渐延长，直至QRS波群脱漏，心房起搏频率增快后出现二度Ⅰ型房室阻滞，室性早搏（R₇）不重整心房起搏间期

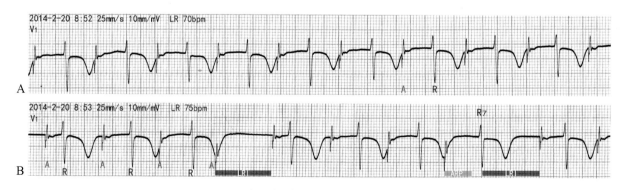

图8-6 心房起搏伴房室阻滞及心房感知过度

患者，女，69岁，因"二度房室阻滞"植入Medtronic Sensia SEDRL1双腔心脏起搏器1个月，模式AAI，心房单极起搏、单极感知，ARP 400 ms，心房感知灵敏度0.5 mV。A.LR 70次/分，心电图显示每个AP脉冲后均有浅倒置的心房波，AR间期400 ms，提示心房起搏功能正常、一度房室阻滞。B.LR 75次/分，心电图显示AR间期逐渐延长，直至QRS波群脱漏。偶有ARP外的QRS波群（R₇）被心房线路过感知，启动LRI安排下一个AP脉冲发放，提示间歇性心房感知过度、二度Ⅰ型房室阻滞

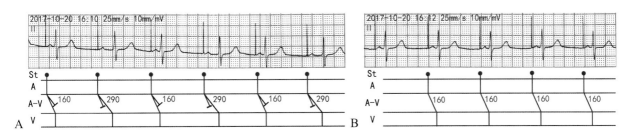

图 8-7　心房起搏伴房室结双径路传导

患者，男，45 岁，临床诊断：先天性心脏病、房间隔缺损修补术后、二度房室阻滞，植入 Medtronic Advisa DR MRI A3DR01 双腔心脏起搏器，模式 AAI<=>DDD，LR 60 次 / 分。A. 心房起搏心律，AR 间期有长短两种（290 ms、160 ms），交替出现，提示心房激动经慢快双径路交替下传心室。B. AR 间期固定为 160 ms，提示心房激动经快径路下传心室

（四）对室性早搏的反应

单心房起搏器对室性早搏（PVC）的反应取决于有无自身心房波（可位于 PVC 的任何位置）和心房感知功能状态。

1. 心房感知功能正常

单心房起搏器导线仅植于心房而不在心室，所以，在正常情况下，心脏起搏器仅感知心房的电信号，而对心室电信号不发生感知。

（1）PVC 后无逆行 P⁻ 波：单心房起搏器对 PVC 的 QRS 波群无反应，PVC 呈插入性，不重整心房起搏间期（图 8-8A），AP 脉冲与 PVC 无固定关系，心房起搏的激动下传时，由于 PVC 激动逆传的干扰可发生房室传导延缓或中断。

（2）PVC 后有逆行 P⁻ 波：逆行 P⁻ 波被心脏起搏器感知，启动低限或传感器频率间期或滞后频率间期，安排发放下一个 AP 脉冲，逆行 P⁻ 波常常因位于房室结不应期而下传受阻（图 8-8B）。

（3）PVC 前有心房波：如舒张晚期 PVC，心房波被感知后启动低限或传感器频率间期或滞后频率间期，安排发放下一个 AP 脉冲。

2. 心房感知不足

PVC 对起搏间期没有影响。

3. 心房过感知室性早搏的 QRS 波群

心脏起搏器不仅对自身心房波发生感知，而且过感知 QRS 波群，标记通道上表现为 QRS 波群对应位置标记为心房感知（AS）或心房不应期感知（AR）。心房不应期外的 QRS 波群成为 AS 事件时，重整心房起搏间期，心房不应期内 QRS 波群成为 AR 事件时，不重整心房起搏间期（图 8-6B，图 8-9）。

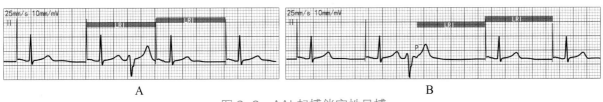

图 8-8　AAI 起搏伴室性早搏

患者植入单心房起搏器，模式 AAI，LR 60 次 / 分，LRI 1000 ms。A. PVC 后无逆行 P⁻ 波，不重整心房起搏间期。B. PVC 后的逆行 P⁻ 波被感知后启动 LRI，安排下一个 AP 脉冲发放

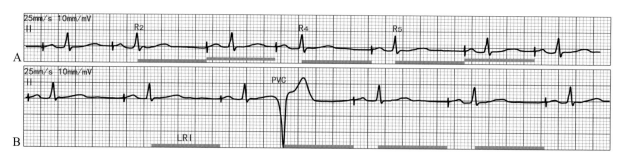

图 8-9 AAI 起搏合并心房感知过度

患者植入单心房起搏器，模式 AAI，LR 75 次/分，LRI 800 ms。A. 可见长短两种心房起搏间期，短心房起搏间期为 LRI，长心房起搏间期为心房过感知 QRS 波群（R₂、R₄、R₅）后重整心房起搏间期所致。B. 心房过感知自身 QRS 波群（包括自身室上性 QRS 波群及 PVC），导致心房起搏频率慢于 LR，PVC 与下一个 AP 脉冲的距离恰好等于 LRI（北京大学人民医院，许原供图）

（五）对交界性心搏的反应

交界性心搏若逆传除极心房产生的逆行 P⁻ 波，可被心脏起搏器感知，重整心房起搏间期。若交界性激动因阻滞或干扰而逆传中断，则不能产生逆行 P⁻ 波，不重整心房起搏间期（图 8-10）。

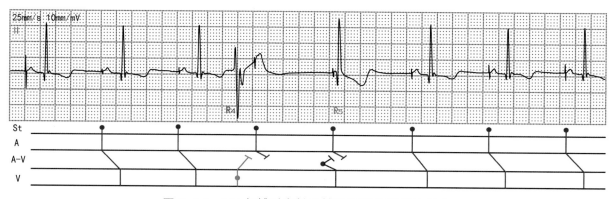

图 8-10 AAI 起搏对室性早搏及交界性逸搏的反应

患者植入双腔心脏起搏器，程控为 AAI 模式，LR 60 次/分。心电图显示：PVC（R₄）不重整心房起搏间期；交界性逸搏（R₅）与心房起搏的激动在房室交界区发生干扰，交界性逸搏未能产生逆行 P⁻ 波，亦不重整心房起搏间期

二、AOO 模式

（一）AOO 模式的产生

植入单心房起搏器的患者，AOO 模式可由程控而来。心房感知功能低下（感知灵敏度数值过高、心脏起搏器电耗竭等原因）、脉冲发生器接触磁场转为磁铁模式或发生了噪声反转时，心电图也表现为 AOO 工作方式。

（二）心电图特点

心脏起搏器按照固定频率发放 AP 脉冲，自身心房波不重整心房起搏间期。当无自身心房波或自身心房率慢于起搏频率时，表现为连续的心房起搏；当自身心房率快于起搏频率时，出现竞争性心房起搏，AP 脉冲位于心房肌有效不应期内时常常出现功能性失夺获（图 8-11）。

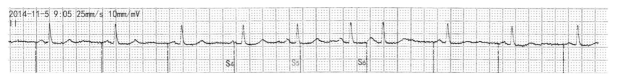

图 8-11　AOO 起搏心电图

　　患者，女，64 岁，因"窦房结功能障碍"植入 Medtronic Relia RES01 单心房起搏器，程控为 AOO 模式，LR 60 次 / 分。心电图显示：AP 脉冲按照 LR 固定频率发放，最初三跳自身心房率慢于起搏频率，表现为连续的心房起搏；当自身心房率快于起搏频率时，出现竞争性心房起搏，S_4 位于自身 P 波顶峰，形成假性心房起搏融合波，S_5 位于心房肌有效不应期内，发生了功能性失夺获，S_6 位于心房肌有效不应期外，产生了人工性房性早搏

三、AAT 模式

AAT 模式较少用于临床。

（一）心电图特点

　　自身心房率慢于心脏起搏器的低限频率或无自身心房波时，心脏起搏器以低限频率起搏心房；当快于低限频率的自身心房波出现时，心房不应期外的自身心房波被心脏起搏器感知而触发 AP 脉冲发放，每个自身 P 波上均可见 AP 脉冲，形成假性心房起搏融合波；心房不应期内的自身心房波不触发 AP 脉冲发放（图 8-12，图 8-13）。

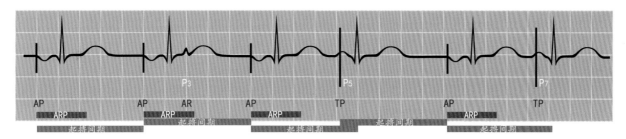

图 8-12　AAT 起搏示意图

　　AAT 模式下，自身心房率较慢时，心脏起搏器以设置的起搏频率心房起搏，自身心房率较快时，心房不应期（ARP）外的自身心房波（P_5、P_7）触发 AP 脉冲发放，ARP 内的自身心房波（P_3）不触发 AP 脉冲发放

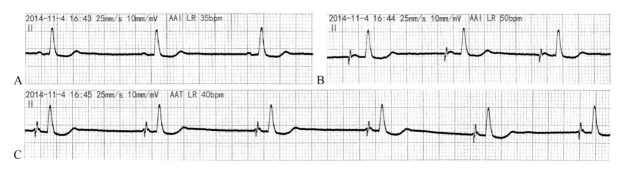

图 8-13　AAI 与 AAT 起搏心电图

　　患者，男，67 岁，因"窦房结功能障碍"植入 Medtronic Relia RES01 单心房起搏器，单极起搏。A. AAI 模式，LR 35 次 / 分，心电图显示窦性心动过缓，未见 AP 脉冲。B. AAI 模式，LR 50 次 / 分，心电图显示心房起搏心律。C. AAT 模式，LR 40 次 / 分，心电图显示窦性心动过缓，每个窦性 P 波顶端均有 AP 脉冲

（二）心脏起搏器标记通道

AAT 模式下，心房感知事件触发 AP 脉冲发放时，Medtronic 心脏起搏器标记通道在 AP 脉冲对应位置标记为 TP；Abbott（ST. JUDE）心脏起搏器标记通道标记为 ASt；Biotronik 心脏起搏器心房标记通道起搏标记 P 与感知标记 S 重叠（图 8-14）。

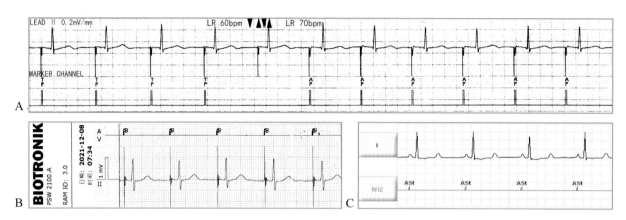

图 8-14　AAT 起搏心电图和标记通道

A. 患者，女，86 岁，植入 Medtronic Sensia L SEDRL1 双腔心脏起搏器，模式 AAT，LR 60 次 / 分时，标记通道在 AP 脉冲对应位置标记为 TP，提示心脏起搏器感知心房波后触发 AP 脉冲发放；LR 70 次 / 分时，自身心房率低于 LR，心房起搏标记为 AP。B. 患者，男，59 岁，植入 Biotronik Estella DR 双腔心脏起搏器，模式 AAT，基础频率 50 次 / 分，心房感知事件触发 AP 脉冲发放，标记通道显示起搏标记 P 与感知标记 S 重叠。C. 患者，女，65 岁，植入 Abbott（ST. JUDE）Endurity PM2160 双腔心脏起搏器，模式 AAT，基础频率 45 次 / 分，心房感知事件触发 AP 脉冲发放，标记通道标记为 ASt

第四节　心房起搏与心律失常

一、房室阻滞

房室传导状态事关单心房起搏的治疗效果。Brandt 报道心房起搏后房室阻滞的发生率高达 8.5%，年发生率 1.8%，术前有分支阻滞者发生率高于无分支阻滞者。这显然与原发病密切相关。单纯心房起搏的主要适应证是窦房结功能障碍患者，轻者，在疾病初期常为单纯窦房结病变，随病情逐渐进展，窦房结功能障碍的临床表现形式常常变化，可进展出现双结病变，重者表现为全传导系统病变，可合并出现房室阻滞，从而导致单心房起搏不能达到预期的疗效（图 8-15，图 8-16）。因此术前对患者房室传导功能应全面评估，术后应加强定期检查。

二、房性心律失常

窦房结功能障碍的患者因窦性频率减慢，易患房性心律失常，可表现为频发房性早搏、房性心动过速、心房颤动、心房扑动。有效的心房起搏可抑制房性心律失常的发生。

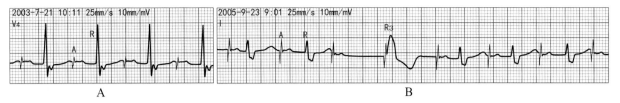

图 8-15　心房起搏伴一度及二度 I 型房室阻滞

患者，女，79 岁，临床诊断：窦房结功能障碍、右束支阻滞，植入单心房起搏器。A. 术后 5 年，心电图显示 AP 脉冲后有相应的心房波，AR 间期 340 ms，QRS 波群终末部宽钝，诊断：心房起搏心律，一度房室阻滞，右束支阻滞。B. 术后 7 年心电图显示：AR 间期逐渐延长，直至 P′ 波后 QRS 波群脱漏，自身 QRS 波群终末部宽钝，更宽大畸形的 QRS 波群（R₃）延迟出现，前有 AP 脉冲，可能为加速的室性逸搏与 AP 脉冲形成的假性融合波，诊断：心房起搏心律，二度 I 型房室阻滞，右束支阻滞，加速的室性逸搏，患者入院后接受双腔心脏起搏器植入术

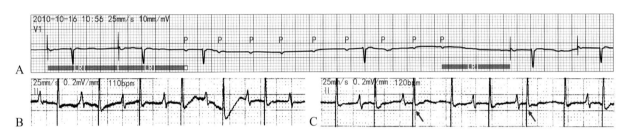

图 8-16　单心房起搏伴房室阻滞

患者，女 79 岁，因"窦房结功能障碍"于 2004 年 7 月植入 Medtronic Sigma SSR303 单心房起搏器，模式 AAI，LR 60 次 / 分，LRI 1000 ms，ARP 330 ms，ABP 180 ms。患者因"黑蒙、晕厥"于 2010 年 10 月就诊，心电图（A）显示：AP 脉冲后可见相应的心房波，AP 脉冲与 QRS 波群间期（AR 间期）明显延长，房性心动过速发生时，抑制了 AP 脉冲发放，伴随出现房室阻滞，造成心室停搏。程控测试：电池良好，心房起搏阈值 0.5 V/0.4 ms，P 波振幅 2.0~2.8 mV，心房导线阻抗 418 Ω。110 次 / 分心房起搏时（B），AR 间期明显延长，但房室仍保持 1∶1 传导；120 次 / 分心房起搏时（C），AR 间期在显著延长的基础上延长程度逐渐加大，直至房室传导中断，QRS 波群脱漏（箭头所示），患者房室传导文氏点过低，房室传导功能减退

（一）心房起搏抑制房性心律失常发生的机制

1. 频率较快的心房起搏发挥超速抑制作用，同时消除了容易引发心房颤动、心房扑动的"长 - 短周期现象"，从而抑制了房性心律失常发生。

2. 有效的心房起搏后，窦房结及心房供血改善，窦房结起搏和传导功能得到一定程度的恢复，减少了房性心律失常的出现。

（二）防治房性心律失常时心房起搏的要求

1. 心房起搏频率宜高（80 次 / 分以上）。

2. 心房起搏后，若房性心律失常仍发作，可同时应用抗心律失常药物。

3. 对房性心律失常反复发作者，若行心房和心室起搏，宜选用有自动模式转换功能的心脏起搏器，以避免过快心室起搏。

（牟延光）

单心室起搏器是一根导线植入右心室，连接脉冲发生器（图 9-1）。目前临床所用的单心室起搏器均具有心室起搏和心室感知功能，感知不应期外的自身 QRS 波群后抑制预期的心室起搏（VP）脉冲发放并重整心室起搏间期，称单心室按需型心脏起搏器。单心室起搏器尽管临床适应证广泛且手术植入简单，但其工作方式属于非生理性起搏。VVI 起搏心电图表现相对简单，是分析其他起搏心电图的基础。

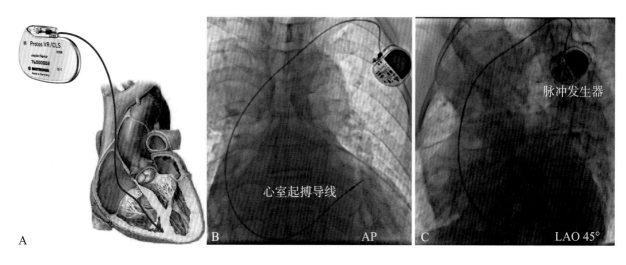

图 9-1　单心室起搏器示意图及 X 线影像

A. 示意图显示单心室起搏器的心室导线头端位于右心室心尖部。B、C. 同一患者不同体位的 X 线影像，心室导线为 Medtronic 5076-58 cm 主动固定导线，头端植于右室流出道间隔部。AP：前后位；LAO：左前斜位

一、单心室起搏器的优点

单心室起搏器只需单根心室导线，植入方法简单，静脉狭窄和血栓的发生率低。单心室起搏器不发生折返性起搏器介导性心动过速。

二、单心室起搏器的缺点

单心室起搏属于非生理性起搏，正常房室收缩顺序丧失，影响心排血量。单心室起搏时，部分患者可出现起搏器综合征，适当降低起搏频率或开启频率滞后功能，可以减少起搏器综合征的发生。单心室起搏时，房室收缩不同步，患者房性心律失常（如心房颤动、心房扑动等）发生率高，增加了血栓、栓塞的发生率。

三、单心室起搏器的植入适应证

单心室起搏器适用于窦房结功能障碍、房室阻滞和慢室率心房颤动（或心房扑动）患者。

四、单心室起搏器的植入禁忌证

心功能差需心房发挥作用者，有室房逆传伴反复心律者，经临时起搏证实有起搏器综合征或起搏后动脉压下降 >20 mmHg 者，原有起搏器综合征者，不建议植入单心室起搏器。

第二节 单心室起搏器的时间间期

单心室按需型心脏起搏器 VVI（R）模式，无频率滞后时，心室感知（VS）或心室起搏（VP）事件启动低限频率间期（LRI）或传感器频率间期和心室不应期（VRP），VRP 外的 VS 事件可抑制预期的 VP 脉冲发放，并同时启动新的 LRI 或传感器频率间期和 VRP；若无 VS 事件，心脏起搏器则于 LRI 或传感器频率间期结束时发放 VP 脉冲，同时启动新的 LRI 或传感器频率间期和 VRP。VRP 内的自身 QRS 波群或干扰信号，不重整心室起搏间期，不抑制预期的 VP 脉冲发放（图 9-2）。

一、起搏间期与逸搏间期

（一）起搏间期

1.定义

单心室按需型心脏起搏器 VVI（R）模式时，起搏间期（pacing interval）是指期间无 VS 事件时，相邻的两个 VP 脉冲的间距。

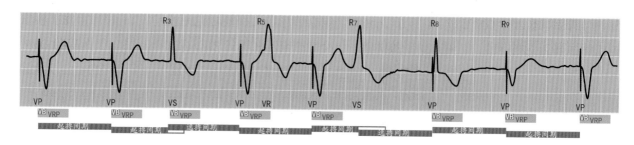

图 9-2　单心室起搏器 VVI 模式的时间间期示意图

单心室起搏器，模式 VVI，无频率滞后功能。位于感知期内的自身 QRS 波群（R_3、R_7）发生心室感知（VS），重整心室起搏间期，心室起搏间期 = 心室逸搏间期。较早出现的室性早搏（R_5）因位于心室不应期（VRP）内，发生心室不应期感知（VR），未重整心室起搏间期。R_8 尽管起始部有 VP 脉冲，但 QRS-T 形态与自身心搏完全相同，为假性心室起搏融合波；R_9 的 QRS-T 形态介于自身与起搏的 QRS 波形之间，为心室起搏融合波

2. 起搏间期与起搏频率的换算

起搏频率（次 / 分）=60000÷起搏间期（ms）。

（二）逸搏间期

单心室按需型心脏起搏器 VVI（R）模式时，逸搏间期（escape interval）是指 VS 事件与随后的 VP 脉冲的间距。

（三）起搏间期与逸搏间期的关系

1. 未开启频率滞后功能时

理论上起搏间期 = 逸搏间期，但实际逸搏间期可能略长于起搏间期，因为心脏起搏器心室感知的时刻并非对应于 QRS 波群的起始部位。

2. 开启频率滞后功能时

起搏间期 < 逸搏间期，逸搏间期 = 起搏间期 + 滞后值（可以程控）。

二、心室不应期

心室不应期（ventricular refractory period，VRP）是指 VP 或 VS 事件后一个可程控设置的时间段。VRP 按时间段先后分为空白期和相对不应期。VRP 内的事件不重整起搏间期。

（一）心室不应期的组成

1. 心室空白期

心室空白期（ventricular blanking period）又称绝对不应期，VP 或 VS 事件后的最初一段时间，时限 125 ms 左右，常常短于相对不应期。心室空白期的设置主要用于防止过感知起搏脉冲信号。部分心脏起搏器可在标记通道对空白期事件作出标记，心脏起搏器对空白期内的事件不作出反应。

2. 心室相对不应期

心室相对不应期（relative refractory period，RRP）：空白期后的一段时间，部分心脏起搏器称为噪声采样期。此期心脏起搏器具有感知功能，但所发生的心室不应期感知事件不会重整低限（或传感器或滞后）频率间期而是启动新的心室不应期。Medtronic，芯彤，Vitatron A、E、G、Q 系列心脏起搏器，快速、连续的心室不应期感知事件可诱发噪声反转，可防止心脏或非心脏事件引起的起搏抑制（详见：

第十七章　第三节　噪声保护功能）。

（二）心室不应期的设置

单腔起搏器（SSI）植入后，若导线植入心室，则为单心室起搏，VRP一般短于心房不应期，多设置在200~300 ms。

1. Medtronic，Vitatron A、E、G、Q系列、芯彤心脏起搏器

VRP可程控范围150~500 ms，默认330 ms。单腔植入型心律转复除颤器（ICD）、ICD平台单心室起搏器（Ensura、Advisa、Astra、Azure系列）无VRP，仅有心室空白期，心室起搏后心室空白期默认200 ms，心室感知后心室空白期默认120 ms。Micra VR无导线单心室起搏器VRP默认关闭，心室起搏后心室空白期默认240 ms，心室感知后心室空白期默认120 ms。

2. Vitatron C、T系列心脏起搏器

VRP可程控范围250~500 ms，默认330 ms。

3. Biotronik心脏起搏器

E系列心脏起搏器VRP可程控范围200~500 ms，默认250 ms；E系列前的心脏起搏器VRP可程控范围170~400 ms，默认300 ms。

4. Abbott（ST. JUDE）心脏起搏器

VRP可程控范围125~500 ms，默认325 ms；Microny、Regency心脏起搏器VRP可程控范围250~550 ms，默认300 ms；Aveir VR无导线心脏起搏器VRP可程控范围160~500 ms，默认250 ms。

5. Boston Scientific心脏起搏器

VRP默认250 ms。

6. 创领心律医疗（Sorin）心脏起搏器

心室起搏事件后VRP为150 ms（不可程控），其中前100 ms为绝对不应期（最短不应期），后50 ms为相对不应期（可触发不应期）。心室感知事件后VRP为100 ms（不可程控），其中前50 ms为绝对不应期，后50 ms为相对不应期（可触发不应期）。相对不应期内的心室感知事件，重启50 ms间期，如此循环，直至不再出现心室感知事件，最大持续时间等于基本心室起（逸）搏间期。

7. 秦明心脏起搏器

VRP可程控范围200~500 ms，默认325 ms，VRP的前50 ms为心室空白期（不可程控）。

（三）心室不应期的意义

心室不应期的意义在于防止心脏起搏器过感知QRS波群之外的电信号，如起搏脉冲后电位、T波或外界干扰信号等，避免不适当的心室起搏抑制。

第三节 单心室起搏器的模式

一、单腔心脏起搏器的可程控模式

（一）Medtronic，芯彤，Vitatron A、E、G、Q 系列单腔心脏起搏器

1. 普通单腔心脏起搏器

VVI（R）、VVT、VOO（R）、AAI（R）、AAT、AOO（R）、OVO、OAO。

2. 无导线单心室起搏器

Medtronic Micra VR 可程控模式：VVI（R）、VOO、OVO、Device Off（装置关闭）。

（二）Vitatron C、T 系列单腔心脏起搏器

VVI（R）、VVT、AAI（R）、AAT、VOO、AOO、OOO。

（三）Abbott（ST. JUDE）单腔心脏起搏器

1. Accent 系列之外的单腔心脏起搏器

导线类型（心腔）设置为心房时，可程控模式有：AAI（R）、AAT（R）、AOO（R）、OAO（起搏关闭）；导线类型（心腔）设置为心室时，可程控模式有：VVI（R）、VVT（R）、VOO（R）、OVO（起搏关闭）。

2. Accent 系列单腔心脏起搏器

导线类型（心腔）设置为心房时，可程控模式有：起搏关闭、VVI（R）-AAI（R）、VVT（R）-AAT（R）、VOO（R）-AOO（R）；导线类型（心腔）设置为心室时，可程控模式有：起搏关闭、VVI（R）、VVT（R）、VOO（R）。

3. 无导线单心室起搏器

Abbott Aveir VR 可程控模式：VVI（R）、VOO（R）、OVO、Pacing Off（起搏关闭）。

（四）Biotronik 单腔心脏起搏器

VVI-CLS、VVI（R）、VOO（R）、VVT（R）、AAI（R）、AOO（R）、AAT（R）、OFF（关闭）。

（五）Boston Scientific 单腔心脏起搏器

VVI（R）、AAI（R）、AOO、VOO、OFF。

（六）创领心律医疗（Sorin）单腔心脏起搏器

VVI（R）、VVT、VOO、AAI（R）、AAT、AOO、OOO。

1. 心腔设置为心房腔（A chamber）

有以下可选择的模式：AAI（R）、AAT、AOO、OOO。

2. 心腔设置为心室腔（V chamber）

有以下可选择的模式：VVI（R）、VVT、VOO、OOO。

（七）秦明单腔心脏起搏器

SSI、SST、SOO。

二、VVI 模式

VP 脉冲产生相应的 QRS 波群，传统部位心室起搏时，心室起搏的 QRS 波群宽大畸形，其后常

常伴有与其主波方向相反的继发性 ST-T 改变。QRS 波群的形态取决于心室起搏的部位，希浦系统起搏时，QRS 波群可较窄甚至正常。VVI 模式起搏时可出现心室起搏融合波及假性心室起搏融合波。心室起搏时的室房关系可表现为室房逆传或房室分离或无 P 波显现（图 9-3~ 图 9-5）。

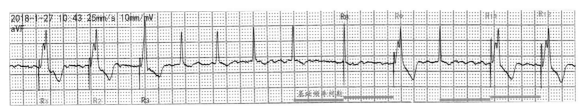

图 9-3　VVI 起搏时的真假心室起搏融合波

　　患者，女，72 岁，因"心房颤动伴长 RR 间期"植入 Biotronik Effecta S 单心室起搏器，模式 VVI，基础频率 80 次 / 分。心电图显示：心房颤动，VP 脉冲后产生宽大畸形的 QRS 波群，心室起搏功能正常。自身心室率超过起搏器的基础频率时，自身 QRS 波群被感知，抑制预期的 VP 脉冲发放，并重整心室起搏间期，心室感知功能正常。R_3 形态介于自身 QRS 波群与心室起搏的 QRS 波群（R_1、R_2、R_9、R_{11}、R_{12}）之间，为心室起搏融合波；R_8 虽有 VP 脉冲重叠，但波形与自身心律时完全相同，为假性心室起搏融合波

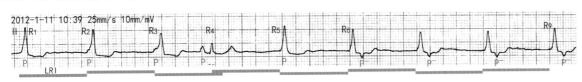

图 9-4　VVI 起搏时的房室分离与室房逆传

　　患者，男，70 岁，因"窦房结功能障碍"植入单心室起搏器，模式 VVI，LR 60 次 / 分，LRI 1000 ms，双极起搏。心电图显示：窦性心动过缓伴不齐，VVI 工作方式，VP 脉冲低矮。R_1~R_3、R_5 呈房室分离状态，窦性 P 波重叠造成部分心室起搏 QRS 波群（R_1、R_2、R_5）振幅略高。自身 QRS 波群（R_4）重整心室起搏间期，启动 LRI 发放下一个 VP 脉冲，心室感知功能正常。R_6~R_9 后固定位置可见负向 P^- 波，为心室起搏室房逆传

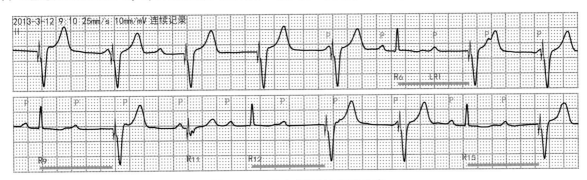

图 9-5　VVI 起搏时的房室分离

　　患者，女，53 岁，因"二度房室阻滞"植入 Medtronic Relia RESR01 单心室起搏器，模式 VVI，LR 60 次 / 分，LRI 1000 ms。连续记录的心电图显示：最初五次心搏的 QRS 波群宽大畸形，前有 VP 脉冲，为心室起搏心律，起搏频率为 60 次 / 分，自身 QRS 波群（R_6、R_9、R_{12}、R_{15}）被感知，重整心室起搏间期，启动 LRI 安排发放下一个 VP 脉冲。R_{11} 前有 VP 脉冲，形态介于自身 QRS 波群与心室起搏的 QRS 波群之间，为心室起搏融合波，心室起搏和感知功能正常。窦性 P 波与心室起搏的 QRS 波群无固定关系，呈房室分离状态

（一）自身心室率低于低限频率时

若自身心室率始终低于 LR，心脏起搏器则一直保持心室起搏状态，起搏频率等于 LR。

（二）自身心室率快于低限频率时

心脏起搏器感知自身 QRS 波群，抑制预期的 VP 脉冲发放，若频率滞后功能关闭，心脏起搏器从

心室感知事件开始按照 LRI 安排发放下一个 VP 脉冲；若频率滞后功能开启，心脏起搏器从心室感知事件开始按照"LRI+滞后值"安排发放下一个 VP 脉冲。

三、VOO 模式

（一）VOO 模式的产生

植入单心室起搏器的患者，VOO 模式可由程控而来。心室感知功能低下（感知灵敏度数值过高、心脏起搏器电耗竭等原因）、脉冲发生器接触磁场转为磁铁模式或发生了噪声反转时，自身 QRS 波群不再抑制预期的 VP 脉冲发放，心电图表现为 VOO 工作方式。

（二）心电图特点

VOO 模式下，心脏起搏器按照固定频率发放 VP 脉冲，自身 QRS 波群不重整心室起搏间期。当无自身 QRS 波群或自身心室率慢于起搏频率时，表现为心室起搏心律，当自身心室率快于起搏频率时，出现竞争性心室起搏，VP 脉冲位于心室肌有效不应期内可发生功能性失夺获（图 9-6）。

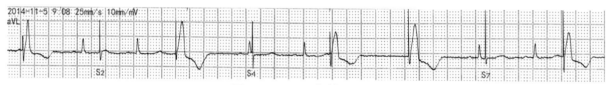

图 9-6 VOO 起搏心电图

患者，女，64 岁，因"窦房结功能障碍"植入 Medtronic Relia RES01 单心室起搏器，模式 VOO，LR 55 次/分。心电图显示 VP 脉冲固定频率（55 次/分）发放，部分 VP 脉冲（S_2、S_4、S_7）位于心室肌有效不应期内而发生功能性失夺获

四、VVT 模式

（一）VVT 模式的应用

VVT 模式可用于心脏再同步化治疗（CRT）中，非不应期心室感知的自身 QRS 波群出现时触发双心室起搏脉冲发放，最大限度保持双心室同步除极。

（二）心电图特点

当自身心室率慢于 LR 或无自身 QRS 波群时，心脏起搏器以 LR 起搏心室；当快于 LR 频率的自身心搏出现时，心室不应期外的 QRS 波群被心脏起搏器感知而触发 VP 脉冲发放，每个自身 QRS 波群上均可见 VP 脉冲；心室不应期内的 QRS 波群不触发 VP 脉冲发放（图 9-7，图 9-8）。

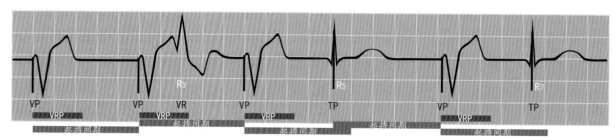

图 9-7 VVT 起搏示意图

VVT 模式下，自身心室率较慢时，心脏起搏器以设置的起搏频率心室起搏，自身心室率较快时，心室不应期（VRP）外的自身 QRS 波群（R_5、R_7）触发 VP 脉冲发放，VRP 内的自身 QRS 波群（R_3）发生心室不应期感知（VR）而不触发 VP 脉冲发放

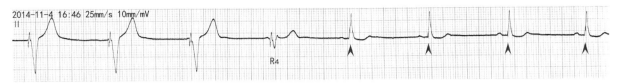

图 9-8　VVT 起搏心电图

患者，男，67 岁，因"窦房结功能障碍"植入 Medtronic Relia RES01 单心室起搏器，模式 VVT，LR 45 次 / 分，单极起搏。心电图显示：自身心率低于 LR 时，心脏起搏器以 LR 心室起搏，自身心率高于 LR 时，每个自身 QRS 波群中均有 VP 脉冲（箭头所示），R_4 为心室起搏融合波

（三）心脏起搏器标记通道

VVT 模式下，心室感知事件触发 VP 脉冲发放时，Medtronic 心脏起搏器标记通道在 VP 脉冲对应位置标记为 TP；Abbott（ST. JUDE）心脏起搏器标记通道标记为 VSt；Biotronik 心脏起搏器心室标记通道起搏标记 P 与感知标记 S 重叠（图 9-9）。

（四）自身 QRS 波群中出现心室起搏脉冲的鉴别诊断

VVT 模式、假性心室起搏融合波、心室感知不足、心室感知反应、液体状态监测功能运行、心脏收缩力调节治疗，自身 QRS 波群中均可出现 VP 脉冲，应注意鉴别（详见：第三十九章　第八节　QRS 波群中出现心室起搏脉冲的鉴别）。

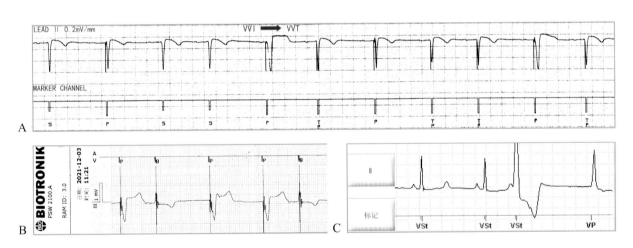

图 9-9　VVT 起搏心电图及标记通道

A. 患者，男，79 岁，因"窦房结功能障碍"植入 Medtronic Adapta ADSR01 单心室起搏器，LR 60 次 / 分。由 VVI 程控为 VVT 模式后心电图显示：自身心率低于 LR 时，心脏起搏器以 LR 心室起搏，自身心率高于 LR 时，每个自身 QRS 波群初始部均有起搏脉冲，标记通道标记为 TP。B. 患者，女，72 岁，植入 Biotronik Estella SR 单心室起搏器，模式 VVT，基础频率 55 次 / 分。心室感知事件触发 VP 脉冲发放，标记通道显示起搏标记 P 与感知标记 S 重叠。C. 患者，女，65 岁，植入 Abbott（ST. JUDE）Endurity PM2160 双腔心脏起搏器，模式 VVT，基本频率 60 次 / 分。心室感知事件触发 VP 脉冲发放，标记通道标记为 VSt

（牟延光）

第十章 具有心房跟踪功能的单心室起搏器

具有心房跟踪功能的单心室起搏器即通常所说的 VDD 心脏起搏器。心脏起搏器具有心房感知、心室感知和心室起搏功能，不应期外的心房感知事件可触发心室起搏，不应期外的心室感知事件可抑制心室起搏脉冲发放。单导线具有心房跟踪功能的单心室起搏器于二十世纪八十年代用于临床，但因其适应证窄，且易出现心房感知不足，目前已大多被双腔心脏起搏器所取代而较少应用。部分单腔植入型心律转复除颤器（ICD）采用具有心房感知功能的除颤导线，兼有心房感知、心室感知、起搏和除颤功能；Medtronic Micra AV 无导线房室同步心脏起搏器可提供 VDD 起搏模式，常用于临床。

第一节 具有心房跟踪功能的单心室起搏器特点

一、VDD 起搏系统构成

（一）心脏起搏器

1. Medtronic 心脏起搏器

（1）Kappa VDD、Sigma VDD、Relia VDD、Adapta VDD 心脏起搏器。

（2）无导线房室同步心脏起搏器（Micra AV）：利用三轴加速度传感器感知心房机械收缩，触发心室起搏，可程控模式有：VDD、VDI、VVI（R）、VOO、OVO、ODO、Device Off，默认 VDD 模式。

2. Abbott（ST. JUDE）心脏起搏器

Affinity VDR、Verity ADx XL VDR、Identity ADx XL VDR 心脏起搏器。

3. Biotronik 心脏起搏器

Philos SLR、Axios SLR 心脏起搏器。Lumax VR-T DX、Iforia 7 VR-T DX、Ilivia 7 VR-T DX、Rivacor 5 VR-T DX、Rivacor 7 VR-T DX 单腔 ICD，采用具有心房感知功能的除颤导线，兼有心房感知，心室感知、起搏和除颤功能。

（二）导线

具有心房跟踪功能的单心室起搏器应用单根导线，头端植入右心室与心室肌接触，用于心室感知和起搏。右心房中上部漂浮有两个相距 1 cm 互为 180° 的环状电极，距心室导线顶端 11、13 或 15 cm，用于心房感知。心房双极感知可感知心房内各部位的除极波，且避免了肌电和胸壁刺激信号的干扰。心房波差异放大器技术可获得振幅更大的心房波，将各种干扰信号降至最低，故能确保心房感知功能正常（图 10-1）。

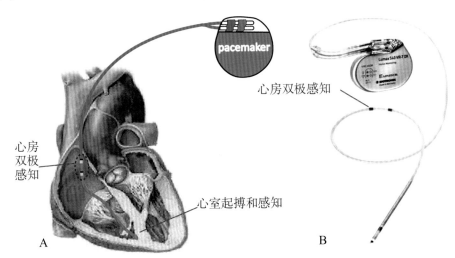

图 10-1　具有心房跟踪功能的单心室起搏器及导线

A. 具有心房跟踪功能的单心室起搏器及导线示意图。B. Biotronik Lumax 540 VR-T DX 单腔 ICD 采用具有心房感知功能的除颤导线，兼有心房感知，心室感知、起搏和除颤功能

二、具有心房跟踪功能的单心室起搏器功能特点

具有心房跟踪功能的单心室起搏器具有心房感知、心室起搏和感知功能，可保持心房跟踪和房室顺序性，避免了心脏起搏器综合征的发生。单腔 ICD 采用具有心房感知的专用除颤导线时，可增强快速性心律失常的鉴别诊断能力。

三、具有心房跟踪功能的单心室起搏器适应证

具有心房跟踪功能的单心室起搏器适于窦性心律及窦房结变时功能正常，心房结构、功能良好，心电图 P 波振幅良好，无心房感知不良，具有永久心脏起搏器植入适应证（如房室阻滞）的患者。窦房结功能正常、无心房起搏要求的具有 ICD 适应证的患者，可应用具有心房感知功能的单腔 ICD。

四、具有心房跟踪功能的单心室起搏器植入要求

根据心室导线头端与心房感知电极间距 11、13、15 cm，分三种规格。术前应根据身高和心脏大小选定最适合心室起搏与心房感知电极间距的导线。成人多选用心室起搏与心房感知电极间距 13 cm 的导线，儿童及心脏较小者，可选择间距 11 cm 的导线。双极心房感知电极最佳位置是右心房中上 1/3 处，越靠近心房壁，心房波振幅越大，感知越理想。术中测定要求 P 波振幅 >1.5 mV。

五、具有心房跟踪功能的单心室起搏器禁忌证

（一）窦房结功能障碍

具有心房跟踪功能的单心室起搏器不具备心房起搏功能，不适于窦房结功能障碍的患者。

（二）严重的右心房异常

右心房显著扩大或心房静止时，心房感知功能削弱或不能感知到正常的心房电信号，不宜使用具有心房跟踪功能的单心室起搏器。

（三）快速性房性心律失常

反复发作或持续性、难以控制的心房扑动、心房颤动、房性心动过速等快速性房性心律失常的患者，不宜使用具有心房跟踪功能的单心室起搏器。

第二节 VDD 模式的时间间期

VDD 模式下，心房不应期（ARP）外的心房感知（AS）事件启动感知 AV 间期（SAVI），期间若有心室感知（VS）事件，则抑制心室起搏（VP）脉冲发放；若无 VS 事件，AS 事件则触发心室起搏。AS 事件出现较早时，受限于上限跟踪频率（UTR），SAVI 长于程控值，VP 脉冲推迟至上限跟踪频率间期（UTRI）结束时发放；AS 事件较晚出现时，按照 SAVI 触发心室起搏，可导致 RR 间期长于低限频率间期（LRI），心室起搏频率慢于低限频率（LR）。VS 或 VP 事件启动 LRI、心室不应期（VRP）和心室后心房不应期（PVARP），VRP 内的心室事件不重启 LRI，ARP 内的心房事件发生心房不应期感知（AR），不触发心室起搏（图 10-2）。SAVI 可单独程控，可随着心率增快而缩短（频率适应性 AV 间期）或因自身房室传导而变化（AV 间期搜索）。

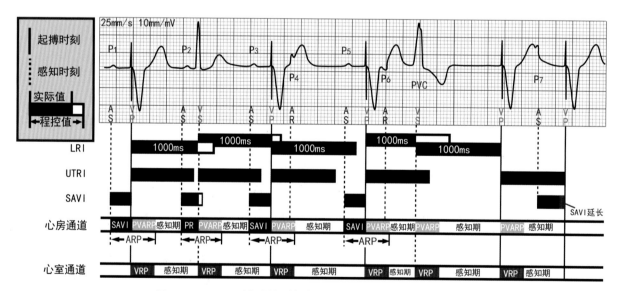

图 10-2　VDD 模式的时间间期示意图（无频率滞后）

P₁、P₃、P₅ 发生心房感知（AS）并经感知 AV 间期（SAVI）触发心室起搏（VP），出现较晚的 AS 事件（P₅）导致 RR 间期长于低限频率间期（LRI），心室后心房不应期（PVARP）外的 P₇ 成为 AS 事件，触发心室起搏，因受限于上限跟踪频率，VP 脉冲推迟至上限跟踪频率间期（UTRI）结束时发放，SAVI 长于程控值。房性早搏（P₄）及逆行 P⁻波（P₆）位于 PVARP 内成为心房不应期感知（AR）事件，不触发心室起搏。室性早搏（PVC）后 LRI 内无 AS 事件及心室感知（VS）事件，LRI 结束时发放 VP 脉冲。ARP：心房不应期；VRP：心室不应期

第三节　VDD 起搏心电图

VDD 模式的心电图兼有 VAT+VVI 工作方式表现，不同的工作方式可以相互转换。VDD 模式下也可出现上限频率现象、自动模式转换等心电图表现，当频率滞后、频率适应性 AV 间期等特殊功能开启后，亦会有相应的心电图表现。

一、VDD 起搏心电图特点

（一）VAT 工作方式

VP/VS 事件启动的 LRI 内有 AS 事件时，AS 事件启动 SAVI，SAVI 内无 VS 事件，触发 VP 脉冲发放，心脏起搏器呈 VAT 工作方式，心房率若不超过 UTR，自身心房波 1∶1 触发心室起搏（图 10-3A，图 10-4），心房率若超过 UTR，心脏起搏器将出现上限频率现象，心电图表现为文氏型房室传导、固定比例房室阻滞等现象，甚至自动模式转换为非心房跟踪模式，心室起搏频率不超过 UTR（图 10-3B）。AS 事件出现较晚时，可导致 VP-VP 间期 >LRI（图 10-3H）。

（二）自身心律

当自身心室率快于 LR 且无 AS 事件，或当自身心房率快于 LR 且 SAVI 结束前自身 QRS 波群已经出现时，心电图呈现自身心律，无 VP 脉冲发放（图 10-3G）。

（三）VVI 工作方式

VP/VS 事件启动的 LRI 内无 AS 事件时，心脏起搏器呈 VVI 工作方式，LRI 内若无 VS 事件，LRI 结束时发放 VP 脉冲，VP-VP 间期 =LRI，LRI 内若出现 VS 事件，则抑制预期的 VP 脉冲发放，重启 LRI（图 10-3C、D、F、H，图 10-4）。

二、VDD 起搏与起搏器介导性心动过速

心室起搏或室性心搏的激动发生室房逆传，脱离了 PVARP 的逆行 P⁻ 波触发心室起搏，导致起搏器介导性心动过速。逆行 P⁻ 波触发心室起搏的 SAVI ≥ 程控值，心室起搏频率不超过心脏起搏器的 UTR（图 10-8）。

三、VDD 起搏与频率滞后

Biotronik、Abbott（ST. JUDE）心脏起搏器，VDD 模式频率滞后功能开启时，AS 事件或心脏起搏器定义的室性早搏（PVC）激活频率滞后功能，AS 事件后的心室事件和 PVC 启动滞后频率间期，期间若有 AS 事件，则触发 VP 脉冲发放，期间若无 AS 和 VS 事件，心脏起搏器将在滞后频率间期结束时发放 VP 脉冲，并随即终止频率滞后，上述可造成实际心室率低于基础频率及滞后频率（图 10-9，图 10-10）。

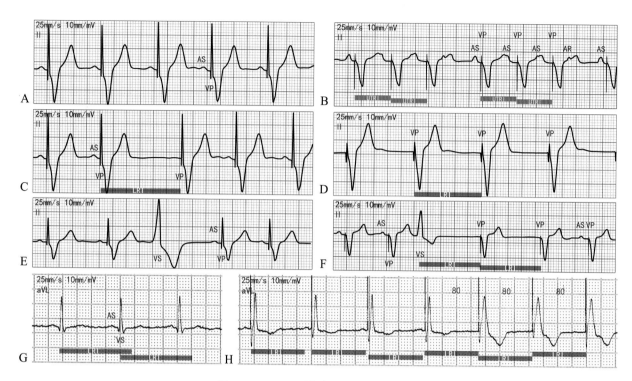

图 10-3　VDD 模式各种心电图表现

A. VP 事件启动的 LRI 内有 AS 事件，AS 事件启动的 SAVI 内无 VS 事件，AS 事件触发 VP 脉冲发放，心脏起搏器呈 VAT 工作方式。B. 自身心房率快于 UTR，无自身房室传导，心脏起搏器呈 VAT 工作方式，SAVI 逐渐延长，直至自身心房波位于 PVARP 内成为 AR 事件，不再触发心室起搏，心室起搏频率不超过 UTR，出现心脏起搏器文氏现象。C. 心脏起搏器多呈 VAT 工作方式，当 VP 事件启动的 LRI 内无 AS 事件时，LRI 结束时发放 VP 脉冲。D. VP 事件启动的 LRI 内无 AS 事件，亦无 VS 事件，心脏起搏器按照 LR 发放 VP 脉冲，呈心室起搏心律。E. 自身心房率较快，触发心室起搏，室性早搏抑制了 VP 脉冲发放，随后出现的自身心房波触发心室起搏，心脏起搏器表现为 VAT 工作方式。F. 室性早搏启动 LRI，LRI 内无 AS 和 VS 事件，LRI 结束时发放 VP 脉冲，自身心房波出现时，再次触发心室起搏。G. LR 60 次 / 分，SAVI 300 ms，自身心房率较快且 SAVI 内出现自身 QRS 波群，心电图表现为自身窦性心律，无 VP 脉冲发放。H. LR 80 次 / 分，SAVI 130 ms，VP 事件启动的 LRI 内有 AS 事件，且 SAVI 内未出现自身 QRS 波群时，心脏起搏器呈 VAT 工作方式，AS 事件出现较晚时，导致 VP–VP 间期 >LRI；LRI 内无 AS 事件时，LRI 结束时发放 VP 脉冲，VP–VP 间期 =LRI

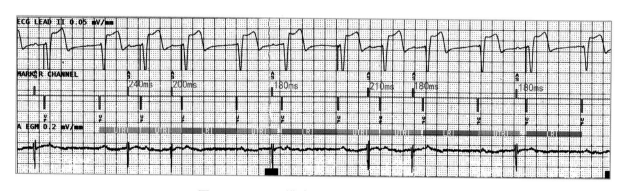

图 10-4　VDD 模式的心电图及标记通道

患者，男，88 岁，植入 Medtronic Relia REDR01 双腔心脏起搏器，模式 VDD，LR 60 次 / 分，SAVI 180 ms，UTR 80 次 / 分。频率较快的自身心房波出现时，触发心室起搏，但心室起搏频率不超过 UTR，SAVI 多变，部分 SAVI 长于程控值。当 VP 事件启动的 LRI 内无 AS 及 VS 事件时，VP 脉冲在 LRI 结束时发放。AEGM：心房腔内心电图；AS：心房感知；LRI：低限频率间期；UTRI：上限跟踪频率间期

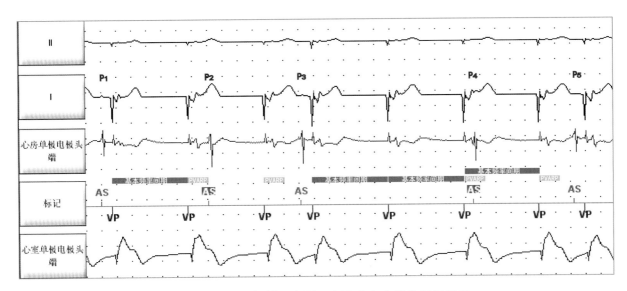

图 10-5　VDD 起搏心电图、心腔内心电图和标记通道

　　患者，男，55 岁，因"三度房室阻滞"植入 Abbott（ST. JUDE）Verity ADx XL DR 5816 双腔心脏起搏器，模式 VDD，基本频率 60 次 / 分，PVARP 275 ms，SAVI 150 ms。心电图及标记通道显示：PVARP 外的自身心房波（P₁、P₃、P₅）按照 SAVI 触发心室起搏，PVARP 内的自身心房波（P₂、P₄）成为心房不应期感知（AS）事件，不触发心室起搏。自身心房率慢于基本频率时，VP 事件启动基本频率间期，期间无 AS 及 VS 事件，基本频率间期结束时发放 VP 脉冲

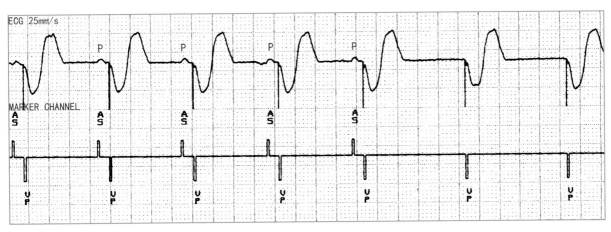

图 10-6　VDD 模式的心电图及标记通道

　　患者植入 Medtronic 双腔心脏起搏器，模式 VDD，LR 60 次 / 分，SAVI 120 ms。频率较快的自身心房波出现时，按照 SAVI 触发心室起搏。VP 事件启动的 LRI 内无 AS 及 VS 事件时，LRI 结束时发放 VP 脉冲

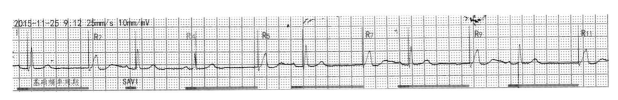

图 10-7　VDD 起搏心电图

　　患者，女，61 岁，因"窦房结功能障碍"植入 Biotronik Effecta D 双腔心脏起搏器，模式 VDD，基础频率 60 次 / 分。VP 事件启动基础频率间期，期间出现的自身 P 波成为 AS 事件，经 SAVI 触发心室起搏，期间无 AS 事件时，基础频率间期结束时发放 VP 脉冲。R₂、R₅、R₇、R₉、R₁₁ 为心室起搏的 QRS 波群，R₄ 为假性心室起搏融合波，其余 QRS 波群为心室起搏融合波

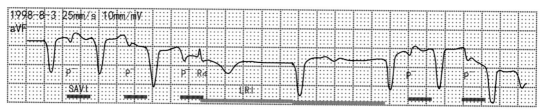

图 10-8　VDD 起搏时的室房逆传

　　患者，女，69岁，因"窦房结功能障碍"植入具有心房跟踪功能的单心室起搏器2个月，模式VDD，LR 60次/分，LRI 1000 ms，SAVI 250 ms。患者因心悸就诊时心电图显示：心室起搏激动缓慢逆传心房，RP^-间期逐渐延长，呈室房逆传文氏现象，逆行P^-波脱离了PVARP，以SAVI触发心室起搏，如此反复，激动经房室结前传产生自身QRS波群（R_4）时，室房逆传终止，R_4被心脏起搏器感知，抑制预期的VP脉冲发放并重启新的LRI，LRI内无AS及VS事件时，LRI结束时发放VP脉冲（引自林华）

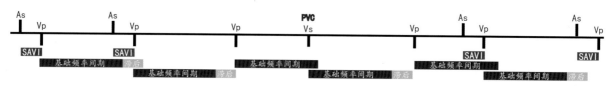

图 10-9　Biotronik 心脏起搏器 VDD 模式合并频率滞后的示意图

　　AS事件和心脏起搏器定义为PVC的VS事件激活频率滞后功能，VP事件及PVC启动滞后频率间期，期间无AS和VS事件时，滞后频率间期结束时发放VP脉冲。基础频率间期之后、滞后频率间期内的AS事件以SAVI触发心室起搏，造成实际心室率低于滞后频率

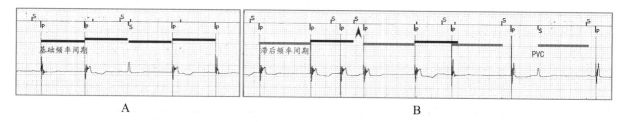

图 10-10　Biotronik 心脏起搏器 VDD 模式合并频率滞后的心电图及标记通道

　　患者，女，81岁，因"窦房结功能障碍"植入Biotronik Estella DR双腔心脏起搏器，模式VDD，基础频率70次/分，SAVI 180 ms，UTR 130次/分。A. 频率滞后功能关闭，发生较晚的AS事件启动SAVI，SAVI内出现VS事件，抑制预期的VP脉冲发放，VP-VS间期＞基础频率间期；VS事件启动基础频率间期，期间无AS及VS事件，基础频率间期结束时发放VP脉冲。B. 滞后-10次/分，AS事件后的心室事件和心脏起搏器定义的PVC均启动滞后频率间期，期间若无AS和VS事件，心脏起搏器将在滞后频率间期结束时发放VP脉冲，期间出现AS事件时触发心室起搏，使实际心室率低于滞后频率。箭头所示处SAVI略延长，VP-VP间期＝上限跟踪频率间期（约为462 ms），为心脏起搏器上限频率现象

Medtronic 经导管植入的无导线房室同步心脏起搏器（Micra AV）利用三轴加速度传感器感知心房机械收缩并且提供 VDD 房室同步起搏模式。

一、Micra AV 心脏起搏器的植入适应证

具备心脏起搏器植入指征的患者，若不需要高比例的心房起搏、不需要心脏再同步化治疗及 ICD，或采用双腔静脉起搏系统存在困难、具有高风险或双腔静脉起搏系统不是有效治疗所必需时，可应用 Micra AV 心脏起搏器。Micra AV 心脏起搏器尤其适于窦房结功能正常的房室阻滞患者。

二、机械感知的原理

（一）加速度信号

心脏起搏器探查到来自心脏机械活动所产生的加速度信号，根据信号在心动周期中产生的时相不同，依次分为 A1、A2、A3、A4（表 10-1）。心率较高或房室同步缺失时，A3 与 A4 信号融合，可产生振幅较大的 A7 加速度信号，可大于 A3 与 A4 信号之和，提示心室的被动和主动充盈同时发生，类似心音的重叠奔马律（summation gallop）。

表 10-1　加速度信号与心电图、心音及心脏状态对应关系

加速度信号	心电图	超声二尖瓣血流频谱	心音	心脏状态
A1	QRS 波群后		S1	心室等容收缩期，二尖瓣和三尖瓣关闭
A2	T 波终末		S2	主动脉瓣和肺动脉瓣关闭
A3		E 峰	S3	心室舒张期，心室被动充盈
A4	P 波后约 100 ms	A 峰	S4	心房收缩，心室主动充盈

（二）心房机械感知

心脏起搏器通过较长的心室后心房空白期（PVAB）使 A1、A2 信号落入其中，不触发心室起搏。合理设置 A3 窗口结束（A3 window end）的时间，使之位于 A3、A4 信号之间，以使 A3、A4 区间分开，同时分别合理设置 A3 和 A4 感知阈值，使 A3 阈值高于 A3 信号，A4 阈值低于 A4 信号，以使心脏起搏器不感知 A3 信号，而感知 A4 信号触发心室起搏（图 10-11，图 10-12）。

心房感知设置（atrial sensing setup，ASS）可自动或手动进行。在设置 VDD 模式的前提下，ASS 开启后，程控界面即显示心房感知设置已预定（atrial sensing setup scheduled），程控头移开 3 分钟后 ASS 自动运行，整个运行过程大约 30 分钟，期间以 VDI 模式工作、起搏频率 50 次 / 分。患者若出现静息状态下心室率过快（>80 次 / 分）或心率多变或处于活动状态时，ASS 将暂停并在 4 小时内重启。

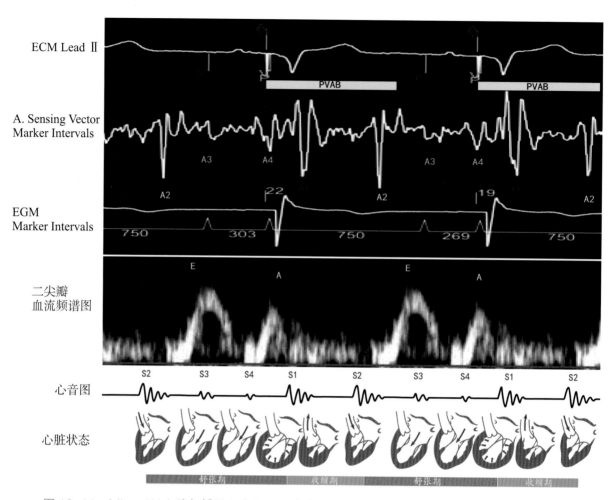

图 10-11 Micra AV 心脏起搏器心电图、心腔内心电图、标记通道与心脏状态对应关系示意图

AM：心房机械收缩；A. Sensing Vector：心房感知向量；ECG：心电图；EGM：心腔内心电图；Marker Intervals：标记间期；PVAB：心室后心房空白期；VE：心室结束；VP：心室起搏

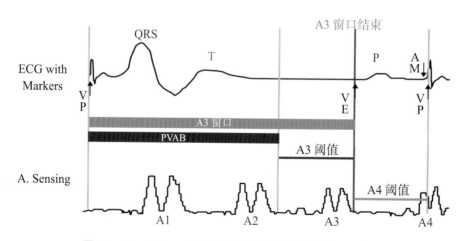

图 10-12 Micra AV 心脏起搏器心房机械感知示意图

AM：心房机械收缩；A. Sensing：心房感知；ECG with Markers：心电图和标记；VE：心室结束（即 A3 窗口结束）；VP：心室起搏

三、Micra AV 心脏起搏器的默认参数

Micra AV 心脏起搏器的默认参数：模式 VDD，低限频率（LR）50 次 / 分，PVAB 550 ms，PVARP 自动，VS/VP 后心室空白期 120/240 ms，不设置心室不应期。感知 AV 间期（SAVI）与传统心脏起搏器不同，是指心房机械（AM）感知和心室起搏（VP）之间的间期，即 AM-VP 间期，默认 20 ms（图 10-13）。

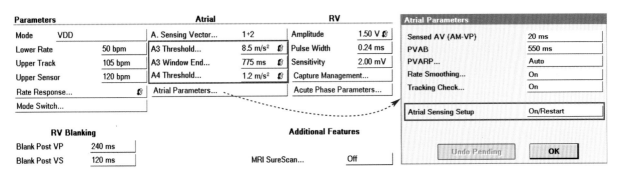

图 10-13 Micra AV 心脏起搏器的默认参数及程控界面

四、工作模式及自动模式转换

Micra AV 心脏起搏器可程控模式有：VDD、VDI、VVI、VVIR、VOO、OVO、ODO、Device off。自动模式转换功能开启后，心脏起搏器可在 VDD、VVI+、VDIR 模式之间自动转换（图 10-14~ 图 10-19）

（一）VDD 模式

Micra AV 心脏起搏器默认 VDD 模式，心房率 <LR 时，以 LR 进行 VVI 起搏；心房率快于 LR 时，表现为 VAT 工作方式，适当降低 LR，可增加房室同步起搏的比例。如果患者有自身传导，则切换到 VVI+ 模式（频率 40 次 / 分），以减少心室起搏。如果需要心率支持，则可转为 VDIR 模式（图 10-16D）。

（二）运动模式转换

1. 目的

患者运动时可能发生心房感知过度（如剧烈步行时心房过感知脚步），从而导致心室起搏频率低于与运动相适应的最佳频率。运动模式转换（activity mode switch）功能旨在患者活动期间提供恰当的心率支持。

2. 程控

运动模式转换功能默认开启，可程控关闭（图 10-16A）。

3. 运行过程

当心脏起搏器监测到高活动度即运动频率 > 日常活动频率（ADL）而心室率低时，转换为 VDIR 模式；当高活动度停止（运动频率 <ADL）时，转为 VDD 模式（图 10-15）。

（三）房室传导模式转换

1. 目的

房室传导模式转换（AV conduction mode switch）功能旨在自身房室传导良好时，通过较低的频

率 VVI+ 模式起搏以降低心室起搏比例，延长心脏起搏器寿命。

2. 程控

房室传导模式转换功能默认开启，可程控关闭（图 10-16A）。预计心室起搏比例较低者，可以开启此功能，持续性房室阻滞患者，建议关闭该功能。

3. 运行过程

心脏起搏器定期转为 VVI+ 模式，频率降至 40 次 / 分，检查患者 AV 传导状态。若自身房室传导良好，则维持 VVI+ 模式（图 10-16C，图 10-18A、B、F）。四个心动周期中有两个频率 40 次 / 分的 VP 事件，则转为 VDD 模式（图 10-16B，图 10-17，图 10-18C~E）。心脏起搏器尝试转为 VVI+ 模式的情况：①达到搜索间期，首次搜索间期为 1 分钟，若 VVI+ 模式维持时间过短（<20 个周期），则下次搜索周期加倍，最大搜索时间 8 小时左右；②患者处于静息状态（传感器频率≤ LR+10 次 / 分）。

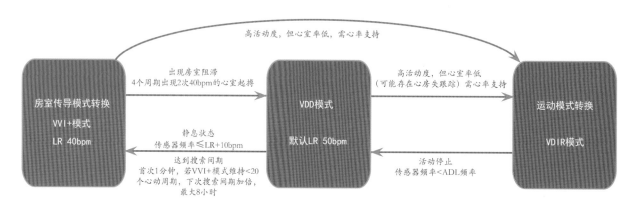

图 10-14 Micra AV 心脏起搏器模式转换示意图

ADL：日常活动频率；LR：低限频率

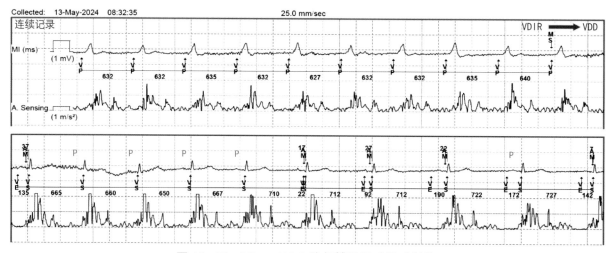

图 10-15 Micra AV 心脏起搏器运动模式转换

患者，男，40 岁，因"阵发性二度房室阻滞"植入 Micra AV MC1AVR1 心脏起搏器，模式 VDD，LR 50 次 / 分，UTR 105 次 / 分，SAVI（AM-VP）100 ms，运动模式转换功能开启。嘱患者活动后，起搏模式由 VDD 模式转换为 VDIR 模式，活动停止后，起搏频率逐渐减慢，随后模式转换为 VDD 模式。VDD 模式下，部分 P 波未标记 AM，提示间歇性心房感知不足

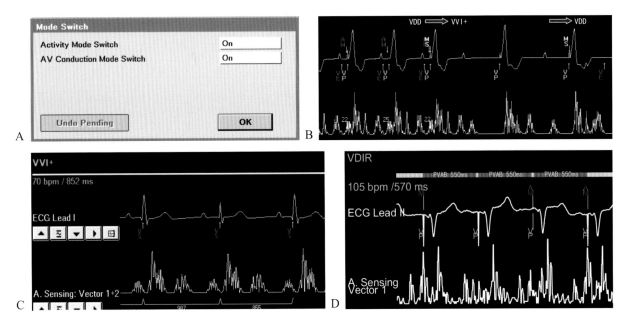

图 10-16　Micra AV 心脏起搏器模式转换程控界面、心电图和标记通道

A. 模式转换（MS）程控界面。B. 起初心脏起搏器为 VDD 工作模式，心房机械（AM）感知触发心室起搏（VP），随后转为 VVI+ 模式，连续出现两次慢频率的 VP 事件，心脏起搏器转为 VDD 模式。C. 心脏起搏器自身房室传导检测良好，始终保持 VVI+ 模式。D. Micra AV 心脏起搏器模式转换为 VDIR 模式时，心室起搏频率 105 次 / 分，因心室起搏频率较快，PVAB 几乎覆盖整个 VV 间期，AM 标记间歇性出现，没有固定的 AM–VP 间期，AM 事件不触发心室起搏。VE：心室结束；VS：心室感知

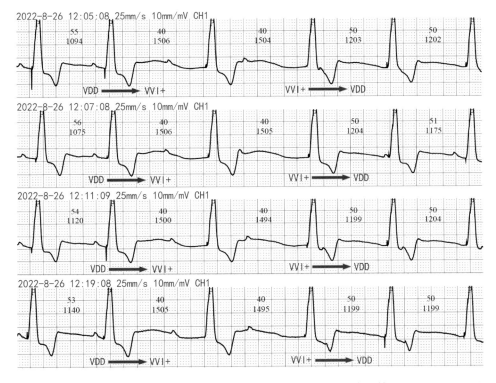

图 10-17　Micra AV 心脏起搏器房室传导模式转换

患者植入 Medtronic Micra AV MC1AVR1 心脏起搏器，模式 VDD，LR 50 次 / 分，房室传导模式转换功能开启。动态心电图检查显示：心脏起搏器定时转为 VVI+ 模式，频率降至 40 次 / 分，检查患者房室传导状态，连续两次 40 次 / 分的心室起搏，再转为 VDD 模式，VVI+ 模式维持时间过短，房室传导的搜索间期倍增（浙江省人民医院，蔡卫勋供图）

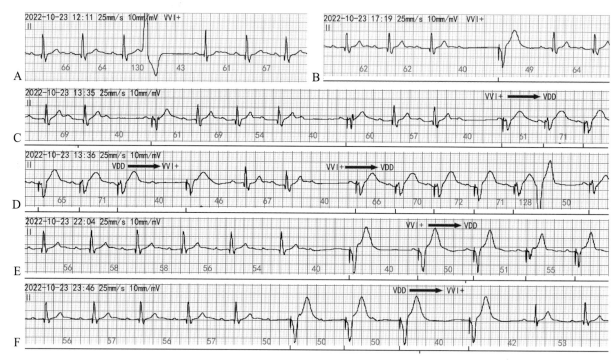

图 10-18 Micra AV 心脏起搏器不同工作模式的心电图

患者，男，79 岁，因"二度房室阻滞、右束支阻滞"植入 Medtronic Micra AV MC1AVR1 心脏起搏器，模式 VDD，LR 50 次/分，UTR 105 次/分，SAVI（AM-VP）20 ms。A. 心电图未见起搏脉冲发放，自身心室率有时低于 LR，提示起搏模式为 VVI+。室性早搏后的 QRS 波群变为正常，提示右束支阻滞为快频率依赖性。B. 出现一次 40 次/分的心室起搏，心脏起搏器仍保持 VVI+ 模式。C. 四个心动周期中仅出现一次 40 次/分的心室起搏时，心脏起搏器保持 VVI+ 模式；四个心动周期中出现两个频率 40 次/分的 VP 事件时，心脏起搏器转为 VDD 模式，心电图表现为 VAT 工作方式。D. 起初心脏起搏器为 VDD 模式，心电图表现为 VAT 工作方式，心脏起搏器自动转为 VVI+ 模式，四个心动周期中出现两个频率 40 次/分的 VP 事件，心脏起搏器再转为 VDD 模式。E. 起初心脏起搏器为 VVI+ 模式，连续出现两个频率 40 次/分的 VP 事件，心脏起搏器转为 VDD 模式。F. 起初心电图表现为窦性心律，一度房室阻滞，VVI 工作方式，LR=50 次/分，心房不应期外的窦性 P 波未按照设置的 SAVI 触发心室起搏，提示此时为 VDD 模式合并心房感知不足，达到搜索时间，心脏起搏器自动转为 VVI+ 模式（起搏频率 40 次/分），随后出现 VS 事件，维持 VVI+ 模式。心室起搏终止后的第一个 QRS 波群变为正常，提示右束支阻滞为快频率依赖性

五、频率平滑功能

Micra AV 起搏器的频率平滑（rate smoothing，RS）功能旨在间歇性心房（A4）感知不足时，提高房室同步性。

（一）程控参数

频率平滑功能在 VDD 模式下运行，默认开启，平滑变量（smoothing delta）可在 50~200 ms 之间程控设置，默认 100 ms（图 10-19）。窦性心率变化较大时，平滑变量适当增大；窦性心率变化较小时，平滑变量宜减小；窦性心率变化超过可程控的平滑变量最大值时，频率平滑需关闭。

（二）运行过程

在间歇性心房（A4）感知不足时，起搏器以频率平滑间期（rate smoothing interval，RSI）安排下一个 VP 脉冲发放，以增加下一个周期心房跟踪的可能性。RSI= 近期的起搏间期 + 平滑变量值，RSI 不

大于低限频率间期。与传统的起搏器的频率平滑功能不同，其 RSI 并非逐搏递增（图 10-20~图 10-22）。RS 功能在 VP 事件后启动，VS 事件启动低限频率间期，有助于室性早搏后心房跟踪恢复。

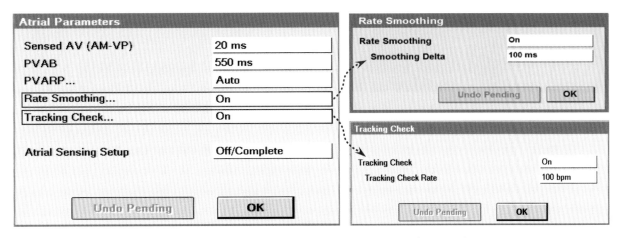

图 10-19　Micra AV 心脏起搏器频率平滑和跟踪检查功能程控界面

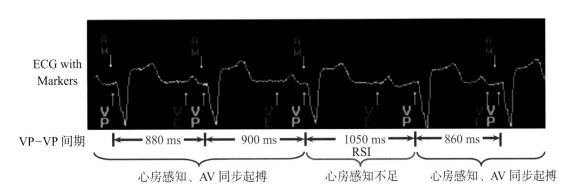

图 10-20　Micra AV 心脏起搏器频率平滑功能运行的心电图和标记通道

AM：心房机械收缩；RSI：频率平滑间期；VE：心室结束；VP：心室起搏

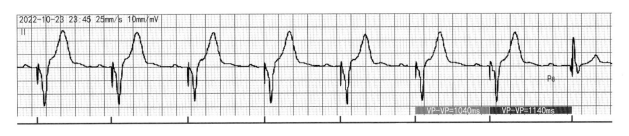

图 10-21　Micra AV 心脏起搏器间歇性心房感知不足合并频率平滑功能运行

患者，男，79 岁，因"二度房室阻滞"植入 Medtronic Micra AV MC1AVR1 心脏起搏器，模式 VDD，LR 50 次 / 分，UTR 105 次 / 分，SAVI（AM-VP）100 ms，频率平滑功能开启，平滑变量 100 ms。心电图显示窦性心律，心脏起搏器呈 VAT 工作方式，P_8 处心房感知不足，未按照 SAVI 触发心室起搏，VP-VP 间期 =RSI=1140 ms

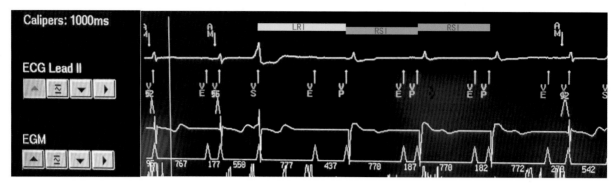

图 10-22　Micra AV 心脏起搏器间歇性心房感知不足合并频率平滑功能运行

患者，男，81 岁，植入 Medtronic Micra AV MC1AVR1 心脏起搏器，模式 VDD，LR 50 次 / 分，频率平滑功能开启，平滑变量 100 ms。心电图显示起初心脏起搏器呈 VAT 工作方式，室性早搏（标记为 VS）启动 LRI，随后未出现 AM 标记，VP–VP 间期 =RSI，RSI<LRI，连续两次频率平滑的心室起搏后，恢复心房跟踪

六、跟踪检查功能

跟踪检查（tracking check）功能在 VDD 模式下运行，旨在避免起搏器长时间过感知 A3 或机械噪声信号引起快速的心室起搏。当持续的心房感知达到跟踪检查频率（tracking check rate，TCR）时，起搏器自动延长 PVARP，使下一次心房机械感知位于不应期而不触发心室起搏，来检查是否跟踪了正确的生理性信号。

（一）程控

跟踪检查功能可程控选项有开启和关闭，默认开启，TCR 可程控选项 90、100、110 次 / 分，默认 100 次 / 分（图 10-19）。如果 TCR 数值低于患者的窦性心率，跟踪检查将影响房室同步，因此，当患者窦性心率较快（≥ TCR）时，应适当增加 TCR 或关闭跟踪检查功能。

（二）运行过程

心室率中位数 ≥ TCR 且最近的心动周期中至少一半为"AM-VP"事件，起搏器自动延长 PVARP，使下一心房机械感知位于不应期内，如果起搏器跟踪的是窦性心率，则估算下一次 AM 的出现位置，下一次 AM 出现于窗口内，则确认为恰当的窦性心率跟踪，起搏器恢复正常的 VDD 模式（PVARP 程控值）持续约 1.5 分钟；若下一次 AM 出现于该窗口外，则认为是心房过感知，延长的 PVARP 将维持约 40 秒（图 10-23）。

七、感知故障

Micra AV 采用机械感知，最容易出现的感知故障是心房感知过度（图 10-25）或不足（图 10-26）。A3 阈值过低或 A3 窗口结束设置过短可造成起搏器感知 A3 信号，A4 阈值过高或 A3 窗口结束设置过长可造成起搏器不能感知 A4 信号（图 10-24）。

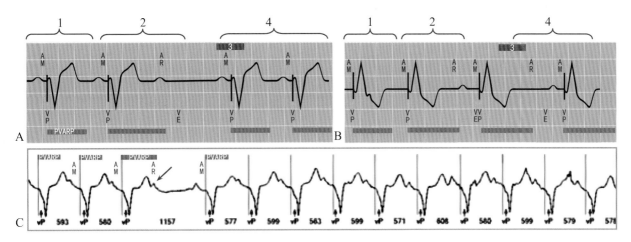

图 10-23 Micra AV 心脏起搏器跟踪检查功能运行示意图及心电图

1. 心脏起搏器呈"AM-VP"工作方式，PVARP= 程控值。2. 当心室率中位数 ≥ TCR 时，PVARP 延长，使下一次心房机械感知位于不应期内，标记为 AR。3. 起搏器以窦性心率跟踪估算下一次 AM 可能出现的时间窗。4. 下一次 AM 发生于估算窗内（图 A），起搏器确认为恰当的窦性心率跟踪，维持正常的 VDD 模式，PVARP 恢复程控值；下一次 AM 发生于估算窗外（图 B），起搏器判断为心房过感知，PVARP 保持延长值。C. 心电图显示心脏起搏器开始呈 VAT 工作方式，心室起搏频率较快（超过 100 次 / 分），箭头所示处丧失一次心房跟踪，随后恢复正常的 VAT 工作方式，提示跟踪检查功能运行。AM：心房机械感知；AR：心房不应期感知；PVARP：心室后心房不应期；VE：心室结束；VP：心室起搏

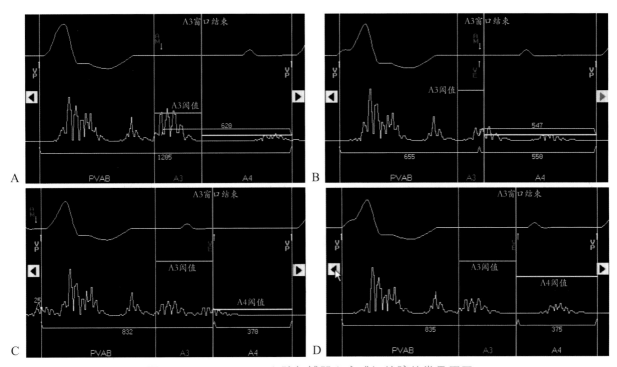

图 10-24 Micra AV 心脏起搏器心房感知故障的常见原因

A. A3 阈值过低，Micra AV 心脏起搏器感知 A3 信号，标记为 AM。B. A3 窗口结束设置过短，Micra AV 心脏起搏器感知 A3 信号，标记为 AM。C. A3 窗口结束设置过长，覆盖了 A4 信号，Micra AV 心脏起搏器不能感知 A4 信号。D. A4 阈值过高，Micra AV 心脏起搏器不能感知 A4 信号

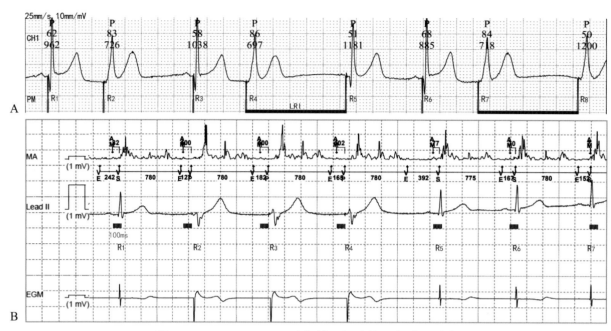

图 10-25　Micra AV 心脏起搏器间歇性心房感知过度

患者，男，35 岁，植入 Medtronic Micra AV MC1AVR1 心脏起搏器，模式 VDD，LR 50 次 / 分，UTR 105 次 / 分，SAVI（AM-VP）100 ms，A3 Window End 800 ms，A4 Threshold 1.8 m/s²。A. 动态心电图描记显示 R_1、R_3、R_6 前固定的位置有窦性 P 波，提示心房感知后触发心室起搏；R_5、R_8 为 LR 心室起搏；R_2、R_4、R_7 前无 P 波，心室起搏频率 >LR，提示间歇性心房感知过度。B. 心腔内心电图、心电图、心房感知向量及标记通道显示：R_2、R_3、R_4 前无 P 波，呈 "AM-VP" 工作状态，证实间歇性心房感知过度

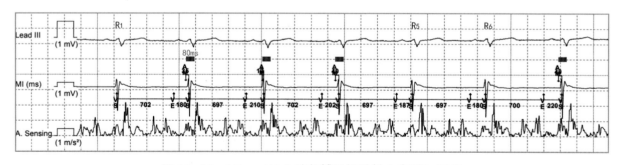

图 10-26　Micra AV 心脏起搏器间歇性心房感知不足

患者，女，43 岁，植入 Medtronic Micra AV MC1AVR1 心脏起搏器，模式 VDD，LR 50 次 / 分，UTR 105 次 / 分，A3 Window End 750 ms，A4 Threshold 1.7 m/s²，SAVI（AM-VP）80 ms。心电图、心腔内心电图、心房感知向量及标记通道显示：R_1、R_5、R_6 前均有窦性 P 波，但标记通道未标记 AM，提示间歇性心房感知不足

（牟延光　孙娴超　李晓枫）

第十一章　双腔心脏起搏器

双腔心脏起搏器两根导线分别植入右心房、右心室，连接脉冲发生器（图 11-1），心房、心室均具有感知和起搏功能，感知后反应包括触发和抑制，最大限度地保持心房和心室电活动的顺序性。双腔心脏起搏器临床应用广泛，适用于除持续性心房颤动（或心房扑动）之外的缓慢性心律失常病人，其工作模式多样，心电图表现远较单腔心脏起搏器复杂。

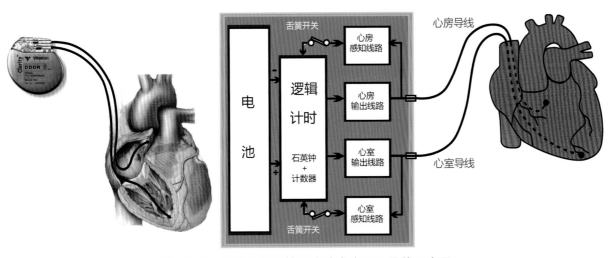

图 11-1　双腔心脏起搏器脉冲发生器及导线示意图

第一节　双腔心脏起搏器的计时方式

双腔心脏起搏器有多种计时方式，不同厂家或同一厂家但不同系列的心脏起搏器计时方式可不相同。不同的计时方式，心电图表现可相同或不同。当房室顺序起搏时，心脏起搏器按照设置的时间间期起搏，心室计时和心房计时方式无法区别，心电图表现相同；只有起搏心律与自身心搏并存时，才可依据心电图表现判断心脏起搏器的计时方式。

一、心室计时

心室计时（ventricular based timing）方式早期用于心脏起搏器，如 Vitatron C 系列前的心脏起搏器、Abbott（ST. JUDE）Trilogy 系列双腔心脏起搏器。目前，单纯心室计时方式已被心房计时或改良的心房计时方式所取代。Abbott（ST. JUDE）Victory 系列之前的大部分心脏起搏器采用改良的心房计时，仅在出现心室安全备用（VSS）时转为心室计时，启动 VA 间期（VA interval，VAI）。

（一）心电图特点

1. DDD（R）模式下，心室起搏（VP）事件或不应期外的心室感知（VS）事件启动心房逸搏间期（atrial escape interval，AEI），安排下一个心房起搏（AP）脉冲发放，AEI=VAI= 低限频率间期（LRI）或传感器频率间期 – 起搏 AV 间期（PAVI）。

2. 房室间期（AVI）变化时，心房间期以及心室间期随之变化（图 11-2）。

3. VAI 内若有自身心房波发生心房感知（AS），则抑制预期的 AP 脉冲发放并触发心室起搏；VAI 内若无 AS 事件，VAI 结束时发放 AP 脉冲；VAI 内的 VS 事件重启新的 VAI。

（二）对起搏频率的影响

"AS-VS" 或 "AP-VS" 工作状态下，VS 事件启动 VAI，导致下一个 AP 脉冲提前发放，AS-AP 间期、AP-AP 间期短于 LRI，引起心房、心室起搏频率加快。

（三）对早搏的反应

1. 室性早搏

DDD（R）模式下，心室线路感知室性早搏（PVC）时，抑制预期的 AP、VP 脉冲发放并启动 VAI（图 11-3）。

2. 交界性早搏

（1）逆行 P⁻ 波在 QRS 波群前时，逆行 P⁻ 波被感知后启动 AVI，交界性 QRS 波群抑制预期的 VP 脉冲发放同时启动 VAI。

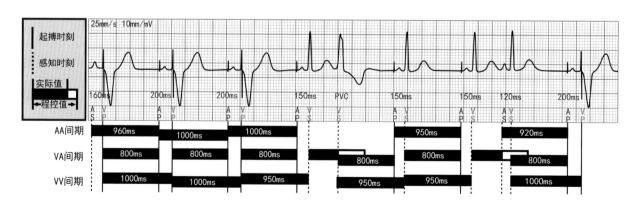

图 11-2　心室计时方式的双腔心脏起搏器工作示意图

心室计时方式的双腔心脏起搏器，模式 DDD，LR 60 次 / 分，PAVI 200 ms，SAVI 160 ms，频率滞后功能关闭。VAI 均为 800 ms，保持固定不变；AA 间期、VV 间期不固定；自身房室传导的 VS 事件出现时，引起心房起搏频率增快。AP：心房起搏；AS：心房感知；LR：低限频率；PAVI：起搏 AV 间期；PVC：室性早搏；SAVI：感知 AV 间期；VP：心室起搏；VS：心室感知

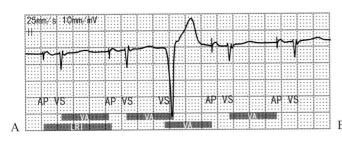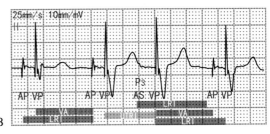

图 11-3　心室计时心脏起搏器对室性早搏和房性早搏的反应

患者植入心室计时的双腔心脏起搏器，模式 DDD。A. 心脏起搏器呈 "AP-VS" 工作方式，PVC 被心室线路感知，抑制了预期的 AP、VP 脉冲发放，所有的 VS 事件均启动 VAI，安排下一个 AP 脉冲发放，AP-AP 间期 <LRI。B. 心脏起搏器起初呈 "AP-VP" 工作方式，房性早搏（P₃）出现时转为 "AS-VP" 工作方式，AS-VP 间期较长，VP-VP 间期 = 上限跟踪频率间期（UTRI），为上限频率现象。"AS-VP" 转为 "AP-VP" 工作方式时，VP-VP 间期 =LRI，所有的 VP 事件均能启动 VAI，AS 事件并未启动 LRI（引自王立群，郭继鸿）

（2）逆行 P⁻ 波在 QRS 波群中间或之后位于心室后心房不应期（PVARP）内，心脏起搏器对交界性早搏作出的反应与 PVC 相同。

二、心房计时

以心房为基础的计时系统称为心房计时（atrial based timing），可避免心室计时心房起搏频率增快的现象，但可引起心室率减慢。目前 Biotronik、秦明心脏起搏器采用纯心房计时。

（一）心电图特点

DDD（R）模式下（频率滞后功能关闭），AS 或 AP 事件启动基础频率间期或传感器频率间期，安排下一个 AP 脉冲发放。AS、AP 事件分别启动感知 AV 间期（SAVI）、PAVI，安排 VP 脉冲发放。出现自身房室传导时，心房起搏频率仍等于基础频率或传感器频率。AVI 变化时，VAI 和 VV 间期随之变化。

（二）对起搏频率的影响

纯心房计时的心脏起搏器，DDD（R）模式下，若出现 PVC 或工作方式由 "AP/AS-VS" 转为 "AP-VP" 时，心室率可低于基础频率或传感器频率（图 11-4）。

（三）对早搏的反应

1. 室性早搏

DDD（R）模式下（频率滞后功能关闭），心脏起搏器定义的 PVC 启动基础频率间期或传感器频率间期，安排下一个 AP 脉冲发放，AEI= 基础频率间期或传感器频率间期，心室率会明显低于基础频率或传感器频率（图 11-4~ 图 11-6）。

2. 交界性早搏

DDD（R）模式下（频率滞后功能关闭），逆行 P⁻ 波在 QRS 波群前时，被心脏起搏器感知，启动基础频率间期或传感器频率间期；逆行 P⁻ 波在 QRS 波群中间或之后位于 PVARP 内时，心脏起搏器对交界性早搏作出的反应与 PVC 相同。

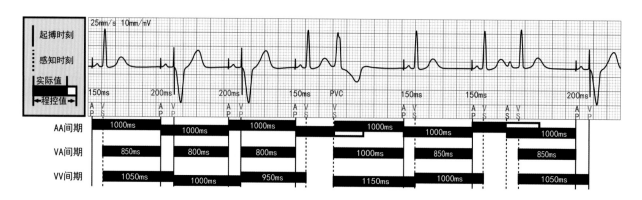

图 11-4　纯心房计时方式的双腔心脏起搏器工作示意图

纯心房计时方式的双腔心脏起搏器，DDD 模式，频率滞后功能关闭。AA 间期均为 1000 ms，保持固定不变；VAI、VV 间期不固定；出现 PVC 时，启动 AA 间期（1000 ms），导致心室率减慢。AP：心房起搏；AS：心房感知；PVC：室性早搏；VP：心室起搏；VS：心室感知

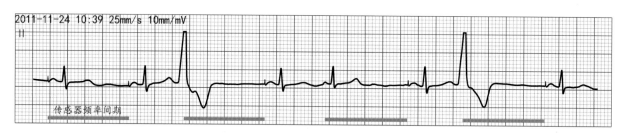

图 11-5　纯心房计时的双腔心脏起搏器心电图

患者，男，74 岁，因"窦房结功能障碍"植入 Biotronik Evia DR 双腔心脏起搏器 2 年，模式 DDDR，基础频率 60 次 / 分。心电图显示：自身心房波被心房线路感知，启动传感器频率间期安排发放下一个 AP 脉冲；PVC 出现后，AEI= 传感器频率间期，心室率慢于传感器频率

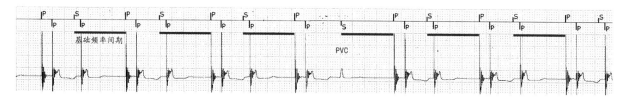

图 11-6　纯心房计时的双腔心脏起搏器心电图及标记通道

患者，女，81 岁，因"窦房结功能障碍"植入 Biotronik Estella DR 双腔心脏起搏器，模式 DDD，基础频率 70 次 / 分，动态 AV 延迟 180/140 ms，上限跟踪频率 130 次 / 分。AS 事件启动 SAVI 和基础频率间期，PVC 启动基础频率间期

三、改良的心房计时

改良的心房计时是心脏起搏器在心房计时的基础上联合应用心室计时方式，既保留了心房计时的优点，又避免了 PVC 出现时的心室率减慢现象。目前大多数厂家，如 Medtronic、芯彤、Vitatron A、E、G、Q、C、T 系列，Abbott（ST. JUDE），创领心律医疗（Sorin）双腔心脏起搏器均采用改良的心房计时。

（一）心电图特点

除对 PVC 的反应不同于心房计时方式外，其他与心房计时方式相同。DDD（R）模式下，心脏起搏器从 AS 或 AP 事件开始安排下一个 AP 脉冲发放，即 AA 间期等于 LRI（或传感器频率间期），具有频率滞后功能的心脏起搏器，在感知到自身除极波后的逸搏间期是在原来的起搏间期基础上再加上滞后值（图 11-7，图 11-8）。

（二）对早搏的反应

1. 室性早搏

DDD（R）模式下，心脏起搏器定义的 PVC 启动 VAI，VAI=LRI（或传感器频率间期）-PAVI（图 11-7），某些型号心脏起搏器在心室安全起搏（VSP）发生时也采用心室计时。

2. 交界性早搏

逆行 P⁻ 波在 QRS 波群前时，被心脏起搏器心房线路感知，启动 AA 计时间期。逆行 P⁻ 波在 QRS 波群中间或之后位于 PVARP 内时，心脏起搏器对其作出的反应与 PVC 相同。

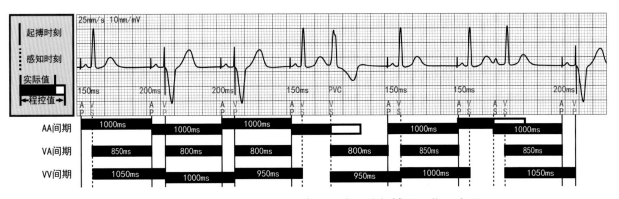

图 11-7　改良的心房计时方式的双腔心脏起搏器工作示意图

改良的心房计时方式的双腔心脏起搏器，DDD 模式，频率滞后功能关闭。无 PVC 时，AA 间期均为 1000 ms，保持固定不变；VAI、VV 间期不固定；PVC 出现时，启动 VAI（800 ms），避免了心室率减慢现象。AP：心房起搏；AS：心房感知；PVC：室性早搏；VP：心室起搏；VS：心室感知

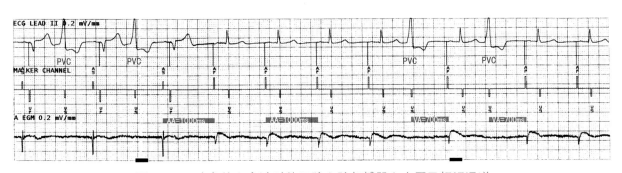

图 11-8　改良的心房计时的双腔心脏起搏器心电图及标记通道

患者，女，66 岁，因"窦房结功能障碍"植入 Medtronic Relia RED01 双腔心脏起搏器 6 年，模式 DDD，LR 60 次 / 分，PAVI 300 ms，SAVI 160 ms。PVC 后 AEI=VAI（短于 AA 间期），心室率无明显减慢，AA 间期固定且等于 LRI，与 VAI 无关，提示为改良的心房计时方式

四、改良的心室计时

Boston Scientific 的双腔心脏起搏器改良的心室计时具有一定特殊性（图 11-9~ 图 11-11）。

（一）VV 计时

DDD（R）模式下，VP 事件或 PVC 后心脏起搏器采用 VV 计时，启用 VAI 和 LRI 或传感器频率间期。起搏脉冲发放基于前一跳，"AS/PAC-VP"工作状态时，VP 事件启动的 VAI=LRI 或传感器频率间期 – 前一个 SAVI，即计时的一跳转换（transfer beat）现象。动态 AV 延迟功能开启后，心脏起搏器由"AS-VP"转为"AP-VP"工作方式时，PAVI 可缩短，缩短的 PAVI 依据前面 AS 事件频率不同而变化，VP-VP 间期 = LRI 或传感器频率间期。

（二）AA 计时

DDD（R）模式下，当 AV 间期内出现 VS 事件后心脏起搏器采用 AA 计时。工作方式由"AP-VS"转为"AP-VP"时，AP-AP 间期等于 LRI 或传感器频率间期，VS-VP 间期长于 LRI 或传感器频率间期。

（三）心脏起搏器定义的室性早搏

DDD（R）模式下，心脏起搏器定义的 PVC 出现时，启动 VAI，安排发放下一个 AP 脉冲。

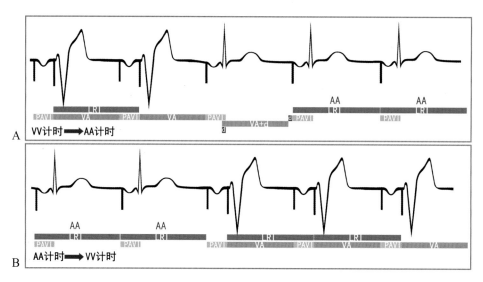

图 11-9　改良的心室计时方式的双腔心脏起搏器工作示意图

改良的心室计时方式的 Boston Scientific 的双腔心脏起搏器，模式 DDD。A. 开始心脏起搏器呈"AP-VP"工作方式，VS 事件出现后，转为 AA 计时，下一个 VAI= 原来的 VAI+d，d=AP-VP 间期与 AP-VS 间期之差，夹有 VS 事件的 AP-AP 间期 =LRI。B. 开始心脏起搏器呈"AP-VS"工作方式，当 VP 事件出现时，心脏起搏器转为 VV 计时，VP-VP 间期 =LRI

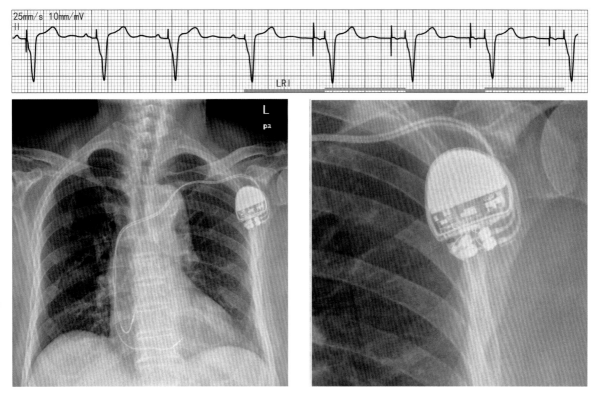

图 11-10　Boston Scientific 心脏起搏器心电图及 X 线影像

患者，男，81 岁，植入 Boston Scientific 双腔心脏起搏器，模式 DDD，LRL 60 次 / 分，LRI 1000 ms。工作方式由 "AS-VP" 转为 "AP-VP" 时，PAVI 较短，VP-VP 间期 =LRI

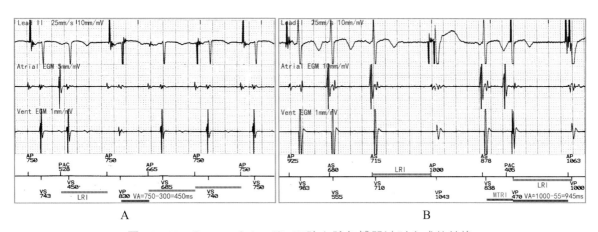

图 11-11　Boston Scientific 双腔心脏起搏器计时方式的转换

A. 患者，女，58 岁，因 "窦房结功能障碍" 植入 Boston Scientific Essentio MRI DR L111 双腔心脏起搏器，模式 DDD，LRL 80 次 / 分，LRI 750 ms，PAVI 220~300 ms，SAVI 200~270 ms。VS 事件后心脏起搏器采用 AA 计时，AP-AP 间期 =LRI，房性早搏（PAC）与下一个 AP 脉冲的距离 =LRI，PAC 提早出现，动态 AV 延迟功能运行，随后的 PAVI 较短（短于其他 LRL 起搏时）。VP 事件后心脏起搏器转为 VV 计时，"AP-VP" 工作状态后 VP 事件启动 VAI，VAI=LRI- 最大 PAVI=750-300=450 ms，安排发放下一个 AP 脉冲，又出现 VS 事件，心脏起搏器再转为 AA 计时。B. 患者，男，64 岁，因 "窦房结功能障碍" 植入 Boston Scientific Essentio MRI EL DR L131 双腔心脏起搏器，模式 DDD，LRL 60 次 / 分，LRI 1000 ms，最大跟踪频率（MTR）130 次 / 分，PAVI 80~200 ms，SAVI 55~140 ms。VS 事件后采用 AA 计时，AS-AP 间期 =LRI；VP 事件后采用 VV 计时，提前发生的 PAC 采用最短 SAVI，但受限于 MTR，"PAC-VP" 工作状态后 VP 事件启动的 VAI=LRI- 最小 SAVI=1000-55=945 ms，安排发放下一个 AP 脉冲，VP-VP 间期 =LRI，PAVI 缩短

第二节 双腔心脏起搏器的时间间期

双腔心脏起搏器 DDD（R）模式下，AS 事件启动 SAVI，AP 事件启动 PAVI，AVI 内若有 VS 事件，则终止 AVI 同时抑制预期的 VP 脉冲发放；若无 VS 事件，则在 AVI 结束时发放 VP 脉冲。纯心房计时的双腔心脏起搏器（频率滞后功能关闭），心脏起搏器定义的 PVC、AP、AS 事件均启动基础频率间期或传感器频率间期；纯心室计时的双腔心脏起搏器（频率滞后功能关闭），VS、VP 事件均启动 VAI；其他计时方式者，AP、AS 事件均启动基本频率间期或传感器频率间期，心脏起搏器定义的 PVC 启动 VAI（图 11-12）。

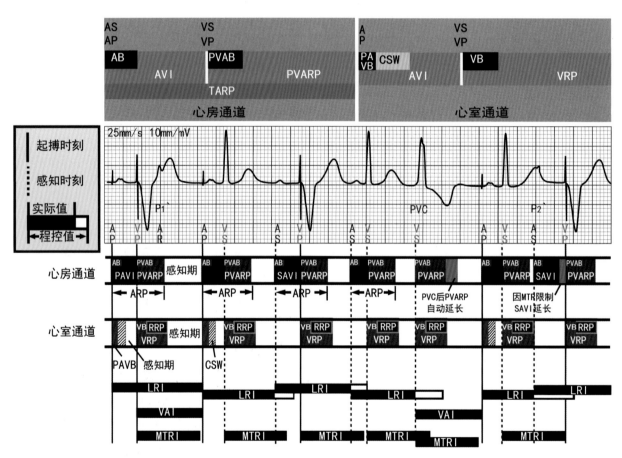

图 11-12　双腔心脏起搏器时间间期示意图

改良的心房计时的双腔心脏起搏器，模式 DDD，频率滞后功能关闭。心房起搏（AP）或心房感知（AS）事件分别启动起搏 AV 间期（PAVI）和感知 AV 间期（SAVI）。AP/AS 事件启动低限频率间期（LRI），期间出现的 AS 或心室感知（VS）事件均抑制预期的 AP 脉冲发放，期间无 AS 及 VS 事件时，LRI 结束时发放 AP 脉冲。室性早搏（PVC）启动 VAI，室性早搏（PVC）后心室后心房不应期（PVARP）自动延长，避免引起起搏器介导性心动过速。第一个房性早搏（P_1'）位于 PVARP 内，未触发心室起搏（VP），第二个房性早搏（P_2'）位于 PVARP 之外，触发心室起搏，因受限于最大跟踪频率（MTR），VP 脉冲在最大跟踪频率间期（MTRI）结束时发放，SAVI 延长。AB：心房空白期；ARP：心房不应期；AVI：房室间期；CSW：交叉感知窗；PAVB：心房后心室空白期；PVAB：心室后心房空白期；RRP：相对不应期；TARP：总心房不应期；VB：心室空白期；VRP：心室不应期

一、心房通道

(一)心房空白期

心脏起搏器对心房空白期内的事件不感知或标记为空白期心房感知,空白期内的心房事件,不影响起搏器计时,不触发心室起搏,不参与 PVC 反应,不引发非竞争性心房起搏(NCAP)等特殊功能反应,有时参与心律失常诊断(与自动模式转换相关)。

1. 心房空白期

AP 或 AS 事件后心房通道最初开启的时间段,称为心房空白期(atrial blanking,AB)。其设置目的是避免心房线路感知 AP 脉冲或心房波(自身或起搏的心房波),AB 多数不可程控。Medtronic 双腔植入型心律转复除颤器(ICD)、心脏再同步化治疗(CRT)起搏器(包括 CRT-P 和 CRT-D)、ICD 平台心脏起搏器(EnRhythm、Ensura、Advisa、Astra、Azure 系列)心房起搏后 AB 150~250 ms,默认 200 ms;心房感知后 AB 100~170 ms,默认 100 ms。

2. 心室后心房空白期

心室后心房空白期(post ventricular atrial blanking,PVAB)是指 VP 和 VS 事件后,心房通道最初开启的时间段。PVAB 设置目的在于避免心房线路感知远场心室电信号,PVAB 过长,可影响心脏起搏器对快速性房性心律失常的感知和识别;PVAB 过短,可导致心房线路过感知 QRS 波群。

(1)芯彤、Vitatron A、E、G、Q 系列和部分 Medtronic 心脏起搏器 PVAB 一般默认 180 ms。Medtronic 双腔 ICD、CRT、ICD 平台心脏起搏器 PVAB 有两个可程控参数:PVAB 间期和 PVAB 模式,PVAB 模式有 Partial(默认)、Partial+、Absolute 三种可供程控选择。PVAB 10~300 ms,在 Partial、Partial+ 模式下,默认 150 ms;在 Absolute 模式下默认 30 ms。PVAB 内的心房感知事件仅用于心律失常诊断,而不影响心脏起搏器计时。①双极心房感知时,Partial 模式,PVAB 内的心房感知事件被标记为 Ab,用于心律失常诊断;Partial+ 模式,心室事件后 PVAB 内的心房感知阈值增加,心房线路不感知 QRS 波群,与 Partial 模式相比更能有效消除心房线路感知 QRS 波群,PVAB 结束后,心房感知阈值回降至原程控值(图 11-13,图 11-14);Absolute 模式,PVAB 内无心房事件被感知,房性心动过速/心房颤动的识别能力及室性心动过速/室上性心动过速的鉴别能力降低。②单极心房感知时,心房感知阈值不变,Partial、Partial+ 运行方式相同(图 11-13)。

(2)Vitatron C、T 系列双腔心脏起搏器仅设有 PVAB(不设 PVARP),VS 后 PVAB 25~150 ms,默认 50 ms,VP 后 PVAB 50~300 ms,默认 150 ms。

(3)Abbott(ST. JUDE)双腔心脏起搏器 PVAB 60~200 ms,默认 100 ms 或 150 ms(Victory 后)。

(4)创领心律医疗(Sorin)双腔心脏起搏器 PVAB 150~255 ms,默认 150 ms。

(二)心房不应期

双腔心脏起搏器 AS/AP 事件启动的 AVI 加 VP/VS 事件启动的心室后心房不应期(post ventricular atrial refractory period,PVARP)称为总心房不应期(total atrial refractory period,TARP)。心房不应期(atrial refractory period,ARP)内的心房不应期感知(atrial refractory sense,AR)事件不启动 SAVI、不触发心室起搏,但可被心脏起搏器记录并启动某些特殊功能(如 PVC 选项、NCAP、自动模式转换、空白期房扑搜索功能等)。Biotronik E 系列心脏起搏器 AS、AP、AS(PVARP)事件启动 ARP,ARP 默认自动,最小值 225 ms,不可程控,如果 AV 间期长于 225 ms,ARP 则等于整个 AV 间期,

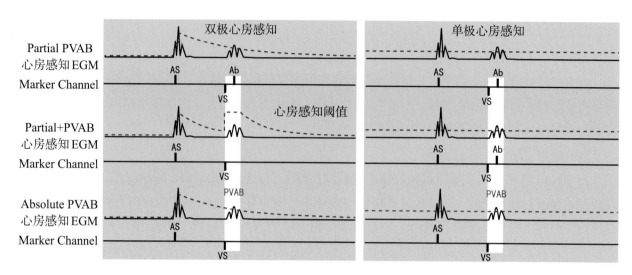

图 11-13　单双极心房感知的心室后心房空白期模式示意图

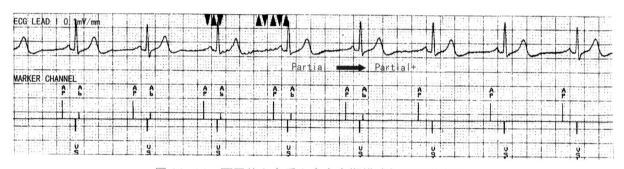

图 11-14　不同的心室后心房空白期模式标记通道表现

患者，男，37 岁，因"窦房结功能障碍"植入 Medtronic Advisa DR MRI A3DR01 双腔心脏起搏器，模式 DDD，LR 60 次 / 分，心房感知灵敏度 0.3 mV，双极心房感知，PVAB 150 ms，PVAB 模式 Partial 时，心房线路感知 QRS 波群，心脏起搏器标记为心房空白期感知（Ab）；PVAB 模式 Partial+ 时，Ab 标记不再出现

ARP 终止于 VS 或 VP 事件。

（三）心室后心房不应期

1. 设置

VP 和 VS 事件所启动的 PVARP 多数相同，但不能短于自身或起搏的 QRS 波群时限，否则可导致 QRS 波群后半部分被心房线路感知。心室起搏室房逆传引起心房除极时，PVARP 设定必须大于测定的室房逆传时间，以避免触发心室起搏，引起起搏器介导性心动过速（PMT），PVARP 一般设为室房逆传时间 +40~50 ms。

（1）Medtronic、芯彤和 Vitatron A、E、G、Q 系列心脏起搏器：PVARP "Auto"或 150~500 ms，默认 "Auto"，最小 PVARP 默认 250 ms（图 11-15）。

（2）Abbott（ST. JUDE）心脏起搏器：PVARP 125~500 ms，默认 275 ms（图 11-16）。

（3）Boston Scientific 心脏起搏器：采用动态 PVARP。

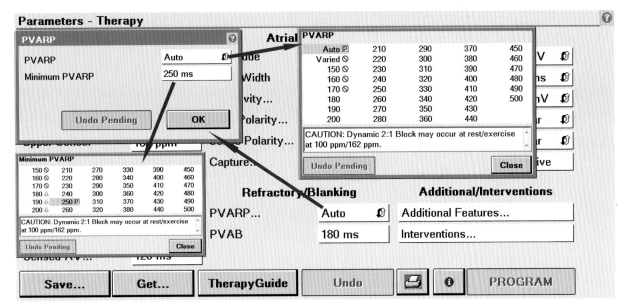

图 11-15　Medtronic 心脏起搏器自动心室后心房不应期程控界面

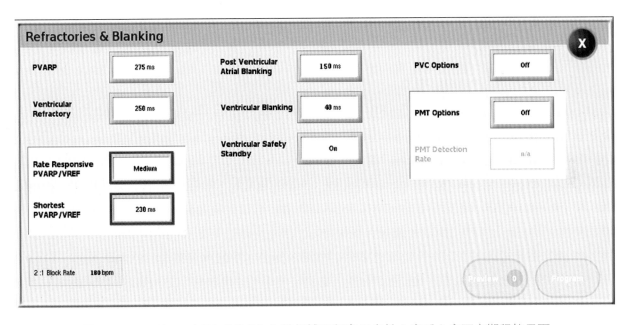

图 11-16　Abbott（ST. JUDE）心脏起搏器频率反应性心室后心房不应期程控界面

Abbott（ST. JUDE）心脏起搏器频率反应性心室后心房不应期/心室不应期（PVARP/VREF）功能开启于"中"，最短 PVARP/VREF 设置为 230 ms

（4）Biotronik 心脏起搏器：PVARP 175~600 ms，默认 225 ms，Auto PVARP 默认开启，PVC 后 PVARP：PVARP+150 ms（最大 600 ms），默认自动设置。E 系列心脏起搏器，DDD（R）模式下 VP 事件启动 PVARP，PVC 触发"PVARP after PVC"；DDI（R）模式下 VP、VS 事件和 PVC 启动 PVARP。

（5）秦明心脏起搏器：PVARP 150~500 ms，默认 250 ms。

2. 意义

PVARP 是 TARP 的重要组成部分，是上限频率的决定因素之一，延长 PVARP 可限制上限跟踪频率（UTR）；PVARP 可使心房线路避免过感知心室电信号（心室起搏信号、QRS 波群或 T 波），在明显提前的房性早搏出现时避免不恰当的跟踪性心室起搏，在心室激动逆传心房产生逆行 P⁻ 波时避免触发心室起搏而诱发 PMT。AB 之外、PVARP 内的信号可被心脏起搏器感知，在心房标记通道上以特定符号（如 AR、Ars 或 **AS** 或 **P**）标出，但不启动 SAVI、不触发心室起搏（图 11-17）。

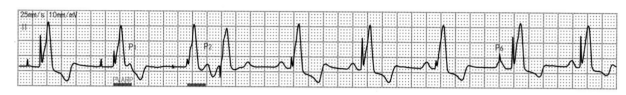

图 11-17　双腔心脏起搏器对不同时相窦性 P 波的反应

患者植入双腔心脏起搏器，模式 DDD，LR 60 次 / 分，MTR 130 次 / 分。心电图显示 "AP-VP" 和 "AS-VP" 工作方式，AP 脉冲后未见相应的心房波，心房起搏故障，P_1 位于 PVARP 内不触发心室起搏，P_2 位于 PVARP 外，触发心室起搏，心室起搏频率不超过 MTR。P_6 为假性心房起搏融合波

3. PVARP 的动态变化

（1）频率适应性 PVARP：随着心房率（自身或传感器频率）增加，PVARP 自动随之缩短（不短于最小程控值），心房率下降时，PVARP 又可自动延长（图 11-18，图 11-19）。PVARP 自动缩短，感知窗延长，TARP 缩短，2：1 阻滞点提高，在 UTR 限制下最大限度地维持房室同步，以适应体力活动时机体的需要；PVARP 自动延长，可避免感知 PVC 后的逆行 P⁻ 波引发 PMT。① Medtronic 心脏起搏器自动 PVARP（Auto PVARP）：DDD（R）、VDD 模式下，自动 PVARP 所允许的 1：1 心房跟踪频率等于 100 次 / 分或自身心率 +30 次 / 分（以两者中的最大值为准），PVARP 已达最小值且频率适应性 AV 功能开启时，SAVI 可缩短，以保持 1：1 心房跟踪（图 11-19）；DDI（R）模式下，PVARP 随当前起搏频率变化，慢频率起搏时，PVARP 延长，快频率起搏时，PVARP 缩短，PVARP 结束至下一个 AP 脉冲之间保持 300 ms 的间期，以防止竞争性心房起搏。② Abbott（ST. JUDE）心脏起搏器频率反应性 PVARP（rate responsive PVARP）/ 心室不应期（VREF）：可程控选项有关闭、低、中、高，该功能在 DDD（R）、VDD（R）、DDI（R）、DVI（R）模式下运行时引起 PVARP 动态改变，Integrity、Identity、Victory、Sustain、Zephyr、Accent 心脏起搏器，此功能在心房率≥ 90 次 / 分时运行；Endurity、Assurity、Zenex、Zenus 心脏起搏器，此功能在基本频率以上即可运行。③ Boston Scientific 心脏起搏器动态 PVARP（dynamic PVARP）：默认开启，可在 DDD（R）、VDD（R）、DDIR 模式下运行。

（2）室性早搏后反应：许多心脏起搏器在室性早搏后 PVARP 可自动延长，以预防 PMT 的发生。

（3）起搏器介导性心动过速干预（PMTI）功能：部分心脏起搏器在诊断 PMT 成立后通过自动延长 PVARP 一次终止 PMT。

（4）Medtronic 心脏起搏器空白期房扑搜索功能：心脏起搏器通过自动延长 PVARP，以使位于心房空白期内事件得以暴露并触发自动模式转换。

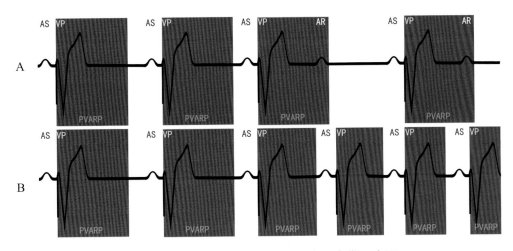

图 11-18　频率适应性心室后心房不应期示意图

A. PVARP 固定，PP 间期缩短时，房室关系呈 2：1，部分 P 波位于 PVARP 内，成为心房不应期感知（AR）事件，不触发心室起搏。B. PVARP 随 PP 间期动态变化，房室关系始终呈 1：1

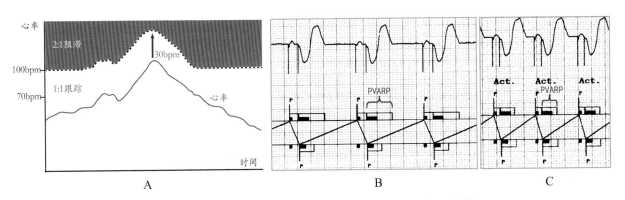

图 11-19　频率适应性 AV 功能和动态心室后心房不应期

A. DDD（R）模式下 Auto PVARP 运行示意图。B、C. 频率适应性 AV 和 Auto PVARP 功能均开启。B. 静息状态下，起搏频率 60 次 / 分，PAVI=150 ms，心室后心房不应期（PVARP）较长。C. 运动时，起搏频率增快至 97 次 / 分，PAVI=100 ms，PVARP 缩短

二、心室通道

（一）心房后心室空白期

心房起搏脉冲发出后，心室通道首先进入对任何信号无反应的短暂时间段，称心房后心室空白期（post atrial ventricular blanking，PAVB）。

1. 意义

PAVB 的设置可防止心室线路过感知心房电信号（AP 脉冲或心房波）而抑制预期的 VP 脉冲发放，心脏起搏器对 PAVB 内的信号不感知亦不作出反应。

2. PAVB 的设置

自身心房波振幅相对低，心室线路不易过感知自身心房波，因此，AS 事件后不设置 PAVB。PAVB 仅在 AP 事件后设置，多数可以程控，PAVB 一般设置较短，以使 AVI 内过早发生的心室事件（如

PVC）能被感知。

（1）Medtronic，芯彤，Vitatron A、E、G、Q 系列双腔心脏起搏器 PAVB 默认 28 ms。ICD 平台双腔心脏起搏器和 ICD、CRT 无 PAVB 设置。

（2）Vitatron C、T 系列双腔心脏起搏器 PAVB 20~50 ms，默认 30 ms。

（3）Abbott（ST. JUDE）双腔心脏起搏器 PAVB 默认 12 ms 或 Auto（Zephyr 系列及其以后），CRT-P 心脏起搏器 PAVB 默认 44 ms，ICD、CRT-D 心脏起搏器 PAVB 默认 52 ms。

（4）Biotronik 双腔心脏起搏器及 CRT 心脏起搏器 PAVB 30~70 ms，默认 30 ms，ICD、CRT-D 无 PAVB 设置。

（5）Boston Scientific 双腔心脏起搏器 PAVB 默认多为 65 ms（Altrua 系列 40 ms）。

（6）创领心律医疗（Sorin）双腔心脏起搏器 PAVB 30~50 ms（不可程控）。

（7）秦明双腔心脏起搏器 PAVB 默认 50 ms。

3. PAVB 设置不当的危害

PAVB 过短时，易发生心室过感知，进而抑制预期的 VP 脉冲发放。PAVB 过长时，自身 QRS 波群可位于 PAVB 内而不被感知，PAVI 结束时预期发放的 VP 脉冲发生功能性心室失夺获（PAVI 设置较短时）或位于心室易损期（PAVI 设置较长时）而诱发室性心律失常（图 11-20）。

4. PAVB 的心电图表现

PAVB 内的任何电信号均不影响起搏脉冲的发放。舒张晚期 PVC 和交界性心搏，容易使自身 QRS 波群恰好位于 PAVB 内，心电图起搏脉冲不明显时应注意鉴别，避免误诊（图 11-21）。

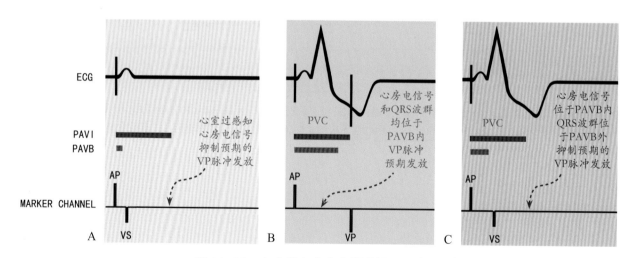

图 11-20　心房后心室空白期的设置示意图

双腔心脏起搏器，DDD 模式。A. 心房后心室空白期（PAVB）设置过短，心室过感知心房电信号，抑制了预期的 VP 脉冲发放。B. PAVB 设置过长，心房电信号和自身 QRS 波群（PVC）均位于 PAVB 内，PAVI 结束时预期发放 VP 脉冲，VP 脉冲位于心室肌有效不应期内而发生了功能性失夺获。C. 心房电信号位于 PAVB 内，自身 QRS 波群（PVC）均位于 PAVB 外，抑制了预期的 VP 脉冲发放。AP：心房起搏；ECG：心电图；MARKER CHANNEL：标记通道；PAVB：心房后心室空白期；PVC：室性早搏；VP：心室起搏；VS：心室感知

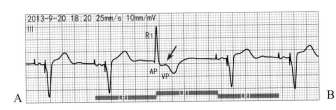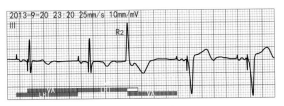

图 11-21　室性早搏位于心房后心室空白期

　　患者植入改良的心房计时双腔心脏起搏器，模式 DDD，LR 60 次 / 分，LRI 1000 ms。A. 心脏起搏器呈房室顺序起搏的工作方式，较晚的室性早搏（R₁）QRS 波群起始处向负向部分尖锐，其后 ST 段有小的凸起，实际为 AP 脉冲和 VP 脉冲，AP 脉冲发出后，R₁ 恰好位于 PAVB 内，VP 脉冲按照 PAVI 预期发放，但因位于心室肌有效不应期内而未再引发心室除极，心脏起搏器以此 AP 脉冲为起点，在 LRI 结束时发放下一个 AP 脉冲。B. 较早的室性早搏（R₂）被心脏起搏器感知，启动 VAI，安排下一个 AP 脉冲发放

（二）交叉感知窗

　　为防止 AP 脉冲发出后心室感知到非心室电信号而抑制预期的 VP 脉冲发放，心脏起搏器在 PAVB 后设置交叉感知窗（crosstalk sensing window，CSW）。AP 后心室通道 CSW 内的感知事件（自身 QRS 波群或其他电信号），均可引发 VSP（图 11-22）。

（三）心室不应期

　　心室不应期（ventricular refractory period，VRP）指 VP/VS 事件后，心脏起搏器心室通道开启的一个时间段。VRP 内的心室事件称为心室不应期感知（ventricular refractory sense，VR），心脏起搏器对 VR 事件的反应与 VS 事件不同，VR 事件不重整起搏间期，可启动心室噪声采样期。

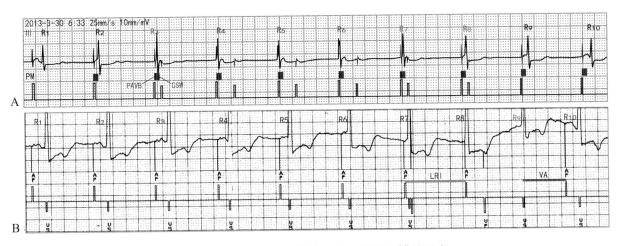

图 11-22　双腔心脏起搏器对交界性心搏的反应

　　患者，女，62 岁，因"窦房结功能障碍"植入 Medtronic Relia RED01 双腔心脏起搏器，模式 DDD，LR 60 次 / 分，LRI 1000 ms，PAVI 300 ms。A. 术后动态心电图检查显示：心脏起搏器呈 "AP-VS" 和 "AP-VP" 工作方式，交界性心律与起搏心律并存，心房起搏的 P' 波与 QRS 波群存在房室分离。起搏脉冲有两种，高者为 AP 脉冲，矮者为 VP 脉冲，有两种 AV 间期。R₁、R₂、R₉、R₁₀ 位于 AP 后心室通道感知窗内，抑制了预期的 VP 脉冲发放；R₃、R₇、R₈ 位于 AP 后心室通道 CSW 内，引发 VSP，PAVI=110 ms；R₄、R₅、R₆ 位于 PAVB 内，VP 脉冲在 PAVI（300 ms）结束时发放，但 VP 脉冲位于心室肌有效不应期内而发生了功能性失夺获。B. R₄~R₆ 处的 AP-VS 间期短于 R₁~R₃、R₁₀ 处的 AP-VS 间期，R₄~R₈ 为加速的交界性心律，R₁~R₆、R₁₀ 发生心室感知后，抑制了预期的 VP 脉冲发放；R₉ 被心脏起搏器定义为室性早搏，启动 VAI，安排发放下一个 AP 脉冲；R₇ 位于 AP 后心室通道 CSW 内，引发 VSP，PAVI=110 ms；R₈ 位于 PAVB 内，VP 脉冲在程控的 PAVI（300 ms）结束时发放

1. 意义

VRP 旨在防止 VP/VS 事件后心室线路感知 VP 脉冲后电位、QRS 波群、甚至 T 波。

2. 组成

（1）心室空白期（ventricular blanking，VB）：VP/VS 事件后心脏起搏器心室通道最初的一个时间段，心脏起搏器对 VB 内的任何电信号不感知、不作出反应，VB 通常不可程控。

（2）噪声采样期：可感知电信号并重启噪声采样期。

3. 设置

（1）Medtronic，芯彤，Vitatron A、E、G、Q 系列双腔心脏起搏器：VRP 150~500 ms，默认 230 ms；VB 默认 28 ms。ICD、CRT、ICD 平台心脏起搏器无 VRP，仅有心室空白期，心室起搏后 VB 150~320 ms，默认 200 ms；心室感知后 VB 120~320 ms，默认 120 ms。

（2）Vitatron C、T 系列心脏起搏器：VRP 250~500 ms，默认 260 ms。

（3）Abbott（ST. JUDE）心脏起搏器：VRP 默认 250 ms，VB 默认 12 ms。

（4）Biotronik E 系列心脏起搏器：VRP 250~400 ms，默认 250 ms；E 系列之前的心脏起搏器 VRP 170~400 ms，默认 250 ms（单心室起搏器 300 ms）。

（5）Boston Scientific 心脏起搏器：VRP 200~500 ms，默认 250 ms。

（6）创领心律医疗（Sorin）心脏起搏器：心室起搏后 VRP 150 ms，其中前 100 ms 为 VB；心室感知后 VRP 100 ms，其中前 50 ms 为 VB。

（7）秦明双腔心脏起搏器：VRP 150~500 ms，默认 250 ms，VB 20~70 ms，默认 50 ms。

4. 自动心室空白期功能

Abbott（ST. JUDE）Zephyr 及其以后的心脏起搏器具有自动心室空白期功能，默认"Auto"，可程控范围 12~52 ms，如果高心室率存储腔内心电图程控为"打开"，那么自动心室空白期将不适用。此功能可使心室警觉窗口最大化，最大程度减少交叉感知引起不恰当的起搏抑制，当交叉感知存在时，心室空白期自动延长；当不存在交叉感知时，心室空白期保持较短值。如果心房起搏电压 ≥ 6.0 V 或脉宽 ≥ 1.0 ms，自动心室空白期将自动关闭，心室空白期将自动变为 40 ms（详见：第十七章　第二节　心室安全起搏）。

三、房室间期

房室间期（atrioventricular interval，AVI）是 AP 或 AS 事件至 VP 或 VS 事件的时间间期，AVI 的合理设置是双腔心脏起搏器实现理想的房室顺序起搏的保证。

（一）房室间期对血流动力学的影响

通常情况下，AVI 140~200 ms 且随心率动态变化时，对患者的血流动力学最有益。AVI 过短时，心房收缩尚未结束时心室就开始收缩，干扰了心房机械活动，导致二尖瓣关闭不全，削弱心室充盈，降低了左心室每搏输出量；AVI 过长时，心房收缩发生在心室充盈的早中期，心室舒张期末心室内压力高于心房内压力，二尖瓣提前关闭，左心房压升高，肺静脉压升高，肺淤血，患者活动耐力下降。理想的 AVI 可最大限度地延长左心室舒张充盈时间，充分发挥心房对心室的主动充盈作用，使左心室最佳充盈后进行收缩，获得最大的心排血量。

（二）房室间期的分类

1. PR 间期

PR 间期是指心电图自身 P 波起点与自身 QRS 波群起点的间距。

2. 起搏 AV 间期

起搏 AV 间期（paced AV interval，PAVI）是指心房、心室顺序起搏时，AP 脉冲与 VP 脉冲的间距。

（1）芯彤，Vitatron A、E、G、Q 系列和大多数 Medtronic 心脏起搏器 PAVI 默认 150 ms。Medtronic EnRhythm、Ensura、Advisa、Astra、Azure 心脏起搏器 PAVI 默认 180 ms。

（2）Vitatron C、T 系列心脏起搏器 PAVI 默认 190 ms。

（3）Biotronik 心脏起搏器 PAVI 默认 180 ms。

（4）Abbott（ST. JUDE）Victory 之前的心脏起搏器 PAVI 默认 170 ms，Victory 及其以后的心脏起搏器 PAVI 默认 200 ms。

3. 感知 AV 间期

感知 AV 间期（sensed AV interval，SAVI）是指心脏起搏器感知自身心房波至触发的 VP 脉冲的间期。

（1）芯彤，Vitatron A、E、G、Q 系列和大多数 Medtronic 心脏起搏器 SAVI 出厂默认值 120 ms。Medtronic EnRhythm、Ensura、Advisa、Astra、Azure 心脏起搏器 SAVI 默认 150 ms。

（2）Vitatron C、T 系列心脏起搏器 SAVI 默认 150 ms。

（3）Biotronik 心脏起搏器设置有感知补偿（sense compensation），默认 –45 ms，SAVI=PAVI–感知补偿数值。

（4）Abbott（ST. JUDE）心脏起搏器 SAVI 默认 150 ms。

（5）Boston Scientific Ingenio 系列之前的双腔心脏起搏器设置有感知 AV 补偿（sensed AV offset），默认 –30 ms；Ingenio 及其以后的双腔心脏起搏器 SAVI 和 PAVI 可分别程控设置最小值与最大值，不存在感知 AV 补偿。若 PAVI 设置为固定时（即设置最小值等于最大值），SAVI 也会自动设置为固定（即最小值等于最大值）。

（6）创领心律医疗（Sorin）心脏起搏器，静息/运动 AV 延迟（AVD）相当于 SAVI，默认 155 ms/80 ms，AVD 起搏/感知补偿可在 0~125 ms 间程控设置，默认 65 ms，PAVI= 静息/运动 AVD+AVD 起搏/感知补偿。

（7）秦明双腔心脏起搏器基础 AV 间期即 PAVI，默认 180 ms，房室延迟补偿默认 –30 ms（可程控范围 0~120 ms），即 SAVI 默认较 PVAI 短 30 ms。

4. AR 间期

AR 间期是指 AP 脉冲起点与自身 QRS 波群起点的间距。

（三）不同房室间期的关系

1. 房室顺序起搏时

若无激动传出阻滞，起搏脉冲发出后立即引起心肌除极，PAVI=PR 间期，AP 脉冲激动在心房内传出受阻导致心房除极延迟时，PAVI>PR 间期。

2. VAT 工作方式时

自身心房波振幅较低，只有达到一定高度（超过心房感知灵敏度数值）时才能被心脏起搏器心房线路感知而启动 SAVI，因此 SAVI 的起点不是发生在心房波的起点，而是在心房波达到一定高度时，所以 SAVI<P 波起点至 VP 脉冲的间期（图 11-23）。

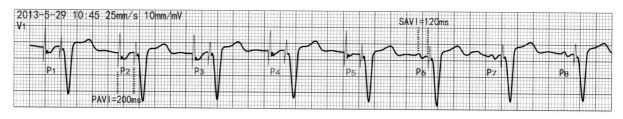

图 11-23　起搏 AV 间期与感知 AV 间期

患者，女，63 岁，因"三度房室阻滞"植入 Medtronic Sensia L SEDRL1 双腔心脏起搏器，模式 DDDR，LR 60 次 / 分，PAVI 200 ms，SAVI 120 ms。心电图显示：心脏起搏器呈房室顺序起搏和 VAT 工作方式，PAVI（200 ms）等于房室顺序起搏时 AP、VP 脉冲的间距；SAVI（120 ms）等于窦性 P 波起点后 30 ms 处至 VP 脉冲的距离。P_1、P_2、P_3 为心房起搏的心房波，P_6、P_7、P_8 为自身窦性 P 波，形态介于二者之间的 P_4、P_5 为心房起搏融合波

（四）房室间期的设置原则

1. 心房起搏脉冲无传出阻滞

PAVI 设置一般较 SAVI 长 30~50 ms，二者相差一般不超过 100 ms。

2. 心房除极延迟

PAVI 应个体化设置，PAVI 较 SAVI 的延长值一般较无 AP 脉冲传出阻滞时设置更长，约为 30~50 ms+AP 脉冲至心房波的延迟时间，以确保心室起搏晚于心房波，保持心房、心室机械收缩的顺序性（图 11-24）。

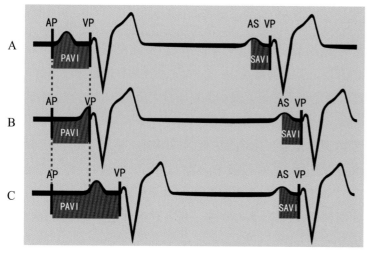

图 11-24　起搏 AV 间期与感知 AV 间期的设置示意图

双腔心脏起搏器，DDD 模式。A. AP 脉冲无传出阻滞时，AP 脉冲后紧随出现相应的心房波，一般要求 PAVI 设置较 SAVI 长 30~50 ms。B. AP 脉冲传出阻滞时，心房起搏所产生的心房波延迟出现，PAVI 长于 SAVI，但延长值不足，VP 脉冲位于心房波的顶峰，对房室顺序收缩不利。C. AP 脉冲传出阻滞、心房延迟除极时，设置足够长的 PAVI 可使心电图 PR 间期正常，利于房室顺序收缩。AP：心房起搏；AS：心房感知；VP：心室起搏

3. 完全性房室阻滞或 PR 间期显著延长

AVI 设置为 150~200 ms 可以优化血流动力学效应。对房室阻滞患者尽量开启 AVI 动态调整功能，随着心房率增快或减慢，AV 间期自动缩短或延长，可使患者的血流动力学更优化。

4. 房室传导正常或 PR 间期无显著延长

设置较长的 AVI 或开启最小化心室起搏功能，鼓励自身房室传导，改善血流动力学并节约心脏起搏器电能，延长心脏起搏器使用寿命。

5. 以心室起搏达到特殊治疗目的者

梗阻性肥厚型心肌病或心脏再同步化治疗时，建议设置较短的 AVI 或开启负向 AV 滞后（及搜索）功能，鼓励心室起搏，达到起搏治疗的目的；较短的 AV 间期有时用于预防房室结折返性心动过速或

房室折返性心动过速。

（五）房室间期的优化

理想的房室间期有利于心室充盈和每搏输出量的提高，并可减少瓣膜反流，改善心脏收缩和舒张功能，心脏起搏器植入体内应进行个体化设置与优化。

1. 超声心动图指导下优化房室间期

通过改变房室间期，减少跨二尖瓣血流频谱E峰、A峰的融合，尽可能延长左心室舒张期充盈时间，提高左心室射血分数，减少二尖瓣反流。还可通过测定心肌做功指数（MPI）及组织多普勒对心肌运动进行评价，从而优化房室间期。

2. 心脏起搏器程控优化房室间期

Abbott（ST. JUDE）心脏起搏器QuickOpt功能、SyncAV CRT功能，Medtronic CRT起搏器适应性CRT（AdaptivCRT）功能，Boston Scientific心脏起搏器SmartDelay功能，Biotronik AV Opt功能均可通过程控或自动完成房室间期的优化。

（六）非生理性AV间期

非生理性AV间期（non physiological AV interval，NPAVI）又称非生理性AV延迟（non physiological AV delay，NPAVD）。AP脉冲发放后，心室通道在CSW内感知到电信号而引发VSP时，心脏起搏器采用较短的PAVI，即NPAVI（详见：第十七章　第二节　心室安全起搏功能）。

（七）AV间期的特殊功能

1. AV间期动态调整功能

AVI随心室率快、慢而发生短、长动态改变，有利于房室顺序收缩的协调和血流动力学改善，更符合生理需要。

2. AV间期滞后搜索功能

AVI正滞后搜索可减少心室起搏比例、优化血流动力学并延长心脏起搏器的使用寿命。AVI负滞后搜索可鼓励心室起搏，以达到特殊治疗目的。

四、VA间期

双腔心脏起搏器（包括CRT起搏器）的VA间期（VA interval，VAI）由VP/VS事件启动，为非程控参数，属于心房逸搏间期（AEI），通常所指的VAI=LRI或传感器频率间期−PAVI。

（一）DDD（R）模式

心室计时的双腔心脏起搏器，VP/VS事件启动VAI，改良的心房计时双腔心脏起搏器，在心脏起搏器定义的室性早搏后启动VAI，改良的心室计时双腔心脏起搏器，VP事件后启动VAI。纯心房计时的心脏起搏器，心脏起搏器定义的室性早搏后启动的AEI等于基础或传感器频率间期。

（二）DDI（R）模式

Medtronic，Vitatron A、E、G、Q系列，芯彤双腔心脏起搏器，VP/VS事件前面无AP事件时，VP/VS事件启动VAI；其他双腔心脏起搏器VP/VS事件启动VAI。

（三）DVI（R）模式

Medtronic，Vitatron A、E、G、Q系列，芯彤双腔心脏起搏器PAVI外的VS事件启动VAI；Abbott（ST. JUDE）、Biotronik、秦明双腔心脏起搏器VP/VS事件启动VAI。

（四）AAI（R）<=>DDD（R）模式

心室起搏管理（MVP）功能运行时，起搏器定义的 PVC 启动的心房逸搏间期（AEI）=LRI 或传感器频率间期 −80 ms。增强型 MVP 功能运行时，起搏器定义的 PVC 启动的 AEI=LRI 或传感器频率间期 − 平均 AV 间期。

五、起搏频率

（一）低限频率

低限频率（lower rate，LR）是心脏起搏器程控设置的基础起搏频率，其目的是维持患者心率不低于该频率，与 LR 相对应的低限频率间期（lower rate interval，LRI）=60000/LR（次 / 分），单位 ms。

1. 不同厂家的名称

Medtronic、芯彤、Vitatron 心脏起搏器称低限频率（lower rate，LR）。Abbott（ST. JUDE）心脏起搏器称基本频率（base rate）。Biotronik、秦明、创领心律医疗（Sorin）心脏起搏器称基础频率（basic rate）。Boston Scientific 心脏起搏器称低限频率限制（lower rate limit，LRL）。

2. 单 / 双腔心脏起搏器的低限频率

（1）单腔心脏起搏器：绝大多数单腔心脏起搏器 LR 默认 60 次 / 分，创领心律医疗（Sorin）单腔心脏起搏器基础频率默认 70 次 / 分。单心房起搏器的 LR 是针对心房起作用，只有当自身心房率低于 LR 时才会起搏心房；单心室起搏器的 LR 是针对心室起作用，只有当自身心室率低于 LR 时才会起搏心室。

（2）双腔心脏起搏器：所有双腔心脏起搏器 LR 默认 60 次 / 分。双腔心脏起搏器的 LR 是针对心房起作用，只有当自身心房率低于 LR 时才会起搏心房。

（3）Medtronic 无导线房室同步心脏起搏器（Micra AV）、Abbott 无导线单心室起搏器（Aveir VR）：LR 默认 50 次 / 分。

3. AA/VV 间期与低限频率间期

无论心脏起搏器采用何种计时方式，房室顺序起搏状态下，AA 间期和 VV 间期均等于低限（或传感器）频率间期，当出现自身房室传导或室性早搏时，AA 间期和 VV 间期可因计时方式不同而异，并不固定等于低限（或传感器）频率间期。

（二）上限频率

上限频率（upper rate，UR）是心脏起搏器设定的最快起搏频率，如心房跟踪模式时的上限跟踪频率（upper tracking rate，UTR）或最大跟踪频率（maximum tracking rate，MTR）和频率应答功能开启时的最大传感器频率（maximum sensor rate，MSR），UR 大多设置为 120~130 次 / 分，UTR 与 MSR 可分别程控设置（图 11-25）。心脏起搏器所允许的最短 VS-VP 或 VP-VP 间期称为上限频率间期（upper rate interval，URI），URI 与 LRI 之间是房室保持 1：1 关系的范围。当自身心房率超过 UR 时，心室起搏与心房波的关系将出现变化。URI 受总心房不应期（TARP）的限制，URI 可 ≥ TARP，URI 不可 <TARP。自身心房率过快超过 UR 时，心室则不能 1：1 跟踪心房起搏，心电图出现心脏起搏器文氏现象或房室关系变为 2：1、3：1 等。

1. 最大跟踪频率

MTR 是双腔心脏起搏器（包括双腔 ICD 和 CRT 起搏器）感知到自身心房激动后可触发的最大心

室起搏频率，即心脏起搏器 1 : 1 跟踪心房的最大心室起搏频率。MTR 限制的是心室起搏频率，目的是避免心脏起搏器感知快速性房性心律失常后触发过快的心室起搏。

（1）各种名称：Medtronic，芯彤，Vitatron A、E、G、Q 系列，Biotronik，秦明心脏起搏器称上限跟踪频率（upper tracking rate，UTR）。Vitatron C、T 系列，Abbott（ST. JUDE），Boston Scientific，创领心律医疗（Sorin）心脏起搏器称 MTR。

（2）适用模式：上限（最大）跟踪频率适于 DDD（R）、VDD（R）模式，上限频率也适于 DDD-CLS 模式及所有单 / 双腔触发模式。

（3）设置原则：MTR 应依据患者年龄、运动程度、心脏功能和对快频率起搏的耐受程度而个体化设定。MTR 设置过低，可造成以下影响：①窦性频率略微增快就可出现心脏起搏器文氏现象或房室关系变为 2 : 1，在一定程度上影响心排血量；②在窦性频率较快时，测试的 VP 脉冲发放时受限于 MTR，影响心室自动阈值管理功能的运行（详见：第十九章　心室自动阈值管理功能）；③自身心房率超过 MTR 时，因受 MTR 限制，感知自身心房波后，VP 脉冲只能在最大跟踪频率间期（MTRI）结束时发放，期间自身心房波经房室传导系统下传产生 QRS 波群，因 MTR 的限制，抑制了预期的 VP 脉冲发放，可使 CRT 患者丧失双心室同步起搏（详见：第十二章　第四节　双心室起搏丧失的原因及对策）。

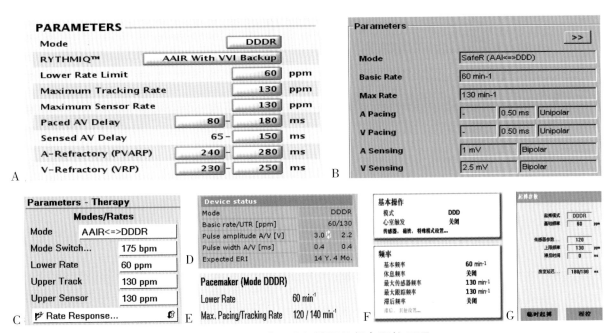

图 11-25　双腔心脏起搏器的频率程控界面

A. Boston Scientific 双腔心脏起搏器，模式 DDDR，低限频率限制 60 次 / 分，最大跟踪频率 130 次 / 分，最大传感器频率 130 次 / 分。B. Sorin 双腔心脏起搏器，模式 SafeR（AAI<=>DDD），基础频率 60 次 / 分，最大频率 130 次 / 分。C. Medtronic 双腔心脏起搏器，模式 AAIR<=>DDDR，低限频率 60 次 / 分，上限跟踪频率 130 次 / 分，上限传感器频率 130 次 / 分。D. Biotronik 双腔心脏起搏器，模式 DDDR，基础频率 60 次 / 分，上限跟踪频率 130 次 / 分。E. Vitatron T 系列双腔心脏起搏器，模式 DDDR，低限频率 60 次 / 分，最大起搏 / 跟踪频率 120/140 次 / 分。F. Abbott（ST. JUDE）双腔心脏起搏器，模式 DDD，基本频率 60 次 / 分，最大传感器频率 130 次 / 分，最大跟踪频率 130 次 / 分。G. Qinming 8631 DR 双腔心脏起搏器，模式 DDDR，基础频率 60 次 / 分，上限跟踪频率 130 次 / 分，最大传感器频率 120 次 / 分

（4）默认值：Vitatron C、T 系列心脏起搏器 MTR 默认 140 次 / 分。Abbott（ST. JUDE）Victory 之前的心脏起搏器 MTR 默认 110 次 / 分，Victory 及其以后的心脏起搏器 MTR 默认 130 次 / 分。创领心律医疗（Sorin）心脏起搏器 MTR 默认 130 次 / 分，在单 / 双腔触发模式下，起搏频率可超过 MTR 而达到频率限制值（195 次 / 分，不可程控）。Medtronic，Vitatron A、E、G、Q 系列，芯彤，Biotronik，秦明心脏起搏器，UTR 默认 130 次 / 分。Boston Scientific 心脏起搏器，MTR 默认 130 次 / 分。

2. 最大传感器频率

植入具有频率应答功能心脏起搏器的患者运动（或情绪激动）时，机体某些生理、生化或物理指标的变化被感知，引起起搏频率变化，心脏起搏器所允许的、传感器驱动的最大起搏频率即为 MSR。双腔心脏起搏器 MSR 限制的是最快心房起搏频率。

（1）各种名称：Medtronic 心脏起搏器设有上限传感器频率（upper sensor rate，USR）和日常活动（activities of daily living，ADL）频率，ADL 频率是指患者日常活动时所达到的传感器驱动频率，建议 ADL 频率程控设置高于 LR 20 次 / 分、低于 USR 10 次 / 分。Abbott（ST. JUDE）、Boston Scientific 心脏起搏器称 MSR。Biotronik 心脏起搏器称最大传感器频率或最大活动频率（maximum activity rate）。Vitatron C、T 系列心脏起搏器称最大起搏频率（maximum pacing rate，MPR）。

（2）默认值：Medtronic，Vitatron A、E、G、Q 系列，芯彤，Abbott（ST. JUDE），Boston Scientific 心脏起搏器，MSR、MTR 默认一致，为 130 次 / 分。Biotronik 心脏起搏器 MSR 默认 120 次 / 分。秦明心脏起搏器 MSR 默认 120 次 / 分。Vitatron C、T 系列心脏起搏器 MPR 默认 120 次 / 分。

六、双腔心脏起搏器时间间期总结

（一）空白期

起搏和感知事件后最初开启空白期（blanking period），用以防止过感知起搏或除颤脉冲、起搏后去极化电位、T 波及同一事件二次感知。一般情况下，起搏事件后的空白期 ≥ 感知事件后的空白期。

（二）VP/VS 事件启动的时间间期

DDD（R）模式下，VP/VS 事件启动 PVARP、VRP、URI。VS 事件被心脏起搏器定义为 PVC 时，启动 PVARP、VRP、URI、VAI（纯心房计时的心脏起搏器启动基础频率间期），安排下一个 AP 脉冲发放。PVARP 后若有 AS 事件，则启动 SAVI，SAVI 内若无 VS 事件，则触发 VP 脉冲发放。

（三）AP 事件启动的时间间期

DDD（R）模式下，AP 事件启动 AB、PAVI、低限或传感器频率间期（纯心室计时时除外），在心室通道依次开启 PAVB、CSW、正常感知窗。心脏起搏器在 PAVB 内不感知任何信号；CSW 内感知电信号可引发心室安全起搏；正常感知窗内，若有 VS 事件，则抑制预期的 VP 脉冲发放，若无 VS 事件，则于 PAVI 结束时发放 VP 脉冲。

（四）AS 事件启动的时间间期

DDD（R）模式下，AS 事件后启动 AB、SAVI、低限或传感器频率间期（纯心室计时时除外）。SAVI 内若有 VS 事件，则抑制预期的 VP 脉冲发放，若无 VS 事件，则于 SAVI 结束时发放 VP 脉冲，AS 事件较早出现时，因受限于 MTR，SAVI 可长于程控值。

一、双腔心脏起搏器的模式与工作方式

（一）模式

模式（mode）是指心脏起搏器出厂时默认设置的或通过程控仪人为设置的工作模式或程序，具有自动模式转换功能的心脏起搏器，心脏起搏器可根据具体情况自动进行模式转换。不同厂家、不同型号的心脏起搏器可程控设置的模式有所不同。

1. Medtronic 和 Vitatron A、E、G、Q 系列，芯彤心脏起搏器

AAI（R）<=> DDD（R）、DDD（R）、DDI（R）、VDD、DVI（R）、DOO（R）、VVI（R）、VVT、VOO（R）、AAI（R）、AAT、AOO（R）、VDI（R）、ADI（R）、ODO、OVO、OAO。具有心室起搏管理（MVP）功能的心脏起搏器选择 AAI（R）<=> DDD（R）模式时，运行 MVP 功能。EnRhythm、Ensura、Advisa、Astra、Azure 双腔心脏起搏器没有 DVI（R）、VDD（R）、VDI（R）、AAT、VVT、OVO、OAO 模式。

2. Abbott（ST. JUDE）心脏起搏器

DDD（R）、DDI（R）、VDD（R）、DVI（R）、DOO（R）、VVI（R）、VVT（R）、VOO（R）、AAI（R）、AAT（R）、AOO（R）。部分心脏起搏器具有 ODO、OVO、OAO 模式，程控后可关闭起搏功能。具有 OFF 或 OOO 模式的心脏起搏器，程控后可关闭心脏起搏器。

3. Biotronik 心脏起搏器

DDD-CLS、VVI-CLS、DDDR-ADIR、DDD-ADI、DDD（R）、DDI（R）、DDI（R）/T、VDD（R）、DVI（R）、DVT（R）、DOO（R）、DDT（R）、DDT（R）A、DDT（R）V、VDI（R）、VVI（R）、VVT（R）、VOO（R）、AAI（R）、AAT（R）、AOO（R）、OFF（关闭）。选择 DDD-CLS、VVI-CLS 模式时，启用闭环刺激（closed loop stimulation，CLS）；选择 DDDR-ADIR 或 DDD-ADI 模式时，运行心室起搏抑制（VP Suppression）功能。Overdrive 模式有：DDD（R）+、AAI（R）+、AAT（R）+、DDT（R）A+、DDT（R）V+。

4. Boston Scientific 心脏起搏器

（1）Accolade、Proponent、Essentio、Altrua2、Formio、Vitalio、Ingenio、Advantio 心脏起搏器可程控的模式有 DDD（R）、DDI（R）、VDD（R）、AAI（R）、VVI（R）、AOO、VOO、DOO、OFF。

（2）Altrua 50（60）心脏起搏器可程控的模式有 DDD（R）、DDI（R）、VDI（R）、VVI（R）、AAI（R）、SSI（R）、DOO（R）、VOO（R）、AOO（R）、SOO（R）、VVT、AAT、SST、OSO、ODO、OOO，OSO、ODO、OOO 模式仅在程控时临时应用。

5. Vitatron C、T 系列双腔心脏起搏器

DDD（R）、DDI（R）、VDD（R）、DOO、VVI（R）、VVT、VOO、AAI（R）、AAT、

AOO、OOO。

6. 创领心律医疗（Sorin）心脏起搏器

DDD（R）、DDD/DDIR、Dplus（DDD AV Hyst）、Dplus/DDIR（AV Hyst）、Dplus-R（DDDR AV Hyst）、SafeR（AAI<=>DDD）、SafeR-R（AAIR<=>DDDR）、SafeR/DDIR（AAI<=>DDD）、DDTA、DDTV、DDTAV、VDD、DDI（R）、DOO、VVI（R）、VVT、VOO、AAI（R）、AAT、AOO、OOO 模式。

7. 秦明心脏起搏器

DDD（R）、VDD（R）、DDI（R）、DVI（R）、DOO（R）、AAI（R）、AAT（R）、AOO（R）、VVI（R）、VVT（R）、VOO（R）模式。

8. 磁共振成像专用模式

（1）单 / 双腔心脏起搏器磁共振成像（MRI）专用模式：DOO、AOO、VOO、ODO（双腔心脏起搏器不需要起搏支持者）、OVO（单腔心脏起搏器不需要起搏支持者）、OFF（不需要起搏支持者）。

（2）CRT 起搏器 MRI 专用模式：DOO-BIV、VOO-BIV。

（二）工作方式

工作方式是心脏起搏器在某一时刻所表现出的实际的工作状态，这种工作状态随时可变。双腔心脏起搏器按照 AS、AP、VS、VP 的不同组合，可表现为"AP-VP""AP-VS""AS-VP""AS-VS"四种工作方式（图 11-26）。通过程控仪可显示各种工作方式所占比例（图 11-27），在常规参数设置的前提下，若"AS-VS"所占比例较高，提示窦房结和自身房室传导功能良好；若"AP-VS"所占比例较高，提示房室传导功能正常，窦房结功能差；若"AS-VP"所占比例高，提示窦房结功能正常而房室传导功能差；"AP-VP"所占比例较高，提示窦房结和自身房室传导功能较差。

二、AAI（R）工作方式

植入双腔心脏起搏器的患者，尽管设置的模式是 DDD（R），但是，心房激动较快下传心室，VS 事件出现于心脏起搏器设定的 AVI 内时，心脏起搏器表现为 AAI（R）工作方式，起搏和自身心房波均经房室结下传心室并抑制预期的 VP 脉冲发放，心脏起搏器以 AS/AP 事件为起点按低限或传感器频率间期发放下一个 AP 脉冲。

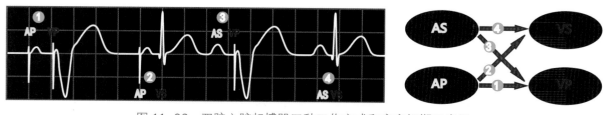

图 11-26 双腔心脏起搏器四种工作方式和房室间期示意图

1. "AP-VP"工作方式，即房室顺序起搏，AP-VP 间期即起搏 AV 间期（PAVI）。2. "AP-VS"工作方式。3. "AS-VP"工作方式，即 VAT 工作方式，AS-VP 间期即感知 AV 间期（SAVI），SAVI 的起点常常位于 P 波起点以后。4. "AS-VS"工作方式，心电图表现为自身心搏，无起搏脉冲发放

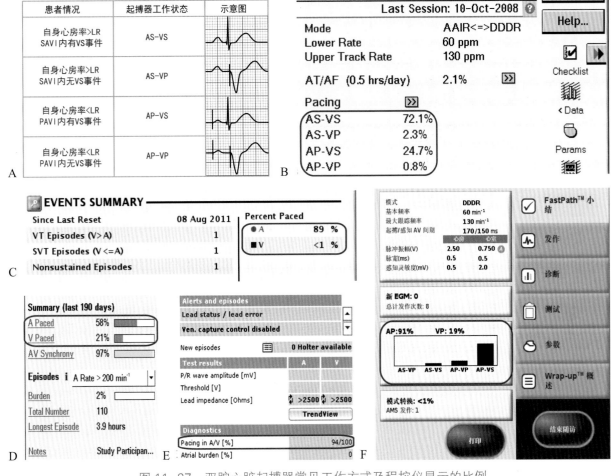

图 11-27　双腔心脏起搏器常见工作方式及程控仪显示的比例

A. 双腔心脏起搏器 DDD 模式下四种常见工作方式示意图。B. Medtronic 双腔心脏起搏器 AAIR<=>DDDR 模式下程控仪显示的工作方式四种工作方式所占比例。C. Boston Scientific 双腔心脏起搏器程控仪显示的心房和心室起搏比例。D. Vitatron C 系列双腔心脏起搏器 DDD 模式下程控仪显示的心房和心室起搏比例。E. Biotronik 双腔心脏起搏器 DDDR 模式下程控仪显示的心房和心室起搏比例。F. Abbott（ST. JUDE）双腔心脏起搏器 DDDR 模式下程控仪显示的四种工作方式所占比例。AP：心房起搏；AS：心房感知；LR：低限频率；PAVI：起搏 AV 间期；SAVI：感知 AV 间期；VP：心室起搏；VS：心室感知

（一）心电图特点

1. "AP-VS"工作方式

当自身心房率慢于心脏起搏器的低限（或传感器）频率时，表现为低限或传感器频率心房起搏，心房起搏激动下传心室产生自身 QRS 波群，呈 "AP-VS"工作方式。

2. "AS-VS"工作方式

自身心房率高于低限（或传感器）频率时，自身心房激动下传心室产生自身 QRS 波群，AP 脉冲和 VP 脉冲被抑制发放，心电图表现为自身心律，即 "AS-VS"工作方式（图 11-28）。

3. 对室性早搏的反应

双腔心脏起搏器 DDD（R）模式下，虽表现为 AAI（R）工作方式，但可感知 PVC，启动 VAI（心室计时或改良的心房计时）、低限或传感器频率间期（纯心房计时），安排下一个 AP 脉冲发放（图 11-29，图 11-30B）。

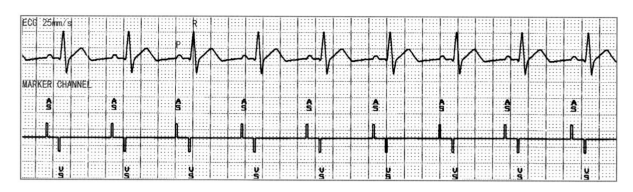

图 11-28　双腔心脏起搏器呈"AS-VS"工作方式

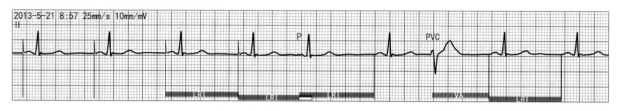

图 11-29　双腔心脏起搏器 AAI 工作方式时对室性早搏的反应

患者，女，73 岁，因"窦房结功能障碍"植入 Medtronic Relia RED01 双腔心脏起搏器，采用改良的心房计时方式，心房单极起搏，模式 DDD，LR 60 次 / 分，LRI 1000 ms，PAVI 210 ms。心电图显示呈 AAI 工作方式，AP 脉冲较大且有两种形态，与心电图采样有关。自身心房波启动 LRI 安排发放下一个 AP 脉冲；室性早搏（PVC）启动 VAI（1000-210=790 ms），安排发放下一个 AP 脉冲

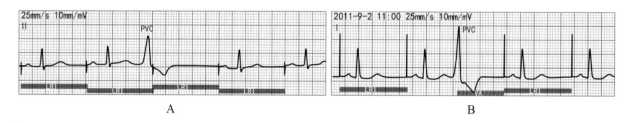

图 11-30　单、双腔心脏起搏器对室性早搏的反应

A. 单心房起搏器，模式 AAI，LR 60 次 / 分，心电图显示心房起搏心律，AP 脉冲按照 LR 发放，不受 PVC 的影响。B. 双腔心脏起搏器（改良的心房计时方式），模式 DDD，LR 60 次 / 分，心电图显示心房起搏心律，PVC 启动 VAI，VAI 结束时发放 AP 脉冲

（二）不同模式下的 AAI（R）工作方式

1. 房性早搏反应

（1）单心房起搏器 AAI（R）模式：ARP 外的房性早搏（PAC）抑制预期的 AP 脉冲发放，重整心房起搏间期。

（2）双腔心脏起搏器 DDD（R）模式：AAI（R）方式工作时，不应期外的 PAC 将抑制预期的 AP 脉冲发放，PAC 后 SAVI 和 UTRI 内若无 VS 事件，PAC 触发 VP 脉冲发放；PAC 后 SAVI 和 UTRI 内若有 VS 事件，PAC 不触发 VP 脉冲发放。

2. 室性早搏反应

（1）单心房起搏器 AAI（R）模式：正常情况下对室性早搏本身无反应（图 11-30A），若有室

房逆传 P⁻ 波且位于 ARP 外时，可被心脏起搏器感知而重整心房起搏间期。

（2）双腔心脏起搏器 DDD（R）模式：对 VRP 外的室性早搏可作出反应（图 11-29，图 11-30B）。

3. 磁铁试验

（1）单心房起搏器 AAI（R）模式磁铁试验时，转为 AOO 工作方式，心电图仅显示一种起搏脉冲。

（2）双腔心脏起搏器 DDD（R）模式，心电图呈 AAI（R）工作方式时，将磁铁放置在脉冲发生器上方，心脏起搏器转为 DOO 模式，心电图出现顺序发放的 AP、VP 脉冲（图 11-31）。

4. 程控诊断

双腔心脏起搏器 DDD（R）模式情况下，尽管心电图表现为 AAI（R）工作方式，但标记通道同时标记出 VS；双腔心脏起搏器程控为 AAI（R）模式时，心电图表现为 AAI（R）工作方式，标记通道大多仅标记出心房事件（Medtronic ICD 平台双腔心脏起搏器对心房、心室事件均作出标记），可以程控为双腔模式。单心房起搏器，心电图表现为 AAI（R）工作方式，标记通道仅标记心房事件，不能程控为双腔模式（图 11-32）。

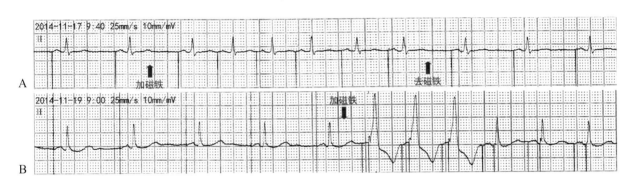

图 11-31　不同的心脏起搏器磁铁试验心电图表现

A. 患者，男，62 岁，临床诊断：窦房结功能障碍。心电图显示心房起搏心律，加磁铁后心房起搏频率增快，去磁铁后心房起搏频率减慢，全过程只有单一的 AP 脉冲发放，经临床证实患者植入的是 Medtronic Relia RESR01 单心房起搏器。B. 女，62 岁，诊断：窦房结功能障碍。心电图显示心房起搏心律，加磁铁后起搏频率增快，AP、VP 脉冲顺序发放，经临床证实患者植入的是 Medtronic Sensia L SEDRL1 双腔心脏起搏器

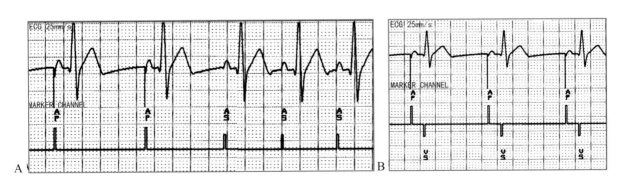

图 11-32　不同的心脏起搏器心电图及标记通道

A. 心电图显示 AAI 工作方式，标记通道显示 AP、AS，心室通道无标记，不能程控为双腔模式，患者植入的是单心房起搏器。B. 心电图显示心房起搏心律，标记通道显示 AP、VS，患者植入的是双腔心脏起搏器

（三）AAI（R）+工作方式

Medtronic 双腔心脏起搏器 MVP 功能运行时，心脏起搏器呈 AAI（R）+工作方式，同时保持对心室事件的感知，出现 PVC 或室性心动过速时，心脏起搏器抑制预期的 AP 脉冲发放，PVC 启动的 AEI=LRI 或传感器频率间期 −80 ms（增强型 MVP 功能运行时 AEI 为 LRI 或传感器频率间期 − 平均 AV 间期），安排下一个 AP 脉冲发放；出现房室传导中断时，在预期的 AP 脉冲后 80 ms 处发放备用的心室起搏脉冲，有别于传统的 AAI（R）工作方式。

三、VVI（R）工作方式

当快速性房性心律失常（如阵发性房性心动过速、心房扑动、心房颤动）出现时，可人为程控为 VVI（R）模式，标记通道仅对心室事件作出标记；当自动模式转换功能开启且达到模式转换条件时，心脏起搏器自动转为非心房跟踪模式，如 DDI（R）、VDI（R）模式，体表心电图表现为 VVI 工作方式，但标记通道对心房和心室事件均作出标记（图 11−33）。Medtronic 无导线房室同步心脏起搏器（Micra AV）所特有的 VVI+ 模式具有如下特点：① VVI+ 模式时心室起搏频率固定为 40 次 / 分，不能程控更改；②房室传导模式转换功能开启后，满足条件时，VVI+ 模式与 VDD 模式可相互转换（详见：第十章 第四节 无导线房室同步心脏起搏器）。

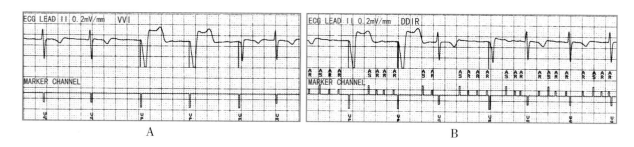

图 11−33 心电图呈 VVI 工作方式的不同起搏模式

患者，女，68 岁，因"窦房结功能障碍、阵发性心房颤动"植入 Medtronic Relia RED01 双腔心脏起搏器，LR 70 次 / 分，两份体表心电图均显示心房颤动，心室起搏心律，VVI 工作方式。A. 程控为 VVI 模式时，标记通道仅对心室事件作出标记。B. 心脏起搏器自动模式转换为 DDIR 模式时，标记通道对心房和心室事件作出标记。AR：心房不应期感知；AS：心房感知；VP：心室起搏；VS：心室感知

四、VAT 工作方式

（一）患者心律特点

自身心房率 >LR 及传感器频率，自身房室传导延缓或中断，程控设置的 SAVI 内未出现 VS 事件。

（二）心脏起搏器工作特点

心脏起搏器感知心房电信号，触发心室起搏。

（三）心电图特点

1. 自身心房率高于 LR 及传感器频率但不超过 MTR 时，心房起搏被抑制，自身心房波经心脏起搏器设置的 SAVI 触发心室起搏（图 11−34）。

2. 当自身心房率高于 MTR 时，因受限于 MTR，SAVI 可较程控值延长，心房激动可呈文氏型或 2：1 触发心室起搏甚至发生自动模式转换（图 11−35）。

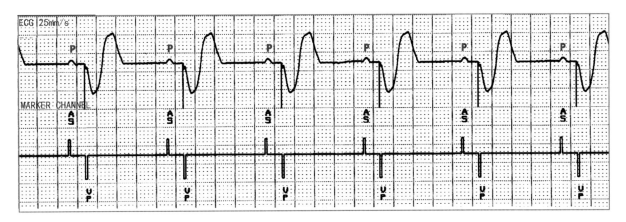

图 11-34 双腔心脏起搏器的 VAT 工作方式心电图和标记通道

患者植入 Medtronic 双腔心脏起搏器，模式 DDD，LR 60 次 / 分，SAVI 180 ms。窦性 P 波在心房标记通道标记为 AS，经程控设置的 SAVI 触发心室起搏（心室标记通道标记为 VP），心脏起搏器呈 VAT 工作方式

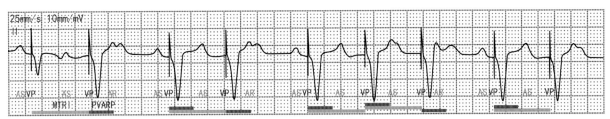

图 11-35　VAT 工作方式合并心脏起搏器文氏现象

患者植入双腔心脏起搏器，模式 DDD，自身心房心率（120 次 / 分）高于 MTR 时，出现心脏起搏器文氏现象，心脏起搏器感知心房波，触发心室起搏，P 波与 VP 脉冲的间距逐渐延长，直至 P 波位于 PVARP 内不再触发心室起搏，心室起搏节律不规整。AR：心房不应期感知；AS：心房感知；MTRI：最大跟踪频率间期；PVARP：心室后心房不应期；VP：心室起搏

五、VDD（R）模式

（一）患者心律特点

VDD（R）模式可以是具有心房跟踪功能的单心室起搏器的工作表现或来自双腔心脏起搏器程控设置。对窦性心率正常伴有房室阻滞的患者，可植入具有心房跟踪功能的单心室起搏器或应用 VDD 起搏模式。

（二）心脏起搏器工作特点

VDD（R）模式时，心脏起搏器具有心房感知、心室感知和心室起搏功能，AS 事件触发心室起搏，VS 事件抑制预期的 VP 脉冲发放，其心电图表现类似 VAT 和 VVI（R）工作方式的组合。

（三）心电图特点

详见：第十章　具有心房跟踪功能的单心室起搏器。

六、DVI（R）模式

DVI（R）模式可由 DDD（R）模式程控而来，也可以是双腔心脏起搏器自动模式转换后的一种工作模式。Medtronic（EnRhythm、Ensura、Advisa、Astra、Azure 除外），Vitatron A、E、G、Q 系列，

227

芯彤，Biotronik，Abbott（ST.JUDE），秦明心脏起搏器设置有 DVI（R）模式。

（一）特点

DVI（R）模式时，心脏起搏器具有心房起搏、心室起搏和感知功能，心室感知后为抑制的工作方式。DVI（R）模式缺乏心房感知功能，易出现心房竞争节律诱发房性心律失常，易出现房性融合波及假性心房起搏融合波和 VSP，DVI（R）模式无心房跟踪功能，不能满足患者运动量增加时的需要，较少用于临床。

（二）时间间期

心房无感知功能，自身心房波不启动 AVI，无 SAVI。AP 事件启动 PAVI，期间若有 VS 事件，则抑制预期的 VP 脉冲发放；若无 VS 事件，则于 PAVI 结束时发放 VP 脉冲。

1. Abbott（ST.JUDE）、Biotronik、秦明心脏起搏器

VS/VP 事件均启动 VAI，VAI 内若无 VS 事件，则于 VAI 结束时发放 AP 脉冲，VAI 内若有 VS 事件，则重启新的 VAI（图 11-36A，图 11-39~ 图 11-41）。

2. Medtronic，Vitatron A、E、G、Q 系列，芯彤心脏起搏器

AP 事件启动 PAVI 和 AA 间期，PAVI 之后 AA 间期内若无 VS 事件，AA 间期结束时发放 AP 脉冲；PAVI 之后 AA 间期内若出现 VS 事件，启动 VAI，期间若无 VS 事件，则于 VAI 结束时发放 AP 脉冲（图 11-36B，图 11-37，图 11-38）。

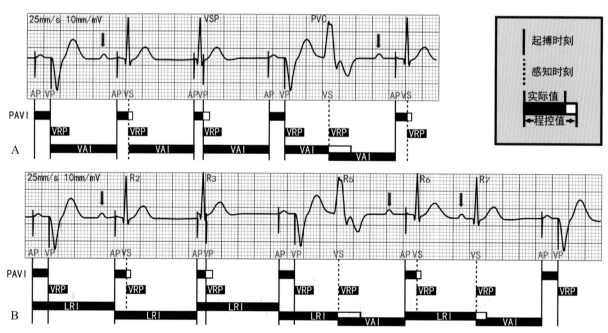

图 11-36 双腔心脏起搏器 DVI 模式时的时间间期示意图

DVI 模式时，心脏起搏器对自身 P 波（箭头所示）不感知，心房起搏（AP）事件启动起搏 AV 间期（PAVI），心室起搏（VP）或心室感知（VS）事件启动心室不应期（VRP）。位于 AP 后心室通道 CSW 内的自身 QRS 波群引发 VSP，PAVI 缩短。A. Biotronik、Abbott（ST.JUDE）、秦明双腔心脏起搏器，所有的 VS/VP 事件均启动 VA 间期（VAI），安排下一个 AP 脉冲发放。B. Medtronic，Vitatron A、E、G、Q 系列，芯彤双腔心脏起搏器，AP 事件启动 PAVI 和低限频率间期（LRI），PAVI 内的 VS 事件（R_2、R_3、R_6）不启动 VAI，以 LRI 安排下一个 AP 脉冲；PAVI 外的 VS 事件（R_5、R_7）启动 VAI，安排下一个 AP 脉冲发放

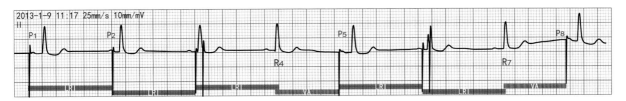

图 11-37　Medtronic 双腔心脏起搏器 DVI 模式心电图

患者，男，63 岁，临床诊断：窦房结功能障碍，植入 Medtronic Relia RED01 双腔心脏起搏器，程控为 DVI 模式，LR 50 次 / 分。心电图显示：自身心房波未抑制预期的 AP 脉冲发放，提早出现的自身 QRS 波群（R$_4$、R$_7$）被心脏起搏器感知，启动 VAI，安排发放下一个 AP 脉冲，AP 脉冲启动 LRI。P$_2$ 为假性房性融合波，P$_1$、P$_5$、P$_8$ 为心房起搏产生的心房波。部分 QRS 波群位于 AP 后心室通道 CSW 内，引发 VSP，PAVI=110 ms

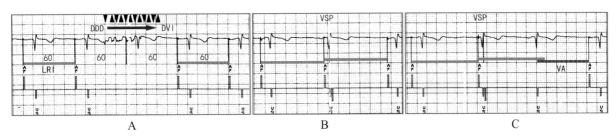

图 11-38　Medtronic 双腔心脏起搏器 DVI 模式心电图和标记通道

患者，女，69 岁，因"窦房结功能障碍"植入 Medtronic Relia RED01 双腔心脏起搏器，PAVI 300 ms。A. LR 60 次 / 分，由 DDD 模式程控为 DVI 模式时，心房起搏频率不变。B. 模式 DVI，LR 50 次 / 分，P 波不被感知，AP 事件启动 LRI，自身 QRS 波群位于 AP 后心室通道 CSW 内，引发 VSP。C. 模式 DVI，LR 45 次 / 分，P 波不被感知，AP 事件启动 LRI，PAVI 外的 QRS 波群启动 VAI

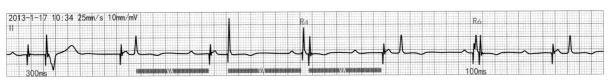

图 11-39　Biotronik 双腔心脏起搏器 DVI 模式心电图

患者，女，75 岁，因"高度房室阻滞"植入 Biotronik Talos D 双腔心脏起搏器，程控为 DVI 模式，心房、心室均为单极起搏、双极感知，起搏电压 3.6 V，脉宽 0.4 ms，PAVI 300 ms，基础频率 40 次 / 分。心电图显示自身心房波出现后，不被心脏起搏器感知，不重整起搏间期；自身 QRS 波群出现后被心脏起搏器感知，以 VAI（1200 ms）安排发放下一个 AP 脉冲发放。AP 脉冲发出后，R$_4$、R$_6$ 位于心室安全窗内，引发安全 AV 延迟，PAVI=100 ms

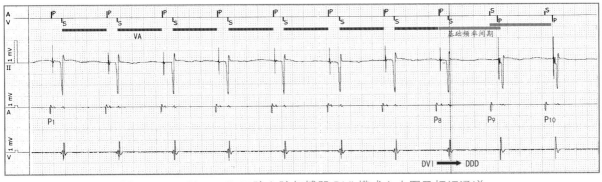

图 11-40　Biotronik 双腔心脏起搏器 DVI 模式心电图及标记通道

患者，男，69 岁，因"窦房结功能障碍"植入 Biotronik Evia DR 双腔心脏起搏器，基础频率 55 次 / 分，PAVI 300 ms。DVI 模式时，VS 事件启动 VAI，AP 事件不启动基础频率间期。AP 脉冲位于自身窦性 P 波后，提示心房无感知功能。改为 DDD 模式，SAVI 140 ms，心电图显示窦性 P 波（P$_9$、P$_{10}$）触发心室起搏

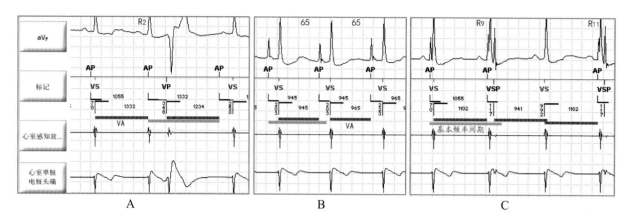

图 11-41　Abbott（ST. JUDE）双腔心脏起搏器 DVI 模式心电图及标记通道

患者，女，65 岁，因"窦房结功能障碍"植入 Abbott（ST. JUDE）Endurity PM2160 双腔心脏起搏器，模式 DVI，PAVI 350 ms。A. 基本频率 45 次 / 分，AP 事件不启动基本频率间期，VS 及 VP 事件启动 VAI（约 983 ms），R$_2$ 位于 PAVB 内，PAVI 结束时发放的 VP 脉冲夺获心室。B. 基本频率 55 次 / 分，心电图显示心脏起搏器呈"AP-VS"工作状态，VS 事件启动 VAI（约 741 ms），实际起搏频率（约 65 次 / 分）快于基本频率。C. 基本频率 45 次 / 分，VS 及 VP 事件启动 VAI（约 983 ms），R$_9$、R$_{11}$ 引发心室安全备用

（三）心电图表现

自身心房率较快时，自身心房波不被感知，可出现 AP 脉冲竞争性发放。自身心房率较慢时，心脏起搏器可表现为"AP-VP"工作方式（PAVI 内无 VS 事件）或"AP-VS"工作方式（PAVI 内有 VS 事件）。

七、DDI（R）模式

DDI（R）模式为双腔心脏起搏器和 CRT 起搏器的一种可程控设置的模式，也是大多数心脏起搏器快速性房性心律失常时自动模式转换的默认模式。DDI（R）模式时，所有的心房事件均不触发心室起搏，既可避免快速性房性心律失常触发快速的心室起搏，又保持着一定的房室同步性，对患者血流动力学有益。

（一）特点

DDI（R）工作模式可以视为彼此独立的 AAI（R）和 VVI（R）工作模式的组合或类 DDD（R）的工作模式。心房和心室具有起搏和感知功能，AS 事件抑制预期的 AP 脉冲发放，不触发心室起搏；VS 事件可抑制预期的 AP 脉冲、VP 脉冲发放。

（二）时间间期

1. 低限频率间期

LRI 是指房室顺序起搏时心房 / 心室最低起搏频率的间期，相当于相邻的 AP-AP 间期或 VP-VP 间期，心房、心室的 LRI 数值相同，但各自独立计时，VP-VP 间期固定，因无心房跟踪，故不设置上限跟踪频率。DDIR 起搏时具有 LR 和最大传感器频率。

2. 心房逸搏间期

心房逸搏间期（AEI）即 VAI，VP 或 VS 事件至 AP 脉冲发放的时间间期。

3. 起搏 AV 间期

PAVI 是指 AP 脉冲至 VP 脉冲的间期，PAVI=LRI-VAI，PAVI 由独立发放的 AP 和 VP 脉冲组合形成，

房室之间无触发与被触发关系，不存在 SAVI，心电图上 AS-VP 间期不等且可以大于 AP-VP 间期（固定）。为获得最佳的血流动力学效应，一般 PAVI 设置为 150~200 ms。

4. 不应期

VP 或 VS 事件后启动 VRP 和 PVARP，VRP 内的自身心室事件和 PVARP 内的自身心房事件均不影响 LRI 及 VAI。

（三）非 Medtronic 心脏起搏器 DDI 模式

1. AP 脉冲发放

VP/VS 事件启动 VAI，安排 AP 脉冲发放，VAI 内若有 AS 事件，不触发心室起搏，但抑制预期的 AP 脉冲发放。VAI 内若无自身心房波或自身心房波位于 PVARP 内，则在 VAI 结束时发放 AP 脉冲。PVARP 外的自身心房波被感知后，不触发心室起搏，但抑制预期的 AP 脉冲发放。心电图呈"AP-VS"工作状态时，VS 事件启动的 VAI 结束时发放 AP 脉冲，可造成心房起搏频率快于基础起搏频率（图 11-42，图 11-44）。

2. VP 脉冲发放

VP/VS 事件启动 LRI，安排 VP 脉冲发放，LRI 内若有 VS 事件，则重启 VAI、LRI；若无 VS 事件，则于 LRI 结束时发放 VP 脉冲。VP/VS-VP 间期 =LRI（图 11-42，图 11-43A~H）。

（四）Medtronic（包括 Vitatron A、E、G、Q 系列和芯彤）心脏起搏器 DDI 模式

1. AP 脉冲发放

AP 脉冲启动 LRI 和 PAVI，前面无 AP 脉冲的 VP/VS 事件启动 VAI，安排下一个 AP 脉冲发放（图 11-43I~L，图 11-46，图 11-49，图 11-50），VAI 内的 VS 事件启动新的 VAI。心电图呈"AP-VS"工作状态时，AP-AP 间期 =LRI，VAI 不固定（图 11-42）。

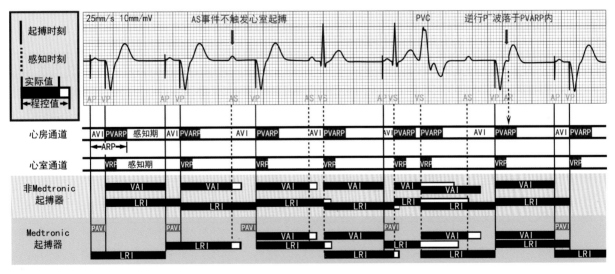

图 11-42　双腔心脏起搏器 DDI 模式时的时间间期示意图

AP：心房起搏；ARP：心房不应期；AS：心房感知；AVI：房室间期；LRI：低限频率间期；PAVI：起搏 AV 间期；PVARP：心室后心房不应期；PVC：室性早搏；VAI：VA 间期；VP：心室起搏；VRP：心室不应期；VS：心室感知

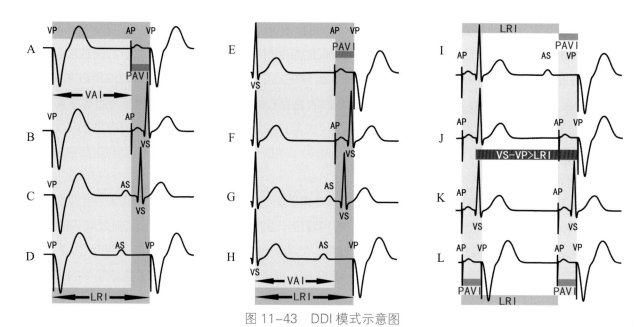

图 11-43 DDI 模式示意图

A~H. Medtronic，Vitatron A、E、G、Q 系列，芯彤之外的双腔心脏起搏器，VP/VS 事件前无 AP 脉冲时，VP/VS 事件启动 LRI 和 VAI。A、E. LRI 内无 VS 事件，LRI 结束时发放 VP 脉冲，VAI 内无 AS 事件，VAI 结束时发放 AP 脉冲。B、F. VAI 内无 AS 事件，VAI 结束时发放 AP 脉冲，LRI 内出现 VS 事件，抑制预期的 VP 脉冲发放。C、G. VAI 内有 AS 事件，LRI 内出现 VS 事件，预期的 AP、VP 脉冲均被抑制发放。D、H. VAI 内有 AS 事件，抑制预期的 AP 脉冲发放，但不触发心室起搏；LRI 内无 VS 事件，LRI 结束时发放 VP 脉冲。I~L. Medtronic，Vitatron A、E、G、Q 系列，芯彤双腔心脏起搏器，VP/VS 事件前有 AP 脉冲，AP 事件启动 LRI 和 PAVI。I. LRI 出现 AS 事件，抑制预期的 AP 脉冲发放，AP 脉冲后 LRI+PAVI 结束时发放 VP 脉冲，VS-VP 间期 >LRI。J. LRI 内无 AS 事件，LRI 结束时发放 AP 脉冲并启动 PAVI，期间无 VS 事件，PAVI 结束时发放 VP 脉冲，VS-VP 间期 >LRI，心室率减慢。K. LRI 内无 AS 事件，LRI 结束时发放 AP 脉冲并启动 PAVI，期间出现 VS 事件，抑制预期的 VP 脉冲发放，AP-AP 间期 =LRI。L. 心电图呈 "AP-VP" 工作状态，AP-AP 间期 =VP-VP 间期 =LRI，DDI 与 DDD 模式无法区分

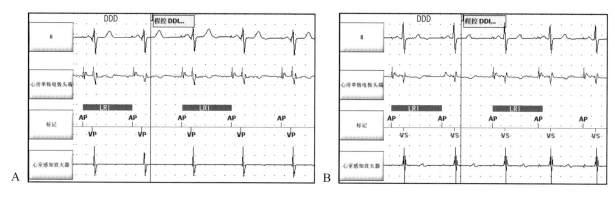

图 11-44 DDD 与 DDI 模式下的心房起搏

患者，男，54 岁，植入 Abbott（ST. JUDE）Victory XL DR 5816 双腔心脏起搏器，基本频率 60 次 / 分。A. PAVI 200 ms，心脏起搏器呈 "AP-VP" 工作方式，心脏起搏器由 DDD 模式程控为 DDI 模式时，心房起搏频率不变。B. PAVI 350 ms，心脏起搏器呈 "AP-VS" 工作方式，心脏起搏器由 DDD 模式程控为 DDI 模式时，心房起搏频率增快

2. VP 脉冲发放

前面无 AP 脉冲的 VP/VS 事件启动 LRI 和 VAI，VAI 内若有 AS 事件，LRI 结束时发放 VP 脉冲；VAI 结束时若发放 AP 脉冲，AP 脉冲启动 PAVI，PAVI 内无 VS 事件时，PAVI 结束时发放 VP 脉冲。AP 脉冲发放后，下一个 AP 脉冲或预期的 AP 脉冲后 PAVI 内若无 VS 事件，AP 脉冲后 LRI+PAVI 结束时发放 VP 脉冲。心脏起搏器工作方式由 "AP-VS" 转为 "AP/VS-VP" 时，VS-VP 间期 >LRI，可出现心室率减慢（图 11-43J，图 11-48，图 11-49）。

（五）DDI（R）模式的心电图特点

心电图可表现出 AAI（R）、VVI（R）及房室顺序起搏的工作方式，ARP 外的自身心房波抑制预期的 AP 脉冲发放，但不触发心室起搏，心房波与 VP 脉冲间期不固定（图 11-45~ 图 11-50）。快速性房性心律失常使心脏起搏器自动模式转换为 DDI（R）模式后，起搏频率常快于基本频率（自动模式转换基本频率）或有起搏频率逐搏递减（如 Medtronic 双腔心脏起搏器）或 PAVI 缩短现象（如 Biotronik 双腔心脏起搏器 PAVI=100 ms）。

1. AAI（R）工作方式

自身 QRS 波群出现于 VS 事件所启动的低限或传感器频率间期内，或出现于 AP 脉冲所启动的 PAVI 内，VP 脉冲抑制发放，心电图表现为 AAI（R）工作方式。

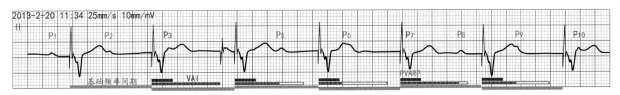

图 11-45　Biotronik 双腔心脏起搏器 DDI 模式心电图

患者，女，75 岁，因 "三度房室阻滞" 植入 Biotronik Talos D 双腔心脏起搏器，模式 DDI，基础频率 55 次 / 分，VRP 250 ms，PVARP 245 ms，AV 间期 180 ms。心电图显示：VP 脉冲按基础频率间期发放，与心房电活动不相关。自身心房率高于基础频率，但不触发心室起搏。P_1、P_2、P_5、P_6、P_8、P_9 被心房线路感知，抑制预期的 AP 脉冲发放，P_3、P_7、P_{10} 位于 PVARP 内，P_3 不抑制预期的 AP 脉冲发放。VP 事件启动 VAI，PVARP 外、AEI 内若无 AS 事件，VAI 结束时发放 AP 脉冲

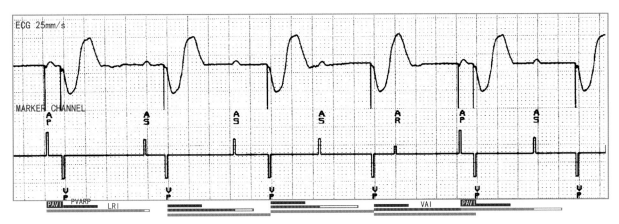

图 11-46　Medtronic 双腔心脏起搏器 DDI 模式心电图和标记通道

心脏起搏器程控为 DDI 模式，LR 60 次 / 分，LRI 1000 ms，PAVI 150 ms。所有的 AS 事件均不触发心室起搏，每个 VP 事件均启动 PVARP、LRI。AP 事件启动 LRI，前面无 AP 事件的 VP 事件启动 VAI，期间出现 AS 事件，抑制预期的 AP 脉冲发放，VAI 内无 AS 事件时，VAI 结束时发放 AP 脉冲，AP 与 VP 脉冲之间形成 150 ms 的 PAVI

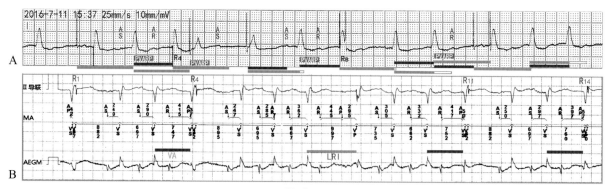

图 11-47 DDI 模式下的心室安全起搏

患者，男，86 岁，因"房室阻滞"植入 Medtronic Sensia SED01 双腔心脏起搏器，模式 DDI，LR 60 次 / 分，PAVI 300 ms，PVARP 330 ms，VRP 230 ms，NCAP 功能关闭，VSP 功能开启。A. R_4 位于 PAVB 内，下一个 VP 脉冲在 PAVI 结束时发放；R_8 位于 AP 后心室通道 CSW 内，引发 VSP，PAVI=110 ms。B. 自身 QRS 波群（R_1、R_4、R_{11}、R_{14}）位于 AP 后心室通道 CSW 内，引发 VSP

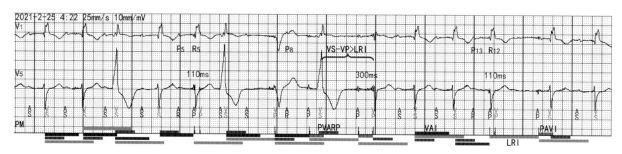

图 11-48 DDI 模式下的心室安全起搏

患者，男，102 岁，因"房室阻滞、右束支阻滞"植入 Medtronic Advisa DR MRI A3DR01 双腔心脏起搏器，模式 DDI，LR 60 次 / 分，PAVI 300 ms，PVARP 自动，最小 PVARP 250 ms。P_5、P_8、P_{13} 位于 PVARP 内，AP 脉冲在 VAI 结束后发放，R_5、R_{12} 位于 AP 后心室通道 CSW 内，引发 VSP，PAVI=110 ms。AP 事件启动 LRI 和 PAVI，前无 AP 事件的 VS 事件启动 VAI 和 LRI。心脏起搏器工作方式由"AP-VS"转为"AP-VP"时，VS-VP 间期 >LRI

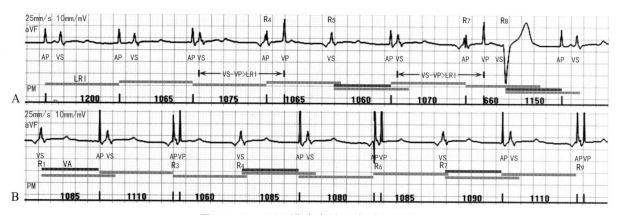

图 11-49 DDI 模式合并心房感知不足

患者植入 Medtronic 双腔心脏起搏器，模式 DDI，LR 50 次 / 分，PAVI 300 ms。心电图显示自身心房波未抑制预期的 AP 脉冲发放，提示心房感知不足。A. AP 事件启动 LRI 和 PAVI，前无 AP 脉冲的 VS 事件（R_5、R_8）启动 VAI 和 LRI，自身 QRS 波群（R_4、R_7）位于 PAVB 内时，PAVI 结束时发放 VP 脉冲。心脏起搏器工作方式由"AP-VS"转为"AP-VP"时，VS-VP 间期 >LRI。B. AP 脉冲启动 LRI，前无 AP 脉冲的 VS 事件（R_1、R_4、R_7）启动 VAI 和 LRI，R_3、R_6、R_9 位于 AP 后心室通道 CSW 内，引发 VSP，PAVI=110 ms（河南省人民医院，孙汝平供图）

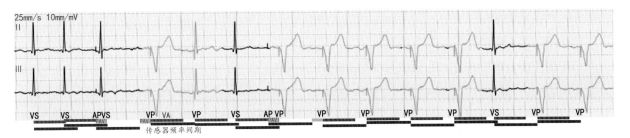

图 11-50　DDIR 模式合并间歇性心房感知不足

　　患者因"窦房结功能障碍"植入 Medtronic 双腔心脏起搏器，模式 DDD，LR 60 次 / 分，PAVI 200 ms。术后患者复查心电图显示心房颤动，间断出现 AP 脉冲，提示间歇性心房感知不足。连续出现的心室起搏，频率大于 LR，节律基本规整，提示目前为 DDIR 模式。DDIR 模式下，AP 事件启动传感器频率间期和 PAVI，下一个预期的 AP 脉冲后PAVI 内无 VS 事件，AP 脉冲后传感器频率间期 +PAVI 结束时发放 VP 脉冲；前无 AP 脉冲的 VS 事件及 VP 事件启动VAI 和传感器频率间期。心脏起搏器工作方式由"AP-VS"转为"AP-VP"时，VS-VP 间期 > 传感器频率间期

2. 房室顺序起搏工作方式

　　自身心房率缓慢、房室传导延缓或阻滞时，心电图表现为低限或传感器频率的心房、心室顺序起搏。

3. VVI（R）工作方式

　　当自身心房波位于 PVARP 外发生 AS 时，抑制了预期的 AP 脉冲发放，心电图表现为 VVI（R）工作方式，心室起搏频率等于低限或传感器频率，自身心房波与心室起搏并不相关。

（六）DDI（R）模式下心脏起搏器对室性早搏的反应

1. 室性早搏位于心脏起搏器心室不应期内

　　室性早搏位于心脏起搏器 VRP 内时，不影响心脏起搏器计时。

2. 室性早搏位于心脏起搏器心室不应期外

　　室性早搏被心脏起搏器感知，启动低限（或传感器）频率间期、VRP、PVARP、AEI。①在 AEI内未感知到自身心房波，则在 AEI 结束时发放 AP 脉冲，但不触发心室起搏；若感知到自身心房波，则抑制预期的 AP 脉冲发放；②在低限（或传感器）频率间期内未感知到自身 QRS 波群，则在低限（或传感器）频率间期结束时发放 VP 脉冲（图 11-51）；若感知到自身 QRS 波群，则抑制预期的 VP 脉冲，同时启动下一个时间间期。

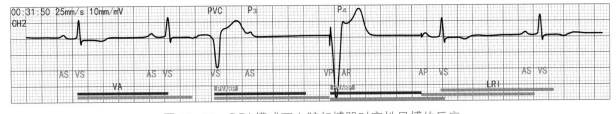

图 11-51　DDI 模式下心脏起搏器对室性早搏的反应

　　患者，男，47 岁，因"肥厚型心肌病、心室颤动"植入双腔植入型心律转复除颤器，模式 DDI，LR 40 次 / 分，LRI 1500 ms，PAVI 300 ms，PVARP 300 ms，VAI 1200 ms。动态心电图显示：室性早搏（PVC）出现后，P_3 位于 PVARP 外，被心房线路感知，抑制了预期的 AP 脉冲发放，但不触发心室起搏。因自身房室传导障碍，在 LRI 内无自身 QRS 波群出现，LRI 结束时发放 VP 脉冲。P_4 位于 PVARP 内，不抑制预期的（VAI 结束时）AP 脉冲发放。LRI 内自身 QRS 波群抑制了预期的 VP 脉冲发放（引自郭继鸿）

（七）鉴别诊断

1. DDD（R）模式合并心房感知不足

不应期外的自身心房波，既不触发心室起搏，又不抑制预期的 AP 脉冲发放，存在竞争性心房起搏。

2. DDI（R）模式

不应期外的自身心房波，虽不触发心室起搏，但抑制预期的 AP 脉冲发放，不存在竞争性心房起搏。

八、房室顺序起搏工作方式

（一）特点

心房、心室起搏脉冲顺序发放，心电图表现为"AP-VP"工作方式，AP-VP 间期等于程控设置的 PAVI（图 11-52），开启 AV 间期动态调整功能时，伴随着心房起搏频率变化，PAVI 会有相应变化。在不同情况下，"AP-VP"工作方式可向其他工作方式转换（图 11-53）。

（二）不同模式下的"AP-VP"工作方式

1. DOO（R）模式

DOO（R）模式下心脏起搏器对自身心搏不作出反应，顺序发放 AP、VP 脉冲。

2. DDD（R）模式

（1）患者自身心房率慢于低限或传感器频率，而且 PAVI 内无 VS 事件，如缓慢的窦性心律伴房室阻滞患者。

（2）DDD（R）模式下，心房和心室感知不足或无不应期外的心房、心室感知事件时，心电图

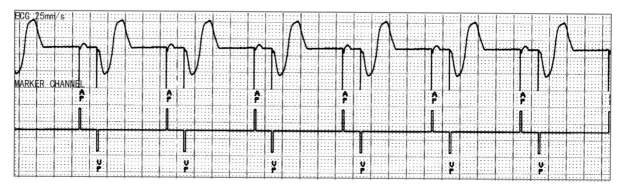

图 11-52　双腔心脏起搏器房室顺序起搏的心电图和标记通道

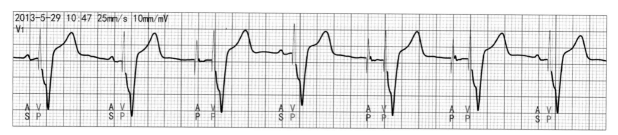

图 11-53　双腔心脏起搏器房室顺序起搏与 VAT 工作方式的转换

患者，女，68 岁，因"2：1 房室阻滞"植入 Medtronic Relia RED01 双腔心脏起搏器，模式 DDD，LR 60 次 / 分，PAVI 200 ms，SAVI 140 ms，心房、心室均单极起搏和双极感知。心电图显示：快于 LR 的窦性 P 波经 SAVI 触发心室起搏，心脏起搏器呈 VAT 工作方式；自身心房率低于 LR 时，呈现房室顺序起搏，PAVI=200 ms

可表现为房室顺序起搏。

3. DVI（R）、DDI（R）模式

无不应期外的心房、心室感知事件出现或心房和心室感知不足时，心电图可表现为房室顺序起搏。

九、DOO 工作方式

双腔心脏起搏器 DOO 工作方式多出现在磁铁试验或心脏起搏器电耗竭时，也可由程控而来。

（一）临床应用

为了防止外界电磁信号干扰抑制起搏脉冲发放，当临近脉冲发生器的区域使用高频电刀时，可将心脏起搏器程控为 DOO 模式；当患者准备接受磁共振成像（MRI）检查前，需要程控为 MRI 检查专用模式，对双腔心脏起搏器而言，这种模式可以是 DOO 或 AOO、VOO。

（二）心脏起搏器工作特点

心房、心室的感知器关闭，固定频率、顺序发放 AP、VP 脉冲。

（三）起搏心电图

心脏起搏器以设定的 AV 间期固定频率房室顺序起搏，起搏心律不受自身心律的影响。若自身心律频率缓慢时，可表现为房室顺序性起搏；若自身心律频率较快时，心电图表现为房室顺序起搏心律与自身心律并存和竞争，位于心房或心室肌有效不应期内的起搏脉冲常发生功能性失夺获（图 11-54）。

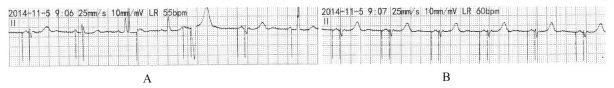

图 11-54 不同低限频率时的 DOO 模式心电图

患者，女，64 岁，因"窦房结功能障碍"植入 Medtronic Relia RED01 双腔心脏起搏器，程控为 DOO 模式，PAVI 150 ms。A. LR 55 次 / 分，心脏起搏器以设定的 PAVI 固定频率房室顺序起搏，并与自身心律（频率 >LR）竞争。B. LR 60 次 / 分，自身心率低于 LR，心脏起搏器以设定的 PAVI 固定频率房室顺序起搏，自身心律未再出现

（牟延光）

第十二章　心脏再同步化治疗起搏器

　　传统的心脏再同步化治疗（cardiac resynchronization therapy，CRT）是指通过植入左心室及右心室起搏导线起搏左、右心室，恢复左、右心室收缩的同步性，同时将导线植入右心房，因此 CRT 起搏器又称三腔心脏起搏器。左心室导线的植入多数经冠状静脉窦至靶静脉（心脏侧静脉、侧后静脉及后静脉）进行左心室心外膜起搏（图 12-1），极少数经房间隔穿刺行左心室心内膜起搏或经外科手术缝植左心室心外膜导线（图 12-2）。晚近推出的 WiSE-CRT 系统，可通过无导线左心室内膜电极实现双心室起搏。CRT 通过调整房室（AV）间期或（和）室间（VV）间期使心脏房室、室间收缩达到电 - 机械同步，从而改善左心室充盈压和左心室充盈时间、增加左心室收缩期压力上升速率（dp/dt）、减少二尖瓣反流，进而提高左心室射血分数（LVEF）和心排血量，缓解心力衰竭症状，逆转心肌重塑，减少心力衰竭患者的住院率和死亡率。仅有起搏功能者称 CRT-P 起搏器，兼有起搏和电击除颤功能者称心脏再同步化治疗除颤器（CRT-D）。

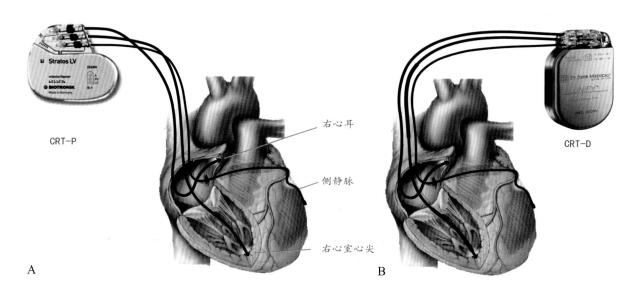

图 12-1　心脏再同步化治疗起搏器示意图

　　A. Biotronik Stratos LV 心脏再同步化治疗起搏器（CRT-P）。B. Abbott（ST. JUDE）Unify CD3231-40Q CRT-D，采用了 DF4 右心室除颤导线接口

238

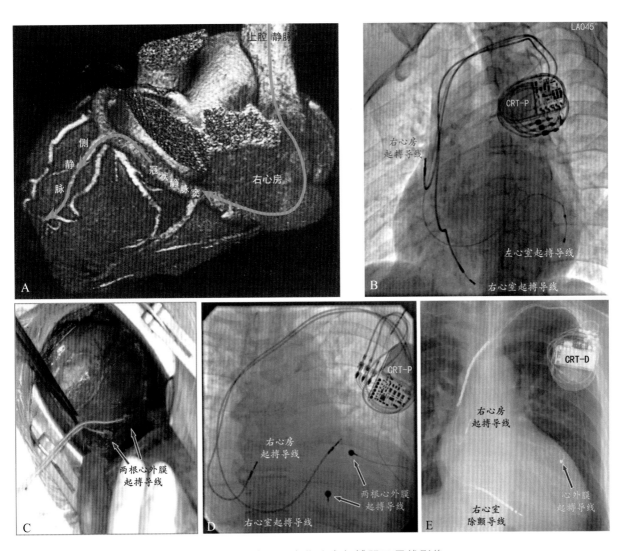

图 12-2　心脏再同步化治疗起搏器及导线影像

A. 心脏三维成像显示左心室导线的植入途径，上腔静脉 - 右心房 - 冠状静脉窦 - 侧静脉。B. 患者植入 Medtronic Syncra CRT-P 起搏器，心房导线植于右心耳，右心室导线植于右心室心尖部，左心室起搏导线（Medtronic 4196）植于心脏侧静脉，左前斜位（LAO）45°　X 线影像。C. 两根心外膜起搏导线缝扎固定于左心室侧后壁。D. CRT-P 起搏器 X 线影像，心室主动固定起搏导线植于右心室流出道，心房被动固定导线植于右心耳，两根心外膜起搏导线固定于左心室侧壁心外膜（引自沈法荣）。E. CRT-D X 线影像，右心室起搏 - 除颤导线有上腔静脉和右心室两个除颤线圈，心外膜起搏导线固定于左心室侧壁心外膜（北京阜外心血管病医院，供图）

第一节　心脏再同步化治疗的适应证

CRT 已被公认为心力衰竭的有效治疗手段之一，其适应证经历了由相对适应证到绝对适应证的发展历程，部分心力衰竭患者实施 CRT 可改善临床症状，降低病死率。2021 年欧洲心脏病学会（ESC）心脏起搏和心脏再同步化治疗指南中提出了 CRT 适应证（表 12-1）。

表 12-1　2021 年 ESC 心脏起搏和心脏再同步化治疗指南 CRT 适应证

CRT适应证	等级	证据
射血分数降低型心力衰竭（HFrEF）患者（LVEF<40%），无论NYHA心功能分级，若存在心室起搏适应证以及高度房室阻滞，推荐使用CRT而不是右心室起搏（该适应证包括AF患者）。	I	A
CRT适应证患者，在个体化风险评估且结合患者意愿共同决策后，应该考虑使用CRT-D。	IIa	B

窦性心律患者CRT适应证	等级	证据
QRS波群左束支阻滞（LBBB）形态		
窦性心律，LBBB，LVEF≤35%，QRS波群时限≥150ms，药物优化后的症状性心力衰竭患者推荐使用CRT改善症状、降低发病率和死亡率。	I	A
窦性心律，LBBB，LVEF≤35%，QRS波群时限130～149ms，药物优化后的症状性心力衰竭患者应该考虑使用CRT改善症状、降低发病率和死亡率。	IIa	B
QRS波群非LBBB形态		
窦性心律，非LBBB，LVEF≤35%，QRS波群时限≥150ms，药物优化后的症状性心力衰竭患者应该考虑使用CRT改善症状、降低发病率和死亡率。	IIa	B
窦性心律，非LBBB，LVEF≤35%，QRS波群时限130～149ms，药物优化后的症状性心力衰竭患者可以考虑使用CRT改善症状、降低发病率和死亡率。	IIb	B
QRS波群时限		
QRS波群时限<130ms且无右心室起搏适应证的心力衰竭患者不推荐使用CRT。	III	A

CRT适应证	等级	证据
对植入型心律转复除颤器（ICD）合并CRT适应证的患者，推荐使用CRT-D。	I	A
植入常规起搏器或ICD后发展为症状性心力衰竭，左心室射血分数（LVEF）≤35%（尽管使用药物优化），并存在右心室高起搏比例的患者，应该考虑升级为CRT（D）。	IIa	B

持续性或永久性心房颤动（AF）患者CRT适应证	等级	证据
1）心力衰竭合并永久性AF患者的CRT适应证		
1A）AF，LVEF≤35%，NYHA心功能分级Ⅲ或Ⅳ级，QRS波群时限≥130ms，药物优化后的心力衰竭患者，使用适当的方法确保双心室起搏比例，应该考虑使用CRT改善症状、降低发病率和死亡率。	IIa	C
1B）因AF下传而不能完全双心室起搏（<90～95%)的患者，应该行房室结消融。	IIa	B
2）症状性AF心室率控制不良拟行房室结消融者（不考虑QRS波群时限）		
2A）HFrEF患者（LVEF<40%），推荐使用CRT。	I	B
2B）射血分数轻度降低型心力衰竭（HFmrEF）患者（LVEF 40～49%），应该考虑使用CRT而不是右心室起搏。	IIa	C
2C）射血分数保留型心力衰竭（HFpEF）患者（LVEF≥50%），应该考虑右心室起搏。	IIa	B
2D）HFpEF患者，可以考虑CRT。	IIb	C

第二节　心脏再同步化治疗起搏心电图

心脏再同步化治疗时，右心房和右心室为心内膜起搏，通常经冠状静脉侧静脉或侧后静脉行左心室心外膜起搏，从而实现心脏再同步化，双心室起搏心电图代表左、右心室各自除极向量的总和。双心室起搏时，QRS 波形常介于单纯右心室与单纯左心室起搏之间，是右心室与左心室共同除极形成的室性融合波，双心室何者提前起搏及其提前程度的不同使其波形多变。

一、QRS 波群时限

理论上自左、右心室两个不同方向的同步除极所需时间应短于单心室激动的心室除极时间，这使多数 CRT 心电图的 QRS 波群较窄，尤其当左心室导线位于心室除极较晚部位时可获得更窄的起搏 QRS 波群，CRT 的疗效也更好。

（一）QRS 波群时限与心室起搏情况判断

多数情况下，双心室起搏的 QRS 波群时限窄于单心室起搏及术前左束支阻滞的 QRS 波群时限，少数病例双心室起搏的 QRS 波群时限宽于单心室起搏的 QRS 波群，提示患者可能存在弥漫性室内传导延迟。仅凭 QRS 波群宽度并不能肯定是双心室起搏还是单心室起搏。

（二）QRS 波群时限与心脏再同步化治疗效果

QRS 波群时限作为电学再同步化指标一直被视为 CRT 效果评价的重要参考，但是，电学不同步与机械不同步并不完全一致。Leclercq 等报道：单纯左心室起搏产生的机械再同步效果等于或好于双心室再同步起搏的病例，其 QRS 波群时限却宽于双心室再同步起搏。因此，双心室起搏 QRS 波群时限的变化在临床随访中可能更多地用于判断是否真正实现了双心室起搏，而不一定是 CRT 效果评价的唯一指标。

二、QRS 波群振幅

心室除极时间缩短时，心室除极波的振幅将增高，但也不全如此，其与双心室起搏导线的相对位置有关，右心室心尖部与左心室正后壁处于相对应部位时，起搏的心室除极向量相互抵消，可使 QRS 波群振幅变低。

三、额面 QRS 电轴

单纯左心室侧后壁起搏时心室整体除极向量发生改变，心室除极自左向右，额面 QRS 电轴常常右偏。单纯右心室心尖部起搏时额面 QRS 电轴常常左偏。双心室起搏时，心室整体除极向量指向右上，额面 QRS 电轴常常极度右偏，即位于"无人区"，左心室明显优先时，电轴偏右；右心室明显优先时，电轴偏左（图 12-3）。

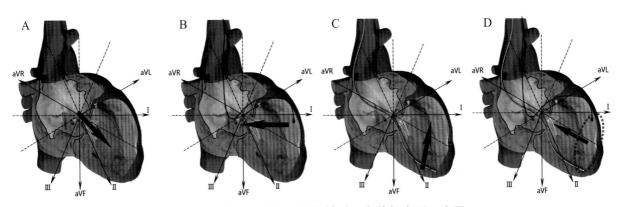

图 12-3　窦性心律与心室起搏时心室除极向量示意图

A. 正常窦性心律心室整体除极向量。B. 左心室起搏心室整体除极向量。C. 右心室心尖部起搏心室整体除极向量。D. 双心室起搏心室整体除极向量

四、QRS 波群形态

左、右心室起搏部位和 VV 间期是影响双心室起搏图形的两大因素，初始波形表现起搏领先心室的除极图形，而且领先越大，融合波中起搏领先心室的除极比例越大。

（一）双心室同步起搏的心电图特征

双心室同步起搏的 QRS 波群时限一般较单纯左心室或右心室起搏时或自身 QRS 波群时限更窄。因左束支阻滞而实施 CRT 的患者，多数情况下设置左心室先于右心室起搏，V_1 导联的 QRS 波群可呈

类右束支阻滞图形或接近正常，QRS 波群在 Ⅰ、Ⅱ 导联有 S 波或 Ⅰ 导联呈负正双向波。Ⅰ 导联是否存在 Q、q、QS 波形，是判断左心室是否有效起搏的一个有效指标（图 12-4）。

（二）右心室先于左心室起搏的心电图特征

V_1 导联的 QRS 波群呈类左束支阻滞图形。

（三）左心室先于右心室起搏的心电图特征

1. Ⅰ 导联

Ⅰ 导联 QRS 波群呈 Qr、qR、QS 型，R/S ≤ 1 常提示左心室夺获。

2. V_1 导联

QRS 波群初始向量为正向，呈类右束支阻滞图形，R/S ≥ 1 常提示左心室夺获（图 12-5）。

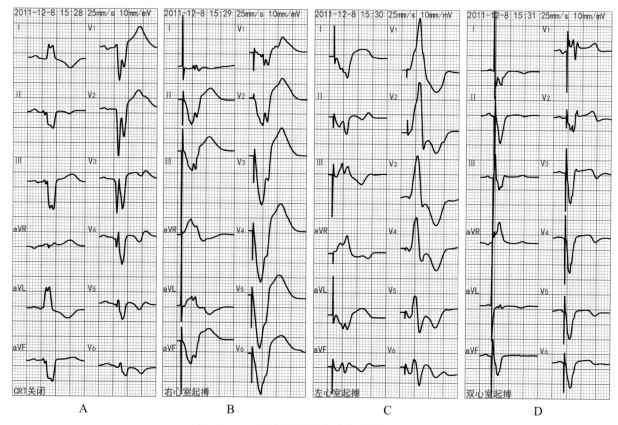

图 12-4　心脏再同步化治疗起搏心电图

患者，男，64 岁，临床诊断：扩张型心肌病、左束支阻滞，植入 CRT 起搏器。A. CRT 关闭时，心电图显示类似左束支阻滞图形。B. 单纯右心室心尖部起搏时，心电图显示 Ⅰ 导联 QRS 波群呈 rs 型，r 波振幅低、切迹，额面 QRS 电轴左偏。胸前导联均为负向波，为类左束支阻滞图形，右心室起搏的 QRS 波群在原有左束支阻滞的基础上显著增宽。C. 单纯左心室起搏实际为经冠状静脉侧后静脉的心外膜左心室起搏，心电图显示，Ⅰ 导联 QRS 波群主波向下，呈 QS 型，V_1 导联 QRS 波群呈 R 型，为类右束支阻滞图形，QRS 波群宽大畸形明显，额面 QRS 电轴右偏。D. 模式 DDD，PAVI 110 ms，SAVI 90 ms，左心室领先于右心室 4 ms，双心室起搏时 QRS 波群较单心室起搏时明显变窄，额面 QRS 电轴位于"无人区"，Ⅰ 导联 QRS 波群呈 QS 型，V_1 导联初始向量为正向，提示左心室夺获

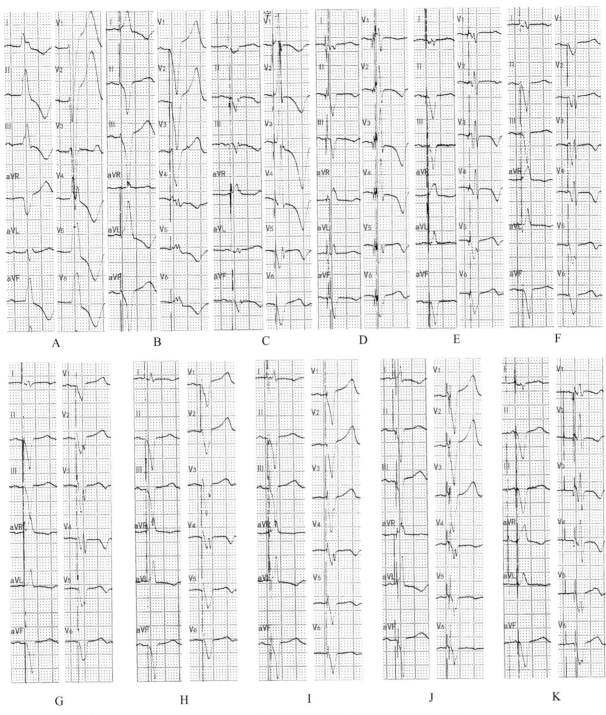

图 12-5 不同参数时的心脏再同步化治疗起搏心电图

  患者，女，58 岁，临床诊断：扩张型心肌病、心力衰竭，植入 Medtronic Syncra CRT-P C2TR01 起搏器，单极起搏。心电图均为标准条件（25 mm/s 10 mm/mV）记录。A. 程控为 AAI 模式，低限频率（LR）50 次 / 分，心电图表现为窦性心律，左束支阻滞。B. 模式 DDD，单纯右心室起搏，SAVI 100 ms，LR 50 次 / 分。C. 模式 DDD，单纯左心室起搏，SAVI 100 ms，LR 50 次 / 分，I 导联 QRS 波群呈 QS 型，V₁ 导联 QRS 波群呈 Rs 型。D~J. DDD 模式，LR 50 次 / 分，SAVI 100 ms。D. 左心室（LV）领先右心室（RV）40 ms，V₁ 导联 QRS 波群呈 RS 型，心电图明显可见双心室起搏脉冲。E. LV 领先 RV 20 ms。F. LV 领先 RV 10 ms。G. LV 领先 RV 0 ms，心电图仅可见单个起搏脉冲。H. RV 领先 LV 10 ms。I. RV 领先 LV 20 ms。J. RV 领先 LV 40 ms，心电图明显可见双心室起搏脉冲。K. DDD 模式，LR 70 次 / 分，PAVI 120 ms，LV 领先 RV 20 ms，心电图呈心房起搏和双心室起搏

第三节 双心室起搏的判断方法

一、Yong 判断法

该判断法由 Yong 在 2000 年提出，研究对象左心室起搏导线位于心大静脉的左后分支，右心室导线位于右心室心尖部，该方法最初用于经程控仪起搏器程控时判断左心室起搏。

（一）判断方法

I 导联 QRS 波群正向波增加提示双心室起搏变为单右心室起搏，即左心室失夺获（图 12-59A，图 12-60）；III 导联 QRS 波群正向波增加提示双心室起搏变为单左心室起搏，即右心室失夺获（图 12-59B）。

（二）特点

简单易记，仅需观察肢体导联心电图的变化。但需要明确的双心室起搏心电图作为参照，仅适于右心室导线位于心尖部者。

二、额面 QRS 电轴判断法

额面 QRS 电轴，在右心室心尖部起搏时左偏，单纯左心室起搏时右偏，双心室同步起搏时，位于二者之间，常在"无人区"（此时 I 和 aVF 导联均以负向波为主）。额面 QRS 电轴发生顺时针偏移（由"无人区"电轴转为左偏，提示左心室失夺获；额面 QRS 电轴发生逆时针偏移时，提示右心室失夺获。基于右心室和左心室除极心肌的多少，双心室起搏的心电图变化很大，如果左心室占主导，则电轴右偏，如果右心室占主导，则电轴左偏。

三、Ammann 判断法及改良的 Ammann 判断法

（一）Ammann 判断法

该判断法由 Ammann 在 2005 年提出。观察 V_1 导联 R/S 比值，R/S ≥ 1，则左心室夺获；若 R/S<1，再观察 I 导联 R/S，R/S ≤ 1，则左心室夺获，若 R/S>1，则左心室失夺获，仅右心室起搏。此判断法仅适于右心室导线位于心尖部者。

（二）改良的 Ammann 判断法

在 Ammann 判断法基础上进一步观察 I 导联有无初始负向波（Q/q），诊断敏感性较 Ammann 判断法增加，且不受右心室导线位置限制（图 12-6）。

（三）特点

同时结合 V_1 及 I 导联心电图特点，相对简单、实用，无须对比，单张心电图时即可判断。报告的敏感度偏低；只关注左心室是否夺获，并未区分到底是双心室还是左心室；未考虑 VV 间期调整导致的心电图 QRS 波群形态的改变。

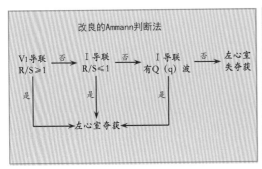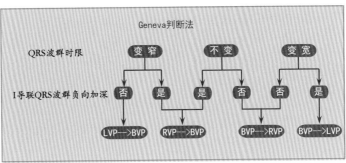

图 12-6　改良的 Ammann 判断法和 Geneva 判断法流程图

BVP：双心室起搏；LVP：左心室起搏；RVP：右心室起搏；QRS 波群时限：肢体导联 QRS 波群时限，Ⅰ 导联负向性计算法为 R−（Q+S）

四、Geneva 判断法

（一）判断方法

该判断法根据 Ⅰ 导联的 QRS 波群时限及负向程度变化进行判断（图 12-6）。

1. QRS 波群变窄

QRS 波群变窄是双心室有效夺获的心电图表现。

（1）若不伴有 Ⅰ 导联 QRS 波群负向增加，则提示由单纯左心室起搏变为双心室起搏。

（2）若伴有 Ⅰ 导联 QRS 波群负向增加，则提示由单纯右心室起搏变为双心室起搏。

2. QRS 波群时限不变

QRS 波群宽度不变见于双心室正常夺获或双心室起搏转变为单纯右心室起搏（间断左心室失夺获），QRS 波群宽度不变可能与左心室导线位置有关。

（1）若伴有 Ⅰ 导联 QRS 波群负向增加，是左心室夺获的表现，提示由单纯右心室起搏变为双心室起搏。

（2）若不伴有 Ⅰ 导联 QRS 波群负向增加，提示由双心室起搏转变为单纯右心室起搏，QRS 波宽度不变可能与左心室导线位置有关。

3. QRS 波群增宽

QRS 波群时限增宽是双心室起搏变为单心室（单左心室或单右心室）起搏的心电图表现。

（1）若不伴有 Ⅰ 导联 QRS 波群负向增加，提示 QRS 波群相对增宽是由于右心室起搏成分增加所致，即左心室起搏成分减少，提示由双心室起搏变为右心室起搏，即左心室起搏失夺获。

（2）若伴有 Ⅰ 导联 QRS 波群负向成分增加，提示 QRS 波群增宽的部分由左心室起搏成分增加所致，提示由双心室起搏变为了左心室起搏。

（二）特点

此判断法不受右心室导线植入部位的影响，可以只看 Ⅰ 导联 QRS 波群宽度及正负性的改变；需要前后比较，单张心电图无法判断；有六种以上可能的配对结果；报告的敏感度及特异度较高；虽然只需要观察 Ⅰ 导联，实际上并不十分方便，需要区分多种情况（六种不同情况，四种不同结果），增加医生记忆及判断的麻烦；未考虑 VV 间期调整导致的心电图改变。

五、简易判定法

与术前心电图进行比较，通过以下简易的判断方法，可以发现左心室起搏的证据。

（一）QRS波群宽度

与单纯右心室起搏和左心室起搏或术前束支阻滞时比较，QRS波群变窄，尤其明显变窄。

（二）QRS波群形态

I导联R/S≤1或存在Q/q波；V_1导联R/S可≥1（后静脉或侧后静脉时）或略<1。

（三）额面QRS电轴

单纯右心室心尖部起搏时，额面QRS电轴左偏；单纯左心室起搏时，额面QRS电轴右偏；双心室同步起搏时，额面QRS电轴常指向右上，即"无人区"。右心室占主导电轴可偏左，左心室占优势电轴可偏右。

第四节 双心室起搏丧失的原因及对策

一、心房不应期感知

提早出现的房性早搏或房性心动过速（图12-7）、窦性心动过速时，心房波位于心室后心房不应期（PVARP）内成为心房不应期感知（AR）事件而不触发心室起搏，心房激动经自身房室传导系统下传心室，双心室同步除极丧失。程控缩短PVARP或控制心房率后可实现双心室同步起搏。心室线路过感知T波时，启动PVARP，可使随后的自身心房波位于PVARP内成为AR事件而不再触发双心室起搏，适当降低心室感知灵敏度可以消除T波过感知（图12-8）。

二、心房感知不足

心房感知不足时，自身心房波不触发双心室起搏，自身下传的QRS波群发生心室感知（VS），导致双心室起搏丧失。在确保心房导线位置良好的前提下，适当降低心房感知灵敏度数值（即提高心房感知灵敏度），可恢复心房正常感知和触发双心室起搏。

三、最大跟踪频率偏低

植入CRT起搏器的心力衰竭患者常存在交感神经激活，自身心房率超过最大跟踪频率（MTR）时，因受限于MTR，感知自身心房波，需等最大跟踪频率间期（MTRI）结束时才触发双心室起搏，期间自身心房激动下传产生自身QRS波群，双心室起搏脉冲被抑制发放，双心室同步除极丧失。因此，对植入CRT起搏器的患者，在不对患者造成不良影响的前提下，设置较高的MTR可增加双心室同步起搏的比例（图12-9，图12-10）。

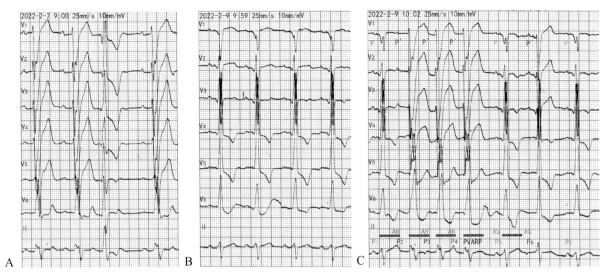

图 12-7　短阵房性心动过速使双心室起搏丧失

患者，男，67 岁，因"扩张型心肌病、心力衰竭、左束支阻滞"植入 Medtronic Syncra CRT-P C2TR01 起搏器，模式 DDD，LR 50 次 / 分，PAVI 130 ms，LV 领先 RV 40 ms，PVARP 自动，最小 PVARP 250 ms，上限跟踪频率 130 次 / 分。A. 术前心电图显示窦性心律，左束支阻滞，室性早搏。B. CRT 术后，SAVI 100 ms，心电图显示窦性心律，VAT 工作方式，窦性 P 波 1 : 1 触发心室起搏，QRS 波群时限较术前变窄。C. CRT 术后，SAVI 80 ms，心电图显示短阵房性心动过速的心房波（P_2~P_4）位于 PVARP 内，不触发双心室起搏，房性早搏（P_6）位于 PVARP 外，触发双心室起搏

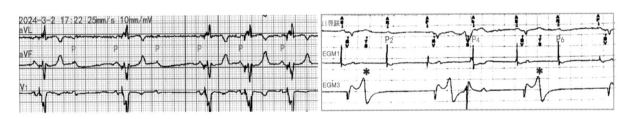

图 12-8　心室过感知 T 波导致自身心房波不触发双心室起搏

患者因"三度房室阻滞、心力衰竭"植入 Medtronic Brava Quad CRT-D DTBC2QQ 起搏器，模式 DDD，LR 50 次 / 分，LV 领先 RV 0 ms，PAVI 130 ms，SAVI 100 ms。体表心电图显示窦性心律，VAT 工作方式，部分 P 波未触发心室起搏。腔内心电图显示 T 波高大，标记通道显示部分 T 波（星号所示）对应的位置出现室性心动过速感知（TS）标记，提示间歇性心室过感知 T 波。T 波后的自身心房波（P_2、P_6）成为心房不应期感知（AR）事件，不再触发双心室起搏（BV），P_4 成为心房空白期感知（Ab）事件（中国人民解放军联勤保障部队第 980 医院，李洁供图）

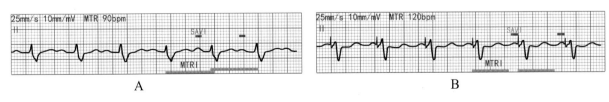

图 12-9　最大跟踪频率对心脏再同步化治疗的影响

患者因"扩张型心肌病、心力衰竭"植入 CRT 起搏器，模式 DDD，LV 领先 RV 0 ms。A. PAVI 110 ms，SAVI 80 ms，MTR 90 次 / 分，自身心房率（95 次 / 分）超过 MTR，尽管 SAVI 设置较短，但受限于 MTR，只有 MTRI 结束时才可触发双心室起搏，此时，心房激动下传产生自身 QRS 波群，双心室起搏脉冲被抑制发放。B. SAVI 110 ms，MTR 120 次 / 分，心电图显示：窦性心率 95 次 / 分，VAT 工作方式，窦性 P 波 1 : 1 触发双心室起搏

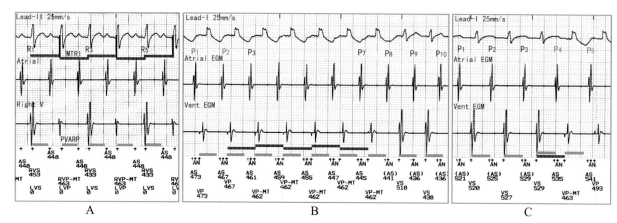

图 12-10 最大跟踪频率与心室后心房不应期对心脏再同步化治疗的影响

患者（A 来自一位患者，B、C 来自同一位患者）植入 Boston Scientific CRT 起搏器，模式 DDD，MTR 130 次 / 分，患者自身房室传导功能正常。A. 心房率 >MTR，P 波均发生心房感知，自身 QRS 波群（R_1、R_3、R_5）频率快于 MTR 时，抑制 VP 脉冲发放。B. 心房率 <MTR 时，P 波（P_1、P_2）以 SAVI 触发心室起搏；心房率超过 MTR 时，P 波（P_3~P_7）以 MTR 触发心室起搏；心房率进一步增快时，P 波（P_8、P_9、P_{10}）位于心室后心房不应期（PVARP）内，不再触发心室起搏。C. PVARP 300 ms，心房率 <MTR，P 波（P_1、P_2、P_3）位于 PVARP 内，不再触发心室起搏；心房率减慢后，P 波（P_4、P_5）脱离了 PVARP，触发心室起搏，心室起搏频率不超过 MTR。AN：心房噪声；AS：心房感知；（AS）心房不应期感知；LVP：左心室起搏；LVS：左心室感知；RVP-MT：最大跟踪频率右心室起搏；RVS：右心室感知；VP：心室起搏；VP-MT：最大跟踪频率心室起搏；VS：心室感知

四、自动模式转换

心房颤（扑）动发生时，起搏器自动模式转换为非心房跟踪模式，房室传导功能正常的情况下，较快的心房率可产生较快的心室率，患者丧失双心室同步起搏。此时，可以采用以下对策：①开启心室感知反应（VSR）功能和（或）房颤传导反应（CAFR）功能；②将心房颤动转复为窦性心律；③药物控制心房颤动的心室率，使之低于起搏器的低限频率（LR），恢复心室起搏；④射频消融阻断房室结传导或实施肺静脉电隔离手术治疗心房颤动。

五、室性早搏

室性早搏频繁出现时会减少双心室同步起搏的比例（图 12-11），可以采取以下措施：①通过药物或经导管射频消融治疗室性早搏；②程控为 DDT 工作模式，感知到室性早搏时立即触发双心室同步起搏；③开启 VSR 功能，满足触发 VSR 条件的室性早搏可触发双心室同步起搏。

六、AV 间期长于自身房室传导时间

自身房室传导良好，PR 间期较短而起搏器 AV 间期设置相对偏长时，激动经自身房室传导系统下传心室产生自身 QRS 波群或室性融合波，降低了 CRT 疗效。对自身房室传导良好的患者，适当缩短 AV 间期或开启负向 AV 滞后功能，可实现双心室起搏。

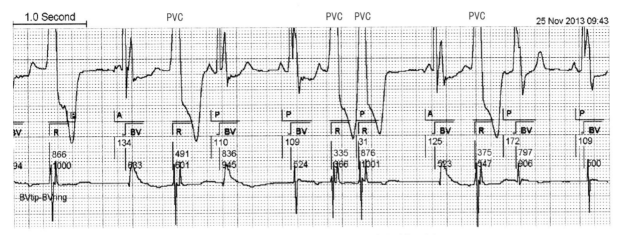

图 12-11　室性早搏降低了双心室起搏比例

患者，女，57 岁，临床诊断：扩张型心肌病、心力衰竭，植入 Abbott（ST. JUDE）Frontier Ⅱ 5596 CRT 起搏器 3 年，模式 DDD，基本频率 60 次 / 分，PAVI 110 ms。心房起搏能量输出 2.5 V/0.4 ms，右心室起搏能量输出 2.5 V/0.4 ms，左心室起搏能量输出 2.75 V/1.0 ms，LV 领先 RV 30 ms，双极起搏。患者接受 CRT 起搏器植入后心力衰竭症状一度好转，但近半年来胸闷憋气再次加重，复查心电图显示频发的室性早搏，标记通道显示室性早搏（标记为 R）抑制了双心室起搏（BV），双心室起搏的比例减少，CRT 疗效削弱

第五节　确保心脏再同步化治疗双心室起搏的特殊功能

一、负向 AV 滞后功能

CRT 起搏器在 VS 事件发生后，AV 间期自动缩短一个可程控值，以鼓励双心室起搏。Abbott（ST. JUDE）、Biotronik 起搏器具有负向 AV 滞后（搜索）功能。

二、心室感知反应功能

在 AV 间期发生的 VS 事件会抑制预期的心室起搏，从而丧失 CRT 起搏。Medtronic 公司目前在售的所有 CRT 起搏器（包括 CRT-P、CRT-D）均具有心室感知反应（ventricular sense response，VSR）功能，可在 VS 事件出现时尽可能保持 CRT 起搏。

（一）程控参数

VSR 功能默认开启，可程控关闭。最大反应频率（maximum response rate，MRR）可在 95~150 次 / 分间程控设置，默认 130 次 / 分。

（二）触发条件

1. 心房跟踪模式

DDD（R）心房跟踪模式下，AV 间期内的 VS 事件（不超过 MRR）可触发 VSR。

2. 非心房跟踪模式

DDI（R）、VVI（R）非心房跟踪模式下，低于 MRR 的 VS 事件可触发 VSR。

3. 右心室感知事件

触发 VSR 功能运行的 VS 事件仅指通过右心室线路所感知到的心室事件。

（三）运行过程

心房跟踪模式下 AV 间期内出现右心室感知事件或非心房跟踪模式下低于 MRR 的右心室感知事件触发 VSR 功能运行，右心室感知事件后 8 ms 处发放心室起搏脉冲（心室起搏设置同程控设置），双心室起搏时脉冲间距 4 ms。快于 MRR 的 VS 事件不触发 VSR，VSR 功能触发的心室起搏频率不超过 MRR（图 12-12~ 图 12-16）。

（四）标记通道

VSR 功能运行时，心室标记通道出现短的竖线（代表 VS）紧跟长的竖线（代表 BV），VS 与 BV 标记太接近，纸上无法打印 BV 标记（图 12-13B），有时 VS 与 BV 标记重叠出现（图 12-13C）。

（五）心室感知反应与心室安全起搏功能

心室安全起搏（VSP）与 VSR 功能同时开启时，VSP 功能运行优先，即心房起搏后心室通道交叉感知窗内的 VS 事件引起 VSP，而抑制 VSR；只有 VSP 间期结束后，VSR 功能才可起效（图 12-17）。

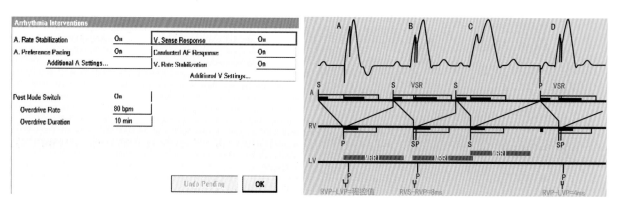

图 12-12　心室感知反应功能程控界面及示意图

示意图显示的是 Medtronic CRT 起搏器，模式 DDD，右心室（RV）领先左心室（LV），VSR 功能开启。A. 自身 P 波按 SAVI 触发双心室起搏。B. SAVI 内、低于 MRR 的 VS 事件启动 VSR 功能，VS 事件后 8 ms 触发双心室起搏，RV 领先 LV 4 ms。C.快于 MRR 的 VS 事件不触发 VSR。D. PAVI 内、低于 MRR 的 VS 事件启动 VSR 功能，VS 事件后 8 ms 触发双心室起搏，RV 领先 LV 4 ms。LVP：左心室起搏；MRR：最大反应频率；MRRI：最大反应频率间期；P：起搏；RVP：右心室起搏；RVS：右心室感知；S：感知；VSR：心室感知反应

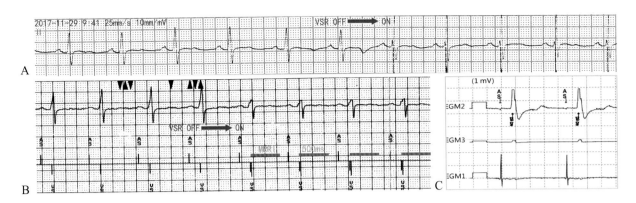

图 12-13　心房跟踪模式下的心室感知反应功能运行

A、B 为同一个患者，男，65 岁，因"扩张型心肌病、心力衰竭"植入 Medtronic Syncra CRT-P C2TR01 起搏器，模式 DDD，LR 50 次 / 分，SAVI 200 ms。VSR 功能关闭时，心电图（A）表现为窦性心律，标记通道（B）显示"AS-VS"工作方式。VSR 功能开启，MRR 120 次 / 分，MRRI 500 ms，心电图（A）显示 QRS 波群起始出现起搏脉冲，形态发生改变，时限略微变窄，心室标记通道（B）显示长、短两条竖线标记。C. 患者因"心力衰竭"植入 Medtronic Brava Quad DTBC2QQ CRT-D，模式 DDD，LR 50 次 / 分，PAVI 150 ms，SAVI 130 ms，VSR 功能开启，自身 P 波下传产生的 QRS 波群被心室感知后触发 VSR，标记通道显示 VS 与 BV 标记重叠

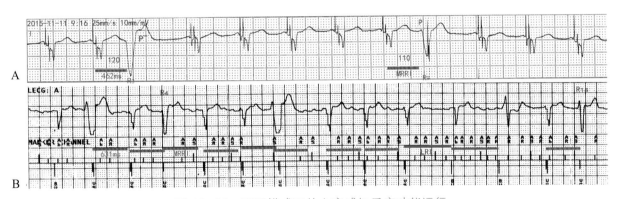

图 12-14　不同模式下的心室感知反应功能运行

患者，男，54 岁，临床诊断：扩张型心肌病、左束支阻滞、心力衰竭，植入 Medtronic Syncra CRT-P C2TR01 起搏器。A. 术后第 1 天，模式 DDD，PAVI 130 ms，SAVI 100 ms，VSR 功能开启，MRR 130 次 / 分，MRRI ≈ 462 ms，LV 领先 RV 50 ms。R_3、R_9 虽均为室性早搏，且未超过 MRR，但起搏器对其作出的反应不同。R_3 其后有逆行 P^- 波，被起搏器视为室性早搏，未引发双心室起搏（BV）脉冲发放；R_9 前面有 P 波，起搏器判断为自身房室传导事件，引发 BV 脉冲发放。B. 术后 2 年，患者发生心房颤动，模式 DDIR，LR 70 次 / 分，VSR 功能开启，MRR 95 次 / 分，MRRI ≈ 631 ms。自身 QRS 波群频率低于 LR 时，双心室起搏；快于 LR 但低于 MRR 的自身 QRS 波群触发 VSR，心室标记通道显示长、短两条竖线；快于 MRR 的自身 QRS 波群（R_4、R_{14}）不触发 VSR

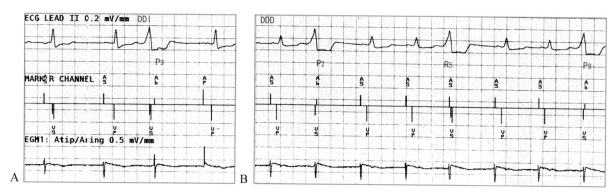

图 12-15　不同模式下的心室感知反应功能运行

患者，男，59 岁，临床诊断：冠心病、冠状动脉支架术后、左束支阻滞、心力衰竭，植入 Medtronic Brava CRT-D DTBC2D1 起搏器，LR 60 次 / 分，PAVI 130 ms，SAVI 100 ms，VSR 功能开启，MRR 130 次 / 分，心室起搏：LV。心电图显示窦性心律，室性早搏，部分窦性 P 波（P_2、P_3、P_8）位于心室后心房空白期内，心房标记通道标记为 Ab。A. DDI 模式，所有的 VS 事件均触发 VSR，标记通道显示长短两竖线。B. 模式 DDD，仅 AS 事件后的 VS 事件（R_5）触发 VSR

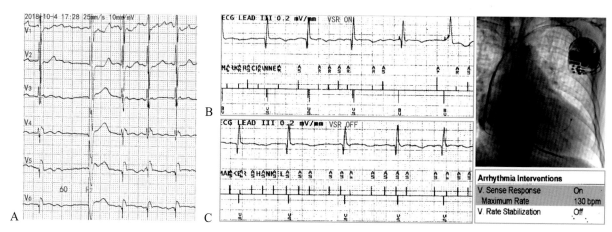

图 12-16　非心房跟踪模式下的心室感知反应功能运行

患者，男，59 岁，临床诊断：扩张型心肌病、室内阻滞、阵发性室性心动过速、心力衰竭，植入 Medtronic Egida CRT-D D394TRG 起搏器。患者于术后 1 年发生心房颤动，设置模式 VVI，LR 60 次 / 分。心电图（A）显示：心房颤动，R_2 为 LR 心室起搏；其余的超过 LR 的自身 QRS 波群中均有起搏脉冲，参数显示 VSR 功能开启。心室标记通道（B）显示 VSR 功能开启时，VS 标记处有长短两条竖线；VSR 功能关闭后（C），上述现象消失

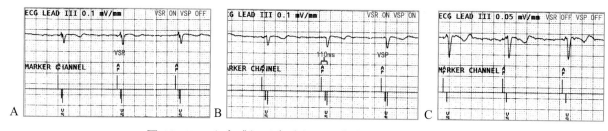

图 12-17　心室感知反应功能及心室安全起搏功能的运行

患者，男，77 岁，临床诊断：扩张型心肌病、心房颤动、左束支阻滞、心力衰竭，植入 Medtronic Viva XT CRT-D DTBA2D1 起搏器，右心室间隔部起搏导线（3830-69 cm）接入脉冲发生器心房接口，心脏侧静脉起搏导线（4196-88 cm）接入脉冲发生器左心室接口，除颤导线（6935-65 cm）植于右心室间隔部，模式 DDD，LR 55 次 / 分，PAVI 130 ms，SAVI 100 ms。A. VSR 功能开启，VSP 功能关闭，AP 脉冲产生的 QRS 波群标记为 VS，触发 VSR 功能运行。B. VSR 功能开启，VSP 功能开启，AP 脉冲产生的 QRS 波群位于心室通道的交叉感知窗内，引发 VSP 功能运行，PAVI=110 ms，没有 VSR 功能运行的表现。C. VSR 功能关闭，VSP 功能关闭，AP 脉冲产生的 QRS 波群标记为 VS，不触发 VSR 及 VSP 功能运行

三、心室触发起搏

（一）Abbott（ST. JUDE）CRT 触发起搏模式

Abbott（ST. JUDE）CRT 起搏器为保证双心室同步起搏设计的程序称触发起搏模式，低于最大触发频率的 VS 事件触发双心室起搏，此时尽管部分心室已经开始自主除极，但双心室起搏脉冲可最大限度弥补自身双心室除极的不同步性。触发起搏模式禁用于高度房室阻滞、心房静止患者。

1. 程控参数

触发起搏模式有 DDT（R）、VVT（R），最大触发频率默认 130 次/分，可程控范围 90~180 次/分（图 12-18）。

（1）自动模式转换期间触发起搏模式：基本模式必须为 DDD（R），自动模式转换后转为触发起搏模式。

（2）永久触发起搏模式：DDT（R）模式与 DDI（R）模式类似，心房感知不触发双心室起搏，不发生自动模式转换。

2. 运行过程

触发模式启动后，心室触发自动打开，低于最大触发频率的 VS 事件后 8 ms 触发双心室起搏（LV 领先 RV 10 ms），标记通道标记为 VSt（图 12-19）。

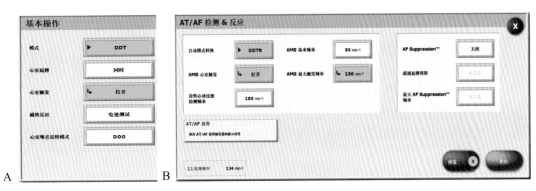

图 12-18　Abbott（ST. JUDE）心脏起搏器触发起搏模式程控界面

A. 程控为 DDT 模式后，心室触发功能自动打开。B. 自动模式转换 DDTR，AMS 基本频率 80 次/分，AMS 心室触发开启，最大触发频率 130 次/分。AMS：自动模式转换

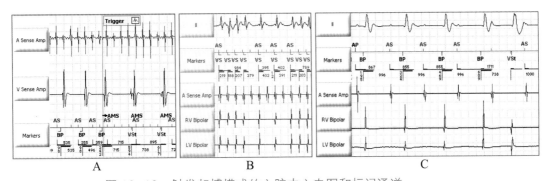

图 12-19　触发起搏模式的心腔内心电图和标记通道

Abbott（ST. JUDE）Anthem CRT-P 起搏器。A. AMS：DDT，AMS 心室触发：打开，左心室领先右心室起搏，患者发生心房扑动，起初心脏起搏器呈 VAT 工作方式，发生 AMS 后，VS 事件后触发双心室起搏，标记通道标记为 VSt。B. 模式 DDT，心室触发：打开，快心室率心房颤动，VS 事件频率快于最大触发频率，不触发双心室起搏，也不发生 AMS。C. 模式 DDT，心室触发：打开，AS 事件不触发双心室起搏，VS 事件触发双心室起搏，标记为 VSt。AMS：自动模式转换；AS：心房感知；BP：双心室起搏；VS：心室感知

（二）Biotronik CRT 触发模式与触发功能

Biotronik CRT-P 起搏器具有触发模式（triggered modes）和触发（triggering）功能选项，CRT-D 起搏器具有心室起搏的触发功能选项，但无触发模式。触发模式及心室起搏的触发功能旨在 VS 事件后改善心室同步性。

1. 触发模式

Biotronik CRT-P 起搏器具有触发模式，Evia、Entovis CRT-P 起搏器具有 AAT（R）、VVT（R）、DDT 触发模式，Eluna、Enitra、Enticos、Etrinsa、Epyra、Evity CRT-P 起搏器具有 AAT、VVT、DDT 触发模式。当设置为触发模式时，不应期外的事件不抑制起搏脉冲发放，而触发起搏脉冲发放。

2. 触发功能

Biotronik CRT-P/D 起搏器"心室起搏"及"模式转换"中的"触发"功能可程控选项：Off、RVs、RVs+PVC，默认 RVs（图 12-20），该功能启动后，起搏器在发现右心室感知（RVs）事件或室性早搏（PVC）时发放左心室起搏脉冲（图 12-21，图 12-22）。最大触发频率可程控选项有：AUTO（或上限跟踪频率 +20 次 / 分）、90~160 次 / 分，默认 AUTO（或上限跟踪频率 +20 次 / 分）。最大触发频率设置较低时，可降低 CRT 起搏比例。

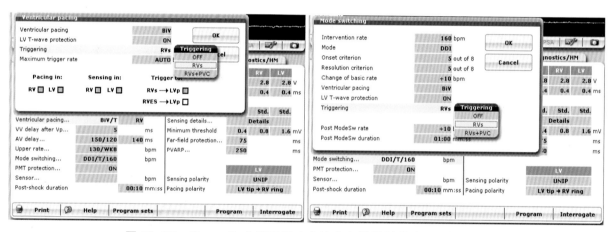

图 12-20　Biotronik 心脏再同步化治疗起搏器触发功能程控界面

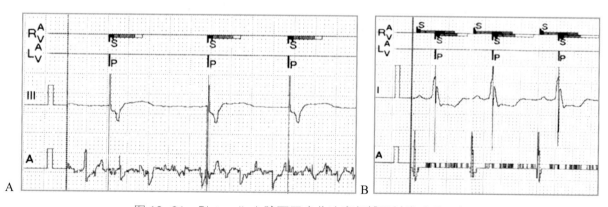

图 12-21　Biotronik 心脏再同步化治疗起搏器触发功能运行

Biotronik CRT-P 起搏器。A. 模式 VVI，基础频率 60 次 / 分，心室起搏：BiV，触发：RVs，右心室感知事件触发左心室起搏脉冲发放。B. 模式 DDD，心室起搏：BiV，触发：RVs，右心室感知事件触发左心室起搏脉冲发放

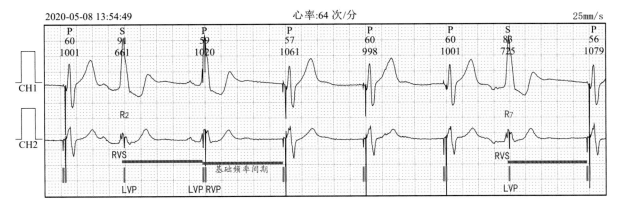

图 12-22　Biotronik 心脏再同步化治疗除颤器触发功能运行

患者因"扩张型心肌病"植入 Biotronik Iforia 7 HF-T CRT-D 起搏器,模式 VVIR,基础频率 60 次/分,上限频率 120 次/分,心室起搏:BiV,触发:RVs,最大触发频率 130 次/分,LV 领先 RV 30 ms,左心室起搏极性:LV tip-RV ring;左心室 T 波保护功能打开。动态心电图记录显示自身 QRS 波群(R_2、R_7)中有单一的起搏脉冲,起搏的 QRS 波群起始有双起搏脉冲。LVP:左心室起搏;RVP:右心室起搏;RVS:右心室感知

（三）Boston Scientific CRT 双心室触发功能

1. 运行条件

（1）Boston Scientific Invive、Intua、Valitude、Visionist CRT-P,Incepta、Energen、Punctua、Cognis、Dyangen、Inogen CRT-D 起搏器具有双心室触发（BiV trigger）功能。

（2）双心室触发功能适用于非同步起搏和室性心动过速反应（VTR）起搏外的任何模式。

2. 程控参数

房性心动过速反应（ATR）模式转换期间的双心室触发功能默认开启,独立于 ATR 模式转换之外的双心室触发功能默认关闭。在低限频率限制（LRL）与最大起搏频率（maximum pacing rate,MPR）之间运行,MPR 可程控范围,CRT-P 50~185 次/分,CRT-D 30~185 次/分,均默认 130 次/分。与心室率规整（VRR）功能搭配使用时,双心室触发功能可增加快速性房性心律失常时双心室起搏比例。

3. 运行过程

在 LRL 与 MPR 之间的右心室感知事件后 8~10 ms 内发放双心室起搏脉冲,改善双心室同步性,在标记通道标记为 LVP-Tr、RVP-Tr（图 12-23,图 12-24）。单左心室起搏或单右心室起搏时,双心室触发功能仍起效,阈值检测期间,双心室触发功能失活。

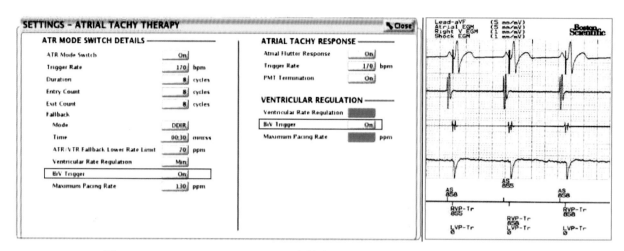

图 12-23 Boston Scientific 双心室触发功能程控界面及心电图和标记通道

双心室触发功能程控界面显示双心室触发（BiV trigger）功能打开（on），最大起搏频率（maximum pacing rate）130 次 / 分。心电图及标记通道显示双心室触发模式运行。AS：心房感知；LVP-Tr：触发模式左心室起搏；RVP-Tr：触发模式右心室起搏

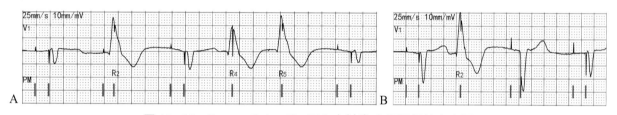

图 12-24 Boston Scientific 双心室触发功能运行的心电图

患者，女，51 岁，因"扩张性心肌病、心力衰竭"植入 Boston Scientific Iongen X4 CRT-D，模式 DDD，LRL 60 次 / 分，PAVI 200 ms，SAVI 100 ms，BiV trigger 功能开启。右心室感知事件（A 图 R_2、R_4、R_5，B 图 R_2）的 QRS 波群中均有起搏脉冲（昆明市中医医院，戴静供图）

四、心房跟踪恢复功能

植入 CRT 起搏器的患者，当出现室性早搏或心房率过快时，心房波易位于心室后心房不应期（PVARP）内，不触发心室起搏，导致双心室同步起搏丧失。Medtronic InSync Ⅲ 以上的 CRT 起搏器的心房跟踪恢复（atrial tracking recovery，ATR）功能可监测丧失心室跟踪的心房事件，通过缩短 PVARP 而恢复心房跟踪并保持房室同步、确保双心室同步起搏。

（一）运行条件

DDD（R）模式（没有启动自动模式转换），ATR 功能开启，自身心房率小于程控的最大跟踪频率。

（二）心房跟踪恢复激活

连续出现八个心房不应期感知（AR）事件形成"AR-VS"表现，每个 AA 间期较最大跟踪频率间期至少长 50 ms 且与之前的 AA 间期相差 ≤ 50 ms，AA 间期 ≥ 程控的 SAVI+PVARP，最后的 VS-AR 间期 > 心室后心房空白期（一般是 150 ms）。

（三）运行过程

当 ATR 功能激活后，起搏器暂时缩短 PVARP，使之等于最后一个 VS-AR 间期 -50 ms，使

PP 间期＞总心房不应期，使 AR 事件变为 AS 事件，恢复心室跟踪、实现双心室同步起搏（图 12-25）。在 ATR 干预期间的后续起搏周期中，起搏器重新计算 PVARP，AS-VP 间期逐渐缩短，直至恢复程控的 SAVI 心室跟踪 PVARP 达到程控的最小值，干预过程通常只需几个心动周期。

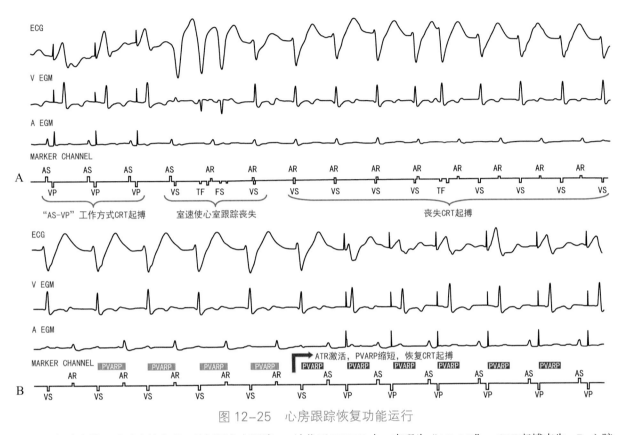

图 12-25　心房跟踪恢复功能运行

A. 短阵室性心动过速的出现，破坏了心室跟踪，P 波位于 PVARP 内，表现为"AR-VS"，CRT 起搏丧失。B. 心脏起搏器启动 ATR 功能，缩短 PVARP，恢复"AS-VP"工作方式，AS-VP 间期逐渐缩短，直至恢复程控的 SAVI 心室跟踪起搏，整个过程只需几个心动周期

五、心室间不应期

CRT 患者有时对同一个宽 QRS 波群（如室性早搏）双心室先后两次发生感知，或双心室不同步除极时晚激动的心腔对早激动心腔除极波发生感知，上述感知均可启动新的心室不应期、心室后心房空白期、PVARP，扰乱原定的时间间期，使快速心房事件位于新启动的 PVARP 内，产生心房不应期感知，心室不跟踪，丧失双心室同步起搏。

（一）心室间不应期的作用

心室间不应期（interventricular refractory period，IVRP）可在重复或交叉感知时，防止重启心房空白期和 PVARP，使心房激动被感知而触发心室起搏，确保双心室同步起搏（图 12-26）。

（二）心室间不应期的程控参数

IVRP 默认关闭，心室感知设置为 RV tip/LV tip 后可开启。IVRP 可程控范围 120~250 ms，默认170 ms。

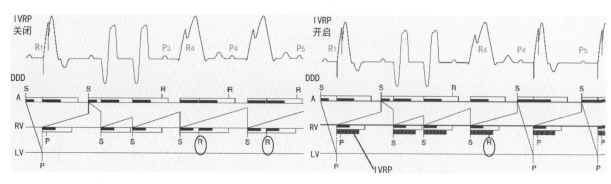

图 12-26 心室间不应期示意图

IVRP 关闭时，R₁ 为双心室起搏，LV 领先 RV。P₃ 位于 PVARP 内成为心房不应期感知（AR）事件，不触发双心室起搏。R₄ 宽大畸形，先后发生心室感知和心室不应期感知（心室标记通道依次标记为 S 和 R），红圈所示的心室不应期感知事件重启新的 PVARP，使随后的心房波（P₄、P₅）位于 PVARP 内成为 AR 事件，不触发双心室起搏。IVRP 开启后，R₄ 发生心室感知和心室不应期感知，红圈所示的心室不应期感知事件不重启新的 PVARP，随后的心房波（P₄、P₅）位于 PVARP 外成为 AS 事件，触发双心室起搏

六、房颤传导反应功能

CRT 患者常发生心房颤动并自动模式转换为 VVIR 或 DDIR 工作模式，使 CRT 起搏比例大幅度下降。Medtronic CRT 起搏器的房颤传导反应（conducted AF response，CAFR）功能可提高心房颤动时 CRT 起搏比例（详见：第二十五章 第二节 心室率稳定功能）。

七、EffectivCRT During AF 功能

Medtronic Percepta CRT-P、Claria CRT-D 具有 EffectivCRT During AF 功能，通过单极（LV tip to RV Coil）心腔内心电图形态评价心室同步化起搏的有效性，并依靠"During AF 算法"自动改变起搏频率。若起搏无效或为 VS 事件，则增加起搏频率；若起搏有效，可降低起搏频率（图 12-27）。

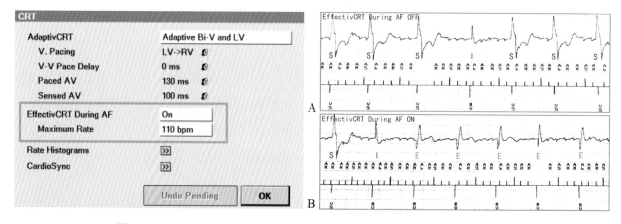

图 12-27 EffectivCRT During AF 功能程控界面及心电图和标记通道

患者自身心律为心房颤动。A. EffectivCRT During AF 功能关闭时，心房颤动自身下传心室产生心室感知事件（标记为 S），偶出现无效 CRT 起搏事件（标记为 I）。B. EffectivCRT During AF 功能开启时，起搏频率增快，有效 CRT 起搏事件（标记为 E）明显增加

第六节　间期优化调整功能

一、Abbott（ST. JUDE）心脏起搏器

（一）SyncAV CRT 功能

Abbott（ST. JUDE）心脏起搏器 SyncAV CRT 功能可定期测定患者自身房室传导时间，并依据其变化随时调整 AV 间期，使 AV 间期自动优化，以实现右心室自身下传、右心室起搏与左心室起搏的最佳融合。

1. 运行条件

（1）自身心律状态：自身房室传导是 SyncAV CRT 功能正常运行的前提，三度房室阻滞患者不适用，房室传导时间过度延长者，不建议启用。一般要求：窦性心律、心率 <100 次 / 分、左束支阻滞、PR 间期 <300 ms。

（2）起搏模式：SyncAV CRT 功能仅在 DDD（R）模式下运行。

（3）起搏器：Allure Quadra、Allure Quadra RF、Quadra Allure、Quadra Allure MP、Quadra Allure MP RF CRT-P，Quadra Assura、Quadra Assura MP CRT-D。

2. 程控参数

从程控界面主菜单中依次选择测试（tests）、CRT 工具包（CRT toolkit）、执行 SyncAV CRT（perform SyncAV CRT）、开始测试（start measurement），起搏器以 DDD 模式、PAVI/SAVI 350/325 ms 进行测试，测试成功后 SyncAV CRT 参数窗口显示自身 AV 间期测量结果及 SyncAV CRT 变量（delta 默认 50 ms）、PAVI、SAVI、最短 AV 间期（默认 70 ms），点击"程控"后起搏器将 SyncAV CRT 参数用作程控参数。SyncAV CRT 变量可程控选项有：关闭、-10~-120 ms，可根据患者具体情况进行设置（图 12-28）。

3. 运行过程

心脏起搏器在连续的 255 个心动周期（不包括室性早搏）后自动延长 AV 间期至程控值进行自身房室传导搜索，连续出现三个 VS 事件时，检测自身房室传导间期（AS/AP-VS 间期），随后，AV 间期自动调整为第三个测得的 AV 间期 + 变量，然后以缩短后的 AV 间期继续运行 255 个心动周期，再进行自身房室传导搜索（图 12-29~ 图 12-31）。在缩短后的 AV 间期运行期间若检测到连续三个 AV 间期内的 VS 事件（如患者活动量增加时），AV 间期自动调整为第三个测得的 AV 间期 + 变量，继续运作 31 个周期后进行一次房室传导搜索，然后恢复 255 个周期的主动搜索。若自身房室传导搜索的过程中，没有连续出现三次 VS 事件，则随后采用程控的 AV 间期，直至出现三次连续的 VS 事件，随后 AV 间期调整为第三个测得的 AV 间期 + 变量并运行 31 个心动周期，再进行下一次房室传导搜索（图 12-32），随后恢复 255 个心动周期的主动搜索。在室性早搏（前无心房事件的 VS 事件、AV 间期 <100 ms）时 AV 间期不缩短。

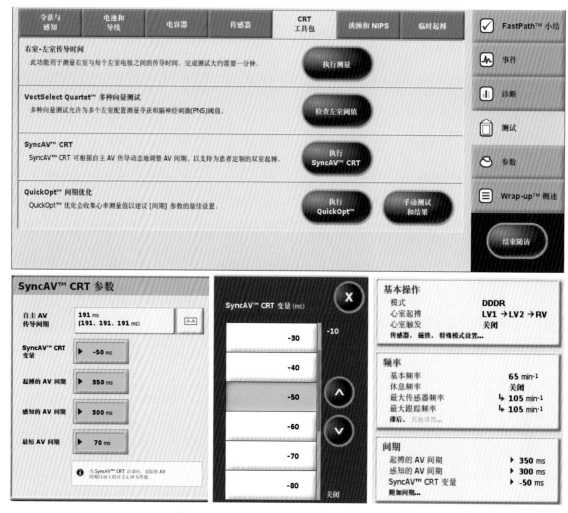

图 12-28 SyncAV CRT 功能程控界面

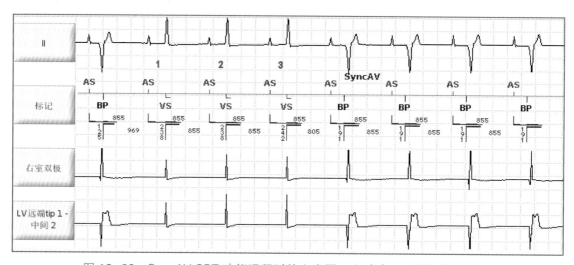

图 12-29 SyncAV CRT 功能运行时的心电图、心腔内心电图和标记通道

患者植入 Abbott（ST. JUDE）Quadra Assure MP CRT-D 起搏器，模式 DDD，基本频率 60 次 / 分，SyncAV CRT 变量 -50 ms。心脏起搏器通过延长 AV 间期测量三个心动周期的 AV 间期（AS-VS）数值分别为 238 ms、238 ms、242 ms，随后 AV 间期自动调整为第三个测得的 AV 间期（242 ms）+ 变量（-50 ms）=192 ms，标记通道标记为 SyncAV。AS：心房感知；BP：双心室起搏；VS：心室感知

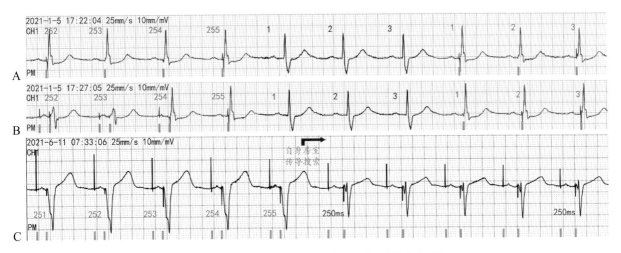

图 12-30 SyncAV CRT 功能运行时的心电图

患者，男，61 岁，因"扩张型心肌病、心力衰竭、室性心动过速"植入 Abbott（ST. JUDE）Quadra Assure MP CD3371-40Q CRT-D 起搏器，模式 DDD，基本频率 55 次 / 分，休息频率 50 次 / 分，PAVI 250 ms，SAVI 225 ms，SyncAV CRT 变量 -50 ms。心脏起搏器在连续 255 个心动周期后自动延长 AV 间期至程控值进行自身房室传导搜索，连续出现三个 VS 事件时，随后，AV 间期自动调整为第三个测得的 AV 间期 + 变量，A、B 两图相隔约 5 分钟。C. 心脏起搏器起初为房室顺序起搏的工作方式，PAVI 短于程控值，达到搜索周期后，PAVI 变为程控值，进行自身房室传导搜索，期间，未搜索到 VS 事件，PAVI 保持程控值（浙江绿城心血管病医院，江茜供图）

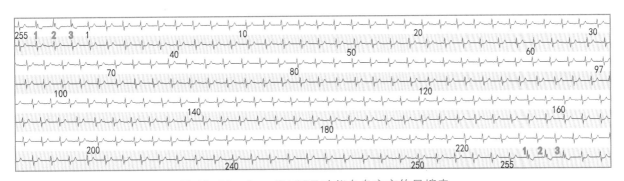

图 12-31 SyncAV CRT 功能自身房室传导搜索

患者植入 Abbott（ST. JUDE）Allure Quadra RF PM3242 CRT-D 起搏器，模式 DDD，基本频率 60 次 / 分，PAVI 225 ms，SAVI 200 ms，SyncAV CRT 变量 -10 ms。心脏起搏器在连续 255 个心动周期后自动延长 AV 间期进行自身房室传导搜索，连续出现三个 VS 事件时，心脏起搏器自身房室传导搜索成功，测定 AS-VS 间期后自动调整 AV 间期，随后以调整的 AV 间期工作直到下一次自身房室传导搜索（重庆医科大学附属第一医院，秦文勇供图）

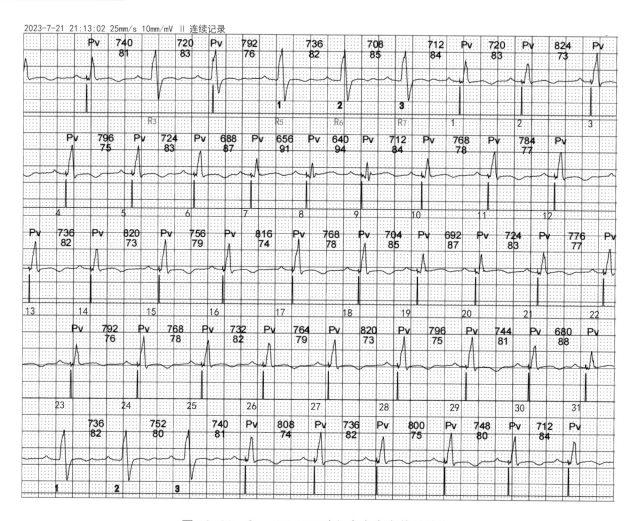

图 12-32　SyncAV CRT 功能自身房室传导搜索

　　患者植入 Abbott（ST. JUDE）Allure Quadra RF PM3242 CRT-D 起搏器，模式 DDD，基本频率 60 次 / 分，PAVI 225 ms，SAVI 200 ms，SyncAV CRT 变量 -10 ms。心脏起搏器自动延长 SAVI 至程控值（200 ms）进行自身房室传导搜索，仅出现一次 VS 事件（R_3），没有连续出现三次 VS 事件，继续采用程控的 SAVI，直至连续出现三次 VS 事件（R_5、R_6、R_7），随后调整 SAVI 并持续运行 31 个心动周期后再延长 SAVI 进行自身房室传导搜索（重庆医科大学附属第一医院，秦文勇供图）

4. 与其他功能的相互影响

SyncAV 功能启用时，频率反应性 AV 延迟功能和心室自身优先功能自动关闭。

5. 心电图鉴别诊断

SyncAV CRT 功能心电图表现为间歇性心室起搏消失，应与 AV 滞后搜索、间歇性心房感知不足鉴别，有时 SyncAV CRT 功能可与心房感知不足合并出现（图 12-33）。

（1）AV 滞后搜索功能：心脏起搏器可定时、周期性延长 AV 间期以搜索自身 QRS 波群，当 VS 事件出现后，心脏起搏器会一直维持 AS/AP-VS 工作方式，可与 SyncAV CRT 功能鉴别，对于 CRT 起搏器患者，鼓励双心室起搏，一般不会开启 AV 滞后搜索等最小化心室起搏功能。

（2）间歇性心房感知不足：间歇性不触发心室起搏的自身心房波数目并不固定为三个，且不会周期性出现，心房感知功能测试正常。

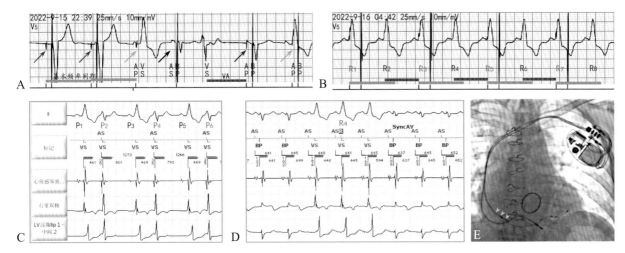

图 12-33　SyncAV CRT 功能运行合并间歇性心房感知不足和起搏故障

患者，女，64 岁，临床诊断：扩张型心肌病、左束支阻滞、心力衰竭，植入 Abbott（ST. JUDE）Quadra Allure MP CRT-P 起搏器，心房导线植入右心耳，模式 DDD，基本频率 60 次 / 分，PAVI 250 ms，SAVI 225 ms，SyncAV CRT 变量 -50 ms。A. 心房感知灵敏度 0.5 mV，蓝箭头所示的 AP 脉冲产生了心房波，位于心房肌应激期内的其他 AP 脉冲（红箭头所示）未产生相应的心房波，提示间歇性心房起搏故障；黑箭头所示的窦性 P 波触发了双心室起搏（BP），绿箭头所示的 AP 脉冲位于窦性 P 波之后，提示间歇性心房感知不足。AV 间期较程控值短，提示 SyncAV CRT 功能已经调整了 AV 间期。B. 所有的窦性 P 波均未发生心房感知，R_1、R_3、R_5、R_7 位于心房后心室空白期（PAVB）内，PAVI 结束时发放 BP 脉冲，BP 脉冲发生了功能性失夺获，R_2、R_4、R_6、R_8 启动 VA 间期。SyncAV CRT 功能运行时，起搏器没有检测到自身房室传导的 VS 事件（即没有出现 AS-VS 或 AP-VS 序列），起搏器采用程控的 AV 间期。C. 心房感知灵敏度 0.5 mV，P_1、P_3、P_5 未被心房感知，P_2、P_4、P_6 发生了心房感知。D. 心房感知灵敏度 0.2 mV，起搏器的工作状态由 "AS-BP" 转为 "AS-VS"，并持续三个心动周期，提示 SyncAV CRT 功能运行，AV 间期定期自动延长至程控值，检测三个自身房室传导间期（AS-VS），然后，AV 间期自动调整为第三个测得的 AS-VS 间期（160 ms）-50 ms，即 110 ms，标记通道标为 109 ms。R_4 在心房通道标记为心房不应期感知，提示间歇性心房过感知 QRS 波群。E. X 线影像显示心房导线脱位，已不在右心耳

（3）SyncAV CRT 功能：患者植入具有 SyncAV CRT 功能的 Abbott（ST. JUDE）CRT 起搏器，自身心房波不触发心室起搏的现象周期性出现，具有规律和可重复性，标记通道显示 "AS-VS"。

（二）QuickOpt 功能

Abbott（ST. JUDE）Frontier Ⅱ 及其以后的 CRT-P 起搏器、Epic+HF 及其以后的 CRT-D 起搏器、Epic+ 及其以后的双腔植入型心律转复除颤器、Zephyr 及其以后的双腔心脏起搏器具有 QuickOpt 功能，可优化 AV 间期，也可优化 VV 间期（CRT），但不适于自身心房率缓慢、心房颤动患者。

1. 运行原理

基于心房腔内心电图记录到自身心房波，P 波时限 <100 ms 时，优化的 SAVI=P 波时限 +60 ms；P 波时限 >100 ms 时，优化的 SAVI=P 波时限 +30 ms，优化的 PAVI= 优化的 SAVI+50 ms。

2. 运行过程

在 "测试" 界面 "CRT 工具包" 中选择 "执行 QuickOpt"，点击 "开始测试"，心脏起搏器基于心内电图自动计算出与超声相关的优化的 AV 间期及 VV 间期（图 12-34）。

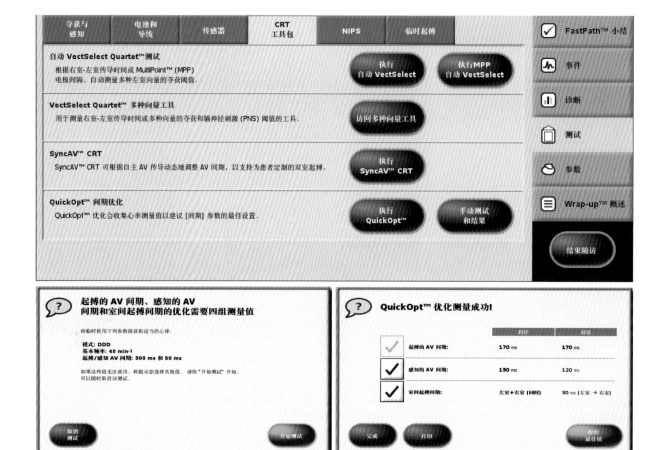

图 12-34　QuickOpt 功能程控界面

在"测试"界面的"CRT 工具包"中执行 QuickOpt，点击"开始测试"后显示优化测量成功，最佳 PAVI 为 170 ms，最佳 SAVI 为 120 ms，室间起搏间期：LV-RV 30 ms

二、Boston Scientific 心脏起搏器 SmartDelay 功能

SmartDelay 功能基于 AV 间期、室间延迟（计算 QRS 波宽度）、左心室导线植入部位，分别给出 SAVI 与 PAVI 推荐值（图 12-35），并可优化 VV 间期，从而实现自身激动与双心室起搏的良好融合，改善血流动力学。

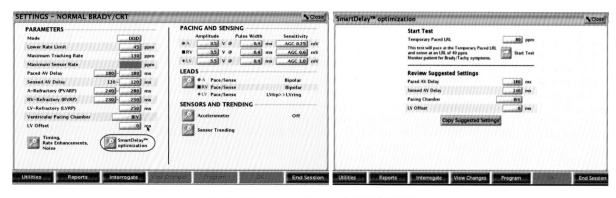

图 12-35　SmartDelay 功能程控界面

（一）具有 SmartDelay 功能的心脏起搏器

1. 心脏再同步化治疗起搏器

Invive、Valitude、Visionist CRT-P。

2. 心脏再同步化治疗除颤器

Incepta、Energen、Cognis、Inogen、Dynagen CRT-D。

（二）运行条件

SmartDelay 功能运行要求患者窦性心律、QRS 波群时限≥ 120 ms，房室传导正常（自身 AV 间期 100~140 ms）。出现以下情况时，SmartDelay 功能将无法运行：

1. 自身心室率小于 40 次 / 分，不能测量到十五个有效 AP、AS-VS 事件。

2. 心房颤（扑）动时不能起搏心房，SAVI、PAVI 由于传导的不规则而失去意义。

3. 间期的变异性太大（如频发房性 / 室性早搏）。

4. 心房率大于最大跟踪频率。

5. 噪声干扰。

（三）AV 间期优化

若 QRS 波群时限 >150 ms（双心室不同步程度较严重），则使用短 AV 间期 = 测得的 AV 间期 × 70%-55 ms；若 QRS 波群时限 <150 ms（双心室不同步程度较轻），则使用长 AV 间期 = 测得的 AV 间期 × 70%。

（四）VV 间期优化

程控为自身房室传导模式，对右心室感知（RVS）先于左心室感知（LVS）的患者（如左束支阻滞），十个心动周期计算 RVS-LVS 时间差均值，优化的 VV 间期 =（RVS-LVS 时间差均值）× 0.33-20 ms。

三、Medtronic 适应性 CRT 功能

Medtronic 公司具有适应性 CRT（AdaptivCRT）功能的起搏器可动态优化 CRT 起搏模式（适应性单左心室起搏和适应性双心室起搏）和 AV 间期、VV 间期（图 12-36）。

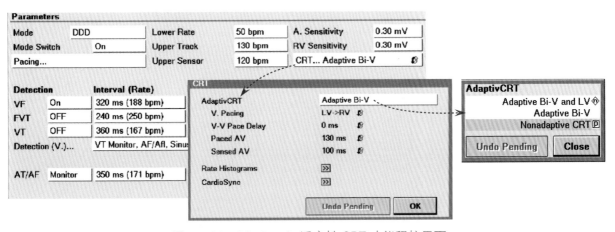

图 12-36　Medtronic 适应性 CRT 功能程控界面

（一）运行条件

1. DDD（R）模式

2. 起搏器

Viva C5TR01、Serena、Percepta CRT-P，Viva、Amplia、Claria CRT-D。

（二）运行过程

1. AV 间期及 P、QRS 波形测量

心脏起搏器植入完成 30 分钟后开始定时测量 AV 间期、P 波和 QRS 波群宽度。

（1）AV 间期测量：心脏起搏器每分钟延长 AV 间期（PAVI 和 SAVI）至 300 ms 一次，测量患者的自身 AV 间期以此判断正常、延长或是非生理性 AV 间期，AV 间期等于最近三次测量值的中位数，80 ms ≤ SAVI ≤ 200 ms 和 100 ms ≤ PAVI ≤ 250 ms 为正常，200 ms<SAVI ≤ 300 ms 和 250 ms <PAVI ≤ 300 ms 为延长。在 VSR 功能开启状态下，AV 间期测量时 VSR 功能正常运行，满足 VSR 触发条件的自身 QRS 波群可触发 VSR 起搏脉冲发放（图 12-37），如果 AV 间期测量前为适应性左心室起搏，VSR 起搏脉冲也为左心室起搏，如果 AV 间期测量前为双心室起搏，VSR 起搏脉冲也为双心室起搏。若连续三次 AV 间期测量均以 VP 事件结束，提示患者存在持续性房室阻滞，AV 间期测量间隔时间加倍（2、4、8 分钟……直至最大 16 小时）。

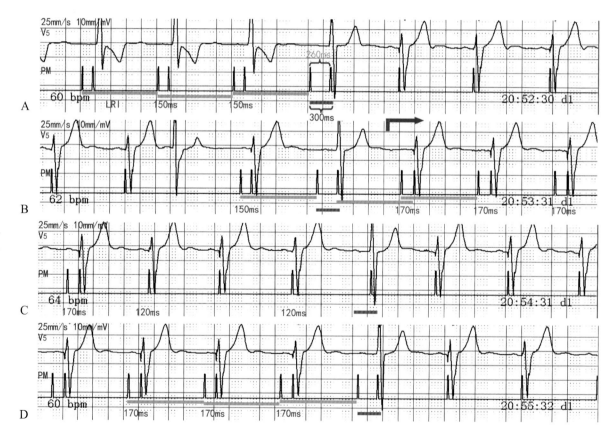

图 12-37　Medtronic 适应性 CRT 功能运行时 AV 间期测量

患者植入 Medtronic Viva XT CRT-D DTBA2D4 心脏再同步化治疗除颤器，模式 DDD，LR 60 次 / 分，低限频率间期（LRI）1000 ms，VSR 功能开启，AdaptivCRT：Adaptive Bi-V and LV。动态心电图显示每分钟 AV 间期延长一次，提示起搏器进行 AV 间期测量，VSR 功能正常运行，AV 间期内的 VS 事件触发 VSR 起搏脉冲发放，心电图所显示的延长后的 AV 间期并未达到 300 ms。自箭头所示处，PAVI 由 150 ms 调整为 170 ms（山东第一医科大学第一附属医院，陈琳琳供图）

（2）P 波和 QRS 波群宽度测量：心脏起搏器每 16 小时（2：10、18：10 和 10：10）延长 AV 间期至 300 ms 五次测量 P 波、QRS 波群宽度，QRS 波群宽度等于最近三次测量值的中位数，测量时不会发放 VSR 起搏脉冲（图 12-38）。由非适应性 CRT 程控为适应性 CRT 时，即刻测量 P 波、QRS 波群宽度。

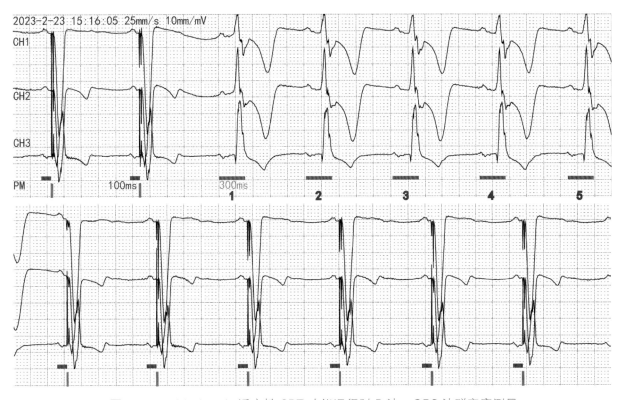

图 12-38　Medtronic 适应性 CRT 功能运行时 P 波、QRS 波群宽度测量

患者，男，57 岁，植入 Medtronic Viva Quad XT CRT-D DTBA2QQ 心脏再同步化治疗除颤器，模式 DDD，LR 50 次/分，LRI 1000 ms，PAVI 160 ms，SAVI 110 ms，VSR 功能开启，AdaptivCRT：Adaptive Bi-V and LV。动态心电图显示每 16 小时 AV 间期延长至 300 ms 并保持五个心动周期，提示心脏起搏器进行 P 波、QRS 波群宽度测量，不发放 VSR 起搏脉冲（浙江省嘉兴市第一医院，孙娴超供图）

2. 工作状态和参数调整

心脏起搏器根据测量结果随时进行 AV 间期、VV 间期、心室起搏配置等参数调整。若满足以下条件：①患者心率 ≤ 100 次/分；②自身房室传导正常，AS-RV 传导时间 ≤ 200 ms，AP-RV 传导时间 ≤ 250 ms；③左心室阈值管理开启并确保左心室夺获，则采用适应性单左心室起搏并优化 AV 间期，AV 间期采用自身 AV 间期 ×70% 与自身 AV 间期 -40 ms 之间的较短值。若不符合上述条件，则采用适应性双心室起搏并优化 AV 和 VV 间期：① AV 间期优化时，AV 间期采用自身 P 波时限 +30 ms 或起搏 P′ 波时限 +20 ms 与自身 AV 间期 -50 ms 之间的较短值；② VV 间期优化时，基于是否存在自身房室传导与起搏的融合波进行 VV 间期优化，若自身 AV 间期与优化的 AV 间期差值 ≤ 140 ms，则认为有融合，若 50 ms ≤ QRS 波群时限 <150 ms，则采用左心室优先起搏；若 150 ms ≤ QRS 波群时限 ≤ 180 ms，则右心室优先起搏；若 QRS 波群时限 <50 ms 或 >180 ms，则左心室领先右心室 10 ms 起搏。

（三）与其他功能的联合运行

1. 频率适应性 AV 功能

当适应性 CRT 调整 AV 间期后，频率适应性 AV 功能不再运行。

2. 自动阈值管理功能

自动阈值管理功能运行时，适应性 CRT 功能暂停运行。

3. 心室感知反应功能

适应性 CRT 功能开启后，在 AV 间期测量期间 VSR 功能仍可运行，此时，心电图所显示的 AV 间期达不到 300 ms（图 12-37）。在波形测量期间 VSR 功能禁用，以免 VSR 起搏干扰 QRS 波形测量（图 12-38）。

四、Biotronik 心脏起搏器

（一）AV Opt 房室间期优化功能

Biotronik Edora 8 和 Enitra 8 双腔心脏起搏器、CRT-P 起搏器，Rivacor 5 和 Rivacor 7 VR-T DX 单腔 ICD，Rivacor 5 和 Rivacor 7 双腔 ICD、CRT-D 具有 AV Opt 房室间期优化功能，心脏起搏器通过测量 P 波宽度，提供适合患者个体化需求的房室间期及感知补偿（图 12-39）。

（二）自动适应性 CRT 功能

Biotronik Acticor、Rivacor CRT-D 具有自动适应性 CRT 功能（CRT AuotAdapt），其可程控选项有：关闭（OFF）、AV 调整（AVadapt）、开启（ON），在左心室夺获控制设置为"ON"或"ATM"时 CRT AuotAdapt 功能才可用。对窦性心律、房室传导功能正常的患者，心脏起搏器每分钟进行心房 - 右心室（A-RV）和心房 - 左心室（A-LV）间期测量和比较，根据测量结果随时优化 AV 延迟和心室起搏配置（自适应性单左心室起搏和自适应性双心室起搏），自适应 AV 延迟等于 70%×AV 延迟与 AV 延迟 -40 ms 的较短者（图 12-40）。

| Impedance | Sensing | Threshold | AV opt. | LV VectorOpt | Atr. NIPS | ◄ | ► |

Test program		P-wave duration	Paced	Sensed
Mode	RV DDD	Min. duration [ms]	145	100
Lower rate limit [bpm]	50	Mean duration [ms]	152	105
AV delay [ms]	250	Max. duration [ms]	158	109
PVARP [ms]	350			
Upper rate limit [bpm]	110			

Suggested AV delay	Paced	Sensed
Suggested duration [ms]	200	155

| Print | Help | Accept suggestion | Cancel |

图 12-39　Biotronik AV Opt 房室间期优化功能程控界面

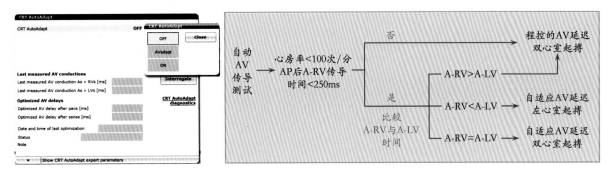

图 12-40　Biotronik CRT AuotAdapt 功能程控界面及运行流程

第七节　左心室保护功能

一、Boston Scientific CRT 起搏器左心室保护间期

Boston Scientific CRT 起搏器左心室保护间期（left ventricular protection period，LVPP）用于防止易损期左心室起搏引发室性心律失常。

（一）参数程控

LVPP 可程控范围 300~500 ms，默认 400 ms，LVPP 设置必须小于最大跟踪频率间期，LVPP 若设置较长，可降低左心室最大起搏频率并抑制快频率起搏时的 CRT 起搏。在左心室阈值测试时 LVPP 默认关闭。左心室阈值测试时，因右心室起搏抑制，故建议 LVPP 设置较短或关闭，以免左心室起搏被抑制（图 12-41）。

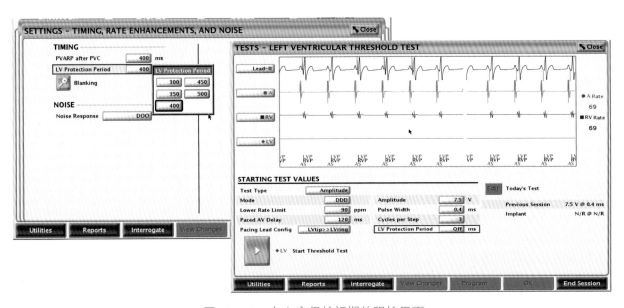

图 12-41　左心室保护间期的程控界面

（二）运行过程

左心室感知或起搏事件后启动 LVPP，期间抑制左心室起搏，标记通道将被抑制的左心室起搏标记为 Inh-LVP（图 12-42）。

二、Biotronik CRT 起搏器左心室 T 波保护功能

Biotronik CRT 起搏器永久模式和模式转换期间均有左心室 T 波保护（left ventricular T-wave protection）功能（图 12-20），开启后，左心室感知（包括左心室室性早搏）及左心室起搏事件后启动最大触发频率间期，期间不发放左心室起搏脉冲。"触发"功能选项为 RVs 或 RVs+PVC 时，建议开启左心室 T 波保护功能。开启左心室 T 波保护功能后，尤其是快心室率心房颤动及最大触发频率设置较低时，会降低 CRT 起搏比例（图 12-43，图 12-64）。

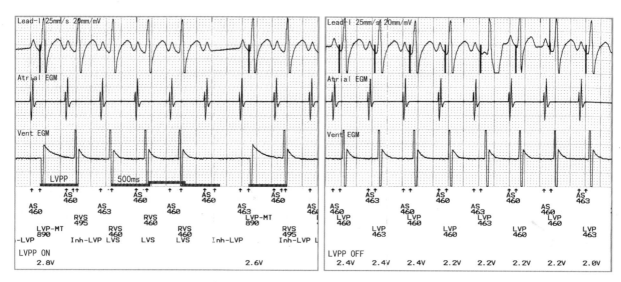

图 12-42　左心室阈值测试时左心室保护间期的开启与关闭

患者植入 Boston Scientific CRT 起搏器，左心室阈值测试时，右心室起搏被抑制。LVPP 开启，设置为 500 ms，左心室感知（LVS）和左心室起搏（LVP）事件均启动 500 ms 的 LVPP，期间不再发放 LVP 脉冲，被抑制的左心室起搏在标记通道标记为 Inh-LVP；LVPP 关闭后，左心室阈值测试过程中，LVP 不再被抑制

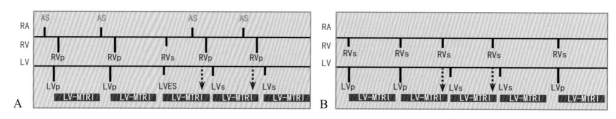

图 12-43　左心室 T 波保护功能运行示意图

A. 窦性心律时，心脏起搏器模式 DDD，左心室 T 波保护功能开启后，LVp、LVs、左心室室性早搏感知（LVES）事件启动左心室最大触发频率间期（LV-MTRI），期间不发放 LVP 脉冲，预期的 LVP 被抑制（箭头所示处），CRT 起搏比例降低。B. 心房颤动时，心脏起搏器模式 VVI，触发：RVs+PVC，左心室 T 波保护功能开启后，若最大触发频率设置较低，预期的 LVP 被抑制（箭头所示处），CRT 起搏比例降低。AS：心房感知；LVp：左心室起搏；LVs：左心室感知；PVC：室性早搏；RVp：右心室起搏；RVs：右心室感知

第八节 左心室自动阈值管理功能

一、Medtronic CRT-P（D）左心室夺获管理功能

Medtronic CRT-P（D）左心室自动阈值管理功能称为左心室夺获管理（left ventricular capture management，LVCM）。LVCM 有自适应（adaptive）、监测（monitor）和关闭（off）三种工作状态供程控选择，默认自适应状态（图 12-45）。

（一）运行原理

通过右心室感知（RVS）出现的时间判断左心室是否夺获。若左心室起搏脉冲夺获左心室，则 RVS 出现于左心室起搏引起的右心室感知窗内；若左心室起搏脉冲失夺获，则 RVS 出现于心房起搏激动下传引起的右心室感知窗内。通常，由心房起搏激动下传引起的 RVS 明显晚于由左心室起搏引起的 RVS，时间差一般 >60 ms（图 12-44）。

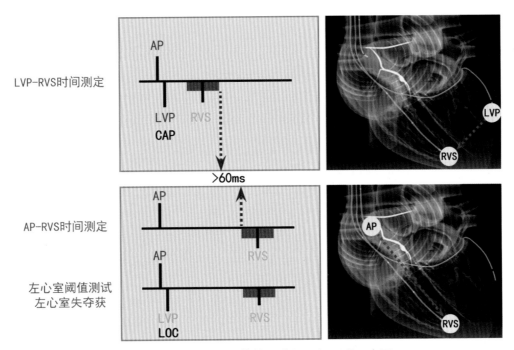

图 12-44　左心室夺获管理功能运行原理示意图

LVCM 进行左心室起搏（LVP）到右心室感知（RVS）时间测定时，AP-LVP 间期显著缩短，确保了左心室夺获（CAP），心脏起搏器测得的 LVP-RVS 时间较短，一般情况下，心房起搏（AP）到 RVS 的时间较长，左心室阈值测试时，若左心室失夺获（LOC），RVS 出现较晚，AP-RVS 时间也较长

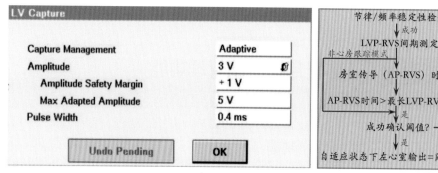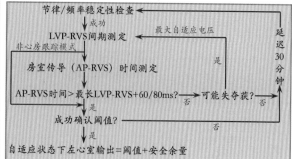

图 12-45　左心室夺获管理功能程控界面及运行流程图

（二）运行条件

1. 心脏起搏器

Syncra C2TR01、Consulta C3TR01、Viva C5TR01、Solara、Serena、Percepta CRT-P，Viva S、Viva XT、Viva Quad XT、Brava、Brava Quad、Compia、Amplia、Claria CRT-D。

2. 模式

DDD（R）、DDIR（自动模式转换后）、VVIR 模式。

3. 配置与状态

心室起搏配置包括左心室起搏，左心室起搏电压不超过 6.0 V，起搏脉宽大于 0.3 ms，左心室起搏极性不能设置为"LV tip 到 RV ring"或"LV ring 到 RV ring"。在过去的 30 分钟内，无室性心动过速或心室颤动或电击事件，无心房高电压输出。

（三）运行过程

LVCM 功能常于每天凌晨 1：00 进行，分以下几个阶段：节律 / 频率稳定性检查、左心室起搏到右心室感知时间测定、房室传导时间测定（非心房跟踪模式除外）、左心室阈值搜索、左心室输出调整（图 12-45）。任何一个阶段若不能成功完成，30 分钟后将重复进行。1 天之中 LVCM 若失败六次，则 LVCM 功能终止，第 2 天凌晨 1：00 再次进行。

1. 节律 / 频率稳定性检查

连续十二个心动周期分析，要求节律稳定（RR 间期变异 <200 ms），频率 ≤ 85 次 / 分。

2. 左心室起搏到右心室感知（LVP-RVS）时间测定

心脏起搏器最多观察八个 LVP-RVS 间期，若连续四个 LVP-RVS 间期稳定，则 VV 传导检查成功。

（1）DDD（R）模式下：连续数次（4~8 次）快速心房和左心室起搏，起搏频率在原基础上增加 15 次 / 分，PAVI 缩短至 10 ms，以确保左心室夺获，肉眼观察酷似一个起搏脉冲（图 12-46，图 12-47）。

（2）非心房跟踪模式（DDIR、VVIR）下：连续数次（4~8 次）较原基础频率增快 15 次 / 分的左心室起搏。

3. 房室传导时间（AP-RVS）测定

DDD（R）模式下，心房起搏频率继续保持超速起搏（基础频率 +15 次 / 分），PAVI=LVP-RVS 间

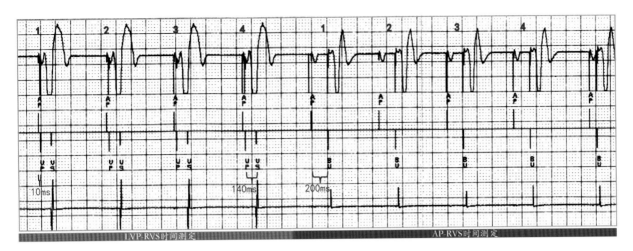

图 12-46 左心室夺获管理功能传导检测

DDD（R）模式下，起搏器运行 LVCM 功能时，以极短的 PAVI 连续发放四次心房起搏（AP）和左心室起搏（LVP）脉冲，测定 LVP-RVS 时间为 140 ms，随后出现四次长 PAVI（LVP-RVS 间期 +60 ms=200 ms），期间无 RVS 出现，长 PAVI 结束时发放双心室起搏（BV）脉冲

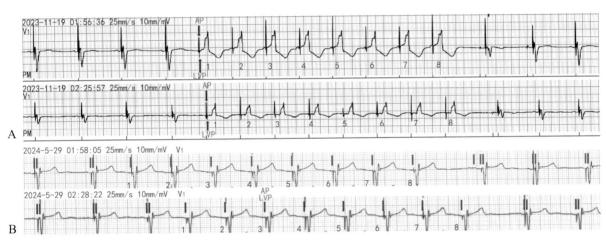

图 12-47 左心室夺获管理功能 VV 传导检测失败

A. 患者，男，50 岁。因"扩张型心肌病、左束支阻滞、心力衰竭"植入 Medtronic Compia MRI CRT-D DTMC2D4 心脏再同步化治疗除颤器，模式 DDD，LR 50 次 / 分，PAVI 130 ms，SAVI 100 ms，LV 领先 RV 20 ms。B. 患者因"三度房室阻滞、心力衰竭"植入 Medtronic Brava Quad CRT-D DTBC2QQ 起搏器，心房导线（4574-53 cm）植于右心耳，左束支起搏导线（3830-69 cm）连接左心室接口，除颤导线（6935-65 cm）植于右心室低位间隔部，模式 DDD，LR 50 次 / 分，LV 领先 RV 40 ms，PAVI 130 ms，SAVI 100 ms（山东省泰安市中心医院，杜振兰供图）。两病例心电图显示，窦性心律、心脏起搏器呈 VAT 工作方式，LVCM 功能运行时，起搏频率增快并以极短的 PAVI 连续发放八次心房起搏（AP）和左心室起搏（LVP）脉冲，体表心电图似单个起搏脉冲。LVP-RVS 间期测定不满足条件，LVCM 功能暂停，30 分钟后 LVCM 功能重启运行。B 图中由于 LVP 实际为左束支起搏，因此起搏 QRS 波群形态与 LVCM 运行前相比没有明显变化

期 +60/80 ms（60 ms 或 80 ms 因产品不同而异），观察最多八个周期。PAVI 内若无 RVS 事件，PAVI 结束时发放双心室起搏脉冲，持续四个心动周期后启动左心室阈值搜索（图 12-46）；PAVI 内有 RVS 事件，AP-RVS 间期 <PAVI，则取消进一步 LVCM。非心房跟踪模式下不进行房室传导时间测定。

4. 左心室阈值搜索

若符合测试条件，心脏起搏器将进行左心室阈值搜索，心电图表现为"3+1"现象。左心室测试

脉冲后不发放备用的心室起搏（VP$_B$）脉冲，夺获心室时，采用 AA 计时间期；未夺获心室且其后出现 VS 事件时，VS 事件启动 VA 计时间期，VS-VP 间期等于支持周期的 VP-VP 间期。失夺获定义为三个测试脉冲中有两个失夺获。夺获定义为三个测试脉冲中至少有两个夺获。

（1）DDD（R）模式下：起搏频率继续保持增加 15 次 / 分，心脏起搏器每三个支持周期（AV 间期为自适应值）发放一个左心室测试脉冲，左心室测试脉冲发放时，PAVI 显著缩短，心电图上常常表现为单一的起搏脉冲（图 12-48~ 图 12-51）。

（2）非心房跟踪模式（DDIR、VVIR）下：心脏起搏器每三个支持周期，发放一次较原基础频率快 15 次 / 分的左心室测试脉冲（图 12-52）。

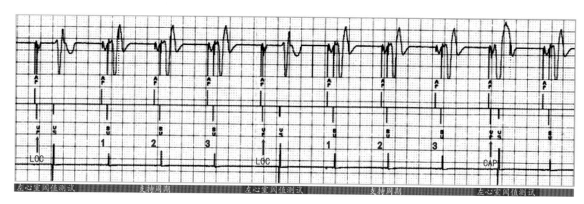

图 12-48　左心室夺获管理功能时的左心室阈值搜索

DDD（R）模式下，左心室阈值搜索时，心脏起搏器每三个支持周期发放一个左心室测试脉冲，左心室测试脉冲发放时，PAVI 显著缩短，左心室失夺获（LOC）时，其后较远位置出现 VS 标记，不发放 VP$_B$ 脉冲，左心室夺获（CAP）时，其后较近位置出现 VS 标记。AP：心房起搏；BV：双心室起搏；VP：心室起搏；VS：心室感知

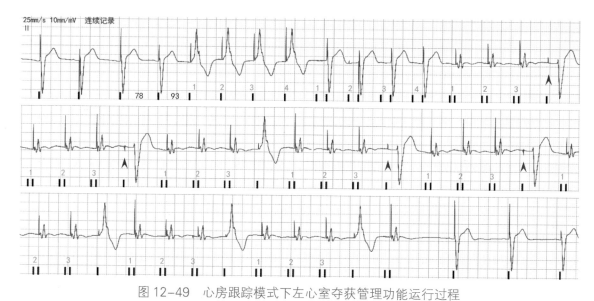

图 12-49　心房跟踪模式下左心室夺获管理功能运行过程

患者，女，70 岁，因"扩张型心肌病、心力衰竭、左束支阻滞"植入 Medtronic Syncra CRT-P C2TR01 心脏再同步化治疗起搏器，连续记录心电图。心脏起搏器起初呈 VAT 工作方式，LVCM 功能运行时，先连续四次快速心房和左心室起搏，起搏频率增加 15 次 / 分，PAVI=10 ms（心电图仅显示一个起搏脉冲），测试 LVP-RVS 时间；随后出现连续四次长 PAVI 快频率起搏，长 PAVI 内无 VS 事件，长 PAVI 结束时发放双心室起搏脉冲夺获心室；起搏器启动左心室阈值搜索，每三个支持周期，发放一个左心室测试脉冲，左心室测试脉冲后不发放 VP$_B$ 脉冲（郑州大学第二附属医院，潘运萍供图）

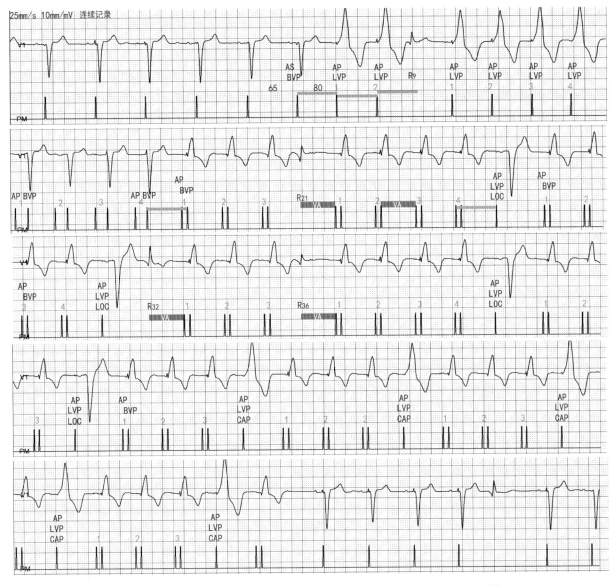

图 12-50　心房跟踪模式下左心室夺获管理功能运行合并室性早搏

患者因"扩张型心肌病、心力衰竭、左束支阻滞"植入 Medtronic Syncra CRT-P C2TR01 心脏再同步化治疗起搏器，连续记录心电图。心脏起搏器起初呈 VAT 工作方式，满足节律稳定，频率不超过 85 次 / 分，LVCM 功能运行时，起搏频率增加 15 次 / 分，PAVI=10 ms（心电图仅显示一个起搏脉冲），发放心房起搏（AP）和左心室起搏（LVP）脉冲，室性早搏（R_9）导致重新计数，连续四次"AP-LVP"起搏，测试 LVP-RVS 时间；随后出现连续四次长 PAVI 的"AP-BVP"起搏，心脏起搏器启动左心室阈值搜索，每三个支持周期，发放一个测试的 LVP 脉冲，提前出现的室性早搏（R_{21}、R_{36}）导致测试的 LVP 脉冲取消发放并重启新的支持周期（四个心动周期）。左心室测试脉冲后不发放 VP_B 脉冲

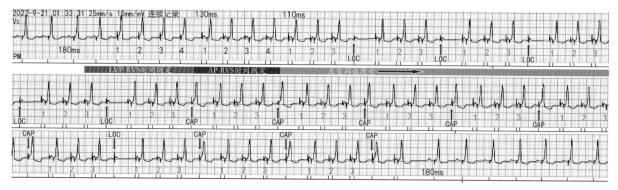

图 12-51　心房跟踪模式下左心室夺获管理功能运行过程

患者，女，79 岁，临床诊断：冠状动脉性心脏病、陈旧性下壁心肌梗死、冠状动脉支架植入术后、心力衰竭、三度房室阻滞，植入 Medtronic Brava CRT-D DTBC2D1 心脏再同步化治疗除颤器，脉冲发生器左心室接口连接左束支起搏导线，右心室接口连接除颤导线，模式 DDD，LR 50 次/分，心室起搏：LV，PAVI 220 ms，SAVI 180 ms，左心室夺获管理：自适应，左心室起搏极性：LVtip-LVring，心房夺获管理功能关闭，右心室夺获管理功能关闭。连续记录的心电图显示：心脏起搏器起初呈 VAT 工作方式，LVCM 功能运行时，起搏频率增快，AV 间期显著缩短（心电图仅显示一个起搏脉冲），起搏器观察了五个 LVP-RVS 间期，有连续四个 LVP-RVS 间期稳定，VV 传导检查成功，随后，保持较快的起搏频率，PAVI 自动调整为 130 ms，维持四个心动周期，期间无 VS 事件，PAVI 结束时发放起搏脉冲夺获心室，起搏器启动左心室阈值搜索，每三个支持周期（PAVI=110 ms）发放一个左心室测试脉冲，左心室测试脉冲发放时 PAVI 显著缩短（心电图似单个 AP 脉冲），左心室测试脉冲后不发放 VPB 脉冲，左心室测试脉冲夺获（CAP）心室时产生的 QRS 波群将心房起搏所产生的心房波掩盖。左心室阈值搜索结束后，起搏器恢复 VAT 工作方式

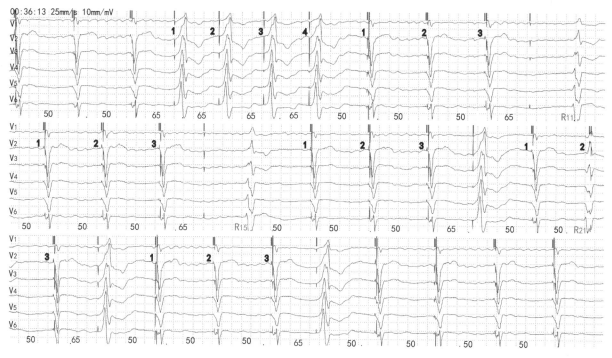

图 12-52　非心房跟踪模式下左心室夺获管理功能运行过程

患者，男，48 岁，因"扩张型心肌病、心力衰竭"植入 Medtronic CRT-P 起搏器，模式 DDD，LR 50 次/分，连续描记心电图。心脏起搏器自动模式转换为 DDIR 模式，满足 LVCM 功能运行条件，开始运行 LVCM 功能，先连续发放四次快频率（65 次/分）左心室起搏脉冲，胸导联 QRS 波群呈类右束支阻滞图形，随后启动左心室阈值搜索，每三个 LR 的双心室起搏（标记通道显示双脉冲）为一个支持周期，然后发放一个快频率（65 次/分）的左心室测试脉冲（标记通道显示单脉冲），左心室测试脉冲后不发放 VPB 脉冲（郑州大学第二附属医院，潘运萍供图）

5. 左心室输出调整

（1）LVCM 自适应状态下，脉宽不变（0.4 ms），左心室起搏电压调整为：阈值 + 安全余量，安全余量可在 +0.5~+2.5 V 间程控选择，默认 1.5 V，左心室起搏电压不超过最大自适应电压（maximum adapted amplitude），左心室最大自适应电压可在 0.5~6.0 V 之间程控选择，默认 6.0 V。

（2）LVCM 监测状态下，不调整左心室起搏能量输出。

二、Abbott（ST. JUDE）CRT-P（D）左心室夺获确认功能

Abbott（ST. JUDE）CRT-P（D）心室阈值测试是依靠起搏除极积分（paced depolarization integral，PDI）进行左心室夺获确认（LVCap Confirm）和右心室夺获确认（RVCap Confirm），无逐跳夺获检测功能。

（一）运行条件

左心室自动夺获和右心室自动夺获功能在经测试达到安全范围后开启，在 DDD（R）、DDI（R）、VVI（R）模式下运行。右心室导线采用双极导线，左心室导线无限制。

（二）运行过程

心室阈值测试时，PAVI/SAVI 缩短，可程控值 50/25 ms（默认）、100/70 ms、120/100 ms。当设置为双心室同步起搏或左心室领先时，先进行左心室测试；当设置为右心室领先时，先进行右心室测试；第一个心腔完成测试后再进行另一个心腔的测试。左心室阈值测试时，不管测试脉冲夺获与否，左心室起搏脉冲后 80 ms 处发放 5.0 V 的备用的右心室起搏（RVP）脉冲，右心室阈值测试时，仅在测试脉冲失夺获后 90 ms 处发放 5.0 V 的备用的 RVP 脉冲，备用的 RVP 可程控为单极或双极起搏。起搏器每 8/24 小时（可程控）进行自动阈值测试，起搏电压每次递减 0.25 V，递减至两次失夺获，然后每次递增 0.125 V，直至连续两次夺获，结束阈值测试（图 12-53~ 图 12-55）。心室起搏电压调整为测得的阈值 + 安全余量，安全余量 0.25~2.5 V，实际输出不低于 2.0 V。

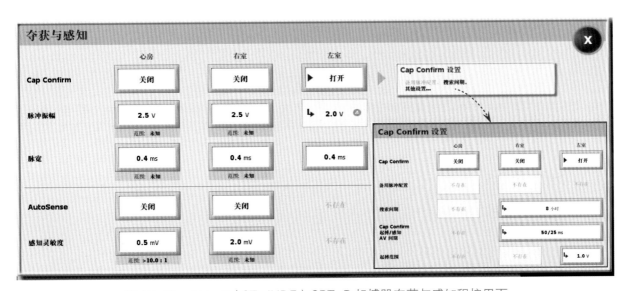

图 12-53 Abbott（ST. JUDE）CRT-P 起搏器夺获与感知程控界面

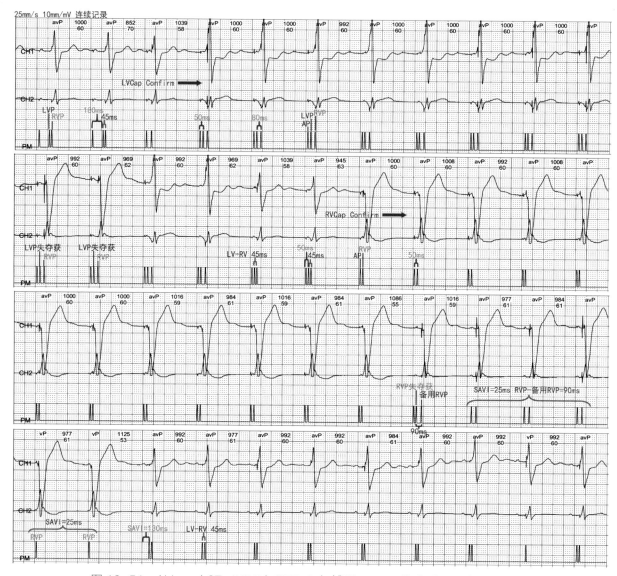

图 12-54 Abbott（ST. JUDE）CRT-P 起搏器 DDDR 模式时的心室阈值测试

患者植入 Abbott（ST. JUDE）Unify CD 3231-40 心脏再同步化治疗除颤器，模式 DDDR，基本频率 60 次 / 分，PAVI 180 ms，SAVI 130 ms，LV 领先 RV 45 ms，LVCap Confirm/RVCap Confirm 打开，备用脉冲配置：双极。阈值测试进行时 PAVI/SAVI 变为 50/25 ms，起搏器先进行左心室阈值测定，不管测试脉冲夺获与否，左心室起搏脉冲后 80 ms 处发放备用的 RVP 脉冲。右心室阈值搜索时，失夺获后 90 ms 处发放备用的 RVP 脉冲，随后起搏电压增加，出现两次右心室夺获，右心室阈值搜索终止，恢复 CRT 起搏，心电图表现为 VAT 工作方式（浙江省海宁市人民医院，陈顾江供图）

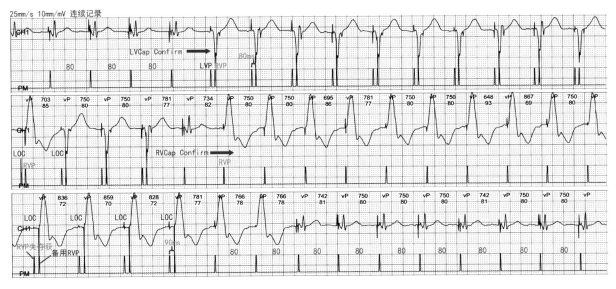

图 12-55　Abbott（ST. JUDE）CRT-P 起搏器 DDIR 模式时的心室阈值测试

患者植入 Abbott（ST. JUDE）Unify CD 3231-40 CRT-D 起搏器，模式 DDDR，基本频率 60 次 / 分，PAVI 150 ms，SAVI 100 ms，AMS：DDIR，AMS 基本频率 80 次 / 分。LV 领先 RV 30 ms。LVCap Confirm/RVCap Confirm 打开，备用脉冲配置：双极。心电图显示心房颤动，双心室起搏脉冲间距 30 ms，双心室起搏频率 80 次 / 分，提示起搏器发生了 AMS。起搏器首先进行左心室阈值测定，不管测试脉冲夺获与否，左心室起搏脉冲后 80 ms 处发放备用的 RVP 脉冲，心脏起搏器判断出现两次左心室失夺获（LOC），第二次可能存在 ER 感知不足，升高起搏电压后连续出现两次左心室夺获，结束左心室阈值测试，进行一次双心室起搏后再进行 RVCap Confirm。右心室阈值搜索时，心室失夺获后 90 ms 处发放备用的 RVP 脉冲，随后右心室起搏电压增加，出现两次心室夺获，右心室阈值搜索终止，恢复 CRT 起搏，起搏频率等于 AMS 基本频率（浙江省海宁市人民医院，陈顾江供图）

三、Biotronik CRT-P（D）左心室夺获控制功能

Biotronik CRT-P（D）左心室自动阈值管理功能称为左心室夺获控制（left ventricular capture control，LVCC）。有关闭（OFF）、开启（ON）、动态阈值监测（ATM）三种模式可供程控选择，默认开启，默认每天运行一次（图 12-56）。

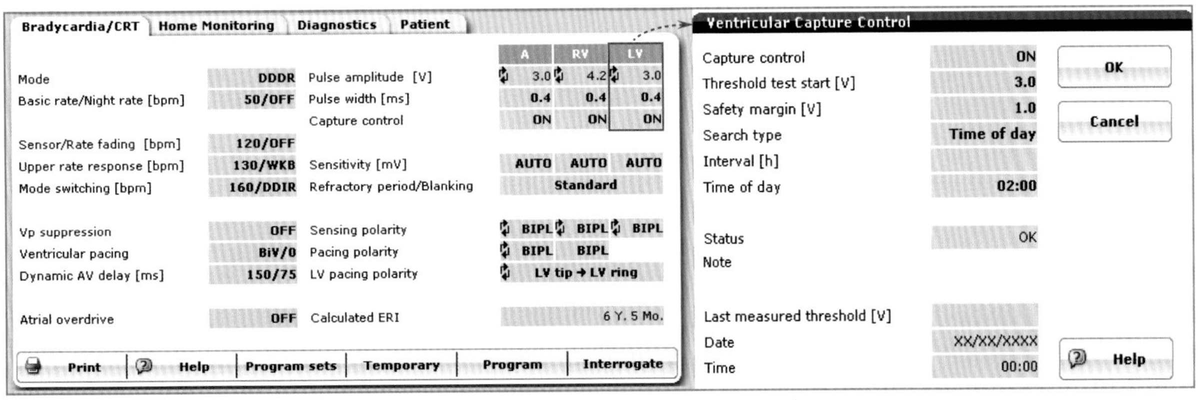

图 12-56　左心室夺获功能控制功能程控界面

（一）运行条件

LV 起搏极性设置不能将左心室环极（LV ring）设为负极，即不能设置为：LV ring–LV tip、LV ring–RV ring、LV ring–case。

（二）运行过程

Biotronik CRT-P（D）心室阈值测试时，首先进行信号分析，先进行右心室阈值测试，再进行左心室阈值测试。右心室阈值测试时，仅在测试脉冲失夺获后发放 VP$_B$ 脉冲。LVCC 的信号分析和左心室阈值测试阶段，PAVI/SAVI 缩短为 50/15 ms，脉宽固定为 0.4 ms，均设置为先左心室起搏（LVP）、其后 50 ms 右心室起搏（RVP），心电图出现 RVP 图形时提示左心室失夺获（图 12-57，图 12-58）。

1. 信号分析

信号分析时，心脏起搏器先以最大电压（3.0 V）发放数个 LVP 脉冲，确保其均夺获心室，核查 ER 信号，建立夺获模板。再以最大电压发放五对间距 100 ms 的 LVP 脉冲，基于第二个失夺获 LVP 脉冲，核查其后的极化电位信号，建立失夺获模板。

2. 左心室阈值测试

LVP 电压从最大电压（默认值 3.0 V）开始，每跳电压递减 0.6 V，夺获电压只起搏一次，将连续两次 LVP 脉冲夺获失败判定为"失夺获"，一旦失夺获，由失夺获前的电压开始每跳电压递减 0.1 V，电压降至 0.6 V 以下时，总是每跳递减 0.1 V，直至连续两次 LVP 脉冲夺获失败，测出左心室起搏阈值。LVP 脉冲失夺获后 50 ms 处发放的 RVP 脉冲夺获心室产生相应的 QRS 波群。

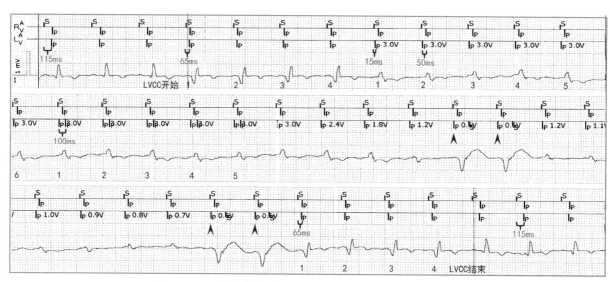

图 12-57　程控仪启动的左心室夺获控制功能运行过程

患者，男，70 岁，因"扩张型心肌病、心力衰竭、左束支阻滞"植入 Biotronik Evia HF CRT-P 起搏器，模式 DDD，基础频率 60 次 / 分，PAVI 160 ms，SAVI 115 ms，LV 领先 RV 10 ms，LVCC 功能开启，阈值测试开始电压 3.0 V，安全余量 1.0。经程控仪启动 LVCC 功能运行，起搏器先发放四次短 SAVI、LV 领先 RV 10 ms 的双心室起搏，再 SAVI 缩短至 15 ms，以 3.0 V 发放六次 LVP 脉冲，其后 50 ms 跟随 RVP 脉冲，然后 SAVI 保持 15 ms，以 3.0 V 发放六次 LVP 脉冲，其后 50 ms、100 ms 分别发放 RVP、LVP 脉冲，信号分析完成后，LVP 电压自 3.0 V 逐搏递减 0.6 V，至 0.6 V 时 LVP 失夺获，出现 RVP 的 QRS 波群，再由 1.2 V 逐搏递减 0.1 V，至 0.6 V 时 LVP 失夺获，出现 RVP 的 QRS 波群，测得左心室起搏阈值为 0.7 V，持续四次短 SAVI、LV 领先 RV 10 ms 的双心室起搏，结束 LVCC，恢复原工作状态，左心室起搏电压调整为 1.7 V

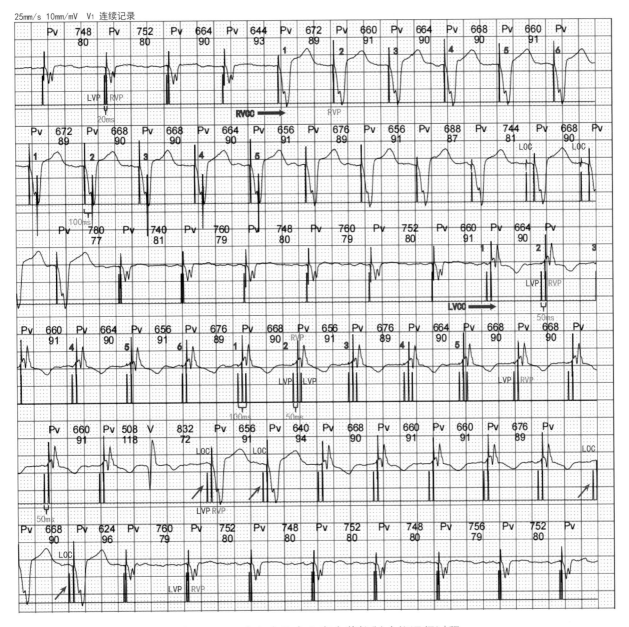

图 12-58　右心室和左心室夺获控制功能运行过程

患者，男，78 岁，因"心房颤动、室内阻滞、心力衰竭"植入 Biotronik Enitra 8 HF-T QP CRT-P 起搏器，脉冲发生器心房接口封堵，植入左心室侧静脉的左心室四极导线（Sentus ProMRI OTW QP）连接脉冲发生器左心室（LV）接口，右心室（RV）间隔部起搏导线（Solia S 60）连接脉冲发生器 RV 接口，模式 VVI，基础频率 80 次 / 分，LV 领先 RV 20 ms，LVCC 功能开启。心室阈值测试时，首先进行信号分析，心室起搏频率 = 基础频率 +10 次 / 分 =90 次 / 分，依次运行右心室夺获控制（RVCC）功能和 LVCC 功能。右心室阈值测试时，仅在测试脉冲失夺获后发放 VP_B 脉冲，连续两次右心室失夺获后，测出右心室起搏阈值，进行一次夺获确认后恢复原来的工作模式，随后再进行 LVCC 功能。LVCC 的信号分析和左心室阈值测试阶段，均设置为先左心室起搏（LVP）、其后 50 ms 右心室起搏（RVP）。LVCC 信号分析阶段，先以 90 次 / 分频率发放六次双心室起搏脉冲，再发放五次 LVP-RVP-LVP 脉冲，LVP 脉冲间距 100 ms。左心室阈值测试阶段，LVP 脉冲电压递减，左心室失夺获时心电图出现 RVP 图形（箭头所示），连续两次 LVP 失夺获，测出左心室起搏阈值，超速双心室起搏一次后恢复基础频率双心室起搏（重庆医科大学附属第一医院，秦文勇供图）

3.左心室起搏电压调整

左心室起搏阈值测出后，左心室起搏电压调整为阈值 + 安全余量（safety margin），安全余量可在 1.0 V、1.2 V 程控选择，默认 1.0 V，最小左心室起搏电压 0.7 V。

第九节 心脏再同步化治疗故障心电图

一、右心室起搏故障

对比心电图，Ⅰ 导联起搏心电图的 S 波变得更深更宽，Ⅲ 导联起搏 QRS 波群正向波增高，额面 QRS 电轴发生逆时针偏移（由"无人区"电轴转为右偏），提示右心室起搏故障，双心室起搏变为单纯左心室起搏（图 12-59B）。

二、左心室起搏故障

当左束支阻滞患者植入 CRT 起搏器后，若起搏的 QRS 波群重新由窄变宽、变为左束支阻滞图形，Ⅰ 导联起搏 QRS 波群正向波增高或由负向 S 波变为正向 R 波，额面 QRS 电轴发生顺时针偏移（由"无人区"电轴转为左偏，提示左心室起搏故障，双心室起搏变为单纯右心室起搏。Georger 等认为 Ⅰ 导联如失去 Q、q、QS 图形则 100% 为左心室起搏失夺获（图 12-59A，图 12-60）。

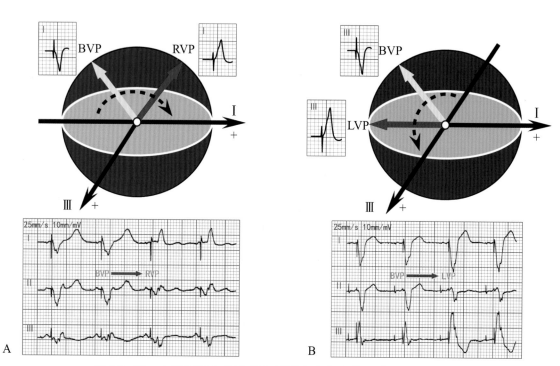

图 12-59 心脏再同步化治疗起搏器心室失夺获示意图及心电图

A. Ⅰ 导联起搏 QRS 波群在双心室（BVP）起搏时呈 QS 型，左心室失夺获时变为正向 R 波，即变为右心室起搏（RVP）图形。B. 示意图显示右心室失夺获时，Ⅲ 导联起搏 QRS 波群由 BVP 时的 QS 型变为正向 R 波，即变为左心室起搏（LVP）；心电图显示 Ⅲ 导联起搏 QRS 波群正向波振幅增高，提示右心室失夺获

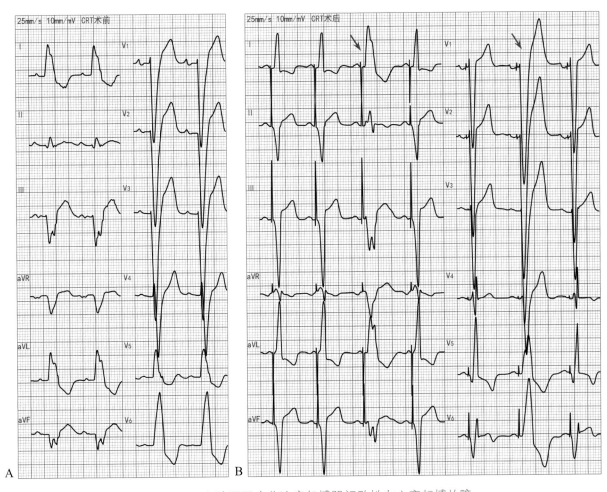

图 12-60　心脏再同步化治疗起搏器间歇性左心室起搏故障

　　患者植入 CRT 起搏器。术前心电图（A）显示：窦性心律、左束支阻滞。CRT 起搏器植入术后 3 年的心电图（B）显示：心脏起搏器呈 VAT 工作方式，心室起搏脉冲后有相应的 QRS 波群，QRS 波群大多较 CRT 起搏器植入前窄，提示双心室起搏，双心室趋向同步除极；宽大畸形的 QRS 波群（箭头所示）间断出现，波形与 CRT 起搏器植入前相似，提示间歇性左心室失夺获

三、阳极夺获

　　起搏器以起搏阈值较低的阴极作为刺激电极，在一定的起搏电压下，并不引起作为起搏回路系统的阳极周围的心肌除极，但当起搏能量输出（电压和 / 或脉宽）增高到一定程度时，可引起阳极周围的心肌除极，此现象称起搏电极的阳极夺获（anodal capture）。

　　（一）产生机制

　　当左心室单极起搏的能量输出较大时，右心室起搏导线的阳极引起所接触的细胞超极化，使该处细胞膜电位更高（形成虚拟阳极），而其周围细胞膜电位相对较低（虚拟阴极），引起右心室局部除极（图 12-61）。

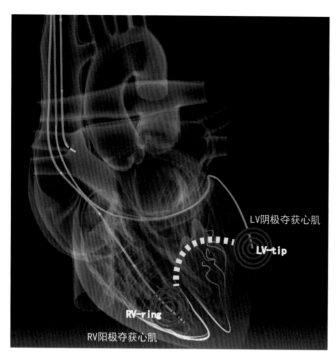

图 12-61 心脏再同步化治疗起搏器阳极夺获示意图

CRT 左心室起搏设置为左心室导线头端（LV tip）作阴极，右心室导线的阳极环（RV ring）作阳极。左心室起搏能量输出较高时，发生阳极夺获，左心室（LV）和右心室（RV）同时起搏

（二）心电图表现

1. 左心室起搏极性为 LV tip-RV ring 阈值测试时，随着起搏输出由高到低，QRS 波群由窄（阳极夺获、双心室起搏）变宽（单纯左心室起搏），再变为起搏前的图形（左心室失夺获）。单独左心室起搏，左心室夺获的 QRS 波群显著宽大畸形；左心室起搏能量输出较高时，发生阳极夺获、双心室起搏，QRS 波群变窄（图 12-62，图 12-63）。

2. CRT 左心室起搏多采用左心室导线头端（LV tip）作阴极，右心室导线的阳极环（RV ring）作阳极，理想的 CRT 起搏 QRS 波群较窄，发生阳极夺获时，QRS 波群形态改变，宽度增加，左心室起搏成分不同程度丧失。

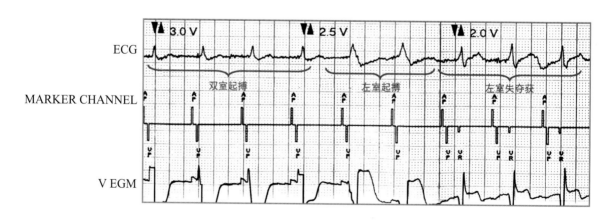

图 12-62 心脏再同步化治疗起搏器左心室阈值测试时的阳极夺获

患者植入 Medtronic InSync Ⅲ 8042 CRT 起搏器，左心室起搏：LV tip-RV ring，左心室阈值测试，起搏电压 2.5 V 时，QRS 波群显著宽大畸形，为左心室夺获图形；起搏电压 3.0 V 时，QRS 波群变窄，提示双心室起搏、阳极夺获；起搏电压 2.0 V，标记通道显示心室起搏（VP）失夺获，随后的自身 QRS 波群发生了心室不应期感知（VR）

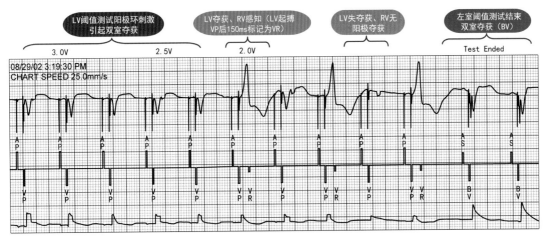

图 12-63　心脏再同步化治疗起搏器左心室阈值测试时的阳极夺获

患者植入 Medronic CRT 起搏器。左心室阈值测试时心电图显示：起搏电压 3.0 V、2.5 V 时，QRS 波群较窄，提示双心室起搏、阳极夺获；起搏电压 2.0 V 时，QRS 波群显著宽大畸形，为左心室（LV）夺获图形，右心室（RV）感知，标记通道显示心室起搏（VP）后 150 ms 处出现心室不应期感知（VR）标记；随后 LV 失夺获，亦无阳极夺获。左心室阈值测试结束后，恢复双心室起搏（标记为 BV），产生较窄的 QRS 波群

（三）不良影响

1. 削弱 CRT 疗效

阳极夺获可改变心室激动的顺序，造成双心室同时起搏，而失去左心室领先激动，VV 间期的优化调整作用和双心室同步化除极丧失。心室起搏实际变为"三点"起搏，即左心室起搏 + 右心室起搏 + 左心室导线刺激时的阳极夺获右心室起搏。

2. 干扰左心室阈值判断

LV tip-RV ring 阈值测试时，随着起搏能量输出由高到低，QRS 波群由窄变宽，再变为起搏前的图形。QRS 波群由窄变宽时，易误认为左心室失夺获，实际为阳极夺获、双心室起搏图形；QRS 波群由宽再变为起搏前的图形时，说明左心室失夺获，此时测得的才是左心室起搏阈值。

（四）处理对策

1. 在保证左心室起搏安全的前提下适当降低左心室起搏能量输出。

2. 放弃 RV-ring 作为左心室起搏的阳极。可将起搏极性设置改为：LV tip-can（脉冲发生器外壳）、LV tip-LV ring、LV tip-RV coil、LV ring-LV tip。

3. 尽可能采用左心室四极导线，有多种起搏向量备选，既可避免阳极夺获，又可避免膈肌刺激。

四、心室过感知心房波

CRT-D 的左心室导线通常不设置感知功能。开启左心室感知功能时，如果左心室导线进入靶静脉过浅，靠近心房，就可能发生心室过感知心房波，从而抑制 CRT 起搏（图 12-64）。

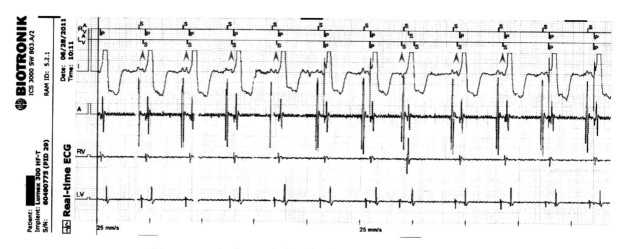

图 12-64　心脏再同步化治疗起搏器左心室过感知心房波

患者植入 Biotronik Lumax 300 HF-T CRT 起搏器，为防止源自左心室的室性早搏被右心室感知再触发左心室起搏，形成 "R on T" 现象而诱发室性心律失常，开启了左心室 T 波保护功能，左心室线路具有感知功能。箭头所示左心室线路过感知了 P 波，从而抑制了左心室起搏

五、心房感知不足

心房感知不足时，尽管 SAVI 设置较短，但自身心房波不触发心室起搏而经房室传导系统下传产生自身 QRS 波群，导致 CRT 起搏丧失（图 12-65，图 12-66）。

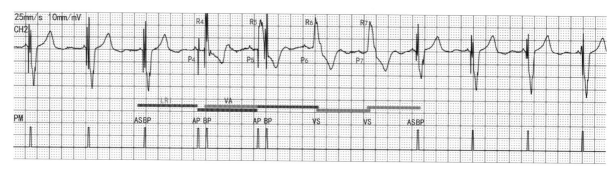

图 12-65　心脏再同步化治疗起搏器间歇性心房感知不足

患者植入 CRT 起搏器，模式 DDD。心电图显示：P_4、P_5 未抑制预期的心房起搏（AP）脉冲发放，P_6、P_7 未触发双心室起搏（BP），提示间歇性心房感知不足。R_4 为心室起搏与自身 P 波下传心室产生的室性融合波，R_5、R_6、R_7 为自身 QRS 波群，R_5 位于 PAVB 内，PAVI 结束时发放 BP 脉冲。R_6、R_7 发生心室感知（VS）启动 VA 间期，抑制了 BP 脉冲发放（浙江大学医学院附属第二医院，叶沈锋供图）

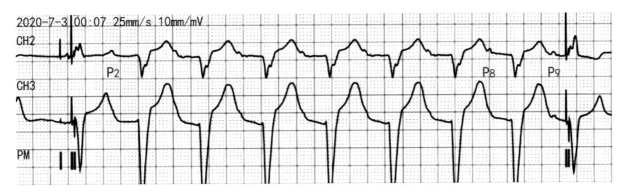

图 12-66 心脏再同步化治疗起搏器间歇性心房感知不足

患者植入 CRT 起搏器,模式 DDD。心电图显示:P_9 触发双心室起搏,P_2~P_8 未以 SAVI 触发双心室起搏,出现时限较宽的自身 QRS 波群,PR 间期长达 300 ms(远大于 SAVI),提示间歇性心房感知不足(浙江省中西医结合医院,李则林供图)

第十节　心脏再同步化治疗相关的心律失常

CRT 相关的心律失常是指无明显诱因(电解质紊乱、心衰加重、情绪突然变化等)的情况下,双心室起搏或左心室心外膜起搏引发了新的室性早搏、单形性或多形性室性心动过速甚至心室颤动,将起搏方式变成单纯右心室心内膜起搏后,该心律失常消失。

一、产生机制

植入 CRT 起搏器的患者,左心室心外膜起搏可使心室肌的除极和复极顺序发生改变,引起复极顺序紊乱。左心室心外膜起搏时,激动向中层 M 细胞的传导时间比心内膜激动向中层 M 细胞传导的时间长,由此引起除极及复极时间延长。心外膜起搏时心室肌复极时间及顺序的改变能增加不同层心室肌之间电的异质性,导致跨室壁复极离散度增加。

二、心电图表现

(一)QT 间期延长

一般情况下,单纯左心室心外膜起搏时的 QT 间期大于双心室起搏时的 QT 间期,双心室起搏时的 QT 间期大于单纯右心室心内膜起搏时的 QT 间期。

(二)T 波峰末间期增加

T 波峰末间期(Tp-Te)的形成是 M 细胞与心内膜、外膜在复极时存在电位差所致,心电图上 Tp-Te 间期增加,间接反映跨室壁复极离散度增大。

(三)室性心律失常

CRT 起搏时可出现室性早搏,因复极离散度增加等原因,偶引起室性心动过速甚至心室颤动(图 12-67,图 12-68)。

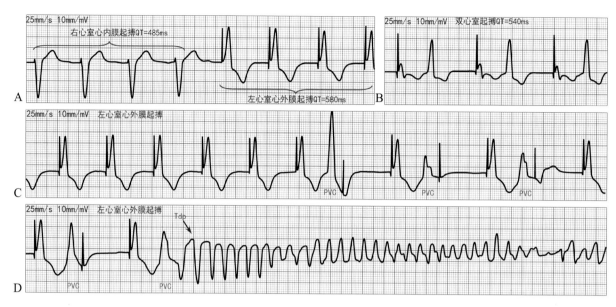

图 12-67　左心室心外膜起搏引起 QT 间期延长及尖端扭转型室性心动过速

　　A. 右心室心内膜起搏时，QT 间期 =485 ms，左心室心外膜起搏时，QT 间期延长至 580 ms。B. 双心室起搏时，QT 间期 =540 ms。C. 持续左心室心外膜起搏时，左心室线路无感知功能，QT 间期长达 580 ms，并出现频发室性早搏（PVC）。D. 持续左心室心外膜起搏时，左心室线路无感知功能，室性早搏后左心室起搏脉冲功能性失夺获，出现长 - 短周期现象，室性早搏以 "R on T" 形式诱发尖端扭转型室性心动过速（Tdp）

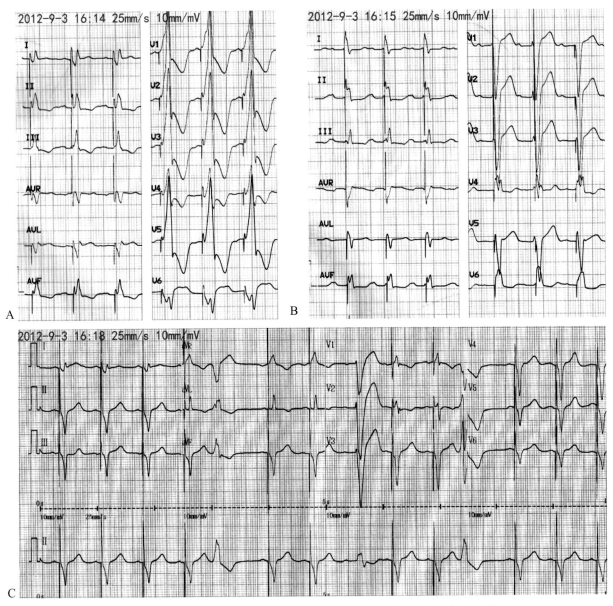

图 12-68 心脏再同步化治疗起搏器患者 QT 间期改变及室性早搏

A. 单纯左心室心外膜起搏时 QT 间期 =510 ms。B. 单纯右心室心内膜起搏时，QT 间期 =424 ms。C. 双心室起搏时，QT 间期 =462 ms，并出现频发室性早搏

（牟延光）

第十二章 心脏再同步化治疗起搏器

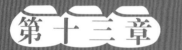

第十三章　植入型心律转复除颤器

室性心动过速（ventricular tachycardia，VT）和心室颤动（ventricular fibrillation，VF）是引起心脏性猝死（sudden cardiac death，SCD）的重要原因，其发生通常难以预测。植入型心律转复除颤器（implantable cardioverter defibrillator，ICD）是识别并治疗快速性室性心律失常的有效方法（图 13-1）。ICD 又分为经静脉植入型心律转复除颤器（TV-ICD）和皮下植入型心律转复除颤器（S-ICD）。

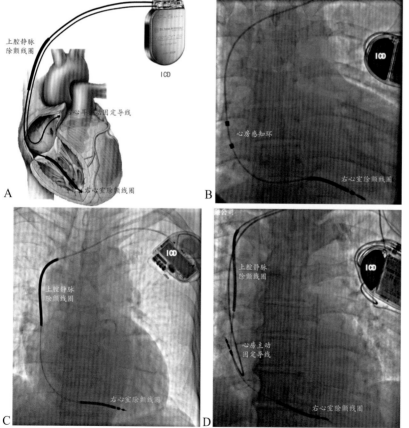

图 13-1　植入型心律转复除颤器示意图及 X 线影像

A. 双腔 ICD 示意图，ICD 具有心房和心室导线，心室导线上有右心室除颤线圈和上腔静脉除颤线圈，Abbott（ST. JUDE）Fortify DR ICD 采用了 DF4 右心室除颤导线接口。B. Biotronik 单腔 ICD 的 X 线影像，主动固定的右心室除颤导线具有心房漂浮双极感知环。C. Medtronic Protecta VR D364 VRM 单腔 ICD，主动固定的除颤导线（6947M-62 cm）采用了 DF4 接口，具有右心室和上腔静脉除颤线圈。D. 双腔 ICD，心房导线为主动固定导线，主动固定的除颤导线具有右心室和上腔静脉除颤线圈

2021 年中华医学会心电生理和起搏分会和中国医师协会心律学专业委员会共同发布了植入型心律转复除颤器临床应用中国专家共识（2021），阐述了 ICD 植入的适应证。ICD 植入适应证按照国际推荐级别（COR）分为 Ⅰ、Ⅱ、Ⅲ 类适应证，证据水平（LOE）分为 A、B、C 三级（参见：第一章第六节　永久心脏起搏器植入的适应证）。心功能分级采用纽约心脏病学会（NYHA）心功能分级。

一、ICD 在心脏性猝死一级（及 1.5 级）预防中的推荐

一级预防是针对从未发生过心脏停搏的高危人群植入 ICD 以预防可能发生的 SCD。中国专家提出的 1.5 级预防是指符合一级预防适应证的基础上同时满足以下 ≥ 1 项高危因素：①晕厥或先兆晕厥；②非持续性室性心动过速（NSVT）；③频发室性早搏（>10 次 / 小时）；④左心室射血分数（LVEF）<25%。

（一）Ⅰ 类适应证

1. 心肌梗死 40 天后及血运重建 90 天后，经优化药物治疗后心功能 Ⅱ 级或 Ⅲ 级、LVEF ≤ 35%，或者心功能 Ⅰ 级、LVEF ≤ 30%（证据水平：A）。

2. 既往心肌梗死导致的 NSVT，LVEF ≤ 30%，电生理检查能诱发出持续性室性心动过速（VT）、心室颤动（VF）的患者（证据水平：B-R）。

3. 非缺血性心脏病患者，经优化药物治疗 3~6 月后心功能 Ⅱ 级或 Ⅲ 级、LVEF ≤ 35%（证据水平：B-R）。

4. 成人先天性心脏病患者，LVEF ≤ 35%，经正规药物治疗，心功能仍为 Ⅱ 级或 Ⅲ 级（证据水平：C-LD）。

（二）Ⅱ 类适应证

1. Ⅱ a 类适应证

（1）缺血性心脏病，心功能 Ⅳ 级，等待心脏移植或左心室辅助装置（LVAD）的非住院患者（证据水平：B-NR）。

（2）LVEF 减低的心力衰竭，不符合通常的 ICD 适应证，但计划出院后在家等待心脏移植的患者（证据水平：B-NR）。

（3）年龄 ≥ 16 岁、无致命性 VF 或 VF 病史，应用风险 - 猝死计算器评估 5 年 SCD 风险 ≥ 6% 的肥厚型心肌病（HCM）患者（证据水平：B-NR）。

（4）*Lamin A/C* 基因突变导致的非缺血性心脏病，至少存在以下两个危险因素（NSVT、LVEF<45%、非错义变异、男性）（证据水平：B-NR）。

（5）Emery-Dreifuss 病和肢带型肌营养不良 Ⅰ B 型患者，合并心脏进行性受累（证据水平：B-NR）。

2. Ⅱb 类适应证

（1）优化药物治疗基础上心功能Ⅰ级、LVEF ≤ 35% 的非缺血性心脏病患者（证据水平：B-R）。

（2）接受足量 β 受体阻滞剂治疗后静息 QTc 间期 >500 ms 的无症状的长 QT 综合征患者（证据水平：B-NR）。

（3）程序心室电刺激不同位点可诱发持续性 VF 的 Brugada 综合征患者（证据水平：C-LD）。

（4）出现严重的排异性血管病变、心功能不全的心脏移植术后患者（证据水平：B-NR）。

（5）HCM 患者：年龄 ≥ 16 岁、无致命性 VT 或 VF 病史，应用风险－猝死计算器评估 5 年 SCD 风险 4%~6%；部分患者猝死风险 <4%，但充分评估判断 ICD 获益超过风险者（证据水平：B-NR）。

（6）合并 NSVT 或运动后血压发生显著变化，排除其他猝死高危因素的 HCM 患者（证据水平：B-NR）。

（7）有起搏适应证的Ⅰ型肌肉萎缩症患者，可以考虑植入 ICD（证据水平：B-NR）。

（8）致心律失常型右心室心肌病（ARVC）患者伴随 ≥ 1 个 SCD 主要危险因子（广泛右心室受累、左心室受累、存在多形性 VT 和心尖部室壁瘤、反复发作的 NSVT、未成年猝死家族史等）（证据水平：C-LD）。

二、ICD 在心脏性猝死二级预防中的推荐

二级预防是指对已经发生过心脏停搏或血流动力学障碍的持续性 VT 患者植入 ICD 以预防上述情况再次发生。

（一）Ⅰ类适应证

1. 非可逆性原因导致的特发性 VF 或血流动力学不稳定的持续性 VT，引起心脏停搏后存活者（证据水平：A）。

2. 心肌梗死 48 小时后发生的非可逆性原因导致的 VF 或血流动力学不稳定的 VT 患者（证据水平：A），以及血流动力学稳定的持续性单形性 VT 患者（证据水平：B-NR）。

3. 非缺血性心脏病，出现非可逆原因的 VT/VF 导致心脏停搏或血流动力学不稳定的持续性 VT 患者（证据水平：A），以及血流动力学稳定的持续性单形性 VT 患者（证据水平：B-NR）。

4. 伴有器质性心脏病的自发持续性 VT 或 VF 患者，无论血流动力学是否稳定（证据水平：B）。

5. 心肌梗死 48 小时后发生不明原因的晕厥，电生理检查能诱发出持续性单形性 VT 的患者（证据水平：B-NR）。

6. 各种离子通道疾病，如出现过心脏停搏或持续性 VT，药物治疗无效或无法耐受的患者（证据水平：B）。

7. 晕厥原因不明，电生理检查诱发出血流动力学不稳定的持续性 VT 或 VF 的患者（证据水平：B）。

8. 各种离子通道疾病，如出现过心脏停搏，排除可逆因素后推荐植入 ICD（证据水平：B-NR）。

9. 长 QT 综合征伴心脏停搏或反复晕厥病史，药物治疗无效或无法耐受者（证据水平：B-NR）。

10. 短 QT 综合征，发生过持续性 VT 或心脏停搏者（证据水平：B-NR）。

11. 儿茶酚胺敏感性室性心动过速（CPVT），在接受最大耐受剂量 β 受体阻滞剂治疗的基础上，

仍反复发作持续性 VT 或晕厥的患者（证据水平：B-NR）。

12. 自发 Ⅰ 型 Brugada 综合征患者，出现心脏停搏、持续性 VT 或者近期出现疑为室性心律失常导致的晕厥（证据水平：B-NR）。

13. 心电图表现早复极，曾发生过持续性 VT、VF 或心脏停搏的患者（证据水平：B-NR）。

14. 因 VT/VF 导致的心脏停搏，或出现自发持续性 VT 导致晕厥或血流动力学不稳定的 HCM 患者（证据水平：B-NR）。

15. 成人先天性心脏病患者，出现非可逆原因 VT/VF 导致的心脏停搏（证据水平：B-NR）。

16. 成人先天性心脏病患者，出现血流动力学不稳定的 VT，对残余病灶/心室功能进行评价和适当治疗后，推荐植入 ICD（证据水平：B-NR）。

17. 心脏结节病患者，如出现持续性 VT，或为心脏停搏的幸存者，或 LVEF ≤ 35%（证据水平：B-NR）。

18. ARVC 患者合并一项高危因素（心脏停搏复苏后、持续性 VT、心功能不全右心室射血分数/左心室射血分数 ≤ 35%）（证据水平：B-NR）。

（二）Ⅱ类适应证

1. Ⅱ a 类适应证

（1）缺血性心脏病，因冠状动脉痉挛导致心脏停搏复苏后，药物治疗无效或不能耐受者（证据水平：B-NR）。

（2）非缺血性心脏病，不明原因晕厥，考虑晕厥为严重室性心律失常所致可能性大者（证据水平：B-NR）。

（3）出现持续性室性心律失常的 LVAD 使用者（证据水平：C-LD）。

（4）心脏结节病患者，LVEF>35%，但有晕厥，或心脏磁共振成像/正电子发射型计算机断层显像显示存在心肌瘢痕，或存在永久心脏起搏的适应证（证据水平：B-NR）。

（5）心脏结节病患者，LVEF>35%，如电生理检查能诱发出持续性室性心律失常（证据水平：C-LD）。

（6）出现持续性 VT 的心肌炎急性期患者，控制急性期症状后可行 ICD 植入（证据水平：C-LD）。

（7）ARVC 患者合并不明原因晕厥，考虑晕厥可能为室性心律失常所致（证据水平：B-NR）。

2. Ⅱ b 类适应证

（1）缺血性心脏病，因冠状动脉痉挛导致 VT、VF 及心脏停搏复苏后，担心药物或介入治疗后仍有可能再发上述情况者（证据水平：B-NR）。

（2）缺血性心脏病，既往已有 LVEF 降低，急性冠状动脉综合征（ACS）发生后血运重建不及时或不完全，预计 LVEF 会持续低于 35%，以及 ACS 发生 48 小时后仍有无诱因的持续性单形性 VT，可考虑早期（<40 天）植入 ICD（证据水平：C-LD）。

三、Ⅲ类适应证

1. 患者虽然满足 ICD 适应证，但不能以较好的功能状态生存 1 年以上，需要综合判断并与患方充分沟通。

2. 无休止 VT 或 VF，需待 VT 或 VF 控制且病情稳定后再计划 ICD 植入。

3. 存在明显的精神疾病，可能由于 ICD 植入而加重，或不能进行系统随访者。

4. 不合并器质性心脏病及离子通道疾病的不明原因晕厥，且未能诱发室性心律失常者。

5. 手术或导管消融可治愈的 VT 或 VF，主要是指无器质性心脏病者。

6. 由完全可逆因素（如电解质紊乱、药物或创伤等）引起的快速性室性心律失常。

7. 难治性的终末期心力衰竭，心功能Ⅳ级，不计划进行心脏移植、LVAD 或心脏再同步化治疗（CRT）的患者。

8. 非猝死高危因素相关的基因型的 HCM 患者，不应当植入 ICD。

第二节　心室颤动的诱发及除颤阈值测试

为保证 ICD 植入后具有可靠的除颤性能，术中可人工诱发心室颤动，通过 ICD 进行识别与除颤，从而确认 ICD 的感知和除颤功能，并初步推断除颤所需能量，为后续的参数设置提供参考。但是，除颤阈值（defibrillation threshold，DFT）测试具有一定的风险性，人工诱发心室颤动与自发性心室颤动并非完全相同，临床上需要 ICD 治疗的多是室性心动过速而非心室颤动，DFT 测试结果并不能准确预测临床上除颤的结果。TV-ICD 植入过程中，针对一级预防的患者，推荐不常规进行 DFT 测试，对二级预防的患者，可根据患者基础心脏病、心功能状况以及室性心律失常类型等，由植入医生决定是否进行 DFT 测试。S-ICD 植入过程中，推荐常规进行 DFT 测试，在临床实际工作中也可根据患者基础心脏病、一级或二级预防、心肺功能状况及镇静麻醉可行性等，结合植入时 PRAETORIAN 评分，由植入医生决定是否进行 DFT 测试。

一、ICD 植入术中除颤阈值测试的推荐

2021 年中华医学会心电生理和起搏分会和中国医师协会心律学专业委员会共同发布了植入型心律转复除颤器临床应用中国专家共识（2021），阐述了 ICD 植入术中除颤阈值测试的推荐。

（一）Ⅰ类推荐

对于植入 S-ICD 的患者，建议常规进行 DFT 测试（证据水平：C-LD）。

（二）Ⅱa 类推荐

1. 对于左侧胸前植入 TV-ICD 的患者，如果感知、起搏阈值及阻抗数值均在合理范围，且影像下右心室导线定位良好，不行 DFT 测试是合理的（证据水平：B-R）。

2. 对于右侧胸前植入 TV-ICD 或更换 ICD 的患者，应当进行 DFT 测试（证据水平：B-NR）。

（三）Ⅲ类推荐

当患者处于以下状态时不应进行 TV-ICD 的 DFT 测试：已知的非慢性心脏血栓，心房颤动或扑动未经充分抗凝，严重的主动脉瓣狭窄，急性冠脉综合征，近期发生脑卒中或短暂性脑缺血发作，血流动力学不稳定以及其他已知的可产生严重后果的合并症患者（证据水平：C-LD）。

二、诱发心室颤动的常用方法

（一）T 波电击法

T 波电击（shock on T）法即 T-shock 法（图 13-2，图 13-3）相当于高能量的 S_1S_2 刺激（通常设为 400/300 ms），其诱发心室颤动的成功率高，为目前 ICD 植入术中及术后随访诱发心室颤动的最常用方法。

1. S_1 刺激

基础刺激周期 150~600 ms，通常设为 400 ms，次数 2~12 次，通常设为 8 次，输出 7.5 V/1.0 ms。

2. S_2 刺激

早搏刺激（S_2 刺激）与最后一个 S_1 刺激的偶联间期 20~600 ms，Medtronic、Abbott（ST. JUDE）公司默认为 300 ms，Biotronik 公司默认为 290 ms，Boston Scientific 公司默认为 310 ms，目的是使 S_2 刺激位于心室易损期（相当于心电图 T 波顶峰前 20~30 ms）。电击电压 50~800 V，通常设为 200 V；能量 0.1~36.5 J，Medtronic、Biotronik、Boston Scientific 公司默认为 1.0 J，Abbott（ST. JUDE）公司默认为 2.0 J。

（二）50 Hz 交流电猝发刺激法

50 Hz 交流电猝发刺激法相当于 S_1S_1 刺激，即以极快频率（3000 次 / 分）对心室实施猝发刺激引起心室肌强直收缩而引发心室颤动（图 13-4），通常刺激时间控制在 8~10 秒。

（三）直流电刺激法

直流电（direct current）刺激法应用高压直流电持续刺激，电压 8~12 V，脉宽 0.5~5 秒，通常应用 2 秒。诱发心室颤动具有时间短、成功率高、术中程控简单、副作用小的优点。

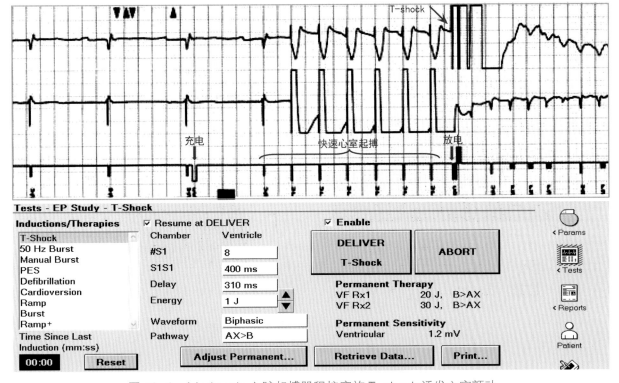

图 13-2　Medtronic 心脏起搏器程控实施 T-shock 诱发心室颤动

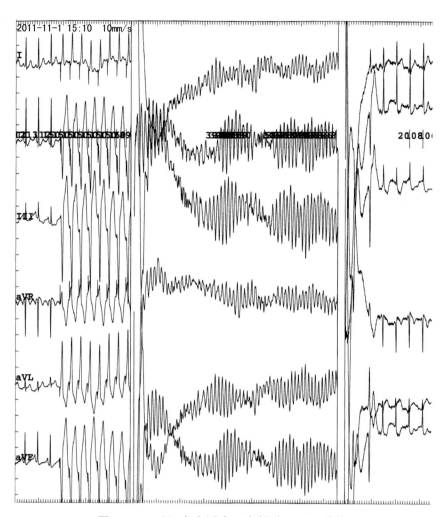

图 13-3 ICD 术中诱发心室颤动及电击除颤

患者，女，12 岁，因"频发发作晕厥、抽搐"入院，临床诊断：特发性心室颤动，植入 ICD。术中应用 T-shock 法诱发心室颤动，并经 ICD 电击除颤成功

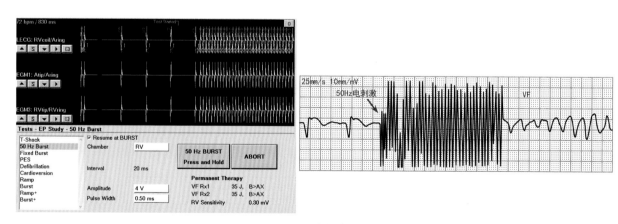

图 13-4 50 Hz 电刺激诱发心室颤动

第三节　植入型心律转复除颤器心律失常诊断功能

ICD 采用若干标准对快速性心律失常进行分析、判断，心律失常的准确诊断是确保 ICD 实施正确治疗的前提。心动过速诊断标准包括基本识别标准和辅助识别标准，不同厂家的 ICD 识别标准不同。

一、基本识别标准

基本识别标准包括频率标准和持续时间标准。ICD 对室性心律失常的自动诊断标准常常分为三区：①室性心动过速（VT）区：心室率 150~188 次 / 分；②快室性心动过速（FVT）区：心室率 188~250 次 / 分；③心室颤动（VF）区：心室率 >250 次 / 分。

提高诊断频率，延长诊断成立间期数可减少不必要的治疗，SCD 一级预防心动过速诊断成立标准应当为持续至少 6~12 秒或 30 个心动周期，检测频率 185~200 次 / 分。SCD 二级预防心动过速检测频率应低于记录到的 VT 频率的 10~20 次 / 分，且不低于 188 次 / 分，应根据 VT 频率的变化相应调整检测频率。

二、辅助识别标准

辅助识别标准包括突发性、稳定性和形态学标准，用于室上性心动过速（supraventricular tachycardia，SVT）与 VT 的鉴别。对于三度房室阻滞患者，可不设置 SVT 鉴别算法。

（一）突发性标准

窦性心动过速大多逐渐发生，VT 和 VF 大多突然发生，突发性标准（onset criterion）可以用于鉴别窦性心动过速与 VT 和 VF。

1. 突发性标准的程控设置

Biotronik ICD/CRT-D 突发性默认 20%。Boston Scientific ICD/CRT-D 突发性默认 9%。Abbott（ST. JUDE）ICD/CRT-D 具有心腔突发性（chamber onset）和突发性（sudden onset）算法，二者不能同时开启。心腔突发性算法默认开启，心房率首先突然加速，则诊断 SVT；心室率首先突然加速，则诊断 VT；心房率和心室率同时逐渐改变，则诊断 SVT。突发性算法开启后，突发性变量（sudden onset delta）默认 100 ms（图 13-8）。

2. 突发性标准的局限性

突发性标准仅仅基于心室率变化，不能鉴别 SVT、VT 和 VF。窦性心动过速或运动时发生的 VT、心室率逐渐增加的 VT，无法满足突发性标准，延误治疗。

（二）稳定性标准

心房颤动时心室节律常不规则，VT 大多节律规整，稳定性标准（stability criterion）可以区分二者。稳定性变量（stability delta）可以程控设置。RR 间期差值超过稳定性变量时，ICD 诊断室上性心律失常，不发放治疗；RR 间期差值不超过稳定性变量时，ICD 诊断 VT，实施相应治疗。

1.稳定性变量的程控设置

Medtronic ICD 稳定性变量默认 40 ms；Abbott（ST. JUDE）ICD 稳定性变量默认 80 ms（图 13-5，图 13-8）；Biotronik ICD/CRT-D 稳定性默认 12% 或 24 ms 或 48 ms；Boston Scientific ICD 稳定性变量默认 20 ms（图 13-12B）。

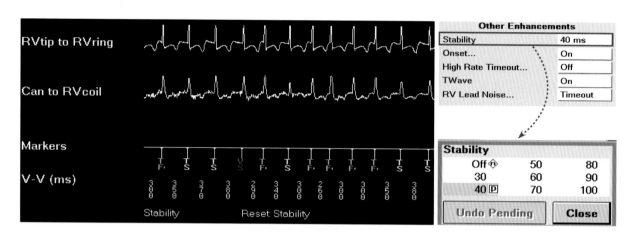

图 13-5　Medtronic ICD 稳定性标准程控界面

心电图显示快心室率心房颤动。ICD 稳定性变量 40 ms，VV 间期变化大于程控值，ICD 将室性心动过速计数器归零，图中标记为 Reset Stability，ICD 认为节律不稳定，不实施治疗。TF：快室性心动过速感知；TS：室性心动过速感知；VS：心室感知

2.稳定性标准的局限性

心房颤动伴快心室率时，RR 间期可相对规整；部分 VT（如室性激动伴文氏型传出阻滞、多源 / 形性 VT 等）RR 间期可不规整，上述情况下稳定性标准可出现判断失误，需要结合其他判断标准。

（三）形态学标准

ICD 的形态学标准（morphology criterion）是指 ICD 建立并储存窦性心律时 QRS 波群心腔内心电图（EGM）形态模板，并可随病情变化或时间推移手动或自动更新。心动过速发作时与窦性心律模板比对分析，达到匹配值（match threshold），ICD 认为匹配（match），将心动过速诊断为 SVT，不发放治疗；若达不到匹配值，ICD 认为不匹配（no match）并诊断 VT 或 VF，实施治疗。

1. Medtronic ICD Wavelet 判断标准

如果 8 个 QRS 波群中 ≥ 3 个与存储的窦性心律 QRS 波群形态模板匹配，排除 VT 或 VF，不发放治疗，否则诊断 VT 或 VF 而实施治疗（图 13-6，图 13-7）。

2. Abbott（ST. JUDE）ICD 远场形态学鉴别法

近场形态鉴别基于小区域（右心室导线头端到阳极环）中的电激动扩布，若 VT 起源点与正常右心室传导方向类似，那么 VT 的近场形态也会非常类似于窦性心律的 QRS 波群。Abbott（ST. JUDE）ICD 远场形态学（Far Field MD™ morphology）鉴别法基于较大区域（右心室导线头端 / 除颤线圈到机壳）中的波形比较，VT 与窦性心律的 QRS 波群的区别会更加明显，可增强与右心室自身传导类似的 VT 的鉴别能力。起搏器每 3 小时更新窦性心律模板（CRT-D 更新模板时 AV 滞后功能自动运行），当心室率达到 VT/VF 检测频率时开始比对，匹配度超过所设置的百分比（一般 90%，可程控）定义

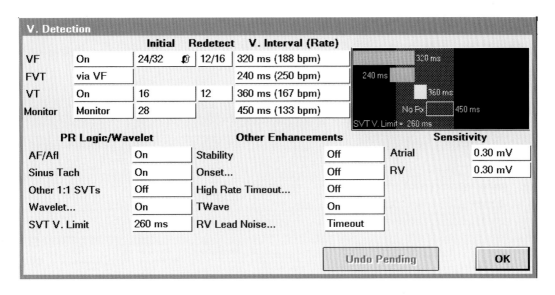

图 13-6　Medtronic ICD 心律失常诊断程控界面

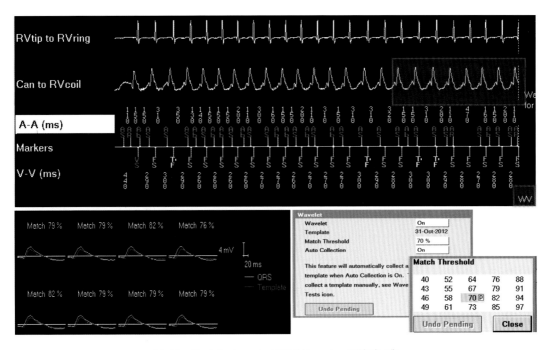

图 13-7　Medtronic ICD Wavelet 判断标准

ICD 匹配值 70%，ICD 将患者所发生的心动过速 QRS 波形与储存的模板进行比较，匹配数 8/8（>3/8），ICD 诊断 SVT，不实施治疗。WV 表示 Wavelet 保留检测，直至心律失常结束或提供治疗。Ab：心房空白期感知；AR：心房不应期感知；AS：心房感知；FS：心室颤动感知；TF：快室性心动过速感知；VS：心室感知为匹配，如果 10 个 QRS 波群中 ≥ 3 个匹配，则判断为 SVT 而不发放治疗，否则诊断室性心律失常而实施治疗（图 13-8，图 13-9）。远场形态学鉴别法有助于准确识别导线噪声，从而避免因导线噪声引起的不恰当放电（图 13-10）。

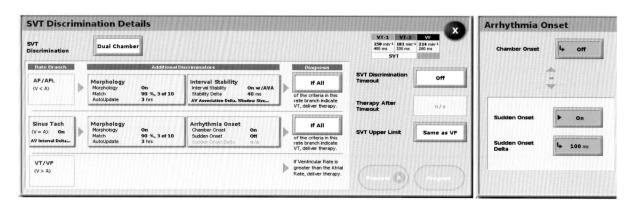

图 13-8　Abbott（ST. JUDE）ICD 室上性心动过速鉴别程控界面

匹配度百分比（match）默认 90%，10 个 QRS 波群中 ≥ 3 个匹配，则判断为 SVT。稳定性变量（stability delta）默认 40 ms。突发性（sudden onset）算法开启后，心腔突发性（chamber onset）算法关闭，突发性变量（sudden onset delta）默认 100 ms

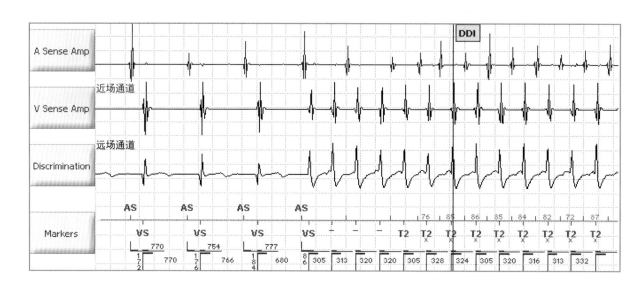

图 13-9　Abbott（ST. JUDE）ICD 远场形态学鉴别法诊断室性心动过速

与窦性心律相比，心动过速发作时近场通道波形变化不显著，远场通道波形有明显改变，标记通道显示心动过速时 X 代表 QRS 波群形态与模板不匹配，ICD 依靠远场形态学诊断 VT。AS：心房感知；VS：心室感知；T2：室性心动过速 2 区

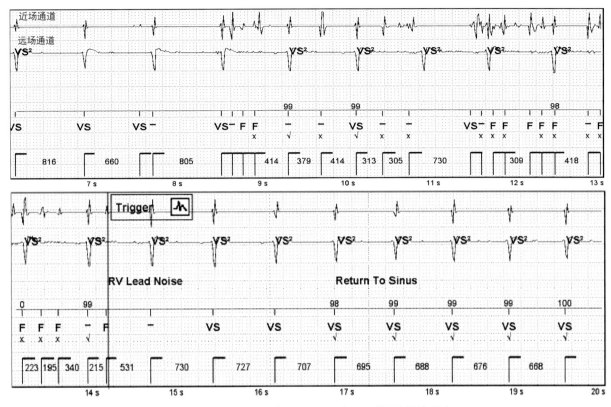

图 13-10　Abbott（ST. JUDE）ICD 识别导线噪声

患者，女，52 岁，因"缺血性心肌病、心力衰竭"植入 Abbott（ST. JUDE）Ellipse VR 1377-36Q 单腔 ICD。近场通道感知到快心室事件，但远场通道未感知到快心室事件，ICD 诊断右心室导线噪声（RV Lead Noise），不发放治疗。F：心室颤动；VS：心室感知；VS²：远场通道心室感知

3. Biotronik ICD MorphMatch 波形对比功能

Biotronik ICD 为了准确的识别 VT 和 SVT，MorphMatch 波形对比功能对三个 QRS 波群形态指标（最大峰值、面积、向量）进行比对，持续逐跳更新窦性心律波形，确保此算法自动适应患者 QRS 波群的任何变化。MorphMatch 可程控选项：关闭、监测、开启，MorphMatch 阈值可在低（Low）、标准（Std.）、高（High）之间程控选择，选择 Low 时，诊断的敏感度增加，选择 High 时，诊断的特异性增加（图 13-11）。

4. Boston Scientific ICD 形态学鉴别法

Boston Scientific ICD 的 Rhythm ID 功能结合其他以间期为基础的鉴别标准，应用向量定时相关性（vector timing and correlation，VTC）形态学鉴别方法，将未知节律与窦性节律模板比较向量异同，用于鉴别 SVT 与 VT（图 13-12）。双腔 ICD 采用 VTC 结合 V>A、稳定性、心房颤动频率阈值、持续频率的持续时间标准，单腔 ICD 采用 VTC 结合稳定性、持续频率的持续时间标准。RhythmMatch 节律匹配阈值可配合 Rhythm ID 使用，可根据不同患者的特殊情况，调整节律匹配阈值参数来帮助 ICD 对未知节律进行判定（图 13-12C）。

（四）房室逻辑关系判断标准

稳定性和突发性不能识别节律均匀、突发的 SVT，心内电图的波群宽度不能识别束支阻滞、窄 QRS 波群的 VT 或起搏心律。双腔 ICD 及 CRT-D 的房室逻辑性判断标准可增强心律失常的鉴别能力。

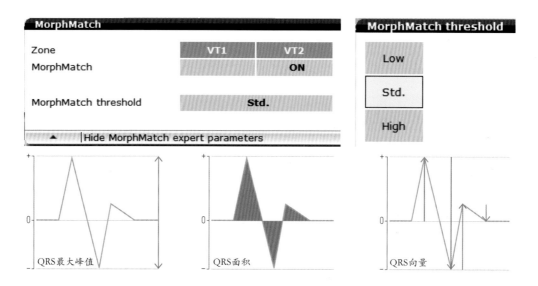

图 13-11　Biotronik ICD MorphMatch 波形对比功能示意图及程控界面

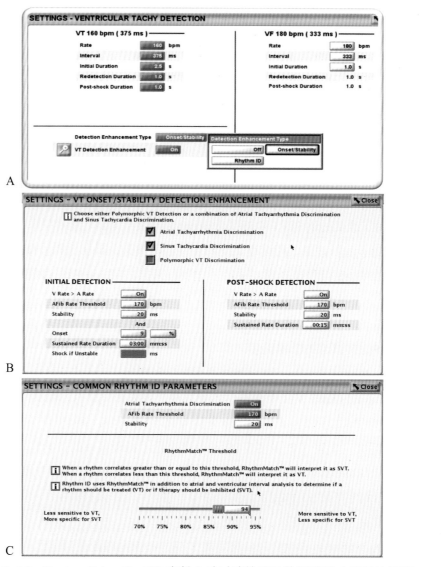

图 13-12　Boston Scientific ICD 室性心动过速检测及检测增强功能程控界面

起搏器分别测定心房率与心室率并比较分析，若 V>A，则诊断 VT；若 V=A，则进行突发性和形态学鉴别；若 V<A，则进行稳定性和形态学鉴别。Medtronic 公司称为 PR Logic；Abbott（ST. JUDE）公司称为频率分支（rate branch）鉴别；Biotronik 公司基于心房和心室节律信息的 SVT/VT 鉴别法称为 SMART 智能检测。

三、检测增强功能

Boston Scientific ICD 的检测增强类型（detection enhancement type）程控选项包括：关闭、一键检测增强（one button detection enhancement，OBDE）和 Rhythm ID。OBDE 和 Rhythm ID 仅应用于 VT-1 和 VT 区的初始检测和再检测，VF 区没有检测增强功能。OBDE 功能用于 Boston Scientific Teligen 及以后 ICD/CRT-D，包括以下选项：突发性（onset）、稳定性（stability）、心房颤动频率阈值（atrial fibrillation rate threshold，AFRT）、心室率 > 心房率（V>A）、持续频率的持续时间（sustained rate duration，SRD）、不稳定时电击（shock if unstable）。

第四节　植入型心律转复除颤器心律失常治疗功能

ICD 的治疗模式分抗心动过缓起搏、抗心动过速起搏（anti-tachycardia pacing，ATP）、电击除颤或复律、电击后起搏。理想的 ICD 治疗应是既不能延误室性心律失常的治疗，又尽可能使用 ATP 而达到无痛性（pain free）治疗的目的。ICD 识别室性心律失常并划分为 VT 区和 FVT 区，首先采用多次、多种类的 ATP 治疗，ATP 治疗无效或 VT 恶化时再发放高能量电击治疗；一般对心室率 >250 次 / 分的 VF，ICD 直接给予高能量电击治疗。

一、抗心动过缓起搏

ICD 有抗心动过缓的起搏功能，同时具有基本起搏频率和电击后基本起搏频率。鉴于植入 ICD 的患者多不合并缓慢性心律失常，因此 ICD 基本起搏频率多设置为 40~50 次 / 分。为避免快速性室性心律失常终止后的频率骤然下降，电击后基本起搏频率设置常高于 60 次 / 分。

（一）不同厂家 ICD/CRT-D 的参数设置

1. Medtronic 公司

单腔 ICD 低限频率默认 40 次 / 分，双腔 ICD 低限频率默认 60 次 / 分，心脏再同步化治疗除颤器（CRT-D）低限频率默认 50 次 / 分。

2. Biotronic 公司

Biotronic ICD 和 CRT-D 出厂时心动过缓起搏、心动过速的检测和治疗处于关闭状态，预程控打开后，单腔 ICD 和具有心房感知功能的单腔 ICD 基础频率默认 40 次 / 分；双腔 ICD 和 CRT-D 基础频率默认 60 次 / 分。

3. Abbott（ST. JUDE）公司

Abbott（ST. JUDE）ICD、CRT-D 基本频率默认 60 次 / 分。事件期间起搏模式可程控设置（如

VVI、DDI），但不能程控关闭，Unity之前的ICD默认VVI模式，Unity及其以后的ICD默认DDI模式（图13-13），期间心室安全备用功能暂停。

4. Boston Scientific 公司

Boston Scientific ICD 低限频率限制默认 60 次 / 分；CRT-D 低限频率限制默认 45 次 / 分。

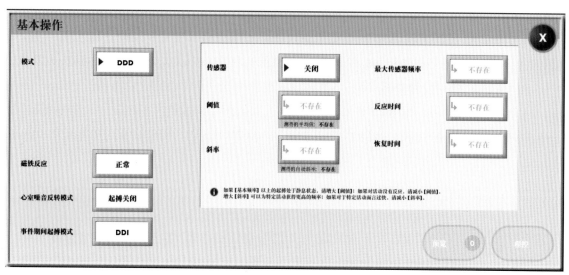

图 13-13　Abbott（ST. JUDE）ICD 事件期间起搏模式程控界面

（二）参数设置要求

植入型心律转复除颤器临床应用中国专家共识（2021）建议根据患者基础心脏疾病、心功能状况及存在的缓慢性心律失常等合理设置 ICD 的抗心动过缓参数。伴有变时性功能不全的患者（尤其是年轻或运动量较大患者）需开启频率应答功能；单、双腔 ICD 患者，需通过程控参数以达到最小化右心室起搏；合并梗阻性肥厚型心肌病的患者，需通过程控参数（如缩短 AV 间期）鼓励右心室起搏以减轻流出道梗阻；植入 CRT-D 的患者应优化 AV 间期及 VV 间期，尽可能增加双心室起搏比例，以获得更窄的 QRS 波群时限和更好的血流动力学效果。

二、抗心动过速起搏

ICD/CRT-D 通过发放频率快于 VT 的快速心室起搏，可以终止部分 VT。

（一）抗心动过速起搏的原理

ICD/CRT-D 发放心室起搏脉冲，可侵入 VT 的折返环并终止折返引起的 VT（图 13-14）。

（二）抗心动过速起搏的治疗结果

1. 终止 VT。

2. VT 不终止或发生拖带。

3. 产生另一种类型的 VT 或恶化原来的 VT，加快其发作频率，甚至蜕变为 VF。

（三）抗心动过速起搏的程控设置

ATP 有猝发式、扫描式、起搏间期递减式和复合式 ATP，其强度依次增加，ATP 的具体参数可以程控设置（图 13-15）。血流动力学耐受性较好的慢频率、单形性 VT 建议采用至少 2~3 个序列和至

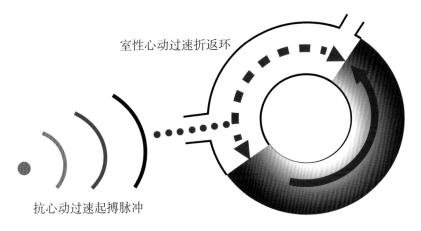

室性心动过速折返环

抗心动过速起搏脉冲

图 13-14　抗心动过速起搏终止折返性室性心动过速的示意图

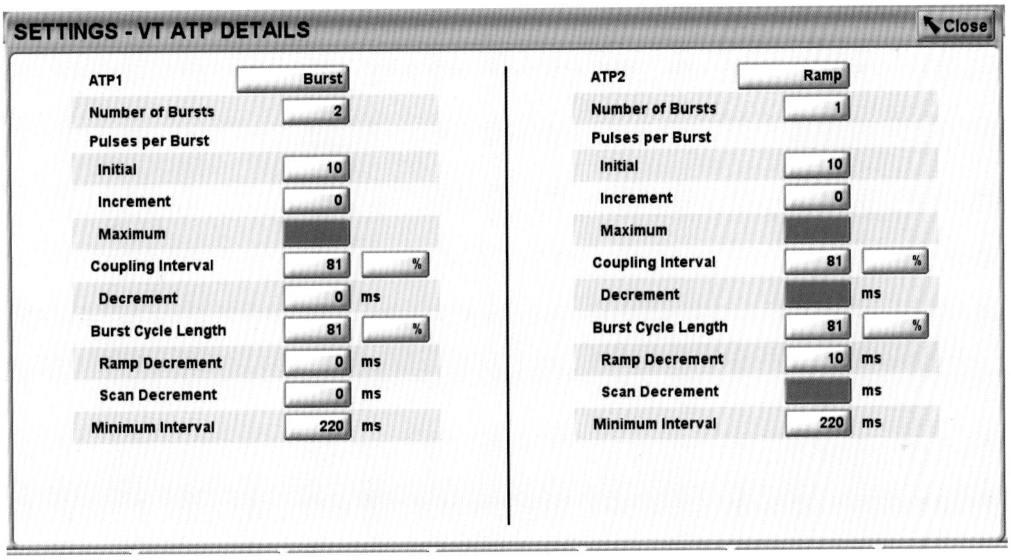

SETTINGS - VT ATP DETAILS　　　　　　　　　　　　　　↖Close

ATP1	Burst		ATP2	Ramp	
Number of Bursts	2		Number of Bursts	1	
Pulses per Burst			Pulses per Burst		
Initial	10		Initial	10	
Increment	0		Increment	0	
Maximum			Maximum		
Coupling Interval	81	%	Coupling Interval	81	%
Decrement	0	ms	Decrement		ms
Burst Cycle Length	81	%	Burst Cycle Length	81	%
Ramp Decrement	0	ms	Ramp Decrement	10	ms
Scan Decrement	0	ms	Scan Decrement		ms
Minimum Interval	220	ms	Minimum Interval	220	ms

图 13-15　Boston Scientific ICD 的 ATP 程控界面

少八个脉冲的 ATP 治疗；对于血流动力学不稳定的 VT，慎用 ATP 治疗，以免延误 VT 治疗或使 VT 加速恶化。

1. 阵数

阵数（sequence）一般设置不超过 10 阵。Abbott（ST. JUDE）公司 ICD 的 ATP 短阵刺激阵数：1~15 阵，默认 3 阵；Biotronik 公司 ICD 1~10 阵，默认 3 阵；Medtronic 公司 ICD 1~10 阵，VT 时 ATP 默认 3 阵，FVT 时默认 1 阵；Boston Scientific ICD 1~30 阵，默认 4 阵。

2. 每阵起搏中发放的脉冲数

每阵起搏中发放的脉冲数（pulse）：Abbott（ST. JUDE）ICD 2~20 个，默认 8 个；Biotronik ICD 1~10 个，默认 5 个；Medtronic ICD 1~15 个，Burst 默认 8 个，Ramp 默认 8 个，Ramp+ 默认 3 个；Boston Scientific ICD Burst 1~30 个，默认 10 个。

3. 刺激脉冲周长

刺激脉冲周长（burst cycle length，BCL）设置较 VT 时的 RR 间期更短，固定（fixed）时，BCL 是一个程控值；自适应（adaptive）时，BCL 是 VT 时 RR 间期的一个百分比。

（1）Abbott（ST. JUDE）ICD 的 BCL 为 200~552 ms，自适应状态时，BCL 等于心动过速平均 RR 间期的 50%~85%，默认 85%。

（2）Biotronik ICD 的 BCL 为 200~570 ms，自适应状态时，BCL 等于心动过速平均 RR 间期的 70%~95%，默认 80%。

（3）Medtronic ICD 自适应状态时，BCL 等于心动过速平均 RR 间期的 50%~97%，默认 88%。

（4）Boston Scientific ICD BCL 50%~97%，默认 81%。

4. 最小短阵脉冲周长

Abbott（ST. JUDE）ICD 148~400 ms，默认 200 ms；Biotronik ICD 200~300 ms，默认 200 ms；Medtronic ICD 150~400 ms，默认 200 ms；Boston Scientific ICD 120~750 ms，默认 220 ms。

5. 每阵刺激增加一个脉冲

可程控为开启或关闭，Abbott（ST. JUDE）ICD 默认关闭；Biotronik 公司 ICD 默认开启；Medtronic 公司 ICD 的猝发刺激（Burst）每阵不增加脉冲；Boston Scientific ICD 增加（increment）默认 0。

6. ATP 发放方式

当心动过速计数满足时，与诊断时的第一个心动过速事件（QRS 波群）同步发放第一个 ATP 脉冲，体表 ECG 显示在 QRS 波群起始之后 40~80 ms 处发放刺激，其余刺激脉冲以 VOO 的起搏方式发放。

7. 能量

Abbott（ST. JUDE）ICD 的 ATP 默认输出为 7.5 V/1.0 ms；Biotronik ICD 的 ATP 默认输出为 7.5 V/1.5 ms；Medtronic ICD 默认输出为 8.0 V/1.5 ms；Boston Scientific ICD 默认输出为 5.0 V/1.0 ms。

（四）抗心动过速起搏的常用模式

1. 猝发式抗心动过速起搏

猝发式 ATP 即猝发起搏（Burst pacing）是指起搏器发放数阵固定频率的快速心室起搏，猝发式 ATP 治疗是 ICD 最常用的 ATP 治疗程序（图 13-16~ 图 13-19）。

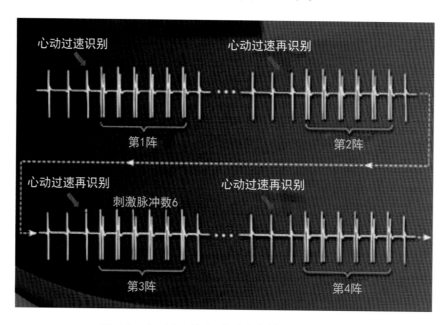

图 13-16 ICD 抗心动过速起搏治疗示意图

ICD 识别心动过速后，实施 ATP 治疗，设置 ATP 阵数 4，每阵起搏中发放的脉冲数 6

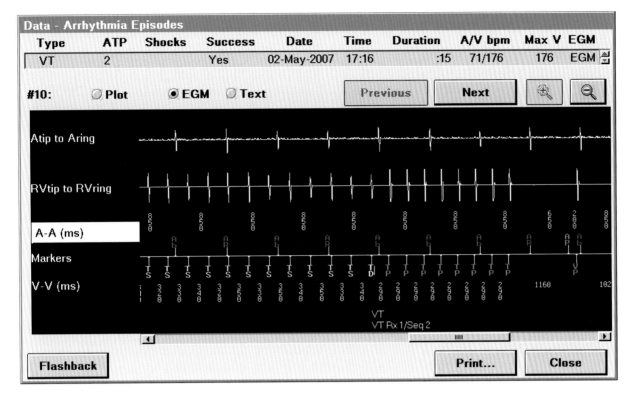

图 13-17　Medtronic ICD ATP 终止室性心动过速

Medtronic 双腔 ICD，心律失常事件记录显示 VT，ICD 识别 VT 后启动 ATP 治疗，VT 终止。Ab：心房空白期感知；AP：心房起搏；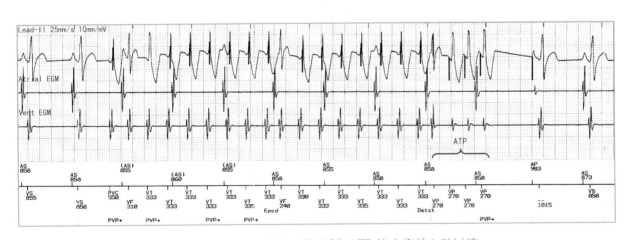：室性心动过速诊断成立；TP：抗心动过速起搏；TS：室性心动过速感知；VP：心室起搏

图 13-18　Boston Scientific ICD ATP 终止室性心动过速

患者植入 Boston Scientific Vitality 2 DR 双腔 ICD。ICD 参数：VT1 区：>135 次 / 分，FVT 区：>155 次 / 分；VF 区：>190 次 / 分。ICD 诊断 VT 成立，经 ATP 治疗终止了 VT。AS：心房感知；（AS）心房不应期感知；AP：心房起搏；Detct：诊断成立；Epsd：事件；PVC：室性早搏；VF：心室颤动；VP：心室起搏；VS：心室感知；VT：室性心动过速

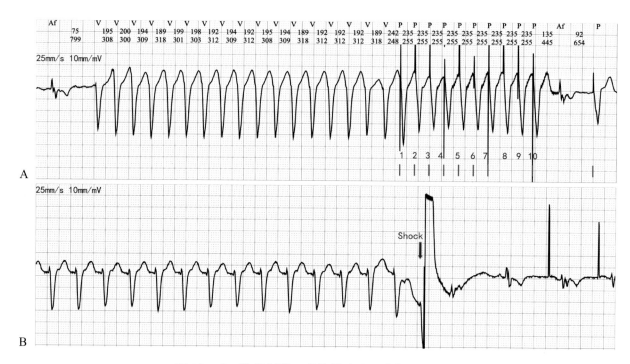

图 13-19　猝发刺激及程控放电终止室性心动过速

患者，男，67 岁，植入 Boston Scientific Inogen D142 DR 双腔 ICD。ICD 设置参数：VT 区：160 次 / 分（仅监测）；FVT 区：180 次 / 分；VF 区：210 次 / 分。患者接受动态心电图检查。A. VT（频率约 192 次 / 分）发生时，ICD 发放十次周长 255 ms 的 Burst 刺激，有效终止了 VT。B. 频率约 132 次 / 分的 VT 持续了 4 小时，因心动过速频率较慢，不符合 ICD 的 VT 诊断标准，ICD 未启动 ATP 及电击治疗，后经程控仪操作，给予一次 31 J 电击治疗，VT 终止

2. 扫描式抗心动过速起搏

扫描式 ATP（scanning burst pacing）是指起搏器发放数阵快速起搏，同一阵内起搏间期不变，阵间起搏间期递减（图 13-20，图 13-21）。第一阵起搏间期常常程控为室性心动过速 RR 间期的 79%~90%，递减间期常常设置为 10 ms，最小短阵脉冲周长不少于 200 ms。

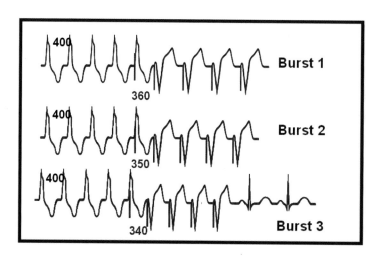

图 13-20　ICD 扫描式 ATP 示意图

心动过速 RR 间期 400 ms，ICD 诊断 VT，ATP 间期设定为心动过速间期的 90%，ATP 间期 360 ms，每阵脉冲数 4。ATP 间期递减值步幅 10 ms，阵数 3

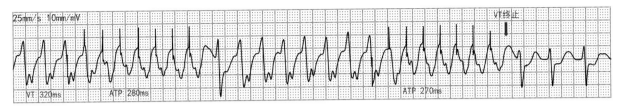

图 13-21　ICD 扫描式 ATP 治疗终止室性心动过速

VT 间期 320 ms。ICD 实施间期 280 ms、持续八次的 ATP 治疗，未终止 VT，ICD 随即实施间期 270 ms、持续八次的 ATP 治疗，VT 终止

3. 起搏间期递减式抗心动过速起搏

起搏间期递减式 ATP（Ramp pacing）是指起搏器发放数阵快速起搏，同一阵内起搏间期递减，阵间起搏间期不变（图 13-22，图 13-23）。第一个起搏间期常常程控为室性心动过速 RR 间期的 79%~90%，然后阵内起搏间期逐搏递减（递减间期可程控设置，多为 10 ms），最小短阵脉冲周长不少于 200 ms。

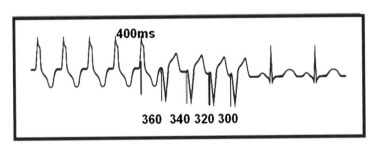

图 13-22　ICD 起搏间期递减式 ATP 治疗示意图

心动过速 RR 间期 400 ms，ICD 诊断室性心动过速，ATP 间期设定为心动过速 RR 间期的 90%，ATP 间期 =360 ms，每阵脉冲数 4，ATP 阵内递减步幅 20 ms

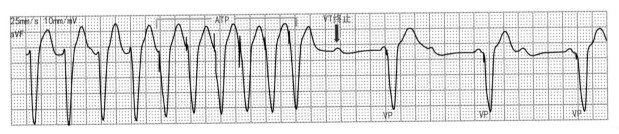

图 13-23　起搏间期递减式 ATP 及抗心动过缓起搏

VT 发生后，起搏器通过发放一阵起搏间期自动递减式 ATP，终止了 VT，随后出现房室阻滞，ICD 启动抗心动过缓起搏功能，以 VVI 模式起搏心室，起搏频率 45 次 / 分

4. 复合式抗心动过速起搏

复合式 ATP（Ramp+scanning）是指起搏器发放数阵快速起搏，同一阵内起搏间期递减，阵间起搏间期递减（图 13-24）。复合式 ATP 治疗是 ICD 最强的 ATP 治疗形式。某些 ICD/CRT-D 每阵序列增加一个起搏脉冲。

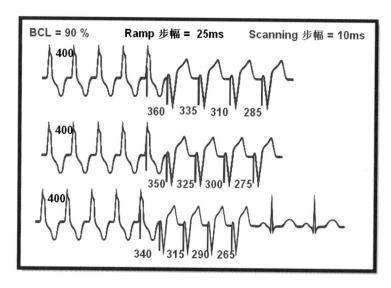

图 13-24　ICD 复合式 ATP 治疗（Ramp+scanning）示意图

心动过速 RR 间期 400 ms，ICD 诊断 VT，ATP 间期设定为心动过速 RR 间期的 90%，阵数 3，每阵脉冲数 4，阵内递减步幅 25 ms，阵间递减步幅 10 ms，阵内和阵间起搏间期递减

三、电击除颤或复律

（一）低能量复律

ICD 低能量复律主要用于 ATP 不能终止或血流动力学不稳定的 VT，电击能量一般在 10 J 以下，且与 R 波同步放电（图 13-25A）。

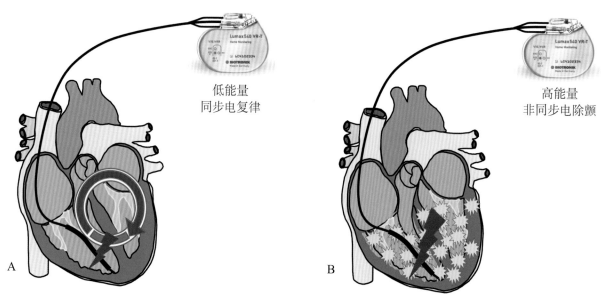

图 13-25　ICD 电击复律与除颤示意图

A. ICD 对折返性心动过速实施低能量同步电复律治疗。B. ICD 对心室颤动实施高能量非同步电除颤治疗

（二）高能量除颤

ICD 识别 VF 时，经数秒钟充电，直接给予非同步电击除颤，能量 30~40 J（图 13-25B，图 13-27~图 13-30）。除颤能量、波形（waveform）、极性（polarity）、除颤向量（shock vectors）可以程控设置（图 13-26）。

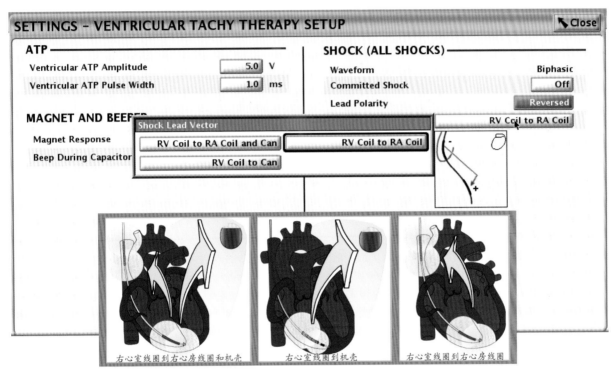

图 13-26　双腔 ICD 除颤向量、程控界面及示意图

Boston Scientific Teligen 100 F110 DR 双腔 ICD，程控界面显示有三种除颤向量可供选择

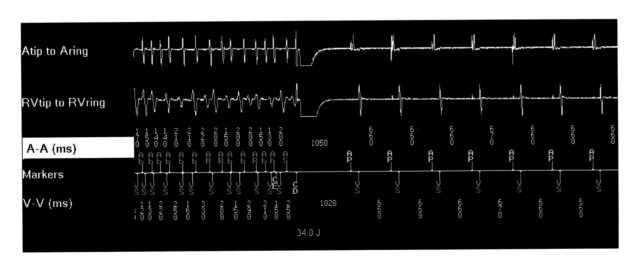

图 13-27　Medtronic 双腔 ICD 电击除颤治疗

Medtronic 双腔 ICD 识别心室颤动进行充电及放电，除颤治疗成功后心脏起搏器呈 "AP-VS" 工作方式。Ab：心房空白期感知；AP：心房起搏；AS：心房感知；CD：放电；CE：充电结束；VS：心室感知

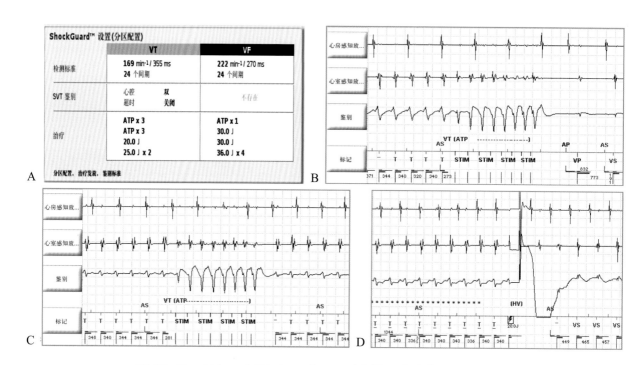

图 13-28　Abbott（ST. JUDE）ICD 对室性心动过速的诊断和治疗

患者，男，64 岁。临床诊断：冠心病、陈旧性前壁心肌梗死、阵发性 VT，植入 Abbott（ST. JUDE）Ellipse DR CD2275-36 双腔 ICD，模式 DDD，基本频率 60 次 / 分，PAVI 250 ms，SAVI 225 ms。心动过速发作时，心腔内心电图显示心室率快于心房率，房室分离，频率达到了 VT 诊断标准。A. 双腔 ICD 对 VT/VF 的诊断分区与治疗设置。B. 心脏起搏器以 ATP 终止了 VT。C. ATP 未能终止 VT。D. 20 J 电击后 VT 终止。AP：心房起搏；AS：心房感知；ATP：抗心动过速起搏；HV：高能量；STIM：刺激；VP：心室起搏；VS：心室感知；VT：室性心动过速

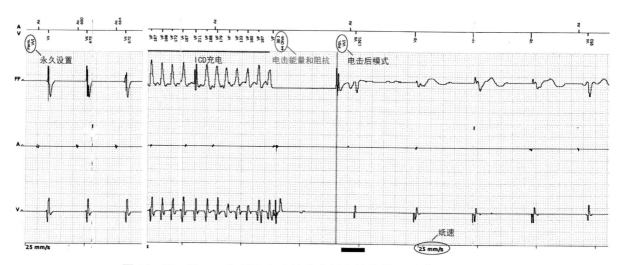

图 13-29　Biotronik ICD 电击终止室性心律失常同时进行心室起搏

患者植入 Biotronik Lumax 340 DR-T 双腔 ICD，标记通道显示：ICD 永久设置（Perm）为 VVI 模式，ICD 识别心室颤动（VF）后充电，以 30 J 能量放电，电击后（Psh）模式为 VVI。AS：心房感知；VP：心室起搏；VS：心室感知

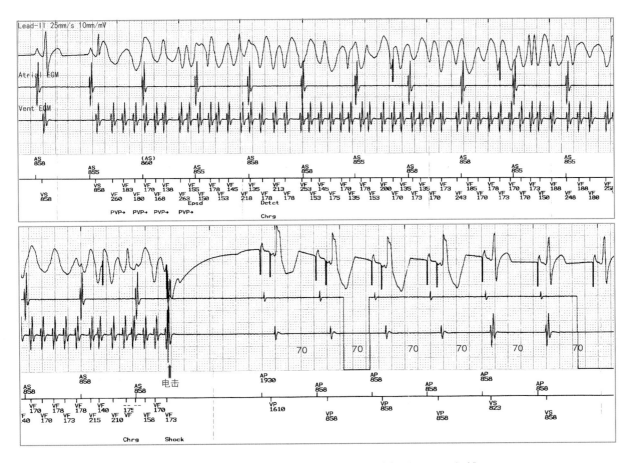

图 13-30　Boston Scientific ICD 电击除颤并电击后起搏

患者植入 Boston Scientific Vitality 2 DR 双腔 ICD。ICD 参数：VT1 区：>135 次 / 分，VT 区：>155 次 / 分，VF 区：>175 次 / 分，电击后低限频率限制 70 次 / 分。ICD 诊断 VF，充电后进行电击终止了 VF，VF 终止后出现起搏节律，起搏频率为 70 次 / 分。AP：心房起搏；AS：心房感知；（AS）心房不应期感知；Chrg：充电；Detct：诊断成立；Epsd：事件；Shock：电击；VF：心室颤动；VP：心室起搏；VS：心室感知；VT：室性心动过速

（三）减少电击的方法

ICD、CRT-D 对室性心律失常的治疗原则是尽可能地通过无痛的 ATP 治疗终止室性心律失常，ATP 无效以及心律失常危及患者生命时采用放电治疗，这样既可减少不必要的放电、节约电能，又可减轻患者痛苦。多数 ICD 都具有充电前 / 中 ATP 治疗的功能。

1. 合理的参数设置

较高的 VT/VF 识别频率、较长的诊断时间、SVT 鉴别功能的开启、ATP 治疗的充分发挥，均可减少不必要的电击。所有因结构性心脏病植入具有 ATP 治疗功能的 ICD 患者，应在所有心室率 <230 次 / 分的治疗区开启 ATP 治疗，以减少不必要的放电，除非已有证据证实 ATP 无效或可导致心律失常。

2. 非约定式电击

ICD 一旦充电结束，就必须放电，称为约定式电击（committed shock），若放电前心律失常已经终止，可造成不必要的电击。电击前再确认功能开启后，ICD 在充电过程中，可对心律失常进行再识别，若确认心律失常终止，可放弃电击，即非约定式电击（non-committed shock）。

3. Medtronic ICD 的充电前 / 中的 ATP 治疗

（1）"ATP During Charging" 治疗组合功能包括 "ATP During Charging" 和 "ATP Before Charging"，"ATP During Charging" 是指电容器充电期间发放一阵 ATP 治疗（图 13-31A、C，图 13-32），且不会延迟电击的发放；"ATP Before Charging" 是指电容器充电前和充电时各发放一阵 ATP 治疗（图 13-31B）。ChargeSaver 和 Switchback 功能可使 "ATP During Charging" 和 "ATP Before Charging" 自动转换，以选择最合适的 ATP 治疗方案。

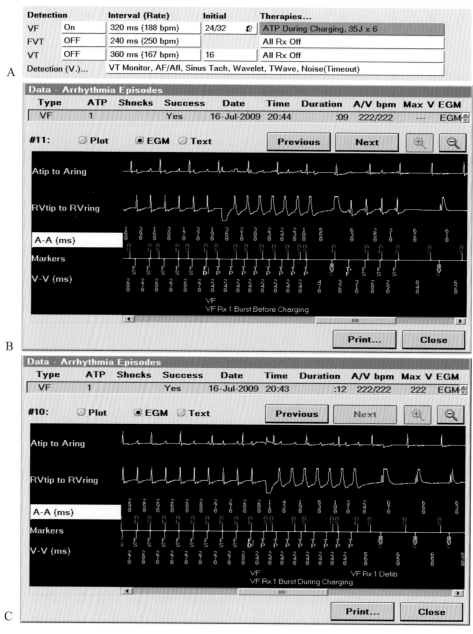

图 13-31 Medtronic ICD 充电前 / 中的 ATP 治疗

A. ATP During Charging 程控界面。B. 充电前 ATP 治疗（ATP Before Charging）使 VT 暂时终止，随后复发，又自行终止，避免了电击治疗。C. 充电时 ATP 治疗（ATP During Charging）终止了 VT，避免了电击治疗。Ab：心房空白期感知；AS：心房感知；BV：双心室起搏；**FD**：心室颤动诊断成立；FS：心室颤动感知；TP：抗心动过速起搏；VS：心室感知；VF：心室颤动

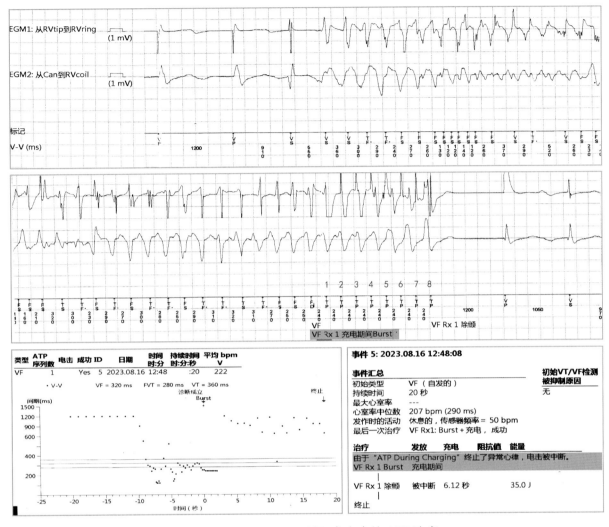

图 13-32　Medtronic ICD 充电中的 ATP 治疗

　　患者，女，71 岁，因"扩张型心肌病、心力衰竭、阵发性室性心动过速"植入 Medtronic Evera S VR DVBC3D1 单腔 ICD，模式 VVI，LR 50 次 / 分。经程控仪打印连续的腔内存储记录显示：ICD 诊断心室颤动并开始充电，充电期间同时实施 ATP 治疗，ICD 发放八次周长 240 ms 的 Burst 刺激，终止了 VT，避免了电击治疗。**FD**：心室颤动诊断成立；FS：心室颤动感知；TF：快室性心动过速诊断成立；TP：抗心动过速起搏；TS：室性心动过速感知；VF：心室颤动；VP：心室起搏；VS：心室感知

　　（2）Confirmation+ 功能可依据心律失常的周长评价其是否继续或终止，若心动过速在充电时被 ATP 终止或自动终止，起搏器可识别并放弃不必要的电击。

　　4. Boston Scientific ICD 快速转复功能

　　快速转复（quick convert）功能默认开启，使用一阵 Burst 来治疗落入 VF 区的 FVT 事件（若频率 > 250 次 / 分，ICD 直接进行电除颤），Burst 的阵数：1；每阵 Burst 的脉冲数：8；偶联间期：88%；Burst 周期长度：88%；最短间期：220 ms；脉冲间期不变。充电时，若出现连续四次 VP 或 VS 事件（慢间期）或 2 s 的停搏（如起搏模式 AAI），充电将被终止（图 13-33）。

　　5. Biotronik ATP One Shot 功能

　　Biotronik 公司的 ShockReduct 功能组合旨在减少电击，其中 ATP One Shot 功能可在 VF 区对稳定的 FVT 提供充电前的 ATP 治疗，以期能终止心动过速，减少不必要的电击。

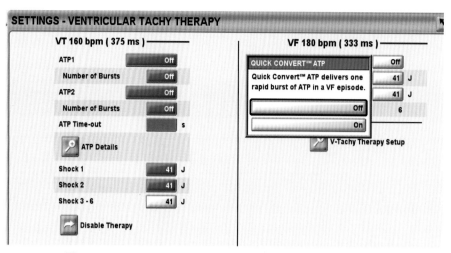

图 13-33 Boston Scientific ICD 快速转复功能程控界面

四、电击后起搏

ICD 电击后起搏的参数设置及其临床意义均不同于传统的抗心动过缓起搏（图 13-34）。

（一）电击后间歇

因为高能量电击后即刻起搏可能导致心律失常，从而引发再次电击而进入恶性循环，在电击后间歇期过后再发挥起搏，可利于心肌恢复，避免不必要的电击。Abbott（ST. JUDE）ICD 电击后间歇默认 2 秒，Boston Scientific ICD 电击后间歇默认 2.25 秒。

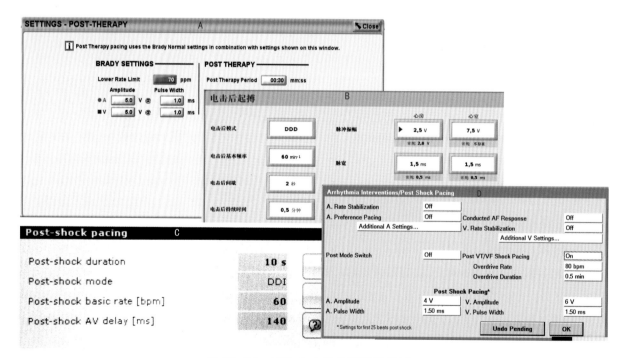

图 13-34 ICD 电击后起搏程控界面

A. Boston Scientific ICD 电击后起搏程控界面。B. Abbott（ST. JUDE）ICD 电击后起搏程控界面。C. Biotronik ICD 电击后起搏程控界面。D. Medtronic ICD VT/VF 电击后起搏程控界面

（二）电击后起搏频率

电击后起搏频率可程控范围 30~100 次 / 分，设置较快的电击后起搏频率，可避免快速性室性心律失常终止后的频率骤然下降。Abbott（ST. JUDE）ICD 电击后基本频率默认 60 次 / 分，Boston Scientific ICD 电击后低限频率限制默认 70 次 / 分。Medtronic ICD VT/VF 电击后起搏（post VT/VF shock pacing）可程控选项为 On 和 Off，默认 Off，开启后，电击后的超速起搏（overdrive rate）频率可程控范围 70~120 次 / 分，默认 80 次 / 分。Biotronik ICD 电击后基础起搏频率默认 60 次 / 分。

（三）电击后起搏能量输出

鉴于电击后可出现暂时性起搏阈值升高，电击后起搏能量输出一般较高，以确保正常起搏。

（四）电击后起搏持续时间

Abbott（ST. JUDE），Boston Scientific ICD 电击后起搏持续时间可程控范围 0.5~10 分钟，默认 0.5 分钟。Biotronik ICD 电击后起搏持续时间可在 10 秒至 10 分钟之间程控设置，默认 10 秒。Medtronic ICD VT/VF 电击后起搏开启后，电击后的超速起搏持续时间（overdrive duration）可程控范围 0.5~120 分钟，默认 0.5 分钟。

（五）电击后模式

ICD 电击后若检测到心律失常终止，则转为电击后模式。有些起搏器的电击后模式可以程控设置，但是多数情况下不适用频率应答模式。

1. Medtronic、Boston Scientific ICD 电击后模式

Medtronic 和 Boston Scientific ICD 电击后模式不变。

2. Biotronik ICD 电击后模式

原来程控设置模式 VVI（R）、VVI-CLS，电击后模式为 VVI；原来程控设置模式 DDD（R）、DDD-CLS、DDD（R）-ADI（R），电击后模式为 DDI；原来程控设置模式 VDD（R），电击后模式为 VDI。双腔模式，电击后 AV 延迟默认 140 ms。

3. Abbott（ST. JUDE）ICD 电击后模式

Abbott（ST. JUDE）单腔 ICD 电击后模式可程控选项：关闭、VVI；双腔 ICD、CRT-D 可程控选项：关闭、AAI、VVI、DDI、DDD，默认 DDD 模式。

第五节　植入型心律转复除颤器的异常治疗

一、ICD 的错误诊断与治疗

（一）室上性快速性心律失常的错误诊断与治疗

1. 表现

患者仅有心慌而无严重的临床症状（如头晕、黑蒙），却被不恰当电击（inappropriate shock，IAS）。ICD 将窦性心动过速、房性心动过速、阵发性室上性心动过速、心房颤动（图 13-36~ 图 13-

39）、心房扑动伴快速心室率等室上性快速性心律失常（图 13-35）误认为室性心律失常，而引起 ATP 治疗或电击。

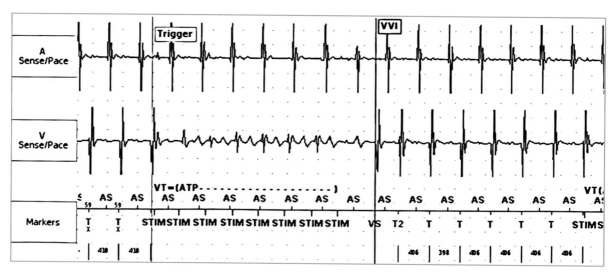

图 13-35 ICD 对室上性心动过速实施 ATP 治疗

患者植入 Abbott（ST. JUDE）双腔 ICD，心动过速的 QRS 波群频率快速，节律匀齐，心腔内心电图显示房室关系固定（1：1），为 SVT，ICD 误诊为 VT 而发放 ATP 治疗，ATP 治疗停止后，心动过速恢复如初。AS：心房感知；ATP：抗心动过速起搏；STIM：刺激；T：室性心动过速；T2：室性心动过速 2 区；Trigger：触发心腔内心电图记录；VS：心室感知；VT：室性心动过速

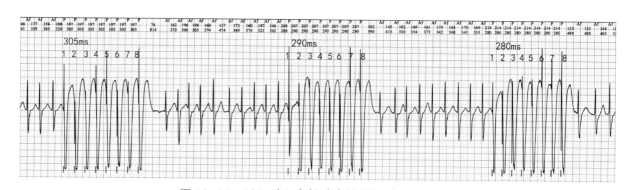

图 13-36 ICD 对心房颤动实施扫描式 ATP 治疗

患者植入单腔 ICD，标准条件（25 mm/s 10 mm/mV）记录心电图。患者发生了快心室率心房颤动，ICD 误诊为 VT，发放间期 305 ms、持续八次的 ATP 治疗，未终止 "VT"，ICD 随即发放间期 290 ms、持续八次的 ATP 治疗，"VT" 仍未终止，ICD 再发放间期 280 ms、持续八次的 ATP 治疗

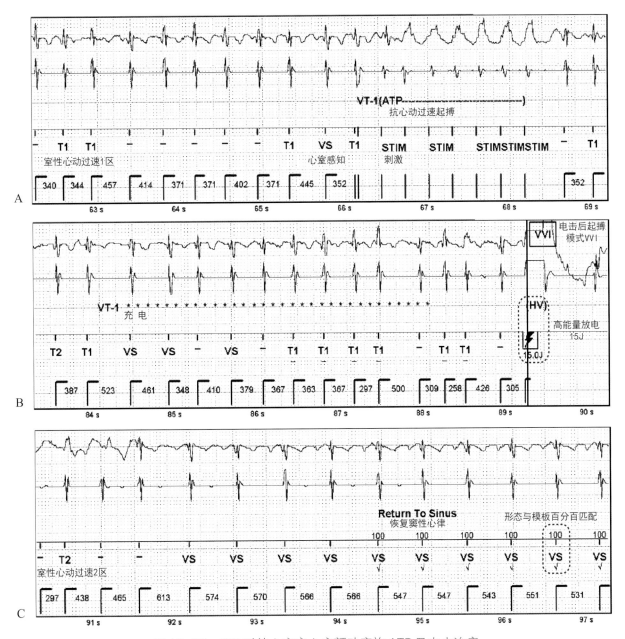

图 13-37　ICD 对快心室率心房颤动实施 ATP 及电击治疗

　　患者，男，64 岁，植入 Abbott（ST. JUDE）Current VR 1107-36 单腔 ICD 一个月，患者因电击一次复诊，调取心腔内心电图。A. 快心室率心房颤动发生时，ICD 误诊为 VT，实施 ATP 治疗，但心律失常未终止。B. ICD 实施 15 J 电击，电击后起搏模式为 VVI。C. 电击后，患者恢复窦性心律

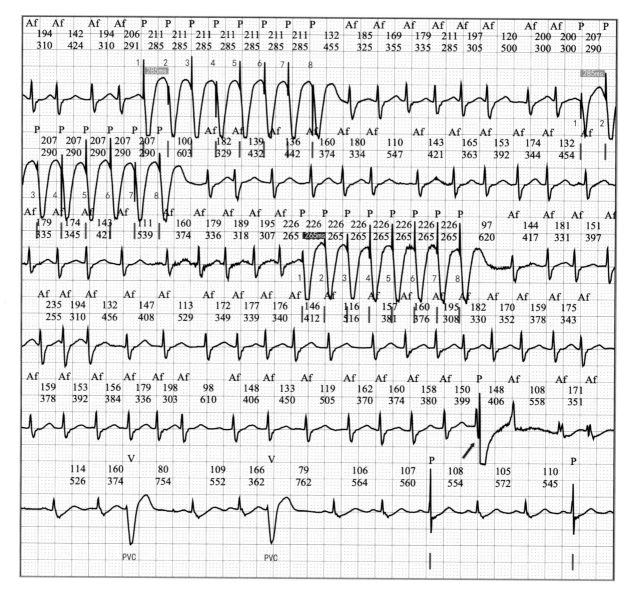

图 13-38 ICD 对快心室率心房颤动实施 ATP 及电击治疗

患者，女，62 岁，植入 Abbott（ST. JUDE）Ellipse DR CD2377-36QC 双腔 ICD。参数设置：VT 区：150 次 / 分，Burst 3 次，Ramp 3 次；FVT 区：181 次 / 分；VF 区：222 次 / 分。标准条件（25 mm/s　10 mm/mV）记录动态心电图示：快室率心房颤动被 ICD 诊断为 VT，实施 ATP 治疗，前两阵为猝发式 ATP，起搏间期 285 ms，第三阵起搏间期递减 20 ms，为扫描式 ATP。ATP 治疗未能终止心动过速，随后 ICD 发放 25 J 电击治疗（箭头所示），心房颤动终止，患者恢复窦性心律，期间可见室性早搏（PVC）及假性心室起搏融合波

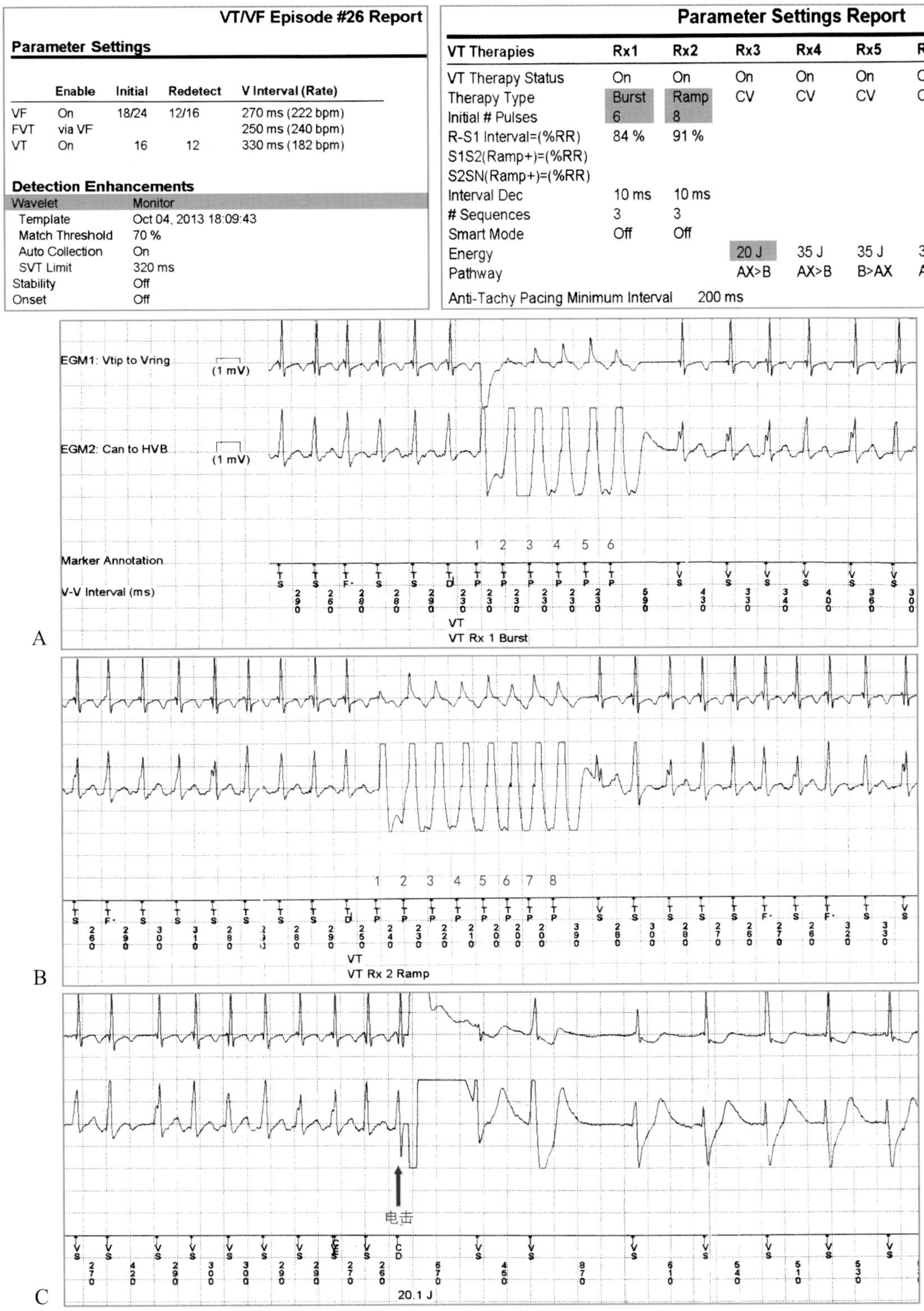
VT/VF Episode #26 Report
Parameter Settings
Enable Initial Redetect V Interval (Rate)
VF On 18/24 12/16 270 ms (222 bpm)
FVT via VF 250 ms (240 bpm)
VT On 16 12 330 ms (182 bpm)
Detection Enhancements
Wavelet Monitor
Template Oct 04, 2013 18:09:43
Match Threshold 70 %
Auto Collection On
SVT Limit 320 ms
Stability Off
Onset Off
Parameter Settings Report
VT Therapies Rx1 Rx2 Rx3 Rx4 Rx5 Rx6
VT Therapy Status On On On On On On
Therapy Type Burst Ramp CV CV CV CV
Initial # Pulses 6 8
R-S1 Interval=(%RR) 84 % 91 %
S1S2(Ramp+)=(%RR)
S2SN(Ramp+)=(%RR)
Interval Dec 10 ms 10 ms
Sequences 3 3
Smart Mode Off Off
Energy 20 J 35 J 35 J 35 J
Pathway AX>B AX>B B>AX AX>B
Anti-Tachy Pacing Minimum Interval 200 ms
EGM1: Vtip to Vring
(1 mV)
EGM2: Can to HVB
(1 mV)
Marker Annotation
V-V Interval (ms)
VT
VT Rx 1 Burst
A
VT
VT Rx 2 Ramp
B
电击
20.1 J
C

图 13-39 ICD 对快心室率心房颤动实施 ATP 及电击治疗

患者，男，47 岁，植入 Medtronic Maximo VR7232 单腔 ICD。ICD 诊断标准：VF 270 ms（222 次 / 分），FVT via VF 250 ms（240 次 / 分），VT 330 ms（182 次 / 分），形态判断（Wavelet）：监测（Monitor），SVT limit 320 ms，稳定性（Stability）关闭，突发性（Onset）关闭。VT 治疗设置：抗心动过速起搏 Burst 3 次，每次 6 跳，Ramp 3 次，每次 8 跳。患者发生心房颤动时，ICD 误认为 VT，启动治疗程序。Burst（A）和 Ramp（B）抗心动过速起搏治疗无效，随后进行电击（能量标记为 20.1 J），心房颤动终止。CD：放电；CE：充电结束；TD：室性心动过速诊断成立；TP：抗心动过速起搏；TS：室性心动过速感知；VS：心室感知；VT：室性心动过速

2. 原因

频率标准和计数标准设置较低可增加不适当放电的可能性，ICD 鉴别诊断功能未开启或设置不当可造成 ICD 错误的诊断和治疗。

3. 处理对策

调整识别频率，打开增强识别功能，在保证 VT/VF 识别敏感性的前提下，提高 SVT 识别的特异性。对于 VT，设置 ATP 治疗；对感知过度，慎重降低感知灵敏度，避免漏诊 VT。对室上性快速性心律失常可应用药物减慢心室率或射频消融治疗。

（二）T 波过感知引起的错误诊断与治疗

ICD 心室线路过感知 T 波时，误诊为 VT 或 VF，可使患者在无任何相关症状的时候遭受 ATP 治疗或电击（图 13-40，图 13-41）。

1. 原因

（1）R 波低振幅：因测量不准、导线位置不良或特殊疾病（如 ARVC、扩张型心肌病等），测得 R 波振幅低，尽管 ICD 采用较为精确的自动调整感知灵敏度的算法，但因 T 波与 R 波相对比例变小而易感知 T 波。

（2）QT 间期延长：可使 T 波超过自动感知灵敏度数值的下降曲线而被 ICD 心室线路感知。

（3）T 波增高：心肌缺血或药物原因导致 T 波增高，可使 ICD 心室线路过感知 T 波。

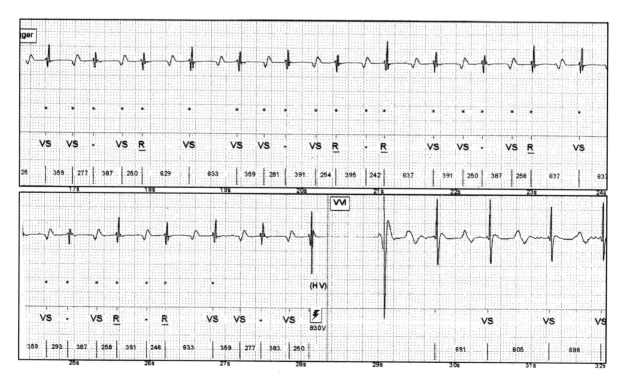

图 13-40　T 波过感知导致 ICD 电击治疗

患者植入 Abbott（ST. JUDE）Epic VR V-196 单腔 ICD，电击后间歇 2 秒，电击后起搏模式 VVI。心腔内心电图显示：R 波振幅低，T 波振幅相对较高，ICD 心室线路过感知 T 波，诊断 VT 并实施电击治疗

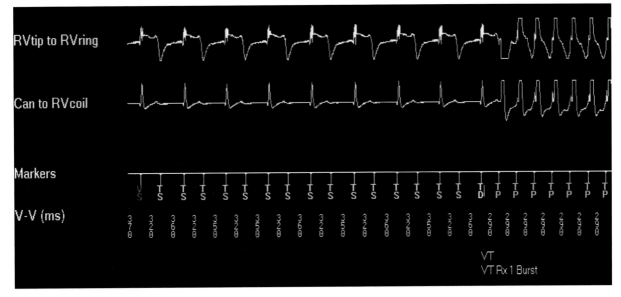

图 13-41　T 波过感知导致 ICD 实施 ATP 治疗

患者植入 Medtronic 单腔 ICD，RV tip to RV ring 心腔内心电图显示 R 波振幅低，T 波振幅相对较高，ICD 心室线路过感知 T 波，诊断 VT 并实施 ATP 治疗。**ID**：室性心动过速诊断成立；TP：抗心动过速起搏；TS：室性心动过速感知；VS：心室感知；VT：室性心动过速

2. 处理对策

（1）开启应对 T 波过感知的特殊功能。

（2）参数程控：①程控感知环路：新型 ICD/CRT-D 可通过设置右心室感知极性为 Tip-Coil 或 Bipolar，改变感知向量，以此避免 T 波过感知；②适当升高感知灵敏度数值，可以消除 T 波过感知，但应确保心室的正常感知，避免延误室性心律失常的治疗。

（3）重新调整 ICD 导线位置或重新植入导线，选择良好的感知位点。

（4）停用引起 T 波增高的药物。

3. 应对 T 波过感知的特殊功能

（1）Medtronic T 波识别（T-wave discrimination）功能：ICD 通过感知信号的差分滤波，增加 R 波与 T 波振幅之比，识别 R 波和 T 波，将 T 波标记为 TW，避免不恰当的治疗（图 13-42）。程控界面中 TWave 有 On 和 Off 程控选项，默认 On。TWave 选项为 On 时，T 波识别功能开启（图 13-6）。

（2）Abbott（ST. JUDE）ICD：①低频衰减（low frequency attenuation，LFA）滤波器：降低低频信号振幅，升高 R/T 振幅比值，从而减少过感知 T 波的可能性；②衰减延迟（Decay Delay）功能：ICD 具有心室感知灵敏度自动调整功能，依据测得的 R 波振幅，决定起始的心室感知灵敏度数值（默认为 R 波振幅的 62.5%），然后感知灵敏度数值每 312 ms 衰减 1.0 mV。通过适当增加起始的心室感知灵敏度数值或设置衰减延迟，可防止 T 波过感知。在衰减延迟时间段内，心室感知灵敏度数值维持在起始值，衰减延迟时间段过后开始衰减，Decay Delay 可程控范围 0~220 ms（图 13-43）。

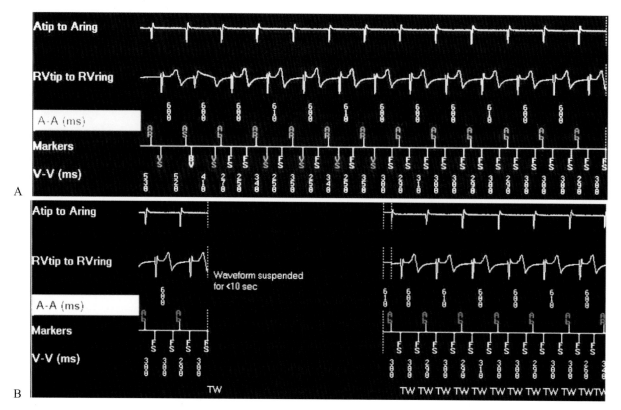

图 13-42　T 波识别功能避免 ICD 误治疗

　　A. TWave Off，心室线路过感知 T 波，大部分 T 波的位置出现 FS 及 VS 的标记，ICD 诊断快速性室性心律失常，可能实施不恰当的治疗。B. TWave On，ICD 开启了 T 波识别功能，识别出 T 波（标记为 TW），避免了 ICD 误治疗。Ab：心房空白期感知；AR：心房不应期感知；AS：心房感知；BV：双心室起搏；FS：心室颤动感知；VS：心室感知

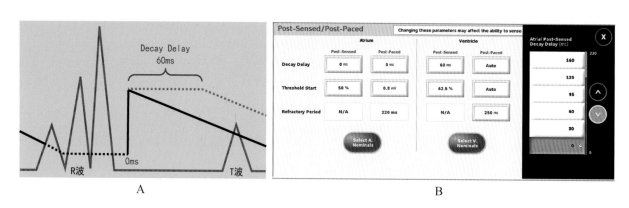

图 13-43　衰减延迟功能示意图及程控界面

　　A. 衰减延迟功能示意图，Decay Delay 0 ms 时，发生 T 波过感知，Decay Delay 60 ms 时，不再发生 T 波过感知。B. 衰减延迟功能程控界面，Decay Delay 可程控范围 0~220 ms，心房感知及起搏后 Decay Delay 默认 0 ms，心室感知后默认 60 ms，起搏后默认自动（Auto）

（3）Biotronik ICD 带通滤波器：对于心室起搏和心室感知事件后的 T 波分别采用不同的处理策略，以减少 T 波过感知。

（4）Boston Scientific ICD 20~85 Hz 带通滤波器：允许 R 波信号正常感知的同时，滤过低频的 T 波信号（<20 Hz）和高频干扰信号（>85 Hz），并采用动态噪声算法（DNA）避免噪声干扰。

（三）心房波过感知引起的错误诊断与治疗

ICD 心室线路过感知快速的心房电活动，可误诊为快速性室性心律失常，而实施相应的治疗（图 13-44）。

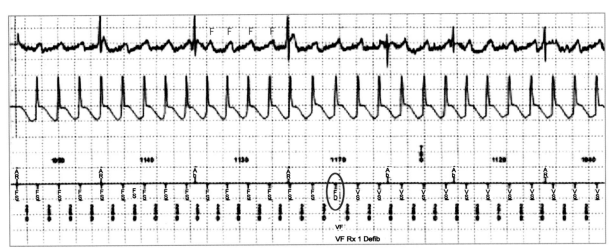

图 13-44　心室导线脱位至心房导致 ICD 将心房扑动误诊为心室颤动

患者植入 ICD，心室感知灵敏度 0.3 mV，心室导线脱位至心房，感知到快速心房扑动波，标记为心室颤动感知（FS）、心室感知（VS），ICD 诊断心室颤动

1. 原因

集成双极除颤导线，以头端为阴极，右心室除颤线圈为阳极，两极间距大，感知检测范围大，容易过感知远场电信号，右心室除颤线圈靠近三尖瓣环附近（如右心室较小者）时，ICD 容易感知心房波。心室导线脱位至心房，心室感知灵敏度数值设置较小时，ICD 也容易感知心房波。

2. 处理策略

将心室导线复位，合理设置心室感知灵敏度，将集成双极除颤导线更换为真双极除颤导线。

（四）QRS 波群双重计数引起的错误诊断与治疗

QRS 波群增宽时，脱离心室空白期的 QRS 波群被再次计数，可造成 ICD 误诊为快速性室性心律失常并实施错误治疗（图 13-45）。

1. QRS 波群增宽的原因

室内传导阻滞、高血钾、部分抗心律失常药物（如普罗帕酮）的应用，均可导致 QRS 波群增宽。

2. QRS 波群双重计数的对策

缩短 QRS 波群（心脏再同步化治疗、纠正高血钾、停用引起 QRS 波群增宽的药物）和 / 或延长心室空白期。

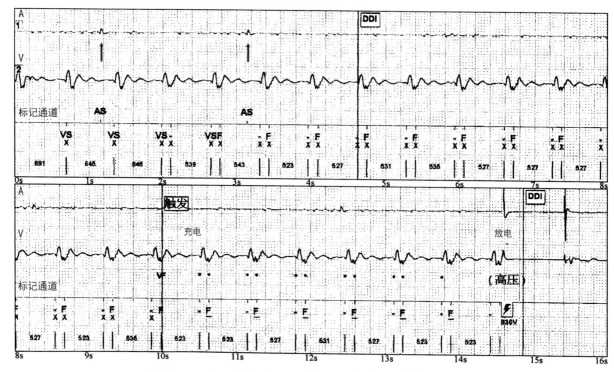

图 13-45 高血钾导致 ICD 对 QRS 波群双重计数及误治疗

患者，女，75 岁，临床诊断：冠心病、陈旧性广泛前壁心肌梗死、心力衰竭、阵发性室性心动过速，植入 Abbott（ST. JUDE）Epic DR V-239 双腔 ICD，模式 DDD，基本频率 60 次 / 分，事件期间起搏模式 DDI。患者因被频繁的电击入院，查血钾 6.1 mmol/L。心房腔内心电图几乎无心房电活动，仅箭头所示处标记有 AS 事件，心室腔内心电图显示心室率 95 次 / 分，ICD 对增宽的 QRS 波群发生双重计数，误诊为快速性室性心律失常而实施电击。AS：心房感知；F：心室颤动；VS：心室感知；X：QRS 形态与模板不匹配（引自张宇，张疆华）

（五）干扰信号过感知引起的错误诊断与治疗

1. 表现

ICD 心室线路过感知肌电、电磁等干扰信号时，误诊为 VT/VF，可使患者在无任何明显的症状时遭受 ATP 治疗或电击。

2. 原因

导线环路故障常常导致噪声感知（图 13-46）。导线与 ICD 脉冲发生器连接不良（如螺丝未旋紧）、导线断裂，可使 ICD 感知噪声信号而误诊误治，导线阻抗较高且变化剧烈，心室短间期计数超标。

3. 对策

（1）确保导线位置和完整性及与脉冲发生器的连接正常。

（2）电磁干扰导致的 ICD 误诊断及治疗，患者应脱离电磁干扰环境（图 13-47）。

（3）开启噪声识别功能。

4. 噪声识别功能

新型 ICD 具有导线噪声识别和报警功能，可识别由于噪声信号导致的过感知并减少不适当的治疗。

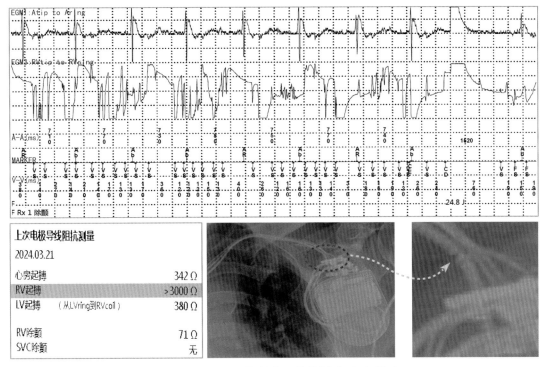

图 13-46　ICD 将噪声干扰误诊为心室颤动

患者，男，72 岁，因"窦房结功能障碍、扩张型心肌病、心力衰竭"植入 Medtronic Egida CRT-D D394TRG，模式 DDDR，LR 60 次 / 分，PAVI 150 ms，SAVI 120 ms，VF 检测频率 167~214 次 / 分，VF 检测频率 >214 次 / 分。自身心房波标记为心房不应期感知（AR）和心房空白期感知（Ab），干扰性杂波被标记为心室感知（VS）和心室颤动感知（FS）。ICD 诊断 VF 后，而进行充电，充电结束（标记为 CE）时放电（标记为 CD）。程控显示右心室导线阻抗 >3000 Ω，X 线影像显示直径较粗的除颤导线断裂（重庆医科大学附属第一医院，邓国兰供图）

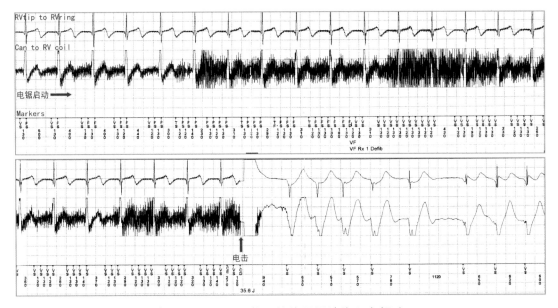

图 13-47　ICD 将干扰信号误诊为心室颤动

患者，男，55 岁，植入 Medtronic Evera S VR DVBC3D1 单腔 ICD，模式 VVI，LR 40 次 / 分。患者使用电锯切割玻璃瓶时被电击，经程控仪打印连续的腔内存储记录显示：电锯启动后腔内心电图记录到高频干扰波，ICD 诊断心室颤动并开始充电，充电完成后发放电击，电击时患者身体抽搐，玻璃瓶锯碎，电锯引起的干扰波消失。CD：放电；CE：充电结束；FD：心室颤动诊断成立；FS：心室颤动感知；TF：快室性心动过速诊断成立；TS：室性心动过速感知；VF：心室颤动；VS：心室感知（郑州大学第一附属医院，张静华供图）

第十三章　植入型心律转复除颤器

（1）Medtronic ICD 右心室导线噪声识别（RV lead noise discrimination，RVLND）功能：可程控为开启（On+Timeout）或关闭（Off），超时间期（timeout interval）用于限制抑制治疗的时间，默认45 秒（可程控设置）。ICD 识别右心室导线噪声后标记为 N，在超时间期内，ICD 抑制治疗并触发报警，右心室导线噪声持续超过超时间期，治疗会发放（图 13-48，图 13-49）。

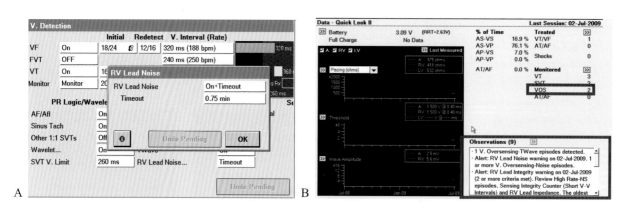

图 13-48　Medtronic ICD 右心室导线噪声识别功能程控界面

A. ICD 右心室导线噪声识别功能程控为 On+Timeout，超时间期 0.75 min。B. ICD 速览（Quick Look）窗口显示心室过感知（VOS）事件统计，并提示 T 波过感知，右心室导线噪声报警时间

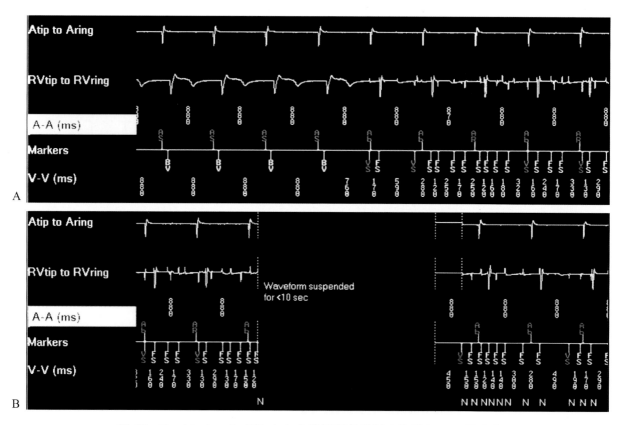

图 13-49　Medtronic ICD 右心室导线噪声识别功能避免 ICD 误治疗

A. ICD 没有噪声识别功能，心室过感知噪声时，ICD 误诊为室性心律失常，可能实施误治疗。B. ICD 具有噪声识别功能，识别出噪声（标记为 N），避免了 ICD 误治疗。Ab：心房空白期感知；AR：心房不应期感知；AS：心房感知；BV：双心室起搏；FS：心室颤动感知；VS：心室感知

（2）Abbott（ST. JUDE）ICD SecureSense 右心室导线噪声鉴别功能：Ellipse、Assure 系列 ICD、CRT-D 具有此功能，默认开启（On），诊断导线噪声时抑制治疗（图 13-50）；程控关闭（Off）时，ICD 将不会诊断导线噪声；程控为 Passive 时，ICD 诊断并记录导线噪声，但仍发放治疗。

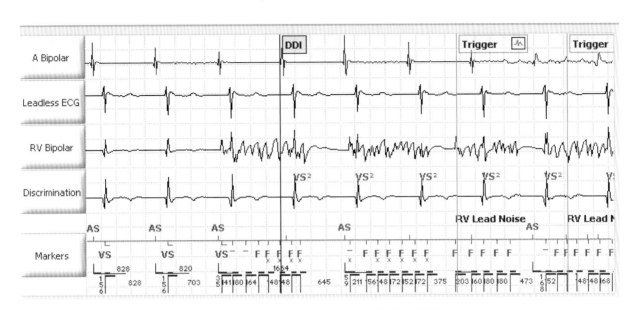

图 13-50　SecureSense 右心室导线噪声识别功能

患者植入 Abbott（ST. JUDE）ICD，SecureSense 右心室导线噪声鉴别功能开启，ICD 诊断导线噪声，标记为 RV Lead Noise，不发放治疗，事件期间起搏模式为 DDI。AS：心房感知；F：心室颤动；Trigger：触发心腔内心电图记录；VS：心室感知；VS^2：远场通道心室感知

二、ICD 治疗缺失或延误

ICD 对明确发生的 VT/VF 不能及时实施 ATP 或电击治疗，其原因如下：

（一）心室感知功能低下

任何原因导致的 ICD 心室感知功能低下，均可引起 ICD 对 VT/VF 不能识别而不实施相应的治疗。处理策略是适当增加心室感知灵敏度或更换心室导线位置等。

（二）参数设置不当

1. 室性心动过速识别标准过高

ICD 设定的 VT 识别标准高于患者实际发生的 VT 频率，导致对 VT 不能识别而不启动治疗。

2. 稳定性标准与不规则室性心动过速

ICD 稳定性标准主要用于 VT 与心房颤动或心室节律不规则的心房扑动鉴别，但对心室节律不规则的 VT，ICD 可按照稳定性标准排除 VT 的诊断，而不启动治疗。

（三）脉冲发生器及导线故障

ICD 脉冲发生器故障（如电耗竭等）时可对发生的 VT 或 VF 不能实施治疗。心室导线的感知线路故障可导致 ICD 不能识别 VT 或 VF 而不实施治疗。若除颤线路故障，ICD 虽能识别 VT 或 VF，但不能实施有效治疗。

（四）抗心律失常药物影响

抗心律失常药物可导致 VT 的特点（突发性、稳定性、持续时间）改变或频率减慢（低于室性心律失常识别频率）而不实施治疗。

三、ICD 治疗无效

（一）ATP 治疗无效

有效的 ATP 治疗，起搏脉冲侵入折返性 VT 的可激动间隙并夺获心室肌，激动扩布并与 VT 的折返波的波峰及波尾相撞而终止 VT。ATP 治疗无效的情况可见于：

1. 起搏脉冲未侵入折返性 VT 的可激动间隙并夺获心室肌。

2. 起搏脉冲侵入折返性 VT 的可激动间隙并夺获心室肌，刺激终止后原来的 VT 即刻复发（图 13-51A，图 13-52）。

3. 起搏脉冲侵入折返性 VT 的可激动间隙并夺获心室肌，激动扩布与波峰相撞但未与波尾相撞，引发新的 VT（图 13-51B）。

（二）电击治疗无效

对恶性室性心律失常患者 ICD 电击无效可引起严重的临床后果，必须针对具体原因加以解决。

1. 导线原因

导线脱位、断裂、心肌穿孔、绝缘层老化或与脉冲发生器连接不良等，均可导致电击除颤失败。必须保证导线的完整性、位置及与脉冲发生器的连接处于良好状态。

2. ICD 原因

ICD 电击能量若设置过低（图 13-53）或脉冲发生器电耗竭，可造成 ICD 电击治疗无效，应增加电击能量或及时更换 ICD。

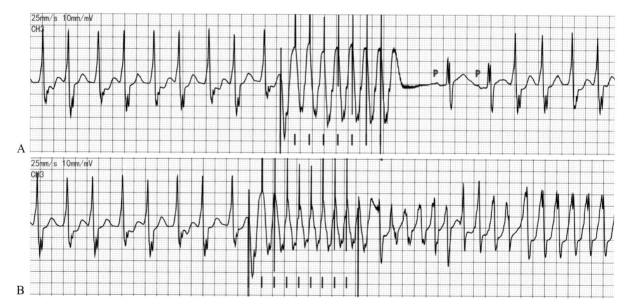

图 13-51　ATP 治疗后室性心动过速复发或转化为多形性室性心动过速

患者，男，68 岁，植入单腔 ICD。A. ICD 诊断室性心动过速（VT）并实施 ATP 治疗，VT 终止，两次窦性搏动后 VT 复发。B. ATP 治疗未能终止 VT，VT 演变为多形性 VT（浙江大学医学院附属第一医院，郑新权供图）

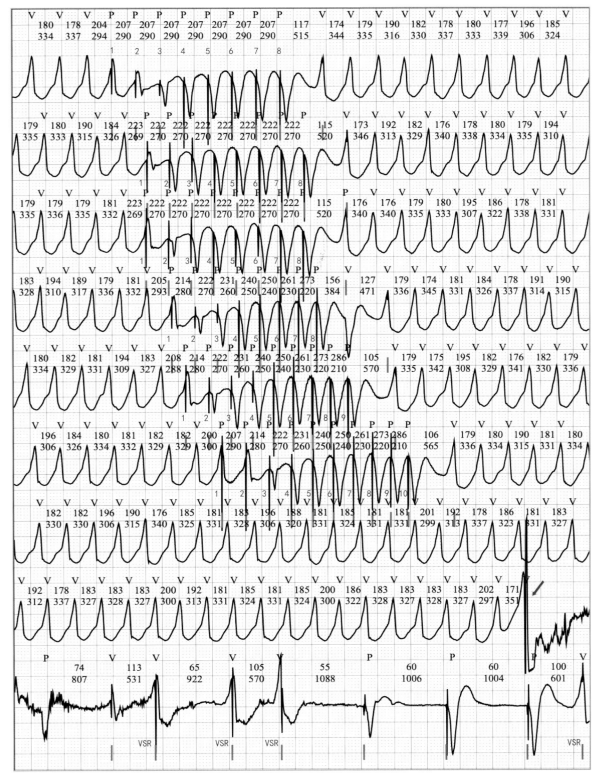

图 13-52　ATP 治疗室性心动过速无效

患者，男，62 岁，植入 Medtronic CRT-D 起搏器。动态心电图连续记录显示 VT，先后经过一阵间期 290 ms 的八次猝发刺激（Burst）和两阵间期 270 ms 的八次猝发刺激，未终止 VT；即进行八次的 Ramp 刺激，间期自 290 ms 逐搏递减 10 ms 至 220 ms，也未终止 VT；随后进入两阵 Ramp+ 刺激，间期自 290 ms（标记为 288 ms）~210 ms 九次，300~210 ms 十次（分别较前一阵刺激增加一次），未能终止 VT；随后发放 35 J 电击治疗（箭头处），VT 终止，心室起搏频率 60 次 / 分，室性早搏的 QRS 波群中可见起搏脉冲，提示心室感知反应（VSR）功能运行

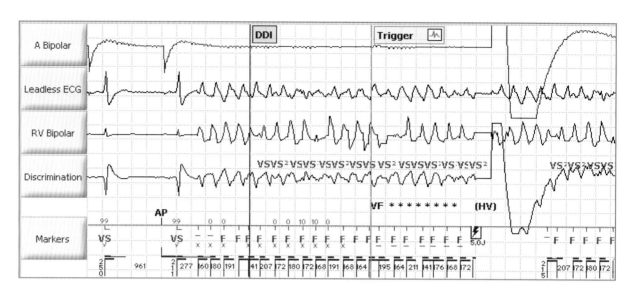

图 13-53 低能量电击除颤失败

Abbott（ST. JUDE）ICD，SecureSense 右心室导线噪声鉴别功能开启，事件期间起搏模式 DDI。ICD 诊断心室颤动，5 J 电击除颤无效。AP：心房起搏；F：心室颤动；Trigger：触发心腔内心电图记录；VS：心室感知；VS²：远场通道心室感知

3. 患者自身原因

心肌缺血（梗死）、心力衰竭（较低的 LVEF）、电解质紊乱、抗心律失常药物（如胺碘酮、美西律可增加 DFT），患者并发气胸，均可能导致 ICD 电击除颤失败。

（三）高除颤阈值的处理对策

调整导线位置及极性，调整电击的波形（单相波 / 双相波），改变除颤向量，增设其他部位除颤线圈（如奇静脉、冠状静脉窦、皮下），某些药物（如多非利特、索他洛尔）可降低 DFT，更换可以释放高能量电击的 ICD。

第六节 植入型心律转复除颤器电风暴

一、ICD 电风暴的定义

ICD 电风暴又称 ICD 交感风暴，是指植入 ICD（或 CRT-D）的患者，24 小时内出现 ≥ 3 次互不关联的 VT 和 / 或 VF 需要 ICD 干预（包括 ATP 治疗和除颤治疗）的临床症候群。该定义强调每次室性心律失常的不连续性，有学者更为严格地认为两次室性心律失常发作间隔时间至少 5 分钟以上。

二、ICD 电风暴的诱因

电解质紊乱（尤其是低钾血症），酸碱平衡失调，心肌缺血或梗死，心功能恶化，抗心律失常药物减量、停用或换药，这些因素均与患者 ICD 电风暴的发生密切相关。患者精神压力过重、情绪激动、

过量饮酒、伴发感染、ICD 不恰当治疗等均可诱发 ICD 电风暴。LVEF 过低、QRS 波群增宽、未用 β 受体阻滞剂等是患者发生 ICD 电风暴的强烈预测因子。

三、ICD 电风暴的治疗

（一）抑制交感神经兴奋性

交感神经张力增加与室性心律失常发作密切相关，所以 ICD 电风暴治疗的关键是抑制交感神经兴奋性。可以应用（口服或静脉注射）大剂量 β 受体阻滞剂和适量镇静剂（如地西泮）等，甚至采取冬眠疗法或全身麻醉等方法。对于选择性 β₁ 受体阻滞剂无效的患者应该考虑应用非选择性 β 受体阻滞剂（如普萘洛尔）。

（二）抗室性心律失常

使用抗心律失常药物时应该权衡药物的利弊。如果没有明显的电解质紊乱或药物所致的 QT 间期延长，首选胺碘酮治疗，胺碘酮与 β 受体阻滞剂联合治疗无效时，可以试用利多卡因。

（三）去除诱因

纠正电解质紊乱及酸碱平衡失调，改善心肌缺血（如血运重建），缓解患者精神紧张，避免过量饮酒。

（四）ICD 参数调整

调整 ICD 相关参数对于纠正 ICD 电风暴亦有一定帮助：①短期内提高 ICD 起搏频率，可抑制室性心律失常的发生；②调整 ATP 的 VV 间期和阵数，短阵快速起搏（Burst）和阵内递减起搏（Ramp）联律间期及起搏周期等，以达到更合理的分层治疗和防治 ICD 电风暴的目的。

（五）射频消融

如果交感风暴持续存在且耐药，或者常规抗心律失常药物治疗无效时，应该考虑导管射频消融治疗。

第七节　皮下植入型心律转复除颤器

经静脉植入型心律转复除颤器（TV-ICD）在多数患者中被证实具有良好的降低死亡率的疗效，但仍有部分患者存在静脉通路导线植入困难，以及植入后反复感染等情况，因此不经过静脉系统的，完全在胸腔外的皮下植入型心律转复除颤器（subcutaneous implantable cardioverter defibrillator，S-ICD）应运而生。

一、常用产品

（一）EMBLEM 皮下植入型心律转复除颤器

Boston Scientific 公司的 EMBLEM S-ICD 目前最为常用，其组件包括脉冲发生器、除颤导线、皮下隧道工具及专用程控仪（图 13-54）。EMBLEM S-ICD 与 EMPOWER 无导线心脏起搏器组成 mCRM 系统后，可通过无线通讯发挥 ATP 和抗心动过缓起搏功能。

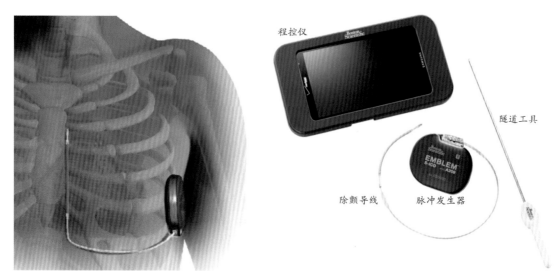

图 13-54　EMBLEM 皮下植入型心律转复除颤器系统

（二）皮下植入型线式除颤器

以色列 NewPace 公司的皮下植入型线式除颤器（implantable subcutaneous string defibrillator，ISSD）经皮下植入胸骨之上及左肋缘下，无脉冲发生器，无心腔内导线，是完全集成的、弧形线圈式的除颤器，仅提供除颤功能（图 13-55）。ISSD 具有可充电的锂电池和蓝牙通信系统，每年充电一次，每次充电约需 1 小时。

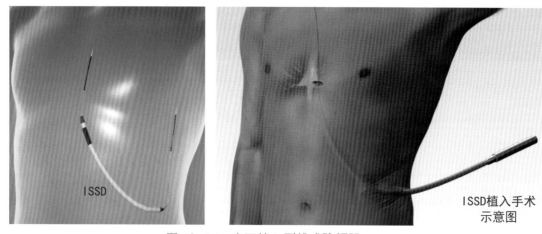

图 13-55　皮下植入型线式除颤器

二、皮下植入型心律转复除颤器的适应证

2023 年中华医学会心电生理和起搏分会和中国医师协会心律学专业委员会发表了《全皮下植入型心律转复除颤器中国专家共识（2023）》，阐述了 S-ICD 植入的适应证。S-ICD 植入适应证按照国际推荐级别（COR）分为 Ⅰ、Ⅱ、Ⅲ 类适应证，证据水平（LOE）分为 A、B、C 三级（参见：第一章 第六节 永久心脏起搏器植入的适应证）。

（一）Ⅰ类适应证

1. 符合 ICD 植入适应证，但缺乏合适的静脉通路，推荐植入 S-ICD（证据水平：B-NR）。

2. 符合 ICD 植入适应证，不需要心动过缓起搏、抗心动过速起搏或 CRT 的患者，同时由于高感染风险，推荐植入 S-ICD（证据水平：B-NR）。

（二）Ⅱa 类适应证

符合 ICD 植入适应证，不需要心动过缓起搏、抗心动过速起搏或 CRT 的患者，选择植入 S-ICD 是合理的（证据水平：B-NR）。

（三）Ⅲ类适应证

符合 ICD 植入适应证，有心动过缓起搏，抗心动过速起搏或 CRT 适应证的患者，不应该植入 S-ICD（证据水平：B-NR）。

三、术前心电筛选

满足 S-ICD 植入适应证的患者，为了确保 S-ICD 的正常感知，术前需要做严格的筛选，至少有一个导联的心电图在所有测试体位都通过筛选要求，才可以植入 S-ICD。

（一）自动筛选

利用程控仪（3120）的自动筛选工具（automated screening tool，AST），在患者不同体位（卧位、立位/坐位）下收集体表心电信号，程控仪会给出良好（OK）或失败（Fail）的结果。

（二）手动筛选

使用程控仪采集患者不同体位时的体表心电图并使用筛选工具对比，分析滤波之后的 R 波振幅以及 R/T 比值，要求 R 波振幅正常范围 0.25~3.5 mV，R/T 比值 ≥ 2.5。

四、手术过程

EMBLEM S-ICD 植入术的定位原则是：除颤导线和机壳形成的除颤向量最大化包裹心脏，以获得理想的感知与除颤。

（一）脉冲发生器

脉冲发生器植于腋中线皮下，机壳下缘和心尖部处于同一水平线，囊袋切口长约 5~6 cm。

（二）除颤导线

除颤线圈应平行植于胸骨中线旁约 1 cm 的皮下，除颤线圈近端在剑突下，远端在胸骨上端。部分患者除颤线圈可有一定倾斜以保证除颤向量包裹住心脏。对开胸术后胸骨钢丝固定的患者，除颤导线应尽量远离钢丝。

五、术中心室颤动的诱发及除颤阈值测试

S-ICD 植入术中建议进行 DFT 测试，通过程控仪发放诱颤指令，在线圈与机壳间发放 200 mA、50 Hz 交流电脉冲，持续 1~10 秒，诱发心室颤动。诱发心室颤动后 2 秒为感知空白期，随后进行心动过速的检测与诊断，确认室性心律失常后，进行充电与放电，电击后 3.5 秒（前 2 秒为空白期，随后的 1.5 秒为感知窗，期间若无感知事件，发放第一个起搏脉冲）进行起搏，起搏频率 50 次/分（图 13-56）。电击区频率可程控范围 170~250 次/分，电击能量通常设置为 65 J（可程控）。

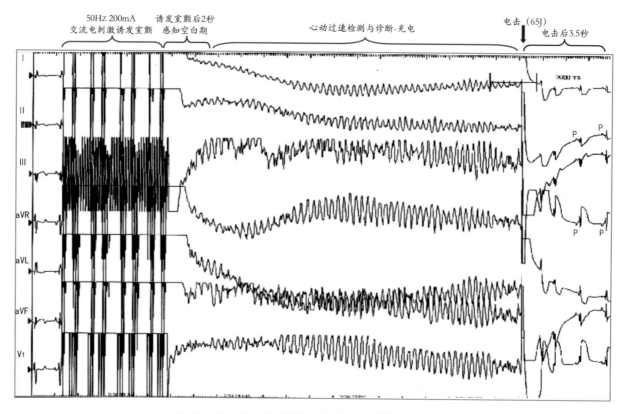

50Hz 200mA
交流电刺激诱发室颤

诱发室颤后2秒
感知空白期

心动过速检测与诊断-充电

电击（65J）

电击后3.5秒

图 13-56　S-ICD 诱发心室颤动及除颤阈值测试

通过程控仪发放诱颤指令进行 DFT 测试，S-ICD 在线圈与机壳间发放 200 mA、50 Hz 交流电脉冲，诱发心室颤动。诱发心室颤动后 2 秒为感知空白期，随后进行心动过速的检测与诊断，确认室性心律失常后，进行充电与放电（65 J），电击后患者恢复窦性心律

六、感知向量确定

S-ICD 根据心脏信号幅度和信噪比在三个可用向量中自动选择最佳感知向量，进行心电信号的分析（图 13-57）。感知向量也可经程控仪手动选择（图 13-58）。

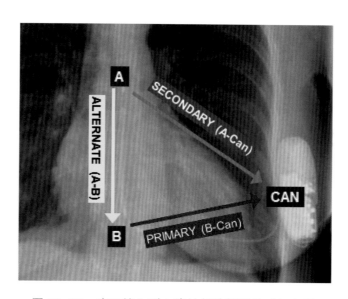

图 13-57　皮下植入型心律转复除颤器的感知向量

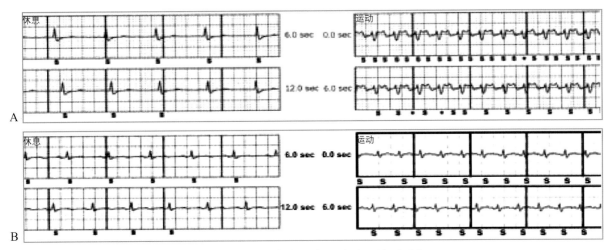

图 13-58　改变感知向量消除 T 波过感知

患者，女，56 岁，植入 S-ICD，自动选择主要感知向量。术后一个月，患者游泳时发生电击。A. 主要感知向量，运动时，T 波被标记为感知（S）。B. 程控为次要感知向量后，运动时 T 波不再发生感知

（一）主要感知向量

主要感知向量（primary sensing vector）从皮下电极上的近端电极环传感到 S-ICD 的机壳（can）。

（二）次要感知向量

次要感知向量（secondary sensing vector）从皮下电极上的远端电极环传感到 S-ICD 的机壳。

（三）备用感知向量

备用感知向量（alternate sensing vector）从皮下电极上的远端电极环传感到近端电极环。

七、心律失常诊断

S-ICD 捕捉的是高分辨率、波形丰富的、与体表心电图相同的电信号。S-ICD 对心律失常的诊断分三个阶段：检测阶段、验证阶段、确认阶段。

（一）检测阶段

S-ICD 通过滤波器将噪声进行过滤，基于心率、振幅、峰值匹配、快速心率状态进行检测。带通滤波器可滤过非心脏起源信号，陷波滤波器可减少皮下心电图信号中行频 50/60 Hz 的噪声，SMART Pass 功能可滤过 9 Hz 以下频率的干扰信号，主要是滤过 T 波，避免 T 波误感知造成的误放电（图 13-59）。

（二）验证阶段

S-ICD 确认检测的为真正的心脏电信号并进行心率计算。

（三）确认阶段

S-ICD 在确认阶段确认心率和鉴别节律并做出治疗决定。S-ICD 对当前心率判断位于条件放电区还是放电区，依靠 INSIGHT 算法对条件放电区的节律进行鉴别，决定是否应该治疗，并对需要治疗的事件进行识别或再识别。在此过程中，如果之前存在非持续事件，需要延迟检测时间。同时，还要确认在治疗前，事件检测时间是否已经被延迟。INSIGHT 算法分为静态形态学分析、动态形态学分析和 QRS 波群宽度分析，适用于条件放电区节律鉴别：①静态形态学分析：以窦性心律为模板对比

分析当前节律的波形、宽度。匹配度 >50% 被认为是与模板匹配；②动态形态学分析：对连续检测到的信号，对比相邻信号的匹配度（不使用窦性心律模板），若匹配度 ≤ 50%，被认为是多型性 VT，若匹配度 >50%，则使用 QRS 波宽度进行进一步的鉴别；③ QRS 波群宽度分析：当前心律的 QRS 波群宽度与窦性心律模板进行对比，如果 QRS 波群宽度比窦性心律模板窄，则被判断为正常节律；如果 QRS 波群宽度比窦性心律模板宽，则被判断为快速室性节律。室性心律失常确认后，进行充电及放电治疗。

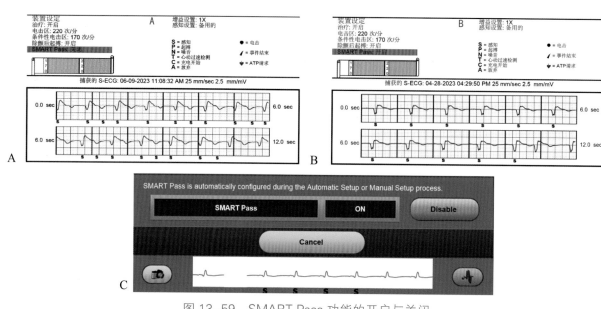

图 13-59　SMART Pass 功能的开启与关闭

A. SMART Pass 功能关闭，部分 T 波被过感知，标记为 S。B. SMART Pass 功能开启，同样的 T 波不再被感知。C. SMART Pass 功能程控界面

八、心律失常治疗

（一）治疗分区

S-ICD 采用双区设置，即电击区和条件电击区，频率可程控范围 170~250 次 / 分。

1. 电击区

电击区（shock zone）以红色代表，S-ICD 对电击区的界定仅仅依据频率，一旦心率达到心动过速诊断标准，电容器开始充电，充电至 80 J 后确认仍存在心律失常，即发放电击。

2. 条件电击区

条件电击区（conditional shock zone）以黄色代表，频率设置须低于电击区（图 13-60）。在条件电击区内 S-ICD 采用 INSIGHT 算法进行心房颤动 /SVT 的鉴别，若符合 SVT 的标准，则放弃治疗；反之，则实施治疗。

（二）电击治疗

S-ICD 对每个事件最多电击治疗五次，电击能量 80 J（不可程控）。电击极性可以选择的标准状态为线圈到 S-ICD 设备，或者反向的 S-ICD 设备到线圈，自适应电击极性功能允许在治疗失败后自动切换电击极性。同一事件中连续放电治疗时，S-ICD 将自动反转电击极性。S-ICD 会记录最后一次成功电击的极性，并自动将该极性应用于下一次事件的电击（图 13-61）。

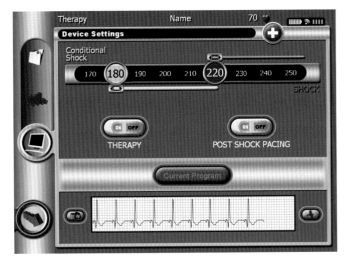

图 13-60　皮下植入型心律转复除颤器电击治疗程控界面

治疗（therapy）和电击后起搏（post shock pacing）均可程控为 ON 或 OFF。频率 220~250 次 / 分为红色的电击区（shock），频率 180~220 次 / 分为黄色的条件电击区（conditional shock）

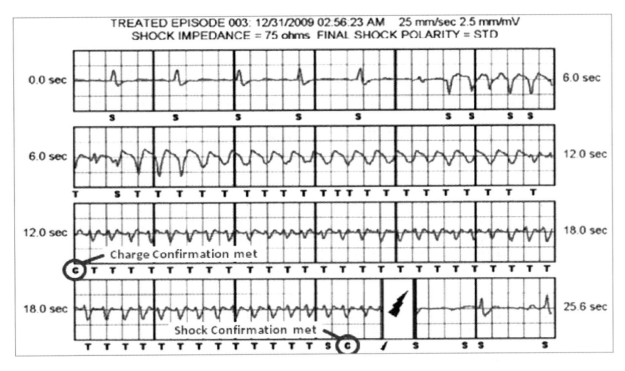

图 13-61　皮下植入型心律转复除颤器对室性心动过速的诊断与治疗

S：感知；T：心动过速；C：充电；电击阻抗 75 Ω；电击极性：标准极性

（三）电击后起搏

电击后起搏（post shock pacing）可程控开启或关闭，默认关闭，开启后，S-ICD 可以在电击后 3.5 秒提供 50 次 / 分的 VVI 模式经胸临时心脏起搏，持续 30 秒。如果电击后起搏期间检测到心动过速或将磁铁放置于设备上方，电击后起搏将被终止。

九、S-ICD 的参数设置

1. 识别参数设置

建议程控为双区，以减少不恰当电击（IAS）。对于一级预防的患者，设置条件电击区 ≥ 200 次

/ 分，电击区 ≥ 230 次 / 分；对于二级预防的患者，设置条件电击区低于记录到的 VT 频率 10~20 次 / 分并设置 SVT 鉴别，电击区 ≥ 230 次 / 分。

2. 治疗参数设置

S-ICD 无 ATP 治疗功能，应常规开启电击治疗以及电击后安全起搏功能。

3. 向量优化

进行向量优化，选择最佳感知向量；初始除颤极性建议使用最后一次除颤成功的设置；保存三个向量的截图，打开治疗，保存并打印最终参数报告。

十、皮下植入型心律转复除颤器标记通道代码

表 13-1　皮下植入型心律转复除颤器标记通道代码

代码	意义	代码	意义
S	感知（sense）	P	起搏（pace）
N	噪声（noise）	T	心动过速检测（tachycardia detection）
C	充电开始（charge start）	·	放弃（discard）
⚡	电击（shock）	❤	事件结束（episode end）

十一、皮下植入型心律转复除颤器诊断 / 治疗故障

与传统的 TV-ICD 一样，S-ICD 也会在心律失常的诊断与治疗时发生故障。S-ICD 可因不能准确感知和诊断室性心律失常而不发放治疗；S-ICD 也可过感知 T 波、F 波、干扰信号或将室上性心律失常误诊为室性心律失常而实施不恰当的治疗。

（一）高除颤阈值 / 除颤不成功

高除颤阈值或除颤不成功可出现在术中行 DFT 测试时，也可出现在 S-ICD 植入术后。通常植入术中以 65 J 测试，以保障 15 J 的安全范围。但若 65 J 除颤不成功，提示安全范围不足，属于高除颤阈值。

1. 导致高除颤阈值的因素

患者的种族、体重指数、心功能状态、是否服用Ⅲ类抗心律失常药物、是否存在电解质紊乱等都会影响除颤阈值。就装置本身而言，装置下方脂肪过多、脉冲发生器位置偏前是除颤阈值增高的危险因素。

2. 预防及干预措施

为避免出现高除颤阈值或除颤不成功，术中需要注意以下几点：①前后位、侧位评估脉冲发生器和导线的位置，力求尽可能覆盖心脏；②装置下尽量少的脂肪组织；③确保导线尾端完全插入脉冲发生器接口内；④确认装置与组织接触良好。一旦出现高除颤阈值或除颤不成功，则需要调整除颤极性或重置装置，若仍不能解决，建议改为 TV-ICD。

（二）治疗时间过长

诱发心律失常后，S-ICD 准确识别至发放治疗的时间不宜过长，通常是 15~20 秒。是否及时诊断和治疗，取决于所诱发心律失常的振幅和 S-ICD 的感知。若治疗时间延长 >20 秒，可能存在感知不足，应考虑：①使用手动设置，评估其他感知向量；②选择适宜的感知向量后再次进行测试；③必要时，重置脉冲发生器和 / 或导线。

（三）不恰当电击

1. 感知过度

（1）T 波过感知：是导致 S-ICD 不适当识别和 IAS 的最常见原因（图 13-62，图 13-64）。植入前进行心电图筛选，目的就是评估 QRS 波和 T 波的形态和振幅，确保 S-ICD 能正确区分 QRS 波群和 T 波。部分患者即使通过了术前心电图筛选，但术后仍可能由于不同体位、不同状态（如剧烈运动）、病情变化等原因，导致收集的心电信号发生改变，出现 T 波过感知，从而导致双重计数，引起 IAS。缺血性心肌病及肥厚型心肌病患者尤其多见。预防和处理 T 波过感知的主要方法：①术前严格的心电图筛选；②重新程控感知向量；③打开 SMART Pass 功能；④装置重置或者改为 TV-ICD。

（2）心房波过感知：往往需要重新程控感知向量（图 13-63，图 13-64）。

（3）干扰电信号过感知：装置移位或运动等可导致肌电干扰，从而引起 S-ICD 的不恰当识别和 IAS。处理对策：①对于年轻、运动耐量大的患者，建议进行运动试验，观察是否有肌电干扰并采集运动过程中的模板；②可尝试改变感知向量；③若不成功，需重置装置。

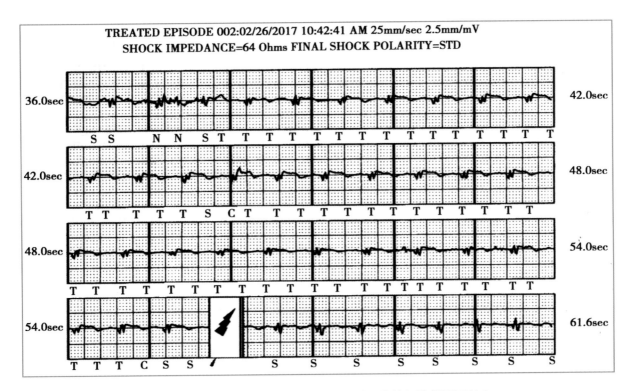

图 13-62　T 波过感知导致皮下植入型心律转复除颤器误放电

患者植入 S-ICD，运动时无明显症状却遭受电击。事件心电图及标记通道显示窦性心动过速，发生 T 波过感知，绝大多数位置出现 T 标记，心动过速频率达到诊断标准，S-ICD 发放电击治疗。C：充电；S：感知；T：心动过速；电击阻抗：64 Ω；电击极性：标准极性（引自牛红霞，张澍）

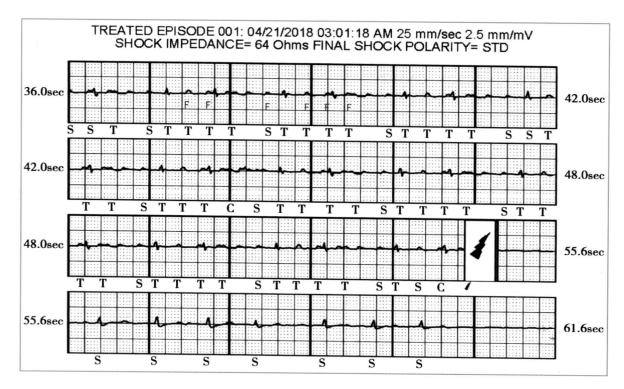

图 13-63 F 波过感知导致皮下植入型心律转复除颤器误放电

患者植入 S-ICD，事件心电图及标记通道显示 F 波频率快速、节律规整，为心房扑动，QRS 波群节律不齐，RR 间期长短交替，F 波被过感知，绝大部分 F 波的位置出现 T 标记，心动过速频率达到诊断标准，S-ICD 发放电击治疗。C：充电；S：感知；T：心动过速；电击阻抗：64 Ω；电击极性：标准极性（引自牛红霞，张澍）

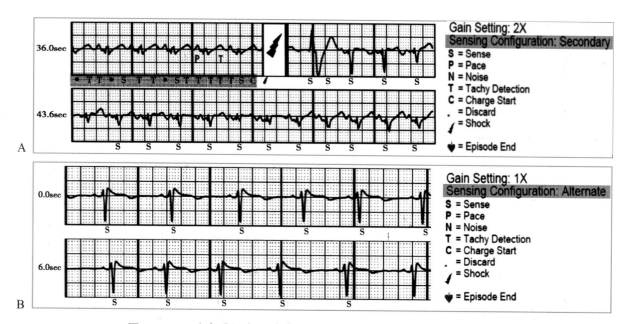

图 13-64 改变感知向量消除皮下植入型心律转复除颤器感知过度

患者，女，16 岁，因"晕厥两次"入院，临床诊断：肥厚型心肌病，植入 S-ICD，感知向量：Secondary。术后患者无症状遭受电击，调取事件报告。A. 感知向量：Secondary，事件报告显示 R 波振幅低，P 波、T 波发生过感知，S-ICD 误诊为室性心律失常而发放电击治疗。B. 感知向量改为：Alternate，R 波正常感知，P 波、T 波的过感知现象消除（引自范洁）

2. 室上性心动过速误诊、误治疗

S-ICD 出现对 SVT 的不恰当识别及 IAS 时，常需要合理程控、优化感知向量，同时需要对 SVT 进行处理：①避免诱因，如窦性心动过速；②药物治疗，减慢心室率或预防心律失常发作；③导管消融治疗，若房性心动过速、心房扑动或心房颤动引起，可考虑导管消融治疗。

（牟延光　蔡卫勋）

第十四章　植入型心电监测仪

心电监测是筛查和诊断心律失常的重要手段，目前常用的监测方式包括多导联心电图、24 至 72 小时动态心电图（Holter）及体外循环记录器（external loop recorder）等，但对于某些发作频率低、持续时间短的心律失常事件，上述监测方法容易造成漏诊、误诊。植入型心电监测仪（insertable cardiac monitor, ICM）亦称为植入型循环记录器（implantable loop recorder, ILR）或植入式 Holter 可长时间（一般可达 3 年以上）连续记录心电信号，存储关于心律失常发作频率、持续时间，并进行长期连续的分析和分类，捕获心律失常事件的效率显著提升。

1992 年，加拿大安塔鲁厄大学的心血管医生 George Klein 将一台心脏起搏器改装为单纯的心电记录器植入人体，成为 ICM 的原型应用于临床，开启了 ICM 的时代。真正第一代 ICM 于 1998 年用于临床，当时该系统只有记录器，而不配备体外触发器，因此其心电监测资料只能通过系统内部自动记录而不能经手动触发。随着设计和技术的改进，ICM 不断更新换代，体积向微型化发展，植入手术更简易，寿命更长，信号采集更精确，增加了心房颤动检测算法，提高了对心房颤动识别和记录的准确性，增加了远程监测、自动检测功能，兼备自动记录和手动触发记录功能，心律失常的诊断和随访效率大大提高。目前大部分 ICM 都兼容磁共振成像检查。

第一节　植入型心电监测仪的基本组成

完整的 ICM 配套组成包括心电记录器、手动触发器和程控仪（图 14-1）。

一、心电记录器

ICM 的心电记录器可经微创手术植入在胸骨左缘心前区皮下，其通过表面两个探查电极滚筒式、持续记录单导联的"体表心电图"。可经系统内自动或体外手动触发心电资料的冻结和存储，再经程控仪调取打印冻结的资料，供医生分析诊断时应用。

二、手动触发器

手动触发器是一种手持式遥测器械，可使患者在症状性事件发生时或发生后即刻启动 ICM 记录心电信息，临床医生可通过记录的信息确定症状是否与心脏事件相关。

三、程控仪

体外程控仪可对 ICM 进行各种参数的设置、工作模式等数据的双向输送，还能查询和描记记录器中已被冻结的资料供诊断应用。

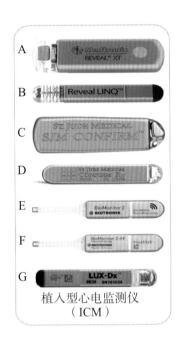

植入型心电监测仪
（ICM）

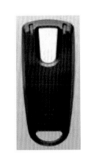

Medtronic Reveal LINQ
手动触发器
（患者助手 PA96000）

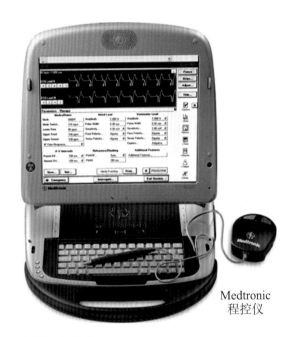

Medtronic
程控仪

图 14-1　植入型心电监测仪的基本组成

A. Medtronic 公司 Reveal XT。B. Medtronic 公司 Reveal LINQ。C. Abbott（ST. JUDE）公司 Confirm。D. Abbott（ST. JUDE）公司 Confirm Rx。E. Biotronik 公司 BioMonitor2。F. Biotronik 公司 BioMonitor2-AF。G. Boston Scientific 公司 LUX Dx

第二节　植入型心电监测仪的植入适应证与禁忌证

ICM 不仅能检测心律失常，还可识别出心源性病因引发的相关临床症状，目前 ICM 在诊断方面的临床适应证越来越广泛。《植入型心电监测仪临床应用 2020 年中国专家共识》汇总了 ICM 植入适应证及禁忌证（表 14-1）。

表 14-1

植入型心电监测仪临床应用 2020 年中国专家共识 ICM 植入适应证	类别	证据级别
反复发作不明原因的晕厥，经评估不属于高危患者，并且估计在植入的检测装置电耗竭前有可能记录到晕厥发作	I	A
危险分层为高危的晕厥患者，虽经全面评估未能明确病因并给予特异性治疗；同时又无植入型心律转复除颤器（ICD）或心脏起搏器植入适应证	I	A
可疑或明确的反射性晕厥患者，晕厥发作频繁或症状严重	II a	A
高度怀疑晕厥与心律失常相关，但未达到植入 ICD 或心脏起搏器一级预防的适应证	II a	B
心悸症状严重，发作不频繁，体外各种心电监测无法明确病因诊断	II a	B
隐源性脑卒中患者中，如果普通心电图或 Holter 没有捕捉到心房颤动，应该考虑长程非侵入的心电监护或 ICM，以捕捉无症状性心房颤动	II a	B
反复发作不明原因的晕厥患者，如有肥厚型心肌病，但根据肥厚型心肌病的猝死危险分层，其猝死风险很低，应考虑植入 ICM	II a	C
考虑是癫痫，但抗癫痫治疗无效	II b	B
患者出现不明原因的跌倒	II b	B
心房颤动高危患者，如有很高的血栓风险，可考虑植入 ICM 筛查心房颤动，以便为抗凝及抗心律失常治疗策略提供依据	II b	B
心房颤动消融术后，评估手术效果，为进一步抗心律失常药物及抗凝药物的使用提供依据	II b	B
心房颤动药物治疗后，心房颤动负荷的评估	II b	C
反复发作不能明确原因的晕厥患者，如心功能轻度受损，但经全面评估猝死风险低，目前尚无 ICD 植入适应证，可考虑植入 ICM	II b	C
植入型心电监测仪临床应用 2020 年中国专家共识 ICM 植入禁忌证	类别	证据级别
明确的猝死高危患者	III	C

第三节 植入型心电监测仪的手术植入

植入型心电监测仪通常植入心前区皮下，具体有相应要求。以下以 Medtronic 公司 Reveal LINQ 植入型心电监测仪（图 14-2）为例，讲述其植入要点。

一、植入部位的要求

（一）最佳位置

ICM 位置与第四肋间隙的胸骨呈 45° 角（V_2 与 V_3 导联吸球连线方位），装置上端定位在胸骨缘左侧位大约 2 cm 处。

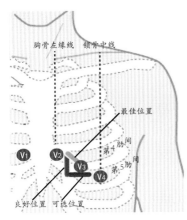
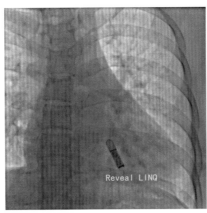
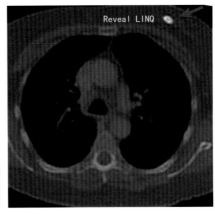

图 14-2　Medtronic Revea LINQ 植入部位示意图及术后影像

（二）良好位置

装置定位在第四肋间隙上与胸骨缘平行，相距大约 2 cm 处。

（三）可选部位

可选乳房下皱襞植入部位，装置位置与第五肋间隙区域的胸骨呈 90° 角。装置末端定位在胸骨缘左侧位大约 2 cm 处。

二、感知功能要求

程控并确认感知功能正常，R 波幅度至少达到 0.3 mV。

第四节　植入型心电监测仪的诊断功能

ICM 的感知器主要用于感知 QRS 波群，一般都具有感知灵敏度自动调整功能，既可保证稳定的感知功能，又可最大限度减少 T 波过感知的发生。ICM 在心律的诊断过程中，需要设置各种心律失常的诊断标准。

一、心率的诊断标准

（一）心动过速的诊断标准

ICM 对心动过速的诊断采用心率标准和心率的持续时间标准。Medtronic 公司 Reveal XT ICM 程控界面设有快室性心动过速（FVT）室性心动过速（VT）诊断标准（图 14-3A）；Medtronic 公司 Reveal LINQ ICM 将 VT/FVT 改为心动过速（tachycardia）诊断标准（图 14-3B），达到程控设置的频率和心跳数，即可诊断。

（二）心动过缓的诊断标准

ICM 的心动过缓（bradycardia）诊断标准包括间期（频率）和持续心跳数，频率低于程控设置值且达到设置的心跳数时，ICM 即可诊断心动过缓。

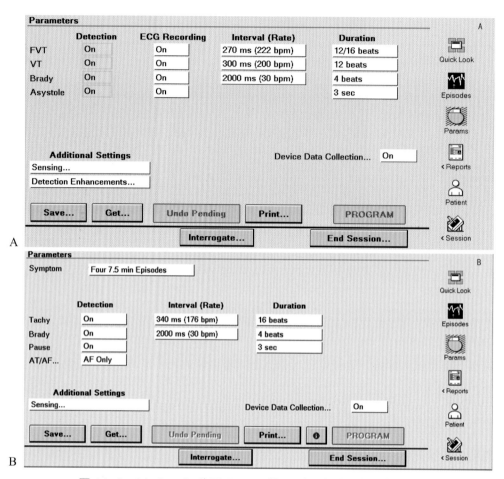

图 14-3 Medtronic 公司 Reveal 植入型心电监测仪程控界面

A. Medtronic 公司 Reveal XT ICM 程控界面。B. Medtronic 公司 Reveal LINQ ICM 程控界面

二、突发性标准

突发性标准（onset）的标准值范围为 72%~97%，默认值为 81%。后四个心动周期的均值 < 前面均值 × 标准值范围百分数，则满足了突发性标准，排除缓慢发生的心动过速（如窦性心动过速）。

三、稳定性标准

稳定性标准（stabilility）的稳定性值程控范围为 30~100 ms，默认值为 30 ms。

四、不同的心律失常诊断标准

（一）室性心动过速

满足心动过速的标准、突发性和稳定性标准时，诊断室性心动过速成立，才能自动触发心电资料的冻结及存储，多项诊断标准的联合应用将能提高 ICM 自动诊断室性心动过速的可靠性。

（二）心脏停搏

Medtronic 公司 Reveal XT ICM 程控界面设有心脏停搏（asystole）标准（图 14-3A）。Medtronic 公司 Reveal LINQ ICM 程控界面将 asystole 改为停搏（pause）标准，默认 3.0 秒，可程控设置（图 14-3B），相邻两个感知事件≥程控设置的停搏标准时，即可诊断停搏，标记为 AD。

一、事件一览表

（一）横轴

横轴为时间轴，显示记录的时间。时间轴上若有两个 0 点，提示为自动触发记录的资料，一个是事件最初发作时的记录，另一个是事件终止前 27 秒的记录；时间轴上若仅有一个 0 点，提示为手动触发记录（图 14-4）。

（二）纵轴

纵轴为间期（interval），单位为 ms。

（三）表头

显示心律失常类型（type），时间（date），持续时间（duration），最大心率及平均心率（rate）。

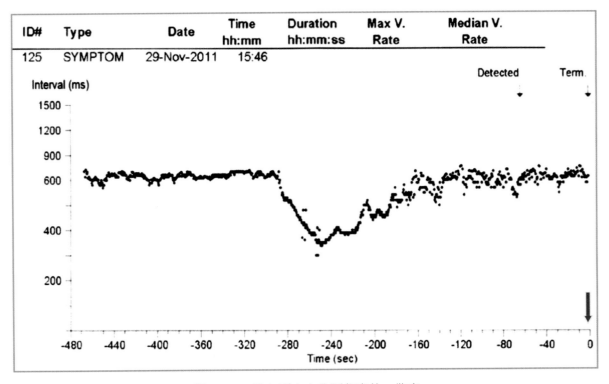

图 14-4　植入型心电监测仪事件一览表

患者植入 Medtronic 公司 Reveal XT ICM。事件一览图仅有一个 0 点（箭头所示），提示为症状（symptom）手动触发记录，心率有逐渐增快及减慢现象

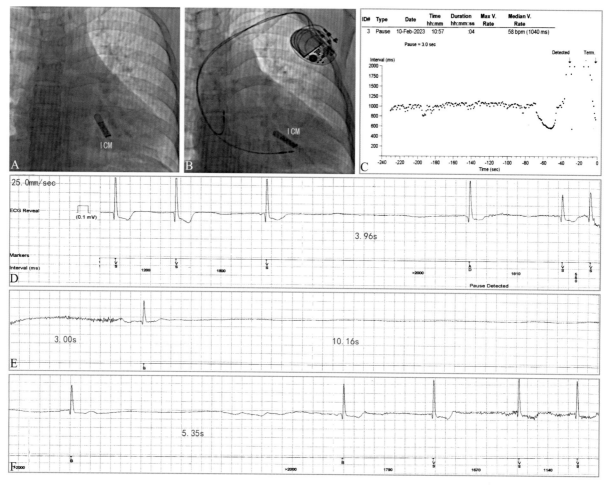

图 14-5 植入型心电监测仪诊断窦性停搏

　　患者，女，35岁，因"反复发作晕厥2年"植入 Medtronic 公司 Reveal LINQ ICM，感知灵敏度 0.0035 mV，感知后空白期 150 ms，停搏标准 3.0 秒。患者再次发作晕厥时，ICM 记录显示窦性停搏，时间轴上仅有一个 0 点，提示为手动触发记录。明确诊断后，为患者植入 Abbott（ST. JUDE）Endurity MRI PM2172 双腔心脏起搏器

二、心律失常诊断

（一）缓慢性心律失常

ICM 可有助于窦性心动过缓、窦性停搏和房室阻滞等缓慢性心律失常的诊断（图 14-5）。

（二）心房颤动

ICM 记录的心电图，心房颤动主要特征是 RR 间期绝对不等，部分心房颤动终止后可有长 RR 间期。心率直方图、RR 间期、心率趋势图等均用于诊断（图 14-6，图 14-7）。

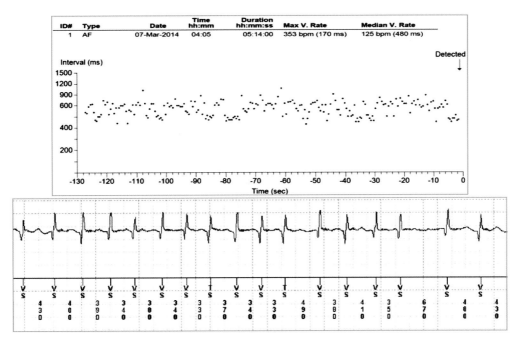

图 14-6　植入型心电监测仪诊断心房颤动

患者植入 Medtronic 公司 Reveal XT ICM，事件一览图显示：事件类型心房颤动（AF），发作的起始时间为 2014 年 3 月 7 日 4 时 5 分，持续时间 5 小时 14 分钟，最大心室率 353 次 / 分（须结合临床除外记录干扰等），平均心室率 125 次 / 分，2 分钟的 RR 间期散点图散在分布。心电图显示 RR 间期绝对不等。TS：室性心动过速感知；VS：心室感知

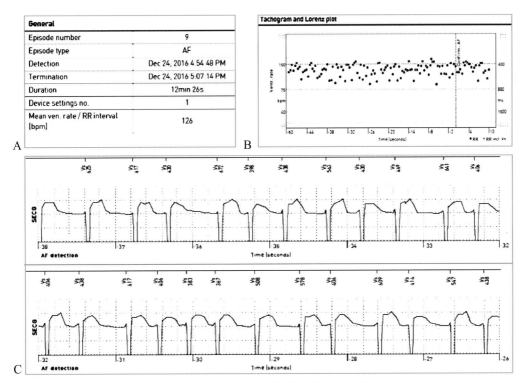

图 14-7　植入型心电监测仪诊断心房颤动

患者植入 Biotronik 公司 BioMonitor2 ICM。A. 总体事件一览表显示心律失常事件的发作次数为 9，事件类型为心房颤动（AF），心律失常发作的起始、终止时间和持续时间。B. 事件发作时心室率变异程度大。C. 事件发作时的心电图显示 RR 间期绝对不等

（三）阵发性室上性心动过速

阵发性室上性心动过速表现为突发性、单形性窄 QRS 波群，伴室内差异性传导者心电图亦可出现宽 QRS 波群，但 QRS 波群形态常相对规则（图 14-8，图 14-9）。

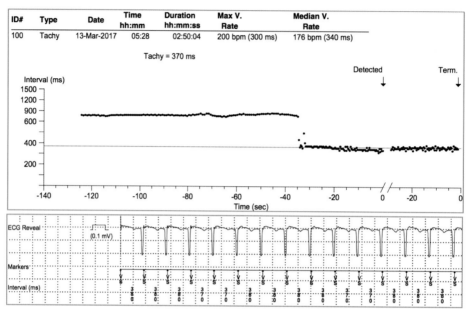

图 14-8　植入型心电监测仪诊断室上性心动过速

患者，男，66 岁，因"反复发作心悸 8 年"就诊，常规检查未见异常，植入 Medtronic 公司 Reveal LINQ ICM。2017 年 3 月 23 日 5 时 28 分 ICM 记录到节律匀齐的窄 QRS 波群心动过速，平均心室率 176 次 / 分，最快心室率 200 次 / 分，持续时间 2 小时 50 分钟 4 秒，诊断：阵发性室上性心动过速，随后经心电生理检查证实为房室结折返性心动过速，射频消融治疗成功（引自刘俊鹏）

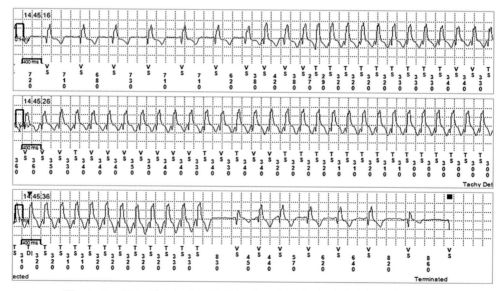

图 14-9　植入型心电监测仪记录的室上性心动过速合并右束支阻滞

植入型心电监测仪记录的心电图显示：起初宽 QRS 波群频率正常，节律规整，心动过速突然发作，开始节律略不齐，此后节律基本匀齐，与心动过速发作前相比，QRS 波形基本一致，考虑室上性心动过速（或心房扑动、房性心动过速）合并右束支阻滞，持续一段时间后，心动过速频率突然减慢，QRS 波形多变且节律绝对不齐，考虑转为心房颤动。TS：室性心动过速感知；VS：心室感知

（四）室性心动过速

ICM记录到的室性心动过速常表现为突发性的宽QRS波群（波形可有变化）心动过速，室性融合波、心室夺获有时不易看到（图14-10~图14-12）。

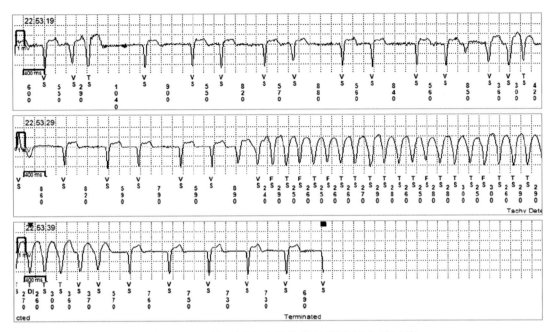

图14-10　植入型心电监测仪诊断室性心动过速

Medtronic公司Reveal植入型心电监测仪记录到频发的早搏，突发性的宽QRS波群心动过速，心动过速发作时QRS波群形态有变化，考虑为室性心动过速。FS：心室颤动感知；TS：室性心动过速感知；VS：心室感知

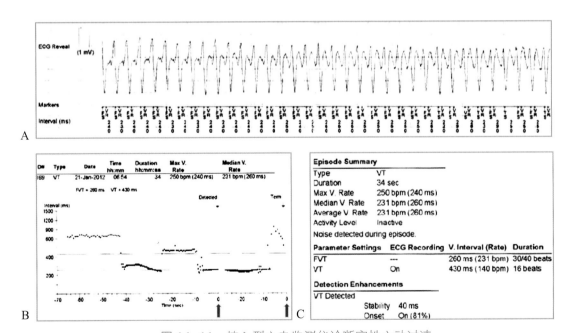

图14-11　植入型心电监测仪诊断室性心动过速

患者植入Medtronic公司Reveal XT ICM。A. 患者晕厥时，心率高达231次/分。B. 事件一览表的时间轴有两个0点（箭头所示），提示为自动触发记录。事件一览表（A）和事件总结（C）均显示事件为室性心动过速（VT），突发性，VT持续时间34秒，最快心室率250次/分，平均心室率231次/分（引自郭继鸿）

353

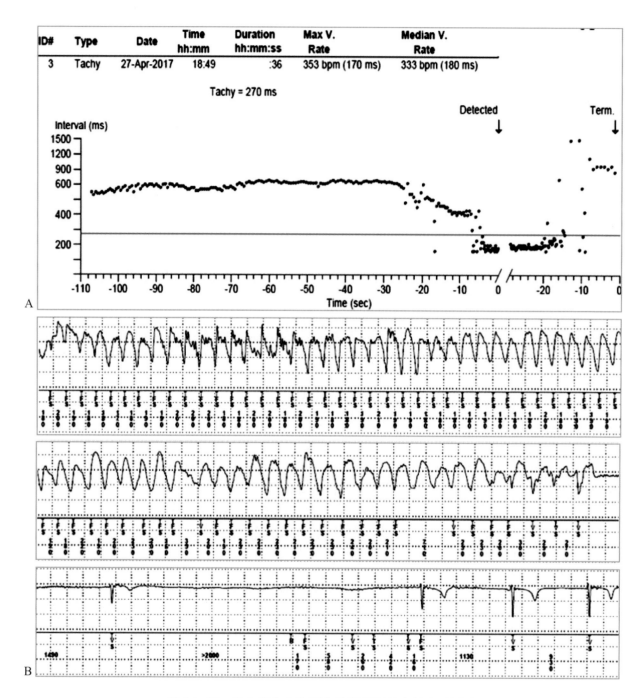

图 14-12　植入型心电监测仪诊断多形性室性心动过速

　　患者临床诊断先天性长 QT 综合征，服用足量普萘洛尔基础上仍有晕厥发作，植入 Medtronic Reveal LINQ 植入型心电监测仪。A. 事件一览表有两个 0 点，提示为自动触发记录，RR 间期散点图显示心动过速发作突然。B. 发作时描记的心电图显示多形性室性心动过速，室性心动过速终止后出现长 RR 间期

三、ICM 感知故障

ICM 感知不足或过度均可引起误诊，ICM 记录结果必须与患者症状、体征密切结合，才能准确地发挥 ICM 的诊断作用。

（一）感知不足

ICM 感知的心电信号振幅突然下降时，易误诊为心室停搏等缓慢性心律失常（图 14-13）。理想的植入部位、合理的参数设置，可提高 ICM 感知能力，以避免 QRS 波群感知不足。Medtronic 公司具有升级 FullView 系统的 Reveal LINQ ICM 采用弱信号证据（low signal evidence，LSE）计数算法，可识别振幅变小的 R 波，检测到停搏（asystole detected，AD）时，若弱信号证据计数器大于 0，ICM 将这一停搏事件判定为假阳性，停搏检测不成立，标记为 ▨（图 14-14）。

（二）感知过度

ICM 若过感知 T 波或肌电、电磁信号等噪声，可误诊为快速性心律失常（图 14-15）。具有噪声剔除算法的 Medtronic 公司 Reveal LINQ ICM 在 FVT 检测点，如果在最近十二个心跳中，至少有一个 RR 间期 < 220 ms，LINQ 会计数之前的 0.78 秒内的信号波峰的数量（如果计数超过二十个，会清零 FVT 计数器），拒绝 FVT 检测成立标记为 ▨（图 14-16）。

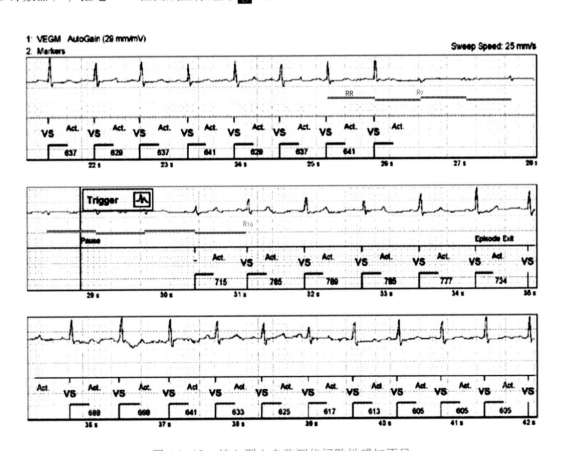

图 14-13　植入型心电监测仪间歇性感知不足

Abbott（ST. JUDE）公司 Confirm ICM 记录的心电图显示：自 R_9 开始 QRS 波群振幅突然降低，标记通道不再标记心室感知（VS），ICM 因间歇性感知不足而误诊心室停搏，直至 R_{16} 的 QRS 波群振幅恢复正常，ICM 恢复正常感知。Act：活动；Episode Exit：事件结束；Pause：停搏；Sweep Speed：扫描速度；Trigger：触发；VEGM AutoGain：心室腔内心电图自动增益

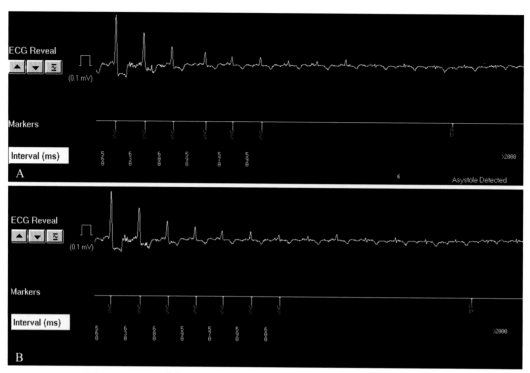

图 14-14 R 波振幅减小时植入型心电监测仪对停搏事件的诊断

A. R 波振幅不断降低，ICM 检测到停搏事件，标记为 AD。B. Medtronic Reveal LINQ ICM 具有升级的 FullView 系统，采用 LSE 计数算法，识别振幅降低的 R 波，将停搏事件判定为假阳性，停搏检测不成立，标记为 AD

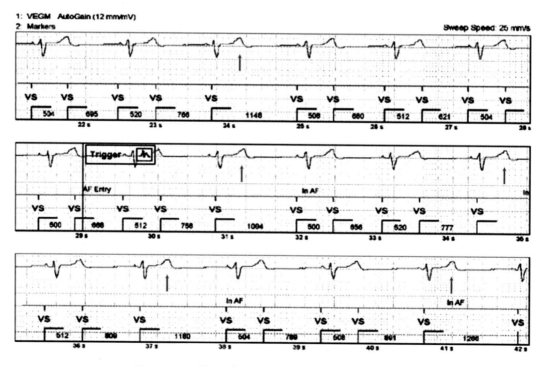

图 14-15 植入型心电监测仪间歇性过感知 T 波

Abbott（ST. JUDE）公司 Confirm ICM 记录的心电图显示：除箭头所示的 T 波之外，其余的 T 波均标记为 VS，提示 ICM 间歇性过感知 T 波，VS-VS 间期不等，ICM 误诊为心房颤动。VS 标记与心电图 QRS 波群对应位置略有偏差。AF Entry：心房颤动开始；in AF：心房颤动持续

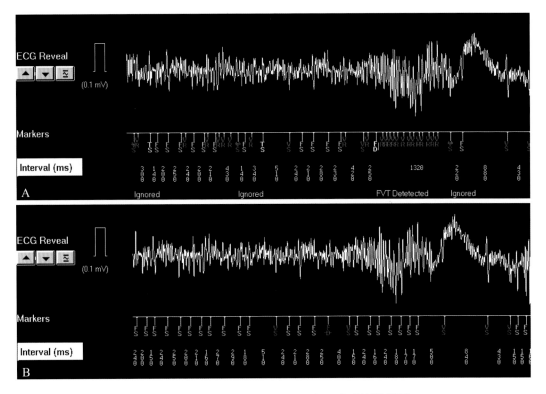

图 14-16　Medtronic Reveal ICM 噪声剔除算法

A. Medtronic Reveal ICM 不具备噪声剔除算法时，可将噪声误诊为 FVT。B. Medtronic Reveal ICM 具有噪声剔除算法时，避免将噪声诊断为 FVT，拒绝 FVT 检测成立标记为 ██。██：心室颤动诊断成立；FS：心室颤动感知；FVT：快室性心动过速；TS：室性心动过速感知；VR：心室不应期感知；VS：心室感知

（昃　峰　牟延光）

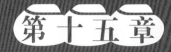

第十五章　心腔内心电图和标记通道

体表心电图尽管是分析心脏起搏器工作状态的最常用方法，但有时所记录的起搏脉冲不明显，且存在心房和心室电信号的叠加、心房夺获识别困难等缺点，借助程控仪获取心脏起搏器的心腔内心电图和标记通道是体表心电图的重要补充，也是分析心脏起搏心电图尤其是复杂疑难起搏心电图的金标准。

第一节　心腔内心电图和标记通道的获取

一、心脏起搏器程控

通过程控仪对心脏起搏器进行程控可获取心腔内心电图、标记通道及参数，这是分析心脏起搏器功能状态的最常用方法（图 15-1）。

二、远程监测

具有远程监测功能的心脏起搏器，可以传输存储的心腔内心电图、临床事件提醒、各种参数等，如 Biotronik 公司家庭监护（Home Monitoring）系统、Medtronic 公司的 CareLink 远程监测系统、Abbott（ST. JUDE）公司的基于互联网的 Merlin.net 远程监护系统。医生借助网络，可以接收相关信息并反馈给患者。

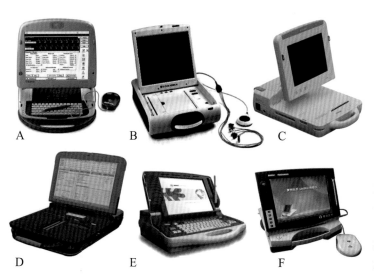

图 15-1　心脏起搏器程控仪

A. Medtronic 心脏起搏器程控仪。B. Abbott（ST. JUDE）心脏起搏器程控仪。C. Biotronik 心脏起搏器程控仪。D. Boston Scientific 心脏起搏器程控仪。E. 创领心律医疗（Sorin）心脏起搏器程控仪。F. 秦明心脏起搏器程控仪

三、心电图

大多数的动态心电图及部分高采样频率的心电图机具有标记通道，可在起搏脉冲发放位置做出标记。带有标记通道的动态心电图是心脏起搏器功能分析的重要方法，借助动态心电图，可以发现、评价心脏起搏器的若干特殊功能，如夜间频率、频率滞后、自动阈值管理、自动模式转换、频率应答、频率平滑功能等，可以检出起搏器介导的心律失常，可以评价患者临床症状与心脏起搏器工作状态的相关性（详见：第二章　第四节　起搏脉冲的识别）。

第二节　心脏起搏器的心腔内心电图

心脏起搏器通过起搏导线获取的心脏电活动的内在反应，经程控仪显示的心腔内心电图（intracardiac electrocardiogram，IEGM）分心房腔内心电图（AEGM）和心室腔内心电图（VEGM）。AEGM 和 VEGM 分别记录到与体表心电图形态不同但发生时相一致的心房波和心室波。根据获取的途径不同，心腔内心电图又分实时心腔内心电图和存储的心腔内心电图。

一、心脏起搏器心腔内心电图的特点

（一）形态

心腔内心电图形态具有多样性，多为双相波，或为负向波，少数为正向波。导线头端植入心腔的位置以及与导线头端接触的心肌状态，是心腔内心电图形态多样性的重要影响因素。一般情况下 AEGM 记录到明显的心房电活动波形，但有时也能记录到远场心室电活动波形；VEGM 记录到明显的心室电活动波形，有时也能记录到远场心房电活动波形。因此，临床分析时，应将 AEGM、VEGM 与体表心电图进行综合、对比判断。

（二）振幅

导线头端心肌组织的兴奋性决定心腔内心电图振幅大小，单极导线与双极导线其心腔内心电图振幅相似。通常 AEGM 振幅 1.5~6 mV，VEGM 振幅 5~30 mV。

（三）时程

因心腔内心电图记录的是心肌局部电活动，VEGM 的时程较体表心电图 QRS 波群短。

（四）斜率

心腔内心电图最大和最陡峭的波形偏转称类本位曲折，其发生于心脏除极波通过导线头端时，类本位曲折的最大斜率表示心腔内心电图电压的最大变化速率，通常 AEGM 斜率为 1~2 V/s，VEGM 斜率为 2~3 V/s。

（五）心腔内心电图的变化

导线植入后，与导线头端接触的心肌组织在急性期出现炎性水肿，随后，炎性水肿渐消退，而后逐渐纤维化并趋于稳定。导线植入后的急性期（数天至数周），心腔内心电图的振幅和斜率会降低，随后渐升高，直至慢性期略低于导线植入时的检测值。

二、心脏起搏器心腔内心电图和体表心电图的区别

（一）心脏起搏器心腔内心电图

心腔内心电图记录的是导线头端局部心肌（1~2 cm³ 范围）电活动，分行记录心房、心室腔内电信号，与体表心电图相比，避免了心房、心室电信号的重叠干扰，对判断房室关系和心律失常的诊断具有重要价值。

（二）体表心电图

体表心电图通过体表电极记录心脏整体电活动。有时因双极起搏等原因，起搏脉冲不明显，影响了心脏起搏器工作状态的判断；快速性心律失常时，心房波常常与 QRS-ST-T 重叠，影响了心律失常的准确诊断。

三、心脏起搏器心腔内心电图的用途

（一）判断心脏起搏器的具体工作状态

心腔内心电图与标记通道联合运用，可了解起搏脉冲发放的具体位置和心脏起搏器的具体工作状态，同时判断起搏脉冲的夺获情况。

（二）诊断心律失常

很多心律失常因心房波矮小及重叠于 QRS-ST-T 之中，单靠体表心电图难以确诊，此时，心腔内心电图和标记通道可准确地标明心电活动，揭示心房波的存在、明确房室关系，对心律失常的诊断大有帮助（图 15-2~ 图 15-5）。

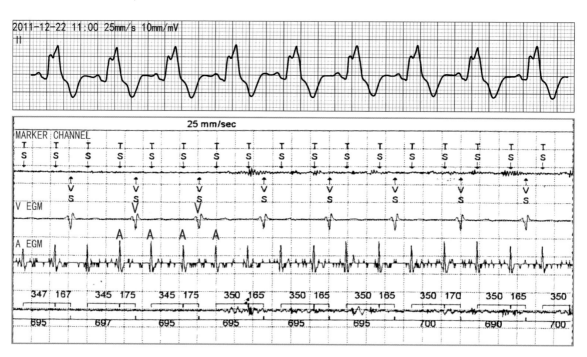

图 15-2 心腔内心电图和标记通道诊断房性心动过速

患者，男，78 岁，因"窦房结功能障碍"植入 Vitatron 双腔心脏起搏器 3 个月，患者因心悸就诊。患者心悸时的体表心电图显示：P 波正向，频率 83 次 / 分，似窦性心律。AEGM 显示频率 167 次 / 分、节律匀齐的心房波（A），心房标记通道标记为 TS（快速的心房感知），TS 标记与心室感知（VS）标记关系固定，结合患者已经确诊窦房结功能障碍，考虑为房性心动过速、2：1 房室传导

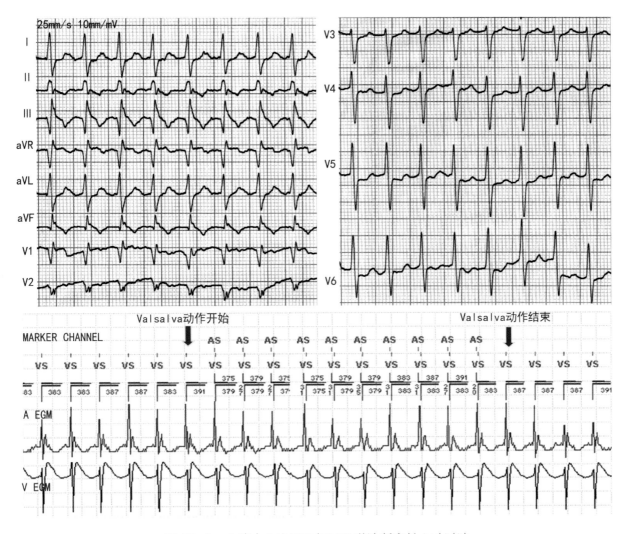

图 15-3　心腔内心电图及标记通道诊断房性心动过速

　　患者，男，84 岁，因"阵发性心房颤动伴长 RR 间期"植入 Abbott（ST. JUDE）Assurity PM2240 双腔心脏起搏器，模式 DDD，基本频率 60 次 / 分，起搏 AV 间期（PAVI）200 ms，感知 AV 间期（SAVI）150 ms，最大跟踪频率（MTR）130 次 / 分，心室后心房空白期（PVAB）150 ms。患者因心慌就诊，心慌发作有"突发突止"的特点。体表心电图显示窄 QRS 波群心动过速，具体机制不明。标记通道起初仅显示 VS 事件，但 AEGM 显示有与 VS 事件几乎同时发生的心房波，Valsalva 动作时，标记通道先后出现 1：1 的心房感知（AS）和 VS 事件。Valsalva 动作刺激迷走神经，延缓房室传导，使心房波位于 VS 事件之前，标记通道对心房波标记为 AS。停止 Valsalva 动作后，心电图恢复最初的表现，心房波位于 PVAB 内，不被感知和标记。结合上述特点，诊断：房性心动过速（引自卢丁兰）

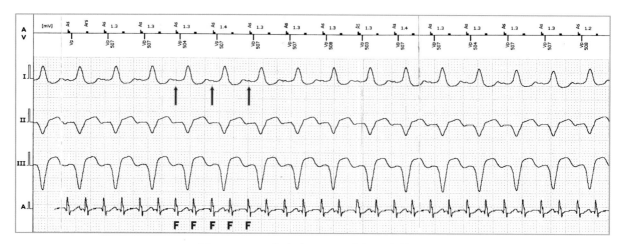

图 15-4　心房腔内心电图诊断心房扑动

　　患者，男，65 岁，因"窦房结功能障碍、左束支阻滞"植入 Biotronik Talos DR 双腔心脏起搏，模式 DDD，基础频率 60 次 / 分，上限跟踪频率 130 次 / 分，双极起搏。术后 1 年，患者因突发心慌就诊，体表心电图显示：宽 QRS 波群心动过速，Ⅰ导联可见清晰的心房波（箭头所示），似窦性心动过速（或房性心动过速）伴左束支阻滞。通过程控仪记录的心房腔内心电图显示快频率（240 次 / 分）、节律规则的心房电活动，宽大的 QRS 波群之前标注心室起搏（VP），确诊心房扑动，心脏起搏器呈 VAT 工作方式，因双极起搏，导致体表心电图起搏脉冲不明显

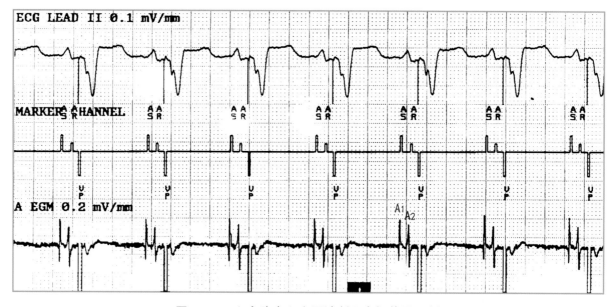

图 15-5　心房腔内心电图诊断心房间传导延缓

　　患者临床诊断：房间隔缺损外科修补术后，植入 Medtronic Thera DR7942 双腔心脏起搏器，模式 DDD，低限频率（LR）60 次 / 分，上限频率 140 次 / 分，PAVI 210 ms，SAVI 180 ms，自动模式转换功能关闭，心房感知灵敏度 0.5 mV，心房起搏电压 5.0 V，心房导线阻抗 612 Ω，心室感知灵敏度 2.8 mV，心室起搏电压 5.0 V，心室导线阻抗 877 Ω。术后体表心电图显示心脏起搏器呈 VAT 工作方式，Ⅱ导联 P 波正负双向。AEGM 显示心房波分裂为两个波，标记通道将第一个心房波（A₁）标记为 AS，第二个心房波（A₂）标记为心房不应期感知（AR），证实存在心房间传导延缓

（三）测定自身心房波、心室波振幅

根据心房、心室腔内心电图可以计算心腔内自身心房波、心室波的振幅，依据测得的振幅，可以指导医生进行感知灵敏度数值的合理设置。合理的感知灵敏度数值应当小于心腔内心电图所测得的心房波或心室波的振幅。

第三节 心脏起搏器程控仪显示的标记通道

心脏起搏器经程控仪显示的标记通道（marker channel）采用专用符号对自身心电活动和起搏脉冲作了准确标注，标明了心房和（或）心室的具体工作状态并与体表心电图、心房、心室腔内心电图同步显示。程控仪获取的标记通道将心房、心室起搏脉冲分别作出起搏标记，对振幅超过心脏起搏器感知灵敏度数值的心腔内电信号作出感知标记，可以识别微小的（如 f 波、干扰信号等）或重叠掩盖的电信号（如逆行 P⁻ 波、房性早搏等）。但心房、心室起搏标记，仅代表心房起搏（AP）、心室起搏（VP）脉冲的发出，并不代表心房、心室夺获的发生。

一、Abbott（ST. JUDE）心脏起搏器程控仪显示的标记通道

Abbott（ST. JUDE）心脏起搏器程控仪实时监测通道通常设置体表心电图、标记通道、心房腔内心电图、心室腔内心电图四个通道，可以进行图形缩放及心电图导联选择。标记通道有"基本"和"完整"两个选项。

（一）基本

心脏起搏器经程控仪显示的标记通道，横线上方显示心房事件标记，如 AS（心房感知）、AP（心房起搏）、AR（心房不应期感知）等，横线下方显示心室事件标记，如 VS（心室感知）、VP（心室起搏）等，但不标注 AA、AV、VV 间期和各不应期数值。

（二）完整

心脏起搏器经程控仪显示的标记通道，横线上方显示心房事件标记，横线下方显示心室事件标记，而且标注了 AA、AV、VV 间期数值。由心房、心室事件开始的横线长度代表心房不应期（ARP）、心室不应期（VRP）长短。Accent、Endurity、Assurity、Zenus、Zenex 等 ICD 平台心脏起搏器、植入型心律转复除颤器（ICD）、心脏再同步化治疗除颤器（CRT-D），短粗线表示绝对不应期（absolute refractory period），即空白期；细线表示不应期（refractory period）。心脏起搏器自动模式转换（AMS）为非心房跟踪模式后，AS-VP/VS 事件之间心房通道处于不应期（图 15-6~ 图 15-8）。

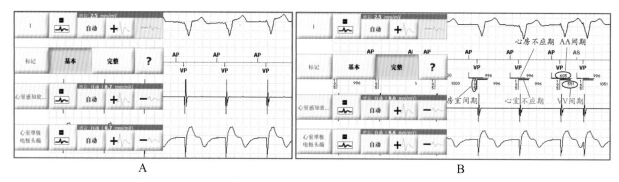

图 15-6　Abbott（ST. JUDE）心脏起搏器心腔内心电图及标记通道

患者，男，51 岁，因"三度房室阻滞"植入 Abbott（ST. JUDE）Endurity PM2160 双腔心脏起搏器。由上而下，第一条：体表心电图。第二条：标记通道。第三条：心室感知放大器心腔内心电图。第四条：心室单极头端心腔内心电图。A. 选择"基本"时，标记通道线上方为心房，下方为心室。B. 选择"完整"时，标记有房室间期、VV 间期、AA 间期数值（单位 ms）、心房不应期、心室不应期。AP：心房起搏；AS：心房感知；VP：心室起搏

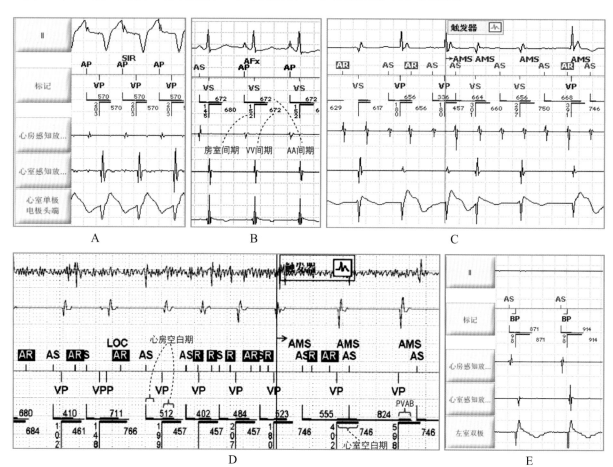

图 15-7　Abbott（ST. JUDE）心脏起搏器心腔内心电图和标记通道

A. Endurity PM2160 双腔心脏起搏器，模式 DDDR，"SIR"标记提示心脏起搏器以传感器频率起搏。B. Accent PM2112 双腔心脏起搏器，基本频率 60 次 / 分，AFx 标记提示房颤抑制功能运行。C. Endurity PM2160 双腔心脏起搏器，房性心动过速发生时，心脏起搏器 AMS 为 DDIR 模式，AMS 基本频率 80 次 / 分，D. Accent PM2112 双腔心脏起搏器，心房颤动时触发 AMS 为 DDIR 模式，DDIR 模式下 VP/VS 事件后只开启心室后心房空白期（PVAB），不开启心室后心房不应期（PVARP），粗线表示空白期。E. Unify CRT-D 起搏器，标记通道显示心脏起搏器呈"AS-BP"工作方式，BP 左指钩形，表示双心室起搏左心室领先。AMS：自动模式转换；AP：心房起搏；AR：心房不应期感知；BP：双心室起搏；LOC：失夺获；VP：心室起搏；VPP：备用的心室起搏；VS：心室感知

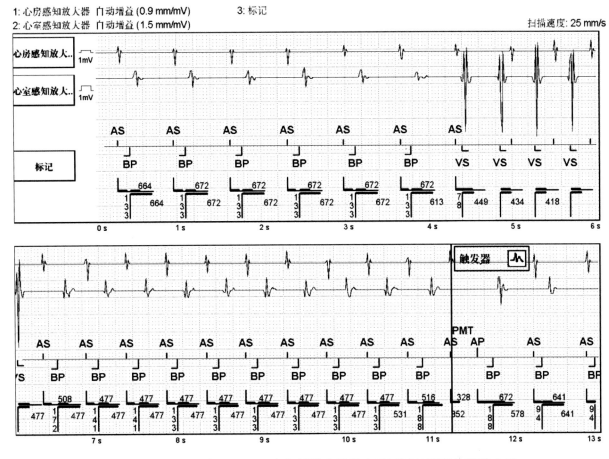

图 15-8　Abbott（ST. JUDE）起搏器介导性心动过速的识别与干预功能

　　患者植入 Abbott（ST. JUDE）Promote 3107-36 CRT-D，模式 DDD，PAVI 190 ms，SAVI 140 ms，频率反应性 AV 延迟功能开启，MTR 125 次 / 分，起搏器介导性心动过速（PMT）检测频率 110 次 / 分。上图：心脏起搏器开始呈"AS-BP"工作状态，BP 左指钩形，表示双心室起搏左心室领先。短阵室性心动过速（VT）伴室房文氏型逆传，VS 右指钩形，表示右心室感知。PVARP 内的心房事件标记为"|"。双心室起搏时又发生了室房逆传，逆行 P⁻ 波成为 AS 事件，触发 BP，引发 PMT。心脏起搏器检测到连续的"AS-BP"，达到 PMT 检测频率，而且 BP-AS 间期比较稳定，第九个 AS-BP 间期延长 50 ms（PMT 频率达到 MTR，心脏起搏器不再缩短 SAVI），观察第十个 BP-AS 间期与第九个之差小于 16 ms，PMT 诊断成立，随后的 AS 事件不触发 BP，并在 AS 事件后 330 ms 处发放 AP 脉冲，PMT 终止后 SAVI 较 PMT 发作前缩短，提示频率反应性 AV 延迟功能运行

（三）标记注解（表 15-1）

表 15-1　Abbott（ST. JUDE）心脏起搏器程控仪显示的标记注解

标记	注解	标记	注解
AS、P	心房感知	NSVT	非持续性室性心动过速
AP、A	心房起搏	T	室性心动过速
APP	心房起搏伴心房夺获确认备用脉冲	VT	室性心动过速诊断成立

（续表）

标记	注解	标记	注解
AFx	房颤抑制功能运作	F	心室颤动
VP、V	心室起搏	VF	心室颤动诊断成立
VS、R	心室感知	SVT	室上性心动过速诊断成立
Autocapture	自动夺获功能打开	NSVF	非持续性心室颤动
PVC	室性早搏	—	未存入计数仓的间期（破折号）
PMT	起搏器介导性心动过速	AT/AF	检测到房速/房颤事件
RV Lead Noise	右心室导线噪声	LOC	失夺获
HAR	高心房率	（ATP---）	抗心动过速起搏
HVR	高心室率	（ATP*---）	充电时 ATP 治疗
HYS	频率滞后	<--AMS	退出自动模式转换
Neg-HYS	负向 AV 滞后功能运作	VPP	心室起搏伴右心室夺获确认或心室自动夺获备用脉冲
VIP	心室自身优先功能运作	NSO	非持续性过感知
SIR	传感器指示频率	STIM	刺激
ASt	心房感知触发心房起搏	VSt	心室感知触发心室起搏
BiSt	双心室触发事件	SyncAV	SyncAV CRT 功能启动
Noise	噪声反转	-->A-Noise or-->V-Noise	进入噪声反转模式
A-Noise or V-Noise	噪声反转模式继续	<--A-Noise or<--V-Noise	退出噪声反转模式
AS AR	心房不应期感知	***** *****	充电
（心室不应期感知符号）	心室不应期感知	VS	右心室感知
VP	仅左心室起搏	VP	仅右心室起搏
BP BV	双心室起搏左心室领先	BP BV	双心室起搏右心室领先
BiS	双心室感知	BP	双心室同步起搏

标记	注解	标记	注解
Trigger	触发心腔内心电图记录	VSP	心室安全备用
T1 T1 T2 T2 T2	T1：室性心动过速1区，T2室性心动过速2区，X：重新确认的存入计数仓的间期（带有下划线）	AS 100 VS	形态与模板百分之百匹配 √：形态与模板匹配，X：形态与模板不匹配
AMS AS VS	自动模式转换	->AMS AS 88 90 VS VS	开始自动模式转换
NIPS: Burst··· STIM STIM STIM	无创程序刺激	(HV) 25J	高能量（HV）放电25 J
Return to Sinus AS AS VS VS	恢复窦性心律	(No More Therapies) F F F F F F F F F F	无其他治疗方法
Bigeminy VS T VS T	因二联律诊断室上性心动过速	VT Timeout ********** (HV) T1 T1 T2 T2 T2 T2 T2 T2 T2 T2 25J	室性心动过速治疗超时
******** (HV) F F F F F 0.0J	检测到除颤导线有问题，导致电流过高，未实施高压电击治疗	SVT Timeout (Monitor) F F F F F--F F -F F-1	室上性心动过速鉴别超时
VF * F F F F F	因高压电路可能损坏而取消了充电	SVT Timeout-Bigeminy VS T VS T VS T VS	室上性心动过速鉴别超时因二联律抑制治疗
VS²	远场通道心室感知	Magnet AS VS	磁铁反应

二、Medtronic 心脏起搏器程控仪显示的标记通道

Medtronic 心脏起搏器通过程控仪可显示体表心电图（ECG）、心房腔内心电图、心室腔内心电图、标记注释（marker annotation）和标记间期（marker intervals），标记间期的横线上方数字是房室间期，横线下方数字是 VV 间期。多数 Medtronic 心脏起搏器的标记通道不标记空白期事件，可影响心律失常的准确诊断（图 15-9）。但 ICD 平台心脏起搏器如 EnRhythm、Ensura、Advisa、Astra、Azure 心脏起搏器，双腔 ICD、CRT-P/D，心房空白期感知标记为 Ab 且纳入房性心动过速 / 心房颤动（AT/AF）检测计数（图 15-10，图 15-11，表 15-2）。ICD、CRT-D、ICD 平台心脏起搏器和 Syncra C2TR01 及其以后的 CRT 起搏器，任何程控设置的模式下，标记通道均对导线所在心腔的事件作出标记。

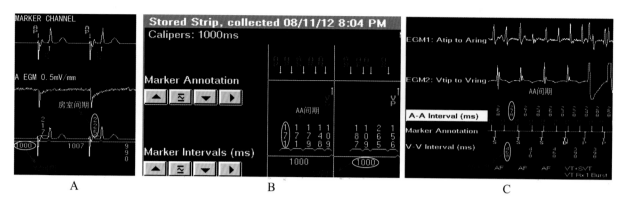

图 15-9 Medtronic 心脏起搏器标记通道及心腔内心电图

A. Medtronic 双腔心脏起搏器，程控仪显示的最上面的条图为体表心电图与标记注释，第二条图是心房腔内心电图，第三条图是体表心电图与标记间期，横线上方数字是房室间期，横线下方数字是VV 间期。B. Medtronic 双腔心脏起搏器高频事件记录的心腔内心电图和标记通道，存储条（stored strip）信息收集时间为 2012 年 11 月 8 日下午 8:04，上下依次显示标记注释（marker annotation）和标记间期（marker intervals）。C. Medtronic 双腔 ICD，由上到下依次显示心房腔内心电图、心室腔内心电图、AA 间期、标记注释和 VV 间期。AP：心房起搏；AR：心房不应期感知；AS：心房感知；**⚡**：室性心动过速诊断成立；TP：抗心动过速起搏；TS：室性心动过速感知；VP：心室起搏；VS：心室感知

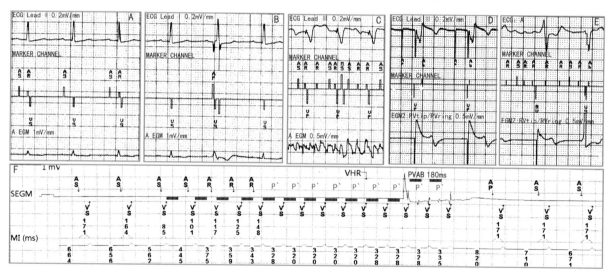

图 15-10 Medtronic 心脏起搏器心腔内心电图和标记通道

A. Medtronic Relia RED01 双腔心脏起搏器，模式 DDD，心房感知灵敏度 0.25 mV，间歇性出现心房过感知自身 QRS 波群，标记为心房不应期感知（AR）。B. Medtronic Relia RED01 双腔心脏起搏器，模式 DDD，LR 70 次 / 分，PAVI 160 ms，SAVI 120 ms，心房感知灵敏度 0.5 mV，自身 P 波对应的标记通道没有感知标记，提示心房感知不足，AP 脉冲发放后，自身 QRS 波群位于 AP 后心室通道交叉感知窗内引发心室安全起搏，PAVI=110 ms，心室标记通道出现长短两条竖线。C. Medtronic Relia RED01 双腔心脏起搏器，心房颤动触发自动模式转换，标记为 MS。AEGM 可见杂乱的快频率心房波。D. Medtronic Advisa DR MRI A3DR01 双腔心脏起搏器，模式 DDD，心房感知灵敏度 0.3 mV，标记通道显示心房过感知 QRS 波群，标记为心房空白期感知（Ab）。E. Medtronic Syncra CRT-P C2TR01 心脏起搏器，LR 70 次 / 分，PAVI 140 ms，SAVI 120 ms，心室感知反应（VSR）功能开启，最大频率 95 次 / 分。心房颤动触发 AMS 为 DDIR 模式，双心室起搏标记为 BV，心房空白期感知标记为 Ab，心室标记通道显示 VS 处出现长短两条竖线，提示 VSR 功能运行。F. 患者，女，60 岁，因 "窦房结功能障碍" 植入 Medtronic Relia RED01 双腔心脏起搏器，模式 DDD，LR 60 次 / 分，PAVI 220 ms，PVARP：自动，PAVB 180 ms。心脏起搏器记录到心室高频率（VHR）事件，标记通道起初标记为 "AS/AR-VS"，随后因心房波位于 PAVB 内，而只显示 VS 事件，诊断短阵房性心动过速，房性心动过速发作时有频率逐渐增快的现象

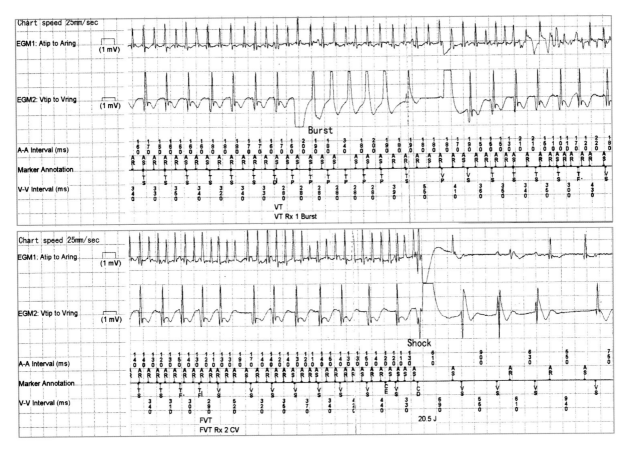

图 15-11 Medtronic 植入型心律转复除颤器的心腔内心电图、标记通道及心电图

Medtronic Marquis DR7274 双腔 ICD，自上而下显示心房腔内心电图、心室腔内心电图、标记通道。心房腔内心电图显示快速、节律不齐的心房电活动，为心房颤动。标记通道标记出了 AA 间期、VV 间期。AR：心房不应期感知；AS：心房感知；Burst：猝发刺激；CD：放电；CE：充电完毕；FVT：快室性心动过速；Shock：电击；：室性心动过速诊断成立；TF：快室性心动过速感知；TP：抗心动过速起搏；TS：室性心动过速感知；VP：心室起搏；VS：心室感知；VT：室性心动过速

表 15-2　Medtronic 心脏起搏器程控仪显示的标记注解

标记	注解	标记	注解
AP	心房起搏	AS	心房感知
AR	心房不应期感知	Ab	心房空白期感知
AM	心房机械收缩	VP	心室起搏
VS	心室感知	VR	心室不应期感知
VC	心室夺获	VE	心室结束
TP	触发的或治疗性起搏	MS	模式转换
ER	标记错误	SR	不应期感知（不标记心房或心室）
Burst	猝发刺激	Shock	电击

（续表）

标记	注解	标记	注解
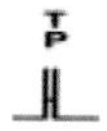	触发或治疗性心房起搏	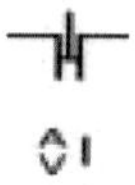	快心房 / 心室率诊断成立
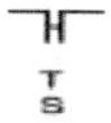	室性心动过速感知	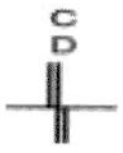	心房电复律脉冲
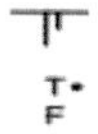	分自室速区快室速感知	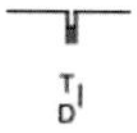	室性心动过速诊断成立
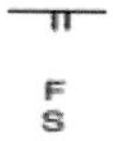	心室颤动感知	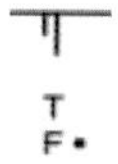	分自室颤区快室速感知
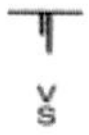	心室安全起搏 / 心室感知反应起搏	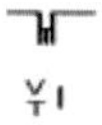	室性心动过速监测诊断成立
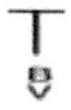	双心室起搏	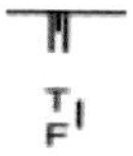	快室性心动过速诊断成立
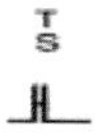	房性心动过速 / 心房颤动感知	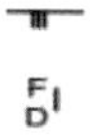	心室颤动诊断成立
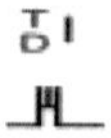	房性心动过速 / 心房颤动诊断成立	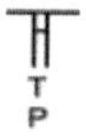	触发或治疗性心室起搏
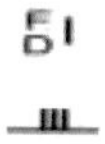	快房性心动过速 / 心房颤动诊断成立	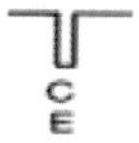	充电结束
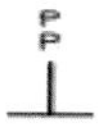	心房主动起搏	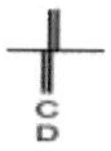	心室电复律 / 除颤脉冲
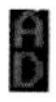	检测到停搏	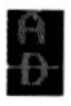	停搏检测不成立

三、Biotronik 心脏起搏器程控仪显示的标记通道

（一）单、双腔心脏起搏器

双腔心脏起搏器经程控仪显示的标记通道横线上方为心房事件（A）、横线下方为心室事件（V），短竖线表示感知，长竖线表示起搏，短粗线表示不应期感知。感知事件在相应的通道标记为 S，起搏事件在相应的通道标记为 P（图 15-12，图 15-13）。

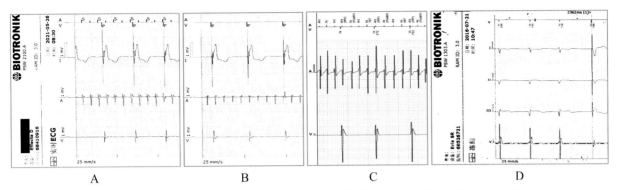

图 15-12　Biotronik 心脏起搏器非心房跟踪模式的标记通道及心腔内心电图

　　A、B 为同一个患者，男，65 岁，植入 Biotronik Effecta D 双腔心脏起搏器。A. 心房扑动时，心脏起搏器 AMS 为 DDIR 模式，心房通道标记心房感知（S），心室通道标记心室起搏（P），但心房感知与心室起搏间距不固定。B. 程控为 VVI 模式，心房通道不再出现任何标记，心室通道标记心室起搏（P）。C. Evia DR-T 双腔心脏起搏器，房性心动过速时心脏起搏器 AMS 为 DDIR 模式。心脏起搏器对不应期外心房感知标记为 AS，心房不应期（ARP）内的心房感知标记为 Ars，心室后心房不应期（PVARP）的心房感知标记为 AS（PVARP），心房远场保护间期（FFP）内的感知事件标记为 Ars（FFP）。D. 患者，女，67 岁，因"心房颤动伴长 RR 间期"植入 Biotronik Evia SR 单心室起搏器，模式 VVIR，基础频率 70 次 / 分。心脏起搏器在心室通道（V）对心室感知事件标记为 VS，心室起搏事件标记为 VP

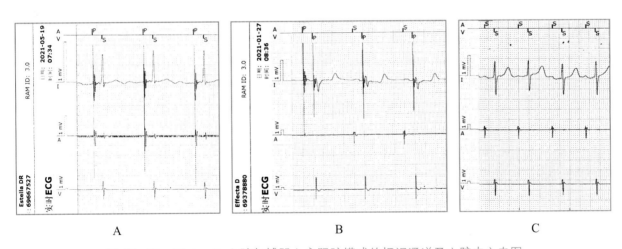

图 15-13　Biotronik 心脏起搏器心房跟踪模式的标记通道及心腔内心电图

　　A. Biotronik Estella DR 双腔心脏起搏器呈"心房起搏 - 心室感知"工作方式，心房标记通道标记为 P，心室标记通道标记为 S。B. Biotronik Effecta D 双腔心脏起搏器呈"心房起搏 - 心室起搏"和"心房感知 - 心室起搏"工作方式。C. Biotronik Effecta D 双腔心脏起搏器呈"心房感知 - 心室感知"工作方式，心房、心室标记通道均标记为 S

（二）心脏再同步化治疗起搏器

　　起搏标记通道设有两条横线，自上而下依次为右心房（RA）、右心室（RV）、左心房（LA）、左心室（LV）通道，程控仪分别对 RA、RV、LV 事件作出标记，一般无 LA 事件标记（图 15-14，图 15-15）。

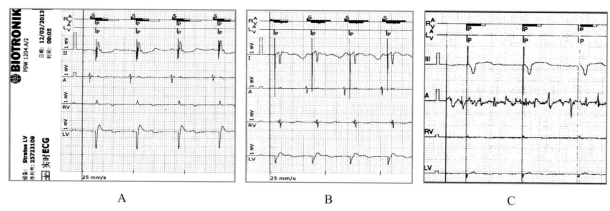

图 15-14　Biotronik CRT 起搏器不同模式的体表心电图、心腔内心电图和标记通道

　　A. Biotronik Stratos LV CRT-P 起搏器，心电图显示窦性心律、VAT 工作方式。标记通道显示：两条横线，自上而下依次显示 RA、RV、LV 事件，感知事件标记为 S，起搏事件标记为 P。心房感知事件后同时发放右心室（RV）和左心室（LV）起搏脉冲。B. Biotronik Stratos LV CRT-P 起搏器，模式 DDD，BiV sync LV RV RV-T，PAVI 140 ms，SAVI 110 ms，LR 60 次 / 分。RV 起搏输出关闭，CRT 起搏器感知自身 P 波后 110 ms 处发放左心室起搏脉冲。C. Biotronik CRT-P 起搏器，模式 VVI，基础频率 60 次 / 分，心电图表现为心房颤动，标记通道显示心房通道无任何标记，RV、LV 通道发放起搏脉冲

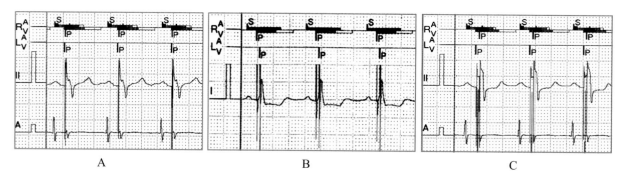

图 15-15　Biotronik CRT 起搏器的体表心电图、心腔内心电图和标记通道

　　Biotronik CRT-P 起搏器，感知事件标记为 S，起搏事件标记为 P。A. SAVI 150 ms，心房感知、双心室起搏，LV-RV 0 ms。B. SAVI 150 ms，心房感知、双心室起搏，RV-LV 40 ms。C. 心房感知、双心室起搏，LV-RV 40 ms

（三）标记注解（表 15-3）

表 15-3　Biotronik 心脏起搏器程控仪显示的标记注解

标记	注解	标记	注解
Afib	心房颤动	Psh DDI	电击后起搏，DDI 模式
Aflut	心房扑动	Psh VVI	电击后起搏，VVI 模式
Ap	心房起搏	PVC	室性早搏
ARP	心房不应期	PVARP	心室后心房不应期
As	心房感知	PVARP（ext）	延长的心室后心房不应期
Ars	心房不应期感知	Ramp	扫描式抗心动过速起搏

标记	注解	标记	注解
Ars（FFP）	心房远场保护间期内的心房不应期感知	VT1	室性心动过速1区事件
As（PVARP）	心室后心房不应期内的心房感知	VT2	室性心动过速2区事件
AUR	心房上限频率	VF	心室颤动
AV	AV延迟	SVT	室上性心动过速
BI	基础间期	Temp	临时设置
Burst	猝发式抗心动过速起搏	Term	终止
Det VF	心室颤动检测	Vp	心室起搏
Det VT1	室性心动过速1区检测	Vp（BU）	备用的心室起搏
Det VT2	室性心动过速2区检测	Vp（SW）	心室安全起搏
FFB/FFP	远场空白期/远场保护	Vp（WKB）	文氏反应推迟的心室起搏
LVp	左心室起搏	VRP	心室不应期
LVs	左心室感知	Vrs	心室不应期感知
Msw DDI	模式转换，转换成DDI	Vs	心室感知
Perm DDD	永久设置，DDD模式	Vs（AVC）	AV控制窗内的心室感知
Perm VVI	永久设置，VVI模式	—	充电

四、Vitatron心脏起搏器程控仪显示的标记通道

（一）事件标记

Vitatron心脏起搏器依据选定事件检测标准（selected episodes detection criteria）存储心腔内心电图，快心房率事件发生时在标记通道标记为AOnset；快心室率事件发生时在标记通道标记为VOnset。

（二）标记注解

Vitatron C、T系列心脏起搏器具有特有的标记，Vitatron A、E、G、Q系列心脏起搏器的标记和Medtronic心脏起搏器一致（图15-16，图15-17，表15-4）。

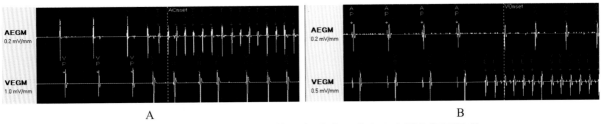

图15-16　Vitatron心脏起搏器存储的心腔内心电图和标记通道

Vitatron C60 DR双腔心脏起搏器。A.存储的心腔内心电图及标记通道显示心房感知（AS）、心室起搏（VP），即VAT工作方式，房性早搏（PC）引发心房扑动，标记通道标记为AOnset并出现快速的心房感知（TS）标记。B.存储的心腔内心电图及标记通道显示心房起搏（AP）、心室感知（VS），室性早搏（VE）引发室性心动过速，标记通道标记为VOnset。AEGM：心房腔内心电图；VEGM：心室腔内心电图。

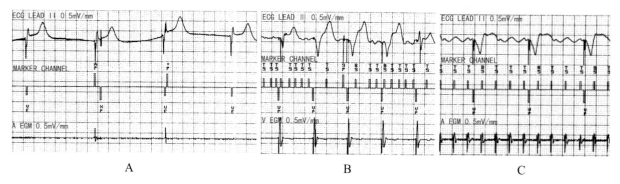

图 15-17　Vitatron 心脏起搏器体表和心腔内心电图及标记通道

A. 患者，男，74 岁，因"窦房结功能障碍、二度房室阻滞"植入 Vitatron C50 D 双腔心脏起搏器，模式 DDD，LR 40 次 / 分，PAVI 225，SAVI 185 ms，室性早搏同步心房刺激功能开启，第二个 QRS 波群位于 AP 后心室通道交叉感知窗内，引发心室安全起搏（标记为 XP），第三个 QRS 波群标记为室性早搏（标记为 VE），其后 40 ms 处发放 AP 脉冲（标记为 +P），PVC 连续出现，但室性早搏同步心房刺激功能仅对第一个 PVC 起作用。B. 患者，男，64 岁，因"窦房结功能障碍"于 2012 年 9 月 12 日前植入 Vitatron C50 D 双腔心脏起搏器，模式 DDD，LR 60 次 / 分，PVAB 150 ms，心房同步起搏间期 300 ms，心室率稳定功能开启。心电图及心房标记通道显示快速的心房感知（TS）事件，部分 f 波位于心室后心房空白期，心房标记通道标记为心房空白期感知（BS），间断出现心房同步起搏（标记为 SP）。C. 患者植入 Vitatron C60 DR 双腔心脏起搏器，心房扑动时心脏起搏器 AMS 为 DDI 模式，以 LR 心室起搏，标记通道将快速的心房感知事件标记为 TS，部分 F 波位于心室后心房空白期，标记为 BS

表 15-4　Vitatron 心脏起搏器程控仪显示的标记注解

心房通道标记	注解	心室通道标记	注解
AP	心房起搏	RS	心室不应期感知
AS	心房感知	TW	T 波感知
BS	心房空白期感知	VE	室性早搏
PC	房性早搏	VP	心室起搏
RC	逆传的心房感知	VS	心室感知
RS	心房不应期感知	XP	心室安全起搏
SP	心房同步起搏	+P	触发的心室起搏
TS	快速的心房感知		
+P	触发的心房起搏		

五、Boston Scientific 心脏起搏器程控仪显示的标记通道

（一）实时心腔内心电图及标记通道

实时心腔内心电图及标记通道，由上至下依次显示体表心电图、心房腔内心电图、心室腔内心电图、标记通道（图 15-18）。

（二）存储的心腔内心电图及标记通道

存储的心腔内心电图及标记通道（图 15-19），由上至下依次显示心房腔内心电图、心室腔内心电图、标记通道。记录患者信息、日期和时间、存储触发源、触发的心律失常（arrhythmia trigger）、达到的最大心率（maximum rate achieved）、心律失常持续时间（arrhythmia duration）。

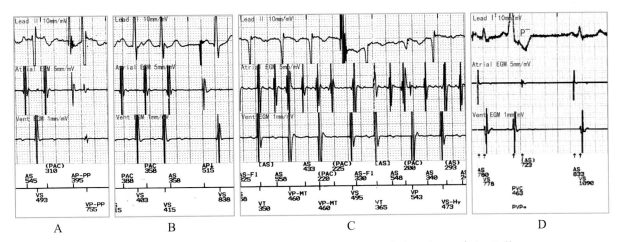

图 15-18　Boston Scientific 心脏起搏器实时心腔内心电图及标记通道

Boston Scientific 双腔心脏起搏器实时心腔内心电图及标记通道，由上至下，依次显示体表心电图、心房腔内心电图、心室腔内心电图、标记通道。AS：心房感知；（AS）心房不应期感知；［AS］心房空白期感知；AS-Fl：房扑反应窗内的心房感知；AP：心房起搏；AP-PP：心房优先起搏的心房起搏；AP↓频率平滑下降的心房起搏；PAC：房性早搏；（PAC）不应期内房性早搏；PVC：室性早搏；PVP→室性早搏后心室后心房不应期；VP：心室起搏；VP-MT：最大跟踪频率心室起搏；VP-PP：心房优先起搏的心室起搏；VS：心室感知；VS-Hy：频率滞后时的心室感知；VT：室性心动过速感知

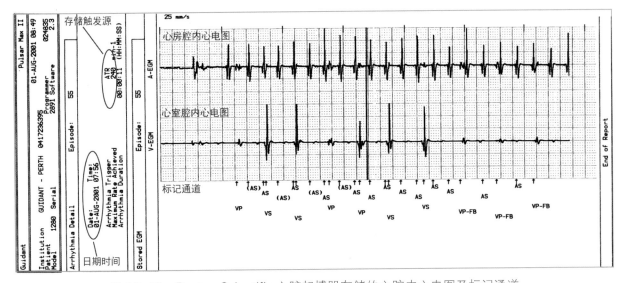

图 15-19　Boston Scientific 心脏起搏器存储的心腔内心电图及标记通道

Boston Scientific 心脏起搏器存储的心腔内心电图及标记通道，由上至下，依次显示心房腔内心电图、心室腔内心电图、标记通道。存储触发源为房性心动过速反应（ATR），达到的最大心率 240 次 / 分。AS：心房感知；（AS）心房不应期感知；VP-FB：模式转换后心室起搏；VP：心室起搏；VS：心室感知

（三）标记注解

标记通道以简写英文字母配以箭头详细标示不同时刻的事件，所标注的数值代表该通道距上一事件的时间（ms）。心室事件前加"R"表示右心室，心室事件前面加"L"表示左心室（表15-5）。

表 15-5　Boston Scientific 心脏起搏器程控仪显示的标记注解

标记	注解	标记	注解
AP	心房起搏（低限频率）	VP-PP（RVP-PP/LVP-PP）	心房优先起搏的心室起搏（右心室起搏/左心室起搏）
AN	心房噪声	VP-PAC（RVP-PAC/LVP-PAC）	ProAct 心室起搏（右心室起搏/左心室起搏）
AP↓	频率平滑下降的心房起搏	VP-SBR（RVP-SBR/LVP-SBR）	突发心动过缓反应心室起搏（右心室起搏/左心室起搏）
AP↑	频率平滑上升的心房起搏	VP-Hy（RVP-Hy/LVP-Hy）	频率滞后心室起搏（右心室起搏/左心室起搏）
AP-Tr	触发模式心房起搏	VS（RVS/LVS）	心室感知（右心室感知/左心室感知）
AP-Sr	传感器频率心房起搏	VS-Hy	AV 滞后或频率滞后时的心室感知
AP→	房扑反应后心房起搏	RVS-Hy	频率滞后时的右心室感知
AP-Ns	噪声反应（抑制）心房起搏	（VS）	心室不应期感知
AP-FB	模式转换后心房起搏	［VS］	心室空白期感知
AP-PP	心房优先起搏的心房起搏	［RVS］、［LVS］	噪声触发的右心室（左心室）感知
AP-PAC	ProAct 心房起搏	PAC	房性早搏
AP-SBR	突发心动过缓反应心房起搏	（PAC）	不应期内的房性早搏
AP-Hy	频率滞后心房起搏	VN、RVN、LVN、TN	心室噪声、右心室噪声、左心室噪声、遥测噪声
AP-VR	心室率规整的心房起搏	PVC	室性早搏
AS	心房感知（不应期外和房扑反应窗后）	LOC	失夺获
AS-Hy	频率滞后时的心房感知	Shock	电击
AS-Fl（AS-FL）	房扑反应窗内的心房感知（房扑反应心房感知）	PVP→	室性早搏后的心室后心房不应期/心室后心房不应期扩展终止
（AF）	不应期内的心房扑动感知	ATR↑	房性心动过速反应计数加
（AS）	心房不应期感知	ATR↓	房性心动过速反应计数减
［AS］	心房空白期感知	ATR-Dur	房性心动过速反应持续时间开始

标记	注解	标记	注解
BTR	心动过缓过速反应	ATR-End	房性心动过速反应持续时间结束
FB	频率回退（模式转换）	ATR-FB	房性心动过速反应模式转换
VP	心室起搏	VT-1	室性心动过速 1 区感知
VP↓ （RVP↓/LVP↓）	频率平滑下降的心室起搏（右心室起搏/左心室起搏）	VT-2	室性心动过速 2 区感知
VP↑ （RVP↑/LVP↑）	频率平滑上升的心室起搏（右心室起搏/左心室起搏）	VT	室性心动过速
VP-Tr （RVP-Tr/LVP-Tr）	触发模式心室起搏（右心室起搏/左心室起搏）	VF	心室颤动
VP-Sr （RVP-Sr/L VP-Sr）	传感器频率心室起搏（右心室起搏/左心室起搏）	V-Detect	室性心动过速诊断成立
VP-FB （RVP-FB/LVP-FB）	模式转换后心室起搏（右心室起搏/左心室起搏）	Chrg	开始充电/结束充电
VP-Ns （RVP-Ns/LVP-Ns）	噪声反应(抑制)心室起搏(右心室起搏/左心室起搏)	Dvrt	发放治疗
VP-MT （RVP-MT/LVP-MT）	最大跟踪频率心室起搏（右心室起搏/左心室起搏）	PMT-B	起搏器介导性心动过速终止
VP-VR （RVP-VR/LVP-VR）	心室率规整功能引起的心室起搏（右心室起搏/左心室起搏）	SVTinh	室上性心动过速抑制
VP-BP （RVP-BP）	备用的心室起搏（右心室起搏）	V-Epsd	室性心动过速开始
Fusion	融合波	V-Dur	室性心动过速持续
Stb	稳定	V-EpsdEnd	室性心动过速终止
UnStb	不稳定	*Suddn*	突发
Gradl	逐渐开始	*V>A*	心室率快于心房率
RYTHMIQ	RYTHMIQ 开始/结束		

六、创领心律医疗（Sorin）心脏起搏器程控仪显示的标记通道

（一）通道显示

创领心律医疗（Sorin）心脏起搏器程控仪从上到下依次实时显示：体表心电图（ECG）、心房腔内心电图（EGM A）和（或）心室腔内心电图（EGM V）、标记通道。标记事件所对应竖线的长度：不应期感知事件＜感知事件＜起搏事件（图 15-20~ 图 15-22）。

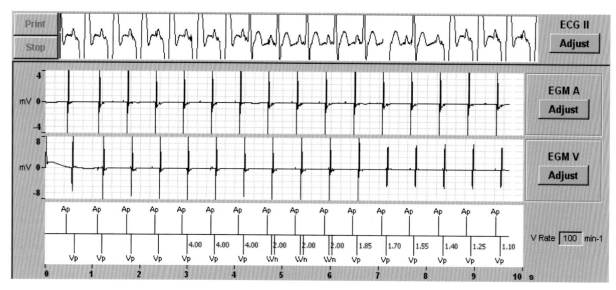

图 15-20 程控仪实时显示的心电图、心腔内心电图和标记通道

患者植入 Sorin Reply DR 双腔心脏起搏器，心室阈值测试时，程控仪从上到下依次实时显示：体表心电图（ECG）、心房腔内心电图（EGM A）、心室腔内心电图（EGM V）和标记通道。Ap：心房起搏；Vp：心室起搏；Ⱳn：制约期心室起搏

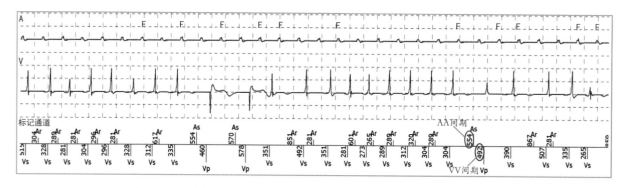

图 15-21 创领心律医疗双腔心脏起搏器心腔内心电图及标记通道

患者因"窦房结功能障碍"植入创领心律医疗 Orchidee D 双腔心脏起搏器，模式 DDD AVHyst，基础频率 60 次/分，最大频率 130 次/分，AVD 静息/运动 190 ms/155 ms，AVD 起搏/感知补偿 65 ms，滞后 20%，平滑功能：中等，模式转换：开启，抗 PMT：重新程控。心房通道显示心房波频率快（250 次/分）、节律匀齐，心室通道显示心室波频率、节律不齐，为心房扑动，部分 F 波未被心房感知。心房跟踪模式下，心房率加速检测窗内出现 Ar 事件，呈"Vs-Ar-Vs"序列，心脏起搏器进入回退模式转换功能疑问阶段，部分 Vs 事件后无 Ar 事件，未达确认标准，退出疑问阶段，恢复心房跟踪性心室起搏。Ar：心房不应期感知；AVD：房室延迟；Vp：心室起搏；Vs：心室感知

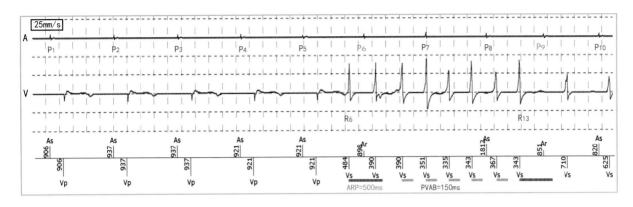

图 15-22 创领心律医疗双腔心脏起搏器心腔内心电图及标记通道

患者因"房室阻滞"植入创领心律医疗 Orchidee D 双腔心脏起搏器，模式 DDD AVHyst，基础频率 60 次 / 分，AVD 静息 / 运动：205 ms/80 ms，AVD 起搏 / 感知补偿 65 ms，滞后 20%，平滑功能：中等，模式转换：开启，抗 PMT：重新程控，心室后心房空白期（PVAB）150 ms。心房腔内心电图显示心房波规律出现，标记通道显示 VAT 工作方式，As 事件触发 Vp，频率较快的 Vs 事件连续出现，心室率大于心房率，房室分离，提示为室性心动过速。R_6、R_{13} 前面无心房事件，被心脏起搏器定义为室性早搏，其后启动 500 ms 的心房不应期（ARP），P_6、P_9 波落入心房不应期内，标记为 Ar，不触发 Vp。P_1~P_5、P_8、P_{10} 发生了心房感知，标记为 As，P_1~P_5 触发 Vp。P_7 位于 PVAB 内，标记通道不做标记。Ar：心房不应期感知；As：心房感知；Vp：心室起搏；Vs：心室感知（浙江省嘉兴市第一医院，孙娴超供图）

（二）标记注解

心脏起搏器对记录到的事件通过程控仪显示在标记通道上（表 15-6），横线上方的数字标记代表 AA 间期，横线下方的数字标记代表 VV 间期。

表 15-6　创领心律医疗（Sorin）心脏起搏器程控仪显示的标记注解

标记	注解	标记	注解
Ap	心房起搏	Vp	心室起搏
As	心房感知	Vs	心室感知
Ar	心房不应期感知	Vn	制约期结束时的心室不应期内起搏
An	心房噪声 / 心房不应期内起搏	Vr	心室不应期感知
WARAD	心房率加速检测窗	Committed Window	制约窗
ARP	心房不应期	FMS	回退模式转换
DDD AVHyst	Dplus 起搏模式	ᗺn	Vr 和 Vn

（牟延光　谭贺怡）

第十六章 心脏起搏器相关的心电现象

心电图上心电现象繁多，可表现为波形、传导、节律等的改变，其中常蕴含着相应的电生理机制。植入心脏起搏器的患者，因心脏起搏器的参与，心电图上所呈现的心电现象有其特殊性。本章重点介绍与心脏起搏器密切相关的心电现象。

第一节 节律重整

心脏内并存两个无传入保护机制的节律点，频率较高或占主导节律的电活动被另一节律点的激动侵入而干扰，同时又以干扰点为起点，以原有的节律间期重新安排下一次电活动，此心电干扰现象称节律重整（rhythmic reset），节律重整可发生于窦性心律、起搏心律及各种心动过速时。

一、节律重整的发生条件

节律重整的发生需要具备以下条件：①干扰节律点的激动提前出现；②重整节律点周围无传入保护机制；③节律重整点和干扰节律点相互邻近，干扰节律的激动有机会侵入节律重整点。

二、心脏起搏节律重整

（一）窦房结节律重整

心房起搏（AP）或心室起搏（VP）激动逆传心房时均可使窦房结发生节律重整。

（二）心脏起搏器节律重整

1.单心房起搏器节律重整

AAI（R）模式心房感知功能正常的情况下，提前出现的、心房不应期（ARP）外的自身心房波发生心房感知（AS），启动低限或传感器频率间期或滞后频率间期，心房起搏节律发生重整。提前出现的QRS波群（除非有逆行 P⁻ 波被心房感知或心房过感知QRS波群）不重整心房起搏节律。ARP外的自身心房波若未重整心房起搏节律，则提示心房感知不足。

2.单心室起搏器节律重整

VVI（R）模式心室感知功能正常的情况下，提前出现的、心室不应期（VRP）外的自身QRS波群发生心室感知（VS），启动低限或传感器频率间期或滞后频率间期，心室起搏节律发生重整（图16-1）。提前出现的心房波（除非发生心室过感知）不重整心室起搏节律。VRP外的自身QRS波群若未重整心室起搏节律，则提示心室感知不足。

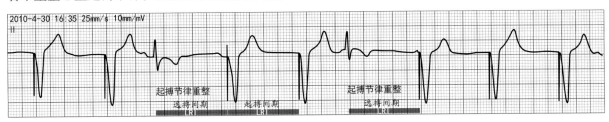

图 16-1　VVI 起搏时的节律重整

患者，男，65 岁，植入单心室起搏器，模式 VVI，低限频率（LR）60 次 / 分，低限频率间期（LRI）1000 ms。无 VRP 外的自身 QRS 波群时，心脏起搏器以 LR 起搏心室；VRP 外的自身 QRS 波群提前出现时，重整心室起搏间期，启动 LRI，安排发放下一个 VP 脉冲

3. 双腔心脏起搏器节律重整

（1）心室计时：VRP 外的自身 QRS 波群启动 VA 间期，安排发放下一个 AP 脉冲，提前出现的自身心房波经房室结下传心室或触发心室起搏，房性早搏（PAC）或室性早搏（PVC）后的起搏代偿间歇不完全。

（2）纯心房计时：提前出现的不应期外的自身心房波启动基础或传感器频率间期（频率滞后功能关闭），安排下一个 AP 脉冲发放。心脏起搏器定义的 PVC 出现时，心房逸搏间期等于基础或传感器频率间期。

（3）改良的心房计时：提前出现的、不应期外的自身心房波启动基础或传感器频率间期（频率滞后功能关闭），安排下一个 AP 脉冲发放。心脏起搏器定义的 PVC 出现时，心房逸搏间期 =VA 间期。

三、心脏起搏器节律重整的意义

（一）判断心脏起搏器的类型

根据起搏脉冲后的心脏反应，很容易判断起搏的心腔，但是，当起搏脉冲失夺获时，心脏对起搏脉冲失去反应，此时，依据感知功能正常的情况下引起起搏节律重整的心搏，可判断心脏起搏器的类型。对单腔心脏起搏器而言，自身心房波引起起搏节律重整，常常提示为单心房起搏器；自身 QRS 波群引起起搏节律重整，常提示为单心室起搏器（图16-2）。

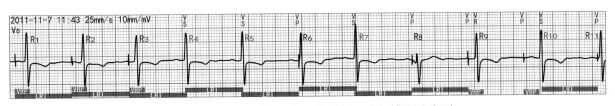

图 16-2　依据起搏节律重整判断心脏起搏器的类型

患者植入 Medtronic 心脏起搏器，具体型号不详。心电图显示：单一起搏脉冲发放，起搏心腔难以判断。R_5、R_7、R_{10} 出现时，逸搏间期 =LRI，提示 R_5、R_7、R_{10} 引起了起搏节律重整，判断为单心室起搏器 VVI 工作方式。VRP 内的 QRS 波群（R_1、R_2、R_3、R_6、R_8、R_9）不引起起搏节律重整，VRP 外的 QRS 波群（R_{10}）引起起搏节律重整，R_4、R_5、R_7、R_{10} 被心脏起搏器感知，抑制了预期的 VP 脉冲发放，心室感知功能正常。多数 VP 脉冲后无相应的 QRS 波群，提示心室起搏功能故障，R_8 形态异常，可能是加速的室性逸搏或心室起搏融合波

（二）判断心脏起搏器的感知功能状态

心脏起搏器不应期外的自身心搏引起起搏节律重整，提示心脏起搏器感知功能正常；否则即为感知不足（图 16-2）。

第二节　心脏起搏器上限频率现象

心脏起搏器心房跟踪模式下，当自身心房率低于设定的最高 1 ：1 跟踪频率时，心脏起搏器可感知心房激动，1 ：1 触发心室起搏。当心房率超过心脏起搏器所设定的上限跟踪频率（upper tracking rate，UTR）时，便出现心脏起搏器文氏现象、固定比例房室阻滞或自动模式转换为非心房跟踪模式，使心室起搏频率不会超过 UTR，避免过快的心室起搏影响血流动力学，此现象统称心脏起搏器的上限频率现象（upper rate phenomenon）或心脏起搏器的类房室结功能。UTR 又称最大跟踪频率（maximum tracking rate，MTR）。

一、心脏起搏器上限频率现象表现

总心房不应期（TARP）是心脏起搏器 UTR 的决定因素。TARP= 房室间期 + 心室后心房不应期（PVARP），TARP 相当于 2 ：1 阻滞点，2 ：1 阻滞频率（次 / 分）=60000/TARP（ms）。

（一）TARP< 上限跟踪频率间期

当自身心房率低于 UTR 时，心房感知事件 1 ：1 触发心室起搏（图 16-3C）；随着自身心房率的增加，依次超过 UTR、2 ：1 阻滞频率，先后出现心脏起搏器文氏现象及 2 ：1 阻滞现象（图16-3A）；自身心房率增加超过 UTR，但未超过 2 ：1 阻滞频率时，呈心脏起搏器文氏现象（图 16-3D）。

（二）TARP ≥上限跟踪频率间期

自身心房率达到上限频率之前就首先出现 2 ：1 阻滞现象，而不出现心脏起搏器文氏现象（图16-3B）。

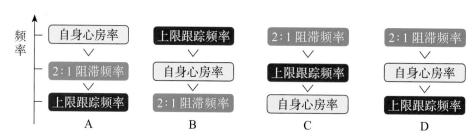

图 16-3　不同情况下心脏起搏器上限频率现象示意图

双腔心脏起搏器，模式 DDD。A. 上限跟踪频率间期（UTRI）>TARP 时，随着自身心房率的增加，依次超过上限跟踪频率（UTR）、2 ：1 阻滞频率，先后出现心脏起搏器文氏现象及 2 ：1 阻滞现象。B. TARP ≥ UTRI 时，自身心房率达到 UTR 之前就首先出现 2 ：1 阻滞现象，而不出现心脏起搏器文氏现象。C. TARP<UTRI，自身心房率低于 UTR 时，心房感知事件 1 ：1 触发心室起搏。D. TARP<UTRI，自身心房率增加超过 UTR，但未超过 2 ：1 阻滞频率时，呈心脏起搏器文氏现象

二、心脏起搏器文氏现象

UTR ≤ 自身心房率 ≤ 2 ∶ 1 阻滞频率时，心脏起搏器出现文氏型房室阻滞，又称心脏起搏器文氏现象（pacemaker Wenckebach phenomenon）或机械性文氏阻滞。

（一）心电图表现

过快的心房事件被心房线路感知，AS–VP 间期逐渐延长，直至心房波位于 PVARP 内，不再触发心室起搏，达到了限制心室起搏频率过快的目的。心脏起搏器文氏现象在多数情况下保持"AS–VP"工作方式，在一定程度上保持着心房和心室电 – 机械活动的顺序性。

1. PVARP 外的快频率心房事件出现时，AS–VP 间期延长（大于程控的 SAVI），避免超出 UTR 的过快心室起搏，自身心房波触发心室起搏的最大 AS–VP 间期 = 上限跟踪频率间期（UTRI）–PVARP，VP 脉冲在 UTRI 结束时（而非 SAVI 结束时）发放（图 16-4~ 图 16-7）。

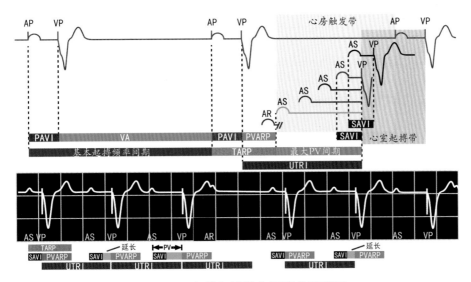

图 16-4　心脏起搏器文氏现象示意图

双腔心脏起搏器，模式 DDD。AP：心房起搏；AR：心房不应期感知；AS：心房感知；PAVI：起搏 AV 间期；PVARP：心室后心房不应期；SAVI：感知 AV 间期；TARP：总心房不应期；UTRI：上限跟踪频率间期；VP：心室起搏

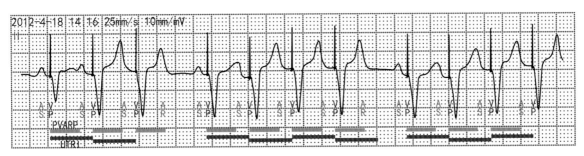

图 16-5　窦性心动过速时的心脏起搏器文氏现象

患者，女，49 岁，因"阵发性三度房室阻滞"植入 Medtronic Sensia L SEDRL1 双腔心脏起搏器，模式 DDD，LR 60 次 / 分，PAVI 170 ms，SAVI 150 ms，UTR 130 次 / 分。心电图显示：部分窦性 P 波与 T 波发生不同程度的重叠，导致 T 波形态高低不一，心脏起搏器呈 VAT 工作方式。自身心房率高于 UTR，心电图出现心脏起搏器文氏现象，AS–VP 间期逐渐延长，部分 P 波位于 PVARP 内成为心房不应期感知（AR）事件而不触发心室起搏，QRS 波群脱漏，心室起搏节律不规整

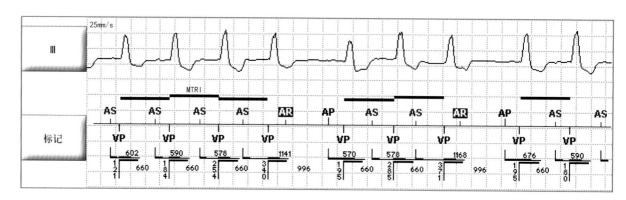

图 16-6 心脏起搏器文氏现象心电图及心腔内心电图和标记通道

患者，女，79 岁，因"三度房室阻滞"植入 Abbott（ST. JUDE）Endurity PM2160 双腔心脏起搏器，模式 DDD，基本频率 60 次 / 分，PAVI 200 ms，SAVI 150 ms，MTR 90 次 / 分。心电图显示"AS-VP"工作方式时 SAVI 逐渐延长，直至出现心房不应期感知（AR）事件，不再触发心室起搏，RR 间期延长，心脏起搏器文氏现象周期性出现。MTRI：最大跟踪频率间期

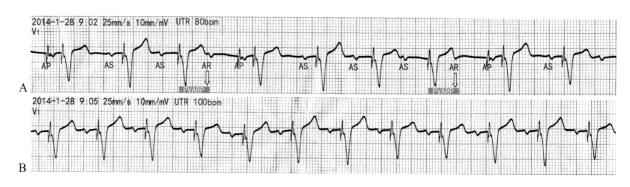

图 16-7 上限跟踪频率较低时的心脏起搏器文氏现象

患者，男，76 岁，因"三度房室阻滞"植入 Medtronic Relia REDR01 双腔心脏起搏器，模式 DDD，LR 60 次 / 分，PAVI 200 ms，SAVI 180 ms，单极起搏，双极感知。A. UTR 80 次 / 分，心电图显示：窦性心律，房室顺序起搏及 VAT 工作方式，心房率超过 UTR，AS-VP 间期逐搏延长，直至 P 波位于 PVARP 内（箭头所示）而成为 AR 事件，不再触发心室起搏，心室起搏频率不超过 UTR，如此重复文氏周期。B. UTR 100 次 / 分，心电图显示：窦性心律，VAT 工作方式，自身心房率慢于 UTR，心脏起搏器感知窦性 P 波，1 ：1 触发心室起搏

2. PVARP 内的心房波若能下传，所产生的 QRS 波群可被部分心脏起搏器诊断为 PVC，进而引发 PVC 后反应，导致 PVARP 自动延长一次（详见：第二十三章 第一节 心脏起搏器与室性早搏），使随后的心房波更容易位于 PVARP 内而不再触发心室起搏。

3. PVARP 结束至下一个预期的 AP 脉冲之间为心房触发带，期间出现的 AS 事件可触发心室起搏。

4. UTRI 结束至下一个预期的 VP 脉冲之间为心室起搏带，AS 事件所触发的心室起搏位于心室起搏带内。

（二）心脏起搏器文氏现象与普通文氏现象的区别

1. 自身心房率

（1）心脏起搏器文氏现象的自身心房率一般较快，大于 UTR 但小于 2 ：1 阻滞频率。

（2）普通文氏现象的发生与自身心房率无必然联系，心房率不快时仍可出现文氏型房室阻滞。

2. QRS 波群脱漏前的 RR（VV）间期

（1）心脏起搏器文氏现象 QRS 波群脱漏前 VV 间期固定等于 UTRI。

（2）在心房节律规整的前提下，普通文氏现象 QRS 波群脱漏前 RR 间期逐渐缩短。

3. 房室关系

（1）心脏起搏器文氏现象 AS-VP 间期逐渐延长最后 P 波后 QRS 波群脱漏，自身 P 波与起搏的 QRS 波群并无直接传导关系。

（2）普通文氏现象 PR 间期逐渐延长最后 P 波后 QRS 波群脱漏，房室之间有直接传导关系。

4. QRS 波群脱漏的原因

（1）心脏起搏器文氏现象 QRS 波群脱漏的原因是位于 PVARP 内的心房波不触发心室起搏。

（2）普通文氏现象 QRS 波群脱漏的原因是房室传导中断。

三、心脏起搏器固定比例的房室阻滞

2：1 阻滞频率≤自身心房率＜模式转换检测频率时，心脏起搏器出现 2：1 阻滞现象。当 PP 间期（或 FF 间期）＜TARP 时，每隔一个 P 波（或 F 波）会位于 PVARP 内而成为 AR 事件，AR 事件不触发心室起搏，心脏起搏器表现为 2：1 阻滞，心室率减为心房率的一半（图 16-8，图 16-9，图 16-12A、B）。如果 PP（或 FF）间期更短（如心房扑动患者），则可能发生多比例的房室阻滞现象（图 16-10）。

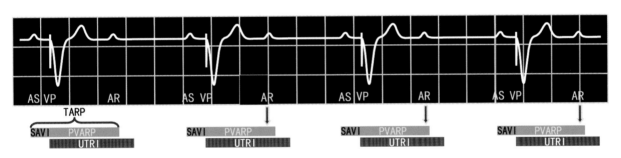

图 16-8　心脏起搏器 2：1 阻滞示意图

双腔心脏起搏器，模式 DDD。AR：心房不应期感知；AS：心房感知；PVARP：心室后心房不应期；SAVI：感知 AV 间期；TARP：总心房不应期；UTRI：上限跟踪频率间期；VP：心室起搏

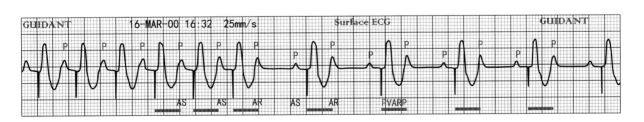

图 16-9　心房 1：1 触发心室起搏转为 2：1 阻滞

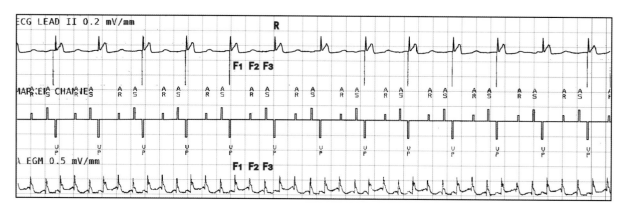

图 16-10　心房扑动时心脏起搏器呈 3 : 1 阻滞现象

　　患者，男，62 岁，因 "窦房结功能障碍" 植入 Medtronic Sigma SDR 303 双腔心脏起搏器，模式 DDD，LR 60 次 / 分，UTR 120 次 / 分，PAVI 150 ms，SAVI 120 ms，心室后心房空白期（PVAB）180 ms，PVARP 310 ms，VRP 230 ms，模式转换：关闭。心房腔内心电图（AEGM）显示心房率 300 次 / 分，节律规整，为心房扑动，位于 PVAB 内的 F 波（F_1）不被心脏起搏器感知，位于 PVARP 内的 F 波（F_2）成为 AR 事件，F_1、F_2 均不触发心室起搏，被心脏起搏器正常感知的 F 波（F_3）触发心室起搏，AS-VP 间期（F_3R 间期）固定等于 SAVI（120 ms），呈现 3 : 1 阻滞现象

四、心脏起搏器自动模式转换

　　当自身心房率超过心脏起搏器的模式转换检测频率时，心脏起搏器自动模式转换为非心房跟踪模式，AS 事件不再触发心室起搏，心电图表现为心房波与 VP 脉冲无固定关系（图 16-11，图 16-12C）。

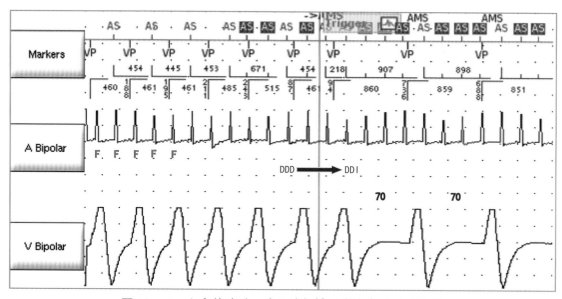

图 16-11　心房扑动时双腔心脏起搏器发生自动模式转换

　　患者植入 Abbott（ST. JUDE）双腔心脏起搏器，模式 DDD，基本频率 60 次 / 分，自动模式转换：DDI，自动模式转换基本频率 70 次 / 分。心房扑动时，心脏起搏器起初呈 VAT 工作方式，F 波 2 : 1 触发快速的心室起搏，自动模式转换为 DDI 模式后 F 波不再触发心室起搏，心室起搏频率等于 70 次 / 分

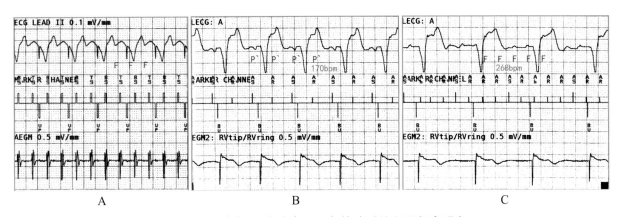

图 16-12　房性心动过速和心房扑动时的上限频率现象

A. 患者植入 Vitatron C60 DR 双腔心脏起搏器。心电图、标记通道及心房腔内心电图显示：频率 260 次 / 分的快速、节律规整的心房电活动为心房扑动；心室起搏频率为心房率的一半（130 次 / 分），心脏起搏器发生了 2 ∶ 1 阻滞现象。B、C 为同一个患者，男，53 岁，植入 Medtronic Syncra CRT-P C2TR01 心脏再同步化治疗起搏器，模式 DDD，LR 60 次 / 分，UTR 130 次 / 分，SAVI 110 ms，模式转换检测频率 171 次 / 分。B. 房性心动过速频率 170 次 / 分，心房波 2 ∶ 1 触发双心室起搏（BV），AS-BV 间期固定，心室起搏频率位于 LR 与 UTR 之间。C. 心房扑动频率 268 次 / 分，心室起搏频率 =LR，AS-BV 间期不固定，提示心脏起搏器自动模式转换为 DDIR 模式。Ab：心房空白期感知；AR：心房不应期感知；AS：心房感知；心房标记通道 BS：心房空白期感知；心房标记通道 TS：快速的心房感知

五、心脏起搏器文氏现象与 2 ∶ 1 阻滞的比较

（一）心脏起搏器文氏现象

当上限跟踪频率间期（UTRI）>TARP 时，随着自身心房率的逐渐增加，心脏起搏器首先出现文氏现象，而后再出现 2 ∶ 1 阻滞，可实现心室率平稳下降（图 16-13A）。

（二）心脏起搏器 2 ∶ 1 阻滞

当 TARP ≥ UTRI 时，随着自身心房率增加，心脏起搏器不经历文氏现象而直接出现 2 ∶ 1 阻滞，会导致心室率骤降（图 16-13B）。

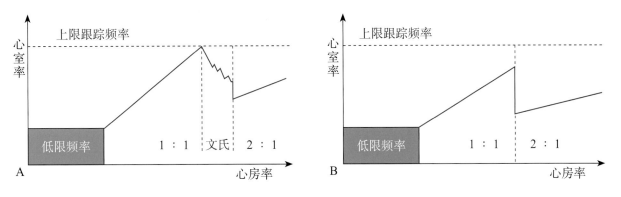

图 16-13　心脏起搏器文氏现象和 2 ∶ 1 阻滞对心室率的影响

A. 随着自身心房率增加，心脏起搏器依次出现文氏现象和 2 ∶ 1 阻滞。B. 随着自身心房率增加，心脏起搏器直接出现 2 ∶ 1 阻滞

六、心脏起搏器上限跟踪频率的设置要求

（一）患者存在自身房室传导时

当患者自身房室传导良好时，鉴于 UTR 不能限制自身心率，UTR 可以设置相对较低的水平。

（二）患者存在完全性房室阻滞时

当患者存在完全性房室阻滞时，UTR 应适当设置较高，保证房室 1：1 传导关系，同时设定 TARP<UTRI，使自身心房率增加超过 UTR 时，心脏起搏器依次出现文氏现象和 2：1 阻滞，避免直接出现 2：1 阻滞，以保持心室率平稳。

（三）心脏再同步化治疗患者

对植入心脏再同步化治疗（CRT）起搏器的患者，在不对患者造成不良影响的前提下，设置较高的 UTR 可增加双心室同步起搏的比例（详见：第十二章 第四节 双心室起搏丧失的原因及对策）。

第三节 室房逆传

一、房室前传与室房逆传

（一）房室结传导的特性

房室结具有双向传导性，激动经房室结前传与逆传有相关性和不对称性，可呈单向阻滞。

（二）房室前传与室房逆传的共性

激动在心房、心室间的前向传导及逆传都存在文氏传导现象，易受心室率、自主神经、药物等影响。

（三）房室前传与室房逆传的关系

房室前传功能对逆传功能有提示和预测意义，房室前传正常者室房逆传发生率高于前传阻滞者，房室前传完全阻断者仍有部分患者存在室房逆传功能。

二、室房逆传的影响因素

（一）心室率

多数情况下，心室起搏频率越快，室房逆传越缓慢，甚至出现文氏现象或传导中断。仅少数患者室房逆传时间不因心室起搏频率加快而延长。

（二）自主神经

交感神经兴奋可促进室房逆传，迷走神经兴奋可抑制室房逆传。

（三）药物

异丙肾上腺素促进房室前传和室房逆传。地高辛、利多卡因、地尔硫卓、维拉帕米对室房逆传无明显效应。胺碘酮、β 受体阻滞剂、美西律、奎尼丁、丙吡胺、普鲁卡因胺、恩卡尼，可抑制室房逆传。

三、植入心脏起搏器的患者促发室房逆传的因素

（一）单心室起搏模式

单心室起搏模式因存在房室分离，心室起搏时，远较双腔心脏起搏器更容易产生室房逆传。

（二）心房起搏故障

植入双腔心脏起搏器的患者，心房起搏故障时，心室起搏易促发激动逆传除极心房。对于室房传导正常的患者，当房室顺序起搏（PAVI 设置不太长）时，若心房起搏功能正常，心室起搏之后不易再出现逆行 P⁻ 波，若心室起搏之后出现逆行 P⁻ 波，则提示可能有心房起搏故障。

（三）心房感知不足

植入双腔心脏起搏器的患者，心房感知不足时，AP 脉冲位于自身心房波后心房肌有效不应期内而发生功能性失夺获，VP 脉冲在 PAVI 结束时发放，此时心房肌已经脱离了有效不应期，逆传激动可再次除极心房（图 16-14）。

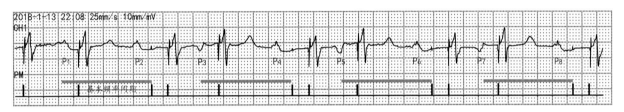

图 16-14　间歇性心房感知不足时的室房逆传

患者，女，68 岁，因"三度房室阻滞"植入 Abbott（ST. JUDE）Zephyr XL DR 5826 双腔心脏起搏器，模式 DDD，基本频率 50 次 / 分，PAVI 220 ms，SAVI 220 ms。自身心房波（P₂、P₄、P₆、P₈）未抑制预期的 AP 脉冲发放，提示间歇性心房感知不足，AP 脉冲位于自身心房波后心房肌有效不应期内而发生了功能性失夺获，其后的心室起搏激动逆传除极心房产生逆行 P⁻ 波（P₃、P₅、P₇），P₁、P₃、P₅、P₇ 被心房线路感知触发心室起搏

（四）过长的房室间期

植入双腔心脏起搏器的患者，房室间期设置过长或特殊功能开启（如 AV 滞后搜索功能等），当心室起搏时，心房肌已经脱离了有效不应期，逆传激动可再次除极心房。

四、心室起搏室房逆传与逆行 P⁻ 波

事实上，起源于心室的激动向心室内及心房的扩布传导是客观存在的，逆行 P⁻ 波只是体表心电图判断室房逆传夺获心房的依据。

（一）逆行 P⁻ 波的特点

逆行 P⁻ 波多数在 Ⅱ、Ⅲ、aVF 导联负向，aVR 导联正向。若自身窦性心率与起搏频率接近，心室起搏逆传心房的激动与窦性激动共同参与心房除极，可形成形态介于窦性 P 波和逆行 P⁻ 波之间的房性融合波（图 16-15）。极少数情况下，心室起搏激动经旁道逆传，先激动心房上部，使心房除极顺序与窦性激动时的心房除极类似，可产生正向性逆行 P⁻ 波。有时窦性 P 波重叠于起搏的 QRS 波群终末或 ST 段处，似室房逆传产生的逆行 P⁻ 波，实际上房室处于分离状态（图 16-16）。

（二）室房逆传不出现逆行 P⁻ 波的原因

有时心室激动虽然逆行向心房传导，但体表心电图却未产生逆行 P⁻ 波，其原因如下：

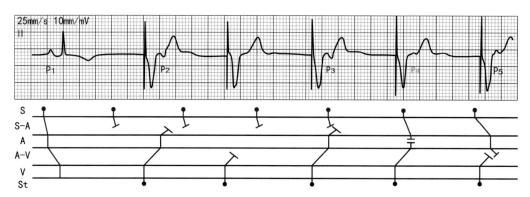

图 16-15　VVI 起搏伴室房逆传及房性融合波

患者，女，68 岁，因"窦房结功能障碍"植入单心室起搏器。心电图显示：P_1、P_5 为窦性 P 波，P_2、P_3 为心室起搏激动逆传产生的逆行 P^- 波，P_4 形态介于窦性 P 波与逆行 P^- 波之间，为窦性激动与心室起搏室房逆传激动共同形成的房性融合波

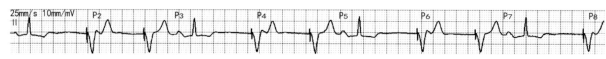

图 16-16　VVI 起搏时窦性 P 波似 2∶1 室房逆传

患者植入单心室起搏器，心电图显示 VVI 起搏，P_2、P_4、P_6、P_8 位于起搏的 QRS 波群终末，似逆行 P^- 波，但所有 P 波节律规整，为窦性心动过缓，窦性 P 波与起搏 QRS 波群存在房室分离，部分窦性 P 波（P_3、P_5、P_7）下传产生 QRS 波群

1. 室房逆传阻滞

起源于心室的激动在向心房逆行传导时受阻或与前传的心房激动在房室交界区发生干扰时，均无法夺获心房。

2. 逆行激动位于心房肌有效不应期内

当心房激动与其后的心室激动相距较近时，心室的激动即使逆传进入心房，也易位于心房肌有效不应期内，而无法再次引起心房肌除极。快速的房性心律失常（如心房颤动、心房扑动等）即使心室激动逆传至心房，体表心电图也不会产生逆行 P^- 波。

3. 心房静止

心房静止的患者，心房肌缺乏应激性，不管激动是否逆传心房，心电图及食管心电图均无心房波，超声心动图 A 峰消失，M 型超声心动图显示心房壁无运动（图 16-17）。

五、心室起搏室房逆传的心电图表现

心室起搏时室房逆传可呈持续性、间断性、隐匿性及频率相关性。心室起搏与逆行 P^- 波的关系可有多种表现形式。室房逆传时可不伴反复搏动，逆传激动也可再经折返径路前传除极心室，产生反复搏动。心房扑动或颤动时，心室起搏激动逆传因干扰受阻于房室交界区，或尽管激动逆传至心房，但位于心房肌有效不应期内而不会引起心房除极，心电图无法判断室房逆传的状况。

（一）1∶1 室房逆传

心脏起搏器植入后，可连续出现心室起搏激动 1∶1 室房逆传，RP^- 间期恒定，逆行 P^- 波持续抑制窦性 P 波的出现（图 16-18）。

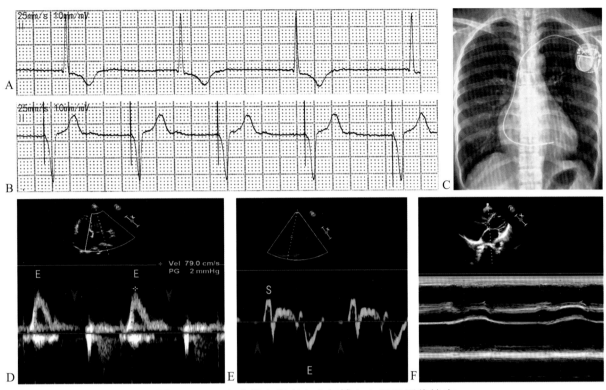

图 16-17　心房静止患者心室起搏心电图及影像检查

患者，女，36 岁，因"突发言语不利伴右侧肢体活动不灵 5 小时"就诊，有心动过缓病史 3 年，入院诊断：脑栓塞、心房静止。行取栓术并植入 Abbott（ST. JUDE）Accent MRI PM1124 单心室起搏器。A. 交界性心律，未见心房电活动。B. 心室起搏心律，未见逆行 P⁻ 波。C. X 线影像显示心影扩大，心室导线位于右心室中位间隔部。心脏超声检查显示：右心房扩大，左右径 46 mm，二尖瓣频谱多普勒（图 D）和二尖瓣瓣环组织多普勒（图 E）显示正常应出现于箭头所示处的晚期舒张波（A 峰）消失，收缩波（S）、早期舒张波（E）。M 型超声心动图（图 F）显示左心房后壁无运动

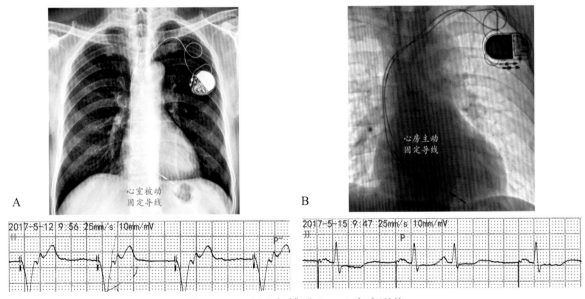

图 16-18　VVI 起搏时 1 : 1 室房逆传

患者，男，60 岁，因"窦房结功能障碍"于 2008 年植入 Vitatron C10 S 单心室起搏器，术后 5 年，患者发生心房扑动，于 2017 年 4 月行射频消融术，于 2017 年 5 月 12 日植入心房主动固定导线，脉冲发生器更换为 Biotronik Effecta D。A. 心脏起搏器升级术前，VVI 模式，心室起搏后均有逆行 P⁻ 波，RP⁻ 间期恒定为 200 ms，持续 1 : 1 室房逆传，窦性激动被抑制。B. 患者升级为双腔心脏起搏器，DDD 模式，PAVI 300 ms，心电图呈现 AAI 工作方式，室房逆传现象消失

1. 持续 1 ： 1 室房逆传的产生条件

（1）患者存在室房传导功能。

（2）心室起搏频率大于自身心房率。

（3）心房肌具有应激性。

2. 心室起搏后出现心房不应期感知的鉴别

心室起搏时，若存在 1 ： 1 室房逆传或心房线路过感知 QRS 波群，标记通道均显示心室起搏后固定位置出现心房不应期感知（AR）。

（1）1 ： 1 室房逆传：患者常有心房起搏故障、AV 间期设置过长等诱因，标记 AR 的位置距离前一心房波较远（脱离了心房肌有效不应期）。

（2）心房过感知 QRS 波群：常有心房感知灵敏度过高等原因，降低心房感知灵敏度后，心室起搏后的心房不应期感知可消失（图 16-19）。

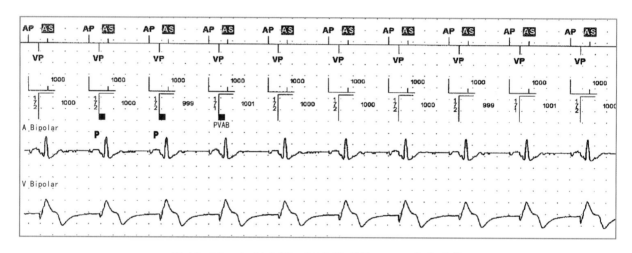

图 16-19 心房过感知 QRS 波群似 1 ： 1 室房逆传

患者，男，60 岁，植入 Abbott（ST. JUDE）双腔心脏起搏器，模式 DDD，基本频率 60 次 / 分，PAVI 170 ms，SAVI 150 ms，PVARP 275 ms，VRP 250 ms，PVAB 100 ms，心室空白期 12 ms。心脏起搏器呈 "AP-VP" 工作方式，VP 脉冲后固定位置出现心房不应期感知（ＡＳ）标记，似 1 ： 1 室房逆传。AP 脉冲均夺获心房，心房不应期感知标记出现于体表心电图 QRS 波群和心室腔内心电图心室波的顶峰略后，心室起搏激动逆传除极心房的可能性较小，故考虑心房过感知 QRS 波群

（二）间歇性室房逆传

1. 间歇性室房逆传的特点

（1）自身心房电活动（窦性或房性心律）与室房逆传激动竞争，只有在心室起搏激动逆传到达心房时，恰好心房肌脱离了自身心房除极造成的有效不应期，心电图上才产生逆行 P⁻ 波（图 16-20）。

（2）容易产生房性融合波。

（3）单心室起搏时，若自身心房率≥心室起搏频率，体表心电图显示房室分离或无心房波可见（实际是自身心房波隐于起搏 QRS 波群中），一旦心室起搏频率增快而超过自身心房率，心室激动即可逆传抢先除极心房而在心电图上表现出室房逆传（图 16-21）。

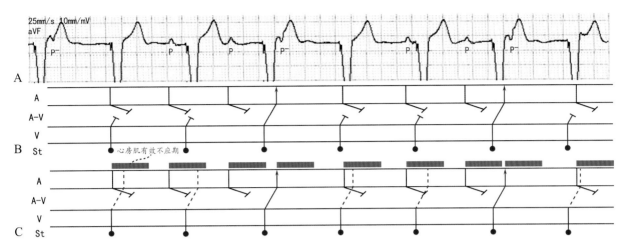

图 16-20　心室起搏间歇性室房逆传

患者因"房室阻滞"植入单心室起搏器，模式 VVI，LR 60 次 / 分，双极起搏、双极感知。A. 心室起搏心律，起搏频率 60 次 / 分，间断出现逆行 P⁻ 波，窦性心律与心室起搏激动逆传竞争性控制心房。B. 梯形图解释：窦性激动与心室起搏激动逆传在房室交界区发生干扰而不能到达心房，只有逆传至心房的激动才产生逆行 P⁻ 波。C. 梯形图解释：心室起搏的激动均向心房逆传，位于心房肌有效不应期内时不产生逆行 P⁻ 波，脱离心房肌有效不应期的逆传激动产生逆行 P⁻ 波

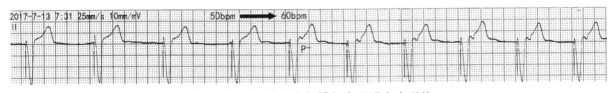

图 16-21　增快心室起搏频率显现室房逆传

患者，男，77 岁，因"窦房结功能障碍"植入 Medtronic Adapta ADSR01 单心室起搏器，心室导线植于右心室心尖部，模式 VVI，心室起搏能量输出 1.0 V/1.0 ms。LR 由 50 次 / 分增至 60 次 / 分时心电图表现出心室起搏激动 1∶1 逆传心房

2. 心电图表现为室房逆传中断的原因

（1）自身心房激动前传与心室起搏激动逆传，二者在房室交界区发生干扰而逆传受阻。

（2）尽管心室激动逆传至心房，但位于前一心房除极造成的心房肌不应期内。

（三）隐匿性室房逆传

逆行 P⁻ 波是室房逆传的常见心电图表现形式，隐匿性室房逆传时，尽管激动发生了室房逆传，但体表心电图未显示逆行 P⁻ 波，可依据心电图的其他表现推断室房逆传的存在。

1. 心室起搏时，激动逆传虽未除极心房（不产生逆行 P⁻ 波），但隐匿性逆向传导使房室结兴奋并产生新的不应期，使下一次窦性激动前传受阻，心电图表现为原有的房室阻滞程度加重或表现为全部心室起搏而未见自身房室传导（图 16-22）。

2. 心室起搏时，激动逆传虽未到达心房产生逆行 P⁻ 波，但激动在逆传的同时再次下传心室，产生室上性 QRS 波群，形成不完全性室性反复搏动（图 16-23）。

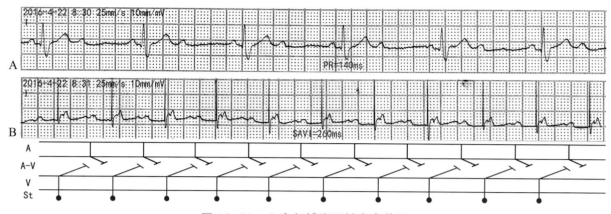

图 16-22　心室起搏隐匿性室房传导

患者，女，65 岁，因"二度房室阻滞"植入 Biotronik Effecta DR 双腔心脏起搏器。A. VVI 模式，基础频率 45 次 / 分，心电图显示窦性心律，2：1 房室阻滞，正常房室传导时 PR 间期为 140 ms。B. DDD 模式，基础频率 60 次 / 分，PAVI 300 ms，SAVI 260 ms，心电图表现为窦性心律，VAT 工作方式，窦性 P 波 1：1 触发心室起搏，SAVI 固定 为 260 ms，PR 间期 140 ms 的自身房室传导未再出现，提示心室起搏时室房隐匿性传导导致窦性 P 波下传受阻，心电图表现为房室阻滞程度加重，出现连续的心室起搏

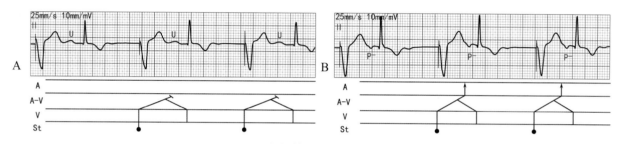

图 16-23　心室起搏时不同形式的反复搏动

患者植入单心室起搏器。A. 心脏起搏器植入术后 3 个月，心电图检查显示心室起搏时激动缓慢逆传，虽未激动心房但折返下传心室，形成不完全性室性反复搏动二联律。B. 心脏起搏器植入术后半年，心电图检查显示心室起搏 - 完全性室性反复搏动二联律（引自张松文）

（四）多径路室房逆传

1. 双径路 1：1 室房逆传

心电图出现长短两种 RP⁻ 间期，短 RP⁻ 间期彼此相等，长 RP⁻ 间期彼此相等，长短 RP⁻ 间期差 ≥ 60 ms，长 RP⁻ 间期时，激动可再次下传心室形成反复搏动（图 16-24）。激动经慢快径路交替逆传时，心电图可表现为 RP⁻ 间期长短交替。

2. 双径路 1：2 室房逆传

一次心室起搏，激动分别经快慢径路逆传心房，产生两个逆行 P⁻ 波（图 16-25）。

3. 三径路室房逆传

心室起搏分别经三条径路逆传心房，心电图呈现三种 RP⁻ 间期，当激动经不同径路交替逆传时，可见 RP⁻ 间期长短变化的跳跃现象。

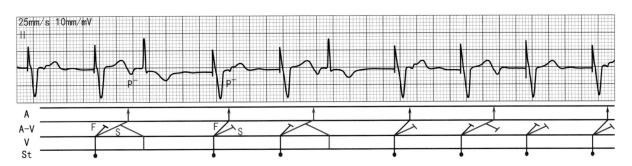

图 16-24 VVI 起搏伴双径路室房逆传及反复搏动

患者，女，53 岁，因"窦房结功能障碍"植入单心室起搏器 3 年，模式 VVI，LR 75 次 / 分。心电图显示：VVI 工作方式，心室起搏的 QRS 波群后见逆行 P⁻ 波，RP⁻ 间期长（400 ms）、短（160 ms）交替，互差 240 ms，且固定，提示心室激动经慢（S）、快（F）径路交替逆传。心室激动经慢径路逆传时，部分激动因前传脱离不应期而再次引起心室除极，自身心搏 T 波倒置可能为起搏电张调整性 T 波改变（引自龚仁泰）

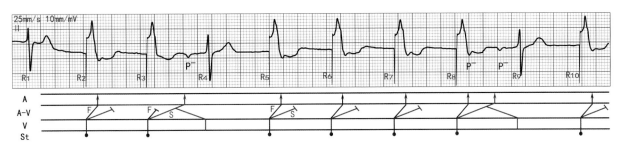

图 16-25 VVI 起搏伴双径路室房逆传及 1：2 室房传导

患者，女，66 岁，因"窦房结功能障碍"植入临时心脏起搏器，心室导线位于右心室流出道，模式 VVI，LR 70 次 / 分。心电图显示：VVI 工作方式，R_2、R_5、R_6、R_7、R_{10} 处心室起搏激动室房逆传的 RP⁻ 间期为 140 ms；R_3 处心室起搏激动室房逆传的 RP⁻ 间期为 560 ms，R_8 处心室起搏的 QRS 波群后可见两个逆行 P⁻ 波，长、短 RP⁻ 间期分别为 560 ms、140 ms，长 RP⁻ 间期后出现窄的自身 QRS 波群。心电图诊断：VVI 起搏，双径路室房逆传，偶有 1：2 室房传导的心电图表现，慢径路逆传时出现反复搏动（新疆维吾尔自治区人民医院，贾邢倩供图）

（五）室房阻滞

1. 一度室房阻滞

心室起搏的 QRS 波群后有逆行 P⁻ 波，但 RP⁻ 间期 >200 ms（图 16-26）。

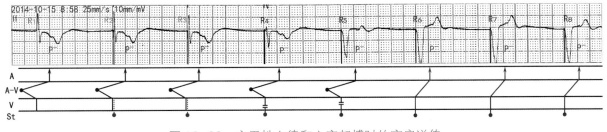

图 16-26 交界性心律和心室起搏时的室房逆传

患者，女，68 岁，因"窦房结功能障碍"植入 Medtronic Sigma SVVI 103 单心室起搏器，模式 VVI，LR 50 次 / 分。心电图显示：频率 50 次 / 分、节律规整的窄 QRS 波群为交界性心律，R_6、R_7、R_8 为宽大畸形的起搏 QRS 波群，R_2、R_3 前有起搏脉冲，但 QRS-ST-T 形态与 R_1 一致，为假性心室起搏融合波。R_4、R_5 的 QRS 波群形态介于 R_6、R_7、R_8 与 R_1、R_2、R_3 之间，为心室起搏融合波。所有 QRS 波群后均可见逆行 P⁻ 波，RP⁻ 间期 >200 ms，为一度室房阻滞

2.二度室房阻滞

室房逆传功能低下或心室起搏频率偏快时,室房传导可呈 2∶1 或文氏型。文氏型室房传导心电图表现为 RP⁻ 间期逐渐延长,直至逆行 P⁻ 波脱漏或出现反复搏动而结束文氏周期(图 16-27)。

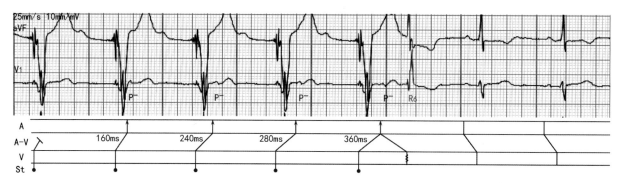

图 16-27　VVI 起搏伴文氏型室房传导及反复搏动

患者,男,85 岁,植入单心室起搏器,模式 VVI,LR 55 次 / 分。心电图显示:心室起搏的 QRS 波群后见逆行 P⁻波,RP⁻ 间期逐渐延长,呈文氏型室房传导。当 RP⁻ 间期延长至 360 ms 时,激动再次下传产生心室除极波(R₆),形成反复搏动。R₆ 提早出现,呈右束支阻滞图形,为室内差异性传导

3.三度室房阻滞

尽管心室起搏频率大于自身心房率,且心房具有应激性,但始终无逆行 P⁻ 波出现。

六、心室起搏室房逆传的危害

(一)引发心律失常

心室起搏激动逆传可诱发房室失同步性心律失常、起搏器介导性心动过速(PMT)或反复搏动,可因室房逆传激动落入心房易损期而诱发心房扑动或心房颤动。

1.起搏器介导性心动过速

心室起搏时,激动逆传心房产生的心房波位于 PVARP 外时,被心房线路感知,触发心室起搏,如此反复,可产生 PMT。

2.反复搏动

心室起搏时,心室激动若缓慢逆传心房产生逆行 P⁻ 波,RP⁻ 间期足够长时,逆行 P⁻ 波可再次下传心室形成室上性 QRS 波群,形成反复搏动。若 RP⁻ 间期较短,激动前传时未脱离前一激动的不应期,则不能形成反复搏动。

3.房性心律失常

心室起搏激动室房逆传时,可因室房逆传激动落入心房易损期而诱发心房扑动或心房颤动。

(二)引发起搏器综合征

起搏器综合征(pacemaker syndrome)又称房室同步障碍综合征(AV dys-synchrony syndrome),植入心脏起搏器的患者,房室顺序性收缩丧失和室房传导使心排血量下降,导致血压下降和神经体液反射异常,引起疲乏无力、胸闷气短、心悸、头晕、甚至晕厥等临床症状。

(三)引发反复性非折返性室房同步

详见:第二十七章　第三节　起搏器介导性心动过速。

七、室房逆传的测定

室房逆传与心室起搏频率、有无房室旁道及药物因素均有关，一般情况下，心室率越快，VA 间期越长。对确诊或怀疑 PMT 的病人，可以进行室房逆传测试，测量心室起搏后是否有室房传导以及室房传导的时间。

（一）测试方法

临床上常用 VVI（图 16-28）或 VDI 模式起搏测量室房传导时间（即 VA 间期），VA 间期恒定，说明存在室房逆传，借此可指导程控心脏起搏器参数（如 TARP 或 PVARP 和 VA 标准）设置，以预防 PMT。

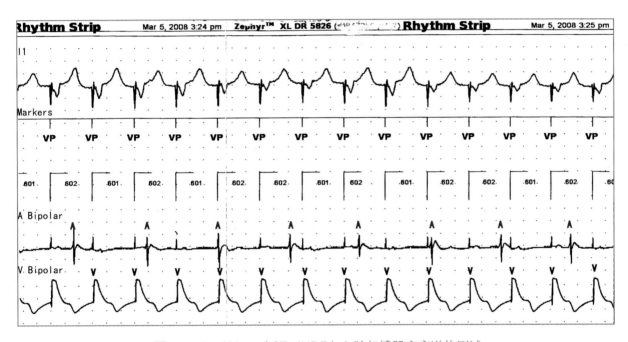

图 16-28　Abbott（ST. JUDE）心脏起搏器室房逆传测试

患者植入 Abbott（ST. JUDE）Zephyr XL DR 5826 双腔心脏起搏器，以 VVI 模式、100 次 / 分的起搏频率，进行室房逆传测试，心腔内心电图显示自身心房波与心室起搏的 QRS 波群无固定关系，提示无室房逆传

1. Biotronik 心脏起搏器

在"测试"栏选择逆传测试（retrograde conduction test），可以 VDI 模式起搏测量心室起搏与随后的心房感知事件之间的时间，测出最大、最小及平均 VA 间期数值，逆传测试的心室起搏默认右心室，CRT 起搏器心室起搏可在右心室与左心室之间选择（默认右心室起搏），逆传测试的基础频率默认 90 次 / 分，可程控设置（图 16-29，图 16-30）。

2. Vitatron C、T 系列心脏起搏器

心脏起搏器程控时，在测试类型（test type）中选择手动（manual）或自动（automatic），在 VVI 模式下进行 VA 间期测量。在不同的心室起搏频率时，VA 间期若稳定地位于 150 ~ 450 ms 之间，则怀疑室房逆传。

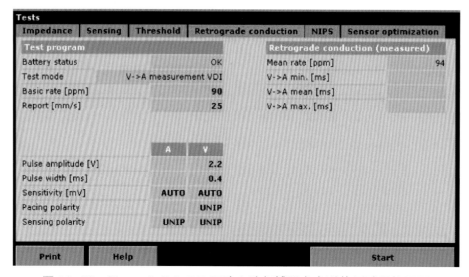

图 16-29 Biotronik Evia DR 双腔心脏起搏器室房逆传测试程控界面

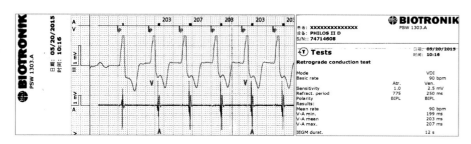

图 16-30 Biotronik 心脏起搏器室房逆传测试

患者植入 Biotronik Philos Ⅱ D 双腔心脏起搏器，以 VDI 模式、90 次 / 分的起搏频率，进行室房逆传测试，心室起搏的 QRS 波群后固定位置出现心房波，VA 间期平均 203 ms，提示存在 1 ∶ 1 室房逆传

（二）VA 间期直方图

某些心脏起搏器可通过程控仪获取 VA 间期直方图，一般室房逆传时 VA 间期 150~450 ms，若 VA 间期 <150 ms，则有可能心房过感知 QRS 波群（图 16-31）。

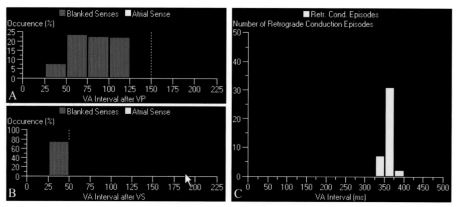

图 16-31 VA 间期直方图

A. VA 间期 25~125 ms。B. VA 间期 25~50 ms。A、B 不排除心房过感知 QRS 波群的可能。C. VA 间期 325~400 ms，提示室房逆传

八、室房逆传及起搏器介导性心动过速的预防

（一）设置合理的起搏模式

改变起搏方式可使室房逆传现象消失，VVI（R）起搏模式时发生室房逆传，改为DDD（R）起搏模式后，房室顺序除极，可使逆传的激动位于心房除极后产生的有效不应期内，心电图上的室房逆传现象可以消失（图16-18，图16-32）。

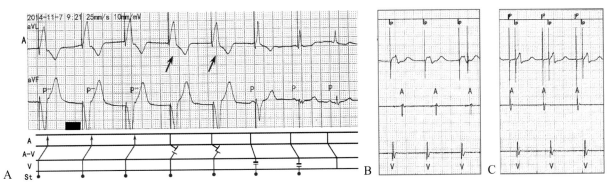

图 16-32　改变起搏模式消除室房逆传

患者，女，68岁，因"窦房结功能障碍"于2014年11月6日植入 Biotronik Evia DR 双腔心脏起搏器。A. VVI 模式心室起搏时，心电图间歇性出现逆行 P⁻ 波，箭头所示处逆行 P⁻ 波消失，可能是窦性激动抢先夺获心房，同时下传并在房室交界区与逆行激动发生干扰，逆行激动未能夺获心房，窦性 P 波因与起搏的 QRS 波群重叠而不显现，心电图表现为间歇性室房逆传。心腔内心电图及标记通道显示：VVI 模式（图B）时，心室起搏后产生心室除极波（V），心室激动逆传产生心房波（A）；程控为 DDD 模式（图C）后，房室顺序起搏，心房起搏后产生心房波（A），心室起搏后产生 QRS 波群（V），室房逆传现象消失

（二）确保有效的心房起搏

（三）控制房性早搏

（四）设置合适的房室间期

过长的房室间期可造成心室激动逆传并再次除极心房，产生逆行 P⁻ 波，逆行 P⁻ 波被心脏起搏器感知，触发心室起搏，如此反复，引起 PMT。设置合理的房室间期，可减少室房逆传的发生（图16-33）。

（五）设定 PVARP 长于室房逆传时间

将 PVARP 设定长于室房逆传时间，可使逆行 P⁻ 波位于 PVARP 内，不再触发心室起搏，从而避免 PMT 的发生。

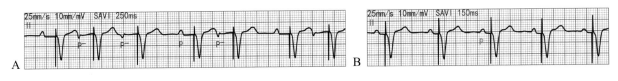

图 16-33　不同的房室间期与室房逆传

患者，女，74岁，因"三度房室阻滞"植入 Abbott（ST. JUDE）双腔心脏起搏器，模式 DDD，基本频率50次/分。A. SAVI 250 ms，心室起搏的 QRS 波群后可见逆行 P⁻ 波，RP⁻ 间期逐渐延长，至逆行 P⁻ 波消失，呈文氏型室房逆传。B. SAVI 150 ms，心脏起搏器呈 VAT 工作方式，心室起搏的 QRS 波群后无逆行 P⁻ 波

第四节　交叉刺激现象

一、交叉刺激的定义

交叉刺激（cross stimulation）现象是指一个心腔发放的起搏脉冲刺激另一心腔使之除极的现象。

二、交叉刺激的原因

（一）心房导线靠近心室且起搏能量输出较高

心房导线靠近心室，同时心房起搏能量输出较高时，AP脉冲可使心室肌发生除极，如：心房导线头端紧邻房室旁道，心房导线头端邻近右心室流出道（图16-34），心房导线头端位置较低（右心房下部、冠状静脉窦附近）邻近心室。适当地降低心房起搏能量输出，可消除交叉刺激心室的现象。

（二）导线移位

1. 心房导线移位至右心室

心房导线移位至右心室时，心房线路一般只能感知心室电信号（自身QRS波群），而不能感知心房波（P波、F波或f波），AP脉冲不能除极心房，若心房导线与心室肌接触良好，AP脉冲可激动心室出现交叉刺激现象；若心房导线与心室肌接触不良，AP脉冲不能产生心房波和QRS波群。AP脉冲后的自身QRS波群若位于心房起搏后心室空白期内，心脏起搏器在设定的PAVI结束时发放VP脉冲；AP脉冲后的自身QRS波群若位于心室通道的交叉感知窗内，可引发心室安全起搏；AP脉冲后的自身QRS波群若位于心室通道感知窗内，则抑制预期的VP脉冲发放。标记通道AS、VS标记相距近或同时出现且与体表QRS波群相对应。

2. 心室导线移位至心房

心室导线移位至心房时，若心室导线与心房肌接触良好，VP脉冲后产生心房波。若心脏起搏器不具备感知灵敏度自动调整功能，心室导线虽然移位至心房，却因心室感知灵敏度设置较低（数值较高），而无法感知心房波（详见：第三十二章　第二节　心室导线移位至心房）。

（三）心房心室导线反接

心房心室导线反接时，与脉冲发生器心房接口相连的导线发放"AP脉冲"刺激心室肌，与脉冲发生器心室接口相连的导线发放"VP脉冲"刺激心房肌（详见：第三十三章　心房心室导线反接）。

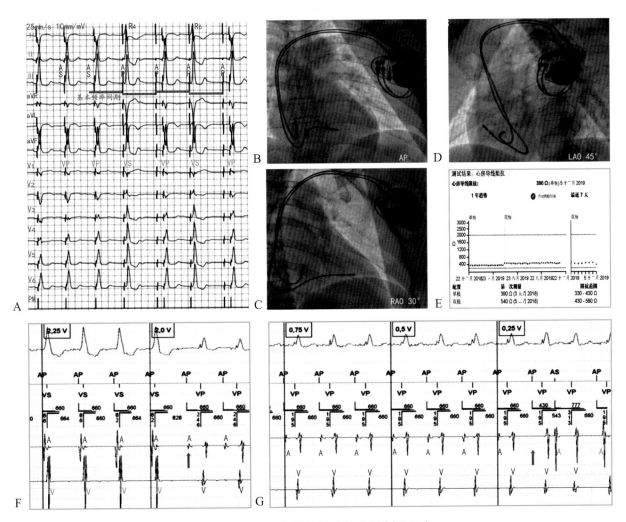

图 16-34　心房导线间歇性交叉刺激心室

　　患者，女，53 岁，因"二度房室阻滞"植入 Abbott（ST. JUDE）Accent DR RF MRI PM2224 双腔心脏起搏器，基本频率 60 次 / 分，PAVI 200 ms。心电图（A）显示房室顺序起搏及 VAT 工作方式，部分 AP 脉冲产生宽大畸形的 QRS 波群（R_4、R_6），其波形提示其激动起源于右心室流出道。X 线影像（B、C、D）及心脏超声检查排除心房导线脱位。心房导线阻抗趋势图（E）无异常。心房阈值测试（F），当心房起搏电压 >2.0 V 时，AP 脉冲后几乎同时出现心房波及 QRS 波群，心房起搏电压 2.0 V 时（箭头所示），AP 脉冲后 VS 标记消失，心室起搏（VP）产生另一形态的 QRS 波群。心房起搏电压低于 0.5 V（G）时，AP 脉冲（箭头所示）后心房腔内心电图显示心房波脱漏，测得的心房起搏阈值为 0.5 V/0.4 ms（浙江省海宁市人民医院，平嘉溜　吉亚军供图）

第五节　**心脏起搏器空白期现象**

　　在心脏起搏器的时间间期中，空白期（blanking period）是心房 / 心室事件后最初的短暂时间段，空白期分心房空白期和心室空白期，心脏起搏器设置空白期的目的主要是避免不恰当的感知。

一、心脏起搏器对空白期事件的标记

　　对空白期事件，部分心脏起搏器不会在标记通道上标出。部分 Vitatron 心脏起搏器和 Medtronic

植入型心律转复除颤器（ICD）平台的心脏起搏器（EnRhythm、Ensura、Advisa、Astra、Azure 系列）、ICD、CRT-P/D 可对空白期事件作出标记。Boston Scientific 心脏起搏器将心房空白期感知标记为［AS］，将心室空白期感知标记为［VS］。

二、心房空白期现象

心房空白期内的自身心房波，不触发心室起搏（VP），不重整心房起搏间期，不参与 PVC 反应，不引发非竞争性心房起搏，但有时参与心律失常诊断并与自动模式转换相关。

三、心室空白期现象

AP 脉冲后或 VP/VS 事件后心脏起搏器心室通道最初的一个时间段为心室空白期，心脏起搏器对心室空白期内的任何信号不感知、不作出反应，心室空白期通常不可程控。

（一）房室顺序起搏时

房室顺序起搏时，自身 QRS 波群若位于心房后心室空白期（PAVB）内，VP 脉冲在 PAVI 结束时发放（图 16-35~ 图 16-39）。PAVI 设置较长时，VP 脉冲可再次夺获心室肌，产生人工性室性早搏；PAVI 设置较短时，VP 脉冲常发生功能性失夺获，具有逐跳心室夺获确认功能的心脏起搏器在心室自动阈值管理开启的状态下，发放备用的心室起搏（VP$_B$）脉冲，VP$_B$ 脉冲可夺获心室肌或失夺获，同时引起融合波排除法运作（图 16-39）。持续性心房颤（扑）动患者采用希浦系统起搏 + 右心室备用起搏时，脉冲发生器心房接口连接希浦系统起搏导线，心室接口连接右心室起搏导线，AP 脉冲刺激希浦系统产生的 QRS 波群更易位于 PAVB 内。

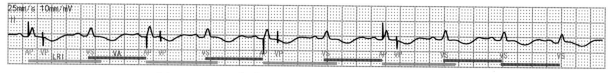

图 16-35　心房感知不足时的心脏起搏器空白期现象

患者植入双腔心脏起搏器，模式 DDD，LR 60 次 / 分，LRI 1000 ms，PAVI 200 ms。心电图显示窦性心律，部分窦性 P 波后可见 AP 脉冲发放，提示心房感知不足。自身 QRS 波群位于 PAVB 内时，VP 脉冲在 PAVI 结束时发放，自身 QRS 波群发生心室感知（VS）时，启动 VA 间期（800 ms），安排下一个 AP 脉冲发放。AP、VP 脉冲均发生了功能性失夺获，心房和心室起搏功能无法判断

（二）模式转换参与的最小化心室起搏功能运行时

模式转换参与的最小化心室起搏功能，如 Medtronic 心脏起搏器心室起搏管理功能（图 16-40）、Biotronik 心脏起搏器心室起搏抑制功能、Boston Scientific 心脏起搏器 Rythmiq 功能，当自身 QRS 波群位于心室空白期时，心脏起搏器判断无 VS 事件，可引起无效的 VP 脉冲发放甚至模式转换为 DDD（R）模式。

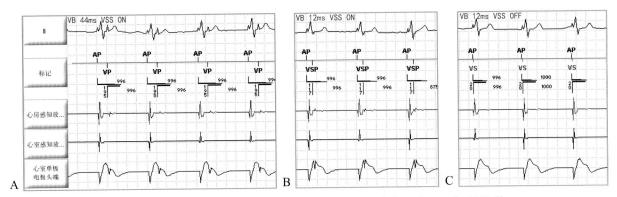

图 16-36　心脏起搏器空白期现象心电图、心腔内心电图及标记通道

患者，女，80 岁，临床诊断：心脏瓣膜病、二尖瓣关闭不全、心力衰竭、心房颤动，植入 Abbott（ST. JUDE）Assurity PM2240 双腔心脏起搏器，非选择性希氏束起搏导线连接脉冲发生器心房接口，左束支起搏导线连接脉冲发生器心室接口（备用），模式 DDD，基本频率 60 次 / 分，PAVI 200 ms，SAVI 150 ms。A. 心室空白期 44 ms，心室安全备用（VSS）功能开启，体表心电图显示两个起搏脉冲夹有 QRS 波群，PAVI 等于程控值。B. 心室空白期 12 ms，VSS 功能开启，标记通道显示 VSS 功能运行，PAVI 短于程控值。C. 心室空白期 12 ms，VSS 功能关闭，标记通道显示心脏起搏器呈 "AP-VS" 工作方式

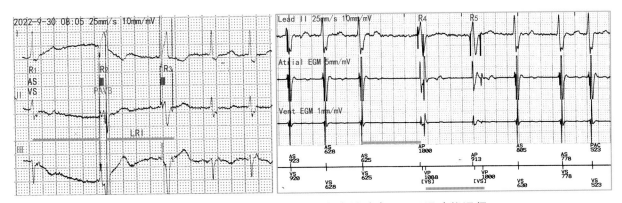

图 16-37　心脏起搏器空白期现象合并动态 AV 延迟功能运行

患者，男，59 岁，因 "心房颤动、右束支阻滞" 植入 Boston Scientific Essentio MRI DR L131 双腔心脏起搏器，非选择性希氏束起搏导线连接脉冲发生器心房接口，左束支起搏导线连接脉冲发生器心室接口，模式 DDD，低限频率限制（LRL）60 次 / 分，LRI 1000 ms，PAVI 80~180 ms，SAVI 65~150 ms，MTR 130 次 / 分，PAVB 65 ms。体表心电图显示 AP 脉冲产生 QRS 波群，其后的 VP 脉冲仍然发放，但 PAVI 不等，推测 R₁ 同时被心房和心室线路感知，R₂、R₃ 位于 PAVB 内。心腔内心电图和标记通道显示：AP 脉冲产生的 R₄、R₅ 标记为心室空白期感知 [VS]，其余的自身 QRS 波群同时发生心房感知和心室感知，PAVI 不等，AS 事件后 PAVI 较短，提示动态 AV 延迟功能运行

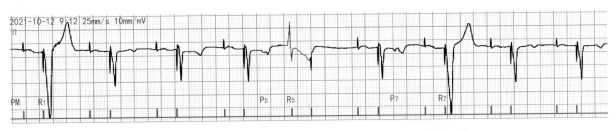

图 16-38　心室起搏反复搏动合并心脏起搏器空白期现象

患者，男，72 岁，植入 Medtronic Adapta ADDRL1 双腔心脏起搏器，模式 DDD，LR 60 次 / 分，PAVI 300 ms，PVARP：自动，最小 PVARP 250 ms。心电图显示房室顺序起搏，R₁、R₇ 为心室起搏的 QRS 波群，部分心室起搏的激动逆传产生负向心房波（P₅、P₇），P₅、P₇ 位于 PVARP 内而不触发心室起搏。RP 间期较长时，激动再次下传产生室上性 QRS 波群（R₅），形成心室起搏反复搏动，其余 QRS 波群为心室起搏融合波。R₅ 位于 PAVB 内，PAVI（300 ms）结束时发放的 VP 脉冲位于心室肌有效不应期内而发生了功能性失夺获。经程控测试，心房、心室的感知和起搏功能均正常

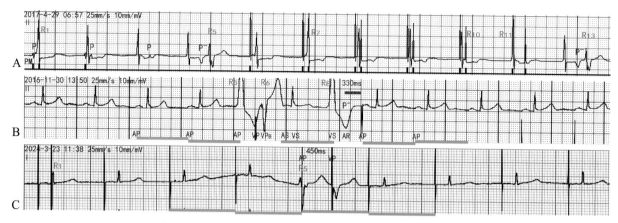

图 16-39 心脏起搏器空白期现象合并其他功能运行

A. 患者，女，80 岁，临床诊断：心脏瓣膜病、二尖瓣关闭不全、心力衰竭、心房颤动，植入 Abbott（ST. JUDE）Assurity PM2240 双腔心脏起搏器，模式 DDD，基本频率 60 次 / 分，PAVI 250 ms。心电图显示加速的交界性心律，间断出现反复搏动（R_5、R_{13}）伴室内差异性传导，R_1、R_7~R_{10} 位于 AP 后心室通道的交叉感知窗内，引发 VSS，PAVI=120 ms。R_{11} 位于 PAVB 内，VP 脉冲在 PAVI（250 ms）结束时发放，因处在心室肌有效不应期内而发生了功能性失夺获。B. 患者，女，70 岁，植入 Abbott（ST. JUDE）Victory XL DR 5816 双腔心脏起搏器，模式 DDD，PAVI 300 ms，R_5 位于 PAVB 内，VP 脉冲在 PAVI 结束时发放，心室失夺获后 100 ms 处发放 VP_B 脉冲，VP_B 脉冲引起心室肌除极（R_6），R_8 后逆行 P^- 波成为心房不应期感知（AR）事件，其后 330 ms 处发放 AP 脉冲，提示 A Pace on PVC 功能运行。C. 患者，女，71 岁，因"窦房结功能障碍"植入 Biotronik Estella DR 双腔心脏起搏器，模式 DDD-ADI，基础频率 60 次 / 分，PAVI 200 ms，感知补偿 −45 ms，起搏抑制（连续的 VS）6，起搏支持（8 个心动周期中的）3。第一跳为房室顺序起搏，PAVI=200 ms，随后 PAVI 延长至 450 ms 进行 VS 连续性搜索，R_1 为假性心室起搏融合波，R_5 位于 PAVB 内，VP 脉冲在 450 ms 的 PAVI 结束时发放

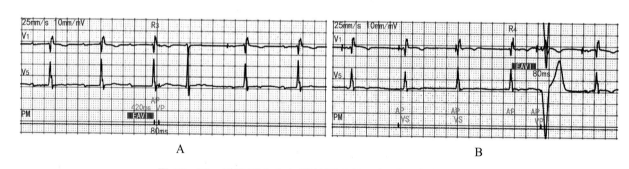

图 16-40 增强型心室起搏管理功能运行时的空白期现象

患者植入 Medtronic Astra S DR MRI X3DR01 双腔心脏起搏器，模式 AAIR<=>DDDR，LR 60 次 / 分。A. 心脏起搏器起初为 AAIR+ 模式，预计的 AV 间期（EAVI）内 VS 事件消失时，心脏起搏判断房室传导中断，EAVI（420 ms）结束时发放 AP 脉冲，AP 脉冲发出后，R_3 恰好位于 PAVB 内，AP 脉冲后 80 ms 处发放 VP 脉冲。单次房室传导中断，心脏起搏器仍保持 AAIR+ 模式。B. 心脏起搏器起初为 AAIR+ 模式，AP 脉冲发放后，R_4 恰好位于 PAVB 内，心脏起搏器判断 EAVI 内无 VS 事件（即房室传导中断），EAVI 结束时发放间距 80 ms 的 AP 脉冲和 VP 脉冲。单次房室传导中断，心脏起搏器仍保持 AAIR+ 模式（浙江省中西医结合医院，李则林供图）

第六节　"三明治"现象

植入心脏起搏器的患者，心电图上有时出现两个起搏脉冲中间夹有一个 QRS 波群的现象，形象地称之为"三明治"现象（sandwich phenomenon）。起搏心电图中的"三明治"现象常见于心室安全起搏（VSP）、心房心室导线反接、心室夺获管理功能运行时，少数情况下见于心室起搏管理功能运行时。

一、心室安全起搏

植入双腔心脏起搏器的患者，AP 脉冲发出后，心室线路在交叉感知窗内感知电信号，会引发 VSP，PAVI 通常变为 95 ms 或 100 ms 或 110 ms 或 120 ms（因心脏起搏器厂家不同而异）。自身 QRS 波群引发 VSP 时，将出现 AP 脉冲与 VP 脉冲之间夹有 QRS 波群的"三明治"现象（详见：第十七章　第二节　心室安全起搏功能）。

二、心房后心室空白期现象

AP 脉冲发出后，自身 QRS 波群位于 PAVB 内，VP 脉冲在预期的 PAVI 结束时发放，可形成"三明治"现象（详见：本章第五节　心脏起搏器空白期现象）。

三、心室夺获管理功能

Medtronic 心脏起搏器心室夺获管理功能运行时，每三个支持周期发放一个测试的心室起搏（VP_T）脉冲，无论 VP_T 脉冲是否夺获心室，心脏起搏器均在 VP_T 脉冲后（多为 110 ms 处）以原程控电压、1.0 ms 脉宽发放 VP_B 脉冲，以确保心室夺获。夺获心室的 VP_T 脉冲与 VP_B 脉冲之间夹有 QRS 波群，形成"三明治"现象（图 16-41）。

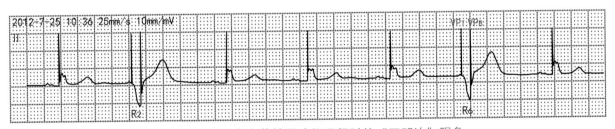

图 16-41　心室夺获管理功能运行时的"三明治"现象

患者植入 Medtronic 双腔心脏起搏器，心室夺获管理功能开启。心电图显示：窦性心律，VAT 工作方式，心脏起搏器每三个支持周期发放一个 VP_T 脉冲，VP_T 脉冲发放时 SAVI 较支持周期短 110 ms，VP_T 脉冲夺获心室（R_2、R_6），其后 110 ms 发放 VP_B 脉冲，VP_T 脉冲和 VP_B 脉冲中间夹有 QRS 波群，形成"三明治"现象

四、心房心室导线反接

心房心室导线反接时，心电图可出现"三明治"现象，具体有两种表现形式（详见：第三十三章心房心室导线反接）。

第十六章　心脏起搏器相关的心电现象

（一）程控的 AV 间期"房室"顺序起搏

两个起搏脉冲中间夹有 QRS 波群，两个起搏脉冲的间距为设置的 PAVI。第一个 AP 脉冲实际上刺激心室产生 QRS 波群，第二个 VP 脉冲实际上刺激心房产生心房波，但多数情况下，心房波显示不清。

（二）短 AV 间期心室安全起搏

AP 脉冲（实际刺激心室）发出后，自身心房波或 QRS 波群（相当于远场感知）位于心室通道的交叉感知窗内，则引发 VSP，出现两个起搏脉冲夹有 QRS 波群的"三明治"现象。

五、心房导线移位至心室

心房导线移位至心室并与心室肌接触良好，AP 脉冲产生 QRS 波群，若 QRS 波群位于 PAVB 内，心脏起搏器经设定的 PAVI 后发放 VP 脉冲，VP 脉冲常因位于心室肌有效不应期内而发生功能性失夺获；若 QRS 波群位于心室通道的交叉感知窗内，则引发 VSP，VP 脉冲发生功能性失夺获；上述两种情况下均可形成 AP 和 VP 脉冲中间夹有 QRS 波群的"三明治"现象（图 16-42）。

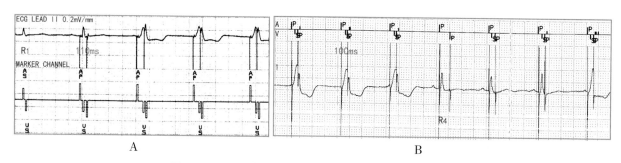

图 16-42　心房导线移位至心室导致心室安全起搏

A、B 两位患者心房导线均脱位进入心室。A. 患者，女，64 岁，因"窦房结功能障碍"植入 Medtronic Relia RED01 双腔心脏起搏器，模式 DDD，LR 70 次 / 分，PAVI 150 ms，SAVI 120 ms。心脏起搏器对 R_1 几乎同时标记为 AS 和 VS，AP 脉冲产生相应的 QRS 波群，除 R_1 外的 QRS 波群落于 AP 后心室通道的交叉感知窗内，引发 VSP，心电图表现为双起搏脉冲夹有 QRS 波群的"三明治"现象。B. 患者，女，57 岁，因"窦房结功能障碍"植入 Biotronik Effecta D 双腔心脏起搏器，模式 DDD，基础频率 75 次 / 分，PAVI 180 ms，SAVI 140 ms。心电图显示：AP 脉冲产生相应的 QRS 波群，R_4 位于 PAVB 内，VP 脉冲在 PAVI 结束时发放，其余的 QRS 波群均位于 AP 后心室通道的安全窗内，引发安全 AV 延迟，心电图表现为双起搏脉冲夹有 QRS 波群的"三明治"现象

六、心室起搏管理功能

Medtronic 心脏起搏器心室起搏管理功能（MVP）开启时，心脏起搏器尽量维持 AAI（R）+ 起搏模式，出现一次房室传导中断时，阻滞的心房波不触发心室起搏，预期的 AP 脉冲后 80 ms 处发放 VP_B 脉冲，以保证心室起搏安全。预期发放的 AP 脉冲后开启 80 ms 的 PAVB，PAVB 内的心室事件不抑制 VP_B 脉冲发放，此期间若恰好出现自身 QRS 波群，VP_B 脉冲仍在 AP 脉冲后 80 ms 处发放，即形成了 AP 脉冲与 VP_B 脉冲中间夹有 QRS 波群的"三明治"现象，两个脉冲间距 80 ms，以此可与 VSP 鉴别（图 16-43）。

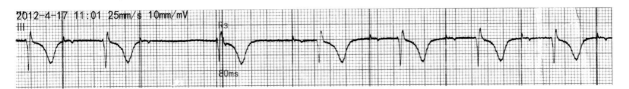

图 16-43　心室起搏管理功能运行时的"三明治"现象

患者植入 Medtronic Adapta L ADDRL1 双腔心脏起搏器，模式 AAIR<=>DDDR，LR 60 次 / 分，PAVI 150 ms。心脏起搏器以 AAIR+ 模式工作，当发生一次房室传导中断时，自身 QRS 波群（R_3）恰好位于 PAVB 内，心脏起搏器在 AP 脉冲后 80 ms 处发放 VP_B 脉冲，但 VP_B 脉冲位于心室肌有效不应期内而发生了功能性失夺获，呈现"三明治"现象

七、心脏起搏器逐跳心室夺获确认功能

Abbott（ST. JUDE）、Biotronik、Boston Scientific 心脏起搏器开启心室自动阈值管理功能后，可进行逐跳心室夺获确认，依靠 ER 波判断心室是否夺获，当 ER 感知不足或出现假性心室起搏融合波时，心脏起搏器判断心室失夺获，在"失夺获" VP 脉冲后发放 VP_B 脉冲，VP_B 脉冲因位于心室肌有效不应期内而不能再次夺获心室肌，两个起搏脉冲中间夹有 QRS 波群（起搏或自身 QRS 波群），形成"三明治"现象（图 16-44）。

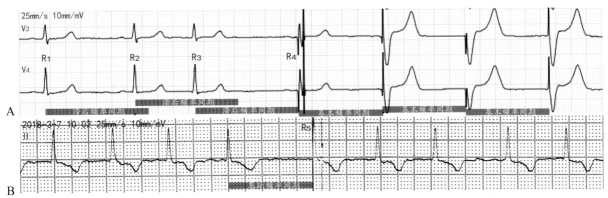

图 16-44　心脏起搏器备用的心室起搏脉冲发放时的"三明治"现象

A. 患者，女，70 岁，植入 Abbott（ST. JUDE）单心室起搏器 2 年，模式 VVI，基本频率 55 次 / 分，滞后频率 45 次 / 分。心电图显示：心室逸搏间期长于起搏间期，提示频率滞后功能运行，快于滞后频率的自身 QRS 波群（$R_1 \sim R_3$）抑制了预期的 VP 脉冲发放，R_4 波形介于自身 QRS 波群与心室起搏的 QRS 波群之间，为心室起搏融合波，心脏起搏器判断心室失夺获，其后 80 ms 处发放 VP_B 脉冲，VP_B 脉冲位于心室肌有效不应期内，不再引起心室肌除极，两个起搏脉冲中间夹有 QRS 波群，形成"三明治"现象。B. 患者，男，69 岁，因"窦房结功能障碍"植入 Biotronik Philos Ⅱ D 双腔心脏起搏器，发生心房颤动后程控为 VVI 模式，基础频率 60 次 / 分，动态夺获控制功能开启。R_5 起始有 VP 脉冲，波形与自身 QRS 波群一致，为假性心室起搏融合波，心脏起搏器判断心室失夺获，其后发放 VP_B 脉冲，VP_B 脉冲位于心室肌有效不应期内而发生功能性失夺获，两个起搏脉冲中间夹有 QRS 波群，形成"三明治"现象

第七节　心脏起搏器相关的长－短周期现象

患者自身心律不齐，如心房颤动、不规则房室传导的心房扑动、房性心动过速、过早搏动等，都可出现 RR 间期长短不一的现象，即长－短周期现象，也可表现为短－长－短周期现象，这种心电现象是促发其他心律失常的基础。长－短周期现象和短－长－短周期现象有时与心脏起搏器密切相关。

一、频率滞后功能导致的长－短周期现象

心脏起搏器开启频率滞后功能时，若感知到提前出现的不应期外的自身心搏，心脏起搏器便以较长的滞后频率间期发放起搏脉冲，其后若再提前出现自身心搏，则形成短－长－短周期现象，可引发快速性室性心律失常（图 16-45）。

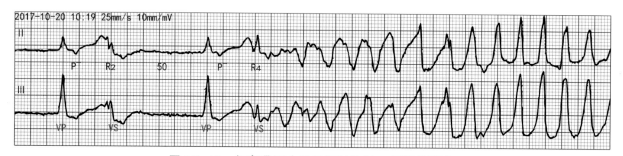

图 16-45　频率滞后功能运行时的长－短周期现象

患者，女，67 岁，因"反复晕厥"诊断窦房结功能障碍，植入 Biotronik Philos Ⅱ S 单心室起搏器，心室导线植于右心室高位间隔部，模式 VVI，基础频率 60 次 / 分，滞后频率 50 次 / 分，双极起搏。术后 2 月余，患者再次反复出现晕厥，复查动态心电图显示：VP 脉冲不明显，依据波形特征及出现的时间，判断心室起搏功能正常，心室起搏的 QRS 波群（VP 标记处）其后可见逆行 P⁻ 波，QT 间期延长，逸搏间期（1200 ms）长于基础起搏间期，提示频率滞后功能运行，自身心搏（R₂、R₄）与起搏 QRS 波群的联律间期相等，在短－长－短周期现象后 R₄ 诱发了尖端扭转型室性心动过速

二、最小化心室起搏功能导致的长－短周期现象

具有最小化心室起搏功能的心脏起搏器，尽量维持 AAI（R）+ 起搏模式，甚至允许出现心室漏搏而造成长 RR 间期。心室漏搏造成长的 RR 间期后，若发生室性早搏，可形成长－短周期现象，引发室性心律失常（图 16-46）。

三、空白期房扑搜索功能导致的长－短周期现象

空白期房扑搜索功能运行时，PVARP 延长，使心房事件不触发心室起搏，可造成 RR 间期延长，从而形成长－短周期现象，甚至引发其他的心律失常（图 16-47）。

四、心脏起搏器故障导致的长－短周期现象

心脏起搏器间歇出现起搏故障，同时对自身心搏不感知，起搏脉冲固定频率发放时，可形成长－短周期现象，VP 脉冲位于心室易损期时可引发室性心律失常（图 16-48）。

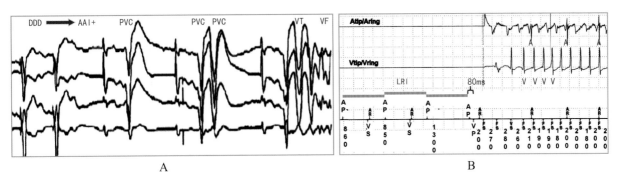

A   B

图 16-46 心室起搏管理功能运行的长 – 短周期现象

A. 患者植入 Medtronic 双腔心脏起搏器，MVP 功能运行时，心脏起搏器由 DDD 模式转为 AAI+ 模式，同时伴发室性早搏（PVC），形成长 – 短周期现象，诱发了室性心动过速（VT）进而蜕变为心室颤动（VF）。B. 患者植入 Medtronic 双腔 ICD，MVP 功能运行时，心脏起搏器以 AAI+ 模式工作，房室间期较长，一次房室传导中断，预期的 AP 脉冲后 80 ms 处发放 VP_B 脉冲，同时引发 VT。AP：心房起搏；AR：心房不应期感知；FS：室颤感知；VP：心室起搏；VS：心室感知

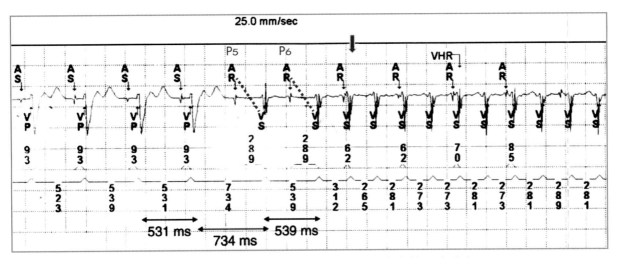

图 16-47 空白期房扑搜索功能运行时引发室性心动过速

患者因"肥厚型心肌病、高度房室阻滞"植入 Medtronic EnPulse 双腔心脏起搏器，模式 DDD，PVAB 180 ms。心电图显示心脏起搏器呈 VAT 工作方式，满足空白期房扑搜索功能运行条件，PVARP 延长一个心动周期，P_5 发生心房不应期感知（AR），不再触发 VP，P_5 下传心室，P_5R 间期 =289 ms（虚线所示），P_6 亦位于 PVARP 内。心电图出现"短（531 ms）– 长（734 ms）– 短（539 ms）"周期现象，并引发室性心动过速（箭头所示）。AS：心房感知；VHR：心室高频率事件；VS：心室感知（引自 Heng-Chia Chang, Hsuan-Li Huang,and Kuan-Hung Yeh. Ventricular tachycardia triggered by blanked flutter search-mediated cycle length alternation.Europace; 2011, 4: 875）

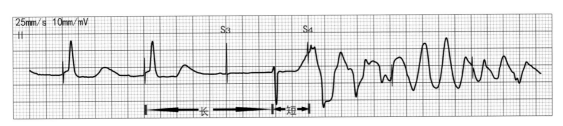

图 16-48 间歇性心室起搏故障伴心室感知不足时的长 – 短周期现象

患者植入单心室起搏器，模式 VVI，LR 60 次 / 分。心电图显示：VP 脉冲固定频率发放，部分 VP 脉冲（S_3）失夺获，提示间歇性心室起搏故障合并心室感知不足，形成长 – 短周期现象，S_4 起搏脉冲位于 T 波顶峰前心室肌易损期内，引发心室颤动

第八节　心室起搏时的钩拢现象

钩拢现象（acchrochage phenomenon）是指各自独立的相邻心腔或两个离体的动物心脏彼此接触或紧靠在一起时，通过相互间的机械作用、电作用或二者兼而有之的作用，使原来各自不同频率的心电活动出现暂时的同步化，钩拢现象是一种正性变时作用的干扰现象，也见于心室起搏时。

一、心电图特点

（一）心室起搏时的室相性窦性心律不齐

房室阻滞患者心室起搏时，有时可见夹有 QRS 波群的 PP 间期略短于不夹 QRS 波群的 PP 间期，称室相性窦性心律不齐（ventriculophasic sinus arrhythmia），又称钩拢现象（图 16-49）。

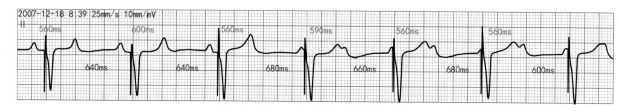

图 16-49　心室起搏时的钩拢现象

患者，女，44 岁，因"三度房室阻滞"植入 Medtronic Sigma SS303 单心室起搏器，模式 VVI，LR 50 次 / 分。心电图显示：窦性心律、心室起搏心律、房室分离。夹有 QRS 波群的 PP 间期均短于不夹 QRS 波群的 PP 间期，为钩拢现象

（二）心室起搏时的窦性心率震荡

心室起搏频率快于自身心房率时，快速的心室起搏对窦性 P 波产生正性变时作用，发生钩拢现象，可使窦性心率逐渐增快，并逐渐接近或等于心室起搏频率，心室起搏停止后，窦性心率又逐渐减慢（图 16-50）。窦性心率的短暂加速和减速，是自主神经对心室起搏的快速调节反应，反映了窦房结的双向变时功能，亦称窦性心率震荡（heart rate turbulence，HRT）。对三度房室阻滞患者，快速心室起搏时，钩拢现象在心电图上常表现为 P 波逐渐靠近 QRS 波群，逐渐与之重叠保持同步，P 波可短暂隐藏于 QRS 波群之中，后又间断显露，可呈周期性变化。

二、临床意义

钩拢现象实际是体内生理调节的结果，有重要生理意义。心室起搏时窦性心率随之增快的钩拢现象提示窦房结变时效应的存在。钩拢现象的存在说明机体自主神经调节功能正常，当自主神经受损时，此反射作用减弱或消失。

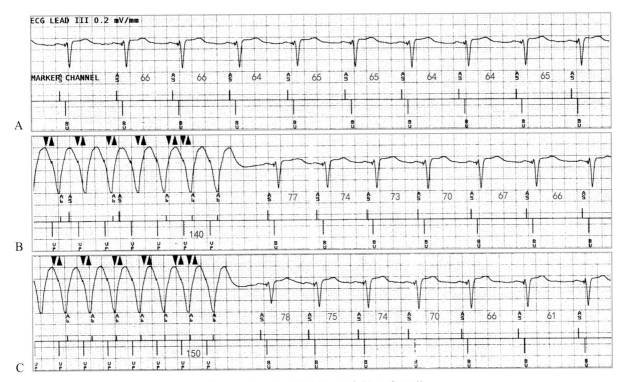

图 16-50　心室起搏时的窦性心率震荡

患者，男，50 岁，因"扩张型心肌病、左束支阻滞、心力衰竭"植入 Medtronic Compia MRI CRT-D DTMC2D4 心脏再同步化治疗除颤器，模式 DDD，LR 50 次／分，PAVI 130 ms，SAVI 100 ms，左心室领先右心室 20 ms。A. CRT-D 呈 VAT 工作方式，窦性心率 64~66 次／分。B、C. 右心室起搏阈值测试，模式 VVI，右心室起搏极性 Tip to Coil。B. 心室起搏频率 140 次／分，快速的心室起搏停止后，窦性心率较快速心室起搏之前增快为 77 次／分，随后逐渐下降至 66 次／分。C. 心室起搏频率 150 次／分，快速的心室起搏停止后，窦性心率较快速心室起搏之前增快为 78 次／分，随后逐渐下降至 61 次／分

第九节　起搏心电图中的手风琴现象

手风琴现象（accordion phenomenon）是指 QRS 波群由窄变宽或由宽变窄，犹如手风琴音箱闭合与拉开样变化的一种现象。有的学者也将此现象延伸至 P 波、PR 间期、ST 段、T 波，但手风琴现象主要指一系列 QRS 波群的渐进性变化。

一、手风琴现象的临床常见情况

手风琴现象常见于以下情况：室内差异性传导程度逐渐增减，心室起搏激动心室的成分逐渐增减或心室起搏停止后自身心搏的 T 波逐渐改变，心室预激程度的逐渐增减，束支阻滞的文氏现象，束支或分支 3 相、4 相阻滞。

二、起搏心电图中的手风琴现象

（一）产生机制

1.心室起搏与室上性（窦性、房性）激动竞相控制心室，心室起搏激动心室的成分逐渐增减导致出现一系列不同程度的室性融合波。

2.心室起搏停止后，心脏记忆现象逐渐消失，导致自身心搏的T波逐渐改变。

（二）心电图表现

1.窦性激动与单心室起搏的节律点竞争，心电图出现PR间期及QRS波形逐渐变化。当心室起搏完全控制心室时，QRS波群宽大畸形且相对固定，P波隐藏于QRS波群中或QRS波群后出现逆行P⁻波（图16-51，图16-54）。

2.起搏脉冲与室上性激动之间产生一系列不同程度的融合波。

3.心室起搏后停止，由于心脏记忆的存在，自身心搏的T波常发生与异常心室除极（心室起搏）时QRS波群主波同向的改变，程度递减，呈手风琴现象。若起搏的QRS波群主波负向，则自身心搏T波倒置，倒置深度递减，呈手风琴现象（图16-52）。

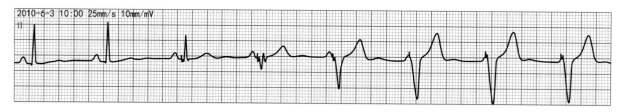

图16-51　心室起搏伴手风琴现象

患者，男，57岁，因"窦房结功能障碍"植入Vitatron C10 S单心室起搏器，模式VVI，LR 60次/分。心电图显示：随着VP脉冲的出现，PR间期逐渐缩短，QRS波群逐渐由正向转为负向，宽大畸形程度逐渐加大，提示心室起搏成分逐渐增加，最后变为完全心室起搏

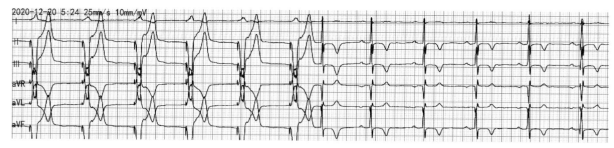

图16-52　起搏电张调整性T波伴手风琴现象

患者，男，74岁，因"窦房结功能障碍"植入Medtronic Relia RES01单心室起搏器，模式VVI，LR 55次/分，右心室心尖部起搏。心室起搏停止后，自身心搏的T波发生与起搏QRS波群主波同向性的改变，下壁导联T波倒置深度递减，呈手风琴现象

第十节 起搏电张调整性T波

1982年Rosenbaum等首次提出了电张调整性T波（electrotonic modulation of T wave）的概念，是心脏为了适应异常的心室激动顺序，通过电张调整机制使T波与QRS波群主波同向。

一、电张调整性T波的产生机制

（一）电张调整作用

当心室激动顺序改变时，通过心脏激动的电张调整作用使T波极性与除极异常的QRS波群主波同向，除极开始的部位复极延迟，除极终末的部位复极加速，即心室除极改变调整了心室复极化顺序。

（二）心脏记忆现象

电张调整的结果能保持到原来心室激动顺序不复存在以后一段时间中，心电图表现持续T波倒置，极性与激动顺序异常时的QRS波群主波同向。异常激动引起的心室肌张力改变通过信号传导系统引起离子通道水平的变化，最终形成了心脏记忆。因I_{to}电流阻滞剂能抑制T波记忆现象的发生，故推测T波记忆与钾通道的改变（I_{to}电流、I_{kr}电流改变）有关。Ca^{2+}可能是启动心脏记忆的关键因素之一。应用机械牵张敏感性受体阻滞剂链霉素能阻止T波记忆现象的发生，表明T波记忆是机械电反馈作用的结果，而且有牵张敏感性的受体在心肌分布广泛，应用药物阻断后能预防T波记忆现象的发生。

（三）累积作用

累积作用是指激动顺序改变须经过一定次数（时间）后电张调整性T波才能达到最大效应，在激动顺序恢复正常后电张调整性T波也须经一定时间才能消失，说明T波变化的形成与异常除极心搏的总数量有关。

二、电张调整性T波的诊断条件

电张调整性T波的诊断须满足以下条件：临床上无器质性心脏病依据（右心室心尖部起搏后的电张调整性T波不受此限制，但要求起搏前T波正常），T波改变继发于心室异常除极后，T波改变的极性与心脏激动顺序改变时的QRS波群主波方向一致，T波改变时无ST段移位，T波改变未经任何处理可自行恢复。

三、电张调整性T波的常见情况

电张调整性T波可见于心室起搏、室性心律、心室预激、室上性节律伴室内传导异常等停止后。

四、起搏电张调整性T波

心室起搏所致电张调整性T波称为起搏电张调整性T波。

（一）起搏电张调整性T波的发生

起搏电张调整性T波逐渐发生，心室起搏频率越快、持续时间越长，越易出现，而且T波改变越显著、越持久。电张调整作用一般在心室起搏5~10分钟即出现，2周达最大作用。

（二）起搏电张调整性 T 波的持续时间

电张调整性 T 波的持续时间与起搏电压和起搏持续时间成正相关，心室起搏停止后，心脏记忆现象逐渐减退，电张调整性 T 波改变可逐渐消失。

（三）起搏电张调整性 T 波的消失

心室起搏停止后，心脏记忆现象逐渐减退，电张调整性 T 波改变可逐渐消失，有时呈渐进性改变，即手风琴现象（图 16-52）。

（四）起搏电张调整性 T 波的极性

自身心搏电张调整性 T 波与起搏 QRS 波群主波方向一致，T 波倒置的导联分布与起搏部位有关（图 16-53~图 16-55）。

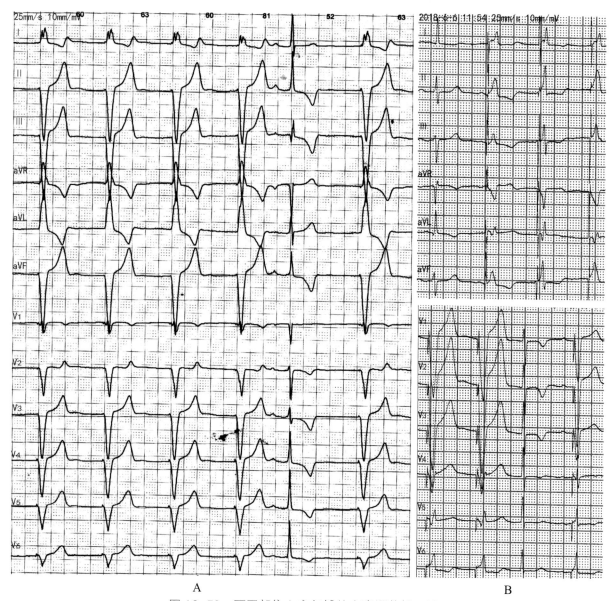

图 16-53 不同部位心室起搏的电张调整性 T 波

A.患者，女，66 岁，因"窦房结功能障碍"植入单心室起搏器，心室导线植于右心室心尖部，模式 VVI，LR 60 次 / 分，双极起搏。B.患者，女，83 岁，因"窦房结功能障碍"植入单心室起搏器，心室导线位于右心室流出道间隔部，模式 VVI，LR 80 次 / 分，单极起搏。自身心搏的 T 波方向大多与心室起搏时 QRS 波群主波方向一致

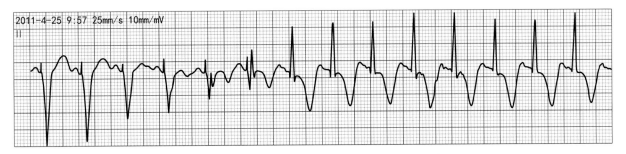

图 16-54　起搏电张调整性 T 波伴手风琴现象

患者，男，76 岁，因"窦房结功能障碍"植入 Medtronic Relia RED01 双腔心脏起搏器，模式 DDD。心电图显示：窦性心动过速，心脏起搏器呈 VAT 工作方式，QRS 波群形态渐进性变化，心室起搏成分逐渐减少，至窦性激动完全控制心室，T 波出现深倒置，方向与心室起搏时 QRS 波群主波同向，为起搏电张调整性 T 波、手风琴现象

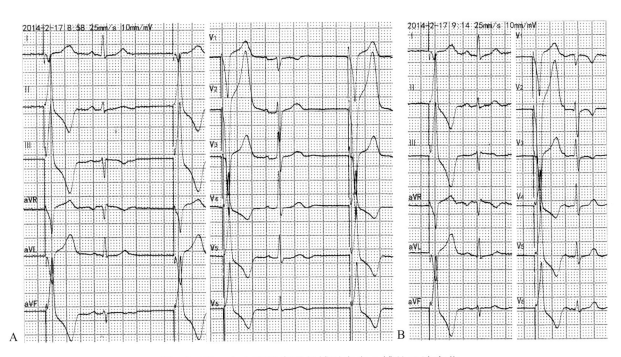

图 16-55　右心室流出道起搏时自身心搏的 T 波变化

患者，男，49 岁，因"窦房结功能障碍"植入 Medtronic Relia RED01 双腔心脏起搏器，心室导线植于右心室流出道间隔部，单极起搏，双极感知，程控为 VVI 模式，LR 60 次 / 分。A. 心脏起搏器植入后即刻，心电图显示：窦性心律，VVI 起搏，心室起搏后的自身心搏，V_1 导联 T 波浅倒置，V_2~V_6 导联 T 波直立，Ⅲ、aVR 导联 T 波倒置，Ⅱ、aVF 导联 T 波低平。B. 心脏起搏器植入后以 VVI 模式起搏 16 分钟，心电图显示：心室起搏后的自身心搏，V_1~V_3 导联 T 波转为倒置，V_4~V_6 导联 T 波直立，振幅增高，aVR、V_1 导联 T 波倒置加深，Ⅲ导联 T 波由倒置转为低平，Ⅱ、aVF 导联 T 波转为直立，振幅增高，T 波发生了与右心室流出道起搏时 QRS 波群主波同向的改变

1.右心室心尖部起搏

Ⅱ、Ⅲ、aVF、$V_1 \sim V_4$导联T波倒置,倒置深度在胸导联呈现$V_1 \sim V_2 < V_3 \sim V_4 > V_5 \sim V_6$,即"中间深两头浅"的分布特征,$V_5$、$V_6$导联的T波改变则与心室导线的位置有关,Ⅰ导联电张调整性T波正向.

2.右心室流出道起搏

T波倒置常见于$V_1 \sim V_3$导联。

（五）起搏电张调整性T波与缺血性T波的鉴别

1.临床症状

（1）起搏电张调整性T波:发生于植入心脏起搏器的患者,在心室起搏停止后的一段时间内出现,无心肌缺血的相关症状。

（2）缺血性T波:发生于冠心病患者,常有心肌缺血的相关症状,如与劳力活动相关的胸闷、胸痛等。

2.T波极性

心室起搏前T波正常的患者,在经历一定时间的心室起搏后,自身QRS波群后的T波发生了与心室起搏时QRS波群主波方向一致的改变,应当考虑为起搏电张调整性T波。

3.动态演变

（1）起搏电张调整性T波:T波可在心室起搏停止后随着时间延长逐渐恢复正常。

（2）缺血性T波:T波可伴随患者心肌缺血的改善减轻或完全恢复正常,也可因患者心肌缺血加重而演变为急性心肌梗死,缺血性T波的动态变化远较起搏电张调整性T波迅速。

4.其他辅助检查

缺血性T波可伴有心肌损伤标志物升高、心脏超声检查心室壁节段性动度减弱及冠状动脉CTA或造影检查异常。

（六）起搏电张调整性T波的临床意义

1.与心肌缺血鉴别

心室起搏时QRS波群主波负向的导联,在心室起搏停止后,自身QRS波群后出现T波倒置,患者却无相关的典型临床症状,应当考虑为起搏电张调整性T波,避免误诊为心肌缺血。

2.推断心室起搏部位

起搏电张调整性T波的方向与心室起搏时QRS波群主波方向一致,即心室起搏时QRS波群主波向下的导联,心室起搏停止后,自身QRS波群后T波倒置。在有心脏起搏器植入术前心电图做对照的前提下,心脏起搏器植入术后,非心室起搏状态下出现的电张调整性T波也是推断心室起搏部位的依据（图16-56）。

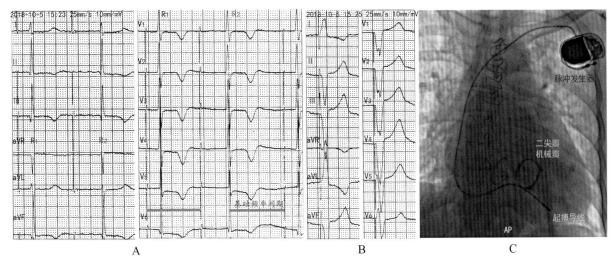

图 16-56　依据起搏电张调整性 T 波极性推断心室起搏部位

　　患者，女，67 岁，临床诊断：风湿性心脏病、二尖瓣狭窄并关闭不全、二尖瓣置换术后、心房颤动。患者于 2 年前植入 Biotronik Philos Ⅱ S 单心室起搏器，模式 VVI，基础频率 60 次 / 分，VRP 300 ms。患者近 3 个月来感觉心悸、心跳减慢。A. 心电图显示心房颤动，三度房室阻滞，交界性心律。VP 脉冲后无相应的 QRS 波群，提示心室起搏故障。自身 QRS 波群（R_1）位于 VRP 内成为心室不应期感知事件，不重整心室起搏间期。VRP 外的自身 QRS 波群（R_2）启动基础频率间期，心室感知功能正常。多数导联 T 波倒置，与心脏起搏器植入术前心电图对比有显著不同，考虑为起搏电张调整性 T 波，鉴于起搏电张调整性 T 波的方向与心室起搏时 QRS 波群主波方向一致，判断 Ⅱ、Ⅲ、aVF、$V_1 \sim V_6$ 导联心室起搏 QRS 波群主波负向，Ⅰ、aVL 导联心室起搏 QRS 波群主波正向，提示右心室心尖部（RVA）起搏。B. 升高起搏电压后，心室起搏恢复正常，起搏图形支持 RVA 起搏。C. 前后（AP）位 X 线影像显示心室导线位于 RVA

第十一节　韦金斯基现象

　　韦金斯基现象（Wedensky phenomenon）是指处于高度抑制状态的传导组织在受到一次强刺激后，其传导功能得到暂时性改善的现象，韦金斯基现象由韦金斯基易化作用和韦金斯基效应构成。

一、韦金斯基现象的发生机制

　　韦金斯基现象的实质是强刺激能够降低阻滞区心肌的阈电位使阻滞区阻滞程度降低，进而改善传导。高度房室阻滞时，阻滞区传导的阈电位异常升高，使心房或其他室上性激动变为阈下刺激而被阻滞，不能下传心室。此时，阻滞区远端出现的强刺激，如交界性、室性激动、心室起搏电脉冲等，能使阻滞区传导的阈电位降低，并使随后的单次室上性激动通过阻滞区而下传心室，即发生了韦金斯基易化作用。该下传的心房激动又成为一次强刺激而降低阻滞区传导的阈电位，并使随后的数个室上性激动成为阈上刺激，穿透阻滞区并下传心室，发生了韦金斯基效应。

　　（一）韦金斯基效应

　　1. 定义

　　对神经或肌肉给予强刺激后的一段时间内，神经的兴奋性异常增强，出现激动阈值的暂时降低，表现为原来不引起应激反应的阈下刺激，此时能够激活该神经，引发的激动能够扩布传导，此现象称为韦金斯基效应（Wedensky effect）。例如，交界性早搏引起房室阻滞的暂时性改善，使其后的窦性 P 波意外下传。

2. 表现

促发性激动在阻滞区隐匿性传导使同侧激动的传导阻滞发生暂时性改善，促发性激动与传导发生改善的激动位于传导阻滞区的同侧，即促进同侧传导改善。韦金斯基效应发生时，同侧传导的改善常在促发性激动后 360~1000 ms 时出现，同样落入该间期之外的激动传导不发生传导改善的现象。

（二）韦金斯基易化作用

1. 定义

给予神经组织一次强刺激后，不仅使该神经组织的同侧传导功能加强，还可使对侧的阈下刺激变为能传导的阈上刺激，这种强刺激能促进对侧激动传导的现象称为韦金斯基易化作用（Wedensky facilitation）。

2. 表现

韦金斯基易化作用，即促进对侧传导改善作用，促发性激动与传导发生改善的激动位于传导阻滞区的两侧，促发性激动从一侧进入传导阻滞区并使对侧激动的传导阻滞发生意外改善。韦金斯基易化作用常在促发性激动后 300~1000 ms（RP 间期）时出现，促发性激动是交界性早搏或逸搏时，常在其后 370~690 ms 时发生。原被阻滞的窦性 P 波或心房激动可在这些时间段发生意外下传，而此间期（RP 间期）之外的更早或更晚的窦性 P 波却不发生传导改善。

二、心室起搏时的韦金斯基现象

心室起搏的患者，心脏起搏器即将电耗竭或其他原因导致脉冲强度减弱出现不起搏时，偶尔可见在一次自身搏动后发生一次或数次心室起搏。自身心搏作为一个强刺激，使心室起搏阈值暂时降低，原本不能夺获心室的起搏脉冲，可以暂时夺获心室。

第十二节 起搏心电图中的联律现象

一、起搏 – 反复搏动二联律现象

心房起搏后，激动沿另一途径再次激动心房并再次下传心室，可形成心房起搏反复搏动，心室起搏后发生室房逆传，产生逆行 P⁻ 波，激动再次下传心室，可形成心室起搏反复搏动。起搏 – 反复搏动重复出现，可呈二联律现象（图 16-57B）。

二、心室起搏 – 室性早搏的联律现象

心室起搏时可引发折返性室性早搏二、三联律，并可引发室性心动过速（图 16-58，图 16-59）。若激动在折返径路中出现差异性传导，可使室性早搏的 QRS 波群形态变化而呈多形性（图 16-60）。

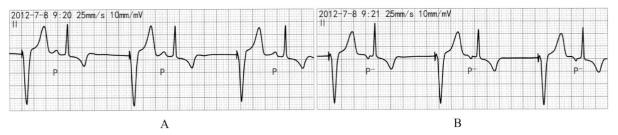

图 16-57　心室起搏时出现的室性反复搏动二联律及窦性夺获二联律

患者，男，78 岁，因"窦房结功能障碍"植入单心室起搏器，模式 VVI，LR 60 次 / 分。A. 心电图显示 VVI 起搏伴窦性夺获二联律。B. 心室起搏激动缓慢逆传心房，产生逆行 P⁻ 波，激动再沿正常途径下传心室，形成心室起搏反复搏动二联律

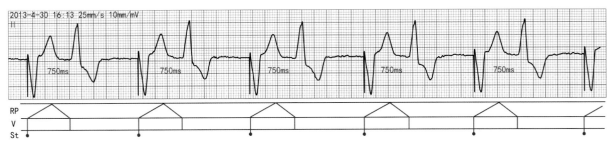

图 16-58　心室起搏 – 室性早搏二联律

患者，男，48 岁，临床诊断：扩张型心肌病、心房颤动，植入 Medtronic Relia RES01 单心室起搏器，模式 VVI，LR 60 次 / 分，心室单极起搏，双极感知。心电图显示：心房颤动，心室起搏 – 室性早搏二联律

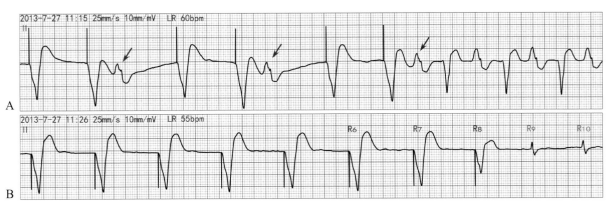

图 16-59　心室起搏 – 室性早搏三联律引发室性心动过速

患者，男，48 岁，临床诊断：扩张型心肌病、心房颤动伴长 RR 间期，心脏超声检查显示左心室舒张末期前后径 90 mm，左心室射血分数 35%。患者植入 Vitatron C10 S 单心室起搏器，模式 VVI，单极起搏，单极感知。A. LR 60 次 / 分，心电图显示 VVI 工作方式，VP 脉冲后有相应的 QRS 波群，自身 QRS 波群被心脏起搏器感知启动低限频率间期，安排发放下一个 VP 脉冲，提示心室起搏和感知功能正常。每两次心室起搏，出现一次室性早搏（箭头所示），呈三联律，第三个室性早搏引发了宽 QRS 波群心动过速，两种 QRS 波形交替出现，诊断双向性室性心动过速。B. LR 55 次 / 分，心电图显示 VVI 工作方式，R₆、R₇、R₈ 起搏波形的渐进性改变，为手风琴现象，提示 QRS 波群起搏成分逐渐减少。自身心搏（R₉、R₁₀），形态均不同于上图中心动过速的 QRS 波形，支持上图为双向性室性心动过速。不同时间 VP 脉冲极性改变与心电图机采样记录差异有关

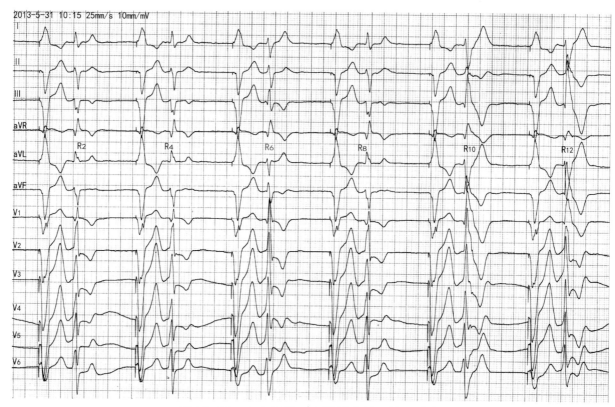

图 16-60　心室起搏 - 多形性室性早搏二联律

　　患者，男，67 岁，因"心房颤动伴长 RR 间期"植入单心室起搏器，心室导线位于右心室心尖部，模式 VVI，LR 60 次 / 分。心电图显示：细波型心房颤动，VVI 工作方式，心室起搏与室性早搏形成二联律，室性早搏的联律间期均固定，但 QRS 波群形态有三种，为多形性室性早搏。自身 QRS 波群抑制预期的 VP 脉冲发放并启动低限频率间期（1000 ms），安排发放下一个 VP 脉冲，VP 脉冲后有相应的 QRS 波群，提示心室起搏和感知功能均正常

三、心室起搏 - 逸搏二联律

　　少数情况下，心室起搏的 QRS 波群与自身逸搏 QRS 波群呈二联律出现（图 16-61）。

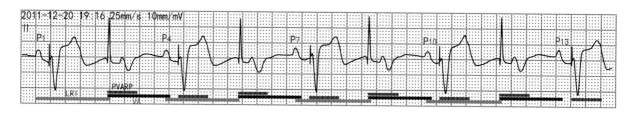

图 16-61　心室起搏 - 加速的交界性逸搏二联律

　　患者，女，56 岁，因"三度房室阻滞"植入双腔心脏起搏器，模式 DDD，LR 60 次 / 分。心电图显示：窦性心动过速，心脏起搏器呈 VAT 工作方式。P_1、P_4、P_7、P_{10}、P_{13} 被心房线路感知，经 SAVI 触发心室起搏，其余 P 波因位于 PVARP 内而不触发心室起搏。心室起搏与加速的交界性逸搏呈二联律现象，自身心搏的 T 波倒置，可能为起搏电张调整性 T 波

四、心室起搏 – 窦性夺获的联律现象

心室起搏有时与自身窦性激动交替出现，如一个心室起搏出现一次窦性激动，称心室起搏 – 窦性夺获二联律（图16-57A）；若连续两个心室起搏后出现一次窦性激动，称心室起搏 – 窦性夺获三联律；若连续三个心室起搏后出现一次窦性激动，称心室起搏 – 窦性夺获四联律。

（牟延光）

第十七章　心脏起搏器安全保障功能

为了保障患者的安全,心脏起搏器设计有多种功能,这些功能包括:电池阻抗测定及使用年限指示,导线监测及极性自动转换,感知灵敏度自动调整,心房和心室自动阈值管理,应对信号干扰防止起搏抑制的功能等。

第一节　电池、导线管理功能

一、电池管理功能

目前多数心脏起搏器通过程控仪可以检测电池的阻抗及剩余年限,并可在电池趋于耗竭时,提示建议择期更换,有利于指导患者及时随访,确保患者的安全(详见:第三十八章　心脏起搏器电耗竭)。

二、导线管理功能

(一)Medtronic 心脏起搏器导线管理功能

1.导线极性自动识别功能

(1)初次识别期:脉冲发生器与导线连接后5分钟内属于初次识别期(initial configuration phase)。单极导线,心脏起搏器配置极性为单极。双极导线,心脏起搏器以双极起搏测定阻抗:①高阻抗时,发放备用的单极起搏脉冲,单极起搏阻抗正常,则配置极性为单极,单极起搏高阻抗,则重启植入识别;②低阻抗时,不发放备用的起搏脉冲,十六个起搏脉冲中有三个低阻抗,配置极性为单极;③正常阻抗时,脉冲发生器与导线连接后5分钟时发放三次磁铁频率(85次/分)非同步双极起搏脉冲(带有备用的单极起搏脉冲),如果两个正常双极起搏,则配置极性为双极,并进入确认期;若有两个正常单极起搏,则配置极性为单极,不再进入确认期。

(2)确认期:初次识别期后25分钟内属于确认期(confirmation phase),心脏起搏器发放十六个双极起搏脉冲测定导线阻抗,如果有大于八个(可程控)超出范围,则极性自动转为单极。25分钟结束后,若此前心脏起搏器认为导线为双极,其会再次释放三次磁铁频率(85次/分)非同步双极起搏脉冲(带有备用的单极起搏脉冲),如果两个双极起搏脉冲均夺获心脏,则心脏起搏器自动设置极性为双极；如果两个备用的单极脉冲夺获心脏，则心脏起搏器设置起搏、感知极性为单极。确认期内导线阻抗测试过高，则心脏起搏器重复上面所有步骤，直至起搏极性确认完成。

2. 导线监测和极性转换

Relia 及其以后的心脏起搏器具有导线监测（lead monitor）和极性转换功能。在监测（monitor）和适应性（adaptive）状态下，非 ICD 平台的心脏起搏器每 3 小时以 5.0 V/1.0 ms 或高于 5.0 V/1.0 ms 的当前设定的起搏能量输出测定导线阻抗；ICD 平台的心脏起搏器依靠每个起搏脉冲阻抗测定运行导线监测和极性转换功能。在适应性状态下，导线阻抗若超出正常范围，工作状态将由双极转为单极，以保证患者在导线损坏时的起搏安全。

3. 导线阻抗测定

非 ICD 平台心脏起搏器在导线监测的同时生成导线阻抗趋势图（图 17-1）；ICD 平台心脏起搏器通过每天 3：00 自动发放阈下刺激脉冲（与 VS/VP 事件同步，不夺获心室）进行导线阻抗测定，并生成导线阻抗趋势图。心脏起搏器不能进行导线阻抗测定时，趋势图上会出现间隙。

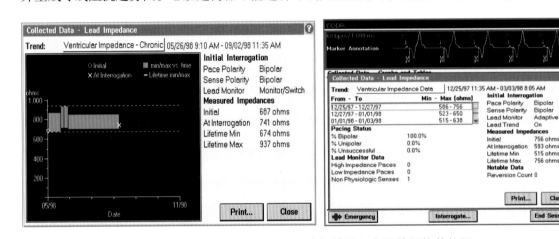

图 17-1　Medtronic 心脏起搏器心室导线阻抗趋势图

（二）Biotronik 心脏起搏器导线管理功能

1. 自动初始化

Biotronik 心脏起搏器与导线连接后开始自动初始化过程，分为导线检测、极性配置及确认、脉冲发生器功能激活四个阶段，大约 10 分钟左右，心脏起搏器通过发放阈下起搏脉冲（体表心电图通常不可见）测量导线阻抗（导线阻抗正常范围 100~2500 Ω）。导线检测和极性配置阶段，若导线阻抗异常，将转换为单极配置；导线确认阶段，若导线阻抗异常，将重启导线确认过程。

2. 自动导线核查功能

Biotronik 心脏起搏器自动导线核查（automatic lead check，ALC）功能是指心脏起搏器通过起搏脉冲定时测定导线阻抗，并在检测到导线阻抗异常时自动转换起搏极性（由双极起搏转为单极起搏）。ALC 功能在心脏起搏器接触磁铁或电池电量不足时失活。

（1）E 系列之前的心脏起搏器：ALC 功能默认关闭（图 17-2），开启后，在起搏状态下，可以利用起搏脉冲逐跳测定导线阻抗，Philos Ⅱ、Talos、Cylos 心脏起搏器 ALC 的工作电压 1.4~5.8 V；Axios、Philos、Protos 心脏起搏器 ALC 的工作电压 ≥ 2.4 V。若起搏电压低于 ALC 的工作电压范围（人为设置或自动阈值管理功能运行），心脏起搏器将每隔 90 分钟发放 2~4 个 4.8 V 或更高电压（程控的电压高于 4.8 V 时，采用程控电压）的测试脉冲，若有感知事件，则于 P 波或 QRS 波群被感知后发放测试脉冲，自动进行导线阻抗测定（图 17-3）。

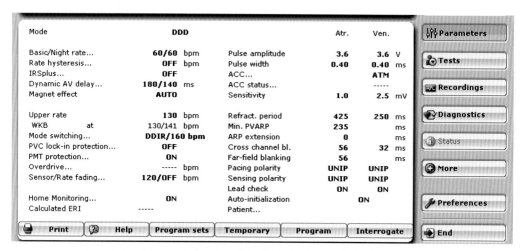

图 17-2　Biotronik 双腔心脏起搏器自动导线核查功能程控界面

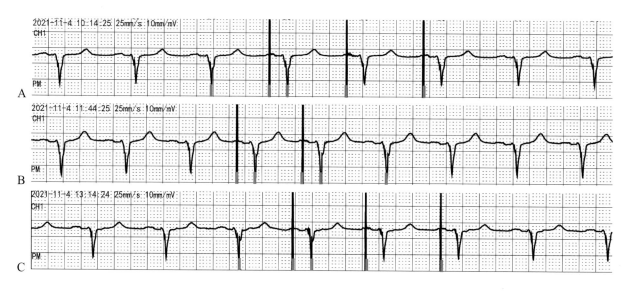

图 17-3　Biotronik Philos Ⅱ D 双腔心脏起搏器自动导线核查功能心电图

患者植入 Biotronik Philos Ⅱ D 双腔心脏起搏器，模式 DDD，基础频率 60 次 / 分，心电图（图 A、图 B、图 C 记录相隔 90 分钟）显示部分自身 P 波、QRS 波群中可见起搏脉冲，此现象每 90 分钟重复出现，提示自动导线核查功能运行

（2）E 系列心脏起搏器：ALC 功能运行时，脉冲发生器每隔 30 秒定时在心室感知（VS）或心室起搏（VP）事件、心房感知（AS）或心房起搏事件（AP）后 90 ms 处发放阈下起搏脉冲（体表心电图上不显示）测量导线阻抗，并在检测到导线阻抗异常时工作状态由双极转为单极。E 系列心脏起搏器具有导线监测和极性转换功能，默认开启，且不能关闭。

（三）Abbott（ST. JUDE）心脏起搏器导线管理功能

Abbott（ST. JUDE）Victory 及其以后的心脏起搏器具有导线监测和极性转换功能。

1. 程控参数

（1）导线监测与极性自动转换功能的可程控模式：①关闭：心脏起搏器不进行导线阻抗测量；②监测：当植入日期被设定时，心房和心室导线监测被默认设置为"监测"，心脏起搏器测量导线阻抗，每天记录诊断，满足转换条件时也不发生极性转换；③自动极性转换：心脏起搏器测量导线阻抗，每天记录诊断，满足转换条件时发生极性转换。

（2）Abbott（ST. JUDE）心脏起搏器导线极性自动转换功能默认监测，可手动开启。心脏起搏器默认双极起搏和感知，仅发生从双极至单极的极性转换，如果当前程控的脉冲配置是单极，那么极性转换将不会发生。

（3）导线阻抗上限可程控为 750~2000 Ω；导线阻抗下限固定为 200 Ω，不可程控。

2. 运行方式

在当前起搏极性下，心脏起搏器以程控的电压（最小 2.5 V）和脉宽在起搏事件时进行测量，或在感知事件后 20 ms 处以程控的能量输出发放起搏脉冲（图 17-4，图 17-5），进行测量，每 23 小时一次，存储测量结果。

3. 导线极性自动转换的提示

在 FastPath™ 小结界面中的警告部分显示心室自动极性转换（ventricle auto polarity switch occurred）或心房自动极性转换（atrial auto polarity switch occurred）。

（四）Boston Scientific 心脏起搏器导线管理功能

1. 自动导线识别功能

Boston Scientific Accolade、Proponent、Essentio、Altrua 2 心脏起搏器具有自动导线识别（automatic lead recognition，ALR）功能，可确保心脏起搏器的工作极性与所植入的导线类型匹配。

（1）程控开启：ALR 功能默认开启，ICD 患者因禁用单极起搏而不能开启 ALR 功能。起搏极性设置为单极时，ALR 不适用、不运行。导线安全转换功能关闭时，ALR 功能也不运行。

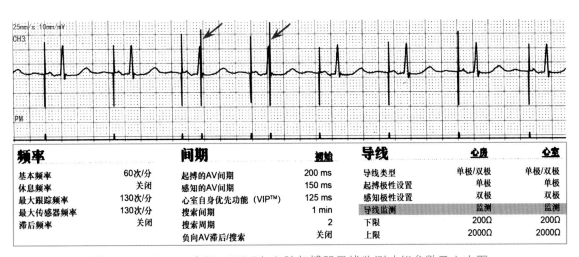

图 17-4 Abbott（ST. JUDE）心脏起搏器导线监测功能参数及心电图

患者植入 Abbott（ST. JUDE）Victory XL DR 5816 双腔心脏起搏器，模式 DDDR，心室自身优先（VIP）功能开启。心脏起搏器主要呈"AP-VS"工作方式，可见两次房室顺序起搏（箭头所示），VP 脉冲位于自身 QRS 波群中，AP-VP 间期 =240 ms，不同于起搏 AV 间期（PAVI）程控值（200 ms）及 VIP 功能运行状态下的 PAVI（325 ms），提示心室导线阻抗监测功能运行（浙江省海宁市人民医院，吉亚军供图）

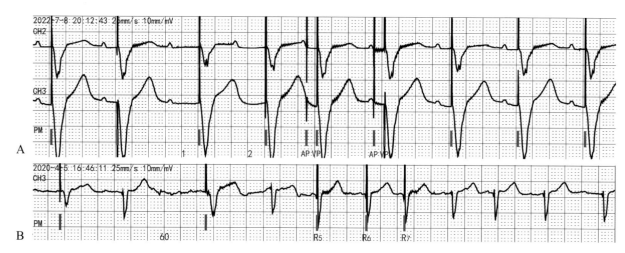

图 17-5　Abbott（ST. JUDE）心脏起搏器导线监测功能运行

A. 患者植入 Abbott（ST. JUDE）Victory XL DR 5816 双腔心脏起搏器，模式 DDD，基本频率 60 次 / 分，VIP 功能开启。心脏起搏器主要呈 "AS-VP" 工作方式，感知 AV 间期（SAVI）延长两次，未搜索到 VS 事件，AV 间期恢复程控值，提示 VIP 功能运行。其中可见两次房室顺序起搏，起搏频率快于基本频率，AP 脉冲位于自身 P 波中，提示心房导线阻抗监测功能运行。B. 患者植入 Abbott（ST. JUDE）Victory XL DR 5816 双腔心脏起搏器，模式 DDD，基本频率 60 次 / 分，自动模式转换：DDI。心电图显示心房颤动，心脏起搏器自动模式转换为 DDI 模式，VS 事件（R$_5$、R$_6$、R$_7$）后 20 ms 发放起搏脉冲，提示心室导线阻抗监测功能运行

（2）功能运行：双极导线阻抗测量值在 200~2000 Ω 时，心脏起搏器保持双极工作状态；导线阻抗测量值超出上述范围时，工作状态将由双极自动转换为单极。

2. 导线安全转换功能

Boston Scientific Accolade、Proponent、Essentio、Altrua 2、Formio、Vitalio、Ingenio、Advantio 心脏起搏器，Invive、Valitude X4、Visionist、Visionist X4 心脏再同步化治疗（CRT）起搏器具有导线安全转换（lead safety switch，LSS）功能。

（1）程控开启：在美国、澳大利亚、新西兰，LSS 功能默认开启，其他地区默认关闭（图 17-6A）。植入型心律转复除颤器（ICD）患者因禁用单极起搏而不能开启 LSS 功能。导线正常工作且阻抗测量值稳定并与设定的限制数值接近时，建议关闭 LSS 功能或修改导线阻抗限制数值，以免心脏起搏器转为不想要的单极工作状态。

（2）功能运行：LSS 功能开启后，心脏起搏器每日自动测定双极导线的阻抗，数值≤程控设定的低值或≥程控设定的高值，感知和起搏极性将由双极自动转换为单极，并保持单极工作状态直至再次程控。LSS 可使左室导线配置转为 "Tip to Can"。LSS 发生后，心脏起搏器将在总结（summary）对话框（图 17-6B）及系统总结界面（图 17-6C）中显示。

（五）创领心律医疗（Sorin）心脏起搏器导线管理功能

1. 植入自动识别功能

创领心律医疗 Trefle 及其以上型号，Sorin Reply 及以上型号心脏起搏器具有植入自动识别功能，在确认植入后自动将起搏极性设置为单极，感知极性调整为双极。

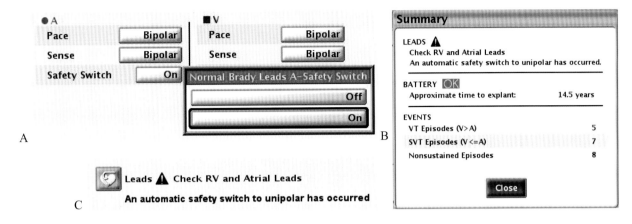

图 17-6　Boston Scientific 心脏起搏器导线安全转换程控界面

2. 自动导线阻抗测量

（1）在自动植入检测完成后进行自动导线阻抗测量，心房和右心室均进行自动导线阻抗测量（DDI 模式时除外）。

（2）心脏起搏器通过起搏或感知事件（频率 ≤ 130 次 / 分）触发起搏脉冲发放，以程控的电压和脉宽（最小 0.5 ms）进行导线阻抗测量，每 6 小时一次，并生成导线阻抗趋势图（图 17-7，图 17-8）。

（3）若心房率和 / 或心室率 >130 次 / 分、心房感知事件在保护间期内、伴有长间歇抑制算法的室性早搏（PVC），一百个心动周期内将不进行自动导线阻抗测量。

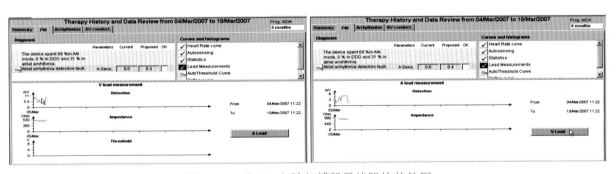

图 17-7　Sorin 心脏起搏器导线阻抗趋势图

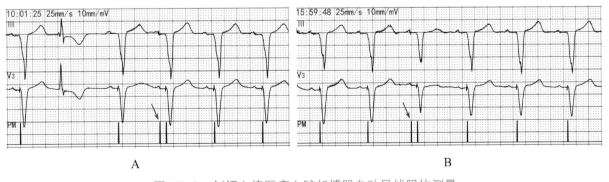

图 17-8　创领心律医疗心脏起搏器自动导线阻抗测量

患者，女，70 岁，2020 年植入创领心律医疗 Orchidee D 3201 双腔心脏起搏器，模式 DDD，基础频率 60 次 / 分。动态心电图检查发现，箭头所示处 AP 脉冲位于自身 P 波中，而且上述现象每隔 6 小时重复出现，提示自动导线阻抗测量功能运行

第二节 心室安全起搏功能

双腔心脏起搏器（包括双腔ICD）、心脏再同步化治疗起搏器（CRT-P）、心脏再同步化治疗除颤器（CRT-D），在心房起搏（AP）脉冲发放后，心室通道依次开启心房后心室空白期（PAVB）、交叉感知窗（CSW）、正常感知窗，PAVB内的事件不影响起搏AV间期（PAVI）结束时预期的心室起搏（VP）脉冲发放，正常感知窗内的心室感知（VS）事件抑制预期的VP脉冲发放（图17-9）；CSW内若出现VS事件（包括自身QRS波群及其他电信号），CSW结束时发放VP脉冲，以免VP脉冲被不恰当的抑制发放，从而保证患者安全，故称心室安全起搏（ventricular safety pacing，VSP）。VSP时的短AV间期亦称非生理性AV间期（non physiological AV interval，NPAVI），可避免VP脉冲位于自身心室事件的T波之上。目前，除Boston Scientific心脏起搏器外，大多数双腔心脏起搏器、双腔ICD及CRT起搏器都具有VSP功能，且默认开启，应用于DDD（R）、DDI（R）、DVI（R）模式，不同公司其名称各异，某些公司的心脏起搏器可通过程控关闭，但一般情况下建议开启。

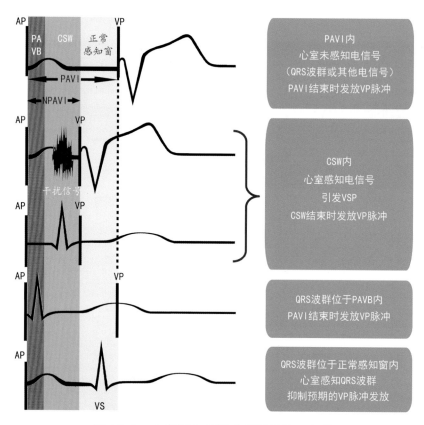

图 17-9　心室安全起搏功能运行的示意图

AP：心房起搏；CSW：交叉感知窗；NPAVI：非生理性AV间期；PAVB：心房后心室空白期；PAVI：起搏AV间期；VP：心室起搏；VS：心室感知；VSP：心室安全起搏

一、心室安全起搏功能的目的

VSP 功能用于防止心室线路过感知肌电、电磁等干扰信号或心房电信号导致 VP 脉冲抑制发放而造成的心室停搏，以此保证患者安全（图 17-10）。

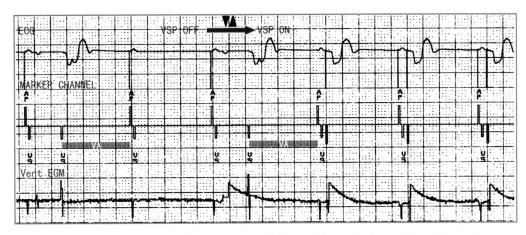

图 17-10 心室安全起搏功能开启前后的心电图、心腔内心电图和标记通道

Medtronic 双腔心脏起搏器，模式 DDD，低限频率（LR）60 次 / 分，PAVI 150 ms。VSP 功能关闭时，心室标记通道不仅对自身 QRS 波群标记为 VS，而且在 AP 脉冲后也出现 VS 标记，预期的 VP 脉冲被抑制发放，造成心室停搏。VSP 功能开启后，尽管心室线路过感知心房电信号，但不再抑制 VP 脉冲发放，PAVI=110 ms，VP 脉冲产生了相应的 QRS 波群，避免了心室停搏

二、心室安全起搏功能运行条件

（一）模式为 DDD（R）、DDI（R）、DVI（R）或 AAI（R）<=>DDD（R）。程控为 AAI（R）<=>DDD（R）模式的患者，VSP 功能在 DDD（R）、DDIR 模式时运行。

（二）VSP 功能处于开启状态。

（三）AP 或心房同步起搏（ASP）脉冲之后，心室通道 CSW 内出现超过心室感知灵敏度数值的电信号。

三、不同心脏起搏器的心室安全起搏功能

（一）Medtronic、Vitatron、芯彤心脏起搏器

1. 程控

VSP 功能默认开启，可以通过程控关闭。心室夺获管理功能运行期间（测试周期时）VSP 功能不能运行。

2. 起搏 AV 间期

（1）VSP 发生时的 PAVI 不能大于程控设置的 PAVI，若事先设置的 PAVI ≥ 110 ms，VSP 时 PAVI=110 ms；若事先设置的 PAVI<110 ms，VSP 时 PAVI= 程控值（图 17-28A、E）。

（2）Vitatron 心脏起搏器 AP 及 ASP 脉冲后均可出现 VSP，VSP 时 PAVI 最小值为 80 ms。

（3）双腔 ICD、CRT-D、ICD 平台心脏起搏器（EnRhythm、Ensura、Advisa、Astra、Azure），起搏频率 <VSP 转换频率（switch rate）时，VSP 间期为 110 ms；起搏频率 ≥ VSP 转换频率时，VSP 间期为 70 ms，以利于室性心动过速检测（图 17-11，图 17-12），VSP 转换频率 =30000/［心室起搏

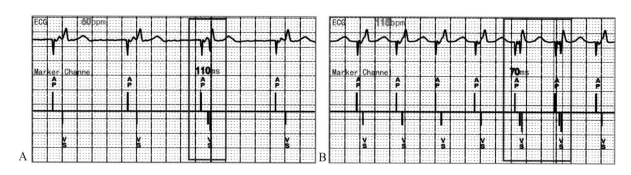

图 17-11　ICD 平台双腔心脏起搏器心室安全起搏

Medtronic 双腔心脏起搏器模式 DDDR，LR 60 次 / 分，心室起搏后空白期 200 ms，VSP 转换频率 =30000/（200+110）=97 次 / 分。A. 心房起搏频率 60 次 / 分，VSP 发生时，PAVI=110 ms。B. 心房起搏频率增快至 115 次 / 分时，VSP 发生时，PAVI=70 ms

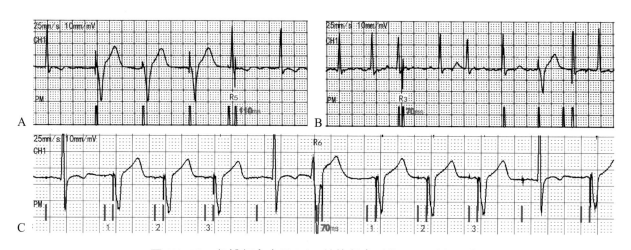

图 17-12　起搏频率大于 VSP 转换频率时的 VSP 功能运行

A、B 为同一个患者，植入 Medtronic Advisa DR MRI A3DR01 双腔心脏起搏器，模式 AAIR<=>DDDR，PAVI 150 ms，SAVI 120 ms，上限跟踪频率 130 次 / 分，心房双极起搏，心室单极起搏，模式转换检测频率 171 次 / 分，心室起搏后空白期 200 ms，VSP 转换频率 =97 次 / 分。患者发生了心房颤动，心脏起搏器自动模式转换为 DDIR 模式。A. 传感器驱动的起搏频率 79 次 / 分，R_5 触发 VSP，VSP 发生时，PAVI=110 ms。B. 起搏频率 110 次 / 分，超过了 VSP 转换频率，R_3 引发 VSP，VSP 发生时，PAVI=70 ms（浙江省海宁市人民医院，吉亚军　陈顾江供图）。C. 患者，男，68 岁，因"扩张型心肌病"植入 Medtronic CRT 起搏器 6 年，模式 DDD，LR 60 次 / 分，上限跟踪频率 130 次 / 分，PAVI 150 ms，SAVI 100 ms，心室起搏后空白期 200 ms。VSP 转换频率 =30000/（200+110）=97 次 / 分。心电图显示"3+1"现象，即每三个支持周期发放一个左心室测试脉冲，失夺获的左心室测试脉冲后不发放 VP_B 脉冲，提示左心室夺获管理（LVCM）功能运行，LVCM 功能运行时心房起搏频率（98 次 / 分）增快超过了 VSP 转换频率（97 次 / 分），VSP 间期为 70 ms。PVC（R_6）位于 AP 后心室通道交叉感知窗内，引发 VSP，PAVI=70 ms

后空白期（单位 ms）+110]。

3. 备用的心室起搏脉冲发放情况

心脏起搏器不具有逐跳监测功能，自身 QRS 波群引发的 VSP，VP 脉冲发生功能性失夺获时，尽管心脏起搏器开启了心室夺获管理功能，也不会发放备用的心室起搏（VP_B）脉冲。

4. 时间间期

VSP 发生时，AP 脉冲启动低限（或传感器）频率间期。

（二）Abbott（ST. JUDE）心脏起搏器

1. 心室安全备用功能

Abbott（ST. JUDE）心脏起搏器心室安全备用（ventricular safety standby，VSS）功能默认开启（图17-13），可以程控关闭，其 AV 间期 =120 ms。VSS 脉冲发放之前若再次感知到心室电信号，则抑制 VSS 脉冲发放。VSS 功能运行时，VSS 的 VP 脉冲若失夺获，心脏起搏器不会发放 VP$_B$ 脉冲。VSS 发生时，Victory 之前的心脏起搏器 VP 脉冲启动 VA 间期（图17-15~图17-18A，图17-20），Victory 及其以后的心脏起搏器 AP 脉冲启动 AA 间期（图17-14，图17-18B，图17-19）。

2. 自动心室空白期功能

Abbott（ST. JUDE）Zephyr、Accent 双腔心脏起搏器，Anthem CRT-P 起搏器具有自动心室空白期（automatic ventricular blanking period）功能，可视为增强的 VSS 功能。当交叉感知存在时，PAVB 自动延长；当不存在交叉感知时，PAVB 保持较短值，以最大程度减少交叉感知引起的不恰当抑制，使心室警觉窗口最大化。鉴于自身心室事件不像交叉感知现象一样持续存在，自动心室空白期可使 VSS 仅仅用于真正的交叉感知，减少不必要的 VP 脉冲发放、节约心脏起搏器电能。

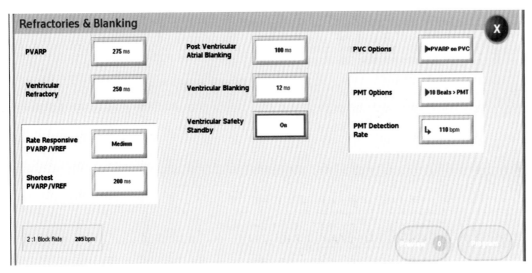

图 17-13　心室安全备用功能程控界面

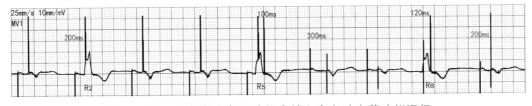

图 17-14　心室安全备用功能合并心室自动夺获功能运行

患者，男，79 岁，植入 Abbott（ST. JUDE）双腔心脏起搏器 4 年，模式 DDD，基本频率 60 次 / 分，PAVI 200 ms，心室自动夺获功能开启。心电图显示：AP 脉冲后产生了相应的心房波，心房起搏功能正常。PVC（R$_2$、R$_5$、R$_8$）QRS 波群中的 AP、VP 脉冲均未参与心室除极。心室肌应激期内 VP 脉冲后均有相应的 QRS 波群，心室起搏功能正常。R$_2$ 处 VP 脉冲位于 PVC 的 QRS 波群起始，ER 感知器判断心室夺获，不发放 VP$_B$ 脉冲。R$_5$ 处 VP 脉冲位于 PVC 的 QRS 波群中间，ER 感知器判断心室失夺获，其后 100 ms 处发放 VP$_B$ 脉冲，VP$_B$ 脉冲位于心室肌有效不应期内而发生了功能性失夺获，VP$_B$ 脉冲启动 VA 间期（800 ms）安排下一个 AP 脉冲发放，随后 PAVI 延长 100 ms，进行融合波排除。R$_8$ 位于 AP 后心室通道 CSW 内，引发 VSS，PAVI=120 ms，VSS 发生时，AP-AP 间期 = 基本频率间期

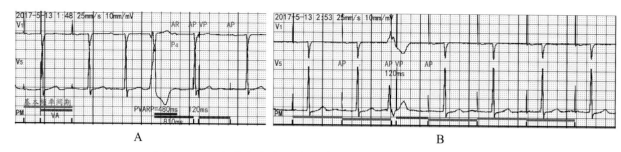

图 17-15 心室安全备用功能合并室性早搏反应功能运行

患者，男，77 岁，因"窦房结功能障碍"植入 Abbott（ST. JUDE）Verity ADx XL DR 5356 双腔心脏起搏器，模式 DDD，基本频率 60 次 / 分，PAVI 350 ms，心室自动夺获功能关闭，PVC 选项：+PVARP on PVC。A. PVC 后 PVARP 自动延长至 480 ms，紧跟 330 ms 的警觉期，P₄ 位于 PVARP 内成为心房不应期感知（AR）事件，不触发心室起搏，心房警觉期内无心房感知事件，PVC 后 810 ms 处发放 AP 脉冲，自身 QRS 波群位于 AP 后心室通道 CSW 内引发 VSS，PAVI=120 ms。B. PVC 位于 AP 后心室通道 CSW 内引发 VSS。A、B 图中显示 VSS 发生时 VP 脉冲启动 VA 间期（650 ms），安排下一个 AP 脉冲发放

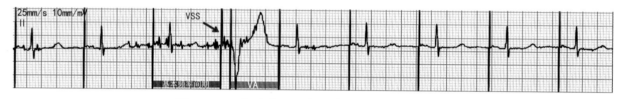

图 17-16 肌电信号引起心室安全备用功能运行

患者植入 Abbott（ST. JUDE）Identity ADx XL DC 5286 双腔心脏起搏器，模式 DDD，基本频率 65 次 / 分，PAVI 250 ms，箭头所示处肌电信号引发 VSS，PAVI=120 ms，同时心脏起搏器以 VP 脉冲为起点，在 VA 间期结束时发放下一个 AP 脉冲

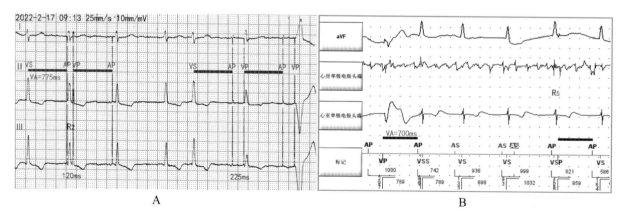

图 17-17 心房感知不足引发心室安全备用功能运行

患者，女，85 岁，因"窦房结功能障碍"于 2011 年植入 Abbott（ST. JUDE）Identity ADx XL DC 5286 双腔心脏起搏器，模式 DDD，基本频率 60 次 / 分，心房感知灵敏度 0.75 mV。A. PAVI 225 ms，SAVI 180 ms，心电图显示心房颤动，间断出现 AP 脉冲发放，提示间歇性心房感知不足。R₂ 引发 VSS，PAVI=120 ms，VP 脉冲启动 VA 间期（775 ms）安排下一个 AP 脉冲发放。B. PAVI 300 ms，SAVI 200 ms，R₅ 引发 VSS，PAVI=120 ms，VP 脉冲启动 VA 间期（700 ms）安排下一个 AP 脉冲发放

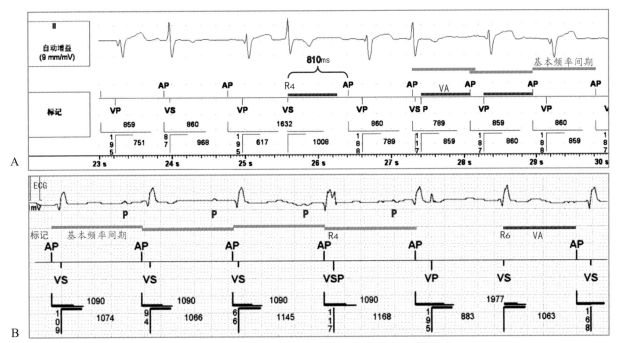

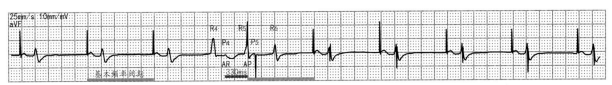

图 17-18　心室安全备用功能运行和室性早搏反应

Abbott（ST. JUDE）双腔心脏起搏器。A. Verity ADx XL DC 5256 双腔心脏起搏器，模式 DDD，基本频率 70 次 / 分，PAVI 190 ms，SAVI 150 ms，PVC 选项：+PVARP on PVC，VSS 功能运行时，VP 脉冲启动 VA 间期发放下一个 AP 脉冲，AP–AP 间期（约为 787 ms）短于基本频率间期。PVC（R₄）后无 AS 事件，心脏起搏器以 PVC 为起点，在 810 ms 处发放 AP 脉冲。B. Accent DR PM2112 双腔心脏起搏器，模式 DDD，基本频率 55 次 / 分，PVC 反应：心房起搏。自身心房波并未抑制 AP 脉冲发放，提示心房感知不足，自身 QRS 波群（R₄）位于 AP 后心室通道 CSW 内引发 VSS。VSS 功能运行时，AP–AP 间期 = 基本频率间期。PVC（R₆）后无 AS 事件，心脏起搏器以 PVC 为起点，VA 间期结束时发放 AP 脉冲（浙江省海宁市人民医院，吉亚军供图）

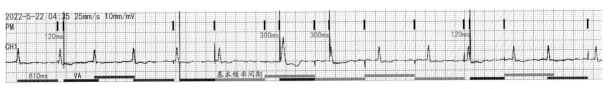

图 17-19　心室安全备用功能运行和室性早搏反应

Abbott（ST. JUDE）双腔心脏起搏器，模式 DDD，基本频率 60 次 / 分，PVC 选项：A Pace on PVC。PVC（R₄）后 P₄ 成为 AR 事件，P₄ 缓慢下传心室产生 R₅，AR 事件后 330 ms 处发放 AP 脉冲，AP 脉冲后 P₅ 缓慢下传心室产生 R₆，R₅ 位于 AP 后心室通道 CSW 内引发 VSS，PAVI=120 ms，AP 脉冲启动基本频率间期安排下一个 AP 脉冲发放，R₆ 位于心室不应期内。多数 VP 脉冲位于自身 QRS 波群中形成假性心室起搏融合波

图 17-20　心房感知不足引发心室安全备用功能运行和室性早搏反应

患者，男，84 岁，因 "窦房结功能障碍" 植入 Abbott（ST. JUDE）Verity ADx XL DC 5256 双腔心脏起搏器，模式 DDD，基本频率 60 次 / 分，PAVI 300 ms，SAVI 275 ms，PVC 选项：+PVARP on PVC。心电图显示心房颤动，AP 脉冲仍有发放，提示心房感知不足。部分 QRS 波群被心脏起搏器定义为 PVC，心脏起搏器以之为起点，在 810 ms 处发放 AP 脉冲。部分 QRS 波群位于 AP 后心室通道 CSW 内引发 VSS，PAVI=120 ms，心脏起搏器以 VP 脉冲为起点，启动 VA 间期，安排下一个 AP 脉冲发放（浙江省兰溪市人民医院，蒋如芳供图）

（1）心室空白期的程控设置：心室空白期（ventricular blanking）默认自动（Auto），可程控设置（图 17-21）。当心房高输出状态（心房起搏电压 ≥ 6.0 V 和 / 或脉宽 ≥ 1.0 ms）时，自动心室空白期关闭，心室空白期变为 40 ms。

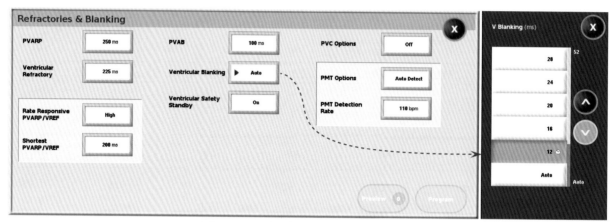

图 17-21　自动心室空白期程控界面

（2）自动心室空白期与交叉感知窗：自动心室空白期关闭时，CSW=64 ms- 程控的心室空白期；自动心室空白期开启时，如果自动心室空白期达到上限（52 ms），CSW=12 ms（在 52 ms 与 64 ms 之间），如果自动心室空白期在上限（52 ms）之前终止，则无 CSW。

（3）自动心室空白期功能运行：程控的心室空白期 +CSW=64 ms，心室空白期在 12~52 ms 内根据心室交叉感知现象动态延伸，只有当心室空白期延伸至最大值（52 ms）时仍未覆盖感知事件时，才会发生 VSS。AP 脉冲后开启 12 ms 的心房后心室空白期（PAVB），随后 12 ms 的不应期窗口，在 12 ms 的不应期窗口内若感知到心室事件，便触发另一个 12 ms 的不应期窗口，再次出现心室感知事件时，再次触发 12 ms 的不应期窗口，最大不超过 52 ms（图 17-22A）。若 PAVB 后连续心室感知并达到 52 ms，则开启 12 ms 的 CSW（在 52 ms 和 64 ms 之间），CSW 内的心室感知事件引发 VSS（图 17-22B），PAVI 变为 120 ms。PAVB 后 12 ms 的不应期窗口内若无心室感知事件，自动空白期在 24 ms 处结束并进入警觉期（图 17-22C）。PAVB 后 12 ms 的不应期窗口内若出现心室感知事件，再启动 12 ms 的不应期窗口，若未再出现心室感知事件，自动空白期结束并进入警觉期（图 17-22D）。

（4）自动心室空白期功能的影响：如果心房起搏电压 ≥ 6.0 V 和（或）脉宽 ≥ 1.0 ms，自动心室空白期功能将关闭，PAVB 变为 40 ms。如果高心室率存储 EGM 程控为"打开"，自动心室空白期功能将不适用。

（三）Biotronik 心脏起搏器

Biotronik 心脏起搏器安全 AV 延迟（safety AV delay）功能适用于 DDD-CLS、DDD（R）、DDI（R）、DVI（R）、DDD（R）-ADI（R）模式下，默认开启，不能程控关闭，AP 脉冲启动 100 ms 的安全 AV 延迟并在心室通道依次开启心室空白期、安全窗（safety window），安全窗内的心室感知事件导致安全 AV 延迟结束时发放 VP 脉冲，如果程控设置的 AV 延迟短于 100 ms，VP 脉冲则在程控的 AV 延迟结束时发放。在心室自动阈值管理开启状态下，部分型号的心脏起搏器（E 系列之前）会

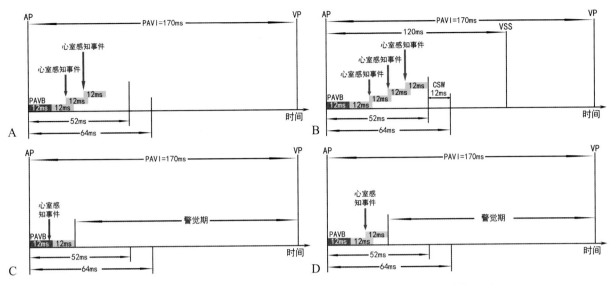

图 17-22 Abbott（ST. JUDE）双腔心脏起搏器自动心室空白期示意图

AP：心房起搏；CSW：交叉感知窗；PAVB：心房后心室空白期；PAVI：起搏 AV 间期；VP：心室起搏

在安全 AV 延迟的 VP 脉冲发放后检测 ER 信号，以此决定是否发放 VP_B 脉冲，当自身 QRS 波群引发安全 AV 延迟时，VP 脉冲发生功能性失夺获时可发放 VP_B 脉冲，VP_B 脉冲重整基础（或传感器）频率间期（图 17-23）。E 系列心脏起搏器安全 AV 延迟发生时，AP 脉冲启动 AA 间期（图 17-32）。

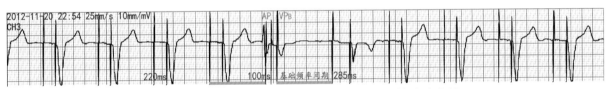

图 17-23　安全 AV 延迟合并备用的心室起搏脉冲发放

患者，男，80 岁，因"窦房结功能障碍"植入 Biotronik Talos DR 双腔心脏起搏器，模式 DDD，基础频率 60 次 / 分，PAVI 220 ms。自身 QRS 波群位于 AP 后心室通道安全窗内，引发安全 AV 延迟，PAVI=100 ms，同时发放 VP_B 脉冲，VP_B 脉冲启动基础频率间期，安排下一个 AP 脉冲发放，PAVI 延长 65 ms，进行融合波排除（陕西省人民医院，曹怿玮供图）

（四）创领心律医疗（Sorin）心脏起搏器

AP 脉冲发放后，心室通道开启 95 ms 的制约期（committed period），其中起始 30~50 ms 为 PAVB，PAVB 后的制约期内若出现心室不应期感知（Vr）事件，心脏起搏器则在制约期结束时发放 VP 脉冲，起搏 AV 延迟（AVD）=95 ms（图 17-24~ 图 17-26）。该功能默认开启，不能通过程控关闭。

（五）心脏再同步化治疗起搏器

CRT 起搏器的 VSP 功能仅用于右心室起搏，VSP 与心室感知反应（VSR）功能同时开启时，VSP 功能运行优先，即 AP 后心室通道 CSW 内的 VS 事件引发 VSP，而抑制 VSR 功能（详见：第十二章第五节　确保心脏再同步化治疗双心室起搏的特殊功能）。

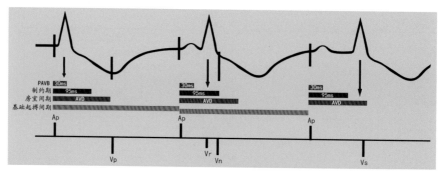

图 17-24　制约期功能运行示意图

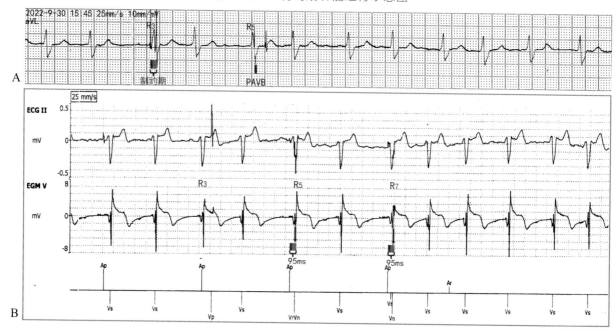

图 17-25　心房感知不足合并制约期功能运行

　　患者，女，75 岁，因"心脏瓣膜病、重度主动脉瓣狭窄"行经导管主动脉瓣置换术。患者于术后第 5 天出现高度房室阻滞，植入创领心律医疗 Orchidee DR 双腔心脏起搏器，模式 DDD，基础频率 60 次 / 分，AVD 静息 / 运动 155 ms/80 ms，AVD 感知补偿 65 ms，心房感知灵敏度 1 mV，心房双极感知。A. 心电图显示心房颤动，AP 脉冲间断发放，提示心房感知不足，R_3 位于 PAVB 外的制约期内，制约期结束时发放 VP 脉冲，起搏 AVD=95 ms。R_5 位于 PAVB 内，VP 脉冲在程控的 AVD 结束时发放。B. R_3 位于 PAVB 内，VP 脉冲在程控的起搏 AVD 结束时发放；R_5、R_7 位于 PAVB 外的制约期内，制约期结束时发放 VP 脉冲，起搏 AVD=95 ms。Ap：心房起搏；Ar：心房不应期感知；EGM V：心室腔内心电图；Vn：制约期结束时的心室不应期内起搏；Vp：心室起搏；Vr：心室不应期感知

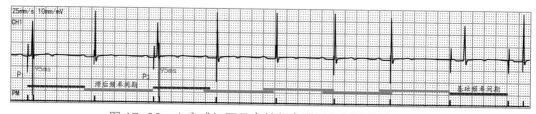

图 17-26　心房感知不足合并频率滞后和制约期功能运行

　　患者植入创领心律医疗双腔心脏起搏器，模式 DDD，基础频率 60 次 / 分。心电图显示起搏器呈："AS-VP""AP-VS""AP-VP"工作方式，短 AVD 处的 AP 脉冲在自身心房波（P_1、P_3）后发放，提示间歇性心房感知不足，AP 脉冲发放后，自身 QRS 波群位于 PAVB 外的制约期内，制约期结束时发放 VP 脉冲，起搏 AVD=95 ms。AP 事件启动基础频率间期（1000 ms），AS 事件启动滞后频率间期（1200 ms），滞后频率为 50 次 / 分（浙江省海宁市人民医院，平嘉溜　吉亚军供图）

四、心室安全起搏功能运行的心电图表现

（一）起搏 AV 间期缩短

VSP 发生时，AP 脉冲、VP 脉冲顺序发放，PAVI 一般较短，PAVI 数值因心脏起搏器厂家不同而异：Abbott（ST. JUDE）心脏起搏器为 120 ms，Medtronic、芯彤、Vitatron 心脏起搏器多为 110 ms，Biotronik、秦明心脏起搏器为 100 ms，创领心律医疗（Sorin）心脏起搏器为 95 ms。自身 QRS 波群出现于 AP 后心室通道 CSW 内引发 VSP 时，设置较短的 PAVI 可避免 VP 脉冲位于心室易损期（相当于 T 波顶峰前 20~30 ms）。

（二）心室起搏脉冲夺获或失夺获

除 QRS 波群外的电信号引发的 VSP，较短的 PAVI 后，VP 脉冲产生 QRS 波群（图 17-16，图 17-30）；QRS 波群引发的 VSP，VP 脉冲常位于心室肌有效不应期内而发生功能性失夺获（图 17-31~ 图 17-43）。

（三）心室安全起搏诱发因素表现

VSP 常与心房感知不足、干扰信号或提早出现的自身 QRS 波群伴随出现。

（四）心室安全起搏对心室率的影响

VSP 对心室率的影响与心脏起搏器的计时方式和 VSP 发生的形式有关。心脏起搏器设定的 PAVI 若长于 VSP 的房室间期，VSP 发生时，若 VP 脉冲启动 VA 间期，可造成心室起搏频率增快（图 17-27A）；若 AP 脉冲启动低限（或传感器）频率间期，心室起搏频率不变、增快或减慢（图 17-27B）。心室计时的心脏起搏器，Abbott（ST. JUDE）Victory 之前的心脏起搏器，除 Medtronic、Vitatron A、E、G、Q 系列和芯彤之外的心脏起搏器 DDI（R）模式时，VSP 发生时 VP 脉冲启动 VA 间期；心房计时或改良的心房计时的双腔心脏起搏器（Abbott/ST. JUDE Victory 及其以后的心脏起搏器）DDD（R）模式下 VSP 发生时，AP 脉冲启动低限（或传感器）频率间期。

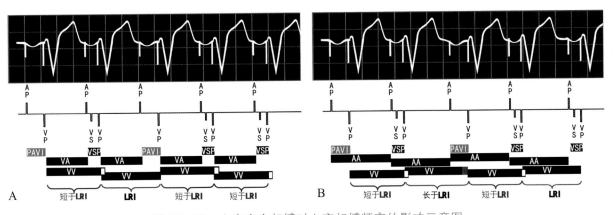

图 17-27　心室安全起搏对心室起搏频率的影响示意图

心脏起搏器设定的 PAVI 长于 VSP 的房室间期。A. 心室计时心脏起搏器，模式 DDD，VSP 发生时，VA 间期保持不变，VV 间期短于低限频率间期（LRI），造成心室起搏频率增快。B. 心房计时或改良的心房计时心脏起搏器，模式 DDD，VSP 发生时，AA 间期保持不变，VV 间期可等于、长于或短于 LRI；连续发生 VSP 时，VV 间期等于 LRI

（五）体表心电图难以诊断的心室安全起搏

如果程控设置的 PAVI 短于 VSP 的 AV 间期（如 CRT 起搏、频率适应性 AV 间期），VP 脉冲在程控的 PAVI 结束时发放，体表心电图难以诊断 VSP。

五、心室安全起搏的标记通道

（一）心室安全起搏标记通道表现

VSP 发生时 PAVI 较短，标记通道依次显示三条竖线标记，心房通道标记为 AP 或 P；心室通道短竖线标记为 VS，紧随的长竖线标记为 VP 或 P，有时因空间所限，所有的字母并不能完全标记显现，Vitatron 心脏起搏器对心室安全起搏标记为 XP（图 17-28）。创领心律医疗（Sorin）心脏起搏器发生心室安全起搏时，在心室标记通道标记为 Vr 和 Vn，二者紧邻或重叠，Vr 代表心室不应期感知，Vn 代表制约期结束时心室不应期内起搏。

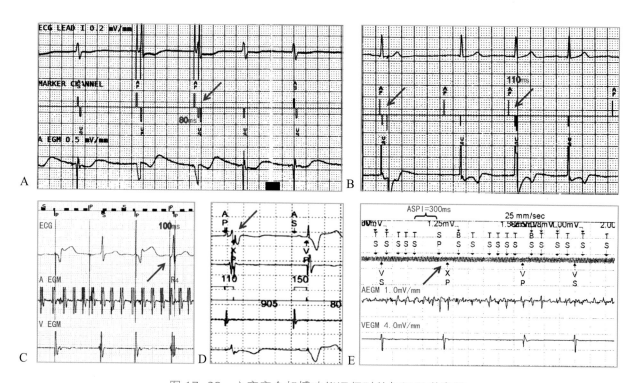

图 17-28　心室安全起搏功能运行时的标记通道表现

A. 患者，男，75 岁，临床诊断："心房颤动伴长 RR 间期"植入 Medtronic Sensia L SEDRL1 双腔心脏起搏器。希氏束起搏导线（3830-69 cm）连接脉冲发生器心房接口，备用的右心室起搏导线（5076-58cm）连接脉冲发生器心室接口，模式 DDD，低限频率（LR）60 次 / 分，PAVI 80 ms，SAVI 60 ms，AP 脉冲产生窄 QRS 波群，箭头所示处为 VSP，PAVI=80 ms。B. 患者植入 Medtronic Relia RED01 双腔心脏起搏器，模式 DDD，LR 60 次 / 分，PAVI 300 ms，SAVI 250 ms，心电图显示心房颤动，AP 脉冲仍发放，提示心房感知不足，自身 QRS 波群引发 VSP，PAVI=110 ms。C. 患者植入 Biotronik 双腔心脏起搏器，模式 DDDR。心电图显示心房颤动，AP 脉冲间断发放，提示心房感知不足。标记通道上下两行分别为心房、心室事件，心房起搏后自身 QRS 波群（R4）位于心室通道安全窗内，引发安全 AV 延迟（箭头所示），PAVI=100 ms，心室标记通道出现两个竖线，短线表示心室感知，长线表示心室起搏。D. 患者植入 Vitatron C50 D 双腔心脏起搏器，模式 DDD，PAVI 200 ms，箭头所示为 VSP（标记为 XP），PAVI=110 ms。E. 患者植入 Vitatron C50 D 双腔心脏起搏器，模式 DDD，PAVI 100 ms，SAVI 60 ms，心房同步起搏（标记为 SP）脉冲发出后自身 QRS 波群（箭头所示）位于心室通道 CSW 内引发 VSP（标记为 XP），PAVI=100 ms。AP：心房起搏；AS：心房感知；BS：空白期感知；TS：快速的感知事件；VP：心室起搏；VS：心室感知

（二）标记通道符号鉴别

1. VP**S**标记

在标记通道上，AP、VP 脉冲后心室通道出现**S**标记，AP 与 VP 距离为设定的 PAVI，提示 VP 脉冲后 QRS 波群发生了心室不应期感知（图 17-29B）。

2. VSS 标记

AP 脉冲后心室通道出现 VS 与 S 标记，二者间距短，提示 PAVB 后，心室通道连续出现两次心室感知事件，未触发心室安全备用的起搏脉冲发放（图 17-29C）。

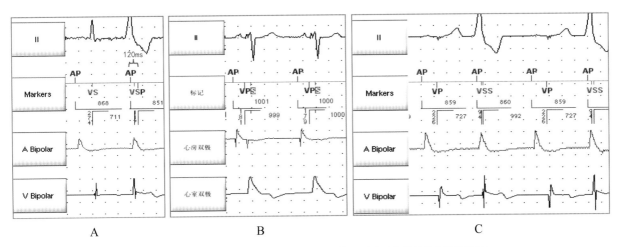

图 17-29　Abbott（ST. JUDE）双腔心脏起搏器标记通道鉴别

A. PVC 恰好位于 AP 后心室通道 CSW 内，PAVI=120 ms，心室通道显示短、长两条线标记，分别对应标注 VSP，为 VSS 功能运行的表现。B. 心室通道出现长、短两条竖线标记，分别对应标注为 VP**S**，PAVI>120 ms，VP 起点与 QRS 波群起点对应，提示 VP 脉冲产生的心室除极波脱离心室空白期而发生了心室不应期感知。C. PVC 对应的心室通道出现两条短竖线标记，分别对应标注 VSS，AP 脉冲发出后，PVC 位于 PAVB 后发生心室感知，在心室安全备用的起搏脉冲发放之前再次发生心室感知，PVC 被心脏起搏器双重计数，心室安全备用的起搏脉冲不再发放

六、心室安全起搏的诱发因素

（一）按心房起搏脉冲发放情况分类

1. 心房起搏脉冲正常发放

AP 脉冲正常发放，干扰信号或提早发生的自身 QRS 波群或心房电信号位于 AP 后心室通道 CSW 内且超过心室感知灵敏度数值，可引发 VSP。

（1）除 QRS 波群外的电信号引发 VSP 时，VP 脉冲可产生 QRS 波群（图 17-30）。

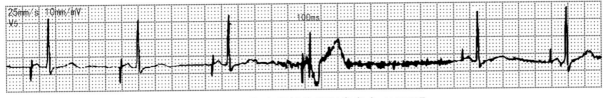

图 17-30　肌电干扰信号引发安全 AV 延迟

患者，男，61 岁，植入 Biotronik 双腔心脏起搏器，模式 DDD，基础频率 55 次 / 分。心电图显示心脏起搏器呈 "AP-VS"工作方式，第四个 AP 脉冲发出后可见干扰信号，PAVI=100 ms，为安全 AV 延迟，VP 脉冲产生宽大畸形的 QRS 波群。此后，心脏起搏器过感知肌电干扰信号，抑制了心室起搏，形成长达 2.0 秒的 RR 间期

（2）PVC（通常为舒张晚期PVC）、室性心动过速、加速的室性心律、交界性搏动（交界性早搏、逸搏、加速的交界性心律）等自身QRS波群位于AP后心室通道CSW内，VP脉冲发生功能性失夺获（图17-31~图17-36，图17-38~图17-40，图17-42）。

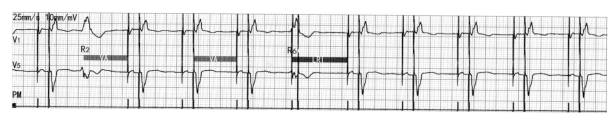

图 17-31　室性早搏引发心室安全起搏

患者，女，33岁，临床诊断：混合结缔组织病、肺间质纤维化、呼吸衰竭、三度房室阻滞，植入 Medtronic Sensia L SEDRL1 双腔心脏起搏器，模式 DDD，LR 60 次 / 分，LRI 1000 ms，PAVI 200 ms。心电图显示：较早的 PVC（R_2）启动 VA 间期，安排发放下一个 AP 脉冲；较晚的 PVC（R_6）恰好位于 AP 后心室通道 CSW 内，引发 VSP，PAVI=110 ms，心脏起搏器以 AP 脉冲为起点启动 LRI，安排发放下一个 AP 脉冲

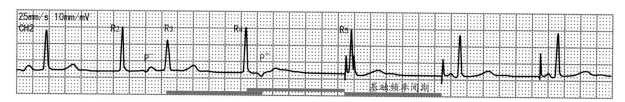

图 17-32　交界性逸搏引发安全 AV 延迟

患者，女，61岁，因"窦房结功能障碍"植入 Biotronik Evia DR 双腔心脏起搏器，模式 DDD，基础频率 50 次 / 分。动态心电图显示：R_2、R_4、R_5 为交界性逸搏，R_2、R_4 逆传心房产生逆行 P^- 波，R_2P^- 间期（310 ms）与 R_4P^- 间期（180 ms）相差 130 ms，提示激动可能分别经慢、快双径路逆传，RP^- 间期长时引起反复搏动，室内差异性传导致 R_3 形态改变。R_5 位于 AP 后心室通道安全窗内，引发安全 AV 延迟，PAVI=100 ms

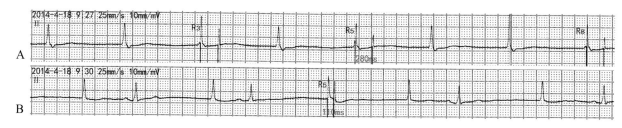

图 17-33　交界性逸搏引发心室安全起搏

患者，女，74岁，植入 Medtronic Sigma SDR 303 双腔心脏起搏器。模式 DDD，LR 40 次 / 分，PAVI 280 ms。A. AP 脉冲发放后，R_3、R_5、R_8 位于 PAVB 内，VP 脉冲在程控设置的 PAVI 结束时发放。B. R_5 位于 AP 后心室通道 CSW 内，PAVI=110 ms，为 VSP

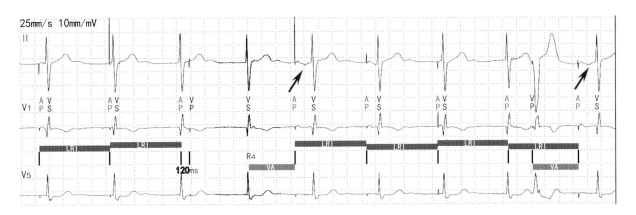

图 17-34　加速的交界性心律引发心室安全备用

患者，男，79 岁，因"窦房结功能障碍"植入 Abbott（ST. JUDE）Victory XL DR 5816 双腔心脏起搏器，模式 DDD，基本频率 60 次 / 分。心电图显示窄 QRS 波群节律规整，频率 65 次 / 分，为加速的交界性心律；宽 QRS 波群前有起搏脉冲，提示心室起搏功能正常。AP 脉冲高矮不等，为数字心电图机采样所致。因受 QRS 波群掩盖的影响，多数 AP 脉冲后心房波显露不清，依据箭头所示处 AP 脉冲后有相应的 P 波，提示心房起搏功能正常。AP 脉冲引起心房除极与交界性心律发生干扰性房室分离。心房不应期外无自身 P 波出现，心房感知功能无法判断。自身 QRS 波群抑制 VP 脉冲发放，提示心室感知功能正常。心脏起搏器将 R_4 定义为 PVC，启动 VA 间期。VSS 功能运行时，PAVI=120 ms

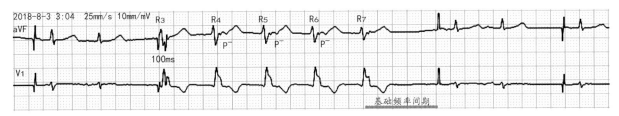

图 17-35　加速的室性心律引发安全 AV 延迟

患者，男，95 岁，植入 Biotronik Philos II D 双腔心脏起搏器，模式 DDD，基础频率 60 次 / 分，PAVI 250 ms。AP 脉冲发出后，R_3 位于 AP 后心室通道安全窗内，引发安全 AV 延迟，PAVI=100 ms。R_3~R_7 为加速的室性心律，R_4~R_6 后有逆行 P^- 波，R_7 启动基础频率间期安排下一个 AP 脉冲发放，提示心脏起搏器为纯心房计时方式（河南省漯河市中医院，王向涛供图）

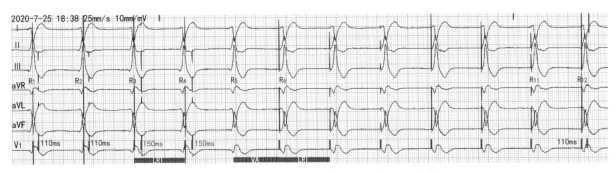

图 17-36　加速的室性心律引发心室安全起搏

患者，男，88 岁，植入 Medtronic Relia RED01 双腔心脏起搏器，LR 60 次 / 分，PAVI 150 ms，SAVI 120 ms。心电图显示：宽大畸形的 QRS 波群节律匀齐，频率 60 次 / 分，为加速的室性心律，R_1、R_2、R_{12} 位于 AP 后心室通道 CSW 内，引发 VSP，PAVI=110 ms。R_3、R_4 位于 PAVB 内，VP 脉冲预期发放，PAVI 为程控值。R_5 启动 VA 间期（850 ms），随后的 AP 脉冲恰好位于加速的室性心律 QRS 波群起始部，VP 脉冲抑制发放（浙江省兰溪市人民医院，蒋如芳供图）

2. 心房起搏脉冲不适当发放

心房感知不足或心房感知功能关闭（如 DVI、DVIR 模式）时，自身心房波不会抑制预期的 AP 脉冲发放，自身心房波下传产生的 QRS 波群可位于 AP 后心室通道 CSW 内，从而引发 VSP（图 17-37，图 17-41）。

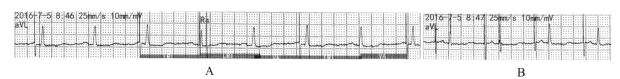

图 17-37　DVI 模式时的心室安全起搏

患者，女，79 岁，因"窦房结功能障碍"植入 Medtronic Sensia L SEDRL 双腔心脏起搏器，模式 DVI，PAVI 150 ms，SAVI 120 ms，Search AV+ 功能开启，单极起搏。A. LR 60 次／分，心电图显示：自身 P 波不抑制预期的 AP 脉冲发放，AP 事件启动 LRI，VS 事件启动 VA 间期，R₄ 恰好位于 AP 后心室通道 CSW 内，引发 VSP。B. LR 75 次／分，心脏起搏器呈"AP-VP""AP-VS"工作方式，Search AV+ 功能使实际 AV 间期长于程控值，全程未见 VSP

（二）按部位分类

1. 心房原因

（1）心房感知不足时，自身心房波未抑制预期的 AP 脉冲发放，自身心房激动下传产生的 QRS 波群若位于 AP 后心室通道 CSW 内，即可引发 VSP。心房颤动时，f 波振幅较低，容易出现心房感知不足而引发 VSP（图 17-17，图 17-20）。

（2）心房导线脱位至心室，AP 脉冲刺激心室产生 QRS 波群，QRS 波群位于 AP 后心室通道 CSW 内，引发 VSP（图 17-46）。

2. 心室原因

（1）心室通道在 CSW 内过感知心房电信号，如单极心室感知、心室感知灵敏度过高、心室空白期过短、心室导线头端移位至心房内或与心房接近等原因。

（2）心室导线绝缘层破裂，感知异常电信号。

（三）其他原因

1. 心房心室导线反接

详见：第三十三章　心房心室导线反接。

2. 希氏束起搏 + 右心室备用起搏

在临床上，有时患者植入双腔心脏起搏器时采用希氏束起搏 + 右心室备用起搏，一般希氏束起搏导线连接脉冲发生器心房接口；备用的右心室起搏导线连接脉冲发生器心室接口。AP 脉冲（实际刺激希氏束）产生 QRS 波群，QRS 波群位于 AP 后心室通道 CSW 内常引起频发的 VSP。

七、特殊形式的心室安全起搏

（一）交替性心室安全起搏

一般情况下 VSP 的发生并无规律性，少数情况下 VSP 交替性出现。

1. 自身 QRS 波群交替性位于交叉感知窗内

交替性位于 CSW 内的自身 QRS 波群可以是：室性心律，交界性心律（图 17-38~ 图 17-40），或是心房感知不足时被心脏起搏器定义为 PVC 的自身 QRS 波群（图 17-41），也可以是 PVC 二联律（图 17-42）。

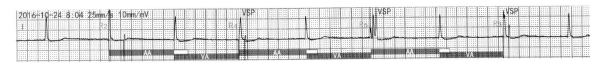

图 17-38　交界性心律引发交替性心室安全起搏

患者，女，80 岁，因 "窦房结功能障碍" 植入 Medtronic Sigma SDR 303 双腔心脏起搏器，模式 DDD，PAVI 280 ms，PAVB 28 ms。为了解自身心律情况，将 LR 降至 40 次 / 分，心电图显示交界性心律，R_2 位于 PAVB 内，不影响预期的 VP 脉冲发放，R_4、R_6、R_8 位于 AP 后心室通道 CSW 内，引发交替性 VSP

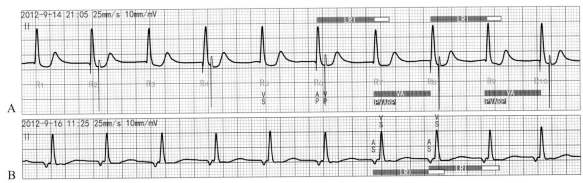

图 17-39　加速的交界性心律引发交替性心室安全起搏

患者，男，65 岁，因 "窦房结功能障碍" 植入 Medtronic Relia RED01 双腔心脏起搏器，模式 DDD，LR 60 次 / 分，LRI 1000 ms，PAVI 200 ms，SAVI 160 ms，心室后心房不应期（PVARP）300 ms。患者因发作性胸痛入院，胸痛发作时出现加速的交界性心律。A. 逆行 P^- 波隐藏于 QRS 波群内，R_1、R_3、R_5、R_7、R_9 被心脏起搏器定义为 PVC，启动 VA 间期和 PVARP，逆行 P^- 波位于 PVARP 内，VA 间期结束时发放 AP 脉冲。R_2、R_4、R_6、R_8、R_{10} 位于 AP 后心室通道 CSW 内，引发 VSP，PAVI=110 ms，VSP 交替性出现。B. 逆行 P^- 波出现于 QRS 波群前，心脏起搏器呈 "AS-VS" 工作方式。冠状动脉造影显示右冠状动脉中段 90% 狭窄，植入支架后，患者未再发作胸痛

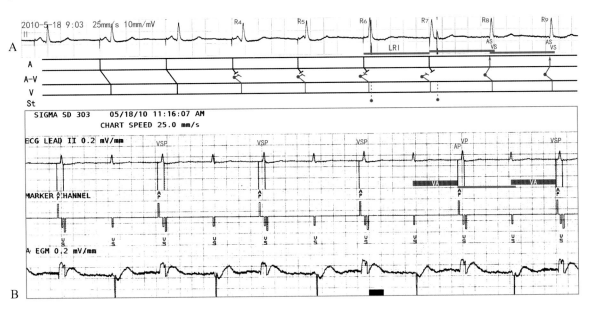

图 17-40　加速的交界性心律引发交替性心室安全起搏

患者，男，72 岁，因 "窦性心动过缓" 植入 Medtronic Sigma SD303 双腔心脏起搏器，模式 DDD，LR 60 次 / 分。A. R_4~R_9 为加速的交界性心律，R_6、R_7 恰好位于 AP 后心室通道 CSW 内，引发 VSP，PAVI=110 ms。R_8、R_9 与逆行 P^- 波重叠，AS、VS 同时发生，抑制了预期的 AP 脉冲发放并启动 LRI。B. 体表心电图显示 QRS 波群窄，频率 70 次 / 分，节律规整，为加速的交界性心律。因 QRS 波群之前无 P 波，心脏起搏器定义为 PVC，启动 VA 间期，在 VA 间期结束时发放 AP 脉冲，此时 QRS 波群恰好位于 AP 后心室通道 CSW 内，引发 VSP。AP 脉冲启动 LRI，前无心房事件的交界性 QRS 波群启动 VA 间期，如此反复，导致交替性 VSP

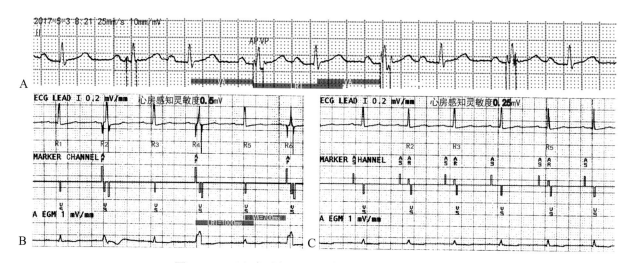

图 17-41　心房感知不足引发交替性心室安全起搏

患者，男，56 岁，因"窦房结功能障碍"植入 Medtronic Relia RED01 双腔心脏起搏器，模式 DDD，LR 60 次 / 分，LRI 1000 ms，PAVI 300 ms，SAVI 220 ms。A. 心房感知灵敏度 0.5 mV，心电图显示窦性 P 波后仍有 AP 脉冲发放，提示心房感知不足，交替性出现 VSP，PAVI=110 ms。B. 心房感知灵敏度 0.5 mV，标记通道显示心脏起搏器对自身心房波不感知，R_1、R_3、R_5 被心脏起搏器定义为 PVC，启动 VA 间期（700 ms），AP 脉冲发出后，自身 QRS 波群（R_2、R_4、R_6）位于 AP 后心室通道 CSW 内，引发交替性 VSP。C. 心房感知灵敏度 0.25 mV，心电图显示窦性心律，无起搏脉冲发放；标记通道显示心房过感知自身 QRS 波群（R_2、R_3、R_5），标记为 AR

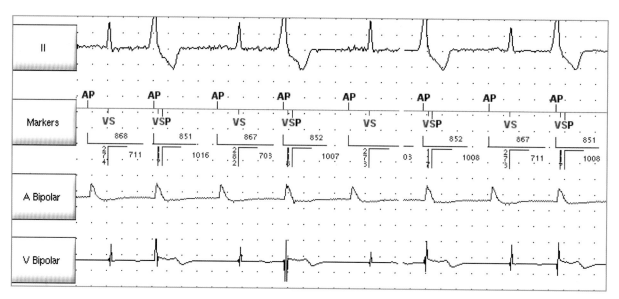

图 17-42　室性早搏二联律引发交替性心室安全备用

患者植入 Abbott（ST. JUDE）双腔心脏起搏器。心电图显示 PVC 二联律，PVC 恰好出现于 AP 后心室通道 CSW 内，引发交替性 VSS，心房通道显示 AP 对应一条竖直标记；心室通道显示两条竖直标记，PAVI 缩短至 120 ms

2. 心房心室导线反接

心房心室导线反接有时可出现交替性 VSP（图 17-43）（详见：第三十三章　第二节　心房心室导线反接的心电图表现）。

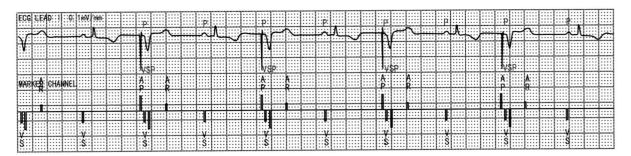

图 17-43 心房心室导线反接引发交替性心室安全起搏

患者植入 Medtronic 双腔心脏起搏器，模式 DDD，LR 60 次 / 分，UTR 120 次 / 分，Search AV+ 功能开启。心电图显示：自身 P 波标记为 VS，部分 T 波标记为 AR，自身 QRS 波群可能位于 VS 事件后的心室后心房空白期（PVAB）内未被心脏起搏器所感知。AP 脉冲产生 QRS 波群，CSW 内出现 VS 事件（窦性 P 波被心室线路感知）引发 VSP，VSP 交替性出现

（二）连续性心室安全起搏

1. 常见情况

（1）AP 脉冲后心室通道 CSW 内若连续过感知心房电信号，可引发连续性 VSP（图 17-44）。

（2）自身 QRS 波群若连续出现于 AP 后心室通道 CSW 内，可引发连续性 VSP（图 17-45）。

（3）心房导线脱位至心室，AP 脉冲刺激心室产生的 QRS 波群若位于 AP 后心室通道 CSW 内，可引发连续性 VSP（图 17-46）。

（4）希氏束起搏 + 右心室备用起搏：希氏束起搏导线连接双腔心脏起搏器的心房接口，备用的心室起搏导线连接心室接口，若 VSP 功能未关闭，AP 脉冲（实际刺激希氏束）产生 QRS 波群，QRS 波群位于 AP 后心室通道 CSW 内引发连续性 VSP（图 17-47）。

（5）心房心室导线反接时 AP 脉冲刺激心室产生 QRS 波群，若每个 AP 脉冲产生的 QRS 波群（相当于远场感知）稳定地位于 AP 后心室通道 CSW 内，则引发连续性 VSP。

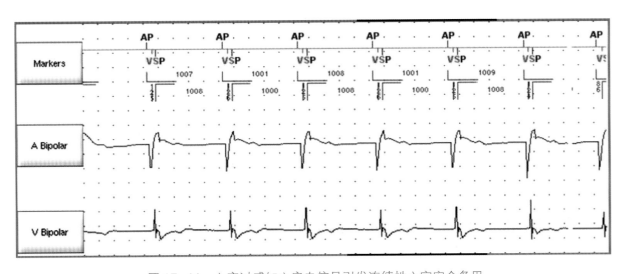

图 17-44 心室过感知心房电信号引发连续性心室安全备用

患者植入 Abbott（ST. JUDE）Verity ADx XL DC 5256 双腔心脏起搏器（改良的心房计时），模式 DDD，基本频率 60 次 / 分，PAVI 200 ms，SAVI 150 ms，最大跟踪频率（MTR）130 次 / 分，心室空白期 12 ms。标记通道显示：AP 脉冲后出现 VS 标记，AP 脉冲后 125 ms 处发放 VP 脉冲，提示心室过感知心房电信号引发连续性 VSS，AP-AP 间期 = 基本频率间期，VSS 时标记通道的 PAVI 标记数值（125 ms）与实际值（120 ms）有误差

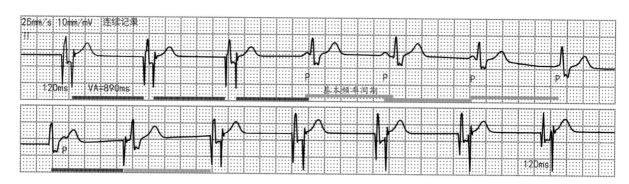

图 17-45　加速的室性心律引发连续性心室安全备用

　　患者，男，23 岁，因先天性心脏病接受室间隔缺损和卵圆孔未闭修补术＋右心室双腔心矫治术，术后患者出现三度房室阻滞，植入 Abbott（ST. JUDE）Entity DC 5226 双腔心脏起搏器，模式 DDD，基本频率 55 次 / 分，PAVI 200 ms，SAVI 170 ms。连续记录心电图显示：QRS 波群宽大畸形，存在房室分离，诊断加速的室性心律，其频率与心脏起搏器的基本频率接近且部分位于 AP 后心室通道 CSW 内，引发 VSS 连续出现，VSS 发生时，VP 脉冲启动 VA 间期，导致起搏频率快于基本频率（引自尹淇）

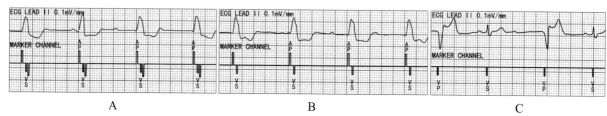

図 17-46　心房导线脱位至心室引发连续性心室安全起搏

　　患者，女，65 岁，因"三度房室阻滞"植入 Medtronic Sigma SDR 303 双腔心脏起搏器，LR 60 次 / 分，UTR 120 次 / 分，PAVI 150 ms，SAVI 120 ms，程控仪分析心房起搏比例 96.7%。A. DDDR 模式，VSP 功能开启，AP 脉冲对应出现宽大畸形的 QRS 波群，Ⅱ导联主波向上，推测心房导线头端脱位至右心室流出道，标记通道显示 VS 事件后又有 VP 脉冲发放，PAVI=110 ms，为连续性 VSP。B. DDDR 模式，VSP 功能关闭，AP 脉冲产生宽大畸形的 QRS 波群尽管均被心室线路感知，但无 VSP 出现。A、B 图中不应期外的窦性 P 波未抑制预期的 AP 脉冲发放，提示心房感知不足。C. 程控为 VVI 模式，心室感知和起搏功能正常，Ⅱ导联心室起搏的 QRS 波群主波向下，形态与 A、B 图不同

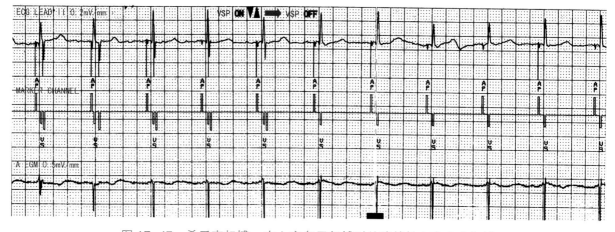

图 17-47　希氏束起搏＋右心室备用起搏时的连续性心室安全起搏

　　患者，男，63 岁，因"心房颤动伴长 RR 间期"植入 Medtronic Relia RED01 双腔心脏起搏器，希氏束起搏导线（3830-69cm）连接脉冲发生器心房接口，右心室备用起搏导线（5076-58 cm）连接脉冲发生器心室接口，模式 DDD，LR 75 次 / 分，PAVI 150 ms，SAVI 120 ms，希氏束起搏能量输出 0.75 V/0.4 ms，VSP 功能开启时，AP 脉冲后产生窄 QRS 波群并连续发生 VSP，呈"三明治现象"；VSP 功能关闭后，"三明治现象"消失

2. 心电图表现

（1）PAVI 较短。

（2）心室过感知心房电信号时，较短的 PAVI 伴有心室起搏 QRS 波群；自身 QRS 波群引发的连续性 VSP，VP 脉冲因位于心室肌有效不应期内而发生功能性失夺获。

（3）心脏起搏器设置的 PAVI 若长于 VSP 的房室间期，连续性 VSP 发生时，采用心房计时（或改良的心房计时）的心脏起搏器，心室起搏频率不变（图 17-44）；采用心室计时的心脏起搏器，心室起搏频率增快（图 17-45）。

八、心室安全起搏的处理对策

VSP 是心脏起搏器的保护性反应，并不是心脏起搏器故障，应针对引发 VSP 的因素进行处理。

（一）控制心律失常

通过药物控制室性早搏，可减少 VSP 出现。

（二）调整心脏起搏器参数

1. 提高心房感知灵敏度或应用具有心房感知灵敏度自动调整功能的心脏起搏器，确保心房感知功能正常。

2. 适当延长心房后心室空白期或降低心室感知灵敏度、改用心室双极感知，可消除心室过感知心房电信号引发的 VSP。

3. 避免过高的心房起搏能量输出。

4. 适当增加低限起搏频率，使之略高出交界性频率，可消除交界性心搏引发的 VSP。

（三）改变起搏模式

心房颤动发生时，将心脏起搏器程控为 VVI（R）模式，可避免 VSP。双腔心脏起搏器将 DVI（R）模式程控为 DDD（R）模式，可减少 VSP 发生。

（四）处理故障

心房心室导线反接、导线脱位等引发的 VSP，应手术纠正。

（五）关闭 VSP 功能

2021 年《希氏－浦肯野系统起搏中国专家共识》指出：当希氏束或左束支起搏导线连接脉冲发生器心房接口时，应关闭 VSP 功能，避免频繁发放无效和费能的 VP 脉冲。Medtronic、芯彤、Vitatron 心脏起搏器的 VSP 功能和 Abbott（ST. JUDE）心脏起搏器的 VSS 功能可以通过程控关闭。

第三节 噪声保护功能

噪声保护（noise protection）功能是心脏起搏器在感知到电磁、肌电信号、人工电刺激信号（如经食管心房起搏）等噪声时，也能确保起搏，避免发生不恰当的起搏抑制。噪声保护功能是心脏起搏器普遍具有的功能，不同公司的名称及运行细节不同。

一、噪声反转功能

噪声反转（noise reversion）功能是指空白期外、相对不应期内的感知事件触发噪声采样期，连续噪声采样期重整达到基础起搏间期（或滞后频率间期或传感器频率间期）时，起搏脉冲预期发放，类似无感知的起搏方式。干扰信号（电磁干扰、肌电干扰等）和自身快频率事件（其间期小于心脏起搏器的噪声采样期时）均可启动噪声反转。噪声反转可发生在心房或心室，不同厂家心脏起搏器的噪声采样期不同，Medtronic 心脏起搏器噪声采样期较长，自身快频率事件容易引发噪声反转。其他厂家的心脏起搏器噪声采样期设置较短，且不能程控，多数情况下，自身心率很难达到引发噪声反转所需的极快频率。

（一）Medtronic 心脏起搏器噪声反转功能

1. 特点

Medtronic（包括芯彤和 Vitatron A、E、G、Q 系列）心脏起搏器噪声采样期较长（等于心脏起搏器的相对不应期）且可以程控，自身的快频率事件触发的噪声反转现象远较其他厂家多见。单心室起搏器的心室不应期（VRP）默认 330 ms，双腔心脏起搏器 VRP 默认 230 ms，因此，在参数未更改的前提下，单心室起搏器噪声反转较双腔心脏起搏器更多见。

2. 运行过程

噪声采样期内的感知事件重启空白期和噪声采样期（不重整低限频率间期），连续的噪声采样期重整，心脏起搏器转为非同步工作方式，从第一个不应期外感知事件或起搏事件开始以低限或传感器频率起搏，开启频率滞后功能时，感知事件启动滞后频率间期。干扰信号所致的噪声反转，起搏脉冲可引起心脏除极；快速自身心率所致的噪声反转，起搏脉冲多数发生功能性失夺获。

3. AAI（R）模式

AP/AS 事件启动空白期和相对不应期（噪声采样期）。单心房起搏器 AAI（R）工作模式或双腔心脏起搏器设置为 AAI（R）工作模式时，患者若发生快速性房性心律失常（如心房颤动、心房扑动）或出现干扰信号，连续的心房不应期感知可启动噪声反转，AP/AS-AP 间期 = 低限（或传感器）频率间期，频率滞后功能开启时，AS-AP 间期 = 滞后频率间期，心电图表现似心房感知不足，心房率减慢或干扰信号消失后上述现象消失（图 17-48~ 图 17-50）。

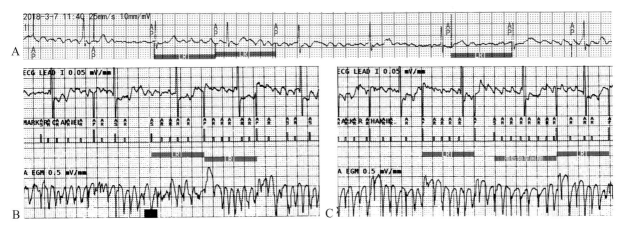

图 17-48　AAI 模式时心房颤动引发噪声反转功能运行

患者，女，63 岁，植入 Medtronic Relia RED01 双腔心脏起搏器，模式 AAI，LR 60 次 / 分，LRI 1000 ms，心房不应期（ARP）250 ms，心房空白期（AB）130 ms。A. 心电图显示心房颤动，AP 脉冲间断发放，似心房感知不足。B. 频率滞后功能关闭，标记通道显示连续的心房不应期感知（AR）事件，所有 AP 脉冲与前面心房感知（AS）事件间距恰好等于 LRI，提示噪声反转功能运行。C. 频率滞后 50 次 / 分，AS-AP 间期 = 滞后频率间期，提示频率滞后功能和噪声反转功能运行

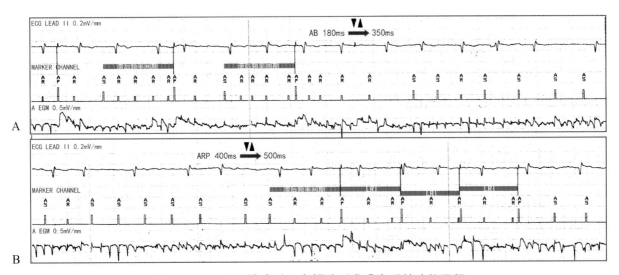

图 17-49　AAI 模式时心房颤动引发噪声反转功能运行

患者，男，81 岁，2 年前因 "窦房结功能障碍" 植入 Medtronic Relia RED01 双腔心脏起搏器，模式 AAI，LR 60 次 / 分，LRI 1000 ms，单腔滞后 50 次 / 分。患者在心脏起搏器植入术后发生了心房颤动。A. ARP 400 ms，AB 180 ms，标记通道出现连续的 AR 标记，AP 脉冲在心房感知（AS）事件后滞后频率间期结束时发放，提示噪声反转功能运行。AB 延长为 350 ms 后，噪声采样期缩短，心电图噪声反转现象消失。B. AB 350 ms，ARP 400 ms 时，心电图未出现噪声反转现象，ARP 延长至 500 ms 后，噪声采样期延长，心电图出现噪声反转功能运行的表现，AS-AP 间期 = 滞后频率间期，AP-AP 间期 = LRI

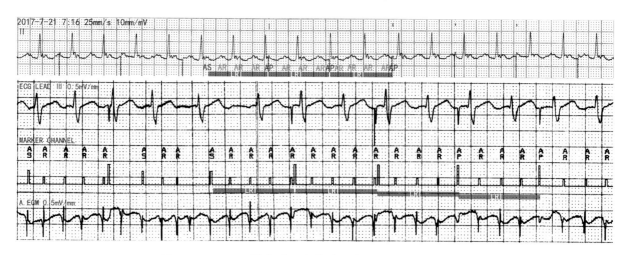

图 17-50　AAI 模式时心房扑动引发噪声反转功能运行

患者，女，50 岁，因 "窦房结功能障碍" 植入 Medtronic Sensia L SEDRL1 双腔心脏起搏器，模式 AAI，LR 60 次 / 分，LRI 1000 ms。心电图显示心房扑动（2∶1 房室传导），可见 AP 脉冲发放，似心房感知不足。标记通道显示连续出现 AR 标记，AP 脉冲与前面的 AS 事件间距恰好等于 LRI，提示噪声反转功能运行

4. VVI（R）模式

VP/VS 事件启动空白期和相对不应期（噪声采样期），噪声采样期内的 VR 事件重启噪声采样期，连续的噪声采样期重整，触发噪声反转。自身心室率过快（连续的 RR 间期 <VRP）或出现干扰信号时，将触发噪声反转，VP/VS-VP 间期 = 低限（或传感器）频率间期，开启频率滞后功能时，VS-VP 间期 = 滞后频率间期，心电图类似心室感知不足，心室率减慢或干扰信号消失后上述现象消失（图 17-51~ 图 17-56）。

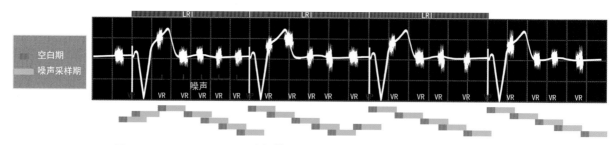

图 17-51　Medtonic 心脏起搏器 VVI 模式时噪声反转功能运行示意图

心室噪声采样期内的电信号（噪声）重整心室噪声采样期，噪声采样期内连续出现心室不应期感知（VR）事件，引发连续的噪声采样期重整，触发噪声反转功能运行，VP 脉冲按照 LRI 发放

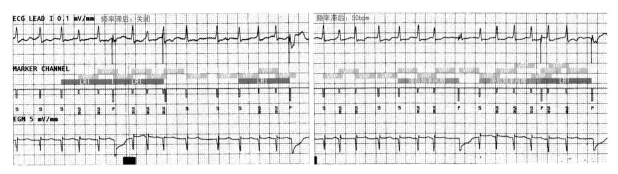

图 17-52　快心室率心房颤动引发噪声反转功能运行

　　患者，女，62 岁，因"心房颤动伴长 RR 间期"植入 Medtronic Relia RES01 单心室起搏器，模式 VVI，LR 60 次 / 分，VRP 400 ms。频率滞后功能关闭时，心电图显示快心室率心房颤动，标记通道显示：RR 间期短于 400 ms 的心室事件均发生了心室不应期感知（标记为 SR），连续的心室不应期感知时，心脏起搏器以 LRI 心室起搏，心室感知事件（标记为 S）与心室起搏（标记为 P）距离 = 起搏间期 =LRI，提示噪声反转功能运行。频率滞后功能开启（滞后频率 50 次 / 分）后，S-P 间期 = 滞后频率间期（1200 ms），起搏间期 =LRI（1000 ms）

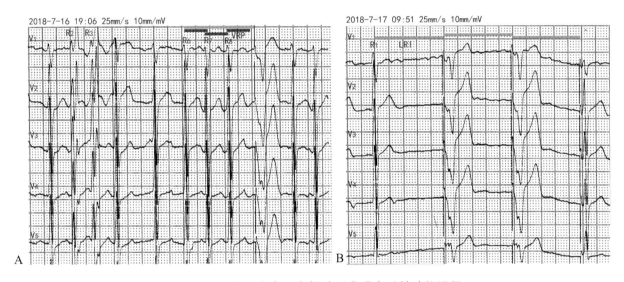

图 17-53　快心室率心房颤动引发噪声反转功能运行

　　患者，男，71 岁，因"心房颤动伴长 RR 间期"植入 Medtronic Relia RES01 单心室起搏器，模式 VVI，LR 60 次 / 分，LRI 1000 ms，VRP 330 ms。A. 快心室率心房颤动，R_2、R_3 呈右束支阻滞图形，为室内差异性传导，VP 脉冲竞争性发放，似间歇性心室感知不足，R_6 与 VP 脉冲距离 =LRI，R_6R_7 间期和 R_7R_8 间期均小于 330 ms，提示噪声反转功能运行。B. 心房颤动心室率减慢后，VP 脉冲竞争性发放的现象消失，自身 QRS 波群（R_1）抑制了预期的 VP 脉冲发放并启动 LRI，证实心室感知功能正常，图 A 为心脏起搏器噪声反转功能运行

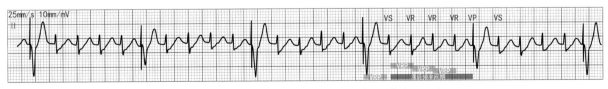

图 17-54　室上性心动过速引发噪声反转功能运行

　　患者植入 Medtronic Sigma SS303 单心室起搏器，模式 VVI，LR 60 次 / 分，滞后频率 50 次 / 分，VRP 330 ms。心电图显示室上性心动过速，大多数 RR 间期短于 VRP，VRP 外的自身 QRS 波群启动滞后频率间期，VRP 内的 QRS 波群成为 VR 事件，VR 事件连续出现，噪声采样期连续重整，VP 脉冲在滞后频率间期结束时发放，VS 与 VP 脉冲间距 = 滞后频率间期，提示噪声反转功能运行

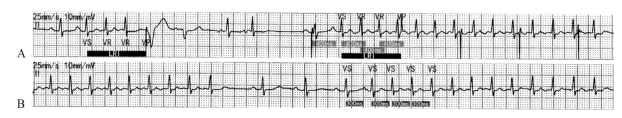

图 17-55 快心室率心房扑动引发噪声反转功能运行

患者，女，79 岁，因"窦房结功能障碍"植入 Medtronic Relia RES01 单心室起搏器，模式 VVI，LR 60 次 / 分，频率滞后功能关闭。A. VRP 400 ms，心房扑动时，RR 间期 <VRP，VRP 内的 QRS 波群成为 VR 事件，VR 事件连续出现，VP 脉冲按 LRI 发放，VS-VP 间期 =LRI，提示噪声反转功能运行。B. VRP 300 ms，心房扑动时，RR 间期 >VRP，QRS 波群成为 VS 事件，抑制了预期的 VP 脉冲发放，心电图无噪声反转功能运行表现

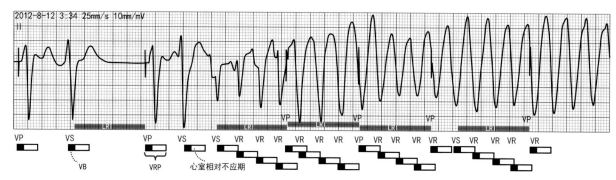

图 17-56 室性心动过速引发噪声反转功能运行

患者，男，76 岁，因"窦房结功能障碍"植入 Medtronic Relia RES01 单心室起搏器，模式 VVI，LR 60 次 / 分，LRI 1000 ms，频率滞后功能关闭，VRP 330 ms。手术后第 1 天，患者频繁发生意识丧失，心电图显示：心室起搏心律，室性早搏，联律间期较短的室性早搏引发了室性心动过速，室性心动过速发生时，VP 脉冲仍按 LRI 发放，提示噪声反转功能运行。VB：心室空白期；VP：心室起搏；VR：心室不应期感知；VRP：心室不应期；VS：心室感知

5. DDD（R）模式

DDD（R）模式时，AP/AS 事件虽启动空白期和相对不应期，但无噪声采样期。VP/VS 事件启动空白期和相对不应期（即噪声采样期），触发噪声反转后，可呈 DOO 工作方式（图 17-57）。

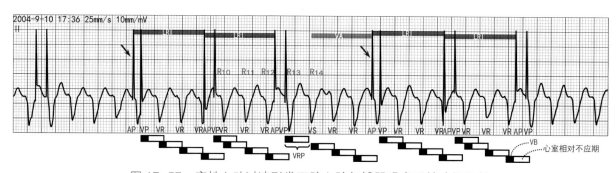

图 17-57 室性心动过速引发双腔心脏起搏器噪声反转功能运行

患者，男，35 岁，植入 Medtronic 双腔心脏起搏器，模式 DDD，LR 60 次 / 分。心电图显示室性心动过速，VS 和 VP 事件启动 VRP（包括心室空白期和相对不应期），R_{10} 位于心室相对不应期内成为 VR 事件并启动新的 VRP，R_{11}、R_{12} 也位于心室相对不应期内，VR 事件连续出现，心脏起搏器启动噪声反转功能以 LRI 发放 AP 脉冲，PAVI 结束时，发放 VP 脉冲，并启动新的 VRP。R_{13} 位于心室空白期（VB）内，R_{14} 启动 VA 间期安排发放下一个 AP 脉冲。箭头所示的 PAVI 缩短为 110 ms，提示 QRS 波群位于 AP 后心室通道 CSW 内，引发 VSP

（二）Abbott（ST. JUDE）心脏起搏器噪声反转功能

Abbott（ST. JUDE）心脏起搏器心房、心室通道均有噪声反转功能。Accent 之前的心脏起搏器噪声反转功能无法程控。Accent 及其以后的双腔心脏起搏器心室噪声反转模式可程控选项：起搏关闭（pacing off）、VOO、DOO，默认 DOO；Accent 及其以后的单腔心脏起搏器心室噪声反转模式可程控选项：起搏关闭、VOO，默认 VOO。

1. 心室噪声反转

Abbott（ST. JUDE）心脏起搏器心室噪声采样期（noise sampling window，NSW）为 150 ms，分为 75 ms 的绝对不应期（空白期）和 75 ms 的相对不应期，只有超过 400 次/分的干扰信号才可启动噪声反转，自身心室率因很难达到启动噪声反转的频率而极少引发噪声反转。相对不应期中的电信号触发新的噪声采样期，相对不应期中若连续出现电信号，心脏起搏器将转变为非同步起搏；相对不应期内如果没有检测到噪声，心脏起搏器将恢复至原来的工作状态。

2. 心房噪声反转

Abbott（ST. JUDE）心脏起搏器心房噪声采样期为 100 ms，分为 75 ms 的绝对不应期（空白期）和 25 ms 的相对不应期，引发噪声反转的心房频率为 600 次/分，除干扰信号外，心房颤动患者，有时自身心房率可达到启动噪声反转的频率。

3. 噪声反转功能运行的表现

VVI（R）模式下，噪声反转功能运行时心电图表现为 VOO（R）模式。AAI（R）模式下，噪声反转功能运行时表现为 AOO（R）模式。DDD（R）或 DDI（R）模式下，如果噪声（频率超过 600 次/分）在心房通道被感知，启动噪声反转时转为 DVI（R）模式；如果噪声（频率超过 400 次/分）在心室通道被感知，启动噪声反转时表现为 DOO（R）模式（图 17-58，图 17-59）。

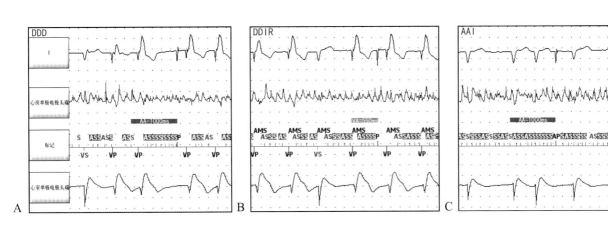

图 17-58　双腔心脏起搏器不同模式时噪声反转功能运行的表现

患者，男，61 岁，因"二度房室阻滞"植入 Abbott（ST. JUDE）Victory XL DR 5816 双腔心脏起搏器，基本频率 60 次/分，基本频率间期 1000 ms，PAVI 200 ms，SAVI 150 ms，MTR 110 次/分，频率滞后功能关闭，自动模式转换（AMS）：DDIR，自动模式转换基本频率（AMSBR）80 次/分，心房感知灵敏度 0.5 mV。心脏起搏器植入术后，患者发作心房颤动，程控测得的心房波振幅 1.6~2.2 mV。A. DDD 模式，心房波间断触发快速的心室起搏，心室起搏频率不超过 MTR，偶发的 AP 脉冲与其前面的 AS 事件间距恰好等于基本频率间期（1000 ms）。B. 心脏起搏器 AMS 为 DDIR 模式，AMSBR 80 次/分，AP 脉冲与其前面的 VP 间距恰好等于 VA 间期（550 ms）。C. 程控为 AAI 模式，偶尔出现 AP 脉冲与其前面的 AS 间距恰好等于基本频率间期。上述均是连续的极快心房事件引发心脏起搏器心房噪声反转功能运行

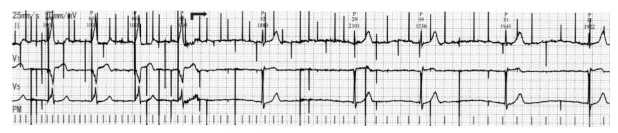

图 17-59　理疗电脉冲引发心脏起搏器噪声反转功能运行

　　患者植入 Abbott（ST. JUDE）双腔心脏起搏器，模式 DDD，基本频率 60 次 / 分。患者接受理疗时，心电图显示：理疗电脉冲频率极快时，VP-VP 间期 =1000 ms，提示心脏起搏器噪声反转功能运行，随着理疗电脉冲频率逐渐减慢，噪声反转功能不再运行（箭头所示），理疗电脉冲抑制了预期的起搏脉冲发放，患者出现缓慢的自身心律（浙江省嘉兴市第一医院，黄玥供图）

　　（三）噪声反转与感知不足的鉴别

　　1. 噪声反转

　　（1）快速性心律失常启动的噪声反转多发生于 Medtronic（包括芯彤和 Vitatron A、E、G、Q 系列）心脏起搏器植入者，自身心室（房）率较快，当自身心室（房）率减慢后，起搏脉冲强制发放的现象消失（图 17-60A、B）。

　　（2）心脏起搏器电池、导线多正常。

　　（3）程控仪的标记通道（marker channel）可显示连续的不应期感知标记。

　　2. 感知不足

　　（1）心脏起搏器感知不足可发生于任何厂家的心脏起搏器，与自身心率快慢无关（图 17-60C，图 17-61）。

　　（2）感知不足常有心脏起搏器电耗竭、导线脱位、感知灵敏度设置过低等原因，纠正上述原因，感知功能可恢复正常。

　　（3）程控仪的标记通道在自身 QRS 波群对应部位未出现心室感知或心室不应期感知的标记。

　　（四）噪声反转的处理

　　噪声反转发生的原因是在相对不应期内发生了感知事件，噪声反转的处理原则是既解除噪声反转，又不影响正常的起搏和感知功能。

　　1. 针对心外干扰信号的处理

　　脱离电磁干扰环境，在确保感知安全的前提下适当降低心脏起搏器的感知灵敏度，尽量应用双极感知。

　　2. 针对自身快速心律失常的处理

　　终止快速心律失常，缩短心脏起搏器心室后不应期，使感知事件不再发生在相对不应期内，而是发生在感知期内。

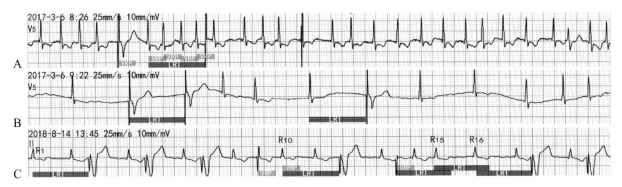

图 17-60　噪声反转与心室感知不足

A、B 图为同一个患者，69 岁女性；C 图为 85 岁男性患者。两个患者均因"心房颤动伴长 RR 间期"植入 Medtronic Relia RES01 单心室起搏器，模式 VVI，LR 60 次 / 分，LRI 1000 ms，VRP 330 ms。A. 过快的心室率引起连续的心室噪声采样期重整，心脏起搏器运行噪声反转功能，VS-VP 间期 =LRI；心室率减慢后（图 B）VP 脉冲强制发放的现象消失，心室感知和起搏功能均正常。C. R₁、R₁₀、R₁₅、R₁₆ 被心脏起搏器感知而重整心室起搏间期，VRP 外的多数 QRS 波群未抑制预期的 VP 脉冲发放，提示间歇性心室感知不足

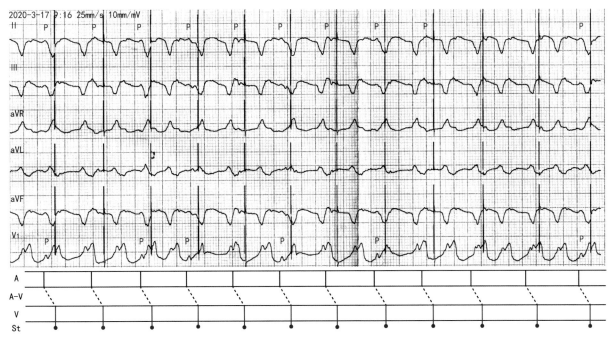

图 17-61　心室感知不足似噪声反转功能运行

患者，男，71 岁，因"三度房室阻滞"植入 Medtronic Relia RED01 双腔心脏起搏器，模式 DDD，LR 60 次 / 分。心电图显示：QRS 波群宽大畸形，频率快而节律不齐，与 P 波距离不等，为室性心动过速。室性心动过速发生时仍见起搏脉冲发放，似心脏起搏器噪声反转功能运行。起搏脉冲与 P 波距离恒定，提示所有的 P 波均触发了 VP 脉冲发放，而不受自身 QRS 波群影响，提示心室感知不足；VP 脉冲位于心室肌有效不应期内，心室起搏功能无法准确判断

二、Biotronik 心脏起搏器噪声模式

Biotronik 心脏起搏器通过干扰间期（interference interval）应对干扰信号，心房、心室通道对噪声的反应各自独立进行且互不影响，感知事件启动干扰间期和不应期；起搏事件启动空白期而无干扰间期。感知到噪声的通道，转为非同步起搏状态；没有感知到噪声的通道，保持按需起搏状态。因干扰所在心腔不同起搏模式而异（表 17-1）。

表 17-1 干扰发生在不同心腔时的模式变化

模式	干扰所在心腔时的模式变化		
	心房	心室	心房和心室
DDD（R）	DVI（R）	DAD（R）	DOO（R）
DDD-CLS	DVI-CLS	DAD-CLS	DOO（R）
DDI（R）	DVI（R）	DAI（R）	DOO（R）
DVI（R）、DVT（R）		DOO（R）	
VDD（R）	VVI（R）	VAT（R）	VOO（R）
VVI（R）、VVI-CLS、VVT（R）		VOO（R）	
DDT（R）、DDI/T（R）	DVT（R）	DAT（R）	DOO（R）
VDT（R）	VVT（R）	VAT（R）	VOO（R）
VDI（R）	VVI（R）	VOO（R）	VOO（R）

（一）E 系列之前的心脏起搏器

干扰间期为 125 ms，心脏起搏器将感知到的超过 480 次 / 分的信号视为噪声，并启动噪声模式（或噪声反转模式），即按照基础频率或传感器频率非同步起搏，直到噪声消失为止（图 17-62，图 17-63A）。

（二）E 系列心脏起搏器

干扰间期为 50 ms，心脏起搏器将感知到超过 1200 次 / 分的信号视为噪声，并启动噪声模式，直到噪声消失为止（图 17-63B，图 17-64）。

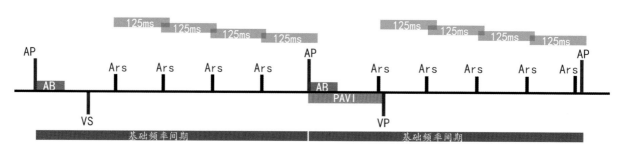

图 17-62 Biotronik E 系列之前的双腔心脏起搏器心房干扰间期示意图

AB：心房空白期；AP：心房起搏；Ars：心房不应期感知；PAVI：起搏 AV 间期；VP：心室起搏

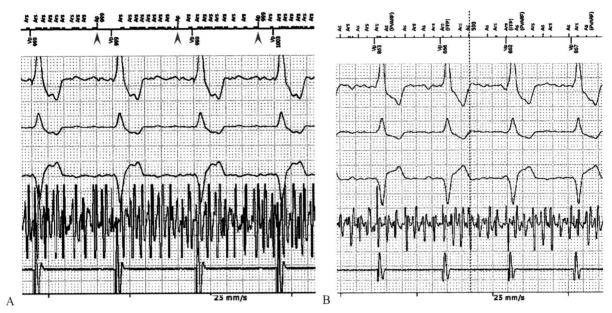

图 17-63　Biotronik 双腔心脏起搏器心房干扰间期

A. E 系列之前的双腔心脏起搏器，干扰间期 125 ms，心房颤动时，启动噪声模式，以基础频率发放 AP 脉冲（箭头所示），而不发生 AMS。B. E 系列双腔心脏起搏器，干扰间期 50 ms，心房颤动时，发生 AMS

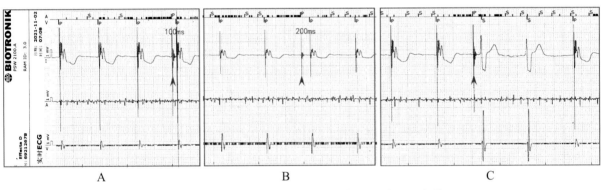

图 17-64　Biotronik 双腔心脏起搏器心房干扰间期

患者植入 Biotronik Effecta D 双腔心脏起搏器，基础频率 60 次 / 分，PAVI 200 ms。心电图显示：心房颤动，箭头所示处偶有 AP 脉冲发放，似间歇性心房感知不足，标记通道连续出现快速的心房事件，干扰间期不断重整，直至在预期位置发放 AP 脉冲。A. 模式 DDD，AMS 功能开启，模式转换为 DDI，模式转换基础频率 +10 次 / 分，心电图显示起搏频率变为 70 次 / 分，PAVI 变为 100 ms，提示心脏起搏器模式转换为 DDI 模式。B. 程控为 DDI 模式，PAVI=200 ms。C. 程控为 DDI 模式，AP 脉冲发放后出现 VS 事件

三、Boston Scientific 心脏起搏器噪声反应功能

Boston Scientific Accolade、Proponent、Essentio、Altrua2、Formio、Vitalio、Ingenio、Advantio 心脏起搏器，Invive CRT-P，Incepta、Energen、Punctua、Telegen ICD，Incepta、Energen、Punctua、Cognis CRT-D，对噪声的保护功能称噪声反应（noise response）功能（图 17-65）。

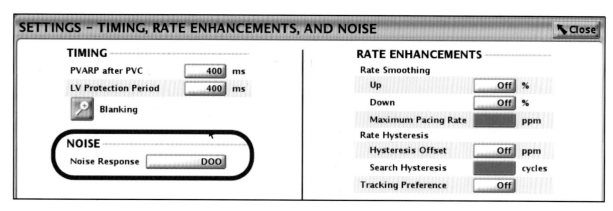

图 17-65 Boston Scientific 双腔心脏起搏器噪声反应功能程控界面

（一）单 / 双腔心脏起搏器的噪声反应功能

噪声窗口（noise window）位于心脏起搏器的不应期终末或中间位置，其内出现的感知事件触发新的噪声窗口。

1. 单腔心脏起搏器

噪声窗口若持续整个起搏间期，心电图表现似 AOO/VOO 工作方式。

2. 双腔心脏起搏器

双腔心脏起搏器的噪声反应默认 DOO 模式，若噪声持续存在，心房（室）通道，似心房（室）丧失感知功能。噪声窗口内的心室感知事件仅在心室触发新的噪声窗口，而不影响心房通道的不应期；程控为抑制起搏（inhibit pacing）时，出现噪声的心腔不会发放起搏脉冲，直至噪声消失，抑制起搏仅适于非同步起搏触发心律失常者。

（二）针对交叉感知的噪声反应

心房起搏后心室空白期（默认 65 ms）的终末 40 ms 为噪声窗口，噪声窗口内的感知事件不重整时间间期而触发新的 40 ms 噪声窗口。①若噪声持续整个 PAVI，PAVI 结束时发放 VP 脉冲，标记为 VP-Ns；② PAVI 内、噪声窗口外的 VS 事件抑制预期的 VP 脉冲发放；③若噪声窗口短于 PAVI，噪声窗口外、PAVI 内无 VS 事件，PAVI 结束时发放 VP 脉冲（图 17-66）。

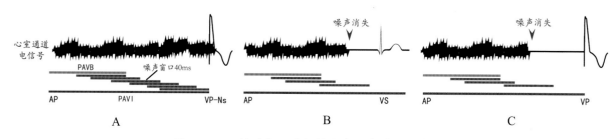

图 17-66 针对交叉感知的噪声反应功能示意图

心房起搏后心室通道启动心房后心室空白期（PAVB），其终末 40 ms 为噪声窗口，噪声窗口内的感知事件重启新的噪声窗口。A. 噪声持续整个 PAVI，PAVI 结束时发放 VP 脉冲，标记为 VP-Ns。B. PAVI 内、噪声窗口外的 VS 事件抑制预期的 VP 脉冲发放。C. 噪声窗口短于 PAVI，噪声窗口外、PAVI 内无 VS 事件，PAVI 结束时发放 VP 脉冲

（三）噪声反应的标记

噪声窗口内的感知事件在相应心腔通道标记为［AS］、［VS］、［RVS］、［LVS］，噪声窗口持续重整时，相应心腔通道每 340 ms 标记为 AN、VN、RVN、LVN，噪声窗口持续至整个计时间期时发放的起搏脉冲在相应心腔通道标记为 AP-Ns、VP-Ns、RVP-Ns、LVP-Ns（图 17-67）。

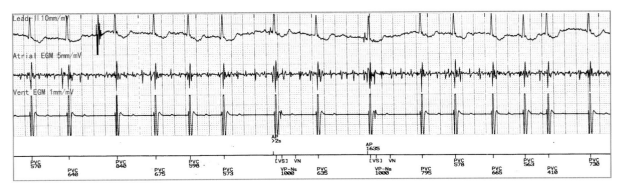

图 17-67　噪声反应功能运行时的心电图、心腔内心电图和标记通道

患者，女，88 岁，植入 Boston Scientific Proponent EL DR L221 双腔心脏起搏器，希氏束起搏导线连接脉冲发生器心房接口，左束支起搏导线连接脉冲发生器心室接口，模式 DDD，低限频率限制 60 次 / 分，PAVI 80~150 ms，SAVI 65~120 ms，噪声反应：DOO，心房感知灵敏度设置为 6.0 mV，心室感知灵敏度 2.5 mV。心房起搏刺激希氏束产生窄 QRS 波群，心室通道将噪声标记为［VS］、VN，［VS］、VN 间距 340 ms，PAVI 结束时发放 VP 脉冲，标记为 VP-Ns

四、Vitatron 心脏起搏器干扰管理功能

Vitatron C、T 系列心脏起搏器对噪声的保护功能称干扰管理（interference management）功能，心房、心室通道均有干扰管理功能，其噪声采样期（干扰延迟）均为 65 ms，其中前 25 ms 为空白期。空白期外、干扰延迟内的感知事件启动新的干扰延迟，连续的干扰延迟将使心脏起搏器转为非同步的干扰模式（interference mode），干扰终止后，恢复原工作模式。

五、创领心律医疗（Sorin）心脏起搏器噪声保护功能

若感知到频率超过 20Hz 的噪声，心脏起搏器将转为非同步模式并使用基础频率，噪声消除后，恢复程控模式。

六、秦明心脏起搏器干扰保护功能

秦明心脏起搏器不应期的后段设置为 100 ms 的相对不应期，相对不应期内的感知事件重启新的相对不应期，若干扰信号连续出现且频率 >600 次 / 分，心脏起搏器则在相应的心腔出现非同步起搏（表 17-2）。

表 17-2　干扰发生在不同的心腔时的干扰保护模式变化

模式	干扰所在心腔时的模式变化		
	心房	心室	心房和心室
DDD（R）	DVD（R）	DAD（R）	DOO（R）
DDI（R）	DVI（R）	DAI（R）	DOO（R）
DVI（R）		DOO（R）	
VDD（R）	VVI（R）	VAT（R）	VOO（R）
VVI（R）、VVT（R）		VOO（R）	
AAI（R）、AAT（R）	AOO（R）		

七、植入型心律转复除颤器噪声保护功能

ICD 的主要用途是识别室性心动过速和心室颤动并实施相应治疗，因此，其心室感知后的不应期很短，相比普通的单双腔心脏起搏器，ICD 难以实现噪声反转。Abbott（ST. JUDE）ICD 具有可程控的噪声反转模式。Biotronik ICD 具有噪声模式，在 ICD 受到高频（1200 次/分）干扰时，噪声间期（50 ms）反复重启，ICD 进入噪声模式，导致非同步起搏，一旦高频干扰信号消除，ICD 恢复原来的工作模式。Medtronic ICD 不具有噪声反转功能。

第四节　心脏起搏器电重置

心脏起搏器在受到外界干扰时保护性的强制设置特定的参数，以保护起搏线路，保障心脏起搏器的基本功能，称为心脏起搏器电重置（electrical reset）。对大多数患者而言，心脏起搏器电重置是一种安全保障。ICD 及 CRT-D 电重置时，大多数情况下，其心室颤动检测功能仍能运行，仅在少数情况下，心律失常检测和治疗功能停止运行。

一、心脏起搏器电重置的诱因

低温（常发生于植入前，温度 -18℃以下）、强磁场（如三维标测射频消融、磁共振成像检查）或电场、高强度直接 X 线照射（如放疗）、电刀、体外除颤等均可引起心脏起搏器电重置。

二、心脏起搏器电重置的分类

（一）部分电重置

部分电重置（partial electrical reset）时参数部分被强制性设置，导线极性、起搏模式、起搏频率等某些特定参数被保存。

（二）完全电重置

完全电重置（full electrical reset）时，心脏起搏器参数会被重新设定。

三、心脏起搏器电重置的表现

程控仪显示屏上出现警告对话框（图 17-68，图 17-69），可显示择期更换指征（ERI）而呈假性电耗竭表现，但实际上心脏起搏器电量充足。

（一）Medtronic 心脏起搏器电重置

Medtronic（包括 Vitatron A、E、G、Q 系列和芯彤）心脏起搏器发生电重置后，起搏模式转为 VVI，低限频率 65 次 / 分（图 17-68），起搏能量输出 5.0 V/0.4 ms。ICD、CRT-D 发生电重置时，每隔 9 小时发放声音报警。

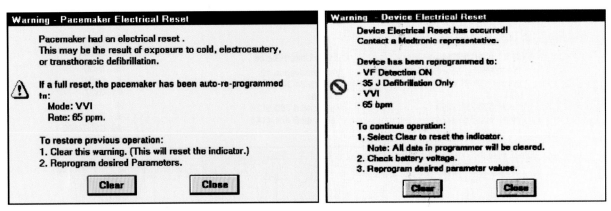

图 17-68　Medtronic 心脏起搏器电重置时程控仪显示的对话框

程控时警告对话框显示电重置，左图为普通心脏起搏电重置界面，右图为 ICD 电重置界面

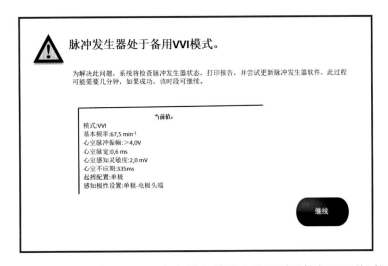

图 17-69　Abbott（ST. JUDE）心脏起搏器电重置时程控仪显示的对话框

（二）Abbott（ST. JUDE）心脏起搏器电重置

Abbott（ST. JUDE）心脏起搏器发生电重置后，起搏模式转为 VVI，基本频率 67.5 次 / 分（图 17-69，图 17-70），单极起搏和感知，感知灵敏度 2.0 mV。Accent 以前的心脏起搏器，起搏能量输出 4.0 V/0.6 ms；Accent 及以后的心脏起搏器，起搏能量输出 5.0 V/0.6 ms。Accent 及以后的心脏起搏器、Anthem 及以后的 CRT-P、Fotify 及以后的 ICD、Unify 及以后的 CRT-D，电重置后，每隔 10 小时发放声音报警。

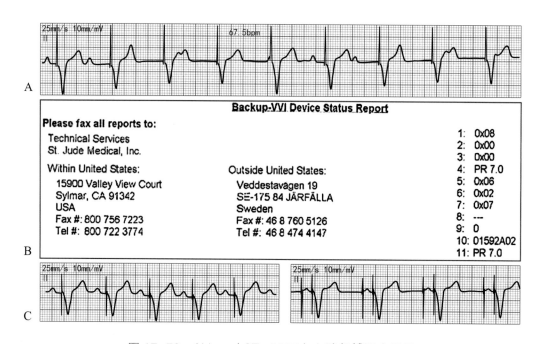

图 17-70　Abbott（ST. JUDE）心脏起搏器电重置

患者，女，50 岁，2 年前因"三度房室阻滞"植入 Abbott（ST. JUDE）双腔心脏起搏器，模式 DDD。患者于 4 个月前出现持续性心悸，动态心电图（A）显示心室起搏心律，起搏频率 67.5 次 / 分，怀疑心脏起搏器电耗竭。程控仪调出起搏参数（B），提示起搏模式转换为 VVI。通过程控将心脏起搏器恢复 DDD 模式后，心电图（C）显示 VAT 工作方式和房室顺序起搏（引自许原）

（三）Biotronik 心脏起搏器电重置

Biotronik 心脏起搏器发生电重置后转为安全程序设置（safe program settings），起搏模式转为 VVI，基础频率 70 次 / 分，单极起搏，感知灵敏度 2.5 mV，起搏能量输出 4.8 V/1.0 ms，VRP 300 ms。

（四）Boston Scientific 心脏起搏器电重置

Boston Scientific 心脏起搏器配置有安全核心硬件，可监控心脏起搏器工作，在故障发生时，提供心室起搏保护，并启动系统重置。若故障时无法重置或 48 小时内发生三次重置，心脏起搏器将转为安全模式（safety mode），起搏模式转为 VVI，单极起搏，低限频率限制 72.5 次 / 分，心室起搏能量输出 5.0 V/1.0 ms（图 17-71）。单腔心脏起搏器，安全模式不管导线位于心房还是心室，尽管导线位于心房，屏幕也显示 VVI 起搏；双腔心脏起搏器，仅提供安全模式心室起搏。ICD、CRT-D 发生电重置时，每隔 6 小时发放声音报警。

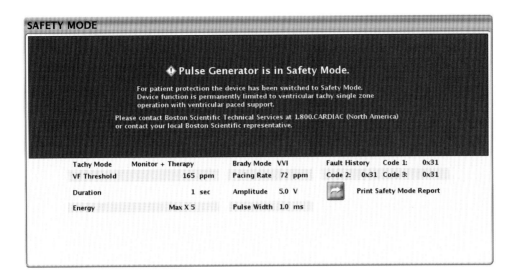

图 17-71　Boston Scientific 心脏起搏器安全模式界面

Boston Scientific Cognis 100-D CRT-D，程控界面显示心脏起搏器转为安全模式（safety mode），起搏模式 VVI，起搏频率 72 次 / 分，心室起搏能量输出 5.0 V/1.0 ms

四、心脏起搏器电重置与电耗竭的鉴别

（一）心脏起搏器电耗竭

心脏起搏器电耗竭时也可自动模式转换为 VVI，Medtronic（包括 Vitatron A、E、G、Q 系列和芯彤）心脏起搏器起搏频率下降至 65 次 / 分，但心脏起搏器常超过保用期，有时参数不能进行程控设置，电池电压降低，电池阻抗升高。

（二）心脏起搏器电重置

心脏起搏器电重置常有明确的诱因，电池状态良好，脱离低温及强电磁场环境，清除电重置窗口，经程控恢复正常参数后，心脏起搏器工作可恢复正常。

五、心脏起搏器电重置的处理

（一）心脏起搏器植入前电重置

心脏起搏器在植入前若发生了电重置，建议暂停植入手术，先与心脏起搏器公司人员联系，消除电重置后再行手术植入。

（二）心脏起搏器植入后电重置

1. 去除诱因，脱离低温及电磁干扰源。引起电重置的因素消除后，起搏模式和参数不能自行恢复至原状态，医生应与心脏起搏器公司联系并确认，通过心脏起搏器程控仪下载软件或输入解码或启动恢复程序，可将起搏模式恢复到原来的正常工作状态。当心脏起搏器恢复正常工作状态后，应对心脏起搏器的主要参数进行测试，注意排除心脏起搏器本身故障引起保护性模式转换。

2. 清除重置提示和报警，进一步程控心脏起搏器，设置参数，必要时重新设置日期和时间。

（牟延光　任燕红　戴　静）

第十八章 心房自动阈值管理功能

具有心房自动阈值管理功能的心脏起搏器，通过发放测试的心房起搏（tested atrial pacing，AP_T）脉冲，依据其后心房刺激除极（evoked response，ER）波的振幅、面积或形态直接判断心房夺获情况，或观察 AP_T 脉冲后自身 QRS 波群出现的时机或是否出现自身心房波间接判断心房夺获情况，以此测出心房起搏阈值，并自动调整心房起搏电压，以达到节能、安全的目的。但是，目前的心脏起搏器在心房阈值测试期之外尚不具有心房逐跳检测及心房失夺获后发放备用的心房起搏（backup atrial pacing，AP_B）脉冲的功能。

第一节 Abbott（ST. JUDE）心脏起搏器心房夺获确认功能

Abbott（ST. JUDE）Zephyr 系列双腔心脏起搏器心房夺获确认（ACap Confirm）功能，Accent 及其以后的双腔心脏起搏器为增强型心房夺获确认（enhanced ACap Confirm）功能。Anthem 及其以后的心脏再同步化治疗（CRT）起搏器、Unify 及其以后的心脏再同步化治疗除颤器（CRT-D）、Current Accel 及其以后的双腔植入型心律转复除颤器（ICD）具有心房夺获确认功能。

一、运行原理

（一）心房夺获确认功能

心脏起搏器测量 AP_T 脉冲后 ER 波面积，比较起搏除极积分（paced depolarization integral，PDI）与 ER 感知灵敏度数值，判断心房夺获情况，PDI ≥ ER 感知灵敏度时，心房夺获；PDI<ER 感知灵敏度时，心房失夺获。

（二）增强型心房夺获确认功能

心脏起搏器首先进行模板测试，存储心房失夺获形态作为失夺获模板，然后对照模板依据 ER 波形态判断心房夺获与失夺获。增强型心房夺获确认功能较传统的心房夺获确认功能在心脏起搏器植入后急性期开启的成功率增加。

二、运行条件

（一）心脏起搏器

患者植入的心脏起搏器具有心房夺获确认功能，模式 AAI（R）或 DDD（R）。

（二）心房导线及起搏极性

必须使用双极心房导线，AP_T 脉冲的起搏极性只能为双极。AP_B 脉冲（电压 5.0 V，脉宽至少 0.5 ms）的起搏极性可程控为单极或双极，默认双极；感知极性可程控为单极或双极。

（三）程控开启

初始化测试满足心房夺获确认功能开启条件，并程控开启。

（四）起搏频率

起搏频率低于 120 次/分时心房夺获确认功能才可运行。

三、程控

心房夺获确认功能程控界面具有三个选项：打开、监测、关闭，默认监测。打开前，需要执行初始化测试，根据测试结果自动设为刺激除极波和极化电位测量值之间的安全水平，要求刺激除极波/极化波 >2 ：1。心房阈值搜索可程控为每 8 小时或 24 小时一次（图 18-1）。

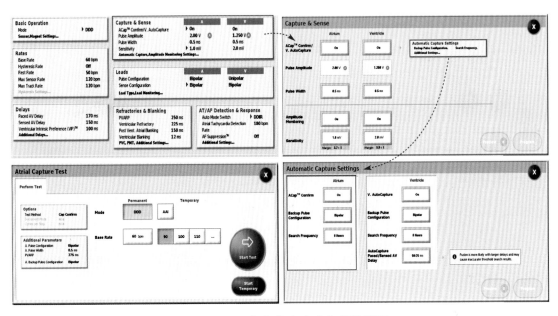

图 18-1　心房夺获确认功能程控界面

四、运行过程

心房夺获确认功能的过程分为：状态监测、模式选择、心房超速起搏、心房夺获确认、心房输出调整。心脏起搏器先启动十六个心动周期的监测周期，在快模式、慢模式或房颤抑制（AF suppression）模式中选择其一，进行后续的测试过程。

五、超速心房起搏

快、慢模式时，超速心房起搏的频率算法不同，若基于其他算法（如频率适应性起搏）的起搏间期比超速起搏间期短，心脏起搏器将应用更快的心房起搏频率，超速心房起搏的频率不超过120次/分。

（一）快模式

监测周期内若全为心房起搏，而且房颤抑制功能关闭或尽管开启但未进行超速心房起搏，心脏起搏器选择快模式，在十六个监测周期后发放第一个AP_T脉冲，AP_T脉冲的超速起搏间期=当前起搏间期−40 ms。若无心房感知（AS）事件，则持续发放AP_T脉冲；若在心房警觉期内出现AS事件，则抑制AP_T脉冲发放，启动新的监测周期。心房失夺获后发放AP_B脉冲，随即重启监测周期，再次评估心率情况。

1. 心房夺获确认功能

（1）AP_T脉冲夺获时：采用程控的AV间期，持续测试，直至心房失夺获。

（2）AP_T脉冲失夺获时：起搏AV间期（PAVI）=120 ms，失夺获的AP_T脉冲后40 ms处发放AP_B脉冲，心脏起搏器一般启动十六个监测周期（可超过十六个）后再次测试（图18-2A，图18-3，图18-4）。

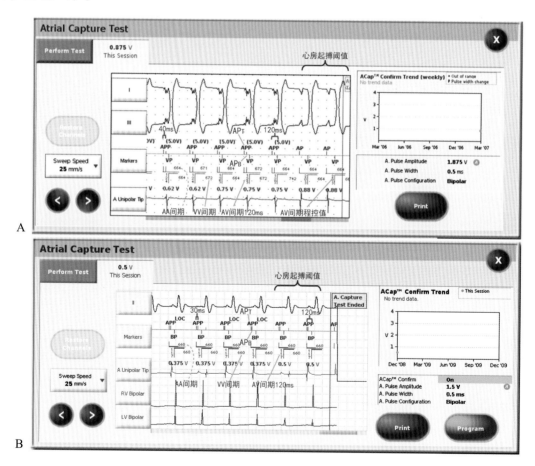

图18-2 心房夺获确认功能与增强型心房夺获确认功能心房夺获测试

测试模式DDD，测试频率90次/分。A. 心房夺获确认功能，AP_T脉冲夺获时采用程控的AV间期，仅在失夺获的AP_T脉冲后40 ms处发放AP_B脉冲（5.0 V），AP_T脉冲与VP脉冲间期120 ms，连续三次心房失夺获，随后电压升高0.125 V，连续两次夺获心房，测得心房起搏阈值为0.875 V，心房起搏电压调整为1.875 V。B. 增强型心房夺获确认功能，AV间期标记为117 ms，不管心房是否夺获，AP_T脉冲后30 ms处均发放AP_B脉冲，连续两次心房失夺获，随后增加起搏电压0.125 V，连续两次心房夺获，测得心房起搏阈值为0.5 V，心房起搏电压调整为1.5 V。AP：心房起搏；AP_B：备用的心房起搏；AP_T：测试的心房起搏；BP：双心室起搏；VP：心室起搏

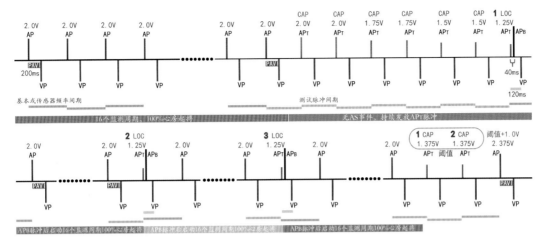

图 18-3 快模式下的心房夺获确认功能运行过程示意图

心房起搏电压程控值为 2.0 V，心房夺获确认功能运行时，心脏起搏器在十六个监测周期内发现 100% 心房起搏，开始发放 AP_T 脉冲，AP_T 脉冲间期 = 基本或传感器频率间期 −40 ms，心房起搏电压由 2.0 V 开始，每两跳递减 0.25 V，至 1.25 V 发生心房失夺获（LOC），每次 AP_T 脉冲失夺获，其后 40 ms 处发放 AP_B 脉冲且启动十六个监测周期，AP_T 脉冲失夺获时 PAVI 等于 120 ms。三次心房失夺获后，心房起搏电压增加 0.125 V，出现两次心房夺获（CAP）后，测得心房起搏阈值为 1.375 V，心房起搏电压调整为 1.375 V+1.0 V=2.375 V。AP：心房起搏；AP_B：备用的心房起搏；AP_T：测试的心房起搏；PAVI：起搏 AV 间期；VP：心室起搏

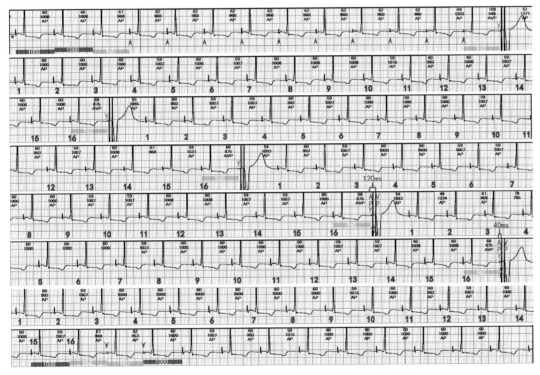

图 18-4 快模式下的心房夺获确认功能运行过程

患者，女，71 岁，因"窦房结功能障碍"植入 Abbott（ST. JUDE）Zephyr XL DR 5826 双腔心脏起搏器，模式 DDD，基本频率 60 次 / 分，PAVI 300 ms，感知 AV 间期（SAVI）250 ms，心房夺获确认功能开启。动态心电图连续记录显示：心脏起搏器起初以基本频率"AP-VS"方式工作，状态监测 100% 心房起搏，心房起搏频率增快，AP_T 脉冲的超速起搏间期 = 当前起搏间期（1000 ms）−40 ms=960 ms，心脏起搏器以快模式连续进行心房阈值测试，AP_T 脉冲夺获（红箭头所示）时采用程控的 PAVI，AP_T 脉冲失夺获（绿箭头所示）后 40 ms 处发放 AP_B 脉冲，AP_T 脉冲与 VP 脉冲间期 120 ms，每次心房失夺获后都启动新的监测周期（十六个），再行测试。最后连续两次心房夺获，测试结束，恢复基本频率起搏

2.增强型心房夺获确认功能

（1）模板测试：心脏起搏器连续发放三组间距 30 ms 的 AP_T 脉冲和 AP_B 脉冲（5.0 V），AP_T 脉冲与心室起搏（VP）脉冲间期 120 ms，AP_T 脉冲依次为 3.875 V、0 V、0 V，建立夺获及失夺获模板。

（2）心房阈值搜索：AP_T 脉冲后 AV 间期等于 120 ms（程控的 AV 间期 ≥ 120 ms）或当前 AV 间期（当前 AV 间期 <120 ms），不管 AP_T 脉冲夺获与否，其后 30 ms 处均发放 AP_B 脉冲。AP_T 脉冲失夺获时一般启动十七个监测周期（可超过十七个）后再次测试（图 18-2B，图 18-5~ 图 18-7）。

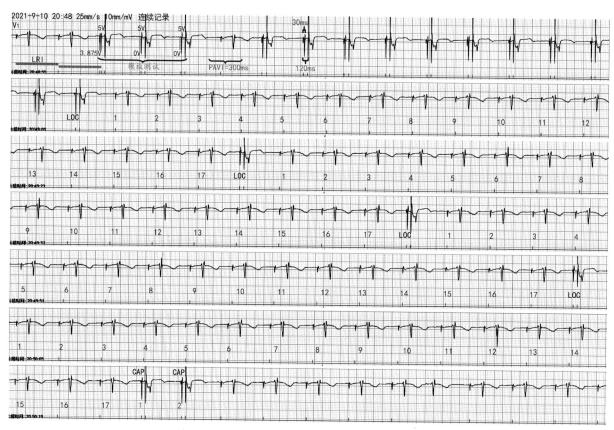

图 18-5　快模式下的增强型心房夺获确认功能运行

患者，男，70 岁，因"窦房结功能障碍、阵发性心房扑动"植入 Abbott（ST. JUDE）Endurity PM2160 双腔心脏起搏器，模式 DDD，基本频率 60 次 / 分，PAVI 300 ms，SAVI 250 ms，心房夺获确认功能开启，心房双极起搏。动态心电图连续记录显示：心脏起搏器起初以基本频率"AP-VS"方式工作，状态监测 100% 心房起搏，心房起搏频率增快，AP_T 脉冲的超速起搏间期 = 当前起搏间期（1000 ms）-40 ms=960 ms，心房阈值测试开始，首先进行模板测试（3.875 V 测试脉冲 +5.0 V 的 AP_B 脉冲、0 V 测试脉冲 +5.0 V 的 AP_B 脉冲、0 V 测试脉冲 +5.0 V 的 AP_B 脉冲），随后 AV 间期恢复程控值，之后心脏起搏器以快模式进行心房阈值测试，AP_T 脉冲后 30 ms 处均发放 AP_B 脉冲，AP_T 脉冲与 VP 脉冲间期 120 ms，每次心房失夺获（LOC）启动新的监测周期（十七个），最后连续两次夺获（CAP），心房阈值测试结束

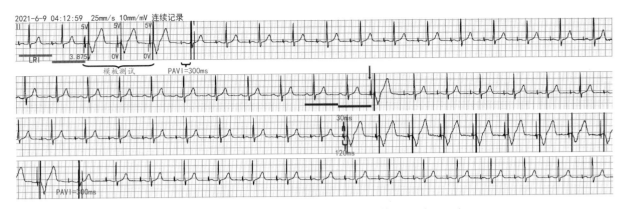

图 18-6　快、慢模式下增强型心房夺获确认功能运行

患者，男，83岁，因"窦房结功能障碍"植入 Abbott（ST. JUDE）Endurity PM2160 双腔心脏起搏器，模式 DDD，基本频率 60 次 / 分，PAVI 300 ms，SAVI 250 ms，心房夺获确认功能开启，心房双极起搏。动态心电图连续记录显示：心脏起搏器起初以基本频率"AP-VS"方式工作，状态监测 100% 心房起搏，心房起搏频率增快，AP_T 脉冲的超速起搏间期 = 当前起搏间期（1000 ms）−40 ms=960 ms，心房阈值测试开始，首先进行模板测试（3.875 V 测试脉冲 +5.0 V 的 AP_B 脉冲、0 V 测试脉冲 +5.0 V 的 AP_B 脉冲、0 V 测试脉冲 +5.0 V 的 AP_B 脉冲），随后 AV 间期恢复程控值，心脏起搏器判断心室失夺获，发放备用的心室起搏（VP_B）脉冲，暂时终止心房阈值测试。在监测周期内出现自身 P 波，转为慢模式，于箭头所示处发放心房超速起搏，心房超速起搏间期 =MARI−40 ms。随后的监测周期内无 AS 事件，再转为快模式，心房超速起搏间期 = 基本频率间期 −40 ms。每次 AP_T 脉冲后 30 ms 处均有 AP_B 脉冲发放

（二）慢模式

1. 慢模式的选择

监测周期内若出现至少一次 AS 事件，且房颤抑制功能关闭或尽管开启但未进行超速心房起搏，心脏起搏器选择慢模式。

2. 运行过程

AP_T 脉冲的超速起搏间期 = 平均心房率间期（mean atrial rate interval，MARI）−40 ms 或 3× 心房率间期偏差值（atrial rate interval average deviation，ARIAD），取 40 ms 与 3×ARIAD 取数值较大者。在监测周期开始后随即启动十个心动周期的频率观察周期，期间寻找长心房率间期（≥ MARI），若出现长心房率间期，则在长心房率间期后发放 AP_T 脉冲并重启新的监测周期；如果在监测周期内没有 AS 事件，自动阈值搜索转为快模式；如果出现 AS 事件，将抑制 AP_T 脉冲发放，并重启新的监测周期。频率观察周期内若未出现长心房率间期，将不发放 AP_T 脉冲并重启新的监测周期，监测周期后再启动频率观察周期。

（三）房颤抑制模式

房颤抑制功能开启后，在十六个心动周期的检测窗口中出现两个 AS 事件，心脏起搏器即启动房颤抑制功能。在房颤抑制功能运行的超速心房起搏期间，当心房超速起搏频率低于 120 次 / 分时，才可运行心房夺获确认功能，AP_T 脉冲在第二个超速心房起搏位置发放，若被更快的 AS 事件抑制，则在下次房颤抑制超速心房起搏时发放。房颤抑制超速心房起搏期间不启动监测周期，超速心房起搏终止后，启动新的监测周期，无 AS 事件时，转为快模式；有 AS 事件时，转为慢模式。

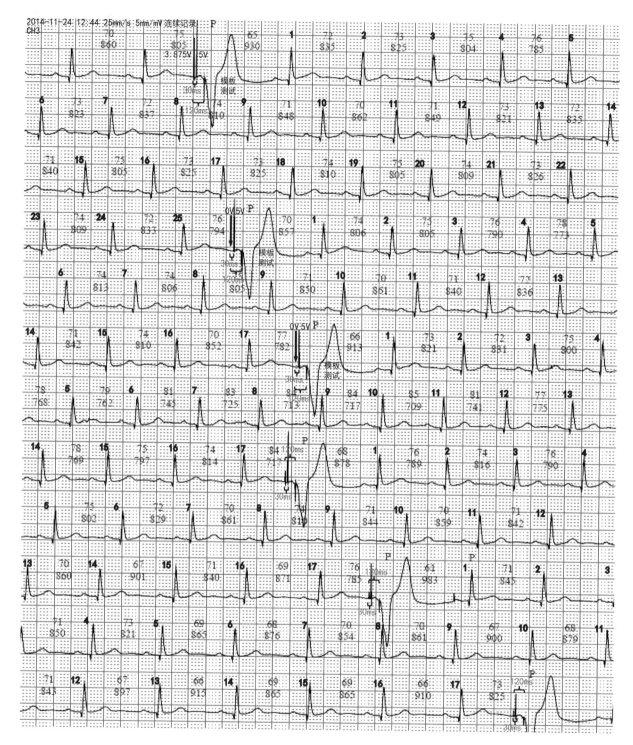

图 18-7 慢模式下增强型心房夺获确认功能运行

　　患者，男，83 岁，植入 Abbott（ST.JUDE）Endurity PM2160 双腔心脏起搏器，模式 DDD，基本频率 60 次 / 分，PAVI 300 ms，SAVI 250 ms，心房夺获确认功能开启，心房双极起搏。动态心电图连续记录显示：心脏起搏器起初以"AS-VS"方式工作，心房夺获确认功能运行时选择慢模式，首先心房起搏增速进行模板测试（3.875 V 测试脉冲 +5.0 V 的 AP_B 脉冲、0 V 测试脉冲 +5.0 V 的 AP_B 脉冲、0 V 测试脉冲 +5.0 V 的 AP_B 脉冲），AP_T 脉冲与 VP 脉冲间期 =120 ms，监测周期大于或等于十七个。随后进行心房阈值测试，每次 AP_T 脉冲后 30 ms 处均发放 AP_B 脉冲，并启动十七个监测周期（浙江省人民医院，蔡卫勋供图）

六、心房自动阈值测试

心房起搏电压自 3.875 V（程控的起搏电压 >3.875 V 时）或当前起搏电压（程控的起搏电压 <3.875 V 时）开始递减。在心房夺获的情况下，每两跳心房起搏电压递减 0.25 V（AP_T 脉冲电压低于 0.25 V 时，降幅为 0.125 V），直至同一测试起搏电压连续三次（增强型两次）心房失夺获，而后测试电压每三跳增加 0.125 V，直至连续两次心房夺获，此时的起搏电压即为心房起搏阈值。失夺获的 AP_T 脉冲后 40 ms 处发放 AP_B 脉冲；增强型心房夺获确认功能，不管 AP_T 脉冲是否夺获，其后 30 ms 处均发放 AP_B 脉冲。

七、心房起搏电压调整

测得的心房起搏阈值 ≤ 1.5 V 时，心房起搏电压 = 阈值 +1.0 V；心房起搏阈值 1.625~2.25 V 时，心房起搏电压 = 阈值 +1.5 V；心房起搏阈值 2.375~3.0 V 时，心房起搏电压 = 阈值 +2.0 V；心房起搏阈值 >3.0 V 时，心房起搏电压 =5.0 V。

八、心房夺获确认功能与其他功能的相互影响

（一）程控

放置程控头会终止正在进行的心房阈值搜索，移去程控头后心房阈值搜索重启；如果程控头已放置在脉冲发生器上，预期的心房阈值搜索正好要开始，搜索将延迟直至程控头被移去，如果每周心房阈值趋势日志正好要记录相关信息，那么该记录将被延迟直至程控头被移去。

（二）自动模式转换

如果在阈值搜索期间启动了自动模式转换（AMS），那么该阈值搜索将暂停直至 AMS 终止后 1 小时。

（三）心房导线极性转换

心房导线极性由双极自动转换单极时，心房夺获确认功能将关闭，心房起搏电压变为 5.0 V，脉宽不变。

（四）心脏起搏器电耗竭

1. 心房夺获确认功能

心房夺获确认功能设置为"打开"的情况下，心脏起搏器达到择期更换指征（ERI）状态时，心房夺获确认功能将关闭，心房输出变为最近四个夺获阈值的平均值的两倍，最小 2.0 V，最大 5.0 V。心房夺获确认功能设置为"监测"的情况下，心脏起搏器达到 ERI 状态时，心房夺获确认功能将关闭，心房起搏能量输出保持原程控值。

2. 增强型心房夺获确认功能

在心脏起搏器达到 ERI 状态时，增强型心房夺获确认功能不会自动关闭。

（五）其他情况

在自动 P 波和 R 波测量、导线监测、正在存储心腔内心电图或心室自动夺获功能阈值测试时，心房阈值搜索将被暂停或延迟，直至上述程序完成。如果输出为 0 V 时仍确认夺获或输出升至 3.875 V 时仍夺获失败，心房夺获确认功能自动关闭并转为心房高输出（5.0 V）状态。如果心房夺获阈值测试失败或被抑制，1 小时后重启新的阈值搜索；如果心房率 >120 次 / 分，心房阈值搜索将被取消，并于 1 小时后重启。

第二节　Medtronic 心脏起搏器心房夺获管理功能

Medtronic 心脏起搏器心房夺获管理（atrial capture management，ACM）功能通过发放测试的心房起搏（AP_T）脉冲，观察心房波和 QRS 波群出现时机，即观察 AP_T 脉冲后心房不应期感知（AR）事件和心室感知（VS）事件的出现情况，判断心房是否夺获（图 18-8）。

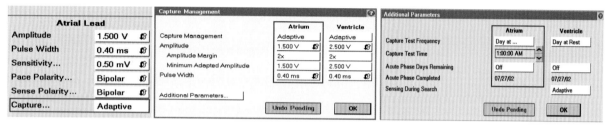

图 18-8　心房夺获管理功能的程控界面

一、心房夺获管理功能的运行条件

（一）心脏起搏器

ACM 功能运行时要求心脏起搏器具有 ACM 功能、脉冲发生器电量充足（非 ERI 状态）且自动极性确认和植入识别完成。

1. 双腔心脏起搏器

Medtronic Sensia 及其以后系列，Vitatron E、G、Q 系列，芯彤 LD200D、LD100DR 双腔心脏起搏器。

2. 心脏再同步化治疗起搏器

Consulta C3TR01、Viva C5TR01、Solara、Serena、Percepta CRT-P。

3. 双腔植入型心律转复除颤器

Evera 系列双腔 ICD。

4. 心脏再同步化治疗除颤器

Viva、Brava、Viva Quad、Brava Quad、Compia、Amplia、Claria 系列 CRT-D。

（二）频率和节律

心房率不过快，自身心房率 ≤ 87 次 / 分，起搏心房率 <90 次 / 分（Advisa 及其以后的双腔心脏起搏器无此限制）；心房节律稳定，AA 间期差异 <200 ms。

患者具有稳定的 1：1 房室传导的心房起搏心律，即呈 "AP-VS" 工作状态（AP-VS 间期 <296 ms），心脏起搏器选择房室传导（atrial ventricular conduction，AVC）法则，"AP-VP" 工作状态下，心脏起搏器可通过超速心房起搏并延长 PAVI 至 383 ms 以判断有无稳定的 "AP-VS" 节律，尝试运行 ACM 功能，若无稳定的 "AP-VS" 节律，则取消 ACM 运行（图 18-17）。

患者具有稳定的窦性心律，即呈 "AS-VS/VP" 工作状态，心脏起搏器选择心房重整（atrial

chamber reset，ACR）法则。

（三）心脏起搏器参数

ACM 功能适用于 DDD（R）、AAI（R）<=>DDD（R）模式，AAI（R）<=>DDD（R）模式下，ACM 功能运行时自动转换为 DDD（R）模式。心房起搏能量输出程控设置不超过 5.0 V/1.0 ms。CRT 起搏器心室起搏设置必须包括右心室起搏，ACM 功能运行时，双心室起搏暂停，变为单右心室起搏（图 18-22）。

（四）无干扰因素

无干扰心房阈值测试的因素，如室性早搏、房性早搏、不应期感知事件、心室安全起搏、快速性房性心律失常引发的 AMS、心室夺获管理运行、自动导线监测。

二、心房夺获管理功能的开启与运行尝试

在自动极性确认和植入识别完成后，ACM 功能自动开启（无须程控开启），稳定性检查成功后 ACM 功能运行。若窦性心率始终 >87 次 / 分或者发生了持续性心房扑动或心房颤动，稳定性检查不成功，ACM 功能便无法运行，每 30 分钟重新进行稳定性检查，1 天内若无法成功完成稳定性检查，则第 2 天重试。

ACM 心房起搏阈值搜索无法完成时，30 分钟后重试，1 天内最多可尝试运行三次（Advisa、Astra、Azure 双腔心脏起搏器及 CRT 起搏器每天可尝试五次），若仍不成功，则第 2 天重启运行。AVC 法则的 ACM 功能运行需要心房超速起搏并依赖完整的房室传导，允许在 8 小时后继续下一次尝试，以免频繁使用超速心房起搏引起患者不适，对无稳定的房室传导患者也可减少不必要的频繁尝试。

三、心房夺获管理功能的运行时间

心脏起搏器 ACM 功能默认午夜 1:00 运行，可程控设置，若当时不满足 ACM 功能运行的条件（如心房率过快、不规则等），30 分钟后再次检测。

四、心房夺获管理功能的运行过程

（一）房室传导法则

1. 准备阶段

在原起搏频率基础上心房起搏频率增加 15 次 / 分（但 <101 次 / 分），PAVI 延长（最大值 383 ms）以获得稳定的自身房室传导（"AP-VS"节律），心房超速起搏持续 6~7 跳。

2. 测试的心房起搏脉冲发放

心脏起搏器在 6~7 跳的心房超速起搏后提前 70 ms 发放 AP_T 脉冲，其后 70 ms 处发放 AP_B 脉冲，此后，每三个 AP-VS 的支持周期（AP-VP 事件不算计数，提前出现的 AS 事件重启支持周期计数），发放一个 AP_T 脉冲（频率 <120 次 / 分），无论 AP_T 脉冲是否夺获心房，都在 AP_T 脉冲后 70 ms 处以 1.0 ms 脉宽、程控的起搏电压发放 AP_B 脉冲（图 18-9~ 图 18-15）。AP_T 脉冲夺获时，AP_T-AP 间期 = 心房超速起搏间期；AP_T 失夺获时，AP_B-AP 间期 = 心房超速起搏间期。ACM 功能运行时，PAVI 最大值 383 ms（AP_B 脉冲发放时，AP_B-VP 间期最大值 383 ms），任何一个环节中，383 ms 的 PAVI 内若无 VS 事件而发放 VP 脉冲，ACM 功能暂停，直至下一次尝试（图 18-16~ 图 18-18）。

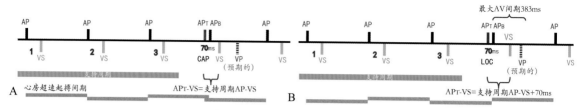

图 18-9　房室传导法则心房夺获管理功能示意图

自身房室传导稳定时，心脏起搏器采用 AVC 法则运行 ACM 功能，每隔三个心房超速起搏周期，提前 70 ms 发放一个 AP_T 脉冲，无论 AP_T 脉冲是否夺获心房，其后 70 ms 处都发放 AP_B 脉冲。A. AP_T-VS 间期近似等于支持周期的 AP-VS 间期，提示 AP_T 脉冲夺获（CAP）。B. AP_T-VS 间期近似等于支持周期的 AP-VS 间期 +70 ms，提示 AP_T 脉冲失夺获（LOC）、AP_B 脉冲夺获心房。AP：心房起搏；AP_B：备用的心房起搏；AP_T：测试的心房起搏；AR：心房不应期感知；PAVI：起搏 AV 间期；VP：心室起搏；VS：心室感知

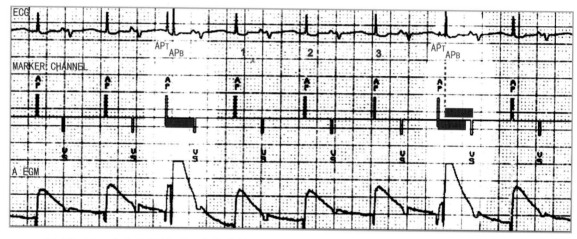

图 18-10　房室传导法则心房夺获管理功能运行时的心电图、心腔内心电图及标记通道

心脏起搏器呈"AP-VS"工作方式，采用 AVC 法则运行 ACM 功能，在三个"AP-VS"事件的支持周期后发放 AP_T 脉冲。第一个 AP_T 脉冲夺获心房，AP_T-VS 间期近似等于支持周期的 AP-VS 间期；第二个 AP_T 脉冲失夺获，AP_B 脉冲夺获心房，AP_T-VS 间期近似等于前一个 AP-VS 间期 +70 ms，AP_B-VS 间期近似等于支持周期的 AP-VS 间期

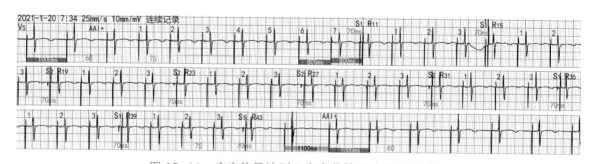

图 18-11　房室传导法则心房夺获管理功能运行过程

患者，女，67 岁，因"二度房室阻滞"植入 Medtronic Advisa DR MRI A3DR01 双腔心脏起搏器，模式 AAI<=>DDD，低限频率（LR）60 次 / 分，低限频率间期（LRI）1000 ms，PAVI 180 ms，SAVI 150 ms。连续记录的心电图显示心房起搏频率由 60 次 / 分增快至 75 次 / 分并持续七个心动周期，然后在增快的心房起搏基础上提前 70 ms 发放 AP_T 脉冲（S_1），其后 70 ms 处发放 AP_B 脉冲（S_2），AP_T 脉冲与下一个 AP 脉冲的间期等于心房超速起搏间期；心脏起搏器每隔三个"AP-VS"事件的支持周期，发放一组间距 70 ms 的 AP_T 和 AP_B 脉冲，S_1R_{11}、S_1R_{15}、S_1R_{35}、S_1R_{39}、S_1R_{43} 间期均近似等于支持周期的 AP-VS 间期，提示 AP_T 脉冲夺获心房；S_2R_{19}、S_2R_{23}、S_2R_{27}、S_2R_{31} 间期均近似等于支持周期的 AP-VS 间期，提示 AP_T 脉冲失夺获，AP_B 脉冲夺获心房。ACM 结束后出现一次房室顺序起搏，PAVI=180 ms（程控值），随后 AA 间期延长 100 ms（PAVI-80 ms）进行房室传导检测，房室传导检测成功后转为 AAI+ 模式

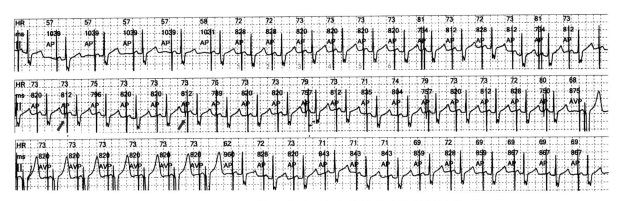

图 18-12　房室传导法则心房夺获管理功能运行过程

　　患者，女，56 岁，因"窦房结功能障碍"植入 Medtronic Adapta L ADDRL1 双腔心脏起搏器，模式 AAIR<=>DDDR，LR 55 次 / 分，心房优先起搏功能开启。连续记录的心电图显示 ACM 功能运行时心房起搏频率在原基础上增快 15 次 / 分，六跳后，在增快的心房起搏基础上提前 70 ms 发放 AP_T 脉冲，其后 70 ms 处发放 AP_B 脉冲，夺获的 AP_T 脉冲与下一个 AP 脉冲的间期等于心房超速起搏间期；心脏起搏器每隔三个"AP-VS"事件的支持周期，发放一组间距 70 ms 的 AP_T 和 AP_B 脉冲，箭头所示处 AP_T 脉冲失夺获，AP_B 脉冲夺获心房。ACM 运行结束后由 DDDR 模式（维持数跳）转为 AAIR+ 模式

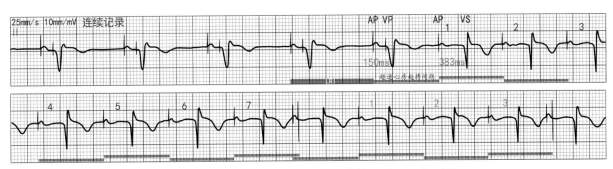

图 18-13　房室传导法则心房夺获管理功能运行过程

　　患者植入 Medtronic 双腔心脏起搏器，模式 DDD，LR 60 次 / 分，PAVI 150 ms。心脏起搏器起初呈"AP-VP"工作方式，满足 ACM 功能运行条件时，心脏起搏器采用 AVC 法则运行 ACM 功能，PAVI 延长至 383 ms，转为"AP-VS"工作方式，首先心房起搏频率增至 75 次 / 分，七跳后提前 70 ms 发放 AP_T 脉冲，其后 70 ms 处发放 AP_B 脉冲，此后，每隔三个"AP-VS"事件的支持周期放一组间距 70 ms 的 AP_T 和 AP_B 脉冲

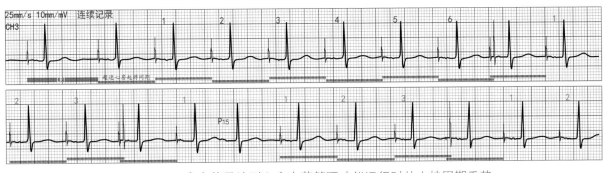

图 18-14　房室传导法则心房夺获管理功能运行时的支持周期重整

　　患者植入 Medtronic 双腔心脏起搏器，模式 DDD，LR 60 次 / 分。心脏起搏器起初呈"AP-VS"工作方式，满足 ACM 功能运行条件时，心脏起搏器采用 AVC 法则运行 ACM 功能，首先心房起搏频率增至 75 次 / 分，六跳后提前 70 ms 发放 AP_T 脉冲，其后 70 ms 处发放 AP_B 脉冲，此后，每隔三个"AP-VS"事件的支持周期发放一组间距 70 ms 的 AP_T 和 AP_B 脉冲。提前出现的自身心房波（P_{15}）引起支持周期重新计数

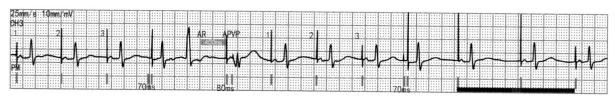

图 18-15　房室传导法则心房夺获管理功能运行时的支持周期重整

　　患者，女，68 岁，植入 Medtronic 双腔心脏起搏器，模式 AAIR<=>DDDR，LR 70 次 / 分，非竞争性心房起搏（NCAP）功能开启。心脏起搏器转为 DDDR 模式后采用 AVC 法则运行 ACM 功能，心电图表现为"AP-VS"工作方式。心脏起搏器每隔三个"AP-VS"事件的支持周期发放一组间距 70 ms 的 AP_T 和 AP_B 脉冲，室性早搏出现时，运行室性早搏反应功能，同时 AR 事件触发 400 ms 的 NCAP 间期，AP 脉冲推迟发放，随后的 PAVI 缩短至 80 ms，并重启支持周期计数。ACM 功能运行结束后，AP-AP 间期延长一次，进行房室传导检测，房室传导检测成功后转为 AAIR+ 模式（浙江大学医学院附属第一医院，郑新权供图）

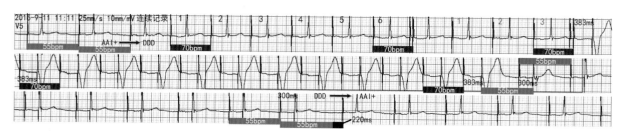

图 18-16　房室传导法则心房夺获管理功能运行失败

　　患者，男，65 岁，因"窦房结功能障碍"植入 Medtronic Adapta ADDR01 双腔心脏起搏器，模式 AAI<=>DDD，LR 55 次 / 分，PAVI 300 ms。连续记录的心电图显示：心脏起搏器起初呈"AP-VS"工作方式，采用 AVC 法则运行 ACM 功能，心房起搏频率在原基础上增快 15 次 / 分，变为 70 次 / 分，六跳后，在增快的心房起搏基础上提前 70 ms 发放 AP_T 脉冲，其后 70 ms 处发放 AP_B 脉冲，PAVI 延长至 383 ms，随后出现"3+1"的现象，当 383 ms 的 PAVI 结束时 VP 脉冲发放，ACM 功能暂停运行，起搏器继续以 383 ms 的 PAVI 工作十二跳后恢复至程控值（300 ms），持续八跳后，AA 间期自动延长 220 ms（PAVI-80 ms），期间搜索到 VS 事件，转为 AAI+ 模式

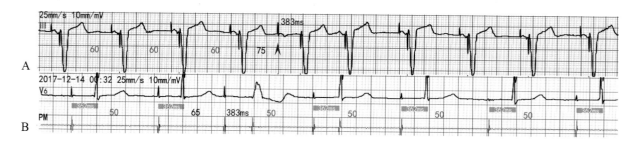

图 18-17　房室传导法则心房夺获管理功能运行失败

　　A. 患者，男，85 岁，因"三度房室阻滞"植入 Medtronic Sensia L SEDRL1 双腔心脏起搏器，模式 DDD，LR 60 次 / 分。心电图显示心脏起搏器呈"AP-VP"工作方式，起搏频率为 LR，箭头所示处 AP 脉冲提前发放，其频率较 LR 增快 15 次 / 分（变为 75 次 / 分），PAVI 延长至 383 ms，提示心脏起搏器以 AVC 法则尝试运行 ACM 功能，因延长的 PAVI 内未出现 VS 事件，VP 脉冲发放后 ACM 功能暂停运行，PAVI 恢复程控值（陕西省人民医院，曹怿玮供图）。B. 患者，女，79 岁，植入 Medtronic Adapta L ADDRL1 双腔心脏起搏器，模式 DDD，LR 50 次 / 分，PAVI 300 ms，Search AV+ 功能开启，AV 间期最大延长值 170 ms。心电图显示心脏起搏器呈"AP-VS"工作方式，起搏频率为 LR，心脏起搏器采用 AVC 法则尝试运行 ACM 功能，心房起搏频率在 LR 基础上增快 15 次 / 分（变为 65 次 / 分），PAVI 延长至 383 ms，期间未出现 VS 事件，发放 VP 脉冲，随即 ACM 运行终止，PAVI 恢复至 362 ms，提示 Search AV+ 功能运行（郑州大学第二附属医院，潘运萍供图）

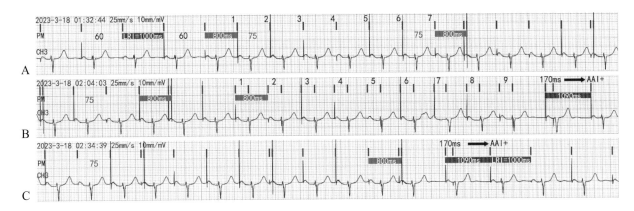

图 18-18　房室传导法则心房夺获管理功能运行失败与成功

患者，男，85 岁，因"窦房结功能障碍"植入 Medtronic Advisa DR MRI A3DR01 双腔心脏起搏器，模式 AAI<=>DDD，LR 60 次 / 分，LRI 1000 ms，PAVI 170 ms，SAVI 150 ms。A. 最初心房起搏频率 60 次 / 分，ACM 功能运行时心房起搏频率增快至 75 次 / 分持续七个心动周期，然后在增快的心房起搏基础上提前 70 ms 发放 AP_T 脉冲，其后 70 ms 处发放 AP_B 脉冲，每隔三个"AP-VS"事件的支持周期发放一组间距 70 ms 的 AP_T 和 AP_B 脉冲。B. 当支持周期无 VS 事件时，心脏起搏器依据前一个 AP-VS 间期自动计算 PAVI，发放 VP 脉冲，持续九个心动周期未发现 VS 事件，ACM 功能暂停运行，出现一次房室顺序起搏，PAVI 等于程控值，随后 AA 间期延长 90 ms（PAVI-80 ms）进行房室传导检测，房室传导检测成功后转为 AAI+ 模式。C. ACM 功能运行完成后，出现一次房室顺序起搏，PAVI 等于程控值，随后 AA 间期延长 90 ms，房室传导检测成功后转为 AAI+ 模式（浙江省兰溪市人民医院，蒋如芳供图）

3. 心房夺获的判断

心脏起搏器通过计算 AP_T 脉冲后 VS 事件出现的时刻，判断心房是否夺获，AP_T-VS 间期近似等于支持周期的 AP-VS 间期，提示 AP_T 脉冲夺获心房；AP_T-VS 间期近似等于支持周期的 AP-VS 间期 +70 ms，提示 AP_T 脉冲失夺获、AP_B 脉冲夺获心房。

4. 心房夺获管理运行结束

（1）AAI（R）<=>DDD（R）模式时，ACM 功能在 DDD（R）模式下运行完成后，心脏起搏器尝试由 DDD（R）模式（一跳或数跳）转为 AAI（R）+ 模式（图 18-11，图 18-12）。

（2）ACM 结束时，心脏起搏器尽量保持心室率稳定。

（二）心房重整法则

1. 支持周期

ACR 法则下 ACM 开始运行时，心脏起搏器先启动三个支持周期（必须为 AS 事件），发放一个 AP_T 脉冲，随后每五个支持周期，发放一个 AP_T 脉冲，五个支持周期中，前两个心动周期内允许出现一个 AP 事件，过多的 AP 事件可导致支持周期重整，室性早搏也可作为支持周期计数。支持周期 SAVI 一般为 230 ms。

2. 测试的心房起搏脉冲发放

在支持周期结束后提前发放，同时 PAVI 延长（动态计算，最大 350 ms），AP_T 脉冲提前程度由心脏起搏器根据窦性心率平均值自动计算确定，一般在窦性频率快 10 次 / 分再减去 120 ms 处发放，AP_T 脉冲与前一心房事件的最短间期 500 ms，AP_T 脉冲后 120 ms 为心房空白期。若无 VS 事件，VP 脉冲在自身心房波预期出现的位置频率慢 10 次 / 分处发放。"AS-VS"或"AS-VP"工作状态下窦房结功能可能是正常的，因此心脏起搏器不发放 AP_B 脉冲（图 18-19~图 18-23）。若 AP_T 脉冲不明显，ACR 法则 ACM 功能运行时心电图可似房性早搏六联律。

3. 心房夺获判断

心脏起搏器通过观察窦性节律对 AP_T 脉冲的反应判断心房夺获情况，若 AP_T 脉冲未引起窦性节律重整，AP 脉冲后出现 AR 事件，则提示 AP_T 脉冲失夺获；如果在房室间期内没有出现 AR 事件，心脏起搏器判断心房夺获。

4. 鉴别诊断

ACR 法则 ACM 功能运行时，因无 AP_B 脉冲发放，易误诊为心房感知和（或）起搏故障，但是 ACM 功能在特定时间出现（一般是午夜），有规律性，每五个支持周期提前发放一个 AP_T 脉冲，有助于鉴别。

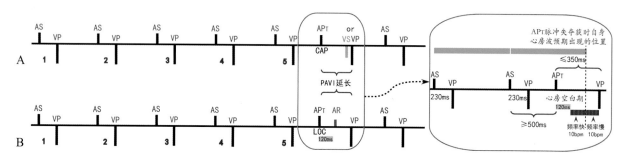

图 18-19　心房重整法则心房夺获管理功能运行示意图

窦性心律稳定，心脏起搏器选择 ACR 法则运行 ACM 功能，每五个 "AS-VP" 事件的支持周期，提前发放一个 AP_T 脉冲（AS-AP_T 最短间期 500 ms），启动心房空白期 120 ms，窦性 P 波预期出现位置频率慢 10 次 / 分处发放 VP 脉冲，房室间期延长。房室间期内若无 AR 事件，心脏起搏器判断心房夺获（图 A）；AP_T 脉冲未引起节律重整，AP 脉冲后出现 AR 事件，提示 AP_T 脉冲失夺获（图 B）。AP_T：测试的心房起搏；AS：心房感知；CAP：夺获；LOC：失夺获；PAVI：起搏 AV 间期；VP：心室起搏

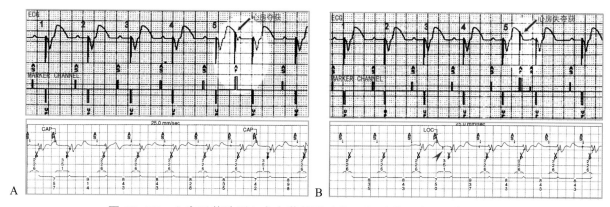

图 18-20　心房重整法则心房夺获管理功能运行时的心电图及标记通道

心脏起搏器呈 "AS-VP" 工作方式，采用 ACR 法则运行 ACM 功能。A. 在五个 AS-VP 的支持周期后发放一个 AP_T 脉冲，支持周期的 SAVI=230 ms（标记为 226 ms），AP_T 脉冲后 PAVI 延长至 350 ms（标记为 351 ms），期间无 AR 事件，提示心房夺获（CAP）。B. 在五个 "AS-VP" 事件的支持周期后发放一个 AP_T 脉冲，AP_T 脉冲后出现自身心房波（在实时标记通道中标记为 AR，在心脏起搏器诊断功能记录的心腔内心电图中不作标记），提示心房失夺获（LOC），但未发放 AP_B 脉冲

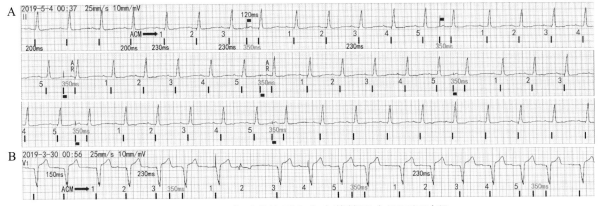

图 18-21　心房重整法则心房夺获管理功能运行过程

　　A. 患者因"三度房室阻滞"植入 Medtronic 双腔心脏起搏器，SAVI 200 ms。连续记录的心电图显示：窦性心律、VAT 工作方式，心脏起搏器采用 ACR 法则运行 ACM 功能，先启动三个支持周期，发放一个 AP_T 脉冲，随后每五个支持周期，发放一个 AP_T 脉冲。B. 患者因"三度房室阻滞"植入 Medtronic 双腔心脏起搏器，SAVI 150 ms。心脏起搏器采用 ACR 法则运行 ACM 功能，先启动三个支持周期，发放一个 AP_T 脉冲，随后每五个支持周期，发放一个 AP_T 脉冲，室性早搏也作为支持周期计数。上述 ACM 功能运行时，支持周期 SAVI=230 ms，AP_T 脉冲发放时 PAVI 延长至 350 ms，AP_T 脉冲启动 120 ms 的心房空白期，随后若无 AR 事件，心脏起搏器判断心房夺获，若出现 AR 事件，心脏起搏器判断心房失夺获（四川大学华西第二医院，严淞供图）

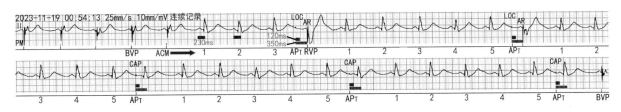

图 18-22　CRT-D 起搏器心房重整法则心房夺获管理功能运行过程

　　患者，男，50 岁。因"扩张型心肌病、左束支阻滞、心力衰竭"植入 Medtronic Compia MRI CRT-D DTMC2D4 心脏再同步化治疗除颤器，模式 DDD，LR 50 次 / 分，PAVI 130 ms，SAVI 100 ms，左心室领先右心室 20 ms。连续记录的心电图显示：窦性心律、VAT 工作方式，心脏起搏器采用 ACR 法则运行 ACM 功能，先启动三个支持周期，发放一个 AP_T 脉冲，随后每五个支持周期，发放一个 AP_T 脉冲。ACM 功能运行时，支持周期的 SAVI 大于程控值，心脏起搏器呈"AS-VS"工作方式，AP_T 脉冲发放时 PAVI 延长至 350 ms，AP_T 脉冲启动 120 ms 的心房空白期，随后若无 AR 事件，心脏起搏器判断心房夺获（CAP），若出现 AR 事件，心脏起搏器判断心房失夺获（LOC）。ACM 运行期间心室起搏为单右心室起搏（RVP），ACM 运行结束后恢复双心室起搏（BVP）

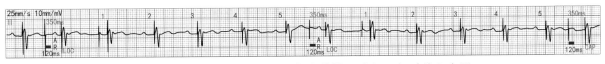

图 18-23　心房重整法则心房夺获管理功能运行时的心电图

　　患者植入 Medtronic 双腔心脏起搏器，模式 DDD，心电图显示窦性心律，心脏起搏器呈"AP-VP"和"AS-VP"工作方式，心脏起搏器采用 ACR 法则运行 ACM 功能，每五个支持周期，提前发放一个 AP_T 脉冲，PAVI 延长至 350 ms，五个支持周期中，第一个心动周期出现了一个 AP 事件，不影响支持周期计数。AP_T 脉冲启动 120 ms 的心房空白期，随后无 AR 事件时，心脏起搏器判断心房夺获（CAP），出现 AR 事件时，心脏起搏器判断心房失夺获（LOC）

五、心房起搏电压调整

（一）急性期

心脏起搏器植入体内完成自动识别后 120 天内为急性期，期间心房起搏能量输出不会降低。

（二）急性期后

急性期过后，心房起搏能量输出调整为脉宽 0.4 ms，心房起搏电压 = 起搏阈值的两倍（默认值，可程控），默认最低心房起搏能量输出 1.5 V/0.4 ms（可程控）。心房起搏阈值 >2.5 V 时，转为心房高输出状态（5.0 V/1.0 ms），并发出高阈值警告。心脏起搏器通过 ACM 功能调整的心房起搏能量输出不会超过 5.0 V/1.0 ms。

六、心房夺获管理功能的终止

以下情况出现时，ACM 功能自动终止：①模式转换期间或发生心室安全起搏时；②过快或变化的心房率（ACR 法则时心房率 >87 次 / 分，AVC 法则时心房率 >100 次 / 分）或出现室性早搏（可重整支持周期）、房性早搏事件；③自身频率慢或自身房室传导中断或时间多变；④传感器频率 > 日常活动（ADL）频率；⑤测试起搏前 / 后出现意外感知事件；⑥测试过程中不能确定心房夺获（提示潜在高阈值）或未发生心房失夺获（提示未检测到自身事件）；⑦程控或远程电话随访（TTM）进行时。⑧电池低电量或达到择期更换指征（ERI）。

第三节　Biotronik 心脏起搏器心房夺获控制功能

Biotronik 心脏起搏器的心房夺获控制（atrial capture control，ACC）功能默认开启，心脏起搏器依据心房起搏（AP）脉冲失夺获时会出现心房感知事件，自动、定时测定心房起搏阈值，并调整心房起搏电压，但非逐跳夺获确认（图 18-24）。

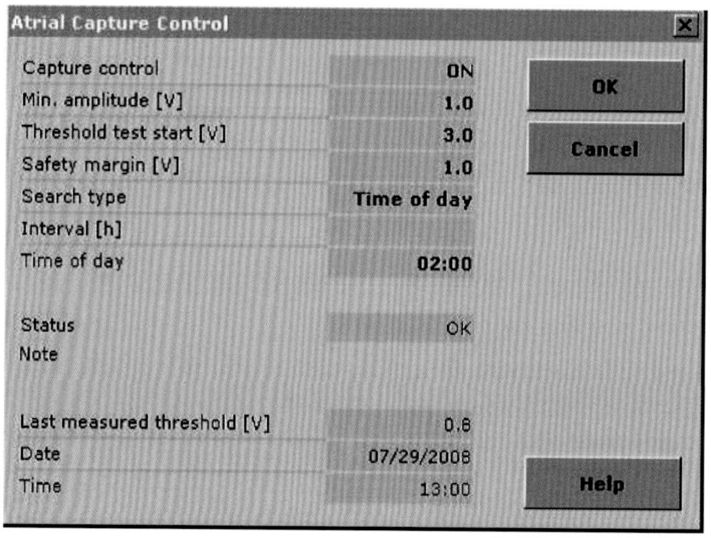

图 18-24　Evia DR 双腔心脏起搏器心房夺获控制功能程控界面

一、心房夺获控制功能运行条件

（一）双腔心脏起搏器

Biotronik E 系列双腔心脏起搏器。

（二）心脏再同步化治疗起搏器

Evia，Eluna 8，Eroda 8，Enitra 8，Etrinsa 8，Inventra 7，Enticos 8，Evity 8 CRT 起搏器。

（三）双腔 ICD 及 CRT-D

Ilivia 7，Intica 5/7，Rivacor 3/5/7，Iforia 5/7 系列双腔 ICD 及 CRT-D。

二、心房夺获控制功能运行过程

ACC 功能运行过程分四个步骤：确定当前心房率及测试的起搏频率、心房阈值搜索、心房阈值验证测试、心房起搏电压调整。

（一）确定当前心房率及测试的起搏频率

心脏起搏器 AV 间期缩短至 50 ms，持续数个（6~8 个）心动周期，根据前四个心动周期的心房率平均值确定当前心房率。当前心房率 ≤ 108 次 / 分时，测试的起搏频率 = 当前心房率 ×1.2（图 18-25）；当前心房率 >108 次 / 分时，不进行心房阈值测试，维持当前的心房起搏电压。

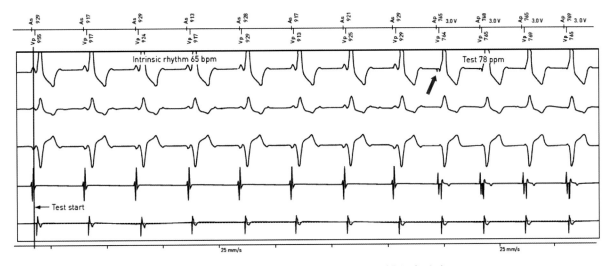

图 18-25　心房夺获控制功能运行时起搏频率确定

Biotronik 双腔心脏起搏器，模式 DDD，基础频率 60 次 / 分，自身心房率 65 次 / 分，心房夺获控制功能运行时，测试的起搏频率确定为 78 次 / 分（65×1.2）

（二）心房阈值搜索

1. 模式

Biotronik 心脏起搏器心房阈值搜索时采用特殊的 DDI 模式，防止心房失夺获后，逆行 P⁻ 波触发心室起搏而导致起搏器介导性心动过速。这种特殊的 DDI 模式与普通的 DDI 模式自身心房波均不触发心室起搏，但二者又有不同。

（1）Biotronik 心脏起搏器心房阈值搜索时的 DDI 模式：心室后心房不应期（PVARP）外的 AS

事件可重整心房起搏间期，可作为心房起搏功能判断的依据；PVARP 内的自身心房波不重整心房起搏间期，可作为心房起搏功能判断的依据；心房远场保护（FFP）间期内的自身心房波不重整心房起搏间期，不作为心房起搏功能判断的依据（图 18-26）。VP-VP 间期不一定固定等于测试的起搏间期，当 PVARP 外的 AS 事件重整心房起搏间期时，VP-VP 间期短于测试的起搏间期。

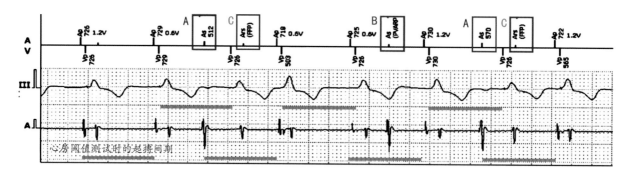

图 18-26 心房夺获控制功能运行时 DDI 模式

Biotronik 双腔心脏起搏器，模式 DDD，心房阈值测试时采用特殊的 DDI 模式，PAVI=50 ms，VP-VP 间期并不固定等于测试的起搏间期。A. PVARP 外的 AS 事件重整心房起搏间期。B. PVARP 内的自身心房波不重整心房起搏间期。C. 心室起搏后心房远场保护（FFP）间期内的自身心房波不重整心房起搏间期。AP：心房起搏；Ars：心房不应期感知；AS：心房感知；PVARP：心室后心房不应期；VP：心室起搏（引自陈顾江）

（2）普通的 DDI 模式：PVARP 外的 AS 事件可抑制预期的 AP 脉冲发放，但不启动心房起搏间期，VP-VP 间期 = 基础起搏间期。

2. 起搏 AV 间期

心房阈值搜索时 PAVI 缩短为 50 ms，防止室房逆传，以免逆行 P⁻ 波干扰心房夺获的判断；同时避开心室起搏后的心房远场保护间期（可程控，默认 150 ms），尽早恢复心房感知功能，以便感知到因 AP_T 脉冲失夺获而出现的自身心房波。

3. 心房阈值搜索过程

心脏起搏器从心房阈值测试起始（threshold test start）电压（可程控选项 2.4 V、3.0 V、3.6 V、4.2 V、4.8 V，默认 3.0 V）开始，同一电压最多发放五次 AP_T 脉冲，随后发放一个同步脉冲（保持房室同步）。粗降阶段，电压递减步幅 0.6 V，同步脉冲的心房起搏电压等于 AP_T 电压；细降阶段，电压递减步幅 0.1 V，同步脉冲的心房起搏电压 =AP_T 电压 +0.5 V。电压粗降时出现心房失夺获或电压降至 0.6 V 仍夺获心房，随即转入细降阶段。出现两次自身心房波（AS 或 PVARP 内的 Ars 事件）时，心脏起搏器判断心房失夺获，终止 AP_T 脉冲继续发放，心房失夺获后同步脉冲的心房起搏电压等于 APT 电压 +0.6 V（图 18-27~ 图 18-32）。

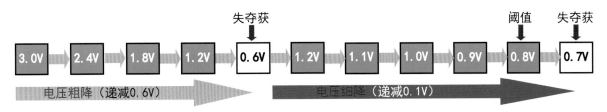

图 18-27　心房夺获控制功能运行时电压下降过程示意图

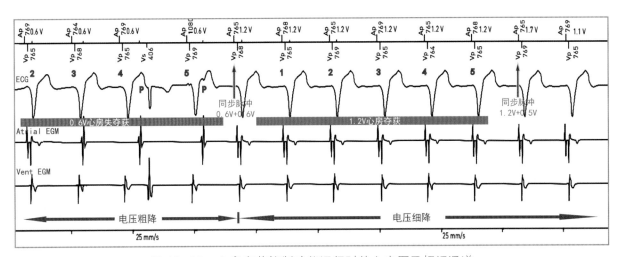

图 18-28　心房夺获控制功能运行时的心电图及标记通道

　　心房起搏电压 0.6 V 时发生心房失夺获，心脏起搏器发放 1.2 V 的同步脉冲（0.6 V+0.6 V），心房起搏电压由心房失夺获前的电压（1.2 V）开始细降，细降阶段，五次 AP_T 脉冲发生心房夺获，发放 1.7 V 的同步脉冲（1.2 V+0.5 V），此后心房起搏电压递减 0.1 V

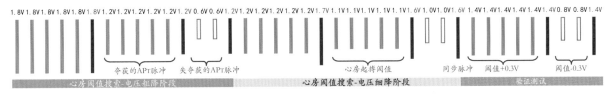

图 18-29　心房阈值搜索与验证测试示意图

　　每个电压发放五次（失夺获时可少于五次）AP_T 脉冲和一个同步脉冲，粗降阶段电压以 0.6 V 递减，同步脉冲的心房起搏电压等于 AP_T 电压，心房失夺获时，心房起搏电压由心房失夺获前的电压（1.2 V）以 0.1 V 递减，进入细降阶段，同步脉冲的心房起搏电压 =AP_T 电压 +0.5 V，心房失夺获后的同步脉冲心房起搏电压 =AP_T 电压 +0.6 V，测得心房起搏阈值为 1.1 V。验证测试时，首先阈值（1.1 V）+0.3 V，起搏五次，发放同步脉冲，其电压与 AP_T 脉冲相同；然后阈值（1.1 V）-0.3 V，心脏起搏器判断心房失夺获后终止 AP_T 脉冲发放，同步脉冲电压 = 心房起搏阈值 +0.3 V

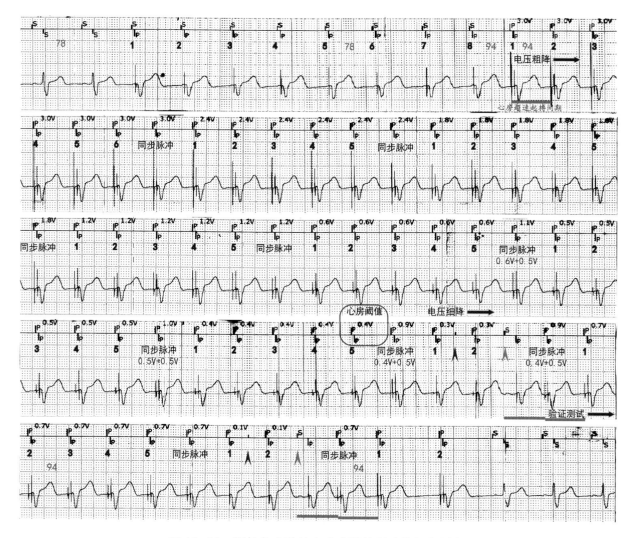

图 18-30　程控仪启动的心房夺获控制功能运行过程

患者，女，65 岁，因"窦房结功能障碍"植入 Biotronik Effecta DR 双腔心脏起搏器，模式 DDD，基础频率 60 次 / 分，PAVI 300 ms，SAVI 260 ms，经程控仪连续记录心电图及标记通道。心房夺获控制功能运行时，SAVI 缩短至 50 ms，以"AS-VP"工作方式持续八个心动周期，当前心房率 78 次 / 分，AP_T 频率变为 94 次 / 分（78×1.2），粗降阶段：3.0 V 起搏发放六次 AP_T 脉冲和一次同步脉冲，然后每五次递减 0.6 V，并发放一个同步脉冲，其电压等于 AP_T 脉冲。细降阶段：电压降至 0.6 V，以 0.1 V 的步长递减电压，同步脉冲电压等于 AP_T 电压 +0.5 V，电压降至 0.3 V 时，出现心房失夺获，测得心房起搏阈值为 0.4 V，心房失夺获后的同步脉冲心房起搏电压等于 AP_T 电压 +0.6 V。验证阶段：先以阈值 +0.3 V（0.7 V）电压发放五次 AP_T 脉冲，再发放一个同步脉冲，其电压等于 AP_T 脉冲；再以心房起搏阈值 -0.3 V（0.1 V）发放 AP_T 脉冲，出现 Ars 和 AS 事件，确认心房失夺获，发放同步脉冲，其电压等于前一同步脉冲电压，AP_T 脉冲停止发放，心房起搏电压调整为阈值 +1.0 V（1.4 V），先出现两跳缩短的 AV 间期，随即 AV 间期恢复程控值。测试过程中，心房不应期感知（Ars）事件（红箭头所示）不重整心房起搏间期，PVARP 外的 AS 事件（绿箭头所示）重整心房起搏间期

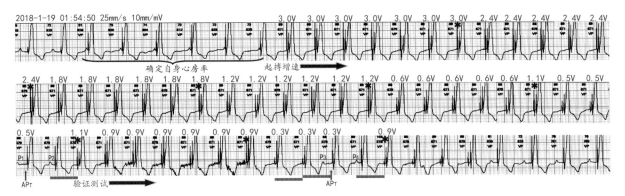

图 18-31　窦性心律状态下心房夺获控制功能运行过程

患者，女，77 岁，因"三度房室阻滞"植入 Biotronik Evia DR 双腔心脏起搏器，模式 DDD，基础频率 60 次 / 分，SAVI 180 ms，心房夺获控制功能开启。连续记录动态心电图。自身心房率 74 次 / 分，心房夺获控制功能运行时，SAVI 缩短并持续六个心动周期，而后心房起搏增快至 89 次 / 分（74×1.2），PAVI 变为 50 ms，心房起搏电压逐渐降低，直至出现 Ars 事件（P_1）和 AS 事件（P_2），判断心房失夺获，心脏起搏器测得心房起搏阈值（0.6 V），随即进入心房阈值验证测试阶段，出现 Ars 事件（P_3）和 AS 事件（P_4）后，确认心房失夺获，发放同步脉冲，AP_T 脉冲停止发放，PAVI 继续保持缩短值三跳后 AV 间期恢复程控值。PVARP 外的 P_2、P_4 重整心房起搏间期，星号处为同步脉冲

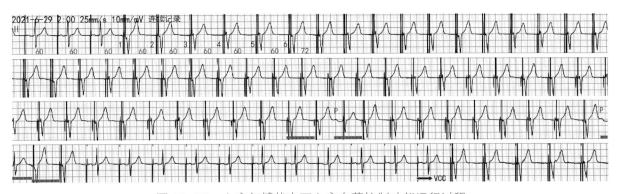

图 18-32　心房起搏状态下心房夺获控制功能运行过程

患者，男，63 岁，因"房室阻滞"植入 Biotronik Estella DR 双腔心脏起搏器，模式 DDD-ADI，基础频率 60 次 / 分，动态 AV 延迟 180/140 ms，心房夺获控制功能开启。连续记录动态心电图显示心房夺获控制功能运行时，PAVI 缩短至 50 ms，先以基础频率持续六个心动周期，随后心房起搏频率增快至 72 次 / 分（60×1.2），心房起搏电压逐渐降低进行阈值搜索，PVARP 外的 P 波（AS 事件）重整心房测试起搏频率间期，心房夺获控制功能运行结束后再运行心室夺获控制（VCC）功能

（三）心房阈值验证测试

心脏起搏器首先以心房起搏阈值 +0.3 V 起搏五次，然后以心房起搏阈值 -0.3 V（若心房起搏阈值 ≤ 0.3 V，则用 0 V）起搏最多五次。心房阈值验证测试期间，一旦判断心房失夺获（出现两次心房感知事件即 AS 事件或 PVARP 内的 Ars 事件），AP_T 脉冲停止发放。心房阈值验证测试时同步脉冲电压 = 心房起搏阈值 +0.3 V（图 18-29~图 18-31）。

（四）心房起搏电压调整

心房阈值验证测试完成后，心房起搏电压调整为心房起搏阈值 + 安全余量（可程控范围 0.5~1.2 V，默认 1.0 V），AV 间期恢复程控值或继续保持缩短值数跳后恢复程控值。最小心房起搏电压默认 1.0 V。如果心房夺获控制功能不能进行（如当前心房率 >108 次 / 分），则维持当前的心房起搏电

压；若心房夺获控制功能失活（如 ERI 或导线阻抗超出范围），心房起搏电压＝阈值测试起始电压（可程控值 2.4 V、3.0 V、3.6 V、4.2 V、4.8 V，默认 3.0 V）＋安全余量。

第四节　Boston Scientific 心脏起搏器右心房自动阈值功能

Boston Scientific 心脏起搏器心房自动阈值管理功能称右心房自动阈值（right atrial automatic threshold，RAAT）功能。心脏起搏器通过定时分析 ER 波振幅判断心房夺获情况，进而调整心房起搏能量输出。

一、运行条件

（一）起搏器

Accolade、Proponent、Essentio、Altrua 2、Formio、Vitalio 心脏起搏器。

（二）导线和起搏极性

双极心房导线，心房双极起搏。

（三）模式

DDD（R）或 DDI（R）模式。

二、程控参数

RAAT 功能默认关闭，将心房输出设置为"Auto"，RAAT 功能即开启，RAAT 功能开启后心房起搏脉宽固定为 0.4 ms（图 18-33）。

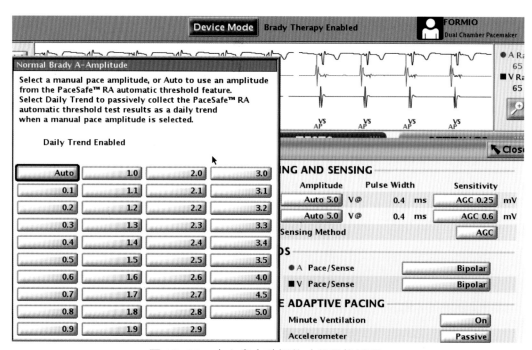

图 18-33　右心房自动阈值功能程控界面

三、运行过程

（一）测试时间

心房阈值测试每 21 小时进行一次。

（二）测试时的参数

1. AV 间期

双腔心脏起搏器 PAVI/SAVI 变为 85 ms/55 ms，与动态 AV 延迟功能联合运行时，AV 间期更短并有变化。

2. 测试起搏频率

为平均心房率、低限频率限制（LRL）或传感器频率中较快的频率，或在当前心房率基础上增加 10 次 / 分（若心房起搏频率不足或发生融合波），但不超过最大跟踪频率（MTR）、最大传感器频率（MSR）、最大起搏频率（MPR）、110 次 / 分中的最低值或低于室性心动过速检测频率 5 次 / 分。

（三）心房阈值搜索过程

从当前心房起搏阈值（若无前次阈值测试结果，则从 4.0 V 开始），每三个一组，一组中均夺获，降低心房起搏电压，电压 3.5 V 以上时，每次降低 0.5 V，电压 3.5 V 以下时，每次降低 0.1 V。一组中出现两次失夺获，前一组起搏电压即为心房起搏阈值。在心房阈值搜索的过程中，无 AP_B 脉冲发放，PVARP 延长至 500 ms，以免心房失夺获后引发起搏器介导性心动过速（图 18-34，图 18-35）。

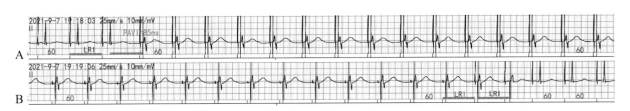

图 18-34　心房起搏状态下右心房自动阈值功能运行

患者，男，63 岁，因"窦房结功能障碍"植入 Boston Scientific Essentio MRI DR L111 双腔心脏起搏器，模式 DDD，LRL 60 次 / 分，低限频率间期（LRI）1000 ms，PAVI 200~300 ms，SAVI 165~250 ms。A、B 心电图非连续记录。心房阈值搜索时，PAVI 变为 85 ms。心房阈值测试开始及终止时，VV 间期保持恒定，VS-VP=LRI，VP-VP=LRI

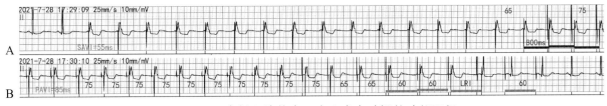

图 18-35　窦性心律状态下右心房自动阈值功能运行

患者，男，65 岁，因"窦房结功能障碍"植入 Boston Scientific Essentio MRI EL DR L131 双腔心脏起搏器，模式 DDD，LRL 60 次 / 分，LRI 1000 ms，PAVI 180~250 ms，SAVI 110~150 ms。心电图（A、B 非连续记录）显示：窦性心律，心房阈值搜索时 SAVI 变为 55 ms，然后心房起搏频率在窦性频率基础上增加 10 次 / 分，PAVI 变为 85 ms，心房阈值测试结束前心房起搏频率降至 LRL。心房阈值测试终止时 VV 间期保持恒定，VP-VP=LRI

（四）心房起搏电压调整

心房起搏电压 =2× 阈值，范围 2.0~5.0 V。

四、测试状态的转化

心房自动阈值测试可在动态心房自动阈值测试和 RAAT 功能暂停状态之间相互转化。一次阈值测试失败，心房输出恢复到测试前并进入 3 小时的每小时一次重新测试状态，若连续 4 天均测试失败，RAAT 功能暂停并导线报警，心房起搏能量输出变为 5.0 V/0.4 ms（图 18-36）。

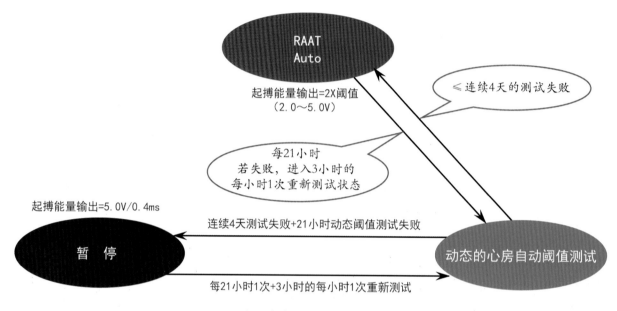

图 18-36　右心房自动阈值功能状态转化示意图

（牟延光）

第十九章　心室自动阈值管理功能

心室自动阈值管理功能是指心脏起搏器自动测定心室起搏阈值，并根据心室起搏阈值随时调整安全界限的能量输出，部分心脏起搏器（Abbott/ST. JUDE、Biotronik、Boston Scientific）具有逐跳心室夺获确认功能，可自动确认每一跳心室夺获情况并在心室失夺获后发放备用的心室起搏（backup ventricular pacing，VP$_B$）脉冲。心室自动阈值管理功能可以最大限度地确保心室起搏安全并节约电能、延长心脏起搏器的使用寿命。

第一节　概述

一、ER 波与自身除极波

刺激除极（evoked response，ER）波与自身心室除极波的来源、除极向量、波形振幅，均不相同，二者具有各自的感知器。具有心室自动阈值管理功能的心脏起搏器具有两套感知系统，各自独立，互不干扰。

（一）自身除极波感知系统

自身除极波（P/R）感知系统是心脏起搏器通用的基本感知系统，用于感知心房 / 心室腔内电信号。

（二）ER 感知系统

心室自动阈值管理功能开启后，ER 感知系统用于感知 ER 波，据此判断夺获情况。心室自动阈值管理功能是根据测试的心室起搏（tested ventricular pacing，VP$_T$）脉冲后是否有 ER 波被感知来判断心室是否夺获。

二、ER 波与极化电位

心室起搏（VP）脉冲发出后可产生 ER 波和极化电位，心室自动阈值管理功能是否能开启及能否正常运行取决于检测到的 ER 波与极化电位的比值，若二者比值大，心脏起搏器能做到准确区分，则心室自动阈值管理功能可以正常开启并运行。

（一）ER波

ER波为起搏脉冲刺激心肌产生的除极波，而非自身除极波。

（二）极化电位

极化电位（polarization artifact），即脉冲后电位，是起搏脉冲发放后电极顶端聚集的电荷消散时所产生的电位，与起搏电压和导线构造有关。

三、心室自动阈值管理功能的运行对导线的要求

Medtronic、Boston Scientific心脏起搏器心室自动阈值管理功能的运行对导线没有限制，Boston Scientific心脏起搏器具有独特的配对电容器及ER感知环路，可以自动测量ER波，心室夺获判断的准确性高，不受极化电位以及导线极性影响。Abbott（ST. JUDE）、Biotronik心脏起搏器心室自动阈值管理功能的运行需要采用低极化导线。采用心外膜导线起搏时，心脏起搏器测得的ER值偏低，在一定程度上可影响心室自动阈值管理功能的应用，一般建议关闭心室自动阈值管理功能。

第二节　Abbott（ST. JUDE）心脏起搏器心室自动夺获功能

Abbott（ST. JUDE）心脏起搏器的心室自动夺获功能（AutoCapture，AC）是根据ER波检测确认心室是否夺获，Zephyr之前的心脏起搏器采用差异ER波检测法（DMAX），Zephyr及其以后的心脏起搏器称增强型心室自动夺获（enhanced ventricular AutoCapture）功能，采用DMAX法或起搏除极积分（pacemaker depolarization integral，PDI）法。心室自动夺获功能可确认每一次起搏刺激的反应，并根据患者心室起搏阈值变化而自动调整心室起搏电压，降低心脏起搏器电能消耗并确保心室起搏安全。

一、心室自动夺获功能的构成

心脏起搏器心室自动夺获功能由以下四部分构成：①自动逐跳确认心室起搏夺获；②自动保护性心室起搏；③自动测定心室起搏阈值；④自动调整心室起搏电压。

二、心室自动夺获功能的应用要求

（一）导线要求

心室自动夺获功能运行时需要应用特殊的低极化导线。

（二）合理配置

不同型号的心脏起搏器对起搏和感知极性配置的要求不同，Zephyr以前的心脏起搏器要求单极起搏、双极感知，必须采用双极导线，仅可采用DMAX法进行ER波确认，若因单极起搏出现肌肉刺激时，该功能不能开启。Zephyr及其以后的心脏起搏器兼容单、双极导线，对起搏和感知极性无特殊要求（表19-1），可采用DMAX或PDI法进行ER波确认，VP_B的起搏极性设置必须与所使用的心室导线结构相适应，若VP_B设置为双极起搏，则起搏导线必须为双极导线，因为单极心室导线无法发放双极起搏脉冲。

表 19-1 Abbott（ST. JUDE）心脏起搏器心室自动夺获功能运行的要求

心脏起搏器型号	初始心室起搏脉冲极性	备用的心室起搏脉冲极性	感知极性
Affinity、Entity	单极	单极	双极
Integrity、Identity、Verity	单极	单极 / 双极	双极
Victory	单极	单极 / 双极	单极 / 双极
Zephyr 及其以后的心脏起搏器	单极 / 双极	单极 / 双极	单极 / 双极

三、心室自动夺获功能的开启条件

ER 波正确感知是确保心脏起搏器心室自动夺获功能正常运行的前提，Victory 以前的心脏起搏器可测出 ER 波振幅和极化电位数值，也可程控 ER 感知灵敏度（可程控范围 1.2~49.7 mV）。只有刺激除极波安全范围（evoked response safety margin）即 ER 波振幅 /ER 感知灵敏度程控值≥ 1.8 ：1、导线极化安全范围（lead polarization safety margin）即 ER 感知灵敏度程控值 / 极化电位≥ 1.7 ：1 时，才可开启心室自动夺获功能（图 19-1）。Victory 及其以后的心脏起搏器可进行 ER 感知灵敏度及心室自动夺获设置测试并提出开启建议，但不提供 ER 波振幅和极化电位数值，ER 感知灵敏度不可程控。心脏起搏器植入后，心室自动夺获功能默认关闭，不受导线植入后急性期的限制，只要满足条件，术后可即刻开启。

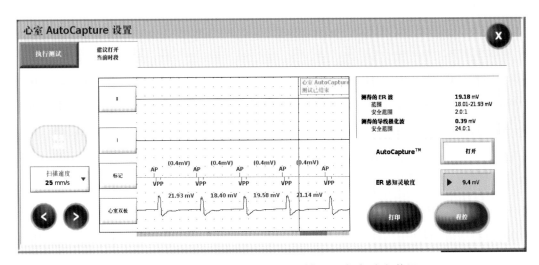

图 19-1 Abbott（ST. JUDE）心脏起搏器心室自动夺获设置界面

患者，男，55 岁，因"三度房室阻滞"植入 Abbott（ST. JUDE）Verity ADx XL DR 5816 双腔心脏起搏器，心室自动夺获设置，测得 ER 波振幅 19.18 mV，极化电位 0.39 mV，ER 感知灵敏度建议值 9.4 mV，ER 波安全范围为 2.0 ：1、导线极化安全范围为 24.0 ：1，心室自动夺获功能建议开启

四、心室自动夺获功能的工作原理

ER 波是电刺激引起的心室除极波，VP 脉冲发出后，具有心室自动夺获功能的心脏起搏器会相继开启 ER 感知空白期、ER 感知期、处理期。ER 感知空白期的设置可避免心脏起搏器对脉冲后电位（极化电位）感知。在 ER 感知期内，心脏起搏器如果感知到 ER 波，就会启动新的时间间期，而不发放 VP_B 脉冲；如果未感知到 ER 波，心脏起搏器则在之后的处理期内发放 VP_B 脉冲（图 19-2）。ER 感知确认法（DMAX 和 PDI）的选用由输出脉冲配置决定，心脏起搏器型号以及采用的 ER 感知确认法不同，时间窗的设置略有不同。

（一）差异 ER 波检测法

心脏起搏器计算十四个样本中每两个样本之间的差异，确定 ER 波最大斜率，比较测量到的最大差异绝对值和 ER 检测阈值，判断是否心室夺获。

1. Victory 之前的心脏起搏器

ER 感知空白期 14 ms，ER 感知期 46 ms，Regency、Microny II SR+ 系列单心室起搏器 ER 感知空白期 15 ms、ER 感知期 47.5 ms。

2. Victory 及以后的心脏起搏器

ER 感知空白期 11 ms，ER 感知期 54 ms。

（二）起搏除极积分法

PDI 法应用于 Zephyr 及其以后的心脏起搏器，ER 感知空白期 11 ms，ER 感知期 74 ms。大多数心脏起搏器处理期 20~40 ms。心脏起搏器计算 ER 波面积，与 ER 感知灵敏度值相比较，判断心室夺获情况，PDI ≥ ER 感知灵敏度值，判断心室夺获；PDI<ER 感知灵敏度值，判断心室失夺获。

五、备用的心室起搏脉冲

（一）输出设置

Victory 及其以后的心脏起搏器 VP_B 脉冲电压 5.0 V、脉宽 0.5 ms（脉宽设置 >0.5 ms 时采用程控值）。Victory 以前的心脏起搏器 VP_B 脉冲电压 4.5 V、脉宽 0.5 ms（脉宽设置 >0.5 ms 时采用程控值）。Regency、Microny II SR+ 系列单心室起搏器 VP_B 脉冲电压 4.5 V、脉宽 0.49 ms。

（二）启动发放

VP_B 脉冲会在心脏起搏器判断心室失夺获后发放，常见情况有：心室自动阈值测试过程中心室失夺获时，逐跳心室夺获确认状态下心室失夺获时，ER 感知灵敏度数值过大心脏起搏器判断心室失夺获时，心室起搏融合波或假性心室起搏融合波造成 ER 感知不足时。ER 感知不足（图 19-2E）、心室起搏融合波、假性心室起搏融合波（图 19-2F）时发放 VP_B 脉冲属于不必要的起搏脉冲发放。

（三）发放时机

Regency、Microny II SR+ 系列单心室起搏器 VP_B 脉冲在初始 VP 脉冲失夺获后 62 ms 内发放。其余的心脏起搏器，初始 VP 脉冲失夺获后 80~100 ms 内发放 VP_B 脉冲。

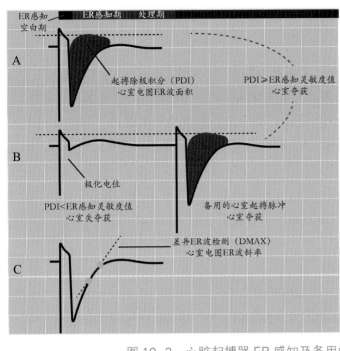

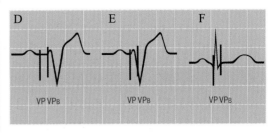

心室导线类型	起搏配置	ER检测法
单极	单极	PDI
单极/双极	单极	DMAX
单极/双极	双极	PDI
双极	双极	PDI

图 19-2　心脏起搏器 ER 感知及备用的心室起搏脉冲发放示意图

VP 脉冲发放后，心脏起搏器依次开启 ER 感知空白期、ER 感知期、处理期，VP 脉冲的极化电位位于 ER 感知空白期内。A. 心室起搏的 PDI ≥ ER 感知灵敏度值，心脏起搏器确认心室夺获。B. 心脏起搏器在 ER 感知期内未检测到 ER 信号，PDI<ER 感知灵敏度值，心脏起搏器判断心室失夺获，处理期内发放 VP_B 脉冲，VP_B 脉冲夺获心室。C. 差异 ER 波检测法计算 ER 波斜率。D. VP 脉冲失夺获，其后发放 VP_B 脉冲。E. VP 脉冲夺获心室肌产生宽大畸形的 QRS 波群，但因 ER 感知不足，心脏起搏器判断 VP 脉冲失夺获，其后发放 VP_B 脉冲。F. VP 脉冲与自身 QRS 波群形成假性心室起搏融合波，心脏起搏器判断心室失夺获，其后发放 VP_B 脉冲。图表显示不同的输出配置所对应采用的 ER 感知确认法

六、高输出模式

（一）不同心脏起搏器的高输出模式

Microny、Regency 心脏起搏器 4.5 V/0.49 ms，Affinity、Entity、Integrity、Verity 心脏起搏器 4.5 V/0.5 ms，Victory 及以后的心脏起搏器 5.0 V/0.5 ms。

（二）转为高输出模式后的运行

心室夺获恢复及阈值搜索过程中，心脏起搏器若转为高输出模式，经 128 个周期后重启心室阈值搜索，Microny SR+、Regency 心脏起搏器在高输出模式 8 小时后启动心室阈值搜索，Microny Ⅱ SR+ 心脏起搏器在高输出模式 1 小时后启动心室阈值搜索。

七、心室自动阈值搜索的启动

在以下情况下，心脏起搏器将启动心室自动阈值搜索：① Victory 以前的心脏起搏器每 8 小时进行一次，Victory 及其以后的心脏起搏器每 8 小时（默认值）或 24 小时（可程控）进行一次；②磁铁放置 5 秒以上移走后（图 19-29）；③程控过程中移走程控头时；④连续两次心室失夺获时；⑤ Victory 以前的某些心脏起搏器（Affinity、Integrity、Identity）自动模式转换终止后。

八、心室自动夺获功能运行过程

（一）DDD（R）模式

心室自动夺获功能运行过程中，心室夺获时，心脏起搏器采用 AA 计时，AP–AP 间期 = 基本（或传感器）频率间期；心室失夺获后发放 VP_B 脉冲，心室失夺获前为心房感知（AS）事件时，初始 VP 脉冲重整 VA 间期，初始 VP 脉冲 –AP 间期 =VA 间期；心室失夺获前为心房起搏（AP）事件时，VP_B 脉冲重整 VA 间期，VP_B–AP 间期 =VA 间期，VA 间期 = 基本（或传感器）频率间期 – 当前的起搏 AV 间期（PAVI）。

1. 自动确认心室夺获

心室自动夺获功能开启后，心脏起搏器具有逐跳心室夺获确认的功能，心室失夺获后发放 VP_B 脉冲。

2. 融合波排除

双腔心脏起搏器 DDD（R）模式下具有融合波排除功能，在判断 VP 脉冲失夺获发放 VP_B 脉冲后的第一个心动周期，PAVI 或感知 AV 间期（SAVI）较原设定值延长 100 ms，进行融合波排除，由此可减少不必要的心室阈值搜索。

（1）若延长的 AV 间期内未出现自身 QRS 波群，则心室失夺获的原因排除融合波。

（2）若延长的 AV 间期内出现自身 QRS 波群，即出现心室感知（VS）事件，VP 脉冲抑制发放并确认此前心室失夺获的原因为心室起搏融合波（真性或假性），若自身 QRS 波群持续存在，AV 间期维持在延长的状态，直至延长的 AV 间期结束时无自身 QRS 波群出现，发放 VP 脉冲后 AV 间期恢复原程控值。

（3）AV 间期延长后的 VP 脉冲若夺获心室，下一个 AV 间期恢复至程控值（图 19-3~图 19-5）。

3. 心室夺获恢复

连续两次初始 VP 脉冲失夺获，双腔心脏起搏器 AV 间期恢复程控值，心室起搏电压在失夺获的基础上增加 0.25 V（Microny、Regency 心脏起搏器 0.3 V），若夺获心室，则进入"心室夺获确认"步骤，若仍心室失夺获，VP_B 脉冲发放，每次心室失夺获，下一次心室起搏电压递增 0.125 V（Microny、Regency 心脏起搏器 0.3 V），直至心室夺获。若心室起搏电压增至 3.875 V（Microny、Regency 心脏起搏器 3.9 V）时仍不能夺获心室，心脏起搏器转为高输出模式。

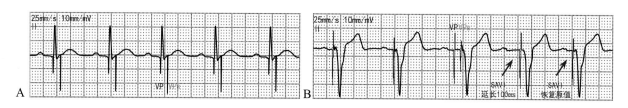

图 19-3　有无融合波排除功能时的心电图表现

A. 心脏起搏器无融合波排除功能时，初始 VP 脉冲与 QRS 波群同时出现，形成假性心室起搏融合波，心脏起搏器判定心室失夺获，在初始 VP 脉冲后 100 ms 处发放 VP_B 脉冲。B. Abbott（ST. JUDE）双腔心脏起搏器具有融合波排除功能，初始 VP 脉冲失夺获，其后 100 ms 处发放 VP_B 脉冲，随后第一个心动周期 SAVI 较设定的程控值延长 100 ms，VP 脉冲夺获心室且未出现自身 QRS 波群，排除了融合波，SAVI 恢复原程控值

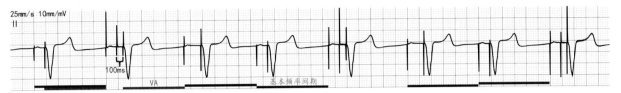

图 19-4　DDD 模式下融合波排除功能运行

Abbott（ST. JUDE）双腔心脏起搏器，模式 DDD，基本频率 50 次 / 分，PAVI 180 ms，心室自动夺获功能开启。心电图显示房室顺序起搏，VP 脉冲失夺获后 100 ms 处发放 VP$_B$ 脉冲，随后的心动周期 PAVI 延长 100 ms，未出现自身 QRS 波群，心脏起搏器排除了融合波。心室失夺获前为 AP 事件，心室失夺获后，VP$_B$-AP 间期 =VA 间期

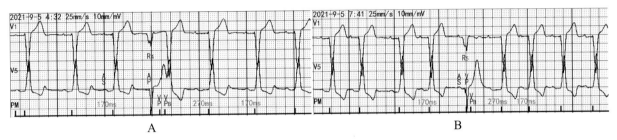

图 19-5　心室失夺获时发放备用的心室起搏脉冲并进行融合波排除

患者，男，86 岁，植入 Abbott（ST. JUDE）Verity ADx XL DR 5356 双腔心脏起搏器，模式 DDD，基本频率 60 次 / 分，最大跟踪频率 110 次 / 分，PAVI 200 ms，SAVI 170 ms，心室自动夺获功能开启。A. AP 脉冲发放后，室性早搏（R$_4$）位于心房后心室空白期，PAVI 结束时发放 VP 脉冲，VP 脉冲因位于心室肌有效不应期内而发生功能性失夺获，其后 100 ms 处发放 VP$_B$ 脉冲，随后 SAVI 延长 100 ms 进行融合波排除。B. VP 脉冲位于舒张晚期室性早搏（R$_5$）的 QRS 波群之中，心脏起搏器判断心室失夺获，发放 VP$_B$ 脉冲，随后 SAVI 延长 100 ms 进行融合波排除

4. 心室夺获确认

双腔心脏起搏器 AV 间期缩短至测试状态，电压值与"夺获恢复"时一致，若能夺获心室，则进入"阈值搜索"步骤，若不能夺获心室则继续增加 0.125 V，如此反复与"夺获恢复"步骤一致。

5. 心室阈值搜索

双腔心脏起搏器跟踪模式下，PAVI/SAVI 缩短为 50/25 ms（Zephyr 及其以后的心脏起搏器可程控选项有 120/100 ms、100/70 ms、50/25 ms，默认 50/25 ms），确保心室夺获并尽可能减少融合波（图 19-6）。心室阈值搜索开始时 AA 间期不变或延长（部分型号）。心室阈值搜索分心室起搏电压下降阶段和心室起搏电压升高阶段，一般首先进入心室起搏电压下降阶段。

（1）心室起搏电压下降阶段：在固定脉宽（0.4 ms）的基础上，心室起搏电压自当前数值每两跳降低 0.25 V（Microny、Regency 心脏起搏器 0.3 V），直至连续两次心室失夺获，每次心室失夺获，心脏起搏器均在初始 VP 脉冲后 100 ms 左右发放 VP$_B$ 脉冲，如果心室起搏电压降至 0.25 V 仍心室夺获，下一跳则下降 0.125 V，如果心室起搏电压降至 0 V 前未发现心室失夺获，心脏起搏器转为高输出模式。

（2）心室起搏电压升高阶段：连续两次心室失夺获后，在原基础上每两跳心室起搏电压升高 0.125 V（Microny、Regency 心脏起搏器 0.3 V），直至连续两次心室夺获，此时的心室起搏电压即为阈值（图 19-7~ 图 19-15）。若电压升至 3.875 V 仍心室失夺获，心脏起搏器则转为高输出模式。

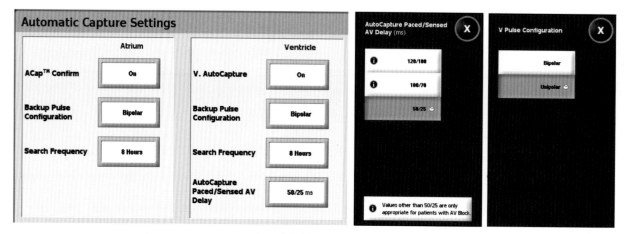

图 19-6　Zephyr 双腔心脏起搏器心室自动夺获功能程控界面

Abbott（ST. JUDE）Zephyr XL DR 5826 双腔心脏起搏器，心房、心室自动夺获功能开启，备用脉冲极性：双极，搜索频度：8 小时。阈值搜索时 PAVI/ SAVI 可程控值 120/100 ms、100/70 ms、50/25 ms，默认 50/25 ms。心室脉冲极性可在单、双极间程控选择

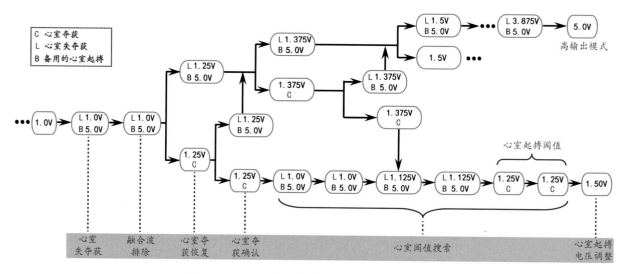

图 19-7　心室自动夺获功能运行过程示意图

Abbott（ST. JUDE）双腔心脏起搏器，模式 DDD，心室自动夺获功能开启。1.0 V 起搏电压时出现心室失夺获，下一跳进行融合波排除，再次发生心室失夺获，心室起搏电压增加 0.25 V（变成 1.25 V）进行心室夺获恢复，若仍心室失夺获，则起搏电压增加 0.125 V，心室起搏电压增至 3.875 V 时若仍失夺获，则转为高输出模式（5.0 V）；心室夺获恢复时若心室夺获，则进入心室夺获确认步骤，随后进行心室阈值搜索，每两跳起搏电压增加 0.125 V，直至连续两次心室夺获，测得心室起搏阈值为 1.25 V，心室起搏电压调整为 1.50 V（1.25 V+0.25 V）。心室自动夺获功能运行过程中脉宽固定为 0.4 ms，每次心室失夺获，其后发放 5.0 V 的 VP_B 脉冲

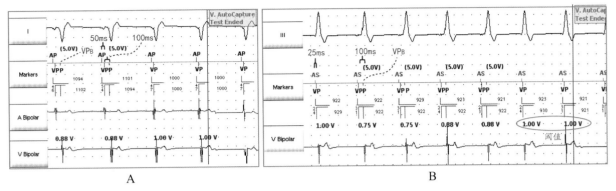

图 19-8　心室自动夺获功能运行的心电图、心腔内心电图及标记通道

Abbott（ST. JUDE）双腔心脏起搏器心室阈值测试。A. PAVI=50 ms，心室失夺获时发放 5.0 V 的 VP_B 脉冲，然后每两跳心室起搏电压升高 0.125 V，直至连续两次夺获心室，测得心室起搏阈值为 1.00 V。B. SAVI=25 ms，心室起搏电压递减 0.25 V，心室失夺获时发放 5.0 V 的 VP_B 脉冲，然后每两跳心室起搏电压升高 0.125 V，直至连续两次心室夺获，测得心室起搏阈值为 1.00 V

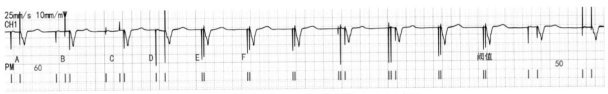

图 19-9　心室自动夺获功能运行全过程

患者植入 Abbott（ST. JUDE）双腔心脏起搏器，模式 DDD，PAVI 200 ms，基本频率 60 次 / 分，滞后频率 50 次 / 分，频率滞后搜索间期 5 分钟，搜索周期 2。A. 心脏起搏器起初以 60 次 / 分的频率房室顺序起搏，PAVI 为程控值。B. 初始 VP 脉冲失夺获，其后 100 ms 处发放的 VP_B 脉冲夺获心室。C. 融合波排除，VP_B 脉冲发放后的第一个心动周期 PAVI 自动延长 100 ms，在延长的 PAVI 内，未出现自身 QRS 波群，排除了融合波，VP 脉冲失夺获，其后 100 ms 处发放的 VP_B 脉冲夺获心室。D. 心室夺获恢复，连续两次 VP 脉冲失夺获，PAVI 恢复至程控值，心室起搏电压在失夺获的基础上增加 0.25 V 后重新夺获心室，进入心室夺获确认步骤。E. 心室夺获确认，PAVI 缩短至 50 ms，VP 脉冲夺获心室，进入心室阈值搜索步骤。F. 心室阈值搜索，PAVI 缩短为 50 ms，心室起搏电压每两跳降低 0.25 V，直至连续两次心室失夺获，心室起搏电压在原基础上增加 0.125 V，直至连续两次心室夺获，测得心室起搏阈值，心室阈值搜索结束，PAVI 恢复程控值，同时恰好运行频率滞后，心脏起搏器以 50 次 / 分的频率房室顺序起搏（浙江省人民医院，蔡卫勋供图）

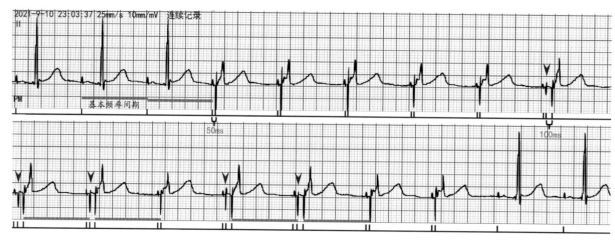

图 19-10　DDD 模式下心室自动夺获功能运行全过程

患者，男，83 岁，因"窦房结功能障碍"植入 Abbott（ST. JUDE）Endurity PM2160 双腔心脏起搏器，模式 DDD，基本频率 60 次 / 分，PAVI 300 ms，SAVI 250 ms，心室自动夺获功能开启。心脏起搏器起初呈"AP-VS"工作方式，心室阈值搜索时，PAVI 缩短至 50 ms，心室起搏电压递减，VP_T 脉冲失夺获（箭头所示）时，其后 100 ms 处发放的 VP_B 脉冲夺获心室，心室阈值测试的过程中 VP_B-VP_T 间期 = 基本频率间期，心室阈值测定完毕，心脏起搏器恢复原工作模式

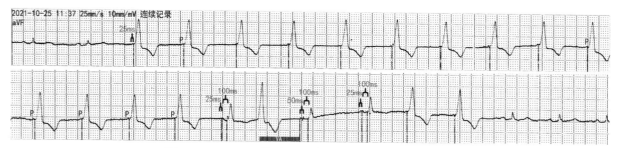

图 19-11　DDD 模式下心室自动夺获功能运行过程

患者，女，86 岁，因"窦房结功能障碍"植入 Abbott（ST. JUDE）Identity ADx XL DC 5286 双腔心脏起搏器，模式 DDD，基本频率 60 次 / 分，PAVI 300 ms，SAVI 250 ms，心室自动夺获功能开启。心脏起搏器起初呈"AS-VS"工作方式，心室阈值搜索时 SAVI 缩短至 25 ms，室性早搏启动 VA 间期，其后 PAVI 缩短至 50 ms。VP_T 脉冲失夺获时，其后 100 ms 处发放 VP_B 脉冲，心室阈值测试完成后，心脏起搏器恢复原工作方式

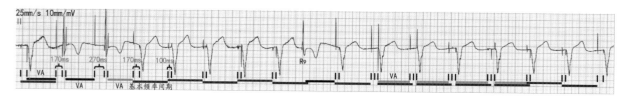

图 19-12　连续两次心室失夺获启动心室阈值搜索

患者因"窦房结功能障碍"植入 Abbott（ST. JUDE）Zephyr XL DR 5826 双腔心脏起搏器，模式 DDDR，基本频率 60 次 / 分，PAVI 170 ms，SAVI 150 ms，心室自身优先（VIP）100 ms，搜索间期 30 秒，搜索周期 1，心室自动夺获功能开启，自动夺获 PAV/SAV 100/70 ms。心脏起搏器起初以基本频率房室顺序起搏，心脏起搏器判断心室失夺获时发放 VP_B 脉冲，VP_B 脉冲启动 VA 间期 =1000 ms-170 ms=830 ms，安排下一个 AP 脉冲发放，同时 PAVI 延长 100 ms 进行融合波排除，再次发生心室失夺获，VP_B 脉冲启动的 VA 间期 =1000 ms- 当前的 PAVI（270 ms）=730 ms。连续两次心室失夺获，PAVI 恢复为程控值，启动心室夺获恢复，随后 PAVI 缩短至 100 ms，进行夺获确认和心室阈值搜索。心室阈值搜索期间，R_9 启动 VA 间期，心室夺获时，AP-AP 间期 = 基本频率间期，心室失夺获时，VP_B-AP 间期 = 基本频率间期 - 当前 PAVI（广东省佛山复星禅诚医院，谭贺怡供图）

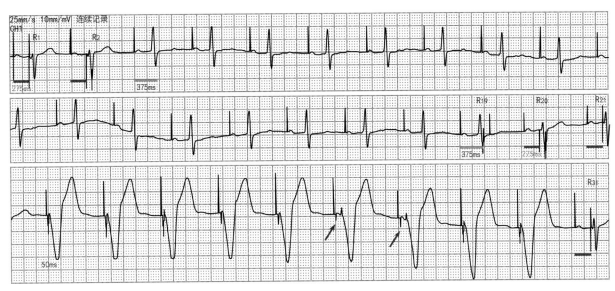

图 19-13　DDD 模式下心室自动夺获功能运行过程

患者因"窦房结功能障碍、肥厚型心肌病"植入 Abbott（ST. JUDE）Verity ADx XL DC 5256 双腔心脏起搏器，模式 DDD，基本频率 65 次 / 分，PAVI 275 ms，SAVI 250 ms，单极起搏，心室自动夺获功能开启。连续记录的心电图显示有三种 QRS 波群，前面无起搏脉冲的为自身 QRS 波群，显著宽大畸形者为起搏 QRS 波群，介于二者之间的（R_1、R_2、R_{20}、R_{21}、R_{31}）为心室起搏融合波。心脏起搏器起初以程控的 PAVI（275 ms）房室顺序起搏，R_2 处心脏起搏器判断心室失夺获，发放 VP_B 脉冲，随后 PAVI 延长 100 ms，搜索到 VS 事件，持续维持长的 PAVI（375 ms）。R_{19} 为假性心室起搏融合波，心脏起搏器判断心室失夺获，发放 VP_B 脉冲，随后 PAVI 恢复程控值，再次出现心室起搏融合波而判断心室失夺获，连续两次心室失夺获，心脏起搏器启动心室失夺获恢复、心室夺获确认、心室阈值搜索，心室阈值搜索时 PAVI 缩短至 50 ms，心室失夺获（箭头所示）后 100 ms 处发放 VP_B 脉冲，心室阈值搜索终止后，恢复房室顺序起搏，PAVI 为程控值（河南省漯河市第六人民医院，潘月供图）

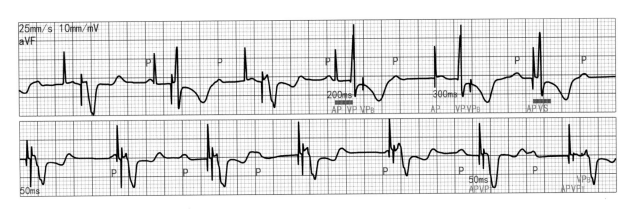

图 19-14　心房感知不足合并心室自动夺获功能运行

患者植入 Abbott（ST. JUDE）双腔心脏起搏器，模式 DDD，基本频率 60 次 / 分，PAVI 200 ms，心室自动夺获功能开启。连续记录的心电图显示：心房不应期外的窦性 P 波未抑制预期的 AP 脉冲发放，心房肌有效不应期外的 AP 脉冲后有相应的心房波，提示心房感知不足、心房起搏功能正常。VP 脉冲位于自身 QRS 波群顶端时，心脏起搏器判断 VP 脉冲失夺获，其后 100 ms 处发放 VP_B 脉冲，VP_B 脉冲后的第一个心搏 PAVI 自动延长 100 ms，变为 300 ms，进行融合波排除，VP 脉冲再次位于自身 QRS 波群顶端，心脏起搏器判断 VP 脉冲失夺获并发放 VP_B 脉冲，连续两次心室失夺获，PAVI 恢复至程控值，进行心室夺获恢复，随后 PAVI 缩短至 50 ms，VP 脉冲夺获心室，心室夺获确认后进入心室阈值搜索步骤，心室起搏电压每两跳降低 0.25 V，直至 VP_T 脉冲失夺获

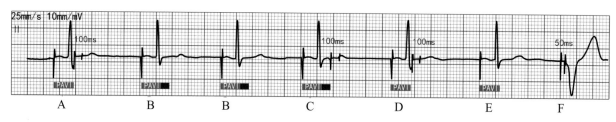

图 19-15　间歇性心室感知不足合并心室自动夺获功能运行

　　患者植入 Abbott（ST. JUDE）双腔心脏起搏器，模式 DDD，基本频率 60 次/分，PAVI 250 ms，心室自动夺获功能开启。A. 心室感知不足，VP 脉冲功能性失夺获，其后 100 ms 处发放 VP$_B$ 脉冲。B. 启动融合波排除时，PAVI 延长 100 ms，延长的 PAVI（350 ms）内有 VS 事件，心脏起搏器维持 "AP-VS" 工作方式。C. 心脏起搏器以延长后的 PAVI 工作时，心室感知不足，VP 脉冲功能性失夺获，再次发放 VP$_B$ 脉冲。D：PAVI 不再进一步延长而恢复原程控值（250 ms）。E. 心室夺获恢复。F. 心室夺获确认

　　（3）心室阈值搜索的特点：心室阈值搜索过程中，同一心室起搏电压，若刺激状态不同（一次夺获、一次失夺获），则重复发放同一电压的 VP 脉冲，直至两次 VP 脉冲刺激状态相同，再决定心室起搏电压升降，同一电压 VP 脉冲最多发放六个，若六个 VP 脉冲中无连续两个刺激状态相同，则心室起搏电压继续升高或下降。心脏起搏器植入后，一般情况下心室阈值呈渐变的动态过程，阈值多不会突然升高引起连续两次心室失夺获而启动心室自动阈值搜索的完整过程，因此，动态心电图较少记录到 "心室失夺获、融合波排除、心室夺获恢复、心室夺获确认、心室阈值搜索" 的全部步骤。

　　（二）DDI（R）、VVI（R）模式

　　DDI（R）、VVI（R）模式下心室自动夺获功能开启后，VP 脉冲失夺获后发放 VP$_B$ 脉冲，若前一个心搏为 VS 事件，心脏起搏器以 VP 脉冲为起点安排下一个 VP 脉冲发放；若前一个心搏为 VP 事件，心脏起搏器以 VP$_B$ 脉冲为起点安排下一个 VP 脉冲发放。

　　1. VVI（R）模式

　　VVI（R）模式下心室自动夺获功能开启后，频率滞后功能自动打开，滞后值默认 10 次/分。心室夺获恢复及心室阈值搜索时，起搏频率为基本频率或传感器频率，连续两次心室失夺获，进入夺获确认阶段。如果自身心室率超过基本频率或传感器频率，则不进行心室阈值搜索（图 19-16~ 图 19-18）。

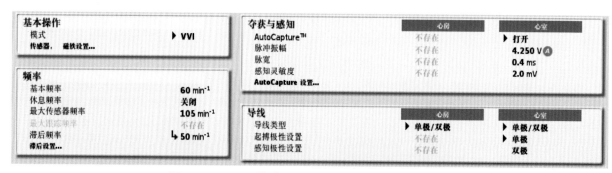

图 19-16　VVI 模式下心室自动夺获功能程控界面

　　患者，女，86 岁，因 "窦房结功能障碍" 植入 Abbott（ST. JUDE）Identity ADx XL DC 5286 双腔心脏起搏器，模式 VVI，基本频率 60 次/分，心室自动夺获功能开启后，滞后频率自动设置为 50 次/分

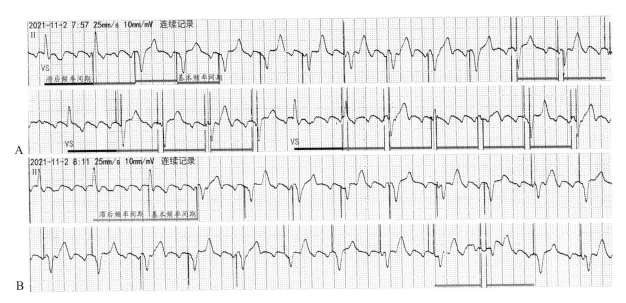

图 19-17　VVI 模式下心室自动夺获功能运行

　　患者，女，64 岁，因"心房扑动伴缓慢心室率"植入 Abbott（ST. JUDE）Verity ADx XL SR 5156 单心室起搏器，模式 VVI，心室自动夺获功能开启，心室单极起搏，备用起搏极性设置：单极，移走程控头后连续记录心电图。A. ER 感知灵敏度 49.7 mV，基本频率 80 次 / 分，滞后频率 70 次 / 分。心室自动夺获功能运行的过程中，部分 VP 脉冲虽夺获心室，但其后仍发放 VP_B 脉冲，提示间歇性 ER 感知不足，心室阈值搜索难以正常进行，心脏起搏器判断心室失夺获后发放 VP_B 脉冲，前一个心搏为 VS 事件时，心脏起搏器以初始 VP 脉冲为起点安排下一个 VP 脉冲发放；前一个心搏为 VP 事件时，心脏起搏器以 VP_B 脉冲为起点安排下一个 VP 脉冲发放。B. ER 感知灵敏度 2.3 mV，基本频率 70 次 / 分，滞后频率 60 次 / 分。心室自动夺获功能正常运行

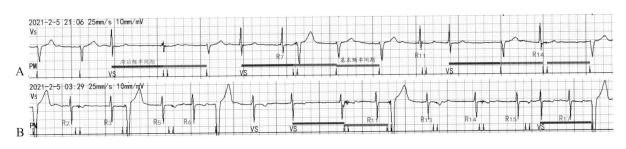

图 19-18　频率滞后和心室自动夺获功能运行合并间歇性心室感知不足

　　患者，女，76 岁，4 年前因"窦房结功能障碍"植入 Abbott（ST. JUDE）Zephyr XL DR 5826 双腔心脏起搏器，患者因发生心房颤动程控为 VVI 模式，基本频率 60 次 / 分，滞后频率 50 次 / 分，心室单极起搏、双极感知，心室不应期（VRP）250 ms，心室自动夺获功能开启，备用起搏极性：双极，心室感知灵敏度 2.0 mV。A. VS 事件启动滞后频率间期，VS 事件后心室失夺获，心脏起搏器发放 VP_B 脉冲，初始 VP 脉冲启动基本频率间期，VP 事件后心室失夺获，VP_B 脉冲启动基本频率间期。VRP 外的 R_7、R_{11}、R_{14} 未抑制预期的 VP 脉冲发放，提示间歇性心室感知不足。心室感知测试测得的心室波振幅为 2.8~3.1 mV。B. VRP 外的 R_2、R_3、R_5、R_6、R_{11}、R_{13}、R_{14}、R_{15}、R_{17} 未抑制预期的 VP 脉冲发放，提示间歇性心室感知不足，VP 脉冲功能性失夺获影响心室阈值搜索的准确运行。VS 事件启动滞后频率间期，VS 事件之后心室失夺获，VP 脉冲启动基本频率间期，安排下一个 VP 脉冲发放；VP 事件之后心室失夺获，VP_B 脉冲启动基本频率间期安排下一个 VP 脉冲发放

2. DDI（R）模式

DDI（R）模式下心室失夺获后无融合波排除过程，连续两次心室失夺获，进入心室夺获确认阶段（图 19-19，图 19-20）。

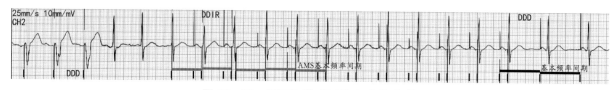

图 19-19　DDIR 模式下的心室失夺获

患者，女，84 岁，因"窦房结功能障碍"植入 Abbott（ST. JUDE）Zephry XL DR 5826 双腔心脏起搏器，模式 DDD，基本频率 60 次 / 分，PAVI 200 ms，SAVI 180 ms，心室自动夺获功能开启，VIP 100 ms，搜索间期 1 分钟，搜索周期 3，自动模式转换（AMS）：DDIR，房性心动过速检测频率 180 次 / 分，自动模式转换基本频率（AMSBR）80 次 / 分。心电图显示心房颤动发生后，心脏起搏器 AMS 为 DDIR 模式，起搏频率 80 次 / 分，心室失夺获后发放 VP_B 脉冲，VP_B 脉冲重整 VV 间期，即 $VP_B-VP=AMSBR$ 间期，心室失夺获后 PAVI 不变。心房颤动自行终止后，当滤过的心房率低于最大传感器频率时，模式反转换为 DDD 模式，起搏频率变为 60 次 / 分（广东省佛山复星禅诚医院，谭贺怡供图）

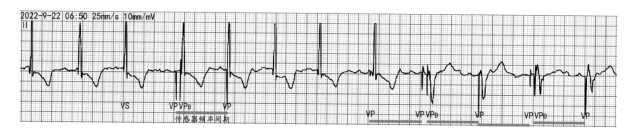

图 19-20　DDIR 模式下的心室失夺获

患者，男，79 岁，因"窦房结功能障碍、阵发性心房颤动"植入 Abbott（ST. JUDE）Endurity MRI PM2172 双腔心脏起搏器，模式 DDD，基本频率 60 次 / 分，PAVI 275 ms，SAVI 250 ms，心室自动夺获功能开启，AMS：DDIR，AMSBR 60 次 / 分。心电图显示心房颤动发生后，心脏起搏器 AMS 为 DDIR 模式，起搏频率 60 次 / 分。VP 脉冲失夺获时发放 VP_B 脉冲，VS 事件后心室失夺获，VP-VP 间期 =1000 ms，VP 事件后的心室失夺获，VP_B-VP 间期 =1000 ms

（三）心室起搏电压调整

心室起搏阈值测定完成后，心室起搏电压自动调整为阈值 +0.25 V（Microny、Regency 心脏起搏器 +0.3 V）。

九、心室自动夺获功能与其他功能的相互作用

（一）最大跟踪频率

心室夺获恢复及阈值搜索均受最大跟踪频率（MTR）限制。自身心房率过快的情况下，心室阈值搜索时，SAVI 缩短可能导致心室起搏频率超过 MTR，此时 VP_T 脉冲取消，心脏起搏器以 MTR 直接发放 VP_B 脉冲，并转为高输出模式，AV 间期恢复原程控值；心房率下降后，心室自动夺获功能重启，心电图表现为心室阈值测试反复进行（图 19-21）。心室自动阈值测试时，SAVI 缩短可因心室率受限于 MTR 而使心室阈值搜索暂停和重启，心电图出现 SAVI 长短交替现象（图 19-22~ 图 19-24）。Accent 及其以后心脏起搏器可在心室阈值搜索时平滑地缩短 AV 间期（AV 间期缩短超过六个间期），以保持 MTR，防止因 MTR 限制而导致心室阈值搜索取消（图 19-25）。

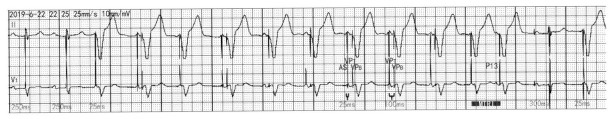

图 19-21 房性早搏引起心室阈值测试暂停与重启

患者，男，82 岁，因"窦房结功能障碍"植入 Abbott（ST. JUDE）Victory XL DR 5816 双腔心脏起搏器，模式 DDD，基本频率 60 次 / 分，PAVI 300 ms，SAVI 250 ms，MTR 105 次 / 分，最大跟踪频率间期（MTRI）≈ 571 ms，心室自动夺获功能开启。SAVI 缩短为 25 ms 运行心室自动夺获功能，VP_T 脉冲失夺获后 100 ms 处发放 VP_B 脉冲，房性早搏（P_{13}）触发快速心室起搏，频率达到 MTR，心室阈值测试暂停，PAVI 恢复程控值（300 ms），快速心室起搏消失后，SAVI 再次缩短至 25 ms，心室自动夺获功能重启运行

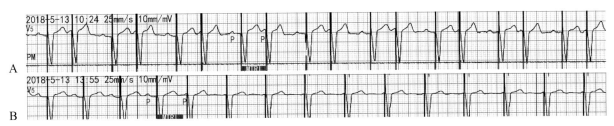

图 19-22 上限频率影响心室自动夺获功能运行

患者，女，69 岁，因"二度房室阻滞"植入 Abbott（ST. JUDE）Zephyr XL DR 5826 双腔心脏起搏器，模式 DDD，基本频率 60 次 / 分，SAVI 200 ms，心室自动夺获功能开启，MTR 120 次 / 分，MTRI 500 ms。A. 心脏起搏器呈 VAT 工作方式，有长、短两种 SAVI，心脏起搏器运行心室自动夺获功能时 SAVI 缩短，但因受 MTR 限制而以 MTR 起搏心室，随后，SAVI 恢复至程控值（200 ms），如此反复，导致 SAVI 长短交替。B. 窦性心率减慢后，SAVI 缩短至 25 ms，心室自动夺获功能正常运行

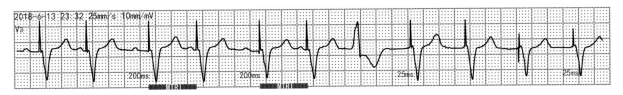

图 19-23 上限频率影响心室自动夺获功能运行

患者，男，74 岁，8 年前植入 Abbott（ST. JUDE）Verity ADx XL DC 5256 双腔心脏起搏器，模式 DDD，基本频率 60 次 / 分，MTR 100 次 / 分，MTRI 600 ms，PAVI 250 ms，SAVI 200 ms，心室自动夺获功能开启。动态心电图显示：心脏起搏器呈 VAT 工作方式，起初 SAVI 长短交替，长 SAVI 为设定值（200 ms），心脏起搏器尝试运行心室自动夺获功能使 SAVI 缩短，但受 MTR 限制，SAVI 并未缩短至 25 ms 而以 MTR 起搏心室，随后 SAVI 恢复为程控值（200 ms），如此反复。室性早搏出现后，SAVI 缩短至 25 ms，心室阈值搜索得以正常进行（湖北省十堰市国药东风总医院，卢小伟供图）

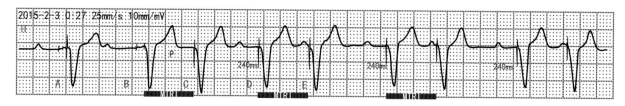

图 19-24　上限频率影响心室夺获恢复和阈值搜索

患者，男，54 岁，植入 Abbott（ST. JUDE）双腔心脏起搏器，模式 DDD，SAVI 240 ms，MTR 100 次 / 分，MTRI 600 ms，心室自动夺获功能开启。心电图显示心脏起搏器呈 VAT 工作方式，VP 脉冲失夺获时（A）其后 100 ms 处发放 VP$_B$ 脉冲，随后 SAVI 较程控值延长 100 ms 进行融合波排除（B），VP 脉冲又失夺获，再次发放 VP$_B$ 脉冲，连续两次 VP 脉冲失夺获，启动心室夺获恢复时受 MTR 限制（C），心脏起搏器以 MTR 发放 VP 脉冲，下一跳以程控的 SAVI 进行心室夺获恢复（D），心室起搏电压在心室失夺获的基础上增加 0.25 V，心室夺获成功，SAVI 缩短（E）进行心室夺获确认，但受限于 MTR，下一个心动周期 SAVI 恢复程控值，随后再次 SAVI 再次缩短，进行心室阈值搜索，但因 MTR 限制而心室阈值搜索暂停，随后重启心室阈值搜索，如此反复，导致 SAVI 长短交替

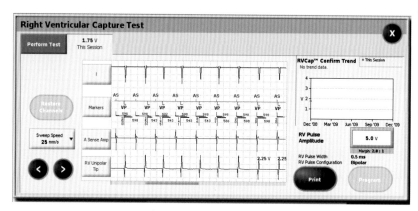

图 19-25　心室阈值测试时感知 AV 间期逐渐缩短

（二）负向 AV 滞后功能

负向 AV 滞后功能开启时，心室自动夺获功能的融合波排除失效，心室失夺获后下一心动周期的 AV 间期不变。连续两次心室失夺获，负向 AV 滞后功能暂时失活，AV 间期恢复原程控值，心室夺获恢复后，负向 AV 滞后功能恢复。

（三）AV 滞后搜索功能

Abbott（ST. JUDE）心脏起搏器 AV 滞后搜索功能称自动自身传导搜索（AICS）或心室自身优先（VIP）功能，与心室自动夺获功能可联合开启。

1. 程控的 AV 间期状态下心室失夺获，随后的 AV 间期延长 100 ms 或 AV 滞后值（图 19-26B、C）。

2. 延长的 AV 间期状态下心室失夺获，其后 AV 间期恢复原程控值，直至再次达到 AICS/VIP 激活条件（图 19-26A、D，图 19-27）。

（四）其他情况

心脏起搏器检测到噪声事件启动噪声反转功能时，或开启心室安全备用（VSS）功能并在交叉感知窗内检测到感知事件而触发 VSS 时，或检测到高频心房率时，或脉冲发生器表面放置磁铁时，心脏起搏器暂停心室自动夺获功能运行并自动转为高输出模式，直至噪声事件、交叉感知窗内感知事件消失或磁铁移除。起搏器介导性心动过速（PMT）检测时心室阈值搜索暂停，直至 PMT 检测完成。启动遥测时心室自动夺获功能失活，心脏起搏器电耗竭达到择期更换指征（ERI）时心室自动夺获功能关闭。

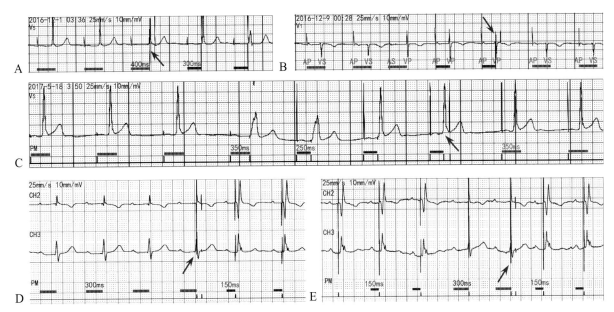

图 19-26　心室自动夺获功能与心室自身优先功能联合运行

A、B 为同一个患者，女，74 岁，植入 Abbott（ST. JUDE）Victory XL DR 5816 双腔心脏起搏器，模式 DDD，基本频率 60 次 / 分，PAVI 300 ms，VIP 100 ms，搜索周期 1，心室自动夺获功能开启。A. 心脏起搏器起初呈"AP-VS"工作方式，PAVI 较长，箭头所示处出现假性心室起搏融合波，心脏起搏器判断心室失夺获，其后 100 ms 处发放 VP_B 脉冲，随后的 PAVI 缩短至程控值（300 ms）。B. 心脏起搏器最初 AV 间期较长，呈"AP-VS"和"AS-VP"工作方式，VP 脉冲发放后 PAVI 缩短至程控值，VIP 功能失活，心脏起搏器判断心室失夺获（箭头所示）时，其后 100 ms 处发放 VP_B 脉冲，随后的 PAVI 延长 100 ms，搜索到 VS 事件，维持"AP-VS"工作方式。C.患者，男，29 岁，因"窦房结功能障碍"植入 Abbott（ST. JUDE）Zephyr XL DR 5826 双腔心脏起搏器，模式 DDD，基本频率 50 次 / 分，PAVI 250 ms，心室自动夺获功能开启，VIP 100 ms，搜索周期 1。心脏起搏器起初呈"AP-VS"工作方式，VP 脉冲发放后 PAVI 由 350 ms 缩短至程控值（250 ms），箭头所示处心脏起搏器判断心室失夺获，其后 100 ms 处发放 VP_B 脉冲，随后的 PAVI 延长 100 ms，进行融合波排除，期间出现 VS 事件，心脏起搏器维持延长的 PAVI。D、E 为同一个患者，女，74 岁，植入 Abbott（ST. JUDE）Accent PM2224 双腔心脏起搏器，模式 DDD，基本频率 60 次 / 分，PAVI 200 ms，SAVI 150 ms，VIP 150 ms，搜索间期 1 分钟，搜索周期 2，心室自动夺获功能开启。D. 心脏起搏器起初呈"AS-VS"工作方式，SAVI 较长（300 ms），提示 VIP 功能在运行中，箭头所示处心脏起搏器判断心室失夺获，其后 100 ms 处发放 VP_B 脉冲，随后的 SAVI 变为程控值（150 ms）。E. 心脏起搏器起初呈"AS-VP"工作方式，SAVI=150 ms，随后出现两次 SAVI 延长至 300 ms，提示 VIP 功能运行，箭头所示处心脏起搏器判断心室失夺获，其后 100 ms 处发放 VP_B 脉冲，随后的 SAVI 变为程控值（150 ms）

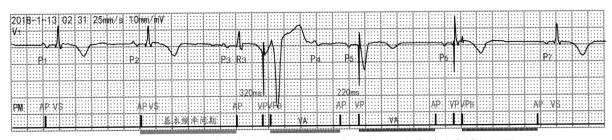

图 19-27　心室自动夺获功能与心室自身优先功能运行合并心房感知不足

患者，女，68 岁，因"三度房室阻滞"植入 Abbott（ST. JUDE）Zephyr XL DR 5826 双腔心脏起搏器，模式 DDD，基本频率 50 次 / 分，PAVI 220 ms，心室自动夺获功能开启，VIP 100 ms。心房不应期外的窦性 P 波（P_1、P_2、P_3、P_4）未抑制预期的 AP 脉冲发放，提示心房感知不足，位于心房肌有效不应期内的 AP 脉冲发生功能性失夺获，位于心房肌有效不应期外的 AP 脉冲产生了相应的心房波（P_5、P_6、P_7），心房起搏功能正常。R_3 位于心房后心室空白期（PAVB）内，VP 脉冲在 PAVI（320 ms）结束时发放，但位于心室肌有效不应期内而失夺获，其后 100 ms 处发放 VP_B 脉冲，VP_B 脉冲启动 VA 间期 =1200 ms-320 ms=880 ms，PAVI 恢复原程控值，程控的 PAVI 时心室失夺获，VP_B 脉冲启动 VA 间期 =1200 ms-220 ms=980 ms

十、ER 感知异常时的心室自动夺获功能运行

（一）ER 感知不足

当心脏起搏器 ER 感知灵敏度数值设置过大时，可引起 ER 感知不足，尽管初始 VP 脉冲夺获心室，但心脏起搏器判断心室失夺获，引起不必要的 VP$_B$ 脉冲发放（位于起搏 QRS 波群中）。一旦心脏起搏器判断连续两次 VP 脉冲失夺获，便启动心室自动阈值搜索，甚至反复进行（图 19-28~ 图 19-30）。ER 感知不足可造成不必要的心室高输出。

（二）ER 感知过度

当心脏起搏器 ER 感知灵敏度数值设置过低（ER 感知过度）或极化电位信号过高时，心脏起搏器可将极化电位误感知为 ER 波，将不会发放 VP$_B$ 脉冲，造成心室起搏脱漏。

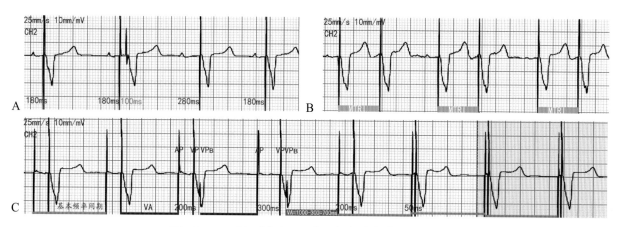

图 19-28　ER 感知不足时心室自动夺获功能运行

患者植入 Abbott（ST. JUDE）双腔心脏起搏器，模式 DDD，基本频率 60 次 / 分，PAVI 200 ms，SAVI 180 ms，MTR 110 次 / 分，心室自动夺获功能开启。A. 心脏起搏器呈 VAT 工作方式，心室失夺获时，VP 脉冲后 100 ms 处发放 VP$_B$ 脉冲，其后 SAVI 延长 100 ms 进行融合波排除。B. 心脏起搏器呈 VAT 工作方式，交替性出现 SAVI 缩短，提示心脏起搏器尝试心室阈值搜索，受限于 MTR，心室阈值搜索暂停，再重启。C. 尽管 VP 脉冲夺获心室肌，但因 ER 感知不足，心脏起搏器判断心室失夺获，在初始 VP 脉冲后 100 ms 处发放 VP$_B$ 脉冲，VP$_B$ 脉冲发放后 AV 间期自动延长 100 ms，进行融合波排除，VP$_B$ 脉冲启动 VA 间期＝基本频率间期 - 当前 PAVI。连续两次 "心室失夺获" 后，PAVI 恢复原值，依次进行心室夺获恢复、心室夺获确认和心室阈值搜索过程（陕西省人民医院，曹怿玮供图）

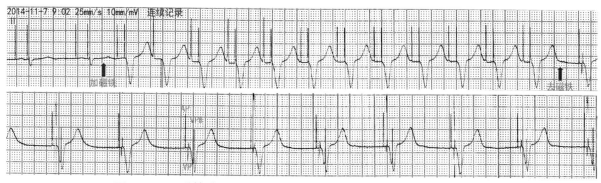

图 19-29　磁铁试验终止后启动心室自动阈值搜索伴 ER 感知不足

患者，女，63 岁，因 "窦房结功能障碍" 植入 Abbott（ST. JUDE）Victory XL DR 5816 双腔心脏起搏器，模式 DDD，基本频率 60 次 / 分，PAVI 200 ms，心室自动夺获功能开启。心脏起搏器起初以程控的 PAVI 房室顺序起搏，QRS 波群较窄，可能为心室起搏融合波。加磁铁后房室顺序起搏，PAVI=120 ms，频率接近 100 次 / 分。去磁铁后，PAVI 缩短至 50 ms，启动心室阈值搜索。部分 VP$_T$ 脉冲虽已夺获心室肌，但其后 100 ms 处仍发放 VP$_B$ 脉冲，VP$_B$ 脉冲位于起搏 QRS 波群中，提示间歇性 ER 感知不足

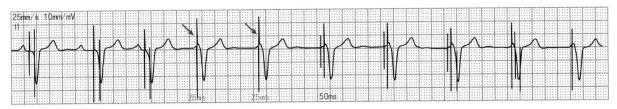

图 19-30　ER 感知不足引发心室自动阈值搜索

患者植入 Abbott（ST. JUDE）双腔心脏起搏器，模式 DDD，基本频率 60 次 / 分，心室自动夺获功能开启。第一跳为 VAT 工作方式，VP 脉冲产生了相应的 QRS 波群，但因 ER 感知不足，心脏起搏器判断心室失夺获，其后 80 ms 处发放 VP_B 脉冲，下一个心动周期 SAVI 延长 100 ms，进行融合波排除，心脏起搏器再次判断心室失夺获并发放 VP_B 脉冲，随后 SAVI 恢复程控值，进行心室夺获恢复，心脏起搏器再次判断心室失夺获并发放 VP_B 脉冲，之后 PAVI/SAVI 缩短至 50/25 ms，连续两次确认心室夺获（箭头所示）后启动心室阈值搜索

第三节　Medtronic 心脏起搏器心室夺获管理功能

Medtronic（包括芯彤和 Vitatron A、E、G、Q 系列）心脏起搏器定时测定心室起搏阈值并调整起搏能量输出的功能称为心室夺获管理（ventricular capture management，VCM）功能或右心室夺获管理（right ventricular capture management，RVCM）功能。

一、心室夺获管理功能的运行原理与原则

（一）运行原理

通过斜率分析器分析 VP 脉冲后 ER 波斜率判断是否有效夺获心室。

（二）运行原则

VP_T 脉冲发放时，起搏频率增快或房室间期缩短，以保证 VP_T 脉冲起搏心室，减少融合波，同时尽可能保持心室率稳定。

二、心室夺获管理功能的特点

（一）优点

1. 通过斜率分析器分析 VP 脉冲后 ER 波斜率，判断是否有效夺获心室，准确性高。

2. 低极化或高极化导线均可应用。

3. 植入时无须测定 ER 值，使用方便。

4. 不受极化电位及假性融合波影响，无须进行融合波排除。

（二）缺点

1. 心脏起搏器定期进行心室阈值测试和电压调整，无逐跳心室夺获确认功能，非心室阈值测试期间的心室失夺获时不发放 VP_B 脉冲，连续的心室失夺获不会启动心室阈值搜索。

2. VP_T 脉冲发放后，不论夺获与否，其后均发放 VP_B 脉冲。

3. 采用心外膜导线时，VCM 功能的适用性不确定，建议关闭。

三、心室夺获管理功能的程控参数

VCM 功能可程控选项有：自适应（adaptive）、监测（monitor）、关闭（off），默认自适应（图 19-31）。VCM 功能开启后状态下，心脏起搏器在植入自检完成后 12 小时开始第一次心室阈值搜索，以后默认每 24 小时进行一次。

（一）电压范围

电压范围（amplitude margin）：可程控选项 1.5、2、2.5、3、4 倍，默认 2 倍。

（二）心室最小自适应电压

心室最小自适应电压（minimum adapted amplitude）：默认 2.0 V，可在 0.5~3.5 V 间程控设置。

（三）夺获测试频率

夺获测试频率（capture test frequency）：每日 / 周固定时间或休息时，或每隔 15 分、30 分、1、2、4、8、12 小时进行，默认每日休息时进行。

（四）夺获测试时间

夺获测试时间（capture test time）：默认 1：00：00AM，可以程控设定。

（五）急性期剩余时间

急性期剩余时间（acute phase days remaining）：心脏起搏器程控时可显示急性期剩余时间及急性期完成时间（acute phase completed）。

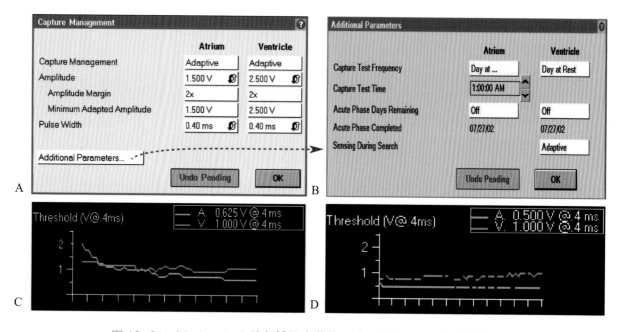

图 19-31　Medtronic 心脏起搏器夺获管理功能程控界面及阈值趋势图

A. 心房默认最低输出 1.5 V/0.4 ms，心室默认最低输出 2.5 V/0.4 ms，心房和心室输出调整均为测得阈值的 2 倍。B. ACM 测试时间默认 1：00：00AM。C. 通过程控仪 Quick Look Ⅱ屏幕显示每周平均心房和心室阈值趋势图，右上角显示最后测量的阈值，A 代表心房，V 代表心室。D. 趋势图中不连续的"间隙"反映心脏起搏器在此时间段（至少 1 周）内无法成功完成阈值测定

（六）搜索期间的感知

搜索期间的感知（sensing during search）：可程控选项有单极、双极、自适应，默认自适应。

Ensura、Advisa、Astra、Azure 心脏起搏器，心律转复除颤器，心脏再同步化治疗起搏器和除颤器均无夺获测试频率、时间和搜索期间的感知选项。

四、心室夺获管理功能的运行条件

（一）心脏起搏器

1. 单、双腔心脏起搏器

Medtronic Kappa700 及其以后系列，芯彤，Vitatron A、E、G、Q 系列心脏起搏器。

2. 植入型心律转复除颤器

Evera、Visia AF 植入型心律转复除颤器。

3. 心脏再同步化治疗起搏器

Consulta C3TR01、Viva C5TR01、Solara、Serena、Percepta 心脏再同步化治疗起搏器具有 RVCM 功能。

4. 心脏再同步化治疗除颤器

Protecta XT、Viva、Brava Quad、Compia、Amplia、Claria 心脏再同步化治疗除颤器。

（二）频率检测

心脏起搏器连续检测八个 VV 间期，上限频率（UR，上限传感器频率或上限跟踪频率）≥ 135 次 / 分时，6/8 个 VV 间期的频率 <100 次 / 分；UR 125~135 次 / 分时，6/8 个 VV 间期的频率 <95 次 / 分；UR<125 次 / 分时，6/8 个 VV 间期的频率 <90 次 / 分，心脏起搏器判定频率不快且稳定，达到了心室阈值测试的条件。较低的心率可减少心室阈值搜索时强制起搏引起的心律竞争。八个 VV 间期检查结束时，传感器频率 ≤ ADL 频率。双腔模式下八个检查间期中至少有一个有效的 AV 间期（AS-VS、AS-VP、AP-VS、AP-VP）。

（三）模式

DDD（R）、DDI（R）、AAI（R）<=>DDD（R）、VVI（R）、VDD 模式。心室起搏管理（MVP）功能运行状态下，VCM 功能运行前心脏起搏器先自动转为 DDD（R）模式（图 19-41，图 19-42）。

（四）其他

程控设置的右心室起搏能量输出不超过 5.0 V/1.0 ms，频率骤降反应、自动模式转换、电池检查、心房优先起搏及睡眠功能处于非运行状态。

五、心室夺获管理功能运行过程

（一）支持周期

VCM 功能运行时，每三个一组的起搏或自身心律为支持周期，为 VP_T 脉冲的发放做准备，在每一组支持周期之后，发放 VP_T 脉冲，呈"3+1"现象。心室不应期感知（VR）和空白期事件不作为支持周期计数，超过支持周期频率限制的 VS 事件重启新的支持周期计数。心房跟踪模式下支持周期的 AV 间期变为节律稳定性检查基础上心脏起搏器测得的最短 AV 间期，通常短于程控值（图 19-41），也可长于程控值（图 19-38，图 19-40）。

（二）非心房跟踪模式

在任何支持周期中，心脏起搏器以支持周期最快频率加 15 次 / 分或 VV 间期 −150 ms（取二者中更快的频率）发放 VP_T 脉冲，在一次心室阈值搜索期间保持只增不减，即使随后的支持频率下降了，VP_T 脉冲的超速起搏频率仍保持最高值不变，以确保在 VCM 过程中 VP_T 脉冲频率始终高于基本频率（图 19-32，图 19-33）。VP_T 脉冲的超速起搏频率不超过心脏起搏器的上限频率（图 19-34）。单心房起搏器起搏模式为 VVI 或 VVIR（单腔心脏起搏器默认此模式而未做修改）或单心室起搏器导线移位至心房，此时，心脏起搏器仍尝试运行 VCM 功能，心电图仍表现为"3+1"的测试规律，但 VP_T 脉冲和 VP_B 脉冲刺激的是右心房而不能夺获心室，VCM 功能不能正常运行（图 19-35）。因此，单腔心脏起搏器植入术后应依据导线所在心腔及时程控相应的模式并确保导线位置正常。

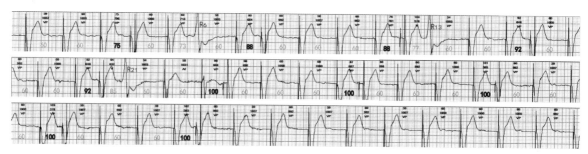

图 19-32　单心室起搏器心室夺获管理功能运行

患者，男，83 岁，因"心房颤动伴长 RR 间期"植入 Medtronic Relia RES01 单心室起搏器，模式 VVI，低限频率（LR）60 次 / 分。连续记录的心电图显示：VCM 功能运行时，每三组为一支持周期，第一个 VP_T 脉冲（75 次 / 分）比支持周期（60 次 / 分）快 15 次 / 分，R_6 的出现使第二个支持周期内的最快支持频率变为 73 次 / 分，第二个 VP_T 脉冲发放时的超速起搏频率增为 88 次 / 分（比支持周期内的最快支持频率快 15 次 / 分），联律间期更短的室性早搏（R_{13}、R_{21}）再次使 VP_T 脉冲超速起搏频率增加。整个 VCM 功能运行过程，VP_T 脉冲的超速起搏频率只增不降，不管 VP_T 脉冲夺获与失夺获，其后 110 ms 处均发放 VP_B 脉冲

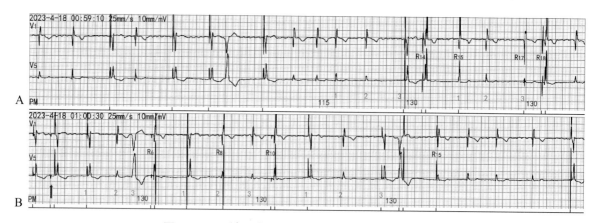

图 19-33　希氏束起搏时心室夺获管理功能运行

患者，男，77 岁，因"心房颤动伴长 RR 间期"植入 Medtronic Adapta ADSR01 单心室起搏器，3830-69 cm 导线植于希氏束区域，模式 VVI，LR 60 次 / 分。VCM：自适应，每日 1：00：00 心室夺获测试。A、B 两图非连续记录，分别显示 VCM 功能运行的开始与结束。A. VCM 功能运行时，每三组为一支持周期，第一个 VP_T 脉冲的频率（130 次 / 分）比支持周期最快频率（115 次 / 分）快 15 次 / 分，随后心脏起搏器始终以这一较快的频率发放 VP_T 脉冲。不管 VP_T 脉冲夺获与失夺获，其后 110 ms 处发放 VP_B 脉冲。多数起搏的 QRS 波群为非选择性希氏束起搏（NSHBP）图形，R_{14}、R_{18} 为选择性希氏束起搏（SHBP），R_{15} 为假性心室起搏融合波，R_{17} 尽管与自身 QRS 波群不同，但其后 T 波与自身心搏的 T 波一致，起搏脉冲位于 QRS 波群之中，故 R_{17} 也是假性心室起搏融合波。B. 箭头所示处 VP_T 脉冲失夺获，其后的 VP_B 脉冲夺获产生 NSHBP 图形，R_6、R_{10} 为 SHBP，R_8、R_{15} 为假性心室起搏融合波

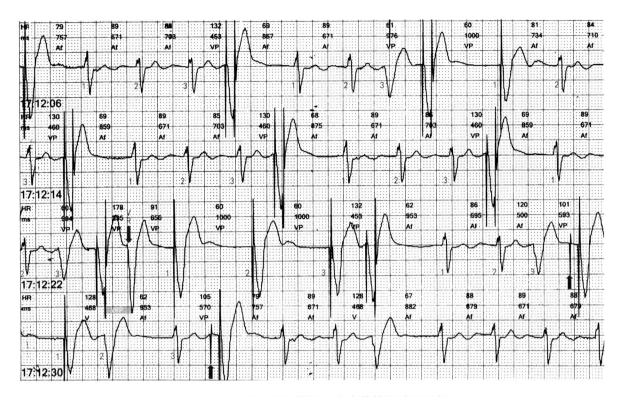

图 19-34 单心室起搏器心室夺获管理功能运行

患者，男，76岁，诊断：扩张型心肌病、心房颤动伴长 RR 间期、室内阻滞，植入 Medtronic Relia RES01 单心室起搏器，3830-69cm 导线植于低位室间隔，模式 VVI，LR 60 次 / 分，VRP 330 ms，每日休息时心室阈值测试。动态心电图显示心室阈值搜索时，每三组为一支持周期，较早的室性早搏（红箭头所示）位于 VRP 内而成为心室不应期感知（VR）事件，其不作为支持周期计数，VP$_T$ 脉冲频率快于支持周期，不管 VP$_T$ 脉冲夺获或失夺获（蓝箭头所示），其后 110 ms 处均发放 VP$_B$ 脉冲

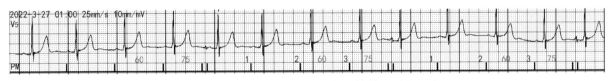

图 19-35 单心房起搏器心室夺获管理功能运行

患者，男，10岁，因"窦房结功能障碍"植入 Medtronic Adapta ADSR01 单腔心脏起搏器，起搏导线植入右心房，模式 VVIR（出厂默认模式而未作相应修改），LR 60 次 / 分。心电图显示：每三组支持周期（起搏频率 60 次 / 分），提前发放测试脉冲（起搏频率 75 次 / 分），随后 110 ms 处发放备用起搏脉冲，符合 VCM 功能运行的特点，但起搏脉冲实际的起搏部位是右心房

（三）心房跟踪模式

支持周期时 PVARP 固定为 350 ms，心室阈值测试时，VP$_B$ 脉冲启动 PVARP、PVAB、VRP。

1. 支持周期为窦性心律

VP$_T$ 脉冲提前发放，SAVI 比支持周期时缩短 110 ms（VDD 模式下，前面无可跟踪的心房波时，以 LR 发放 VP$_T$ 脉冲；有可跟踪的心房波时，SAVI 缩短 110 ms 发放 VP$_T$ 脉冲）。VP$_T$ 脉冲失夺获时，其后发放的 VP$_B$ 夺获心室；VP$_T$ 脉冲夺获心室时，宽大畸形的 QRS 波群可因 SAVI 太短而掩盖窦性 P 波，VP$_B$ 脉冲重叠于 QRS 波群中（图 19-36A，图 19-37 ~ 图 19-39）。

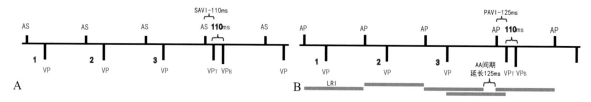

图 19-36　心房跟踪模式下心室夺获管理功能运行示意图

A."AS-VP"工作方式,三个支持周期后,SAVI 缩短 110 ms 发放 VP_T 脉冲,其后 110 ms 处发放 VP_B 脉冲。B."AP-VP"工作方式,三个支持周期后,AA 间期延长 125 ms,发放 VP_T 脉冲,其后 110 ms 处发放 VP_B 脉冲,AP-VP_T 间期较支持周期时缩短 125 ms,VP-VP_T 间期保持不变,AP-VP_B 间期较支持周期缩短 15 ms

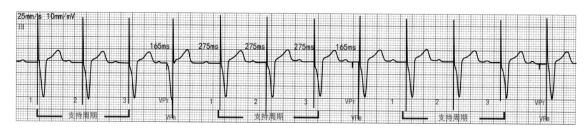

图 19-37　支持周期为窦性心律时心室夺获管理功能运行

患者因"三度房室阻滞"植入 Medtronic Adapta ADD01 双腔心脏起搏器,模式 DDD,LR 60 次 / 分。心电图显示:每三个窦性心律的支持周期,SAVI 缩短 110 ms,发放 VP_T 脉冲,运行 VCM 功能,VP_T 脉冲夺获心室或失夺获时,其后 110 ms 处均发放 VP_B 脉冲

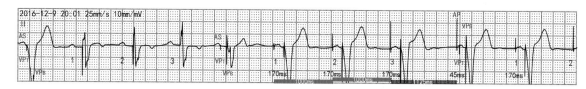

图 19-38　不同工作方式下的心室夺获管理功能运行

患者,男,36 岁,诊断:先天性心脏病、室间隔缺损。患者接受室间隔缺损外科修补术,术后因"房室阻滞"植入 Medtronic Relia RED01 双腔心脏起搏器,模式 DDD,LR 60 次 / 分,PAVI 170 ms,SAVI 140 ms,Search AV+ 功能开启,AV 间期最大延长值 170 ms。心脏起搏器运行 VCM 功能,窦性心律为支持周期时,每三个支持周期(SAVI 长于程控值),SAVI 缩短 110 ms,发放 VP_T 脉冲,VP_T 脉冲夺获或失夺获,其后 110 ms 处均发放 VP_B 脉冲;心房起搏为支持周期时,每三个支持周期(PAVI=170 ms)AA 间期延长 125 ms,PAVI 缩短 125 ms(变为 45 ms),VP_T 脉冲失夺获,其后 110 ms 处发放 VP_B 脉冲(山东省曹县人民医院,葛晓冬供图)

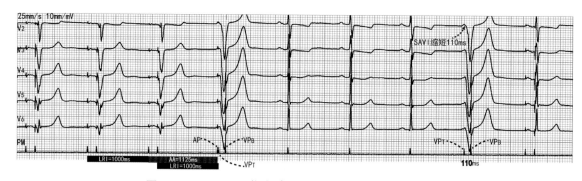

图 19-39　不同工作方式下的心室夺获管理功能运行

患者,女,62 岁,植入 Medtronic 双腔心脏起搏器,模式 DDD,LR 60 次 / 分,低限频率间期(LRI)1000 ms,PAVI 150 ms,SAVI 120 ms。支持周期为心房起搏时,AA 间期延长 125 ms,PAVI 缩短 125 ms,发放 VP_T 脉冲,VP_T 脉冲与前一个 VP 脉冲的间距等于 LRI;支持周期为窦性心律时,心脏起搏器呈 VAT 工作方式,产生假性心室起搏融合波,三个支持周期后,SAVI 缩短 110 ms 变为 10 ms,发放 VP_T 脉冲,夺获心室所产生宽大畸形的 QRS 波群掩盖了窦性 P 波,尽管 VP_T 脉冲夺获心室,其后 110 ms 处仍发放 VP_B 脉冲

2. 支持周期为心房起搏

（1）若 VCM 功能运行前 AV 间期较长（如 Search AV+、MVP 功能运行），进入支持周期时，AV 间期常常缩短，心室率稳定的原则贯穿 VCM 功能运行过程中，VV 间期等于低限（或传感器）频率间期。

（2）每次 VP$_T$ 脉冲发放前 AA 间期均延长一次，"AP-VP" 工作状态下，AA 间期延长 125 ms，"AP-VS" 工作状态下，为了保持 VS 至 VP$_T$ 脉冲的间期等于低限（或传感器）频率间期，AA 间期延长值 <125 ms，AP 推迟但不晚于 VP$_T$ 脉冲。在延长的 AA 间期内若出现 AS 事件，则抑制预期的心房起搏，转而启动缩短的 SAVI（支持周期的 SAVI-110 ms）；若延长的 AA 间期内无 AS 事件，AP 脉冲发放后 PAVI 间期较支持周期时缩短 125 ms，若 VP$_T$ 脉冲夺获，RR 间期不变，若 VP$_T$ 脉冲失夺获而 VP$_B$ 夺获，VP$_B$ 脉冲位于 QRS 波群起始部，RR 间期延长 110 ms。自身 P 波触发 VP$_T$ 脉冲（即 AS-VP$_T$-VP$_B$ 序列）时，VP$_T$ 脉冲产生的 QRS 波可掩盖 P 波，VP$_T$ 脉冲失夺获时，酷似 "AP-VP" 序列，但 "AP-VP" 间期实际是 VP$_T$-VP$_B$ 间期（110 ms）；AP 脉冲后发放 VP$_T$ 脉冲时，AP 脉冲可与 VP$_T$ 脉冲重叠，误认为是一个起搏脉冲，造成诊断困难，此时可以依据每三个基本的支持周期出现一次 AA 间期延长 125 ms（即 3+1 现象）作出诊断（图 19-36B，图 19-38~ 图 19-42）。

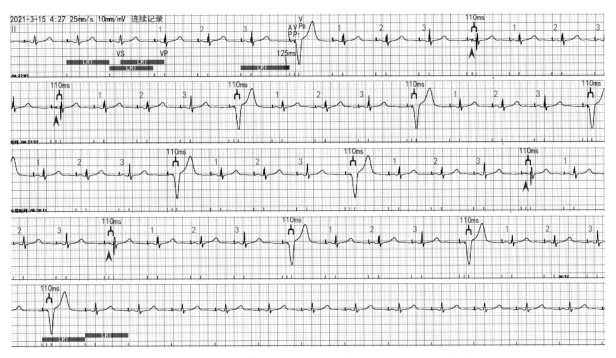

图 19-40　心室夺获管理功能运行时 Search AV+ 功能暂停

患者，女，67 岁，因"窦房结功能障碍"植入 Medtronic Adapta L ADDRL1 双腔心脏起搏器，模式 DDD，LR 60 次 / 分，PAVI 150 ms，SAVI 120 ms，Search AV+ 功能开启，AV 间期最大延长值 170 ms，频率适应性 AV 功能关闭，VCM 功能开启，心室阈值测试频率：每日休息时。连续记录的心电图显示心脏起搏器起初呈 "AP-VS" 工作方式，VCM 功能运动时，由 "AP-VS" 转为 "AP-VP" 工作方式，VS-VP 间期 =LRI，心脏起搏器每三个支持周期 AA 间期自动延长 125 ms，PAVI 缩短 125 ms，支持周期的 PAVI（220 ms）长于程控值（150 ms）。VP$_T$ 脉冲与前一个 VP 脉冲的间距等于支持周期时 VP 脉冲间距，不论 VP$_T$ 脉冲夺获或失夺获（箭头所示），其后 110 ms 处均发放 VP$_B$ 脉冲。VCM 运行结束后出现一次房室顺序起搏，随即恢复为 "AP-VS" 工作方式

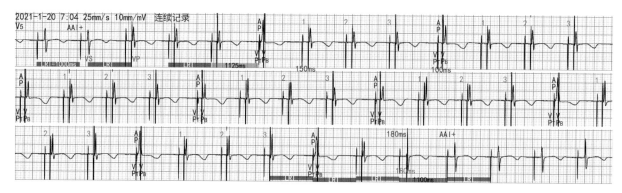

图 19-41　心室起搏管理功能开启状态下心室夺获管理功能运行

　　患者，女，67岁，因"二度房室阻滞"植入 Medtronic Advisa DR MRI A3DR01 双腔心脏起搏器，模式 AAI<=>DDD，LR 60次/分，LRI 1000 ms，PAVI 180 ms，SAVI 150 ms。心脏起搏器起初为 AAI+ 模式，VCM 功能运行时，AA 间期延长后转为房室顺序起搏，PAVI=150 ms，VV 间期不变，支持周期为心房起搏，每三个支持周期 AA 间期延长 125 ms，发放一次 VP$_T$ 脉冲，PAVI 缩短，导致 AP 与 VP$_T$ 脉冲重叠，VP–VP$_T$ 间期保持不变（等于 LRI），VP$_T$ 脉冲后 100 ms 处发放 VP$_B$ 脉冲。VCM 功能运行结束后出现两次房室顺序起搏，随后 AA 间期延长 100 ms（PAVI–80 ms）进行房室传导检测，房室传导检测成功后转为 AAI+ 模式

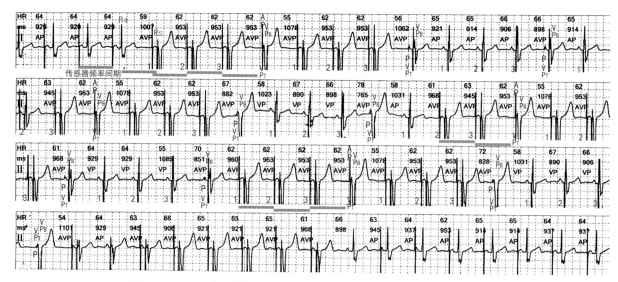

图 19-42　心室起搏管理功能开启状态下心室夺获管理功能运行

　　患者，女，56岁，因"窦房结功能障碍"植入 Medtronic Adapta L ADDRL1 双腔心脏起搏器，模式 AAIR<=>DDDR，LR 55次/分，PAVI 150 ms，SAVI 120 ms，频率适应性 AV 功能关闭。连续记录（25 mm/s 10 mm/mV）心电图：心脏起搏器起初为 AAIR+ 模式，VCM 功能运行时，AA 间期延长并转为房室顺序起搏，VV 间期不变，R$_4$R$_5$= 传感器频率间期。支持周期为心房起搏时，每三个支持周期 AA 间期延长 125 ms，发放一个 VP$_T$ 脉冲，体表心电图 AP 脉冲与 VP$_T$ 脉冲几乎重叠而不易分辨；支持周期为窦性心律时，VP$_T$ 脉冲发放时 SAVI 比支持周期时缩短 110 ms，夺获心室所产生的宽大 QRS 波群掩盖了窦性 P 波。不管 VP$_T$ 脉冲夺获或失夺获，其后 110 ms 处均发放 VP$_B$ 脉冲。VCM 功能运行结束后，心脏起搏器以程控的 AV 间期工作八个心动周期，然后延长 AA 间期一次，房室传导检测成功后转为 AAIR+ 模式

（四）备用的心室起搏脉冲发放

VCM 功能运行时，无论 VP_T 脉冲是否夺获心室，心脏起搏器在 VP_T 脉冲后 110 ms 处（Advisa、Astra、Azure 心脏起搏器为 100 ms，CRT 起搏器 RVCM 时为 90 ms）以原程控电压、1.0 ms 脉宽发放 VP_B 脉冲，以确保心室夺获。

（五）心室阈值搜索

心室阈值搜索时脉宽固定为 0.4 ms。三个连续的 VP_T 脉冲中，首个 VP_T 脉冲夺获（CAP）或后两个 VP_T 脉冲夺获，心脏起搏器判断测试电压 > 阈值，逐次减低测试电压；≥ 2 个失夺获，心脏起搏器判断测试电压 < 阈值，逐次增加测试电压。测试电压 > 阈值时，每次电压递减 0.125 V，三次测试中两次失夺获（LOC），下一次增加电压 0.125 V，直至连续三次 VP_T 脉冲夺获，测得阈值。心室阈值搜索期间为减少 ER 感知不良，可将搜索期间的感知程控为"Adaptive"，一旦测得的阈值 >2.5 V，心脏起搏器自动转变心室感知极性，重复一次阈值测试，若测得阈值正常，则忽略之前的异常测试结果；若再次测得超出范围的阈值，心脏起搏器保持心室高输出（5.0 V/1.0 ms）状态。

（六）心室起搏电压调整

1. 急性期

急性期开始于心脏起搏器植入完成后，一般默认 120 天，急性期剩余时间可程控。急性期内，右心室输出的低限为最后一次程控值与 3.5 V/0.4 ms 之间的最大者，且能量输出只升不降，最大限度地保证患者的安全。

2. 急性期后

心室起搏能量输出可以根据心室阈值测试情况自动升降。心室起搏能量输出调整为脉宽 0.4 ms，电压为起搏阈值 × 电压安全范围（默认 2 倍，可程控），心室默认的最低起搏能量输出 2.0 V/0.4 ms（可程控）。如果测得阈值 >2.5 V/0.4 ms，为保证安全而引起的电压倍增可能超过 5.0 V，心脏起搏器发布高阈值报警并转为高输出（5.0 V/1.0 ms）状态。心脏起搏器通过 VCM 功能调整的心室起搏能量输出不会超过 5.0 V/1.0 ms。

六、心室夺获管理功能与其他功能的相互影响

VCM 功能运行时，以下功能禁用：感知保障、频率骤降反应检测、Search AV+、频率适应性 AV、非竞争性心房起搏、导线监测、自动或传感器可变的 PVARP（心房跟踪模式下 PVARP 固定为 350 ms）、心室安全起搏（测试周期时）、心房优先起搏、窦性优先功能。

七、心室阈值搜索的干扰、终止与重启

当有的事件（比如传感器频率 >ADL 频率、模式转换）影响了心室夺获与失夺获的判断时，心室阈值搜索过程不能如期进行。

（一）心脏起搏器在终止心室阈值搜索前可允许以下情况发生数次

1. 上限跟踪频率超越了测试频率。

2. 支持周期的心室率大于 VCM 功能运行所允许的最大频率（90~100 次 / 分，根据设置的上限频率而定），VCM 功能暂时终止，随后支持周期重整，再运行 VCM 功能。支持周期结束时提早发生的自身心搏（频率快于 VP_T 脉冲）将取消 VP_T 脉冲发放，重启新的支持周期（图 19-43）。

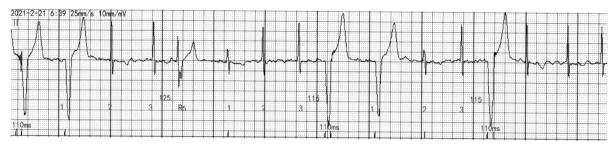

图 19-43 提早发生的自身心搏重启新的支持周期

患者，男，61岁，因"心房颤动伴长 RR 间期"植入 Vitatron A20 A1 单心室起搏器，模式 VVIR，LR 60 次 / 分，VRP 330 ms。R_5 提早出现，快于心室测试起搏频率（115 次 / 分），抑制了 VP_T 脉冲的发放并重新开始支持周期计数

3. 心房跟踪模式下出现心脏起搏器定义的室性早搏（VRP 外的 VS 事件）。

4. 在支持周期发生心室安全起搏。

5. 连续的心室不应期感知。

（二）心室阈值搜索终止

在以下情况时起心室阈值搜索终止：①心脏起搏器电池电量不足；②检测到噪声反转；③整个心室阈值搜索过程中未发生失夺获（提示可能有导线问题或未检测到自身事件）或未确定夺获（提示高阈值）；④程控或电话传输开始时。

（三）心室阈值搜索重启

当心室阈值搜索无法完成时，30 分钟内（或 15 分钟，可程控设置），心脏起搏器将自动启动另一次搜索。若在一个测试时间段内（如 24 小时）4 次（或 5 次）心室阈值搜索重复尝试都失败，心室阈值测试则暂停，直至下一个测试时间段。

（四）室性早搏时的心室夺获管理功能运行

若室性早搏（PVC）超过 VCM 功能运行所允许的支持周期最大频率，PVC 将重启新的支持周期计数，然后再运行 VCM 功能（图 19-44）。若 PVC 不超过 VCM 运行所允许的支持周期频率限制，则作为支持周期计数。若 PVC 出现时支持周期正好结束，PVC 后心房逸搏间期变为 VA 间期 +125 ms，PVC 与其后 VP_T 脉冲的间距 = 低限或传感器频率间期（图 19-45）。

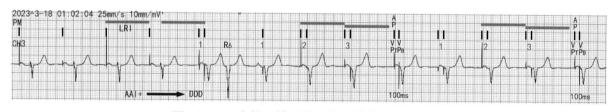

图 19-44 室性早搏时的心室夺获管理功能运行

患者，男，85岁，因"窦房结功能障碍"植入 Medtronic Advisa DR MRI A3DR01 双腔心脏起搏器，模式 AAI<=>DDD，LR 60 次 / 分，LRI 1000 ms，PAVI 170 ms，SAVI 150 ms。心脏起搏器起初为 AAI+ 模式，VCM 功能运行时，AA 间期延长后转为房室顺序起搏，VV 间期不变，PVC（R_6）重整支持周期计数，随后，每三个支持周期 AA 间期延长 125 ms，发放一个 VP_T 脉冲，PAVI 缩短，导致 AP 与 VP_T 脉冲重叠，VP-VP 间期保持不变（等于 LRI），VP_T 脉冲后 100 ms 处发放 VP_B 脉冲（浙江省兰溪市人民医院，蒋如芳供图）

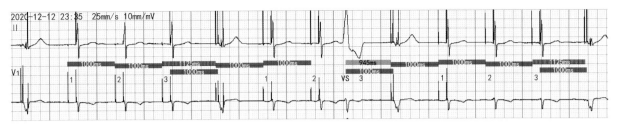

图 19-45　室性早搏合并心室夺获管理功能运行

患者，女，67 岁，因"窦房结功能障碍"植入 Vitatron E50 A1 双腔心脏起搏器，模式 DDD，LR 60 次 / 分，LRI 1000 ms，PAVI 180 ms。VCM 功能运行时，心脏起搏器每三个支持周期（PAVI 180 ms）AA 间期自动延长 125 ms，PAVI 缩短，VP–VP$_T$ 间期 =LRI。VP$_T$ 脉冲夺获心室，其后 110 ms 处发放 VP$_B$ 脉冲。PVC 出现时，支持周期正好结束，PVC 后心房逸搏间期变为 VA 间期 +125 ms=820 ms+125 ms=945 ms，PVC 与其后 VP$_T$ 脉冲的间距 =LRI

八、心室夺获管理功能的鉴别

（一）心室安全起搏功能

Medtronic 心脏起搏器心室安全起搏（VSP）与 VCM 功能运行时均可出现间距 110 ms 的双起搏脉冲。少数情况下，VSP 每三个基本节律出现一次，周期性发生，似 VCM 功能运行（图 19-46，图 19-47）。

1. 心室安全起搏功能

VSP 时间距 110 ms 的双起搏脉冲分别是 AP 脉冲和 VP 脉冲，没有 AP 脉冲推迟发放的现象，AP 脉冲一般不会产生 QRS 波群，除非房室导线反接或心房导线移位进入心室。

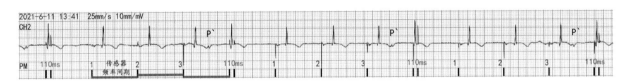

图 19-46　规律出现的心室安全起搏似心室夺获管理功能运行

患者，女，62 岁，因"窦房结功能障碍"植入 Medtronic Sensia L SEDRL1 双腔心脏起搏器，模式 DDDR，LR 55 次 / 分，PAVI 300 ms，SAVI 270 ms，上限跟踪频率 130 次 / 分，PVARP：自动，最小 PVARP 250 ms。心电图显示：心房起搏心律，频繁出现的房性 P′波（可能位于 PVARP 内而不触发心室起搏）缓慢下传心室，每三个"AP-VS"事件出现一次间距 110 ms 的双起搏脉冲，似 VCM 功能运行，但没有 AP 脉冲推迟发放的现象，可以排除 VCM 功能运行，考虑为 VSP（浙江省兰溪市人民医院，蒋如芳供图）

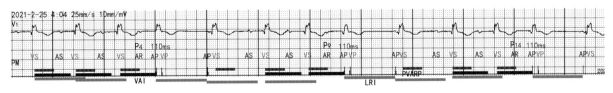

图 19-47　DDI 模式下规律出现的心室安全起搏似心室夺获管理功能运行

患者，男，102 岁，因"房室阻滞、右束支阻滞"植入 Medtronic Advisa DR MRI A3DR01 双腔心脏起搏器，模式 DDI，LR 60 次 / 分，PAVI 300 ms，PVARP：自动，最小 PVARP 250 ms。P$_4$、P$_9$、P$_{14}$ 位于 PVARP 内，均下传心室。AP 脉冲在 VA 间期结束时发放，每隔三个心搏 QRS 波群位于 AP 后心室通道交叉感知窗内，引发 VSP，PAVI=110 ms，呈"3+1"现象，似 VCM 功能运行

2. 心室夺获管理功能

VCM 功能运行时，间距 110 ms 的双起搏脉冲分别是 VP_T 脉冲和 VP_B 脉冲，有时 AP 脉冲与 VP_T 脉冲重叠，可出现相距 110 ms 的 AP 脉冲与 VP_B 脉冲之间夹有 QRS 波群（VP_T 脉冲产生）的现象，看似 VSP。但是 VCM 功能运行时，支持周期若为窦性心律，每三个支持周期 SAVI 缩短 110 ms；支持周期若为心房起搏，每三个支持周期 AP 脉冲推迟 125 ms。

（二）心室起搏管理功能

MVP 功能运行时，少数情况下每三个心动周期因心脏起搏器判断房室传导中断而发放距离较短的双起搏脉冲，呈现 "3+1" 现象，但是，此双起搏脉冲为 "AP-VP_B" 脉冲，彼此间距 80 ms，双起搏脉冲发放前 AA 间期保持不变（无延长现象），可以与 VCM 功能鉴别（图 19-48）。

（三）逐跳心室夺获确认功能

具有逐跳心室夺获确认功能的心脏起搏器，偶尔心脏起搏器每三个周期判断出现一次心室失夺获而发放 VP_B 脉冲，呈 "3+1" 现象。但是，VP_B 脉冲发放后下一个 AV 间期延长（或缩短），有融合波排除现象，VP_B 脉冲发放前没有 AV 间期缩短现象，可以与 VCM 相鉴别（图 19-49）。

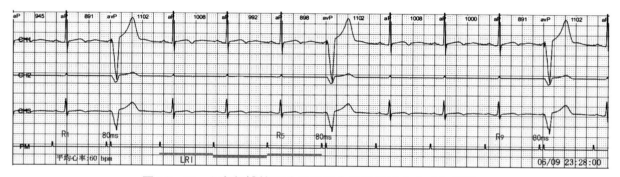

图 19-48　心室起搏管理功能运行合并间歇性心室感知不足

患者，女，86 岁，植入 Medtronic 双腔心脏起搏器，LR 60 次/分，LRI 1000 ms。每隔三个 "AP-VS" 事件出现一个缩短的双起搏脉冲，呈 "3+1" 现象，似 VCM 功能运行，但双起搏脉冲间距 80 ms，AA 间期 =LRI，不支持 VCM 功能运行。考虑为心室起搏管理功能运行，R_1、R_5、R_9 未被感知，心脏起搏器判断房室传导中断，在 AP 脉冲后 80 ms 处发放 VP_B 脉冲

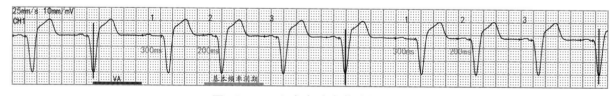

图 19-49　心室自动夺获功能运行

患者植入 Abbott（ST. JUDE）双腔心脏起搏器，模式 DDD，基本频率 60 次/分，PAVI 200 ms。心电图显示：每隔三个心动周期，在起搏 QRS 波群中发放一个 VP_B 脉冲，呈 "3+1" 现象，似 VCM 功能运行，但 VP_B 脉冲发放前没有 PAVI 缩短现象，VP_B 脉冲启动 VA 间期，安排下一个 AP 脉冲发放，符合心室自动夺获功能运行的特点。因间歇性 ER 感知不足，心脏起搏器判断心室失夺获，发放 VP_B 脉冲后延长 PAVI 进行融合波排除

（四）Biotronik 双腔心脏起搏器心室夺获控制功能

Biotronik 双腔心脏起搏器心室夺获控制（VCC）功能开启后，若以滞后 AV 间期工作，心室失夺获后，AV 间期缩短至程控值，进行融合波排除，程控的 AV 间期起搏三次均夺获心室时重启 AV 扫描滞后，可表现为"3+1"现象（图 19-50）。Medtronic 双腔心脏起搏器 VCM 功能在支持周期为心房起搏时，每隔三个支持周期，PAVI 缩短 125 ms 发放 VP_T 脉冲，可以与 VCC 功能鉴别。

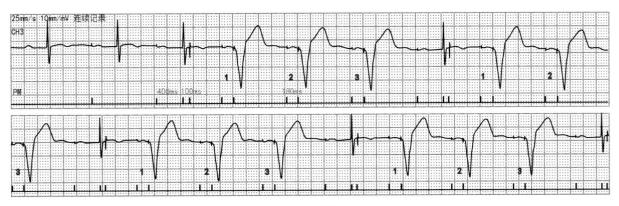

图 19-50　心室夺获控制功能运行

患者植入 Biotronik 双腔心脏起搏器，模式 DDD，基础频率 60 次 / 分，PAVI 180 ms，IRSplus 功能开启。心电图显示：PAVI=400 ms 时提示 AV 滞后功能运行，心脏起搏器判断 VP 脉冲不夺获，其后 100 ms 处发放 VP_B 脉冲，随后 PAVI 恢复程控值（180 ms），进行融合波排除，三次 VP 脉冲均夺获心室，重启 AV 扫描滞后，PAVI 延长至 400 ms，心脏起搏器再次判断 VP 脉冲不夺获，重复上述过程，呈现"3+1"现象，但整个过程中 AA 间期保持不变，也无 PAVI 较程控值缩短 125 ms 的现象（浙江省海宁市人民医院，平嘉溜供图）

（五）间歇性心室感知不足

间歇性心室感知不足时，偶尔表现为每三个自身心搏提前出现一个起搏事件，呈"3+1"现象，似 VCM 功能运行，但是，提前发放的起搏脉冲与前面的自身心搏无关，而与更前一个自身心搏的间距等于低限或传感器频率间期（图 19-51）。

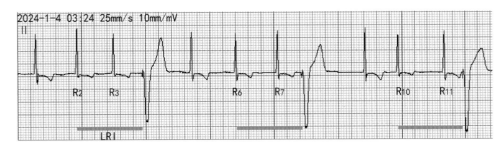

图 19-51　间歇性心室感知不足似心室夺获管理功能运行

患者，女，76 岁，植入 Medtronic Relia RES01 单心室起搏器，模式 VVI，LR 60 次 / 分，LRI 1000 ms。心电图显示：心房颤动，每三个自身 QRS 波群提前出现一个心室起搏的 QRS 波群，呈"3+1"现象，似 VCM 功能运行，但是，VP 脉冲与前面的 R_3、R_7、R_{11} 距离不固定，而与 R_2、R_6、R_{10} 距离等于 LRI，提示间歇性心室感知不足（山东大学齐鲁医院，贾书敏供图）

九、Medtronic 无导线心脏起搏器心室夺获管理功能

Medtronic 无导线心脏起搏器（Micra VR、Micra AV）VCM 功能通过检测 VP_T 脉冲后的 ER 信号来判断心室夺获情况，通常于午夜 0 时运行。

（一）程控参数

Medtronic 无导线心脏起搏器 VCM 功能可程控选项有自适应（adaptive）、监测（monitor）、关闭（off），默认自适应。

（二）运行过程

1. 节律稳定性测试

心脏起搏器首先进行节律稳定性测试，确保八个心搏的频率在规定范围内。节律稳定性测试若不满足条件或阈值测试不成功，1 小时后重启 VCM 功能。

2. 心室阈值搜索

心脏起搏器默认脉宽 0.24 ms，每三个支持周期（包括 VP 及 VS 事件），发放一次超速的 VP_T 脉冲，支持周期频率 ≤ 60 次 / 分时，测试频率 70 次 / 分；支持周期频率 >60 次 / 分时，测试的起搏间期 = 支持周期中三个间期的最小值 −150 ms。若 VP_T 脉冲失夺获，且其后 500 ms 内无 VS 事件，VP_T 脉冲后 500 ms 处发放 VP 脉冲，VP_T 脉冲后的心室事件（VS 或 VP）均算入下一个支持周期计数。连续三次 VP_T 脉冲均夺获，心室阈值搜索终止（图 19-52，图 19-53）。

Micra AV 心脏起搏器心室阈值搜索时，将由 VDIR 模式转换为 VVIR 模式，由 VDI、VVI+、VDD 模式转换为 VVI 模式，心室阈值搜索完成后，心脏起搏器再转为程控的起搏模式。

VCM 功能运行期间，滞后频率暂停，当支持周期内出现快于最大传感器频率的事件时，重启新的支持周期计数。

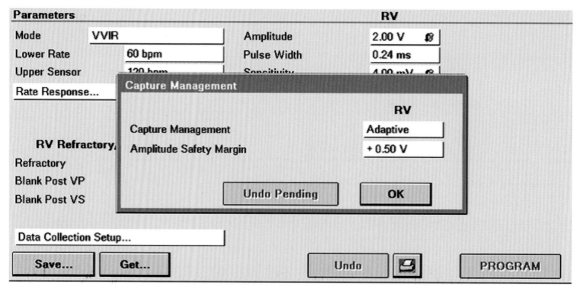

图 19-52　无导线单心室起搏器（Micra VR）心室夺获管理功能程控界面

脉宽默认 0.24 ms，夺获管理：自适应，电压安全范围：+0.5 V

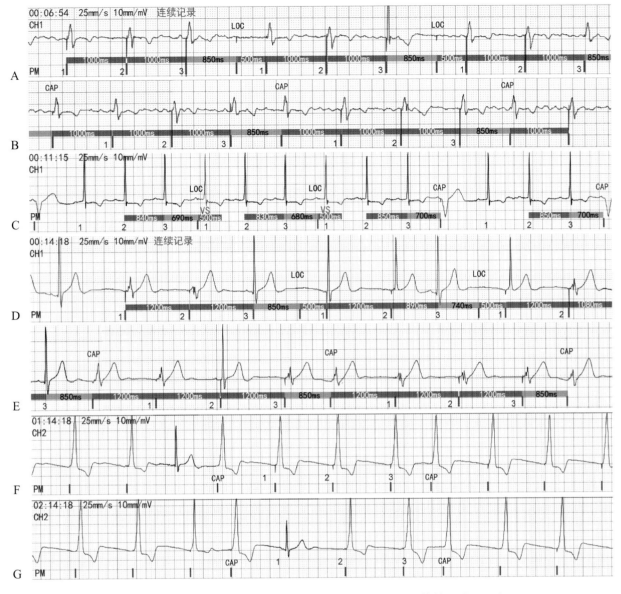

图 19-53　无导线单心室起搏器（Micra VR）心室夺获管理功能运行

患者植入 Medtronic Micra MC1VR01 无导线单心室起搏器，模式 VVI，LR 60 次/分，夺获管理：自适应。A、B 为同一个患者连续记录，心脏起搏器每三个支持周期（起搏频率 60 次/分）发放一个 VP_T 脉冲（频率 70 次/分），心室失夺获（LOC）和心室夺获（CAP）时均不发放 VP_B 脉冲，LOC 后 500 ms 处发放下一个 VP 脉冲，连续出现三次 CAP，心脏起搏器结束当日的心室阈值搜索。C. 支持周期频率 >60 次/分，心脏起搏器以支持周期中最短周期 −150 ms 作为测试起搏间期，LOC 后 500 ms 内的 VS 事件抑制预期的 VP 脉冲发放。D~G 为同一个患者，D、E 为连续记录，支持周期频率 <60 次/分时，测试起搏频率为 70 次/分；支持周期频率 >60 次/分时，心脏起搏器以支持周期中最短间期 −150 ms 作为测试起搏间期。LOC 后 500 ms 处发放下一个 VP 脉冲，心室阈值搜索完成后心脏起搏器每小时、每三个支持周期提前发放一个 VP_T 脉冲进行阈值确认测试，每次 VP_T 脉冲 ≤ 3 个（浙江绿城心血管病医院，江茜供图）

3. 心室阈值确认测试

在自适应状态下，心室阈值搜索成功后心脏起搏器每小时进行一次阈值确认测试（threshold confirmation test）。Medtronic 无导线心脏起搏器每三个程控设置的工作模式下的支持周期提前发放一个 VP_T 脉冲，其发放方式与心室阈值搜索时相同。每次阈值确认测试时最多发放三次 VP_T 脉冲（图 19-54），期间遵循 2/3 原则，三次测试若两次失夺获，则重启 VCM 功能。

（三）安全范围设置

Medtronic 无导线心脏起搏器（Micra VR、Micra AV）脉冲振幅（电压）安全范围（amplitude safety margin）可在 0.25~1.5 V 之间程控选择，默认 0.5 V。

1. 急性期

心脏起搏器植入术后 112 天内为急性期，心脏起搏器基于过去 2 周测试的最高阈值 +1.5 V（不可程控）。

2. 慢性期

慢性期，心脏起搏器基于过去 2 周测试的最高阈值 + 程控设置的脉冲振幅安全范围数值。

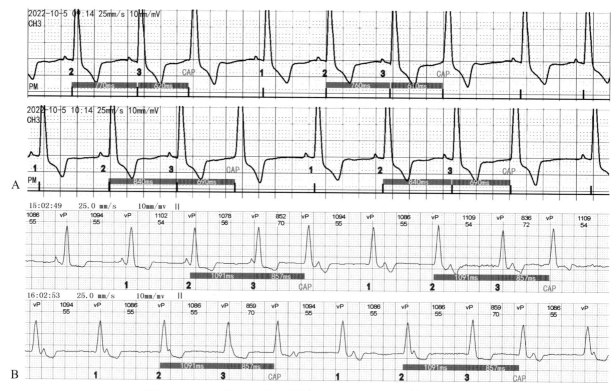

图 19-54　无导线心脏起搏器（Micra）心室阈值确认测试

A. 患者植入 Medtronic Micra AV MC1AVR1 无导线房室同步心脏起搏器，模式 VDD，LR 60 次 / 分，夺获管理：自适应。动态心电图显示心脏起搏器每三个支持周期，提前发放一个 VP_T 脉冲，支持周期呈 VAT 工作方式，起搏频率 >60 次 / 分，测试的起搏间期 = 支持周期中三个间期的最小值 -150 ms，两次 VP_T 脉冲均夺获心室（CAP）。上述现象每隔 1 小时重复出现，为心室阈值确认测试。B. 患者植入 Medtronic Micra MC1 VR01 无导线单心室起搏器，模式 VVI，LR 55 次 / 分，夺获管理：自适应。动态心电图显示心脏起搏器每三个支持周期，提前发放一个 VP_T 脉冲，支持周期起搏频率 <60 次 / 分，测试频率 70 次 / 分，两次 VP_T 脉冲均夺获心室。上述现象每隔 1 小时重复出现，为心室阈值确认测试

第四节　Biotronik 心脏起搏器心室自动阈值管理功能

Biotronik 心脏起搏器应用低极化导线，依据 ER 测定，自动、定时测定心室起搏阈值，调整心室起搏能量输出。E 系列之前的心脏起搏器（Philos Ⅱ、Cylos、Talos）称动态夺获控制（active capture control，ACC）功能，有关闭（off）、开启（on）、动态阈值监测（active threshold monitoring，ATM）三种可程控选项，默认 ATM。ATM 状态下，心脏起搏器进行信号分析和心室阈值搜索，但不进行心室起搏电压调整和连续心室夺获确认。E 系列心脏起搏器称心室夺获控制（ventricular capture control，VCC）功能，默认开启。

一、程控参数

（一）最大电压

最大电压（maximum amplitude）即用于信号分析、心室阈值搜索时的开始电压，E 系列前的心脏起搏器最大电压默认 3.6 V；E 系列心脏起搏器最大电压默认 3.0 V。

（二）最小电压

最小电压（minimum amplitude）是指心脏起搏器所允许的最小心室起搏电压。Philos Ⅱ、Cylos 心脏起搏器可在 0.1~6.4 V 之间程控设置，默认 0.7 V；其他心脏起搏器固定为 0.7 V，不可程控。

（三）安全余量

起搏阈值与实际起搏电压的差值，最大安全余量（safety margin）1.2 V；E 系列心脏起搏器安全余量 0.3~1.2 V，默认 0.5 V。

（四）搜索类型

间期（interval）或每日时间（time of day），Philos Ⅱ、Cylos 心脏起搏器心室阈值搜索默认每 12 小时一次；E 系列心脏起搏器心室阈值搜索默认每日（2：00）一次（图 19-55）。

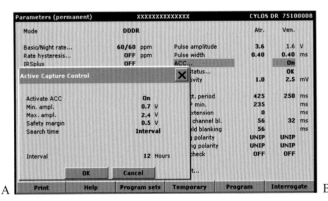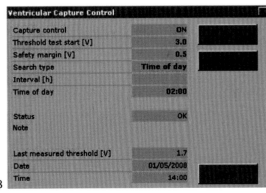

图 19-55　Biotronik 心脏起搏器心室自动阈值管理功能程控界面

A. Biotronik Cylos DR 双腔心脏起搏器动态夺获控制（ACC）程控界面，ACC 功能开启，最小 ACC 电压 0.7 V，最大 ACC 电压 2.4 V，安全余量 0.5 V，搜索间期 12 小时。B. Biotronik Evia DR 双腔心脏起搏器心室夺获控制（VCC）程控界面，VCC 功能开启，开始测试电压 3.0 V，安全余量 0.5 V，阈值搜索每天开始时间 02:00

523

二、运行过程

Biotronik 心脏起搏器心室自动阈值管理功能运行分以下步骤（图 19-56）：①信号分析（signal analysis）；②心室阈值搜索（threshold search）；③心室起搏电压调整（adaption of the amplitude）；④心室夺获确认（capture verification）。

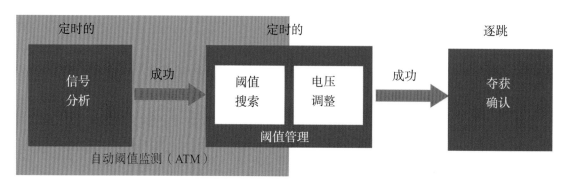

图 19-56　Biotronik 心脏起搏器心室阈值管理功能示意图

（一）信号分析

单心室起搏器计算测试前四个心动周期的心室率平均值作为自身心率，心室自动阈值管理功能运行时的起搏频率 = 自身心率 +10 次 / 分，E 系列前的心脏起搏器允许最快心率 100 次 / 分，E 系列心脏起搏器允许最快心率 110 次 / 分。双腔心脏起搏器 PAVI/SAVI 缩短为 50 ms/15 ms，以确保心室夺获。心脏起搏器依次进行建立夺获模板及失夺获模板，多呈现"5+5"现象。

1. 建立夺获模板

心脏起搏器以最大电压发放数个（4 或 5 或 6 个）VP 脉冲，确保每一个脉冲均夺获心室，核查 ER 信号，建立夺获模板。

2. 建立失夺获模板

心脏起搏器以最大电压发放五对间距 100 ms 的 VP 脉冲，基于第二个位于心室肌有效不应期内的无效脉冲，对第二个 VP 脉冲后的极化电位进行信号分析，建立失夺获模板。

信号分析期间，提前发生的 VS 事件可抑制 VP_T 脉冲的预期发放，但不影响 VP_T 脉冲的发放计数，信号分析期间的心室失夺获（其后 100 ms 发放 VP_B 脉冲）将重启信号分析。若信号分析不成功，则心室阈值管理失活，心室起搏电压转为最大电压；若信号分析完成，但随后测试未能进行，则心室阈值管理暂时失活，起搏电压等于上次测得的阈值 +1.2 V，信号分析将在下一搜索时间段进行；若上述情况连续发生三次，则心室自动阈值管理功能永久失活，心室起搏电压转为最大电压 +1.2 V，心室自动阈值管理功能只能人为再次开启。

（二）心室阈值搜索

单心室起搏器起搏频率为自身心率 +10 次 / 分，双腔心脏起搏器 PAVI/SAVI 缩短为 50 ms/15 ms。脉宽固定为 0.4 ms，电压从最大电压开始递减。

1. E 系列之前心脏起搏器

心室起搏电压从最大电压（默认值 3.6 V）开始递减，每两跳降低一次（测试电压在 1.0 V 以上，递减步长为前一次电压的 1/8；测试电压在 1.0 V 以下，递减步长为 0.1 V），直至心室不夺获，当

VP$_T$脉冲失夺获时,以当前测试电压、1.0 ms脉宽在VP$_T$脉冲后130 ms内(多为100 ms处)发放 VP$_B$脉冲,VP$_B$脉冲重整基础频率间期。心室失夺获时,若电压<1.0 V,心室失夺获前一电压为心室起搏阈值;心室失夺获时,若电压≥1.0 V,由心室失夺获前一电压减0.1 V开始,每两跳递减0.1 V,至心室失夺获,心室失夺获前一电压即为心室起搏阈值。ACC功能运行时,同一起搏电压,心室夺获时起搏两次,心室失夺获时起搏一次(图19-57~图19-60)。

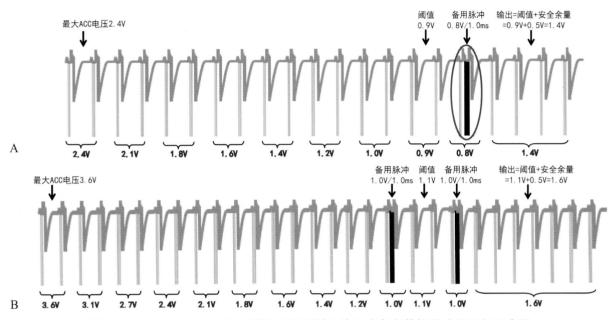

图 19-57 Biotronik 心脏起搏器(E 系列之前)动态夺获控制功能运行示意图

A. 从最大 ACC 电压(2.4 V)开始,脉宽固定,心室起搏电压递减至 0.8 V 时发生心室失夺获,发放 0.8 V/1.0 ms 的 VP$_B$ 脉冲,心室起搏阈值为 0.9 V,心室起搏电压调整为阈值(0.9 V)+ 安全余量(0.5 V)=1.4 V。B. 在 1.0 V 发生心室失夺获,发放 1.0 V/1.0 ms 的 VP$_B$ 脉冲,此后从前一心室起搏电压(1.2 V)减 0.1 V 开始,每两跳心室起搏电压递减 0.1 V,直至心室不夺获,第二次心室失夺获前的起搏电压(1.1 V)为阈值,随后心室起搏电压调整为阈值(1.1 V)+ 安全余量(0.5 V)=1.6 V

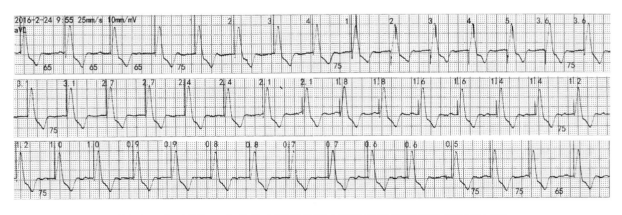

图 19-58 Philos Ⅱ S 单心室起搏器心室动态夺获控制功能运行过程

患者,男,86 岁,因"三度房室阻滞"植入 Biotronik Philos Ⅱ S 单心室起搏器,模式 VVI,基础频率 65 次 / 分。连续记录的心电图显示:心室自动阈值测试时,心室起搏频率较基础频率快 10 次 / 分,增至 75 次 / 分,先后发放四个 VP 脉冲和五对间距 100 ms 的 VP 脉冲,进行信号分析。心室阈值搜索时,心室起搏电压由 3.6 V 递减,心室起搏电压低于 1.0 V 后,每两跳递减 0.1 V,直至 0.5 V 时 VP$_T$ 脉冲失夺获,其后发放 VP$_B$ 脉冲,VP$_B$ 脉冲夺获心室并重整基础频率间期,测得心室起搏阈值为 0.6 V,心脏起搏器以"阈值 + 安全余量"为心室起搏电压进行两次心室夺获确认后恢复为基础频率

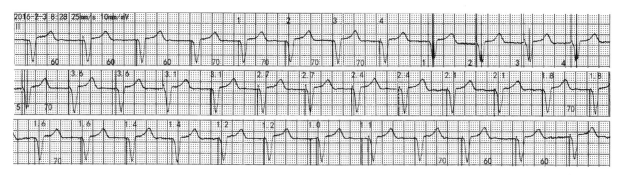

图 19-59　Philos Ⅱ S 单心室起搏器心室动态夺获控制功能运行过程

患者，女，61 岁，诊断：风湿性心脏病、二尖瓣狭窄并关闭不全、二尖瓣置换术后、心房颤动伴三度房室阻滞，植入 Biotronik Philos Ⅱ S 单心室起搏器，模式 VVI，基础频率 60 次/分，ACC 功能开启。连续记录的心电图显示：起搏频率增快至 70 次/分，依次进行信号分析、心室阈值搜索。信号分析阶段，先发放四个 VP 脉冲，检测 ER 信号，随即发放五对间距 100 ms 的 VP 脉冲，检测极化电位信号。心室阈值搜索时，心室起搏电压由最大 ACC 电压（默认 3.6 V）开始每两跳递减 1/8，1.0 V 时心室失夺获，下一测试电压变为心室失夺获前的起搏电压（1.2 V）−0.1 V，1.1 V 时再次心室失夺获，最终测得心室起搏阈值为 1.2 V，每次 VP_T 脉冲失夺获后均发放 VP_B 脉冲。心脏起搏器以"阈值＋安全余量"为心室起搏电压进行两次心室夺获确认后恢复为基础频率

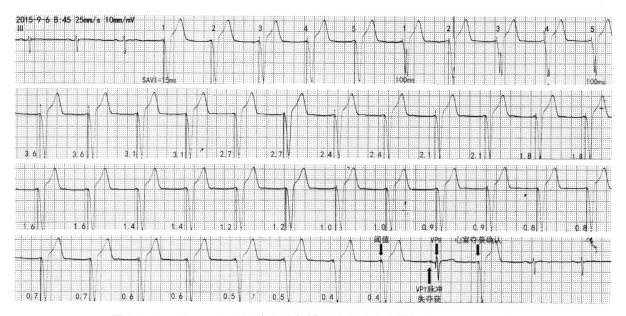

图 19-60　Philos Ⅱ D 双腔心脏起搏器心室动态夺获控制功能运行过程

患者，男，68 岁，因"窦房结功能障碍"植入 Biotronik Philos Ⅱ D 双腔心脏起搏器，模式 DDD，ACC 功能开启于 ATM 状态。连续记录Ⅲ导联心电图：ACC 功能运行时，SAVI 缩短至 15 ms，信号分析阶段，先发放五个 ACC 电压的 VP 脉冲，均夺获心室，建立夺获模板，再发放五对间距 100 ms 的 VP 脉冲，基于第二个 VP 脉冲建立失夺获模板；心室阈值搜索时，脉宽固定，心室起搏电压从最大 ACC 电压（默认 3.6 V）开始每两跳递减，测试电压在 1.0 V 以下时，递减步长为 0.1 V，当 VP_T 脉冲失夺获时，其后发放 VP_B 脉冲（当前测试电压、1.0 ms 脉宽）产生心室起搏融合波，心室失夺获前的电压（0.4 V）为心室起搏阈值，随后心脏起搏器以"SAVI 15 ms"和"阈值＋安全余量"起搏电压进行一次心室夺获确认

2. E系列心脏起搏器

心室起搏电压从最大电压（默认值3.0 V）开始，每跳电压递减0.6 V，心室夺获时仅需起搏一次，心脏起搏器将连续两次起搏脉冲夺获失败判定为"失夺获"，一旦心室失夺获，由心室失夺获前的电压开始逐搏递减0.1 V，电压降至0.6 V以下时，逐搏递减0.1 V，直至连续两次VP脉冲夺获失败，测出心室起搏阈值，每次心室夺获失败，均发放VP_B脉冲，VP_B脉冲不重整基础频率间期，大多数的单心室起搏器心室阈值测试终止时，最后一个失夺获的VP_T脉冲与心室阈值测试结束后的第一个VP脉冲等于基础频率间期。VCC功能运行时，同一起搏电压，心室夺获时起搏一次，心室失夺获时起搏两次（图19-61~图19-67）。

（三）心室起搏电压调整

心室起搏阈值测定后，心室起搏电压自动调整为起搏阈值＋安全余量，最小电压0.7 V。E系列心脏起搏器安全余量默认0.5 V，可程控范围0.3~1.2 V。

（四）心室夺获确认

1. 心室阈值搜索完成后的心室夺获确认

（1）E系列之前的心脏起搏器：心室起搏阈值测试完成后，双腔心脏起搏器以"PAVI 50 ms/SAVI 15 ms"和"阈值＋安全余量"起搏电压，进行一次心室夺获确认（图19-60）；单心室起搏器以自身心率+10次/分频率和"阈值＋安全余量"起搏电压，进行两次心室夺获确认（图19-58，图19-59）。

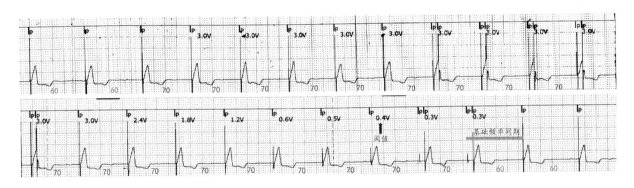

图19-61　Effecta SR单心室起搏器心室夺获控制功能运行过程

患者，男，82岁，临床诊断：三度房室阻滞，植入Biotronik Effecta SR单心室起搏器，模式VVI，基础频率60次/分。心脏起搏器起初以基础频率心室起搏，程控仪启动VCC功能运行时，心室起搏频率增快至70次/分，依次进行信号分析、心室阈值搜索。信号分析阶段，先以3.0 V发放五个VP脉冲，检测ER信号，随即以3.0 V发放五对间距100 ms的VP脉冲，检测极化电位信号。心室阈值搜索阶段，心室起搏电压由3.0 V逐搏递减0.6 V，降至0.6 V以下时，逐搏递减0.1 V，直至连续两次VP_T脉冲失夺获，最后一个失夺获的VP_T脉冲与心室阈值搜索结束后的第一个VP脉冲等于基础频率间期，心室失夺获前的电压为心室起搏阈值（0.4 V），失夺获的VP_T脉冲后发放VP_B脉冲，心室起搏电压调整为0.4 V+0.5 V=0.9 V

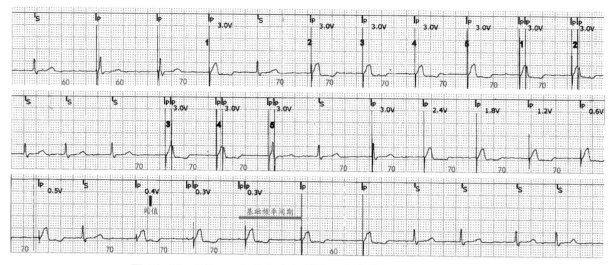

图 19-62 Effecta S 单心室起搏器心室夺获控制功能运行过程

患者，女，76 岁，因"心房颤动伴长 RR 间期"植入 Biotronik Effecta S 单心室起搏器，模式 VVI，基础频率 60 次 / 分。开始心室起搏频率等于基础频率，程控仪启动 VCC 功能运行，心室起搏频率增快至 70 次 / 分，依次进行信号分析、心室阈值搜索。信号分析阶段，先以 3.0 V 发放五个 VP 脉冲，检测 ER 信号，随即以 3.0 V 发放五对间距 100 ms 的 VP 脉冲，检测极化电位信号，期间的 VS 事件不影响 VP_T 脉冲总计数。心室阈值搜索阶段，心室起搏电压由 3.0 V 逐搏递减 0.6 V，降至 0.6 V 以下时，逐搏递减 0.1 V，直至连续两次 VP_T 脉冲失夺获，最后一个失夺获的 VP_T 脉冲与心室阈值搜索结束后的第一个 VP 脉冲间距等于基础频率间期，失夺获前的电压为心室起搏阈值（0.4 V），失夺获的 VP_T 脉冲后 130 ms 内发放 VP_B 脉冲，心室起搏电压调整为 0.4 V+0.5 V=0.9 V

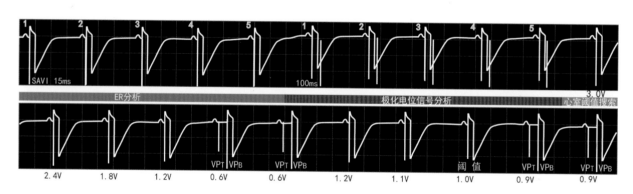

图 19-63 E 系列双腔心脏起搏器心室夺获控制功能运行示意图

Biotronik E 系列双腔心脏起搏器，模式 DDD。VCC 功能运行时，SAVI 缩短为 15 ms，先发放五个最大电压（默认 3.0 V）VP 脉冲，均夺获心室，建立夺获模板；再以最大电压发放五对间距 100 ms 的 VP 脉冲，基于第二个无效起搏脉冲，检测极化电位信号，建立失夺获模板。心室阈值搜索时，心室起搏电压由 3.0 V 开始逐搏递减 0.6 V，连续两次 VP_T 脉冲夺获失败，心脏起搏器判定为"失夺获"，一旦心室失夺获，开始心室起搏电压细降阶段，心室起搏电压逐搏递减 0.1 V，直至连续两次 VP_T 脉冲夺获失败，测得心室起搏阈值为 1.0 V，每次心室夺获失败，均发放 VP_B 脉冲

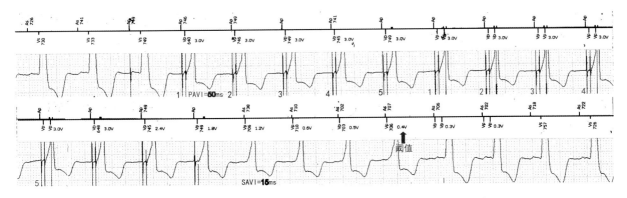

图 19-64　Effecta D 双腔心脏起搏器心室夺获控制功能运行过程

患者，男，76 岁，诊断：冠心病、冠状动脉支架术后、窦房结功能障碍、左束支阻滞，植入 Biotronik Effecta D 双腔心脏起搏器，模式 DDD，基础频率 80 次 / 分，PAVI 250 ms，SAVI 205 ms，VCC 功能开启。程控仪启动 VCC 功能运行，PAVI 缩短至 50 ms，SAVI 缩短至 15 ms，信号分析阶段，先发放五个 VP 脉冲，再发放五对间距 100 ms 的 VP 脉冲。心室阈值搜索时，心室起搏电压从 3.0 V 开始逐搏递减 0.6 V，降至 0.6 V，随后逐搏递减 0.1 V，直至 0.3 V 连续两次心室失夺获，测得心室起搏阈值为 0.4 V，心室起搏电压调整为 0.9 V，每次心室失夺获，其后均发放 VP$_B$ 脉冲

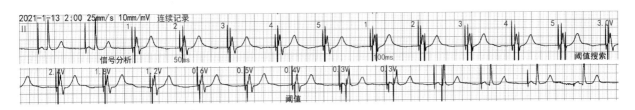

图 19-65　Estella DR 双腔心脏起搏器心室夺获控制功能运行过程

患者，女，50 岁，因"窦房结功能障碍"植入 Biotronik Estella DR 双腔心脏起搏器，模式 DDD-ADI，基础频率 60 次 / 分，夜间频率 55 次 / 分，VCC 功能开启，每日时间 02:00。动态心电图为连续记录显示：VCC 功能运行时，PAVI 缩短至 50 ms，信号分析阶段，先发放五个 VP 脉冲，再发放五对间距 100 ms 的 VP 脉冲；心室阈值搜索时，心室起搏电压从 3.0 V 开始逐搏递减 0.6 V，降至 0.6 V，随后逐搏递减 0.1 V，直至 0.3 V 连续两次心室失夺获，心室阈值搜索终止，测得心室起搏阈值为 0.4 V，每次心室失夺获，其后均发放 VP$_B$ 脉冲。心室阈值搜索完成后出现一跳房室顺序起搏，随后转为 ADI 模式

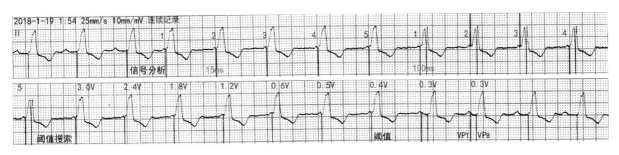

图 19-66　Evia DR 双腔心脏起搏器心室夺获控制功能运行过程

患者，女，77 岁，患者因"房室阻滞"植入 Biotronik Evia DR 双腔心脏起搏器，模式 DDD，VCC 功能开启。VCC 功能运行时，SAVI 缩短至 15 ms，信号分析阶段，先发放五个 VP 脉冲，再发放五对间距 100 ms 的 VP 脉冲；心室阈值搜索时，心室起搏电压从 3.0 V 开始逐搏递减 0.6 V，降至 0.6 V，随后逐搏递减 0.1 V，直至 0.3 V 连续两次心室失夺获，心室阈值搜索终止，测得心室起搏阈值为 0.4 V，每次心室失夺获，其后均发放 VP$_B$ 脉冲

（2）E 系列心脏起搏器：双腔模式下心室阈值搜索完成后，AV 间期恢复程控值（图 19-64 ～图 19-66）或 AV 间期继续保持较短值进行心室夺获确认后恢复程控值（图 19-67A）；单心室模式下心室阈值搜索完成后，恢复基础（或传感器）频率（图 19-61，图 19-62）或以自身心率 +10 次 / 分的起搏频率进行一次心室夺获确认后恢复基础（或传感器）频率（图 19-67B）。

2. 连续心室夺获确认

（1）允许的最大心室率：E 系列之前的心脏起搏器 <100 次 / 分，E 系列心脏起搏器 <110 次 / 分。

（2）有效夺获：有效心室夺获时，心脏起搏器维持当前的起搏电压。

（3）不夺获：一次心室夺获失败称不夺获（non-capture，NC），心脏起搏器发放 VP$_B$ 脉冲，进行融合波排除。

（4）失夺获：连续三次心室夺获失败称失夺获（loss of capture，LOC），双腔心脏起搏器启动新的信号分析和心室阈值搜索；单心室起搏器启动超速心室起搏夺获确认。

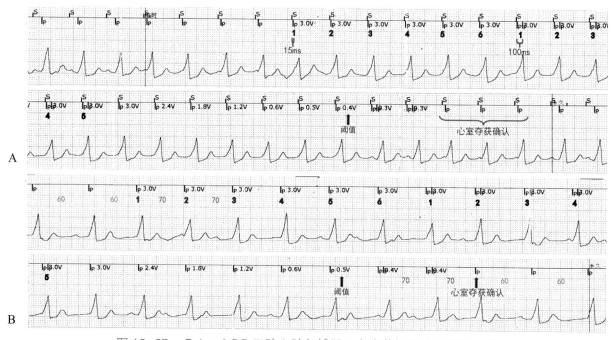

图 19-67　Enitra 6 DR 双腔心脏起搏器心室夺获控制功能运行过程

患者，女，71 岁，患者因"三度房室阻滞"植入 Biotronik Enitra 6 DR 双腔心脏起搏器，模式 DDD，基础频率 60 次 / 分，AV 延迟：个体化，60 次 / 分时，SAVI 170 ms，80 次 / 分时，SAVI 160 ms，100 次 / 分时，SAVI 150 ms，VCC 功能开启。A. 在 DDD 模式下程控启动 VCC 功能运行，信号分析阶段，SAVI=15 ms，先发放六个 VP 脉冲，再发放五对间距 100 ms 的 VP 脉冲；心室阈值搜索时，心室起搏电压从 3.0 V 开始逐搏递减 0.6 V，随后逐搏递减 0.1 V，直至 0.3 V 连续两次心室失夺获，测得心室起搏阈值为 0.4V，以较短的 SAVI 进行心室夺获确认后 AV 间期恢复程控值。B. 在 VVI 模式下程控启动 VCC 功能运行，信号分析阶段，心室起搏频率增快至 70 次 / 分，先发放六个 VP 脉冲，再发放五对间距 100 ms 的 VP 脉冲；心室阈值搜索时，心室起搏电压从 3.0 V 开始逐搏递减 0.6 V，随后逐搏递减 0.1 V，直至 0.4 V 连续两次心室失夺获，测得心室起搏阈值为 0.5 V，以 70 次 / 分的频率进行一次心室夺获确认后恢复基础频率

三、心室自动阈值管理功能的相关问题

（一）备用的心室起搏脉冲

心脏起搏器在失夺获 VP 脉冲后 85~130 ms、以当前电压、1.0 ms 脉宽发放 VP_B 脉冲。

（二）心室失夺获时双腔心脏起搏器的时间间期

1. E 系列之前的心脏起搏器

E 系列之前的心脏起搏器，心室失夺获后 VP_B 脉冲重整基础或传感器频率间期，VP_B-AP 间期 = 基础或传感器频率间期（图 19-69）。

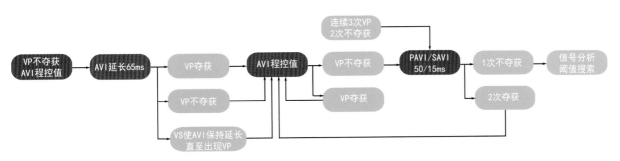

图 19-68　Biotronik 双腔心脏起搏器融合波排除运行过程示意图

AVI：房室间期；PAVI：起搏 AV 间期；SAVI：感知 AV 间期；VP：心室起搏；VS：心室感知

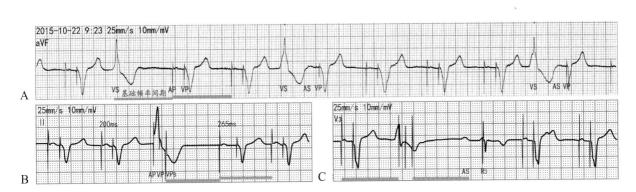

图 19-69　安全 AV 延迟时的心室起搏脉冲失夺获及融合波排除

A、B 为同一个患者，男，85 岁，因"窦房结功能障碍"植入 Biotronik 双腔心脏起搏器，模式 DDD，PAVI 200 ms。A. 基础频率 60 次 / 分，心脏起搏器呈"AP-VP"及"AS-VP"工作方式，室性早搏被正常感知，第一个室性早搏被感知后，在基础频率间期结束时发放 AP 脉冲，提示心脏起搏器为纯心计时方式。B. 基础频率 65 次 / 分，室性早搏位于 AP 后心室通道的安全窗内，引起安全 AV 延迟，PAVI 缩短至 100 ms，VP 脉冲位于心室肌有效不应期内而发生功能性失夺获，VP 脉冲后 100 ms 处发放 VP_B 脉冲，VP_B 脉冲亦位于心室肌有效不应期内，VP_B 脉冲重整基础频率间期，VP_B 脉冲与下一个 AP 脉冲距离等于基础频率间期，随后 PAVI 延长 65 ms，进行融合波排除，PAVI 延长后无 VS 事件，PAVI 恢复程控值（黑龙江省大庆市人民医院，王永军供图）。C. 患者植入 Biotronik 双腔心脏起搏器，模式 DDD，PAVI 200 ms，基础频率 60 次 / 分。室性早搏引起安全 AV 延迟，VP 脉冲发生了功能性失夺获，其后 100 ms 处发放 VP_B 脉冲，心脏起搏器启动融合波排除，AV 间期延长，延长的 SAVI 后发放 VP 脉冲，随后 PAVI 恢复程控值。R_3 为 VP 脉冲与自身 QRS 波群形成的假性心室起搏融合波

2. E 系列心脏起搏器

E 系列心脏起搏器，心室失夺获后，AA 间期保持不变（图 19-70）。

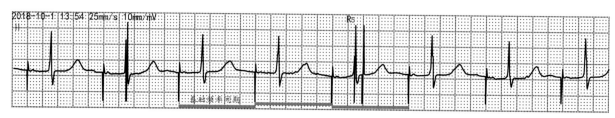

图 19-70　假性心室起搏融合波引起备用的心室起搏脉冲发放

患者，女，76 岁，因"窦房结功能障碍"植入 Biotronik Effecta D 双腔心脏起搏器，模式 DDD，PAVI 300 ms，基础频率 60 次 / 分。自身 QRS 波群（R$_5$）与 VP 脉冲融合，心脏起搏器判断心室失夺获，发放 VP$_B$ 脉冲，随后的心动周期，在延长的 AV 间期内有 VS 事件，心脏起搏器维持"AP-VS"工作方式，整个过程中，AP-AP 间期 = 基础频率间期

（三）融合波排除

1. 双腔心脏起搏器以程控的 AV 间期工作时

心室失夺获后的 AV 间期延长 65 ms（无 AV 滞后）或滞后值（AV 滞后开启），延长的 AV 间期内只要有 VS 事件，心脏起搏器便维持延长的 AV 间期，直至无 VS 事件而发放 VP 脉冲，随后返回程控值。AV 间期延长后若仍心室失夺获，下一心搏 AV 间期恢复原程控值；若夺获心室，则维持程控的 AV 间期。AV 间期恢复程控值后，若仍心室失夺获，PAVI/SAVI 缩短至 50/15 ms 起搏两次，若两次均夺获心室，AV 间期恢复原程控值；若再一次心室失夺获，则启动新的信号分析和心室阈值搜索。连续的三次心室起搏中若有两次不夺获，心脏起搏器 PAVI/SAVI 缩短至 50/15 ms 起搏两次，进行心室夺获确认。VS 事件不影响心室起搏计数（图 19-68~ 图 19-73）。

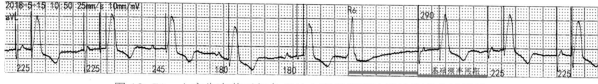

图 19-71　心室失夺获引起备用的心室起搏脉冲发放和融合波排除

患者，女，74 岁，因"三度房室阻滞"植入 Biotronik Effecta D 双腔心脏起搏器，模式 DDD，基础频率 60 次 / 分，PAVI 225 ms，感知补偿 -45 ms，VCC 功能开启。VP 脉冲失夺获后发放 VP$_B$ 脉冲，随后的一个心动周期 AV 间期延长 65 ms，SAVI 变为 245 ms，PAVI 变为 290 ms，进行融合波排除。室性早搏（R$_6$）启动基础频率间期，符合纯心房计时的特点

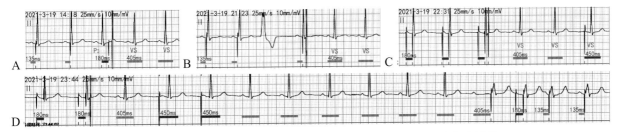

图 19-72　心室失夺获引起备用的心室起搏脉冲发放和融合波排除

患者，女，67 岁，因"窦房结功能障碍"植入 Biotronik Estella DR 双腔心脏起搏器，模式 DDD-ADI，基础频率 60 次 / 分，PAVI 180 ms，感知补偿 -45 ms，AV 滞后 450 ms，VCC 功能开启。A. P_3 未抑制以基础频率间期发放的 AP 脉冲，提示间歇性心房感知不足，P_3 下传产生的 QRS 波群恰好位于 PAVB 内，PAVI 结束时发放的 VP 脉冲发生了功能性失夺获，其后 100 ms 处发放 VP_B 脉冲（也失夺获），下一个心动周期 AV 间期延长至滞后值，出现 VS 事件，心脏起搏器维持延长的 AV 间期。B~D. 假性心室起搏融合波出现时，心脏起搏器判断心室失夺获，发放 VP_B 脉冲，下一个心动周期 AV 间期延长至滞后值，出现 VS 事件，心脏起搏器维持延长的 AV 间期，VP 脉冲发放后（图 D）AV 间期恢复为程控值

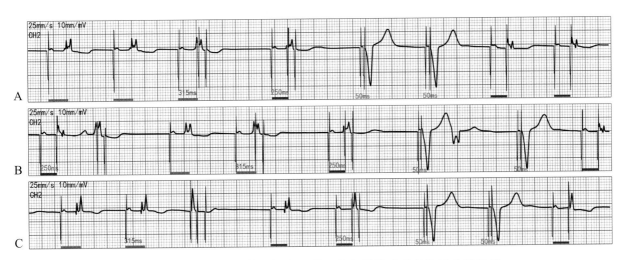

图 19-73　心室失夺获引起备用的心室起搏脉冲发放和融合波排除

患者植入 Biotronik Philos Ⅱ D 双腔心脏起搏器，模式 DDD，基础频率 60 次 / 分，PAVI 250 ms，感知补偿 -45 ms，VCC 功能开启。A. 起初 AV 间期较长，推测此前可能因发生心室失夺获而导致随后的 AV 间期延长，在延长的 AV 间期工作状态下，心室失夺获后发放 VP_B 脉冲，VP_B 脉冲启动基础频率间期安排下一个 AP 脉冲发放，同时 PAVI 缩短至程控值，再次发生心室失夺获，随后 PAVI 缩短至 50 ms，两次心室夺获后 PAVI 恢复程控值。B. 心脏起搏器起初以程控的 AV 间期工作，VP 脉冲失夺获引发 VP_B 脉冲发放，随后 PAVI 延长 65 ms，再次出现心室失夺获，PAVI 缩短为程控值，又发生心室失夺获，PAVI 缩短为 50 ms，两次心室夺获后 PAVI 恢复程控值，期间 VS 事件（室性早搏）不影响心室起搏计数。C. 心脏起搏器起初以延长的 AV 间期工作，出现安全 AV 延迟时，VP 脉冲失夺获后发放 VP_B 脉冲，随后 PAVI 缩短至程控值，再次心室失夺获，PAVI 缩短为 50 ms，两次心室夺获后 PAVI 恢复程控值。上述过程中，VP_B-AP 间期 = 基础频率间期

2. 双腔心脏起搏器以滞后 AV 间期工作时

双腔心脏起搏器以滞后 AV 间期工作时心室失夺获后的 AV 间期缩短至程控值：①若夺获心室，则以程控的 AV 间期共起搏三次后重启 AV 扫描滞后；②若再次失夺获，PAVI/SAVI 缩短至 50/15 ms，若出现一次失夺获，则启动信号分析和阈值搜索；若两次夺获，AV 间期恢复程控值（图 19-74，图 19-75）。

（四）心室自动阈值管理功能的启动与失活

1. 启动

心室自动阈值管理功能处于开启状态（ON/ATM），当到达心室阈值搜索时间或出现连续三次心室失夺获或程控更改心室起搏极性时，心脏起搏器自动启动心室阈值搜索。Enticos、Enitra、Evity、Edora 心脏起搏器更改心室起搏极性后，不启动心室阈值搜索。

2. 失活

当心脏起搏器发生自动模式转换或持续存在干扰或心率 >110 次 / 分或测量的阈值 + 安全余量 > 最大 ACC 电压时，心室自动阈值管理功能暂时失活。

四、单心室起搏器心室阈值管理功能

连续三次心室失夺获或连续三次心室起搏中出现"不夺获 - 夺获 - 不夺获"规律，心脏起搏器将以不夺获期间平均心室率 +10 次 / 分的频率连续发放超速心室起搏进行夺获确认，如果均夺获心室，

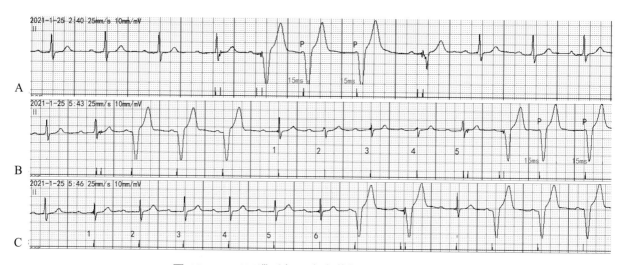

图 19-74 AV 滞后与心室夺获控制功能联合运行

患者，男，75 岁，植入 Biotronik Effecta DR 双腔心脏起搏器，模式 DDD，基础频率 60 次 / 分，PAVI 200 ms，感知补偿 -45 ms，AV 滞后功能开启，AV 重复周期 5，AV 扫描周期 5，VCC 功能开启。A. 心脏起搏器起初以较长的 AV 间期工作，心室失夺获后 100 ms 处发放 VP_B 脉冲，随后 AV 间期缩短至程控值，再次出现心室失夺获，SAVI 缩短至 15 ms，心室起搏两次均夺获，AV 间期恢复程控值，但又出现心室失夺获，其后 AV 间期延长，搜索到 VS 事件，保持延长的 AV 间期。B. 心脏起搏器先以较长的 AV 间期工作，心室失夺获后发放 VP_B 脉冲，随后 AV 间期缩短至程控值并心室夺获，连续起搏三次后启动 AV 扫描滞后，但 AV 搜索未成功，心室失夺获后 AV 间期恢复程控值，再次心室失夺获，SAVI 缩短至 15 ms，心室起搏两次均夺获。C. AV 重复滞后运行时，心脏起搏器以延长的 AV 间期心室起搏六次后，AV 间期恢复程控值，心室失夺获后 AV 间期延长至滞后值，进行融合波排除，随后 AV 恢复程控值

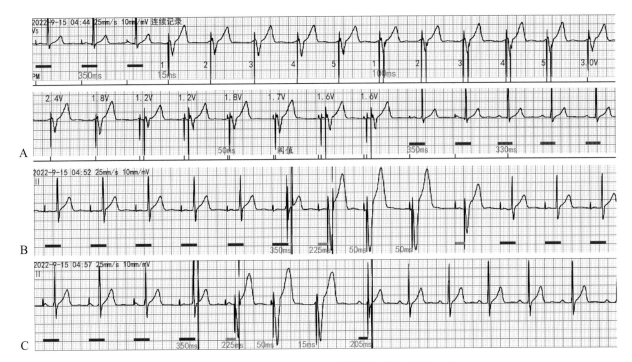

图 19-75　AV 滞后与心室夺获控制功能联合运行

患者，男，57 岁，植入 Biotronik Estella DR 双腔心脏起搏器，模式 DDD，基础频率 60 次 / 分，PAVI 225 ms，感知补偿 -20 ms，AV 滞后：高，60 次 / 分时起搏后 AV 滞后 350 ms，VCC 功能开启。A. 心电图为连续记录，VCC 功能运行时，SAVI 缩短至 15 ms，先发放五个 VP 脉冲，再发放五对间距 100 ms 的 VP 脉冲，进行信号分析；心室阈值搜索时，心室起搏电压从 3.0 V 开始逐搏递减 0.6 V，降至 1.2 V 时心室失夺获，再由 1.8 V 开始逐搏递减 0.1 V，直至 1.6 V 连续两次心室失夺获，心室阈值搜索终止，测得心室起搏阈值为 1.7 V，每次心室失夺获，其后均发放 VP_B 脉冲。B. 心脏起搏器起初以较长的 AV 间期工作，心室失夺获后 100 ms 处发放 VP_B 脉冲，随后 AV 间期缩短至程控值，再次因 ER 感知不足而判断心室失夺获，PAVI 缩短至 50 ms，连续两次均心室夺获，AV 间期恢复程控值，随后 AV 间期延长呈 "AP-VS" 工作状态。C. 心脏起搏器起初以较长的 AV 间期工作，心室失夺获后 100 ms 处发放 VP_B 脉冲，随后 AV 间期缩短至程控值，因 ER 感知不足而再次判断心室失夺获，PAVI 缩短至 50 ms，SAVI 缩短至 15 ms，均发生心室夺获，其后 SAVI 恢复程控值，心室再次失夺获，随后 AV 间期延长至滞后值进行融合波排除，心脏起搏器呈 "AS-VS" 工作状态

则恢复基础频率起搏，如果发生一次心室失夺获，则进入信号分析和心室阈值搜索。连续两次心室不夺获不启动超速心室起搏夺获确认。VS 事件不影响心室起搏计数（图 19-76，图 19-77）。

（一）E 系列前的单心室起搏器

心室夺获确认时，超速心室起搏四次。心室失夺获事件不启动频率滞后，VP_B 脉冲重整基础或传感器频率间期，VP_B-VP 间期 = 基础或传感器频率间期。

（二）E 系列单心室起搏器

心室夺获确认时，超速心室起搏两次。即使频率滞后功能关闭，心脏起搏器判断心室失夺获时发放 VP_B 脉冲，初始脉冲启动频率滞后 10 次 / 分，随后出现的 VS 事件将使频率滞后持续存在，直至发生心室起搏，频率滞后随即终止，此后尽管再出现 VS 事件，也不再启动频率滞后（图 19-78，图 19-79）。VVI（R）模式下，夜间模式与 VCC 功能同时开启时，VCC 功能不会使起搏频率低于夜间频率，夜间频率运行期间心室失夺获不再启动频率滞后。

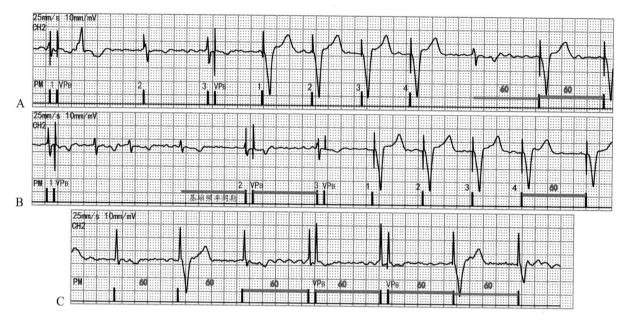

图 19-76 Biotronik 单心室起搏器超速心室起搏夺获确认

患者因"心房颤动伴长 RR 间期"植入 Biotronik Philos Ⅱ S 单心室起搏器，模式 VVI，基础频率 60 次 / 分，ACC 功能开启。A. 连续三次 VP 事件符合"不夺获 – 夺获 – 不夺获"规律，随后启动四次超速心室起搏进行心室夺获确认，然后恢复基础频率。B. 连续三次 VP 事件，心脏起搏器判断"不夺获"，随后启动四次超速心室起搏进行心室夺获确认，然后恢复基础频率，VP_B 脉冲重整基础频率间期。C. 连续两次心室不夺获，不启动超速心室起搏夺获确认，VP_B 脉冲重整基础频率间期（浙江省海宁市人民医院，陈顾江供图）

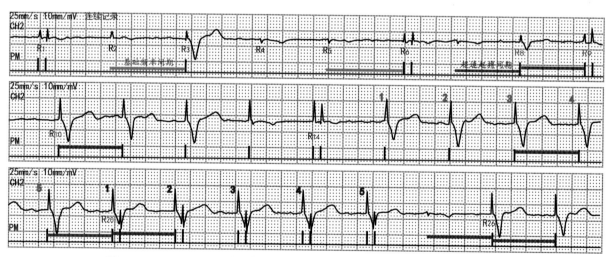

图 19-77 Biotronik 单心室起搏器心室失夺获启动信号分析和阈值搜索

患者因"心房颤动伴长 RR 间期"植入 Biotronik Philos Ⅱ S 单心室起搏器，模式 VVI，基础频率 60 次 / 分，ACC 功能开启。心电图连续记录显示：R_1、R_6 为假性心室起搏融合波，心脏起搏器判断心室失夺获而发放 VP_B 脉冲，R_3 起搏脉冲夺获心室，连续的三次 VP 事件（R_1、R_3、R_6）符合"不夺获 – 夺获 – 不夺获"规律，期间的 VS 事件（R_2、R_4、R_5）不影响计数，R_8 启动超速心室起搏夺获确认，R_9 因融合波心脏起搏器判断失夺获发放 VP_B 脉冲，自 R_{10} 开始进入信号分析阶段。R_{14} 不夺获事件没有满足连续五个 VP 脉冲夺获心室的建立夺获模板的要求，致使信号分析重启；自 R_{20} 开始发放五对间距 100 ms 的 VP 脉冲建立失夺获模板，R_{26} 开始进入心室阈值搜索阶段（湖北省仙桃市第一人民医院，杨亚莉供图）

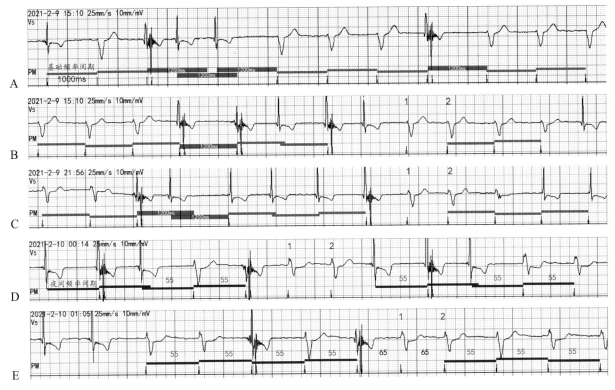

图 19-78　VVI 模式下夜间频率与心室夺获控制功能运行

　　患者，男，72 岁，因"心房颤动伴缓慢心室率"植入 Biotronik Effecta S 单心室起搏器，模式 VVI，基础频率 60
次 / 分，夜间频率 55 次 / 分，频率滞后功能关闭，VCC 功能开启。A. 心脏起搏器起初以基础频率心室起搏，心脏起搏
器判断心室失夺获时发放 VP_B 脉冲，初始 VP 脉冲启动滞后频率（50 次 / 分），VS 事件保持滞后频率，VP 事件出现
时滞后频率终止。B. 第一次心室失夺获，心脏起搏器启动滞后频率，随后出现的 VP 事件使滞后频率终止。连续三次
心室失夺获，启动两次超速心室起搏，进行心室夺获确认，随后恢复基础频率起搏。C. 心室失夺获启动滞后频率，随
后出现的 VP 事件使滞后频率终止。三次 VP 事件满足"不夺获 – 夺获 – 不夺获"规律，启动两次超速心室起搏，进
行心室夺获确认，随后恢复基础频率起搏。D. VS–VP 间期 =VP–VP 间期 = 夜间频率间期，提示频率滞后功能未运行。
夜间频率运行期间，初始 VP 脉冲失夺获时，初始 VP 脉冲与下一个 VP 脉冲的间期等于夜间频率间期，不再启动滞后
频率。三次 VP 事件满足"不夺获 – 夺获 – 不夺获"规律，启动两次超速心室起搏进行心室夺获确认，随后恢复夜间
频率起搏。E. VS–VP 间期 =VP–VP 间期，提示频率滞后功能未运行。夜间频率运行期间，心室失夺获也不启动滞后
频率，初始 VP 脉冲与下一个 VP 脉冲的间期等于夜间频率间期。三次 VP 事件满足"不夺获 – 夺获 – 不夺获"规律，
启动两次超速心室起搏（65 次 / 分），进行心室夺获确认，随后恢复夜间频率起搏

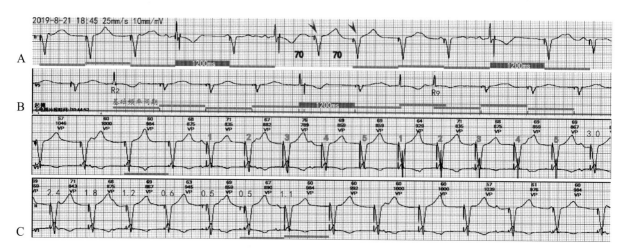

图 19-79　VVI 模式下心室夺获控制功能运行

患者，女，77 岁，因"三度房室阻滞"植入 Biotronik Estella SR 单心室起搏器，模式 VVI，基础频率 60 次 / 分，夜间频率关闭，频率滞后功能关闭，VCC 功能开启。A. 心脏起搏器以基础频率心室起搏，假性心室起搏融合波使心脏起搏器判断心室失夺获，发放 VP$_B$ 脉冲，并启动滞后频率至 50 次 / 分，三次 VP 事件满足"不夺获 – 夺获 – 不夺获"规律，心室起搏频率增至 70 次 / 分，持续两跳（箭头所示），进行心室夺获确认。B. R$_2$、R$_9$ 启动基础频率间期，提示频率滞后功能处于关闭状态，假性心室起搏融合波使心脏起搏器判断心室失夺获，发放 VP$_B$ 脉冲，并启动滞后频率至 50 次 / 分，随后恢复基础频率起搏。C. 心脏起搏器以基础频率（60 次 / 分）心室起搏，VCC 功能运行时，心脏起搏先以 3.0 V 发放五个 VP 脉冲，检测 ER 信号，再以 3.0 V 发放五对间距 100 ms 的 VP 脉冲，检测极化电位信号，随后进行心室阈值搜索，心室起搏电压由 3.0 V 逐搏递减 0.6 V，降至 0.6 V，逐搏递减 0.1 V，连续两次心室失夺获，最后一个心室失夺获的 VP$_T$ 脉冲与心室阈值搜索结束后的第一个 VP 脉冲的间距等于基础频率间期，心室失夺获前的电压为心室起搏阈值（0.6 V），心室起搏电压调整为 0.6 V+0.5 V=1.1 V

第五节　Boston Scientific 心脏起搏器心室自动阈值管理功能

Boston Scientific 心脏起搏器心室自动阈值管理功能不同的心脏起搏器名称不同。Altrua 50、Altrua 60 心脏起搏器称为自动夺获（automatic capture，AC）功能，Accolade、Proponent、Essentio、Altrua 2、Formio、Vitalio、Ingenio、Advantio 心脏起搏器称为右心室自动夺获（right ventricular automatic capture，RVAC）功能，二者运行方式基本相同；CRT-P 起搏器称为右心室自动阈值（right ventricular automatic threshold，RVAT）功能。

一、右心室自动夺获功能

（一）测试原理

在心室阈值测试及逐跳心室夺获确认时，心脏起搏器通过比较 ER 信号判断心室是否夺获。

（二）程控参数

RVAC 功能仅应用于右心室，对起搏导线无限制，起搏和感知极性可任意设置。RVAC 功能默认关闭，选择自动（auto）或每日趋势（daily trend）时，脉宽固定为 0.4 ms。单心房起搏时，RVAC 功能不能开启。RVAC 功能选择"自动"时，Rythmiq 功能不能同时打开；RVAC 功能选择"每日趋势"时，仅记录每日测得的心室起搏阈值，但不改变起搏输出，RVAC 功能选择"每日趋势"时，Rythmiq 功能可同时打开，在 Rythmiq 功能每 21 小时暂停时，心脏起搏器可进行心室阈值测试（图 19-80）。

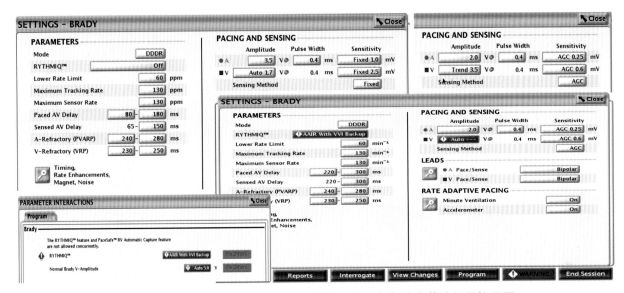

图 19-80　Boston Scientific 心脏起搏器右心室自动夺获功能程控界面

心室输出程控为"Auto"或"Trend"时，RVAC 功能开启，脉宽固定为 0.4 ms。RVAC 功能开启于"Auto"状态时，Rythmiq 功能关闭。Rythmiq 功能与 RVAC 功能（Auto）不能同时开启

（三）运行模式

DDD（R）、DDI（R）、VDD（R）、VVI（R）模式以及模式转换后的 VDI（R）和 DDI（R）模式。

（四）运行状态

1. 心室自动夺获测试

通过程控仪可启动指令性心室自动夺获测试，当 RVAC 功能设定为"自动"或"每日趋势"时，心脏起搏器可进行动态心室自动夺获测试。

2. 逐跳监测

逐跳监测（beat-to-beat basis）时心室起搏电压为阈值 +0.5 V，范围 0.7~3.5 V。心室失夺获时，其后 70 ms 处发放 VP_B 脉冲。

3. 暂停

RVAC 暂停（suspension）状态时心室起搏电压变为前一次测得阈值的两倍（3.5~5.0 V），脉宽 0.4 ms（图 19-81）。

（五）心室阈值测试结果判断

1. 失夺获

心脏起搏器将单次心室起搏失败定义为失夺获（loss of capture，LOC）。

2. 确认失夺获

连续四个心动周期内有两次失夺获定义为确认失夺获（confirmed loss of capture，C-LOC）。

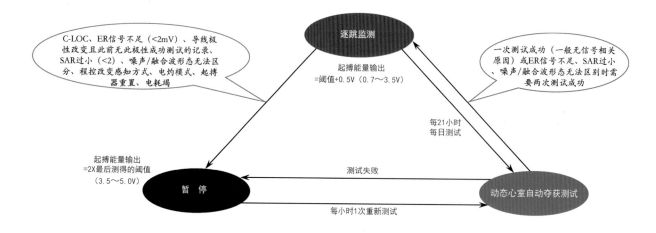

图 19-81　右心室自动夺获功能运行示意图

C-LOC：确认失夺获；ER：刺激除极波；SAR：信号伪差比

3. 心室阈值测试失败

在脉宽 0.4 ms 的情况下正常心室阈值可测定范围 0.2~3.0 V，心脏起搏器将无心室失夺获（阈值 <0.1 V 而无法测量）或测得心室阈值 >3.0 V 定义为心室阈值测试失败。

（六）心室自动夺获测试分类

1. 指令性心室自动夺获测试

指令性心室自动夺获测试（commanded ventricular automatic capture measurement）通过程控仪启动（图 19-82），在 RVAC 功能程控启动时，建议先执行指令性心室自动夺获测试，以验证其可靠性。RVAC 功能开启后，若测试成功，则进入逐跳监测状态；若测试不成功，屏幕将显示原因，同时转为暂停 / 重试状态。

2. 动态心室自动夺获测试

RVAC 功能设定为"自动"或"每日趋势"时，动态心室自动夺获测试（ambulatory ventricular automatic capture measurement）每隔 21 小时进行一次或逐跳监测状态下 C-LOC 时启动。非心房跟踪模式下当前频率大于低限频率限制（LRL）+50 次 / 分，测试将推迟 1 小时。以下情况发生时，心室阈值测试将推迟 1 小时或终止：①心脏起搏器遥测开始时；②脉冲发生器接触磁铁时；③房性心动过速反应（ATR）模式转换时。

（七）右心室自动夺获功能运行过程

1. 准备阶段

心脏起搏器先进行两次 ER 信号校准，起搏频率增快（非心房跟踪模式）或 AV 间期缩短（心房跟踪模式）但不发放 VP_B 脉冲。随后十二跳（心房跟踪模式采用缩短的 AV 间期）初始化起搏（initialization pacing），将十二跳平均 ER 振幅和极化电位的差值的 55% 作为夺获检测阈值（capture detection threshold，CDT）。使用呼吸调节指数（respiratory modulation index，RMI）确立 CDT，RMI 是呼吸所致的 ER 信号改变幅度，不能程控。每次动态测试前重新测量 RMI，若 RVAC 处于逐跳监测状态，指令性测试时使用此前测试的 RMI，无须再进行初始化起搏，如果 RVAC 功能暂停或在新的导

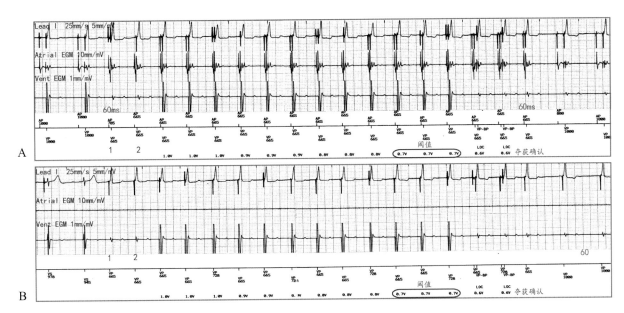

图 19-82　指令性心室自动夺获测试

患者，男，71 岁，因"二度房室阻滞"植入 Boston Scientific Essentio MRI DR L111 双腔心脏起搏器。A. 模式 DDD，LRL 60 次 / 分，PAVI 220~300 ms，SAVI 200~270 ms。指令性心室自动夺获测试时，PAVI 缩短至 60 ms，先进行两次 ER 信号校准，随后，每三个一组，三次均夺获，电压降低 0.1 V，两次心室失夺获（LOC），确认前组心室起搏电压为阈值（0.7 V），心室失夺获后 70 ms 处发放 VP$_B$ 脉冲，心脏起搏器以 60 ms 的 PAVI 进行一次心室夺获确认后恢复测试前的起搏模式。B. 模式 VVI，LRL 60 次 / 分，测试频率 90 次 / 分，开始心室起搏输出 1.0 V/0.4 ms，指令性心室自动夺获测试时，心室起搏频率增快，先进行两次 ER 信号校准，随后，自 1.0 V 每三跳起搏电压递减 0.1 V，至 0.6 V 出现两次心室失夺获，测得心室起搏阈值 0.7 V，心室失夺获后 70 ms 处发放 VP$_B$ 脉冲，心脏起搏器以快频率进行一次心室夺获确认，随后恢复原来的 VVI 模式和 LRL 心室起搏。AP：心房起搏；VP：心室起搏；VP-BP：备用的心室起搏；VS：心室感知

线配置下执行测试，将测量新的 RMI，如果 RMI 太大，测试将失败。在准备阶段，VP 脉冲后 70 ms 处均发放 VP$_B$ 脉冲。

2. 测试时的参数

（1）心房跟踪模式：PAVI 缩短至 60 ms，SAVI 缩短至 30 ms（图 19-83，图 19-84）。

（2）非心房跟踪模式：VVI（R）、VDI（R）、DDI（R）非心房跟踪模式时，心室起搏频率较当前频率快 10 次 / 分或较室性心动过速检测频率低 5 次 / 分，但不超过最大跟踪频率及最大传感器频率。DDI（R）模式时 PAVI=60 ms（图 19-85~ 图 19-87）。

（3）备用的心室起搏脉冲：VP$_B$ 脉冲电压为 3.5~5.0 V（至少较阈值高 1.5 V）。指令性心室自动夺获测试时，仅在失夺获 VP$_T$ 脉冲后 70 ms 处发放 VP$_B$ 脉冲；动态心室自动夺获测试时每个 VP$_T$ 脉冲后 70 ms 处均发放 VP$_B$ 脉冲。VP$_B$ 脉冲发放时不进行 ER 波测试。

3. 心室阈值测试与输出调整

脉宽固定（0.4 ms），心室起搏电压自 3.5 V 以 0.1 V 步幅递减。每三个脉冲一组，三次均夺获，电压降低 0.1 V；两次失夺获，确认前组的心室起搏电压为阈值，心室起搏电压调整为阈值 +0.5 V，范围 0.7~3.5 V。调整输出后以短的 AV 间期（心房跟踪模式）或快频率起搏（非心房跟踪模式）进行一次心室夺获确认，随后恢复测试前的工作模式并进入逐跳监测状态。

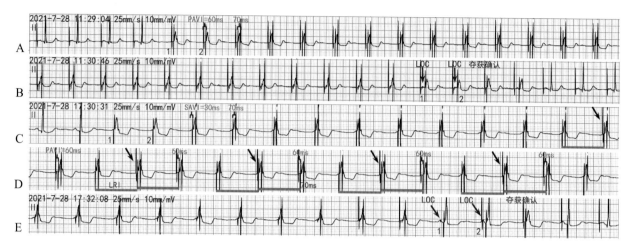

图 19-83　DDD 模式下右心室自动夺获功能运行过程

　　患者，男，65 岁，因"窦房结功能障碍"植入 Boston Scientific Essentio MRI EL DR L131 双腔心脏起搏器。模式 DDD，LRL 60 次 / 分，LRI 1000 ms，PAVI 180~250 ms，AV Search+ 功能开启，搜索 AV 间期 400 ms。A、B 为一次 RVAC 功能运行，非连续记录心电图，RVAC 功能进行时 PAVI 缩短至 60 ms，起初两跳不发放 VP_B 脉冲，为 ER 信号校准，随后每个 VP_T 脉冲后 70 ms 处均发放 VP_B 脉冲。心室夺获测试时，三个脉冲的一组中若出现两次心室失夺获（红箭头所示），结束心室阈值测试，调整心室起搏电压后，心脏起搏器以短 PAVI（60 ms）进行一次心室夺获确认，随后，AV 间期恢复程控值，经 AV 搜索后转为"AP-VS"工作方式。C、D、E 为一次 RVAC 功能运行，C、D 为连续记录的心电图，D、E 为非连续记录的心电图，RVAC 功能运行时 SAVI 缩短至 30 ms。起初两跳不发放 VP_B 脉冲，为 ER 信号校准，随后每个 VP_T 脉冲后 70 ms 处均发放 VP_B 脉冲。心室夺获测试过程中，由"AS-VP"转"AP-VP"时，VV 间期保持恒定，PAVI 短于 60 ms（蓝箭头所示），三个脉冲的一组中若出现两次心室失夺获（红箭头所示），结束心室阈值测试，调整心室起搏电压后，心脏起搏器以短 PAVI（60 ms）进行一次心室夺获确认，随后，AV 间期恢复程控值，经 AV 搜索后转为"AP-VS"工作方式

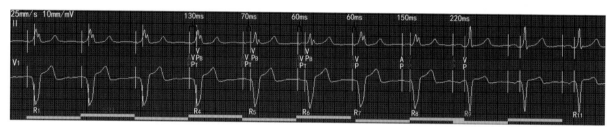

图 19-84　右心室自动夺获功能运行时测试的心室起搏脉冲未显示

　　患者，男，70 岁，因"窦房结功能障碍、阵发性心房颤动"植入 Boston Scientific Altrua 2 EL DR S722 双腔心脏起搏器，模式 DDD，LRL 60 次 / 分，LRI 1000 ms，PAVI 180~250 ms。心电图显示多种 PAVI，由短变长，R_1~R_4 的 QRS 波群中可见起搏脉冲，提示 RVAC 功能运行。RVAC 功能进行时 PAVI 缩短至 60 ms，VP_T 脉冲（不管是否夺获心室）后 70 ms 处发放 VP_B 脉冲，体表心电图未显示 VP_T 脉冲，而表现为 R_1~R_6 处的 PAVI=130 ms。R_5、R_6 处 VP_T 脉冲失夺获，VP_B 脉冲夺获心室，连续两跳心室失夺获，结束心室阈值测试，R_7 处以 60 ms 的 PAVI 进行一次心室夺获确认，VP-VP 间期保持恒定（等于 LRI），R_8 处的 PAVI 为 150 ms 较程控值短，随后 PAVI 变为 220 ms（河南省漯河市第六人民医院，潘二明供图）

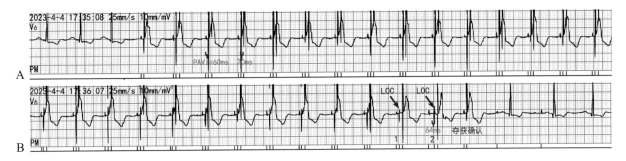

图 19-85　DDI 模式下右心室自动夺获功能运行过程

患者，女，70 岁，因"窦房结功能障碍"植入 Boston Scientific Proponent MRI EL DR L231 双腔心脏起搏器，模式 DDI，LRL 60 次 / 分，PAVI 300 ms，PVC 后 PVARP 400 ms。A. RVAC 功能运行时，PAVI 缩短至 60 ms，起搏频率快于 LRL，VP$_T$ 脉冲后 70 ms 处发放 VP$_B$ 脉冲。B. RVAC 功能运行，当心脏起搏器怀疑融合波时，下一个 AV 间期延长 64 ms，连续两跳心室失夺获，随后以 60 ms 的 PAVI 进行心室夺获确认，RVAC 功能运行结束

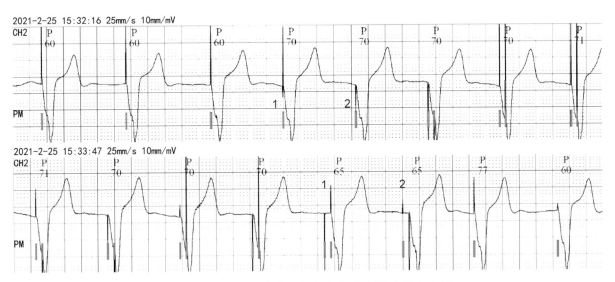

图 19-86　VVI 模式下右心室自动夺获功能心电图

患者，女，70 岁，因"窦房结功能障碍"植入 Boston Scientific Essentio SR L100 单心室起搏器。模式 VVI，LRL 60 次 / 分，VRP 250 ms，RVAC 功能开启。RVAC 功能运行时，心室起搏频率增快至 70 次 / 分，先进行两次 ER 信号校准（不发放 VP$_B$ 脉冲），然后每跳初始脉冲后 70 ms 处均发放 VP$_B$ 脉冲，三个脉冲的一组中若出现两次心室失夺获，结束心室阈值测试，以快频率（70 次 / 分）心室起搏进行一次心室夺获确认，随后恢复 60 次 / 分的心室起搏

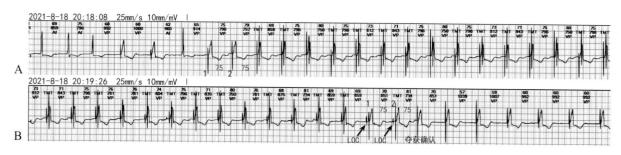

图 19-87　VVI 模式下右心室自动夺获功能运行过程

　　患者，女，70 岁，因"窦房结功能障碍"植入 Boston Scientific Essentio MRI DR L111 双腔心脏起搏器。心房颤动发生后程控为模式 VVI，LRL 60 次 / 分，频率平滑（RS）功能开启，RS down 12%，频率滞后 –5 次 / 分，RVAC 功能开启。A、B 为非连续记录。RVAC 功能运行时，心室起搏频率增快至 75 次 / 分，先进行两次 ER 信号校准（不发放 VP_B 脉冲），然后每跳初始 VP 脉冲后 70 ms 处均发放 VP_B 脉冲，三个脉冲的一组中若出现两次心室失夺获（箭头所示），结束心室阈值测试，以快频率（75 次 / 分）心室起搏进行一次心室夺获确认，随后启动 RS 功能，心室起搏频率逐渐降至 60 次 / 分

　　（八）融合波管理

　　1. 心室夺获判断

　　无噪声 / 融合波时，心脏起搏器在 VP 脉冲后 10~70 ms 的时间窗内，测量正向 ER 峰值，若高于夺获检测阈值（CDT），则确认心室夺获。

　　2. 噪声 / 融合波检测

　　RVAC 功能运行时，在逐跳监测或动态右心室自动夺获测试期间，每个初始 VP 脉冲后 27~48 ms 间为噪声（或融合波采样）窗口，基于波形进行噪声 / 融合波检测，一般发生四次，要么检测失败，要么 RVAC 功能由逐跳监测状态转为暂停状态。

　　（1）ER 最低值位于噪声窗口外，同时 ER 超过夺获感知阈值，则被感知，属于正常的心室夺获，心脏起搏器在逐跳监测状态下不发放 VP_B 脉冲（图 19-88A）。

　　（2）ER 最低值位于噪声窗口外，同时 ER 低于夺获感知阈值，则发放 VP_B 脉冲（图 19-88B）。

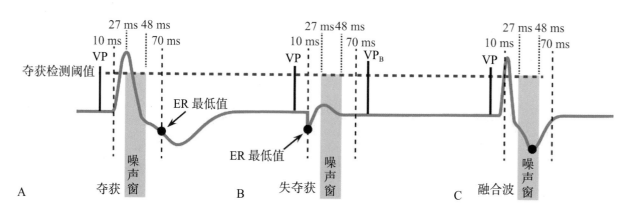

图 19-88　逐跳监测状态下基于波形的心室夺获判断和融合波排除示意图

（3）ER 最低值位于噪声窗口内，同时 ER 超过夺获感知阈值，心脏起搏器怀疑噪声或融合波，逐跳监测状态下，不发放 VP_B 脉冲（图 19-88C），下一 AV 间期（双腔模式）或 VV 间期（单腔模式）延长 64 ms，期间若有 VS 事件，则保持延长的 AV/VV 间期，一旦以延长的 AV/VV 间期发放 VP 脉冲，随后的 AV/VV 间期恢复原程控值。

二、右心室自动阈值功能

（一）运行条件

Invive、Valitude X4、Visionist X4 CRT-P 起搏器具有右心室自动阈值（RVAT）功能，适用于除 DOO/VOO 外的任何心室感知和起搏模式。RVAT 功能运行对导线无特殊要求。

（二）运行特点

CRT-P 起搏器 RVAT 阈值测试过程中，左心室起搏功能暂时抑制，以便通过右心室 ER 波判断右心室夺获状态。RVAT 阈值测试每 21 小时运行一次，没有备用起搏。因为 CRT 起搏器同时具有左心室起搏，因此无法通过判断 ER 波进行逐跳右心室夺获确认。

（三）运行状态

RVAT 功能运行时有三种状态：自动（auto）、动态心室自动阈值测试（ambulatory ventricular automatic threshold test）、暂停（suspension）状态（图 19-89）。

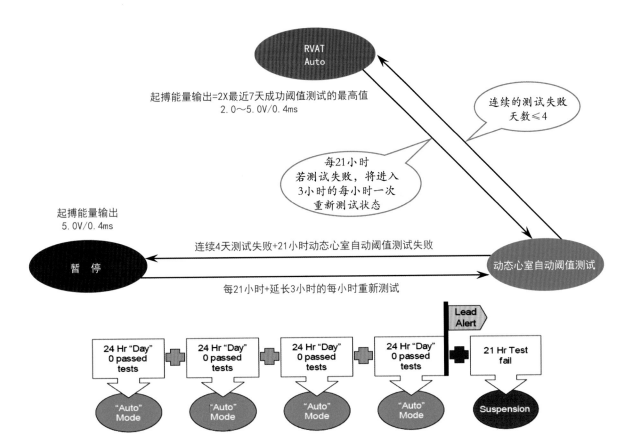

图 19-89　右心室自动阈值功能运行示意图

24 小时为 1 天，期间完成成功的阈值测试，该天通过（pass），连续 4 天测试失败，导线报警（lead alert），若随后的 21 小时阈值测试也失败，RVAT 功能转为暂停（suspension）状态

1. 自动

在"自动"状态下，心脏起搏器根据最近的阈值测试结果，自动调整右心室起搏电压，没有 ER 波测量和 VP_B 脉冲发放。

2. 动态心室自动阈值测试

动态心室自动阈值测试与 RVAC 时动态心室自动夺获测试相同，每 21 小时进行一次。脉宽固定（0.4 ms），右心室起搏电压自 3.5 V 电压递减，若四次 VP_T 脉冲有两次 LOC，则起搏电压保持不变。测试成功（LOC 电压 0.2~3.0 V）后转为"自动"状态。

若每 21 小时一次的测试失败，将进行每小时一次的重新测试（最多三次），一旦测试成功，重新测试即停止。1 天内的所有测试均失败，心脏起搏器则认为该测试天失败。心脏起搏器会一直使用最近七次成功的测试值来设置起搏能量输出，直到进入暂停状态。重新测试不影响每 21 小时一次的测试安排。连续的测试失败天数 ≤ 4 个，转为"自动"状态。连续的测试失败天数达到 4 个，心脏起搏器发放导线报警，若随后的 21 小时测试也失败，则转为"暂停"状态。

3. 暂停

出现以下情况时，RVAT 转为暂停状态：①导线报警后，动态心室自动阈值测试屡次失败；②发生导线安全转换；③若事先无指令性心室阈值测试或成功的动态心室自动阈值测试（C-LOC>3.0 V 或 <0.1 V）而首先程控为"自动"。RVAT 暂停状态时心室起搏能量输出变为 5.0 V/0.4 ms。

（四）右心室起搏能量输出调整

RVAT 右心室起搏阈值测试完成后，右心室起搏能量输出设置 2：1 安全范围，起搏电压等于最近 7 天成功阈值测试的最高值（如果少于 7 天的测试结果，参考所有可获得的数值）的两倍，范围 2.0~5.0 V，脉宽 0.4 ms。EOL 状态时，RVAT 停止运行，起搏能量输出固定于当前值。

第六节 创领心律医疗（Sorin）心脏起搏器心室自动阈值功能

创领心律医疗（Sorin）心脏起搏器定时测定心室起搏阈值并调整心室起搏电压的功能称为心室自动阈值（ventricular auto-threshold，VAT）功能。

一、运行模式

心室自动阈值功能在 DDD（R）、DDD/DDIR、DDI（R）、VVI（R）、VDD（R）、VVT、DDTA、DDTV、DDTAV 模式时可运行，在 SafeR、Dplus 模式时关闭。

二、程控参数

心室自动阈值功能可程控选项有：关闭（off）、自动（auto）、监测（monitor），默认关闭。最小心室起搏电压可在 1.5~5.0 V 之中程控设置，默认 2.5 V。脉宽要求 0.25~0.50 ms，静息房室延迟（AVD）要求 >110 ms（图 19-90）。

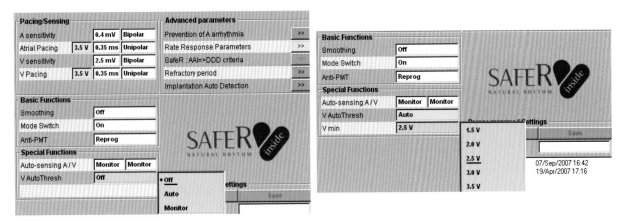

图 19-90　Sorin 心脏起搏器心室自动阈值功能程控界面

三、心室自动阈值功能的启动

心室自动阈值测试每隔 6 小时进行，在导线测量之后、心房和心室手动阈值测试之后、磁铁测试后、心室的脉宽和起搏极性被程控后自动启动，由"关闭"程控为"监测"或"自动"时心室自动阈值功能启动。

四、心室自动阈值功能的运行过程

心室自动阈值功能运行过程分为等待阶段（waiting phase）、校正阶段（calibration phase）和阈值测试阶段（threshold test phase）。在校正阶段和阈值测试阶段 AVD 缩短 65 ms（单心室起搏器 VV 间期缩短 65 ms），失夺获的 VP 脉后 65 ms 处发放 2.5 V/1.0 ms 的 VP_B 脉冲（图 19-91，图 19-94，图 19-95）。

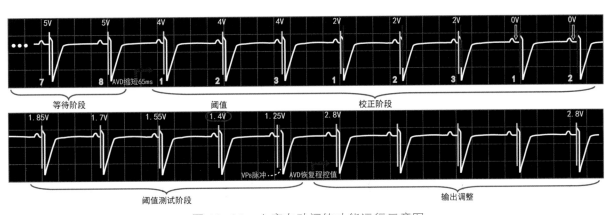

图 19-91　心室自动阈值功能运行示意图

起搏模式 DDD，在准备阶段，心室起搏电压 5 V，连续八个心动周期，满足条件，进入校正阶段，AVD 缩短 65 ms，依次发放三个 4 V、三个 2 V 的 VP 脉冲 + 其后 65 ms 处的 VP_B 脉冲、两个 0 V 的 VP 脉冲 + 其后 65 ms 处的 VP_B 脉冲，校正满足条件，进入心室阈值测试阶段，保持短的 AVD，心室起搏电压自 1.85 V 逐搏递减 0.15 V，直至心室失夺获，失夺获的 VP 脉冲后 65 ms 处发放 VP_B 脉冲，心室失夺获前的电压为心室起搏阈值（1.4 V），心室阈值测试结束后 AVD 恢复程控值，心室起搏电压调整为 2.8 V（1.4 V×2）

（一）等待阶段

心脏起搏器以 5 V 电压心室起搏，当前起搏频率，检测至少八个心动周期，判断是否适合进行心室阈值测试。若满足条件，则进入校正阶段；若测试前的八个心动周期里没有 VP 事件、AVD 过短（≤ 110 ms）或心室率 >95 次 / 分时，不启动心室阈值测试，心室起搏电压设为 5 V，6 小时后再次尝试心室阈值测试。

（二）校正阶段

1. 校正方法

心脏起搏器以程控的脉宽依次发放三组 4 V 的 VP 脉冲、三组 2 V 的 VP 脉冲 + 其后 65 ms 处的 VP$_B$ 脉冲，两组 0 V 的 VP 脉冲 + 其后 65 ms 处的 VP$_B$ 脉冲。通过不同的心室起搏电压区分 ER 波与极化电位，通过发放 0 V 的 VP 脉冲以便更好地检测融合波。若因提前发放 VP 脉冲而心室率超过 95 次 / 分，则校正暂停，至少八个心动周期后，再尝试继续校正。

2. 校正失败

当出现融合波（0 V 脉冲后检测到电位）、过度极化或起搏阈值 >2 V 时心室自动阈值校正失败，心脏起搏器重启新的等待阶段和校正阶段（图 19-92，图 19-93），在新的校正阶段 AVD 等于 65 ms。校正失败后心室起搏电压设为 5 V，心室阈值测试暂停，6 小时后重新测试。

（三）心室阈值测试阶段

心室起搏电压自 1.85 V 逐搏递减 0.15 V，直至心室失夺获或达到 0.2 V，心室失夺获前的电压为心室起搏阈值。心室阈值测试期间若检测到自身 QRS 波群，心脏起搏器将从校正阶段重新开始心室阈值测试。

（四）心室起搏电压调整

心室自动阈值功能程控为"自动"时，心室阈值测试完成后，心室起搏电压自动调整为起搏阈值的两倍，且不低于程控的最小心室起搏电压，心室阈值测试失败时，心室起搏电压调整为 5 V。心室自动阈值功能程控为"监测"时，心室起搏能量输出保持程控值。

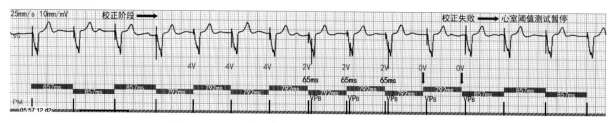

图 19-92 VVI 模式下心室自动阈值功能校正失败

患者，男，81 岁，因"三度房室阻滞"植入创领心律医疗 Orchidee SR 单心室起搏器，模式 VVI，基础频率 70 次 / 分，基础频率间期 ≈ 857 ms，心室自动阈值：自动。心电图显示：在校正阶段起搏间期缩短 65 ms，心脏起搏器依次发放三个 4 V 的 VP 脉冲、三个 2 V 的 VP 脉冲 + 其后 65 ms 处的 VP$_B$ 脉冲、两个 0 V 的 VP 脉冲（箭头所示处）+ 其后 65 ms 处的 VP$_B$ 脉冲，校正失败，恢复基础频率起搏，心室阈值测试暂停（河南省南阳市中心医院，刘儒供图）

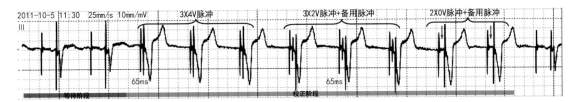

图 19-93　DDD 模式下心室自动阈值功能校正失败

起搏模式 DDD，基础频率 60 次 / 分，AVD 静息 / 运动 235 ms/80 ms，AVD 起搏 / 感知补偿 65 ms。第一次校正失败后心脏起搏器重启新的等待阶段和校正阶段，AVD 缩短为 65 ms，依次发放三个 4 V 的 VP 脉冲、三个 2 V 的 VP 脉冲、两个 0 V 的 VP 脉冲（箭头所示处），失夺获的 VP 脉冲后 65 ms 处发放 VP$_B$ 脉冲。校正阶段结束，但仍不满足条件，AVD 恢复程控值，未进入心室阈值测试阶段

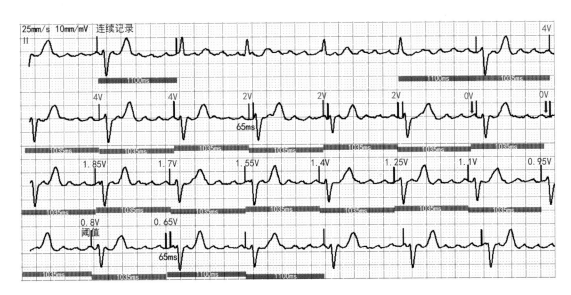

图 19-94　VVI 模式下心室自动阈值功能运行

患者植入 Sorin Esprit S 单心室起搏器，模式 VVI，基础频率 55 次 / 分，心室自动阈值：自动。连续记录心电图显示：在校正阶段起搏间期缩短 65 ms，心脏起搏器依次发放三个 4 V 的 VP 脉冲、三个 2 V 的 VP 脉冲 + 其后 65 ms 处的 VP$_B$ 脉冲、两个 0 V 的 VP 脉冲（箭头所示处）+ 其后 65 ms 处的 VP$_B$ 脉冲，随后进入心室阈值测试阶段，直至心室失夺获，结束心室阈值测试，失夺获的 VP 脉冲后 65 ms 处发放 VP$_B$ 脉冲（重庆医科大学附属第一医院，邓国兰供图）

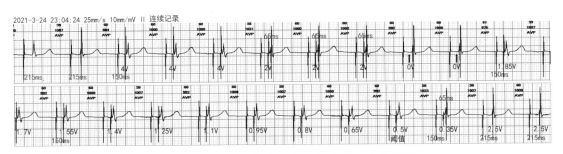

图 19-95　DDD 模式下心室自动阈值功能运行

患者，男，80 岁，因"窦房结功能障碍"植入 Sorin Esprit D 双腔心脏起搏器，模式 DDD，基础频率 60 次 / 分，AVD 静息 / 运动 170 ms/80 ms，AVD 起搏 / 感知补偿 45 ms。心室自动阈值：自动，最小心室起搏电压 2.5 V。准备阶段完成后，进入校正阶段，AVD 缩短 65 ms 变为 150 ms，依次发放三个 4 V、三个 2 V 的 VP 脉冲 + 其后 65 ms 处的 VP$_B$ 脉冲、两个 0 V 的 VP 脉冲 + 其后 65 ms 处的 VP$_B$ 脉冲，校正满足条件，进入心室阈值测试阶段，保持短的 AVD，心室起搏电压自 1.85 V 逐搏递减 0.15 V，直至心室失夺获，失夺获的 VP 脉冲后 65 ms 处发放 VP$_B$ 脉冲，心室失夺获前的电压为心室起搏阈值（0.5 V），心室阈值测试结束后 AVD 恢复程控值（215 ms），心室起搏电压调整为 2.5 V

附表：不同公司心脏起搏器心室自动阈值管理功能的比较（表 19-1）

表 19-1　不同公司心脏起搏器心室自动阈值管理功能的比较

心脏起搏器	Abbott（ST.JUDE）	Medtronic	Biotronik	Boston Scientific	创领心律医疗（Sorin）
功能名称	心室自动夺获（AC）	心室夺获管理（VCM）	心室夺获控制（VCC）	右心室自动夺获（RVAC）	心室自动阈值（VAT）
导线要求	低极化导线	无特殊要求	无特殊要求	无特殊要求	无特殊要求
心室夺获判断依据	ER 振幅	ER 斜率	ER 形态	ER 振幅	ER 振幅
逐跳心室夺获确认	是	否	是	是	否
启动条件	连续两次心室失夺获或每隔固定时间（8/24 小时）进行	心率不快且稳定，默认每天一次（每日休息时）	连续三次心室夺获（双腔心脏起搏器）或每隔固定时间（12/24 小时）进行	四次中两次心室失夺获或每隔 21 小时	非 SafeR、Dplus 模式，AVD 要求 >110 ms，每隔 6 小时进行
单腔测试频率	起搏频率不变	+15 次 / 分或 VV 间期 -150 ms	+10 次 / 分	+10 次 / 分	VV 间期缩短 65 ms
双腔模式（PAVI/SAVI）	50 ms/25 ms	-125 ms/-110 ms	50 ms/15 ms	60 ms/30 ms	AVD 缩短 65 ms
备用的心室起搏脉冲	心室失夺获后 80~100 ms 处发放	在阈值搜索期间心室夺获或失夺获后 110 ms 处发放	心室失夺获后 130 ms 内发放	心室夺获或失夺获后 70 ms 处发放	心室失夺获后 65 ms 处发放
双腔心脏起搏器 DDD（R）模式下融合波管理	有	无	有	有	无
心室起搏电压调整	阈值 +0.25 V（Microny、Regency 心脏起搏器 +0.3 V）	阈值 ×2（可程控），不低于最小心室起搏电压（默认 2 V，可程控）	阈值 + 安全余量（默认 0.5 V，可程控），不低于最小电压（多为 0.7 V）	阈值 +0.5 V	阈值 ×2（可程控），不低于最小心室起搏电压（默认 2.5 V，可程控）
特征	连续出现房室间期缩短	"3+1" 现象，每三个支持周期发放一次 VP$_T$ 脉冲	多呈 "5+5" 现象，首先建立模板	连续出现房室间期缩短或起搏频率增快	等待阶段八个周期 + 校正阶段八个周期（3+3+2 现象）+ 阈值测试阶段

（牟延光　陈　妍）

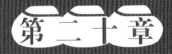

最小化心房起搏功能

立足患者生理性角度考虑，任何部位的心房起搏都逊色于自身窦性心律。具有最小化右心房起搏功能的心脏起搏器可尽可能地使窦性激动优先，减少不必要的心房起搏，最大限度地克服心房起搏带来的弊端。

第一节　心房起搏的缺点与最小化心房起搏

一、与窦性心律相比心房起搏的缺点

（一）心房激动传导缓慢

心房起搏部位不在心房内传导束上，激动经心肌细胞间闰盘传导，房间传导时间延长，左心房激动延迟，双心房电 – 机械不同步，心排血量下降。

（二）增加心室起搏比例

植入双腔心脏起搏器的患者，窦性心律时，激动经正常的心脏传导系统较快下传心室，自身 QRS 波群较早出现于感知 AV 间期（SAVI）内，而不出现心室起搏（VP），当心房起搏（AP）时，激动下传较慢，在起搏 AV 间期（PAVI）内未及时出现心室感知（VS）事件，而表现为"AP–VP"工作方式，即心房起搏增加了心室起搏的比例（图 20-1）。

（三）导致心律失常

心房起搏可轻度激活交感神经，有引起折返性房性心律失常的可能，长期心房起搏可抑制窦房结的自律性。

二、减少心房起搏的方法

（一）适当降低心脏起搏器的低限频率

（二）开启休息频率或睡眠 / 夜间频率

详见：第二十四章　第二节　休息频率与睡眠频率。

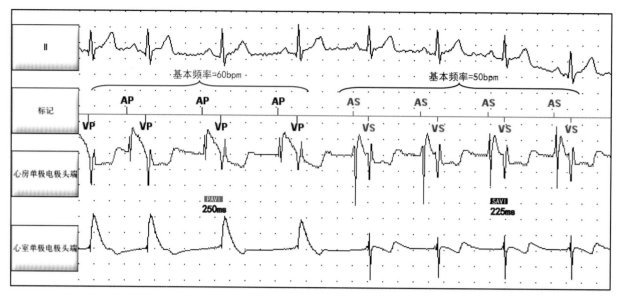

图 20-1　心房起搏增加了心室起搏比例

患者，男，62 岁。植入 Abbott（ST. JUDE）Zephyr XL DR 5826 双腔心脏起搏器，模式 DDD，PAVI 250 ms，SAVI 225 ms。基本频率 60 次 / 分时，心脏起搏器呈 "AP-VP" 工作方式；基本频率 50 次 / 分时，心脏起搏器呈 "AS-VS" 工作方式

（三）开启频率滞后功能

除 Medtronic 外的其他厂家的单双腔心脏起搏器均有频率滞后功能。Medtronic 心脏起搏器具有单腔滞后和窦性优先功能。Boston Scientific 单双腔心脏起搏器具有频率搜索滞后（search hysteresis）功能。Abbott（ST. JUDE）单双腔心脏起搏器具有频率滞后搜索功能。Biotronik 单双腔心脏起搏器具有重复和扫描频率滞后功能。Vitatron 心脏起搏器具有精确的心房起搏和心房滞后功能。频率滞后功能开启后，可鼓励自身心搏，减少心房起搏比例（详见：第二十一章　第二节　频率滞后功能）。

第二节　Medtronic 心脏起搏器窦性优先功能

一、运行条件

（一）心脏起搏器

窦性优先（sinus preference）功能主要应用于 Medtronic Adapta、Versa、Attesta 系列，Vitatron G70、Q70、Q80 系列和芯彤 LD100DR 频率应答双腔心脏起搏器。

（二）模式

DDDR 模式。

二、开启与关闭

窦性优先功能只有在 DDDR 模式下才能开启，与心房优先起搏功能不能同时开启。心脏起搏器自动转换为非心房跟踪模式时，窦性优先功能将暂时关闭，直至心脏起搏器重新转为心房跟踪模式时，窦性优先功能再次开启。

三、运行过程

心脏起搏器设置窦性优先区（sinus preference zone），其上限为传感器频率，下限为低于传感器频率的数值，可程控范围 3~20 次 / 分，默认 10 次 / 分，窦性优先区的下限总高于心脏起搏器的低限频率（图 20-2）。具体运行分窦性搜索运作（sinus search operation）和窦性突破运作（sinus breakthrough operation）。

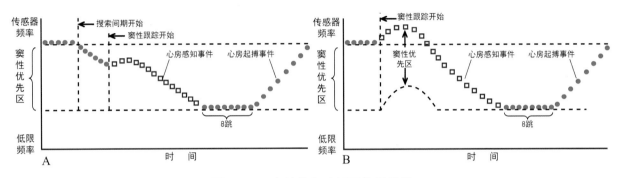

图 20-2　窦性优先功能运作示意图

（一）窦性搜索运作

当心脏起搏器以传感器频率起搏时，若窦性频率一直不能增快并超过传感器频率，心脏起搏器启动搜索间期（search interval），可程控范围 5~30 分钟，默认 10 分钟，在搜索间期内，起搏频率逐渐下降，直至低于窦性频率，并开始窦性跟踪，在窦性频率高于窦性优先区下限时，抑制心房起搏（AP）脉冲发放，窦性频率若不持续（连续 8 跳）低于窦性优先区下限，窦房结优先功能将持续有效；若窦性频率持续（连续 8 跳）低于窦性优先区下限，心脏起搏器将提高起搏频率直至传感器频率（图 20-2A）。

（二）窦性突破运作

当心脏起搏器以传感器频率起搏时，若窦性频率增快并超过传感器频率，窦性跟踪开始，在窦性频率高于窦性优先区下限时，抑制 AP 脉冲发放，窦性频率若不持续（连续 8 跳）低于窦性优先区下限，窦房结优先功能将持续有效；若窦性频率持续（连续 8 跳）低于窦性优先区下限，心脏起搏器将提高起搏频率直至传感器频率（图 20-2B）。

第三节 Vitatron 心脏起搏器心房滞后功能

一、运行条件

Vitatron C、T 系列心脏起搏器，DDD（R）、VDD（R）、AAIR 模式下。

二、程控

心房滞后（atrial hysteresis）无相关的程控选项，不能程控关闭，与精确的心房起搏相互锁定，精确的心房起搏关闭时，心房滞后自动开启，但数值不可程控。

三、运行过程

（一）心房滞后的启动

DDD（R）、VDD（R）模式下生理频率带内的心房感知（AS）事件及 AAIR 模式下的 AS 事件启动心房滞后。心房滞后启动后，DDD（R）、AAIR 模式下，心房逸搏间期延长 40 ms（部分型号的心脏起搏器 DDDR 模式下心房滞后值为 64 ms）；VDD（R）模式下，心室逸搏间期较低限（或传感器）频率间期延长 12.5%。

（二）心房滞后的终止

心房起搏或 VDD（R）模式下非心房跟踪的心室起搏发生后，心房滞后终止（图 20-3）。

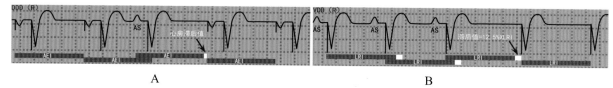

图 20-3　不同模式下心房滞后运行示意图

A. DDD（R）模式，AS 事件启动心房滞后，心房逸搏间期（AEI）在原基础上延长一个滞后值（40 ms，部分型号 64 ms），期间未再出现 AS 事件，AEI+ 滞后间期结束时发放 AP 脉冲。B. VDD（R）模式，AS 事件启动心房滞后，心室逸搏间期 = 低限频率间期（LRI）+ 滞后值，滞后值 =12.5% × LRI，其后未再出现 AS 事件，LRI+ 滞后间期结束时发放 VP 脉冲，心房滞后随即终止，随后无 AS 事件，LRI 结束时发放 VP 脉冲

第四节 Vitatron 心脏起搏器精确的心房起搏功能

一、运行条件

Vitatron C50 D、C60 DR、C70 DR、T60 DR、T70 DR 双腔心脏起搏器，DDD、DDDR、AAIR 模

式下。

二、程控参数

精确的心房起搏（refined atrial pacing，RAP）功能默认关闭，可以程控开启。RAP 开启后，心房滞后值可在 100 ms、125 ms、150 ms、175 ms、200 ms 之间程控设置。对心房颤动易患人群不建议设置较长的心房滞后值。

三、运作过程

AS 事件后，心房逸搏间期延长一程控的心房滞后值，心脏起搏器保持延长的心房逸搏间期直至出现心房起搏事件。心房逸搏间期不能超过最大起搏频率 −30 次 / 分所对应的起搏间期。RAP 关闭时或 VDD（R）模式下心房滞后（40 ms）自动激活（图 20-4，图 20-5）。

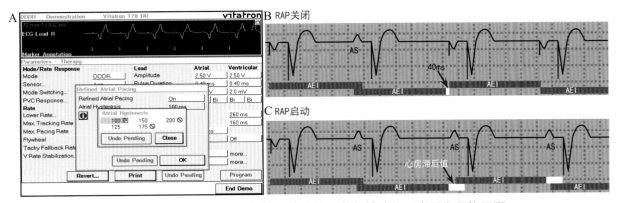

图 20-4　Vitatron 心脏起搏器精确的心房起搏功能示意图和程控界面

A. 程控界面显示 RAP 功能开启，心房滞后设置为 100 ms。B. RAP 功能关闭，AS 事件后的 AEI=LRI+ 心房滞后值（40 ms），AP 事件后的 AEI=LRI。C. RAP 功能开启，AP 事件后的 AEI=LRI，AS 事件后的 AEI 延长一个心房滞后值（>40 ms），AS 事件连续出现，心脏起搏器维持延长的 AEI

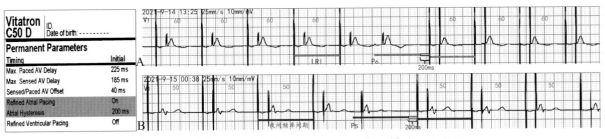

图 20-5　Vitatron 心脏起搏器精确的心房起搏功能心电图

患者，男，74 岁，因"窦房结功能障碍、二度房室阻滞"植入 Vitatron C50 D 双腔心脏起搏器，模式 DDD，低限频率 60 次 / 分，LRI 1000 ms，夜间频率 50 次 / 分，PAVI 225 ms，SAVI 185 ms，RAP 功能开启，心房滞后 200 ms。A. 低限频率起搏时，P_6 启动心房滞后 200 ms。B. 夜间频率起搏时，P_5 启动心房滞后 200 ms

（牟延光）

第二十章　最小化心房起搏功能

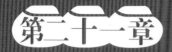

第二十一章　最小化心室起搏功能

心脏起搏器通过频率滞后、延长 AV 间期或自动模式转换（AMS）等功能，使室上性激动优先经自身房室结下传心室，减少心室起搏比例，保持心室正常除极及收缩顺序，以求获得最佳的血流动力学效应。心脏起搏器这种鼓励自身房室结传导的功能称为房室结优先功能或最小化心室起搏（minimizing pacing of ventricle，MPV）功能。

第一节　心室起搏的缺点和减少心室起搏的方法

一、心室起搏的缺点

室上性激动经自身房室结下传引起心室除极时，心室激动顺序正常、QRS 波群时限正常（除非合并室内阻滞），双心室同步除极，对血流动力学有益。传统部位的心室起搏时，心室起搏（VP）脉冲直接激动心室肌，QRS 波群宽大畸形，心室激动和收缩顺序改变，双心室除极及收缩不同步，增加房室瓣反流和心房颤动的发生率，降低心排血量，对血流动力学不利。

二、减少心室起搏的方法

（一）设置 AV 间期大于自身房室传导时间

鉴于自身房室传导时间处于动态变化之中，通过程控，使心脏起搏器的 AV 间期明显大于自身房室传导时间，可达到减少心室起搏的目的，对房室传导功能良好者（如窦房结功能障碍患者）尤为适合（图 21-1）。但对一度房室阻滞患者，过长的 AV 间期可对患者产生如下不良影响：①导致二尖瓣反流，影响血流动力学；②室房逆传的激动位于心房肌应激期内，产生逆行 P⁻ 波发生心房感知（AS）并触发心室起搏，导致起搏器介导性心动过速（PMT）；③造成总心房不应期（TARP）延长，上限跟踪频率降低，患者运动耐量受限。因此，应权衡减少心室起搏与 AV 间期过分延长对病人产生的影响，个体化设置 AV 间期。

（二）减少心房起搏

与窦性心律相比，心房起搏（AP）时激动经肌间隙下传延缓，AP 脉冲到心室感知（VS）事件的时间一般长于窦性 P 波起点到 VS 事件的时间。窦性 P 波较快下传心室时，心脏起搏器呈"AS-VS"工作方式，不引起心室起搏；心房起搏时激动下传延缓而出现心室起搏，心脏起搏器可转为"AP-VP"工作方式。窦房结优先功能可减少心房起搏比例，在一定程度上减少心室起搏比例。

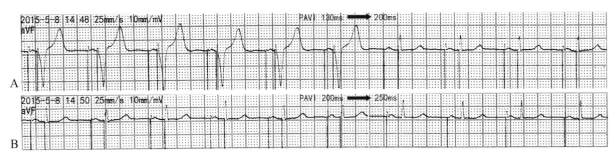

图 21-1　延长起搏 AV 间期减少心室起搏

　　患者，男，71 岁，因"窦房结功能障碍"植入 Biotronik Talos D 双腔心脏起搏器，Selox ST 60 心室导线植于右心室心尖部，Selox JT 53 心房导线植于右心耳，模式 DDD，基础频率 70 次 / 分，心房和心室单极起搏。A. 起搏 AV 间期（PAVI）130 ms 时，心脏起搏器呈"AP-VP"工作方式，QRS 波群宽大畸形；PAVI 延长至 200 ms 时，心脏起搏器仍呈"AP-VP"工作方式，QRS 波群窄，VP 脉冲与 QRS 波群形成假性心室起搏融合波。B. PAVI 延长至 250 ms 时，心脏起搏器呈"AP-VS"工作方式，QRS 波群窄，心室起搏消除，假性心室起搏融合波消失

（三）AV 正滞后搜索功能

1. 适应证

AV 正滞后搜索功能适于房室传导功能正常或间歇性房室传导功能障碍者。

2. 特点

在确保房室顺序性的前提下，尽量追求房室结优先，AV 间期自动搜索的范围有限，所以对最小化心室起搏的作用也有限，大约可减少心室起搏总量的 20%~30%。

（四）频率调整

降低低限频率（LR）、开启频率滞后、休息 / 夜间频率。

（五）旨在最小化心室起搏的自动模式转换功能

1. Medtronic 心脏起搏器的心室起搏管理（MVP）功能。

2. Biotronik 心脏起搏器的心室起搏抑制（VP suppression）功能。

3. Boston Scientific 心脏起搏器的模式互转功能与 Rythmiq 功能。

4. 创领心律医疗（Sorin）双腔心脏起搏器的 Dplus、Dplus-R 模式、SafeR、SafeR-R 功能。

第二节　频率滞后功能

　　心脏起搏器感知自身心搏（P 波或 QRS 波群）后推迟起搏脉冲发放，使逸搏间期长于起搏间期，此功能称为频率滞后（rate hysteresis）。频率滞后可减少心脏起搏，鼓励自身心搏，节约脉冲发生器电能，并减少心脏起搏器综合征（尤其是单心室起搏器）的出现。

一、频率滞后功能的程控设置

（一）频率滞后功能的开启与关闭

心脏起搏器的频率滞后功能一般默认关闭，在有一定自身心搏的情况下才能开启。自身心率略低于心脏起搏器的基础频率时，开启有益；自身心率显著低于心脏起搏器的基础频率时（频率滞后功能难以启动）及因心率减慢而感不适者，不建议开启。

（二）滞后频率的程控

滞后频率可在一定范围内程控设置，一般低于心脏起搏器的基础频率，其差值通常应 ≤ 30 次 / 分（10 次 / 分左右），以免落差过大引起频率骤降而造成患者不适。

二、频率滞后功能的启动与终止

（一）频率滞后功能的启动

不应期外的感知事件启动频率滞后功能，心脏起搏器以滞后频率工作，逸搏间期长于起搏间期。快于滞后频率的感知事件可持续抑制起搏脉冲发放。

1. 无频率应答功能时

逸搏间期 = 起搏间期 + 滞后值（可以程控）。

2. 频率应答功能开启时

频率应答功能运行时，Biotronik、Boston Scientific 心脏起搏器采用动态频率滞后，滞后频率为传感器频率减去一个滞后值，避免了显著的心率落差（图 21-2）。

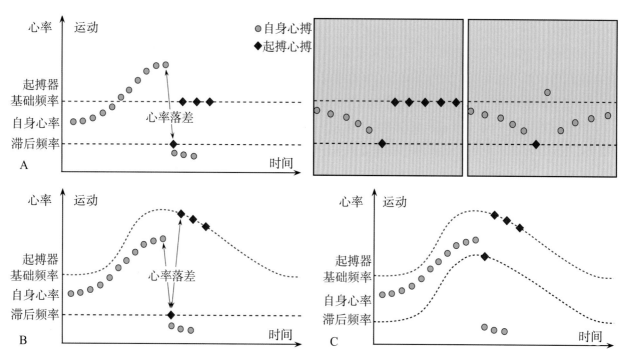

图 21-2　心脏起搏器的频率滞后功能运行示意图

A. 无频率应答功能的心脏起搏器，传统的频率滞后功能，滞后频率固定，存在明显的心率落差；心脏起搏器频率滞后功能开启后，自身心率介于基础频率与滞后频率之间时，可因连续频率滞后而抑制起搏脉冲发放，心脏起搏器没有感知到自身心搏时以程控的基础频率工作。B. 有频率应答功能的心脏起搏器，传统的频率滞后功能，滞后频率固定，起搏事件触发传感器频率起搏，存在明显的心率落差。C. 有频率应答功能的心脏起搏器，动态频率滞后功能，滞后频率为传感器频率减滞后值，避免了显著的心率落差

（二）频率滞后功能的终止

起搏事件终止频率滞后，即没有感知到自身心搏时，心脏起搏器按照程控的基础（或传感器）频率起搏。在当自身心率低于滞后频率时，心脏起搏器按照基础（或传感器）频率起搏（图21-3）。Abbott（ST. JUDE）心脏起搏器在传感器频率起搏时频率滞后功能失活（图21-9）。

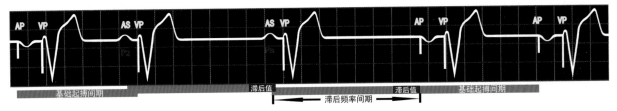

图21-3 双腔心脏起搏器频率滞后功能运行示意图

双腔心脏起搏器最初以基础频率起搏，快于基础频率的AS事件（P_2）启动频率滞后功能，随后在滞后频率间期内仍有AS事件（P_3），心脏起搏器维持滞后频率，当滞后频率间期内无AS事件时，心脏起搏器在滞后频率间期结束时发放AP脉冲，心脏起搏器恢复基础频率

三、频率滞后与频率直方图

频率滞后功能开启后，由程控仪获取的心脏起搏器频率直方图可见位于滞后频率与低限频率之间的自身心率分布（图21-4）。

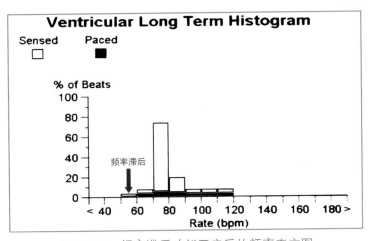

图21-4 频率滞后功能开启后的频率直方图

Medtronic Sigma SS103单心室起搏器，模式VVI，LR 60次/分，滞后频率50次/分。由程控仪获取的心脏起搏器频率直方图在滞后频率与LR之间可见有心室感知事件分布（箭头所示）

四、不同厂家心脏起搏器的频率滞后功能

（一）Medtronic心脏起搏器

1. 单腔滞后功能

Medtronic和Vitatron A、E、G、Q系列心脏起搏器、芯彤心脏起搏器的频率滞后功能仅有单腔滞后（single chamber hysteresis）功能，应用于AAI、AAT、ADI、VVI、VVT、VDI模式，可程控选

项：关闭、40、50、60次/分。单腔滞后功能与心房优先起搏功能不能同时开启，睡眠功能（≤滞后频率）运行时，单腔频率滞后功能不运行。不应期外的AS事件（AAI、AAT模式）或VS事件（VVI、VVT模式）启动频率滞后功能，起搏事件终止频率滞后功能。

2. 频率滞后功能

Medtronic植入型心律转复除颤器（ICD）平台（EnRhythm、Ensura、Advisa、Astra、Azure）的心脏起搏器频率滞后功能默认关闭，开启后，可在VVI、AAI模式下运行，频率滞后值可在30~80次/分间程控选择。频率滞后功能与心房率稳定、心室率稳定、心房优先起搏功能不能同时开启。

（二）Biotronik心脏起搏器

Biotronik心脏起搏器单双腔模式均有频率滞后功能（图21-5），选项有：关闭、-5~-90次/分（不同型号可程控范围不同），可程控设置，最低的滞后频率为30次/分，频率滞后功能在夜间模式期间不运行。在DVI（R）模式和具有闭环刺激（CLS）的模式下不能运行。DDD（R）、DDT（R）、VDD（R）、VDT（R）模式下，不应期外的AS事件或心脏起搏器定义的室性早搏启动频率滞后功能，AAI（R）、AAT（R）模式下AS事件启动频率滞后功能，心房起搏将使频率滞后功能失活。DDI（R）、VDI（R）、VVI（R）模式下，不应期外的VS事件启动频率滞后功能（图21-6）。

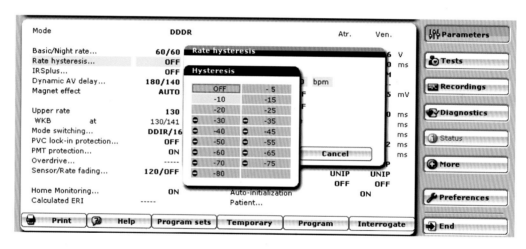

图21-5　Biotronik双腔心脏起搏器频率滞后功能程控界面

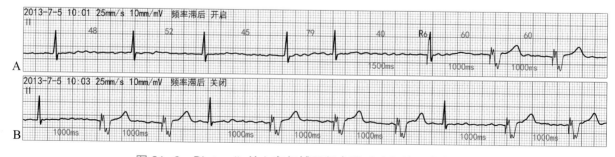

图21-6　Biotronik单心室起搏器频率滞后功能的开启与关闭

患者，男，81岁，因"心房颤动伴长RR间期"植入Biotronik Axios S单心室起搏器，模式VVI，基础频率60次/分。A. 频率滞后功能开启，频率滞后-20次/分，心电图显示心房颤动、心室起搏心律，自身心率高于滞后频率（40次/分）时无VP脉冲发放，当自身心率≤滞后频率（40次/分）时VP脉冲发放，心脏起搏器即以基础频率起搏，R₆为假性心室起搏融合波。B. 频率滞后功能关闭，心电图显示VS-VP间期=VP-VP间期=基础频率间期（1000 ms）

（三）Abbott（ST. JUDE）心脏起搏器

Abbott（ST. JUDE）心脏起搏器单双腔模式均有频率滞后功能，滞后频率可程控范围30~150次/分，步长5次/分，不能与房颤抑制功能同时开启。DDD（R）、VDD（R）、AAI（R）、AAT（R）模式下，不应期外的AS事件启动频率滞后功能；DDI（R）、DVI（R）、VVI（R）、VVT（R）模式下，不应期外的VS事件启动频率滞后功能（图21-7，图21-8）。传感器频率起搏时，频率滞后功能失活（图21-9）。

（四）Boston Scientific 心脏起搏器

Boston Scientific 心脏起搏器单双腔模式均有频率滞后功能，频率滞后补偿（rate hysteresis offset）可程控范围-5~-80次/分。DDD（R）、DDI（R）、AAI（R）模式下，不应期外的AS事件启动频率滞后功能。AP事件及DDD（R）模式下的高于上限频率的不应期外AS事件可终止频率滞后功能。VVI（R）模式下，VS事件启动频率滞后功能，VP事件终止频率滞后功能。低限频率限制（LRL）与滞后频率之间的心房感知事件，标记通道标记为AS-Hy（图21-10）。频率平滑下降启用时，频率滞后功能仍可运行，频率平滑控制起搏频率过度至滞后频率。

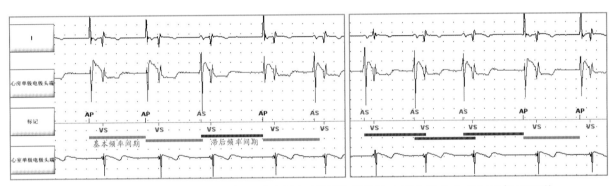

图 21-7　Abbott（ST. JUDE）双腔心脏起搏器频率滞后功能心腔内心电图及标记通道

患者，男，82岁，因"窦房结功能障碍"植入 Abbott（ST. JUDE）Victory XL DR 5816 双腔心脏起搏器，模式 DDD，基本频率55次/分，滞后频率50次/分。AP事件启动基本频率间期，AS事件启动滞后频率间期，AS-AP 间期 =1200 ms，即心房逸搏间期等于滞后频率间期。自身心房率低于滞后频率时，AP脉冲发放，滞后频率终止

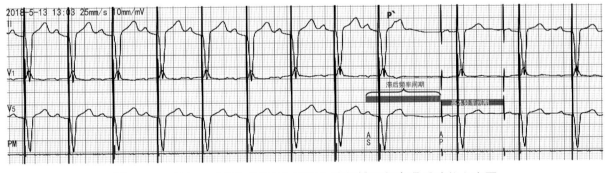

图 21-8　Abbott（ST. JUDE）双腔心脏起搏器频率滞后功能心电图

患者，女，69岁，因"二度房室阻滞"植入 Abbott（ST. JUDE）Zephyr XL DR 5826 双腔心脏起搏器，模式 DDD，基本频率60次/分，心室后心房不应期（PVARP）250 ms，心室后心房空白期（PVAB）150 ms，感知AV间期（SAVI）200 ms，滞后频率50次/分。心电图显示：窦性心律，心脏起搏器起初呈VAT工作方式，未下传的房性早搏（P'）位于 PVARP 内，不触发心室起搏，AS事件启动滞后频率间期（1200 ms），安排发放下一个AP脉冲，AP脉冲发放后，滞后频率终止，心脏起搏器恢复基本频率房室顺序起搏

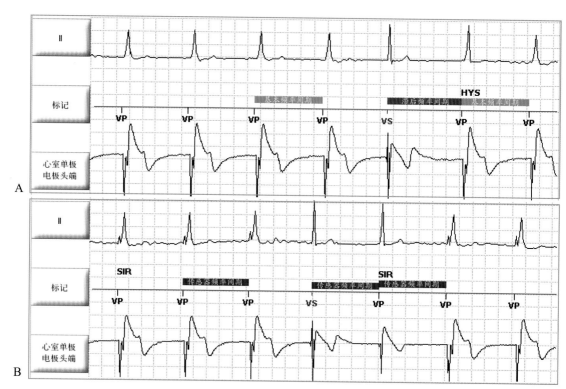

图 21-9　Abbott（ST. JUDE）单心室起搏器频率滞后功能运行

　　患者，男，68 岁，因"心房颤动伴长 RR 间期"植入 Abbott（ST. JUDE）Endurity MRI PM1172 单心室起搏器，Medtronic 3830-69cm 导线行左束支起搏。A. 模式 VVI，基本频率 60 次 / 分，滞后频率 55 次 / 分，VP-VP 间期 = 基本频率间期，VS 事件启动滞后频率间期，频率滞后功能运行时标记为 HYS。B. 模式 VVIR，基本频率 55 次 / 分，滞后频率 50 次 / 分，传感器频率心室起搏标记为 SIR，VS 事件启动传感器频率间期，频率滞后功能失活

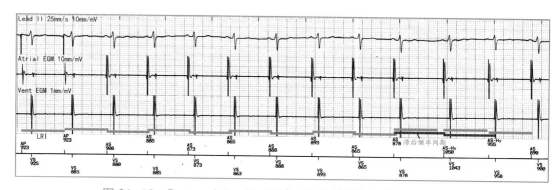

图 21-10　Boston Scientific 双腔心脏起搏器频率滞后功能运行

　　患者，男，67 岁，因"窦房结功能障碍"植入 Boston Scientific Essentio MRI EL DR L131 双腔心脏起搏器，模式 DDD，LRL 65 次 / 分，PAVI 220~300 ms，SAVI 205~280 ms，频率滞后补偿 -10 次 / 分，搜索滞后 256 个心动周期。快于 LRL 的 AS 事件启动频率滞后功能，位于 LRL 与滞后频率之间的 AS 事件，标记通道标记为 AS-Hy

　　（五）创领心律医疗（Sorin）心脏起搏器

　　创领心律医疗（Sorin）单双腔心脏起搏器频率滞后可程控值：0%、5%、10%、20%、35%，默认 0%（图 21-11）。滞后频率 = 基础频率 ×（1- 程控的频率滞后百分比）。频率应答功能运行时，逸搏频率不能低于 50 次 / 分。基础频率 ≤ 45 次 / 分时，频率滞后 0%，且不可程控。Dplus、Dplus-R、Dplus/DDIR 模式下，建议滞后百分比 20%。

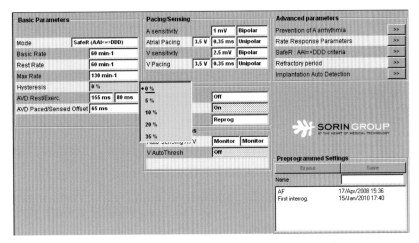

图 21-11 Sorin 双腔心脏起搏器频率滞后功能程控界面

（六）秦明心脏起搏器

秦明单双腔心脏起搏器具有滞后功能，在 DDD（R）、VDD（R）、AAT（R）、AAI（R）模式下，滞后间期开始于 AS 事件；在 VVI（R）、VVT（R）模式下，滞后间期开始于 VS 事件。

（七）Vitatron 心脏起搏器

Vitatron 心脏起搏器的条件滞后（condition hysteresis）功能是心脏起搏器旨在鼓励自身心搏并避免因滞后而频率骤降的功能。

1. 运行条件

Vitatron C、T 系列单腔心脏起搏器，AAI、AAT、VVI、VVT 模式。

2. 运行过程

心脏起搏器设置滞后频率带，其下限为滞后频率（滞后值可在 0~30 次 / 分间程控设置，不低于 40 次 / 分），上限为 LR+15 次 / 分。当实时平均心房率位于 LR 与滞后频率之间，频率骤降时，心脏起搏器先以滞后频率起搏一次，再恢复 LR 起搏；当实时平均心房率位于 LR 与滞后频率带上限之间，频率骤降时，第一个起搏频率位于 LR 与滞后频率之间，平均心房率越接近滞后频率带上限，起搏频率越接近 LR，此后恢复 LR 起搏（图 21-12）。

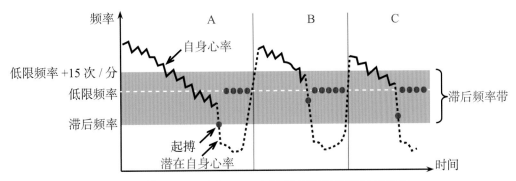

图 21-12 Vitatron 心脏起搏器条件滞后示意图

A. 实时平均心房率位于 LR 与滞后频率之间，频率骤降时，心脏起搏器先以滞后频率起搏一次，再恢复 LR 起搏。B、C. 实时平均心房率位于 LR 与滞后频率带上限（LR+15 次 / 分）之间，频率骤降时，第一个起搏频率位于 LR 与滞后频率之间，此后恢复 LR 起搏，B 处平均心房率更接近滞后频率带上限，起搏频率（较 C 处快）更接近 LR

563

五、重复频率滞后功能

Biotronik 心脏起搏器重复频率滞后（repetitive rate hysteresis）功能又称重复滞后（repetitive hysteresis）功能（图 21-13），心脏起搏器感知自身心搏后以滞后频率工作，并持续数个心动周期（E 系列之前的心脏起搏器可程控范围 1~10，E 系列心脏起搏器可程控范围 1~15），期间若没有感知到自身心搏，心脏起搏器在重复滞后周期结束后恢复基础或传感器频率，期间若感知到快于滞后频率的自身心搏，心脏起搏器则抑制起搏脉冲发放（图 21-14A，图 21-15）。重复频率滞后功能仅在频率滞后功能开启后应用，在夜间模式下可用，但频率不低于夜间频率。

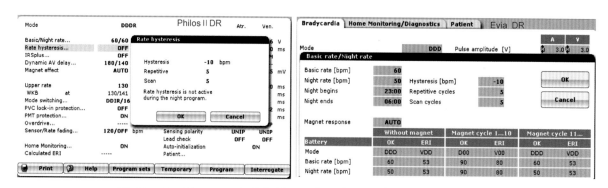

图 21-13　Biotronik 心脏起搏器重复和扫描频率滞后功能程控界面

频率滞后（hysteresis）-10 次 / 分，重复周期（repetitive cycles）5，扫描周期（scan cycles）5

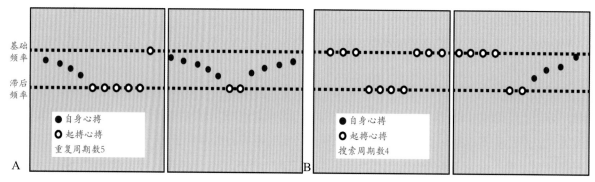

图 21-14　重复频率滞后和频率滞后搜索功能示意图

A. 重复频率滞后功能，重复周期数 5，心脏起搏器感知自身心搏后，以滞后频率连续起搏五个心动周期，期间若没有感知到自身心搏时，心脏起搏器恢复基础频率起搏；若感知到快于滞后频率的自身心搏时，心脏起搏器按照滞后频率工作，抑制起搏脉冲发放。B. 频率滞后搜索功能，扫描周期数 4，在数次基础频率起搏后，起搏频率降至滞后频率并持续四个心动周期，期间无快于滞后频率的自身心搏出现，心脏起搏器恢复基础起搏频率；在四个扫描滞后周期内，感知到快于滞后频率的自身心搏后，心脏起搏器抑制起搏脉冲发放

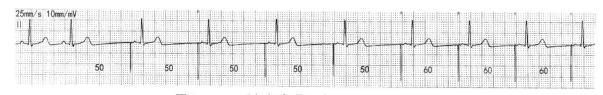

图 21-15　重复频率滞后功能运行时的心电图

患者植入 Biotronik 双腔心脏起搏器，模式 DDD，基础频率 60 次 / 分，重复频率滞后功能开启，滞后频率 50 次 / 分，重复周期 5。心电图显示：心脏起搏器呈 AAI 工作方式，在心房感知事件后，心房起搏频率减慢为 50 次 / 分，持续五个心动周期，期间无心房感知事件，心房起搏频率恢复为 60 次 / 分

六、频率滞后搜索功能

频率滞后搜索功能又称扫描频率滞后功能，心脏起搏器在数次基础（或传感器）频率起搏之后，自动转为滞后频率并保持数个心动周期，以鼓励自身心搏，期间若有自身心搏出现，心脏起搏器继续保持滞后频率运行，抑制起搏脉冲发放；期间若无自身心搏，心脏起搏器恢复基础（或传感器）频率（图21-14B，图21-16）。

（一）Biotronik 心脏起搏器扫描频率滞后功能

Biotronik 心脏起搏器扫描频率滞后（scan rate hysteresis）功能（图21-13），每隔搜索周期（180个心动周期），起搏间期自动延长，以滞后频率起搏数个心动周期（E系列之前的心脏起搏器可程控范围1~10，E系列心脏起搏器可程控范围1~15），搜索自身心搏（图21-17）。扫描频率滞后功能仅在频率滞后功能开启后应用，在夜间模式下可用，但频率不低于夜间频率。

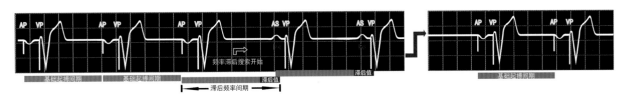

图 21-16 双腔心脏起搏器频率滞后搜索功能运行示意图

双腔心脏起搏器起初呈房室顺序起搏，达到设定的搜索周期时，心脏起搏器启动频率滞后搜索功能，扫描周期数1。滞后频率间期内的 AS 事件（P₄、P₅）使心脏起搏器继续维持滞后频率，AP 事件出现时，滞后频率终止，心脏起搏器恢复基础起搏频率

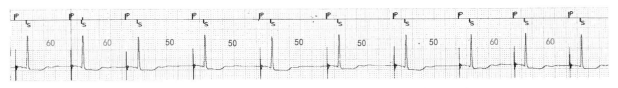

图 21-17 频率滞后搜索功能运行时的心电图和标记通道

患者，女，57岁，因"窦房结功能障碍"植入 Biotronik Estella DR 双腔心脏起搏器，模式 DDD，基础频率60次/分，滞后 -10次/分，扫描周期5，PAVI 300 ms，SAVI 255 ms。心电图显示：心脏起搏器呈"AP-VS"工作方式，心房起搏频率60次/分，随后减慢为50次/分，持续五个心动周期，仍无 AS 事件出现，起搏频率恢复为基础频率（60次/分）

（二）Abbott（ST. JUDE）心脏起搏器频率滞后搜索功能

Abbott（ST. JUDE）心脏起搏器频率滞后搜索（rate hysteresis search）功能，应用于 DDD（R）、VDD（R）、DDI（R）、DVI（R）、AAI（R）、AAT（R）、VVI（R）、VVT（R）模式，默认关闭，不能与房颤抑制功能同时开启。频率滞后搜索功能开启后，心脏起搏器每隔搜索间期（search interval）以设定的滞后频率进行一个搜索周期（cycle count）的自身心搏搜索（图21-18）。搜索间期默认关闭，Accent 之前的心脏起搏器可在 5、10、15、30 分钟之间程控设置，Accent 及其之后的心脏起搏器可在 1、5、10、15、30 分钟之间程控设置；搜索周期可在 1~16 之间程控设置，默认1。频率滞后搜索功能运行时，自动自身传导搜索/心室自身优先功能暂停。

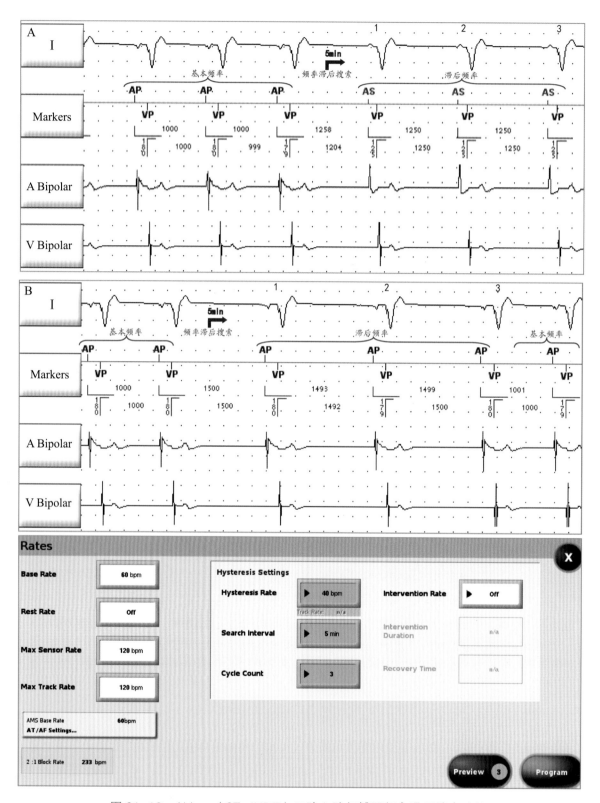

图 21-18　Abbott（ST. JUDE）双腔心脏起搏器频率滞后搜索功能

患者植入 Abbott（ST. JUDE）双腔心脏起搏器，频率滞后搜索功能开启，滞后频率 40 次 / 分，搜索间期 5 分钟，搜索周期 3。A. 心脏起搏器起初以基本频率起搏，经过一个搜索间期，转为滞后频率（40 次 / 分）起搏，搜索到 AS 事件。B. 心脏起搏器起初以基本频率起搏，经过一个搜索间期（5 分钟），转为滞后频率（40 次 / 分）起搏，持续三个周期，无快于滞后频率的自身心搏，心脏起搏器恢复基本频率起搏

（三）Boston Scientific 心脏起搏器频率搜索滞后功能

Boston Scientific 心脏起搏器频率搜索滞后（search hysteresis）功能默认关闭，开启后，心脏起搏器每隔搜索周期（256、512、1024、2048 或 4096 个心动周期，可程控设置）的连续起搏事件，起搏间期自动延长一个可程控的频率滞后补偿值，频率滞后补偿可在 -5 次/分 ~-80 次/分之间程控设置，心脏起搏器以滞后频率起搏八个心动周期，搜索自身心搏，搜索成功后，保持滞后频率，直至出现起搏事件，滞后频率终止（图 21-19，图 21-20，图 21-21）。

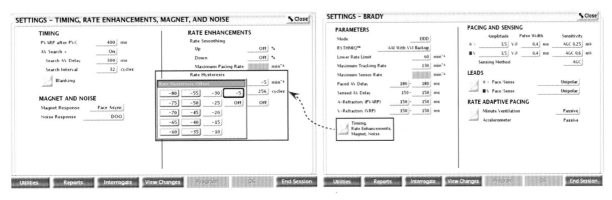

图 21-19　Boston Scientific 心脏起搏器频率滞后及搜索滞后功能程控界面

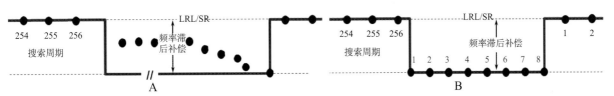

图 21-20　Boston Scientific 心脏起搏器频率搜索滞后功能运行示意图

当连续的起搏事件达到程控的搜索周期数（256）时，起搏频率下降程控的频率滞后补偿值，并维持八个心动周期，以搜索自身心搏。A. 八个心动周期内有自身心搏，心脏起搏器继续保持滞后频率，直至出现起搏事件后滞后频率终止。B. 八个心动周期内无自身心搏，起搏频率恢复原来的低限频率限制（LRL）或传感器频率（SR）

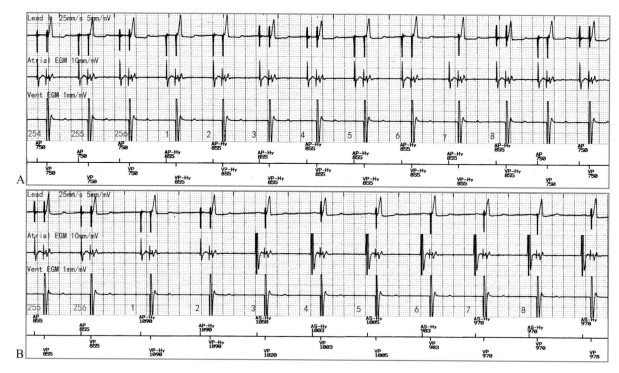

图 21-21　Boston Scientific 心脏起搏器频率滞后搜索功能心电图和标记通道

患者，男，71 岁，因"二度房室阻滞"植入 Boston Scientific Essentio MRI DR L111 双腔心脏起搏器，模式 DDD，PAVI 220~300 ms，SAVI 200~270 ms。频率滞后功能开启，滞后搜索周期 256。A. LRL 80 次 / 分，频率滞后补偿 −10 次 / 分。每 256 个心动周期，起搏频率降低 10 次 / 分，维持八个心动周期，期间未搜索到 AS 事件，频率滞后搜索失败，心脏起搏器恢复 LRL 起搏。B. LRL 70 次 / 分，频率滞后补偿 −15 次 / 分，每 256 个心动周期，起搏频率降低 15 次 / 分，在八个心动周期内搜索到 AS 事件，心脏起搏器保持滞后频率起搏

第三节　AV 滞后功能

AV 滞后（AV hysteresis）功能即 AV 间期滞后功能，通常是指 AV 间期正滞后，即心脏起搏器通过延长 AV 间期鼓励自身房室传导，减少心室起搏比例，改善血流动力学，延长心脏起搏器的使用寿命。AV 滞后功能适于房室传导功能正常的窦房结功能障碍患者或间歇性房室阻滞患者，不适于持续性三度房室阻滞患者。但是，有时 AV 间期过度延长可导致心室异常舒张相、P 波落入心室起搏的 QRS 波群中致心房辅助泵作用消失，心室有效充盈期显著缩短，房室同步不良，可使患者出现心悸症状（尤其过度延长的 AV 间期反复突然发生时）；AV 间期过度延长也可导致心室起搏激动逆传心房，心房肌脱离了有效不应期而再次除极，产生逆行 P⁻ 波，甚至引发 PMT。

一、Abbott（ST. JUDE）心脏起搏器 AV 滞后搜索功能

Abbott（ST. JUDE）心脏起搏器 AV 滞后搜索功能称为自动自身传导搜索（autointrinsic conduction search，AICS）或心室自身优先（ventricular intrinsic preference，VIP）功能。心脏起搏器每隔一定时间（可以程控）自动延长 AV 间期（延长值可程控），在延长的 AV 间期内搜索 VS 事件，

心脏起搏器定义的室性早搏不影响 AICS/VIP 功能运行。

（一）自动自身传导搜索功能

1. 运行条件

（1）起搏器：Abbott（ST. JUDE）Affinity 及其以后、Victory 以前的双腔心脏起搏器；Atlas、Epic 双腔 ICD；Frontier、Frontier Ⅱ 心脏再同步化治疗（CRT）起搏器；Atlas+、Atlas Ⅱ、Atlas Ⅱ +、Epic+、Epic Ⅱ、Epic Ⅱ + 心脏再同步化治疗除颤器（CRT-D）。

（2）模式：DDD（R）、VDD（R）模式。

（3）自身心率或传感器频率 ≤ 90 次 / 分。

2. 程控参数

AICS 功能默认关闭，可程控开启。心室自动夺获（AutoCapture，AC）功能开启时，AV 间期滞后值可程控选项：关闭、100 ms、110 ms、120 ms（Identity 系列之前的心脏起搏器，其值固定为 100 ms），最大 AV 间期 470 ms。心室自动夺获功能关闭时，AV 间期滞后值可程控范围 10~120 ms，最大 AV 间期 350 ms（图 21-22）。

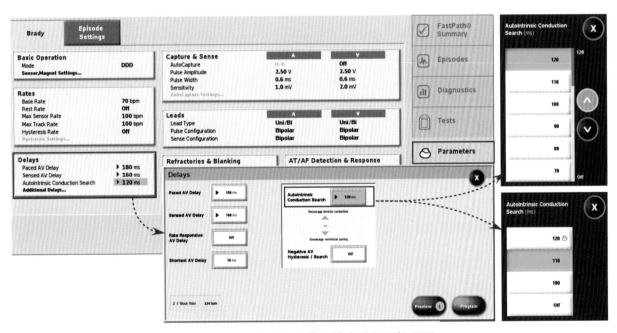

图 21-22　自动自身传导搜索功能程控界面

心室自动夺获功能开启时，AV 间期滞后值可程控范围 100~120 ms，心室自动夺获功能关闭时，AV 间期滞后值可程控范围 10~120 ms

3. 运行过程

心脏起搏器每隔 5 分钟搜索一个周期的自身传导，AV 间期自动延长一个滞后值，若在延长的 AV 间期内未搜索到 VS 事件，AV 间期恢复程控值；若在延长的 AV 间期内搜索到 VS 事件，心脏起搏器维持延长的 AV 间期工作，直至发生心室起搏，AV 间期恢复程控值（图 21-23，图 21-24）。

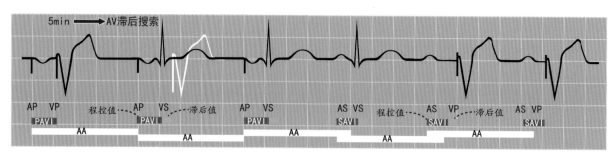

图 21-23　自动自身传导搜索功能运行示意图

Abbott（ST. JUDE）双腔心脏起搏器每隔 5 分钟进行 AV 滞后搜索，AV 间期自动延长一个滞后值，在延长的 PAVI 内搜索到自身下传的 QRS 波群（VS 事件），PAVI 保持延长值；出现 AS 事件时，保持延长的 SAVI（SAVI+ 滞后值），当在延长的 SAVI 内未出现 VS 事件而发放 VP 脉冲后，SAVI 恢复程控值

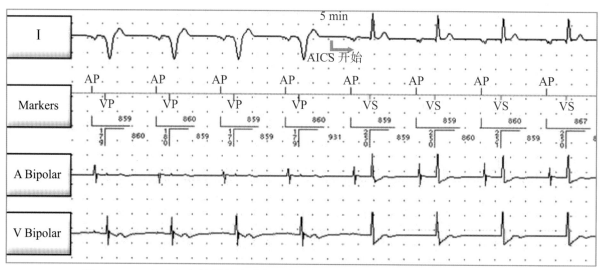

图 21-24　自动自身传导搜索功能运行时的心电图、心腔内心电图及标记通道

Abbott（ST. JUDE）双腔心脏起搏器，PAVI 180 ms，AICS 功能开启。心脏起搏器每隔 5 分钟自动延长 AV 间期，搜索到 VS 事件，此后继续保持延长的 AV 间期，表现为"AP-VS"工作方式

4. 自动自身传导搜索功能暂停运行的情况

自身心房率或传感器频率 >90 次 / 分，DDD（R）模式、基本频率 ≥ 90 次 / 分，频率反应性 AV 延迟功能运行时，Frontier Ⅱ 心脏再同步化治疗心脏起搏器设置为双心室起搏时，频率滞后搜索期间 AICS 功能暂停运行。

（二）心室自身优先功能

心室自身优先（VIP）功能是 AICS 功能运算法则的增强，可更大程度的减少心室起搏。

1. 运行条件

（1）起搏器：Abbott（ST. JUDE）Victory 及其以后的双腔心脏起搏器，Current 及其以后的双腔 ICD，Ahthem 及其以后的 CRT-P，Promote 及其以后的 CRT-D。CRT 起搏器（包括 CRT-P 和 CRT-D）尽管具有 VIP 功能，仅在单右心室起搏时才能开启，一般不开启。

（2）模式：DDD（R）、VDD（R）模式。

（3）基本频率、自身心率或传感器频率 <110 次 / 分，负向 AV 滞后搜索功能关闭（VIP 功能不能与负向 AV 滞后搜索功能同时开启）。

2. 程控参数

VIP 功能默认关闭，可程控开启。

（1）AV 间期延长值：可程控范围 50~200 ms，默认 100 ms，最大 AV 间期不超过 455 ms。心室自动夺获功能开启后，AV 间期延长值可在 100~200 ms 间程控设置，默认 100 ms，AV 间期最大值 350 ms（图 21-25）。

（2）搜索间期（search interval）：30 秒、1、3、5、10、30 分钟，默认 1 分钟。

（3）搜索周期（search cycles）：1、2、3，默认 1。

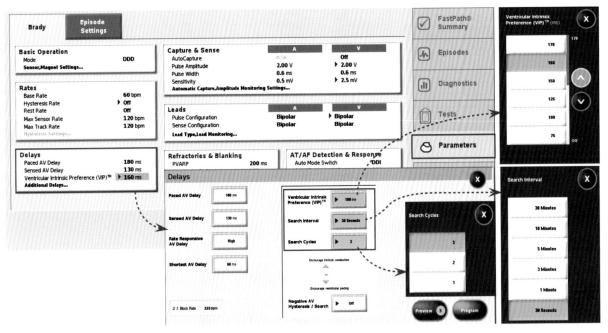

图 21-25　心室自身优先功能程控界面

3. 运行过程

达到设置的搜索间期时，心脏起搏器延长 AV 间期，期间若出现 VS 事件，则保持延长的 AV 间期。搜索间期外，程控的 AV 间期内若连续出现三次 VS 事件，VIP 功能激活，AV 间期延长。连续心室起搏的数目等于搜索周期数时，AV 间期恢复程控值，VIP 功能运行期间 AA 间期保持不变（图 21-26~图 21-28）。心脏起搏器定义的室性早搏对 VIP 功能无影响。

4. 心室自身优先功能暂停运行的情况

DDD（R）或 VDD（R）模式下基本频率≥ 110 次 / 分时，心房率（自身或起搏）≥ 110 次 / 分时，接触磁铁时，高级滞后功能启动时，夺获或感知测试期间，AMS 期间，自动除颤功能激活期间。

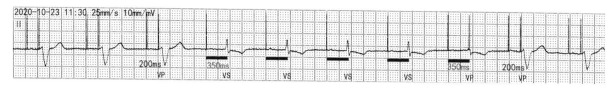

图 21-26 心室自身优先功能运行时的心电图

患者，男，81岁，因"窦房结功能障碍、一度房室阻滞"植入 Abbott（ST. JUDE）Victory XL DR 5816 双腔心脏起搏器，模式 DDD，基本频率 60 次 / 分，PAVI 200 ms，SAVI 180 ms，VIP 150 ms，搜索间期 30 秒，搜索周期 1。心脏起搏器起初为房室顺序起搏，PAVI=200 ms，VIP 功能运行时，PAVI 自动延长 150 ms，PAVI 达 350 ms，搜索到 VS 事件，随后维持"AP-VS"工作方式，当 VP 脉冲发放后，PAVI 恢复程控值

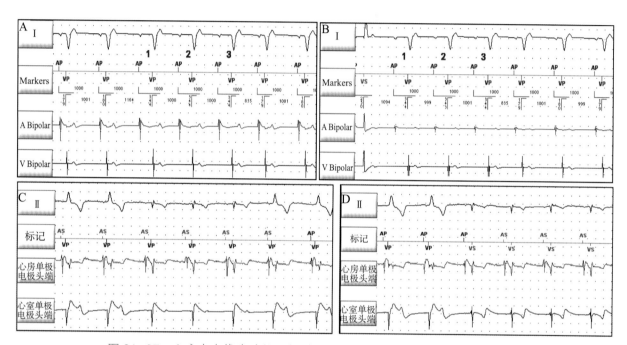

图 21-27 心室自身优先功能运行时的心电图、心腔内心电图及标记通道

Abbott（ST. JUDE）双腔心脏起搏器（A，B），模式 DDD，基本频率 60 次 / 分，PAVI 180 ms，VIP 160 ms，搜索周期 3。A. 心脏起搏器起初呈"AP-VP"工作方式，VIP 功能运行时，PAVI 由 180 ms 延长至 340 ms，持续三个心动周期，未出现 VS 事件，PAVI 恢复程控值。B. 心脏起搏器起初以延长的 AV 间期工作，当连续的 VP 事件数目等于 3（搜索周期）时，PAVI 恢复程控值。C、D 为同一个患者，男，62岁，因"窦房结功能障碍"植入 Abbott（ST. JUDE）Zephyr XL DR 5826 双腔心脏起搏器，模式 DDD。C. PAVI 100 ms，SAVI 100 ms，VIP 50 ms，搜索间期 1 分钟，搜索周期 3，心脏起搏器起初呈"AS-VP"工作方式，VIP 功能运行时，SAVI 延长 50 ms 并持续三个心动周期，未发现 VS 事件，AV 间期恢复程控值。D. PAVI 120 ms，SAVI 120 ms，VIP 100 ms，搜索间期 1 分钟，搜索周期 3，心脏起搏器起初呈"AP-VP"工作方式，VIP 功能运行时，AV 间期延长 100 ms，发现 VS 事件，一直维持延长的 AV 间期

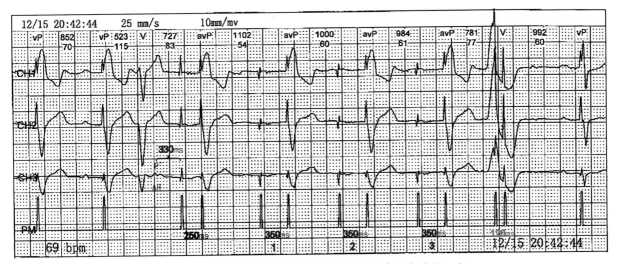

图 21-28　心室自身优先功能与室性早搏反应功能运行

患者，男，81 岁，植入 Abbott（ST. JUDE）双腔心脏起搏器，模式 DDD，基本频率 60 次 / 分，PAVI 250 ms，SAVI 200 ms，VIP 100 ms，搜索周期 3，PVC 选项：A Pace on PVC。心电图显示：心脏起搏器起初呈 VAT 工作方式，室性早搏（PVC）后逆行 P⁻ 波成为心房不应期感知（AR）事件，AR 事件后 330 ms 发放 AP 脉冲，为 A Pace on PVC 功能运行的表现。VIP 功能运行时，达到设置的搜索间期，PAVI 由 250 ms（程控值）延长至 350 ms，持续三个心动周期，未搜索到 VS 事件，VIP 功能失活。最后一次 PVC 位于 AP 后心室通道的交叉感知窗内，引发心室安全备用，PAVI=120 ms（广东省汕头市中心医院，黄满昌供图）

二、Medtronic 心脏起搏器 AV 滞后搜索功能

Medtronic 心脏起搏器 AV 滞后搜索功能在 Kappa 700/900 心脏起搏器称 Search AV 功能，Relia 及其以后的心脏起搏器称 Search AV+ 功能。

（一）Medtronic 心脏起搏器 AV 间期分区

Medtronic 心脏起搏器将 AV 间期分三区（图 21-29），A 区：预期的心室起搏（VP）脉冲前 55 ms 以上；B 区：预期的 VP 脉冲前 15~55 ms；C 区：预期的 VP 脉冲前 15 ms 以内。以连续 16 个心动周期为 AV 间期搜索窗口，根据自身 QRS 波群的情况，使 AV 间期作出调整。Medtronic 心脏起搏器正滞后搜索功能可实现 AV 间期的多次延长，使心脏起搏器的 AV 间期在一定范围内总长于自身房室传导时间，确保室上性激动尽可能经自身房室结下传。

（二）Search AV+ 功能的运行条件

1. 心脏起搏器

Medtronic Relia、Sensia、EnPulse、Adapta、Attesta 双腔心脏起搏器具有 Search AV+ 功能。相同的功能在 Vitatron A、E、G、Q 系列双腔心脏起搏器称为 Reduced VP+ 功能，芯彤双腔心脏起搏器称为自身房室传导（natural atrioventricular conduction，NAVC）功能。

2. 模式

Search AV+ 功能适用于 DDD（R）、DDI（R）、DVI（R）、VDD 模式。

（三）Search AV+ 功能的程控参数

Search AV+ 功能默认开启，AV 间期最大延长值 10~250 ms，默认 170 ms（图 21-30）。

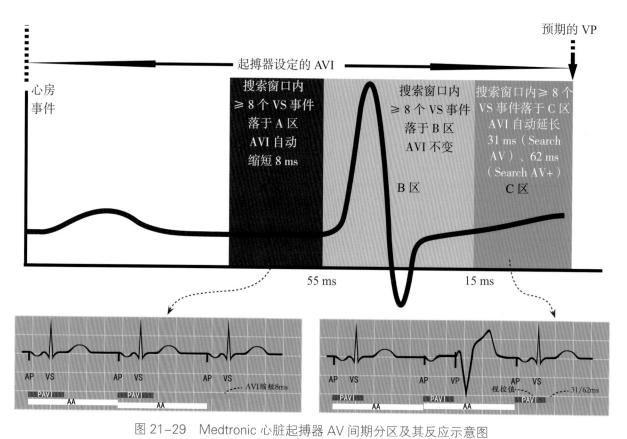

图 21-29　Medtronic 心脏起搏器 AV 间期分区及其反应示意图

AP：心房起搏；AVI：房室间期；PAVI：起搏 AV 间期；VP：心室起搏；VS：心室感知

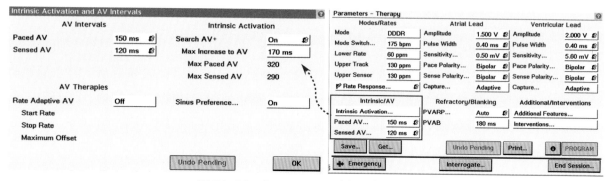

图 21-30　Search AV+ 功能程控界面

（四）Search AV+ 功能的运行过程

在连续 16 个心动周期的 AV 间期搜索窗口内，搜索到 VS 事件后，若全是 VS 事件时，心脏起搏器将一直维持此搜索到的 AV 间期工作，每 16 个心动周期为一搜索窗口，自动搜索自身心室事件，每完成一组搜索，AV 间期在程控值的基础上延长 62 ms、124 ms……直至设定的最大值。

1. AV 间期判断与反应

（1）AV 间期太长（too long）：在连续 16 个心室事件中，≥ 8 个 VS 事件位于 C 区或出现≥ 8 个 VP 事件，随后的 16 个周期 AV 间期延长 62 ms，以促进自身房室传导，AV 间期最大延长值不超过程控设置的数值。

（2）AV 间期太短（too short）：在连续 16 个心室事件中，≥ 8 个 VS 事件位于 A 区，随后的 16 个周期 AV 间期缩短 8 ms，AV 间期最大缩短值不超过程控值或频率适应性 AV（RAAV）功能开启时的 AV 间期最大补偿值（RAAV 与 Search AV+ 功能同时开启时将应用 RAAV 功能确定的 AV 间期）。

（3）AV 间期合适：搜索窗口内 ≥ 8 个 VS 事件位于 B 区，提示设置的 AV 间期适宜，AV 间期保持不变。

2. Search AV+ 功能的暂停与关闭

若未搜索到 VS 事件，心脏起搏器将按 15、30 分钟、1、2、4、8、16 小时……的时间间隔来搜索，若某一次搜索实现了 ≥ 8/16 个 VS 事件时，则此功能的执行状态又回到了成功搜索到自身 AV 后的情况。如果连续十次 16 小时搜索不到 VS 事件（持续时间约 1 周），则 Search AV+ 功能将自动关闭，直至下一次程控。

（五）Search AV+ 功能运行时的时间间期

1. 搜索成功

Search AV+ 功能运行期间，AV 搜索成功时，AA 间期不变（图 21-31）。

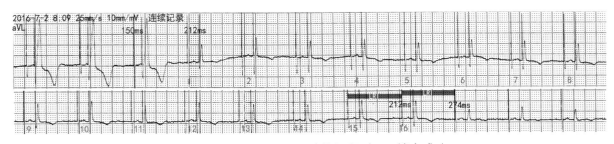

图 21-31　Search AV+ 功能运行时 AV 搜索成功

患者，女，79 岁，因"窦房结功能障碍"植入 Medtronic Sensia L SEDRL1 双腔心脏起搏器，模式 DDD，LR 60 次 / 分，PAVI 150 ms，SAVI 120 ms，单极起搏，Search AV+ 功能开启，AV 间期最大延长值 170 ms。连续记录的心电图显示 Search AV+ 功能运行时，心脏起搏器每十六个连续的心动周期延长 PAVI 一次，每次延长 62 ms，PAVI 延长至 212 ms 时，QRS 波群为心室起搏融合波，PAVI 延长至 274 ms 时搜索到 VS 事件，心脏起搏器维持延长的 PAVI，整个过程中 AA 间期不变

2. 搜索失败

"AP-VP"工作状态下若 AV 搜索失败，在搜索结束后的一个心动周期，AA 间期延长为低限或传感器频率间期 + AV 间期最大延长值。在"AP-VP"工作状态下，Search AV+ 功能运行开始，AV 间期由短到长时，AA 间期保持不变；搜索失败，AV 间期由长变短（程控值）时，VV 间期等于低限或传感器频率间期，尽量保持心室率稳定（图 21-32，图 21-33）。

三、Biotronik 心脏起搏器 AV 滞后功能

Biotronik 心脏起搏器 AV 滞后功能（图 21-34，图 21-39，图 21-40）可程控选项有：负（negative）、低（low）、中（medium）、高（high）、关闭（off）、自主心律支持（intrinsic rhythm support，IRSplus）。低、中、高代表 AV 滞后程度，AV 滞后值因程控的 AV 间期及滞后程度设置不同而异。AV 滞后功能运行期间，E 系列之前的心脏起搏器 AV 间期最大 300 ms，E 系列心脏起搏器 AV 间期最大 450 ms。

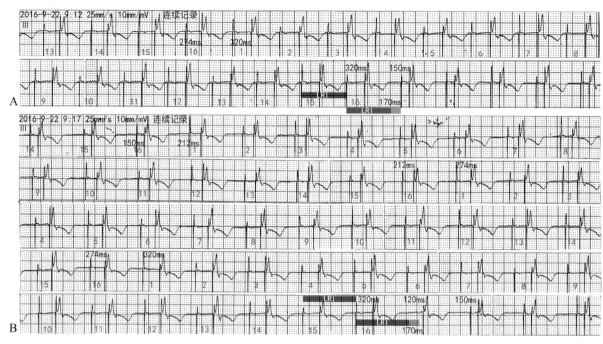

图 21-32　Search AV+ 功能运行时 AV 搜索失败

　　患者，男，85 岁，因"二度房室阻滞"植入 Medtronic Sensia L SEDRL1 双腔心脏起搏器，模式 DDD，PAVI 150 ms，SAVI 120 ms，单极起搏，Search AV+ 功能开启，AV 间期最大延长值 170 ms。A. LR 75 次 / 分，最大 PAVI 320 ms，AV 搜索结束后 AA 间期延长 170 ms，VP-VP 间期保持不变。B. LR 60 次 / 分，AV 搜索结束后 AA 间期延长 170 ms，期间出现 AS 事件，触发心室起搏，SAVI 和 PAVI 恢复程控值

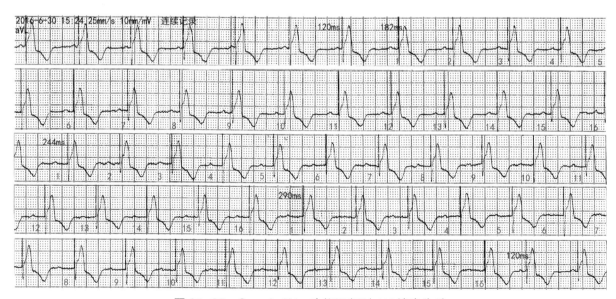

图 21-33　Search AV+ 功能运行时 AV 搜索失败

　　患者，男，65 岁，因"二度房室阻滞"植入 Medtronic Sensia L SEDRL1 双腔心脏起搏器，模式 DDD，LR 60 次 / 分，PAVI 150 ms，SAVI 120 ms，单极起搏，Search AV+ 功能由关闭到开启，AV 间期最大延长值 170 ms。连续记录的心电图显示 Search AV+ 功能运行时，心脏起搏器每十六个连续的心动周期延长 SAVI 一次，每次延长 62 ms，达到最大 SAVI（290 ms）仍未搜索到 VS 事件，SAVI 恢复程控值（120 ms）

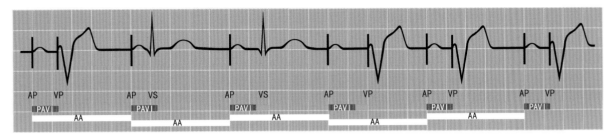

图 21-34 Biotronik 心脏起搏器 AV 滞后功能示意图

心脏起搏器起初呈"AP-VP"工作方式，PAVI 为程控值。PAVI 内出现 VS 事件后 PAVI 自动延长，心脏起搏器变为"AP-VS"工作方式，当延长的 PAVI 出现 VP 事件后，PAVI 恢复程控值。AP：心房起搏；PAVI：起搏 AV 间期；VP：心室起搏；VS：心室感知

（一）AV 重复滞后功能

AV 重复滞后（AV repetitive hysteresis）功能是指 AV 间期内出现 VS 事件后，AV 间期延长一个滞后值并将延长的 AV 间期再保留数个心动周期（E 系列前的心脏起搏器可程控范围 1~6，E 系列心脏起搏器可程控范围 1~10），AV 重复滞后次数 = 程控值（默认 5）+1，期间自身房室传导若恢复，心脏起搏器继续保持延长的 AV 间期；若未恢复或尽管有自身房室传导但呈假性心室起搏融合波（仍有 VP 脉冲发放），在重复周期结束后 AV 间期恢复程控值（图 21-35~ 图 21-37，图 21-39，图 21-40A）。

（二）AV 扫描滞后功能

AV 扫描滞后（AV scan hysteresis）功能是指每隔 180 个连续的 VP 事件后，AV 间期自动延长一滞后值并将延长的 AV 间期保留数个心动周期（默认 5，E 系列前的心脏起搏器可程控范围 1~6，E 系列心脏起搏器可程控范围 1~10），期间自身房室传导若恢复（出现 VS 事件），心脏起搏器继续保持延长的 AV 间期；若未恢复（出现 VP 事件），AV 间期恢复程控值，心脏起搏器重新对连续起搏周期计数，自身心室事件（室性早搏除外）可使计数清零（图 21-36D，图 21-38，图 21-40B，图 21-41）。

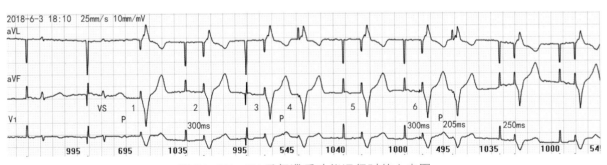

图 21-35 AV 重复滞后功能运行时的心电图

患者，男，95 岁，植入 Biotronik Philos Ⅱ D 双腔心脏起搏器，模式 DDD，基础频率 60 次 / 分，PAVI 250 ms，感知补偿 -45 ms。AV 重复滞后功能开启，AV 重复滞后周期 5。心脏起搏器起初呈"AP-VS"工作方式，VS 事件消失后，心脏起搏器仍保持延长的 AV 间期六个心动周期，期间未再出现 VS 事件，AV 间期恢复程控值（河南省漯河市中医院，王向涛供图）

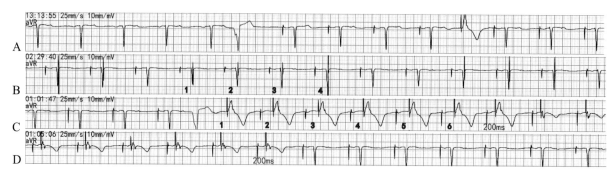

图 21-36 AV 重复滞后和 AV 扫描滞后功能运行

患者，女，58 岁，植入 Biotronik Effecta D 双腔心脏起搏器，模式 DDD，基础频率 55 次 / 分，PAVI 200 ms，感知补偿 -45 ms。AV 滞后开启，AV 重复周期 5，AV 扫描周期 5。A. 心脏起搏器呈 "AS-VS" 工作方式，室性早搏出现后呈 "AP-VS" 工作方式，期间出现一次 VP 事件，心脏起搏器始终保持延长的 AV 间期。B. 连续 VP 事件未超过六次，心脏起搏器始终保持延长的 PAVI。C. 在 AV 重复滞后状态下，连续出现六个 VP 事件，随后 PAVI 恢复程控值（200 ms）。D. 心脏起搏器以程控的 PAVI（200 ms）房室顺序起搏，AV 扫描滞后功能运行时，PAVI 延长并搜索到 VS 事件，随后保持延长的 PAVI

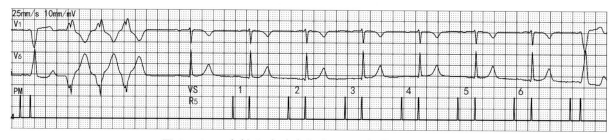

图 21-37 室性心动过速启动 AV 重复滞后功能运行

患者植入 Biotronik 双腔心脏起搏器，模式 DDD，基础频率 60 次 / 分，PAVI 190 ms，感知补偿 -45 ms。AV 滞后功能开启，AV 重复周期 5，AV 扫描周期 5。心脏起搏器起初呈房室顺序起搏，PAVI 为程控值，短阵室性心动过速终止后，R_5 变为 VS 事件，提示此时的 SAVI 长于程控值，推测有室性 QRS 波群成为 AV 间期内的 VS 事件而启动了 AV 重复滞后，随后六次长的 PAVI（300 ms）后，PAVI 恢复程控值，符合 AV 重复滞后功能运行

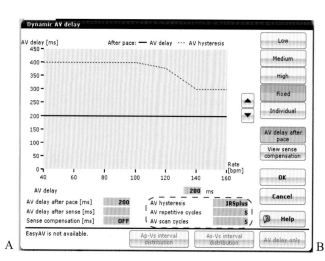
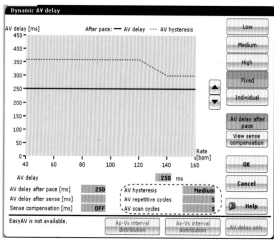

图 21-38 Biotronik 心脏起搏器 AV 滞后功能程控界面

Biotronik Evia DR 双腔心脏起搏器。A. 自主心律支持（IRSplus）。B. AV 滞后：中（medium），AV 重复周期（AV repetitive cycles）5，AV 扫描周期（AV scan cycles）5

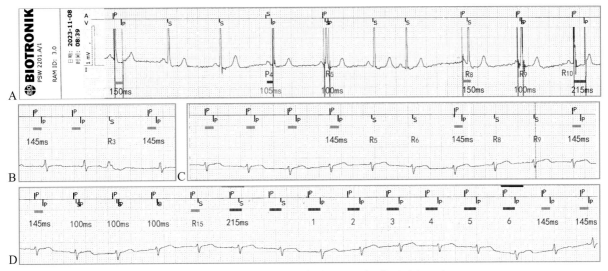

图 21-39　心房感知不足合并 AV 重复滞后功能运行

A.患者，女，56 岁，因"窦房结功能障碍"植入 Biotronik Estella DR 双腔心脏起搏器，模式 DDD，基础频率 55 次 / 分，PAVI 150 ms，感知补偿 −45 ms。AV 滞后功能开启，滞后的 PAVI=215 ms，AV 重复周期 5。心电图显示多数 P 波未抑制预期的 AP 脉冲发放，P 波对应位置标记通道也无相应标记，仅 P_4 触发 VP 脉冲发放，提示间歇性心房感知不足，R_5、R_9 位于 AP 后心室通道的安全窗内，引发安全 AV 延迟，PAVI=100 ms，R_8 成为 PAVI 内的 VS 事件，激活 AV 重复滞后功能，其后的 AV 间期延长，R_{10} 位于 PAVB 内，PAVI（215 ms）结束时发放 VP 脉冲。B~D 为同一个患者，男，68 岁，因"窦房结功能障碍"植入 Biotronik Effecta DR 双腔心脏起搏器，模式 DDD，PAVI 145 ms，感知补偿 −45 ms。AV 滞后功能开启，滞后的 PAVI=215 ms，AV 重复周期 5。B.基础频率 85 次 / 分，室性早搏（R_3）不激活 AV 重复滞后功能。C、D 为连续记录，基础频率 80 次 / 分，患者为窦性心律，所有 P 波均无心房感知标记，提示心房感知不足。自身 QRS 波群位于 AP 后心室通道的安全窗内时，引发安全 AV 延迟，PAVI=100 ms，R_{15} 成为 PAVI 内的 VS 事件，激活 AV 重复滞后功能，其后的 AV 间期延长至 215 ms，连续 VP 事件达到六次后，PAVI 缩短至程控值

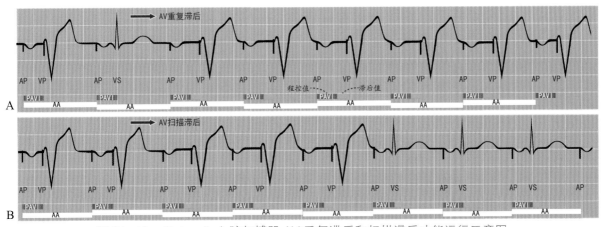

图 21-40　Biotronik 心脏起搏器 AV 重复滞后和扫描滞后功能运行示意图

A.心脏起搏器起初呈"AP-VP"工作方式，PAVI 内出现一次 VS 事件后，心脏起搏器启动 AV 重复滞后，PAVI 自动延长一滞后值并持续五个心动周期，期间未出现 VS 事件，PAVI 恢复程控值。B.心脏起搏器起初呈"AP-VP"工作方式，PAVI 为程控值，启动 AV 扫描滞后时，PAVI 自动延长一滞后值，期间出现 VS 事件，心脏起搏器保持延长的 PAVI

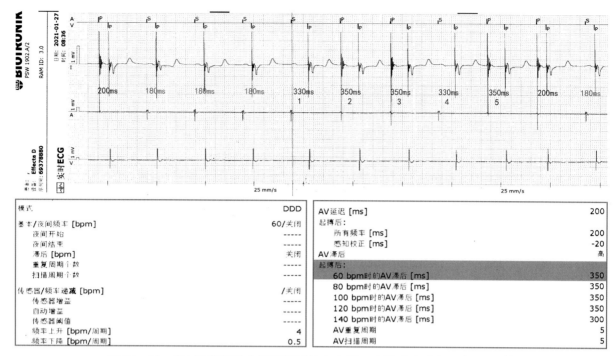

图 21-41　AV 扫描滞后功能运行时的心电图、心腔内心电图及标记通道

患者，男，81 岁，因"房室阻滞"植入 Biotronik Effecta D 双腔心脏起搏器，模式 DDD，基础频率 60 次 / 分，PAVI 200 ms，感知补偿（校正）-20 ms，AV 扫描滞后周期 5。心脏起搏器起初以程控的 AV 间期工作，随后出现 AV 间期延长，PAVI 延长至 350 ms，SAVI 延长至 330 ms，持续五个心动周期，期间未出现自身房室传导事件，AV 间期恢复程控值

（三）自主心律支持功能

自主心律支持（intrinsic rhythm support，IRSplus/I-Opt）功能是 AV 重复滞后和 AV 扫描滞后功能的"打包"，默认关闭，可一键开启，通过 AV 滞后，周期性延长 AV 间期，以发现和保持自主节律。E 系列前的心脏起搏器 AV 滞后间期默认 300 ms。E 系列心脏起搏器 AV 滞后间期默认 400 ms，心率超过 100 次 / 分时，AV 间期相应变短，心率 140 次 / 分时，AV 间期缩短至 300 ms。AV 重复周期（AV repetitive cycles）默认 5，可程控范围 1~10，AV 扫描周期（AV scan cycles）默认 5，可程控范围 1~10。AV 滞后运行期间，AA 间期保持不变。心室起搏抑制功能激活期间，IRSplus 和 AV 滞后不能运行，心房率超过 140 次 / 分时 IRSplus 功能不运行（图 21-42~ 图 21-44）。

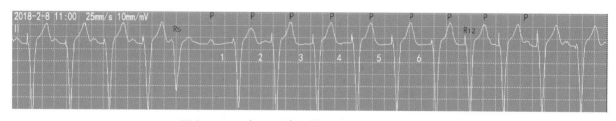

图 21-42　自主心律支持功能运行时的心电图

患者，男，53 岁，因"三度房室阻滞"植入 Biotronik Effecta D 双腔心脏起搏器，模式 DDD，基础频率 60 次 / 分，PAVI 200 ms，感知补偿 -20 ms，AV 滞后：IRSplus，AV 重复滞后周期 5，AV 扫描周期 5。心电图显示心脏起搏器起初呈 VAT 工作方式，SAVI 为程控值，舒张晚期室性早搏（R_5）成为 SAVI 内的 VS 事件，其后 SAVI 自动延长并持续六个心动周期，仍未出现自身房室传导事件，SAVI 恢复程控值。R_{12} 提前出现，提示 SAVI 恢复程控值

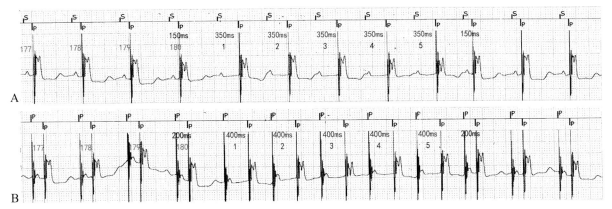

图 21-43 自主心律支持功能运行时的心电图和标记通道

患者，女，74 岁，因 "三度房室阻滞" 植入 Biotronik Estella DR 双腔心脏起搏器，模式 DDD，PAVI 200 ms，感知补偿 -50 ms，IRSplus 功能开启，AV 重复周期 5，AV 扫描周期 5。A. 基础频率 60 次/分，心电图显示心脏起搏器起初呈 VAT 工作方式，180 个连续的 VP 事件后 SAVI 延长至 350 ms，持续五个心动周期，未出现 VS 事件，SAVI 恢复程控值。B. 基础频率 75 次/分，心脏起搏器呈房室顺序起搏，180 个连续的 VP 事件后 PAVI 延长至 400 ms，持续五个心动周期，未出现 VS 事件，PAVI 恢复程控值，期间 AA 间期不变

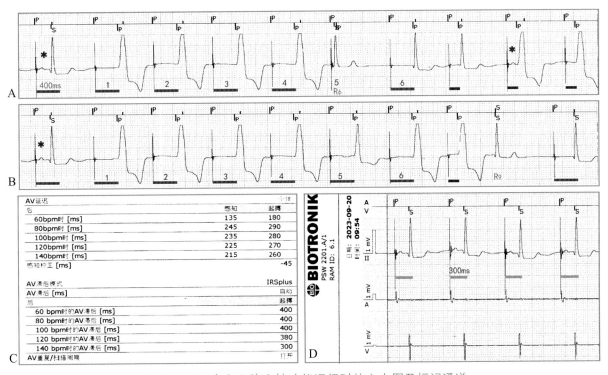

图 21-44 自主心律支持功能运行时的心电图及标记通道

患者，女，80 岁，因 "窦房结功能障碍" 植入 Biotronik Enticos 4 D 双腔心脏起搏器，模式 DDD，基础频率 60 次/分，AV 滞后：IRSplus，AV 扫描周期 5，AV 重复周期 5，心房夺获控制功能开启，心房起搏能量输出 1.9 V/0.4 ms，心房感知灵敏度：自动，程控打印参数（C），记录心电图（A、B）显示大多数 AP 脉冲失夺获，仅在星号标记处 AP 脉冲产生了相应的心房波，提示间歇性心房起搏故障。心房标记通道在大多数 QRS 波群对应部位出现短竖线标记，提示间歇性心房过感知 QRS 波群。A. 心脏起搏器起初呈 "AP-VS" 工作方式，VS 事件消失后，心脏起搏器仍保持延长的 PAVI（400 ms），R_6 处 PAVI=100 ms，为安全 AV 延迟功能运行表现，六个心动周期内未再出现 VS 事件，PAVI 恢复程控值。B. 心脏起搏器起初呈 "AP-VS" 工作方式，VS 事件消失后，心脏起搏器仍保持延长的 PAVI（400 ms），六个心动周期内未再出现 VS 事件，PAVI 恢复程控值，R_9 同时发生 AS 和 VS，随后 PAVI 再次延长。C. 程控时的心脏起搏器初始参数。D. 将心房感知灵敏度调整为 0.6 mV，心房夺获控制功能关闭，心房起搏能量输出调整为 3.0 V/0.4 ms，关闭 AV 滞后功能，PAVI 300 ms，感知补偿 -45 ms，起搏器工作恢复正常，心电图表现为 "AP-VS" 工作方式

四、Vitatron 心脏起搏器精确的心室起搏功能

Vitatron 部分型号的双腔心脏起搏器通过延长 AV 间期实现最小化心室起搏的功能称为精确的心室起搏（refined ventricular pacing，RVP）。

（一）运行条件

Vitatron T 系列、C-A2、C-A3、C-A4 系列双腔心脏起搏器，DDD（R）、DDI（R）、VDD（R）模式。

（二）程控参数

RVP 功能默认关闭，AV 间期延长值：60 ms、80 ms、100 ms、120 ms，默认 60 ms，最大 AV 间期 365 ms，自身传导搜索间隔：30、60 或 120 个心搏（图 21-45）。

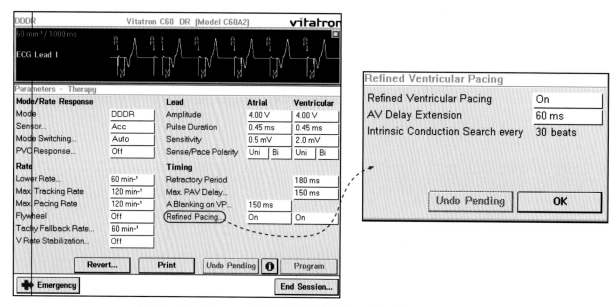

图 21-45　Vitatron 心脏起搏器精确的心室起搏功能程控界面

精确的心室起搏功能（refined ventricular pacing）功能开启（on），AV 延迟扩展（AV delay extension）60 ms，每隔 30 跳自身传导搜索（intrinsic conduction search）

（三）运行过程

1.AV 间期内的 VS 事件后，AV 间期延长一个程控值，VS 事件持续存在时，AV 间期保持延长值，直至出现 VP 事件。

2.心脏起搏器每连续 30、60 或 120 个 VP 事件后，AV 间期延长一程控值，进行自身传导搜索，当出现一个 VS 事件后，则保持延长的 AV 间期。

3.AV 间期延长后若出现一次 VP 事件，则 AV 间期将恢复为程控值或频率适应性 AV 延迟。RVP 功能运行期间，AA 间期保持不变（图 21-46~ 图 21-49）。

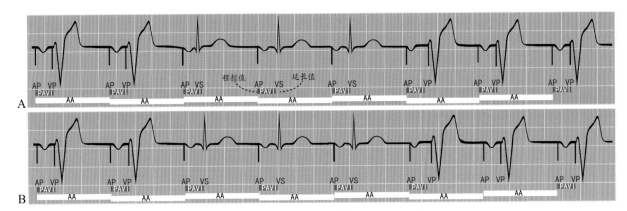

图 21-46　精确的心室起搏功能运行示意图

　　Vitatron 双腔心脏起搏器，前两个心动周期为房室顺序起搏，PAVI 为程控值。A. PAVI 内出现 VS 事件后，PAVI 自动延长，VS 事件持续存在，PAVI 保持延长值，直至出现 VP 事件，随后 PAVI 恢复程控值。B. 心脏起搏器在第三个心动周期将 PAVI 自动延长一数值，进行自身传导搜索，心房起搏激动下传心室，PAVI 内出现 VS 事件，心脏起搏器便继续以延长的 PAVI 工作，直至在延长的 PAVI 结束时出现 VP 事件，随后，PAVI 恢复程控值

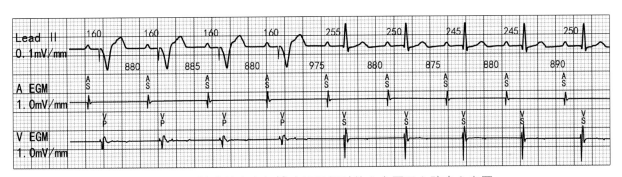

图 21-47　精确的心室起搏功能运行时的心电图及心腔内心电图

　　心脏起搏器起初呈 VAT 工作方式，SAVI 160 ms，RVP 功能运行时，第五个心动周期 AV 间期自动延长一数值，进行自身传导搜索，出现 VS 事件，此后心脏起搏器维持延长的 AV 间期，心脏起搏器呈 "AS-VS" 工作方式

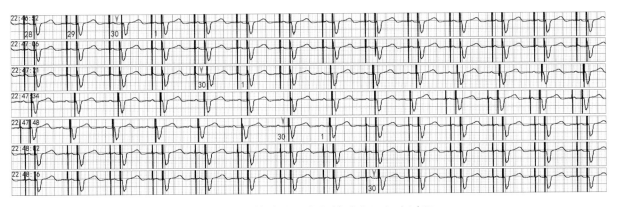

图 21-48　精确的心室起搏功能运行全过程

　　患者，女，55 岁，因 "三度房室阻滞" 植入 Vitatron C50 D 双腔心脏起搏器，模式 DDD，LR 60 次 / 分，PAVI 230 ms，SAVI 190 ms，RVP 功能开启，AV 间期延长值 60 ms，每三十个心动周期进行一次自身传导搜索。连续记录的心电图（25 mm/s 10 mm/mV）显示每隔三十个心动周期 AV 间期延长一次（箭头所示），延长值为 60 ms，延长的 AV 间期内没有搜索到 VS 事件，三十个心动周期后自身传导搜索反复进行

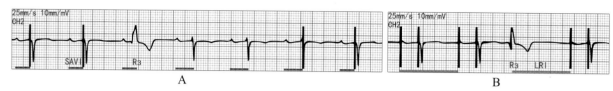

图 21-49　精确的心室起搏功能及室性早搏反应功能

患者植入 Vitatron 双腔心脏起搏器，模式 DDD，LR 60 次 / 分，低限频率间期（LRI）1000 ms，RVP 功能开启，AV 间期延长值 60 ms，室性早搏后反应功能开启。A. AV 间期内的 VS 事件（R₃）启动 RVP 功能运行，SAVI 延长 60 ms，延长的 SAVI 内搜索到 VS 事件，保持延长的 SAVI，发放 VP 脉冲后，SAVI 恢复程控值。B. 室性早搏（R₃）虽为 VS 事件，但不在 AV 间期内，未启动 RVP 功能运行，随后的 PAVI 不变。R₃ 启动的心房逸搏间期 =LRI，提示室性早搏后反应功能运行

五、Boston Scientific 心脏起搏器 AV 搜索功能

Boston Scientific 心脏起搏器 AV 搜索功能默认关闭，Ingenio 系列之前的心脏起搏器（Insignia、Altrua）称 AV 搜索滞后（AV search hysteresis，AVSH）功能，Ingenio 系列及其以后的心脏起搏器（Advantio、Ingenio、Vitalio、Formio、Altrua 2、Essentio、Proponent、Accolade），Incepta、Energen、Punctua、Telegen 双腔 ICD 称增强型 AV 搜索（AV Search+，AVS+ 或 AV Search Plus）功能（图 21-50）。

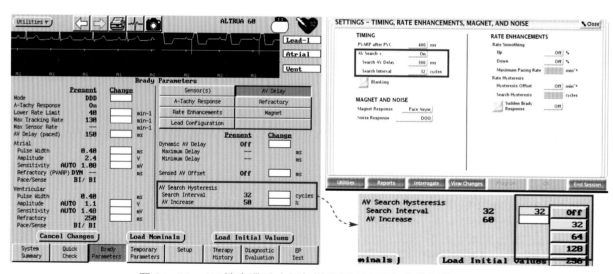

图 21-50　AV 搜索滞后功能与增强型 AV 搜索功能程控界面

（一）运行模式

DDD（R）、DDI（R）、VDD（R）模式。

（二）运行过程

心脏起搏器每隔一个搜索周期（search interval）延长 AV 间期，搜索周期可在"关闭、32、64、128、256、512、1024 个心动周期"中程控设置；延长的 AV 间期持续八个心动周期，搜索间期内若有 VS 事件，心脏起搏器则维持延长的 AV 间期，直至出现 VP 事件，AV 间期恢复程控值。Boston Scientific 心脏起搏器的计时方式为改良的心室计时，可在 AA 计时与 VV 计时之间转换，VP 事件或

室性早搏启用 VV 计时，VS 事件（即"AS-VS"或"AP-VS"工作方式）启用 AA 计时。AVSH 或 AV Search+ 功能运行，AV 搜索失败时，AV 间期由长变短（程控值），VV 间期不变，AA 间期延长。"AS-VP"工作状态下，因心脏起搏器采用心室计时方式，VP-VP 间期不会低于低限或传感器频率间期，AV 搜索时延长的 SAVI 可达不到设定值（图 21-54）。

（三）AV 搜索滞后功能

AVSH 功能开启后，连续的 VP 事件达到程控的搜索周期后，AVSH 开始，AV 间期延长（AV increase）可在 10%~100% 程控设置，默认 30%；AV 间期最大延长至 300 ms（Altrua 系列心脏起搏器的 S502、S503、S504、S602、S603 最大 AV 间期为 400 ms），自动夺获功能开启进行融合波排除时，最大 AV 间期 364ms（S502、S503、S504、S602、S603 最大 AV 间期为 464 ms）。搜索过程中八个心动周期内无 VS 事件或搜索成功后出现一次 VP 事件，AV 间期随即恢复为程控值。AVSH 功能运行期间，动态 AV 延迟功能和感知 AV 补偿正常运行（图 21-51，图 21-52A）。室性早搏和有房室传导的房性早搏会终止八个心动周期的 AV 搜索。

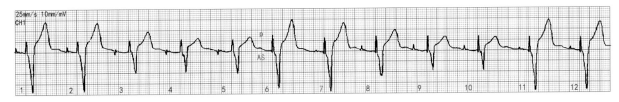

图 21-51　AV 搜索滞后功能与动态 AV 延迟功能

患者植入 Boston Scientific 双腔心脏起搏器，模式 DDD，AVSH 功能开启。心电图中出现三种长短不一的 AV 间期，短的 PAVI（1、2、11、12）为程控值；长的 PAVI（3、4、5、6、8、9、10）为 AVSH，保持八个心动周期，未搜索到 VS 事件，PAVI 恢复程控值；最短的 PAVI（7）发生于 AS 事件之后，心脏起搏器保持 VV 间期不变，提示动态 AV 延迟功能运行（浙江省海宁市人民医院，陈顾江供图）

（四）增强型 AV 搜索功能

AV Search+ 功能开启后，连续的 VP 或 VS 事件达到程控的搜索周期，AV 间期延长为一个固定值（可在 30~400 ms 间程控设置，必须大于程控的最大 PAVI，默认 300 ms），八个搜索周期内无 VS 事件或搜索到 VS 事件后的十个心动周期中出现两个 VP 事件，AV 搜索结束，AV 间期恢复程控值。AV Search+ 功能运行期间（AV 搜索时或延长的 AV 间期起效时）动态 AV 延迟功能和 SAVI（感知 AV 补偿）暂停，SAVI=PAVI（图 21-52B、C，图 21-53~ 图 21-55）。

六、创领心律医疗（Sorin）心脏起搏器 Dplus 模式

创领心律医疗（Sorin）心脏起搏器设定为 Dplus 模式后，基于患者自身节律动态调整 AV 延迟（AV delay，AVD），在类 AAI（R）模式与 DDD（R）模式之间转换，鼓励自身房室传导，减少心室起搏。类 AAI（R）模式是基于 DDD（R）模式伴扩展的 AVD。

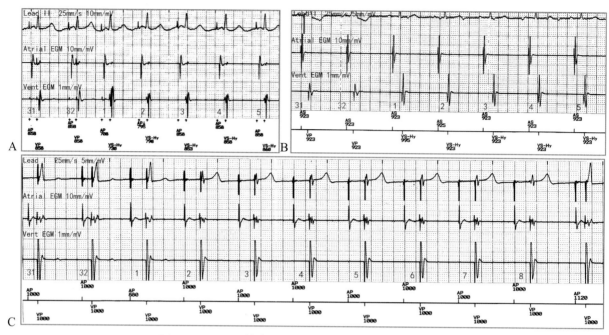

图 21-52　AV 搜索滞后功能与增强型 AV 搜索功能

Boston Scientific 双腔心脏起搏器，模式 DDD，AV 搜索功能开启，搜索 AV 间期 300 ms，搜索周期 32。A. AVSH 功能，当达到设定的 32 个搜索周期，PAVI 延长，搜索到 VS 事件，保持延长的 PAVI，心脏起搏器呈 "AP-VS" 工作方式。B. AV Search+ 功能，当达到设定的 32 个搜索周期，SAVI 延长，搜索到 VS 事件，心脏起搏器保持延长的 SAVI，呈 "AS-VS" 工作方式。C. AV Search+ 功能，当达到设定的 32 个搜索周期，PAVI 延长并维持八个心动周期，期间未搜索到 VS 事件，PAVI 恢复程控值。AP：心房起搏；AS：心房感知；VP：心室起搏；VS-Hy：AV 间期滞后的心室感知

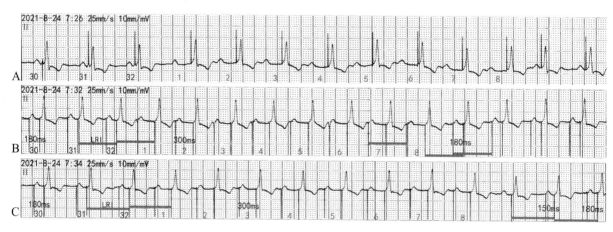

图 21-53　增强型 AV 搜索功能运行时的心电图

患者，男，15 岁，因 "病毒性心肌炎（后遗症期）、三度房室阻滞" 植入 Boston Scientific Essentio MRI EL DR L131 双腔心脏起搏器，模式 DDD，PAVI 80~180 ms，SAVI 65~150 ms，AV Search+ 功能开启，搜索 AV 间期 300 ms，搜索周期 32。A. LRL 60 次/分，心脏起搏器呈 VAT 工作方式，达到 32 个搜索周期后，SAVI 延长并持续八个心动周期，未搜索到 VS 事件，SAVI 缩短至 AV 搜索前数值。B. LRL 90 次/分，心脏起搏器呈房室顺序起搏状态，达到 32 个搜索周期后，PAVI 延长至 300 ms 并持续八个心动周期，AV 搜索不成功，PAVI 恢复程控值，整个过程 VV 间期保持不变。C. LRL 80 次/分，心脏起搏器呈房室顺序起搏状态，达到 32 个搜索周期后，PAVI 延长至 300 ms 并持续八个心动周期，AV 搜索不成功，AV 搜索终止后的第一个 PAVI 缩短，提示动态 AV 延迟功能运行

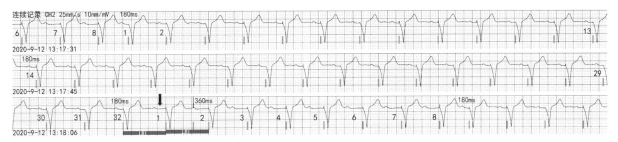

图 21-54　增强型 AV 搜索功能运行全过程

患者，男，80 岁，因"房室阻滞"植入 Boston Scientific Advantio EL DR J064 双腔心脏起搏器，模式 DDD，LRL 60 次 / 分，LRI 1000 ms，上限跟踪频率 130 次 / 分，PAVI 150~200 ms，SAVI 135~180 ms，AV Search+ 功能开启，搜索 AV 间期 360 ms，搜索周期 32。AV Search+ 功能失活时，AV 间期缩短至程控值，随后，当连续的 VP 事件达到搜索周期（32）后，AV 间期再次延长，AV 间期延长时的第一跳（箭头所示）因受限于 LRL，AV 间期仅轻度延长，未达 360 ms。八个搜索周期内无 VS 事件，AV 间期恢复程控值。AV Search+ 功能运行期间，动态 AV 延迟功能暂时失活（浙江省嘉兴市第一医院，孙娴超供图）

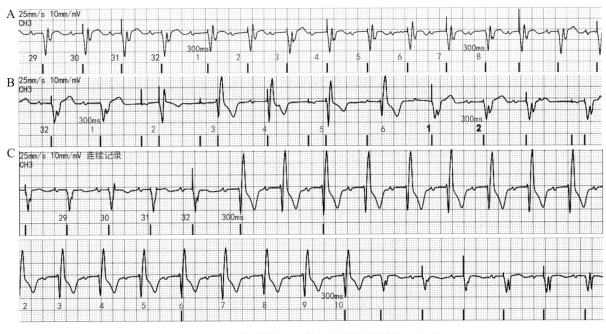

图 21-55　增强型 AV 搜索功能运行时的心电图

患者，男，70 岁，因"冠心病、房室阻滞、右束支阻滞"植入 Boston Scientific Advantio MRI EL DR J067 双腔心脏起搏器，模式 DDDR，LRL 60 次 / 分，PAVI 200~260 ms，SAVI 190~250 ms，AV Search+ 功能开启，搜索周期 32，搜索 AV 间期 300 ms。A. 当达到搜索周期（32）后，AV 间期延长至 300 ms，未搜索到 VS 事件，持续八个心动周期后，AV 间期恢复程控值。B. 当达到搜索周期（32）后，AV 间期延长至 300 ms，搜索到一个 VS 事件，随后连续出现两个 VP 事件，AV 间期恢复程控值。AV Search+ 功能运行期间 PAVI=SAVI。C. 当达到搜索周期（32）后，AV 间期延长至 300 ms，搜索到 VS 事件，心脏起搏器保持延长的 AV 间期，当十个心动周期内出现两个 VP 事件时，AV 间期恢复程控值（浙江绿城心血管病医院，江茜供图）

（一）程控参数

程控为 Dplus（DDD AV Hyst）或 Dplus-R（DDDR AV Hyst）或 Dplus/DDIR（AV Hyst）时，Dplus 模式启动，此时，回退模式转换（FMS）功能强制"开启"且不能程控更改，抗起搏器介导性心动过速（Anti-PMT）功能强制设置为"重新程控"且不能程控更改，频率平滑功能激活（如果程控为"关闭",将被强制为"中"),滞后程控为 20%,心室自动阈值功能关闭(图 21-56),AVD 自动,最长的 AVD+AVD 滞后被限制为 344 ms,静息 AVD 最小值 170 ms,运动 AVD 155~80 ms 之间,AVD 起搏 / 感知补偿被强制为 65 ms(当前值 <65 ms 时)。

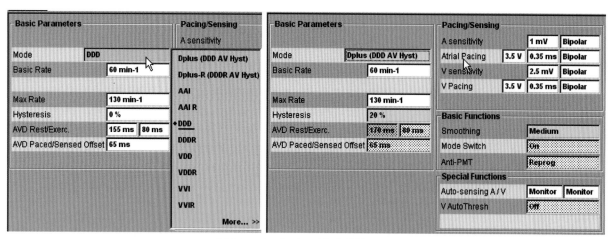

图 21-56   Dplus 模式程控界面

(二)Dplus 模式时的自动 AV 延迟

AVD 自动计算,AVD 滞后值 =50 ms,AVD 最大值 344 ms。

1. 类 AAI(R)模式下

扩展的 AVD= 最后八个 PR/AR 的平均值 +AVD 滞后值(50 ms)。

2. DDD(R)模式向类 AAI(R)模式转换期间

在五个心动周期的 AVD 扩展期间或一个 QRS 波群被感知后,临时扩展的 AVD= 自动 AVD+AVD 滞后值(50 ms)。

3. DDD(R)模式下

自动 AVD= 在类 AAI(R)模式下计算的 AVD,是基于八个 PR/AR 的均值(在类 AAI 工作模式期间,静息和运动 AVD 是被自动重新程控的)。

(三)Dplus 模式时的房性早搏和室性早搏

在 DDD(R)工作模式运行期间,心脏起搏器将其前 313 ms 内无 AS 事件的 VS 事件定义为室性早搏(PVC);在类 AAI(R)工作模式运行期间,心脏起搏器将其前 359 ms 内无 AS 事件的 VS 事件定义为 PVC。在五个周期的 AVD 扩展期间,所有心房不应期感知事件(包括房性早搏)和 PVC 都不被计数。

(四)类 AAI(R)模式转换为 DDD(R)模式

在扩展的 AVD 内自身 QRS 波群脱漏,扩展的 AVD 结束时发放 VP 脉冲,心脏起搏器转换为 DDD(R)模式伴自动 AVD(图 21-57D)。

(五)DDD(R)模式转换为类 AAI(R)模式

AP 事件变为 AS 事件或 100 个心动周期的 VP 事件后,AVD 延长至扩展的 AVD 连续五个心动周期(图 21-58);VS 事件使下一心动周期采用扩展的 AVD。八个连续的 VS 事件,心脏起搏器转为类 AAI(R)模式(图 21-57A~C)。

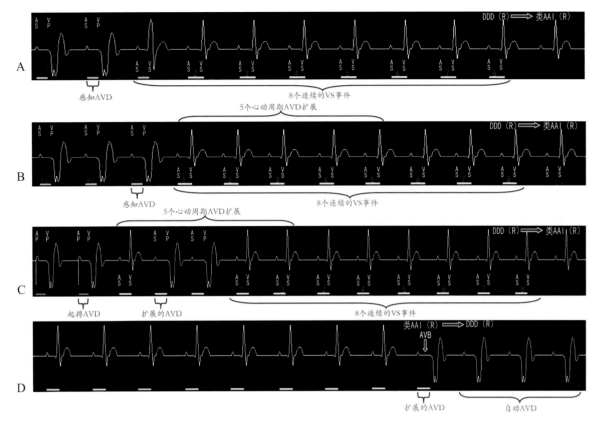

图 21-57 Dplus 示意图

A. 心脏起搏器起初为 DDD（R）模式，表现为 VAT 工作方式，AVD 内的 VS 事件使下一个心动周期 AVD 自动延长为"扩展的 AVD"，每个 VS 事件使下一个心动周期继续保持扩展的 AVD，连续八个 VS 事件后转为类 AAI（R）模式。B. 100 个 VP 事件后，心脏起搏器扩展 AVD 五个心动周期，VS 事件使下一个心动周期继续保持扩展的 AVD，连续八个 VS 事件后转为类 AAI（R）模式。C. AP 事件转为 AS 事件时，心脏起搏器扩展 AVD 五个心动周期，VS 事件使下一个心动周期继续保持扩展的 AVD，连续八个 VS 事件后转为类 AAI（R）模式。D. 心脏起搏器起初呈类 AAI（R）模式，当出现一次房室阻滞（AVB），扩展的 AVD 结束时发放 VP 脉冲，随即转为 DDD（R）模式伴自动 AVD。AP：心房起搏；AS：心房感知；AVD：AV 延迟；VP：心室起搏；VS：心室感知

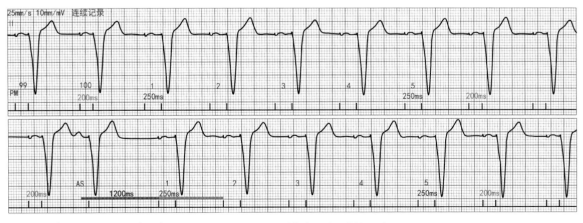

图 21-58 Dplus 模式运行时的心电图

患者，男，74 岁，植入创领心律医疗双腔心脏起搏器，模式 Dplus（DDD AV Hyst），基础频率 60 次 / 分，滞后 20%。100 个心动周期的 VP 事件后，AVD 延长至扩展的 AVD（250 ms）并维持五个心动周期，未搜索到 VS 事件，恢复自动 AVD。AP 事件变为 AS 事件时，启动滞后频率间期（1200 ms），同时 AVD 再次延长至扩展的 AVD（250 ms）维持五个心动周期，未搜索到 VS 事件，恢复自动 AVD（武汉市第四医院，吴师伟供图）

（六）与 SafeR 功能相比 Dplus 模式的优点

Dplus 模式和 SafeR 功能均可减少心室起搏，Dplus 模式下 AVD 基于患者自身心律而动态调整，由 DDD（R）转为类 AAI（R）模式的条件要求更高，不会造成过长的 AVD 及房室传导中断。

（七）Dplus 模式暂停的情况

在心室噪声、心脏起搏器文氏现象、非同步测试、房性心律失常怀疑阶段、回退模式转换、PMT 发生时，Dplus 模式暂停，上述事件结束时，Dplus 模式被重新初始化。

七、不同心脏起搏器 AV 滞后功能特点（表 21-1）

表 21-1 不同心脏起搏器 AV 滞后功能特点

功能名称	心脏起搏器	激活方式	搜索周期	AVI 延长值	失活条件	AVI 变化时其他间期
精确的心室起搏（RVP）	Vitatron	AV 间期内的 VS 事件后或 30/60/120 个 VP 事件后	1	60/80/100/120 ms，最大 AV 间期 365ms	1 个 VP 事件	AA 间期不变
自动自身传导搜索（AICS）	Abbott（ST. JUDE）	每隔 5 分钟	1	10~120 ms，最大 AV 间期 350 ms（心室自动夺获功能关闭）/470 ms（心室自动夺获功能开启）	1 个 VP 事件	AA 间期不变
心室自身优先（VIP）	Abbott（ST. JUDE）	搜索周期外连续三个 VS 事件或搜索周期内一个 VS 事件或每隔 30 秒、1、3、5、10、30 分钟（默认 1 分钟）	1~3，默认 1	50~200 ms，默认 100 ms，最大 AV 间期 455 ms（心室自动夺获功能关闭）/350 ms（心室自动夺获功能开启）	连续出现的 VP 事件数目等于搜索周期数	AA 间期不变
自主心律支持（IRSplus/I-Opt）	Biotronik	VS 事件后（AV 重复滞后）或 180 个 VP 事件后（AV 扫描滞后）	1~6（E 系列前）1~10（E 系列），默认 5	AV 间期默认 300 ms（E 系列前）/400 ms（E 系列）	连续出现的 VP 事件数目等于搜索周期数	AA 间期不变
AV Search+	Boston Scientific	32~1024 个 VS/VP 事件	8	30~400 ms，默认 300 ms	2/10 个 VP 事件	前面是 VS 事件，AA 间期不变；前面是 VP 事件，VV 间期不变
Search AV+	Medtronic	15、30 分钟、1 小时、2~16 小时	16 个周期为 1 组	62 ms，AV 间期最大延长值 10~250 ms（默认 170 ms）	AVI 延长至最大值时仍有 ≥8 个 VS 事件出现在 C 区或出现 ≥8/16 个 VP 个事件	AV 间期延长时，AA 间期不变；AV 间期缩短时，VV 间期 = 低限或传感器频率间期

第四节　旨在最小化心室起搏的自动模式转换功能

一、Medtronic 心脏起搏器心室起搏管理功能

心室起搏管理（managed ventricular pacing，MVP）功能是 Medtronic 心脏起搏器尽量维持 AAI（R）+起搏模式，允许和鼓励自身房室传导，自动检测房室传导情况并根据房室传导情况在 AAI（R）与 DDD（R）模式间自动转换，尽量实现房室结优先，最大限度地减少不必要的心室起搏，同时又保证患者起搏安全。

（一）心室起搏管理功能的适应证

MVP 功能适于房室传导功能正常或间歇性房室传导功能障碍者，如窦房结功能障碍非完全性房室阻滞患者。不适于完全性房室阻滞及频繁发生二度房室阻滞的患者。

（二）运行条件

Medtronic EnRhythm、Adapta、Ensura、Attesta、Advisa、Astra、Azure 双腔心脏起搏器、Intrinsic、EnTrust、Virtuoso、Mirro、Primo、Protecta、Evera 系列双腔 ICD，Compia、Amplia、Claria CRT-D 具有 MVP 功能。除 CRT-D 外，MVP 功能默认开启（默认 AAI<=>DDD 模式），心脏起搏器植入体内自动识别（一般 30 分钟）完成后即开始运行。也可通过程控为 AAI（R）<=>DDD（R）模式开启（图 21-59）。与 MVP 相同的功能在 Vitatron Q50、Q70、Q80 双腔心脏起搏器称为智能心室起搏（smart ventricular pacing，SVP）功能。

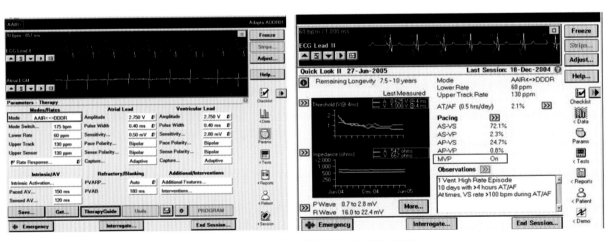

图 21-59　心室起搏管理功能程控界面

Medtronic Adapta ADDR01 双腔心脏起搏器，模式设置为 AAIR<=>DDDR 时，MVP 功能开启，心脏起搏器程控界面标注为 AAIR+。速览（Quick Look）界面也显示 MVP 功能开启

（三）房室传导检测

1.房室传导检测法则

DDD（R）工作模式下，心脏起搏器按设定的时间（1、2、4、8、16分钟……16小时）自动检测房室传导，心脏起搏器检测房室传导时，AA间期延长一次，延长值=PAVI-80 ms，延长的AA间期（AA间期+PAVI-80 ms）内的AS事件可抑制预期的AP脉冲发放，每次仅检测一次心房事件（AS或AP）是否可以自主下传心室。如果检测到VS事件，心脏起搏器即转为AAI（R）+模式（图21-60A、B，图21-64C、D）；若无VS事件，心脏起搏器在预期的AP脉冲后80 ms处发放备用的心室起搏（VP$_B$）脉冲并恢复DDD（R）模式（图21-60C、D，图21-64A、B）。心脏起搏器第一次转换为DDD（R）后，1分钟时进行第一次检测，若未检测到VS事件，2分钟后重复检测，若仍未检测到VS事件，4分钟后重复检测，以此类推，直至16小时重复检测，对持续性完全性房室阻滞患者，房室传导检测每16小时进行一次，以免频繁传导检测，引起不适。

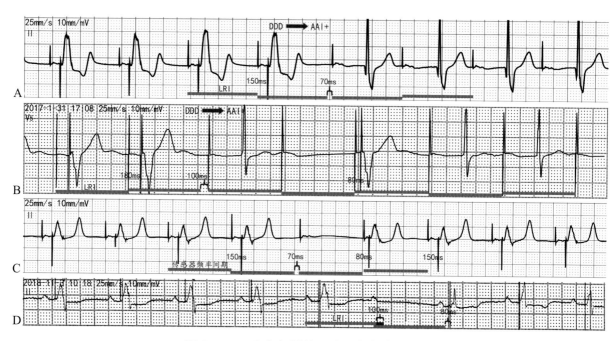

图 21-60　心室起搏管理功能房室传导检测

A. 模式 AAI<=>DDD，LR 60次/分，LRI 1000 ms，PAVI 150 ms。心脏起搏器起初为DDD模式，房室传导检测时，AA间期延长70 ms（PAVI-80 ms），房室传导检测成功，转为AAI+模式。B. 患者，男，82岁，因"窦房结功能障碍"植入 Medtronic Advisa DR MRI A3DR01 双腔心脏起搏器，模式 AAI<=>DDD，LR 60次/分，PAVI 180 ms。心脏起搏器起初为DDD模式，房室传导检测时，AA间期延长100 ms（PAVI-80 ms），发现VS事件，心脏起搏器转为AAI+模式，出现一次房室传导中断，在预期的AP脉冲后80 ms处发放VP$_B$脉冲，心脏起搏器仍维持AAI+模式。C. 模式 AAIR<=>DDDR，PAVI 150 ms。心脏起搏器起初为DDDR模式，房室传导检测时，AA间期延长70 ms（PAVI-80 ms），未发现VS事件，在传感器频率间期结束后80 ms处发放VP$_B$脉冲，心脏起搏器回到DDDR模式。D. 患者，男，86岁，因"二度房室阻滞"植入 Medtronic Advisa DR MRI A3DR01 双腔心脏起搏器，模式 AAI<=>DDD，LR 60次/分，PAVI 180 ms。心脏起搏器起初为DDD模式，房室传导检测时，AA间期延长100 ms，AS事件出现时抑制预期的AP脉冲发放，心脏起搏器未搜索到VS事件，以AS事件为起点，在LRI结束后80 ms处发放VP$_B$脉冲，心脏起搏器维持DDD模式

2. 心脏起搏器对房室传导中断的判断

两个相邻心房事件（AS 或 AP，不包括 AR 事件）之间无 VS 事件时，心脏起搏器判断为房室传导中断。

3. 鉴别诊断

（1）MVP 功能：按设定的时间自动检测房室传导，房室传导检测时 AA 间期延长一次。

（2）Search AV+ 功能：房室传导搜索每十六个心动周期 AV 间期延长 62 ms，搜索过程 AA 间期不变（图 21-61）。

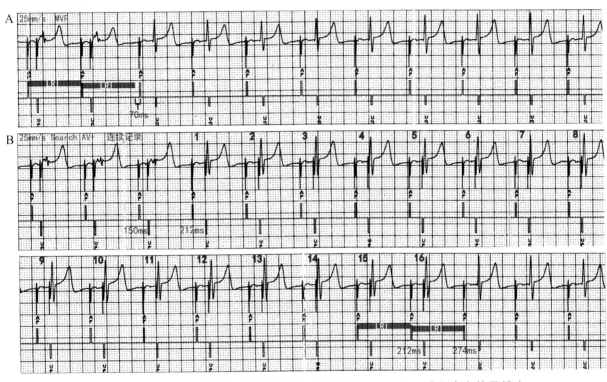

图 21-61　心室起搏管理功能房室传导检测与 Search AV+ 功能房室传导搜索

患者，男，79 岁，因"窦房结功能障碍"于 2012 年植入 Medtronic Adapta L ADDRL1 双腔心脏起搏器，LR 70 次 / 分，PAVI 150 ms。A. 模式 AAI<=>DDD，房室传导检测时 AA 间期延长一次，延长值 =150-80=70 ms，检测到 VS 事件，心脏起搏器由 DDD 模式转换为 AAI+ 模式。B. 模式 DDD，Search AV+ 功能开启后，每十六个心动周期 AV 间期延长 62 ms，搜索到 VS 事件后，表现为"AP-VS"工作方式，整个过程中 AP-AP 间期保持不变（等于 LRI）

（四）不同的模式及模式转换

1. AAI（R）+ 模式

（1）维持条件：只要下一个预期的 AP 脉冲前有 VS 事件，心脏起搏器就始终维持 AAI（R）+ 模式，若仅出现一次房室传导中断，引起保护性心室起搏，仍维持 AAI（R）+ 模式，AA 间期等于 LRI 或传感器频率间期，RR 间期可超过 LRI 或传感器频率间期（图 21-64G、H，图 21-65A）。

（2）特点：心脏起搏器在按需心房起搏的同时，兼有心室感知功能，根据房室传导状态，必要时发放 VP_B 脉冲，可视为"ADI 模式 + 心室备用起搏"。出现室性早搏（PVC）或室性心动过速（VT）

时，心脏起搏器抑制预期的 AP 脉冲发放，启动心房逸搏间期（AEI），安排下一个 AP 脉冲发放（图 21-66）；采用动态心房不应期。

（3）与传统的 AAI（R）模式的区别：传统的 AAI（R）模式无心室感知功能，在 PVC 或 VT 时，仍发放非同步的 AP 脉冲，在房室传导中断时不会发放 VP_B 脉冲（图 21-66）。

2. DDD（R）模式转 AAI（R）+ 模式

DDD（R）工作模式下，心脏起搏器按设定的时间自动检测房室传导，只要检测到一个 VS 事件，便由 DDD（R）模式转换为 AAI（R）+ 模式（图 21-62，图 21-64C~E）；若未发现自身房室传导的 VS 事件，重新回到 DDD（R）模式。

3. AAI（R）+ 模式转 DDD（R）模式

连续的四个 AA 间期（心房不应期感知事件除外）中，若出现两次房室传导中断（相邻两个 AP/AS 事件之间无 VS 事件）或发放两次 VP_B 脉冲，心脏起搏器由 AAI（R）+ 模式转换为 DDD（R）模式（图 21-63，图 21-64I、J，图 21-65B~D）。

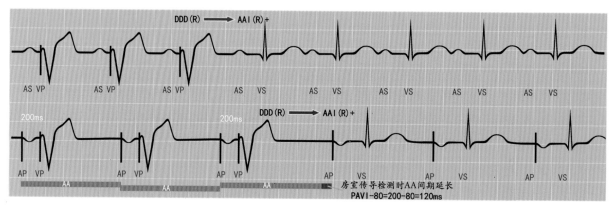

图 21-62　心室起搏管理功能 DDD（R）模式向 AAI（R）+ 模式转换示意图

双腔心脏起搏器 MVP 功能开启，心脏起搏器起初以 DDD（R）模式工作，房室传导检测时，AA 间期延长一次，延长值 =PAVI-80 ms，检测到一个 VS 事件，心脏起搏器由 DDD（R）模式转换为 AAI（R）+ 模式。AP：心房起搏；AS：心房感知；VP：心室起搏；VS：心室感知

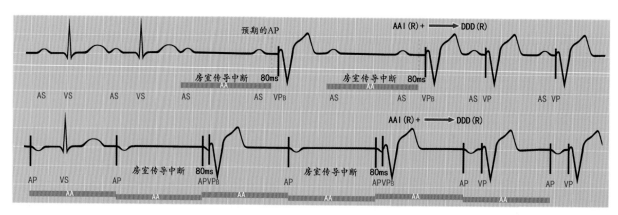

图 21-63　心室起搏管理功能 AAI（R）+ 模式向 DDD（R）模式转换示意图

双腔心脏起搏器 MVP 功能开启，心脏起搏器起初以 AAI（R）+ 模式工作，房室传导中断时，在预期的 AP 脉冲后 80 ms 处发放 VP_B 脉冲夺获心室。当四个 AA 间期中有两次房室传导中断时，心脏起搏器由 AAI（R）+ 模式转换为 DDD（R）模式。AP：心房起搏；AS：心房感知；VP：心室起搏；VS：心室感知

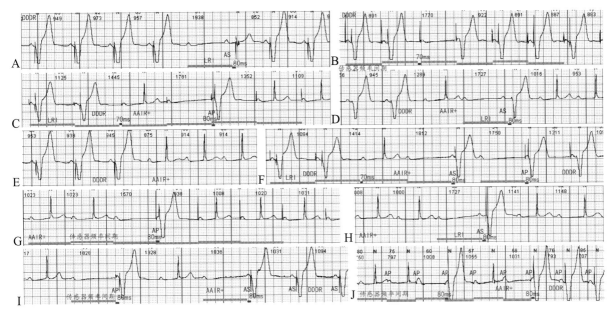

图 21-64　心室起搏管理功能运行的多种心电图表现

患者，男，74 岁，因"房室阻滞"植入 Medtronic Adapta L ADDRL1 双腔心脏起搏器，模式 AAIR<=>DDDR，LR 55 次 / 分，PAVI 150 ms。心电图记录均为 25 mm/s　10 mm/mV。A、B. 房室传导检测时 AA 间期延长 70 ms（PAVI-80 ms），未检测到 VS 事件，维持 DDDR 模式。C."AP-VP"工作方式下，AP-AP 间期延长 70 ms，检测到 VS 事件，转为 AAIR+ 模式，一次房室传导中断后，在预期的 AP 脉冲后 80 ms 处发放 VP$_B$ 脉冲，心脏起搏器维持AAIR+ 模式。D. VAT 工作方式下，房室传导检测成功，转为 AAIR+ 模式，一次房室传导中断后，在预期的 AP 脉冲后 80 ms 发放 VP$_B$ 脉冲，心脏起搏器维持 AAIR+ 模式。E. VAT 工作方式下，房室传导检测成功，转为 AAIR+ 模式。F."AP-VP"工作方式下，AP-AP 间期延长 70 ms，检测到 VS 事件，转为 AAIR+ 模式，四个连续的 AA 间期中发生两次房室传导中断，在预期的 AP 脉冲后 80 ms 处发放 VP$_B$ 脉冲，心脏起搏器转为 DDDR 模式。G、H. 一次房室传导中断后，在预期的 AP 脉冲后 80 ms 处发放 VP$_B$ 脉冲，心脏起搏器维持 AAIR+ 模式。I、J. 四个连续的 AA 间期中发生两次房室传导中断，预期的 AP 脉冲后 80 ms 处发放 VP$_B$ 脉冲，心脏起搏器由 AAIR+ 模式转为 DDDR 模式

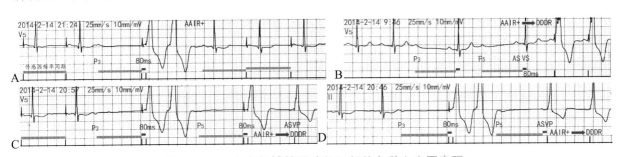

图 21-65　心室起搏管理功能运行的各种心电图表现

患者，男，70 岁，因"窦房结功能障碍"植入 Medtronic Adapta ADDR01 双腔心脏起搏器，模式 AAIR<=>DDDR，LR 60 次 / 分。A. 心脏起搏器起初为 AAIR+ 工作模式，一次房室传导中断（P$_3$），P$_3$ 启动传感器频率间期，发放下一个 AP 脉冲，AP 脉冲后 80 ms 处发放 VP$_B$ 脉冲，心脏起搏器仍维持 AAIR+ 模式。B. 心脏起搏器起初为 AAIR+ 工作模式，房室阻滞发生时，阻滞的 P 波启动传感器频率间期，期间的 P 波被感知，抑制预期的 AP 脉冲发放，传感器频率间期 +80 ms 内的 VS 事件抑制 VP$_B$ 脉冲发放。四个 AA 间期中有两次房室传导中断（P$_3$、P$_5$），心脏起搏器转为 DDDR 模式，心电图表现为 VAT 工作方式。C. 心脏起搏器起初为 AAIR+ 工作模式，两次房室传导中断（P$_3$、P$_5$），P$_3$、P$_5$ 启动传感器频率间期，发放下一个 AP 脉冲，AP 脉冲后 80 ms 处发放 VP$_B$ 脉冲，心脏起搏器转为 DDDR 模式，心电图表现为 VAT 工作方式。D. 心脏起搏器起初为 AAIR+ 工作模式，第一次房室传导中断（P$_3$），P$_3$ 启动传感器频率间期，发放下一个 AP 脉冲，AP 脉冲后 80 ms 处发放 VP$_B$ 脉冲，第二次房室传导中断（P$_5$），心脏起搏器在预期的 AP 脉冲后 80 ms 处发放 VP$_B$ 脉冲（传感器频率间期内的 AS 事件抑制了预期的 AP 脉冲发放），心脏起搏器转为 DDDR 模式，心电图表现为 VAT 工作方式

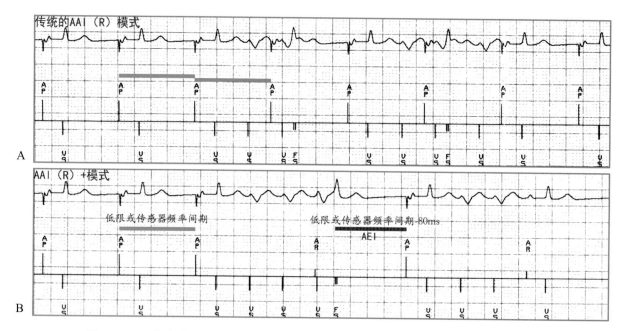

图 21-66　传统的 AAI（R）模式与心室起搏管理功能运行时的 AAI（R）+ 模式

　　具有 MVP 功能的双腔心脏起搏器。A. 传统的 AAI（R）模式，标记通道出现的快速心室事件并未影响 AP 脉冲的发放，心脏起搏器将干扰信号诊断为心室事件。B. MVP 功能运行时的 AAI（R）+ 模式，快速的心室事件出现时，预期的 AP 脉冲抑制发放，心脏起搏器定义的 PVC 启动 AEI（AEI= 低限或传感器频率间期 -80 ms），安排发放下一个 AP 脉冲。AP：心房起搏；AR：心房不应期感知；FS：心室颤动感知；PVC：室性早搏；VS：心室感知

4. DDIR 模式

　　MVP 和 AMS 功能同时开启后，快速性房性心律失常发生时，心脏起搏器可在 DDIR 模式与 AAI（R）+ 及 DDD（R）模式之间转换，连续七个心房激动间期（AA 间期）有四个短于模式转换检测频率间期，心脏起搏器转换为 DDIR 模式，快速性房性心律失常终止后，转换为 DDD（R）模式，随即进行自身房室传导检测，尝试转为 AAI（R）+ 模式（图 21-67，图 21-68，图 21-89）。

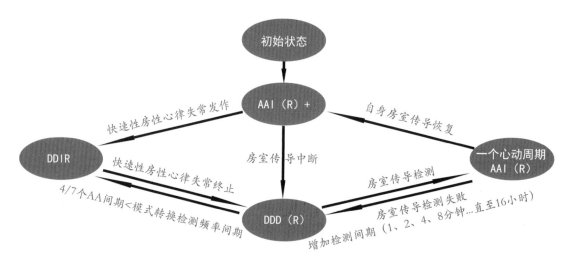

图 21-67　心室起搏管理功能运行时的自动模式转换示意图

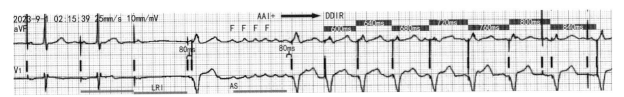

图 21-68　心室起搏管理功能运行时心房扑动引发自动模式转换

患者植入 Medtronic 双腔心脏起搏器，模式 AAI<=>DDD，LR 60 次 / 分。心脏起搏器起初以 AAI+ 模式工作，房室传导中断时，AP 脉冲后 80 ms 处发放 VP$_B$ 脉冲，短阵心房扑动发生时，预期的 AP 脉冲后 80 ms 处发放 VP$_B$ 脉冲，四个连续的 AA 间期中出现两次房室传导中断，心脏起搏器转为 DDD 模式，持续一跳，同时满足 AMS 条件，转为 DDIR 模式，心室起搏间期逐搏延长 40 ms（福建医科大学附属第一医院，林宝英供图）

（五）保护性心室起搏

1. 备用的心室起搏脉冲发放的时刻

AAI（R）+ 模式下心脏起搏器判断房室传导中断时，在无 VS 事件的低限或传感器频率间期 +80 ms 后，以程控的电压和脉宽发放 VP$_B$ 脉冲，以保证患者心室起搏安全。

2. 自身心房率低于心房起搏频率时

心脏起搏器在预期位置发放 AP 脉冲，AP 脉冲后 80 ms 处发放 VP$_B$ 脉冲。由于 AP 脉冲发放后启动 80 ms 的心室空白期，期间若出现心室事件，不影响 VP$_B$ 脉冲的发放（图 21-69A、B，图 21-70）。

3. 自身心房率高于心房起搏频率时

提早出现的自身心房波被心房线路感知时，预期的 AP 脉冲被抑制发放，VP$_B$ 脉冲在低限或传感器频率间期 +80 ms 处发放（图 21-65D，图 21-69C，图 21-71）；低限或传感器频率间期 +80 ms 内的 VS 事件可抑制 VP$_B$ 脉冲发放（图 21-69D）。

4. 备用的心室起搏脉冲发放的其他情况

AP 脉冲发出后，自身 QRS 波群位于心房后心室空白期（PAVB）内，心脏起搏器判断房室传导中断，在预期的 AP 后 80 ms 处发放 VP$_B$ 脉冲（图 21-69E，图 21-72）；干扰信号被心房感知时，心脏起搏器判断房室传导中断，在预期的 AP 后 80 ms 处发放 VP$_B$ 脉冲（图 21-69F，图 21-85）。

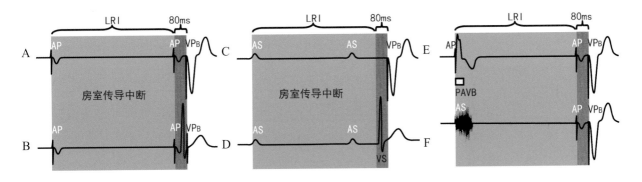

图 21-69　心室起搏管理功能运行时备用的心室起搏脉冲发放示意图

双腔心脏起搏器，模式 AAI<=>DDD。AP：心房起搏；AS：心房感知；LRI：低限频率间期；PAVB：心房后心室空白期；VP：心室起搏；VP$_B$：备用的心室起搏；VS：心室感知

597

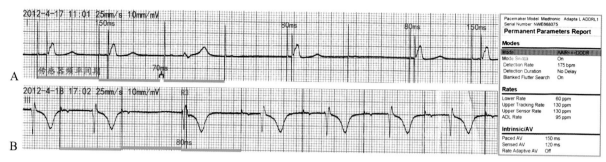

图 21-70　心室起搏管理功能运行时的房室传导检测及空白期事件

　　患者植入 Medtronic Adapta L ADDRL1 双腔心脏起搏器，模式 AAIR<=>DDDR，LR 60 次 / 分，PAVI 150 ms。A. 心脏起搏器起初呈 "AP-VP" 工作方式，房室传导检测时，AA 间期延长 70 ms（PAVI-80 ms），当检测到自身房室传导的 VS 事件时，心脏起搏器转为 AAIR+ 模式，其后，在四个 AA 间期中有两次房室传导中断，AP 脉冲后 80 ms 处发放 VP_B 脉冲并夺获心室，心脏起搏器由 AAIR+ 模式转换为 DDDR 模式。B. 心脏起搏器为 AAIR+ 工作模式，PR 间期长达 300~500 ms，当一次房室传导中断时，自身 QRS 波群（R_3）恰好位于 PAVB 内，心脏起搏器仍在 AP 脉冲后 80 ms 处发放 VP_B 脉冲，但位于心室肌不应期内而发生功能性失夺获，呈现 "三明治" 现象，此后心脏起搏器仍维持 AAIR+ 模式

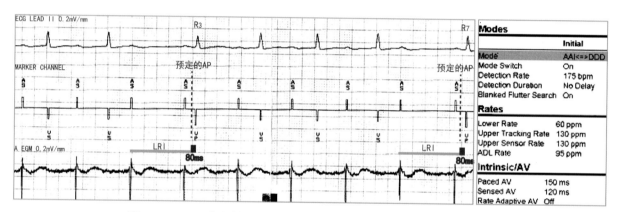

图 21-71　心室起搏管理功能心电图、标记通道和心腔内心电图

　　患者因 "二度房室阻滞、阵发性三度房室阻滞" 植入 Medtronic Adapta ADD01 双腔心脏起搏器，模式 AAI<=>DDD，LR 60 次 / 分，LRI 1000 ms，PAVI 150 ms，SAVI 120 ms，双极起搏。术后心电图显示有 1.48 秒的长 RR 间期。心房激动能够通过自身的房室传导系统下传心室时，心脏起搏器以 AAI+ 模式工作，PR 间期明显延长，且延长程度逐渐增大，呈二度 I 型房室阻滞。当一次房室传导中断时，在 LRI 后 80 ms 处发放 VP_B 脉冲。体表心电图起搏脉冲不明显，但标记通道显示 VP 脉冲发放，VP 脉冲位于自身 QRS 波群起始，形成心室起搏融合波（R_3）和假性心室起搏融合波（R_7），心脏起搏器仍维持 AAI+ 工作模式

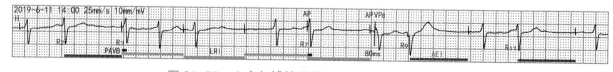

图 21-72　心室起搏管理功能运行时的空白期现象

　　患者，女，65 岁，因 "窦房结功能障碍" 植入 Medtronic Adapta ADD01 双腔心脏起搏器，模式 AAI<=>DDD，LR 60 次 / 分，LRI 1000 ms，PAVB 80 ms。心电图显示心房颤动，可见 AP 脉冲发放，心房感知不足，心脏起搏器以 AAI+ 模式工作，R_3、R_7 位于 PAVB 内，LRI 内无 VS 事件时，心脏起搏器判断房室传导中断，在 LRI 结束后 80 ms 处发放 VP_B 脉冲。心脏起搏器将 R_2、R_9、R_{11} 定义为室性早搏，启动 AEI=LRI-80 ms=920 ms，安排发放下一个 AP 脉冲

（六）心室起搏管理功能运行时的时间间期

1. 计时特点

心脏起搏器采用改良的心房计时，DDD（R）模式时与普通 DDD（R）模式计时间期相同。AAI（R）+ 模式下，心房事件（AS/AP）启动 LRI 或传感器频率间期，而不启动房室间期。PAVI 及 SAVI 适用于 AAI（R）+ 转为 DDD（R）模式时。

2. 动态心房不应期

为避免在房性早搏未下传和心房过感知 QRS 波群时发生不适当的 AMS，心脏起搏器采用动态心房不应期（DARP）。AAI（R）+ 模式时 ARP 因当前的心率而异，心率 <75 次 / 分时，心房不应期（ARP）=600 ms；心率 ≥ 75 次 / 分时，心脏起搏器将最近连续十二个 RR 间期从短到长排列并选择第七个最短 RR 间期的 75% 作为 ARP（不超过 600 ms）。自身心房率较快时，若 ARP 较短，相邻两个不应期外的 AS 事件之间无 VS 事件时，心脏起搏器判断房室传导中断而 AMS 为 DDD（R）模式，较长的 ARP 可使部分心房波成为心房不应期感知（AR）事件，减少了不适当的 AMS，但易误诊为心房感知不足，应当引起注意（图 21-73~ 图 21-78）。

3. 空白期

AAI（R）+ 模式下，AS 或 AP 后的心房空白期（AB）为 100 ms，心房起搏后心室空白期（PAVB）为 80 ms，VS 或 VP 后的心室空白期为 100 ms。心室事件后的心房空白期（PVAB）与 DDD（R）模式下的程控值相同，PVAB 可程控。

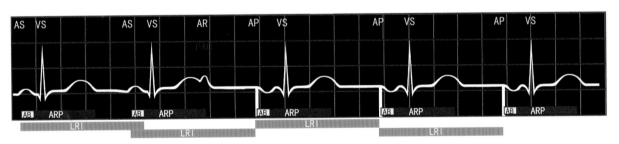

图 21-73　心室起搏管理功能动态心房不应期示意图

双腔心脏起搏器，模式 AAI<=>DDD。心房空白期（AB）=100 ms，心房不应期（ARP）为动态心房不应期，心率 <75 次 / 分时，ARP=600 ms，房性早搏（PAC）位于 ARP 内成为 AR 事件，不启动 LRI

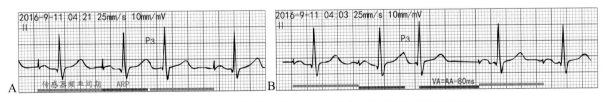

图 21-74　心室起搏管理功能运行时对房性早搏的不同反应

患者植入 Medtronic Adapta ADDR01 双腔心脏起搏器，模式 AAIR<=>DDDR，LR 60 次 / 分。心房率 <75 次 / 分，ARP=600 ms。A. 房性早搏（P₃）位于 ARP 外成为 AS 事件，启动传感器频率间期，安排下一个 AP 脉冲发放。B. 房性早搏（P₃）位于 ARP 内成为 AR 事件，不启动传感器频率间期，随后的 QRS 波群启动 AEI= 传感器频率间期 −80 ms

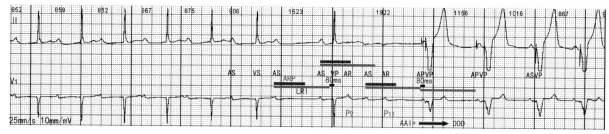

图 21-75　房性心动过速时心室起搏管理功能的动态心房不应期

患者，男，74岁，因"房室阻滞"植入 Medtronic Adapta L ADDRL1 双腔心脏起搏器，模式 AAI<=>DDD，LR 55次/分，PAVI 150 ms。心脏起搏器起初呈"AS-VS"工作方式，房室传导中断时，在预期的 AP 脉冲后 80 ms 处发放 VP_B 脉冲。连续的四个 AA 间期中出现两次房室传导中断，心脏起搏器由 AAI+ 模式转为 DDD 模式，心电图表现为房室顺序起搏及 VAT 工作方式。短阵房性心动过速发生时，P_9、P_{11} 位于 ARP（600 ms）内成为 AR 事件

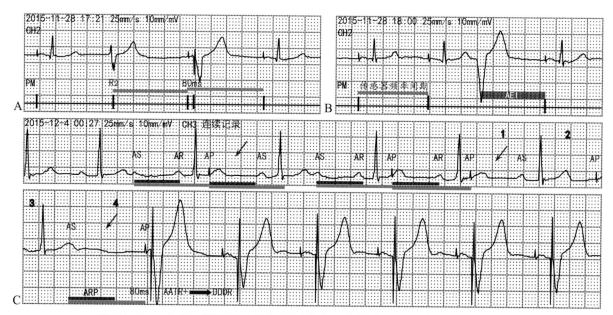

图 21-76　心室起搏管理功能运行时心房不应期感知及对室性早搏的反应

患者，女，85岁，因"二度房室阻滞"植入 Medtronic Adapta L ADDRL1 双腔心脏起搏器，模式 AAIR<=>DDDR，LR 60次/分，上限跟踪频率110次/分，PAVI 225 ms，SAVI 200 ms。A.心脏起搏器起初以 AAIR+ 模式工作，R_2 位于 PAVB 内，心脏起搏器判断房室传导中断，下一个 AP 脉冲后 80 ms 处发放 VP_B 脉冲，心脏起搏器仍保持 AAIR+ 模式。B.室性早搏启动 AEI（当前的传感器频率间期 -80 ms），安排下一个 AP 脉冲发放。C.连续记录心电图，心脏起搏器起初为 AAIR+ 模式，心率 <75次/分，ARP=600 ms，两个相邻非不应期心房事件（AS 或 AP）之间无 VS 事件时，心脏起搏器判断房室传导中断（箭头所示），四个心动周期中出现两次房室传导中断时，心脏起搏器转换为 DDDR 模式（湖南省长沙市第四医院，冯娟供图）

4. 室性早搏反应

MVP 功能运行时，心脏起搏器将前面没有 AP 或 AS 事件的 VS 事件定义为 PVC，PVC 启动的 AEI=LRI 或传感器频率间期 -80 ms（图 21-79）。PVC 反应开启时，PVC 后 PVARP 默认 400 ms。

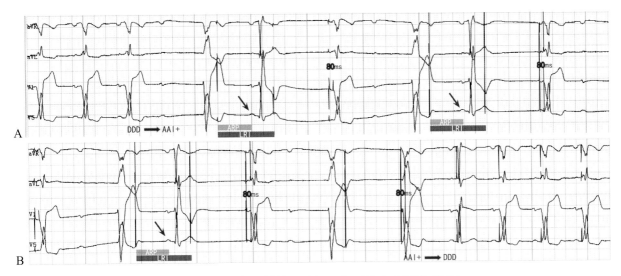

图 21-77　心室起搏管理功能运行时的心房不应期感知

患者，男，59 岁，因"高度房室阻滞"植入 Medtronic Adapta L ADDRL1 双腔心脏起搏器，模式 AAI<=>DDD，LR 60 次 / 分。箭头所示的窦性 P 波位于 ARP（600 ms）内成为 AR 事件，不重整起搏间期。A. 房室传导检测成功，心脏起搏器由 DDD 模式转为 AAI+ 模式，每次房室传导中断，在预期的 AP 脉冲后 80 ms 处发放 VP$_B$ 脉冲，因为未满足四个心动周期内两个房室传导中断，故始终保持 AAI+ 模式。B. 心脏起搏器起初为 AAI+ 模式，四个心动周期内两次房室传导中断，心脏起搏器转为 DDD 模式（湖南省郴州市第一人民医院，侯剑飞供图）

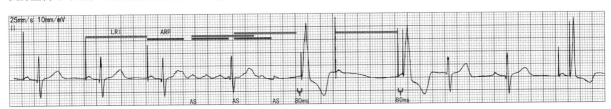

图 21-78　短阵心房扑动时的心室起搏管理功能运行

患者植入 Medtronic 双腔心脏起搏器，模式 AAI<=>DDD，LR 60 次 / 分，AMS 功能关闭。心率 <75 次 / 分，ARP=600 ms，短阵心房扑动发生时，多数 F 波位于 ARP 内成为 AR 事件，心脏起搏器判断房室传导中断时，在下一个预期的 AP 脉冲后 80 ms 处发放 VP$_B$ 脉冲，四个心动周期中出现两次房室传导中断，心脏起搏器由 AAI+ 模式转为 DDD 模式（广西中医药大学第一附属医院，吴心潜供图）

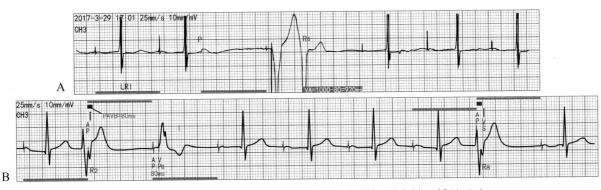

图 21-79　心室起搏管理功能运行时心脏起搏器对室性早搏的反应

A、B 两患者均植入 Medtronic 双腔心脏起搏器，模式 AAI<=>DDD，LR 60 次 / 分，LRI 1000 ms。A. 心脏起搏器以 AAI+ 模式工作，一次房室传导中断，在下一个 AP 脉冲后 80 ms 处发放 VP$_B$ 脉冲，室性早搏启动 AEI=LRI−80 ms=920 ms。B. AP 脉冲位于室性早搏（R$_2$、R$_8$）不同时相，下一个 AP 脉冲在 LRI 结束时发放。R$_2$ 位于 PAVB 内，心脏起搏器判断房室传导中断，AP 脉冲后 80 ms 处发放 VP$_B$ 脉冲；R$_8$ 发生了心室感知

（七）心室起搏管理功能与其他功能的相互影响

1. MVP 功能开启时，窦性优先功能、Search AV+ 功能不运行。

2. MVP 功能开启时，低限频率和睡眠频率必须 ≥ 35 次 / 分。

3. 频率骤降反应功能在 AAI<=>DDD 模式（而非 AAIR<=>DDDR 模式）时可用。

4. 在磁铁模式、心室夺获管理心室阈值搜索时、导线监测、频率骤降干预治疗时，MVP 功能暂停运行。

5. AAI（R）+ 模式下无心室安全起搏。

（八）心室起搏管理功能的鉴别

1. 空白期房扑搜索功能

（1）共同点：MVP 功能与空白期房扑搜索（BFS）功能运行时，心电图上均可出现房室传导中断现象，其后的 AP、VP 脉冲间距可均为 80 ms。

（2）区别：MVP 功能运行与心房率快慢无关，AP 脉冲不会提前发放；BFS 功能运行多出现于快心房率时，AP 脉冲在 AR 事件后心房警觉期结束时发放，AP 脉冲常较预期提前。

2. 间歇性心室感知过度或心室起搏脉冲发放故障

（1）MVP 功能：因房室阻滞而植入双腔心脏起搏器的患者，MVP 功能开启后，房室传导检测时可出现心房波后 QRS 波群脱漏，预期的 AP 脉冲后 80 ms 处发放 VP_B 脉冲，下一心房波与 VP_B 脉冲的距离并不一定等于 SAVI，二者之间并没有触发关系。

（2）心室感知过度或 VP 脉冲发放故障：间歇性心室感知过度可出现心房波后 QRS 波群脱漏，标记通道显示心房波后有 VS 事件；VP 脉冲发放故障（导线断裂或导线与脉冲发生器连接不良等）时可出现心房波后 QRS 波群脱漏，标记通道显示心房波后有 VP 标记。心室感知过度和 VP 脉冲发放故障，心房波下传中断时，下一个 VP 脉冲并不在预期的 AP 脉冲后 80 ms 处发放，而是在感知心房波后按 SAVI 发放或在 AP 脉冲后 PAVI 结束时发放（图 21-80）。

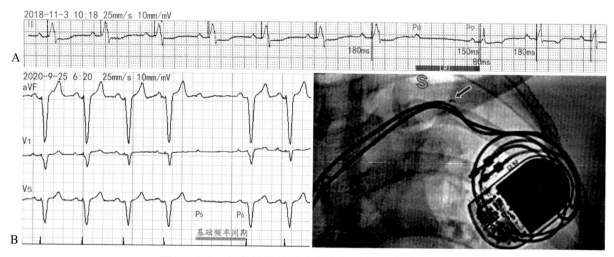

图 21-80 心室起搏管理功能与间歇性心室感知过度

A. 患者，男，86 岁，因"二度房室阻滞"植入 Medtronic Advisa DR MRI A3DR01 双腔心脏起搏器，模式 AAI<=>DDD，LR 60 次 / 分，LRI 1000 ms。心电图显示窦性心律、VAT 工作方式，P_8 后 QRS 波群脱漏，P_8 与下一个起搏脉冲的距离等于 LRI+80 ms，P_9 后的"SAVI"较其他 SAVI 变短，为 MVP 功能运行时房室传导检测失败的表现。B. 患者，女，44 岁，因"三度房室阻滞"植入 Biotronik Philos Ⅱ D 双腔心脏起搏器，基础频率 60 次 / 分，SAVI 180 ms。心电图显示窦性心律、VAT 工作方式，P_5 后无 VP 脉冲及 QRS 波群，其余窦性 P 波触发的 SAVI 均相等，P_5 后基础频率间期结束时与下一个 VP 脉冲间距 <80 ms，排除 MVP 功能运行。X 线影像显示导线不完全断裂（导线外层破损），推测心室感知过度抑制了预期的 VP 脉冲发放（山东省日照市人民医院，高华安供图）

3. Boston scientific 双腔心脏起搏器动态 AV 延迟功能

Boston scientific 双腔心脏起搏器动态 AV 延迟功能运行时，若有显著提前的 AS 事件，随后的 PAVI 可缩短至 80 ms，若同时合并心室起搏故障，心电图可表现为长 RR 间期（房室传导中断）并出现 80 ms 的 PAVI，似 MVP 功能运行。动态 AV 延迟因 AS 事件提前程度不同而变化，其数值并不固定等于 80 ms，由"AS-VP"转为"AP-VP"时 VP-VP 间期等于低限或传感器频率间期，可与 MVP 功能相鉴别（图 21-81）。

4. Rythmiq 功能

Boston scientific 双腔心脏起搏器 Rythmiq 功能运行时，心脏起搏器以 AAI（R）模式工作同时提供 VVI 心室备用起搏，心电图也可以表现为房室传导中断，随后 PAVI 缩短，似 MVP 功能运行，但 AP 脉冲与 VP 脉冲并无内在关系，PAVI 不固定，室性早搏不启动 AEI，VVI 心室备用起搏与前一心室事件的间期等于 VVI 备用起搏间期。VVI 备用起搏频率 =LRL-15 次 / 分，位于 30~60 次 / 分之间（图 21-82）。

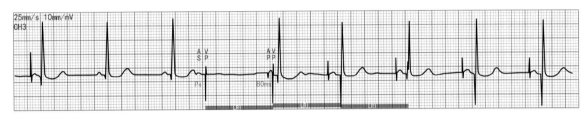

图 21-81　Boston Scientific 心脏起搏器动态 AV 延迟功能

患者植入 Boston Scientific 双腔心脏起搏器，模式 DDD，LRL 60 次 / 分，LRI 1000 ms，显著提前的房性早搏（P_4）触发心室起搏，VP 事件后心脏起搏器采用 VV 计时，随后的 VP-VP 间期 =LRI，PAVI 缩短至 80 ms，所有的 VP 脉冲均失夺获，大部分 VP 脉冲与自身 QRS 波群形成假性心室起搏融合波。房室传导中断后 PAVI 变为 80 ms，似 MVP 功能运行（浙江省中西医结合医院，李则林供图）

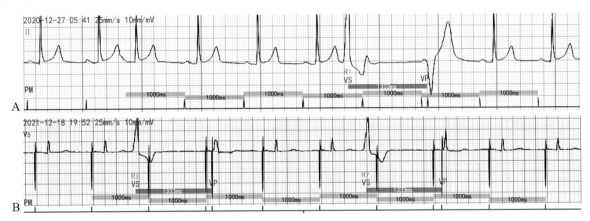

图 21-82　Rythmiq 功能运行似心室起搏管理功能运行

A. 患者植入 Boston Scientific Vitalio EL DR J274 双腔心脏起搏器，模式 DDD，Rythmiq：AAI with VVI Backup，LRL 60 次 / 分。心脏起搏器呈 AAI 工作方式，室性早搏（R_7）后房室传导中断，出现一次频率 45 次 / 分的 VVI 心室备用起搏，AP 脉冲与 VP 脉冲距离 80 ms，似 MVP 功能运行，但 R_7-VP 间期 ≈ 1333 ms，心脏起搏器维持 AAI 工作方式。B. 患者，男，82 岁，植入 Boston Scientific Proponent MRI EL DR L231 双腔心脏起搏器，模式 DDD，Rythmiq：AAI with VVI Backup，LRL 60 次 / 分。心脏起搏器呈 AAI 工作方式，室性早搏（R_3、R_7）后房室传导中断，出现频率 45 次 / 分的 VVI 心室备用起搏，AP 脉冲与 VP 脉冲距离不固定，R_3-VP 间期 =R_7-VP 间期 ≈ 1333 ms，心脏起搏器维持 AAI 工作方式

（九）心室起搏管理功能运行合并心脏起搏器故障

1. 心房感知不足

心房感知不足时，不应期外的自身心房波不能抑制预期的 AP 脉冲的发放，心脏起搏器尽量维持 AAI（R）+ 模式，在判断房室传导中断时，发放 VP_B 脉冲（图 21-83）。

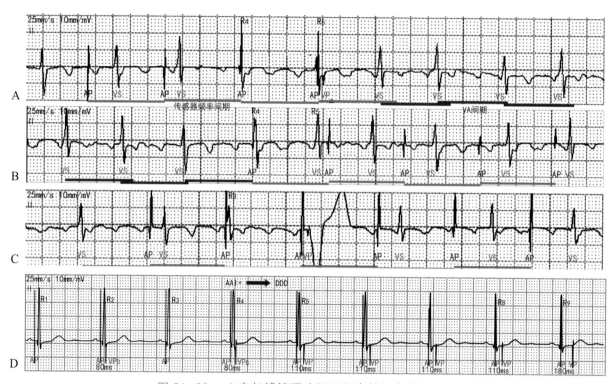

图 21-83　心室起搏管理功能运行合并心房感知不足

A、B、C 为同一位患者，植入 Medtronic Adapta L ADDRL1 双腔心脏起搏器，模式 AAIR<=>DDDR，LR 60 次 / 分。心房扑动发生时心脏起搏器仍发放 AP 脉冲，提示心房感知不足，因 MVP 功能运行，心脏起搏器维持 AAIR+ 模式。A. R_4 位于 PAVB 内，心脏起搏器判断房室传导中断，在下一个预期的 AP 脉冲后 80 ms 处发放 VP_B 脉冲，R_5 位于 PAVB 内，不抑制 VP_B 脉冲发放，形成 "三明治" 现象。B. R_4 位于 PAVB 内，AP 脉冲预期发放，R_5 出现于相邻两个 AP 脉冲之间，心脏起搏器判断为房室传导事件，不定义为 PVC，维持 AAIR+ 模式，不发放 VP_B 脉冲。C. R_3 位于 PAVB 内，相邻 AP 脉冲之间没有 VS 事件，心脏起搏器判断房室传导中断，在下一个预期的 AP 脉冲后 80 ms 处发放 VP_B 脉冲（浙江省海宁市人民医院，陈顾江供图）。D. 患者植入 Medtronic Adapta L ADDRL1 双腔心脏起搏器，模式 AAI<=>DDD，LR 60 次 / 分，PAVI 180 ms。不应期外的自身 P 波未抑制预期的 AP 脉冲的发放，提示心房感知不足。R_1、R_3 位于 PAVB 内，心脏起搏器判断房室传导中断，在 AP 脉冲后 80 ms 处发放 VP_B 脉冲，R_2、R_4 位于 PAVB 内，未抑制 VP_B 脉冲发放。心脏起搏器判断四个心动周期中有两次房室传导中断，由 AAI+ 模式转为 DDD 模式。DDD 模式下，自身 QRS 波群（R_5~R_8）位于 AP 后心室通道交叉感知窗内，PAVI=110 ms，为心室安全起搏；R_9 位于 PAVB 内，VP 脉冲在程控的 PAVI 结束时发放（浙江大学医学院附属第一医院，郑新权供图）

2. 心房感知过度

若心房过感知肌电等干扰信号，可抑制预期的 AP 脉冲发放，同时启动 AA 间期，因 MVP 功能运行，心脏起搏器维持 AAI（R）+ 模式，从而造成长 RR 间期，VP_B 脉冲在预期的 AP 脉冲后 80 ms 处发放（图 21-84）。有时心房感知过度也可引起不适当的 AMS。

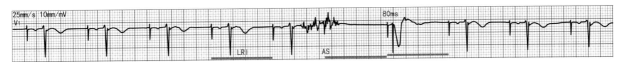

图 21-84　心室起搏管理功能运行合并心房过感知肌电信号

　　患者植入 Medtronic Adapta L ADDRL1 双腔心脏起搏器，模式 AAI<=>DDD，LR 60 次/分，LRI 1000 ms。心脏起搏器起初为 AAI+ 模式，肌电干扰信号被心房感知，启动 LRI，随后 AP 脉冲后 80 ms 处发放 VP_B 脉冲，出现长 RR 间期，心脏起搏器仍保持 AAI+ 模式（上海交通大学附属瑞金医院，刘霞供图）

　　3. 心房感知不足合并起搏故障

　　MVP 功能运行时，动态心房不应期外的自身心房波不抑制预期的 AP 脉冲发放，心房肌应激期内的 AP 脉冲不能产生相应的心房波（图 21-85）。

　　4. 心房感知过度合并起搏故障

　　心房过感知 QRS 波群或肌电等信号时，重整起搏间期，同时心房肌应激期内的 AP 脉冲未产生相应的心房波（图 21-86）。

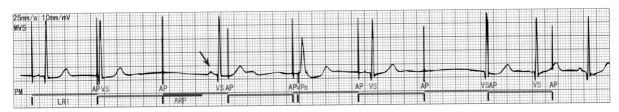

图 21-85　心室起搏管理功能运行合并心房感知不足和起搏故障

　　患者植入 Medtronic Adapta L ADDRL1 双腔心脏起搏器，模式 AAI<=>DDD，LR 60 次/分，LRI 1000 ms。下一个 AP 脉冲之前有 VS 事件时，心脏起搏器始终维持 AAI+ 模式，下一个 AP 脉冲之前无 VS 事件时，心脏起搏器判断房室传导中断，在 AP 脉冲后 80 ms 处发放 VP_B 脉冲。部分 AP 脉冲未产生相应的心房波，箭头所示的自身心房波虽处于 ARP（600 ms）外，但未抑制预期的 AP 脉冲发放，提示心房感知不足合并间歇性起搏故障（浙江大学医学院附属第一医院，郑新权供图）

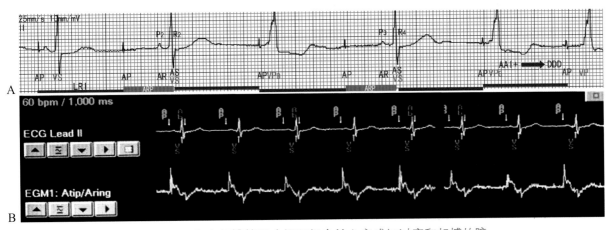

图 21-86　心室起搏管理功能运行合并心房感知过度和起搏故障

　　患者，女，78 岁，因"窦房结功能障碍"植入 Medtronic Advisa DR MRI A3DR01 双腔心脏起搏器，模式 AAI<=>DDD，LR 60 次/分，LRI 1000 ms。A. 房室传导中断时，心脏起搏器在预期的 AP 脉冲后 80 ms 处发放 VP_B 脉冲，为 MVP 功能运行，R₂、R₄ 与下一个 AP 脉冲距离恰为 1000 ms，提示心房过感知 R₂、R₄ 而启动了 LRI；部分 AP 脉冲后无相应的心房波，提示间歇性心房起搏故障；低限频率起搏时，ARP=600 ms，P₂、P₃ 位于 ARP 内而成为 AR 事件；四个 AA 间期内有两次房室传导中断，心脏起搏器由 AAI+ 模式转换为 DDD 模式。B. 程控显示心房通道部分 VS 事件后出现了心房空白期感知（Ab）标记，提示间歇性心房过感知 QRS 波群（厦门医学院附属第二医院，潘光秀供图）

5. 心室感知不足

心脏起搏器心室线路不能感知自身 QRS 波群，相邻两次非不应期心房事件（AS 或 AP）之间无 VS 事件，心脏起搏器判断房室传导中断，在预期的 AP 脉冲后 80 ms 处发放 VP_B 脉冲，甚至引起不必要的模式转换（图 21-87）。

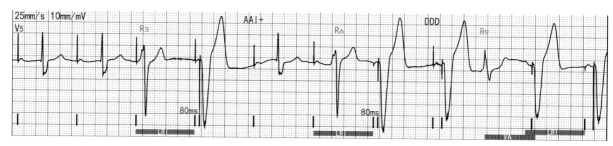

图 21-87　心室起搏管理功能运行合并间歇性心室感知不足

患者，男，73 岁，因"房室阻滞"植入 Medtronic Adapta L ADDRL1 双腔心脏起搏器，模式 AAI<=>DDD，LR 60 次/分，PAVI 150 ms。心脏起搏器起初为 AAI+ 模式，AP 脉冲后有相应的心房波，心房起搏功能正常，心房激动缓慢下传产生的 QRS 波群 S 波宽钝，提示：一度房室阻滞、完全性右束支阻滞。因为室性早搏（R_3、R_6）未被感知，心脏起搏器判断房室传导中断，预期的 AP 脉冲后 80 ms 处发放 VP_B 脉冲，四个 AA 间期内两次房室传导中断，心脏起搏器转为 DDD 模式。另一形态的室性早搏（R_9）被心脏起搏器感知并定义为室性早搏，启动的 AEI=LRI-PAVI，期间的自身心房波被感知，触发心室起搏，心房感知功能正常

6. 心房感知过度合并心室感知不足

心房过感知 QRS 波群或肌电等信号，可引起不适当的 AMS；心室感知不足，自身 QRS 波群不被感知，MVP 功能运行时心脏起搏器误判为房室传导中断，发放不必要的 VP_B 脉冲（图 21-88）。

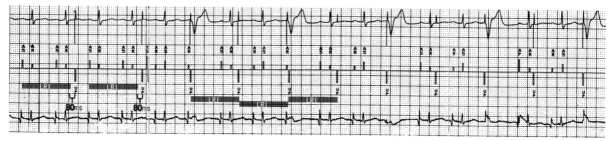

图 21-88　心室起搏管理功能运行合并心房过感知 QRS 波群和心室感知不足

患者，男，79 岁，因"窦房结功能障碍"植入 Medtronic Adapta L ADDRL1 双腔心脏起搏器，模式 AAI<=>DDD，LR 60 次/分，心房感知灵敏度 1.0 mV。心脏起搏器起初为 AAI+ 模式，自身 QRS 波群未标记为 VS 事件，判断房室传导中断，在 LRI 结束后 80 ms 处发放 VP_B 脉冲，连续的房室传导中断，心脏起搏器不能维持 AAI+ 模式，心房标记通道显示 QRS 对应位置出现 AR 标记，提示心房过感知 QRS 波群，心脏起搏器 AMS（标记为 MS）为 DDIR 模式，心电图表现为 VP 脉冲固定频率（60 次/分）发放，与自身心律发生竞争

7. 心室感知不足合并起搏故障

心室肌应激期内的 VP 脉冲失夺获，MVP 功能运行时，因自身 QRS 波群未发生心室感知，心脏起搏器误判为房室传导中断，而发放 VPB 脉冲，无法实现 DDD（R）与 AAI（R）+ 模式之间正常的转换（图 21-89）。

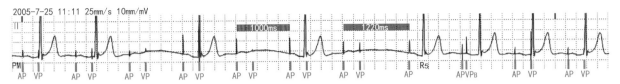

图 21-89　心室起搏管理功能运行合并心室感知不足和起搏故障

患者，女，77 岁，植入 Medtronic 双腔心脏起搏器，模式 AAI<=>DDD，LR 60 次 / 分，PAVI 300 ms。心脏起搏器起初呈房室顺序起搏，VP 脉冲失夺获。房室传导检测时，AA 间期延长至 1220 ms（LRI+PAVI-80 ms），R$_5$ 未被心室线路感知，心脏起搏器判断房室传导中断，在 LRI 结束后 80 ms 处发放 VP$_B$ 脉冲，转为 DDD 模式（浙江大学医学院附属第一医院，郑新权供图）

（十）MVP 功能的局限性

1. 自身房室传导显著延缓时

自身房室传导显著延缓（PR 间期 >350 ms），可造成左心室异常舒张相，左心室充盈时间缩短，房室收缩不协调，二尖瓣反流，影响左心室功能，称为 PR 间期过度延长综合征。

2. 频繁出现二度房室阻滞时

（1）因不满足转换为 DDD（R）模式的条件，反复出现长 RR 间期，造成患者平均心室率缓慢，活动耐受性下降。

（2）频繁发放 VP$_B$ 脉冲，使心脏起搏器降低右心室起搏比例的效果不显著。

3. 三度房室阻滞时

三度房室阻滞患者不宜开启 MVP 功能（图 21-90）。

4. 导致心律失常

MVP 功能运行时，以心房起搏为基准，心房率不会低于低限或传感器频率，但心室率可低于低限或传感器频率（图 21-90），长 RR 间期后易促发室性早搏，可形成长 - 短周期现象，偶可引发严重的室性心律失常。

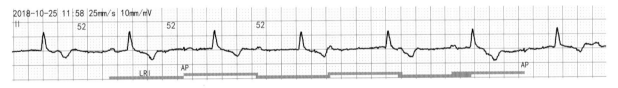

图 21-90　心室起搏管理功能运行时心室率低于低限频率

患者，女，63 岁，因"三度房室阻滞"植入 Medtronic Adapta L ADDRL1 双腔心脏起搏器，模式 AAI<=>DDD，LR 60 次 / 分。心电图显示：窦性心律、三度房室阻滞、加速的室性心律，间断出现 AP 脉冲，心脏起搏器为 AAI+ 模式，心室率（52 次 / 分）慢于 LR，该患者不宜开启 MVP 功能

（十一）增强型心室起搏管理功能

增强型心室起搏管理（enhanced MVP）功能即 MVP 2.0，是 Medtronic Astra、Azure 双腔心脏起搏器具有的最小化心室起搏的功能，默认开启，即模式为 AAI<=>DDD（图 21-91，图 21-92）。

1. 时间间期

（1）AV 间期：心脏起搏器持续检测 AV 间期，以最近四个 AP/AS-VS 间期均值作为平均 AV 间期，以此可计算预计的 AV 间期（expected AV interval，EAVI），平均 AV 间期 ≤ 320 ms 时，EAVI=420 ms；平均 AV 间期 >320 ms 时，EAVI= 平均 AV 间期 +100 ms（不超过 600 ms）。最大 AV

间期可在 250~500 ms 之间程控设置，也可以程控关闭。

（2）心房事件后 EAVI 内若未出现 VS 事件，心脏起搏器判断房室传导中断，在 EAVI 结束时顺序发放间距 80 ms 的 AP、VP 脉冲。

（3）室性早搏后 AEI= 低限或传感器频率间期 – 平均 AV 间期。

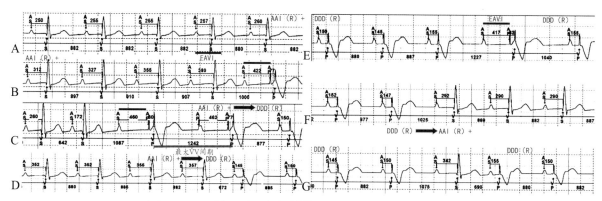

图 21-91 增强型心室起搏管理功能心电图与标记通道

A. 平均 AV 间期 <320 ms，EAVI=420 ms，EAVI 内始终有 VS 事件，心脏起搏器维持 AAI（R）+ 模式。B. AAI（R）+ 模式下，EAVI 内出现一次房室传导中断（VS 事件消失），EAVI 结束时发放相距 80 ms 的 AP、VP 脉冲，心脏起搏器维持 AAI（R）+ 模式。平均 AV 间期 =（380+355+327+312）/4=343 ms，EAVI=343+100=443 ms。C. 连续四个 AA 间期内出现两次房室传导中断，心脏起搏器进行备用心室起搏并转为 DDD（R）模式。D. 平均 AV 间期 =（357+355+352+352）/4=354 ms，超过程控设置的最大 AV 间期，心脏起搏器由 AAI（R）+ 模式转为 DDD（R）模式。E. 房室传导检测时，EAVI（420 ms）内无 VS 事件，EAVI 结束时发放相距 80 ms 的 AP、VP 脉冲，心脏起搏器维持 DDD（R）模式。F. 房室传导检测时搜索到 VS 事件的长 AV 间期 < 程控设置的最大 AV 间期，心脏起搏器由 DDD（R）转为 AAI（R）+ 模式。G. 房室传导检测时搜索到 VS 事件的长 AV 间期（342 ms）> 程控设置的最大 AV 间期，心脏起搏器仍维持 DDD（R）模式

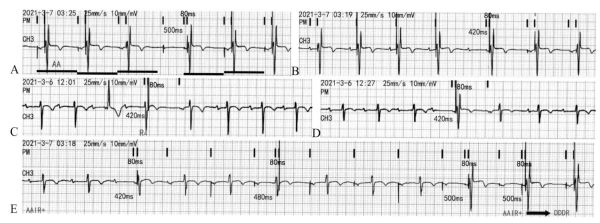

图 21-92 增强型心室起搏管理功能心电图

患者，男，75 岁，因"一度房室阻滞、间歇性高度房室阻滞"植入 Medtronic Astra S DR MRI X3DR01 双腔心脏起搏器，心室为左束支起搏，模式 AAIR<=>DDDR，LR 60 次 / 分，最大 AV 间期限制：关闭。A. DDDR 模式下 AA 间期延长进行房室传导检测，EAVI 内未搜索到 VS 事件，心脏起搏器维持 DDDR 模式。B. DDDR 模式下房室传导检测，EAVI 内未搜索到 VS 事件，心脏起搏器维持 DDDR 模式。C、D. 一次房室传导中断，EAVI 结束时发放 80 ms 间距的 AP、VP 脉冲，心脏起搏器仍保持 AAIR+ 模式，R4 位于 PAVB 内，未抑制预期的 VP 脉冲发放。E. 心脏起搏器起初为 AAIR+ 模式，单次房室传导中断，EAVI（420 ms、480 ms）结束时发放 80 ms 间距的 AP、VP 脉冲，心脏起搏器仍保持 AAIR+ 模式，连续四个 AA 间期出现两次房室传导中断，EAVI（500 ms）结束时发放 80 ms 间距的 AP、VP 脉冲，心脏起搏器转为 DDDR 模式（浙江绿城心血管病医院，江茜供图）

2. AAI（R）+模式转 DDD（R）模式

AAI（R）+模式下，VS 事件出现于 EAVI 内，心脏起搏器维持 AAI（R）+模式，连续四个 AA 间期仅出现一次房室传导中断时，心脏起搏器仍保持 AAI（R）+模式，随后的 AP 脉冲提前发放，AP–AP 间期 = 低限或传感器频率间期 – 平均 AV 间期 +80 ms。当连续四个 AA 间期出现两次房室传导中断（进行备用心室起搏）或平均 AV 间期超过程控设置的最大 AV 间期时，心脏起搏器转为 DDD（R）模式。

3. DDD（R）模式转 AAI（R）+模式

（1）DDD（R）模式下，心脏起搏器定时（1、2、4、8、16 分钟……16 小时）自动检测房室传导，检测到自身传导（VS 事件）的 AV 间期如果小于程控设置的最大 AV 间期，心脏起搏器转为 AAI（R）+模式；如果大于程控设置的最大 AV 间期，心脏起搏器维持 DDD（R）模式。EAVI 内未检测到 VS 事件，EAVI 结束时发放间距 80 ms 的 AP、VP 脉冲，心脏起搏器维持 DDD（R）模式。

（2）若传感器频率 >90 次 / 分、LR>80 次 / 分、平均 AV 间期 >300 ms，房室传导检测暂停并推迟 1 分钟，直至上述情况消除。

4. 增强型心室起搏管理功能的特点

（1）在长 AV 间期或症状性一度房室阻滞时能及时转为 DDD（R）模式。

（2）与传统的 MVP 功能相比，在房室阻滞或房性早搏后最大 VV 间期缩短。

（3）频率应答功能运行状态下，当房室传导延长达到频率应答指示间期的 40% 时，VA 间期将被限制；快频率起搏伴房室传导延迟者，当患者出现房室阻滞时（AA 间期 < 自身 AV 间期），心脏起搏器不允许频率应答增加起搏频率，减少了快频率起搏时不必要的 MVP 模式转换及患者运动时心率下降。

二、Biotronik 心脏起搏器心室起搏抑制功能

心室起搏抑制（ventricular pacing suppression）功能是心脏起搏器尽量维持 ADI（R）起搏模式，鼓励自身房室传导，同时自动检测房室传导情况并根据房室传导情况在 ADI（R）模式与 DDD（R）模式之间进行转换，以减少不必要的心室起搏。心室起搏抑制功能适于窦房结功能障碍且房室传导正常（或轻度延缓）的患者，也用于解决频发的、有症状的 PMT，不适于完全性房室阻滞患者（图 21-93）。

（一）运行条件

Biotronik 除 Effecta、Enticos 4 之外的 E 系列心脏起搏器具有心室起搏抑制功能。

（二）程控

选择 DDD（R）–ADI（R）模式后心室起搏抑制功能打开。

1. 最大心室感知搜索间期（Max.Vs search interval）：默认 128 分钟，可程控范围 128、256、512、1024 分钟。

2. 允许的连续心室起搏（allowed consecutive Vp）：默认 2，可程控范围 1、2。

3. 无自身房室传导时允许的最大间期（Max.interval w/o ven.support）：默认 2 秒，可程控范围 1、1.5、2 秒。在此时间，若无 VS 事件，则转换为 DDD（R）。

4. 心室起搏抑制搜索时的 AV 延迟［AV delay in VpS（R）］：默认 450 ms，可程控范围 300~450 ms，步长 10。

5. 起搏抑制（pacing suppression）连续的心室感知（consecutive VS）默认 6（可在 1~8 之间程

控选择）；起搏支持（pacing support）8 个心动周期中默认 3（可在 1~4 之间程控选择）。

（三）DDD（R）模式向 ADI（R）模式转换

AV 间期内的 VS 事件或每隔一段时间（30 秒、1、2、4……128 分钟、20 小时），心脏起搏器启动心室感知连续性搜索（VS continuity search），AV 间期延长至 450 ms，维持 8 个心动周期，期间若有 6 个（1~8 可程控，默认 6）连续的 VS 事件，则由 DDD（R）模式转换为 ADI（R）模式；若不满足条件，则 AV 间期恢复程控值，直至下次 VS 连续性搜索。首次 VS 连续性搜索从程控头移开后 30 秒开始，若搜索未成功，则下一次搜索的时间间隔双倍递增，直到 128 分钟为止，再往后是每 20 小时搜索一次，避免频繁搜索 AV 间期过长而影响血流动力学（图 21-94~ 图 21-96）。

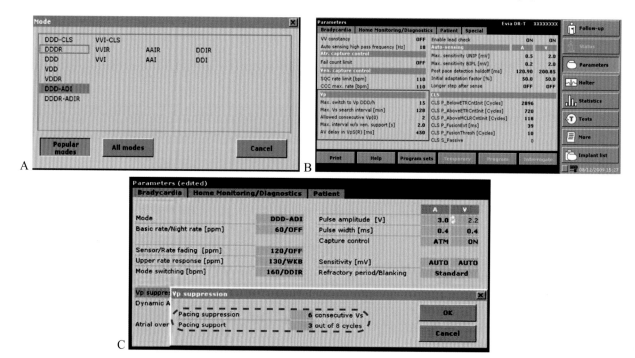

图 21-93　Biotronik 心脏起搏器心室起搏抑制功能程控界面

A. 模式（mode）选择 DDD-ADI 或 DDDR-ADIR，心室起搏抑制功能开启。B. 参数程控，每小时最大的模式转换次数 15 次/小时，最大心室感知搜索间期 128 分钟，允许的连续心室起搏 2，最大间期 2.0 秒，心室起搏抑制搜索时的 AV 延迟 450 ms。C. 模式 DDD-ADI，起搏抑制（pacing suppression）：六个连续的 VS 事件，则转为 ADI 模式；起搏支持（pacing support）：八个心动周期中有三个无 VS 事件

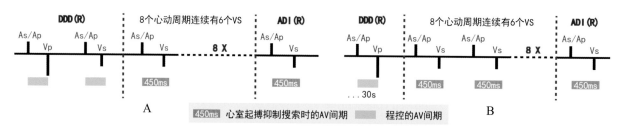

图 21-94　心室起搏抑制功能 DDD（R）向 ADI（R）模式转换示意图

A. 在程控的 AV 间期内出现一次 VS 事件，AV 间期延长至 450 ms，维持连续八个心动周期，期间若有六个连续的 AV 间期内的 VS 事件，心脏起搏器由 DDD（R）模式转换为 ADI（R）模式。B. 心脏起搏器每隔设定的时间，AV 间期延长至 450 ms 并维持连续八个心动周期，搜索 VS 事件，期间若有六个连续的 AV 间期内的 VS 事件，心脏起搏器由 DDD（R）模式转换为 ADI（R）模式

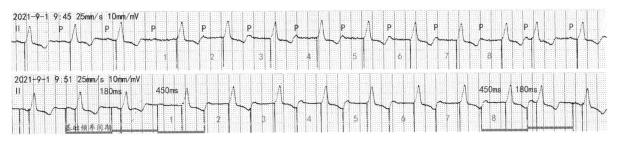

图 21-95　心室起搏抑制功能运行时的心电图

　　患者，女，74 岁，因"三度房室阻滞"植入 Biotronik Estella DR 双腔心脏起搏器，模式 DDD-ADI，基础频率 70 次 / 分，PAVI 180 ms，感知补偿 –30 ms。程控头移走后 30 秒记录心电图显示：AV 间期延长至 450 ms，维持八个心动周期，期间未出现 VS 事件，AV 间期恢复程控值。房室顺序起搏时，整个过程中 AA 间期保持不变

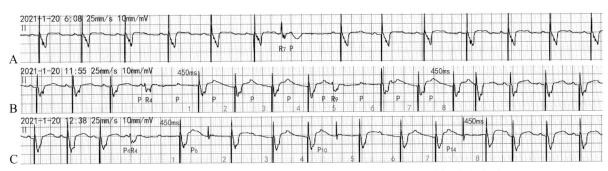

图 21-96　AV 间期内的心室感知事件触发的心室感知连续性搜索失败

　　患者，女，71 岁，因"二度房室阻滞"植入 Biotronik Estella DR 双腔心脏起搏器，模式 DDD-ADI，基础频率 60 次 / 分，PAVI 200 ms，SAVI 180 ms，起搏抑制（连续的 VS）6，起搏支持（8 个心动周期中的）3。A. 心电图显示：窦性心律，VAT 工作方式，室性早搏（R_7）没有启动 VS 连续性搜索，心脏起搏器始终保持 VAT 工作方式。B. 心脏起搏器起初呈 VAT 工作方式，R_4 前有窦性 P 波，AV 间期内的 VS 事件（R_4）启动 VS 连续性搜索，随后的 SAVI 延长至 450 ms，并保持八个心动周期，期间仅出现一次 VS 事件（R_9），心脏起搏器继续保持 VAT 工作方式。C. 心脏起搏器起初呈 VAT 工作方式，AV 间期内的 VS 事件（R_4）启动 VS 连续性搜索，随后的 AV 间期延长至 450 ms 并持续八个心动周期，期间未发现 VS 事件，SAVI 恢复程控值，部分窦性 P 波（P_6、P_{10}、P_{14}）位于 PVARP 内而不触发心室起搏

（四）ADI（R）模式向 DDD（R）模式转换

　　心脏起搏器在以下情况时由 ADI（R）模式向 DDD（R）模式转换（图 21-97~ 图 21-100）。

　　1. 8 个心动周期中有 3 个（1~4 可程控，默认 3）AV 间期内无 VS 事件（间断发生的房室阻滞时先满足此标准），心脏起搏器由 ADI（R）模式转换为 DDD（R）模式，AV 间期恢复程控值（图 21-97C）。

　　2. 两个连续的心动周期无 VS 事件（心率快时先满足此标准，模式转换前的 RR 间期取决于窦性心率快慢），心脏起搏器由 ADI（R）模式转换为 DDD（R）模式，AV 间期恢复程控值（图 21-97B）。

　　3. 从最后一个 VS 事件开始计时，2 秒内没有 VS 事件（心率慢时先满足此标准），心脏起搏器由 ADI（R）模式转换为 DDD（R）模式，第一个心动周期 AV 间期为 450 ms，随后为程控的 AV 间期（图 21-97A）。

　　4. 模式转换频繁（>15 次 / 小时）时，心脏起搏器由 ADI（R）模式转换为 DDD（R）模式。

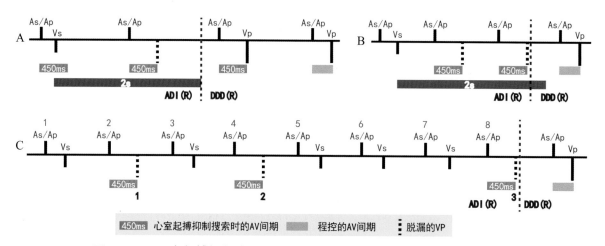

图 21-97　心室起搏抑制功能 ADI（R）模式向 DDD（R）模式转换的示意图

　　A. 心率较慢时，从最后一个 VS 事件计时 2 秒内没有 VS 事件，心脏起搏器由 ADI（R）模式转换为 DDD（R）模式，第一个心动周期 AV 间期为 450 ms，随后为程控的 AV 间期。B. 心率较快时，尚未满足 2 秒的标准，但两个连续的心动周期无 VS 事件，心脏起搏器由 ADI（R）模式转换为 DDD（R）模式。C. 八个心动周期中有三个 450 ms 的 AV 间期内无 VS 事件，心脏起搏器由 ADI（R）模式转换为 DDD（R）模式。Ap：心房起搏；As：心房感知；Vp：心室起搏；Vs：心室感知

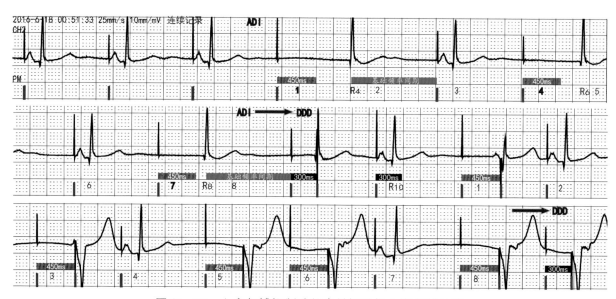

图 21-98　心室起搏抑制功能合并间歇性心房起搏故障

　　患者，女，58 岁，植入 Biotronik Evia DR-T 双腔心脏起搏器，模式 DDD-ADI，基础频率 60 次 / 分，PAVI 300 ms，感知补偿 -45 ms，起搏抑制（连续的 VS）6，起搏支持（8 个心动周期中的）3。连续记录心电图显示：心脏起搏器起初以 ADI 模式工作，在八个心动周期有三个 450 ms 的 AV 间期内无 VS 事件，心脏起搏器转为 DDD 模式，PAVI 恢复程控值（300 ms）；随后在 DDD 模式下，PAVI 内的 VS 事件（R₁₀）启动 VS 连续性搜索，PAVI 延长至 450 ms 并持续八个心动周期，期间未出现连续性 VS 事件，不具备转为 ADI 模式的条件，心脏起搏器维持 DDD 模式，PAVI 恢复程控值（300 ms），整个过程 AA 间期保持不变。部分 AP 脉冲后无相应的心房波，提示间歇性心房起搏故障，交界性逸搏或过缓的交界性逸搏（R₄、R₆、R₈）位于 450 ms 的 AV 间期外，被心脏起搏器定义为室性早搏，启动基础频率间期，安排下一个 AP 脉冲发放（浙江省嘉兴市第一医院，黄玥供图）

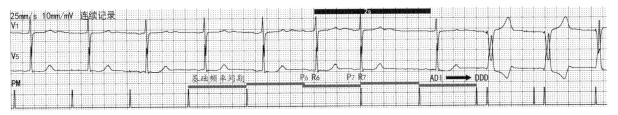

图 21-99　心室起搏抑制功能运行合并心房感知不足

患者，女，84 岁，植入 Biotronik 双腔心脏起搏器，模式 DDD-ADI，基础频率 60 次 / 分，PAVI 180 ms，感知补偿 -45 ms。心脏起搏器起初为 ADI 模式，P_7 未抑制预期的 AP 脉冲发放，提示间歇性心房感知不足。R_7 位于 PAVB 内，自 R_6 开始的 2 秒内心脏起搏器认为无 VS 事件，由 ADI 模式转为 DDD 模式（武汉市第四医院，吴师伟供图）

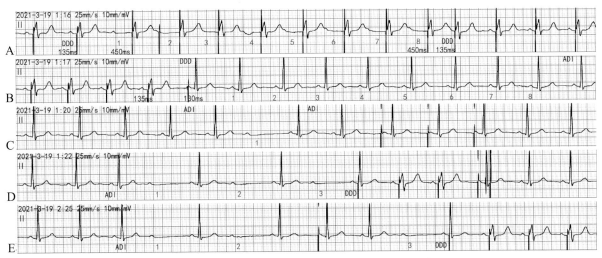

图 21-100　心室起搏抑制功能运行时的心电图

患者，女，67 岁，因"窦房结功能障碍"植入 Biotronik Estella DR 双腔心脏起搏器，模式 DDD-ADI，基础频率 60 次 / 分，PAVI 180 ms，感知补偿 -45 ms，起搏抑制（连续的心室感知）6，起搏支持（8 个心动周期中的）3。A. 心脏起搏器经过设定的时间进行 VS 连续性搜索，AV 间期延长至 450 ms，维持八个心动周期，AV 间期内未出现 VS 事件，AV 间期恢复程控值。B. PAVI 内的 VS 事件启动 VS 连续性搜索，八个心动周期内连续出现六个 VS 事件，心脏起搏器转为 ADI 模式。C. 仅出现一次房室传导中断，心脏起搏器始终维持 ADI 模式。D. 心脏起搏器起初为 ADI 模式，当八个心动周期中三个 AV 间期内无 VS 事件时，心脏起搏器转为 DDD 模式，假性心室起搏融合波使 VP_B 脉冲发放，随后 AV 间期延长进行融合波排除，搜索到 VS 事件，维持延长的 AV 间期。E. 八个心动周期中三个 AV 间期内无 VS 事件时，心脏起搏器由 ADI 模式转为 DDD 模式

（五）心室起搏抑制功能的自我保护

模式转换频繁（房室传导不稳定者）>15 次 / 小时，心脏起搏器暂时关闭心室起搏抑制功能，转为 DDD（R）模式，在 24：00 之后的 30 秒重新开始 VS 连续性搜索。

（六）心室起搏抑制功能与自动模式转换功能

AMS 功能运行依靠心房感知而不依赖于心室起搏抑制功能，无论 DDD（R）还是 ADI（R）模式，都可随时进行 AMS。

（七）心室起搏抑制功能的中断

1. 心室起搏抑制功能的暂时性中断

（1）心房和心室夺获控制功能运行期间。

（2）AMS 为 DDI（R）模式期间。

（3）PMT 检测时。

（4）脉冲发生器表面放置程控头进行程控时。

2. 心室起搏抑制功能的永久失活

心脏起搏器达到择期更换指征（ERI）状态时，心室起搏抑制功能永久失活。

三、创领心律医疗（Sorin）心脏起搏器 SafeR 功能

SafeR 功能是创领心律医疗（Sorin）心脏起搏器尽量以 AAI（R）模式工作，在发生房室阻滞时，可自动转换为 DDD（R）模式工作，自身房室传导恢复后，再自动转换为 AAI（R）模式。心脏起搏器在确保患者安全的前提下尽可能地降低心室起搏比例。

（一）运行条件

Sorin Reply D、Reply DR、Reply 200DR、Kora 100 DR、Kora 250 DR 双腔心脏起搏器，创领心律医疗 Trefle 5201、Trefle 5202、Rega 7202 双腔心脏起搏器具有 SafeR 功能。

（二）程控参数

模式程控为 SafeR（AAI<=>DDD）、SafeR-R（AAIR<=>DDDR）、SafeR/DDIR（AAI<=>DDD）时，SafeR 功能开启（图 21-101A），心房自动感知功能强制为"监测"，回退模式转换功能强制"开启"，心室自动阈值功能强制"关闭"，上述功能均不能程控更改。

（三）AAI（R）模式向 DDD（R）模式转换

1. 三度房室阻滞

连续两个心房事件不能下传（图 21-103A）。

2. 二度房室阻滞

连续的十二个心动周期中有三个心房事件不能下传（图 21-103B，图 21-104）。

3. 一度房室阻滞

（1）模式转换条件：六个（Symphony 心脏起搏器为七个）连续的过长的自身房室传导（AS-VS 即 PR 间期或 AP-VS 即 AR 间期）（图 21-101D，图 21-103C）。

（2）程控（图 21-101B~D）：①运动：仅在运动状态下模式转换；②静息＋运动：运动及静息状态均可模式转换。对静息状态能耐受长 PR 间期的患者选择"运动"，否则选择"静息＋运动"；③动态长 PR 间期：最大的长 PR 间期可在 250 ms、300 ms、350 ms、400 ms、450 ms 之间程控选择；最小的长 PR 间期可在 200 ms、250 ms、300 ms、350 ms、400 ms、450 ms 之间程控选择。

（3）长 AR 间期的标准为长 PR 间期 +100 ms。

4. 停搏标准

停搏标准（pause criterion）中的最长停搏间期可程控值有 2、3、4 秒，默认 3 秒，快速性房性心律失常时默认 2 秒（Symphony、Reply、Ovatio、Paradym 心脏起搏器除外）（图 21-101E，图 21-103D）。为了在转为 DDD（R）模式时实现房室同步，实际的心室停搏时间≥最长停搏间期程控值。

（1）当最长停搏间期的最后 500 ms 内无 AS 事件时，心脏起搏器发放 AP 脉冲并采用静息 AVD（不加起搏/感知 AVD 补偿）然后转为 DDD（R）模式，实际的心室停搏时间＝最长停搏间期＋静息 AVD（图 21-102A，图 21-104C）。

（2）当最长停搏间期 −AVD 和最长停搏间期之间出现 AS 事件时，AS 事件启动静息 AVD 并转为 DDD（R）模式，实际的心室停搏时间介于最长停搏间期与最长停搏间期 + 静息 AVD 之间（图 21-102B）。

（3）当最长停搏间期的最后 500 ms 内出现 AS 事件时，VP 脉冲在最长停搏间期结束时发放，造成感知 AVD 延长，实际的心室停搏时间等于最长停搏间期（图 21-102C，图 21-104C）。

（四）DDD（R）模式向 AAI（R）模式转换

1. 连续十二个 VS 事件后，心脏起搏器转换为 AAI（R）模式（图 21-105A），室性早搏和下传的房性早搏均不影响计数。

2. 每天早上 8：00，心脏起搏器尝试自动转换为 AAI（R）模式（图 21-106A）。

3. DDD（R）模式下若没有连续的十二个 VS 事件，满 100 个心动周期后，心脏起搏器自动转换为 AAI（R）模式（图 21-105B、C，图 21-106B、C，图 21-107）。

4. 过长的房室阻滞或因房室阻滞模式转换过多时，心脏起搏器维持 DDD（R）模式至次日早晨 8：00 再尝试转为 AAI（R）模式。

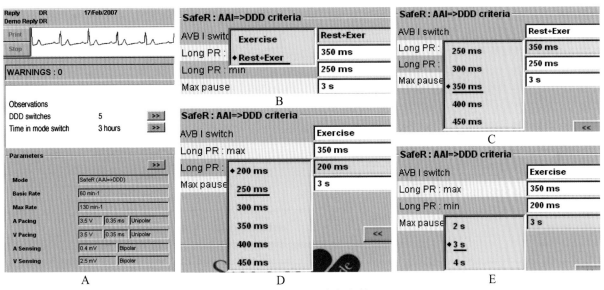

图 21-101　SafeR 功能程控界面

A. 程控界面显示模式选择 SafeR（AAI<=>DDD），即开启 SafeR 功能。B. 一度房室阻滞（AVB）时，可在"运动"和"静息 + 运动"之间程控选择。C. 最大的长 PR 间期可在 250 ms、300 ms、350 ms、400 ms、450 ms 之间程控选择。D. 最小的长 PR 间期可在 200 ms、250 ms、300 ms、350 ms、400 ms、450 ms 之间程控选择。E. 最长停搏间期可在 2、3、4 秒之间程控选择，默认 3 秒

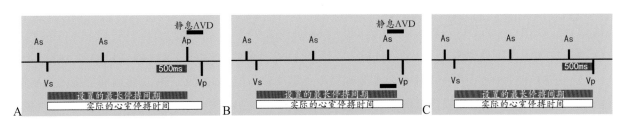

图 21-102　SafeR 功能停搏标准示意图

Ap：心房起搏；As：心房感知；AVD：房室延迟；Vp：心室起搏；Vs：心室感知

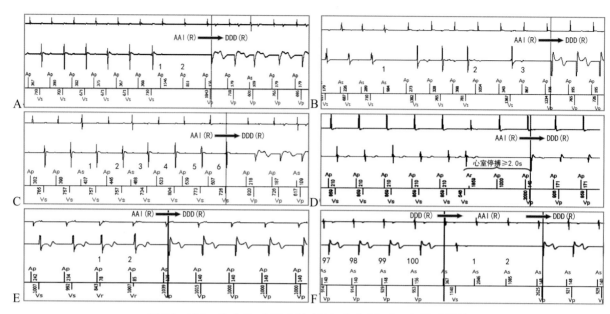

图 21-103　SafeR 功能 AAI（R）向 DDD（R）模式转换

A. 连续两个心房起搏激动下传中断，心脏起搏器由 AAI（R）模式转换为 DDD（R）模式。B. 在十二个心动周期内出现三个心房事件下传中断，心脏起搏器由 AAI（R）模式转换为 DDD（R）模式。C. 连续六个过长的 Ap-Vs/As-Vs 间期，心脏起搏器由 AAI（R）模式转换为 DDD（R）模式。D. Ar 事件后，达到停搏标准（2 秒），心脏起搏器由 AAI（R）模式转换为 DDD（R）模式。E. 制约期内出现连续两次心室不应期感知（Vr）事件，心脏起搏器判断房室传导中断，由 AAI（R）模式转换为 DDD（R）模式。F. DDD（R）模式下没有连续的十二个 VS 事件，满 100 个心动周期后，心脏起搏器 AMS 为 AAI（R）模式，连续两次心房起搏激动下传中断，心脏起搏器再转换为 DDD（R）模式

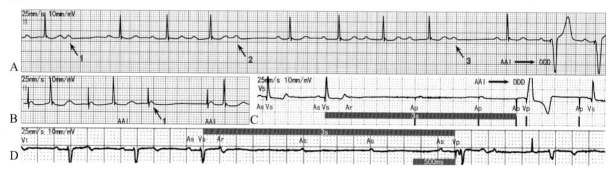

图 21-104　房室阻滞患者心脏起搏器 SafeR 功能运行

患者植入创领心律医疗（Sorin）双腔心脏起搏器，模式 SafeR（AAI<=>DDD），基础频率 60 次 / 分。A. 心脏起搏器起初为 AAI 模式，在十二个心动周期中有三个 P 波未下传时（箭头所示），心脏起搏器由 AAI 模式转为 DDD 模式，心电图表现为 VAT 工作方式。B. 仅出现一次房室传导中断，心脏起搏器始终保持单心房起搏模式。C、D 为同一个患者，Ar 事件后，达到停搏标准（3 秒），心脏起搏器由 AAI（R）模式转换为 DDD（R）模式。C. 最长停搏间期的最后 500 ms 内无 As 事件，发放 Ap 脉冲，Vs-Vp 间期 >3 秒。D. 最长停搏间期的最后 500 ms 内有 As 事件，Vs-Vp 间期 =3 秒（浙江省中西医结合医院，李则林供图）

（五）判断标准的暂停

1. 心房率加速检测窗内的心房不应期感知（Ar）事件使一度、二度、三度房室阻滞标准的判断暂停十二个心动周期，期间仅采用停搏标准（图 21-103D，图 21-104C、D）：在房性心律失常怀疑阶段，暂停使用三度房室阻滞标准，仅采用停搏标准。

2. 制约期内或 AEI 末 100 ms 内出现的心室事件，使二度房室阻滞标准暂停十二个心动周期。

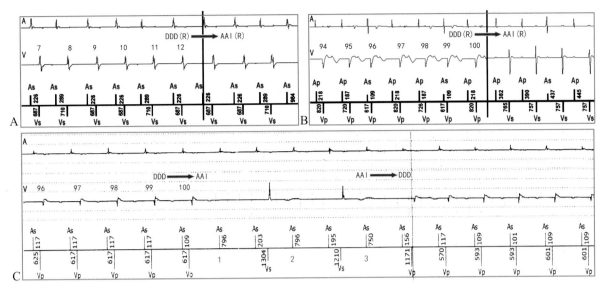

图 21-105　SafeR 功能 DDD（R）模式向 AAI（R）模式转换

　　A. 连续十二个 As 事件下传心室，心脏起搏器由 DDD（R）模式转换为 AAI（R）模式。B. 连续 100 个 Vp 事件后，心脏起搏器由 DDD（R）模式转换为 AAI（R）模式。C. 患者植入创领心律医疗 Trefle DR 5202 双腔心脏起搏器，模式 SafeR（AAI<=>DDD），基础频率 60 次 / 分，AVD 静息 / 运动 155 ms/80 ms，AVD 起搏 / 感知补偿 65 ms。心脏起搏器起初为 DDD 模式，心电图表现为 VAT 工作方式，100 个 Vp 事件后，转为 AAI 模式，十二个心动周期中有三个 As 事件未下传时，心脏起搏器由 AAI 模式转为 DDD 模式，心电图表现为 VAT 工作方式。Ap: 心房起搏；As: 心房感知；Vp: 心室起搏；Vs: 心室感知

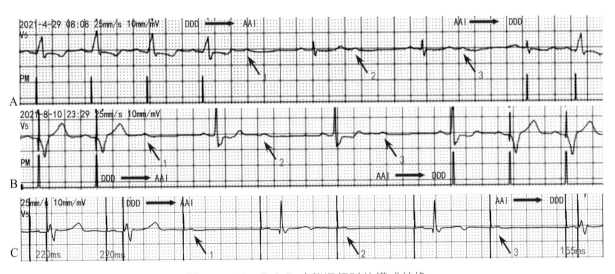

图 21-106　SafeR 功能运行时的模式转换

　　A~C 来自三位不同患者，植入创领心律医疗双腔心脏起搏器，模式 SafeR（AAI<=>DDD），基础频率 60 次 / 分，AVD 静息 / 运动 155/80 ms，AVD 起搏 / 感知补偿 65 ms。A、B. 心脏起搏器起初为 DDD 模式，心电图表现为 VAT 工作方式，上午 8:00（图 A）或 100 个 VP 事件后（图 B），心脏起搏器转为 AAI 模式，十二个心动周期中有三个 P 波未下传时（箭头所示），心脏起搏器由 AAI 模式转为 DDD 模式，心电图表现为 VAT 工作方式。C. 心脏起搏器起初为 DDD 模式，心电图表现为房室顺序起搏，起搏 AVD=220 ms，100 个 VP 事件后，心脏起搏器转为 AAI 模式，十二个心动周期中有三个心房起搏激动未下传（箭头所示），心脏起搏器由 AAI 模式转为 DDD 模式，心电图表现为房室顺序起搏，模式转换为 DDD 模式后的第一跳起搏 AVD=155 ms（重庆医科大学附属第一医院，邓国兰　秦文勇供图）

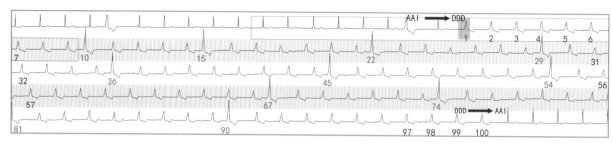

图 21-107　SafeR 功能运行时的模式转换

　　患者植入创领心律医疗双腔心脏起搏器，模式 SafeR（AAI<=>DDD），基础频率 60 次 / 分，AVD 静息 / 运动 155/80 ms，AVD 起搏 / 感知补偿 65 ms。开始心脏起搏器以 AAI 模式工作，满足模式转换条件后，转为 DDD 模式，随后没有出现连续的十二个 VS 事件，满 100 个心动周期后，心脏起搏器自动转换为 AAI 模式（重庆医科大学附属第一医院，秦文勇供图）

　　（六）SafeR 功能的特点

　　1. 时间间期

　　SafeR 功能运行转为 AAI（R）模式时，AS、AP 事件启动 AEI 而不启动房室间期。AP 事件后，在心房通道启动 155 ms 的心房空白期，心室通道启动 95 ms 的制约期，其内的心室不应期感知事件判断为房室传导中断，不触发制约期结束时的 VP 脉冲发放（图 21-103E）。心脏起搏器保持心室感知功能，AEI 末 100 ms 之前出现的室性早搏启动 AEI，AEI 末 100 ms 内出现的心室事件不启动 AEI，无备用心室起搏。

　　2. 临床特点

　　SafeR 功能在减少右心室起搏的同时尽可能保持房室同步性，可避免出现过长的房室间期和二尖瓣反流，可对不同患者（窦房结功能障碍、房室阻滞）进行个体化设置和管理。

　　四、Boston Scientific 心脏起搏器 Rythmiq 功能

　　Rythmiq 功能是指 Boston Scientific 心脏起搏器尽可能保持 AAI（R）+VVI 备用起搏模式，必要时（如出现房室阻滞）转为 DDD（R）模式，如果房室传导检测成功，心脏起搏器再转为 AAI（R）+VVI 备用起搏模式。Rythmiq 功能可最大限度减少右心室起搏，同时在模式转换时又避免出现过长的心室停搏。某些 Boston Scientific 心脏起搏器（如 Telegen 双腔 ICD）模式互换（reverse mode switch，RMS）功能与之类似。

　　（一）运行条件

　　Ingenio、Vitalio、Formio、Proponent、Accolade 系列双腔心脏起搏器，Autogen、Dynagen、Inogen、Energen、Incepta 系列双腔 ICD，DDD（R）模式下。

　　（二）程控参数

　　心脏起搏器模式 DDD 时，Rythmiq 功能程控选项：off、AAI with VVI Backup；心脏起搏器模式 DDDR 时，Rythmiq 功能程控选项：off、AAIR with VVI Backup。Rythmiq 功能默认关闭，当打开时，AV Search+ 功能即被同时打开，搜索周期默认 32，搜索 AV 间期默认 300 ms，右心室自动夺获功能不能开启于"自动"状态。在 AV Search+ 功能关闭的状态下，心脏起搏器以 AAI（R）+VVI 备用模式工作，直至满足模式转换条件时转为 DDD（R）模式并保持 DDD（R）模式，而不再自动房室传导搜索及转

换为 AAI（R）+VVI 备用模式。

（三）事件记录

心脏起搏器检测到 AV 失同步时将记录一个持续 20 秒（转换前 10 秒＋转换后 10 秒）的 Rythmiq 事件心腔内心电图（图 21-108）。

（四）与其他功能的关系

1. 房性心动过速反应功能

心脏起搏器若检测到快速性房性心律失常，均可直接由 DDD（R）或 AAI（R）模式转换为房性心动过速反应（ATR）回退模式，当快速性房性心律失常终止后，转回之前模式（图 21-109）。

2. 频率滞后功能

Rythmiq 功能开启后，心脏起搏器以 AAI（R）起搏时，频率滞后功能不能运行。

3. 频率平滑功能

频率平滑功能开启后，在 AAI（R）模式下可运行，但不改变 VVI 备用起搏频率。

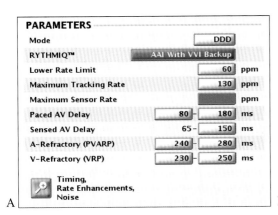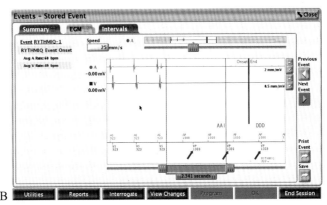

图 21-108　Rythmiq 功能程控及存储界面

Boston Scientific 双腔心脏起搏器，LRL 60 次/分。A. Rythmiq 功能：AAI+VVI 备用模式。B. 事件存储记录显示心脏起搏器起初呈 AAI 工作方式，出现三跳慢心室事件，即三次 VVI 备用起搏（红箭头所示），VVI 备用起搏频率＝60-15=45 次/分，心脏起搏器转换为 DDD 模式

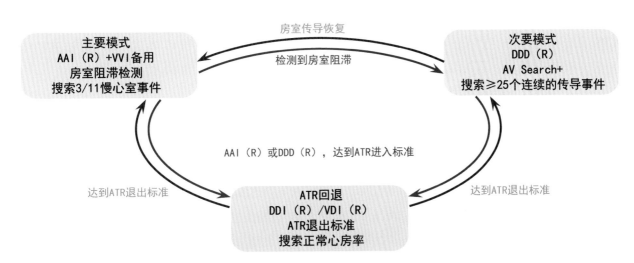

图 21-109　Rythmiq 功能与房性心动过速反应功能运行示意图

4. 右心室自动夺获功能

右心室自动夺获功能选择"自动"时，Rythmiq 功能不能开启和运行。

（五）AAI（R）+VVI 备用起搏模式的特点

1. 室性早搏

室性早搏（PVC）启动 VVI 备用起搏频率间期，但不重整心房起搏节律。若自身心室率较快，没有 VP 脉冲发放，体表心电图难以与传统的 AAI（R）模式区分，鉴别需要依靠程控（图 21-110）。

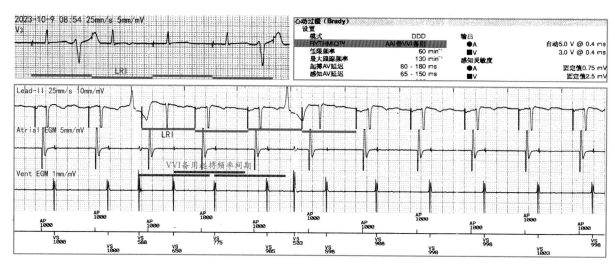

图 21-110　Rythmiq 功能运行时的 AAI（R）起搏

患者，女，60 岁，植入 Boston Scientific Proponent MRI EL DR L231 双腔心脏起搏器，模式 DDD，Rythmiq：AAI with VVI Backup，LRL 60 次 / 分。体表心电图显示心房起搏心律，室性早搏不重整心房起搏间期，程控仪标记通道显示 AP 和 VS 标记，证实心脏起搏器 Rythmiq 功能运行，为 AAI+VVI 备用起搏模式

2. 房室关系

心房事件（AS/AP）与心室起搏事件无固定关系。

3. 心室起搏频率

VVI 备用起搏频率 =LRL-15 次 / 分，VVI 备用起搏频率位于 30~60 次 / 分之间，不可程控，若 LRL 低于 45 次 / 分，VVI 备用起搏频率最低为 30 次 / 分，LRL 不能设置 ≤ 30 次 / 分（保证 VVI 备用起搏频率 <LRL）；若 LRL 超过 75 次 / 分，VVI 备用起搏频率则最大为 60 次 / 分。

（六）DDD（R）模式向 AAI（R）+VVI 备用起搏模式转换

程控为"AAI（R）+VVI 备用起搏"模式后，Rythmiq 功能开启，心脏起搏器使用 AV Search+ 功能检测房室传导状态，二十五个心动周期保持 AV 滞后且最后十个心动周期内 VP 事件少于两个，心脏起搏器由 DDD（R）模式转换为 AAI（R）+VVI 备用起搏模式。心脏起搏器转换为 AAI（R）模式后，若自身心室率过缓时，则发放 VVI 备用起搏。DDD（R）模式成功转换为 AAI（R）模式时标记通道无标记。若连续十跳的滑动窗口中有两个 VP 事件，AV 间期恢复程控值，检测失败，心脏起搏器不转换为 AAI（R）模式。

（七）AAI（R）+VVI 备用起搏模式向 DDD（R）模式转换

十一跳中若有三跳慢心室事件，心脏起搏器将由 AAI（R）+VVI 备用起搏模式转换为 DDD（R）模式，同时"3/11"计数清零并继续应用 AAI（R）+VVI 备用起搏模式时的参数（LRL、起搏电压、脉宽、PVARP）。慢心室事件可以是 VVI 备用起搏或较低限（或传感器）频率间期延长超过 150 ms 的 VS 事件。由 AAI（R）+VVI 备用起搏模式转换为 DDD（R）模式时，标记为 RYTHMIQ，部分型号标记为 RMS-Epsd（图 21-111~ 图 21-118）。

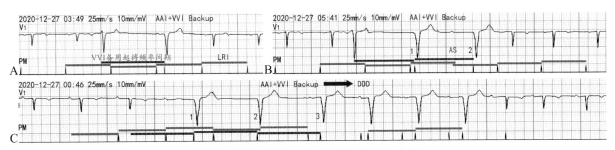

图 21-111　Rythmiq 功能运行的心电图

患者，男，62 岁，因"窦房结功能障碍"植入 Boston Scientific Vitalio EL DR J274 双腔心脏起搏器，模式 DDD，Rythmiq：AAI with VVI Backup，LRL 60 次 / 分。A. 心脏起搏器为 AAI+VVI 备用起搏模式，室性早搏后房室传导中断，出现一次频率 45 次 / 分的 VVI 备用起搏，心脏起搏器仍维持 AAI+VVI 备用起搏模式。B. 心脏起搏器为 AAI+VVI 备用起搏模式，连续出现两次频率 45 次 / 分的 VVI 备用起搏，心脏起搏器仍维持 AAI+VVI 备用起搏模式。C. 心脏起搏器起初为 AAI+VVI 备用起搏模式，连续三次频率 45 次 / 分的 VVI 备用起搏，心脏起搏器转换为 DDD 模式

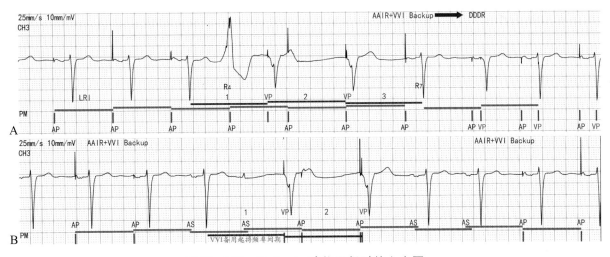

图 21-112　Rythmiq 功能运行时的心电图

患者，男，71 岁，因"扩张型心肌病、心力衰竭、窦房结功能障碍、短阵室性心动过速"植入 Boston Scientific Inogen D143 双腔 ICD，模式 DDDR，Rythmiq：AAIR with VVI Backup，LRL 60 次 / 分，LRI 1000 ms，PAVI 200~280 ms，SAVI 185~260 ms，PVARP 240~280 ms，VRP 230~250 ms。A. 心脏起搏器起初为 AAIR+VVI 备用起搏模式，室性早搏（R_4）位于 PAVB 内，随后出现两次频率 45 次 / 分的 VVI 备用起搏，VP-R_7 间期 >LRI+150 ms，心脏起搏器判断 R_7 为慢心室事件，随即转为 DDDR 模式。B. 心脏起搏器为 AAIR+VVI 备用起搏模式，连续出现两次频率 45 次 / 分的 VVI 备用起搏，心脏起搏器仍维持 AAIR+VVI 备用起搏模式（浙江绿城心血管病医院，江茜供图）

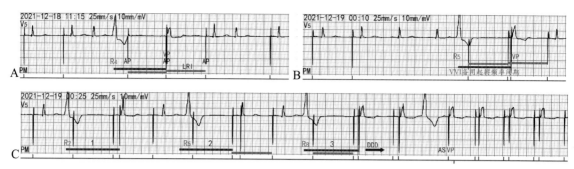

图 21-113 Rythmiq 功能运行时的心电图

患者，男，82 岁，植入 Boston Scientific Proponent MRI EL DR L231 双腔心脏起搏器，模式 DDD，Rythmiq：AAI with VVI Backup，LRL 60 次 / 分，APP/ProACt 功能开启，最大起搏频率 80 次 / 分。A. 心脏起搏器为 AAI+VVI 备用起搏模式，室性早搏后心房起搏下传中断，R_4-VP 间期 =VVI 备用起搏频率间期，AP 脉冲与 VP 脉冲重叠。B. 室性早搏后心房起搏下传中断，R_5-VP 间期 =VVI 备用起搏频率间期，AP-VP 间距较短。C. 十一个心动周期中出现三次 VVI 备用起搏，心脏起搏器转为 DDD 模式，"AS-VP" 事件后心房起搏频率增快（不超过 80 次 / 分）为 APP/ProACt 功能运行的表现，"AS-VP" 事件后 PAVI 缩短为动态 AV 延迟功能运行的表现

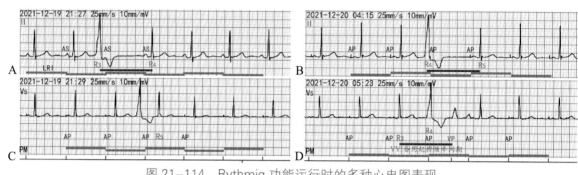

图 21-114 Rythmiq 功能运行时的多种心电图表现

患者，女，81 岁，植入 Boston Scientific Proponent EL DR L221，模式 DDD，Rythmiq：AAI with VVI Backup，LRL 60 次 / 分，LRI 1000 ms，VVI 备用起搏频率 45 次 / 分。A. 心电图显示窦性心律，R_3-R_4 间期 <VVI 备用起搏频率间期，全程无起搏脉冲发放。B. 心电图表现为单心房起搏，R_4-R_5 间期 <VVI 备用起搏频率间期。C. 室性早搏后心房起搏激动缓慢下传产生 R_5。D. R_4 位于 PAVB 内，R_3-VP 间期 =VVI 备用起搏频率间期

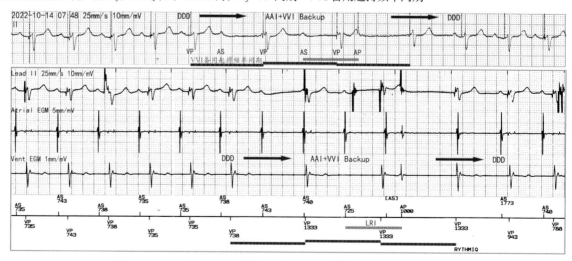

图 21-115 Rythmiq 功能心电图、心腔内心电图及标记通道

患者，女，77 岁，因 "三度房室阻滞" 植入 Boston Scientific Proponent MRI EL DR L231 双腔心脏起搏器，模式 DDD，LRL 60 次 / 分，LRI 1000 ms。心脏起搏器起初呈 VAT 工作方式，程控开启 Rythmiq 功能后，心脏起搏器转为 AAI+VVI 备用起搏模式，当出现三次 VVI 备用起搏（VVI 备用起搏频率 =60-15=45 次 / 分），心脏起搏器再转换为 DDD 模式，标记为 RYTHMIQ。AP：心房起搏；AS：心房感知；［AS］心房空白期感知；VP：心室起搏

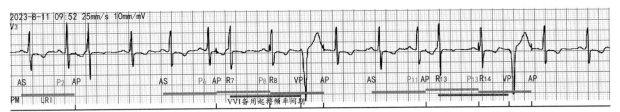

图 21-116　Rythmiq 功能运行合并间歇性心房感知不足

患者，女，72 岁，植入 Boston Scientific Proponent MRI EL DR L231，模式 DDD，Rythmiq：AAI with VVI Backup，LRL 60 次 / 分，LRI 1000 ms，VVI 备用起搏频率 45 次 / 分，心房感知灵敏度 0.75 mV。心电图显示窦性心律，AS 事件启动 LRI，安排发放下一个 AP 脉冲，P_2、P_6、P_8、P_{11}、P_{13} 未抑制预期的 AP 脉冲发放，提示间歇性心房感知不足。R_8、R_{14} 位于 PAVB 内，R_7、R_{13} 启动 VVI 备用起搏频率间期安排发放 VP 脉冲，心脏起搏器始终保持 AAI+VVI 备用起搏模式

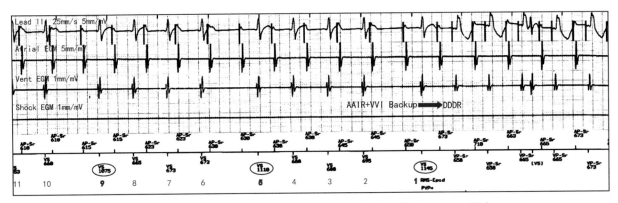

图 21-117　模式互换功能运行时 AAIR 模式转换为 DDDR 模式

患者植入 Boston Scientific 双腔心脏起搏器，模式 DDDR，Rythmiq：AAIR with VVI Backup。心脏起搏器起初为 AAIR+VVI 备用起搏模式，传感器频率间期约为 615 ms，十一跳中出现超过 765 ms（615 ms +150 ms）的慢心室事件（VS）三跳（红数字所示），心脏起搏器转换为 DDDR 模式，标记为 RMS-Epsd。AP-Sr：传感器频率心房起搏；PVP → 心室后心房不应期扩展终止；VP-Sr：传感器频率心室起搏；VS：心室感知

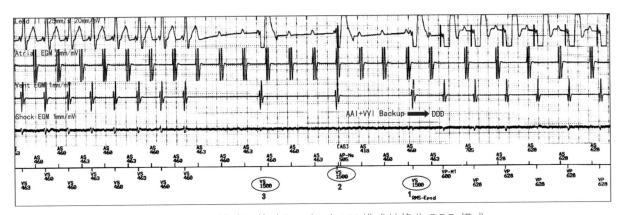

图 21-118　模式互换功能运行时 AAI 模式转换为 DDD 模式

患者植入 Boston Scientific 双腔心脏起搏器，模式 DDD，Rythmiq：AAI with VVI Backup，最大跟踪频率 120 次 / 分。心脏起搏器起初为 AAI+VVI 备用起搏模式，出现三次慢心室事件（红数字所示），心脏起搏器转换为 DDD 模式，标记为 RMS-Epsd。AP-Ns：噪声引起的非同步心房起搏；AS：心房感知；［AS］心房空白期感知；PVP → 心室后心房不应期扩展终止；VP：心室起搏；VP-MT：最大跟踪频率心室起搏；VS：心室感知

五、不同心脏起搏器旨在最小化心室起搏的自动模式转换功能比较（表 21-2）

表 21-2 不同心脏起搏器旨在最小化心室起搏的自动模式转换功能比较

心脏起搏器	Medtronic	Biotronik	Boston Scientific	创领心律医疗（Sorin）
功能名称	心室起搏管理	心室起搏抑制	Rythmiq	SafeR
房室传导搜索的触发	每隔程控的时间	AV 间期内的 VS 事件或每隔程控的时间	每隔设定的搜索周期（可程控，默认 32）	每日定时（8 am）
房室传导搜索方式	临时转为 AAI（R）模式一跳检测	PAVI 延长至 450 ms 持续 8 跳	以 AV Search+ 功能检测房室传导，搜索 AV 间期默认 300 ms	临时转为 AAI（R）模式一跳检测
DDD（R）转为其他模式的条件	检测到一个 VS 事件，转为 AAI（R）+模式	连续 1~8（可程控，默认 6）个 VS 事件，转为 ADI（R）模式	25 个心动周期保持 AV 滞后且最后 10 个心动周期内 VP 事件<2 个，转为 AAI（R）with VVI Backup	每日定时（8 am）、连续 12 个 VS 事件、满 100 个心动周期（没有连续的 12 个 VS 事件）
房室传导中断时的表现	预期的 AP 后 80 ms 处发放 VP_B 脉冲	无 VP_B 脉冲	有 VP_B 脉冲，频率较基础起搏频率慢 15 次/分	无 VP_B 脉冲
转为 DDD（R）的条件	4 个 AA 间期（AP/AS）中 2 个无 VS 事件	8 个心动周期 1~4 个（可程控，默认 3）无 VS 事件或 2 个连续心动周期无 VS 事件或 2 秒无 VS 事件	11 个心动周期中有 3 个慢心室事件	连续 2 个心房事件未下传、3/12 心房事件未下传、连续 6 个过长的自身房室间期、达到最长停搏标准
最大心室停搏时间	2×基础起搏间期，可超过 2 秒	可超过 2 秒	60/（LRL-15）秒，不超过 2 秒	2、3、4 秒可程控选择，默认 3 秒
室性早搏（PVC）反应	PVC 启动的 AEI=低限（或传感器）频率间期 -80 ms	PVC 启动基础（或传感器）频率间期	PVC 启动 VVI 备用心室起搏间期，但不重整心房起搏节律	PVC（后无心房感知事件时）启动基础（或传感器）频率间期

（牟延光）

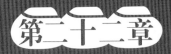 快速性房性心律失常管理功能

双腔（或心脏再同步化治疗）心脏起搏器除了在缓慢性心律失常时发挥起搏功能外，还具有管理快速性房性心律失常的若干功能。心脏起搏器可通过诸多算法预防心房颤动发生，在快速性房性心律失常发生时可自动模式转换为非心房跟踪模式，以避免过快的心房率触发过快的心室起搏。有的心脏起搏器还具有快速性房性心律失常终止功能和专门针对心房扑动管理的功能。

第一节 快速性房性心律失常预防功能

一、针对房性早搏的功能

房性早搏（premature atrial contraction，PAC）与快速性房性心律失常的发生密切相关。心脏起搏器检测到PAC后，通过增加心房起搏（AP）频率，然后再逐渐降低心房起搏频率，直至低限频率（LR）或传感器频率，从而消除PAC所造成的长 – 短周期现象，减少PAC及其相关的房性心律失常的发生。

（一）Medtronic 心脏起搏器心房率稳定功能

PAC发生时，心脏起搏器通过心房率稳定（atrial rate stabilization，ARS）功能，提高心房起搏频率，然后逐渐减慢心房起搏频率至低限（或传感器）频率或出现心房感知（AS）事件。

1.运行条件

（1）Medtronic AT 500、EnRhythm、Advisa、Astra、Azure 双腔心脏起搏器；Secura、Virtuoso、Protecta、Protecta XT、Evera XT、Evera S、Primo 双腔植入型心律转复除颤器（ICD）；Consulta C3TR01、Viva C5TR01、Solara、Serena、Percepta 心脏再同步化治疗起搏器（CRT-P）；Consulta、Concerto、Viva、Viva Quad、Protecta、Protecta XT、Amplia、Claria 心脏再同步化治疗除颤器（CRT-D）。

（2）AAI（R）、DDD（R）、AAI（R）<=>DDD（R）模式。

2.程控参数

（1）ARS功能默认关闭，可程控开启。

（2）最大频率（maximum rate）可在 80~150 次 / 分之间程控选择，默认 100 次 / 分。

（3）间期增加百分比（interval percentage increment）可在 12.5%、25%、50% 之间程控选择，默认 25%（图 22-1）。

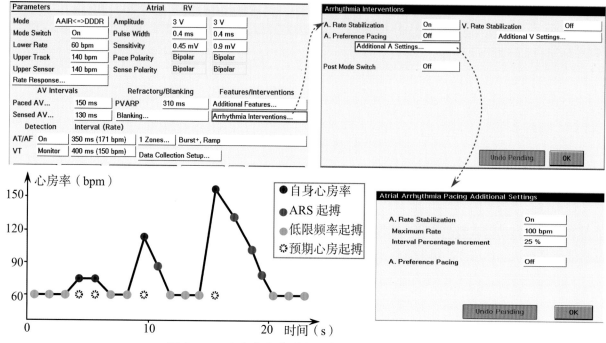

图 22-1 心房率稳定功能程控界面及运行示意图

3. 运行过程

在心房起搏的基础上提前出现的 AS 或心房不应期感知（AR）事件均可触发 ARS 功能运行，心脏起搏器在心房标记通道将 ARS 功能参与的心房起搏标记为 PP。

（1）AS 事件：按照当前的 AA 间期 ×（1+ 间期增加百分比）发放下一个 AP 脉冲，后续的 AP 间期按百分比逐搏递增，直至低限（或传感器）频率或再次出现 AS 事件。

（2）AR 事件：DDD（R）模式下，AR 事件后触发第一个 ARS 功能参与的心房起搏，按照 AP-AR 间期 ×（1+ 间期增加百分比）发放 "PP" 脉冲，然后再按照 AP-PP 间期 ×（1+ 间期增加百分比）发放 "PP" 脉冲，随后按照 PP-PP 间期 ×（1+ 间期增加百分比）逐渐延长起搏间期，直至低限（或传感器）频率或出现 AS 事件（图 22-2）。心室起搏管理（MVP）功能运行时，若出现 "AR-VS" 事件，VS 事件被心脏起搏器定义为室性早搏，启动心房逸搏间期 = 低限频率间期（LRI）或传感器频率间期 -80 ms，安排发放下一个 AP 脉冲（图 22-3D）；增强型 MVP 功能运行时，室性早搏启动的心房逸搏间期 = 低限或传感器频率间期 – 平均 AV 间期。

4. 与其他功能的联合运行

ARS 功能与心房优先起搏功能、心室率稳定功能同时开启时，心脏起搏器采用三者中的最快起搏频率。在模式转换期间或检测到心律失常事件时 ARS 功能暂停运行。非竞争性心房起搏功能可推迟 ARS 功能参与的心房起搏。

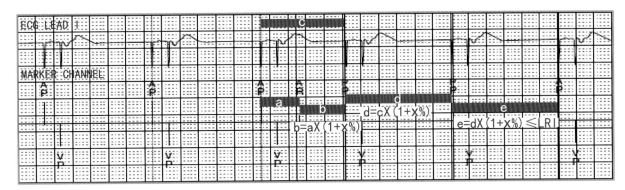

图 22-2　心房不应期感知事件出现时心房率稳定功能运行

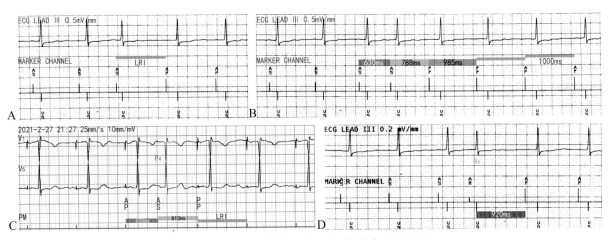

图 22-3　不同模式下的心房率稳定功能运行

患者，女，66 岁，因"窦房结功能障碍"植入 Medtronic Advisa DR MRI A3DR01 双腔心脏起搏器，LR 60 次 / 分，LRI 1000 ms。A. 模式 DDD，起搏 AV 间期（PAVI）350 ms，感知 AV 间期（SAVI）260 ms，ARS 功能关闭，AS 事件启动 LRI，安排下一个 AP 脉冲发放。B. 模式 DDD，PAVI 350 ms，SAVI 260 ms，ARS 功能开启，最大频率 110 次 / 分，间期递增百分比 25%。心电图显示 AS 事件后心脏起搏器按照前一 AA 间期递增 25%，安排下一个 AP 脉冲发放，直至 LR。ARS 功能引发的快速心房起搏在标记通道标记为 PP。C、D. 模式 AAI<=>DDD，ARS 功能开启，最大频率 100 次 / 分，间期递增百分比 25%。C. PAC（P_4）触发 ARS 功能参与的心房起搏（标记为 PP），心房起搏频率增快，AP-P_4=650 ms，P_4-PP=650×（1+25%）=813 ms，随后转换为 LR。D. PAC 成为 AR 事件，其后的 VS 事件（R_4）被心脏起搏器定义为室性早搏，启动心房逸搏间期 =LRI-80 ms=920 ms，安排下一个 AP 脉冲发放。AP：心房起搏；AR：心房不应期感知；AS：心房感知；LRI：低限频率间期；VS：心室感知

（二）Vitatron 心脏起搏器针对房性早搏的功能

PAC 后反应和 PAC 抑制功能是 Vitatron 心脏起搏器针对 PAC 作出的治疗性反应，旨在预防心房颤动发作。模式转换程控为"Fixed"时，PAC 后反应、PAC 抑制、心房颤动后反应、运动后反应、起搏调控功能均不能激活。

1. 房性早搏后反应功能

（1）运行条件：Vitatron T70 DR、C70 DR 双腔心脏起搏器。

（2）运行原理：房性早搏后反应（post PAC response，PPR）功能开启后，心脏起搏器通过控制 PAC 后连续两跳心房起搏频率，消除 PAC 后长间歇，实现心房率平稳下降，预防心房颤动的发生。

（3）运行过程：PAC 后第一跳心房起搏频率 =（PAC 频率 + 生理性心房率）÷2，PAC 后第二跳

心房起搏频率等于生理性频率（图 22-4）。心脏起搏器对房性心动过速后六个心动周期内或 PAC 后 2~3 个心动周期内再出现的 PAC 不再触发 PPR 功能运行。

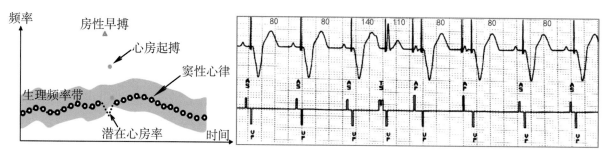

图 22-4　Vitatron 心脏起搏器房性早搏后反应示意图及心电图

房性早搏（在心房标记通道标记为 TS）后第一跳心房起搏频率 =（房性早搏频率 + 生理性心房率）÷2=（140+80）÷2=110 次 / 分，第二跳心房起搏频率等于生理性频率（即平均心房率）。AP：心房起搏；AS：心房感知；TS：快速的心房感知；VP：心室起搏

2. 房性早搏抑制功能

（1）运行条件：Vitatron T70 DR、C70 DR 双腔心脏起搏器。

（2）运行过程：房性早搏抑制（PAC suppression）功能开启后，PAC 出现时心脏起搏器增加心房起搏频率 15 次 / 分，并持续 600 跳，期间再发的 PAC 不引起心房起搏频率增加，600 跳以后起搏频率缓慢降至低限或传感器频率或出现 AS 事件。以此减少房性早搏，防止房性心律失常的发生（图 22-5，图 22-6）。

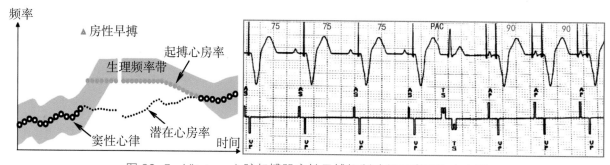

图 22-5　Vitatron 心脏起搏器房性早搏抑制功能示意图和心电图

双腔心脏起搏器起初呈 VAT 工作方式，窦性心率 75 次 / 分，PAC 出现后，起搏频率增加 15 次 / 分，增至 90 次 / 分，呈房室顺序起搏

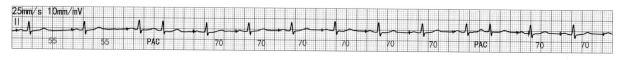

图 22-6　Vitatron 心脏起搏器房性早搏抑制功能运行

患者，男，61 岁，植入 Vitatron 双腔心脏起搏器，模式 DDDR，LR 55 次 / 分，患者在静息状态下随访时发现心房起搏频率突然增快。心电图显示：多数情况下呈 "AP-VS" 工作方式，PAC 出现后，心房起搏频率增加 15 次 / 分，以 70 次 / 分的频率持续心房起搏，600 跳内再次出现 PAC 时，心房起搏频率不再继续增加。偶尔出现一次房室顺序起搏，心室起搏脉冲与自身 QRS 波群形成假性心室起搏融合波（复旦大学附属中山医院，宿燕岗供图）

（三）Biotronik心脏起搏器房性早搏后起搏功能

房性早搏后起搏（post PAC pacing）功能与PAC抑制功能类似。可在"AT prevention"程控界面中开启。PAC后，心脏起搏器以较快频率起搏，PAC后的起搏频率=PAC联律间期的频率−PAC减量，起搏频率不会超过上限频率，此后起搏频率逐个心动周期按递减值（PAC减量）递减，直至基础（或传感器）频率，PAC减量/步长（PAC decrement/PAC step size）可在5~40次/分之间程控选择（图22-7，图22-8）。

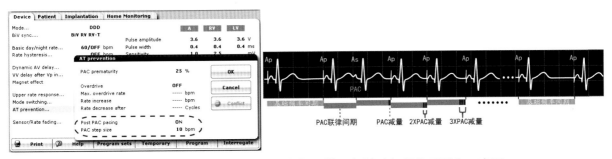

图 22-7 Biotronik 心脏起搏器房性早搏后起搏功能程控界面和示意图

Biotronik双腔心脏起搏器"AT prevention"程控界面显示：房性早搏后起搏（post PAC pacing）功能开启（ON），PAC步长（PAC step size）：10次/分。示意图显示：最初两跳为"AP-VS"工作方式，心房起搏频率等于基础频率，PAC出现后，心房起搏频率增加为PAC联律间期−PAC减量，此后心房起搏频率逐个心动周期按PAC减量递减，直至基础频率

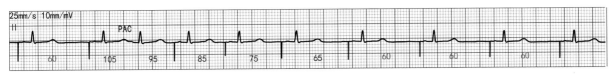

图 22-8 Biotronik 心脏起搏器房性早搏后起搏功能运行

Biotronik双腔心脏起搏器，模式DDD，基础频率60次/分，房性早搏后起搏功能开启。心电图显示"AP-VS"工作方式，PAC出现后，心房起搏频率增加至95次/分，然后以10次/分的PAC减量逐渐递减至基础频率

（四）创领心律医疗（Sorin）心脏起搏器长间歇抑制功能

长间歇抑制（pause suppression）功能可预防长−短周期现象引起的心房颤动（图22-9）。

1.房性早搏

心脏起搏器在PAC后缩短心房逸搏间期（AEI），AEI=PAC-P间期=（PP间期+P-PAC间期）/2。迟发的PAC：P-PAC间期>50%前一个PP间期，随后的AV延迟（AVD）等于前一个AVD；早发的PAC：P-PAC间期≤50%前一个PP间期，随后的AVD缩短。

2.室性早搏

心脏起搏器在感知室性早搏（PVC）的同时发放AP脉冲，并启动基础频率间期，以防止室房逆传及PVC后长间歇，随后的AVD为自动。

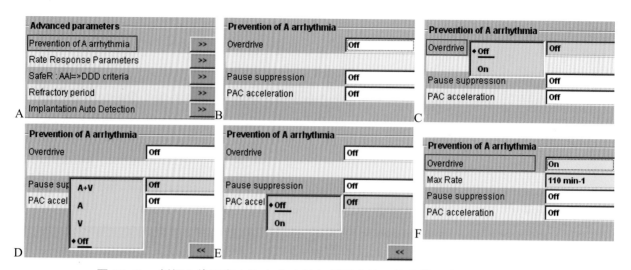

图 22-9　创领心律医疗（Sorin）心脏起搏器房性心律失常预防功能程控界面

二、防止心房率骤降的功能

运动后心房率下降过快会导致心房不应期离散，对易感患者容易引发心房颤动。心脏起搏器通过运动后快速心房起搏防止运动后频率骤降，进而减少心房颤动发作。此功能尤适于心房颤动在运动后发作者。

（一）Vitatron 心脏起搏器运动后反应功能

1. 运行条件

Vitatron T70 DR 双腔心脏起搏器。

2. 运行过程

运动后反应（post-exercise response）功能运行时，运动后先持续快速的心房起搏（不超过最大治疗频率），而后起搏频率缓慢下降，直至低限或传感器频率或出现生理性自身心率，避免了心房率下降过快。心脏起搏器根据运动水平和持续时间不同来限制运动后频率下降的速度（图22-10，图22-11）。

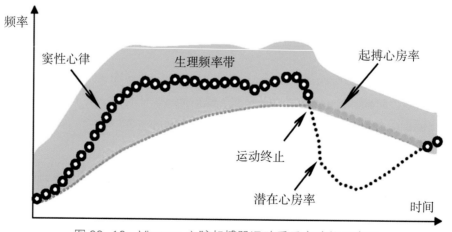

图 22-10　Vitatron 心脏起搏器运动后反应功能示意图

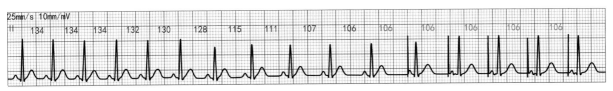

图 22-11 Vitatron 心脏起搏器运动后反应功能运行

（二）Biotronik 心脏起搏器频率递减功能

频率递减（rate fading）功能与运动后反应类似，在突发性心动过缓时，起搏频率由高逐渐降低至基础或传感器频率。

三、避免心房易损期起搏的功能

（一）Medtronic 心脏起搏器非竞争性心房起搏功能

位于心室后心房空白期（PVAB）内的 PAC，既不触发心室起搏，又不影响预期的 AP 脉冲发放，而且 AP 脉冲因远离 PAC 也不易引起快速性房性心律失常。位于 PVAB 后、心室后心房不应期（PVARP）结束前的 PAC 不触发心室跟踪起搏，心脏起搏器仍按时发放 AP 脉冲，此时，AP 脉冲可因位于心房易损期而引发快速性房性心律失常。Medtronic（包括 Vitatron A、E、G、Q 系列）双腔心脏起搏器、双腔 ICD、CRT-P（D）具有非竞争性心房起搏（non-competitive atrial pacing，NCAP）功能，主要针对 PVARP 内的 AR 事件，可避免在 PAC 所产生的心房折返期或易损期中发放竞争性心房起搏，以此可减少房性心律失常的发生。与 NCAP 类似的功能在芯彤心脏起搏器称为房性早搏识别（PACA）功能。

1.非竞争性心房起搏功能的启动与关闭

NCAP 功能适用于 DDD（R）模式，默认开启（图 22-12），即使程控关闭，NCAP 功能仍可在起搏器介导性心动过速干预或室性早搏反应发生时运行一次。心脏起搏器自动模式转换（AMS）为非心房跟踪模式时，NCAP 功能可自动关闭（部分心脏起搏器在 DDI、DDIR 模式时仍可运行）。

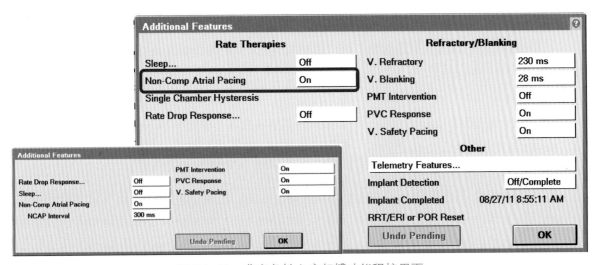

图 22-12 非竞争性心房起搏功能程控界面

（1）DDI（R）模式：Advisa 及其以后的双腔心脏起搏器，Evera、Mirro，Primo 系列双腔 ICD，Viva（Quad）、Brava（Quad）、Compia、Amplia、Claria 系列 CRT-D 在 DDI（R）模式下 NCAP 功能亦可运行。

（2）AAI（R）<=>DDD（R）模式：MVP 功能运行时，Advisa 之前的双腔心脏起搏器 NCAP 功能仅在 AMS 为 DDD（R）模式时运行；Advisa 及其以后的双腔心脏起搏器在 AAI（R）+ 模式下 NCAP 功能亦可运行。

2. 非竞争性心房起搏间期

（1）PVAB 后、PVARP 结束前的 AR 事件开启 NCAP 间期（non-competitive atrial pacing interval，NCAPI），在此期内不发放 AP 脉冲，NCAPI 内的 AR 事件启动新的 NCAPI。

（2）大多数心脏起搏器及 Insyc Ⅲ 系列 CRT-P（D）NCAPI 固定为 300 ms；Ensura、Advisa、Astra、Azure 双腔心脏起搏器及 Insyc Ⅲ 系列后的 CRT-P（D）NCAPI 默认 300 ms，可在 200 ms、250 ms、300 ms、350 ms、400 ms 之间程控选择。

（3）EnRhythm、Ensura、Advisa、Astra、Azure 双腔心脏起搏器、双腔 ICD、CRT-P（D）心脏起搏器室性早搏反应时，NCAPI=400 ms（图 22-17）。

3. 非竞争性心房起搏功能的心电图表现

（1）NCAPI 内若有心室感知（VS）事件：心脏起搏器将抑制 AP 脉冲发放并重整起搏间期（启动 VA 间期）。

（2）NCAPI 内若无 VS 事件：NCAPI 结束于预期的 AP 脉冲之前，AP 脉冲如期发放，PAVI 保持不变，体表心电图没有 NCAP 功能运行表现；NCAPI 结束于预期的 AP 脉冲之后，AP 脉冲延迟至 NCAPI 结束时发放，PAVI 自动缩短（AP 脉冲推迟多少，PAVI 缩短多少，PAVI 最短 30 ms），心室率保持相对稳定。因此，NCAP 功能常在心房起搏频率较快时才会在心电图上有所表现，而一般心房起搏频率较慢（如低限频率起搏）时，心电图很少表现出 NCAP 功能（图 22-13~ 图 22-19）。

4. 非竞争性心房起搏功能对起搏频率的影响

NCAP 功能运行可使预期的 AP 脉冲延迟发放（不会提前发放），其后的 PAVI 缩短，从而导致实际心房起搏频率低于低限或传感器频率，也可因最短 AV 间期的限制而导致心室起搏频率略低于低限或传感器频率（图 22-18B）。

5. 鉴别诊断

Medtronic 心脏起搏器 NCAP 功能、空白期房扑搜索（BFS）功能和 Vitatron 心脏起搏器心房同步起搏（ASP）功能运行时，心房波与下一个 AP 脉冲的间距均可为 300 ms，均可导致 PAVI 缩短，心电图表现相似，应注意鉴别。

（1）NCAP 功能：见于 Medtronic（包括芯彤和 Vitatron A、E、G、Q 系列）双腔心脏起搏器、双腔 ICD、CRT-P（D），设计目的在于避免心房起搏位于心房相对不应期引起房性心律失常，NCAP 功能可以通过程控开启与关闭。PVARP 内的 AR 事件（逆行 P⁻ 波或房性早搏等）距离下一个 AP 脉冲的距离 ≥ NCAPI。AP 脉冲推迟发放时，AR-AP 距离 =NCAPI，随后的 PAVI 因 AP 脉冲推迟的时间而相应缩短（最短 30 ms）。NCAPI 可固定为 300 ms 或可程控设置。

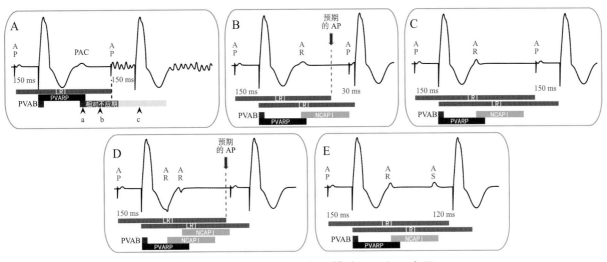

图 22-13　非竞争性心房起搏功能运行示意图

A. 双腔心脏起搏器无 NCAP 功能时，位于 PVARP 内的 PAC 成为 AR 事件，未重整起搏间期，心脏起搏器按照 LRI 发放的 AP 脉冲位于心房易损期，引发心房颤动。a. PAC 后心房肌有效不应期内若发放 AP 脉冲，不引起心房除极，也不会导致房性心律失常；b. 心房肌相对不应期内若发放 AP 脉冲，则引起心房除极同时容易导致房性心律失常；c. 心房肌应激期内若发放 AP 脉冲，引起心房除极，不易导致房性心律失常。B~E. 双腔心脏起搏器，模式 DDD，PAVI 150 ms，SAVI 120 ms，NCAP 功能开启，位于 PVAB 之后 PVARP 内的心房波成为 AR 事件，启动 NCAPI。B. NCAPI 结束于预期的 AP 脉冲之后，AP 脉冲推迟至 NCAPI 结束时发出，AP 脉冲脱离了心房易损期，未引发心房颤动，PAVI 由程控值（150 ms）缩短至 30 ms，心室起搏间期不变。C. NCAPI 结束于预期的 AP 脉冲之前，AP 脉冲预期发放，PAVI 等于程控值。D. PVARP 内的 AR 事件启动 NCAPI，NCAPI 内再次出现 AR 事件，重启新的 NCAPI，NCAPI 结束于预期的 AP 脉冲之后，AP 脉冲推迟至 NCAPI 结束时发出，PAVI 短于程控值，心室起搏间期不变。E. PVARP 内的 AR 事件启动 NCAPI，NCAPI 结束于预期的 AP 脉冲之前，AR 事件后的心房波位于 PVARP 外，成为 AS 事件，触发心室起搏。AP：心房起搏；AR：心房不应期感知；AS：心房感知；LRI：低限频率间期；NCAPI：非竞争性心房起搏间期；PAC：房性早搏；PVAB：心室后心房空白期；PVARP：心室后心房不应期

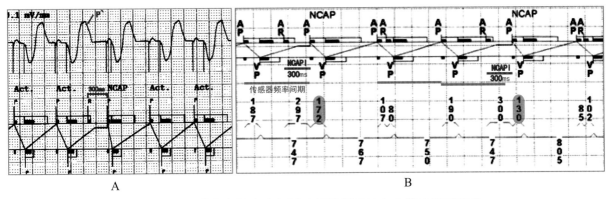

图 22-14　非竞争性心房起搏功能运行时的心电图及标记通道

A. Medtronic 双腔心脏起搏器，模式 DDDR，LR 60 次 / 分，上限跟踪频率（UTR）120 次 / 分，上限传感器频率 120 次 / 分，NCAP 功能开启。位于 PVARP 内的房性早搏（箭头所示）触发 NCAP 功能运行，300 ms 的 NCAPI 结束时发放 AP 脉冲，同时 PAVI 缩短至 80 ms，VP 脉冲仍在预期位置发放，心室率相对平稳。B. 患者植入 Medtronic Sigma SDR 303 双腔心脏起搏器，模式 DDDR，LR 60 次 / 分，UTR 120 次 / 分，PAVI 190 ms，SAVI 160 ms，PVARP 400 ms，PVAB 150 ms。PVARP 内的房性早搏成为 AR 事件触发 300 ms 的 NCAPI，NCAPI 结束于预期的 AP 脉冲之后，AP 脉冲推迟至 NCAPI 结束时发放，随后的 PAVI 缩短（圈内所示）

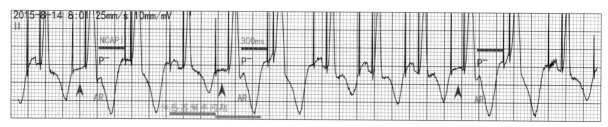

图 22-15　间歇性心房起搏故障合并非竞争性心房起搏功能运行

　　患者植入 Medtronic 双腔心脏起搏器，模式 DDDR，NCAP 功能开启，NCAPI 300 ms。箭头所示的 AP 脉冲失夺获，随后的心室起搏激动逆传心房产生逆行 P⁻ 波，逆行 P⁻ 波位于 PVARP 内成为 AR 事件，触发 NCAP 功能运行，NCAPI 结束于预期的 AP 脉冲之后，AP 脉冲推迟至 NCAPI 结束时发放，同时 PAVI 缩短（广西中医药大学第一附属医院，吴心潜供图）

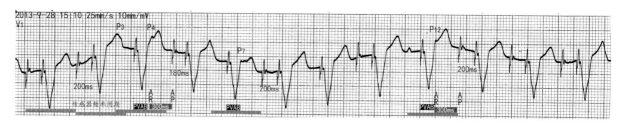

图 22-16　非竞争性心房起搏功能运行时的心电图

　　患者，男，81 岁，因"窦房结功能障碍"植入 Medtronic Sensia SEDR01 双腔心脏起搏器，模式 DDDR，LR 60 次 / 分，UTR 110 次 / 分，上限传感器频率 110 次 / 分，PAVI 200 ms，SAVI 170 ms，PVAB 180 ms。心电图显示心脏起搏器呈房室顺序起搏及 VAT 工作方式，起搏频率 >LR。P₄ 成为 AR 事件，启动 NCAPI（300 ms），下一个 AP 脉冲推迟至 NCAPI 结束时发放，PAVI（180 ms）短于程控值。P₇ 位于 PVAB 内，不重整起搏间期，不触发 NCAP 功能运行。P₁₂ 成为 AR 事件，启动 NCAPI，NCAPI 结束于预期的 AP 脉冲之前，AP 脉冲如期发放，PAVI 不变

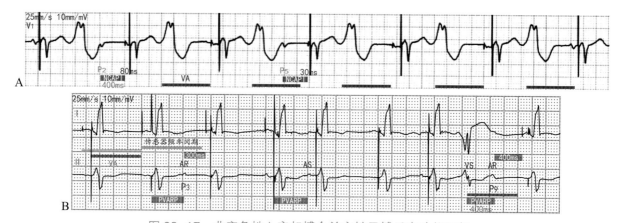

图 22-17　非竞争性心房起搏合并室性早搏反应功能运行

　　A. 患者，男，79 岁，植入 Medtronic 双腔心脏起搏器，模式 DDD，NCAP 功能开启。心电图显示心脏起搏器呈房室顺序起搏及 VAT 工作方式。室性早搏后 PVARP 自动延长至 400 ms，P₂、P₅ 成为 AR 事件，启动 NCAPI（室性早搏反应时 NCAPI=400 ms），下一个 AP 脉冲推迟至 NCAPI 结束时发放，随后的 PAVI 短于程控值，P₅ 出现较晚，随后的 PAVI 缩短至 30 ms。室性早搏后无 AR 事件时，启动 VA 间期安排下一个 AP 脉冲发放，随后的 PAVI 为程控值（西安国际医学中心医院，张录兴供图）。B. 患者植入 Medtronic CRT-D 起搏器，模式 DDDR，NCAP 功能开启。P₃ 成为 AR 事件，其后 300 ms 处发放 AP 脉冲（较预期推迟），PAVI 缩短；室性早搏反应时 NCAPI=400 ms，AR 事件（P₉）后 400 ms 处发放 AP 脉冲（较预期推迟），PAVI 缩短（厦门市中医院，陈丽娜供图）

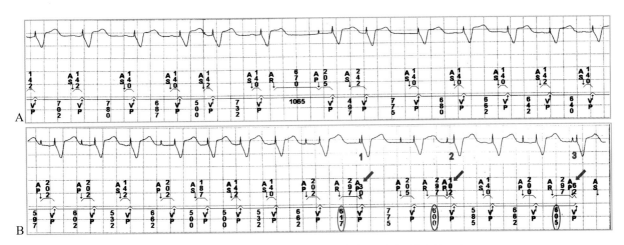

图 22-18　不同起搏频率时非竞争性心房起搏功能运行

患者，男，86 岁，因"三度房室阻滞"植入 Medtronic Relia RED01 双腔心脏起搏器，模式 DDD，PAVI 200 ms，SAVI 140 ms，NCAP 功能开启。A. LR 60 次 / 分，LRI 1000 ms，NCAPI（300 ms）结束于预期的 AP 脉冲之前，AS-AP 间期 =LRI，AR-AP 间期 >300 ms，单凭心电图无法判断 NCAP 功能是否开启。B. LR 100 次 / 分，LRI 600 ms，心电图出现 PAVI 缩短，数值多变，标记通道显示在缩短的 PAVI 之前有 AR 事件，AR-AP 间期 =300 ms，为 NCAP 功能运行表现。1 处 PAVI 缩短至 30 ms（红箭头所示），VV 间期 =617 ms（红圈所示）；2、3 处 PAVI 缩短至 102 ms、62 ms（蓝箭头所示），VV 间期分别为 600 ms、605 ms（蓝圈所示）

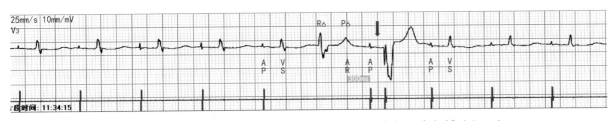

图 22-19　Search AV+ 与室性早搏反应和非竞争性心房起搏功能运行

患者，女，67 岁，植入 Medtronic 双腔心脏起搏器，模式 DDD，LR 75 次 / 分，PAVI 150 ms，SAVI 120 ms，Search AV+ 功能开启，AV 间期最大延长值 170 ms。因 Search AV+ 功能运行，心脏起搏器起初以较长的 PAVI 工作，呈"AP-VS"工作方式，室性早搏（R_6）后 P_6 成为 AR 事件，启动 NCAPI，AR-AP 间期 =300 ms，AP 脉冲推迟至 NCAPI 结束时发放，随后的 PAVI 较 Search AV+ 功能运行时延长的 PAVI 缩短（箭头所示）

（2）ASP 功能：见于 Vitatron C、T 系列双腔心脏起搏器，其设计目的在于实现房室同步，可以通过程控调整 ASPI，但无法关闭，心电图上，逆行 P^- 波或房性早搏距离下一个 AP 脉冲的距离 ≥ ASPI，其后的 PAVI 可缩短（最短 80 ms），若仍不能满足条件可取消 AP 脉冲发放。

（3）BFS 功能：见于 Medtronic Kappa 700 及其以后的非 ICD 平台双腔心脏起搏器（包括芯彤和 Vitatron A、E、G、Q 系列），其设计目的是尽可能暴露位于空白期的 F 波而使 2：1 房室传导的心房扑动发生 AMS，心脏起搏器测得的连续八个 AA 间期 <2×（SAVI+PVAB）且短于两倍的模式转换检测频率间期，触发 PVARP 延长一次，使随后的 AS 事件变为 AR 事件并以 AR 事件为起点启动心房警觉期，期间若出现 AS 事件，AS 事件后 80 ms 处发放 VP 脉冲，AR-AS 间期小于模式转换检测频率间期时立即发生 AMS，AR-AS 间期大于模式转换检测频率间期时不发生 AMS；期间若未出现 AS 事件，心房警觉期结束时发放 AP 脉冲，AP 脉冲后 80 ms 处发放 VP 脉冲。若 NCAP 功能同时开启，AR 事件后的心房警觉期小于 NCAPI 且期间无 AS 事件，AP 脉冲在 NCAPI 结束时发放，AV 间期可

因 AP 脉冲的推迟而短于 80 ms，最短 30 ms。

（二）Biotronik 心脏起搏器心房上限频率功能

Biotronik 双腔心脏起搏器心房上限频率（atrial upper rate，AUR）功能旨在防止 AP 脉冲位于心房易损期内而引发房性心律失常，并确保下一个 AP 脉冲发生于心房肌不应期之后。

1. 程控参数

E 系列双腔心脏起搏器 AUR 功能可程控选项：关闭、240 次/分（图 22-20），心房上限频率间期（atrial upper rate interval，AURI）250 ms。

2. 运行过程

PVARP 内的 AR 事件均触发 AURI，其后的 AP 脉冲只能在 AURI 结束后发放，同时为保持心室率稳定，PAVI 可缩短，但不会短于安全 AV 延迟（图 22-21）。心脏起搏器 AMS 为非心房跟踪模式，AUR 功能激活时，基础或传感器频率间期结束时不会发放 AP 脉冲。

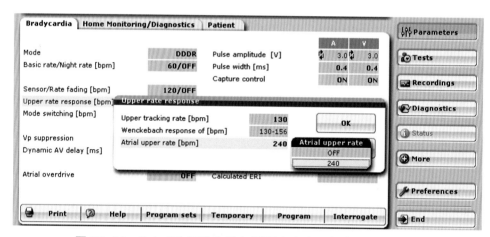

图 22-20　Evia DR 双腔心脏起搏器心房上限频率功能程控界面

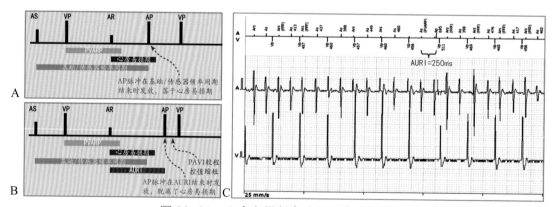

图 22-21　心房上限频率功能示意图及实例

A. 心脏起搏器无 AUR 功能，AP 脉冲在基础/传感器频率间期结束时发放，可位于心房易损期内，容易引发房性心律失常。B. 心脏起搏器具有 AUR 功能，AP 脉冲在 AURI 结束时发放，脱离了心房易损期。C. 患者，女，80 岁，因"窦房结功能障碍"植入 Biotronik Enticos 4 DR 双腔心脏起搏器，模式 DDD，UTR 130 次/分，动态 AV 延迟 180/140 ms，模式转换为 DDIR。程控检查显示心房颤动，心脏起搏器转换为 DDIR 模式，间歇性心房感知不足，AP 脉冲在 AS（PVARP）后 250 ms 处发放，为 AUR 功能运行表现。AP：心房起搏；AR：心房不应期感知；Ars：心房不应期感知；Ars（FFP）：心房远场保护间期内的心房不应期感知；AS：心房感知；AS（PVARP）：心室后心房不应期内的心房感知；AURI：心房上限频率间期；PAVI：起搏 AV 间期；PVARP：心室后心房不应期；VP：心室起搏

四、心房超速起搏功能

（一）Medtronic 心脏起搏器超速起搏功能

1. 模式转换后超速起搏功能

模式转换后超速起搏（post mode switch overdrive pacing，PMOP）功能是 Medtronic 起搏器旨在预防心房颤动复发的功能，默认关闭。

（1）运行条件：Medtronic Kappa900 和 AT500、EnPulse、EnRhythm、Adapta、Versa、Attesta、Advisa、Astra、Azure、Vitatron G、Q 系列双腔心脏起搏器，Evera、Protecta、Primo 双腔 ICD，Syncra C2TR01、Consulta C3TR01、Viva C5TR01、Solara、Serena、Percepta CRT-P，Protecta、Viva、Viva Quad、Amplia、Claria CRT-D 具有 PMOP 功能。PMOP 功能可在模式转换（mode switch）开启后打开，在 DDD（R）、AAI（R）<=>DDD（R）模式下运行。类似的功能在芯彤起搏器称为心房颤动后起搏（post atrial fibrillation pacing，PAFP）功能。

（2）运行过程：快速性房性心律失常引起 AMS，心脏起搏器判断快速性房性心律失常终止后，启动 PMOP 功能，心脏起搏器以每跳 AA 间期缩短 70 ms（Kappa900、EnPulse 心脏起搏器为 15 ms）直至超速频率（overdrive rate）起搏心房，超速频率高于低限频率（LR），低于上限跟踪频率（UTR），可在 70~120 次/分间程控设置，一般默认 80 次/分。超速频率持续一个干预间期（overdrive period/duration），干预间期可在 0.5~120 分钟间程控设置，默认 10 分钟，此后每跳 AA 间期增加 70 ms（Kappa900、EnPulse 心脏起搏器为 39 ms），逐渐减慢起搏频率至低限或传感器频率或出现 AS 事件，最后转换为心房跟踪模式（图 22-22，图 22-23）。

2. 心房优先起搏功能

（1）运行条件：Medtronic AT500、EnRhythm、Adapta、Ensura、Attesta、Advisa、Astra、Azure、Vitatron G、Q 系列双腔心脏起搏器，Evera S、Evera XT、Protecta、Protecta XT、Secura、Virtuoso、Primo 双腔 ICD，Consulta C3TR01、Viva C5TR01、Solara、Serena、Percepta CRT-P，Consulta、Concerto、Protecta、Protecta XT、Viva、Viva Quad、Amplia、Claria CRT-D 具有心房优先起搏（atrial preference pacing，APP）功能。在 DDD（R）、AAI（R）、AAI（R）<=>DDD（R）模式下运行。

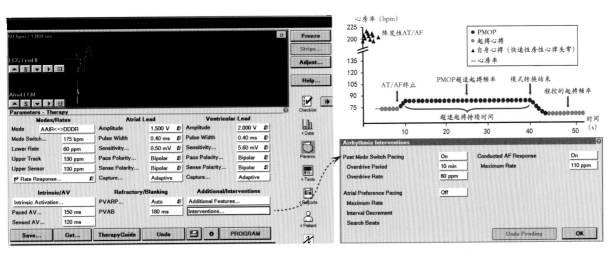

图 22-22　模式转换后超速起搏功能程控界面及运行示意图

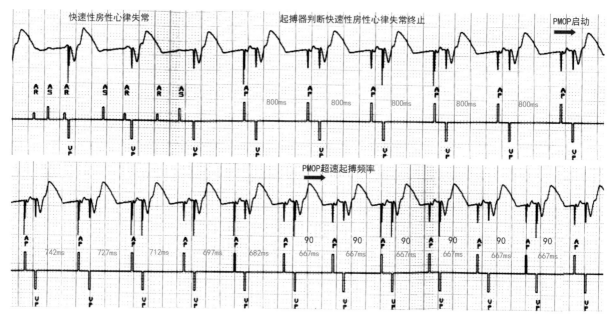

图 22-23　模式转换后超速起搏功能运行时的心电图和标记通道

　　患者植入 Medtronic Kappa 900 双腔心脏起搏器。快速性房性心律失常时，心脏起搏器发生 AMS，连续出现五个 AP 事件后，心脏起搏器判定房性心律失常终止，启动 PMOP 功能，AA 间期逐跳递减 15 ms，直至超速起搏频率（90 次 / 分）

　　（2）运行过程：APP 功能默认关闭，开启后，心脏起搏器检测到非不应期 AS 事件后，增加心房起搏频率，AA 间期递减，递减间期（interval decrement）可在 30~150 ms 间程控设置，默认 50 ms；最大频率可在 80~150 次 / 分间程控设置，默认 100 次 / 分；持续一定的搜索跳数（search beats），搜索跳数可在 5~50 跳间程控设置，默认 10 跳。连续心房起搏达到程控的搜索跳数后，AA 间期延长 20 ms（不可程控），如无 AS 事件出现，心房起搏连续达到搜索跳数后 AA 间期将再次延长 20 ms，直至低限或传感器频率。期间，若再次出现 AS 事件，再次触发上述过程，心脏起搏器在自身心房率附近动态的阶梯样增减心房起搏频率，使之略高于自身心房率，不仅可以抑制房性早搏的出现，而且可使心房节律趋于规整（图 22-24~ 图 22-28）。APP 功能运行时，在心房标记通道心脏起搏器将心房起搏标记为 PP。

　　（3）APP 功能产生的效应：①增加心房起搏比例，即使不存在房性心律失常，心房起搏频率也略高于自身心房率；②使心房节律相对规整、减少房性心律失常发作；③ APP 功能运行可增加心脏起搏器的电能消耗。

　　（4）APP 功能与其他功能的相互作用：①单腔滞后、睡眠功能、窦性优先、频率骤降反应功能与 APP 功能不可同时启用；②在快速性房性心律失常引起 AMS 时，APP 功能暂停运行；③ NCAP 功能可推迟 APP 功能的 AP 脉冲发放；④心房夺获管理或心室夺获管理功能运行期间发生 AS 事件时，APP 功能不增加心房起搏频率。

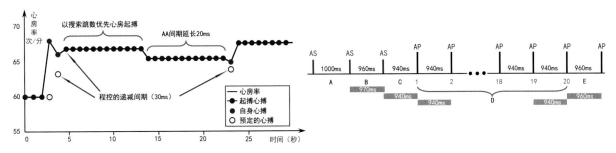

图 22-24　Medtronic 心脏起搏器心房优先起搏功能运行示意图

左图：程控的递减间期 30 ms，搜索跳数 12，连续心房起搏达到 12 跳时，AA 间期延长 20 ms。右图：递减间期 30 ms，搜索跳数 20，A. 测算自身心房间期，AS-AS=1000 ms。B. 计算起搏逸搏间期=（AS-AS）-递减间期=1000 ms-30 ms=970 ms，AS 事件发生于 970 ms 内（960 ms 处），预期的 AP 脉冲抑制发放。C. AS 事件使 AA 间期在此前的基础上再递减 30 ms，起搏逸搏间期=940 ms，期间无 AS 事件，940 ms 结束时发放 AP 脉冲。D. 无 AS 事件出现时，心脏起搏器以 940 ms 间期起搏，持续设置的搜索跳数（20 跳）。E. 搜索跳数的心房起搏完成后，AA 间期延长 20 ms，变为 940 ms+20 ms=960 ms

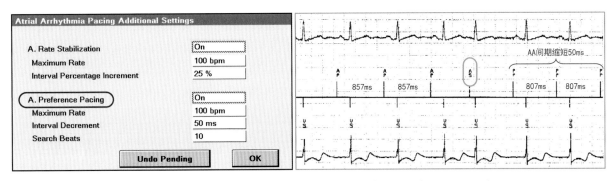

图 22-25　Medtronic 心脏起搏器心房优先起搏功能程控界面和心电图

患者，女，58 岁，因"窦房结功能障碍"植入 Medtronic EnRhythm P1501 DR 双腔心脏起搏器，模式 DDD，LR 70 次 / 分，UTR 130 次 / 分，PAVI 150 ms，SAVI 120 ms，APP 功能开启，最大频率 100 次 / 分，递减间期 50 ms，搜索跳数 10。心电图显示：心脏起搏器起初呈"AP-VS"工作方式，心脏起搏器检测到 AS 事件后，增加心房起搏频率，AA 间期缩短 50 ms，心房起搏间期由原来的约 857 ms 缩短为约 807 ms

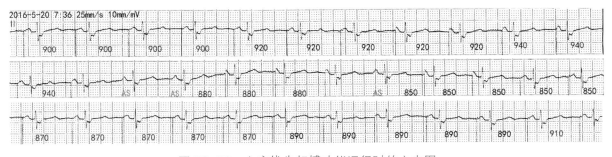

图 22-26　心房优先起搏功能运行时的心电图

患者，女，56 岁，因"窦房结功能障碍"植入 Medtronic Adapta L ADDRL1 双腔心脏起搏器，模式 DDD，LR 55 次 / 分，APP 功能开启，最大频率 80 次 / 分，递减间期 30 ms，搜索跳数 5。静息状态连续记录 II 导联心电图：心脏起搏器呈"AP-VS"工作方式，心房起搏频率高于 LR，连续五次心房起搏后 AA 间期延长 20 ms，每次 AS 事件使随后的 AA 间期缩短 30 ms，连续两次 AS 事件后 AA 间期递减 60 ms，最大心房起搏频率不超过 80 次 / 分

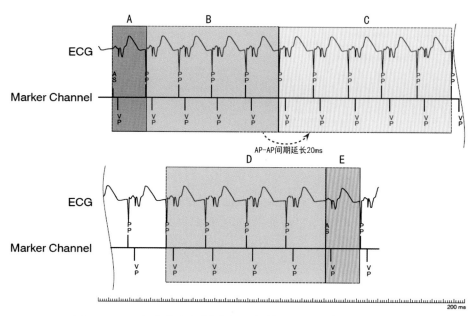

图 22-27 心房优先起搏功能运行的心电图和标记通道示意图

A. 非不应期 AS 事件出现时，心房起搏频率加快（按照设置的递减间期）。B. 增快的心房起搏频率保持设置的搜索跳数。C. 心房起搏连续达到搜索跳数后，心房起搏间期延长 20 ms。D. 每隔设置的搜索跳数心房起搏频率下降，直至出现自身心率。E. 再次出现的 AS 事件又使心房起搏频率增快

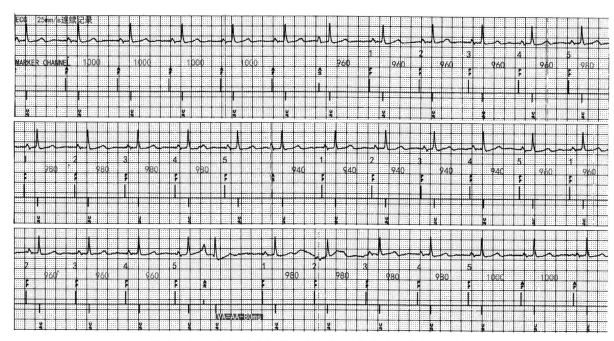

图 22-28 心房优先起搏功能运行时的心电图和标记通道

患者，女，63 岁，因"窦房结功能障碍"植入 Medtronic Advisa DR MRI A3DR01 双腔心脏起搏器，模式 AAI<=>DDD，LR 60 次 / 分，LRI 1000 ms，APP 功能开启，搜索跳数 5，递减间期 40 ms。心脏起搏器起初呈"AP-VS"工作方式，心房起搏间期 =LRI，AS 事件出现后，心房起搏间期缩短 40 ms，连续五跳后心房起搏间期延长 20 ms，随后再出现 AS 事件，心房起搏间期在前一基础上缩短 40 ms，连续五跳后心房起搏间期延长 20 ms，没有 AS 事件出现时，心房起搏频率减慢至 LR。在 MVP 功能运行时，前面没有 AP、AS 事件的 VS 事件，心脏起搏器定义为室性早搏，启动 VA 间期 =AA 间期 −80 ms=980 ms−80 ms=900 ms。AP：心房起搏；APP：心房优先起搏；AS：心房感知；MVP：心室起搏管理；PP：心房优先起搏；VS：心室感知

（二）Vitatron 心脏起搏器心房超速起搏功能

1. 心房颤动后反应功能

（1）运行条件：Vitatron T70 DR 双腔心脏起搏器。

（2）运行过程：心房颤动后反应（post-AF response）功能运行时，快速性房性心律失常结束六个心动周期后，心脏起搏器即刻提高心房起搏频率至程控值（可在 70~120 次／分之间程控设置），并持续 600 跳，然后按照心房颤动减速率（可在快、中、慢程控设置）逐渐降低起搏频率，直至低限或传感器频率或出现可跟踪的 AS 事件（图 22-29）。

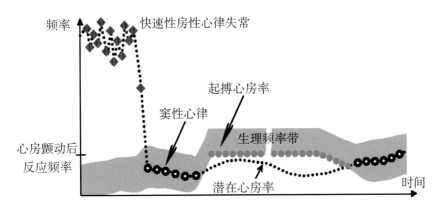

图 22-29　Vitatron 心脏起搏器的心房颤动后反应功能运行示意图

2. 起搏调控功能

起搏调控（pace conditioning）功能是指心脏起搏器保持心房起搏频率稍高于自身的心房频率，提供稳定和持续的心房起搏，以避免心房颤动的发生。尤适于心房颤动突发而与房性早搏无关者。

（1）运行条件：Vitatron T70 DR 双腔心脏起搏器，DDD（R）模式。

（2）运行过程：生理性频率带内的 AS 事件使随后的心房起搏频率在潜在的生理性频率基础上增加 3 次／分（soothing）或 10 次／分（smooth）或 15 次／分（standard），但不超过最大治疗频率（可在 70、80、90、100、110、120 次／分间程控设置），恢复心房起搏后按照心房颤动减速率（可在快、中、慢程控设置）逐渐降低起搏频率，直至低限或传感器或夜间低限频率，期间若再次出现生理性频率带内 AS 事件，则重启起搏调控（图 22-30）。PAC、快速的心房感知（TS）事件、房性心动过速后六个心动周期内的生理性频率带内 AS 事件，不启动起搏调控。

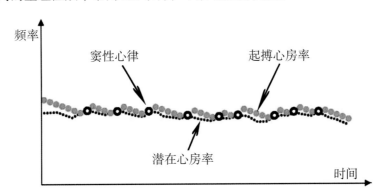

图 22-30　Vitatron 心脏起搏器起搏调控功能运行示意图

AS 事件后心房起搏频率自动增加，随后心房起搏频率逐渐递减，期间再次出现 AS 事件，心房起搏频率再次增加

（三）Abbott（ST. JUDE）心脏起搏器房颤抑制功能

Abbott（ST. JUDE）心脏起搏器房颤抑制（AF suppression）功能通过动态心房超速起搏（dynamic atrial overdrive，DAO）使心房起搏频率始终略高于自身心房率，应用动态的、相对低的频率超速抑制房性早搏，减少房性心律失常发生。

1.运行条件

Integrity 及其以后的双腔心脏起搏器，Anthem、Allure、Allure Quardra、Quardra Allure CRT-P 心脏起搏器，AAI（R）、DDD（R）模式下。Endurity、Assurity、Zenus、Zenex 单腔心脏起搏器，AAI（R）模式下。

2.开启与关闭

房颤抑制功能默认关闭，可程控开启。在阈值测试、磁铁试验时暂时关闭，在 AMS 期间处于待机状态，在心脏起搏器达到择期更换指征时关闭。

3.程控参数

（1）心房超速起搏频率：取决于当前心房起搏频率，不超过最大房颤抑制频率。当前心房起搏频率≤ 60 次 / 分时，心房起搏频率增加 10 次 / 分；当前心房起搏频率 60~150 次 / 分时，心房起搏频率增加 5~10 次 / 分（由心脏起搏器自动计算）；当前心房起搏频率 >150 次 / 分时，心房起搏频率增加 5 次 / 分。

（2）最大房颤抑制频率（maximum AF suppression rate）：可程控设置 80~180 次 / 分，默认值 120 次 / 分，一般不超过最大传感器频率（MSR）。

（3）超速起搏周期（overdrive pacing cycles）：15~40，可程控设置，默认 15（图 22-31）。

（4）恢复频率：超速起搏频率≤ 100 次 / 分时，每个起搏周期增加 12 ms；超速起搏频率 >100 次 / 分时，每个起搏周期增加 8 ms。

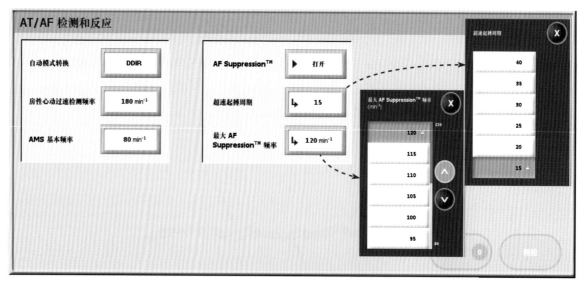

图 22-31　房颤抑制功能程控界面

Abbott（ST. JUDE）Zephyr XL DR 5826 双腔心脏起搏器，房颤抑制（AF suppression）功能打开，超速起搏周期默认 15 次 / 分，最大房颤抑制频率默认 120 次 / 分

4. 运行过程

心脏起搏器在十六个心动周期的检测窗口中若出现两个 AS 事件，便增加心房起搏频率使之稍高于自身心房率，并以该频率持续起搏 15~40 个周期（可程控），超速起搏周期内若再次出现两个 AS 事件，心脏起搏器再次增加超速起搏频率，但不超过最大房颤抑制频率。在程控的超速起搏周期内若自身心房波小于两个，超速起搏周期结束后，心房超速起搏频率逐渐下降，按照恢复频率逐渐下降至原起搏频率（基本频率、休息频率或传感器频率中最快者）。在起搏频率恢复过程中，若出现两个 AS 事件，心脏起搏器便再次增加心房起搏频率（图 22-32~图 22-34）。

5. 房颤抑制功能对其他功能的影响

房颤抑制功能开启后，滞后频率功能自动关闭，频率反应性 AV 延迟功能由原来设置的"关闭"或"低"自动转换为"中"，原来设置为"高"或"中"者，维持原程控值不变。

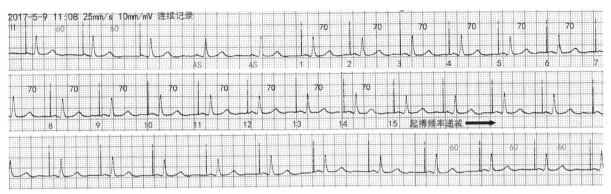

图 22-32　房颤抑制功能运行时的心电图

Abbott（ST. JUDE）Zephyr XL DR 5826 双腔心脏起搏器，模式 DDD，基本频率 60 次/分，PAVI 170 ms，SAVI 150 ms，房颤抑制功能开启，超速起搏周期 15，最大房颤抑制频率 120 次/分，当检测到两个 AS 事件后，心脏起搏器自动将心房起搏频率由原来的 60 次/分提高至 70 次/分，持续 15 个周期，此后，心房起搏频率逐渐递减（每周期延长 12 ms），经过 12 个周期，心房起搏频率递减至基本频率

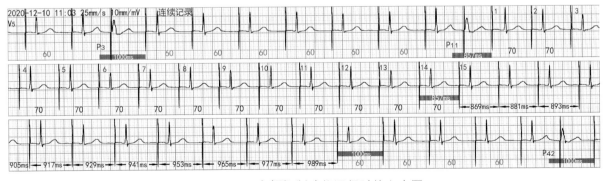

图 22-33　房颤抑制功能运行时的心电图

患者，男，71 岁，因"窦房结功能障碍"植入 Abbott（ST. JUDE）Victory XL DR 5816 双腔心脏起搏器，模式 DDD，基本频率 60 次/分，PAVI 300 ms，SAVI 250 ms，房颤抑制功能开启，超速起搏周期 15，最大房颤抑制频率 120 次/分。十六个心动周期中检测到单个 AS 事件（P_3 或 P_{42}）时心房起搏频率保持不变（60 次/分），当检测到两个 AS 事件（P_3 和 P_{11}）后，心房起搏频率增快至 70 次/分，持续十五个周期，随后心房起搏频率逐渐递减（每周期延长 12 ms）至基本频率

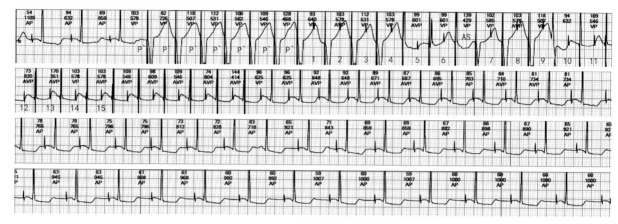

图 22-34　房性心动过速时房颤抑制功能运行

患者，女，71 岁，因"窦房结功能障碍"植入 Abbott（ST. JUDE）Zephyr XL DR 5826 双腔心脏起搏器，模式 DDD，基本频率 60 次 / 分，PAVI 275 ms，SAVI 250 ms，房颤抑制功能开启，超速起搏周期 15，最大房颤抑制频率 120 次 / 分。连续记录的心电图显示：短阵房性心动过速触发快速的心室起搏，心房率超过最大房颤抑制频率，心脏起搏器起初不进行超速心房起搏，当自身心房率低于最大房颤抑制频率后，心脏起搏器启动持续 15 个周期的超速心房起搏，此后，心房起搏频率逐渐递减（每周期延长 8 ms）直至基本频率。最初三个心动周期心房起搏频率快于基本频率，也是房颤抑制功能运行的心电图表现

（四）Biotronik 心脏起搏器心房超速起搏功能

Biotronik Philos、Philos Ⅱ 双腔心脏起搏器具有超速起搏（overdrive pacing）功能，E 系列（Effecta、Enticos 4 除外）双腔心脏起搏器或 CRT 起搏器具有心房超速起搏（atrial overdrive pacing）功能或超速起搏模式（overdrive mode）。心脏起搏器通过快速心房起搏，使心房起搏频率始终略高于自身心房率，从而预防房性心律失常的发生。

1. 适用模式

Philos、Philos Ⅱ 双腔心脏起搏器超速起搏功能适用于 DDD（R）+、AAI（R）+、AAT（R）+、DDTA+、DDTV+、DDTRA+、DDTRV+ 模式。其他心脏起搏器的心房超速起搏功能适用于 DDD（R）、DDD（R）-ADI（R）、AAI（R）、AAT（R）模式。

2. 运行与程控

AS 事件触发心房起搏频率增加，起搏频率增加（rate increase）值在 Evia、Estella、Enitra、Edora、Entovis 双腔心脏起搏器固定为 8 次 / 分；在 Philos、Philos Ⅱ 双腔心脏起搏器有三档可供程控设置：低（low）=4 次 / 分，中（medium）=8 次 / 分，高（high）=12 次 / 分，默认"medium"。Philos、Philos Ⅱ 双腔心脏起搏器超速起搏频率不超过最大超速起搏频率（maximum overdrive rate，MOR），MOR 默认 120 次 / 分，可程控范围 100~160 次 / 分，若有起搏器介导性心动过速（PMT）发生，MOR 应设置低于 PMT 频率，否则 PMT 时仍然超速起搏。Evia、Estella、Enitra、Edora、Entovis 双腔心脏起搏器目标频率受限于高频率保护，在"传感器 / 频率递减"中设置最大活动频率（maximum activity rate，MAR）作为高频率保护，MAR 默认 120 次 / 分。若无 AS 事件，每隔一个设定的心动周期（Philos、Philos Ⅱ 双腔心脏起搏器"rate decrease after"可程控范围 1~32，默认 20 个周期；Evia、Estella、Enitra、Edora、Entovis 双腔心脏起搏器固定为 20 个周期）起搏频率递减 1 次 / 分，直至基础（或传感器）频率，在此期间，若又有 AS 事件，再次引起心房起搏频率增加，如此反复（图

22–35，图 22–36）。若患者因开启超速起搏而心悸明显，可降低 "rate increase" 参数和（或）缩短 "rate decrease after" 参数。

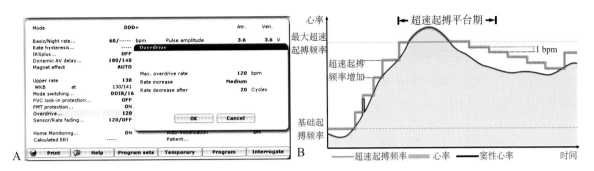

图 22-35　Biotronik 心脏起搏器的超速起搏功能程控界面及运行示意图

A. Philos Ⅱ DR-T 双腔心脏起搏器，在模式（mode）中选定 DDD+，超速起搏（overdrive）功能开启，最大超速起搏频率 120 次 / 分，频率增加：中（medium），在二十个心动周期后起搏频率开始降低。B. 超速起搏功能运行示意图

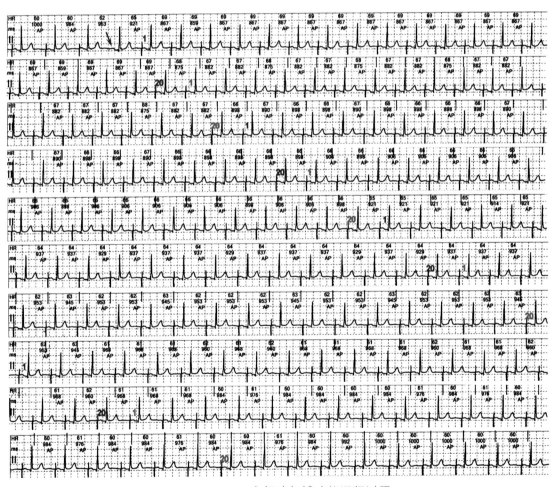

图 22-36　心房超速起搏功能运行过程

患者，女，72 岁，因 "窦房结功能障碍" 植入 Biotronik Evia DR 双腔心脏起搏器，模式 DDD-ADI，基础频率 60 次 / 分，UTR 130 次 / 分，频率递减功能关闭，心房超速起搏功能开启。连续记录心电图显示：心脏起搏器起初以 60 次 / 分的基础频率心房起搏，当感知自身心房波（箭头所示）后，起搏频率增快 8 次 / 分，此后没有 AS 事件出现，心房起搏频率每隔二十个心动周期递减 1 次 / 分，直至基础频率

3. 激活与失活

在自身心房率超过 MOR/MAR 时将不再进行超速起搏，超速起搏通过内部保护算法防止心率过快，一旦超速起搏的平均心率超过某一特定值，将暂时失活，在自身心房率下降后重新激活。

（五）Boston Scientific 心脏起搏器的心房优先起搏及 APP/ProACt 功能

Boston Scientific 心脏起搏器的心房优先起搏（APP）及 APP/ProACt 功能在 AS 事件出现时增加心房起搏频率，但不超过最大起搏频率（MPR），连续的 AP 事件（满一个搜索周期）心房起搏频率逐渐降低，以此减少房性心律失常的发作。APP 功能与 ProACt 算法类似，但 APP 功能仅对非房性早搏（PAC）、非不应期的心房感知（AS）事件做出反应，ProACt 可对 PAC 做出反应，APP/ProACt 功能是 APP 与 ProACt 功能的结合。

1. 心脏起搏器对房性早搏的定义

当 AS 事件与前一个心房事件（AP/AS）的 AA 间期 <600 ms 且 AA 间期 < 前四个 AA 间期平均值的 75% 时，心脏起搏器将此 AS 事件定义为 PAC，AP 和 AS 事件均用于计算 AA 间期。任何一个长于 2000 ms 的 AA 间期按照 2000 ms 计算。在 ATR 模式转换期间，心脏起搏器不检测 PAC。

2. APP/ProACt 功能

（1）运行条件：Ingenio、Vitalio、Accolade、Proponent、Formio 双腔心脏起搏器、Invive CRT-P 心脏起搏器，DDD（R）、DDI（R）模式。

（2）程控参数：APP/ProACt 功能默认关闭，可程控开启。搜索间期固定为四个心动周期，变量值 10 ms，最大起搏频率（MPR）可在 50~185 次 / 分之间程控设置，默认 80 次 / 分（图 22-37），不低于低限频率限制（LRL），不超过上限频率（MSR/MTR）。LRL ≤ APP 频率 ≤ MPR。

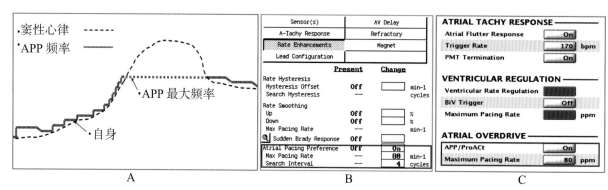

图 22-37　APP/ProACt 功能示意图及程控界面

A. APP 功能示意图显示 APP 跟踪患者自身心率增至 APP 最大起搏频率后抑制起搏，当自身心率低于 APP 最大起搏频率，APP 起搏频率缓慢下降。B. Altrua 双腔心脏起搏器程控界面显示 APP 功能开启，MPR 80 次 / 分，可程控的搜索周期设置为 4。C. APP/ProAct 功能开启，MPR 80 次 / 分

（3）运行过程：① APP 功能：出现 AS 事件，"AS-VS" 事件后 AA 间期缩短 10 ms，"AS-VP" 事件后 VV 间期缩短 10 ms。搜索周期内若无心房事件或只有 AP/AR 事件或 PAC 或多个心房事件时最后心房事件是非不应期 AS 事件之前至少有一个 PAC，VA 间期逐搏延长 10 ms，直至 LRL；期间出现 AS 事件可再次引起起搏频率增加。② ProACt 功能：PAC 出现时，下一个 VV 间期缩短为 PAC

前 VV 间期的 75%，但不超过 MPR。每当连续的 AP 事件达到四个，VV 间期延长 10 ms 一次，直至 LRL 或出现新的 PAC（图 22-38~ 图 22-40）。

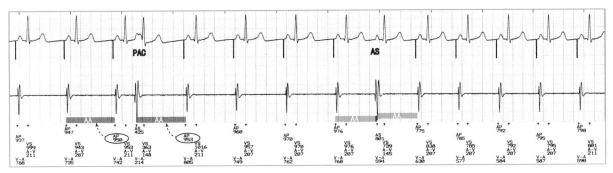

图 22-38　APP 功能对 PAC 与心房感知事件的不同反应

Boston Scientific 双腔心脏起搏器，APP 功能开启。房性早搏（PAC）出现时，不改变心房起搏频率，AA 间期保持不变；心房感知（AS）事件出现时，心房起搏频率增快，AA 间期缩短。AP：心房起搏；AS：心房感知；VS：心室感知

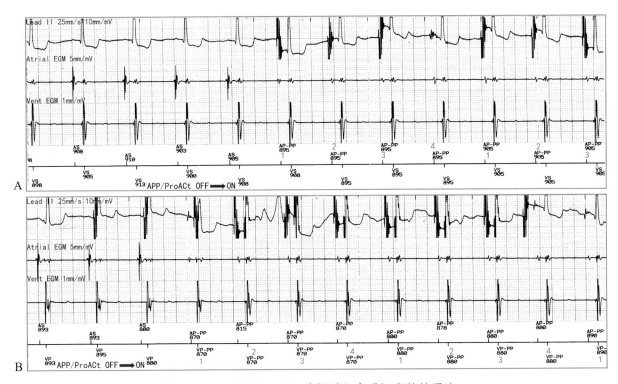

图 22-39　APP/ProACt 功能对心房感知事件的反应

患者，男，61 岁，因"扩张型心肌病、左束支阻滞、心力衰竭"植入 Boston Scientific Proponent EL DR L221 双腔心脏起搏器，Medtronic 3830-69 cm 导线分别植入房间隔和左束支区域。模式 DDD，LRL 60 次 / 分，APP/ProACt 功能由关闭程控为开启，MPR 80 次 / 分。A. PAVI 140~300 ms，SAVI 140~300 ms，"AS-VS"事件后 AA 间期缩短 10 ms，随后每隔四个心动周期心房起搏间期延长 10 ms。B. PAVI 140~300 ms，SAVI 95~120 ms，"AS-VP"事件后 VV 间期缩短 10 ms，每隔四个心动周期 VA 间期延长 10 ms

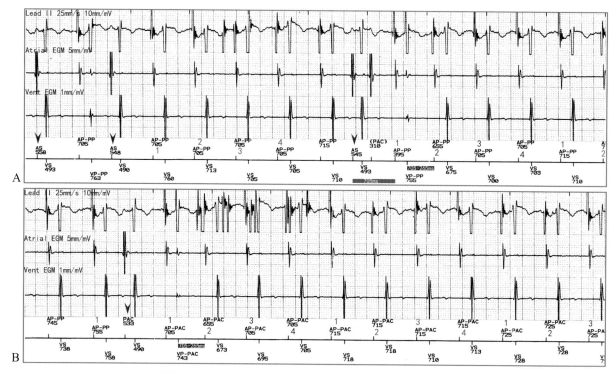

图 22-40　APP/ProACt 功能对心房感知事件的反应

患者，男，74 岁，因"窦房结功能障碍"植入 Boston Scientific Proponent MRI EL DR L231 双腔心脏起搏器，模式 DDD，LRL 60 次 / 分，MTR 130 次 / 分，PAVI 220~300 ms，SAVI 200~270 ms，APP/ProACt 功能开启，MPR 85 次 / 分。A."AS-VS"事件后 AA 间期缩短 10 ms，但不短于 MPR 间期（约为 705 ms），随后每隔四个心动周期心房起搏间期递增 10 ms，心房不应期内的房性早搏标记为（PAC），不影响 AA 间期计时。出现 VP 事件后，转换为心室计时，VA 间期 = 此时的 AA 间期（705 ms）- 动态 PAVI（265 ms）=440 ms，安排下一个 AP 脉冲发放。B. AA 间期短于 600 ms 的心房感知事件被心脏起搏器定义为 PAC（箭头所示），其后的心房起搏增速，但不超过 MPR。出现 VP 事件后，转换为心室计时，VA 间期 = 此时的 AA 间期（约为 705 ms）- 动态 PAVI（265 ms）=440 ms，安排下一个 AP 脉冲发放，随后每隔四个心动周期心房起搏间期递增 10 ms

（4）与其他功能的关系：APP/ProACt 功能激活后，AV 搜索滞后、频率滞后、突发心动过缓反应功能不能启动。如果 APP 及频率平滑（RS up）功能同时打开，自身心房率上升时，如果 APP 频率比 RS up 计算频率更高，RS up 暂时被忽略。Rythmiq 功能开启后，DDD（R）模式下 APP/ProACt 功能可用，AAI（R）+VVI 备用起搏模式下 APP/ProACt 功能禁用。

3. Altrua 心脏起搏器 APP 功能

AS 事件后 VA 间期缩短 8 ms，连续的 AP 事件满一个搜索周期（可程控）后，VA 间期逐搏延长 8 ms，直至 LRL，期间出现 AS 事件可再次引起起搏频率增加。

（六）创领心律医疗（Sorin）心脏起搏器超速起搏功能

心房率加速检测窗（WARAD）和不适当超速起搏（inappropriate overdrive，INOV）窗外的 AS 事件使随后的心房逸搏间期缩短 50 ms（如果连续出现 AS 事件，心房逸搏间期将在自身 PP 间期基础上再次缩短 50 ms），并维持心房超速起搏十五个心动周期，然后采用频率平滑（建议程控为极慢），起搏频率逐步递减至基础频率。PAC 位于 WARAD 内或虽然位于 WARAD 外但在不适当的超速起搏窗内，则不会启动超速起搏功能（图 22-41）。超速起搏频率不超过最大频率，最大频率默认 110 次 / 分，可程控设置（图 22-9F）。

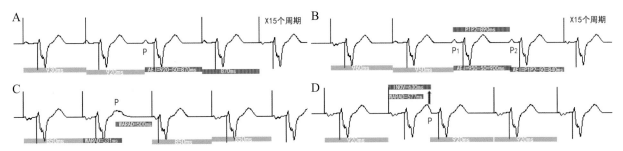

图 22-41　创领心律医疗（Sorin）心脏起搏器超速起搏示意图

A. 自身心房波出现后，心房逸搏间期（AEI）= 前一 PP 间期（920 ms）-50 ms=870 ms，随后超速起搏十五个心动周期。B. 连续出现两次自身心房波，P_1 后 AEI=950-50=900 ms，P_2 后 AEI=P_1P_2-50=890-50=840 ms，随后超速起搏十五个心动周期。C. 自身心房波位于 WARAD 内，未启动超速起搏，其后 500 ms 发放心房起搏脉冲，AVD 缩短。D. 自身心房波位于 WARAD 外、INOV 窗内，触发心室起搏，未启动超速起搏

第二节　快速性房性心律失常终止功能

一、心房反应性抗心动过速起搏功能

心房反应性抗心动过速起搏（atrial reactive ATP）功能是 Medtronic 部分心脏起搏器所具有的一种房性心动过速 / 心房颤动（AT/AF）管理功能，可识别并终止快速性房性心律失常。该功能在 Solara、Serena、Percepta CRT-P 已升级为 Reactive ATP 2.0。

（一）运行条件

1. Medtronic AT500、EnRhythm、Advisa、Astra、Azure 双腔心脏起搏器，Consulta C3TR01、Viva C5TR01、Solara、Serena、Percepta CRT-P，Evera、Protecta、Primo 双腔 ICD，Protecta、Viva、Viva Quad、Amplia、Claria CRT-D。

2. 心房导线稳定（大约心脏起搏器植入 1 个月以后）且工作正常时开启。

3. 心房双极感知。

4. 患者无心室预激。

（二）应用对象

心房反应性抗心动过速起搏功能主要用于节律规则、频率不太快（<300 次 / 分）或节律相对不规则但有一定规律性的房性心动过速（或心房扑动），房性心律失常的频率越慢，治疗有效性越高。该功能对完全不规则、频率 >300 次 / 分的心房颤动无效。

（三）程控参数

"Detection AT/AF" 程控为 "Monitor" 时，仅检测和记录 AT/AF 事件，但不实施 ATP 治疗；程控为 "On" 时，可检测和记录 AT/AF 事件并实施 ATP 治疗。AT/AF 检测间期、分区及具体 ATP 治疗方案可分别程控设置。通常有两个 ATP 方案备选：①增强的猝发起搏（Burst+），以 AOO 方式在频率快且固定的猝发起搏结束时提前发放两次 AP 脉冲；②间期递减起搏（Ramp），以 AOO 方式发放快频率心房起搏，起搏间期逐搏递减。

（四）运行过程

心脏起搏器依据 PR Logic 诊断法持续检测 AT/AF 事件，并根据 AT 的频率和规律性作出反应，根据落入不同频率区间的 AT/AF，选用相应的 ATP 方案，每个区间有三次干预治疗（图 22-42），增加了患者恢复窦性心律的机会。心脏起搏器检测到快速性房性心律失常，首先 AMS 为 DDIR 模式，此后，通过不同方式的（Burst+、Ramp）快频率、AOO 方式的心房起搏，终止房性心律失常，使患者恢复窦性心律（图 22-43~ 图 22-45）。一次治疗后若快速性房性心律失常未终止，可间隔一定时间后重复进行。

二、无创程序刺激功能

心脏起搏器大多具有无创程序刺激功能，应用程控仪进行快速的心房起搏，可终止某些快速性心律失常，如房性心动过速、心房扑动等（详见：第二十五章 第五节 无创程序刺激功能）。

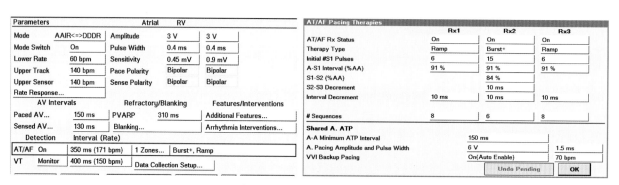

图 22-42 心房反应性抗心动过速起搏功能程控界面

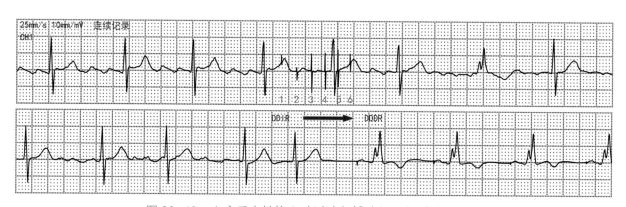

图 22-43 心房反应性抗心动过速起搏功能运行时的心电图

患者，男，84 岁，临床诊断：阵发性心房颤动、心房扑动、一度房室阻滞，植入 Medtronic Advisa DR MRI A3DR01 双腔心脏起搏器，心房反应性抗心动过速起搏功能开启。心房扑动发生时，心脏起搏器转换为 DDIR 模式，连续记录的心电图显示，心脏起搏器以 AOO 模式发放了六次快频率的心房反应性抗心动过速起搏脉冲，心房起搏间期逐搏递减，提示为 Ramp 方式。房性心律失常终止后出现房室顺序起搏

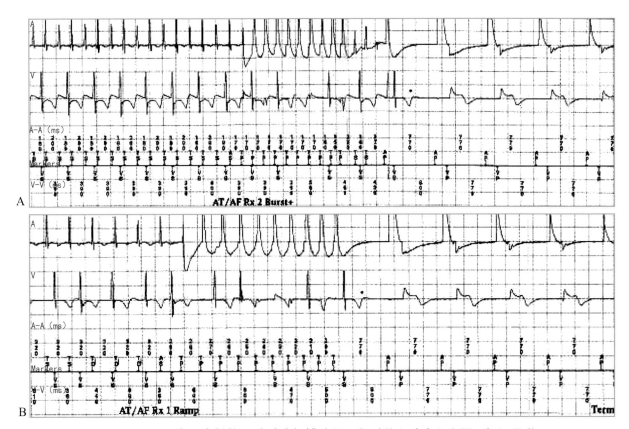

图 22-44　心房反应性抗心动过速起搏功能运行时的心腔内心电图及标记通道

A. 心脏起搏器以 Burst+ 方式发放快速规整的猝发 AP 脉冲伴随两跳提前的 AP 脉冲，心房扑动终止。B. 心脏起搏器以 Ramp 方式发放十次心房反应性抗心动过速起搏，心房起搏间期逐搏递减，房性心动过速终止。AP：心房起搏；AS：心房感知；🇹/🇩：AT/AF 诊断成立；TS：AT/AF 感知；VP：心室起搏；VS：心室感知

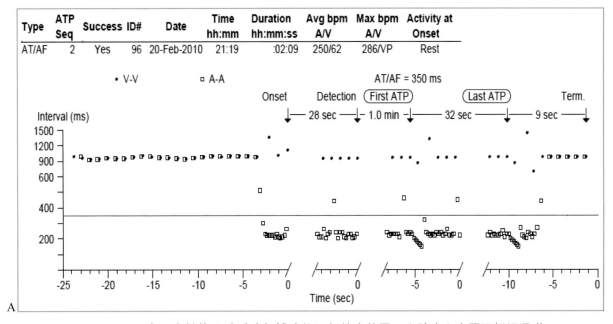

图 22-45　心房反应性抗心动过速起搏功能运行的事件图、心腔内心电图及标记通道

患者，男，67 岁，因"窦房结功能障碍、阵发性心房颤动、心房扑动"植入 Medtronic EnRhythm P1501 DR 双腔心脏起搏器，模式 AAI<=>DDD，LR 60 次 / 分，Detection AT/AF On。A. AT/AF 治疗事件图显示快速性房性心律失常由房性早搏引发，心脏起搏器实施了两次 ATP，快速性房性心律失常在第二次 ATP 后自行终止

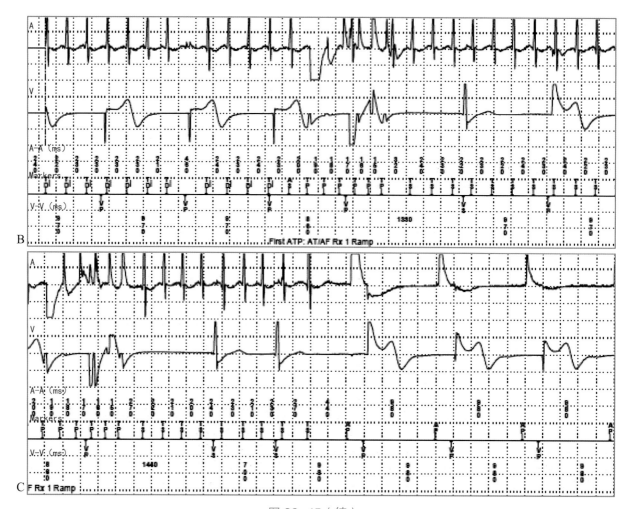

图 22-45（续）

B. 心房腔内心电图显示快速、规则的心房波，为心房扑动，心脏起搏器以 Ramp 方式发放六次心房反应性抗心动过速起搏，心房起搏间期逐搏递减 10 ms。C. 第二次 Ramp 方式的 ATP 结束时心房扑动仍存在，随后心房扑动自行终止，转换为房室顺序起搏。AP：心房起搏；AS：心房感知；🔔：AT/AF 诊断成立；TS：AT/AF 感知；VP：心室起搏；VS：心室感知

第三节 心房扑动管理功能

心房跟踪模式下，心房扑动（尤其是呈 2 : 1 房室传导）时，尽管 F 波的频率远超过了模式转换检测频率，但是，位于 PVAB 内的 F 波不被感知、不被计数、不触发心室起搏，心脏起搏器判断心房率低于模式转换检测频率而不发生 AMS（图 22-46，图 22-47），体表心电图有时似窦性心动过速、VAT 工作方式，心脏起搏器程控时，心房腔内心电图可见快速规整的心房波，其节律和频率符合心房扑动的诊断条件。

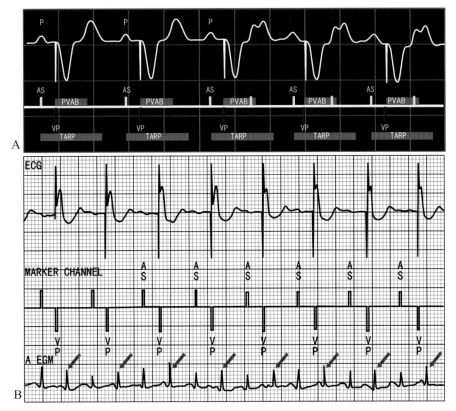

图 22-46　心房扑动时心脏起搏器不能发生自动模式转换

A.示意图，窦性心律时，P 波发生了心房感知（AS），1∶1 触发心室起搏（VP）；心房扑动发生时，一半的 F 波被心脏起搏器感知，另一半的 F 波位于 PVAB 内，为空白期心房事件（AB），不触发心室起搏，不引起 AMS。B.心电图（ECG）似窦性心动过速、VAT 工作方式；标记通道（marker channel）显示"AS-VP"工作方式；心房腔内心电图（AEGM）显示快速规则的心房波，诊断心房扑动，箭头所示的 F 波位于 PVAB 期内，未被心房线路感知，不能引起 AMS

一、Medtronic 心脏起搏器空白期房扑搜索功能

空白期房扑搜索（blanking flutter search，BFS）功能可程控为开或关，默认开启。

（一）运行条件

1. Medtronic Kappa 700 及其以后的非 ICD 平台双腔心脏起搏器（包括芯彤和 Vitatron A、E、G、Q 系列）具有 BFS 功能。双腔 ICD、CRT、ICD 平台的 AT500、EnRhythm、Ensura、Advisa、Astra、Azure 双腔心脏起搏器因具有空白期事件识别功能而不设 BFS 功能。

2. BFS 功能和 AMS 功能处于开启状态（图 22-47）。

3. DDD（R）或 VDD 模式，Adapta 双腔心脏起搏器 AAI（R）<=>DDD（R）模式。

4. "AS-VP" 或 "AS-VS" 工作方式。

5. 心脏起搏器测得的连续八个 AA 间期（包括 AS/AR-AS/AR、AP-AS/AR 间期）都短于 2×（SAVI+PVAB），且短于两倍的模式转换检测频率间期。心脏起搏器通过这两个标准判断是否有快频率心房事件位于心房空白期内，以及心房频率是否超过模式转换检测频率。

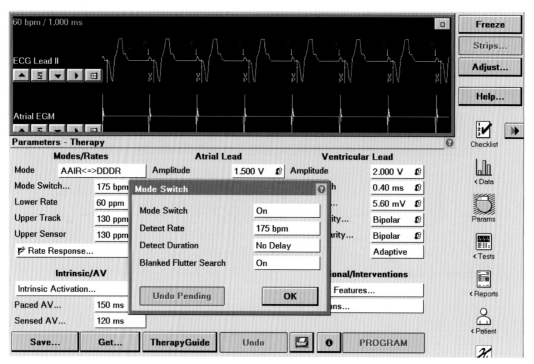

图 22-47　空白期房扑搜索功能程控界面

（二）运行过程

当满足 BFS 功能运行条件时，心脏起搏器自动延长第八个 VP/VS 事件后的 PVARP，使总心房不应期（TARP）=2×（SAVI+PVAB），随后的心房事件变为 AR 事件，AR 事件启动心房警觉期（略长于 1/2 的 AA 间期），期间若出现 AS 事件，AS 事件后 80 ms 处发放 VP 脉冲，AR-AS 间期小于模式转换检测频率间期时立即发生 AMS，AR-AS 间期大于模式转换检测频率间期时不发生 AMS；期间若未出现 AS 事件，心房警觉期结束时发放 AP 脉冲，AP 脉冲后 80 ms 处发放 VP 脉冲（图 22-48~图 22-54）。BFS 功能每隔 90 秒重复运行。

（三）特殊情况下的空白期房扑搜索功能

1. VDD 模式

AR 事件后心房警觉期内出现 AS 事件，AS 事件后 80 ms 处发放 VP 脉冲，AR-AS 间期小于模式转换检测频率间期时立即发生 AMS。心房警觉期内无 AS 事件时，低限频率间期（LRI）内若出现 AS 事件，AS 事件后 80 ms 处发放 VP 脉冲；LRI 内若无 AS 事件，LRI 结束时发放 VP 脉冲并再次延长 PVARP 一次。如果低限频率较快，AR 事件后心房警觉期预计持续至 LRI 结束后，则于 LRI 结束时发放 VP 脉冲并结束心房警觉期。

2. BFS 功能与起搏器介导性心动过速干预功能同时开启

"AS-VP"工作方式，频率较快，若同时满足 BFS 和起搏器介导性心动过速干预（PMTI）功能运行条件，心脏起搏器优先运行 PMTI 功能。

3. BFS 功能与非竞争性心房起搏功能同时开启

如果 AR 事件后的心房警觉期短于非竞争性心房起搏间期（NCAPI）且期间无 AS 事件，AP 脉冲在 NCAPI（一般为 300 ms）结束时发放，PAVI 可短于 80 ms（最短 30 ms）。如果低限或传感器频率较快，可造成心室起搏频率低于低限或传感器频率。

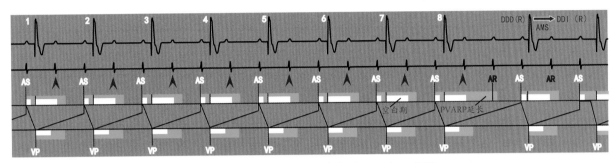

图 22-48　空白期房扑搜索功能运行示意图

心脏起搏器测得的连续八个 AA 间期都短于 2×（SAVI+PVAB）且短于两倍的模式转换检测频率间期，为排除可能存在的空白期心房事件（箭头部位所示），PVARP 自动延长一次，随后出现连续两个心房感知事件（AR+AS），其频率超过模式转换检测频率而触发 AMS

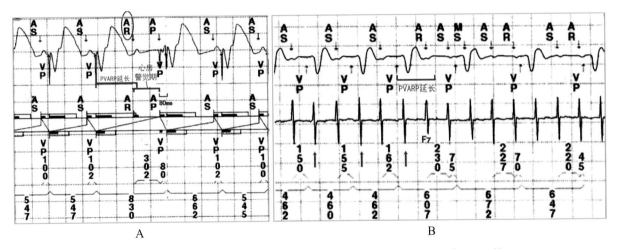

图 22-49　空白期房扑搜索功能运行的心房腔内心电图及标记通道

心脏起搏器测得的连续八个 AA 间期满足 BFS 功能运行条件，为排除可能存在的空白期心房事件，PVARP 自动延长一次。A. PVARP 延长后只出现 AR 事件，而无 AS 事件，AR 事件后的心房警觉期内无 AS 事件，心房警觉期（标注为 302 ms）结束时发放 AP 脉冲，AP 脉冲后 80 ms 处发放 VP 脉冲，心脏起搏器不发生 AMS。B. 心房腔内心电图显示快速规整的心房波（F 波），箭头所示处的 F 波恰好位于心房空白期，故不能触发 AMS。心脏起搏器识别到八个连续的"AS-VP"事件，八个 AA 间期满足 BFS 功能运行条件，第八个 VP 脉冲后延长 PVARP，使得 TARP（SAVI+PVARP）＝2×（SAVI+PVAB），原来的 AS 事件（F₇）成为 AR 事件，即在 PVARP 延长后出现"AR+AS"事件，AS 事件后 80 ms 处发放 VP 脉冲，AR-AS 间期小于模式转换检测频率间期，心脏起搏器 AMS（标记为 MS）为 DDIR 模式。AP：心房起搏；AR：心房不应期感知；AS：心房感知；PVAB：心室后心房空白期；SAVI：感知 AV 间期；TARP：总心房不应期；VP：心室起搏

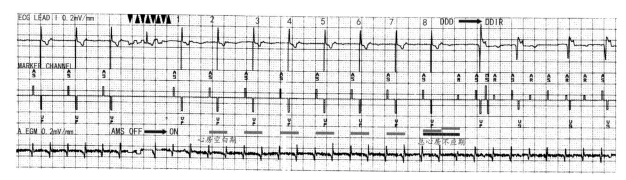

图 22-50　空白期房扑搜索功能运行和自动模式转换

　　患者，男，62 岁，因"窦房结功能障碍"植入 Medtronic Relia RED01 双腔心脏起搏器，模式 DDD，LR 60 次 / 分，PAVI 180 ms，SAVI 140 ms，PVAB 180 ms，BFS 功能开启，AMS 功能由关闭程控为开启，模式转换检测频率 175 次 / 分。心房腔内心电图（AEGM）显示频率 188 次 / 分、节律规整的心房波，一半的心房波位于 PVAB 内，标记通道未标记。连续八个 AS-AS 间期都短于 2×（SAVI+PVAB）且短于两倍的模式转换检测频率间期，PVARP 延长一次，使原来的 AS 事件变为 AR 事件，随后出现 AS 事件，AS 事件后 80 ms 处发放 VP 脉冲，AR-AS 间期 < 模式转换检测频率间期，心脏起搏器 AMS 为 DDIR 模式

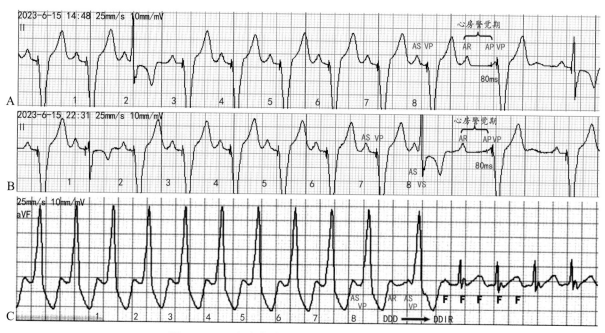

图 22-51　空白期房扑搜索功能运行的心电图

　　A、B 来自同一个患者，植入 Medtronic Relia RED01 双腔心脏起搏器，模式 DDD，LR 50 次 / 分，心脏起搏器测得的连续八个 AA 间期满足 BFS 功能运行条件，为排除空白期心房事件，第八个 VP/VS 事件后 PVARP 延长一次，使 AS 事件变为 AR 事件，AR 事件启动的心房警觉期内未再出现 AS 事件，心房警觉期结束时发放 AP 脉冲，AP 脉冲后 80 ms 发放 VP 脉冲，心脏起搏器没有发生 AMS。C. 患者植入 Medtronic 双腔心脏起搏器，模式 DDD，心脏起搏器测得的连续八个 AA 间期满足 BFS 功能运行条件，为排除空白期心房事件，第八个 VP 事件后 PVARP 延长一次，使 AS 事件变为 AR 事件，AR 事件启动的心房警觉期内出现 AS 事件，AS 事件后 80 ms 处发放 VP 脉冲，AR-AS 间期小于模式转换检测频率间期，心电图显示心房扑动，心脏起搏器 AMS 为 DDIR 模式

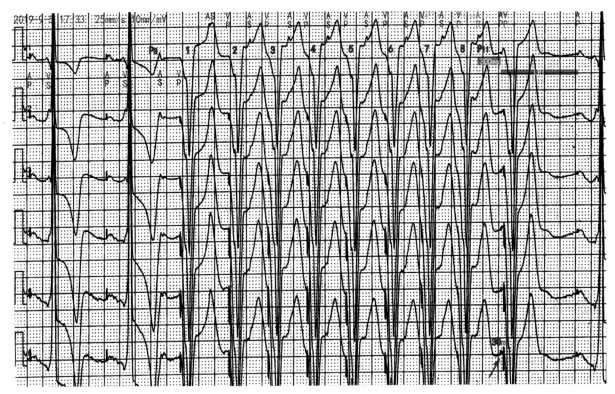

图 22-52 空白期房扑搜索功能终止心脏起搏器介导性心动过速

患者，男，49岁，临床诊断：非梗阻性肥厚型心肌病，植入 Medtronic Relia RED01 双腔心脏起搏器 5 年，模式 DDD，PAVI 150 ms，SAVI 120 ms，UTR 130 次 / 分，Search AV+ 功能开启，AV 间期最大延长值 170 ms，PMTI 功能关闭，BFS 功能开启，NCAP 功能开启，NCAPI 300 ms。患者近半年来出现阵发性心慌。心电图显示：前两跳为"AP-VS"工作方式，AP 脉冲产生了相应的心房波，心房起搏频率 60 次 / 分。P_3 提前发生，形态尖锐，为房性早搏，P_3 触发心室起搏，但 AS-VP 间期（290 ms）大于 SAVI 程控值（120 ms），心室起搏频率并未达到 UTR，AS-VP 间期延长与 Search AV+ 功能运行有关，随后心室起搏激动逆传心房产生了逆行 P^- 波，逆行 P^- 波触发心室起搏，心室起搏激动再次逆传，如此反复，引发 PMT。连续八个"AS-VP"事件后出现间距 30 ms 的 AP、VP 脉冲，P_{11}-AP=300 ms，提示 BFS 功能和 NCAP 功能运行。心脏起搏器测得的连续八个 AA 间期满足 BFS 功能运行条件，第八个 VP 事件后 PVARP 延长一次，使 AS 事件变为 AR 事件，AR 事件后的心房警觉期内无 AS 事件，AR 事件后 300 ms 处发放 AP 脉冲，BFS 功能的运行终止了 PMT

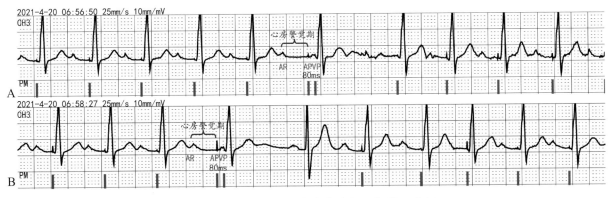

图 22-53 空白期房扑搜索功能运行的心电图

患者因"窦房结功能障碍、阵发性心房颤动"植入 Medtronic Sensia L SEDRL1 双腔心脏起搏器，模式 DDD，LR 60 次 / 分。心脏起搏器测得的连续八个 AA 间期满足 BFS 功能运行条件，为排除空白期心房事件，第八个 VP 事件后 PVARP 延长一次，使 AS 事件变为 AR 事件，AR 事件启动的心房警觉期内未再出现 AS 事件，心房警觉期结束时发放 AP 脉冲，AP 脉冲后 80 ms 处发放 VP 脉冲。A、B 两图 BFS 功能运行的间隔约 90 秒（浙江省中西医结合医院，任燕红供图）

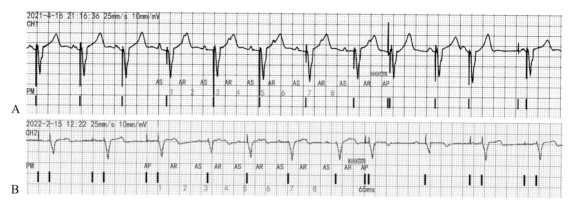

图 22-54　心房不应期感知时的空白期房扑搜索功能运行

A. 患者，女，76 岁，植入 Medtronic Relia REDR01 双腔心脏起搏器，模式 DDD，LR 60 次 / 分，PAVI 150 ms，SAVI 120 ms，BFS 功能开启，NCAP 功能开启，NCAPI 300 ms。频率适应性 AV 功能关闭。心电图显示：短阵房性心动过速发生时，部分心房波成为 AR 事件不触发心室起搏，心脏起搏器测得的连续八个 AA 间期（AS-AR 及 AR-AS 间期）满足 BFS 功能运行条件，PVARP 延长一次，最后的 AR 事件后 300 ms 处发放 AP 脉冲，PAVI 缩短至 30 ms，提示 BFS 功能和 NCAP 功能运行。心脏起搏器对窦性 P 波与房性 P′ 波感知时刻不同，造成体表心电图上心房波与其后所触发的心室起搏间距不同（浙江大学医学院附属邵逸夫医院，叶苗供图）。B. 患者，男，99 岁，植入 Medtronic Adapta ADD01 双腔心脏起搏器，模式 DDD，LR 60 次 / 分，PAVI 220 ms，SAVI 180 ms，BFS 功能开启，NCAP 功能开启，NCAPI 300 ms。心电图显示：短阵房性心动过速发生时，部分心房波成为 AR 事件不触发心室起搏，心脏起搏器测得的连续八个 AA 间期（包括 AP-AR、AR-AS 及 AS-AR 间期）满足 BFS 功能运行条件，PVARP 延长一次，AR 事件后心房警觉期内无 AS 事件，最后的 AR 事件后 300 ms 处发放 AP 脉冲，随后的 PAVI 缩短至 65 ms，提示 BFS 功能和 NCAP 功能运行（浙江省兰溪市人民医院，蒋如芳供图）

二、Biotronik 心脏起搏器 2 ：1 锁定保护功能

心房扑动时，若远场空白期（far field blanking，FFB）设置较长，部分 F 波位于其中，可导致心脏起搏器不能进行 AMS。Biotronik 心脏起搏器在 FFB 设置较长（≥ 125 ms）时，同时开启 2 ：1 锁定保护（2 ：1 lock-in protection）功能（图 22-55），可确保心脏起搏器在心房扑动时顺利实现 AMS。2 ：1 锁定保护功能的运行分三个阶段：怀疑阶段（suspicion phase）、核实阶段（confirmation phase）、终止阶段（termination phase）。

（一）怀疑阶段

1. 八个连续的 VP-AS 间期 <2 ：1 锁定保护的 VP-AS 间期标准，VP-AS 间期平均偏差 <2 ：1 锁定保护的稳定性标准（E 系列 50 ms）。

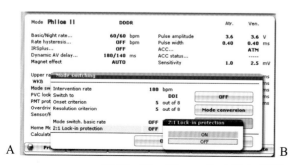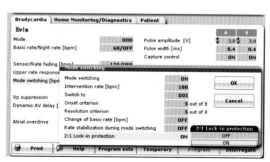

图 22-55　Biotronik 心脏起搏器 2 ：1 锁定保护功能程控界面

A. Biotronik Philos Ⅱ DR 双腔心脏起搏器。B. Biotronik Evia DR 双腔心脏起搏器

2. 心室率 >100 次 / 分。

（二）核实阶段

AV 间期延长一次，延长值 = 心室起搏后的远场保护间期，AV 间期最大值 300 ms，同时启动最小 PVARP。延长的 AV 间期内若暴露出心房事件，心脏起搏器标记为心房不应期感知（Ars），2：1 锁定确认；若无 Ars 事件，AV 间期逐渐缩短至程控值，120 秒后重新检测（图 22-56）。

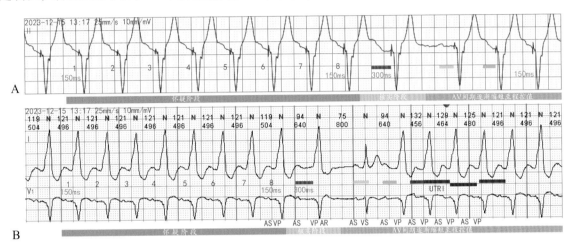

图 22-56 Biotronik 心脏起搏器 2：1 锁定保护功能运行过程

A. 患者植入 Biotronik 双腔心脏起搏器，模式 DDD，SAVI 150 ms。B. 患者，男，65 岁，植入 Biotronik Effecta D 双腔心脏起搏器，模式 DDD，基础频率 60 次 / 分，动态 AV 延迟 180/140 ms，频率 60、80、100、120、140 次 / 分时 AV 间期分别是 180 ms、170 ms、160 ms、150 ms、140 ms，感知补偿 -45 ms，UTR 130 次 / 分，上限跟踪频率间期（UTRI）≈ 462 ms，AV 滞后关闭。两图均显示窦性心动过速，心脏起搏器呈 VAT 工作方式，2：1 锁定保护功能启动后，首先进入怀疑阶段，八个连续的"VP-AS"事件满足 2：1 锁定保护的 VP-AS 间期标准，在核实阶段，SAVI 延长至 300 ms，没有发现 Ars 事件，随后，SAVI 逐渐缩短至程控值

（三）终止阶段

若 AS-Ars 频率超过模式转换干预频率，则立即发生 AMS（图 22-57），AV 间期以 50 ms 的步幅递减至程控值，2：1 锁定功能暂停，直至心脏起搏器恢复心房跟踪模式。

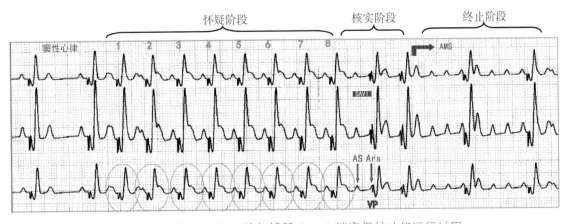

图 22-57 Biotronik 心脏起搏器 2：1 锁定保护功能运行过程

Biotronik Philos Ⅱ D 双腔心脏起搏器，模式 DDD，起初为窦性心律，频率 250 次 / 分的心房扑动发作时，心脏起搏器启动 2：1 锁定保护功能，依次进入怀疑阶段（八个连续的"VP-AS"事件）、核实阶段（延长 AV 间期至 300 ms，暴露心房空白期事件）、终止阶段(AS-Ars 频率超过模式转换干预频率时发生 AMS，终止了快频率的心室起搏）。AMS：自动模式转换；Ars：心房不应期感知；AS：心房感知；SAVI：感知 AV 间期；VP：心室起搏

三、Boston Scientific 心脏起搏器心房扑动反应功能

心房扑动反应（atrial flutter response，AFR）功能旨在心房率高于 AFR 触发频率时，使心脏起搏器由心房跟踪模式立即转换为非心房跟踪模式，预防心房易损期内心房起搏。

（一）运行条件

1. 起搏器

Ingenio、Formio、Vitalio、Proponent、Accolade 系列双腔心脏起搏器，Invive、Valitude X4、Visionist X4 系列 CRT-P，Incepta、Energen、Punctua、Telegen、Inogen、Dynagen 系列双腔 ICD，Incepta、Energen、Punctua、Cognis、Inogen、Dynagen 系列 CRT-D。

2. 模式

AFR 功能用于 DDD（R）、DDI（R）模式。

（二）程控参数

双腔心脏起搏器和 CRT-P 起搏器 AFR 功能默认开启，ICD、CRT-D 起搏器 AFR 功能默认关闭，AFR 触发频率（trigger rate）100~300 次 / 分，默认 170 次 / 分，触发频率应较 MTR/MSR ≥ 5 次 / 分（图 22-58）。

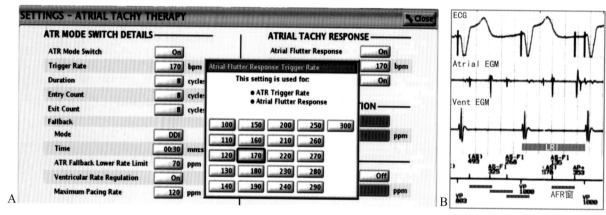

图 22-58　心房扑动反应功能程控界面、腔内心电图及标记通道

A. AFR 功能程控界面。B. 患者植入 Boston Scientific 双腔心脏起搏器，模式 DDD，LRL 60 次 / 分，AFR 功能开启，AFR 触发频率 170 次 / 分，AFR 窗 =60000/170 ≈ 353 ms。PVARP 内的心房感知事件标记为（AS），开启 AFR 窗，AFR 窗内的心房事件标记为 AS-Fl，AFR 窗结束至预期的 VP 脉冲间距 <50 ms 时，AP 脉冲被抑制发放，AFR 窗结束时的心房起搏标记为 AP →（图片引自严干新）

（三）运行过程

PVARP 内的心房感知事件不触发心室起搏，开启 AFR 窗，AFR 窗（ms）=60000/AFR 程控值（次 / 分）。AFR 窗内的心房感知事件定义为不应期感知，不触发心室起搏，重启另一个 AFR 窗，如此反复。感知窗仅在 AFR 窗、PVARP 结束后开启。

1. 心室起搏脉冲的发放

VP 脉冲按照 LRL 或传感器频率预期发放，不受 AFR 功能运行的影响。

2. 心房起搏脉冲的发放

AFR 窗内不发放 AP 脉冲，AP 脉冲只能在 AFR 窗结束以后发放。

（1）AFR 窗结束至预期的 VP 脉冲间距 <50 ms 时，AP 脉冲被抑制发放（图 22-59A）。

（2）AFR 窗结束至预期的 VP 脉冲间距 > 程控的 PAVI 时，VA 间期结束时预期发放 AP 脉冲（图 22-59B）。

（3）AFR 窗结束至预期的 VP 脉冲间距 >50 ms 且 <PAVI 程控值时，AFR 窗结束时发放 AP 脉冲，可造成 AP 脉冲推迟发放和 PAVI 缩短，此时的 PAVI 数值介于 50 ms 与程控值之间（图 22-59C，图 22-60）。

（四）心房扑动反应功能与房性心动过速反应自动模式转换

快频率的心房感知事件连续、反复触发 AFR 窗，可导致心脏起搏器类似于 VDI（R）模式。快速性房性心律失常发生时只需一跳即可转换为非心房跟踪模式，有时称为"一跳模式转换"，但真正的模式转换只在满足房性心动过速反应（ATR）标准时发生；快速性房性心律失常终止后仅一个周期即可恢复房室同步起搏。PVARP 和 AFR 窗内 AP 脉冲被抑制发放，直至 PVARP 和 AFR 窗结束，期间若无心房感知事件，心脏起搏器发放 AP 脉冲、恢复双腔起搏模式。

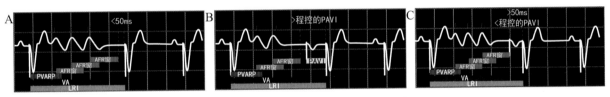

图 22-59　心房扑动反应功能运行示意图

A. AFR 窗结束至预期的 VP 脉冲间距 <50 ms 时，AP 脉冲被抑制发放。B. AFR 窗结束至预期的 VP 脉冲间距 > 程控的 PAVI，VA 间期结束时预期发放 AP 脉冲，PAVI 等于程控值。C. AFR 窗结束至预期的 VP 脉冲间距 >50 ms 且 < 程控的 PAVI 时，AFR 窗结束时发放 AP 脉冲，AP 脉冲推迟发放，PAVI 短于程控值

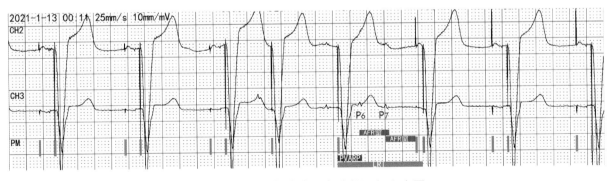

图 22-60　心房扑动反应功能运行心电图

患者，男，78 岁，因"房室阻滞"植入 Boston Scientific Ingenio EL DR J174 双腔心脏起搏器，模式 DDD，LRL 60 次 / 分，LRI 1000 ms，MTR 130 次 / 分，PAVI 120~180 ms，SAVI 90~150 ms。AFR 功能开启，AFR 触发频率 170 次 / 分，AFR 窗 =60000/170≈353 ms。提前出现的自身心房波（P₆）位于 PVARP 内，成为心房不应期感知事件，不触发心室起搏，但启动约 353 ms 的 AFR 窗，AFR 窗内的心房感知事件（P₇）重启新的 AFR 窗。快速性房性心律失常自行终止，VP 脉冲按照 LRL 发放，AFR 窗结束至预期的 VP 脉冲间距 >50 ms，但 < 程控的 PAVI，AFR 窗结束时发放 AP 脉冲，PAVI 缩短，此时的 PAVI 介于 50 ms 与程控值之间（浙江省嘉兴市第一医院，孙娴超供图）

第四节　自动模式转换功能

在不同的内在或外在因素影响下，心脏起搏器可发生自动模式转换（automatic mode switching，AMS），以适应不同情况下的需要。AMS 的种类繁多，不同厂家的心脏起搏器 AMS 名称、算法亦有不同。我们通常所说 AMS 主要是指心脏起搏器应对快速性房性心律失常的 AMS 功能。

一、自动模式转换的分类与失效

（一）自动模式转换分类

1.快速性房性心律失常时的自动模式转换

具有心房跟踪功能的心脏起搏器几乎都具有 AMS 功能，且大多默认开启。当快速性房性心律失常达到 AMS 条件时，心脏起搏器可由心房跟踪模式转换为非心房跟踪模式，如：由 DDD（R）模式自动转换为 DDI（R）或 VDI（R）模式，由 VDD（R）模式自动转换为 VDI（R）模式，由 AAI（R）<=> DDD（R）模式自动转换为 DDIR 模式。心脏起搏器转换为非心房跟踪模式后将以低限或传感器频率或自动模式转换基本频率工作。当快速性房性心律失常终止后，再由非心房跟踪模式自动转换为心房跟踪模式。

2.旨在最小化心室起搏的自动模式转换

旨在减少心室起搏的 AMS 功能是指心脏起搏器根据自身房室传导状态，在 AAI（R）或 ADI（R）模式与 DDD（R）模式之间自动转换，既减少了心室起搏比例，又确保患者的安全。如 Medtronic 心脏起搏器的心室起搏管理（MVP）功能、Biotronik 心脏起搏器心室起搏抑制（Vp Suppression）功能、Boston Scientific 心脏起搏器模式互转与 Rythmiq 功能、创领心律医疗（Sorin）心脏起搏器的 SafeR 功能。

3.保护性自动模式转换

心脏起搏器线路内设的保护功能，电除颤保护线路可使心脏起搏器能够耐受来自体外的 400J 高能量电击而不被损坏；起搏奔放保护电路可在心脏起搏器故障时限制最快起搏频率（130~150 次/分）以防止快速心室起搏；在强磁场、强射线、剧烈震荡或温度骤变时，心脏起搏器转换为特定的起搏模式和参数，以预防过强的物理因素导致起搏抑制，这种保护性模式转换又称电重置（详见：第十七章第四节 心脏起搏器电重置）。

4.心脏起搏器电耗竭时的自动模式转换

心脏起搏器电耗竭时，常常出现起搏模式转换，且不能再程控为原来的模式（详见：第三十八章第四节 心脏起搏器电耗竭的表现）。

5.电磁干扰或磁铁试验时的自动模式转换

在电磁干扰或磁铁试验时，心脏起搏器由 AAI（R）模式转换为 AOO 模式，由 VVI（R）模式转换为 VOO 模式，由 DDD（R）模式转换为 DOO 模式。

6. 无导线房室同步心脏起搏器（Micra AV）自动模式转换

无导线房室同步心脏起搏器（Micra AV）AMS 功能默认开启，有运动模式转换和房室传导模式转换，心脏起搏器可在 VDD、VVI+、VDIR 模式之间自动转换（详见：第十章　第四节　无导线房室同步心脏起搏器）。

（二）自动模式转换失效

尽管心脏起搏器具有 AMS 功能且处于开启状态，房性心律失常也达到了 AMS 所设定的频率及持续时间标准，但有时却不能发生 AMS，其原因如下：

1. 心脏起搏器故障

2. 心房感知不足

当心房感知灵敏度数值过大或自身心房波（如心房颤动的 f 波）振幅过低，心房感知不足，心脏起搏器便无法启动 AMS。

3. 心房空白期事件

房性心律失常的部分心房波位于心房空白期，不被心脏起搏器计数，心脏起搏器判断心房率未达到触发 AMS 的标准。有的心脏起搏器能识别心房空白期事件并发生 AMS。

二、Medtronic 心脏起搏器自动模式转换功能

（一）模式转换

1. 非 ICD 平台双腔心脏起搏器

Medtronic 非 ICD 平台双腔心脏起搏器，Vitatron A、E、G、Q 系列和芯彤双腔心脏起搏器，模式转换（mode switch）功能默认开启，检测频率（detect rate）默认 175 次 / 分，检测间期默认无延迟（no delay）。连续七个 AA 间期（除 AS-AP、AR-AP 间期和 AP-AR-AP 序列之外）中，任何四个 AA 间期短于程控的模式转换检测频率间期，即可启动 AMS（图 22-61A，图 22-62，图 22-68A）。

2. CRT、双腔 ICD 和 ICD 平台双腔心脏起搏器

Medtronic CRT、双腔 ICD 和 ICD 平台双腔心脏起搏器，满足 AT/AF 检测条件即每个心室周期内有 ≥ 2 个心房感知事件且持续 ≥ 3 个心室周期或最近十二个 AA 间期的中位数小于程控的 AT/AF 间期（默认 350 ms），即可启动 AMS（图 22-61B，图 22-64，图 22-65B）。

3. 运行过程

达到 AMS 条件后，双腔心脏起搏器由 DDD（R）或 AAI（R）<=>DDD（R）模式转换为 DDIR 模式，由 VDD 模式转换为 VDIR 模式。转为非心房跟踪模式后，为避免心室率骤降，心脏起搏器先进入心室率调整阶段，AMS 后第一跳与 AMS 前最后一跳的 VP-VP 间期相等，随后起搏频率逐搏递减（起搏间期逐搏递增 40 ms）直至传感器频率（图 22-62~ 图 22-64）。

4. 自动模式转换的中断

心脏起搏器典型的 AMS 过程会因以下任一情况的出现而中断：①快速性房性心律失常在转换为非心房跟踪模式之前停止；②快速性房性心律失常短暂停止，在恢复心房跟踪模式之前再次复发。

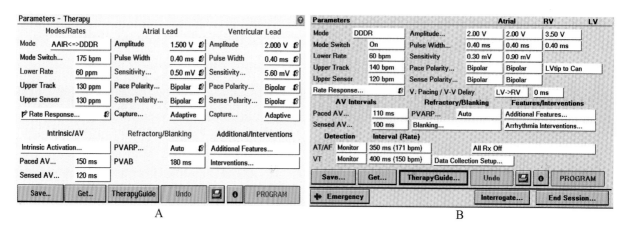

图 22-61　Medtronic 心脏起搏器自动模式转换功能程控界面

A. Medtronic Adapta ADDR01 双腔心脏起搏器，模式转换检测频率 175 次 / 分。B. Medtronic Consulta、Syncra CRT-P，模式转换功能开启，AT/AF 检测频率 171 次 / 分

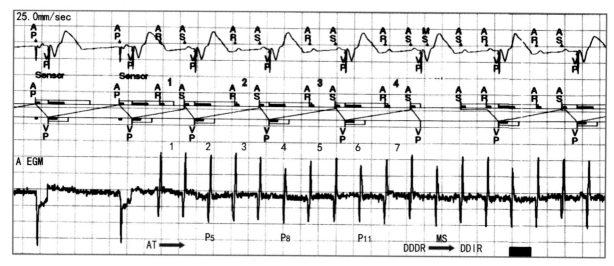

图 22-62　房性心动过速引发 Medtronic 心脏起搏器自动模式转换

患者植入 Medtronic 双腔心脏起搏器，模式 DDDR。心脏起搏器起初以 DDDR 模式工作，心房腔内心电图（AEGM）出现频率 200 次 / 分、节律规则的心房波，房性心动过速（AT）发生时，在连续的七个 AA 间期中（蓝数字），有四个 AA 间期（红数字）短于程控的模式转换检测频率期间，心脏起搏器发生 AMS（标记为 MS），由 DDDR 模式转换为 DDIR 模式，部分 P 波（P_5、P_8、P_{11}）位于 PVAB 内，未被心脏起搏器感知和计数

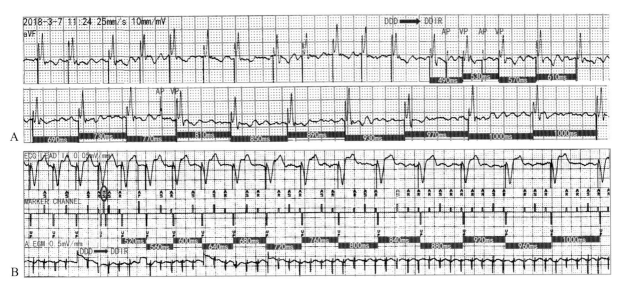

图 22-63 心房颤动 / 心房扑动引发心脏起搏器自动模式转换

A. 患者，女，63 岁，因"三度房室阻滞"植入 Medtronic Relia RED01 双腔心脏起搏器，模式 DDD，LR 60 次 / 分，LRI 1000 ms。连续记录心电图显示：心房颤动，心室起搏频率快、节律不齐，两次 AP 脉冲在 VA 间期结束时发放，VA 间期前后相差 40 ms，VP-VP 间期逐搏递增 40 ms，直至 LR，提示心脏起搏器发生了 AMS。B. 患者，男，57 岁，因"三度房室阻滞"植入 Medtronic EnPulse E2D01 双腔心脏起搏器，模式 DDD，LR 60 次 / 分，LRI 1000 ms。上下两图为连续记录，心房腔内心电图显示心房率 300 次 / 分，节律规则，为心房扑动。起初 F 波 2：1 触发心室起搏，位于 PVAB 内的心房事件，心脏起搏器不做标记、不触发心室起搏。红圈所示处发生了 AMS（标记为 MS），心室起搏间期（VV 间期）逐跳递增 40 ms，直至 LR。AP：心房起搏；AR：心房不应期感知；AS：心房感知；VP：心室起搏

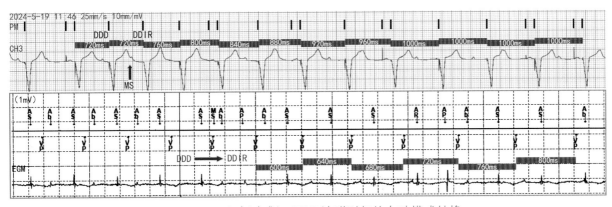

图 22-64 心房过感知 QRS 波群引起的自动模式转换

患者，男，58 岁，植入 Medtronic Advisa DR MRI A3DR01 双腔起搏器，模式 DDDR，LR 60 次 / 分，PAVI 180 ms，SAVI 150 ms，UTR 130 次 / 分，AT/AF 检测频率 171 次 / 分，心房感知灵敏度 0.3 mV。心电图、心腔内心电图（EGM）及标记通道显示心脏起搏器起初呈 VAT 工作方式，VP 事件后心房标记通道出现心房空白期感知（Ab）标记，心房频率超过 AT/AF 检测频率，满足 AMS 条件后，心脏起搏器发生 AMS（标记为 MS），AS-VP 间期不固定，VP-VP 间期逐搏递增 40 ms（浙江省兰溪市人民医院，蒋如芳　胡柳欢供图）

（二）模式反转换

1. 模式反转换的启动

在达到快速性房性心律失常终止的判断标准后，心脏起搏器发生模式反转换，转换为心房跟踪模式（图 22-65~ 图 22-68），若快速性房性心律失常暂时终止但又在恢复心房跟踪模式之前复发，模式反转换将中断。不同的心脏起搏器模式反转换的启动条件不同。

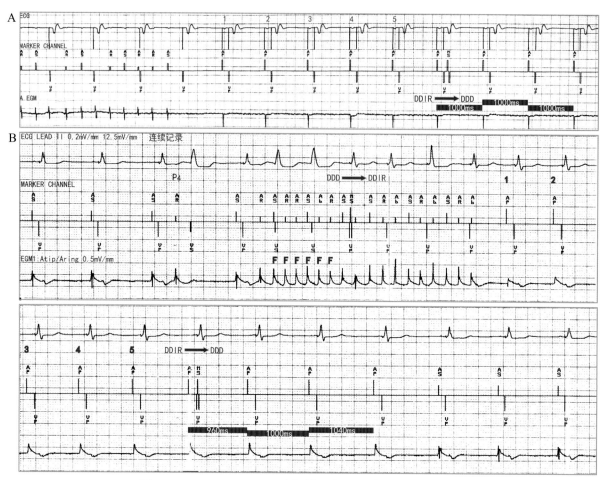

图 22-65　Medtronic 心脏起搏器自动模式转换与反转换

A. 患者植入 Medtronic 双腔心脏起搏器，模式 DDD，LR 60 次 / 分。快速性房性心律失常时，标记通道显示快速的心房事件，心房不应期感知标记为 AR，心房感知标记为 AS，心室起搏频率等于 LR，提示心脏起搏器 AMS 为 DDIR 模式。快速性房性心律失常终止后，出现五个连续的心房起搏事件，心脏起搏器发生模式反转换（标记通道标记为 MS），以 LR 房室顺序起搏，提示频率调整已达 LR。B. 患者，女，71 岁，因"扩张型心肌病、左束支阻滞、心力衰竭"植入 Medtronic Syncra CRT-P C2TR01 起搏器，左束支起搏导线连接脉冲发生器的右心室（RV）接口，模式 DDD，LR 50 次 / 分，PAVI 130 ms，SAVI 100 ms，UTR 130 次 / 分，心室起搏：RV，AT/AF 检测频率 171 次 / 分，心室感知反应功能关闭。开始为窦性心律，心脏起搏器呈 VAT 工作方式，房性早搏（P_4）引发短阵心房扑动，心脏起搏器 AMS 为 DDIR 模式，心房扑动停止后，连续五个心动周期房室关系 1∶1 且五个 AA 间期均长于程控的 AT/AF 检测频率间期，心脏起搏器模式反转换为 DDD 模式，房室顺序起搏时起搏间期逐搏递增 40 ms，直至出现 AS 事件，转换为 VAT 工作方式

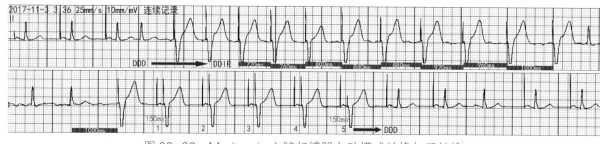

图 22-66　Medtronic 心脏起搏器自动模式转换与反转换

患者，男，83 岁，植入 Medtronic Relia RED01 双腔心脏起搏器，模式 DDD，LR 60 次 / 分，LRI 1000 ms，PAVI 150 ms，Search AV+ 功能开启。心脏起搏器起初呈"AP-VS"工作方式，心房颤动发生后触发快速的心室起搏，心室起搏间期逐搏递增 40 ms，起搏频率降至 LR，提示心脏起搏器 AMS 为 DDIR 模式，连续五次房室顺序起搏，PAVI=150 ms，随后 PAVI 延长，呈"AP-VS"工作方式，提示心脏起搏器模式反转换为 DDD 模式

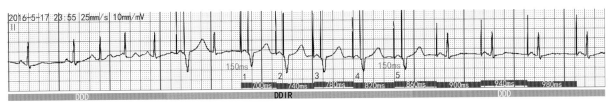

图 22-67　Medtronic 心脏起搏器自动模式转换与反转换

　　患者，女，79 岁，因"窦房结功能障碍"植入 Medtronic Relia RED01 双腔心脏起搏器，模式 DDD，LR 60 次 / 分，LRI 1000 ms，PAVI 150 ms，Search AV+ 功能开启。心脏起搏器起初呈"AS-VS"工作方式，心房颤动发生后，起搏频率增快且起搏间期逐搏递增 40 ms，提示心脏起搏器 AMS 为 DDIR 模式，PAVI=150 ms，连续五次房室顺序起搏后，PAVI 自动延长，呈"AP-VS"工作方式，提示心脏起搏器模式反转换为 DDD 模式。上述模式转换与反转换的过程中，起搏频率未降至 LR，心电图表现为频率调整持续进行

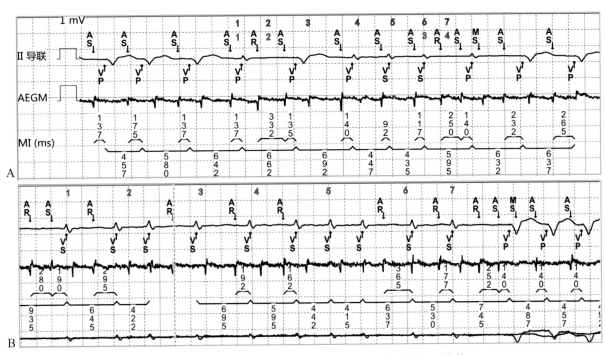

图 22-68　Medtronic 心脏起搏器自动模式转换与反转换

　　患者因"窦房结功能障碍"植入 Medtronic Adapta ADDR01 双腔心脏起搏器，模式 DDD。快速性房性心律失常出现时，位于 PVARP 的心房波成为 AR 事件，纳入心房率计数，不应期外的心房感知标记为 AS。A. 连续七个 AA 间期（蓝字）中，四个 AA 间期（红字）短于程控的模式转换检测频率间期，触发 AMS（标记为 MS）为 DDIR 模式。B. 最后的七个 AA 间期均长于程控的上限跟踪频率间期，心脏起搏器模式反转换为 DDD 模式，心电图表现为 VAT 工作方式

　　（1）普通双腔心脏起搏器：最后的七个 AA 间期均长于程控的上限跟踪频率间期或出现连续五个心房起搏事件。

　　（2）CRT、双腔 ICD 和 ICD 平台双腔心脏起搏器：连续五个心动周期房室关系 1：1 且五个 AA 间期均长于程控的 AT/AF 监测频率间期。

　　2. 模式转换后超速起搏关闭

　　（1）模式转换为 DDDR（程控设置模式 DDDR）或 VDD 模式（程控设置模式 VDD）时，无频率调整过程。

（2）模式转换为 DDD 模式（程控设置模式 DDD）时，为避免频率骤降，心脏起搏器先进入频率调整过程，第一个心搏采用 VV 计时、传感器频率，随后 AA 计时，以传感器频率为基础起搏间期逐搏延长 40 ms，直至低限频率，期间若出现心房感知事件时，触发心室起搏。若模式反转换前传感器频率已降至低限频率，则无频率调整表现。

3.模式转换后超速起搏开启

心脏起搏器判断快速性房性心律失常终止后，在 DDIR 模式、传感器频率的基础上，起搏间期逐搏递减 70 ms 至程控的超速起搏频率并持续至超速起搏间期结束，然后起搏间期逐搏递增 70 ms 直至低限或传感器频率并转换为心房跟踪模式。

三、Vitatron 心脏起搏器 Beat to Beat 模式转换功能

（一）运行条件

适用于 Vitatron 双腔心脏起搏器（主要是 C、T 系列），DDD（R）、VDD（R）模式下。

（二）Beat to Beat 模式转换

Vitatron 心脏起搏器通过生理性频率带逐跳分析，检测、确认快速性室上性心律失常。当快速性房性心律失常发生时，位于生理性频率带之外的自身快速性心房激动不触发心室起搏，心脏起搏器由 DDD（R）模式一跳模式转换为 DDI（R）模式或由 VDD（R）模式一跳模式转换为 VDI（R）模式，心室起搏频率等于低限或传感器频率或快速性心律失常回落频率或房性早搏抑制起搏频率中的最快者（图 22-69，图 22-70）。Beat to Beat 模式转换发生迅速，心房过感知肌电等干扰信号时也可触发 AMS（图 22-71）。

（三）Beat to Beat 模式反转换

心脏起搏器确认快速性室上性心律失常终止时，通过心房同步起搏（atrial synchrony pacing，ASP）恢复房室同步，若单次心房激动频率减慢而落在生理性频率带之中，可立即恢复心室跟踪，转换为原来的工作模式。

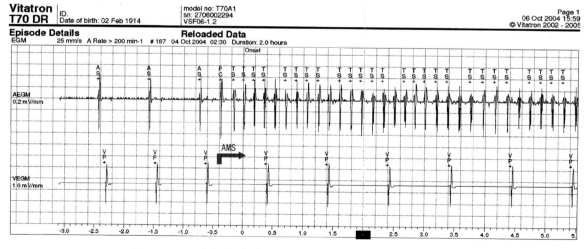

图 22-69 心房扑动时 Vitatron 心脏起搏器自动模式转换

患者植入 Vitatron T70 DR 双腔心脏起搏器，模式 DDD，LR 60 次 / 分。心腔内心电图及标记通道显示：心脏起搏器起初呈 VAT 工作方式，心房扑动发生时，心脏起搏器即刻 AMS 为 DDI 模式，快速的心房感知（TS）事件不触发心室起搏。AEGM：心房腔内心电图；AS：心房感知；PC：房性早搏；VEGM：心室腔内心电图；VP：心室起搏

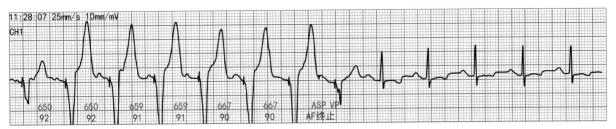

图 22-70　心房颤动时 Vitatron 心脏起搏器自动模式转换

患者，女，60 岁，植入 Vitatron 双腔心脏起搏器 5 年，模式 DDD，LR 60 次 / 分，PAVI 240 ms，ASP 间期 300 ms，模式转换：自动，飞轮功能开启。患者因频发心悸就诊，动态心电图检查显示：起初为心房颤动，心室起搏频率逐渐减慢，每两跳心室起搏频率降低 1 次 / 分，提示心脏起搏器 AMS 为 DDI 模式合并飞轮功能运行。心房颤动终止时，心脏起搏器立即模式反转换为 DDD 模式，发放 ASP 和 VP 脉冲，实现了房室同步，随后心脏起搏器呈 "AS-VS" 工作方式

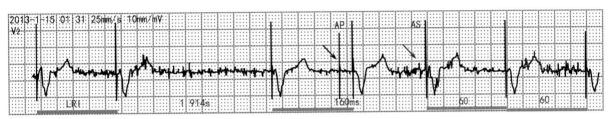

图 22-71　双腔心脏起搏器过感知肌电信号引起自动模式转换

患者植入 Vitatron 双腔心脏起搏器，模式 DDD，LR 60 次 / 分，LRI 1000 ms，PAVI 160 ms，SAVI 140 ms。动态心电图记录显示：生理性频率带外的肌电信号被心房线路感知，心脏起搏器由 DDD 模式转换为 DDI 模式，多数的心室起搏频率等于 LR，肌电信号同时被心室线路感知时，抑制了 AP 和 VP 脉冲发放，造成 1.914 秒的长 RR 间期。第四个心搏恢复房室顺序起搏（蓝箭头所示可能是 ASP 功能表现），其后，生理性频率带内的肌电信号（红箭头所示）被心房线路感知而触发心室起搏，此后，生理性频率带外的肌电信号再次使心脏起搏器转换为 DDI 模式

（四）心房同步起搏

房室失同步（如房性早搏、室房传导逆行 P⁻ 波、心脏起搏器文氏现象等）时，ASP 功能可主动恢复房室顺序性，改善心排血量并防止室房逆传，避免心房相对不应期内的心房起搏引发房性心律失常，并尽可能保证心室率稳定。

1.运行条件

Vitatron 双腔心脏起搏器（主要是 C、T 系列），DDD（R）或 DDI（R）模式。

2.运行过程

快速的心房感知（TS）事件触发 AMS 并启动 ASP 功能，ASP 脉冲只能在 ASP 间期（ASP interval，ASPI）之后发放，即 TS-ASP 间期 ≥ ASPI，ASPI 可程控范围 250~400 ms，默认 300 ms。

（1）TS-VP 间期 ≥ ASPI+PAVI 时，ASP 脉冲在 VP 脉冲前一个 AV 间期位置预期发放，PAVI 不变（图 22-72B、C，图 22-73A）。

（2）TS-VP 间期 <ASPI+PAVI 时，ASP 脉冲在 ASPI 结束时发放，PAVI 缩短，最短 80 ms（图 22-72A、D，图 22-73B、C）；若仍不能满足条件，VP 脉冲推迟发放，最大推迟 65 ms（图 22-72E），若仍不能满足 TS-ASP 间期 ≥ ASPI 的条件，则 ASP 取消，VP 脉冲按照低限或传感器频率发放（图 22-72F，图 22-73D）。

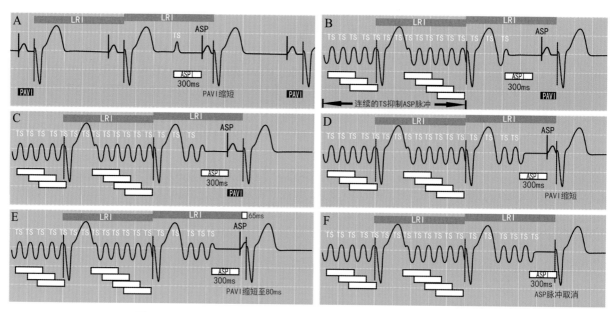

图 22-72　Vitatron 双腔心脏起搏器心房同步起搏功能示意图

　　Vitatron 双腔心脏起搏器，模式 DDD。A. 房性早搏出现时，TS 事件与预期的 VP 脉冲间距 <ASPI+PAVI，ASP 脉冲在 ASPI 结束时发放，PAVI 缩短，VP 脉冲位置不变，心室率保持恒定。B. 连续的 TS 事件抑制了 ASP 脉冲发放，TS-VP 间期 >ASPI+PAVI，ASP 脉冲在 VP 脉冲前一个 PAVI 位置发放。C. TS-VP 间期 =ASPI+PAVI，ASP 脉冲在 VP 脉冲前一个 PAVI 位置发放。D. TS-VP 间期 <ASPI+PAVI，ASP 脉冲在 ASPI 结束时发放，PAVI 缩短，VP 脉冲位置不变，心室率恒定。E. TS-VP 间期 <ASPI+PAVI，ASP 脉冲在 ASPI 结束时发放，PAVI 缩短至 80 ms 仍不能满足 ASP 脉冲发放的条件，VP 脉冲推迟 65 ms 发放。F. TS-VP 间期 <ASPI+PAVI，ASP 脉冲不能在 ASPI 结束前发放，PAVI 缩短至 80 ms 和 VP 脉冲推迟 65 ms 均不能满足 ASP 脉冲发放的条件，ASP 取消，VP 脉冲按低限频率间期（LRI）发放

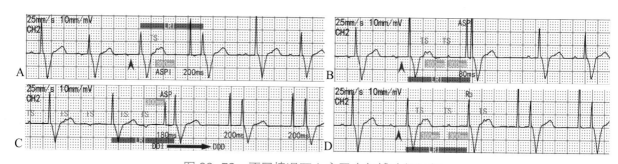

图 22-73　不同情况下心房同步起搏功能运行

　　患者植入 Vitatron C50 D 双腔心脏起搏器，模式 DDD，LR 60 次 / 分，LRI 1000 ms，PAVI 200 ms，SAVI 160 ms，PVAB 150 ms，ASPI 300 ms，模式转换：自动，精确的心室起搏功能开启。SAVI 延长（箭头所示）为精确的心室起搏功能运行的心电图表现。A. 房性早搏被心脏起搏器定义为 TS 事件，TS 事件位于生理性频率带外，不触发心室起搏，启动 AMS 和 ASP 功能运行，预期的心房起搏位于 ASPI 外，其后的 PAVI 等于程控值。B. 两个 TS 事件启动 AMS 和 ASP 功能运行，第二个 TS 事件启动的 ASPI 结束时发放 AP 脉冲，PAVI 缩短至 80 ms。C. TS 事件引起 AMS 和 ASP 功能运行，最后的 TS 事件启动的 ASPI 结束时发放 AP 脉冲，PAVI 缩短至 180 ms。D. PAVI 缩短至 80 ms 仍不能满足 "TS-ASP 间期 ≥ ASPI" 的条件，VP 脉冲按照 LRI 发放产生 R_3，ASP 取消（浙江省海宁市人民医院，吉亚军　陈顾江供图）

（3）VV 间期内连续的 TS 事件，将抑制 ASP 脉冲发放。

（4）ASP 脉冲发放后，心室通道交叉感知窗内的心室感知事件可引发心室安全起搏（图 22-74，图 22-76C）。

3. 心房感知过度时的心房同步起搏

心房过感知（如 QRS 波群、T 波、干扰信号等）时也可引发 AMS 合并 ASP 功能运行（图 22-75）。

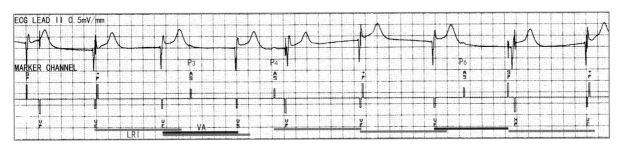

图 22-74　室性早搏同步心房刺激与心房同步起搏功能运行

患者，男，74 岁，因"窦房结功能障碍、二度房室阻滞"植入 Vitatron C50 D 双腔心脏起搏器，模式 DDD，LR 40 次 / 分，最大 PAVI/SAVI 225/185 ms，适应性 AV 延迟：中，室性早搏同步心房刺激功能开启，ASPI 300 ms。较晚出现的 P₄ 触发心室起搏，较早出现的 P₃、P₆ 超出生理性频率带而不触发心室起搏，引起 Beat to Beat 模式转换为 DDI 模式，P3 位置 VA 间期内出现 VS 事件，抑制预期的 AP 脉冲发放。P₆ 位置 VA 间期结束时发放 ASP 脉冲（标记为 SP），P₆-ASP 间期 >ASPI，QRS 波群位于心室通道交叉感知窗内，引发心室安全起搏（标记为 XP），室性早搏（标记为 VE）后 40 ms 处发放 AP 脉冲（标记为 +P），为室性早搏同步心房刺激功能运行的表现，室性早搏连续出现，但室性早搏同步心房刺激功能仅对第一个室性早搏起作用

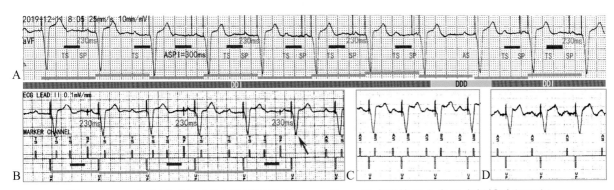

图 22-75　心房过感知 QRS 波群导致 Beat to Beat 模式转换及心房同步起搏功能运行

患者，女，55 岁，因"三度房室阻滞"植入 Vitatron C50 D 双腔心脏起搏器。模式 DDD，LR 60 次 / 分，LRI 1000 ms，适应性 AV 延迟：中，最大 PAVI 230 ms，最大 SAVI 190 ms，PVAB 50 ms，ASPI 300 ms，模式转换：自动，心房感知灵敏度 0.7 mV。A. PAVI 长短不一，VP-VP 间期 =LRI 时为 DDI 模式，窦性 P 波后 300 ms 处发放 AP 脉冲时，其后的 PAVI 短于程控值；偶见窦性 P 波触发 VP 脉冲发放，VP-VP 间期 >LRI 时为 DDD 模式。B. 心电图和标记通道同步记录显示 QRS 波群和窦性 P 波均标记为 TS 并触发 Beat to Beat 模式转换为非心房跟踪模式（DDI），VP-VP 间期 =LRI，部分 TS 事件后发放 ASP 脉冲（标记为 SP），TS-SP 间期 >300 ms，SP-VP 间期 =230 ms。心房过感知 QRS 波群的现象消失时（箭头所示），心脏起搏器判断快速性房性心律失常终止，生理性频率带内的窦性 P 波触发心室起搏，导致 VP-VP 间期 <LRI。C. PVAB 改为 150 ms，尽管仍显示心房过感知 QRS 波群，但标记为 BS，心脏起搏器呈 VAT 工作方式。D. PVAB 150 ms，心房感知灵敏度改为 1.0 mV，心脏起搏器呈 VAT 工作方式，心房过感知 QRS 波群的现象消除

4.心房颤动时的心房同步起搏

心房颤动患者，ASP 功能开启时，连续的 TS 事件常常抑制 ASP 脉冲发放，然而，心脏起搏器并不能对所有的 f 波均发生感知，一旦感知不到低振幅的 f 波，心脏起搏器判断快速性房性心律失常终止，便会发放 ASP 脉冲，程控仪的心房标记通道将 ASP 标记为 SP（图 22-76，图 22-77）。

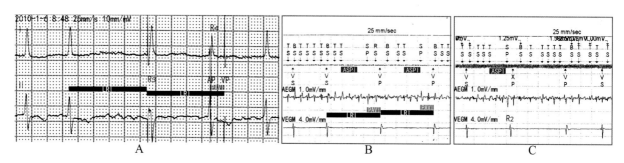

图 22-76 心房颤动时心房同步起搏功能的运行

患者，男，68 岁，因"窦房结功能障碍"于 5 年前植入 Vitatron C50 D 双腔心脏起搏器。1 年前患者发生心房颤动，将起搏模式程控为 DDI 模式，LR 60 次 / 分，LRI 1000 ms，适应性 AV 延迟：中，最大 PAVI 240 ms，最大 SAVI 200 ms，PVAB 150 ms，ASPI 300 ms，心房感知灵敏度 0.7 mV。心电图（A）显示心房颤动、R_3 为心室起搏融合波，AP 脉冲间断发放，R_4 位于 PAVB 内，预期发放的 VP 脉冲发生了功能性失夺获，程控测得自身心房波振幅 0.7~1.5 mV。心腔内心电图及标记通道（B、C）显示快速的心房感知（TS）事件，部分 f 波位于 PVAB 内，标记为 BS，ASP 脉冲（标记为 SP）在预期的 VP 脉冲前一个房室间期的位置发放。C. R_2 位于 ASP 脉冲后心室通道交叉感知窗内引发心室安全起搏（标记为 XP）。AEGM：心房腔内心电图；AP：心房起搏；BS：空白期感知；RS：不应期感知；VEGM：心室腔内心电图；VS：心室感知

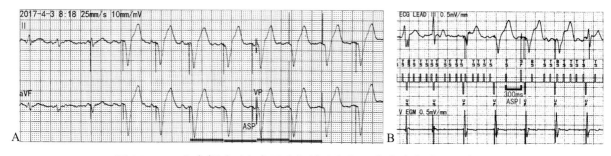

图 22-77 心房颤动时心房同步起搏功能与心室率稳定功能联合运行

患者，男，64 岁，因"窦房结功能障碍"植入 Vitatron C50 D 双腔心脏起搏器，模式 DDD，LR 60 次 / 分，适应性 AV 延迟：中，最大 PAVI 250 ms，最大 SAVI 210 ms，PVAB 150 ms，ASPI 300 ms，模式转换：自动，心室率稳定功能开启，最大治疗频率 100 次 / 分，心房感知灵敏度 0.7 mV。心电图（A）显示心房颤动、心室起搏频率快于 LR，AP 脉冲间断发放，似间歇性心房感知不足。程控测得自身心房波振幅 1.5 mV，心腔内心电图及标记通道（B）显示 TS 事件，部分 f 波位于 PVAB 内，标记为 BS，间断出现的 AP 脉冲为 ASP 脉冲（标记为 SP），ASP 脉冲在 ASPI 结束时发放，VP 脉冲预期发放，PAVI 较短

四、Biotronik 心脏起搏器自动模式转换功能

Biotronik 双腔心脏起搏器模式转换（mode switching）功能因型号不同而异。Axios 系列之前的心脏起搏器仅有模式转变（mode conversion）功能。Axios 及其之后、E 系列之前的心脏起搏器模式转换程控界面具有三个选项：关闭（OFF）、模式转变、X/Z out of 8，但不能同时开启。E 系列双腔心脏起搏器仅有模式转换功能。

（一）自动模式转换功能

Biotronik 心脏起搏器的 AMS 功能遵循 X 或 Z/8 法则，每次模式转换完成 X、Z 计数归零（图22-78）。

1. 程控参数

在参数（parameters）栏选择心动过缓（bradycardia），选择模式转换（mode switching）于开启（ON）状态，模式转换功能随即打开（图 22-79）。

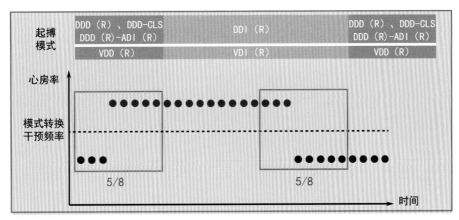

图 22-78 Biotronik 心脏起搏器自动模式转换与反转换示意图

Biotronik 双腔心脏起搏器自动模式转换：X/Z out of 8，X=5，Z=5

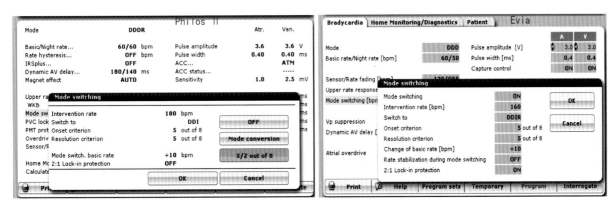

图 22-79 Biotronik 心脏起搏器模式转换程控界面

Biotronik Philos Ⅱ D 双腔心脏起搏器：模式转换有三个选项，OFF（关闭）、模式转变（mode conversion）、X/Z out of 8，默认"X/Z out of 8"，模式转换干预频率 180 次 / 分，模式转换为 DDI，发生标准 5/8，终止标准 5/8，模式转换基础频率 +10 次 / 分。Biotronik Evia DR 双腔心脏起搏器：模式转换干预频率 160 次 / 分，模式转换为 DDIR，发生标准 5/8，终止标准 5/8，基础频率改变 +10 次 / 分，模式转换期间频率稳定功能关闭

（1）模式转换干预频率（intervention rate）：心脏起搏器触发 AMS 所需要达到的心房率，可在 100（部分心脏起搏器 110）~250 次 / 分之间程控设置，默认 160 次 / 分。

（2）转换模式为（switch to）：DDD（R）、DDD（R）-ADI（R）、DDD-CLS 模式转换为 DDI（R）模式；VDD（R）模式转换为 VDI（R）模式。

（3）发生标准（onset criterion）：超过模式转换干预频率引发 AMS 的心房事件数，可在 3~8 之间程控设置，默认 5。

（4）终止标准（resolution criterion）：低于模式转换干预频率引发模式反转换的心房事件数，可在 3~8 之间程控设置，默认 5。

（5）基础频率改变（change of basic rate）或模式转换基础频率（mode switch basic rate）：使模式转换后的起搏频率高于基础频率，可在关闭、+5~+30 次 / 分之间程控设置，默认 +10 次 / 分。

（6）模式转换期间频率稳定（rate stabilization during mode switching）：E 系列心脏起搏器具有此选项，可以开启或关闭，默认关闭，开启后用于防止心室率变化过快。模式转换期间频率稳定功能开启后，DDD 模式转为 DDI 模式时，若无自身心室率，起搏频率由基础（或夜间）频率逐渐递增至模式转换基础频率；有较快的自身心室率时，使用感知心室率 -10 次 / 分作为起搏频率，然后起搏频率逐渐递减，直至模式转换基础频率。

（7）2：1 锁定保护（2：1 lock-in protection）：Philos Ⅱ 及以后心脏起搏器具有此选项，默认关闭。在快心房率（如心房扑动）时，一半的心房波位于心房远场空白期（FFB）内，心脏起搏不能及时发生 AMS，2：1 锁定保护功能可终止这种 2：1 锁定状态，确保 AMS 的有效性（详见：本章 第三节 Biotronik 心脏起搏器 2：1 锁定保护功能）。

2. X/8 模式转换

连续 8 个 AA 间期中，心脏起搏器感知到 X（可在 3~8 间程控设定）个心房频率超过模式转换干预频率时，心脏起搏器发生 AMS，由心房跟踪模式转换为非心房跟踪模式。X 值默认 5，其值越小，模式转换的速度越快。DDD（R）、DDD-CLS、DDD（R）-ADI（R）模式转换为 DDI（R）模式或由 VDD（R）模式转换为 VDI（R）模式。E 系列心脏起搏器，DDDR、DDD-CLS、DDDR-ADIR 模式转换为 DDIR 模式，VDDR 模式转换为 VDIR 模式，DDD、DDD-ADI 模式转换为 DDI（R）模式，VDD 模式转换为 VDI（R）模式。AMS 为 DDI（R）模式时，AV 间期自动变为 100 ms，且不能程控；模式转换基础频率默认为原程控值 +10 次 / 分，可程控设置（图 22-80，图 22-82）。AS 事件、PVARP 内的心房不应期感知事件用于 AMS 心房计数，远场保护（FFP）间期内的心房事件不用于 AMS 心房计数。

3. Z/8 模式反转换

连续 8 个 AA 间期中，心脏起搏器感知到 Z（可在 3~8 间程控设定）个心房频率低于模式转换干预频率时，心脏起搏器发生模式反转换，由非心房跟踪模式转换为心房跟踪模式（图 22-80，图 22-81，图 22-83）。Z 值默认 5，其值越小，模式反转换的速度越快。DDI（R）模式转换为 DDD（R）模式或由 VDI（R）模式转换为 VDD（R）模式。开启模式转换基础频率者，模式反转换为心房跟踪模式后，心脏起搏器由模式转换基础频率逐渐递减至基础或传感器频率。

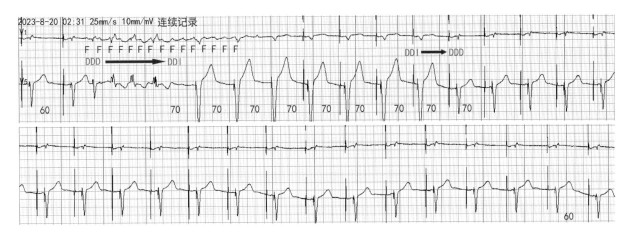

图 22-80　心房扑动引发心脏起搏器自动模式转换与反转换

　　患者因"窦房结功能障碍"植入 Biotronik Enticos 4 D 双腔心脏起搏器，模式 DDD，基础频率 60 次 / 分，PAVI 180 ms，模式转换干预频率 160 次 / 分，模式转换为 DDI，发生标准 4，终止标准 4，基础频率改变 +10 次 / 分，模式转换期间频率稳定功能关闭。起初心电图表现为房室顺序起搏，PAVI=180 ms，起搏频率为 60 次 / 分，短阵心房扑动发生后，起搏频率变为 70 次 / 分，先表现为 VVI 工作方式，随后呈房室顺序起搏，PAVI=100 ms，提示心脏起搏器 AMS 为 DDI 模式，四次短 PAVI 的房室顺序起搏后 PAVI 转换为程控值，提示心脏起搏器模式反转换为 DDD，起搏频率逐渐递减至基础频率（60 次 / 分）

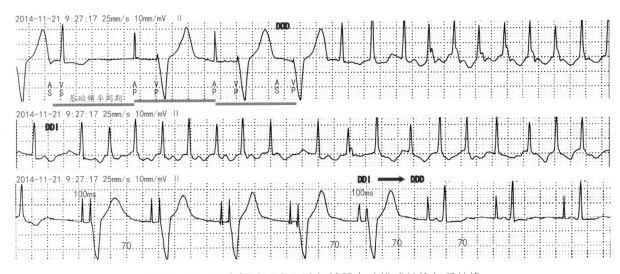

图 22-81　心房颤动引发心脏起搏器自动模式转换与反转换

　　患者，女，61 岁，因"窦房结功能障碍"植入 Biotronik Evia DR 双腔心脏起搏器，模式 DDD，基础频率 60 次 / 分，PAVI 275 ms，SAVI 230 ms，模式转换干预频率 160 次 / 分，模式转换为 DDI，发生标准 5，终止标准 5，基础频率改变 +10 次 / 分，模式转换期间频率稳定功能关闭。心脏起搏器起初呈"AS-VS、AP-VP、AS-VP"工作方式，心房颤动发生后，心脏起搏器 AMS 为 DDI 模式，AP、VP 脉冲均被抑制发放。心房颤动终止时，心脏起搏器以 70 次 / 分的频率房室顺序起搏，PAVI=100 ms，连续五次心房起搏频率低于模式转换干预频率时，心脏起搏器 AMS 为 DDD 模式

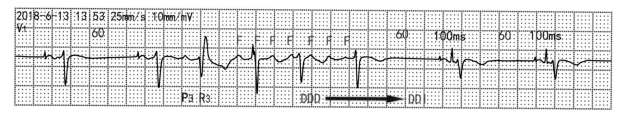

图 22-82　短阵心房扑动引起心脏起搏器自动模式转换

患者，男，60 岁，因"窦房结功能障碍"植入 Biotronik 双腔心脏起搏器，模式 DDD，基础频率 60 次 / 分，模式转换干预频率 160 次 / 分，模式转换为 DDI，发生标准 5，终止标准 5，基础频率改变：关闭，模式转换期间频率稳定功能关闭。心脏起搏器起初呈"AP-VS"工作方式，P_3 为房性早搏，R_3 呈右束支阻滞图形，为室内差异性传导，短阵心房扑动发生后，心脏起搏器转换为基础频率、房室顺序起搏，PAVI=100 ms，提示心脏起搏器 AMS 为 DDI 模式

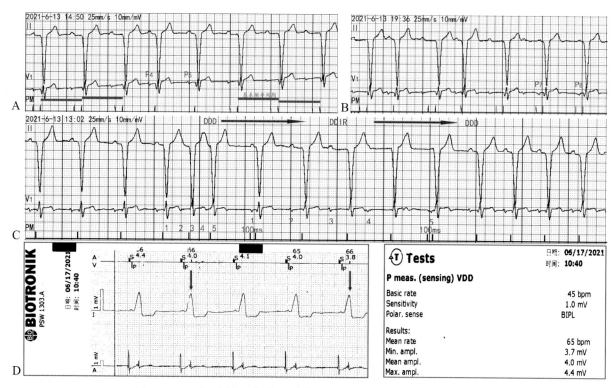

图 22-83　间歇性心房感知过度导致心脏起搏器自动模式转换

患者，男，84 岁，因"房室阻滞"植入 Biotronik Philos Ⅱ D 双腔心脏起搏器，模式 DDD，基础频率 60 次 / 分，心房感知灵敏度 1.0 mV，双极感知，动态 AV 延迟 180/140 ms，模式转换干预频率 160 次 / 分，模式转换为 DDIR，发生标准 5，终止标准 5，模式转换基础频率 +10 次 / 分，模式转换期间频率稳定功能关闭。A. V_1 导联 P 波正负双向，为窦性心律，宽大畸形的 QRS 波群为心室起搏，P_4、P_5 与 QRS 波群距离相等，提示 P_4、P_5 被心脏起搏器感知而触发心室起搏，其余 QRS 波群与窦性 P 波距离不等，标记通道显示窦性 P 波后仍发放 AP 脉冲，考虑间歇性心房感知不足，AP 脉冲位于心房肌有效不应期内而难以准确判断心房起搏功能。B. 心房肌有效不应期外的 AP 脉冲产生异于窦性 P 波的心房波（P_7、P_8），心房起搏功能正常。C. 心脏起搏器起初及终末均呈 VAT 工作方式，中间 P 波与 VP 脉冲距离不等，PAVI 变为 100 ms，心室起搏频率由 60 次 / 分逐渐增快而高于基础频率，提示心脏起搏器感知到五次快速的心房事件 AMS 为 DDIR 模式。当出现五次心房率低于模式转换干预频率时，心脏起搏器判断快速性房性心律失常终止，AMS 为 DDD 模式，心电图呈现 VAT 工作方式。D. VDD 模式、基础频率 45 次 / 分、AV 间期 50 ms 测试心房感知时，心房线路间断感知 QRS 波群（箭头所示），推测 C 图可能存在心房线路间断感知 QRS 波群而引发了不恰当的 AMS

（二）模式转变功能

1. 运行条件

Biotronik E 系列之前的心脏起搏器具有模式转变功能，但在闭环刺激（closed loop stimulation，CLS）模式下不能开启。

2. 参数

引发模式转变的心房率称干预频率，其值等于 60000/ 心房不应期（ ms ），心房不应期 =AV 间期 +PVARP。

3. 运行过程

心房跟踪模式下，心房不应期感知（Ars）事件不触发心室起搏，但触发新的心房不应期和模式转变为非心房跟踪模式，由 DDD（R）模式转换为 DVI（R）模式或由 VDD（R）模式转换为 VVI（R）模式。快速的心房事件连续出现时，心房不应期连续重整，直至基础（或传感器）频率间期结束，发放起搏脉冲，类似噪声反转功能运行，由 DDD（R）模式转变为 DVI（R）模式时，心房不应期连续重整至基础（或传感器）频率间期结束时发放 AP 脉冲并启动 AV 间期，AV 间期内若无 VS 事件，AV 间期结束时发放 VP 脉冲，VA 间期内的 VS 事件启动的心房逸搏间期等于基础（或传感器）频率间期；由 VDD（R）模式转变为 VVI（R）模式时，心房不应期连续重整至基础（或传感器）频率间期结束时发放 VP 脉冲。

心房感知事件位于心房不应期外时，心脏起搏器立即恢复为心房跟踪模式（图 22-84）。模式转变发生迅速，与 Vitatron 双腔心脏起搏器 Beat to Beat 模式转换功能相似。

4. 临床应用

（1）模式转变适于阵发性快速性房性心律失常者。

（2）频发、成对（串）房性早搏的患者，可频繁出现模式转变，模式转变功能不适用。

（3）快速性房性心律失常伴慢心室率的患者，由 DDD（R）模式转变为非心房跟踪的 DVI（R）模式时会引起不必要的心房起搏（图 22-85），并可增加房性心律失常的发生率或延长房性心律失常的持续时间，模式转变功能不适用。

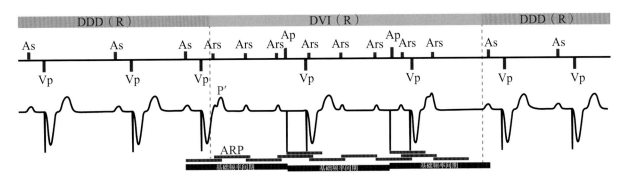

图 22-84　Biotronik 心脏起搏器模式转变功能运行示意图

Biotronik 双腔心脏起搏器，模式转变功能开启，心房不应期感知（Ars）事件使心脏起搏器即刻由 DDD（R）模式转换为 DVI（R）模式，Ars 事件触发新的心房不应期（ARP），快心房率连续出现时，ARP 连续重整，直至基础（或传感器）频率间期结束，发放起搏脉冲，类似噪声反转功能运行。快速性房性心律失常终止后，心房不应期外出现 AS 事件，心脏起搏器立即恢复 DDD（R）模式

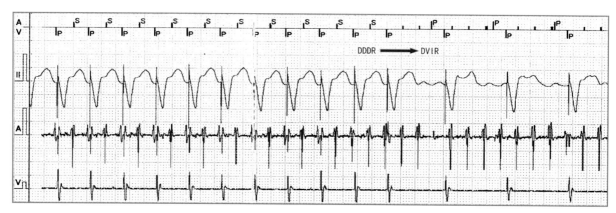

图 22-85　模式转变功能运行时的心电图、心腔内心电图和标记通道

　　患者植入 Biotronik 双腔心脏起搏器，模式 DDDR，基础频率 60 次 / 分。心房腔内心电图显示快速性房性心律失常为心房扑动，心脏起搏器起初呈 VAT 工作方式，F 波 2 ∶ 1 触发心室起搏，随后转换为快于基础频率的房室顺序起搏，心房扑动始终存在，但不再触发快频率的心室起搏，提示心脏起搏器模式转变为 DVIR 模式

五、Abbott（ST. JUDE）心脏起搏器自动模式转换功能

（一）自动模式转换功能

1. 程控参数

（1）程控选项：关闭、DDI（R）、VVI（R）。Victory 之前的心脏起搏器 AMS 功能默认关闭，Victory 及其以后的心脏起搏器 AMS 功能默认开启。具有频率应答功能的心脏起搏器，DDD 或 DDDR 模式 AMS 默认为 DDIR 模式，VDD 模式 AMS 默认为 VVI 模式，VDDR 模式 AMS 默认为 VVIR 模式。

（2）房性心动过速检测频率（atrial tachycardia detection rate，ATDR）：一般高于最大跟踪频率（MTR）或最大传感器频率（MSR），比 MTR 或 MSR 至少高出 20 次 / 分，Affinity 之后、Victory 之前的心脏起搏器默认为 225 次 / 分，Victory 及其以后的心脏起搏器默认为 180 次 / 分。心房不应期感知、不应期外心房感知以及心房起搏事件均列入心房率计数。

（3）自动模式转换基本频率（AMSBR）可以程控设置，Victory 之前的心脏起搏器 AMSBR 默认与基本频率相同，Victory 及其以后的心脏起搏器默认 80 次 / 分，较快的 AMSBR 既避免了心室率骤降、稳定了心室率，又抑制了房性心律失常的复发（图 22-86）。

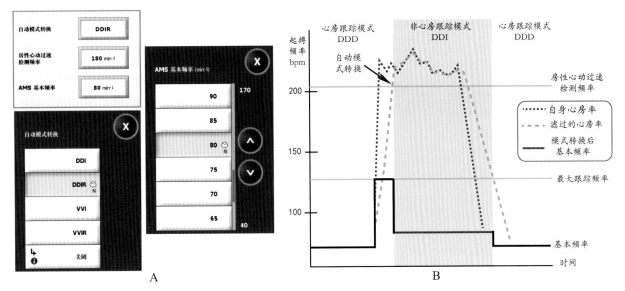

图 22-86　Abbott（ST. JUDE）心脏起搏器自动模式转换功能程控界面及运行示意图

A. Assurity RF PM2240 双腔心脏起搏器，模式 DDDR，AMS：DDIR，AMSBR 可在 40~170 次 / 分之间程控设置，默认 80 次 / 分。B. AMS 示意图，房性心动过速检测频率（ATDR）设置为 210 次 / 分，当自身心房率由 70 次 / 分迅速上升超过 200 次 / 分时，滤过的心房率（FAR）逐渐上升，心脏起搏器跟踪心房率至 MTR，当 FAR>ATDR 时，心脏起搏器由 DDD 模式转换为 DDI 模式，心室起搏频率由 MTR 降至基本频率或 AMSBR；快速性房性心律失常终止后，FAR 缓慢递减，当 FAR<MTR 时，心脏起搏器由 DDI 模式转换为 DDD 模式

2. 运行过程

当 AMS 功能打开时，心脏起搏器持续检测每一个 PP 间期并与滤过的心房率间期（filtered atrial rate interval，FARI）进行比较，FARI 是心脏起搏器程序中的数值，其与自身心房率不同，且不可程控。对于大多数心脏起搏器来说，如果 FARI> 当前 PP 间期，FARI 缩短一个固定值，滤过的心房率（FAR）不断升高，接近当前的高心房率；如果 FARI< 当前 PP 间期，FARI 延长一个固定值，FAR 降低接近当前的低心房率。当患者心房率突然上升，FAR 逐渐上升；患者心房率突然下降，FAR 逐渐下降。FAR>ATDR 时，触发 AMS；FAR<MTR 或 MSR（取决于频率高者）时，触发模式反转换。由于 FAR 的升高或下降是逐渐进行的，患者发生快速性房性心律失常时，FAR 比患者心房率晚到达 ATDR，进而会延迟进入 AMS 的时间。AMS 后，心脏起搏器以基本频率或 AMSBR 起搏（图 22-87，图 22-88）。

（二）自动模式反转换

当快速性房性心律失常终止时，FAR 逐渐降低，心脏起搏器仍维持非心房跟踪模式一段时间，直至 FAR 降至 MTR 或 MSR 以下时，心脏起搏器发生模式反转换，由非心房跟踪模式转换为心房跟踪模式（图 22-89~ 图 22-92）。

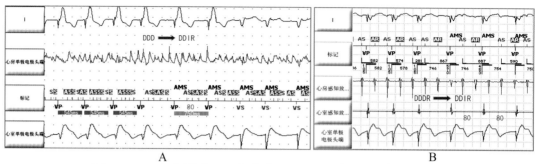

图 22-87　心房颤动及心房扑动导致心脏起搏器自动模式转换

A. 患者，男，61 岁，因"二度房室阻滞"植入 Abbott（ST. JUDE）Victory XL DR 5816 双腔心脏起搏器，模式 DDD，基本频率 60 次 / 分，PAVI 200 ms，SAVI 150 ms，MTR 110 次 / 分，AMS：DDIR，AMSBR 80 次 / 分。心房颤动发生时，心脏起搏器起初呈 VAT 工作方式，f 波触发快速的心室起搏，其频率不超过 MTR，AMS 为 DDIR 模式后 f 波不再触发心室起搏，心室起搏频率等于 AMSBR。B. 患者，女，70 岁，因"窦房结功能障碍、右位心"植入 Abbott（ST. JUDE）Endurity PM2160 双腔心脏起搏器，模式 DDD，基本频率 60 次 / 分，PAVI 200 ms，SAVI 160 ms，MTR 130 次 / 分，AMS：DDIR，AMSBR 80 次 / 分。心房扑动发生时，F 波 2：1 触发快频率心室起搏（不超过 MTR），AMS 为 DDIR 模式后，起搏频率为 80 次 / 分，F 波不再触发心室起搏

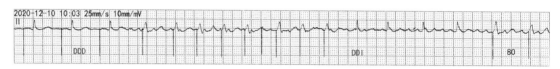

图 22-88　房颤抑制功能运行合并心房颤动引起的自动模式转换

患者，男，71 岁，因"窦房结功能障碍、阵发性心房颤动"植入 Abbott（ST. JUDE）Victory XL DR 5816 双腔心脏起搏器，模式 DDD，基本频率 60 次 / 分，PAVI 300 ms，SAVI 250 ms，MTR 120 次 / 分，房颤抑制功能开启，超速起搏周期 15，最大房颤抑制频率 120 次 / 分，AMS：DDI，ATDR 180 次 / 分，AMSBR 80 次 / 分。心脏起搏器起初呈 "AP-VS" 工作方式，起搏频率 75 次 / 分，提示房颤抑制功能运行。心房颤动发生时，心房波间断触发快速的心室起搏，偶有一次 AP 脉冲发放，提示间歇性心房感知不足，快速的心室起搏（频率不超过 MTR）后心脏起搏器 AMS 为 DDI 模式，心房波不再触发心室起搏，心室起搏频率变为 80 次 / 分

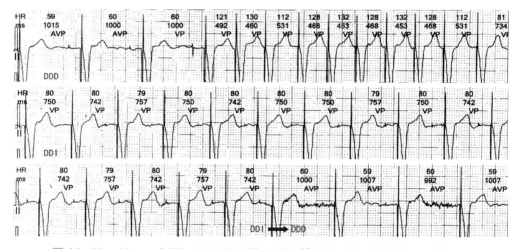

图 22-89　Abbott（ST. JUDE）双腔心脏起搏器自动模式转换与反转换

患者，男，77 岁，因"房室阻滞、阵发性心房颤动"植入 Abbott（ST. JUDE）Zephyr XL DR 5826 双腔心脏起搏器，模式 DDD，基本频率 60 次 / 分，PAVI 200 ms，SAVI 150 ms，MTR 130 次 / 分，AMS：DDI，AMSBR 80 次 / 分。心电图（25 mm/s 10 mm/mV 连续记录）显示患者基本心律始终为心房颤动，心脏起搏器起初为 DDD 模式，房室顺序起搏，起搏频率 60 次 / 分，提示心房感知不足，心脏起搏器感知 f 波时触发节律不齐的快速心室起搏，当 FAR>ATDR 时，触发 AMS，起搏频率变为 80 次 / 分，仍为房室顺序起搏，实际为 DDI 模式伴有心房感知不足；心脏起搏器判断快速性房性心律失常终止，FAR 逐渐降低，心脏起搏器仍维持非心房跟踪模式一段时间，直至 FAR 降至 MTR 或 MSR 以下，心脏起搏器转换为 DDD 模式，起搏频率 60 次 / 分

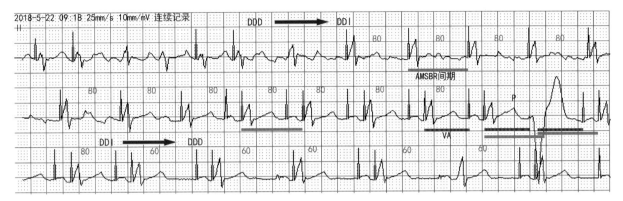

图 22-90 Abbott（ST. JUDE）双腔心脏起搏器自动模式转换与反转换

　　患者植入 Abbott（ST. JUDE）Victory XL DR 5816 双腔心脏起搏器，模式 DDD，基本频率 60 次/分，PAVI 200 ms，SAVI 150 ms，AMS：DDI，AMSBR 80 次/分。心电图（连续记录）显示起初为心房颤动，可见频率较快的心室起搏，心脏起搏器呈 VAT 工作方式，提示为 DDD 模式，随后转换为节律匀齐、频率 80 次/分的心室起搏，持续数个心动周期后转换为房室顺序起搏，频率仍为 80 次/分，期间出现一次室性早搏，启动 VA 间期，安排下一个 AP 脉冲发放，启动 AMSBR 间期（750 ms），安排下一个 VP 脉冲发放，提示此时为 DDI 模式。最后 60 次/分的房室顺序起搏，为 DDD 模式（重庆医科大学附属第一医院，邓国兰供图）

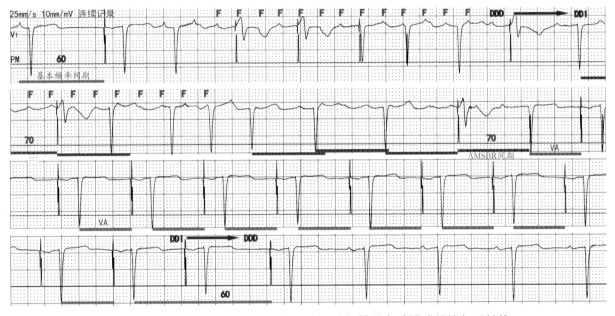

图 22-91 Abbott（ST. JUDE）双腔心脏起搏器自动模式转换与反转换

　　患者，男性，83 岁，植入 Abbott（ST. JUDE）Identity ADx DR 5286 双腔心脏起搏器，DDD 模式，基本频率 60 次/分，PAVI 250 ms，AMS：DDI，AMSBR 70 次/分。心电图（连续记录）显示：心脏起搏器起初呈"AS-VS"及"AP-VS"工作方式，短阵心房扑动发生时，出现较快频率的心室起搏，提示此时为 DDD 模式，随后出现 70 次/分的心室起搏，提示 AMS 为 DDI 模式。短阵心房扑动终止后，数个心动周期呈"AP-VS"工作方式，起搏频率仍快于基本频率，提示此时仍为 DDI 模式，DDI 模式时，VP 和 VS 事件启动 VA 间期＝AMSBR 间期－PAVI≈607 ms，安排发放下一个 AP 脉冲。最后起搏频率变为 60 次/分，呈"AP-VS"及"AS-VS"工作方式，提示心脏起搏器模式反转换为 DDD 模式（昆明市中医医院，戴静供图）

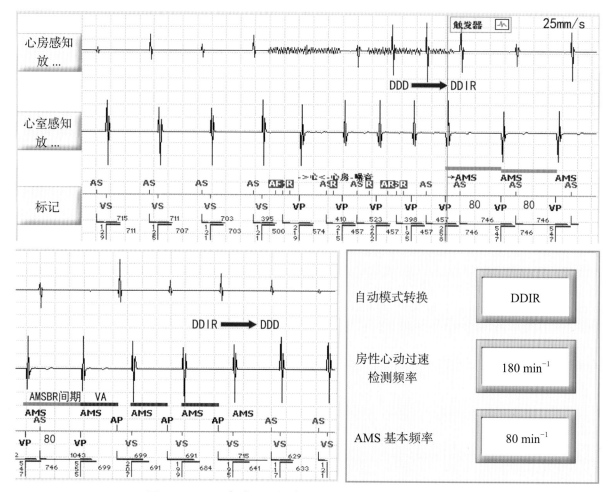

图 22-92　心房感知干扰信号引起自动模式转换与反转换

　　患者，女，60 岁，因"窦房结功能障碍"植入 Abbott（ST. JUDE）Endurity PM2160 双腔心脏起搏器，模式 DDD，基本频率 60 次 / 分，PAVI 275 ms，SAVI 250 ms，MTR 130 次 / 分，AMS：DDIR，ATDR 180 次 / 分，AMSBR 80 次 / 分。心房线路感知高频干扰信号，触发快速的心室起搏并 AMS 为 DDIR 模式，心室起搏频率为 AMSBR（80 次 / 分），高频干扰消除后，心脏起搏器再转换为 DDD 模式。AMS：自动模式转换；AP：心房起搏；AR：心房不应期感知；AS：心房感知；VP：心室起搏；VS：心室感知

六、Boston Scientific 心脏起搏器房性心动过速反应功能

　　Boston Scientific 心脏起搏器自动模式转换功能称为房性心动过速反应（atrial tachycardia response，ATR）。快速性房性心律失常发生时，心脏起搏器由 DDD（R）模式转换为 DDI（R）或 VDI（R）模式，由 VDD（R）模式转换为 VDI（R）模式；确认快速性房性心律失常终止后，心脏起搏器转回之前的心房跟踪模式（图 22-93）。

　　（一）程控参数

　　1. 触发频率

　　触发频率（trigger rate）是心脏起搏器定义心动过速时所检测的心房率，可程控范围 100~200 次 / 分，默认 170 次 / 分。

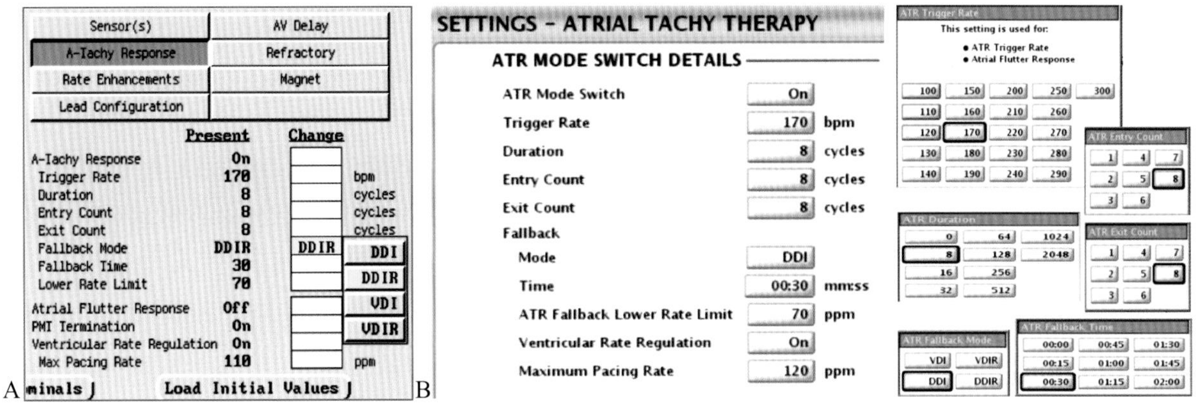

图 22-93 房性心动过速反应功能程控界面

A. Altrua 双腔心脏起搏器 ATR 功能程控界面。B. Ingenio 双腔心脏起搏器 ATR 功能程控界面

2. 开始计数

开始计数（entry count）是启动持续时间和结束计数器所需的 ≥ ATR 触发频率的心房周期数，可程控范围 1~8 个心动周期，默认 8，其数值决定心脏起搏器初步检测房性心律失常的快慢。

3. 持续时间

持续时间（duration）是回退时间和回退模式启动之前的心室周期计数，可程控范围 0~2048 个心动周期，默认 8，设置的目的是避免短阵房性心动过速引起 AMS。期间若 ATR 计数归零，则 ATR 程序终止且不发生 AMS。

4. 退出计数

退出计数（exit count）是指终止持续时间或非心房跟踪模式并返回正常的程控模式所需的低于 ATR 触发频率的心房周期数，可程控范围 1~8 个心动周期，默认 8。心脏起搏器一旦不再检测到房性心律失常，退出计数决定着 ATR 终止的速度，其值越小，心脏起搏器转换为心房跟踪模式就越快。一旦检测到的慢心房事件数等于退出计数，ATR 转换模式终止，ATR 运算重启。

5. 回退模式

满足持续时间时，心脏起搏器转换为非心房跟踪模式，即回退模式（fallback mode），程控选项：VDI（R）、DDI（R）。DDD（R）模式 AMS 默认为 DDI 模式（Altrua 及其之前的心脏起搏器默认转换为 VDI 模式），VDD（R）模式 AMS 默认为 VDI 模式。

6. 回退时间

回退时间（fallback time）是指心脏起搏器转换为非心房跟踪模式后心室起搏频率降至房性心动过速反应低限频率限制（ATR-LRL）或传感器频率或心室率规整（VRR）频率（VRR 功能开启时）所需的时间，可程控范围 0~120 秒，默认 30 秒。频率下降时间决定心室起搏频率递减的快慢，有助于防止频率骤降。

7. 房性心动过速反应低限频率限制

ATR-LRL 是在 ATR 非心房跟踪期间，没有心室感知事件时的心室起搏频率，其可程控范围 30~185 次 / 分，默认 70 次 / 分，一般 ≥ LRL。

683

（二）运行过程

心脏起搏器检测非心房空白期和噪声采样期内的心房率，当超过 ATR 触发频率，"开始计数"增加，低于触发频率，"开始计数"减少，若达到设定的"开始计数"，则进入 ATR 持续时间阶段，期间仍维持心房跟踪模式，同时开始退出计数。在 ATR 持续时间阶段，心房率超过触发频率且计数≥退出计数时，心脏起搏器转换为非心房跟踪模式，并在设定的频率回退时间内心室起搏频率逐渐降至 ATR-LRL 或传感器频率或 VRR 频率（VRR 功能开启时）中的较快频率。当心房率低于触发频率且计数达到退出计数时，心脏起搏器转换为心房跟踪模式（Rythmiq 功能开启时，转换为 ATR 模式转换前的模式）。若回退时间设置较长或快速性房性心律失常提前自行终止，心室起搏频率尚未降至 ATR-LRL 或传感器频率或 VRR 频率（VRR 功能开启时）中的较快频率，低于触发频率的心房计数达到退出计数后，心脏起搏器即转换为心房跟踪模式（图 22-94~ 图 22-96）。

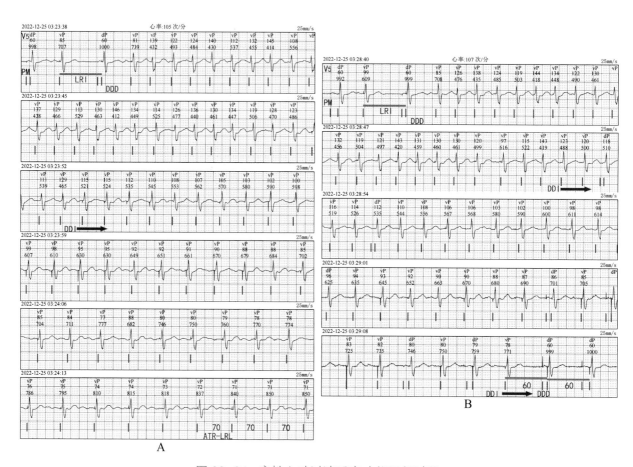

图 22-94　房性心动过速反应功能运行过程

患者植入 Boston Scientific 双腔心脏起搏器，模式 DDD，LRL 60 次 / 分，ATR 模式转换功能开启，ATR-LRL 70 次 / 分。心电图为连续记录。A. 心房扑动发生后，心脏起搏器检测的心房率超过 ATR 触发频率，满足 AMS 条件时，心脏起搏器转换为 DDI 模式，在设置的回退时间内，心室起搏频率递减至 ATR-LRL（70 次 / 分）。B. 心房扑动发生后，心脏起搏器检测的心房率超过 ATR 触发频率，满足 AMS 条件时，心脏起搏器转换为 DDI 模式，DDI 模式期间，偶见 AP 脉冲发放，PAVI 较短，提示动态 AV 延迟功能或 AFR 功能运行。在设置的回退时间内，心室起搏频率递减尚未降至 ATR-LRL，满足模式反转换条件时，心脏起搏器转换为 DDD 模式，起搏频率 =60 次 / 分（广西壮族自治区来宾市人民医院，何春群供图）

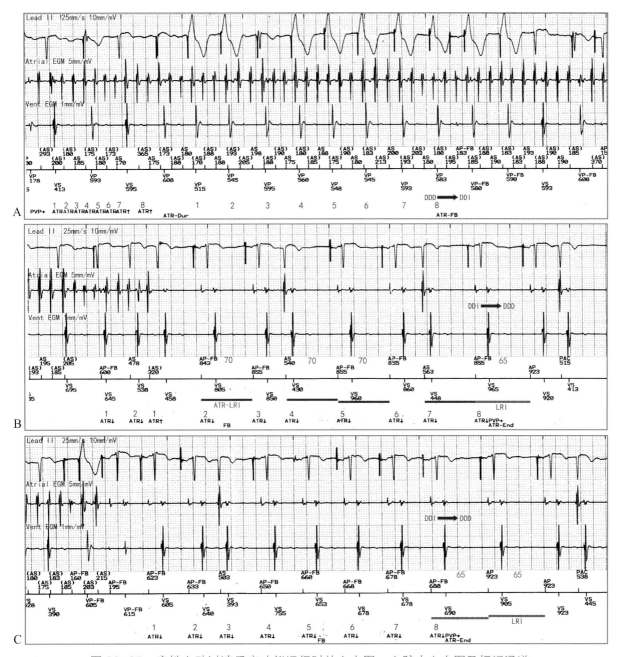

图 22-95　房性心动过速反应功能运行时的心电图、心腔内心电图及标记通道

　　患者，女，58 岁，因 "窦房结功能障碍、阵发性房性心动过速、心房颤动" 植入 Boston Scientific Essentio MRI EL DR L111 双腔心脏起搏器。模式 DDD，LRL 65 次 / 分，PAVI 220~300 ms，SAVI 200~270 ms，MTR 130 次 / 分，ATR 模式转换开启，触发频率 140 次 / 分，持续时间 8 个心动周期，开始计数 8 个心动周期，退出计数 8 个心动周期，回退模式 DDI，回退时间 30 秒，ATR-LRL 70 次 / 分。A、B 为连续记录。A. 心房颤动发生时，心脏起搏器检测的心房率超过 ATR 触发频率（140 次 / 分），"开始计数" 增加达到设定的 8 个心动周期，随即进入 ATR 持续时间阶段，8 个心室周期内心房率超过触发频率计数达到 8 个心动周期，心脏起搏器转换为 DDI 模式，模式转换后心室起搏（VP-FB）频率递减。B. 回退时间（30 秒）内起搏频率已经降至 ATR-LRL（70 次 / 分），心房颤动终止后低于触发频率的心房计数达到退出计数（8），心脏起搏器转换为 DDD 模式，起搏频率为 65 次 / 分。C. 回退时间（30 秒）内起搏频率尚未降至 ATR-LRL（70 次 / 分），心房颤动终止后低于触发频率的心房计数达到退出计数（8），心脏起搏器转换为 DDD 模式，起搏频率为 65 次 / 分。ATR-LRI：房性心动过速反应低限频率间期；LRI：低限频率间期

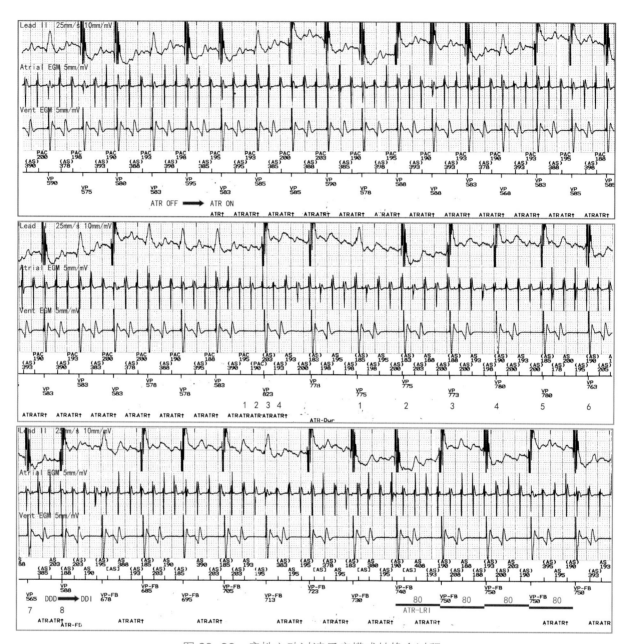

图 22-96　房性心动过速反应模式转换全过程

　　患者，男，65 岁，因"窦房结功能障碍"植入 Boston Scientific Essentio MRI EL DR L131 双腔心脏起搏器，模式 DDD，LRL 60 次 / 分，PAVI 180~250 ms，SAVI 160~220 ms。三图为连续记录。ATR 模式转换关闭时心电图显示心房扑动，F 波间断触发心室起搏。ATR 模式转换程控开启，触发频率 170 次 / 分，持续时间 8 个心动周期，开始计数 4 个心动周期，退出计数 4 个心动周期，回退模式 DDI，回退时间 15 秒，ATR-LRL 80 次 / 分。心脏起搏器检测的心房率超过 ATR 触发频率（170 次 / 分），"开始计数"增加达到设定的 4 个心动周期，随即进入 ATR 持续时间阶段，8 个心室周期内心房率超过触发频率计数达到 8 个心动周期，心脏起搏器转换为 DDI 模式，心室起搏（VP-FB）频率在 15 秒的回退时间内递减至 ATR-LRL（80 次 / 分）

　　（三）标记通道

　　ATR 功能运行时，程控仪获取的标记通道将持续时间标记为 ATR-Dur，计数增加标记为 ATR ↑，计数减少标记为 ATR ↓，模式转换标记为 ATR-FB，模式转换后心房起搏标记为 AP-FB，模式转换后心室起搏标记为 VP-FB，房性心动过速反应结束标记为 ATR-End。

（四）房性心动过速反应功能与其他功能

ATR 功能运行时非心房跟踪模式期间，频率滞后、增强型 AV 搜索、心房优先起搏（APP/ProACt）、PVARP 扩展功能禁用，频率平滑（RS）功能在心室起搏频率回退至 ATR-LRL 或传感器频率前禁用，VRR 功能开启后，ATR 模式转换全程 RS 功能禁用。

七、创领心律医疗（Sorin）心脏起搏器回退模式转换功能

回退模式转换（fallback mode switch，FMS）是创领心律医疗（Sorin）双腔心脏起搏器、双腔 ICD、CRT 起搏器在快速性房性心律失常时通过改变起搏模式避免不适当的快速心室起搏的功能。FMS 功能运行分为三个阶段：怀疑 / 确认阶段（suspicion/confirmation phase），房室分离阶段（AV dissociation phase），房室再关联阶段（AV reassociation phase）。

FMS 功能可在 DDD（R）、VDD（R）、SafeR、Dplus 模式下程控，默认开启，在 SafeR、Dplus 模式时强制开启，带自动注解的诊断辅助系统（automatic interpretation for diagnosis assistance，AIDA）可显示模式转换的次数及时间（图 22-97）。

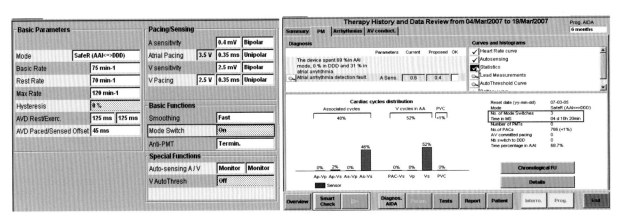

图 22-97　回退模式转换功能程控界面

模式 SafeR（AAI<=>DDD），模式转换（mode switch）开启（on），统计分析显示模式转换的发生次数及时间

（一）怀疑 / 确认阶段

1. 怀疑阶段

在心房跟踪模式下，心房率加速检测窗（WARAD）内出现心房不应期感知（Ar）事件，而且心室周期结束时没有心房起搏事件时，心脏起搏器进入怀疑阶段（suspicion phase）。

（1）心室起搏频率：怀疑阶段，心室起搏 N：1 跟踪心房事件，心室起搏频率 ≤ 120 次 / 分。如果程控的最大频率 <120 次 / 分，怀疑阶段应用程控的最大频率。

（2）AV 延迟：怀疑阶段，AVD 自动缩短以增加心房感知窗口利于心房感知，Ar-Vp 间期 =31 ms，起搏 AVD 等于 110 ms 或运动 AVD 之间的较小值。若当前心室周期内无 PAC，AVD 恢复程控值，退出怀疑阶段。

（3）WARAD ≤ 500 ms。

2. 房性心律失常确认

房性心律失常达到确认的主要标准或次要标准时，心脏起搏器由 DDD 模式转换为 DDI 模式，或

由 DDDR 模式转换为 DDIR 模式，或由 VDD 模式转换为 VDI 模式。

（1）心房感知良好时的确认标准：当房性心律失常心房感知良好时采用主要标准，32 个连续的心室周期中 ≥ 28 个心室周期处于怀疑阶段。

（2）心房感知不足时的确认标准：房性心律失常（如心房颤动）无法完全心房感知时采用次要标准，32 个连续的心室周期中 ≥ 18 个心室周期处于怀疑阶段，而且出现两组（图 22-98A）。

（二）房室分离阶段

在确认达到 FMS 标准模式转换为 DDI（R）模式，为防止频率骤变引起患者不适，心脏起搏器采用内置频率平滑算法（即使频率平滑功能关闭），逐渐增（减）心室起搏频率，直至基础或传感器或休息频率或 FMS 频率（仅适于 ICD、CRT）。心室起搏频率降低时，每 12 个心室周期增加 30 ms；心室起搏频率增加时，每 12 个心室周期递减 65 ms（图 22-99，图 22-100）。转为 DDI（R）模式后，无 WARAD，心房感知事件在心房标记通道标记为 Ar 或 As，均不触发心室起搏。

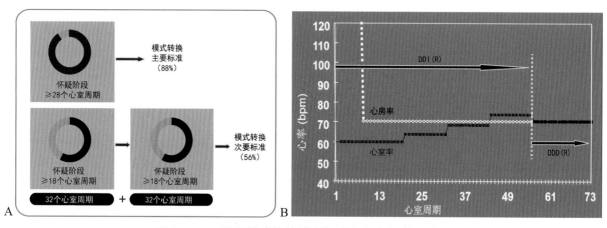

图 22-98　回退模式转换诊断标准与频率调整示意图

A. 32 个连续的心室周期中 ≥ 28 个心室周期处于怀疑阶段，为主要标准；32 个连续的心室周期中 ≥ 18 个心室周期处于怀疑阶段，而且出现两组，为次要标准。B. 心房率小于 107 次 / 分时，心脏起搏器判断房性心律失常终止，窦性心律出现，心室起搏间期每 12 个心动周期递减 65 ms，最后转换为 DDD（R）模式，跟踪心房起搏心室

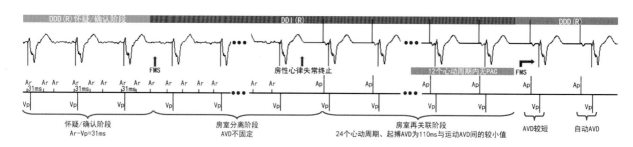

图 22-99　回退模式转换功能运行示意图

房性心律失常发生时，心脏起搏器首先进入怀疑阶段，此时仍为 DDD（R）模式，N:1 心房跟踪起搏心室，Ar-Vp 间期 =31 ms，心室起搏频率不超过 120 次 / 分。确认达到 FMS 标准时，心脏起搏器模式转换为 DDI（R）模式，AVD 不固定。房性心律失常终止后，未出现窦性心律，心脏起搏器仍维持 DDI（R）模式，房室顺序起搏，起搏 AVD 较短（为运动 AVD 与 110 ms 之间较小值），维持 24 个心动周期，最后 12 个心动周期内无 PAC，心脏起搏器转换为 DDD（R）模式，转换为 DDD（R）模式后的第一个 AVD 较短，随后转换为自动 AVD

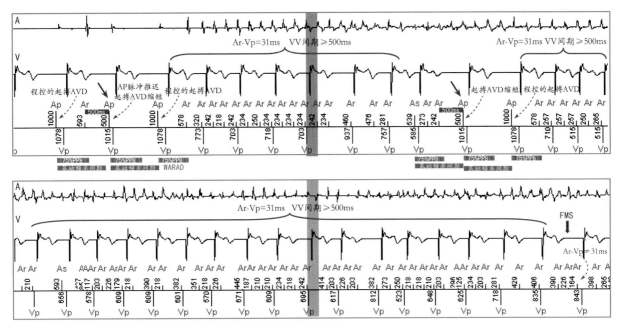

图 22-100　心房率加速检测窗和回退模式转换功能运行

两图为连续记录。Ar 事件启动 500 ms 的心房逸搏间期结束于预期的 Ap 脉冲之后，Ap 脉冲较预期推迟发放，Ar-Ap=500 ms（箭头所示），随后的起搏 AVD 缩短（运动 AVD 与 110 ms 之间的较小值）。快速性房性心律失常发生后，心脏起搏器进入怀疑阶段，每个心房事件均启动 WARAD，Ar 事件后 WARAD 内有 Ar 事件时，再次启动新的 WARAD，VA 间期 ≥ 469 ms 的 Ar 事件，其 Ar-Vp 间期 =31 ms，VA 间期 <469 ms 的 Ar 事件，其后不发放 Vp 脉冲，心室起搏间期 ≥ 500 ms。满足确认标准后，心脏起搏器发生回退模式转换（FMS），转换为非心房跟踪模式后，Ar-Vp 间期不再是 31 ms

（三）房室再关联阶段

当心房率和心室率均低于 107 次 / 分时，心脏起搏器判断房性心律失常终止，随即开始启动模式反转换过程。转换为 DDD（R）模式后的第一个 AVD 较短（采用静息 AVD），随后转换为自动 AVD（图 22-101，图 22-102）。

1. 房性心律失常结束时无窦性心律出现

房性心律失常结束时若无窦性心律出现，心脏起搏器以较短的起搏 AVD（运动 AVD 与 110 ms 之间的较小值）DDI（R）模式房室顺序起搏，维持 24 个心动周期。开始时，起搏频率等于当前的心室起搏频率（基础或传感器频率），每 12 个心动周期心室起搏间期递减 65 ms，最后 12 个心动周期中无房性早搏（PAC），心脏起搏器转换为程控的模式（DDD、DDDR、Dplus、SafeR、VDD、VDDR 模式）。最后 12 个心动周期中若有 PAC，心脏起搏器重新计数，直至最后 12 个心动周期中无 PAC，再发生模式反转换。

2. 房性心律失常结束时窦性心律出现

心脏起搏器以较短的感知 AVD（运动 AVD 与 110 ms 之间的较小值）DDI（R）模式起搏，每 12 个心动周期心室起搏间期递减 65 ms，直至窦性频率，心脏起搏器转换为程控的模式（DDD、DDDR、Dplus、SafeR、VDD、VDDR 模式）（图 22-98B）。

第二十二章　快速性房性心律失常管理功能

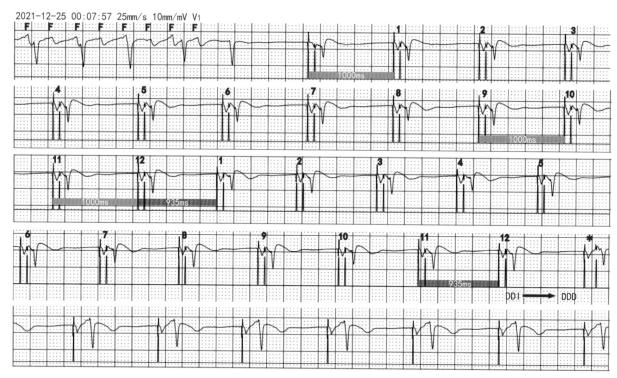

图 22-101　回退模式转换功能运行过程

　　患者植入创领心律医疗 Orchidee D 3202 双腔心脏起搏器，模式 DDD，基本频率 60 次 / 分，AVD 静息 / 运动 155 ms/80 ms，AVD 起搏 / 感知补偿 65 ms，模式转换功能开启。连续记录的心电图显示心房扑动自动终止，起搏器判断房性心律失常终止后，未出现窦性心律，仍维持 DDI 模式，房室顺序起搏，起搏 AVD=80 ms（为运动 AVD 与 110 ms 之间较小值），十二个心动周期后，心室起搏间期递减 65 ms，最后十二个心动周期中无 PAC，心脏起搏器转换为 DDD 模式，转为 DDD 模式后的第一个起搏 AVD 为 155 ms（星号所示），随后呈 "AP-VS" 工作方式

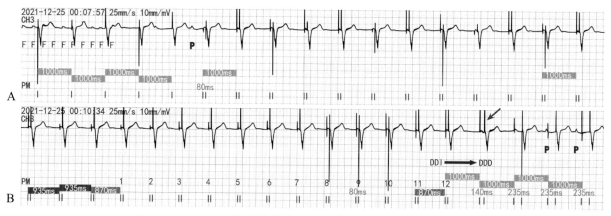

图 22-102　回退模式转换功能运行合并间歇性心房感知不足

　　患者植入创领心律医疗 Orchidee D 3202 双腔心脏起搏器，模式 DDD，基本频率 60 次 / 分，MTR 120 次 / 分，AVD 静息 / 运动 140 ms/80 ms，AVD 起搏 / 感知补偿 95 ms，模式转换功能开启。A. 心电图显示心房扑动，VP-VP 间期基本相等，房室间期不固定，提示心脏起搏器模式转换为 DDI 模式，起搏器判断房性心律失常终止后，未出现窦性心律，心脏起搏器仍维持 DDI 模式，房室顺序起搏，起搏 AVD 较短（为运动 AVD 与 110 ms 之间较小值）。B. 心脏起搏器以短起搏 AVD 房室顺序起搏，数个心动周期后，心室起搏间期递减 65 ms，最后十二个心动周期中无 PAC，心脏起搏器转换为 DDD 模式，转为 DDD 模式后的第一个起搏 AVD=140 ms（箭头所示），随后的起搏 AVD 变为 235 ms。部分心房不应期外的自身心房波未抑制预期的 AP 脉冲发放，提示间歇性心房感知不足（浙江省人民医院，蔡卫勋供图）

第五节 心房率加速检测窗

心房率加速检测窗（window of atrial rate acceleration detection，WARAD）是创领心律医疗（Sorin）心脏起搏器依据早搏标准将每一个心房间期进行检测，每个心房事件（As、Ap、Ar）均触发 WARAD，把异常心房波（心房颤动、心房扑动、房性心动过速）与正常心房波（窦性 P 波）鉴别开来，以此鉴别房性心律失常与窦性心动过速并避免过快的心室跟踪性起搏。

一、运行条件

所有的创领心律医疗（Sorin）双腔心脏起搏器、双腔 ICD、CRT 起搏器均具有 WARAD，在 DDD（R）、VDD（R）、SafeR（R）、Dplus（R）模式下运行，运行不依赖于程控的上限频率，慢于上限频率设置的心房率可被识别，且恰当的发生模式转换。SafeR（R）模式下，FMS 功能须开启；DDD（R）、VDD（R）模式下，即使 FMS 功能关闭，WARAD 仍运行。

二、计算方法

（一）WARAD 的启动

WARAD 是由每个心房事件（As、Ap、Ar）触发的一种动态心房不应期，心房事件包括心房感知（As）、心房起搏（Ap）和心房不应期或 WARAD 内的心房感知事件（标记为 Ar）。Symphony、Rhapsody、Hapsody、Talent、Chorum 系列心脏起搏器，Ovatio 系列 ICD 程控为 DDD 模式时，Ar 事件不启动 WARAD。

（二）WARAD 的计算

WARAD 由心脏起搏器自动计算产生而不可程控。前面均为窦性周期（即 As–As 序列）时，心脏起搏器基于前一个 PP 间期按百分比计算 WARAD，当前面并非全是窦性周期（即存在房性早搏或心房起搏）时，心脏起搏器基于前八个 PP 间期均值按百分比计算 WARAD。当前 PP 间期 ≤ 750 ms 时，WARAD=75%× 前一个 PP 间期或前八个 PP 间期均值；当前 PP 间期 >750 ms 时，WARAD=62.5%× 前一个 PP 间期或前八个 PP 间期均值。Ar 事件启动的 WARAD 为 500 ms 与当前计算的 WARAD 中的较小值。

三、反应方式

（一）心房率加速检测窗外的心房感知事件

心脏起搏器标记为 As，启动感知 AVD。

（二）心房率加速检测窗内的心房感知事件

1.房性早搏的定义与标记

心脏起搏器对 WARAD 内的心房感知事件定义为房性早搏（PAC），标记通道标记为 Ar，不启动感知 AVD。

2. DDD（R）模式

As 事件或其后有相关心室事件（Vs/Vp）的 Ar 事件启动基础或传感器频率间期，心脏起搏器定义的 PVC 启动 VA 间期，安排下一个 Ap 脉冲发放。Ar 事件（其后无相关的 Vs/Vp 事件时）与随后的 Ap 脉冲间距 ≥ 500 ms。Ar 事件启动 500 ms 的心房逸搏间期（atrial escape interval，AEI），若 Ar 事件后 500 ms 的 AEI 结束于预期的 Ap 脉冲之后，Ar-Ap=500 ms，Ap 脉冲推迟发放；若 Ar 事件后 500 ms 的 AEI 结束于预期的 Ap 脉冲之前，Ap 脉冲预期发放，Ar-Ap>500 ms，随后的 Ap-Vp 间期等于运动 AVD 与 110 ms 之间较小值（图 22-103，图 22-104）。PAC 后的心室周期不以 Ap 事件结束（即 Ar 事件后 WARAD 内又出现 Ar 事件）时，心脏起搏器进入房性心律失常怀疑阶段。心脏起搏器测量 VA 间期，VA 间期 <469 ms 时，等待下一次心房事件；VA 间期 ≥ 469 ms 的 Ar 事件，其 Ar-Vp 间期 =31 ms。缩短 AV 间期旨在增加下一心动周期的心房感知窗，以便于检测房性心律失常（图 22-103~ 图 22-109）。心脏起搏器为避免怀疑阶段的快速心室起搏，VV 间期 ≥ 500 ms（起搏频率 ≤ 120 次 / 分），当成对 PAC 或快速性房性心律失常持续存在时，心脏起搏器会跟踪心房以 ≤ 120 次 / 分的频率心室起搏。如果程控的最大起搏频率 <120 次 / 分，心脏起搏器在心律失常怀疑阶段将以最大频率起搏。

3. SafeR 模式

Ar 事件所启动的 AEI= 基础或传感器频率间期（若长间歇抑制功能开启时，采用介入的逸搏间期）。

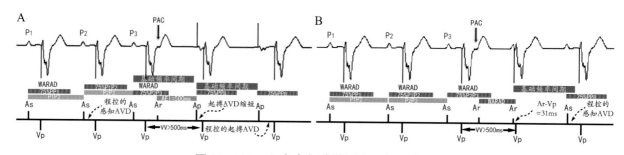

图 22-103　心房率加速检测窗运行示意图

初始为窦性心律，频率 ≥ 80 次 / 分，心脏起搏器对每个窦性 P 波发生心房感知（As）并启动 WARAD，WARAD=75%× 前一个 PP 间期，WARAD 外的窦性 P 波（P_1、P_2、P_3）启动感知 AVD。PAC 位于 WARAD 内，标记为 Ar，重启新的 WARAD。A. Ar 事件后的 WARAD 内无 Ar 事件，Ar 事件后 500 ms 处发放 Ap 脉冲（较预期推迟），Ap 事件后的 WARAD=75%× 前八个 PP 间期均值，起搏 AVD 缩短变为运动 AVD 与 110 ms 之间较小值，随后 WARAD 内无 Ar 事件，基础频率间期结束时发放 Ap 脉冲，起搏 AVD 恢复程控值。B. Ar 事件后的 WARAD 内再次出现 Ar 事件，心脏起搏器计算 VA 间期（≥ 469 ms），随后的 Ar-Vp 间期缩短至 31 ms，心室起搏频率始终不超过 120 次 / 分。Ap：心房起搏；Ar：心房不应期感知；As：心房感知；PAC：房性早搏；WARAD：心房率加速检测窗

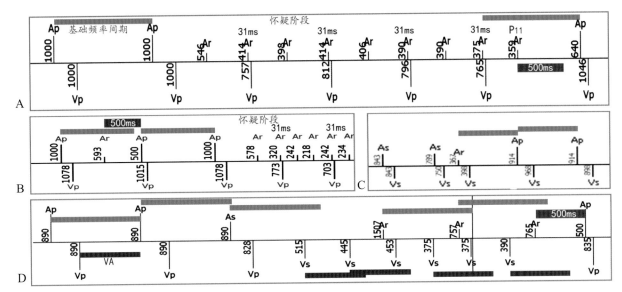

图 22-104　心房率加速检测窗运行的标记通道

A. 房性心动过速发生时，PAC 启动 WARAD 内再次出现 Ar 事件，VA 间期 ≥ 469 ms 时，Ar-Vp 间期 =31 ms，心室起搏频率不超过 120 次 / 分，P_{11}（Ar 事件）后的 WARAD 内无 Ar 事件，Ar 事件后 500 ms 的 AEI 结束于预期的 Ap 脉冲之前，有相关 Vp 事件的 Ar 事件启动基础频率间期，安排下一个 Ap 脉冲发放，Ar-Ap>500 ms，随后的 Ap-Vp 间期等于运动 AVD 与 110 ms 之间较小值。B. Ar 事件后 WARAD 内无 Ar 事件时，Ar 事件后 500 ms 的 AEI 结束于预期的 Ap 脉冲之后，Ap 脉冲推迟发放。Ar 事件后 WARAD 内又出现 Ar 事件时，进入怀疑阶段，房室保持关联，VA 间期 ≥ 469 ms 的 Ar 事件，其 Ar-Vp 间期 =31 ms，Vp-Vp 间期 ≥ 500 ms。C、D. 有相关 VS 事件的 Ar 事件启动基础频率间期安排下一个 Ap 脉冲发放

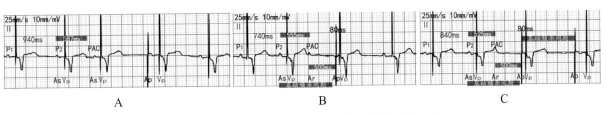

图 22-105　房性早搏时的心房率加速检测窗运行

患者，男，70 岁，因 "高度房室阻滞" 植入 Sorin Reply DR 双腔心脏起搏器，模式 Dplus，基础频率 60 次 / 分，AVD 静息 / 运动 155 ms/80 ms，AVD 起搏 / 感知补偿 65 ms。A. 窦性频率 <80 次 / 分，WARAD=62.5%× 前一个 P_1P_2 间期（940 ms）≈ 587 ms，PAC 位于 WARAD 外，触发心室起搏。B. 窦性频率 >80 次 / 分，WARAD=75%× 前一个 P_1P_2 间期（740 ms）=555 ms，感知 AVD 因动态 AVD 功能运行而略有变化。C. 窦性频率 <80 次 / 分，WARAD=62.5%× 前一个 P_1P_2 间期（840 ms）=525 ms，起搏 AVD=220 ms。B、C 两图中，位于 WARAD 内的 PAC 成为 Ar 事件，Ar 事件启动的 WARAD 内未再出现 Ar 事件，Ar 事件后 500 ms 的 AEI 结束于预期的 Ap 脉冲后，Ap 脉冲推迟发放，Ar-Ap=500 ms，随后的起搏 AVD 缩短为 80 ms

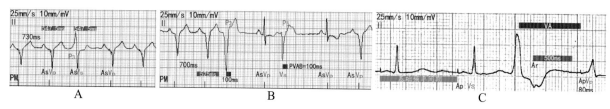

图 22-106 室性早搏时的心房率加速检测窗运行

A、B 来自同一个患者，男，69 岁，因"二度房室阻滞"植入 Sorin Esprit D 双腔心脏起搏器，模式 Dplus（DDD AV Hyst），基础频率 60 次 / 分，AVD 静息 / 运动 170 ms/80 ms，AVD 起搏 / 感知补偿 65 ms，PVAB 100 ms。A. 舒张晚期室性早搏前有窦性 P 波，PP 间期 <750 ms，每个窦性 P 波均启动 WARAD，WARAD=75%× 前一个 PP 间期（730 ms）=547.5 ms，下一个窦性 P 波位于 WARAD 外触发心室起搏。B. P₃、P₅ 位于 PVAB 内不启动 WARAD，其他窦性 P 波触发心室起搏。C. 患者，女，54 岁，因"窦房结功能障碍"植入 Sorin Esprit D 双腔心脏起搏器，模式 DDD，基础频率 60 次 / 分，AVD 静息 / 运动 155 ms/80 ms，AVD 起搏 / 感知补偿 65 ms，双极起搏。室性早搏后的逆行 P 波成为 Ar 事件，Ar 事件启动的 WARAD 内未再出现 Ar 事件，Ar 事件后 500 ms 的 AEI 结束于预期的 Ap 脉冲之前，Ap 脉冲在室性早搏启动的 VA 间期结束时发放，其后的起搏 AVD 缩短为 80 ms

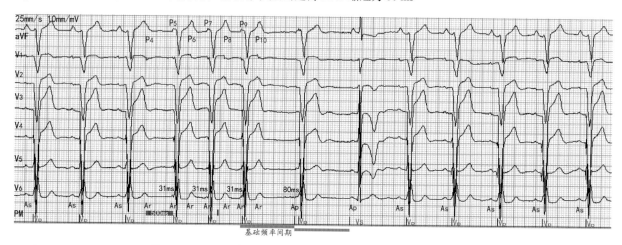

图 22-107 短阵房性心动过速合并心房率加速检测窗运行

患者，男，69 岁，因"二度房室阻滞"植入 Sorin Esprit D 双腔心脏起搏器，模式 Dplus（DDD AV Hyst），基础频率 60 次 / 分，AVD 静息 / 运动 170 ms/80 ms，AVD 起搏 / 感知补偿 65 ms。心电图显示短阵房性心动过速，每个 Ar 事件（P′波）均启动 WARAD，期间出现 Ar 事件，VA 间期 ≥ 469 ms 的 Ar 事件，其 Ar–Vp 间期 =31 ms，Vp–Vp 间期 >500 ms，房性心动过速终止后，有相关 Vp 事件的 Ar 事件启动基础频率间期，Ap 脉冲预期发放，起搏 AVD 缩短为 80 ms

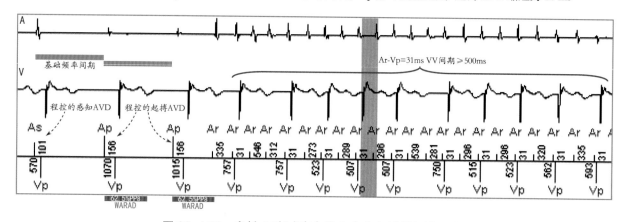

图 22-108 房性心动过速合并心房率加速检测窗运行

房性心律失常发作时，心脏起搏器进入怀疑阶段，第一个 Ar 事件启动的 WARAD 内再出现 Ar 事件，重启新的 WARAD，VA 间期 ≥ 469 ms 的 Ar 事件，其 Ar–Vp 间期 =31 ms，VA 间期 <469 ms 时，等待下一个心房事件，心脏起搏器维持 DDD（R）模式，AV 关系 2：1~3：1，心室起搏频率不超过 120 次 / 分

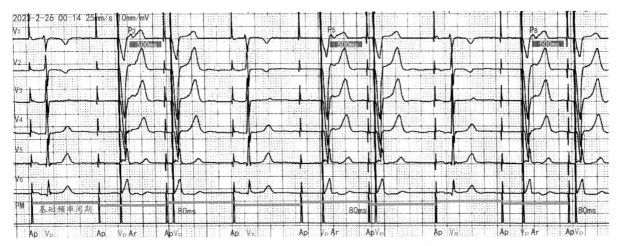

图 22-109　间歇性心房起搏故障合并心房率加速检测窗运行

患者，男，69 岁，因"窦房结功能障碍"植入创领心律医疗 Orchidee D 双腔心脏起搏器，模式 Dplus（DDD AV Hyst），基础频率 55 次 / 分，AVD 静息 / 运动 255 ms/80 ms，AVD 起搏 / 感知补偿 65 ms。心电图显示部分 Ap 脉冲失夺获，随后心室起搏激动逆传产生的逆行 P¯ 波（P₂、P₅、P₈）成为 Ar 事件，Ar 事件启动的 WARAD 内无 Ar 事件，Ar 事件后 500 ms 的 AEI 结束于预期的 Ap 脉冲之前，Ap 脉冲在基础频率间期结束时发放，随后的起搏 AVD 缩短为 80 ms（山东省烟台市烟台山医院，闫荣供图）

四、心房率加速检测窗与其他功能联合运行

（一）SafeR 功能

Sorin Reply 系列和创领心律医疗 Trefle、Rega 双腔心脏起搏器的 SafeR 功能运行时，每个心房事件均启动 WARAD，PAC 不视为阻滞的心房波。当快速性房性心律失常下传心室时，遵循 FMS 标准，直接由 AAI（R）模式转换为 DDI（R）模式。当房性心律失常不能下传心室时，由 AAI（R）模式转换为 DDD（R）模式的唯一标准是心室停搏，在程控的心室停搏结束时，心脏起搏器触发程控的静息 AVD 并开始计算可疑的周期，在怀疑阶段结束时，转换为 DDI（R）模式。

（二）回退模式转换功能

FMS 功能开启后，第一个 Ar 事件后进入 FMS 怀疑阶段，若随后未出现 Ar 事件，退出怀疑阶段，当房性心律失常持续并满足 FMS 条件，心脏起搏器由 DDD（R）模式转换为 DDI（R）模式。

（牟延光　吴师伟　秦文勇　潘运萍）

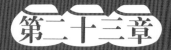

起搏器介导性心动过速管理功能

起搏器介导性心动过速（pacemaker mediated tachycardia，PMT）是心脏起搏器植入术后较为常见的心律失常，室性早搏（premature ventricular contraction，PVC）激动逆传除极心房，心房激动触发心室起搏（VP），是引发折返性 PMT 的常见原因，PMT 的若干预防功能主要针对 PVC 作出反应。PMT 发生后，大多数心脏起搏器都具有自动识别并终止 PMT 的功能。

第一节　心脏起搏器与室性早搏

一、室性早搏对心脏起搏器植入患者的危害

（一）室房逆传

PVC 可引起室房逆传，逆行 P⁻ 波若位于心室后心房不应期（PVARP）外，则可触发心室起搏，容易引发 PMT。

（二）降低双心室同步起搏比例

PVC 频繁出现时会减少心脏再同步化治疗（CRT）患者双心室同步起搏的比例。

（三）增加心房起搏比例

PVC 出现时，双腔（或 CRT）心脏起搏器启动心房逸搏间期（AEI），若 AEI 内无心房感知（AS）和心室感知（VS）事件，AEI 结束时发放心房起搏（AP）脉冲，可导致心房起搏比例增加，减少了窦性 P 波出现的机会（图 23-1）。

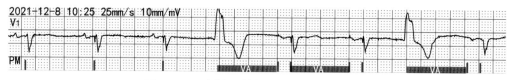

图 23-1　室性早搏增加心房起搏比例

患者，女，87 岁，2019 年 2 月植入 Boston Scientific Altrua 2 S702 双腔心脏起搏器，模式 DDD，低限频率限制（LRL）60 次 / 分。心电图显示：起初为窦性心律，心脏起搏器呈 VAT 工作方式，PVC 出现时，启动 VA 间期，安排下一个 AP 脉冲发放，随后心脏起搏器转为房室顺序起搏（昆明市中医医院，戴静供图）

二、心脏起搏器对室性早搏的定义

双腔（或 CRT）心脏起搏器对 PVC 的判断标准不同于传统的心电图标准，不同厂家，不尽相同。

（一）各厂家心脏起搏器对室性早搏的定义

1. Medtronic，芯彤和 Vitatron A、E、G、Q 系列心脏起搏器

（1）心脏起搏器将发生于心室事件（VP/VS/VR）后，前面无心房事件（AP/AS/AR）的心室感知（VS/VR）事件定义为 PVC（图 23-3A）。

（2）VDD 模式时，将非 AS 事件触发的低限频率（LR）心室起搏事件也会被定义为 PVC。

（3）AAI（R）<=>DDD（R）模式时，心脏起搏器将前面没有 AP 或 AS 事件的 VS 事件定义为 PVC。

2. Vitatron C、T 系列心脏起搏器

心脏起搏器将前面没有心房事件的 VS 事件定义为 PVC，并在标记通道标记为 VE。

3. Abbott（ST. JUDE）心脏起搏器

心脏起搏器将前面无 AP/AS 事件的 VS 事件（图 23-4A）或前面虽有 AR 事件但 AR-VS 间期 >280 ms 的 VS 事件定义为 PVC（图 23-4B）。

4. Biotronik 心脏起搏器

Biotronik E 系列心脏起搏器将 AV 控制窗（AV control window）外的 VS 事件定义为 PVC，在标记通道标记为 PVC。双腔模式下，AV 控制窗最大 350 ms，由 AP、AS、AS（PVARP）事件启动，在非不应期心室事件（VS、VP 事件）出现时终止，在 AS、AP、AS（PVARP）事件出现时重置（图 23-4C~E）。

5. Boston Scientific 心脏起搏器

若两个心室事件之间没有心房事件，心脏起搏器将第二个心室事件定义为 PVC，并在标记通道标记为 PVC（图 23-2D、E）。

6. 创领心律医疗（Sorin）心脏起搏器

心脏起搏器将 VP 或 VS 事件后，前无心房事件的 VS 事件定义为 PVC。

7. 秦明心脏起搏器

心脏起搏器将前面无心房事件的 VS 事件及前面虽有心房不应期感知（Ars）事件但 Ars-Vs>300 ms 的 VS 事件定义为 PVC。

（二）心电图不诊断室性早搏但心脏起搏器定义为室性早搏

QRS 波群前无逆行 P⁻ 波的交界性心搏、心房感知不足时其后的室上性 QRS 波群（图 23-2D）、发生心室过感知的 T 波等均可被心脏起搏器定义为 PVC。Medtronic 心脏起搏器 AAI（R）<=>DDD（R）模式下，动态心房不应期较长，自身心房波若成为心房不应期感知（AR）事件，其后的室上性 QRS 波群可被心脏起搏器定义为 PVC（图 23-5）。

（三）心电图诊断室性早搏但心脏起搏器不定义为室性早搏

心电图诊断的 PVC，若心脏起搏器判断 QRS 波群前有 AP 或 AS 或心房过感知事件，尽管心房事件与 QRS 波群并无传导关系，但心脏起搏器不定义为 PVC（图 23-2A~C，图 23-3B）。

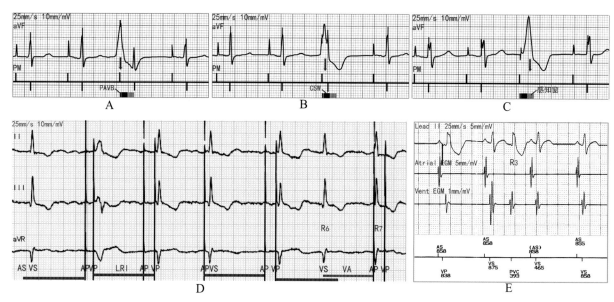

图 23-2　心脏起搏器对室性早搏的诊断

　　A~C 图来自同一个患者，患者植入 Medtronic 双腔心脏起搏器，模式 DDDR，低限频率 60 次 / 分，起搏 AV 间期（PAVI）250 ms，宽大畸形的 QRS 波群提前出现，心电图诊断 PVC，但因前有 AP 脉冲，心脏起搏器不定义为 PVC。A. PVC 位于心房后心室空白期（PAVB）内，PAVI 结束后发放 VP 脉冲。B. PVC 位于 AP 后心室通道交叉感知窗（CSW）内，引发心室安全起搏，PAVI=110 ms。C. PVC 位于心室感知窗内，抑制了预期的 VP 脉冲发放。D. 患者，女，64 岁，因"窦房结功能障碍"植入 Boston Scientific Ingenio EL DR J174 双腔心脏起搏器，模式 DDD，LRL 60 次 / 分，低限频率间期（LRI）1000 ms，PAVI 80~180 ms，感知 AV 间期（SAVI）65~150 ms。心电图显示：心房颤动，AP 脉冲仍有发放，提示心房感知不足。心脏起搏器在 VS 事件后采用 AA 计时，VP 事件后采用 VV 计时，AS 事件后的下一个 PAVI 较短，提示动态 AV 延迟功能运行。R_7 位于 PAVB 内而不抑制预期的 VP 脉冲发放，R_6 被心脏起搏器定义为 PVC 启动 VA 间期，安排下一个 AP 脉冲发放。E. 患者植入 Boston scientific 双腔心脏起搏器，模式 DDD，R_3 被心脏起搏器定义为 PVC，并在标记通道作出标记

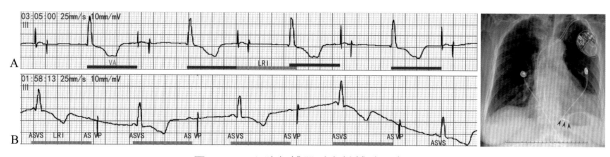

图 23-3　心脏起搏器对室性搏动的定义

　　患者，男，93 岁，因"房室阻滞"植入 Medtronic 双腔心脏起搏器，模式 DDD，LR 60 次 / 分，LRI 1000 ms。A. 心电图显示三度房室阻滞，室性心律，AP 脉冲、VP 脉冲顺序发放，心房起搏功能正常，心室起搏故障。室性 QRS 波群前无心房事件，心脏起搏器定义为 PVC，启动 VA 间期，安排下一个 AP 脉冲发放。B. QRS 波群形态和频率均未改变，仍为室性心律，QRS 波群前有窦性 P 波，PR 间期短且不固定，提示房室分离，心脏起搏器感知 P 波启动 LRI，室性 QRS 波群因前有 AS 事件，心脏起搏器不定义为 PVC，因此不启动 VA 间期。X 线影像显示心房导线位置正常，心室导线张力减低

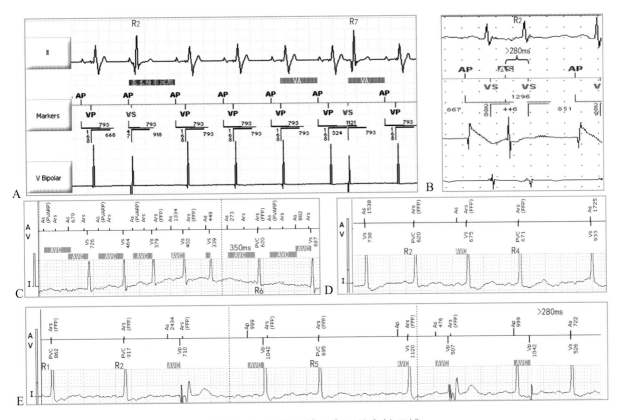

图 23-4 心脏起搏器定义的室性早搏

A、B. Abbott（ST. JUDE）双腔心脏起搏器。A. R₂为PVC，但其前面有AP脉冲，心脏起搏器不定义为PVC，AP事件启动基本频率间期，安排下一个AP脉冲发放。R₇前没有心房事件，心脏起搏器定义为PVC，PVC启动VA间期，安排下一个AP脉冲发放。B. R₂前有心房不应期感知（**AS**）事件；**AS**—R₂>280 ms，心脏起搏器将R₂定义为PVC。C~E. Biotronik E系列双腔心脏起搏器。C. AS、AS（PVARP）事件均启动AV控制窗（AVC），AVC最大350 ms，VS事件终止AVC，Ars（FFP）、Ars事件不启动AVC，AVC内的VS事件，心脏起搏器不定义为PVC，R₆位于AVC外，心脏起搏器定义为PVC。D. AS事件启动AVC，VS事件终止AVC，AVC外的R₂、R₄被心脏起搏器定义为PVC。E. AP、AS事件启动AVC，VP、VS事件终止AVC，AVC外的R₁、R₂、R₅被心脏起搏器定义为PVC。AP：心房起搏；Ars：心房不应期感知；Ars（FFP）：心房远场保护间期内的心房不应期感知；AS：心房感知；AS（PVARP）：心室后心房不应期内的心房感知；PVC：室性早搏；VP：心室起搏；VS：心室感知

第二节 **起搏器介导性心动过速的预防功能**

鉴于室性早搏（PVC）可引起室房逆传，若逆行P⁻波位于心室后心房不应期（PVARP）外，可被心房线路感知，触发心室起搏，心室起搏的激动再次逆传心房，如此反复可形成起搏器介导性心动过速（PMT）。因此，许多心脏起搏器针对PVC作出相应反应，以预防PMT的发生。

一、Medtronic 心脏起搏器

Medtronic（包括芯彤和Vitatron A、E、G、Q系列）心脏起搏器室性早搏反应（premature ventricular contraction response）功能默认开启，在DDD（R）、DDI（R）、VDD、AAI（R）<=>DDD（R）

模式时可用（图23-6）。

（一）不同模式下的室性早搏反应功能

1. DDD（R）、VDD模式

PVC反应旨在防止PVC后逆行P⁻波被跟踪引起PMT。

2. DDI（R）模式

PVC反应用以防止PVC后逆行P⁻波引起心房起搏抑制。

（二）室性早搏反应功能的运行

心脏起搏器定义的PVC出现时，PVC启动AEI，AEI= LRI或传感器频率间期-起搏AV间期（PAVI），心室起搏管理（MVP）功能运行即AAI（R）<=>DDD（R）模式时，AEI=LRI或传感器频率间期-80 ms（图23-5），增强型MVP功能运行时，AEI=LRI或传感器频率间期-平均AV间期。PVC后PVARP自动延长至400 ms一次，使逆行P⁻波位于PVARP内，不再触发心室起搏，以避免发生PMT（图23-6，图23-9A）。如自身心房波出现在PVC启动的PVARP（400 ms）后、VA间期结束之前，可触发心室起搏或下传心室，心室起搏频率不超过上限跟踪频率（UTR）。如自身心房波在VA间期结束时仍未出现，心脏起搏器发放AP脉冲。有时PVARP的延长也可使窦性（或房性）P波位于不应期内而不再触发心室起搏（图23-7）。

（三）室性早搏反应与其他功能的相互作用

1. 非竞争性心房起搏功能

Medtronic心脏起搏器，即使非竞争性心房起搏（NCAP）功能程控关闭，PVC反应功能仍可使NCAP功能激活并运行一个周期（图23-8）。Medtronic双腔植入型心律转复除颤器（ICD）、CRT-P（D）、EnRhythm、Ensura、Advisa、Astra、Azure双腔心脏起搏器PVC反应功能激活的NCAP间期=400 ms（其他心脏起搏器300 ms）。

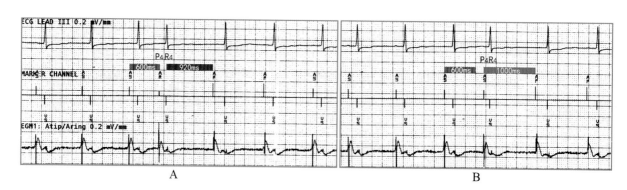

图23-5　心脏起搏器对不同时相自身QRS波群的反应

患者，女，66岁，因"窦房结功能障碍"植入Medtronic Advisa DR MRI A3DR01双腔心脏起搏器，模式AAI<=>DDD，LR 60次/分，LRI 1000 ms。A. 房性早搏（P₄）位于600 ms的心房不应期（ARP）内成为心房不应期感知（AR）事件，R₄被心脏起搏器定义为PVC，启动AEI=LRI-80 ms=920 ms，安排下一个AP脉冲发放。B. 房性早搏（P₄）位于ARP外成为AS事件，启动LRI，安排下一个AP脉冲发放，心脏起搏器对R₄不定义为PVC

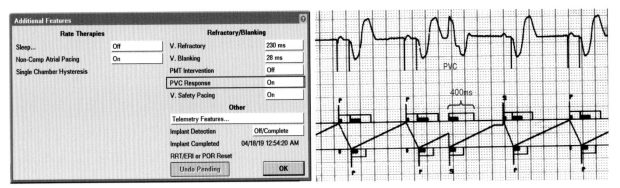

图 23-6　Medtronic 心脏起搏器室性早搏反应功能程控界面、心电图及标记通道

Medtronic 双腔心脏起搏器室性早搏反应功能开启，PVC 后 PVARP 延长至 400 ms 一次

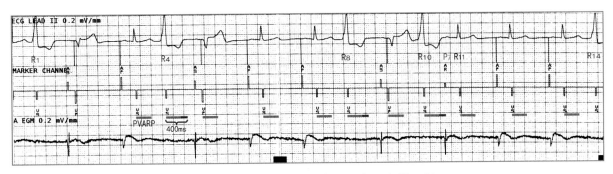

图 23-7　室性早搏后心室后心房不应期延长

　　患者，女，66 岁，因"窦房结功能障碍"植入 Medtronic Relia RED01 双腔心脏起搏器 6 年，模式 DDD，LR 60 次 / 分，PAVI 300 ms，SAVI 160 ms。R_1、R_4、R_8、R_{10}、R_{14} 前无心房事件，心脏起搏器定义为 PVC，随后 PVARP 自动延长至 400 ms 一次，P_7 位于延长后的 PVARP 内，成为 AR 事件，不再触发心室起搏。R_{11} 前有 AR 事件，心脏起搏器不定义为 PVC，仅启动 VA 间期（700 ms）安排下一个 AP 脉冲发放。AP：心房起搏；AR：心房不应期感知；AS：心房感知；VP：心室起搏；VS：心室感知

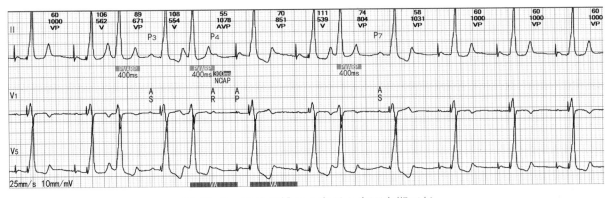

图 23-8　室性早搏后心室后心房不应期延长

　　患者，男，70 岁，因"二度房室阻滞"植入 Medtronic Relia REDR01 双腔心脏起搏器 4 年，模式 DDD，LR 60 次 / 分，PAVI 200 ms。心电图出现三个 PVC，PVC 后 PVARP 自动延长至 400 ms，P_4 位于延长后的 PVARP 内而成为 AR 事件，不再触发心室起搏，AR 事件启动 NCAP 功能运行，NCAP 间期结束于预期的 AP 脉冲之前，不影响预期的 AP 脉冲发放。P_3、P_7 位于 PVARP 外，被心房线路感知而触发心室起搏

2. 自动模式转换功能

自动模式转换（AMS）功能开启状态下，心脏起搏器转换为非心房跟踪模式时，PVC反应功能暂停，恢复心房跟踪模式时，PVC反应功能再次激活。

二、Abbott（ST. JUDE）心脏起搏器

Abbott（ST. JUDE）预防起搏器介导性心动过速的功能可在"PVC选项"或"PVC反应"程控界面中选定，不同型号的心脏起搏器称谓又有不同，如+PVARP on PVC（图23-9B~E），A Pace on PVC，心房起搏（图23-9F~J）。

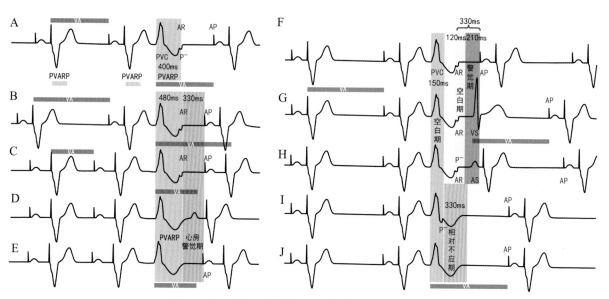

图 23-9　心脏起搏器对室性早搏的反应示意图

A. Medtronic，芯彤，Vitatron A、E、G、Q系列，Boston Scientific心脏起搏器，心脏起搏器定义的PVC后PVARP自动延长至400 ms一次，逆行P⁻波位于PVARP内，不再触发心室起搏，避免发生PMT，PVC启动VA间期安排发放下一个AP脉冲。B~E. Abbott（ST. JUDE）心脏起搏器+PVARP on PVC功能，心脏起搏器定义的PVC后PVARP自动延长至480 ms，其后有330 ms的心房警觉期，心房警觉期内若无感知事件（B、C、E）时，PVC后810 ms处发放AP脉冲，不受VA间期限制；心房警觉期内出现AS事件时触发心室起搏（D）。F~J. Abbott（ST. JUDE）心脏起搏器A Pace on PVC功能，PVC后依次开启150 ms空白期和330 ms相对不应期，相对不应期内的AR事件启动120 ms空白期和210 ms警觉期，警觉期内无感知事件时，AR事件后330 ms处发放AP脉冲（F）；警觉期内的VS事件抑制预期的AP脉冲发放（G）；警觉期内的AS事件触发心室起搏（H）；逆行P⁻波位于PVC后150 ms的绝对不应期内（I）或无逆行P⁻波（J）时，PVC后VA间期结束时预期发放AP脉

（一）+PVARP on PVC

Abbott（ST. JUDE）Victory以前的心脏起搏器DDD（R）、VDD（R）模式下"PVC选项"有+PVARP on PVC和关闭，默认+PVARP on PVC，可程控关闭。PVC出现后，PVARP自动延长至480 ms，其后有330 ms的心房警觉期，心房警觉期内若无感知事件，在PVC后810 ms处发放AP脉冲（不受VA间期限制），心房警觉期内若有AS事件，则抑制AP脉冲发放并触发心室起搏（图23-9B~E，图23-10~图23-12）。上述反应，既避免了逆行P⁻波被心房线路感知而触发心室起搏引起PMT，又可使PVC后尽快恢复房室顺序收缩，避免了PVC后长－短周期现象诱发的心律失常。

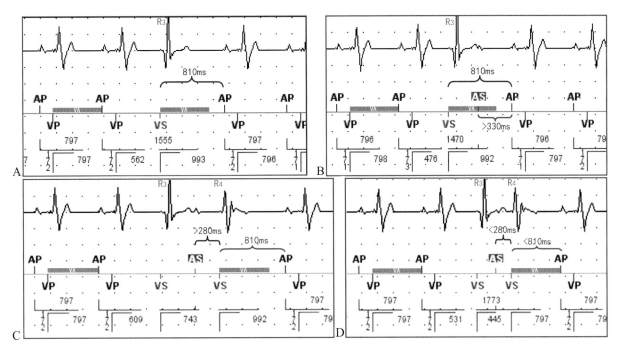

图 23-10　+PVARP on PVC 功能的各种表现

Abbott（ST. JUDE）双腔心脏起搏器 PVC 选项：+PVARP on PVC。A. PVC 后无 AS 事件，PVC 后 810 ms 处发放 AP 脉冲。B. PVC 出现后，PVARP 自动延长至 480 ms，期间出现 AR 事件，PVC 后 810 ms 处发放下一个 AP 脉冲，R_3-AP 间期 =810 ms。C. R_3 前无 AP/AS 事件，被心脏起搏器定义为 PVC；R_4 前有 AR 事件，AR-VS>280 ms，R_4 被心脏起搏器定义为 PVC，R_4-AP 间期 =810 ms。D. R_3 前无 AP/AS 事件，被心脏起搏器定义为 PVC，R_4 前有 AR 事件，AR-VS<280 ms，心脏起搏器不定义 R_4 为 PVC，不启动 +PVARP on PVC 功能运行，下一个 AP 脉冲在 VS 事件后 VA 间期结束时发放，而不是 VS 事件后 810 ms 处发放。AP：心房起搏；AS：心房感知；**AS**：心房不应期感知；VP：心室起搏；VS：心室感知

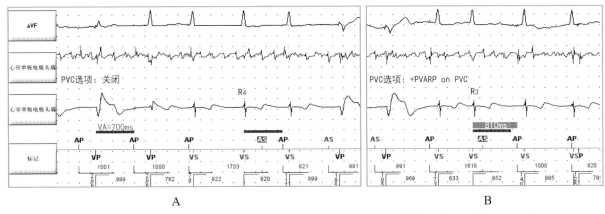

图 23-11　+PVARP on PVC 功能开启与关闭心电图、心腔内心电图及标记通道

患者，女，85 岁，因"窦房结功能障碍"于 2011 年植入 Abbott（ST. JUDE）Identity ADx XL DC 5286 双腔心脏起搏器，模式 DDD，基本频率 60 次 / 分，PAVI 300 ms，SAVI 200 ms，心房感知灵敏度 0.75 mV。心电图显示心房颤动，间断出现 AP 脉冲发放，提示间歇性心房感知不足。A. PVC 选项：关闭，起搏器定义的 PVC（R_4）后出现 AR 事件，心脏起搏器以 PVC 为起点按 VA 间期（700 ms）安排下一个 AP 脉冲发放。B. PVC 选项：+PVARP on PVC，起搏器定义的 PVC（R_3）后 PVARP 自动延长至 480 ms，紧跟 330 ms 的警觉期，在心房警觉期内未感知到自身心电活动，PVC 后 810 ms 处发放 AP 脉冲

第二十三章　起搏器介导性心动过速管理功能

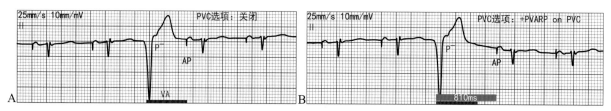

图 23-12 +PVARP on PVC 功能开启与关闭时的心电图

患者植入 Abbott（ST. JUDE）双腔心脏起搏器。A. PVC 选项：关闭，心脏起搏器感知 PVC 后，启动 VA 间期，VA 间期结束时发放 AP 脉冲。B. PVC 选项：+PVARP on PVC，心脏起搏器定义的 PVC 后，PVARP 自动延长至 480 ms，紧跟 330 ms 的警觉期，在心房警觉期内无感知事件，心脏起搏器在 PVC 后 810 ms 处发放 AP 脉冲（引自许原）

（二）A Pace on PVC/ 心房起搏

Abbott（ST. JUDE）Victory、Zephyr、Sustain 系列心脏起搏器 DDD（R）模式 "PVC 选项" 有：A Pace on PVC 和关闭，默认 A Pace on PVC。Accent、Endurity、Assurity、Zenus、Zenex 双腔心脏起搏器 "PVC 反应" 程控选项有：心房起搏、关闭，默认关闭，"心房起搏" 与 "A Pace on PVC" 功能运行相同（图 23-13~ 图 23-21）。

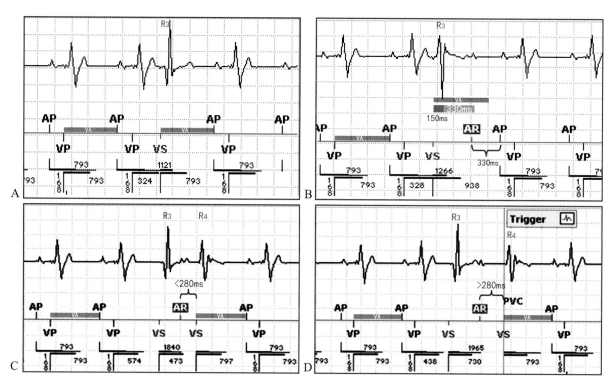

图 23-13 A Pace on PVC 功能运行的表现

Abbott（ST. JUDE）双腔心脏起搏器 A Pace on PVC 功能开启。A. R_3 前无 AP/AS 事件，被心脏起搏器定义为 PVC，PVC 后无 AS 及 AR 事件，心脏起搏器以 PVC 为起点，VA 间期结束时发放 AP 脉冲。B. PVC 出现时，心房通道开启 480 ms 的 PVARP，依次为 150 ms 的空白期和 330 ms 的相对不应期，330 ms 的相对不应期内出现 AR 事件，AR 事件后 330 ms 处发放 AP 脉冲。C、D. R_3 前无 AP/AS 事件，被心脏起搏器定义为 PVC，随后的 AR 事件后警觉期内出现 VS 事件，抑制了预期的（A Pace on PVC 功能所致的）AP 脉冲发放。C. AR-VS（R_4）<280 ms，R_4 不被心脏起搏器定义为 PVC，启动 VA 间期，安排 AP 脉冲发放，R_4-AP 间期 =VA 间期。D. AR-VS（R_4）>280 ms，R_4 被心脏起搏器定义为 PVC，PVC 后无心房事件，R_4-AP 间期 =VA 间期

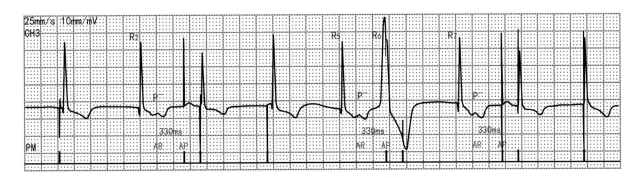

图 23-14　室上性 QRS 波群被心脏起搏器定义为 PVC 并触发 PVC 反应

　　患者植入 Abbott（ST. JUDE）双腔心脏起搏器，模式 DDD，基本频率 60 次 / 分，PAVI 200 ms，PVC 选项：A Pace on PVC，心室自动夺获功能关闭。心电图显示交界性心搏，R_2、R_5、R_7 被心脏起搏器定义为 PVC，其后出现 AR 事件，AR 后 330 ms 处发放 AP 脉冲。心电图诊断的 PVC（R_6）位于 PAVB 内，PAVI 结束时发放 VP 脉冲（浙江大学医学院附属第一医院，郑新权供图）

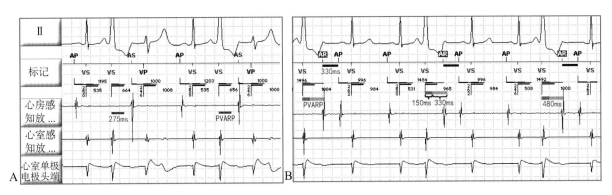

图 23-15　室性早搏反应（心房起搏）功能的开启与关闭

　　患者，女，65 岁，植入 Abbott（ST. JUDE）Endurity PM2160 双腔心脏起搏器，模式 DDD，基本频率 60 次 / 分，PAVI 300 ms，SAVI 250 ms，PVARP 275 ms。A. PVC 反应：关闭，PVC 后的心房波位于 PVARP（275 ms）外，触发心室起搏。B. PVC 反应：心房起搏，PVC 后 PVARP 延长至 480 ms，其后的心房波位于 330 ms 的相对不应期内而成为 AR 事件，不触发心室起搏，AR 事件后 330 ms 处发放 AP 脉冲

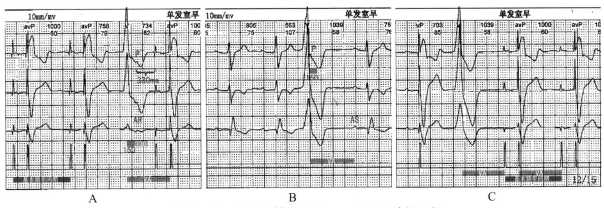

图 23-16　室性早搏时 A Pace on PVC 功能运行

　　患者，男，81 岁，植入 Abbott（ST. JUDE）双腔心脏起搏器，模式 DDD，基本频率 60 次 / 分，PVC 选项：A Pace on PVC。A. PVC 后的逆行 P^- 波成为 AR 事件，AR 事件后 330 ms 处发放 AP 脉冲。B. PVC 后窦性 P 波位于 PVAB 内，心脏起搏器以 PVC 为起点，启动 VA 间期，VA 间期内出现窦性 P 波，抑制了预期的 AP 脉冲发放。C. PVC 后无心波出现，心脏起搏器以 PVC 为起点，在 VA 间期结束时发放 AP 脉冲

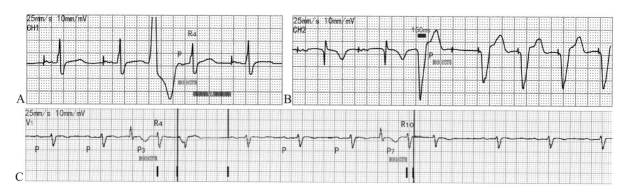

图 23-17　A Pace on PVC 功能运行时的多种心电图表现

A、B 为同一个患者，植入 Abbott（ST. JUDE）双腔心脏起搏器，模式 DDDR，基本频率 60 次 / 分，PVC 选项：A Pace on PVC。A. PVC 后 A Pace on PVC 功能运行，PVC 后的心房波成为 AR 事件，其后 330 ms 内出现 VS 事件（R₄），抑制预期的 AP 脉冲发放并启动 VA 间期。B. PVC 后 A Pace on PVC 功能运行，PVC 后的心房波成为 AR 事件，其后 330 ms 处发放 AP 脉冲，AP 脉冲发生失夺获，PAVI 较长，心室起搏激动逆传心房，产生逆行 P⁻ 波，逆行 P⁻ 波触发心室起搏，如此反复，引发起搏器介导性心律失常。C. 患者，女，39 岁，因"病毒性心肌炎、二度 II 型房室阻滞"植入 Abbott（ST. JUDE）Victory XL DR 5816 双腔心脏起搏器，模式 DDD，PAVI 275 ms。心电图显示窦性心律，插入性 PVC，PVC 后 A Pace on PVC 功能运行，P₃、P₇ 成为 AR 事件，其后 330 ms 处发放 AP 脉冲，自身 QRS 波群（R₄）位于 PAVB 内，PAVI（程控值）结束时发放 VP 脉冲。R₁₀ 位于 AP 后心室通道交叉感知窗内，引发心室安全备用，PAVI=120 ms（徐州市中心医院，袁晓静供图）

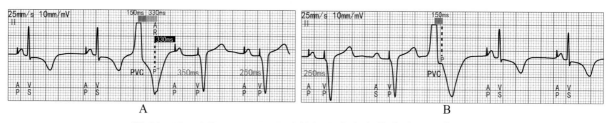

图 23-18　A Pace on PVC 功能与心室自身优先功能联合运行

患者，女，60 岁，因"二度房室阻滞"植入 Abbott（ST. JUDE）Victory XL DR 5816 双腔心脏起搏器，模式 DDD，基本频率 55 次 / 分，PAVI 250 ms，SAVI 220 ms，PVAB 150 ms，PVARP 275 ms，心室自身优先（VIP）100 ms，PVC 选项：A Pace on PVC。A. PVC 后的逆行 P⁻ 波成为 AR 事件，AR 事件后 330 ms 处发放 AP 脉冲，由于自身房室下传受阻，350 ms 的 PAVI 内未出现 VS 事件，VP 脉冲发放，下一个 PAVI 恢复至 250 ms，提示 VIP 功能运行。B. PVC 发生时，窦性 P 波位于 150 ms 的 PVAB 内，PVC 后 VA 间期结束时发放 AP 脉冲

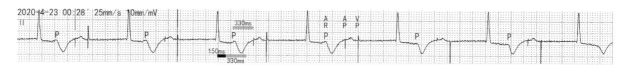

图 23-19　A Pace on PVC 功能运行合并心室起搏故障

患者，女，71 岁，因"二度 II 型房室阻滞"植入 Abbott（ST. JUDE）Zephyr XL DR 5826 双腔心脏起搏器，模式 DDD，基本频率 60 次 / 分，PAVI 200 ms，心室自动夺获功能关闭，PVC 选项：A Pace on PVC。心电图显示：II 导联 P 波直立，为窦性 P 波，窄 QRS 波群节律匀齐，频率 42 次 / 分，RP 间期不固定，为交界性心律。AP、VP 脉冲顺序发放，AP 脉冲产生了相应的心房波，VP 脉冲未产生 QRS 波群，提示心房起搏功能正常、心室起搏故障，所有的窦性 P 波和起搏的心房波均未下传心室。交界性 QRS 波群被心脏起搏器定义为 PVC，启动 480 ms 的 PVARP，窦性 P 波成为 AR 事件，AR 事件后 330 ms 处发放 AP 脉冲，为 A Pace on PVC 功能运行的表现（天津泰达国际心血管病医院，王建勇供图）

1. 运行过程

PVC 出现时，心房通道开启一个 480 ms 的 PVARP，依次分为 150 ms 的绝对不应期（空白期）和 330 ms 的相对不应期。

（1）330 ms 的相对不应期内若有 AR 事件，AR 事件后依次开启 120 ms 空白期和 210 ms 警觉期，警觉期内的 VS 和 AS 事件均可抑制预期的 AP 脉冲发放，210 ms 的警觉期内若有 AS 事件则触发心室起搏，若有 VS 事件则抑制预期的 AP 脉冲发放并启动 VA 间期，安排发放下一个 AP 脉冲发放；警觉期内若无 VS 和 AS 事件，AR 事件后 330 ms 发放 AP 脉冲。

（2）PVC 后若无 AS 或 AR 事件或虽有心房波但位于心室后心房空白期（PVAB）内，心电图无 A Pace on PVC 功能表现，PVC 后 VA 间期结束时发放 AP 脉冲。

2. 心电图表现

（1）AR 事件后 330 ms 处，心房肌一般已脱离了易损期，此时发放的 AP 脉冲不易诱发房性心律失常；若此时心房肌仍未脱离易损期，同时 A Pace on PVC（或心房起搏）功能运行造成 PP 间期长短变化，仍有可能诱发房性心律失常（图 23-20）。

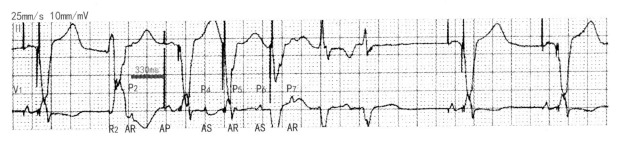

图 23-20　A Pace on PVC 功能运行引发房性心动过速

患者，男，79 岁，因"心力衰竭、左束支阻滞"植入 Abbott（ST. JUDE）心脏再同步化治疗除颤器（CRT-D），模式 DDD，基本频率 60 次/分，PVC 选项：A Pace on PVC。心电图显示：室性早搏（R_2）后出现逆行 P^- 波（P_2），P_2 成为 AR 事件，AR 事件后 330 ms 处发放 AP 脉冲，为 A Pace on PVC 功能运行的表现，随后引发了短阵房性心动过速，动态心电图检查时，此现象反复出现，关闭 A Pace on PVC 功能后，上述现象消失（引自金华勇）

（2）AR 事件后 330 ms 处发放 AP 脉冲时，心房肌若未脱离有效不应期，AP 脉冲发生功能性失夺获，PAVI 结束时发放 VP 脉冲，心室激动容易逆传引起心房除极而产生逆行 P^- 波，逆行 P^- 波触发心室起搏，激动再次逆传，如此反复，可引起 PMT（图 23-21B）。

（3）AR 事件的心房波可下传心室产生 QRS 波群，QRS 波群若出现于预期的 AP 脉冲之前，则抑制预期的 AP 脉冲发放；QRS 波群发生于心房后心室空白期（PAVB）内时，PAVI 结束时发放 VP 脉冲；QRS 波群发生于 AP 后心室通道交叉感知窗（CSW）内时，可引发心室安全备用（图 23-17C）。

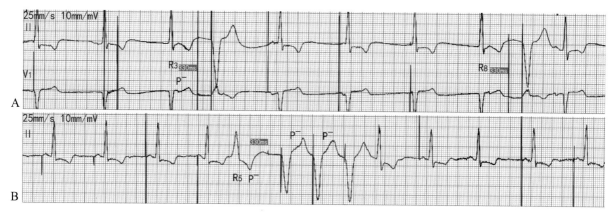

图 23-21 A Pace on PVC 功能运行引发起搏器介导性心动过速

患者，女，65 岁，因"窦房结功能障碍"植入 Abbott（ST. JUDE）Victory XL DR 5816 双腔心脏起搏器，模式 DDDR，基本频率 60 次 / 分，休息频率 45 次 / 分。A. 心电图显示窦性心律，交界性心律，心房起搏频率等于休息频率，R_3、R_8 被心脏起搏器定义为 PVC，启动 A Pace on PVC 功能运行，逆行 P⁻ 波成为 AR 事件，其后 330 ms 处发放 AP 脉冲，PAVI（程控值）结束时发放 VP 脉冲。B. PVC 后 A Pace on PVC 功能运行，逆行 P⁻ 波成为 AR 事件，其后 330 ms 处发放 AP 脉冲，PAVI（程控值）结束时发放 VP 脉冲，因 AP 脉冲失夺获，心室起搏激动逆传心房产生逆行 P⁻ 波，逆行 P⁻ 波再次触发心室起搏，如此反复，形成短阵 PMT。A Pace on PVC 功能运行时 AP 脉冲失夺获可能与心房肌有效不应期较长有关（徐州市中心医院，袁晓静供图）

三、Vitatron C、T 系列心脏起搏器

Vitatron C、T 系列心脏起搏器预防 PMT 的功能包括室性早搏后反应（post-PVC response）和室性早搏同步心房刺激（PVC synchronous atrial stimulation）功能，适用于 DDD（R）、DDI（R）、VDD（R）模式，默认关闭，可分别或同时开启。

（一）室性早搏后反应功能

PVC 后反应也称 PVC 滞后，PVC 后心房逸搏间期（AEI）自动延长，以促进自身心房波出现和增加恢复房室同步的可能性。如果是一连串的 PVC，心脏起搏器仅对第一个 PVC 起作用（图 23-22，图 23-23）。

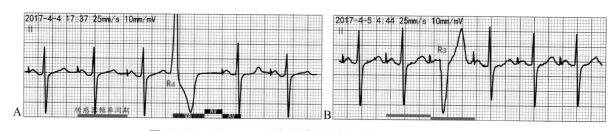

图 23-22 Vitatron 心脏起搏器室性早搏后反应功能运行

患者，男，79 岁，因"窦房结功能障碍"植入 Vitatron T70 DR 双腔心脏起搏器，模式 DDDR，LR 60 次 / 分，最大 PAVI 250 ms，PVC 后反应功能开启。A. R_4 被心脏起搏器定义为 PVC，VA 间期延长一次，延长值 =PAVI，AEI= 传感器频率间期。B. R_3 虽为室性早搏，但其前面有 AP 脉冲，未被心脏起搏器定义为 PVC，不重整起搏间期

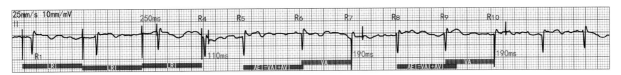
图 23-23　室性早搏后反应和精确的心室起搏功能

　　患者，女，85 岁，植入 Vitatron 双腔心脏起搏器，模式 DDD，LR 60 次 / 分，PAVI 190 ms，SAVI 150 ms，精确的心室起搏（RVP）功能开启，PVC 后反应功能开启。心电图检查显示心房颤动，AP 脉冲仍发放，提示心房感知不足。AV 间期内的 VS 事件（R_1）激活 RVP 功能运行，使 PAVI 延长 60 ms，变为 250 ms，VP 脉冲的发放使随后的 PAVI 恢复原程控值（190 ms）。R_4 位于 AP 后心室交叉感知窗内引发心室安全起搏，PAVI=110 ms。R_5、R_8 被心脏起搏器定义为 PVC，其后 AEI 在原来的 VA 间期基础上延长一次，延长值 =PAVI，PVC 连续出现时，此功能仅对第一个 PVC 起作用，R_6、R_9 也被心脏起搏器定义为 PVC，但启动 VA 间期。R_7、R_{10} 位于 PAVB 内，不影响预期的 VP 脉冲发放（武汉市第四医院，吴师伟供图）

1. DDD（R）、DDI（R）模式

（1）PVC 后出现逆行 P^- 波，心脏起搏器发放心房同步起搏（ASP）脉冲，主动恢复房室同步。

（2）DDD（R）模式下，跟踪窗内若有 AS 事件，触发心室起搏。

（3）跟踪窗前出现心房事件，不触发心室起搏，在 VP 脉冲前发放 ASP 脉冲。

（4）AEI 延长值 =PAVI，AEI 内若无 AS 事件，AEI 结束时发放 AP 脉冲。

2. VDD（R）模式

PVC 后 VV 间期延长值 =SAVI，VV 间期内的自身心房事件触发心室起搏，可造成 VV 间期长于低限或传感器频率间期 +SAVI。

3. 鉴别诊断

（1）PVC 后 AEI 延长容易误诊为心室过感知 T 波而重启新的 AEI，心脏起搏器程控时，T 波对应位置的标记通道若无 VS 标记，便可排除心室过感知 T 波。

（2）心电图上 PVC 启动 LRI，易误诊为纯心房计时的心脏起搏器，但是当 PVC 连续发生时，PVC 后反应功能仅在第一个 PVC 后 AEI 延长等于 LRI，后续的 PVC 启动的是 VA 间期，可与纯心房计时的心脏起搏器鉴别，当然，通过询问心脏起搏器厂家或 X 线影像检查确定心脏起搏器厂家或通过程控确认为 Vitatron 双腔心脏起搏器 PVC 后反应功能开启，均可确诊。

（二）室性早搏同步心房刺激功能

　　室性早搏同步心房刺激功能默认关闭，可程控开启。心脏起搏器感知到 PVC 后随即发放 AP 脉冲（VS-AP 间期 <40 ms），抢先夺获心房并使心房肌处于不应期，避免心室激动逆传时再次除极心房，同时以 PVC 感知事件为起点，低限（或传感器）频率间期结束时发放下一个 AP 脉冲。PVC 连续出现时，室性早搏同步心房刺激功能仅对第一个 PVC 起作用（图 23-24，图 23-25）。

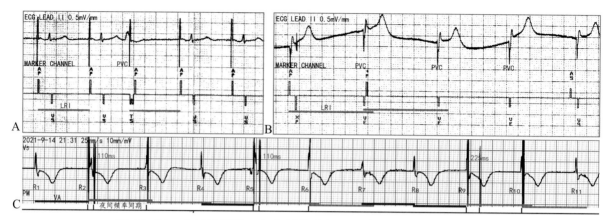

图 23-24 室性早搏同步心房刺激功能运行时的心电图及标记通道

A. Vitatron 双腔心脏起搏器，室性早搏同步心房刺激功能开启。心脏起搏器呈 "AP-VS" 工作方式，PVC（标记为 TS）后 40 ms 处发放心房起搏（AP）脉冲，TS 事件后 LRI 结束时发放下一个 AP 脉冲。B、C 为同一个患者，男，74 岁，因 "窦房结功能障碍、二度房室阻滞" 植入 Vitatron C50 D 双腔心脏起搏器，模式 DDD，PAVI 225，SAVI 185 ms，室性早搏同步心房刺激功能开启。B. LR 40 次 / 分，第一个 QRS 波群位于 AP 后心室通道的 CSW 内，引发心室安全起搏（标记为 XP），室性早搏（标记为 VE）后 40 ms 处发放 AP 脉冲（标记为 +P），PVC 连续出现，但室性早搏同步心房刺激功能仅对第一个 PVC 起作用。C. 夜间频率 50 次 / 分，心电图显示加速的交界性心律，R_2、R_5 位于 AP 后心室通道的 CSW 内，引发心室安全起搏，PAVI=110 ms。R_9 位于 PAVB 内，PAVI 等于程控值（225 ms）。R_3、R_6、R_{10} 中出现起搏脉冲，为室性早搏同步心房刺激功能运行的表现，R_1、R_4、R_7、R_8、R_{11} 未触发室性早搏同步心房刺激功能运行

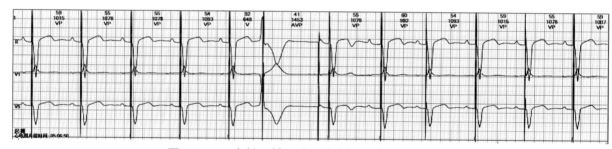

图 23-25 室性早搏同步心房刺激和夜间频率功能

患者，女，55 岁，因 "三度房室阻滞" 植入 Vitatron C50 D 双腔心脏起搏器，模式 DDD，LR 60 次 / 分，夜间低限频率 50 次 / 分（0:00~6:00），PAVI 230 ms，SAVI 190 ms，PVC 后反应功能开启，室性早搏同步心房刺激功能开启。心电图显示：PVC 后的 AEI=VA 间期 +PAVI= 夜间低限频率间期（1200 ms），鉴于室性早搏同步心房刺激功能开启，考虑 PVC 的 QRS 波群中出现起搏脉冲为 AP 脉冲

四、Biotronik 心脏起搏器

（一）E 系列之前的心脏起搏器

1. 最小 PVARP

PVARP 因 AV 间期、ARP 变化而变化，最小 PVARP（Min.PVARP）开启后，PVARP 不会短于此值，以此防止 PVARP 过短引发 PMT。

2. 心房不应期扩展

DDD（R）、DDT（R）、VDD（R）、VDT（R）模式下前无心房事件的 VS 事件或 VDD（R）、

VDT（R）模式下非心房触发的 VP 事件，均可使心房不应期（ARP）延长为总心房不应期（TARP）+ 心房不应期扩展（atrial refractory period extension），使可能发生的逆行 P⁻ 波位于延长后的 ARP 内而不触发心室起搏，从而预防 PMT 的发生，TARP=AV 间期 +PVARP，ARP 扩展可在 0~350 ms 间程控选择（图 23-26）。

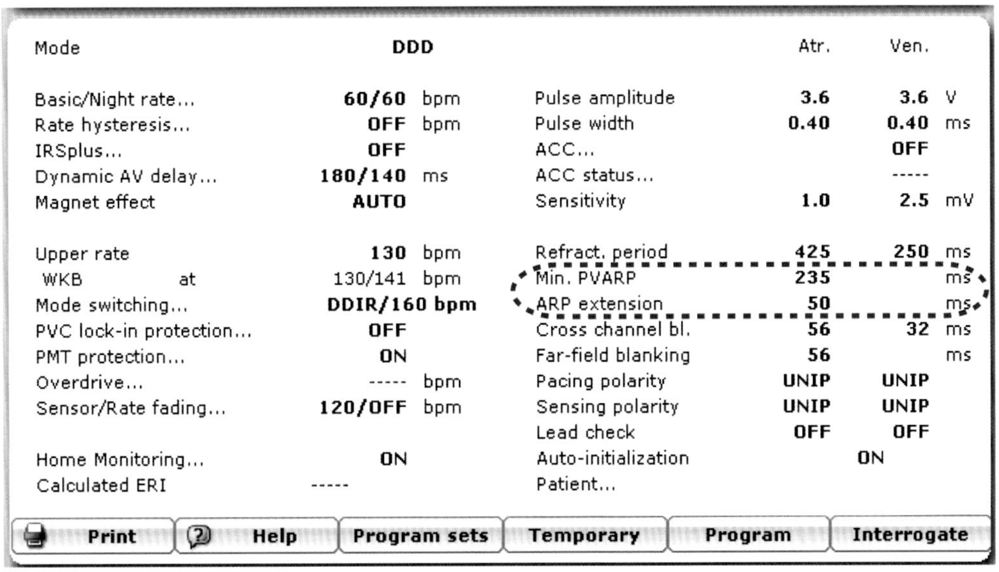

```
Mode                        DDD                                      Atr.      Ven.

Basic/Night rate...      60/60 bpm      Pulse amplitude           3.6       3.6  V
Rate hysteresis...         OFF bpm      Pulse width              0.40      0.40  ms
IRSplus...                 OFF          ACC...                              OFF
Dynamic AV delay...    180/140 ms       ACC status...                       -----
Magnet effect             AUTO          Sensitivity               1.0       2.5  mV

Upper rate                 130 bpm      Refract. period           425       250  ms
 WKB            at      130/141 bpm      Min. PVARP                235            ms
Mode switching...    DDIR/160 bpm        ARP extension              50            ms
PVC lock-in protection...  OFF          Cross channel bl.          56        32  ms
PMT protection...           ON          Far-field blanking         56            ms
Overdrive...             ----- bpm      Pacing polarity          UNIP      UNIP
Sensor/Rate fading...  120/OFF bpm      Sensing polarity         UNIP      UNIP
                                        Lead check                OFF       OFF
Home Monitoring...          ON          Auto-initialization                 ON
Calculated ERI            -----         Patient...

   Print      Help     Program sets    Temporary    Program    Interrogate
```

图 23-26　心室后心房不应期和心房不应期扩展程控界面

最短心室后心房不应期（Min.PVARP）设置为 235 ms，心房不应期扩展（ARP extension）设置为 50 ms

3. 室性早搏锁定保护功能

心脏起搏器定义的 PVC 后 TARP 延长一数值，即心房不应期扩展（可程控值 0~350 ms），使逆行 P⁻ 波位于 ARP 内而不触发心室起搏，在避免发生 PMT 的同时也容易造成后续的心房波位于 PVC 后的 ARP 内（标记为 Ars），不触发心室起搏但可下传心室，下传的 QRS 波群被心脏起搏器定义为 PVC，再次启动 TARP 延长，如此连续发生，形成 PVC 锁定，进而影响心脏起搏器对 PVC 的统计及 VP 脉冲的正常发放，只有当心房率减慢时，后续的心房波才可脱离 ARP，心脏起搏器不再将自身心房波下传产生的 QRS 波群定义为 PVC。室性早搏锁定保护（PVC lock-in protection）功能可防止 PVC 的连续锁定。

（1）程控参数：室性早搏锁定保护功能默认关闭，可以程控开启，设定几个心动周期后终止（termination after），心动周期可在 1、2、3、4 中程控选择。一般在 TARP、心房不应期扩展较长，同时患者又有严重的一度房室阻滞时，才会考虑开启此功能（图 23-27）。

（2）运行过程：心脏起搏器在设定的 *n* 个 "Ars-VS" 序列后，在 *n*+1 个 Ars 事件处发放一次 AP 脉冲，重启新的 ARP（无延长），使 PVC 锁定终止，其后的心房波脱离了 ARP 而成为有效的 AS 事件。

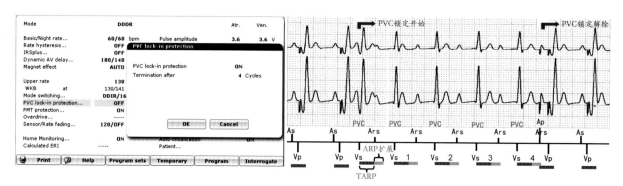

图 23-27　室性早搏锁定保护功能程控界面及心电图

室性早搏锁定保护功能程控开启，设定四个心动周期后终止。在心脏起搏器定义的 PVC 后，TARP 延长一数值（ARP扩展），造成后续的窦性 P 波位于延长的心房不应期内（标记为 Ars），不触发心室起搏，但下传心室，下传产生的QRS 波群被心脏起搏器定义为 PVC，再次引起 TARP 延长，上述情况连续发生，形成 PVC 锁定。在设定的四个 "Ars-VS"后，在第五个 Ars 事件处发放 AP 脉冲，重启新的 TARP（无延长），PVC 锁定终止，随后的窦性 P 波脱离了心房不应期发生 AS 而触发心室起搏

（二）E 系列心脏起搏器

Biotronik E 系列心脏起搏器介导性心动过速预防（PMT prevention）功能是通过改变 PVARP 来实现的（图 23-45B）。

1. PVARP

DDD（R）模式下，VP 事件启动 PVARP，DDI（R）模式下，VS、VP 事件均可启动 PVARP。PVARP 可程控选项：AUTO、175~600 ms，默认 AUTO，自动 PVARP 不超过 VA 标准 +50 ms。

2. PVARP after PVC

DDD（R）、DDT（R）、VDD（R）、VDT（R）模式下，PVC 后 PVARP 延长 150 ms；VDD（R）、VDT（R）模式下，非 AS 事件触发的 VP 事件后 PVARP 延长 150 ms。PVARP after PVC 其最大值不超过 600 ms。

五、Boston Scientific 心脏起搏器

Boston Scientific 心脏起搏器预防 PMT 的功能，适用于 DDD（R）、DDI（R）、VDD（R）模式，Ingenio 之前的起搏器称为 "PVARP after PVC/PAC"，Ingenio 家族及其以后的起搏器称为 "PVARPafter PVC"（图 23-28）。

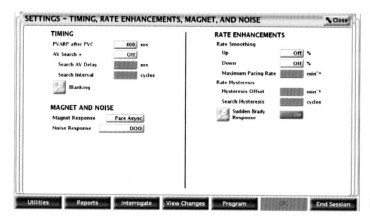

图 23-28　Ingenio 双 腔 心 脏 起 搏 器PVARP after PVC 功能程控界面

（一）心脏起搏器定义的室性早搏

两个连续的心室事件之间没有心房事件（心房起搏、心房感知或心房不应期感知），第二个心室事件即为PVC。

（二）心脏起搏器定义的房性早搏

AS事件与前一个心房事件（AP/AS）的AA间期<600 ms且AA间期<前四个AA间期（包括AP和AS事件）平均值的75%时，此AS事件被心脏起搏器定义为房性早搏（PAC）（图23-29）。

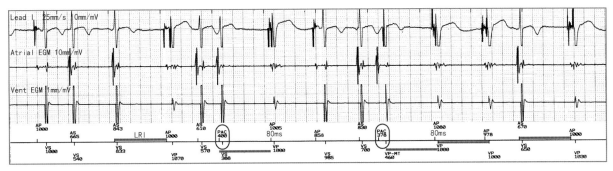

图23-29　心脏起搏器对房性早搏的诊断及动态AV延迟功能运行

患者，男，64岁，因"窦房结功能障碍"植入Boston Scientific Essentio MRI EL DR L131双腔心脏起搏器。模式DDD，LRL 60次/分，最大跟踪频率（MTR）130次/分，PAVI 80~200 ms，SAVI 55~140 ms。提前出现的心房事件，当心房间期>600 ms时，心脏起搏器不定义PAC，心房间期<600 ms时，心脏起搏器定义为PAC（红框所示），AS事件后的PAVI缩短，为动态AV延迟功能运行的表现。VS事件后采用AA计时，AS-AP间期=LRI；VP事件后采用VV计时，VP-VP间期=LRI。AP：心房起搏；AS：心房感知；VP：心室起搏；VP-MT：最大跟踪频率心室起搏；VS：心室感知

（三）运行过程

PVC或PAC后的第一个心动周期PVARP延长一次，避免跟踪逆行P$^-$波，预防PMT。PVARP延长值可在"off、150~500 ms"间程控选择，默认值400 ms（图23-28）。如果PVARP程控值长于"PVARP after PVC"时的PVARP，PVC后采用更长的PVARP。"PVARP after PVC"在标记通道标记为PVP→。"PVARP after PVC/PAC"适于跟随PAC的心室事件，不适于心房波位于PVARP内时。以下情况下PVARP也可自动延长一次：①心脏起搏器发现PAC/PVC（图23-30~图23-32）；②心房扑动反应造成的心房起搏抑制；③VDD（R）模式时，前无AS事件以低限或传感器频率发放的心室起搏事件；④心脏起搏器由非心房跟踪模式程控为心房跟踪模式，心脏起搏器由磁铁模式转为心房跟踪模式，心脏起搏器脱离电磁干扰所致的噪声反转模式后，房性心动过速反应引起的AMS终止后。

六、创领心律医疗（Sorin）心脏起搏器

（一）心房率加速检测窗

心房率加速检测窗（WARAD）是心脏起搏器自动计算的动态心房不应期，在每个心房感知或起搏事件后开始，可以起到预防PMT的作用（详见：第二十二章　第五节　心房率加速检测窗）。

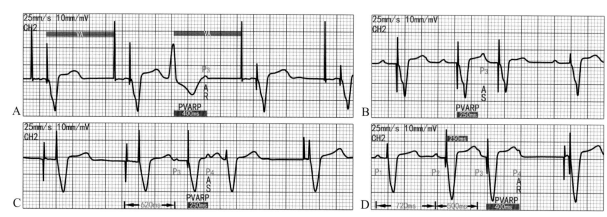

图 23-30　PVARP after PVC/PAC 功能运行的心电图

患者植入 Boston Scientific Altrua 50 S503 双腔心脏起搏器，模式 DDD，LRL 60 次 / 分，PVARP 240~250 ms，PVARP after PVC/PAC 400 ms。A、B 为同一个患者，MTR 120 次 / 分，PAVI 180 ms，感知补偿 −30 ms。A. PVC 后 PVARP 延长至 400 ms，随后自身心房波（P_3）位于延长的 PVARP 内而成为 AR 事件，不触发心室起搏。B. 无 PVC 时，自身心房波位于 PVARP（250 ms）外成为 AS 事件，触发心室起搏。C、D 为同一个患者，MTR 130 次 / 分，PAVI 80~150 ms，感知补偿 −30 ms。C. AP−P_3 间期 >600 ms，心脏起搏器不将 P_3 定义为 PAC，PVARP 不延长，随后的 P_4 触发心室起搏。D. P_1P_2>600 ms，P_2 不定义为 PAC，P_2P_3<600 ms，P_3 被定义为 PAC，随即 PVARP 延长至 400 ms，P_4 成为 AR 事件，不触发心室起搏（浙江省海宁市人民医院，吉亚军供图）

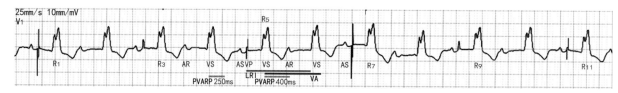

图 23-31　心室起搏故障合并 PVARP after PVC/PAC 功能运行

患者，男，80 岁，因"窦房结功能障碍、完全性右束支阻滞"植入 Boston Scientific Altrua 20 S209 双腔心脏起搏器，模式 DDD，LRL 60 次 / 分，LRI 1000 ms，PVARP 250 ms，PVARP after PVC/PAC 400 ms。窦性 P 波触发 VP 脉冲发放，VP 脉冲后未产生相应的 QRS 波群，考虑：心房和心室感知功能正常、心室起搏故障。心脏起搏器将 R_1、R_3、R_5、R_7、R_9、R_{11} 定义为 PVC，PVARP 延长至 400 ms，其后窦性 P 波位于延长后的 PVARP 内成为 AR 事件，不触发 VP 脉冲发放，窦性 P 波缓慢下传产生 QRS 波群（一度房室阻滞合并右束支阻滞）

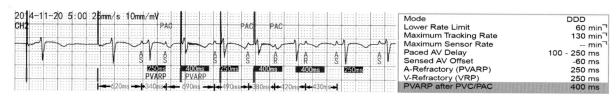

图 23-32　PVARP after PVC/PAC 功能和动态 AV 延迟功能

患者，女，80 岁，因"窦房结功能障碍"植入 Boston Scientific Insignia Entra 986 双腔心脏起搏器，模式 DDD，LRL 60 次 / 分，MTR 130 次 / 分，PVARP after PVC/PAC 400 ms。心脏起搏器定义的 PAC 后 PVARP=400 ms，非 PAC 的心房感知事件后 PVARP=250 ms。PVARP 内的心房波成为 AR 事件，不触发心室起搏，PVARP 外的心房波触发心室起搏，心室起搏频率不超过 MTR，SAVI 动态变化（浙江省嘉兴市第一医院，孙娴超供图）

（二）室性早搏反应

创领心律医疗（Sorin）心脏起搏器的室性早搏反应（premature ventricular contraction response）功能是指心脏起搏器检测到 PVC，启动 500 ms 的心房不应期（相当于 PVARP），使可能出现的逆行 P⁻波位于其中，不触发心室起搏。此功能为内置参数，无法程控。

七、秦明心脏起搏器

秦明双腔心脏起搏器在 PVC 发生时启动心房不应期扩展，以预防 PMT 发生，与 Biotronik 心脏起搏器类似。

第三节　起搏器介导性心动过速干预功能

心脏起搏器大多具有 PMT 自动识别（auto detect）及干预（pacemaker mediated tachycardia intervention，PMTI）功能，当连续的心室起搏频率达到 PMT 识别频率及稳定性标准时，心脏起搏器诊断 PMT 并通过运算程序使之终止。

一、Medtronic 起搏器介导性心动过速干预功能

（一）程控与运行

Medtronic（包括芯彤和 Vitatron A、E、G、Q 系列）双腔心脏起搏器 PMTI 功能适用于 DDD（R）、VDD 模式、心室起搏管理功能开启时的 DDD（R）模式，默认关闭，可程控开启。

（二）起搏器介导性心动过速的诊断与确认

在连续八个 "AS-VP" 事件之后，心脏起搏器测定的连续八个 VP-AS 间期（VA 间期）<400 ms，当前传感器频率≤日常活动（activities of daily living，ADL）频率，心脏起搏器确认 PMT；若传感器频率 >ADL 频率，心脏起搏器认为快速心房率所致，不启动 PMTI 功能运行，继续监测 VA 间期及传感器频率。

（三）起搏器介导性心动过速干预功能的运行

确认 PMT 后，心脏起搏器在第九个 VP 事件之后将 PVARP 延长到 400 ms，仅保持一个心动周期，使 AS 事件变成 AR 事件，不再触发心室起搏，从而终止 PMT（图 23-33，图 23-34），PMTI 治疗后，PMTI 功能暂停 90 秒，以免在快速自身心房率时实施不必要的干预，90 秒后重启 PMT 识别与干预。此法不能终止 VA 间期 >400 ms 的心动过速。

（四）起搏器介导性心动过速干预功能与其他功能的相互作用

1. 非竞争性心房起搏功能

在心脏起搏器诊断 PMT 的期间，无论非竞争性心房起搏（NCAP）功能开启与关闭，第九个 VP事件之后 NCAP 功能自动运行一个心动周期，NCAP 间期 =300 ms 或 400 ms（双腔 ICD、CRT-P/D、EnRhythm、Ensura、Advisa、Astra、Azure 双腔心脏起搏器），NCAP 功能运行可使随后的PAVI 缩短，以保持心室率稳定。

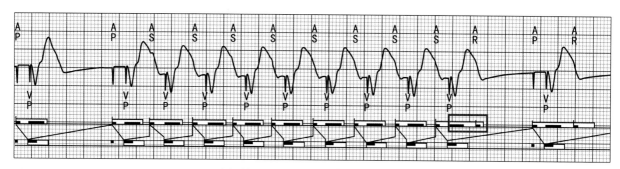

图 23-33　心脏起搏器自动识别并终止起搏器介导性心动过速

患者植入 Medtronic 双腔心脏起搏器。心电图显示：AP 脉冲后心房失夺获，心室起搏的激动逆传心房产生逆行 P⁻波，被心房线路感知，触发心室起搏，激动再次逆传心房，触发心室起搏，如此反复形成 PMT。心脏起搏器具有 PMT 自动识别功能，连续监测八个心动周期，确认 PMT 后，在第九个心动周期，PVARP 自动延长至 400 ms（方框所示），逆行 P⁻波位于延长的 PVARP 内而成为 AR 事件，PMT 终止

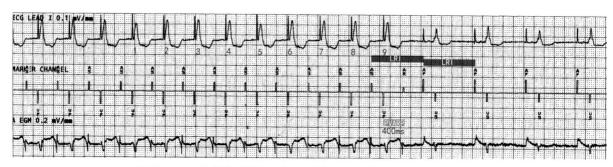

图 23-34　心脏起搏器自动识别并终止起搏器介导性心动过速

患者植入 Medtronic 双腔心脏起搏器。心脏起搏器起初呈 "AS-VP" 工作方式，PMT 诊断成立后 PVARP 自动延长至 400 ms 一次，使随后的 AS 事件变为 AR 事件，PMT 随即终止，心脏起搏器变为 "AP-VS" 工作方式

2. 自动模式转换功能

AMS 功能开启时，若心脏起搏器转换为非心房跟踪模式，PMTI 功能暂停，恢复心房跟踪模式后重启 PMTI 功能。

3. 动态心室后心房不应期

传感器参与的动态 PVARP 激活时，患者静息后，传感器频率下降，PVARP 延长，当 PVARP 超过室房逆传时间时，PMT 终止。

（五）起搏器介导性心动过速干预功能与空白期房扑搜索功能的比较

1. 共同点

PMTI 功能与空白期房扑搜索（BFS）功能都是 Medtronic 双腔心脏起搏器的功能，都是每隔 90 秒重复运行，每次运行的心动周期都是八个，都是通过延长 PVARP 使 AS 事件成为 AR 事件而不触发心室起搏。二者若同时开启并满足运行条件，心脏起搏器优先运行 PMTI 功能。

2. 不同点

（1）PMTI 功能：运行时要求 "AS-VP" 工作方式、VA 间期 <400 ms，第九个 VP 事件之后将 PVARP 延长到 400 ms，AR 事件之前的 AS 事件启动低限（或传感器）频率间期，第九个 "VP-AR" 事件后强制运行 NCAP 功能，若 NCAP 间期结束于低限（或传感器）频率间期内，则 NCAP 引起的

心房起搏取消，AP 脉冲在预期位置发放；若 NCAP 间期结束于低限（或传感器）频率间期后，则 NCAP 间期结束时发放 AP 脉冲（图 23-35A，图 23-36B）。

（2）BFS 功能：在 AMS 功能开启状态下运行，运行时要求连续八个感知的 AA 间期都短于 2×（SAVI+PVAB）且短于两倍的模式转换检测频率间期，"AS-VP" "AS-VS" 工作方式均可 （AS-AR 序列也可）引起 BFS 功能运行，心脏起搏器延长第八个 VP 事件的 PVARP 使总心房不应期 （SAVI+PVARP）=2×（SAVI+PVAB），使随后的 AS 事件变为 AR 事件而不触发心室起搏，AR 事件后的 PAVI 缩短（80 ms 多见，合并 NCAP 功能运行时可短于 80 ms，最短 30 ms），AP 脉冲可在 AR 事件后心房警觉期结束时发放（图 23-35B，图 23-36A，图 23-37B）。

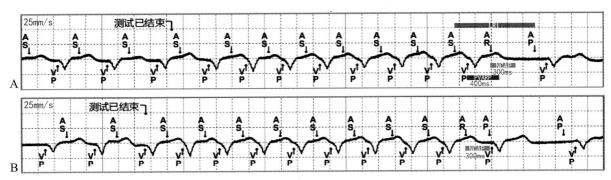

图 23-35 起搏器介导性心动过速干预功能及空白期房扑搜索功能运行

患者植入 Medtronic Relia REDR01 双腔心脏起搏器，模式 DDD，LR 60 次／分，LRI 1000 ms，NCAP 功能开启，程控时诱发 PMT。A. PMTI ON，BFS OFF，心脏起搏器检测到连续八个 VP-AS 间期（VA 间期）<400 ms，判断 PMT 成立，在第九个 VP 之后 PVARP 延长至 400 ms，使 AS 事件变成 AR 事件不再触发心室起搏，同时运行 NCAP 功能，但 NCAP 间期（300 ms）结束于 LRI 内，AP 脉冲在 AS 事件后 LRI 结束时预期发放。B. PMTI OFF，BFS ON，SAVI 120 ms，PVAB 180 ms。心脏起搏器检测到连续八个 "AS-VP" 事件，八个 AA 间期满足 BFS 功能运行条件，心脏起搏器在第八个 VP 事件后将 PVARP 延长至 480 ms，使 AS 事件变成 AR 事件终止了 PMT，由于 NCAP 功能同时运行，AR 事件后约 300 ms 处发放 AP 脉冲，随后的 AP-VP 间期 <80 ms（广东省佛山复星禅诚医院，谭贺怡供图）

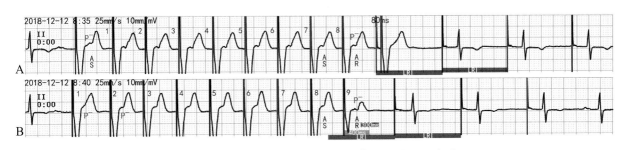

图 23-36 起搏器介导性心动过速不同的终止方式

患者，男，81 岁，植入 Vitatron E50 A1 双腔心脏起搏器，模式 DDD，LR 55 次／分，UTR 130 次／分。A. 心脏起搏器检测到连续八个 "AS-VP" 事件，八个 AA 间期满足 BFS 功能运行条件，心脏起搏器在第八个 VP 事件之后将 PVARP 延长，使 AS 事件变成 AR 事件终止了 PMT，AR 事件后心房警觉期结束时发放 AP 脉冲，AP 脉冲后 80 ms 处发放 VP 脉冲，为 BFS 功能运行的表现。B. 心脏起搏器检测到连续八个 VP-AS 间期（VA 间期）<400 ms，判断 PMT 成立，在第九个 VP 事件之后 PVARP 延长至 400 ms，使 AS 事件变成 AR 事件不再触发心室起搏，为 PMTI 功能运行的表现，同时运行 NCAP 功能，但 NCAP 间期（300 ms）结束于 LRI 内，AP 脉冲在 AS 后 LRI 结束时预期发放（郑州大学第二附属医院，潘运萍供图）

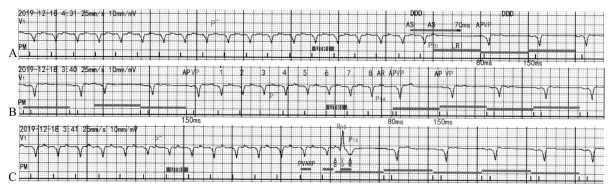

图 23-37　起搏器介导性心动过速终止的各种形式

患者，男，63 岁，植入 Medtronic Adapta L ADDRL1 双腔心脏起搏器，模式 AAI<=>DDD，LR 60 次 / 分，PAVI 150 ms，SAVI 120 ms，UTR 130 次 / 分。心脏起搏器呈 VAT 工作方式时，逆行 P⁻ 波（V₁ 导联呈正向）触发心室起搏，心室起搏频率不超过 UTR。A、C 图连续八个以上的 VP-AS 间期 <400 ms，此时可能处于前一次 PMTI 治疗后的 90 秒内，PMTI 功能暂停。A. 心脏起搏器延长 AA 间期 70 ms（PAVI-80 ms）进行房室传导搜索，尝试转为 AAI+ 模式，P₂₀ 不再触发心室起搏，PMT 终止，随后的 AS-AP 间期内未搜索到 VS 事件，AP 脉冲后 80 ms 处发放 VP 脉冲，心脏起搏器继续保持 DDD 模式。B. 心脏起搏器检测到连续八个 "AS-VP" 事件，八个 AA 间期满足 BFS 功能运行条件，第八个 VP 事件之后 PVARP 延长，使 P₁₄ 变成 AR 事件，PMT 终止，AR 事件后心房警觉期结束时发放 AP 脉冲，AP 脉冲后 80 ms 处发放 VP 脉冲，为 BFS 功能运行的表现。C. 自身 QRS 波群（R₁₅）后的 P₁₆ 位于 PVARP 内，不再触发心室起搏，PMT 终止。AP：心房起搏；AR：心房不应期感知；AS：心房感知；PVARP：心室后心房不应期；UTRI：上限跟踪频率间期

二、Vitatron 心脏起搏器逆传自动检测功能

Vitatron 心脏起搏器自动识别并终止 PMT 的功能称逆传自动检测（automatic detection of retrograde conduction）。

（一）运行条件

Vitatron T 系列及其之前的心脏起搏器，DDD（R）、VDD（R）模式下。

（二）运行过程

VA 间期 <450 ms 且连续三十二个 VP 事件中至少有二十六个跟随 AS 事件（VP-AS）时，心脏起搏器启动逆传自动检测功能，先测量一次 VA 间期，随后 AV 间期延长一次（数字产品 AV 间期延长 50 ms，其他产品延长 51 ms）再测量 VA 间期（VA2），AV 间期恢复正常，再测量一次 VA 间期（VA3），比较三次的测量值，若 VA2 小于 VA1 及 VA3，心脏起搏器判断此 AS 事件并非室房逆传，不进入 PMT 终止阶段（图 23-38A）；若 VA1=VA2=VA3，心脏起搏器确认逆传 P 波被跟踪，立即 AMS，并且尽早发放 ASP 脉冲重建房室同步。心脏起搏器持续监测 VP-AS 间期，若 VP-AS 间期 >450 ms 或发放了 ASP 脉冲或连续出现三个 VS 事件或相邻 VV 间期内出现多个 AS 事件（VP-AS<150 ms 时除外，因可能存在心房远场感知 R 波）或 VDD（R）模式下连续三个 VV 间期内无 AS 事件，心脏起搏器判断室房逆传终止而恢复心房跟踪模式。

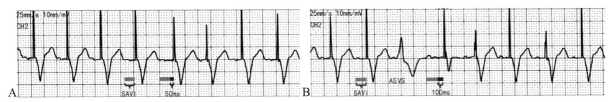

图 23-38　逆传自动检测功能合并精确的心室起搏功能运行

患者植入 Vitatron C50 D 双腔心脏起搏器，模式 DDD，LR 60 次 / 分，MTR 140 次 / 分，适应性 AV 延迟：中，最大 PAVI 200 ms，最大 SAVI 160 ms，精确的心室起搏（RVP）功能开启，AV 延长值 100 ms。A. 心电图显示窦性心动过速，VAT 工作方式，VP-AS 间期 <450 ms，心脏起搏器启动逆传检测，SAVI 延长 50 ms，其后 VA 间期缩短，心脏起搏器判断 AS 事件并非室房逆传，不进入 PMT 终止阶段。B. AS 事件后的 VS 事件启动 RVP 功能，SAVI 延长 100 ms，未搜索到 VS 事件，SAVI 恢复程控值（浙江省海宁市人民医院，吉亚军供图）

三、Abbott（ST. JUDE）起搏器介导性心动过速选项

Affinity 及以后的双腔心脏起搏器具有起搏器介导性心动过速选项（PMT options），可程控选项有：关闭、10 次搏动 >PMT（10 beats>PMT）、自动检测（auto detect）。Victory 以前的双腔心脏起搏器 "PMT 选项" 默认关闭。Victory、Sustain、Zephyr 双腔心脏起搏器 "PMT 选项" 默认自动检测，PMT 检测频率（detection rate）可以程控选择，但 ≤ MTR（图 23-39）。Accent、Endurity、Assurity、Zenus、Zenex 双腔心脏起搏器、双腔 ICD 及 CRT-D 的 "PMT 反应" 可程控选项有：心房起搏、观察和关闭，默认心房起搏，"心房起搏" 与 "自动检测" 算法相同。

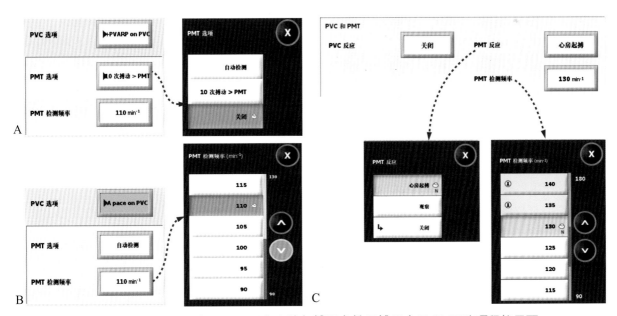

图 23-39　Abbott（ST. JUDE）心脏起搏器室性早搏反应及 PMT 选项程控界面

A. PVC 选项：+PVARP on PVC，PMT 选项：10 次搏动 >PMT，PMT 检测频率 110 次 / 分。B. PVC 选项：A Pace on PVC，PMT 选项：自动检测，PMT 检测频率可程控范围 90~130 次 / 分，默认 110 次 / 分。C. Endurity DR 双腔心脏起搏器，PMT 反应有 "心房起搏、观察、关闭" 三个选项，默认心房起搏，PMT 检测频率可程控范围 90~180 次 / 分，默认 130 次 / 分

（一）10 次搏动 >PMT

1. 检测

十个连续的 "AS-VP" 事件频率大于 PMT 检测频率，心脏起搏器确认发生了 PMT。

2. 反应

PMT 确认后，心脏起搏器将 PVARP 延长至 480 ms，紧跟 330 ms 的心房警觉期，心房警觉期内若无 AS 事件，则在 VP 脉冲后 810 ms 处发放 AP 脉冲；若有 AS 事件，则启动 SAVI，触发心室起搏。如果 PVARP 延长之后心动过速仍存在，那么该运算法则将在 256 个心动周期之后重复运行（图 23-40）。此法不能终止 VA 间期 >480 ms 的 PMT 及房性心动过速。

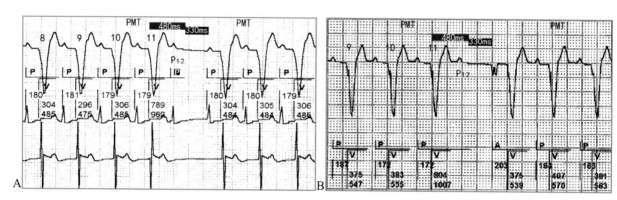

图 23-40 Abbott（ST. JUDE）双腔心脏起搏器 PMT 选项：10 Beats>PMT

患者植入 Abbott（ST. JUDE）双腔心脏起搏，PMT 选项：10 次搏动 >PMT，心脏起搏器检测十个连续的 "AS-VP" 事件，频率大于 PMT 检测频率，诊断 PMT，随后 PVARP 延长至 480 ms，紧跟 330 ms 心房警觉期，PVARP 自动延长使 P_{12} 位于其中而不再触发心室起搏。A. 330 ms 心房警觉期内出现 AS 事件（标记为 P）触发心室起搏（标记为 V），心动过速再次出现。B. 330 ms 心房警觉期内无 AS 事件，心房警觉期结束时发放 AP 脉冲（标记为 A），此后心动过速再次出现

（二）自动检测

1. 检测

当平均心房率大于 PMT 检测频率，心脏起搏器计算连续八个 VP-AS 间期平均值，每个 VP-AS 间期与平均值之差均在 16 ms 内，则认为 VP-AS 间期稳定，心脏起搏器在第九个心动周期 SAVI 缩短或延长一个数值，Affinity、Entity、Integrity 双腔心脏起搏器、Frontier 系列 CRT-P 和 ICD 心脏起搏器 SAVI 变化值 31 ms；其余心脏起搏器 SAVI 变化值 50 ms。SAVI<100 ms，检测验证时 SAVI 通常延长；SAVI ≥ 100 ms，检测验证时 SAVI 通常缩短，并允许出现一次超过 MTR 的心室起搏频率（图 7-35A，图 23-42B），有时心室起搏频率已达 MTR 时 SAVI 也可延长（图 15-8）。SAVI 改变后的 VP-AS 间期与其平均值差值仍在 16 ms 以内，心脏起搏器认为 VP-AS 间期稳定（即室房逆传稳定），诊断 PMT。

2. 反应

PMT 确认后，第十个心动周期的 AS 事件不再触发心室起搏（并非 PVARP 延长所致），PMT 终止，AS 事件后依次启动 120 ms 的心房不应期和 210 ms 的心房警觉期，警觉期内的 AS 事件可抑制预期

的 AP 脉冲发放并触发心室起搏，警觉期内若无 AS 及 VS 事件，则 AS 事件后 330 ms 处发放 AP 脉冲并启动 PAVI（图 23-41~ 图 23-44）。PMTI 功能若未终止心动过速，256 个心动周期后该功能重复运行。

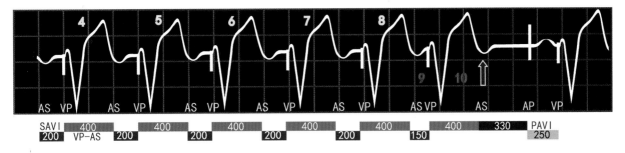

图 23-41　Abbott（ST. JUDE）双腔心脏起搏器 PMT 自动检测功能示意图

　　Abbott（ST. JUDE）双腔心脏起搏器，模式 DDD，SAVI 200 ms，PAVI 250 ms，PMT 选项：自动检测。心动过速频率大于 PMT 检测频率，心脏起搏器计算连续八个 VP-AS 间期稳定，第九个心动周期 SAVI 缩短 50 ms 后 VP-AS 间期保持稳定，即室房逆传稳定，心脏起搏器诊断 PMT，箭头所示处 P 波尽管为 AS 事件，但不再触发心室起搏，PMT 终止，AS 事件后 330 ms 处发放 AP 脉冲，在 PAVI 结束时发放 VP 脉冲

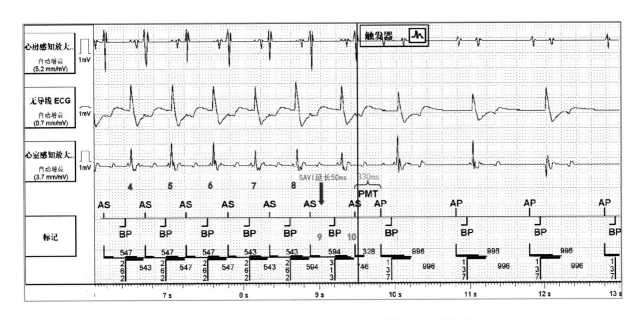

图 23-42　Abbott（ST. JUDE）CRT-P 心脏起搏器自动检测并终止 PMT

　　Abbott（ST. JUDE）Anthem RF PM3212 CRT-P 心脏再同步化治疗起搏器，模式 DDD，MTR 110 次 / 分，PMT 选项：自动检测。心动过速频率大于 PMT 检测频率，心脏起搏器计算连续八个 VP-AS 间期认为 VP-AS 间期稳定，此时心室起搏频率已达 MTR，在第九个心动周期 SAVI 延长 50 ms，其后 VP-AS 间期保持不变，心脏起搏器判断室房逆传稳定，诊断 PMT；随后的心房波尽管标记为 AS，但不触发心室起搏，PMT 终止，此 AS 事件后 330 ms 处发放 AP 脉冲

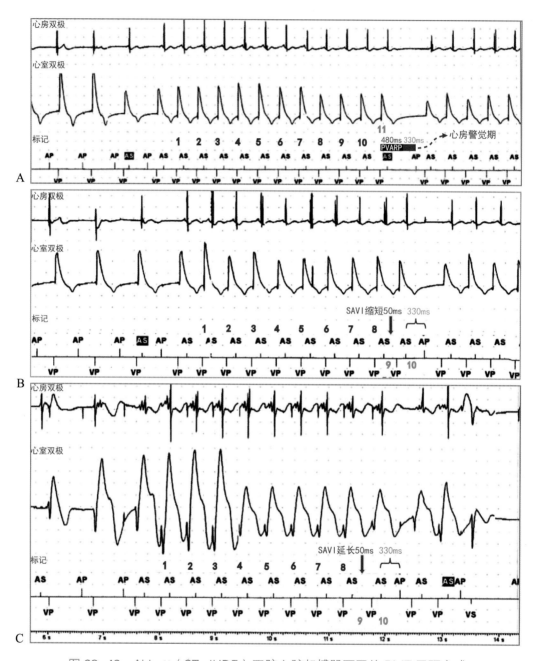

图 23-43　Abbott（ST. JUDE）双腔心脏起搏器不同的 PMT 干预方式

　　患者临床诊断：间歇性二度房室阻滞、预激综合征（左侧显性房室旁道），植入 Abbott（ST. JUDE）Zephyr XL DR 5826 双腔心脏起搏器，模式 DDD，基本频率 80 次 / 分，PVARP 125 ms。A. PAVI 200 ms，SAVI 150 ms，MTR 130 次 / 分，PMT 选项：10 次搏动 >PMT，PMT 检测频率 110 次 / 分。心房起搏故障，心室起搏的激动经左侧房室旁道逆传心房，逆行 P⁻ 波位于 PVARP 外触发心室起搏，引起 PMT。心脏起搏器进行十跳检测，确认 PMT 后，下一个 PVARP 延长至 480 ms，使逆行 P⁻ 波位于 PVARP 内，随后紧跟 330 ms 的心房警觉期，其内无 AS 事件，VP 脉冲后 810 ms 处发放 AP 脉冲，AP 脉冲失夺获，PMT 复发，此运算法则在 256 个心动周期后重复进行。B. PAVI 300 ms，SAVI 275 ms，MTR 180 次 / 分，PMT 选项：自动检测，心脏起搏器连续计算八个 VP-AS 间期稳定，第九个心动周期 SAVI 缩短 50 ms，随后的 VP-AS 间期仍保持不变，心脏起搏器认为室房逆传稳定，诊断 PMT，第十个心动周期 AS 事件不再触发心室起搏，AS 事件后 330 ms 处发放 AP 脉冲，因心房起搏故障，再次引发 PMT。C. PAVI 200 ms，SAVI 150 ms，MTR 130 次 / 分，PMT 选项：自动检测，心脏起搏器连续计算八个 VP-AS 间期稳定，此时心室起搏频率已达 MTR，第九个心动周期 SAVI 延长 50 ms，随后的 VP-AS 间期仍保持不变，心脏起搏器认为室房逆传稳定，诊断 PMT，第十个心动周期 AS 事件不再触发心室起搏，AS 事件后 330 ms 处发放 AP 脉冲，因心房起搏故障，再次引发室房逆传。AP：心房起搏；AS：心房感知；**AS**：心房不应期感知；VP：心室起搏；VS：心室感知（引自邸成业）

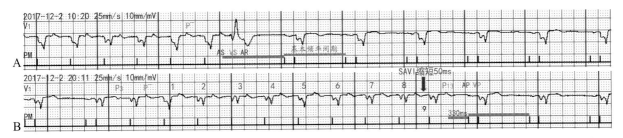

图 23-44　Abbott（ST. JUDE）双腔心脏起搏器 PMT 的终止形式

患者，男，83 岁，因"二度房室阻滞"植入 Abbott（ST. JUDE）Victory XL DR 5816 双腔心脏起搏器，模式 DDD，基本频率 60 次 / 分，PAVI 180 ms，SAVI 140 ms，MTR 110 次 / 分，PMT 选项：自动检测，PMT 检测频率 110 次 / 分。A. 自身 QRS 波群出现后 PMT 自行终止。B. 房性早搏（P_3）引发 PMT，心脏起搏器检测到心动过速频率大于 PMT 检测频率，计算八个 VP-AS 间期认为 VP-AS 间期稳定，在第九个心动周期 SAVI 缩短 50 ms（箭头所示），其后 VP-AS 间期保持不变，心脏起搏器判断室房逆传稳定，诊断 PMT；随后 P_{13} 不再触发心室起搏，PMT 终止，P_{13} 后 330 ms 处发放 AP 脉冲

四、Biotronik 起搏器介导性心动过速保护功能

Biotronik 双腔心脏起搏器、CRT 起搏器、ICD 均具有起搏器介导性心动过速保护（PMT protection）功能，默认开启（图 23-45），当自动 PVARP 功能激活时，PMT 保护功能也自动打开。PMT 保护功能运行过程分为检测、核实和终止三个步骤。

（一）检测

八个连续的 VP-AS 间期 <VA 标准（可程控值 250~500 ms），且八个 VP-AS 间期平均差 <PMT 稳定性标准范围（ ± 25 ms）。

（二）核实

心脏起搏器通过延长或缩短 AV 间期 50 ms 或使 VV 间期等于上限跟踪频率间期（UTRI）+ 50 ms（Philos、Philos Ⅱ 心脏起搏器 +100 ms），维持三个（E 系列之前的心脏起搏器）或一个心动周期（E 系列心脏起搏器），观察 AV 间期改变前后 VP-AS 间期是否一致，若 VP-AS 间期一致，则诊断 PMT。

（三）终止

E 系列之前的心脏起搏器延长 TARP 并维持一个心动周期（图 23-46，图 23-47）；E 系列心脏起搏器延长 PVARP 至 VA 标准 +50 ms 并维持一个心动周期（图 23-48，图 23-49）。

（四）参数调整

PMT 终止后，E 系列心脏起搏器自动将 PVARP 及 PVC 后 PVARP 均延长 50 ms（PVARP 不超过 VA 标准 +50 ms），并维持 7 天（部分心脏起搏器为 5 天），期间若无 PMT 发生，PVARP 再缩短 50 ms 而恢复至此前的数值。

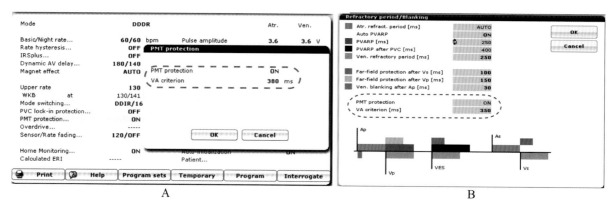

图 23-45　Biotronik 双腔心脏起搏器 PMT 保护功能程控界面

A. Philos II D 双腔心脏起搏器。B. Evia DR 双腔心脏起搏器

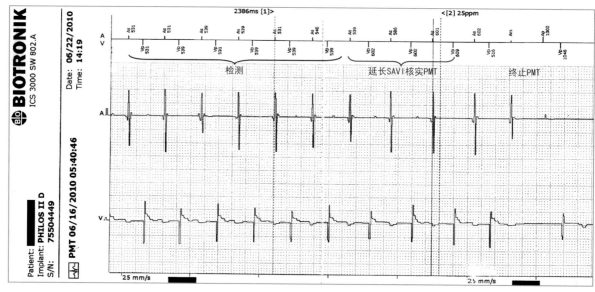

图 23-46　PMT 保护功能运行时的心腔内心电图和标记通道

　　患者植入 Biotronik Philos II D 双腔心脏起搏器，八个连续的 VP-AS 间期 <VA 标准，八个 VP-AS 间期的平均标准差 <PMT 稳定性标准的规定范围，心脏起搏器通过延长 SAVI 三次，核实 VP-AS 间期恒定，诊断 PMT，延长 TARP，使逆传的心房激动不再触发心室起搏，PMT 终止

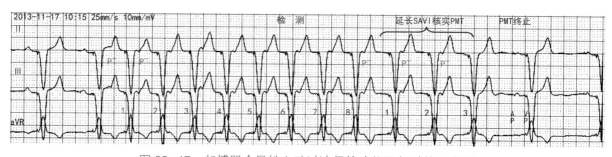

图 23-47　起搏器介导性心动过速保护功能运行时的心电图

　　患者植入 Biotronik Philos II DR 双腔心脏起搏器，模式 DDD，基础频率 55 次 / 分，PAVI 180 ms，SAVI 160 ms，UTR 120 次 / 分。心室起搏激动逆传心房产生逆行 P⁻ 波，逆行 P⁻ 波触发快速的心室起搏，心室起搏频率达到 UTR，八个连续的 VP-AS 间期 <VA 标准，八个 VP-AS 间期的平均标准差 <PMT 稳定性标准的规定范围，SAVI 延长三次，使 VP-VP 间期 =UTRI+100 ms。SAVI 延长前后 VP-AS 间期保持一致，诊断 PMT，延长 TARP。SAVI 延长的第三跳时室房逆传消失，PMT 终止（山东省聊城市人民医院，崔勇供图）

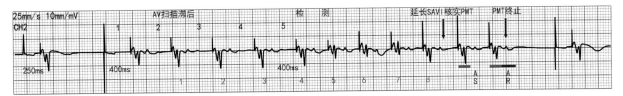

图 23-48 AV 扫描滞后功能和起搏器介导性心动过速保护功能运行

患者植入 Biotronik Evia DR-T 双腔心脏起搏器，模式 DDD，基础频率 50 次 / 分，PAVI 250 ms，SAVI 215 ms，UTR 130 次 / 分，PVARP（绿框所示）175 ms，IRSplus 功能开启，VA 标准 350 ms。心电图显示：AV 扫描滞后时，AV 间期延长至 400 ms，持续五个心动周期，期间发生了心室起搏激动逆传心房，逆行 P⁻ 波触发快速的心室起搏，八个连续的 VP-AS 间期 <VA 标准（350 ms），八个 VP-AS 间期的平均标准差 < PMT 稳定性标准的规定范围，心脏起搏器延长 SAVI 50 ms 一次，SAVI 延长前后 VP-AS 间期保持一致，心脏起搏器诊断 PMT，随后 PVARP 延长至 400 ms（VA 标准 +50 ms），逆行 P⁻ 波成为 AR 事件而不再触发心室起搏，PMT 终止（浙江大学医学院附属第二医院，叶沈锋供图）

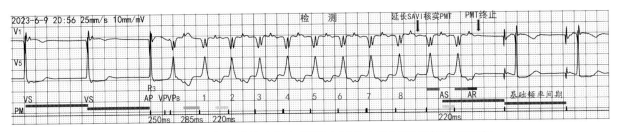

图 23-49 融合波排除合并起搏器介导性心动过速保护功能运行

患者，女，84 岁，因 "窦房结功能障碍" 植入 Biotronik Estella DR 双腔心脏起搏器，模式 DDD，基础频率 55 次 / 分，PAVI 250 ms，SAVI 220 ms，心室夺获控制功能开启，VA 标准 350 ms。心电图显示：交界性心律，R₃ 位于位于 PAVB 内，PAVI 结束时发放的 VP 脉冲失夺获，备用的心室起搏（VP_B）脉冲夺获心室，激动逆传心房产生逆行 P⁻ 波并引发 PMT，285 ms 的 SAVI 为融合波排除所致，此后 SAVI 为程控值。八个连续的 VP-AS 间期 <VA 标准（350 ms），八个 VP-AS 间期的平均标准差 < PMT 稳定性标准的规定范围，SAVI 延长 50 ms 一次，核实为 PMT 后 PVARP 延长至 400 ms，随后的逆行 P⁻ 波不再触发心室起搏，PMT 终止（重庆医科大学附属第一医院，秦文勇供图）

五、Boston Scientific 起搏器介导性心动过速终止功能

Boston Scientific 起搏器介导性心动过速终止（PMT termination）功能默认开启，在 DDD（R）、VDD（R）模式下运行。心脏起搏器以十六个心动周期为检测窗，若有十六个连续的 AS 事件伴随着最大跟踪频率的心室起搏事件（VP-MT），而且 VA 间期与测量的基线间期差值 ≤ 32 ms（供稳定性分析的基线间期因心脏起搏器型号不同而异），心脏起搏器诊断 PMT，PVARP 自动延长至 500 ms 一次，使其后的逆行 P⁻ 波不再触发心室起搏，从而终止 PMT，标记通道标记为 PMT-B（图 23-50）。如果 VA 间期与测量的基线间期差值 >32 ms，心脏起搏器计数清零并重新检测有无 PMT。有时起搏器介导的折返性心律失常虽然达到了心动过速的心电图诊断标准，但未必满足起搏器的 PMT 诊断标准，此时，起搏器并不启动 PMT 终止功能，室房逆传的中断可使其自行终止（图 23-51）。

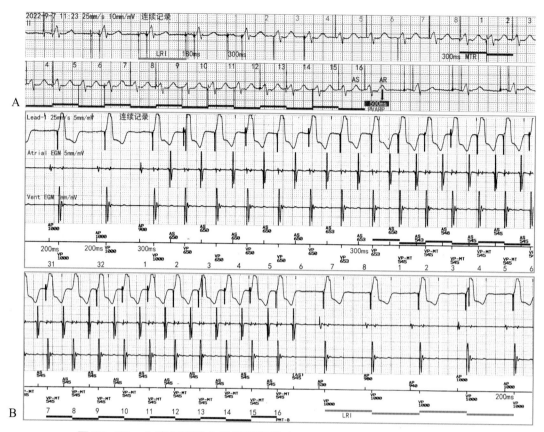

图 23-50　心脏起搏器自动识别并终止 AV Search+ 功能引发的 PMT

患者，男，61 岁，因"窦房结功能障碍、房室阻滞"植入 Boston Scientific Essentio MRI EL DR L131 双腔心脏起搏器，模式 DDD，LRL 60 次/分，LRI 1000 ms，MTR 110 次/分，最大跟踪频率间期（MTRI）≈545 ms，AV Search+ 功能开启，搜索 AV 间期 300 ms，搜索周期 32。A. PAVI 180 ms，SAVI 65~150 ms。B. PAVI 120~200 ms，SAVI 100~170 ms。心脏起搏器起初呈"AP-VP"工作方式，达到三十二个搜索周期后，AV 间期延长至 300 ms 并持续八个心动周期，未搜索到 VS 事件，SAVI 恢复程控值，AV 间期延长后出现室房逆传，十六个连续的 AS 事件伴随着最大跟踪频率心室起搏（VP-MT）事件满足了 PMT 诊断标准，随即 PVARP 延长至 500 ms 一次，使心房事件发生心房不应期感知，标记通道标记为（AS），不再触发心室起搏，PMT 随即终止（标记通道标记为 PMT-B）

六、创领心律医疗（Sorin）抗起搏器介导性心动过速功能

创领心律医疗（Sorin）心脏起搏器抗起搏器介导性心动过速（Anti-PMT）功能分检测、确认、终止三个阶段。

（一）运行模式

DDD（R）、VDD（R）、SafeR、SafeR-R、SafeR/DDIR、DDD/DDIR、Dplus、Dplus-R、Dplus/DDIR、DDTA、DDTV、DDTAV 模式。

（二）程控

抗 PMT 功能可程控选项有：终止（程控界面简写为 Termin.）、重新程控（程控界面简写为 Reprog），默认"重新程控"。设置为"终止"时，心脏起搏器可以检测并终止 PMT；设置为"重新程控"时，心脏起搏器可以检测并终止 PMT 同时通过缩短 AVD 以预防新的 PMT 发生，一旦 PMT 反复发作（24 小时内发作 PMT 十次），静息/运动 AVD 缩短 15 ms，静息/运动 AVD 最短为 125/80 ms（图 23-52）。Dplus、Dplus-R、Dplus/DDIR 模式下抗 PMT 功能强制为"重新程控"，且不能程控更改。

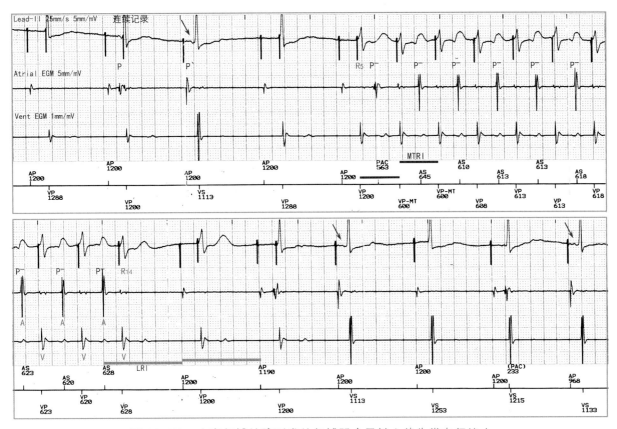

图 23-51　心房起搏故障引发的起搏器介导性心律失常自行终止

患者，女，65岁，因"窦房结功能障碍"植入 Boston Scientific Essentio MRI EL DR L131 双腔心脏起搏器，模式 DDD，LRL 50 次 / 分，LRI 1200 ms，MTR 100 次 / 分，MTRI 600 ms，PAVI 280 ms，SAVI 270 ms。上下图为连续记录。箭头所示处 AP 脉冲产生了相应的 P′ 波，其余 AP 脉冲后无相应的心房波，提示间歇性心房起搏故障。R_5 后出现逆行 P⁻ 波，触发心室起搏，再次发生室房逆传并触发心室起搏，由此引发了心律失常。最大跟踪频率心室起搏（VP-MT）仅连续出现两次，未满足 PMT 诊断标准，R_{14} 后逆行 P⁻ 波消失，心律失常自行终止

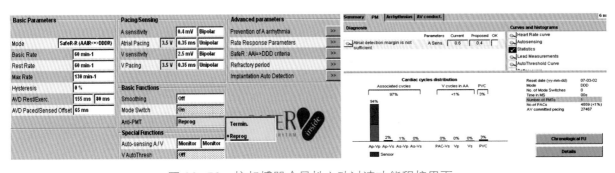

图 23-52　抗起搏器介导性心动过速功能程控界面

（一）运行过程

1. 检测

连续八个 "AS-VP" 事件，VP-AS 间期 <470 ms，八个 VP-AS 间期之间最大差值 d[VP-AS] ≤ 30 ms，即 VA 间期稳定，进入确认阶段。

2. 确认

八个检测周期后的 2~4 个心动周期，心脏起搏器改变 AVD，首选缩短 AVD，若缩短 AVD 可导

致心室起搏频率≥MTR 或 AVD<30 ms，则延长 AVD。改变 AVD 后 VP-AS 间期仍保持稳定，确认 PMT，进入终止阶段。

（1）若八个心动周期 d［VP-AS］≤15 ms，第九个 AVD 调整 50 ms，计算调整后的 VP-AS 与前八个 VP-AS 的 d[VP-AS]≤15 ms，确认 PMT；15~30 ms，进行第二次确认，AVD 调整 65 ms，d［VP-AS］≤30 ms，则确认 PMT；>30 ms，为窦性心律。

（2）若八个心动周期 15 ms<d［VP-AS］≤30 ms，第九个 AVD 调整 65 ms，d［VP-AS］≤30 ms，则确认 PMT。

3.终止

心脏起搏器确认 PMT 后的第一个心动周期心房不应期变为 500 ms，使之前的 AS 事件变为心房不应期感知（Ar）事件，不再触发心室起搏，PMT 终止（图 23-53，图 23-54）。

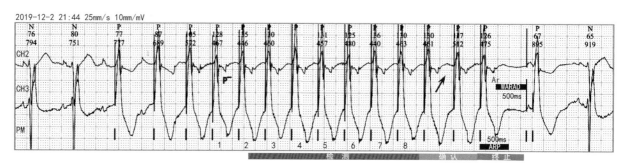

图 23-53　抗起搏器介导性心动过速功能运行时的心电图

患者，男，65 岁，因"窦房结功能障碍"植入创领心律医疗 Orchidee D 3201 双腔心脏起搏器，模式 DDD，基础频率 60 次/分，MTR 130 次/分，AVD 静息/运动 170/155 ms，AVD 起搏/感知补偿 65 ms，抗 PMT 功能：终止。动态心电图记录见心室起搏激动逆传心房产生逆行 P⁻波，并触发心室起搏，心室起搏频率 =MTR。抗 PMT 功能运行时检测连续八个"AS-VP"事件，确认阶段感知 AVD 延长 65 ms（箭头所示），VP-AS 间期仍然保持稳定，确认 PMT，随后心房不应期自动延长至 500 ms 一次，使其后的心房波位于其中而不再触发心室起搏，PMT 终止（浙江省嘉兴市第一医院，孙娴超供图）

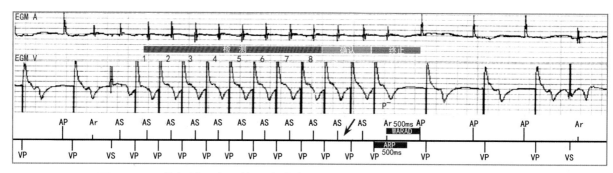

图 23-54　抗起搏器介导性心动过速功能运行时的心腔内心电图和标记通道

Sorin 双腔心脏起搏器，模式 DDD。连续八个"AS-VP"事件，VP-AS 间期 <470 ms，且满足 VA 间期稳定标准，进入确认阶段，心脏起搏器延长感知 AVD（箭头所示），随后的 VP-AS 间期仍保持稳定，确认 PMT，进入终止阶段。心房不应期变为 500 ms，使原来的 AS 事件变为 Ar 事件，不再触发心室起搏，PMT 终止。Ar 事件后启动 500 ms 的心房率加速检测窗（WARAD），期间无 Ar 事件，500 ms 结束时发放 AP 脉冲，起搏 AVD 缩短

（牟延光）

第二十四章　心脏起搏器生理性功能

心脏起搏器功能研发的目的是使患者尽可能接近生理状态。心脏起搏器通过频率应答、休息频率与睡眠（夜间）频率及 AV 间期动态调整等，模拟人体的正常生理性功能，以满足人体在不同情况下的生理需求。

第一节　频率应答

频率应答（rate responsive）又称频率适应性起搏（rate adaptive pacing），是指心脏起搏器通过传感器（sensor）感知体内生理、生化及物理参数等变化随时自动调整起搏频率，使起搏频率在低限频率（LR）和上限传感器频率（upper sensor rate，USR）之间自动加快或减慢，以满足生理需求，USR又称为最大传感器频率（maximum sensor rate，MSR）。频率应答功能尤适用于变时性功能不全的患者。理想的传感器要求反应敏感、迅速、适当，特异性好，稳定可靠，且能耗低。根据传感器探测感应的对象不同，心脏起搏器的传感器分为非生理性和生理性。

一、非生理性体动传感器

体动传感器探测患者的位移（间接探测体力活动），将其转换为电信号，信号越高，对应的起搏频率越快。体动传感器分为：压电晶体传感器、加速度计传感器、重力加速度传感器。

（一）原理

1. 压电晶体传感器

压电晶体传感器通过感知躯体运动时前胸震动、骨骼和软组织的压力变化引起的压电晶体元件变形和电压变化，从而改变起搏频率。

2. 加速度计传感器

加速度计传感器测量身体运动的横向和前后方向的加速度，根据活动时加速度信号变化改变起搏频率。

3. 重力加速度传感器

重力加速度传感器由密封在容器内的水银滴感知人体运动加速度的垂直分量，并由运算电路转换成频率应答起搏脉冲。

（二）体动传感器的优点

体动传感器不需要特殊导线，无须额外消耗电能，对运动反应迅速，较符合生理性。

（三）体动传感器的缺点

1. 压电晶体传感器受直接压力影响，可感知脉冲发生器表面静态压，易受外部环境影响，脉冲发生器受压（如俯卧位、放置程控探头等）、震动（身体颠簸、肌肉震动）可使心脏起搏器内的压电晶体感知过度，引起不适当的起搏频率增快。加速度计传感器受压力影响较小，在步行、慢跑和站立时的频率反应优于压电晶体传感器。

2. 体动传感器在高运动负荷时其反应与负荷水平不成比例，在运动初的频率反应可能受活动的方式而非运动负荷量的影响，如下楼行走时起搏频率可能快于上楼行走时，运动末期起搏频率恢复也较突然。

3. 体动传感器不能对情绪波动等非运动应激作出反应。

二、生理性传感器

生理性传感器测定与生理性相关的信号（如体力活动或精神负荷状态等），以此改变起搏频率，适应代谢需要。生理性传感器的探测对象分为：每分通气量、呼吸频率、QT 间期、心肌阻抗、心内膜加速度峰值、中心静脉血液温度 / 血氧饱和度、右心室收缩压变化速率（dP/dt）、右心室容积变化速率（dV/dt）、静脉血液 pH 值。

（一）每分通气量感知传感器

1. 原理

机体有氧运动时心率与每分通气量（minute ventilation，MV）成正比，MV 能较准确地反映机体代谢变化情况。吸气时，胸腔容量增大，经胸阻抗增高；呼气时，经胸阻抗降低。心脏起搏器连续监测呼吸频率并通过在导线与心脏起搏器外壳间发放低能量电流而测得经胸阻抗，通过感知 MV 变化而改变起搏频率。

2. 优点

每分通气量感知传感器依靠双极导线即可运行，不需要增设特殊的传感器。除运动外，在情绪紧张、发热时也能做出频率反应，更接近生理性。

3. 缺点

（1）心脏起搏器需要依靠发放测试脉冲测定经胸阻抗，增加了电能消耗。

（2）反应慢，延迟触发，常需要与体动传感器联合应用。

（3）非运动造成的呼吸增快（如呼吸系统疾病和心力衰竭）时 MV 传感器可引起不适当的快速起搏。

（4）高频信号（如电凝器等外科电设备）可被频率反应电路所感知，并驱动心脏起搏器以最大频率起搏。在进行外科电设备操作或人工通气时建议关闭 MV 传感器的频率反应功能。

（二）QT 间期

1. 原理

在运动或处于精神压力下，由于交感神经兴奋，心肌代谢增快，心率增加，QT 间期缩短。心脏起搏器通过测量心室起搏的 QT 间期控制起搏频率，心室起搏的 QT 间期相对缩短时，增加起搏频率，反之亦然。心室起搏的 QT 间期的测量每十二个心动周期进行一次，在患者自身房室传导功能良好时，为保证起搏心室，心脏起搏器自动缩短起搏 AV 间期（PAVI）或感知 AV 间期（SAVI），造成心室起搏（VP）比例增加（图 24-1）。

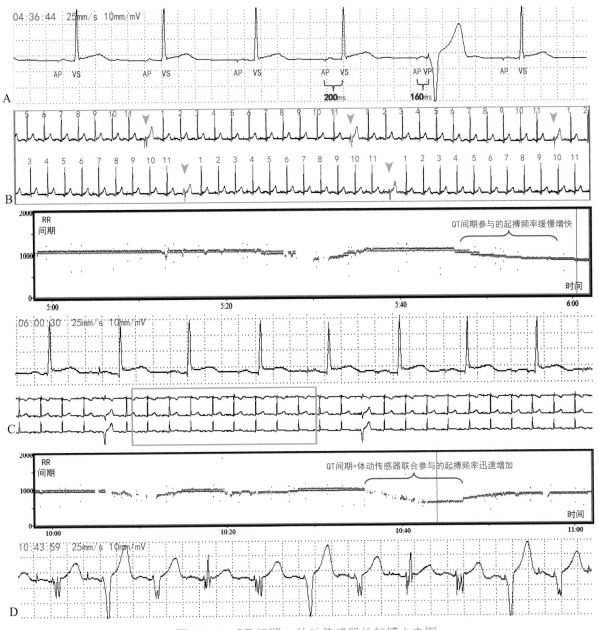

图 24-1　QT 间期 + 体动传感器的起搏心电图

患者，女，82 岁，3 年前因"窦房结功能障碍"植入 Vitatron Collection 系列频率应答双腔心脏起搏器，心脏起搏器采用 QT 间期 + 体动传感器。术后患者经常出现心悸，行动态心电图检查。A. "AP-VS"工作方式时 AP 脉冲至 QRS 波群的间期为 200 ms，"AP-VP"工作方式时，PAVI=160 ms。B. 动态心电图连续记录显示：每十二个心动周期，VP 脉冲提前出现（箭头所示），PAVI 缩短至 160 ms，上述现象周而复始。C. 凌晨 5:45 至 6:00，随着交感神经兴奋，QT 间期缩短，起搏频率缓慢增速。D. 10:35 至 11:00，随着运动，QT 间期 + 体动传感器联合参与引起起搏频率迅速增快。AP：心房起搏；VP：心室起搏；VS：心室感知（浙江省中西医结合医院，李则林供图）

2. 优点

不需要额外增设传感器，不需要特殊导线。对情绪紧张、血液中儿茶酚胺水平增高，也可引起起搏频率增速。

3. 缺点

（1）低强度活动时，儿茶酚胺释放相对较低，QT 间期变化小，所以在运动的早期，频率应答反应始发较慢，常需要与反应迅速的体动传感器联合。

（2）需要反复测量心室起搏的 QT 间期，会增加不必要的右心室起搏和电能损耗，并可导致患者心悸不适（图 24-1）。

（3）不适于单心房起搏器的 AAIR 模式。

（4）影响 QT 间期的药物可影响频率应答的效果。

（5）导线头端与心肌接触部位纤维化可影响 QT 间期检测。

（三）心室肌阻抗传感器

1. 原理

心室舒张期起搏导线头端心肌血容量大、阻抗低；收缩期起搏导线头端室壁聚拢，心肌血容量小、阻抗增加。单极心室阻抗传感器又称闭环刺激（closed loop stimulation，CLS）是在单极起搏时测量导线头端局部心肌阻抗，以此变化推算心肌收缩力变化，从而改变起搏频率。可同时对体力活动及精神压力产生反应。

2. 运行条件

Biotronik Cylos、Protos、Evia、Etrinsa 8、Evity 8、Entovis、Enticos 8、Epyra 8、Enitra 8、Eluna 8、Edora 8 系列单、双腔及心脏再同步化治疗（CRT）起搏器，Acticor、Inlexa 7、Ilivia、Intica 7、Itrevia 7、Intentra 7、Iperia 7、Rivacor 7 系列植入型心律转复除颤器（ICD）/ 心脏再同步化治疗除颤器（CRT-D）。

3. 程控参数

选择 DDD-CLS、VVI-CLS 模式时 CLS 启用（图 24-2）。程控 DDD-CLS 模式后，心脏起搏器自动设置与 CLS 匹配的 AV 间期，动态 AV 延迟默认"低"，需要心室起搏（Vp required）默认"No"，AV 滞后默认"中"，AV 重复和扫描周期默认"自动"，CRT 起搏器不存在 AV 滞后。需要心室起搏选择"Yes"时，AV 滞后关闭。

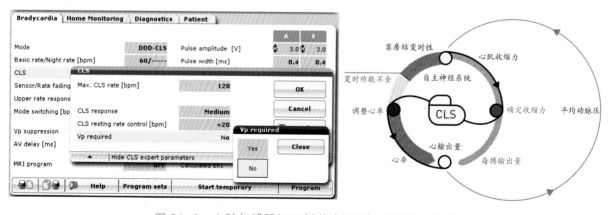

图 24-2　心脏起搏器闭环刺激功能程控界面及示意图

4. 运行过程

（1）阻抗测定：每个心动周期，在心室收缩期（300 ms 内）发放十六个心室阈下刺激，测量阻抗，针对 VP 及 VS 事件分别建立参照波形。在"AP–VS"工作状态下，每五十九个心动周期后，AV 间期缩短至程控值，维持两个心动周期，上传心室起搏阻抗曲线；"AP–VP"工作状态下，每五十九个心动周期后，AV 间期由程控值延长至滞后值，维持两个心动周期，上传 VS 阻抗曲线。心脏起搏器依据心肌收缩期阻抗高低变化，调节起搏频率快慢变化。

（2）AV 滞后的激活：每五十九个心动周期后，AV 间期延长至滞后值，维持两个心动周期，此为一个扫描序列，若四个扫描序列中有六个 VS 事件，则 AV 滞后激活；或在程控的 AV 间期情况下，八个心动周期中有五个 VS 事件，则 AV 滞后激活。

（3）AV 滞后的失活：AV 滞后激活的情况下，若八个连续的心动周期中有五个 VP 事件，则 AV 间期恢复程控值。

5. 心电图表现

起搏频率常高于基础频率，且呈动态变化，有时部分导联可记录到 QRS 波群及 ST 段起始部出现高频电信号，时呈毛刺样（图 24-3）。

6. 临床应用

CLS 传感器在具有心室起搏的模式（VVI-CLS、DDD-CLS）下应用，能感知运动和非运动状态的需要，适于血管神经性晕厥的治疗，可减少心房颤动发生及改善心功能。起搏和自身传导之间心脏前负荷及 CLS 的差异可能影响频率反应，右心室心肌缺血和心脏活性药物也可能影响 CLS，少数病人因为右心室功能严重受损而不适合使用 CLS 传感器。

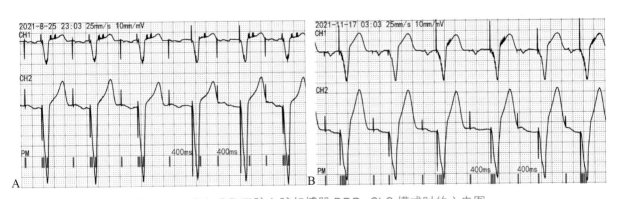

图 24-3 Evia DR 双腔心脏起搏器 DDD-CLS 模式时的心电图

A. 患者，女，67 岁，植入 Biotronik Evia DR 双腔心脏起搏器，模式 DDD-CLS，基础频率 65 次 / 分，动态 AV 延迟 310/265 ms，AV 滞后：中。B. 患者，男，75 岁，植入 Biotronik Evia DR 双腔心脏起搏器，模式 DDD-CLS，基础频率 60 次 / 分，动态 AV 延迟 275/230 ms，AV 滞后：中。心电图显示 QRS 波群及 ST 段起始部出现高频电信号（图 B 呈毛刺样），"AP–VP"工作状态下连续出现两次 PAVI 延长至滞后值（浙江省人民医院，蔡卫勋供图）

二、不同公司心脏起搏器的传感器

（一）Medtronic 心脏起搏器

Kappa 400 采用加速度计 +MV 双传感器，Vitatron 部分机型心脏起搏器采用 QT 间期 + 加速度计双传感器，目前 Medtrnoic、芯彤和大多数 Vitatron 频率应答心脏起搏器几乎都采用加速度计传感器。

（二）Biotronik 心脏起搏器

Biotronik 频率应答心脏起搏器采用加速度计传感器或双传感器（CLS+ 加速度计传感器）。

（三）Abbott（ST. JUDE）心脏起搏器

Abbott（ST. JUDE）Trilogy DR+ 及其以后的频率应答心脏起搏器采用加速度计传感器。Abbott 无导线起搏器（Aveir）采用中心静脉血液温度传感器。

（四）Boston Scientific 心脏起搏器

Boston Scientific 频率应答心脏起搏器多采用加速度计传感器 +MV 双传感器。

（五）创领心律医疗（Sorin）心脏起搏器

创领心律医疗 Orchidee 系列，Sorin Esprit 系列频率应答心脏起搏器采用加速度计传感器。创领心律医疗 Trefle、Rega 系列，Sorin Reply、Reply200、Kora 系列的频率应答心脏起搏器采用加速度计 +MV 双传感器。

（六）秦明心脏起搏器

秦明频率应答心脏起搏器采用加速度计传感器。

三、频率应答单腔心脏起搏器

患者活动后，单腔心脏起搏器以运动感知反应频率驱动心房或心室起搏。

（一）时间间期

频率应答单腔心脏起搏器时间间期与普通单腔心脏起搏器类似，只是增加了上限频率，即 MSR，上限频率的设置应与患者最大活动时的生理需要一致，一般 120~130 次 / 分。

（二）AAIR 起搏的心电图特点

AAIR 起搏具有 AAI 起搏心电图的特点，随着应激、运动量的变化，心房起搏频率在 LR 与 MSR 之间动态变化（图 24-4）。潜在房室传导功能障碍者，心房起搏频率慢时，房室间期可基本正常，但当心房起搏频率增快时，常暴露房室阻滞的存在。

（三）VVIR 起搏的心电图特点

VVIR 起搏具有 VVI 起搏的心电图特点，并随着应激、运动量大小，起搏频率在 LR 与 MSR 之间动态变化（图 24-5）。

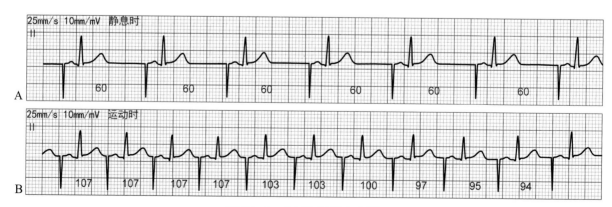

图 24-4　AAIR 起搏心电图

患者植入单心房起搏器，模式 AAIR，LR 60 次 / 分，MSR 120 次 / 分。心电图显示：休息时心脏起搏器按照 LR（60 次 / 分）起搏，运动后，心房起搏频率增快，随着运动终止，心房起搏频率逐渐减慢

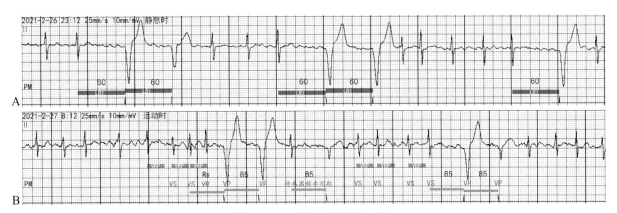

图 24-5 VVIR 起搏心电图

患者，男，80 岁，因"窦房结功能障碍"植入 Medtronic Adapta ADSR01 单心室起搏器，模式 VVIR，LR 60 次 / 分，低限频率间期（LRI）1000 ms，MSR 110 次 / 分。心电图显示：心房颤动、VVIR 工作方式，心室起搏融合波，心室起搏和感知功能正常。A. 静息时心室起搏频率为 LR（60 次 / 分）。B. 运动时自身心室率增快，心室起搏频率增快至 85 次 / 分（传感器频率），R_8 位于心室不应期（VRP）内，成为心室不应期感知（VR）事件，不重整心室起搏间期，其他自身 QRS 波群均发生心室感知（VS），重整心室起搏间期

四、频率应答双腔心脏起搏器

（一）运动感知反应频率

患者活动后，心脏起搏器以频率适应方式驱动心房起搏，具有频率适应性 AV 间期调整功能的心脏起搏器伴有与心率呈负相关的 AV 间期动态改变。

（二）最大跟踪频率

心脏起搏器在设置频率应答功能的同时，亦设置最大跟踪频率（MTR），即心脏起搏器感知心房事件后所触发的最大心室起搏频率，以避免发生过快的心室起搏。

（三）DDDR 起搏的心电图特点

具有 DDD 起搏心电图的特点。存在 LR，MSR、MTR，随着运动量的增减，起搏频率相应增减，在低限与上限频率之间动态变化。兼有频率相关的 AV 间期动态调整功能的频率应答双腔心脏起搏器，PAVI 可随着起搏频率快慢相应改变（图 24-6）。

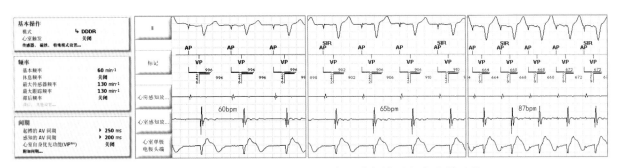

图 24-6 Abbott（ST. JUDE）双腔心脏起搏器频率应答功能

患者，男，74 岁，因"窦房结功能障碍、二度房室阻滞"植入 Abbott（ST. JUDE）Endurity PM2160 双腔心脏起搏器，模式 DDDR，基本频率 60 次 / 分，MSR 130 次 / 分，MTR 130 次 / 分，PAVI 250 ms，SAVI 200 ms，频率反应性 AV 延迟：高，最短 AV 间期 100 ms。静息状态下起搏频率为基本频率（60 次 / 分），运动时起搏频率增快，标记通道显示传感器指示频率（标记为 SIR）。伴随着起搏频率增快，PAVI 不同程度缩短，为频率反应性 AV 延迟功能运行的表现

第二节 休息频率与睡眠频率

休息频率（rest rate）与睡眠频率（sleep rate）是指休息或睡眠时起搏频率自动下降至更低的起搏频率（常低于低限频率），使心脏起搏器更接近人体正常的生理规律，并降低起搏百分比和节约电能。由于脉冲发生器内部时钟与实际时间不可避免地随着时间推移出现差异，所以，夜间（睡眠）频率的开始与终止的运行时间与程控设置的时间常不尽一致，同一台心脏起搏器，植入的时间越久，这种偏差越大，因此，夜间（睡眠）频率必须根据实际情况进行个体化设置和调整。

一、Abbott（ST. JUDE）心脏起搏器休息频率

（一）程控与设置

Abbott（ST. JUDE）心脏起搏器休息频率默认关闭，可在 30 次 / 分至低于基本频率 5 次 / 分的范围内程控设置，步长 5 次 / 分（图 24-7）。为了保证心脏起搏器所采集的数据的准确性，植入后 7 天内不建议开启。

（二）运行过程

休息频率开启后，心脏起搏器采集 7 天的活动数据自动生成活动变化阈值，当患者活动量低于活动变化阈值时，心脏起搏器自动转为休息频率；当活动量高于活动变化阈值时，再自动恢复为基本或传感器频率。

（三）运行特点

休息频率不受时间和时区限制，运行和持续时间不固定，取决于感知器的感知情况，适于生活不规律和跨时区旅行者。休息频率与基本频率（或传感器频率）的转换一跳完成，而无逐渐过渡过程。动态心电图的心率趋势图（或时间散点图）呈"上下分层"（图 24-8，图 24-9）。

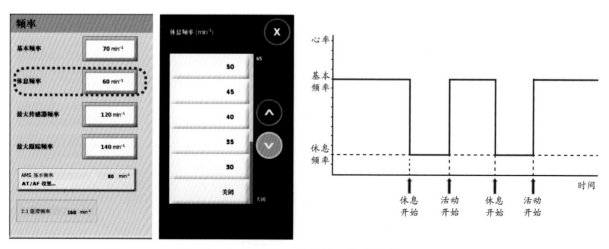

图 24-7 Abbott（ST. JUDE）心脏起搏器休息频率程控界面及示意图

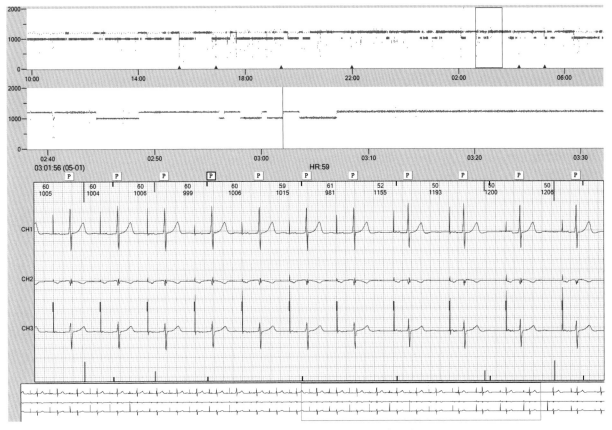

图 24-8 Abbott（ST. JUDE）心脏起搏器休息频率时间散点图及心电图

　　患者植入 Abbott（ST. JUDE）双腔心脏起搏器，模式 DDD，基本频率 60 次 / 分，休息频率 50 次 / 分，PAVI 230 ms，SAVI 200 ms。心电图显示：基本频率（60 次 / 分）一跳转换为休息频率（50 次 / 分），无渐进过程。时间散点图呈"上下分层"（浙江省人民医院，蔡卫勋供图）

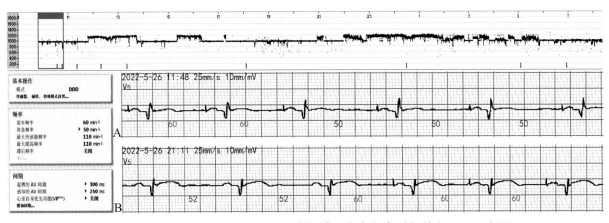

图 24-9 Abbott（ST. JUDE）心脏起搏器休息频率时间散点图及心电图

　　患者，男，51 岁，临床诊断：扩张型心肌病、阵发性室性心动过速，植入 Abbott（ST. JUDE）Ellipse DR 双腔 ICD，模式 DDD，基本频率 60 次 / 分，休息频率 50 次 / 分，滞后频率功能关闭。时间散点图呈"上下分层"。A. 心脏起搏器由基本起搏频率（60 次 / 分）一跳转为休息频率（50 次 / 分）。B. 开始时，自身心率快于休息频率，抑制起搏脉冲发放，随后一跳转为基本频率（60 次 / 分）起搏

（四）影响因素

休息频率运行时，频率滞后、滞后伴搜索和高级滞后功能均暂时失活，心室自动夺获功能不影响休息频率的运行。心脏起搏器判断患者在非休息状态下，未发生自动模式转换（AMS）时，以基本频率起搏；发生 AMS 后，以 AMS 基本频率起搏。心脏起搏器判断患者在休息状态下，未发生 AMS 时，以休息频率起搏；发生 AMS 后，以基本频率起搏（图 24-10）。

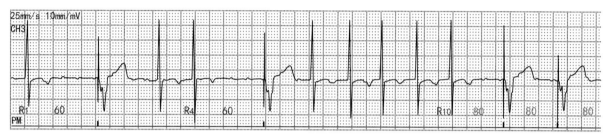

图 24-10　心脏起搏器自动模式转换合并休息频率

患者植入 Abbott（ST. JUDE）Zephyr XL DR 5826 双腔心脏起搏器，模式 DDD，基本频率 60 次 / 分，休息频率 50 次 / 分，滞后频率 50 次 / 分，AMS 基本频率 80 次 / 分。心电图显示心房扑动，F 波不触发心室起搏，R_1、R_4 后的心室起搏频率 60 次 / 分，心脏起搏器发生了 AMS，R_{10} 后的心室起搏频率 80 次 / 分，当心脏起搏器判断患者处于休息状态时，以基本频率（60 次 / 分）起搏；当心脏起搏器判断患者处于非休息状态时，以 AMS 基本频率（80 次 / 分）起搏（浙江省海宁市人民医院，平嘉溜　吉亚军供图）

（五）鉴别诊断

频率滞后搜索功能与 Abbott（ST. JUDE）心脏起搏器的休息频率均可发生起搏频率的突然变化。

1. 休息频率

Abbott（ST. JUDE）心脏起搏器具有休息频率，在心脏起搏器判断患者处于休息状态时出现，无规律性，持续时间也不固定。

2. 频率滞后搜索功能

Biotronik 、Abbott（ST. JUDE）、Boston Scientific 心脏起搏器具有频率滞后搜索功能。心脏起搏器在设定的数次基础（或传感器）频率起搏之后，自动转为滞后频率并保持设定的数个心动周期，期间若有自身心搏出现，心脏起搏器继续保持滞后频率运行，抑制起搏脉冲发放；期间若无自身心搏，心脏起搏器恢复基础（或传感器）频率。

二、Medtronic 心脏起搏器睡眠功能

Medtronic 心脏起搏器睡眠功能（sleep function）默认关闭，可在任何工作模式下程控开启，适于作息比较有规律及不做跨时区旅行者。芯彤和 Vitatron A、E、G、Q 系列心脏起搏器的睡眠功能与 Medtronic 心脏起搏器相同。

（一）运行过程

在睡眠时间（bed time）开始后的 30 分钟内，心脏起搏器由 LR 逐渐递减至睡眠频率（sleep rate），并维持至睡醒时间（wake time），睡醒时间开始后的 30 分钟内，由睡眠频率逐渐递增至 LR（图 24-11，图 24-12）。动态心电图的心率趋势图呈"堤坝形"（时间散点图呈"梯形"）。

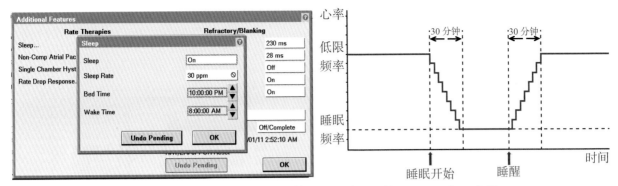

图 24-11　Medtronic 心脏起搏器睡眠功能程控界面及运行示意图

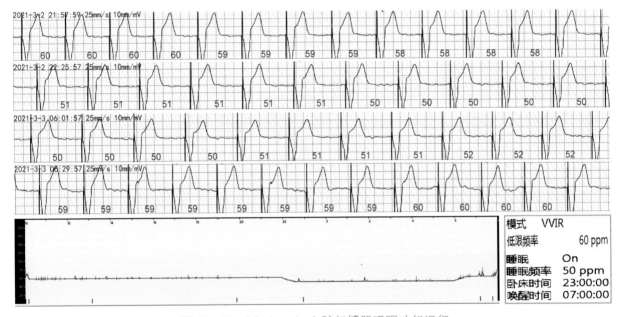

图 24-12　Medtronic 心脏起搏器睡眠功能运行

　　患者，男，75 岁，5 年前因"心房颤动、三度房室阻滞"植入 Medtronic Relia RES01 单心室起搏器，模式 VVI，LR 60 次 / 分，睡眠频率 50 次 / 分，卧床时间 23 点，唤醒时间早晨 7 点。心电图显示：邻近睡眠时间时，大约在 30 分钟内，心脏起搏器由 LR（60 次 / 分）逐渐递减至睡眠频率（50 次 / 分）。邻近唤醒时间时，大约在 30 分钟内，心脏起搏器由睡眠频率（50 次 / 分）逐渐递增至 LR（60 次 / 分）。心率趋势图呈"堤坝形"。由于心脏起搏器植入年限较久，睡眠频率的开始与终止的实际时间与程控设置的时间存在明显的偏差。

（二）与其他功能的联合运行

　　当睡眠频率设置≤滞后频率时，滞后频率失效。睡眠频率与心房优先起搏功能不能同时运行。睡眠功能运行时，频率骤降反应的治疗干预暂时终止。脉冲发生器放置磁铁或程控头，可终止睡眠频率而转为 LR，在下一次睡眠时间再恢复睡眠频率。

三、Biotronik 心脏起搏器夜间频率

　　Biotronik 心脏起搏器夜间频率（night rate），某些型号称为夜间程序（night program）或夜间模式（night mode），默认关闭，程控开启后，当达到夜间开始（night begins）时间时，起搏频率逐渐

降至夜间频率，当达到夜间结束（night ends）时间时，起搏频率逐渐增至基础频率（basic rate）（图 24-13，图 24-14）。

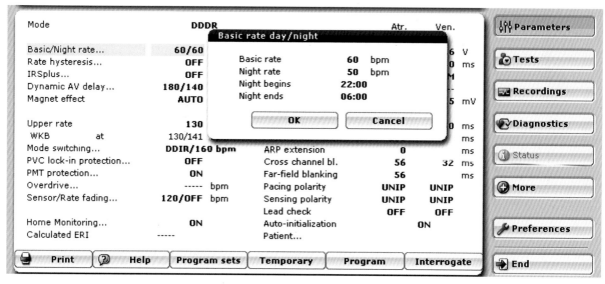

图 24-13　Biotronik 双腔心脏起搏器夜间频率程控界面

Biotronik 双腔心脏起搏器夜间频率（night rate）50 次 / 分，夜间开始（night begins）22：00，夜间结束（night ends）6：00

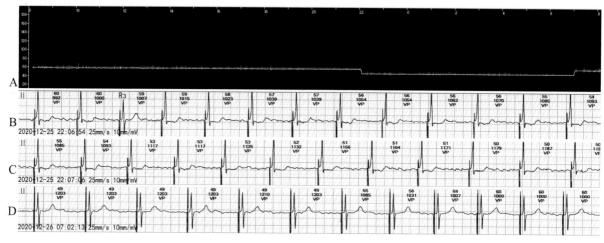

图 24-14　Biotronik 单心室起搏器夜间频率

患者，男，57 岁，因心房颤动行房室结消融并植入 Biotronik Estella SR 单心室起搏器，Medtronic 3830-69 cm 导线行希氏束起搏（HBP），模式 VVI，基础频率 60 次 / 分，夜间频率 50 次 / 分，夜间开始 22：00，夜间结束 7：00。A. 心率趋势图呈"堤坝形"，22：00~7：00 期间起搏频率为 50 次 / 分，其余时间段起搏频率 60 次 / 分。B. 随着夜间开始，起搏频率缓慢递减，R₃ 为选择性 HBP，其余为非选择性 HBP。C. 非选择性 HBP，夜间开始后，起搏频率递减至 50 次 / 分。D. 选择性 HBP，随着夜间结束，起搏频率递增至 60 次 / 分

四、Vitatron 心脏起搏器夜间低限频率

（一）程控与设置

Vitatron C、T 系列心脏起搏器夜间低限频率（night lower rate），默认开启，默认值等于 LR，程控时 LR 不可低于夜间低限频率，若想降低 LR，应首先降低夜间低限频率，否则无法更改 LR 数值。

（二）运行过程

当达到夜间开始（start of night）时间（可程控值 18：00~2：55）时，心脏起搏器由 LR 或传感器频率逐渐降至夜间低限频率（可程控值 40~130 次 / 分），当达到夜间结束（end of night）时间（可程控值 4：00~11：55）时，起搏频率逐渐增至 LR 或传感器频率（图 24-15）。

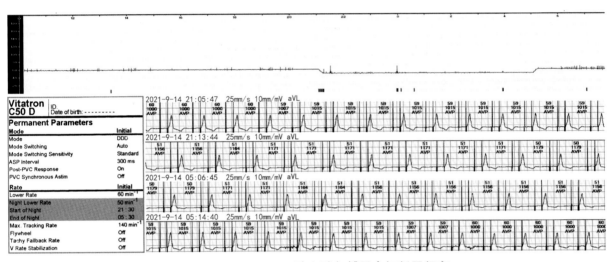

图 24-15　Vitatron 双腔心脏起搏器夜间低限频率

患者，男，74 岁，因"窦房结功能障碍、二度房室阻滞"植入 Vitatron C50 D 双腔心脏起搏器，模式 DDD，LR 60 次 / 分，PAVI 225，SAVI 185 ms，夜间低限频率 50 次 / 分。夜间开始 21：30，夜间结束 5：30。心率趋势图呈"堤坝形"，21：30~5：30 期间最低起搏频率为 50 次 / 分，其余时间段最低起搏频率 60 次 / 分。随着夜间开始，起搏频率缓慢递减至 50 次 / 分，随着夜间结束，起搏频率递增至 60 次 / 分。脉冲发生器内部时钟与实际时间存在差异，夜间低限频率起止时间与程控设置的时间不尽一致

五、创领心律医疗（Sorin）心脏起搏器休息频率

（一）运行条件

1. 心脏起搏器

（1）创领心律医疗 Orchidee D、Trefle SR/D/DR、Rega SR/DR 心脏起搏器。

（2）Sorin Esprit D、Reply SR/D/DR、Reply 200SR/DR 心脏起搏器。

2. 模式

DDDR、DDD/DDIR、DDIR、VDDR、VVIR、SafeR-R（AAIR<=>DDDR）、SafeR/DDIR（AAI<=>DDD）、Dplus-R（DDDR AV Hyst）、Dplus/DDIR（AV Hyst）模式。

（二）程控参数

休息频率必须低于基础频率，频率应答（rate response）功能开启（程控为"RR 自动""RR 固定"

或"学习"），传感器（sensor）设置为分钟通气量（MV）或双传感器（Twin trace）。频率应答关闭（No）或传感器设置为加速度（G）时，无休息频率（图 24-16，图 24-17）。

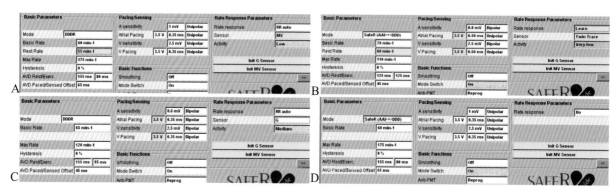

图 24-16 Sorin 心脏起搏器休息频率程控界面

A. 频率应答程控为"RR auto"，传感器程控为"MV"，休息频率可以程控设置。B. 频率应答程控为"learn"，传感器程控为"Twin trace"，休息频率可以程控设置。C. 频率应答程控为"RR auto"，传感器程控为"G"，无休息频率。D. 频率应答关闭（No）时无休息频率

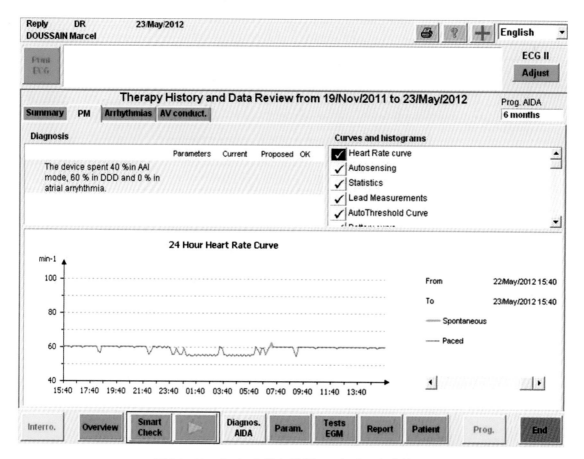

图 24-17 Sorin 心脏起搏器 24 小时心率曲线图

Sorin Reply DR 双腔心脏起搏器，基础频率 60 次 / 分，休息频率 55 次 / 分。24 小时心率曲线图显示：患者大部分时间以基础频率起搏，超过 60 次 / 分的为自主心律，低于基础频率的为休息频率，基础频率与休息频率间的转换逐渐发生

（三）运行机制

当满足休息频率的三个标准时，心脏起搏器判断患者处于睡眠或休息状态，在36分钟内由基础频率逐渐降至程控的休息频率，若一个标准不满足，起搏频率逐渐增至程控的基础频率。自动化休息频率的三个标准是：①呼吸处于休息状态：128个呼吸周期的平均通气量（VE）低于之前24小时的平均VE；②心脏处于休息状态：32个心动周期中有28个位于基础间期和75%的基础间期之间；③心脏节律正常：32个心动周期内早搏（房性早搏和室性早搏）少于6个。

第三节　AV间期动态调整功能

正常生理情况下，在一定的频率范围内，PR间期会随着心率增快而缩短。AV间期动态调整功能是指心脏起搏器模仿房室结的传导功能，随着心房率（自身心房率及传感器驱动的心房起搏频率）增快或减慢，AV间期自动缩短或延长。

一、AV间期动态调整功能的心电图表现

（一）心房率高于启动频率

起搏AV间期（PAVI）及感知AV间期（SAVI）均逐渐缩短，直到设定的最短SAVI。PAVI的长短取决于当前的传感器频率，而SAVI的长短取决于自身心房频率的快慢。AV间期缩短时，总心房不应期缩短，可以保证较快的心室跟踪频率。

（二）心房率低于启动频率

AV间期保持在程控值。

二、AV间期动态调整功能的临床应用

（一）房室阻滞患者

AV间期动态调整功能适宜于房室阻滞患者，房室阻滞患者自身房室传导不能对快心房率作出应有的反应，在快心房率时，传导阻滞的程度可能反而加重，AV间期动态调整功能弥补了患者自身房室传导功能的障碍，使房室间期更符合生理性，可提高心排血量，对血流动力学有益。

（二）房室传导功能正常者

房室传导功能正常者，自身传导时间和心脏起搏器AV间期均可随心率快慢而变化，二者容易发生竞争，产生过多融合波或过多的心室起搏，最好关闭AV间期动态调整功能。

三、Medtronic心脏起搏器频率适应性AV功能

Medtronic（包括芯彤和Vitatron A、E、G、Q系列）心脏起搏器频率适应性AV（rate adaptive AV，RAAV）功能默认关闭，可在DDD（R）、DDIR、DVIR、DOOR、VDD、AAI（R）<=>DDD（R）模式下程控开启（图24-18）。程控为AAI（R）<=>DDD（R）模式时，RAAV功能仅在DDD（R）模式下运行。

（一）程控参数

1.启动频率

启动频率（start rate）是指 RAAV 开始时的频率，可在 50~175 次 / 分间程控设置，默认 80 次 / 分，超过启动频率后，PAVI、SAVI 开始缩短。

2.终止频率

终止频率（stop rate）是指 PAVI、SAVI 缩短至最小值时的频率，可在 55~180 次 / 分间程控设置，默认 120 次 / 分。

3.最大补偿

最大补偿（maximum offset）是指 PAVI、SAVI 最大缩短值，可在 −10~−300 ms 间程控设置，默认 −40 ms。

（二）运行过程

RAAV 功能开启状态下，当自身心房率（不包括 AS-AP、AR-AP 序列）或传感器频率超过启动频率时，RAAV 功能激活，AV 间期在"程控值"与"程控值 − 最大补偿"之间线性变化，自身心房率决定 SAVI 动态调整，传感器频率决定 PAVI 动态调整，PAVI 不会短于 30 ms，SAVI 不会短于 10 ms。孤立性的事件（如房性早搏）不引起 SAVI 缩短（图 24-18，图 24-19）。 Search AV+ 功能同时开启时，心脏起搏器采用当前的 RAAV 间期。

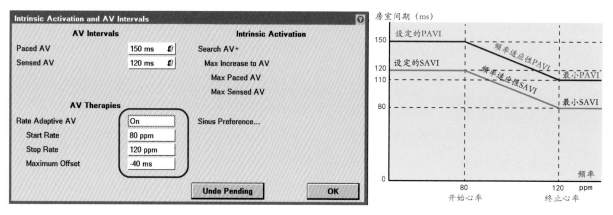

图 24-18 频率适应性 AV 功能程控界面及运行示意图

起搏 AV 间期（paced AV）150 ms，感知 AV 间期（sensed AV）120 ms，频率适应性 AV（rate adaptive AV）：开启，启动频率（start rate）80 次 / 分，终止频率（stop rate）120 次 / 分，最大补偿（maximum offset）−40 ms，最小 PAVI 110 ms，最小 SAVI 80 ms

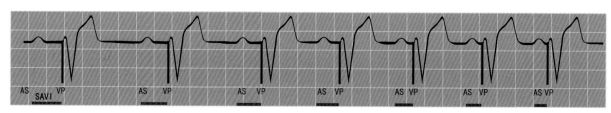

图 24-19 频率适应性 AV 功能运行示意图

频率适应性 AV 功能运行时，随着自身心房率逐渐增快，感知 AV 间期（SAVI）逐渐缩短

四、Vitatron 心脏起搏器适应性 AV 延迟功能

Vitatron 心脏起搏器适应性 AV 延迟（adaptive AV delay）功能在 DDD（R）、DDI（R）、VDD（R）模式下开启，随着心房率变化，PAVI/SAVI 在最小值（80/45 ms）与最大值（可程控）之间呈线性动态变化（图 24-20）。可程控选项有：①关（off）；②中（median）：心房率每减慢或增快 10 次 / 分，AV 延迟（AVD）增减 5 ms，心脏起搏器默认"中"；③快（fast）：心房率每减慢或增快 10 次 / 分，AVD 增减 10 ms。

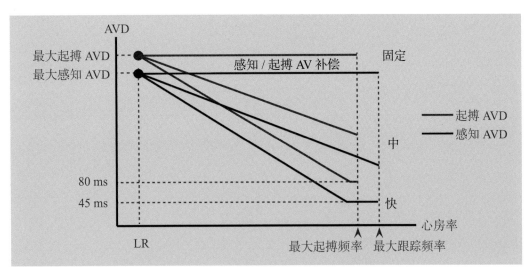

图 24-20　适应性 AV 延迟功能运行示意图

AVD：AV 延迟；LR：低限频率

五、Abbott（ST. JUDE）心脏起搏器频率反应性 AV 延迟功能

Abbott（ST. JUDE）心脏起搏器频率反应性 AV 延迟（rate responsive AV delay，RRAVD）功能默认关闭，可程控开启。

（一）传统算法频率反应性 AV 延迟功能

1. 运行条件

（1）Endurity、Assurity 之前的 Abbott（ST. JUDE）心脏起搏器。

（2）模式：DDD（R）、DDI（R）、VDD（R）、DVI（R）模式。

（3）心房率：心房率 ≥ 90 次 / 分时 RRAVD 功能运行；若基本频率大于 90 次 / 分，心房率超过基本频率时 RRAVD 功能运行。

2. 程控参数

RRAVD 功能程控选项有①关（off）：默认"关"；②低（low）；③中（medium）；④高（high）。最短 AV 间期可程控设置，但须短于 PAVI。

3. 运行过程

RRAVD 功能开启后，当自身心房率或传感器频率 ≥ 90 次 / 分或基本频率（基本频率 >90 次 / 分）时，频率每超出 1 次 / 分，AV 间期缩短 1 ms（low）或 2 ms（medium）或 3 ms（high），AV 间期 =AV

745

间期程控值 - 心房率超出标准的变化值 × 每次 AV 间期缩短值。AV 间期可以缩短至最大传感器频率或最大跟踪频率时的短 AV 间期或最小 AV 间期，但是 AV 间期不短于最小 AV 间期（图 24-21A，图 24-22）。

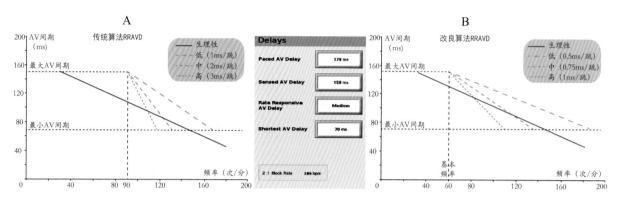

图 24-21　频率反应性 AV 延迟功能程控界面及运行示意图

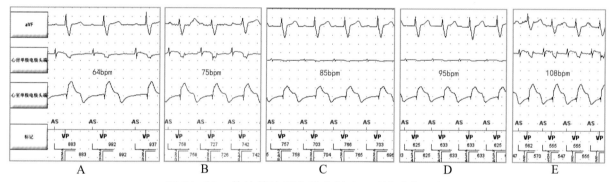

图 24-22　传统算法频率反应性 AV 延迟功能运行

患者，女，73 岁，因"二度房室阻滞"植入 Abbott Zephyr XL DR 5826 双腔心脏起搏器，模式 DDD，基本频率 60 次 / 分，MTR 130 次 / 分，PAVI 300 ms，SAVI 250 ms，频率反应性 AV 延迟：高，最短 AV 间期 80 ms。A~C. 自身心房率低于 90 次 / 分时，不同的心率，SAVI 相同（均为程控值 250 ms）。D. 自身心房率 95 次 / 分（超过 90 次 / 分）时，SAVI=250-（95-90）×3=235 ms。E. 自身心房率 108 次 / 分（超过 90 次 / 分）时，SAVI=250-（108-90）×3=196 ms

（二）改良算法频率反应性 AV 延迟功能

Endurity、Assurity、Zenus、Zenex 心脏起搏器，Fortify 及其以后系列的 ICD，Anthem 及其以后系列 CRT 起搏器，具有改良算法 RRAVD 功能。改良算法 RRAVD 功能在基本频率以上就可启动，频率每增加 1 次 / 分，AV 间期缩短 0.5 ms（low）或 0.75 ms（medium）或 1 ms（high），更接近生理性（图 24-21B，图 24-23）。

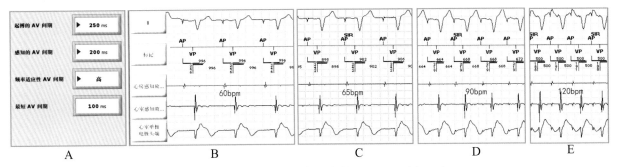

图 24-23　改良算法频率反应性 AV 延迟功能运行

患者，男，74 岁，因"窦房结功能障碍、二度房室阻滞"植入 Abbott Endurity PM2160 双腔心脏起搏器，模式 DDDR，基本频率 60 次 / 分，MSR 130 次 / 分，MTR 130 次 / 分。A. 间期参数，PAVI 250 ms，SAVI 200 ms，频率反应性 AV 延迟：高，最短 AV 间期 100 ms。B. 静息状态下，房室顺序起搏，起搏频率等于基本频率（60 次 / 分），PAVI=250 ms。C. 轻微运动时起搏频率增快至 65 次 / 分，PAVI=250-（65-60）=245 ms。D. 起搏频率增快至 90 次 / 分时，PAVI=250-（90-60）=220 ms。E. 起搏频率增快至 120 次 / 分时，PAVI=250-（120-60）=190 ms

六、Biotronik 心脏起搏器动态 AV 延迟功能

（一）E 系列之前的心脏起搏器

Biotronik E 系列之前的心脏起搏器动态 AV 延迟（dynamic AV delay）功能设置五个不同的心房频率（自身心房率或传感器驱动的心房起搏）区间，区间内可分别设置 AV 间期，同一心房频率区间内，AV 间期相同；不同的心房频率区间，AV 间期不同，频率越快，AV 间期越短，AV 间期变化不呈线性关系；动态 AV 延迟可程控选项有：低、中、高、固定、个体化（图 24-24A~C，图 24-25）。

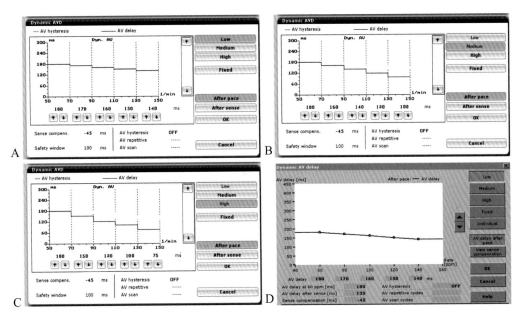

图 24-24　Biotronik 双腔心脏起搏器动态 AV 延迟功能程控界面

A~C 为 Biotronik Philos Ⅱ D 双腔心脏起搏器。A. 动态 AV 延迟程控为"low"时，心房率每增快 20 次 / 分，AV 间期缩短 10 ms。B. 动态 AV 延迟程控为"medium"时，心房率每增快 20 次 / 分，AV 间期缩短 20 ms。C. 动态 AV 延迟程控为"high"时，心房率每增快 20 次 / 分，AV 间期随频率增快缩短 30 ms、20 ms 或 25 ms。D. Biotronik Evia DR 双腔心脏起搏器，动态 AV 延迟程控为"low"时，在心房率 60 次 / 分 ~140 次 / 分的范围内，心房率每增快 20 次 / 分，AV 间期缩短 10 ms，AV 间期呈线性变化

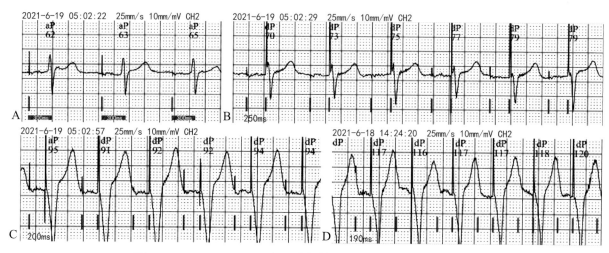

图 24-25　Biotronik 双腔心脏起搏器动态 AV 延迟功能运行

患者，男，75 岁，因"窦房结功能障碍"植入 Biotronik Philos Ⅱ DR 双腔心脏起搏器，模式 DDDR，基础频率 60 次 / 分，上限跟踪频率 130 次 / 分，上限传感器频率 120 次 / 分，动态 AV 延迟：个体化，起搏后动态 AV 延迟：<70 次 / 分时 300 ms，70~90 次 / 分时 250 ms，91~110 次 / 分时 200 ms，111~130 次 / 分时 190 ms，>130 次 / 分时 180 ms，感知补偿 -45 ms，IRSplus 及 AV 滞后：关闭。心电图显示：在不同的频率区间，PAVI 不同，随着起搏频率增快 PAVI 缩短（浙江省嘉兴市第一医院，孙娴超供图）

①低（low）：心房率每增快 20 次 / 分，AV 间期缩短 10 ms，适于老年患者；②中（medium）：心房率每增快 20 次 / 分，AV 间期缩短 20 ms；③高（high）：心房率每增快 20 次 / 分，AV 间期依据不同的频率范围缩短 30 ms 或 20 ms 或 25 ms，适于年轻患者。④固定（fixed）：AV 间期将适用于所有频率范围，对无房室传导阻滞者，建议采用固定的、较长的 AV 间期，以鼓励自身房室传导。⑤个体化（individual）：可对每一个频率范围的 AV 间期进行个体化设置。

（二）E 系列心脏起搏器

E 系列心脏起搏器动态 AV 延迟功能，五个不同的心房率对应相应的 AV 间期数值，随着心房率变化，AV 间期呈线性变化调整。动态 AV 延迟可程控选项有：低、中、高、固定、个体化（图 24-24D，图 24-26）。动态 AV 延迟功能在 AS 事件或传感器驱动的 AP 事件后起效。

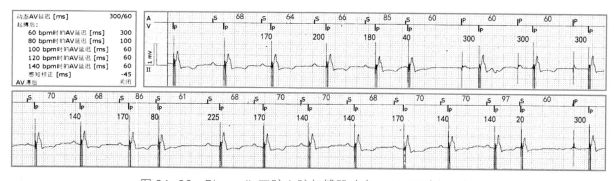

图 24-26　Biotronik 双腔心脏起搏器动态 AV 延迟功能运行

患者，男，73 岁，因"窦房结功能障碍"植入 Biotronik Estella DR 双腔心脏起搏器，模式 DDD，基础频率 60 次 / 分，上限跟踪频率 130 次 / 分，动态 AV 延迟 300/60 ms，起搏后动态 AV 延迟：60 次 / 分时 300 ms，80 次 / 分时 100 ms，100 次 / 分时 60 ms，感知补偿 -45 ms。心电图显示随着心房率快、慢，AV 间期发生短、长动态变化

七、Boston Scientific 心脏起搏器动态 AV 延迟功能

Boston Scientific 心脏起搏器动态 AV 延迟（dynamic AV delay）功能默认开启，低限频率限制（LRL）或滞后频率时采用最大 AV 间期（可程控），心房率大于或等于最大传感器频率（MSR）、最大跟踪频率（MTR）、最大起搏频率（MPR）中的更快频率时，心脏起搏器采用最小 AV 间期（可程控，默认 80 ms）。心房率位于 LRL 与 MTR/MSR/MPR 中的更快频率之间时，随着心房率变化，AV 间期动态变化。动态 AV 延迟功能在增强型 AV 搜索（AVS+）功能运行期间暂停。

Ingenio 系列之前的双腔心脏起搏器设置有感知 AV 补偿；Ingenio 及其以后的双腔心脏起搏器 SAVI 和 PAVI 可分别程控设置最小值与最大值，若 PAVI 设置为固定时（即最小值等于最大值），SAVI 也会自动设置为固定（即最小值等于最大值），此时动态 AV 延迟功能关闭（图 24-27）。

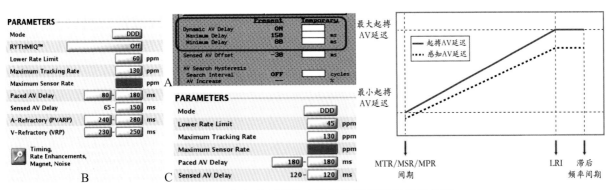

图 24-27　动态 AV 延迟功能程控界面及运行示意图

A. Boston Scientific Altrua 50 双腔心脏起搏器，动态 AV 延迟功能开启，最大 AV 延迟 150 ms，最小 AV 延迟 80 ms，感知 AV 补偿 -30 ms。B. Boston Scientific Accolade 双腔心脏起搏器，PVAI 与 SAVI 分别设置最大值和最小值，动态 AV 延迟功能开启。C. Boston Scientific CRT 起搏器，PAVI 设置最小值等于最大值，SAVI 也设置最小值等于最大值，动态 AV 延迟功能关闭。LRI：低限频率间期；MPR：最大起搏频率；MSR：最大传感器频率；MTR：最大跟踪频率

（一）运行模式

DDD（R）、DDIR、VDD（R）模式，房性心动过速反应（ATR）、心室率规整（VRR）或频率平滑（RS）所致的起搏频率高于 LRL 时的 DDI 模式。

（二）运行过程

心脏起搏器基于前一 AA 或 VV 间期调整下一个 AV 间期。室性早搏及不应期内的房性早搏或前一心动周期 AA 间期短于上限频率间期时，不触发 AV 间期调整。

1. 前一心动周期有心房起搏事件

前一心动周期有 AP 事件时，AV 间期的计算基于此前的 VV 间期。

2. 前一心动周期有心房感知事件

前一心动周期有较起搏心率提前出现的 AS 事件时，AV 间期的计算基于此前非不应期心房事件的 AA 间期，随心率快慢变化，AV 间期在程控的最小与最大值之间呈线性变化。前一心动周期 AA 间期接近上限频率间期时，下一 AV 间期采用最短值（80 ms）。"AS-VS"事件后采用 AA 计时，AS 事件启动低限或传感器频率间期，"AS-VP"事件后采用 VV 计时，VP 事件启动低限或传感器频率间期（图 24-28~ 图 24-32）。

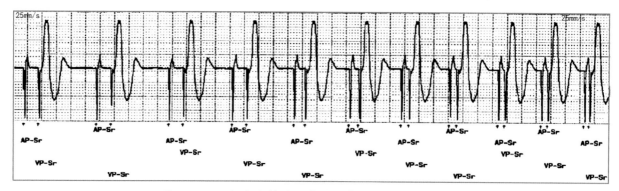

图 24-28　频率应答功能合并动态 AV 延迟功能运行

Boston Scientific 双腔心脏起搏器，模式 DDDR，PAVI 随着起搏频率增快而缩短。AP-Sr：传感器驱动的心房起搏；VP-Sr：传感器驱动的心室起搏

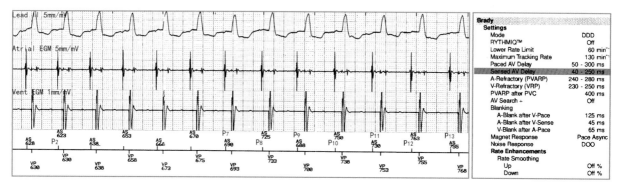

图 24-29　动态 AV 延迟功能参数及运行表现

患者，女，78 岁，因"三度房室阻滞"植入 Boston Scientific Proponent EL DR L221 双腔心脏起搏器，模式 DDD，LRL 60 次/分，MTR 130 次/分，PAVI 50~300 ms，SAVI 40~250 ms。P_2~P_8 随着自身心房率由快变慢，SAVI 逐搏延长。P_8P_9 间期（688 ms）较 P_7P_8 间期（725 ms）缩短，随后的 SAVI（P_{10} 处）较前缩短。$P_{10}P_{11}$ 间期（730 ms）较 P_9P_{10} 间期（750 ms）缩短，随后的 SAVI（P_{12} 处）较前缩短。$P_{11}P_{12}$ 间期（763 ms）延长，其后 SAVI（P_{13} 处）延长

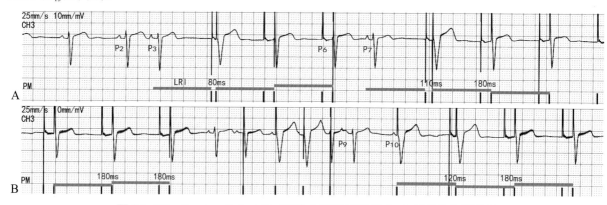

图 24-30　Boston Scientific 双腔心脏起搏器动态 AV 延迟功能运行

患者，男，76 岁，植入 Boston Scientific Ingenio EL DR J174 双腔心脏起搏器，模式 DDD，LRL 60 次/分，LRI 1000 ms，MTR 120 次/分，动态 AV 延迟功能开启，最大 AV 延迟 180 ms，最小 AV 延迟 80 ms。A. 房性早搏（P_3、P_7）均未超过 MTR，P_3 显著提前出现，随后的 PAVI 采用最小值（80 ms），P_7 提前程度小于 P_3，随后的 PAVI 缩短为 110 ms（位于 80~180 ms 之间）。B. LRL 起搏时，PAVI 采用最大值（180 ms），短阵房性心动过速（AT）时 SAVI 呈动态变化，AT 终止后，P_{10} 处的 SAVI 明显缩短，随后的 PAVI 也缩短为 120 ms。动态 AV 延迟功能运行期间，心脏起搏器由"AS-VP"转为"AP-VP"工作方式时，PAVI 缩短，VP-VP 间期保持不变，自身心房率越快，其后 PAVI 缩短越显著（浙江绿城心血管病医院，江茜供图）

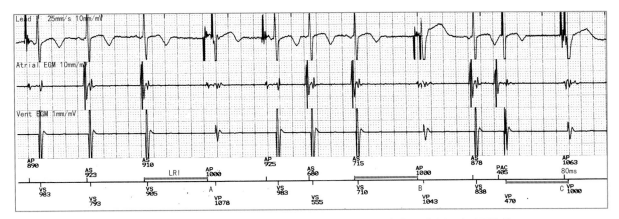

图 24-31 动态 AV 延迟功能运行的心电图、心腔内心电图及标记通道

患者，男，64 岁，因"窦房结功能障碍"植入 Boston Scientific Essentio MRI EL DR L131 双腔心脏起搏器，模式 DDD，LRL 60 次 / 分，LRI 1000 ms，MTR 130 次 / 分，PAVI 80~200 ms，SAVI 55~140 ms。当 AS 事件提前出现时，随后的 PAVI 不同程度缩短，前 AA 间期越短，随后的 PAVI 越短（A>B>C）。VS 事件后采用 AA 计时，AS-AP 间期 =LRI；VP 事件后采用 VV 计时，VP-VP 间期 =LRI

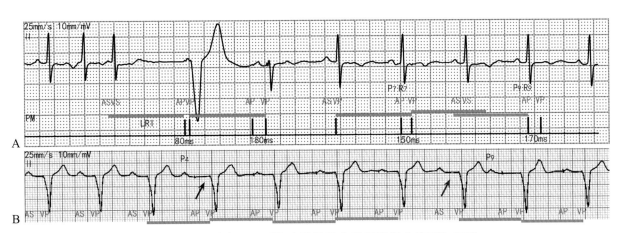

图 24-32 动态 AV 延迟功能运行合并间歇性心房感知不足

A. 患者，男，77 岁，因"窦房结功能障碍"植入 Boston Scientific Altrua 2 S702 双腔心脏起搏器，模式 DDD，LRL 60 次 / 分，LRI 1000 ms，MTR 130 次 / 分，PAVI 80~180 ms，SAVI 65~150 ms。VP 事件出现时，心脏起搏器采用心室计时，VP-VP 间期 =LRI，VS 事件出现时，心脏起搏器采用心房计时，AS-AP 间期 =LRI。不应期外的 P_7、P_9 未抑制预期的 AP 脉冲发放，提示间歇性心房感知不足。R_7、R_9 位于 AP 后心室空白期，不影响动态 AV 延迟功能运行。AS 事件提前出现时，随后的 PAVI 不同程度缩短，前 AA 间期越短，随后的 PAVI 越短，心电图中出现多种 PAVI（昆明市中医医院，戴静供图）。B. 患者，男，73 岁，因"高度房室阻滞"植入 Boston Scientific Essentio MRI EL DR L131 双腔心脏起搏器，模式 DDD，LRL 60 次 / 分，PAVI 130~300 ms，SAVI 100~270 ms。P_4、P_9 未抑制预期的 AP 脉冲发放，提示间歇性心房感知不足，蓝箭头所示处的 AP-VP 间期较其他 AP-VP 间期短，红箭头所示处的 AS-VP 间期较其他 AS-VP 间期长，提示动态 AV 延迟功能运行（山东大学齐鲁医院，贾书敏供图）

八、创领心律医疗（Sorin）心脏起搏器自动 AV 延迟功能

创领心律医疗（Sorin）心脏起搏器自动 AV 延迟功能可在基础频率与最大频率之间，在每个周期中根据房室间期和心房频率之间的线性关系计算房室间期。

九、秦明心脏起搏器动态 AV 间期功能

Qinming 8631D/DR 双腔心脏起搏器具有动态 AV 间期功能。起始频率与终止频率的范围：50~180 次 / 分，基础 AV 间期与最短 AV 间期的范围：30~350 ms（图 24-33）。

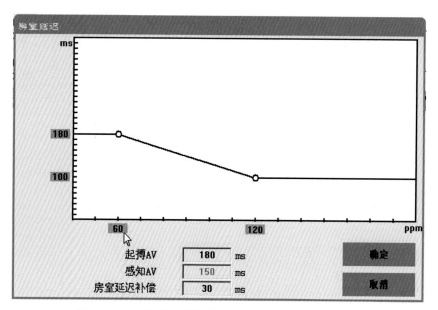

图 24-33　秦明心脏起搏器动态 AV 间期程控界面

动态 AV 间期功能程控界面显示：基础 AV 间期 180 ms，最短 AV 间期 100 ms，起始频率 60 次 / 分，终止频率 120 次 / 分

（牟延光）

第二十五章　心脏起搏器特殊诊疗功能

心脏起搏器的主要用途是治疗缓慢性心律失常，但有时需要依靠心脏起搏器而达到特殊的诊断和（或）治疗目的：比如心脏抑制型或混合型反射性晕厥患者，既要消除心动过缓，又要避免频率骤降；梗阻性肥厚型心肌病及心力衰竭需要心脏再同步化治疗（CRT）者，应当充分发挥心室起搏（VP），以减轻流出道梗阻或实现双室同步化除极；心房颤动患者，需要保持心室率的相对稳定。因此，针对特殊人群、为了达到特殊治疗目的的功能便应运而生。

第一节　频率骤降反应功能

频率骤降反应（rate drop response，RDR）功能是当患者发生心脏抑制反射导致心率骤降时，心脏起搏器立即以高于低限频率（LR）的频率持续一段时间的起搏，以维持心率和血压的稳定，防止患者晕厥，然后，逐渐降低起搏频率，直至连续出现心房感知（AS）事件或降至 LR 起搏。

一、Medtronic 心脏起搏器的频率骤降反应功能

（一）运行条件

1. 心脏起搏器

Medtronic EnPulse、Attesta、Adapta、Versa、Advisa、Astra、Azure，芯彤 LD100DR，Vitatron G、Q 系列双腔心脏起搏器；Protecta、Protecta XT、Evera、Primo 双腔植入型心律转复除颤器（ICD）；Consulta C3TR01、Viva C5TR01、Solara、Serena、Percepta CRT 起搏器；Viva、Viva Quad、Protecta、Protecta XT、Amplia、Claria 心脏再同步化治疗除颤器（CRT-D）。

2. 模式

AAI<=>DDD、DDD、DDI。

（二）频率骤降检测

具有频率骤降反应功能的心脏起搏器频率骤降检测方式（detection type）有：频率骤降检测（drop detection）、低限频率检测（low rate detection）和双重（both），默认频率骤降检测，达到诊断标准

时即可触发干预频率起搏。

1. 频率骤降检测

检测时间窗（detection window）可设置 10 秒~2.5 分钟，默认 1 分钟；骤降频率（drop rate）可程控范围 30~100 次/分，默认 60 次/分；骤降幅度（drop size）可程控范围 10~50 次/分，默认 25 次/分；检测心搏数（detection beats）2（不能程控）。当频率下降≤骤降频率，频率骤降幅度≥设定值时，心脏起搏器即以干预频率起搏（图 25-1，图 25-2）。骤降频率和骤降幅度可根据患者具体情况程控设置，对于晕厥发作频繁且程度较重者，适当设置较高的骤降频率和较小的骤降幅度，可使心脏起搏器尽早开始起搏治疗，避免患者发生晕厥。

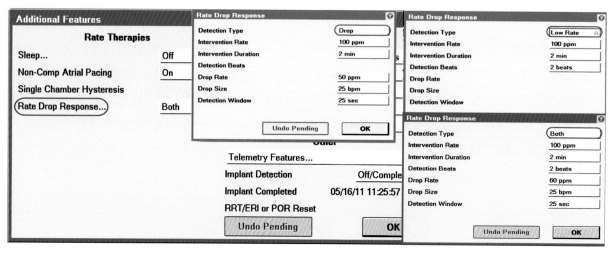

图 25-1　频率骤降反应功能程控界面

Medtronic 心脏起搏器运行 RDR 功能时，睡眠（sleep）功能需要关闭（off）。检测类型设置为"both"时，频率骤降检测和低限频率检测可同时启动，符合诊断标准即触发起搏干预。干预频率（intervention rate）100 次/分，干预持续时间（intervention duration）2 分钟，骤降频率（drop rate）60 次/分，骤降幅度（drop size）25 次/分，检测心搏（detection beats）2，检测窗（detection window）25 秒

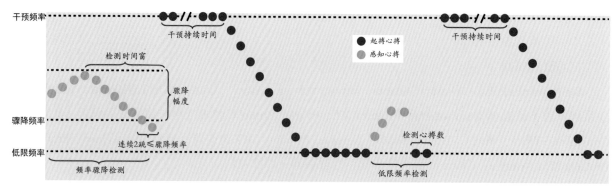

图 25-2　频率骤降反应功能运行的示意图

频率骤降检测时，在检测时间窗内，自身心搏频率骤降幅度超过设定值且达到检测骤降频率，心脏起搏器触发干预频率起搏。低限频率检测时，自身心率骤降至 LR，连续 LR 起搏达到程控的检测心搏数，心脏起搏器触发干预频率起搏。干预频率起搏持续一个干预持续时间，随后起搏频率递减直至 LR

2. 低限频率检测

当患者自身频率降至 RDR 开启时的 LR 并维持达到程控的检测心搏数（1、2 或 3，默认 3），即可触发干预频率起搏（图 25-2）。Advisa、Azure 双腔心脏起搏器 RDR 开启时的 LR 自动设置为 45 次/分。

3. 双重

设置"双重"时，频率骤降检测和低限频率检测，可同时启动。

（三）频率骤降反应功能的运行过程

频率骤降反应功能启动后，心脏起搏器以干预频率（intervention rate）持续一个干预持续时间（intervention duration），干预频率可程控设置，默认 100 次/分，干预持续时间可在 1~15 分钟间程控设置，默认 2 分钟。干预持续时间结束，起搏频率以 5 次/分的步幅递减，直至连续出现三个非不应期的心房感知（AS）事件或达到 LR。RDR 功能运行期间，频率降至 LR 后，RDR 功能不再重启，除非出现 AS 事件并再次满足 RDR 功能的触发条件（图 25-3）。

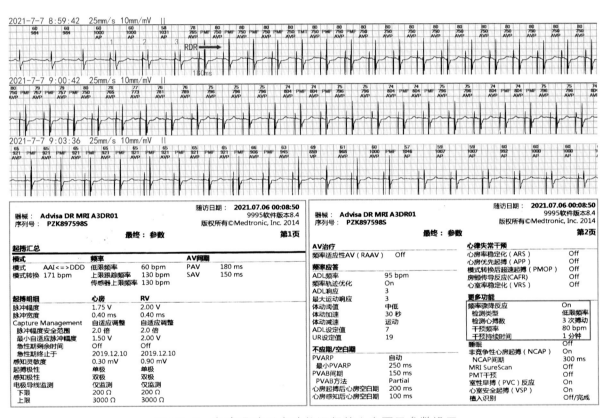

图 25-3　频率骤降反应功能运行的心电图及参数设置

患者，男，79 岁，因"窦房结功能障碍"植入 Medtronic Advisa DR MRI A3DR01 双腔心脏起搏器，模式 AAI<=>DDD，LR 60 次/分，起搏 AV 间期（PAVI）180 ms，感知 AV 间期（SAVI）150 ms，频率骤降反应功能开启，检测类型：低限频率，检测心搏数 3，干预频率 80 次/分，干预持续时间 1 分钟。心电图显示：随着自身心率降低，连续出现三次 LR 的心房起搏（AP）事件，心脏起搏器随即以干预频率（80 次/分）快速起搏持续 1 分钟，随后起搏频率逐渐递减至 LR

（四）频率骤降反应功能与其他功能的关系

1. RDR 功能开启后，Advisa、Azure 双腔心脏起搏器，心房率稳定、心室率稳定功能不能运行；Advisa 之前的双腔心脏起搏器自动模式转换、频率应答、自动心室后心房不应期（PVARP）、心房率稳定、心室率稳定、频率适应性 AV 功能均不能运行。

2. 睡眠功能开启后，睡眠期间 RDR 功能不运行，如果病人不是倾向于在睡眠的时候发生频率骤降，建议将睡眠频率功能打开，此时频率骤降反应功能将暂时被抑制，避免了不恰当的高频率起搏。

3. 阈值搜索期间 RDR 功能暂停。

二、Abbott（ST. JUDE）心脏起搏器的高级滞后功能

（一）运行条件

Abbott（ST. JUDE）Identity 及其以后的单 / 双腔心脏起搏器和 CRT-P 心脏起搏器具有高级滞后（advanced hysteresis）功能。

（二）程控参数

1. 搜索间期

搜索间期（search interval）可程控值：off、1、5、10、15、30 分钟，默认 5 分钟。心脏起搏器按照设定的时间周期性的降低起搏频率至滞后频率，以搜索自身心搏。

2. 周期数

周期数（cycle count）可程控值：1~16，默认 1。心脏起搏器以滞后频率起搏持续的心动周期数。

3. 干预频率

干预频率（intervention rate）是用于预防患者晕厥的快速起搏频率，可程控选项：关闭（off）、自身（intrinsic）+0/10/20/30 次 / 分、80~120 次 / 分，默认"关闭"，开启后一般建议设置为 90~100 次 / 分（图 25-4）。患者自身心率降至滞后频率以下时，干预频率启动。

4. 干预持续时间

干预持续时间（intervention duration）是针对频率骤降实施的干预频率起搏的时间，可程控为 1~10 分钟，默认 3 分钟。

5. 恢复时间

恢复时间（recovery time）是指在干预持续时间结束后，心脏起搏器将干预频率降低至基本频率的速度，可程控值：快（fast）、中（medium）、慢（slow）、很慢（very slow），默认"中"（图 25-4）。

（三）运行过程

1. 滞后频率的启动

（1）心脏起搏器按照搜索间期周期性的降低起搏频率至滞后频率数次（搜索周期），搜索到自身心搏，心脏起搏器维持滞后频率工作；无自身心搏，搜索周期结束后恢复基本频率起搏。

（2）DDD（R）、AAI（R）、VDD（R）模式下，AS 事件触发频率滞后；DDI（R）、VVI（R）、DVI（R）模式下，心室感知（VS）事件触发频率滞后。

2. 高级滞后功能的启动

当患者自身心率在程控的周期数内降至低于程控的滞后频率时，心脏起搏器判断频率骤降，立即以干预频率起搏持续一段干预时间，此后，按照恢复时间设置起搏频率逐渐恢复至基本频率（图 25-5~ 图 25-7）。

（四）高级滞后功能的合理设置

在患者休息或夜间睡眠时，设置休息频率可以防止患者在自身心率低于滞后频率时触发不恰当的快频率起搏。

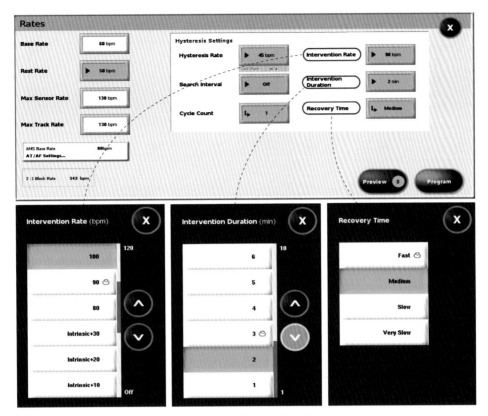

图 25-4　高级滞后功能程控界面

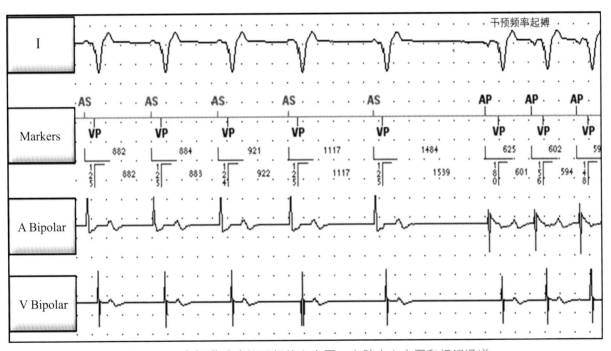

图 25-5　高级滞后功能运行的心电图、心腔内心电图和标记通道

Abbott（ST. JUDE）双腔心脏起搏器，模式 DDDR，心脏起搏器检测到频率骤降，启动快速的干预频率起搏并持续一段时间。AP：心房起搏；AS：心房感知；VP：心室起搏

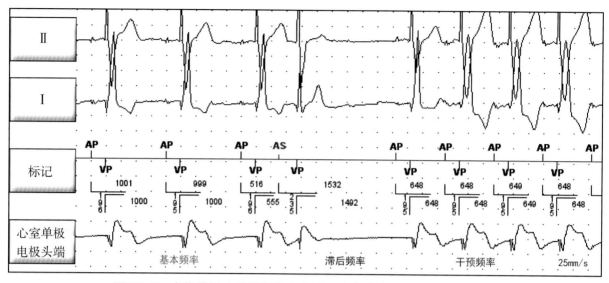

图 25-6　高级滞后功能运行的心电图、心室腔内心电图和标记通道

患者，男，64岁，植入 Abbott（ST. JUDE）Identity ADx XL DC 5286 双腔心脏起搏器，模式 DDD，基本频率60次/分，PAVI 200 ms，SAVI 180 ms，休息频率：关闭，最大跟踪频率（MTR）110次/分。滞后频率40次/分，搜索间期5分钟，周期数1，干预频率：自身 +30次/分，干预持续时间1分钟，恢复时间：快。心电图显示心脏起搏器搜索到 AS 事件，启动滞后频率（40次/分）起搏，并随即启动干预频率（90次/分）。AP：心房起搏；AS：心房感知；VP：心室起搏；VS：心室感知

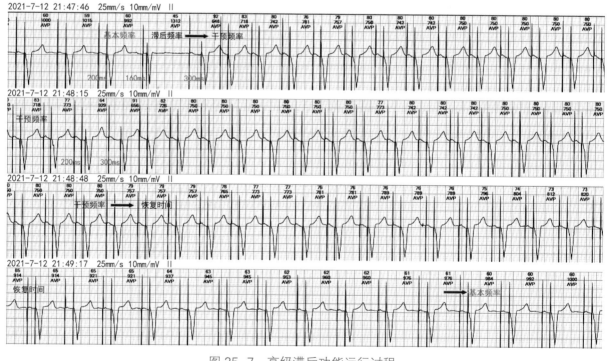

图 25-7　高级滞后功能运行过程

患者，女，70岁，因"窦房结功能障碍、右位心"植入 Abbott（ST. JUDE）Endurity PM2160 双腔心脏起搏器，模式 DDD，基本频率60次/分，PAVI 200 ms，SAVI 160 ms，MTR 130次/分，心室自动夺获功能开启，滞后频率50次/分，搜索间期：关闭，周期数1，干预频率80次/分，干预持续时间1分钟，恢复时间：快。心电图（不同时间段非连续记录）显示：心脏起搏器起初以基本频率房室顺序起搏，窦性 P 波出现后，触发频率滞后（50次/分）一次，随即启动干预频率（80次/分）起搏，持续1分钟后进入恢复时间，起搏频率逐渐递减，直至基本频率。心室失夺获后100 ms处发放备用的心室起搏脉冲，随后 AV 间期延长100 ms，进行融合波排除

三、Boston Scientific 心脏起搏器的突发心动过缓反应功能

Boston Scientific 心脏起搏器应对频率骤降的功能称为突发心动过缓反应（sudden bradycardia response，SBR）功能，默认关闭，可程控开启（图 25-8）。

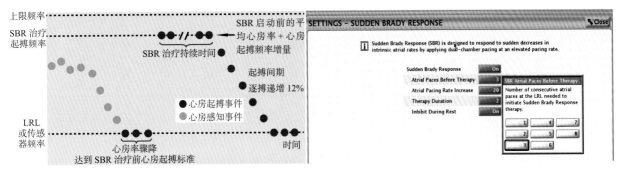

图 25-8　突发心动过缓反应功能运行示意图及程控界面

程控界面显示：突发心动过缓反应（sudden brady response）：开启，治疗前心房起搏（atrial paces before therapy）3，心房起搏频率增量（atrial pacing rate increase）20 次 / 分，治疗持续时间（therapy duration）2 分钟，休息抑制（inhibit during rest）开启

（一）运行条件

1. Accolade、Proponent、Essentio、Altrua、Altrua 2、Vitalio、Ingenio 双腔心脏起搏器，Invive CRT-P 起搏器。

2. DDD（R）模式。

3. 频率平滑、心房优先起搏 /ProAct 功能关闭。

（二）运行过程

1. 突发心动过缓反应功能的启动

SBR 功能开启后，心脏起搏器根据检测时间内的自身心房波计算平均心房率并实时更新，当自身心房率骤降超过平均心房率的 10 次 / 分并低于低限频率限制（LRL）或传感器频率时，心脏起搏器以 LRL 或传感器频率起搏达到设定的周期数，SBR 功能启动。该周期数即治疗前心房起搏（atrial pacing before therapy），Altrua 心脏起搏器称为心跳数（number of beats），可在 1~8 间程控设置。

2. 突发心动过缓反应的治疗过程

达到 SBR 功能运行条件后，心脏起搏器启动心房超速起搏，心房起搏频率 = 心脏起搏器计算的平均心房率 + 心房起搏频率增量（atrial pacing rate increase），不超过心脏起搏器的上限频率。心房起搏频率增量在 Altrua 心脏起搏器称为治疗频率补偿（therapy rate offset），可在 5~40 次 / 分之间程控设置。心房超速起搏保持一个治疗持续时间（therapy duration），治疗持续时间可在 1~15 分钟之间程控设置。

3. 突发心动过缓反应治疗结束

超速起搏治疗持续时间结束后，心房起搏频率将以 12% 的频率平滑递减（RS down），直至 LRL 或传感器频率（图 25-9，图 25-10）。

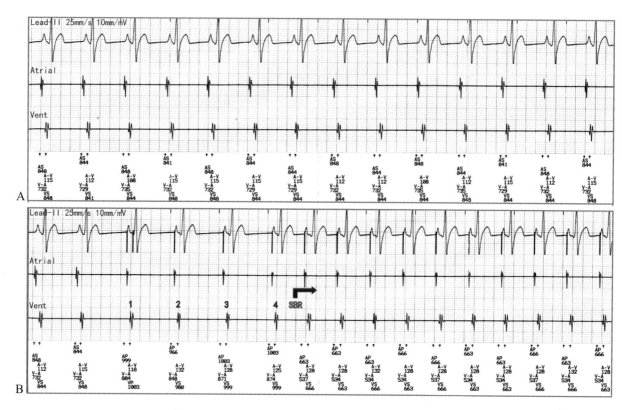

图 25-9　突发心动过缓反应功能运行时的心电图、心腔内心电图和标记通道

患者植入 Boston Scientific Altrua 50 双腔心脏起搏器，模式 DDD，LRL 60 次/分，SBR 功能开启，检测时间 5 分钟，心跳数 4，治疗频率补偿 20 次/分，治疗持续时间 10 分钟。A. 自身心房率 70 次/分，心脏起搏器呈"AS-VS"工作方式。B. 心房率下降，以 LRL（60 次/分）起搏四次，转为治疗频率（90 次/分）起搏，推测频率骤降前心脏起搏器计算的平均心房率为 70 次/分

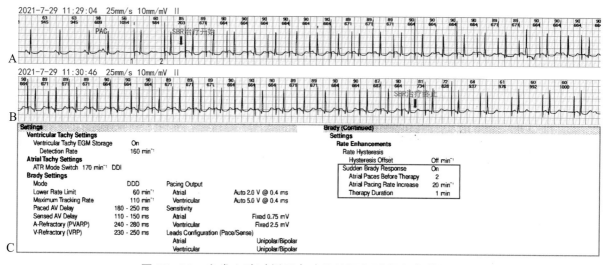

图 25-10　突发心动过缓反应功能的运行过程和参数设置

患者，男，65 岁，因"窦房结功能障碍"植入 Boston Scientific Essentio MRI EL DR L131 双腔心脏起搏器，模式 DDD，LRL 60 次/分，PAVI 180~250 ms，SAVI 110~150 ms。SBR 功能开启，治疗前心房起搏 2，心房起搏频率增量 20 次/分，治疗持续时间 1 分钟。图 A、图 B 为非连续记录。房性早搏（PAC）后心脏起搏器发现心房率骤降，两次 LRL 心房起搏后心房起搏频率增快至 90 次/分，持续 1 分钟后，心房起搏频率逐搏递减，直至 LRL，推测频率骤降前的平均心房率为 70 次/分

四、创领心律医疗（Sorin）心脏起搏器的加速功能

创领心律医疗（Sorin）心脏起搏器的加速（acceleration）功能可识别患者的心率骤降，并增加起搏频率，同时与频率平滑和 AV 延迟（AVD）缩短功能联合运用，改善患者的血流动力学，应用于血管神经性晕厥的治疗。当窦性停搏发生时，在频率平滑功能运行前，心房起搏频率轻微加速。

（一）运行条件

1. 心脏起搏器

Sorin Reply 200DR、创领心律医疗 Rega 7202。

2. 模式

DDD（R）、Dplus 模式、DDD/DDIR 模式。

3. 其他功能状态

频率平滑和频率滞后开启。

（二）参数程控

1. 加速功能开启后，频率滞后和频率平滑功能不能关闭，若程控为"关闭"，心脏起搏器将自动分别设置为 20% 和"中"。

2. 在"加速 /AVD 缩短"中，可程控的起搏频率加速（%）：0、5、15、25、35、45，激活房性心律失常预防功能后，起搏频率加速将被强制设为 0% 且不可程控。AVD 缩短可程控值（ms）：0、15、30、45、65、80、95、110。

3. 起搏频率加速引发的最大起搏频率为 120 次 / 分。

（三）运行过程

八个窦性周期后一个心房起搏事件触发加速功能启动，先四个周期起搏逐搏加速，随后二十四个心动周期维持加速的起搏频率为平台期，然后频率平滑下降。四个加速周期期间，PAC/PVC 不能终止加速过程。

在加速期或平台期内的第一个心室起搏事件触发 AVD 缩短，至少十个心动周期的 AVD 缩短，期间的 PAC/PVC 不能停止 AVD 缩短过程。心房起搏之后的 AVD 不短于运动 AVD 与 110 ms 间的最小值，心房感知之后的 AVD 不短于 40 ms（图 25-11）。

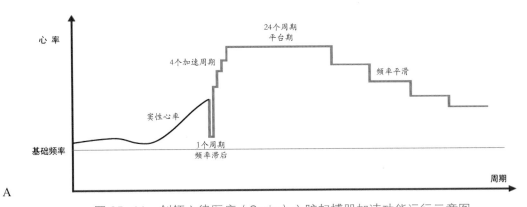

图 25-11　创领心律医疗（Sorin）心脏起搏器加速功能运行示意图

A. 窦性心率骤降，出现一次滞后频率心房起搏（AP），心脏起搏器启动加速功能，首先四个心动周期逐渐加速，至平台期维持快频率起搏二十四个心动周期，随后以频率平滑递减

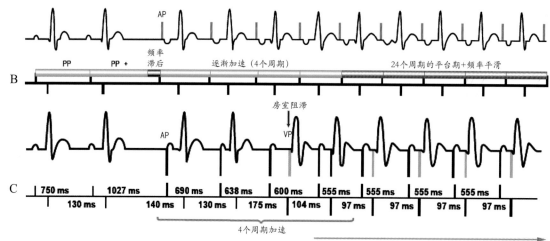

图 25-11（续）

B. 窦性心率骤降，出现一次滞后频率心房起搏（AP），心脏起搏器启动加速功能，首先四个心动周期逐渐加速，至平台期维持快频率起搏二十四个心动周期，随后以频率平滑递减。C. 窦性心率骤降，出现一次滞后频率心房起搏，心脏起搏器启动加速功能，首先四个心动周期逐渐加速，期间发生房室阻滞，一次心室起搏（VP）后，快频率起搏的同时，伴随出现 AV 延迟（AVD）缩短

第二节　心室率稳定功能

心脏起搏器心室率稳定功能可避免患者心率的骤然下降，减少患者的不适感，对改善心功能、稳定体内自主神经功能和预防心律失常有益。

一、自动模式转换后起搏频率

心脏起搏器因快速性房性心律失常发生自动模式转换（AMS）后，心室起搏频率快于设定的 LR 或逐搏递减，以此避免了心率骤降。

（一）Abbott（ST. JUDE）心脏起搏器自动模式转换基本频率

Integrity、Verity、Identity 心脏起搏器自动模式转换基本频率（auto mode switch basic rate，AMSBR）默认与基本频率相同，Victory 及其以后的心脏起搏器 AMSBR 默认 80 次 / 分。

（二）Biotronik 心脏起搏器模式转换基础频率

Biotronik 心脏起搏器模式转换基础频率（mode switch basic rate），可程控为 off、+5~+30 次 / 分，步长 5 次 / 分，默认值 +10 次 / 分。

（三）Boston Scientific 心脏起搏器房性心动过速反应低限频率限制

Boston Scientific 双腔心脏起搏器发生 AMS 后，转为房性心动过速反应低限频率限制（ATR-LRL），起搏频率常常 ≥ LRL，ATR-LRL 可程控范围 30~185 次 / 分（Altrua 系列心脏起搏器 30~150 次 / 分），默认 70 次 / 分。

（四）Medtronic 心脏起搏器模式转换后起搏频率

Medtronic 心脏起搏器 AMS 后，自动开启频率应答功能，即由 DDD（R）模式转为 DDIR 模式，起搏频率逐渐下降，VP–VP 间期逐搏延长 40 ms，直至低限或传感器频率（图 25-12），以尽可能保持心室率稳定，类似频率平滑功能，条件符合时，再发生模式反转换，由 DDIR 模式转为 DDD（R）模式。

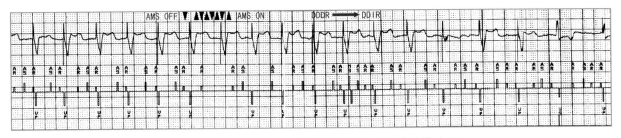

图 25-12　Medtronic 心脏起搏器自动模式转换功能

患者，女，61 岁，因"窦房结功能障碍"植入 Medtronic Sensia SEDRL1 双腔心脏起搏器，模式 DDDR，LR 60 次 / 分，上限传感器频率和上限跟踪频率（UTR）均为 110 次 / 分。基础心律为心房颤动，AMS 功能关闭时，AS–VP 间期不固定，心脏起搏器呈 VAT 工作方式，心室起搏频率不超过 UTR。AMS 功能开启后，心脏起搏器 AMS（标记为 MS）为 DDIR 模式，在频率调整阶段，VP–VP 间期逐搏递增 40 ms

二、Medtronic 心脏起搏器房颤传导反应功能

Medtronic 心脏起搏器房颤传导反应（conducted AF response，CAFR）是在心房颤动时通过逐跳调整起搏频率，在心室感知（VS）事件时增快起搏频率，在心室起搏（VP）事件时减慢起搏频率，从而消除长 RR 间期、使心室率相对稳定并提高 CRT 患者的双心室起搏比例。

（一）运行条件

1. 心脏起搏器

CAFR 功能适用于 Adapta、Attesta、Advisa、Azure、Vitatron G 系列单双腔心脏起搏器，Astra XT DR X2DR01，Vitatron E、Q 系列双腔心脏起搏器，Egida 及其之后系列的 CRT-D 和 Syncra 及其之后系列的 CRT-P，Secura、Protecta、Protecta XT、Visia、Primo、Evera 系列 ICD。类似的功能在芯彤心脏起搏器称为房颤心室率规整功能。

2. 模式

双腔心脏起搏器在 DDD（R）、AAI（R）<=>DDD（R）、DDIR、VVIR 模式下可用，仅在非心房跟踪模式（DDIR、VVIR）中运行。DDD（R）、AAI（R）<=>DDD（R）模式在 AMS（必须开启）为 DDIR 模式时运行。单腔心脏起搏器仅在 VVIR 模式中运行。

（二）程控参数

CAFR 功能默认关闭，可程控开启。在 DDIR、VVIR 模式下，不能与心室率稳定功能同时开启；在 DDIR、VDIR 模式下，不可与 Search AV+ 功能同时运行。最大频率（maximum rate）可在 80~130 次 / 分之间程控设置，默认 110 次 / 分（图 25-13），反应水平（response level）可在低（low）、中（medium）、高（high）程控选择，默认"中"。

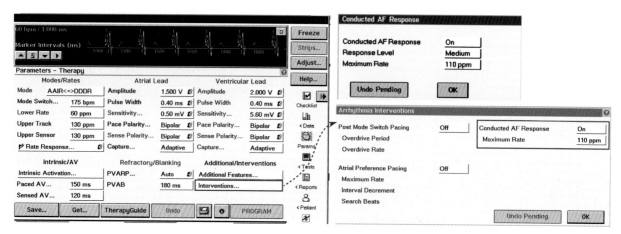

图 25-13　房颤传导反应功能的程控界面

（三）运行过程

DDD（R）或 AAI（R）<=>DDD（R）模式转换为 DDIR 模式时 CAFR 功能激活，并在 DDIR/VDIR/VVIR 模式下持续运行。依据设置的反应级别，在 VS 事件后增加起搏频率 1~3 次 / 分；在 VP 事件后减少起搏频率 0~1 次 / 分。连续 N 次 VS 事件，心室起搏频率增加（N-1）次 / 分；连续 N 次 VP 事件，心室起搏频率递减（N-1）次 / 分，起搏频率位于传感器频率与 CAFR 最大频率之间，波动于平均自身心室率左右，使 RR 间期趋于规整，同时也提高了 CRT 患者的双心室起搏比例（图 25-14，图 25-15）。

三、Medtronic 心脏起搏器心室率稳定功能

Medtronic 心脏起搏器心室率稳定（ventricular rate stabilization，VRS）功能是指单腔模式下的 VS 事件及双腔模式下心脏起搏器定义的室性早搏（PVC）均引起起搏增速，然后起搏频率逐渐递减，直至低限或传感器频率或出现 VS 事件，由此消除了长 RR 间期，维持心室率稳定，减少室性心动过速或心室颤动的发生。

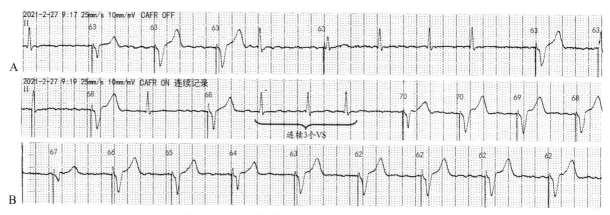

图 25-14　房颤传导反应功能的开启与关闭

患者，男，76 岁，因"心房颤动伴长 RR 间期"植入 Medtronic Adapta ADSR01 单心室起搏器，模式 VVIR，LR 60 次 / 分。A. CAFR 功能关闭，心室起搏频率为传感器频率（63 次 / 分）。B. CAFR 功能开启，最大频率 110 次 / 分，心电图显示：心室起搏频率快于 LR，VS 事件后，心室起搏频率增快，连续心室起搏时，起搏频率递减（由 70 次 / 分递减至 62 次 / 分）

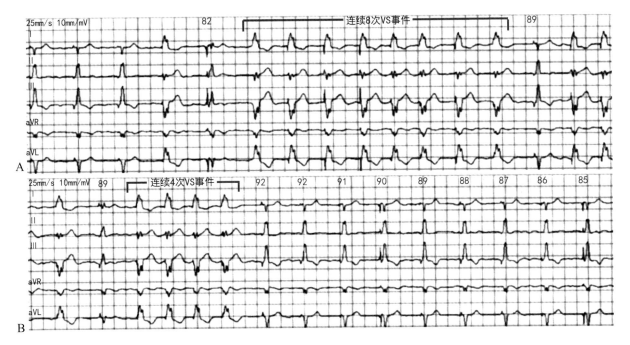

图 25-15　心室感知反应与房颤传导反应功能

患者因"心房颤动、左束支阻滞"植入 Medtronic CRT 起搏器，心室感知反应（VSR）功能开启，CAFR 功能开启。A. 连续八次 VS 事件触发 VP 脉冲发放，起搏频率在 82 次/分的基础上增加（8-1）次/分，变为 89 次/分。B. 连续四次 VS 事件，起搏频率增加（4-1）次/分，由 89 次/分变为 92 次/分；两次 92 次/分的 VP 事件后，心室起搏频率逐跳递减 1 次/分（浙江大学医学院附属第二医院，叶沈锋供图）

（一）运行条件

1. Medtronic EnRhythm、Advisa、Astra、Azure 系列心脏起搏器，ICD 和 CRT-D，Consulta C3TR01、Viva C5TR01、Solara、Serena、Percepta CRT-P。

2. DDD（R）、DDI（R）、VVI（R）、AAI（R）<=>DDD（R）模式下可用，DDD（R）、DDI（R）、VVI（R）模式时发挥作用。

3. 最近十二个心动周期心脏起搏器测定的心室率中位数 ≤ 85 次/分。

（二）程控参数

VRS 功能默认关闭，可程控开启，但是与频率滞后功能不能同时开启，DDI（R）、VVI（R）模式下，VRS 功能与 CAFR 功能不能同时开启。最大频率（maximum rate）可在 80~120 次/分之间程控设置，默认 100 次/分。间期增量（interval increment）可在 100~400 ms 之间程控设置，默认 150 ms（图 25-16）。双腔模式下，鉴于过早发放的心房起搏（AP）脉冲有可能位于心房易损期而引发房性心律失常，建议同时开启非竞争性心房起搏（NCAP）功能，一旦 PVC 后出现心房不应期感知（AR）事件，即可启动 NCAP 功能。

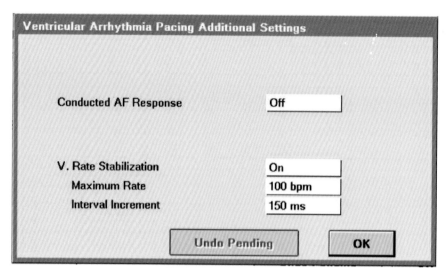

图 25-16　心室率稳定功能程控界面

（三）运行过程

1. VVI（R）模式时，VS 事件使心室起搏频率增加，由 VP/VS-VS 间期＋间期增量（150 ms）确定下一个心室起搏的频率（图 25-17）。

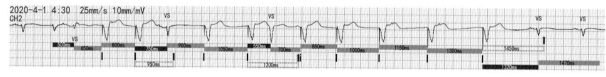

图 25-17　VVI 模式下心室率稳定功能运行的心电图

患者植入 Medtronic Marquis VR 7230 单腔 ICD，模式 VVI，LR 45 次 / 分，VRS 功能开启，最大频率 120 次 / 分，间期增量 150 ms。VS 事件使心室起搏频率增加，由 VP/VS-VS 间期＋间期增量（150 ms）确定下一个心室起搏的频率，随后起搏间期逐搏递增一个间期增量，每当出现 VS 事件，起搏频率再次增加，箭头所示为预期的心室起搏位置

2. 双腔模式时，在心脏起搏器定义的 PVC 后，起搏频率增加，由 PVC 联律间期（PVC interval）＋间期增量确定 VRS 起搏频率，心脏起搏器在心室起搏（或预期的心室起搏）前 PAVI 处发放 AP 脉冲，以维持房室同步（图 25-18）。VRS 功能仅对单个出现的 PVC 作出反应，对连续的心动过速不做反应。

3. VRS 时增快的起搏频率不超过最大频率，随后起搏间期逐搏递增一个间期增量，起搏频率递减至低限或传感器频率或出现 VS 事件。

（四）与其他功能的联合运行

1. DDI（R）模式下，VRS 功能增加起搏频率时，自动 PVARP 降低了竞争性心房起搏的可能性。

2. AMS 期间，VRS 功能不能运行。

3. 在抗心动过速起搏治疗、人工程控、系统测试时，VRS 起搏暂停至少十二个心室周期。

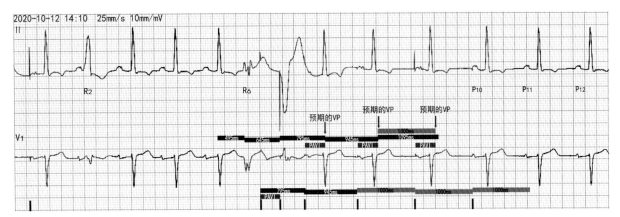

图 25-18　DDD 模式下心室率稳定功能运行

患者植入 Medtronic Maximo Ⅱ DR D284DRG 双腔 ICD，模式 DDD，LR 60 次 / 分，PAVI 330 ms，UTR 110 次 / 分，VRS 功能开启，最大频率 100 次 / 分，间期增量 150 ms。R_2 为舒张晚期室性早搏（PVC），因前有 AS 事件，心脏起搏器不定义为 PVC。R_6 被心脏起搏器定义为 PVC，起搏频率增加，PVC 联律间期（495 ms）+ 间期增量（150 ms）确定 VRS 起搏频率，随后起搏间期逐搏递增一个间期增量，并在预期的心室起搏前一个 PAVI 位置发放 AP 脉冲，起搏频率逐渐降至 LR。P_{11}、P_{12} 为窦性 P 波，P_{10} 为假性心房起搏融合波

（五）心室率稳定功能与 A Pace on PVC 功能比较

VRS 功能与 A Pace on PVC 功能均可使 AP 脉冲在 PVC 后提前发放。

1. 心室率稳定功能

Medtronic 心脏起搏器 VRS 功能旨在消除 PVC 后长 RR 间期、稳定心室率，快速的心房起搏与 PVC 后心房不应期感知（AR）事件无关，且随后起搏频率逐搏递减至低限或传感器频率或出现 VS 事件。

2. A Pace on PVC 功能

Abbott（ST. JUDE）Victory 及其以后的心脏起搏器 A Pace on PVC 功能是针对 PVC 反应的功能，AP 脉冲与 PVC 后的 AR 事件距离 330 ms，其后立即恢复基本频率或传感器频率或出现 VS 事件。

四、Vitatron 心脏起搏器心室率稳定功能

Vitatron 心脏起搏器 VRS 功能旨在调节心室率不稳定状态，通过 VRS 功能起搏治疗，心室起搏比例明显提高，使心房颤动患者心室率平滑、趋于规整和稳定，减少长 - 短周期现象，减少室性心律失常的发生并改善心功能。

（一）心室率稳定功能的适用范围

VRS 功能适于植入双腔心脏起搏器伴阵发性心房颤动患者和植入单心室起搏器的持续性心房颤动患者。Vitatron C、T 系列心脏起搏器具有 VRS 功能，可在 DDD（R）、VVI（R）模式下开启。

（二）心室率稳定功能的激活

1. DDD（R）模式下

VRS 功能程控开启后，在模式转换为自动（auto）时，心脏起搏器检测到快速性房性心律失常，VRS 功能激活；若模式转换为固定（fixed），即使检测到快速性房性心律失常，VRS 功能也不激活。

2. VVI（R）模式下

VRS 功能程控开启后始终处于激活状态。

（三）心室率稳定功能的运行

单/双腔模式下均可运行 VRS 功能。每次 VS 事件后心室起搏频率提高 2 次/分，不超过最大治疗频率（maximum therapy rate），最大治疗频率可程控范围 70~120 次/分，默认 100 次/分。连续四次 VP 事件后心室起搏频率下降 1 次/分（图 25-19，图 25-20），直至 LR 或 VS 事件出现。双腔模式下，VRS 功能激活时，SAVI=45 ms，PAVI=80 ms，满足 Beat to Beat 模式转换标准时，心脏起搏器转为 DDD（R）模式，六个心动周期内没有符合快速性房性心律失常的事件时，VRS 功能失活（图 25-21），起搏频率逐渐减慢至 LR。

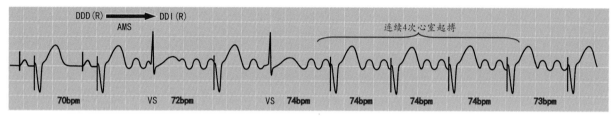

图 25-19　心室率稳定功能运行示意图

双腔心脏起搏器开始呈房室顺序起搏，当快速性房性心律失常发生后，自动模式转换（AMS）为非心房跟踪模式，VS 事件后起搏频率增快 2 次/分，连续四次心室起搏事件后，心室起搏频率下降 1 次/分

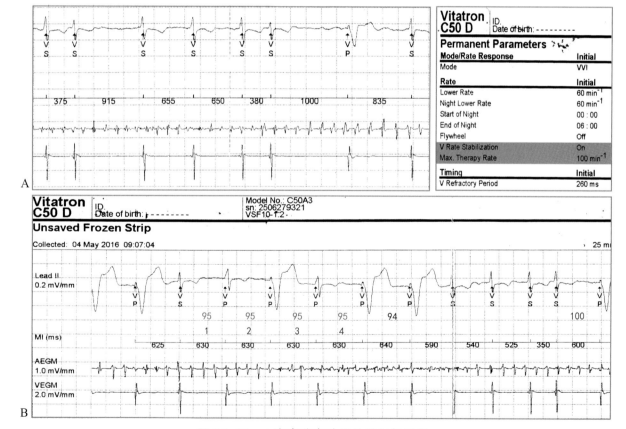

图 25-20　心室率稳定功能的关闭与开启

患者，男，65 岁，因"窦房结功能障碍"植入 Vitatron C50 D 双腔心脏起搏器，模式 VVI，LR 60 次/分，低限频率间期（LRI）1000 ms。A. VRS 功能关闭，VS-VP 间期 =LRI，心室节律很不规整。B. VRS 功能开启，最大治疗频率 100 次/分，心室起搏频率超过 LR，连续四次心室起搏事件后，心室起搏频率下降 1 次/分，直至 VS 事件出现，四次 VS 事件后，心室起搏频率增加至 100 次/分，最大起搏频率不超过 100 次/分，心室节律相对规整

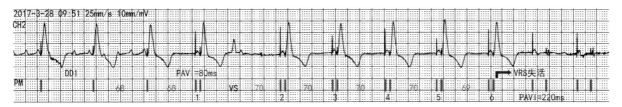

图 25-21　心室率稳定功能运行的心电图

患者植入 Vitatron T70 DR（T70A1）双腔心脏起搏器，模式 DDD，LR 60 次 / 分，PAVI 220 ms，模式转换：自动，VRS 功能开启。心电图显示心房扑动，心脏起搏器 AMS 为 DDI 模式并激活 VRS 功能，PAVI=80 ms，起初心室起搏频率 68 次 / 分，出现一次 VS 事件，起搏频率增快至 70 次 / 分，连续四次房室顺序起搏，起搏频率减少至 69 次 / 分。满足 Beat to Beat 模式转换标准时，心脏起搏器转为 DDD 模式，六个心动周期内没有符合快速性房性心律失常的事件，VRS 功能失活，PAVI 变为程控值

五、Vitatron 心脏起搏器飞轮功能

飞轮（flywheel）功能是 Vitatron 心脏起搏器以较快频率的起搏实现心率的平稳下降，防止心率骤降的一种功能。飞轮功能默认关闭，可程控开启，与 AMS 无关。

（一）运行模式

DDD（R）、DDI（R）、VDD（R）、VVI（R）、AAI（R）、AAT、VVT 模式。

（二）运行过程

1. 生理性频率带

Vitatron 心脏起搏器根据患者的窦性频率计算出生理性频率，生理性频率呈动态变化，其上下一定的频率范围称为生理性频率带或生理性窗口。生理性频率带的上限等于生理性频率 +15 次 / 分（模式转换灵敏度为 standard）或 30 次 / 分（模式转换灵敏度为 moderate），不低于 100 次 / 分，不超过最大跟踪频率；生理性频率带的下限等于生理性频率 –15 次 / 分，不低于低限或传感器频率。生理性频率带内的心房感知事件触发 SAVI；高于生理性频率带的心房感知事件定义为快速性房性心律失常，引发 "Beat to Beat" 模式转换；低于生理性频率带的心房感知事件定义为缓慢性房性心律失常，按时发放起搏脉冲。心脏起搏器设置跟踪窗口对 AS 事件作出相应的反应，跟踪窗口低于或长于生理性窗口。

2. 飞轮功能运行过程

心房跟踪模式下，跟踪窗口内没有检测到 AS 事件，则在跟踪窗口结束时以飞轮频率开始起搏；非心房跟踪模式下，自身心率骤降（幅度 >15 次 / 分）超出了生理频率带的下限，飞轮功能启动，飞轮功能启动频率等于该时刻平均心率 –15 次 / 分（生理频率带的低限频率），然后起搏频率逐搏下降，VDD（R）模式每跳起搏频率降低 2 次 / 分，其他模式每跳起搏频率降低 0.5 次 / 分，直至 LR 或传感器频率或出现自身事件（图 25–22）。LR ≤飞轮频率≤

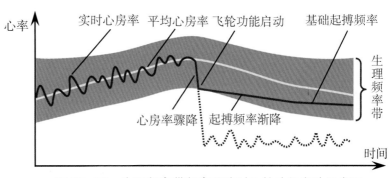

图 25-22　生理频率带频率骤降时飞轮功能启动示意图

最大起搏频率（maximum pacing rate）。

（三）心电图表现

起搏脉冲在 RR 间期突然延长后发放，逸搏间期不等。起搏频率高于 LR，第一个起搏频率最高，之后起搏频率逐渐递减。心室率较慢或没有骤降时，心电图可不出现飞轮功能运行的表现（图 25-24A）。

（四）飞轮功能与心室率稳定功能的比较

飞轮功能与 VRS 功能都是 Vitatron 心脏起搏器旨在保持心室率稳定的功能。

1. 飞轮功能

Vitatron 心脏起搏器的飞轮功能可无条件直接开启，适于任何心脏节律，避免心房率骤降（DDD）和心室率骤降（VVI），开启后可略微增加心室起搏比例，VDD（R）模式每跳频率降低 2 次 / 分，其他模式每跳频率降低 0.5 次 / 分，直至低限或传感器频率或出现自身事件（图 25-23B，图 25-24B）。

2. 心室率稳定功能

Vitatron T、C 系列心脏起搏器的 VRS 功能在快速性房性心律失常自动模式转换后启动，用于稳定患者的心室率，每次 VS 事件后心室起搏频率提高 2 次 / 分（不超过设置的最大治疗频率），连续四次心室起搏事件后心室起搏频率下降 1 次 / 分，直至 LR 或 VS 事件出现（图 25-23C）。VRS 功能启动后可显著增加心室起搏比例。

六、Biotronik 心脏起搏器频率递减功能

Biotronik 心脏起搏器频率递减（rate fading，RF）功能可稳定心室率，减轻心率波动引起的症状，防止长 - 短间期出现，预防心房颤动。

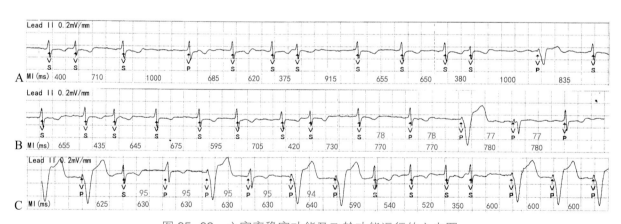

图 25-23　心室率稳定功能及飞轮功能运行的心电图

患者，男，65 岁，因 "窦房结功能障碍" 植入 Vitatron C50 D 双腔心脏起搏器，模式 DDD，LR 60 次 / 分。A. 飞轮功能关闭，VRS 功能关闭，心电图显示心房颤动时，心脏起搏器发生了 AMS，表现为 VVI 工作方式，起搏频率 60 次 / 分。B. 飞轮功能开启，VRS 功能关闭，心电图显示 VVI 工作方式，心室起搏频率增快超过 LR，每两次心室起搏事件后，心室起搏频率递减 1 次 / 分，心室率相对平稳。C. 飞轮功能关闭，VRS 功能开启，最大治疗频率 100 次 / 分，心室起搏频率超过 LR，每次 VS 事件使心室起搏频率提高，连续四次心室起搏事件后，心室起搏频率下降 1 次 / 分，直至 VS 事件出现，最大起搏频率不超过 100 次 / 分，心室率相对规整

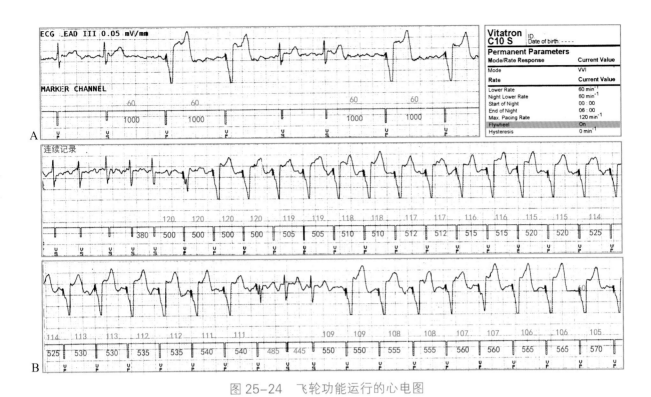

图 25-24　飞轮功能运行的心电图

　　患者，男，65岁，因"心房颤动伴长 RR 间期"植入 Vitatron C10 S 单心室起搏器，模式 VVI，LR 60次/分，飞轮功能开启，最大起搏频率 120次/分。A.患者静息状态下心房颤动的心室率较慢，心脏起搏器呈 VVI 工作方式，心电图没有飞轮功能运行的表现。B.两图为连续记录，患者运动后心室率增快，自身心室率骤降时，心脏起搏器以大于 LR 的飞轮频率开始心室起搏，先出现四次最大起搏频率的心室起搏，此后，每两次心室起搏事件，心室起搏频率递减 1次/分，心室率平稳下降，期间再出现的 VS 事件，并没有引发心室起搏频率再次增加

　　（一）运行条件

　　Biotronik Cylos、Philos Ⅱ 心脏起搏器，E 系列（Effecta、Enticos 4 除外）心脏起搏器。

　　（二）程控参数

　　频率递减：ON/OFF，默认关闭。最大活动频率（maximum activity rate）：80~180次/分，默认 120次/分。频率上升（rate increase）：1~10 bpm/周期，默认 4 bpm/周期。频率下降（rate decrease）：0.1、0.2、0.5、1.0 bpm/周期，默认 0.5 bpm/周期（图 25-25）。最大 RF 频率＝最大活动频率（频率应答状态）或 120次/分（非频率应答状态）。

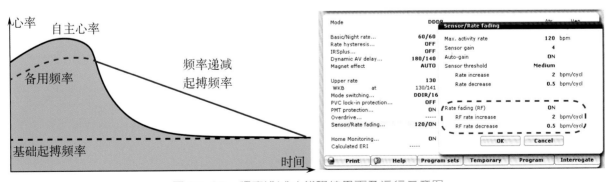

图 25-25　频率递减功能程控界面及运行示意图

　　频率递减（rate fading）：开启（ON），最大活动频率（max. activity rate）120次/分，频率上升（RF rate increase）：每个心动周期增加 2次/分，频率下降（RF rate decrease）：每个心动周期减慢 0.5次/分

（三）运行过程

心脏起搏器以最近四个自身心率平均值 −10 次 / 分作为递减频率（fading rate），一旦自身心率骤降低于递减频率（即自身心率骤降大于 10 次 / 分），心脏起搏器将以递减频率起搏，然后，起搏频率逐渐降低至基础或传感器频率或出现自身心率（图 25-26）。

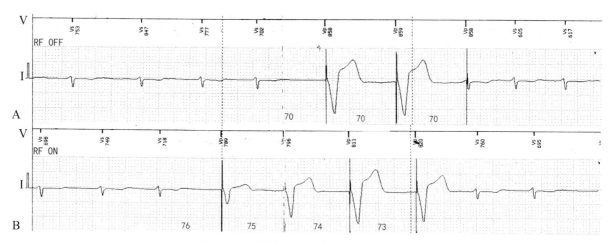

图 25-26　频率递减功能运行的心电图

患者，女，67 岁，因"心房颤动伴长 RR 间期"植入 Biotronik Evia SR 单心室起搏器，模式 VVI，基础频率 70 次 / 分。A. RF 功能关闭，起搏间期 = 逸搏间期 ≈ 858 ms。B. RF 功能开启，最大活动频率 120 次 / 分，频率上升：每个心动周期增加 10 次 / 分，频率下降：每个心动周期减慢 1 次 / 分，心电图显示起搏频率超过基础频率且逐搏递减 1 次 / 分

七、Boston Scientific 心脏起搏器心室率规整功能

Boston Scientific 心脏起搏器心室率规整（ventricular rate regulation，VRR）功能旨在减少快速性房性心律失常下传心室引起的心室节律不规则。

（一）运行条件

Boston Scientific Ingenio、Vitalio、Accolade、Proponent、Formio 心脏起搏器，Invive CRT-P，Incepta、Energen、Punctua、Telegen ICD，Incepta、Energen、Punctua、Cognis CRT-D，具有 VRR 功能。

（二）程控开启

1. 心房跟踪模式

心房跟踪模式（DDD、DDDR、VDD、VDDR）下，VRR 功能默认开启，当转换为非心房跟踪模式时，VRR 功能运行（图 25-27），快速性房性心律失常终止，心脏起搏器恢复心房跟踪模式时 VRR 功能失效。

2. 非心房跟踪模式

非心房跟踪模式（DDI、DDIR、VVI、VVIR）下，VRR 功能默认关闭，开启后持续运行。

（三）运行过程

心脏起搏器依据计算前面的 VV 间期加权平均值，VS 事件增加起搏频率，VP 事件降低起搏频率，心室起搏频率随自身心率变化而波动于 LRL 与最大起搏频率（maximum pacing rate，MPR）之间，MPR 可程控范围 50~185 次 / 分。自身心室节律越不规则，心室起搏比例越高（图 25-28，图 25-29）。

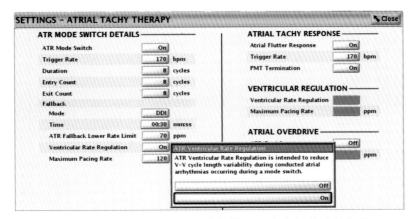

图 25-27　Boston Scientific 心脏起搏器心室率规整功能程控界面

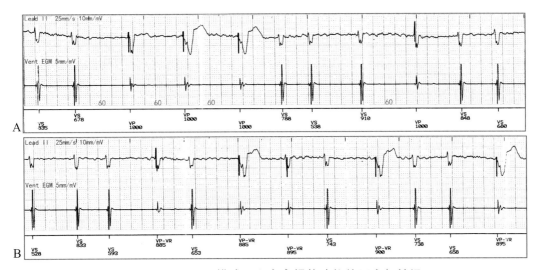

图 25-28　VVI 模式下心室率规整功能的开启与关闭

患者，男，56 岁，因"窦房结功能障碍"植入 Boston Scientific Proponent EL DR L221 双腔心脏起搏器，心房颤动发生后程控为 VVI 模式，LRL 60 次 / 分。A. VRR 功能关闭，心室起搏间期 = 逸搏间期 =1000 ms。B. VRR 功能开启，MPR 130 次 / 分，频率快于 LRL 的心室起搏标记为 VP-VR。VP: 心室起搏; VP-VR: 心室率规整功能引起的心室起搏; VS: 心室感知

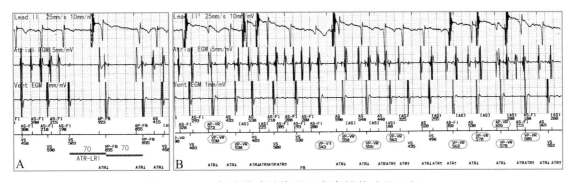

图 25-29　自动模式转换后心室率规整功能运行

患者，女，81 岁，因"窦房结功能障碍"植入 Boston Scientific Proponent EL DR L221 双腔心脏起搏器，模式 DDD，LRL 60 次 / 分，PAVI 80~180 ms，SAVI 65~150 ms，ATR 功能开启，模式转换 DDI，模式转换后低限频率限制（ATR-LRL）70 次 / 分。A. VRR 功能关闭，心脏起搏器 AMS 为 DDI 模式，心室起搏频率为 ATR-LRL。B. VRR 功能开启，MPR 130 次 / 分，频率快于 ATR-LRL 的心室起搏标记为 VP-VR，VP-VR 起搏间期逐搏递增。AP-FB. 模式转换后心房起搏; AS: 心房感知;（AS）心房不应期感知; VP: 心室起搏; VP-FB: 模式转换后心室起搏; VP-VR: 心室率规整功能引起的心室起搏; VS: 心室感知

（四）心室率规整功能与频率平滑功能的相互影响

心房跟踪模式下频率平滑功能与 VRR 功能同时开启，心脏起搏器转为非心房跟踪模式时，VRR 功能运行时，频率平滑功能暂停；恢复心房跟踪模式后，频率平滑功能运行，VRR 功能失活。

八、Boston Scientific 心脏起搏器频率平滑功能

目前所有 Boston Scientific 心脏起搏器都具有频率平滑（rate smoothing，RS）功能，可用于心房和心室起搏频率控制，既可避免心率的骤降，又能预防过快频率的起搏。

（一）运行条件

频率平滑下降（RS down，RS↓）在所有模式可用，频率平滑上升（RS up，RS↑）在 DDD（R）、VDD（R）、DDIR、VVIR、AAIR 模式可用。

（二）程控参数

RS 功能默认关闭，开启后，心脏起搏器逐跳计算频率，RS 值为前一 RR 间期的百分比，RS 上升和 RS 下降可在 3%~25% 之间独立程控设置。

（三）运行过程

心脏起搏器计算当前 RR 间期（感知或起搏），基于此 RR 间期和 RS 值计算下一个起搏间期，在下一心动周期分别设置心房、心室同步窗口。RS 上升和 RS 下降分别控制所允许的起搏频率最大增加值及减少值。如果出现快于 RS 频率的自身心搏，预期的起搏被抑制。当自身心率或传感器频率增快 / 减慢时，心脏起搏器按前一起搏间期的某一百分比逐渐缩短或延长，使心率处于平稳的变化状态（图 25-30~ 图 25-34）。

1. 非室性早搏频率平滑功能

心室同步窗口 = 前一 RR 间期 ×（1±RS 值），心房同步窗口 = 前一 RR 间期 ×（1±RS 值）–AV 间期。

2. 室性早搏（心脏起搏器定义的）后频率平滑功能

心脏起搏器计算当前 RR 间期、前一 RS↑间期（若程控关闭则默认 12%）、最大跟踪频率（MTR）或最大起搏频率（MPR）间期，三者中取最大间期（短于 MTR 间期，取 MTR 间期，长于低限频率间期（LRI）或滞后频率间期时，取 LRI 或滞后频率间期）用于计算 RS 窗。RS 窗 = 最大间期 ×（1±RS 值），VA 间期 =RS 窗 –AV 间期。

（四）频率平滑功能与其他功能的相互影响

1. 心房优先起搏 /ProACt 功能

RS 增加与心房优先起搏（APP）/ProACt 功能均开启运行时，心脏起搏器采用 RS 增加与 APP/ProACt 功能最大起搏频率中的更高者。

2. AV 滞后搜索功能

为保持心室率稳定，延长 AV 间期时，心脏起搏器提前发放 AP 脉冲；AV 间期缩短至程控值时，推迟发放 AP 脉冲。八个 AV 滞后搜索的心动周期，快速的自身心房 / 心室事件也启动 RS 功能，不影响动态 AV 延迟功能运行。

3. 频率滞后功能

仅开启滞后频率时，自身心率超过 LRL，起搏抑制；自身心率下降低于滞后频率，起搏频率骤升

至 LRL。滞后频率和频率平滑共同开启时，当自身心率下降时，以平滑频率平稳降至滞后频率，起搏频率再由滞后频率平稳升至 LRL（图 25-35）。

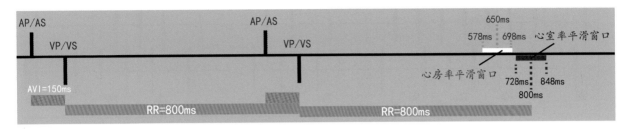

图 25-30　非室性早搏频率平滑功能示意图

前一 RR 间期 800 ms，AV 间期（AVI）150 ms，RS up 9%，RS down 6%。心室同步窗口 =800×（1-9%）~800×（1+6%）=728 ms~848 ms，心房同步窗口 = 心室同步窗口 -AV 间期 =728-150~848-150=578 ms~698 ms

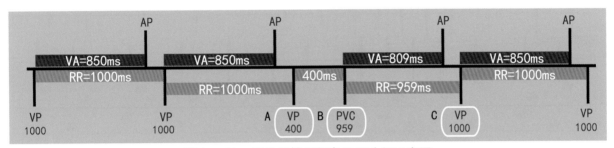

图 25-31　室性早搏后频率平滑功能示意图

模式 DDD，LR 60 次 / 分，LRI 1000 ms，MTR 120 次 / 分，MTR 间期 500 ms，AV 间期 150 ms，RS ↑ 12%，RS ↓ 9%。A. 当前 RR 间期 1000 ms，前一 RS ↑ =1000×（1-12%）=880 ms，MTR 间期 500 ms，最大间期 1000 ms，RS ↑ =1000×（1-12%）=880 ms，RS ↓ =1000×（1+9%）=1090（长于 LRI），VA 间期 =1000-150=850 ms。B. 当前 RR 间期 400 ms，前一 RS ↑ =880 ms，MTR 间期 500 ms，最大间期 880 ms，RS ↑ =880×（1-12%）=774 ms，RS ↓ =880×（1+9%）=959 ms，VA 间期 =959-150=809 ms。C. 当前 RR 间期 959 ms，前一 RS ↑ =774 ms，MTR 间期 500 ms，最大间期 959 ms，RS ↑ =959×（1-12%）=774 ms，RS ↓ =959×（1+9%）=1045 ms（长于 LRI），VA 间期 =1000-150=850 ms

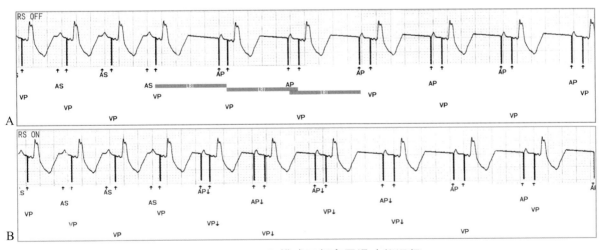

图 25-32　DDD 模式下频率平滑功能运行

Boston Scientific 双腔心脏起搏器，模式 DDD，LRL 60 次 / 分，LRI 1000 ms。A. RS 功能关闭，随着自身心房率减慢，起搏频率骤降至 LRL，期间可见动态 AV 延迟功能运行。B. RS 功能开启，随着自身心房率减慢，起搏频率逐步递减，平稳降至 LRL。AP：心房起搏；AP ↓频率平滑时频率降低的心房起搏；AS：心房感知；VP：心室起搏；VP ↓频率平滑时频率降低的心室起搏

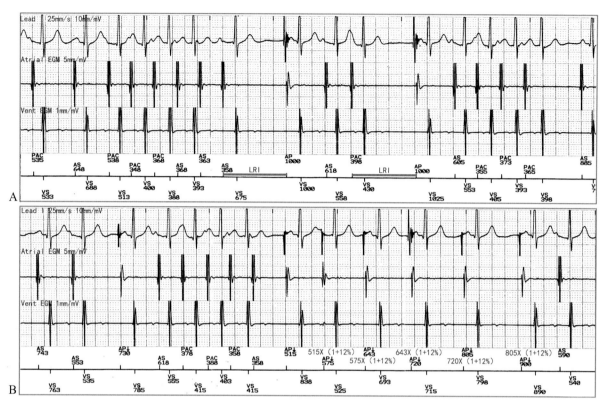

图 25-33 DDD 模式下频率平滑功能运行

　　患者，男，74 岁，因"窦房结功能障碍、阵发性房性心动过速"植入 Boston Scientific Proponent MRI EL DR L231 双腔心脏起搏器，模式 DDD，AAI with VVI Backup，LRL 60 次 / 分，LRI 1000 ms，PAVI 80~180 ms，SAVI 65~150 ms，MTR 140 次 / 分。A. RS 功能关闭，AA 间期 <600 ms 的 AS 事件，心脏起搏器标记为 PAC，AS/PAC-AP 间期 =LRI。B. RS 功能开启，RS up 9%，RS down 12%。AS-AP 间期 <LRI，AP-AP 间期逐搏递增 12%，心房起搏频率逐渐降低。AP：心房起搏；AP↓频率平滑时频率降低的心房起搏；AS：心房感知；PAC：房性早搏；VS：心室感知

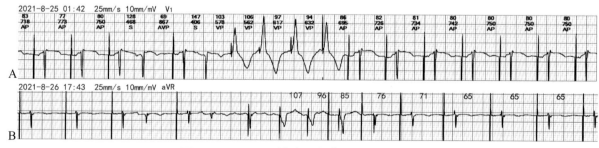

图 25-34 DDD 模式下频率平滑功能运行

　　患者，女，58 岁，因"窦房结功能障碍、阵发性心房扑动、心房颤动"植入 Boston Scientific Essentio MRI DR L111 双腔心脏起搏器，模式 DDD，PAVI 220~300 ms，SAVI 200~270 ms，MTR 130 次 / 分，ATR 模式转换功能开启，触发频率 140 次 / 分，持续时间：8 个心动周期，开始计数：8 个心动周期，退出计数：8 个心动周期，回退模式 DDI，回退时间 30 秒，ATR-LRL 70 次 / 分。A. LRL 80 次 / 分，RS 功能关闭，房性早搏引发短阵房性心律失常触发快速心室起搏，未达到 ATR 模式转换标准，房性心律失常自行终止后立即恢复 LRL 起搏。B. LRL 65 次 / 分，RS 功能开启，RS up 12%，RS down 12%，短阵心房扑动触发快速心室起搏，未达到 ATR 模式转换标准，心房扑动自行终止后起搏频率逐搏递减直至 LRL（65 次 / 分）

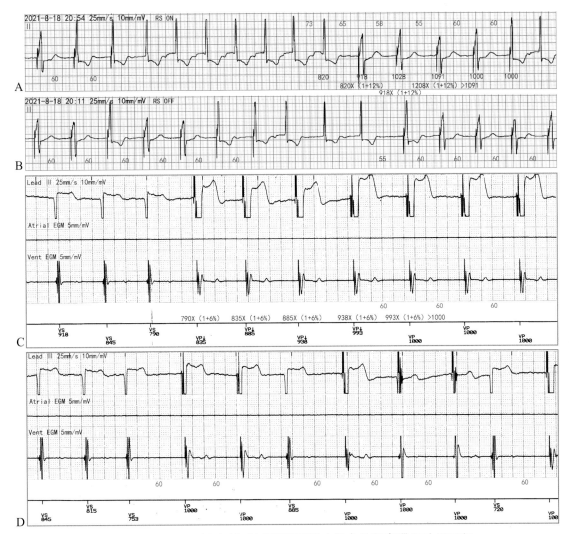

图 25-35　VVI（R）模式下频率平滑功能合并频率滞后功能运行

患者，女，83 岁，植入 Boston Scientific Essentio MRI DR L111 双腔心脏起搏器，LRL 60 次 / 分。术后患者发生心房颤动。A. 模式 VVI，频率滞后 −5 次 / 分，滞后频率间期≈1091 ms，RS 功能开启，RS down 12%，MPR 130 次 / 分，较快的自身心率后，起搏频率首先平稳递减（每次 RR 间期递增 12%）至滞后频率（55 次 / 分），然后转为 LRL（60 次 / 分）。B. 模式 VVI，频率滞后 −5 次 / 分，RS 功能关闭，自身 QRS 波群标记为 VS，VS 事件后逸搏间期 = 滞后频率间期，VP 脉冲发放后，心脏起搏器立即转为 LRL 起搏。C. VVIR 模式，频率滞后关闭，RS 功能开启，RS up 9%，RS down 6%，VS 事件后起搏间期逐搏递增 6% 直至 LRL。D. VVIR 模式，频率滞后关闭，RS 功能关闭，VS 事件后起搏频率骤降至 LRL，没有稳步下降的过程。VP：心室起搏；VP ↓频率平滑时频率降低的心室起搏；VS：心室感知

4. 突发心动过缓反应功能

RS 功能与突发心动过缓反应功能不能同时开启。

5. 频率平滑功能暂停的情况

（1）心室自动阈值管理功能开启，心脏起搏器进行心室阈值测试时。

（2）心室率规整功能运行时。

（3）起搏器介导性心动过速干预功能运行时。

（4）房性心动过速反应（ATR）模式转换为非心房跟踪模式时。

（5）频率滞后搜索的八个周期内。

（6）自身心率超过最大跟踪频率时。

九、创领心律医疗（Sorin）心脏起搏器频率平滑功能

创领心律医疗（Sorin）心脏起搏器频率平滑功能既可避免患者心率骤降，又能保持房室同步性并鼓励自身心律，尤其适于血管迷走性晕厥、心动过缓相关的心律失常、阵发性缓慢性心律失常患者。

（一）程控参数

频率平滑功能可程控选项有：关闭（默认）、极慢（+15 ms）、慢（+30 ms）、中（+65 ms）、快（+95 ms），在上述平滑斜率（smoothing slope）中，"慢"的和"极慢"适于喜欢运动的人；"中"和"快"适于老年人。在 VVI、VVT 模式下，若心室自动阈值程控为"监测"或"自动"，频率平滑则无法程控为"慢"或"极慢"。不要在植入前程控开启频率平滑功能，以免心脏起搏器检测到噪声而以高于基础频率的频率起搏。

（二）运行过程

心脏起搏器检测到自主心率骤降，在最后的 AS 事件后的第一个心动周期以平滑的逸搏间期起搏心房（起搏频率略低于频率骤降前）一次，平滑的逸搏间期 = 最近八个 PP 间期（单心室起搏模式下 VV 间期）均值 + 平滑斜率 + 滞后值（若滞后开启）。之后，每八个心动周期起搏间期递增一个程控值（平滑斜率），起搏频率逐渐减低，直至基础频率或自身心率恢复（图 25-36）。

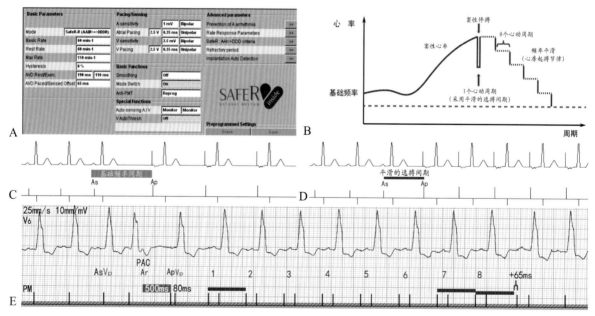

图 25-36　频率平滑功能程控界面、示意图和心电图

A. Sorin Reply DR 双腔心脏起搏器，程控界面显示平滑（Smoothing）有"Off、Very Slow、Slow、Medium、Fast"选项。B. 频率平滑功能运行示意图，心脏起搏器检测到频率骤降（窦性停搏），第一个心动周期平滑的逸搏间期 = 最近八个 PP 间期均值 + 平滑斜率 + 滞后值（开启滞后时），随后每八个心动周期起搏间期递增一个程控值，起搏频率逐渐减低，直至基础频率。C. 频率平滑功能关闭，窦性停搏发生时，心率骤降至基础频率。D. 频率平滑功能开启，窦性停搏发生时，在平滑的逸搏间期结束时发放 AP 脉冲，然后，每八个心动周期起搏间期递增一个程控值，起搏频率逐渐减低，直至基础频率。E. 患者，男，68 岁，植入 Sorin Esprit D 双腔心脏起搏器，模式 DDD，基础频率 60 次 / 分，AVD/ 静息 / 运动 170 ms/80 ms，AVD 起搏 / 感知补偿 65 ms，平滑：中等。心电图显示窦性心律，心脏起搏器起初呈 VAT 工作方式，房性早搏（PAC）位于心房率加速检测窗内，成为心房不应期感知（Ar）事件，Ar 事件后 500 ms 处发放 AP 脉冲，起搏 AVD 缩短至 80 ms。频率平滑功能运行使起搏频率快于基础频率，八个心动周期后起搏间期延长 65 ms

第三节 鼓励心室起搏的功能

负向 AV 滞后是心脏起搏器用以鼓励心室起搏的功能。AV 间期内出现 VS 事件时，心脏起搏器自动缩短 AV 间期，以增加心室起搏比例或尽可能实现持续的心室起搏，使梗阻性肥厚型心肌病、CRT 患者达到临床治疗目的。Abbott（ST. JUDE）、Biotronik 心脏起搏器设有 AV 滞后搜索及负向 AV 滞后搜索功能，但不能同时开启。Medtronic 心脏起搏器仅有 AV 滞后功能，而无负向 AV 滞后功能。

一、Biotronik 心脏起搏器负向 AV 滞后功能

在 AV 滞后（AV hysteresis）界面选择"negative"后，负向 AV 滞后开启，VS 事件后 AV 间期将缩短某一数值（滞后值最小为 15 ms），缩短后的 AV 间期约等于 AV 间期程控值的 2/3。当连续的 VP 事件达到程控数值 +1（负向 AV 重复滞后）时，AV 间期恢复原程控值。负向 AV 重复滞后周期（AV repetive cycles）可在 1~180 间设置，默认 5（图 25-37，图 25-38）。负向 AV 滞后不设置扫描滞后。

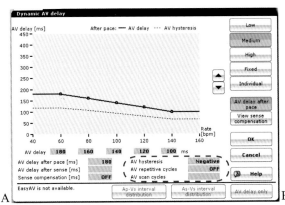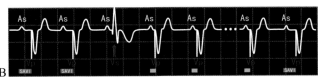

图 25-37　Biotronik 心脏起搏器负向 AV 滞后搜索功能程控界面和示意图

A. 程控界面显示 AV 滞后（AV hysteresis）：负（negative）。B. 示意图显示 VAT 工作方式，SAVI 为程控值，VS 事件（箭头所示）启动负向 AV 滞后，SAVI 缩短并重复数个心动周期后恢复原来的 SAVI

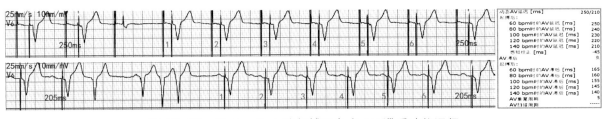

图 25-38　Biotronik 心脏起搏器负向 AV 滞后功能运行

患者，男，76 岁，因"三度房室阻滞"植入 Biotronik Effecta D 双腔心脏起搏器，模式 DDD，基础频率 60 次 / 分，动态 AV 延迟 250/210 ms，感知补偿 -45，AV 滞后：负，AV 重复周期 5。心电图显示 PAVI 内出现 VS 事件时，随后的 PAVI 间期由 250 ms 缩短至 165 ms，SAVI 由 205 ms 缩短至 120 ms，连续的 VP 事件达到六个，AV 间期恢复程控值

779

第二十五章　心脏起搏器特殊诊疗功能

二、Abbott（ST. JUDE）心脏起搏器负向 AV 滞后搜索功能

Abbott（ST. JUDE）心脏起搏器负向 AV 滞后搜索（negative AV hysteresis search）功能默认关闭，开启后，在程控的 PAVI 或 SAVI 内检测到 VS 事件，随后的 AV 间期（PAVI=SAVI）缩短为 VS 事件出现时的 AV 间期（AS-VS 间期或 AP-VS 间期）－滞后值，滞后值可程控范围 −10~−110 ms，不短于最短 AV 间期（Victory 及其以后心脏起搏器 100 ms，其他心脏起搏器 70 ms），缩短的 AV 间期可维持三十二个周期。在三十二个周期内，若未检测到自身 QRS 波群，AV 间期恢复程控值；期间若再次检测到自身 QRS 波群，心脏起搏器将开始另外 256 个周期，再次以滞后值缩短所测得 AV 间期，在 256 个周期结束时，AV 间期返回程控值，如此周而复始（图 25-39~图 25-41）。

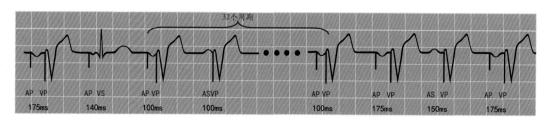

图 25-39　Abbott（ST. JUDE）心脏起搏器负向 AV 滞后搜索功能运行示意图

程控的 PAVI 175 ms、SAVI 150 ms，负向 AV 滞后搜索功能开启，滞后值为 −40 ms，当自身心房激动下传心室时房室间期 140 ms，则下一跳 PAVI 或 SAVI 缩短 40 ms（PAVI=SAVI=100 ms），在三十二个周期内未搜索到自身 QRS 波群，三十二个周期结束时 AV 间期恢复程控值（PAVI 175 ms、SAVI 150 ms）

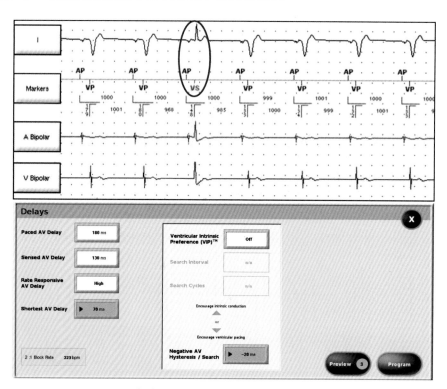

图 25-40　负向 AV 滞后搜索功能程控界面及运行过程

患者植入 Abbott（ST. JUDE）双腔心脏起搏器，模式 DDD，基本频率 60 次/分，负向 AV 滞后搜索功能开启，滞后值 −20 ms，最短 AV 间期 70 ms。心电图及标记通道显示：PAVI 内出现 VS 事件，心脏起搏器测得 AP-VS 间期 148 ms，PAVI 在 AP-VS 间期基础上自动缩短 20 ms，此后一直维持此缩短的 AV 间期（128 ms）三十二个心动周期

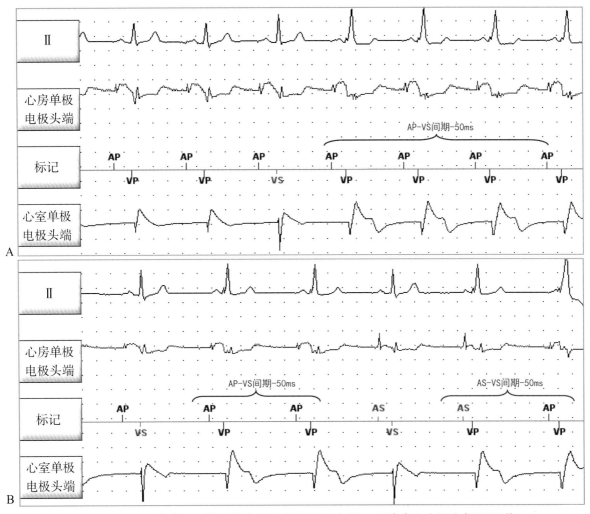

图 25-41　负向 AV 滞后搜索功能运行的心电图、心腔内心电图和标记通道

患者，男，71 岁，因"窦房结功能障碍"植入 Abbott（ST. JUDE） Verity ADx XL DR 5356 双腔心脏起搏器，模式 DDD，PAVI 250 ms，SAVI 200 ms，负向 AV 滞后搜索功能开启，滞后值 -50 ms。A. 基本频率 60 次 / 分，PAVI 内出现 VS 事件时，随后的 PAVI 在 AP-VS 间期基础上缩短 50 ms。B. 基本频率 50 次 / 分，PAVI 内出现 VS 事件时，随后的 PAVI 在 AP-VS 间期基础上缩短 50 ms，再次出现 VS 事件时，随后的 SAVI 和 PAVI 在 AS-VS 间期基础上缩短 50 ms

第四节　液体状态监测功能

经胸阻抗的数值与肺部液体量成反比，高阻抗提示肺部含气量多，低阻抗提示肺部液体潴留。心脏起搏器通过定时发放起搏脉冲测定经胸阻抗（thoracic impedance）数值进行液体状态监测（fluid status monitoring），从而为临床治疗提供参考。

一、Medtronic 心脏起搏器 OptiVol 经胸阻抗监测

Medtronic 心脏起搏器液体状态监测功能称 OptiVol 功能，目前更新为 OptiVol 2.0。

（一）具有 OptiVol 功能的心脏起搏器

Advisa 双腔心脏起搏器，Astra XT、Azure XT 单双腔心脏起搏器；Visia AF XT、Evera XT、Evera MRI XT ICD；Consulta C3TR01、Viva C5TR01、Solara、Serena、Percepta CRT-P；Viva XT、Viva S、Viva Quad、Compia、Amplia、Claria CRT-D。

（二）运行过程

1. 测试时间

一般在植入术后 34 天开始，以避免植入初期心脏起搏器囊袋水肿及导线接触部位炎症影响经胸阻抗的测定；每日的 12：00 至 17：00，这一时段经胸阻抗与肺血及心功能关系的相关性最佳。

2. 测试规律

心脏起搏器每隔 20 分钟在心室感知（VS）或心室起搏（VP）事件后连续发放数次（多为四次）测试脉冲，测定右心室线圈（RV coil）与机壳（can）的阻抗，再计算出平均值作为每日阻抗实测值并生成参考阻抗。

3. 液体潴留警报

每日阻抗持续低于参考阻抗，OptiVol 液体指数上升超过 OptiVol 阈值时，触发警报。OptiVol 阈值可程控范围 30~180，默认 60（图 25-42）。

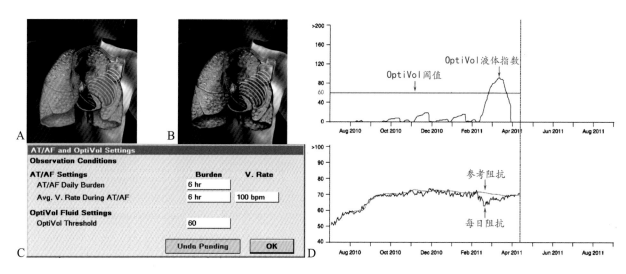

图 25-42　OptiVol 液体状态监测示意图、程控界面及报告

A. 肺部液体潴留时，经胸阻抗降低。B. 肺部液体潴留消退时，经胸阻抗升高。C. OptiVol 阈值 60。D. 每日阻抗低于参考阻抗时，OptiVol 液体指数增加并超过 OptiVol 阈值（60），提示液体潴留

（三）心电图表现

在特定的时间段（每日的 12：00 至 17：00），每隔 20 分钟周期性出现 VS 或 VP 事件后连续发放数次（多为四次）起搏脉冲，起搏脉冲发放频率可超过低限频率。触发经胸阻抗测试脉冲发放的 VS 事件正常情况下是自身 QRS 波群，测试脉冲常位于 QRS 波群中而形成假性心室起搏融合波，也可以是心室过感知事件（如 T 波、干扰信号等）；VP 事件触发的经胸阻抗测试脉冲常位于起搏的 QRS 波群起始部（图 25-43~图 25-47）。

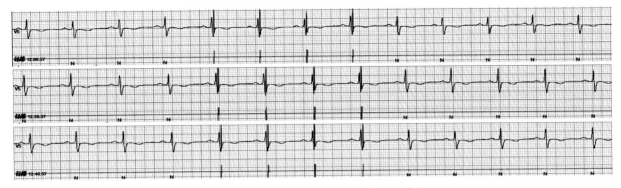

图 25-43　OptiVol 功能运行时的心电图

患者，男，54 岁，植入 Medtronic Evera S VR DVBC3D4 单腔 ICD，模式 VVI，LR 40 次 / 分。动态心电图检查发现：自 12：00 开始，每隔 20 分钟自身 QRS 波群中连续出现四次起搏脉冲，为 OptiVol 功能运行的表现

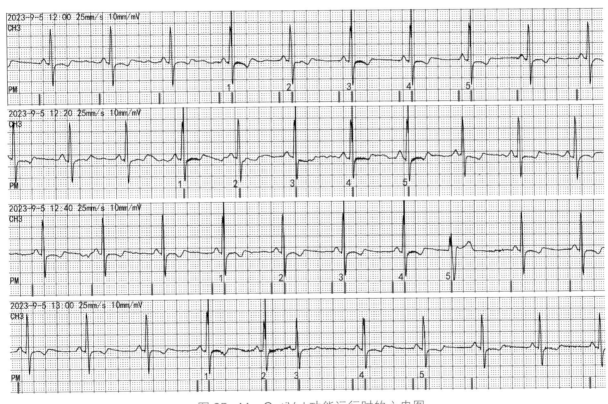

图 25-44　OptiVol 功能运行时的心电图

患者，男，57 岁，植入 Medtronic Evera S DR DDBC3D1 双腔 ICD，模式 AAI<=>DDD，LR 60 次 / 分。由于自身房室传导功能良好，动态心电图记录显示心脏起搏器保持 AAI+ 工作模式，自 12：00 至 17：00，每隔 20 分钟，连续五次自身 QRS 波群中出现 VP 脉冲，提示 OptiVol 功能运行

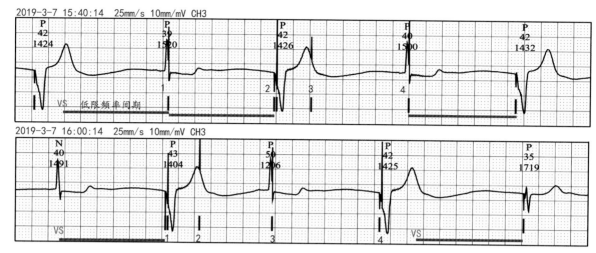

图 25-45　心室感知过度合并 OptiVol 功能运行

　　患者，女，51 岁，植入 Medtronic 单腔 ICD，模式 VVI，LR 45 次 / 分。动态心电图检查显示：心室起搏频率有时慢于 LR，提示心室过感知心室起搏后的 T 波，从而启动 LRI，每隔 20 分钟连续出现四次起搏脉冲，在 VS 或 VP 事件后发放，部分起搏脉冲位于 T 波，提示 OptiVol 功能运行，心室线路间歇性过感知 T 波并触发经胸阻抗测试脉冲发放（浙江大学医学院附属第一医院，郑新权供图）

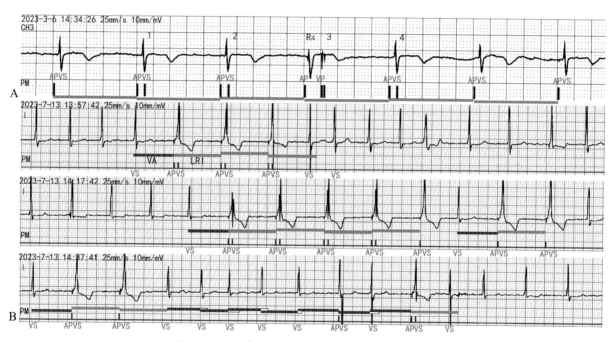

图 25-46　希氏束起搏合并 OptiVol 功能运行

　　A. 患者植入 Medtronic 双腔心脏起搏器，希氏束起搏（HBP）导线（3830-69 cm）连接脉冲发生器心房接口，右心室间隔部起搏导线连接脉冲发生器心室接口，模式 DDD，LR 60 次 / 分，LRI 1000 ms，PAVI 200 ms，心室安全起搏功能关闭。AP 脉冲产生较窄的 QRS 波群，为 HBP，自身 QRS 波群（R_4）位于 PAVB 内，PAVI 结束时发放 VP 脉冲。HBP 的 QRS 波群中及 VP 脉冲后均发放额外的起搏脉冲（共四次）。动态心电图检查显示在 12：00 至 17：00 时间段内，每隔 20 分钟连续发放四次额外的起搏脉冲，提示 OptiVol 功能运行。B. 患者，男，73 岁，临床诊断：扩张型心肌病、心力衰竭、心房颤动，植入 Medtronic Brava CRT-D DTBC2D1 心脏再同步化治疗除颤器，非选择性希氏束起搏（NSHBP）导线（3830-69 cm）连接脉冲发生器心房接口，左束支起搏导线（3830-69 cm）连接脉冲发生器左心室接口，除颤导线（6935-65 cm）植入右心室中位间隔部，模式 DDD，LR 60 次 / 分，LRI 1000 ms，PAVI 150 ms，SAVI 120 ms，心室安全起搏功能关闭，心室感知反应功能关闭。截取非连续的动态心电图片段。AP 脉冲后产生较窄的 QRS 波群，为 NSHBP 图形，NSHBP 及自身 QRS 波群中出现起搏脉冲，动态心电图检查显示在 12：00 至 17：00 时间段内，每隔 20 分钟连续发放四次额外的起搏脉冲，提示 OptiVol 功能运行

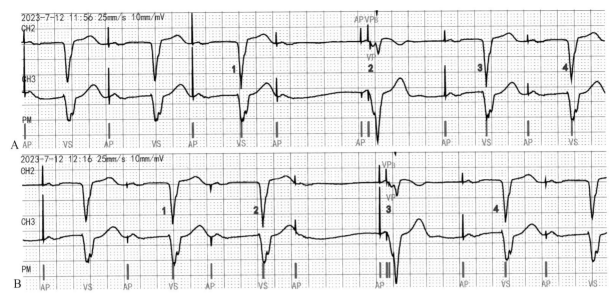

图 25-47　心室起搏管理功能合并 OptiVol 功能运行

患者植入 Medtronic 双腔心脏起搏器，模式 AAI<=>DDD，LR 60 次 / 分。心脏起搏器开始为 AAI+ 工作模式，一次房室传导中断，AP 脉冲后 80 ms 处发放备用的心室起搏（VP_B）脉冲，心脏起搏器仍维持 AAI+ 模式，符合心室起搏管理功能运行特点。VP_B 脉冲后及部分 VS 事件的 QRS 波群中出现额外的起搏脉冲，连续四次，动态心电图检查显示此现象在 12：00 至 17：00 时间段内每隔 20 分钟重复出现，提示 OptiVol 功能运行（浙江省中西医结合医院，任燕红供图）

二、Abbott（ST. JUDE））心脏起搏器 CorVue 经胸阻抗监测

Abbott（ST. JUDE）心脏起搏器液体状态监测功能称 CorVue 经胸阻抗监测（图 25-48）。

（一）运行条件

Assurity、Zenex 系列单、双腔心脏起搏器；Fortify VR/DR、Fortify Assura VR/DR、Ellipse VR/DR ICD；Allure、Allure RF、Allure Quardra、Allure Quadra RF、Quadra Allure MP、Quadra Allure MP RF CRT-P；Unify、Unify Quadra、Unify Quadra MP、Quadra Assura、Quadra Assura MP CRT-D。

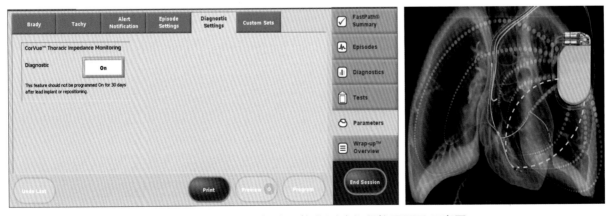

图 25-48　CorVue 经胸阻抗监测功能程控界面及示意图

（二）开启时间

CorVue 经胸阻抗监测功能默认关闭，一般在植入术后 30 天开启此功能，以避免植入初期心脏起搏器囊袋水肿及导线接触部位炎症影响经胸阻抗测定的准确性。

（三）运行过程

1. 心脏起搏器在心室肌不应期内发放阈下起搏脉冲，测量两个向量（右心室环极－机壳和右心室线圈－机壳）不同极性之间的电压（V）和电流（I）变化，运用欧姆定律（R=V/I）测算出经胸阻抗数值。如果使用集成双极导线，则仅使用右心室线圈至机壳的向量。

2. 心脏起搏器每 2 小时测量一次经胸阻抗（图 25-49），测量十二次计算出日平均阻抗（daily impedance），最初的 12 天（ICD）或 14 天（CRT-D）日平均阻抗取均值作为参考平均阻抗值（reference impedance）。

3. 比较日平均阻抗和参考平均阻抗，得出阻抗指数（impedance index）。若日平均阻抗≥参考平均阻抗，肺水肿指数"-1"，阻抗指数不能低于 0；若日平均阻抗＜参考平均阻抗，肺水肿指数"+1"。CorVue 阻抗指数阈值设定 8~18 天不等（可程控），一旦超过此设定天数，心脏起搏器做好报警准备，此后 1 天的十二个阻抗指数若持续升高，则发放报警。

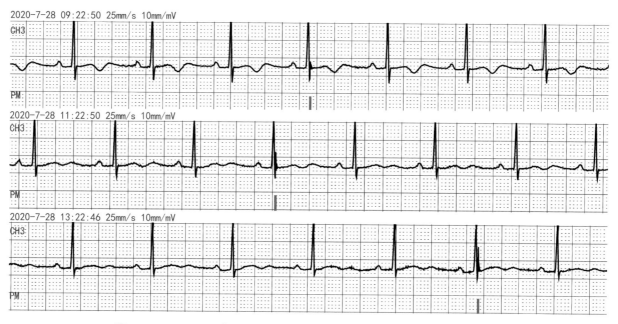

图 25-49　Abbott（ST. JUDE））心脏起搏器 CorVue 经胸阻抗监测

患者植入 Abbott（ST. JUDE）心脏起搏器。动态心电图检查显示：每隔 2 小时，自身 QRS 波群中出现一个起搏脉冲，提示 CorVue 经胸阻抗监测功能运行

三、Biotronik 心脏起搏器经胸阻抗监测

（一）运行条件

Evia、Entovis CRT 心脏起搏器，Edora 8、Eluna 8、Enitra、Epyra、Etrinsa、Evity 系列单、双腔及 CRT 心脏起搏器，Lumax 540、Idova 7、Iforia 5 和 7、Ilesto、Ilivia 7、Ilivia Neo 7、Inlexa 7、Intica、Intentra、Iperia、Itrevia、Rivacor 5 和 7 系列 ICD/CRT-D。

（二）运行过程

心脏起搏器每1小时发放1024个测试脉冲测量经胸阻抗并生成趋势图（图25-50），但不报警。经胸阻抗的测试脉冲在VP或VS事件后100 ms（心室肌有效不应期内）发放，能量输出为1.0V/0.03 ms，为阈下刺激，ICD是通过右心室线圈与机壳间发放测试脉冲进行经胸阻抗测定。心室阈值测试或检测到室性心动过速时，经胸阻抗测试暂停。

（三）心电图表现

心室起搏QRS波群或自身QRS波群中或紧邻其后出现低振幅电信号，尤其是心电图放大记录时，可呈毛刺样，有时候，体表心电图心室起搏QRS波群或自身QRS波群中无起搏脉冲可见，但与之对应的标记通道出现起搏标记（图25-51~图25-53）。

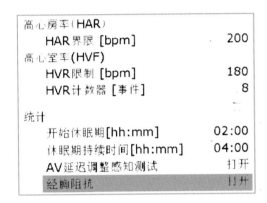 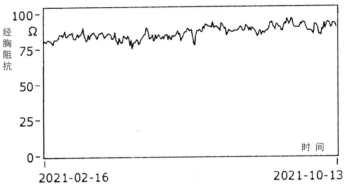

图 25-50　Biotronik Evia HF 心脏起搏器经胸阻抗趋势图

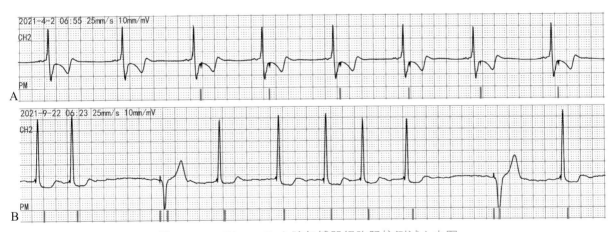

图 25-51　Biotronik 心脏起搏器经胸阻抗测试心电图

A. 患者植入 Biotronik Iforia 7 VR-T DX 单腔 ICD，模式 VVI，基础频率40次/分。大部分自身QRS波群终末见毛刺样电信号，为经胸阻抗测试脉冲。B. 患者，男，68岁，植入 Biotronik Ilivia 7 VR-T DX 单腔 ICD，模式 VVI，基础频率40次/分。体表心电图未见经胸阻抗测试脉冲，标记通道（PM）显示心室起搏及自身QRS波群后部均有起搏脉冲，为经胸阻抗测试脉冲

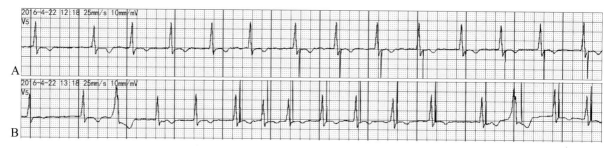

图 25-52　Biotronik 心脏起搏器经胸阻抗测试心电图

患者植入 Biotronik Lumax 540 VR-T DX ICD，模式 VVI，基础频率 40 次 / 分。大部分自身 QRS 波群终末见起搏脉冲，为经胸阻抗测试脉冲，A、B 两图间隔 1 小时

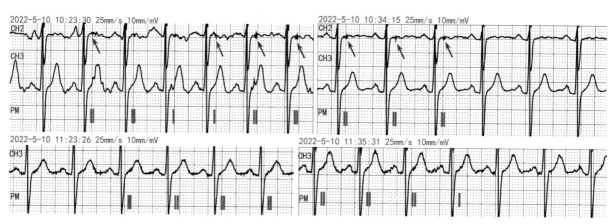

图 25-53　Biotronik 心脏起搏器经胸阻抗测试心电图

患者植入 Biotronik 心脏起搏器。动态心电图显示窦性心律，标记通道（PM）显示自身 QRS 波群后 100 ms 处有起搏脉冲，部分自身 QRS 波群后见毛刺样电信号（箭头所示）并与标记通道的标记相对应，为经胸阻抗测试功能运行的表现。动态心电图截取了测试脉冲发放的起始与结束部分，此现象每 1 小时出现一次，每次发放 1024 个测试脉冲，每次测试大约历时 12 分钟（浙江省中西医结合医院，任燕红供图）

第五节　无创程序刺激功能

大部分心脏起搏器都有无创程序刺激（noninvasive programmed stimulation，NIPS）功能，可通过程控仪选择刺激的心腔，进行无创程序刺激，既可通过电生理检查诱发心律失常，有助于心律失常的诊断，又可终止部分快速性心律失常。

一、Medtronic 心脏起搏器电生理研究功能

Medtronic，芯彤，Vitatron E、G、Q 系列心脏起搏器程控界面的测试（tests）栏中设有电生理研究（EP studies），有程序电刺激（programmed electrical stimulation，PES）、猝发刺激（Burst）、VOO 猝发刺激（VOO Burst）三个备选刺激方式。Advisa、Astra、Azure 心脏起搏器和部分 CRT 心脏起搏器电生理研究选项有：固定的猝发刺激（fixed burst）、PES、Ramp、Burst、Ramp+、Burst+，具

有除颤功能者还具有 T-Shock、50 Hz Burst、除颤、复律选项（图 25-54）。电生理检查时，可以通过程控选择刺激的心腔。心房刺激时，VOO 备用心室起搏默认关闭，程控打开后提供 VOO 起搏保护。

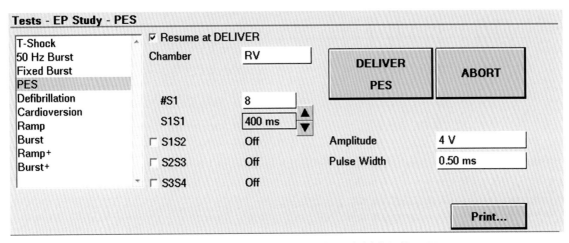

图 25-54　Medronic CRT-D 无创程序刺激程控界面

二、Abbott（ST. JUDE）心脏起搏器无创程序刺激功能

Abbott（ST. JUDE）心脏起搏器程控界面的测试（test）栏中设有无创程序刺激，刺激心腔可选择心房或心室，但不能同时执行心房和心室 NIPS。心房 NIPS 时，心脏起搏器提供 VOO 备用心室起搏保护，心室支持频率默认 50 次 / 分，可在 30~95 次 / 分之间程控设置（图 25-55，图 25-56）。

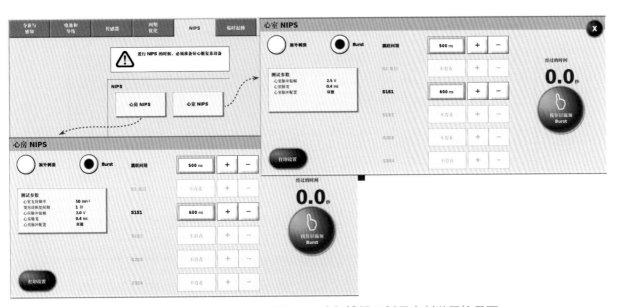

图 25-55　Abbott（ST. JUDE）心脏起搏器无创程序刺激程控界面

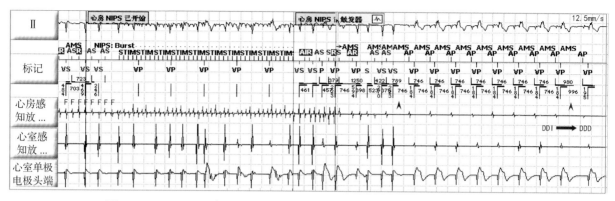

图 25-56 Abbott（ST. JUDE）心脏起搏器无创程序刺激终止心房扑动

患者，男，70 岁，因"窦房结功能障碍、阵发性心房扑动"植入 Abbott（ST. JUDE）Endurity PM2160 双腔心脏起搏器，模式 DDD，基本频率 60 次 / 分，PAVI 200 ms，SAVI 160 ms，MTR 130 次 / 分，AMS：DDI，ATDR 180 次 / 分，AMSBR 80 次 / 分。患者发生心房扑动后，通过程控仪进行心房刺激（Burst S$_1$S$_1$ 160 ms），刺激的过程中有慢频率保护性心室起搏，蓝箭头所示处心房扑动终止，但滤过的心房率（FAR）比心房率晚降到 MTR 或 MSR，心脏起搏器仍保持八次非心房跟踪模式的房室顺序起搏，其频率为 AMSBR（80 次 / 分），直至 FAR 降至 MTR 或 MSR 以下，心脏起搏器才转换为 DDD 模式、起搏频率 60 次 / 分（红箭头所示）。AMS：自动模式转换；AP：心房起搏；AR：心房不应期感知；AS：心房感知；ATDR：房性心动过速检测频率；MSR：最大传感器频率；MTR：最大跟踪频率；NIPS：无创程序刺激；VP：心室起搏；VS：心室感知

三、Biotronik 心脏起搏器无创程序刺激功能

Biotronik 心脏起搏器程控界面的测试（test）栏中设有 NIPS，有猝发刺激和程序刺激两种治疗方式（form of therapy）备选，设置好备份起搏参数后，可以进行 NIPS（图 25-57）。

Tests					
Impedance	Sensing	Threshold	Retrograde conduction	NIPS	Sensor optimization

Form of therapy	**Burst stimulation**	
Mode	¥00	
Basic rate [ppm]	60	
Report [mm/s]	25	

Form of therapy ☒
Burst stimulation
Programmed stimulation

	A	V
Pulse amplitude [V]	3.0	3.0
Pulse width [ms]	0.4	0.4
Sensitivity [mV]		
Pacing polarity	UNIP	UNIP
Sensing polarity		

Pacing site	Atrium
Coupling interval [ms]	None
Burst rate [ppm]	250
Burst minimum [ppm]	150
Burst maximum [ppm]	350

Print	Help		Start backup program

图 25-57 Biotronik 心脏起搏器无创程序刺激程控界面

四、Boston Scientific 心脏起搏器电生理测试功能

Boston Scientific 心脏起搏器程控界面的测试（tests）栏中设有电生理测试（EP Tests），刺激心腔可选择心房或心室，刺激方式可选择程序电刺激（PES）或手动猝发刺激（manual burst），猝发刺激间期（burst interval）、最小间期和递减间期，均可程控设置（图 25-58）。心房刺激时，心脏起搏器提供 VOO 备用心室起搏保护（单腔心脏起搏器不适用）（图 25-59）。

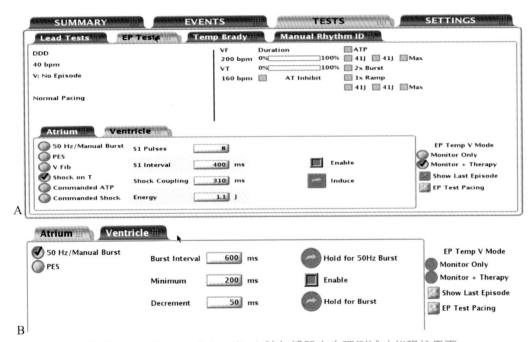

图 25-58　Boston Scientific 心脏起搏器电生理测试功能程控界面

A. 心室电生理测试界面。B. 心房电生理测试界面，猝发刺激间期 600 ms，最小间期 200 ms，递减间期 50 ms

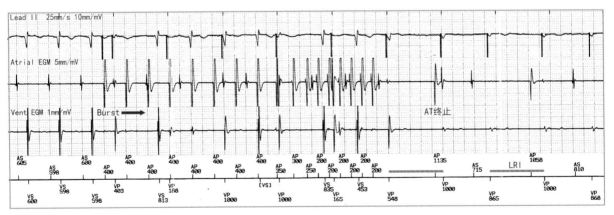

图 25-59　手动猝发刺激终止房性心动过速

患者，女，71 岁，因"窦房结功能障碍、阵发性房性心动过速"植入 Boston Scientific Proponent MRI EL DR L231 双腔心脏起搏器，模式 DDD，LRL 60 次 / 分，LRI 1000 ms，PAVI 220~350 ms，SAVI 190~300 ms。患者发生房性心动过速，通过程控仪进行手动猝发刺激，猝发刺激间期 400 ms，最小值 200 ms，递减值 50 ms。心脏起搏器先发放八次间期 400 ms 的快速心房起搏，随后心房起搏间期逐搏递减 50 ms，最短心房起搏间期 200 ms，猝发刺激期间伴有频率 60 次 / 分的 VOO 心室起搏，经猝发刺激后房性心动过速终止

五、创领心律医疗（Sorin）心脏起搏器程控仪测试功能

创领心律医疗（Sorin）心脏起搏器程控界面的"tests EGM"栏中设有 NIPS，在模式（mode）中选择刺激的心腔，心房刺激（A pacing 或 A spontaneous）、心室刺激（V pacing 或 V spontaneous），进行电生理检查。

六、Vitatron 心脏起搏器心房猝发起搏功能

Vitatron C、T 系列双腔心脏起搏器程控界面的测试（tests）栏中设有心房猝发起搏（atrial burst pacing），测试模式：AOO，心房起搏频率可在100~425次/分之间程控选择，VOO 备用起搏默认关闭，开启后，在心房猝发起搏期间，心脏起搏器提供 60 次/分的 VOO 备用心室起搏保护，以免出现过缓的心率（图 25-60）。

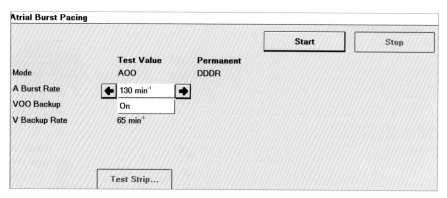

图 25-60　Vitatron 心脏起搏器心房猝发起搏功能程控界面

第六节　心脏收缩力调节治疗

目前使用的心脏收缩力调节（cardiac contractility modulation，CCM）治疗装置是 Impulse Dynamics 公司的 Optimizer Smart，Impulse Dynamics 公司新近推出的 Optimizer Integra CCM-D 装置，兼有 CCM 和 ICD 功能。

一、心脏收缩力调节治疗的适应证

对正规药物治疗 3 个月效果差、不适合 CRT 治疗或 CRT 无反应的心力衰竭患者可应用 CCM 治疗。2021 年欧洲心脏病学会急慢性心力衰竭诊断和治疗指南指出 NYHA Ⅲ~Ⅳ级、左心室射血分数25%~45%、QRS 时限 <130 ms 的心力衰竭患者可以考虑植入 CCM 装置。

二、心脏收缩力调节治疗的作用机制

CCM 装置在感知到自身 QRS 波群起始后的 30~40 ms 处（相当于心室肌绝对不应期）发放较强的电脉冲（双相、电压 7.5 V 左右、持续 20 ms 左右），增强电压依赖性钙通道的能力，增加 Ca^{2+} 内流，同时促进受磷蛋白的磷酸化，解除其对肌浆网钙泵的抑制，使肌浆网能吸收更多的 Ca^{2+}，并在下一次心跳时释放更多的 Ca^{2+}，从而心肌收缩力增强。

三、心脏收缩力调节治疗装置植入方法

Optimizer Smart 装置设计有三个接口，从上到下依次为心房（A）、心室（V）、局部感知（LS）接口（图 25-61）。两根主动固定导线植入右心室间隔部，两个导线的距离要求 >2 cm，连接 V 和 LS 接口，脉冲发生器埋植于锁骨下区前胸部。心房导线非必须植入。

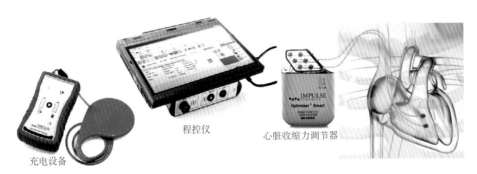

图 25-61　心脏收缩力调节治疗装置、充电装置和程控仪及示意图

（左下：充电设备；中：程控仪；右：心脏收缩力调节器）

四、心脏收缩力调节治疗装置的充电

Optimizer Smart 装置配有体外无线充电器，将充电器覆盖于脉冲发生器的皮肤外侧即可充电，从而可以长期使用。一般每周充一次电，每次 40~60 分钟。

五、心脏收缩力调节治疗的心电图

CCM 治疗在设定的时间段进行，呈周期性。CCM 治疗启动时，体表心电图每个自身室上性 QRS 波群中相对固定的位置出现 CCM 电脉冲（与普通的起搏脉冲相比，其振幅高大且时限较宽），而室性 QRS 波群一般不触发 CCM 电脉冲发放。少数情况下，患者合并植入普通心脏起搏器，心室起搏的 QRS 波群若符合条件，也可触发 CCM 电脉冲发放（图 25-62~ 图 25-64）。

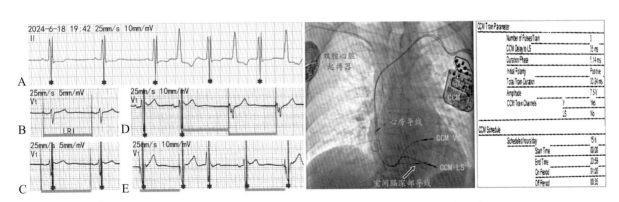

图 25-62　心脏收缩力调节治疗的参数、心电图及 X 线影像

患者，男，68 岁，因"扩张型心肌病、心力衰竭"于 2022 年植入 Optimizer Smart 心脏收缩力调节器，心电图（A）显示自身室上性 QRS 波群中见 CCM 电脉冲，室性早搏的 QRS 波群中无 CCM 脉冲。患者因"窦房结功能障碍"于 2024 年植入 Medtronic Ensura DR MRI EN1DR01 双腔心脏起搏器，心室起搏导线植于室间隔深部。B、C.模式 DDD，LR 60 次 / 分，PAVI 300 ms，CCM 治疗间歇期（B），心脏起搏器呈"AP-VS"工作方式，CCM 启动时（C），自身 QRS 波群中见高大的 CCM 电脉冲（星号所示）。D.模式 VVI，LR 60 次 / 分，心室单极起搏，自身 QRS 波群中见高大的 CCM 电脉冲，起搏的 QRS 波群中无 CCM 电脉冲。E.模式 VVI，LR 70 次 / 分，心室双极起搏，自身和起搏的 QRS 波群中均可见 CCM 电脉冲

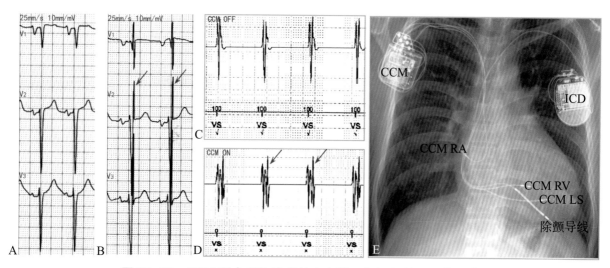

图 25-63　CCM 联合 ICD 治疗的心电图、标记通道及 X 线影像

　　患者，男，35 岁，临床诊断：扩张型心肌病、室性心动过速，1 年前植入单腔 ICD，除颤导线植于右心室心尖部。患者因心力衰竭植入 CCM 装置，心房导线植于右心房外侧壁，两根心室导线分别植于中、低位室间隔部。A. CCM 装置植入前，心电图显示窦性心律，自身 QRS 波群时限 90 ms。B. CCM 装置植入后，QRS 波群不变，但 QRS 波群中均可见高大的电脉冲（箭头所示）。C. CCM 关闭时，标记通道显示 VS 事件，与 ICD 存储的模板比对匹配（标记为√）。D. CCM 开启时，心腔内心电图显示每个心室波群后半部均有 CCM 电脉冲，标记通道显示 VS 事件，与 ICD 存储的模板比对不匹配（标记为 x）。E. CCM 脉冲发生器植于右上胸部，ICD 埋植于左上胸部（引自秦胜梅）

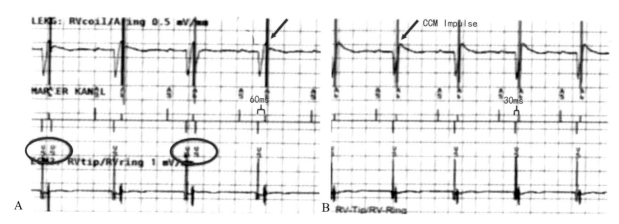

图 25-64　CCM 联合 ICD 治疗的心腔内心电图和标记通道

　　患者植入 CCM 和 ICD。A. CCM 在心室感知事件后 60 ms 处发放电脉冲（箭头所示），ICD 的标记通道显示 CCM 起搏脉冲对应部位标记为 VS。B. CCM 在心室感知事件后 30 ms 处发放电脉冲（箭头所示），ICD 的标记通道显示 CCM 起搏脉冲对应部位不再标记为 VS

（牟延光）

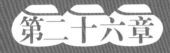

特殊情况下的心脏起搏

束支阻滞、心房颤动、心房扑动、心室预激及右位心患者植入心脏起搏器后，心脏起搏器工作与上述特殊情况并存且相互影响。植入心脏起搏器的患者若发生电解质紊乱、急性冠脉综合征或处于临终状态时，其起搏心电图必将发生相应变化。植入心脏起搏器的患者有时接受其他医学诊疗，比如经食管电生理检查、射频消融、使用高频电刀、电击复律或除颤、磁共振成像检查、体外碎石、放射治疗等，此时心脏起搏器的工作状态及心电图表现具有特殊性。

第一节 束支阻滞合并心脏起搏

植入心脏起搏器的患者，心房起搏（AP）时，一般不改变原有的束支阻滞图形；心室起搏（VP）时，可改变原有的束支阻滞图形。

一、左束支阻滞合并心室起搏

（一）单纯右心室起搏

原有左束支阻滞（LBBB）的患者单纯右心室起搏时，尽管波形发生改变，但仍呈类 LBBB 图形。某些导联波形变化不大，若起搏脉冲矮小（如双极起搏），单凭局限的几个导联心电图波形，则很难判断 VP 脉冲是否夺获心室（图 26-1），此时的判断方法有如下几种：

1. 对比心脏起搏器植入前后的心电图，多导联观察。一般心室起搏的 QRS 波群初始除极缓慢、钝挫，而 LBBB 的 QRS 波群初始除极迅速、平滑。根据右心室心尖部起搏时下壁导联 QRS 波群主波负向、aVR 导联 QRS 波群主波正向；右心室流出道间隔部起搏时，aVL 导联 QRS 波群主波负向，可与 LBBB 鉴别（图 26-2，图 26-3）。

2. 程控改变起搏极性，由双极起搏改为单极起搏，进而观察 VP 脉冲与 QRS 波群的关系，但应当注意假性心室起搏融合波的可能。

3. 改变 AV 间期，观察 QRS 波形改变。

4. 程控为 VVI 模式并改变心室起搏频率。

（二）心脏再同步化治疗起搏

心脏再同步化治疗（CRT）起搏时，左右心室除极同步化，QRS 波群变窄甚至正常化。左心室失夺获时，可表现出类 LBBB 图形。通过冠状静脉侧静脉或侧后静脉单纯左心室心外膜起搏时，可出现类右束支阻滞（RBBB）图形。

（三）左束支起搏

左束支起搏（LBBP）时激动首先引起左心室除极，可部分或完全纠正原来的 LBBB（图 26-1E），甚至 QRS 波群正常化（详见：第七章 第二节 左束支起搏）。

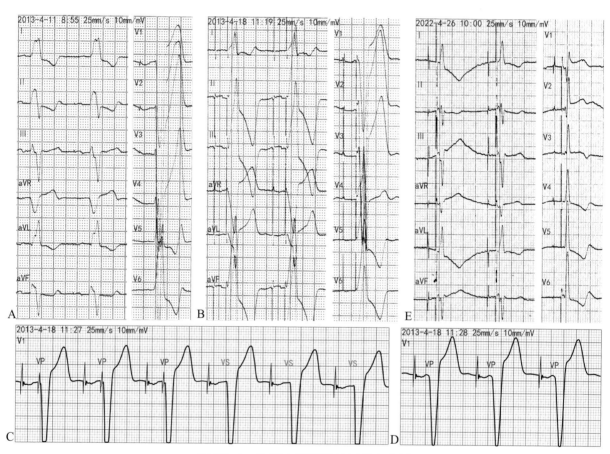

图 26-1 左束支阻滞时的起搏心电图

患者，男，87 岁，临床诊断：窦房结功能障碍、LBBB。2013 年植入 Medtronic Relia RED01 双腔心脏起搏器，心室主动固定导线植于右心室流出道，模式 DDD，低限频率（LR）60 次 / 分。A. 心房、心室均双极起搏、双极感知，起搏 AV 间期（PAVI）250 ms。心电图表现为"AP-VS"工作方式，AP 脉冲矮小，自身 QRS 波群呈 LBBB 图形。B. 心房、心室均单极起搏、双极感知，PAVI 210 ms。心电图呈"AP-VP"工作方式，AP、VP 脉冲高大，起搏 QRS 波群呈类 LBBB 图形，胸前导联波形与自身 QRS 波群类似，肢体导联不同。C. 心房、心室均单极起搏、双极感知，延长 PAVI 使心脏起搏器工作方式由"AP-VP"转为"AP-VS"时，V_1 导联起搏的 QRS 波群与自身 QRS 波群形态近似。D. 心房单极起搏，心室双极起搏，程控仪显示"AP-VP"工作方式，但体表心电图看不到 VP 脉冲，V_1 导联 QRS 波群形态与自身 QRS 波群形态近似，易误诊为"AP-VS"工作方式。2022 年患者因"心脏起搏器电耗竭、心力衰竭"更换脉冲发生器为 Medtronic Syncra CRT-P C2TR01，植入左束支起搏（LBBP）导线（连接脉冲发生器右心室接口），模式 DDD，LR 60 次 / 分，PAVI 120 ms，右心室起搏（即 LBBP），心电图（E）显示心室起搏 QRS 波群时限变窄，V_1 导联 QRS 波群呈 qr 型，LBBB 消失，V_1、V_2 导联 ST 段抬高。AP：心房起搏；VP：心室起搏；VS：心室感知

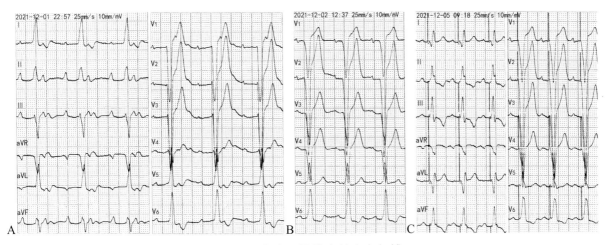

图 26-2　左束支阻滞合并心室起搏

患者，男，31 岁，临床诊断：二度房室阻滞、LBBB、室间隔缺损封堵术后，植入 Abbott（ST. JUDE） Endurity PM2160 双腔心脏起搏器，心室导线植于右心室流出道间隔部，模式 DDD，基本心率 60 次 / 分，PAVI 200 ms，感知 AV 间期（SAVI）150 ms。A. 心脏起搏器植入术前心电图显示窦性心动过速、一度房室阻滞、2∶1 房室传导、LBBB。B. 心脏起搏器植入术后，双极起搏，心电图显示房室关系 1∶1，胸前导联 QRS 波群形态变化不大，仍呈类 LBBB 形态，但 QRS 波群（V₁ 导联最显著）起始缓慢、钝挫，提示为心室起搏、VAT 工作方式。C. 单极起搏，心电图显示窦性心律、VAT 工作方式，心室起搏的 QRS 波群在 aVL 导联主波负向

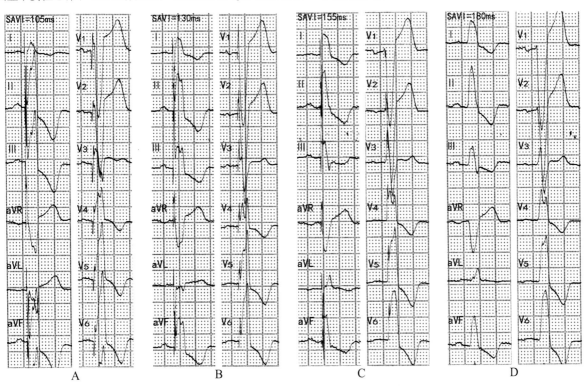

图 26-3　左束支阻滞时不同房室间期的起搏心电图

患者，男，76 岁，临床诊断：冠心病、冠状动脉支架术后、窦房结功能障碍、LBBB，植入 Biotronik Effecta D 双腔心脏起搏器，Abbott（ST. JUDE）1888TC-52 cm 导线植于右心房前壁，Biotronik Setrox S 60 导线植于右心室流出道间隔部，模式 DDD，基础频率 50 次 / 分，单极起搏。A. SAVI 105 ms，心脏起搏器呈 "AS-VP" 工作方式，QRS 波群呈类 LBBB 图形，aVL 导联 QRS 波群主波负向。B. SAVI 130 ms，心脏起搏器呈 "AS-VP" 工作方式，aVL 导联 QRS 低振幅负向。C. SAVI 155 ms，心脏起搏器呈 "AS-VP" 工作方式，aVL 导联 QRS 波群主波正向。D. SAVI 180 ms，心脏起搏器呈 "AS-VS" 工作方式，自身 QRS 波群呈 LBBB 图形。对比分析证实 C 图的 QRS 波群为假性心室起搏融合波。AS：心房感知；VP：心室起搏；VS：心室感知

二、右束支阻滞合并心室起搏

RBBB 患者植入心脏起搏器后，室上性激动下传产生 RBBB 图形，右心室起搏产生类 LBBB 图形，二者几乎同时激动心室时可形成不同程度的融合波，并可使 QRS 波群出现正常化，正常化的 QRS 波群发生于二者预期出现的时刻，起始向量类似稍先除极心室的波形，终末向量类似稍后除极心室的波形（图 26-4，图 26-5）。

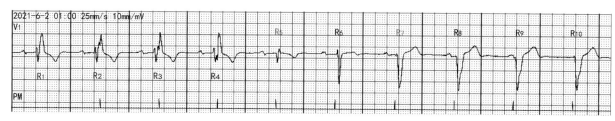

图 26-4　右束支阻滞患者心室起搏时的 QRS 波形变化

患者，男，54 岁，临床诊断：先天性心脏病、室间隔缺损、RBBB。室间隔缺损介入封堵术后，患者出现高度房室阻滞而行右心室心尖部临时起搏，模式 VVI，LR 60 次 / 分。心电图显示：心室起搏频率与自身心室率接近，R_1 为 RBBB 型自身 QRS 波群，$R_8 \sim R_{10}$ 为完全心室起搏的 QRS 波群，$R_2 \sim R_4$ 为假性心室起搏融合波，$R_5 \sim R_7$ 为不同程度的心室起搏融合波，R_6 出现 QRS 波形正常化

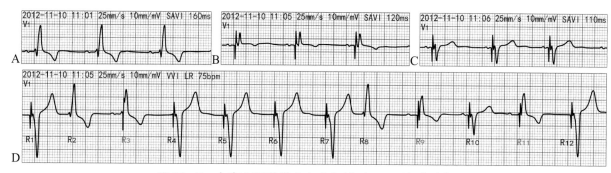

图 26-5　右束支阻滞患者心室起搏时 QRS 波群形态

患者，女，55 岁，临床诊断：窦房结功能障碍、RBBB，植入 Medtronic Relia RED01 双腔心脏起搏器。A. 模式 DDD，SAVI 160 ms，心电图显示窦性心律，RBBB，心脏起搏器呈 "AS-VS" 工作方式。B. 模式 DDD，SAVI 120 ms，心电图显示窦性心律，心室起搏 QRS 波群呈类 RBBB 图形，QRS 波群较自身 QRS 波群窄，为心室起搏融合波。C. 模式 DDD，SAVI 110 ms，心电图显示正常化的 QRS 波群（V_1 导联呈 rS 型）。D. 模式 VVI，LR 75 次 / 分，心电图显示窦性心律，R_2、R_8 为自身心搏，呈典型 RBBB 图形；R_1、$R_4 \sim R_7$、R_{12} 为右心室起搏图形；R_3、$R_9 \sim R_{11}$ 为不同程度的心室起搏融合波，R_{10} 正常化

第二节　心房颤动或心房扑动合并心脏起搏

一、心房颤（扑）动时心房导线的植入

（一）特点

窦房结功能障碍患者在其自然病程中容易发生心房颤（扑）动，在心脏起搏器植入时，因手术应激和心房导线放置时刺激心房而更易发生心房颤（扑）动。心房颤（扑）动时无法测定心房起搏阈值及 PR 段抬高程度，测试自身心房波（f/F 波）振幅常常很低，X 线透视下心房导线摆动较差。

（二）适用对象

只有阵发性心房颤（扑）动或心房颤（扑）动经治疗（如射频消融、心力衰竭患者心脏再同步化治疗等）后预计可以终止者，才可植入心房导线。

（三）植入要点

心房导线植入最好在窦性心律下进行，既可观察导线的位置、张力、与心房肌接触情况，又可测得 P 波振幅、起搏阈值和导线阻抗等。若术中发生心房颤（扑）动，可以采取以下策略：

1.暂停心房导线植入操作，待心房颤（扑）动自行终止再行植入操作。

2.先植入心室导线，在心室起搏保护前提下应用药物复律后，再放置并测试心房导线，但是成功率不高，且等待时间太长。

3.心房扑动发作时，可试用心房超速起搏终止心房扑动。

4.根据 X 线影像及部分参数（如导线阻抗）进行经验性植入。

5.电复律终止心房颤（扑）动的成功率高，但可增加患者痛苦，可能污染手术区域或导致导线移位，故较少采用。

（四）导线选择

被动固定导线只有准确放植于右心耳（RAA）才可牢靠固定，心房颤（扑）动时若判断失误定位不准，可导致术后导线脱位；主动固定导线对起搏部位要求远不及被动固定导线严格，术中若心房颤（扑）动不能终止，可优先使用主动固定导线。

（五）X 线影像判断

RAA 起搏时，前后位 X 线影像显示导线头端指向 1 点左右。术者移动导线或令患者深呼吸、咳嗽时，导线头端保持固定。

（六）参数测试

理想的导线阻抗可间接反映导线与心房肌接触良好；f（F）波振幅代表心房肌电活动性能，测得值愈大愈好。

二、心房颤（扑）动时心脏起搏器的感知和起搏功能

（一）感知功能

心房颤动时因 f 波振幅低且不均等，窦性心律时原本设置合理的心房感知灵敏度，在心房颤动发生时常常不足以充分感知 f 波，可表现为对 f 波完全不感知或仅部分感知振幅相对较高的 f 波。事实上，任何心脏起搏器都不能对所有的 f 波均发生感知。

（二）起搏功能

心房颤（扑）动时，因心房自身激动快速，心房肌难以再对起搏脉冲发生应激，AP 脉冲往往发生功能性失夺获。在心房颤（扑）动终止后，由于心房顿抑、应激性下降，短时间仍有可能存在心房起搏故障，但随着时间越长，心房肌的应激性和机械功能恢复，心房起搏功能可自行恢复正常（图 26-6）。

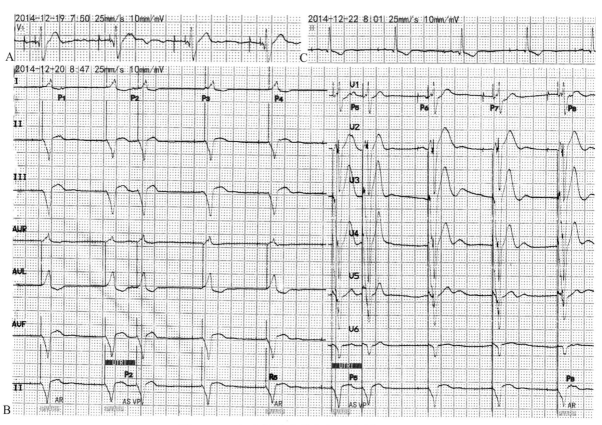

图 26-6　心房颤动发作期间的起搏心电图

患者，女，75 岁，临床诊断：窦房结功能障碍、阵发性心房颤动，植入 Medtronic Relia RED01 双腔心脏起搏器，模式 DDD，LR 60 次 / 分，PAVI 150 ms，SAVI 120 ms，上限跟踪频率（UTR）130 次 / 分，心房感知灵敏度 0.5 mV，心房起搏能量输出 3.5 V/0.4 ms，心室后心房不应期（PVARP）：自动。A. 术后第 1 天，患者发生心房颤动，心电图表现为房室顺序起搏，f 波未被感知，心室起搏功能正常。B. 术后第 2 天，心房颤动终止，R_5 终末变形，出现伪 r' 波，实为 P 波重叠所致，P 波低矮，在 aVR 导联为负向，V_1 导联（P_6）呈正负双向，为窦性 P 波，P 波与起搏 QRS 波群关系不固定。P_2、P_5 脱离了 PVARP，发生了心房感知（AS），触发心室起搏，P_5 处的 SAVI 长于程控值，VP-VP 间期 = 上限跟踪频率间期（UTRI），为上限频率现象，其余多数 P 波位于 PVARP 内而未触发心室起搏，脱离心房肌有效不应期的 AP 脉冲均未产生相应的心房波，提示心房起搏故障。C. 术后第 4 天，Search AV+ 功能开启，心电图显示心脏起搏器呈 "AP-VS" 工作方式，PAVI 长于程控值，提示 Search AV+ 功能运行，AP 脉冲后可见相应的 P' 波，提示心房起搏功能恢复正常

三、AAI（R）起搏模式

植入单心房起搏器或双腔心脏起搏器设置为 AAI（R）模式的患者，心房颤（扑）动发生时：①高大的 F 波或 f 波可被心房线路间歇感知，部分或全部抑制预期的 AP 脉冲发放，若有 AP 脉冲发放，因位于心房肌有效不应期内而不引发心房除极，若患者存在房室阻滞，则可出现较长的 RR 间期，造成心室停搏；②若心脏起搏器所感知的心房事件连续出现，其间期小于心房噪声采样期，则启动心房噪声反转，AP 脉冲以低限频率间期（或滞后频率间期或传感器频率间期）发放，似心房感知不足，心房颤（扑）动终止后，上述现象消失（详见：第十七章　第三节　噪声保护功能）。

四、VVI（R）起搏模式

正常情况下，F 波（或 f 波）下传心室产生的 QRS 波群频率快于心脏起搏器的低限或传感器频率时，抑制预期的 VP 脉冲发放（图 26-7）。自身心房激动下传有时可与 VP 激动共同形成心室起搏融合波。若心室线路过感知 F（或 f 波）可抑制预期的 VP 脉冲发放（图 26-8）。

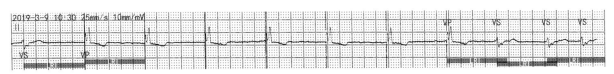

图 26-7　心房颤动合并 VVI 起搏

患者，女，76 岁，因"心房颤动伴长 RR 间期、RBBB"，植入 Medtronic Adapta ADSR01 单心室起搏器，3830-69 cm 导线植入希氏束区域，模式 VVI，LR 60 次 / 分。心电图显示：心房颤动，自身 QRS 波群抑制了预期的 VP 脉冲发放，重整心室起搏间期，心室起搏频率 60 次 / 分，起搏的 QRS 波群时限窄（消除了 RBBB），为非选择性希氏束起搏图形，心室感知和起搏功能正常

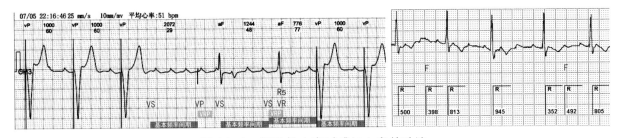

图 26-8　间歇性心室过感知心房扑动波

患者植入 Abbott（ST. JUDE）Regency SR+ 2400L 单心室起搏器，模式 VVI，基本频率 60 次 / 分，心室不应期（VRP）300 ms。心电图显示：锯齿状扑动波节律规整、频率 193 次 / 分，诊断：心房扑动，偶有一次 VP 脉冲延迟出现，其后 QRS 波群脱漏，提示心室起搏故障，间歇性心室过感知 F 波，抑制了预期的 VP 脉冲发放并重整心室起搏间期，R_5 位于 VRP 内成为心室不应期感知（VR）事件，不重整心室起搏间期。标记通道证实了间歇性心室过感知 F 波，标记为 R（浙江省海宁市人民医院，陈顾江供图）

五、DDD（R）起搏模式

DDD（R）模式下，心房颤（扑）动发生时的心电图表现取决于心房感知灵敏度数值与心房波振幅的关系。f（F）波被心脏起搏器心房线路感知时，触发快速的心室起搏并可导致心脏起搏器自动模式转换（AMS）；f（F）波未被心脏起搏器心房线路感知时，继续发放无效的 AP 脉冲，也可引发心

室安全起搏（VSP）。

（一）起搏器介导性心动过速

心房颤（扑）动时，多数情况下心脏起搏器会 AMS 为非心房跟踪模式，若 AMS 功能关闭或部分心房波未被感知而未达到 AMS 条件，心房不应期（ARP）外的心房波被心脏起搏器感知，可触发快速的心室起搏，心室起搏频率不超过最大跟踪频率（MTR）。心房颤（扑）动发生时，程控为 VVI（R）、DDI（R）模式或开启 AMS 功能同时设置合适的心房感知灵敏度，可避免快速性心房激动触发快速的心室起搏。

1. 心房颤动引起的 PMT

心电图显示 f 波，心室起搏的 QRS 波群节律不齐，形态可略有变化。

2. 心房扑动引起的 PMT

心电图显示 F 波，固定比例被心房线路感知时心室起搏节律匀齐，不固定比例被心房线路感知时，心室起搏节律不齐。

（二）上限频率现象

MTR ≤ 心房扑动频率 < 模式转换检测频率时，FF 间期短于总心房不应期，可出现文氏型房室传导或 2：1、3：1 房室传导现象，心室起搏频率不超过 MTR（图 26-9）。心房颤动未引发 AMS 时，f 波所触发的心室起搏频率不超过 MTR。

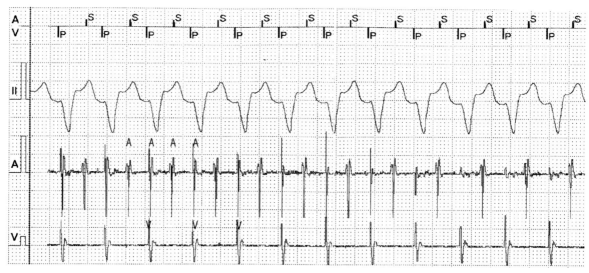

图 26-9 心房扑动 2：1 触发心室起搏

患者植入 Biotronik 双腔心脏起搏器，模式 DDD，基础频率 60 次 / 分，UTR 130 次 / 分。体表心电图似室性心动过速，同步记录的心房腔内心电图显示频率 260 次 / 分、节律规整的 F 波，为心房扑动。结合标记通道，提示为 "AS-VP" 工作方式，心房扑动 2：1 触发心室起搏，心室起搏频率不超过 UTR

（三）自动模式转换

具有 AMS 功能的心脏起搏器在心房跟踪模式下，当心脏起搏器测得的心房颤（扑）动频率超过模式转换检测频率时，心脏起搏器可转换为非心房跟踪模式，如 VVI（R）、DDI（R）、VDI（R）、DVI（R）模式（图 26-10）。

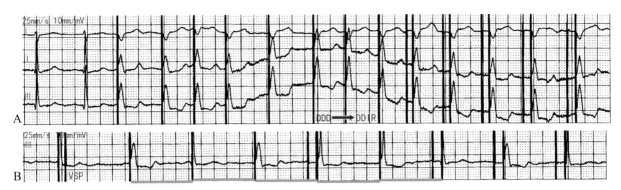

图 26-10 心房颤动时双腔心脏起搏器自动模式转换

患者，女，63 岁，因"窦房结功能障碍"植入 Medtronic 双腔心脏起搏器，模式 DDD，LR 60 次 / 分，PAVI 150 ms，AMS 功能开启。A. 心电图显示心房颤动，起初可见快而不齐的心室起搏，随后出现房室顺序起搏、VP-VP 间期逐搏递增，提示心脏起搏器由 DDD 模式 AMS 为 DDIR 模式，进入频率调整阶段，频率适应性 AV 功能运行导致 AV 间期短于程控值且有变化，AP 脉冲仍有发放，提示心脏起搏器对低振幅 f 波不能完全感知。B. 心电图显示心房颤动，AP 脉冲间断发放，VP-VP 间期固定（等于低限频率间期），提示心脏起搏器 AMS 为 DDIR 模式，第一跳为 VSP（河南省信阳市中心医院，郑玉丹供图）

（四）心房感知不足

心房颤动的 f 波振幅高矮不一，事实上不论如何设置心房感知灵敏度，心房线路都难以对所有的 f 波均发生感知，因此，心房颤动时常常合并心房感知不足，AP 脉冲仍有发放，但不能引起心房除极，自身 QRS 波群若位于 AP 后心室通道交叉感知窗（CSW）内，可引发 VSP。心房线路感知 f 波时，可触发节律不齐、快频率（不超过 MTR）的心室起搏（图 26-11~ 图 26-13）。

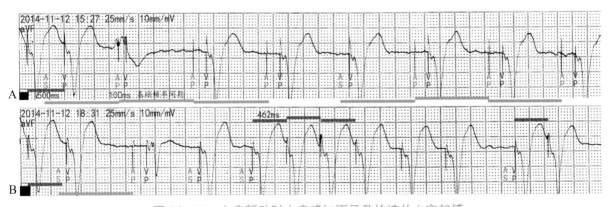

图 26-11 心房颤动时心房感知不足及快速的心室起搏

患者，男，57 岁，因"房室阻滞"植入 Biotronik Philos Ⅱ D 双腔心脏起搏器，模式 DDD，基础频率 60 次 / 分，动态 AV 延迟 180/140 ms，心房感知灵敏度 1.0mV，AMS 功能关闭。A. UTR 120 次 / 分，UTRI=500 ms，心电图显示细波型心房颤动，AP 脉冲仍旧发放，偶有 AS 事件触发心室起搏，心室起搏频率不超过 UTR，提示间歇性心房感知不足，室性早搏出现时，恰好位于 AP 后心室通道的安全窗内，引发安全 AV 延迟，PAVI=100 ms。B. UTR 130 次 / 分，UTRI≈462 ms，心房颤动时，偶出现一次 AP 脉冲发放，提示间歇性心房感知不足，多数 f 波被感知而触发快频率、节律不齐的心室起搏，心室起搏频率不超过 UTR

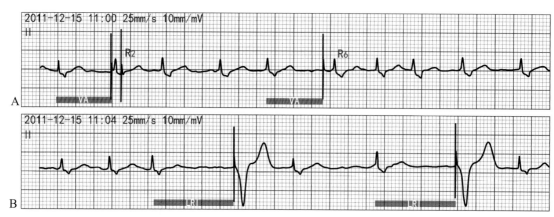

图 26-12 心房颤动时心房感知不足及心室安全起搏

患者，女，70 岁，因"窦房结功能障碍"植入 Vitatron C60 DR 双腔心脏起搏器 3 个月，模式 DDD，LR 70 次 /分，PAVI 255 ms。A.心房感知灵敏度 0.70 mV，心电图显示细波型心房颤动，心房感知不足，仍发放 AP 脉冲，R_2 位于 AP 后心室通道 CSW 内，引起 VSP，PAVI=110 ms。第二个 AP 脉冲发出后，R_6 位于 CSW 后，未引发 VSP。B.将心房感知灵敏度调至 0.25 mV，心电图未见 AP 脉冲发放，心脏起搏器发生了 AMS，心电图表现为 VVI 工作方式

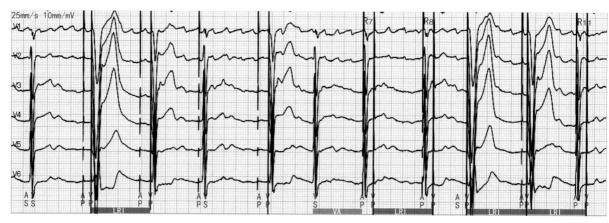

图 26-13 心房颤动时心房感知功能不足合并动态 AV 延迟

患者，女，64 岁，因"窦房结功能障碍"植入 Boston Scientific Ingenio EL DR J174 双腔心脏起搏器，模式 DDD，低限频率限制（LRL）60 次 /分，低限频率间期（LRI）1000 ms，PAVI 80~180 ms，SAVI 65~150 ms。心电图显示：自身心律为心房颤动，多数 f 波未抑制预期的 AP 脉冲发放，偶有 f 波被感知而触发心室起搏，提示间歇性心房感知不足。AS 事件后的下一个 PAVI 缩短且不固定，心脏起搏器由"AS-VP"转为"AP-VP"工作方式时，VP-VP 间期保持不变（等于 LRI），提示动态 AV 延迟功能运行。部分自身 QRS 波群（R_7、R_8、R_{11}）位于心房后心室空白期（PAVB）内而不抑制预期的 VP 脉冲发放

第三节 心室预激与心脏起搏

心室预激患者由于存在房室旁道，激动在房室间的传导多不中断或延缓，反而表现为房室传导加速，因此心室预激患者植入心脏起搏器的原因多数是窦房结功能障碍。心室预激与心室起搏的图形可相互影响，右心室起搏时，心电图呈类 LBBB、QRS 波群初始钝挫，似 B 型心室预激图形（图 26-

14），易造成误诊；心室起搏亦可掩盖心室预激图形。

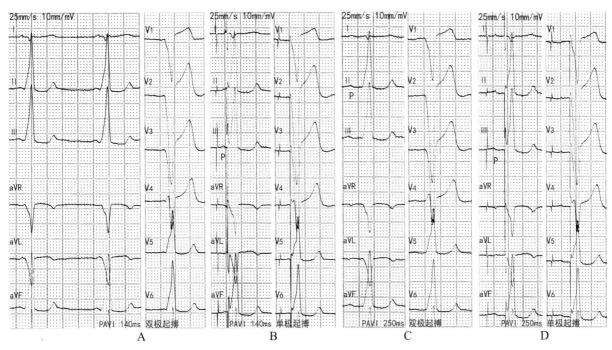

图 26-14　右心室流出道间隔部起搏似 B 型心室预激

患者，男，80 岁，临床诊断：三度房室阻滞。植入 Biotronik Talos D 双腔心脏起搏器，Setrox S 60 导线植于右心室流出道间隔部，Selox JT 53 导线植于右心耳，模式 DDD，基础频率 60 次 / 分。A. PAVI 140 ms，双极起搏，心电图起搏脉冲不明显，PR 间期 <120 ms，QRS 波群初始钝挫、呈类 LBBB 图形，似 B 型心室预激。B. PAVI 140 ms，单极起搏，心电图显示起搏脉冲，房室顺序起搏。C. PAVI 250 ms，双极起搏，心电图起搏脉冲不明显，PR 间期 >120 ms。D. PAVI 250 ms，单极起搏，心电图显示起搏脉冲，房室顺序起搏

一、心室起搏与心室预激图形相似的原因

（一）心室肌初始除极缓慢

心室起搏时，起源于心室的激动，起初经闰盘缓慢传导，随后经浦肯野纤维迅速扩布，因心室肌初始除极速度缓慢，QRS 波群初始部钝挫似心室预激波。

（二）起搏脉冲不明显

目前所用导线几乎均为双极导线，植入体内后心脏起搏器大多默认双极起搏，造成起搏脉冲矮小甚至看不到。

（三）AV 间期设置较短

当心脏起搏器的 AV 间期设置较短（<120 ms）时，体表心电图表现为短 PR 间期，类似心室预激。

（四）心电图机误诊

数字心电图机根据模板自动作出心电图诊断，可将右心室起搏误诊为 B 型心室预激。若医生不加以分析和鉴别，可造成误诊。

二、心室预激合并 AAI（R）模式起搏

AAI（R）起搏时，心房激动经房室旁道快速下传心室，QRS 波群为宽大畸形的心室预激图形，

房室间期短（图 26-15B）。若心房起搏点较窦房结更邻近房室旁道，心室预激程度可加大；若心房起搏点较窦房结更远离房室旁道，心室预激程度可减轻。

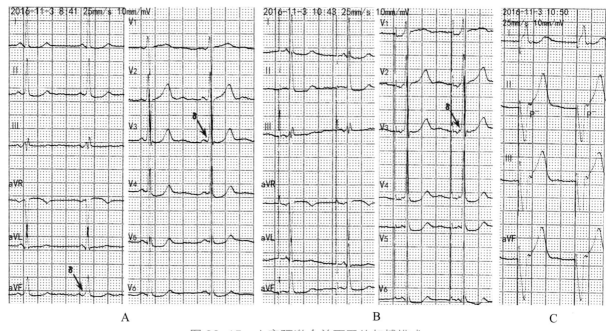

图 26-15　心室预激合并不同的起搏模式

　　患者，女，68 岁，临床诊断：窦房结功能障碍，植入 Medtronic Relia RED01 双腔心脏起搏器，LR 75 次 / 分，单极起搏。A. 心脏起搏器植入术前心电图显示窦性心律，PR 间期 <120 ms，部分导联（aVF、V₁~V₃）QRS 波群起始略有钝挫。B. 心脏起搏器术后，AAI 模式，AP 脉冲后紧随出现 P′ 波，P′R 间期短，QRS 波形与起搏前一致。C. VVI 模式，宽大畸形的心室起搏 QRS 波群后有逆行 P⁻ 波，RP⁻ 间期 =140 ms

三、心室预激合并 VVI（R）模式起搏

　　心电图呈 VVI（R）工作方式，因房室旁道的存在，自身房室传导快，自身心房率快于低限频率（LR）时，心电图表现为心室预激图形。自身心房率慢于 LR 时，心电图表现为心室起搏图形。自身心房率与 LR 接近时，心电图可出现由室上性激动经房室旁道和正路下传心室和心室起搏形成的融合波（图 26-16）。当心室感知不足或关闭心室感知功能时，VP 脉冲固定频率发放，VP 脉冲位于心室肌有效不应期内时，发生功能性失夺获；VP 脉冲夺获心室肌时，可产生完全心室起搏的 QRS 波群，窦性激动也可经正路和旁道前传与心室起搏形成融合波（图 26-17）。

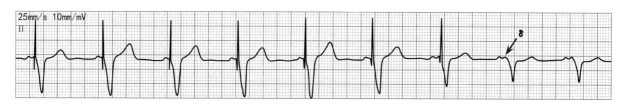

图 26-16　心室预激时的心室起搏融合波

　　患者，男，68 岁，临床诊断：B 型心室预激、窦房结功能障碍，植入单心室起搏器，模式 VVIR，LR 60 次 / 分。心电图显示：起搏频率与自身心率接近，形成不同程度的心室起搏融合波，起搏终止后，显示心室预激图形（箭头所示）

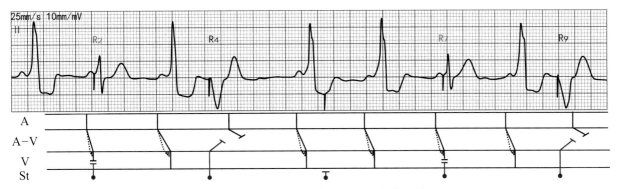

图 26-17　心室预激合并 VOO 模式起搏

　　患者接受右心室起搏，心电图表现为 VP 脉冲固定频率发放，呈 VOO 工作方式，R_4、R_9 为完全心室起搏图形，R_2、R_7 为窦性激动经正路和旁道前传与心室起搏形成的融合波（引自马景林）

四、心室预激合并 DDD（R）模式起搏

　　心室预激患者因房室旁道快速下传，自身 PR 间期较短，心脏起搏器 AV 间期设置一般长于自身房室传导时间，心房激动较快下传心室，产生宽大畸形的心室预激图形，一般无 VP 脉冲发放。当自身心房率缓慢时，呈"AP-VS"工作方式；当自身心房率较快时，呈"AS-VS"工作方式（图 26-18）。

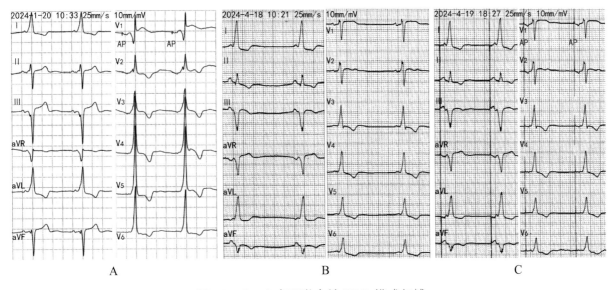

图 26-18　心室预激合并 DDD 模式起搏

　　A. 患者，男，80 岁，临床诊断：窦房结功能障碍、心室预激，植入 Biotronik Evia DR 双腔心脏起搏器，模式 DDD，基础频率 60 次 / 分，PAVI 265 ms，感知补偿 45 ms，AV 滞后：IRSplus，双极起搏。心电图显示心脏起搏器呈"AP-VS"工作方式，QRS 波群起始钝挫，有心室预激波，为 A 型心室预激。B、C 为同一个患者，男，46 岁，临床诊断：窦房结功能障碍、B 型心室预激，植入 Abbott（ST. JUDE）Assurity PM 2240 双腔心脏起搏器。B. 心脏起搏器植入术前心电图，窦性心动过缓，B 型心室预激。C. 心脏起搏器植入术后，模式 DDD，LR 60 次 / 分，PAVI 200 ms，心电图显示心脏起搏器呈"AP-VS"工作方式，QRS 波群起始钝挫，有心室预激波，为 B 型心室预激

第四节 镜像右位心与心脏起搏

镜像右位心（mirror-image dextrocardia），心脏位于右侧胸腔内，左右房室关系发生反位，如同正常心脏的镜中影像，可同时伴有其他脏器的转位。

一、镜像右位心的心电图特点

常规记录的心电图：Ⅰ导联P波、QRS波群、T波均倒置；Ⅱ与Ⅲ导联、aVR与aVL导联、V₁与V₂导联图形互换，aVF导联图形不变；V₁~V₆导联R波逐渐降低，S波逐渐增深。双上肢导联线反接、以V₂、V₁、V₃R、V₄R、V₅R、V₆R导联分别代表V₁、V₂、V₃、V₄、V₅、V₆导联，可描记出正常图形，胸前导联R波恢复正常递增顺序。

二、镜像右位心合并心房起搏

镜像右位心合并心房起搏时不改变QRS波群形态，符合上述的镜像右位心心电图特点（图26-19）。

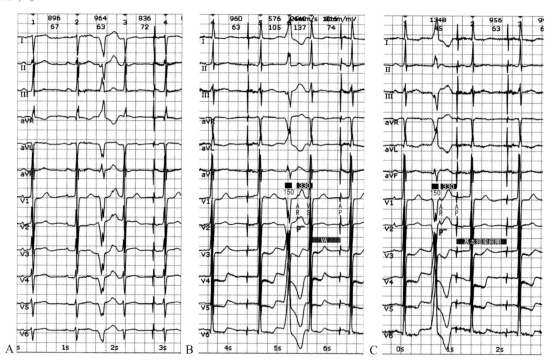

图26-19 镜像右位心合并心房起搏

患者，男，79岁，因"窦房结功能障碍、右位心"植入Abbott（ST. JUDE）Zephyr XL DR 5826双腔心脏起搏器，模式DDD，基本频率60次/分，PAVI 350 ms，PVC选项：A Pace on PVC，记录不同时间段的心电图（25 mm/s 10 mm/mV）。A.窦性心律，Ⅰ导联P波负向，QRS波群主波负向，胸前导联R波振幅递减，排除上肢导联线反接，符合右位心心电图特点。B.双上肢导联线反接+右胸导联描记心电图，Ⅰ导联P波正向，QRS波群主波正向，胸前导联R波振幅恢复正常递增。PVC产生逆行P⁻波，逆行P⁻波位于心室后心房空白期（PVAB）外而成为AR事件，其后330 ms内出现VS事件，抑制AR事件后330 ms处的AP脉冲发放，同时此VS事件启动VA间期，安排发放下一个AP脉冲。C.PVC后逆行P⁻波成为AR事件，其后330 ms处发出AP脉冲，并以此AP脉冲为起点启动基本频率间期，安排发放下一个AP脉冲（浙江省平阳县人民医院，陈珍珍供图）

三、镜像右位心合并心室起搏

（一）镜像右位心合并心室起搏的心电图特点

1. 肢体导联

Ⅰ导联QRS波群倒置，Ⅱ与Ⅲ导联、aVR与aVL导联图形互换，aVF导联图形不变。

2. 胸前导联

V_1、V_2导联图形互换，胸前导联右位心的心电图特点会被掩盖。

3. 起搏脉冲

右位心患者心脏位置的改变可影响起搏脉冲的大小和极性。

4. 双上肢导联线反接并胸导联对称部位描记心电图

心电图特点与一般患者心室起搏时基本类似。

（二）镜像右位心合并右心室心尖部起搏的心电图特点

镜像右位心右心室心尖部（RVA）起搏时，下壁和胸前导联心室起搏的QRS波群主波均呈负向，与正常RVA起搏难以鉴别，但是，右位心RVA起搏时Ⅰ导联QRS波群负向、呈QS型，额面QRS电轴位于"无人区"；正常RVA起搏时，Ⅰ导联QRS波群正向、呈R型，额面QRS电轴左偏。双上肢导联线反接并以V_2、V_1、V_{3R}、V_{4R}、V_{5R}、V_{6R}导联分别代表V_1、V_2、V_3、V_4、V_5、V_6导联，可描记出正常RVA起搏的图形，结合患者查体，可以明确诊断（图26-20）。

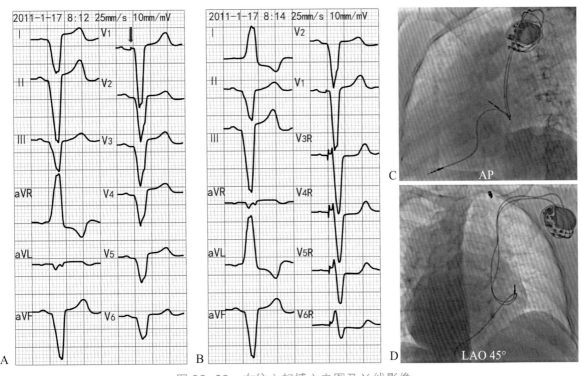

图26-20　右位心起搏心电图及X线影像

患者，女，60岁，临床诊断：右位心、窦房结功能障碍，植入双腔心脏起搏器，双极起搏。A.常规描记的心电图显示，V_1导联因接近位于右侧胸腔的心脏而见低矮的起搏脉冲（箭头所示），其余导联均未见起搏脉冲，胸前导联均呈QS型。B.双上肢导联线反接及右胸导联描记的心电图显示，Ⅱ与Ⅲ导联、aVR与aVL导联图形互换，aVF导联图形未变，多数胸前导联QRS波群呈rS型，因右胸导联更接近位于右侧胸腔的心脏，起搏脉冲较前更明显。AP：前后位；LAO：左前斜位

一、急性心肌梗死对心脏起搏的影响

（一）容易心肌穿孔

急性心肌梗死（AMI）可增加导线心肌穿孔的危险性：①急性右心室梗死或急性下壁、后壁心肌梗死累及右心室，导线顶端部位的心肌组织坏死、软化、变薄，使导线穿孔的危险性大大增加；②AMI 合并缓慢性心律失常时，常常需要右心室临时起搏，临时起搏导线质地较硬，若植入时操作不当或植入后导线张力过高，容易引起心肌穿孔；③使用糖皮质激素、非甾体消炎药可增加导线穿孔的危险性。

（二）影响心脏起搏器的感知功能

心肌梗死时，因心肌除极向量改变和细胞内外离子的变化，QRS 波群振幅降低或极性改变，均会影响心脏起搏器的感知功能。

（三）影响心脏起搏器的起搏功能

心室导线植入部位若发生心肌梗死，VP 脉冲发出后，可因激动传出阻滞或心室肌应激性丧失，引起起搏故障。

（四）心室颤动阈值降低

AMI 患者心肌的应激性增强和心室颤动阈值降低，心室感知不足时，VP 脉冲若位于心室易损期，则有可能引发室性心动过速甚至心室颤动。因此，AMI 患者植入心脏起搏器后，应确保心脏起搏器良好的感知功能、起搏能量输出不宜过高，以免诱发室性心律失常。

二、心脏起搏对心肌梗死图形的影响

（一）心房起搏

心房起搏（单心房起搏器或双腔心脏起搏器呈 AAI 工作方式时）一般不影响 QRS-ST-T 形态，不掩盖 AMI 的心电图表现（图 26-21）。

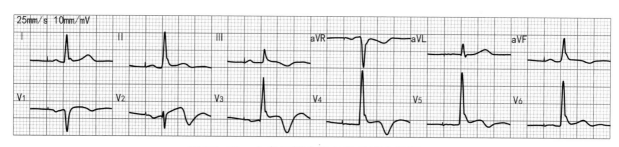

图 26-21 心房起搏合并急性前壁心肌梗死

患者，男，58 岁，因"窦房结功能障碍"植入双腔心脏起搏器 3 年，模式 DDD，患者因突发胸痛入院，化验显示心肌坏死标志物升高。心电图显示"AP-VS"工作方式，Ⅰ、Ⅱ、Ⅲ、aVF 导联 J 点型 ST 段轻微抬高，胸前导联 ST 段抬高、T 波倒置，V₁ 导联 QRS 波群呈 QS 型，V₂ 导联 QRS 波群呈 qrS 型，临床诊断：冠心病、急性前壁心肌梗死

（二）心室起搏

1. 心室起搏时心室除极异常合并继发性复极异常，使 QRS 波群及 ST-T 形态发生显著改变，影响心肌梗死的诊断。起搏脉冲不明显时，起搏 QRS 波群呈 QS 型或心室起搏融合波起始有异常 Q（q）波均似心肌梗死图形（图 26-22）。

2. 巨大的心室起搏脉冲有时可掩盖异常 Q 波。

3. 心室起搏终止后，也可因自身心搏出现电张调整性 T 波，而误诊为非 ST 段抬高型心肌梗死。

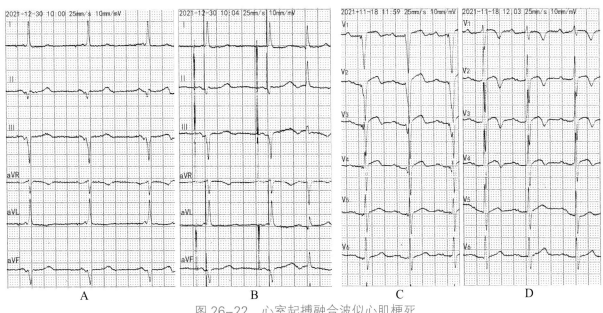

图 26-22　心室起搏融合波似心肌梗死

A、B 为同一个患者，女，75 岁，因"窦房结功能障碍、阵发性心房颤动"植入 Abbott（ST. JUDE）Zephyr XL DR 5826 双腔心脏起搏器，模式 DDD，基本频率 60 次 / 分，PAVI 160 ms，SAVI 140 ms。A. 双极起搏，体表心电图无明显的起搏脉冲，Ⅱ、Ⅲ、aVF 导联 QRS 波群呈 QS 型，似下壁心肌梗死。B. 单极起搏，心电图显示房室顺序起搏，心室起搏的 QRS 波群较窄，为心室起搏融合波，依据房性早搏的自身 QRS 波群可排除下壁心肌梗死。C、D 为同一个患者，男，81 岁，因"窦房结功能障碍"植入 Boston Scientific Essentio MRI DR L111 双腔心脏起搏器半月，模式 DDD，LRL 60 次 / 分，双极起搏，患者因"胸闷憋气 2 小时"急诊入院。C. PAVI 220~300 ms，SAVI 185~250 ms，心电图显示"AS-VP"工作方式，V₁~V₄ 导联 QRS 波群呈 QS 型或出现异常 q 波，伴有 ST 段抬高，似前壁 AMI。D. PAVI 220~350 ms，SAVI 220~350 ms，心电图显示"AS-VS"工作方式，自身 QRS 波群无异常 Q（q）波，肌钙蛋白化验正常，冠状动脉造影显示无狭窄、闭塞病变，排除前壁 AMI

三、心室起搏合并急性心肌梗死

（一）心室起搏合并急性下壁心肌梗死

1. 右心室心尖部起搏合并急性下壁心肌梗死

右心室心尖部起搏时，下壁导联 QRS 波群呈 QS 型，继发性 ST-T 改变与 QRS 波群主波方向相反，表现为 ST 段抬高，并发下壁 AMI 时，下壁导联仍呈 QS 型伴 ST 段弓背型抬高，因此，右心室心尖部起搏时，下壁 AMI 的诊断比较困难（图 26-23）。右心室心尖部起搏者，出现以下表现时提示合并下壁 AMI：①具备典型的 AMI 临床症状及心肌坏死标志物检查阳性；②有与症状相关的特征性 ST-T 动态改变（图 26-24）；③下壁导联 QRS 波群呈 QR 或 Qr 型（正常右心室起搏患者较少出现）。

2. 右心室流出道起搏合并急性下壁心肌梗死

右心室流出道起搏时，下壁导联 QRS 波群主波向上，继发性 ST-T 改变与 QRS 波群主波方向相反，当 AMI 发生时，虽无异常 Q 波，但有 ST 段抬高（图 26-25）。

（二）心室起搏合并急性前壁及前间壁心肌梗死

心室起搏合并急性前壁及前间壁心肌梗死时，胸前导联可出现 r 波递增不良、异常 Q 波、ST 段弓背型抬高等改变（图 26-26，图 26-27）。

（三）心室起搏合并急性高侧壁心肌梗死

心电图表现为 I、aVL、V_5、V_6 导联 ST 段抬高，QRS 波群可呈 qrS 型。

（四）心室起搏合并急性右心室梗死

心电图表现为 V_{3R}~V_{5R} 导联 ST 段抬高，但可无异常 q 波。

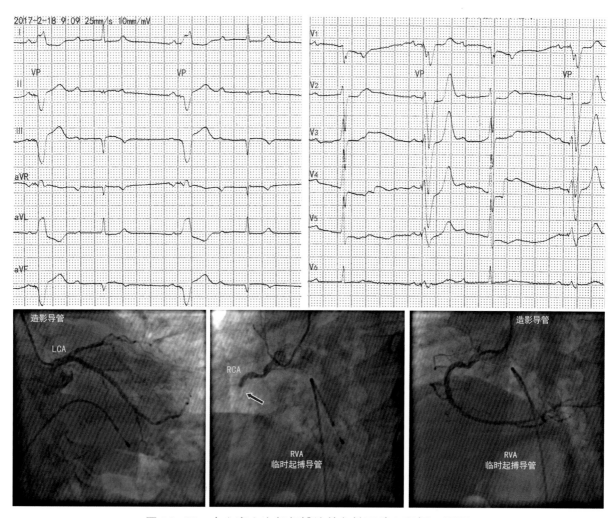

图 26-23　右心室心尖部起搏掩盖急性下壁心肌梗死图形

患者，男，70 岁，因"胸闷、反复晕厥 3 天"入院，肌钙蛋白 I 15.97 ng/mL（正常 0~0.04 ng/mL），临床诊断：冠心病、急性下壁心肌梗死。入院后立即行右心室心尖部（RVA）临时起搏，心电图显示：窦性心律，一度房室阻滞，2：1 房室传导，肢体导联 QRS 波群低电压，自身 QRS 波群在 II 导联呈 qrs 型，III、aVF 导联呈 QS 型，ST_{III} 抬高程度 >ST_{II}，提示急性下壁心肌梗死，心室起搏时掩盖急性心肌梗死图形。冠状动脉造影显示右冠状动脉（RCA）中段闭塞（箭头所示），介入治疗成功

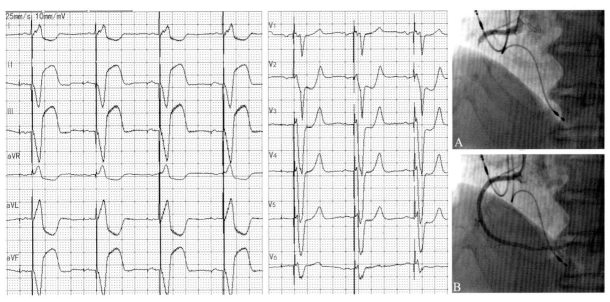

图 26-24　右心室心尖部起搏合并急性下壁心肌梗死的心电图及冠状动脉造影

患者，男，84岁，因"突发胸闷、胸痛6小时"就诊，既往植入双腔心脏起搏器，模式DDD，LR 60次/分。心电图显示房室顺序起搏及VAT工作方式，符合右心室心尖部起搏图形，Ⅱ、Ⅲ、aVF导联ST段弓背型抬高>0.5 mV，V_2~V_5导联ST段压低0.1~0.4 mV，提示急性下壁心肌梗死。冠状动脉造影（图A）显示右冠状动脉中段闭塞，介入开通右冠状动脉闭塞段（图B）并植入两枚支架（徐州市中心医院，袁晓静供图）

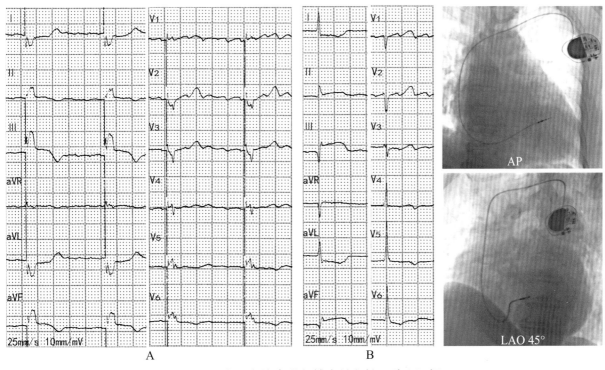

图 26-25　右心室流出道起搏合并急性下壁心肌梗死

患者，女，79岁，因"心房颤动伴长RR间期"植入Vitatron A10 A1 S单心室起搏器，Medtronic 5076-58 cm导线植于右心室流出道间隔部，模式VVI。患者因"头晕呕吐2天"就诊。A. LR 60次/分，心电图显示心房颤动，心室起搏的QRS波群在Ⅱ、Ⅲ、aVF导联主波向上，Ⅰ导联QRS波群呈QS型、振幅低，符合右心室流出道间隔部起搏的心电图特点，同时下壁导联ST段抬高0.1~0.2 mV，提示合并急性下壁心肌梗死。B. 降低LR后出现自身心搏，心电图显示下壁导联ST段抬高，Ⅰ、aVL导联ST段压低，肌钙蛋白 I >100 ng/ml（正常0~0.04 ng/mL）。临床诊断：冠心病、心房颤动、急性下壁心肌梗死

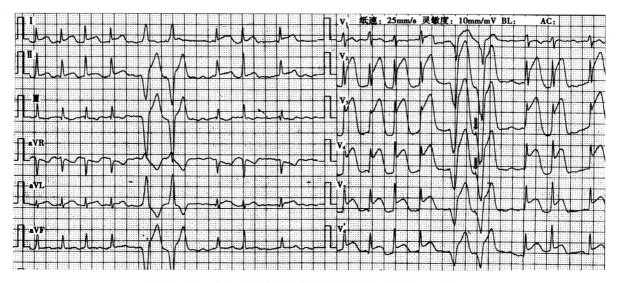

图 26-26　右心室心尖部起搏合并急性广泛前壁心肌梗死

患者，女，75 岁，因"窦房结功能障碍"植入双腔心脏起搏器 5 年，患者因"胸闷胸痛 1 小时"就诊。心电图显示：心房颤动，自身心搏 V_2~V_6 导联 ST 段抬高 0.3~1.0 mV，Ⅰ、Ⅱ、aVL 导联 ST 段轻度抬高，部分 f 波触发心室起搏（箭头所示为起搏脉冲），心室起搏时，V_2~V_6 导联 ST 段抬高 0.4~1.6 mV，T 波高耸。临床诊断：急性广泛前壁心肌梗死（新疆维吾尔自治区人民医院，贾邢倩供图）

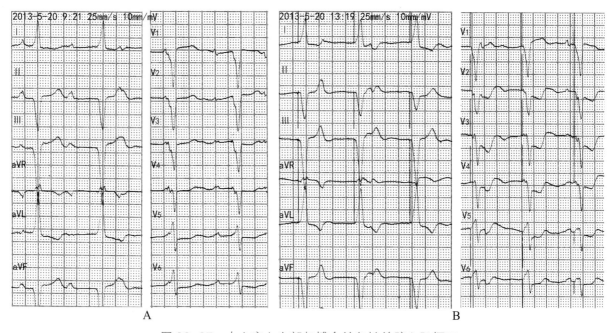

图 26-27　右心室心尖部起搏合并急性前壁心肌梗死

患者，女，79 岁，因"三度房室阻滞"于 2 年前植入 Vitatron C10 S 单心室起搏器，模式 VVI。患者因反复阵发性胸痛再次入院。A. 入院当日，双极起搏，LR 60 次 / 分，心肌损伤标志物检查无异常。心电图显示：窦性心律，房室分离，V_1~V_4 导联心室起搏的 QRS 波群主波向下，ST 段无显著压低。B. 胸痛发作频繁时，单极起搏，LR 70 次 / 分，肌钙蛋白 I 9.17 ng/mL（正常 0~0.04 ng/mL），肌酸激酶 495 U/L（正常 38~174 U/L）。心电图显示：V_2~V_4 导联心室起搏的 QRS 波群主波向下，ST 段显著压低，V_1、aVR 导联 ST 段抬高。冠状动脉造影检查显示冠状动脉多支病变，左冠状动脉前降支近段闭塞。临床诊断：冠心病、急性前壁心肌梗死

（五）心室起搏时提示急性心肌梗死的心电图表现

1. ST-T 改变

心室起搏时，若患者出现特征性的（如弓背向上型ST段抬高）、有定位意义和动态演变的ST-T改变，或ST-T由原来与主波反向的继发性改变转为与主波同向的伪改善，并有动态变化，则提示可能合并有 AMI。LBBB 患者合并 AMI 的心电图诊断标准对右心室起搏患者合并 AMI 的诊断可提供参考。

（1）Sgarbossa 标准：与 QRS 波群主波方向一致的 ST 段抬高 ≥ 0.1 mV；$V_1 \sim V_3$ 导联中任何一个导联 ST 段压低 ≥ 0.1 mV；与 QRS 波群主波方向相反的 ST 段抬高 ≥ 0.5 mV（图 26-26）。

（2）Smith 标准：QRS 波群主波向下的导联，ST 段抬高 $\geq 0.25 \times$ S 波振幅；QRS 波群主波向上的导联，ST 段压低 $\geq 0.3 \times$ R 波振幅。

（3）巴塞罗那标准（Barcelona algorithm）：由 Andrea Di Marco 等于 2020 年提出，LBBB 患者，任何导联，ST 段发生与 QRS 波群主波同向的偏移 ≥ 0.1 mV 或 QRS 波群低电压（最大 R 或 S 波振幅 ≤ 0.6 mV）时，ST 段发生与 QRS 波群主波反向的偏移 ≥ 0.1 mV，提示有可能 LBBB 合并急性心肌梗死。

2. QRS 波群改变

（1）原有的宽大畸形 QRS 波群振幅变浅或出现与原主波方向相反的波形，相当于梗死性 Q 波。

（2）主波向上导联初始出现 q/Q 波，qR/Qr 波出现于部分导联（如 V_5、V_6），提示心肌梗死。右心室间隔部起搏时，Ⅰ、aVL 导联出现起始 q/Q 波或呈 QS 型，无诊断心肌梗死的价值。右心室心尖或低位间隔部起搏时，下壁导联、$V_1 \sim V_6$ 导联出现 QS 波对诊断心肌梗死无价值。

（3）严重心肌缺血时，可出现起搏 QRS 波群电交替现象。

（4）参考 Chapman 征、Cabrera 征：完全性 LBBB 时，心电图 V_3、V_4 导联 S 波升支出现持续 ≥ 50 ms 的切迹，称为 Cabrera 征，提示前壁心肌梗死；Ⅰ、aVL、V_5、V_6 导联 R 波升支出现持续 ≥ 50 ms 的切迹，称为 Chapman 征，提示前侧壁心肌梗死。1986 年 Kindwall 对各类心肌梗死和无心肌梗死患者进行右心室起搏，研究认为 Cabrera 征和 Chapman 征对心肌梗死的诊断有一定价值。Chapman 征、Cabrera 征可用于 LBBB 及右心室起搏患者心肌梗死的诊断，但有一定假阳性；Chapman 征、Cabrera 征出现的导联与心肌梗死部位并非呈对应关系；心室起搏 QRS 波群后出现逆行 P^- 波时可似 Cabrera 征，应加强鉴别。

（六）心室起搏合并急性心肌梗死的诊断要点

1. 发病前后心电图对比分析

与患者发病情况密切结合并对比分析发病前后的心电图改变，对心肌梗死的诊断最有价值，一般出现 QRS 波群、ST-T 变化或新的心律失常，常常提示可能并发了心肌梗死。

2. 分析自身心搏

通过运动或应用药物可促使自身心搏出现，但是对于 AMI 患者并不安全，胸壁刺激试验也可暂时抑制起搏脉冲发放，显露自身心搏，但操作复杂，并不常用。心脏起搏器程控是安全、便捷的方法。单心室起搏器（VVI、VVIR 模式），可以程控降低 LR；双腔心脏起搏器（DDD、DDDR 模式），可以延长 AV 间期或改为 VVI（R）模式并降低 LR。自身心搏显现后，有助于 AMI 的诊断。

（1）自身室上性心搏：可充分显露心肌梗死的心电图特征，但应考虑到起搏电张调整性 T 波对心电图的影响。

（2）自身室性心搏：室性心搏若出现以下心电图特征常提示合并 AMI：①主波向上的室性 QRS 波群起始有 q（Q）波，除外心肌炎、心肌病等（图 26-28）；②室性 QRS 波群主波向上的导联，室性心搏的 ST 段呈上斜型、水平型或弓背型抬高，T 波对称高尖，ST-T 融合成单向曲线。

3. 注意提示急性心肌梗死的心电图表现

心室起搏时 QRS 波群形态变化导致心肌梗死的 Q（q）波不能产生，而呈 QS 型；一般情况下继发性 ST-T 改变对心肌梗死的诊断亦无特异性，但有定位意义的弓背型 ST 段抬高对 AMI 的诊断具有重要价值。

4. 结合临床表现及其他辅助检查

AMI 常有典型的临床症状，心肌坏死标志物化验显著升高，冠状动脉造影常可发现冠状动脉病变。

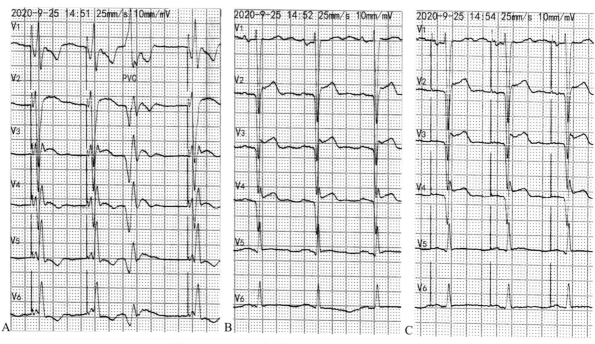

图 26-28　心室起搏时室性早搏揭示心肌梗死

患者，男，64 岁，临床诊断：冠心病、陈旧性前壁心肌梗死、心尖部室壁瘤形成、冠状动脉支架术后、心力衰竭、窦房结功能障碍，植入 Medtronic Relia RED01 双腔心脏起搏器。A. VVI 模式，心室起搏时心肌梗死图形被掩盖，V_2~V_6 导联室性早搏（PVC）起始有异常 Q 波，提示心肌梗死。B. 窦性心律，V_2~V_4 导联异常 Q 波、ST 段抬高，结合临床，考虑陈旧性前壁心肌梗死合并室壁瘤形成。C. AAI 起搏不影响前壁心肌梗死的图形

四、变异型心绞痛合并心脏起搏

变异型心绞痛（variant angina pectoris，VAP）为自发性心绞痛之特殊类型，1959 年 Prinzmetal 首次报道，又称 Prinzmetal 心绞痛，约占心绞痛总的 2%~3%，VAP 是冠状动脉痉挛引起严重的透壁性心肌缺血，可以认为 VAP 实际是一次流产的"急性心肌梗死"，其诊断在某种意义上属于回顾性诊断。

（一）变异型心绞痛的心电图特点

1. ST 段

（1）闭塞性冠状动脉痉挛：引起透壁性心肌缺血，心绞痛发作时 ST 段暂时性抬高，伴对应导联

的 ST 段下移，心绞痛缓解后 ST 段迅速恢复正常。ST 段抬高的导联与冠状动脉供血部位的相应导联对应，ST 段抬高的程度与冠状动脉狭窄的程度平行。一般情况下，ST 段逐渐抬高的阶段为缺血期，ST 段逐渐下降的阶段为再灌注期。

（2）非闭塞性冠状动脉痉挛：引起心内膜下心肌缺血，心电图出现 ST 段下移。

2. T 波

常在 ST 段明显抬高前出现 T 波幅度的增加，有时发作较轻者仅有 T 波高尖。

3. QRS 波群

VAP 发作时，ST 段抬高的导联，R 波振幅增高或时限增宽，S 波振幅降低或消失。

4. 心律失常

VAP 可发生各种心律失常，如室性早搏、加速的室性心律等，下壁导联 ST 段抬高者，可出现不同程度的房室阻滞。ST 段抬高越重，心律失常发生的可能性越大。

（二）心室起搏心律时变异型心绞痛的心电图特点

在心室起搏心律的情况下，变异型心绞痛发作时，心电图表现为心肌缺血区域导联 ST 段发生持续短暂的显著偏移，QRS 波群主波向下的导联 ST 段抬高一般超过 0.5 mV 或出现 ST 段压低；QRS 波群主波向上的导联 ST 段抬高一般超过 0.1 mV（图 26-29）。

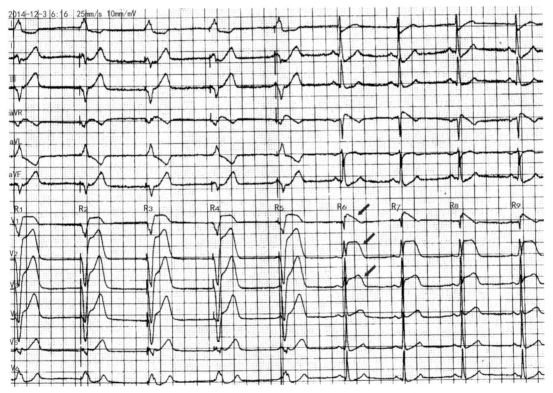

图 26-29　心室起搏合并变异型心绞痛发作时的心电图

患者，男，61 岁，因"胸闷胸痛 4 天，加重 2 小时"入院，植入冠状动脉支架及植入型心律转复除颤器，模式 VVI，LR 55 次 / 分。术后患者发作心绞痛，记录动态心电图显示：心室起搏（R₁~R₅）时，起搏频率 55 次 / 分，aVR 导联 ST 段轻微抬高，V₁ 导联 ST 段弓背型抬高 0.3 mV，V₂ 导联 ST 段抬高 0.9 mV，V₃ 导联 ST 段抬高 0.7 mV；窦性心律（R₆~R₉）时，aVR、V₁ 导联 ST 段穹隆型抬高，J 波明显，V₂ 导联 ST 段抬高 0.7 mV，V₃ 导联 ST 段抬高 0.4 mV。复查冠状动脉造影显示冠状动脉多处狭窄病变（湖南省湘西土家族苗族自治州人民医院，蒋勇供图）

第六节　陈旧性心肌梗死合并心室起搏

一、心室起搏对陈旧性心肌梗死的影响

陈旧性心肌梗死患者缺少急性临床症状，心电图无明显的动态变化，病理性 Q（q）波和 ST-T 相对稳定，没有心肌坏死标志物升高。心室起搏图形可掩盖心肌梗死心电图的图形，同时缺乏特征性 ST-T 改变，诊断困难。

二、心室起搏合并陈旧性心肌梗死的诊断

心室起搏的情况下，陈旧性心肌梗死的诊断必须依靠急性心肌梗死的病史，或参照起搏前的心电图，或结合冠状动脉造影（图 26-30，图 26-31）。

三、心室起搏合并陈旧性心肌梗死和室壁瘤

陈旧性心肌梗死合并室壁瘤，心电图可出现病理性 Q 波和相应导联 ST 段抬高，心室起搏的情况下，QRS 波形受心室肌异常除极的影响，但仍可伴有相应导联 ST 段抬高，准确诊断必须依靠患者心肌梗死病史和生化标志物检查，陈旧性心肌梗死合并室壁瘤的患者虽有 ST 段抬高，但无急性心肌损伤生化标志物异常（图 26-32）。

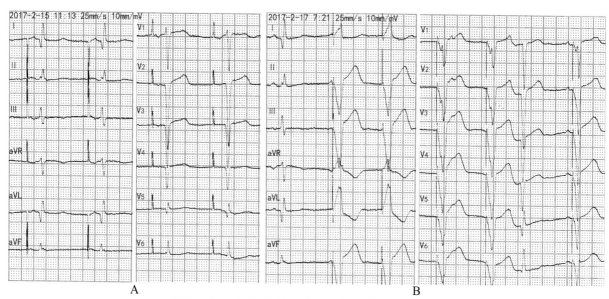

图 26-30　陈旧性前侧壁心肌梗死合并心脏起搏

患者，男，79 岁，2007 年因急性前壁心肌梗死接受冠状动脉介入治疗，患者于 2017 年 2 月 14 日植入 Medtronic Sensia L SEDRL1 双腔心脏起搏器。A. DDD 模式，LR 60 次 / 分，Search AV+ 功能开启，心电图显示心脏起搏器呈"AP-VS"工作方式，自身 QRS 波群在 I、aVL 导联呈 QR 型，V_1 导联呈 rS 型，V_2~V_4 导联呈 QS 型，V_5 导联呈 qr 型，为陈旧性前侧壁心肌梗死表现。B. VVI 模式，LR 75 次 / 分，心电图显示心室起搏的 QRS 波群在 I、aVL 导联呈 R 型，胸前导联呈 QS 型，心室起搏图形掩盖了陈旧性心肌梗死图形

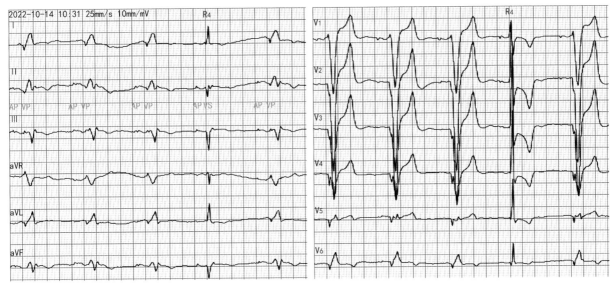

图 26-31　陈旧性下壁心肌梗死合并心脏起搏

患者，男，78 岁，因"反复胸闷 1 周"就诊。20 年前患者因"冠状动脉性心脏病、下壁心肌梗死"植入冠状动脉支架两枚，2 年前植入双腔心脏起搏器，模式 DDD，LR 60 次 / 分，PAVI 200 ms。心脏起搏器呈"AP-VP"工作方式时，陈旧性下壁心肌梗死的图形特征被掩盖，心脏起搏器呈"AP-VS"工作方式时，自身 QRS 波群（R4）显示陈旧性下壁心肌梗死图形（海南西部中心医院，冯慧供图）

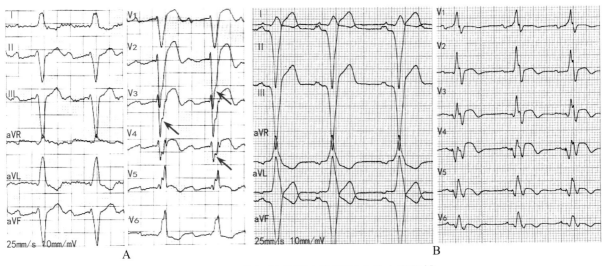

图 26-32　陈旧性前壁心肌梗死合并心室起搏

患者，男，71 岁，临床诊断：冠心病、陈旧性前壁心肌梗死、左心室室壁瘤。患者因"房室阻滞"于 2016 年 3 月 22 日植入 Abbott（ST. JUDE）双腔心脏起搏器，心室导线位于右心室心尖部。心脏超声检查：左心房内径 39 mm，左心室心尖部圆钝，左心室舒张末期内径 62 mm，左心室射血分数 47%。心脏起搏器植入术前心电图（A）：窦性心律，一度房室阻滞，LBBB，P 波增宽、切迹（提示左心房异常），V2~V4 导联 S 波升支宽深切迹（箭头所示）为 Cabrera 征，提示前壁心肌梗死，胸前导联 ST 段抬高与室壁瘤有关。心脏起搏器植入后心电图（B）：窦性心律，心室起搏心律，VAT 工作方式，心室起搏的 QRS 波群显著增宽、切迹，在 V1 导联主波正向，可能与心室起搏时激动室内传导异常有关；胸前导联 ST 段弓背型抬高与室壁瘤有关

第七节　血钾紊乱合并心脏起搏

一、低血钾合并心脏起搏

低血钾时，心电图常表现为 U 波增高和 QT（U）间期延长、ST 段压低、T 波增宽、切迹、低平或倒置等。但心室起搏的继发性 ST-T 改变可使低血钾的心电图表现不典型。心室起搏时，QRS 波群主波向下的导联 T 波增高，低血钾时即使 T 波减低，仍可明显高于 U 波，而不易出现低血钾的特征。心室起搏心律时低血钾的诊断常借助前后心电图的对比分析，同为心室起搏，若发现 U 波较前显著增高，提示可能出现了低血钾，纠正低血钾后，U 波振幅又可减低（图 26-36A）。

二、高血钾合并心脏起搏

在电解质紊乱中，以高血钾与心脏起搏器的关系尤为密切，二者可相互影响。

（一）高血钾对心脏起搏的影响

高血钾可影响心脏起搏器的功能，严重的高钾血症可导致心室起搏故障，对心脏起搏器高度依赖的患者很危险（图 26-33A、B，图 26-36B~D）。

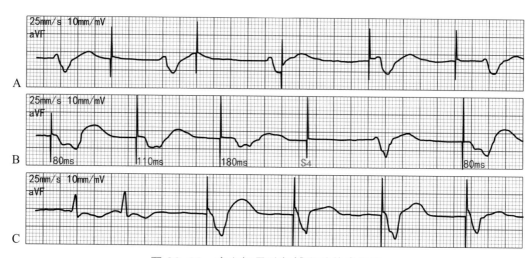

图 26-33　高血钾导致起搏激动传出阻滞

患者，男，63 岁，因"胸闷、气急 16 年，加重不能平卧 3 天"入院。2 年前患者因"心房颤动伴长 RR 间期"植入单心室起搏器，模式 VVI，LR 60 次 / 分，起搏电压 3.9 V，脉宽 0.37 ms，心室感知灵敏度 3.0 mV，单极感知、单极起搏。A. 血钾 7.76 mmol/L，心电图显示细波型心房颤动，三度房室阻滞，加速的室性心律；VP 脉冲按 LR 固定频率发放，其后无相应的 QRS 波群，提示心室起搏故障、心室感知不足。B. 血钾 7.36 mmol/L，VP 脉冲后可见与自身 QRS 波群形态不同的起搏 QRS 波群，但 VP 脉冲与 QRS 波群起始间距递增，直至 VP 脉冲（S_4）后 QRS 波脱漏，自身 QRS 波群重整心室起搏间期，提示心室感知功能正常，VP 脉冲激动呈二度 I 型传出阻滞。C. 血钾 5.00 mmol/L，心室起搏和感知功能正常。血钾下降后，相比 B 图，心室起搏的 QRS 波群时限变窄、振幅增大（引自陈宝仙）

1. 高血钾对心脏起搏器起搏功能的影响

（1）心房肌对高血钾的敏感性高，高血钾容易引起心房肌麻痹、心房静止，心房肌对起搏脉冲刺激丧失反应性。体表心电图、食管心电图、心腔内心电图均显示 AP 脉冲后无相应的心房波。

（2）高血钾时心肌传导性一般下降，可使起搏脉冲激动在导线头端与心内膜之间传出阻滞（图 26-33B，图 26-34），可表现为一度传出阻滞、二度传出阻滞（文氏型或莫氏型）、完全传出阻滞。但血钾升高对心脏兴奋性的影响具有双向性和复杂性，与血钾升高的程度和速度均有关。一般认为轻度高血钾使心肌细胞静息膜电位负值降低，也使阈电位负值降低，但对前者的影响比后者更明显，使二者间差距缩小，心肌兴奋性升高，起搏阈值可降低；而严重高血钾（>8 mmol/L），因静息膜电位绝对值降低，心肌传导性及兴奋性均降低，起搏阈值升高。

2. 高血钾对心脏起搏器感知功能的影响

高血钾使钠通道部分失活，动作电位 0 相去极化上升速率及幅度显著降低，心腔内电信号振幅和斜率下降，心向量与起搏感知轴方向不适当的垂直、上升斜率不够，导致心脏起搏器感知功能低下或丧失（图 26-33A）。

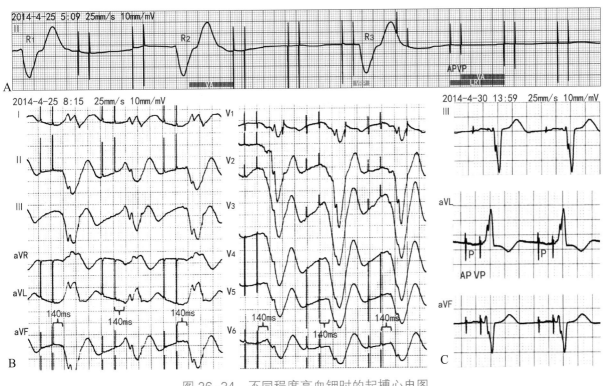

图 26-34　不同程度高血钾时的起搏心电图

患者，女，71 岁，因"恶心、少尿 5 天，意识丧失 12 小时"入院，诊断：慢性肾衰竭、高钾血症、高血压病、2 型糖尿病。10 年前患者因"窦房结功能障碍"植入双腔心脏起搏器，5 年前更换为 Vitatron T60 A1 双腔心脏起搏器，模式 DDI，LR 60 次 / 分，PAVI 200 ms，心房、心室起搏能量输出均为 2.5 V/0.4 ms。A. 血钾 8.8 mmol/L，心电图未见 P 波，QRS 波群宽大畸形，心房静止、过缓的室性心律（伴不齐），房室顺序起搏，AP、VP 脉冲后无相应的心房波、QRS 波群，VRP 外的 QRS 波群（R_1、R_2）启动 VA 间期，VRP 内的 QRS 波群（R_3）不启动 VA 间期，提示：心房、心室起搏故障，心室感知功能正常。B. 血钾 7.84 mmol/L，心电图未见自身 P 波，房室顺序起搏，起搏频率 =LR，AP 脉冲后无相应的心房波，VP 脉冲后均有相应的 QRS 波群，多导联同步记录显示 VP 脉冲与 QRS 波群起始距离固定为 140 ms，提示：心房起搏故障，心室起搏激动一度传出阻滞。C. 血钾 4.75 mmol/L，心电图显示房室顺序起搏，起搏频率 =LR，AP、VP 脉冲后有相应的心房波、QRS 波群，心房、心室起搏功能正常（引自江宇鹏）

（二）心脏起搏对高血钾诊断的影响

心脏起搏可使高血钾的心电图表现不典型，影响高血钾的心电图诊断，具体表现为：①心脏起搏（尤其双腔心脏起搏器）可掩盖高血钾患者的缓慢性心律失常和房室阻滞；②心室起搏的宽大QRS波群可掩盖高血钾所致的室内阻滞心电图表现；③心室起搏终止后电张调整性T波改变可使高血钾特征性高尖T波不典型。因此，虽然心脏起搏可保护心脏免受高血钾的影响，但同时也增加了心电图诊断高血钾的难度，对于植入心脏起搏器的患者，绝不能单独依靠心电图判断有无高血钾。

（三）心脏起搏器植入后高血钾的诊断线索

植入心脏起搏器的患者，具有引起高血钾的因素时，若出现以下情况，提示有可能存在高血钾，应及时测定血钾浓度。

1. 植入双腔心脏起搏器的房室阻滞患者，若原来窦性心率较快，表现为"AS-VP"工作方式，转为"AP-VP"工作方式，提示窦性心率减慢。

2. 植入双腔心脏起搏器的窦房结功能障碍患者，由原先的"AS-VS"或"AP-VS"工作方式，转为"AS-VP"或"AP-VP"工作方式，提示窦性心率下降及房室阻滞发生的可能。

3. 心室起搏使心室除极异常、QRS波群宽大畸形，且常常伴随继发性ST-T改变，在某些导联可出现高尖T波。同一患者，对比不同时间的心室起搏心电图，若发现心房波（P、f或F波）减小甚至消失、QRS波群增宽、T波变高尖，提示高血钾的可能（图26-35，图26-36B）。

（四）高血钾患者的心脏起搏器植入术

高血钾患者，心脏起搏器植入术中的测试参数常常不理想，主要表现在起搏阈值较高，测得的自身心房（室）波振幅较低，导线阻抗一般正常，上述表现以心房尤为显著。因此，术中导线植入的主要参照指标是：导线阻抗正常和X线影像理想。血钾恢复正常后，复查心脏起搏器的参数常大有改善。

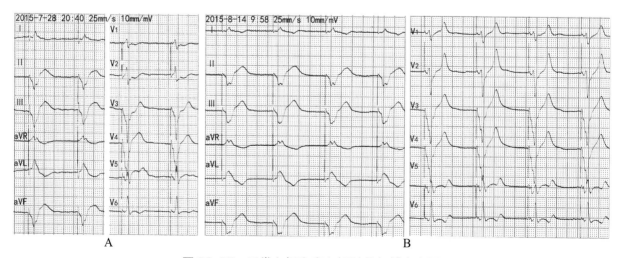

图26-35　正常血钾和高血钾时的起搏心电图

患者，男，77岁，诊断：扩张型心肌病、心力衰竭、心房颤动、室内阻滞，植入Biotronik Talos S单心室起搏器，Selox ST 60导线植于右心室心尖部，模式VVI，基础频率60次/分。A.心脏起搏器植入术后描记心电图，血钾3.44 mmol/L。B.患者胸闷憋气、少尿时，血钾6.97 mmol/L，与图A相比，心电图显示：多导联T波增高变尖，f波变得不明显，V_2导联QRS波群形态改变（可能与吸球位置改变有关）

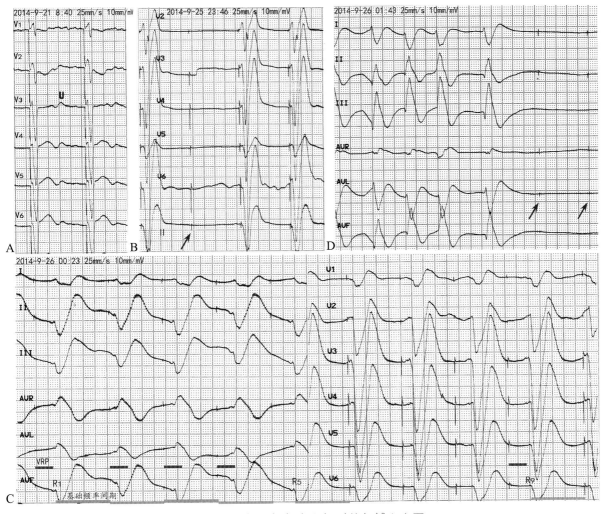

图 26-36　低血钾与高血钾时的起搏心电图

　　患者，女，79 岁，8 年前植入 Biotronik Pikos 01 单心室起搏器，模式 VVI，VRP 300 ms。患者因"胸闷憋气、下肢浮肿 6 天"入院，临床诊断：风湿性心脏瓣膜病、二尖瓣狭窄、主动脉瓣狭窄并关闭不全、高血压病、心房颤动、心力衰竭、心功能Ⅳ级、2 型糖尿病、重度贫血、肺部感染。A. 患者入院时，心电图显示心房颤动，心室起搏频率 60 次 / 分，胸前导联（尤其 V₂、V₃）U 波明显，提示低血钾。查血钾：3.27 mmol/L，予补钾治疗。B. 患者入院后第 4 天发现少尿，基础频率 65 次 / 分，心电图显示 f 波消失（V₆ 导联为基线漂移和干扰所致），起搏的 QRS 波群增宽，T 波高尖，基底窄，部分 VP 脉冲（箭头所示）后 QRS 波群脱漏，为间歇性心室起搏故障，提示高血钾。查血钾 7.86 mmol/L。C. 患者入院后第 5 天，基础频率 65 次 / 分，QRS 波群极其宽大，频率 60 次 / 分，节律匀齐，为加速的室性心律，心室起搏故障，VRP 外的 QRS 波群（R₁、R₅、R₉）重整心室起搏间期，心室感知功能正常。D. 短阵出现的心动过速节律不齐，QRS 波群特宽且波形不尽相同（Ⅱ、aVR 导联明显），为室性紊乱性心律。心动过速时 VP 脉冲被抑制发放，心室感知功能正常；心动过速终止后出现全心停搏，VP 脉冲后无相应的 QRS 波群，提示临终状态时心肌应激性丧失，VP 脉冲失夺获

第八节　临终状态时的心脏起搏

　　患者处于临终状态时，心房起搏脉冲后无相应的心房波；心室起搏脉冲后可有电刺激反应，但表现为起搏激动传出阻滞，QRS波群极其宽大畸形，与T波融合不可分辨，实际并无心脏机械活动，呈"电－机械分离"状态；随着病情进展，最终心肌应激能力完全丧失，心电图上仅显示起搏脉冲，无P-QRS-T波，起搏脉冲变成了无效脉冲（图26-37~图26-39）。

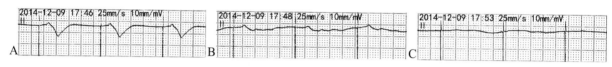

图 26-37　临终时心室起搏心电图

　　患者，男，79岁，7个月前因"二度房室阻滞"植入 Biotronik Talos S 单心室起搏器，Setrox S 60 导线植于右心室流出道间隔部，模式 VVI，基础频率60次/分。40分钟前，患者突发胸闷，继之意识丧失，入院。将心室起搏能量输出增加至 8.4 V/0.4 ms，单极起搏，抢救过程中，心跳始终未能恢复。A. VP 脉冲按照基础频率发放，其后有显著增宽的低振幅心室除极波，患者无脉搏、无血压、听诊无心音，临床诊断：心脏电－机械分离。随时间延长，心电图（B）显示 VP 脉冲后的心室除极波低矮；心电图（C）显示仅有 VP 脉冲发放而无心室除极波，患者临床死亡

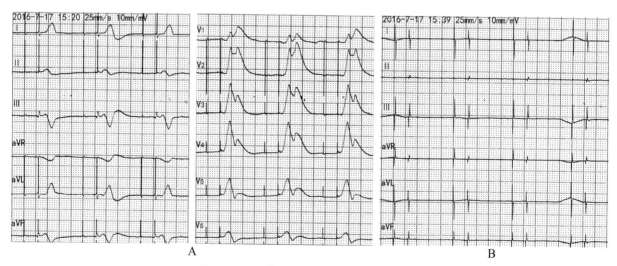

图 26-38　临终时房室顺序起搏心电图

　　患者，男，86岁，临床诊断：冠心病、心力衰竭，2年前因"房室阻滞"植入 Medtronic Sensia SED01 双腔心脏起搏器，模式 DDD，LR 60次/分，PAVI 250 ms。临终状态时描记心电图。A. AP、VP 脉冲顺序发放，PAVI 250 ms，AP 脉冲后无相应的心房波，VP 脉冲后出现极其宽大的 QRS 波群，VP 脉冲与 QRS 波群距离延长，提示起搏脉冲传出阻滞，患者无脉搏、无血压、不能闻及心音，临床诊断：心脏电－机械分离。B. 可见 AP、VP 脉冲顺序发放，但无相应的 P-QRS-T 波，提示心肌对起搏脉冲刺激失去反应

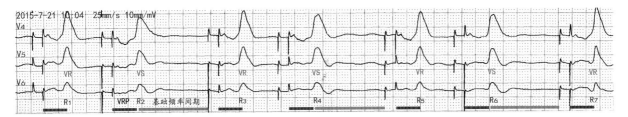

图 26-39　临终时房室顺序起搏心电图

　　患者，女，82 岁，因"窦房结功能障碍"植入 Biotronik Philos Ⅱ D 双腔心脏起搏器，模式 DDD，基础频率 60 次 / 分，PAVI 160 ms。VRP 350 ms。患者进食时误吸出现呼吸心搏骤停，抢救无效，临床死亡，临终前描记心电图显示：房室顺序起搏，AP 脉冲后无相应的心房波，VP 脉冲后延迟出现极其宽大的 QRS 波群，VP 脉冲与 QRS 波群距离递增，呈文氏型传出阻滞，显著延迟出现的 QRS 波群（R$_2$、R$_4$、R$_6$）位于 VRP 外，启动基础频率间期，安排下一个 AP 脉冲发放，提示心室感知功能正常，符合心脏起搏器纯心房计时方式。R$_1$、R$_3$、R$_5$ 位于 VRP 内，不重整起搏间期。心房、心室起搏故障与临终状态心肌应激性下降有关，QRS 波群显著宽大并与 ST-T 融为一体，实际未产生心脏机械活动，呈电 - 机械分离状态（银川市第一人民医院，王海珍供图）

第九节　经食管电生理检查与心脏起搏

一、经食管心脏起搏

（一）经食管心房起搏

经食管起搏心房常常用于电生理检查，食管电极导线头端放置于食管内相当于左心房水平，一般距前鼻孔 35~40 cm，起搏电压一般 ≥ 15V，脉宽通常为 10 ms。

（二）经食管心室起搏

左心室后壁毗邻食管，经食管电生理检查时，若食管电极插入的位置深度足够（一般距前鼻孔 45 ± 5 cm）、起搏电压较高、电极位置与心室部位良好接触，可起搏心室，产生宽大畸形的 QRS 波群（图 26-40）。经食管心室起搏因稳定性差、重复性差，患者常有心悸、膈肌刺激引起上腹部搏动和食管烧灼感，偶有引发心室颤动的风险，因此在食管电生理检查中很少应用，更极少用于缓慢性心律失常的临时起搏治疗。

二、食管心电图在心脏起搏中应用

（一）心房夺获的判断

经食管描记心电图，心房波高大显著，观察 AP 脉冲与心房波的关系，有助于判断有无心房夺获（图 26-41）。

（二）指导房室间期优化

食管电极导线位于左心房后壁，在此记录心电图相当于左心房心电图，可代表左心房激动，同时大致测定房间传导时间和左房室间期，为心脏起搏器植入者合理设置 AV 间期提供依据（图 26-42）。

1. 房间传导间期

通过测量 AP 脉冲至食管心电图心房波（左心房激动）的时间，可以判定心房起搏的房间传导时间，正常房间传导时间为 60~70 ms，超过 100 ms，则考虑存在房间传导阻滞。正常人群中房间阻滞的发生率约 1%，心血管病患者中发生率 2%，永久心脏起搏器植入者中 10%，而窦房结功能障碍伴慢快综合征的病人中发生率高达 30%。房间传导阻滞可引起左房室间期缩短。

2. 左房室间期

同步记录体表和食管心电图，测量食管心房波的起点与 VP 脉冲的距离，相当于左房室间期。一般心率时，左房室间期应当 >100 ms，最佳值 150 ms 左右。

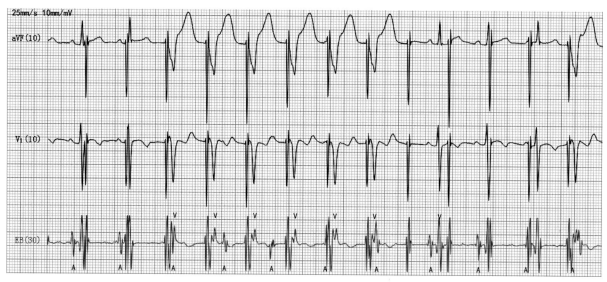

图 26-40　经食管起搏心室的心电图

经食管电生理检查时，起搏脉冲没有产生相应的心房波，但间断夺获心室，产生宽大畸形的类 LBBB 图形的 QRS 波群，可见房室分离

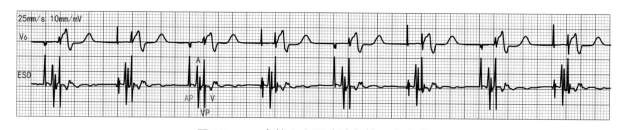

图 26-41　食管心电图确诊起搏心房夺获

患者，男，55 岁，因"窦房结功能障碍"植入双腔心脏起搏器，模式 DDD，LR 60 次 / 分，PAVI 200 ms。体表心电图（只列出 V₆ 导联）显示房室顺序起搏，VP 脉冲后见宽大畸形的 QRS 波群，心室起搏功能正常；AP 脉冲后未见明显的心房波，在 DDD 模式下，难以准确判断心房起搏功能状态。同步记录的食管心电图（ESO）清晰地显示高大的心房波（A），证实心房起搏功能正常

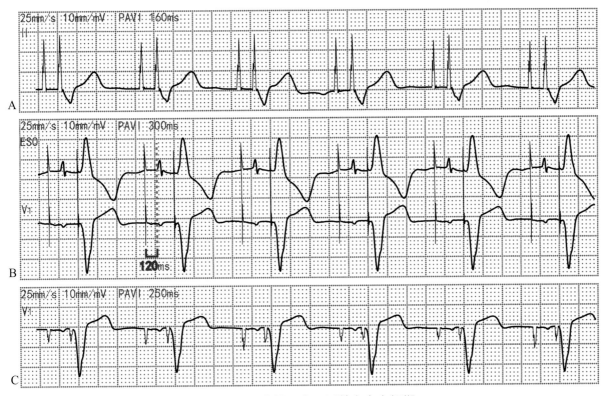

图 26-42　食管心电图测算左房室间期

　　患者，男，79 岁，因"窦房结功能障碍"植入 Vitatron C50 D 双腔心脏起搏器，模式 DDD，LR 60 次 / 分，PAVI 160 ms，术后患者偶感胸闷不适。A. AP 脉冲后无相应的心房波，疑似心房起搏故障。B. PAVI 延长到 300 ms，AP 脉冲至食管心电图心房波起点 120 ms，排除心房起搏故障，但房间传导延缓、左心房激动明显延迟，推测 PAVI 160 ms 时的左房室间期 =160-120=40 ms，左房室间期显著缩短。C. PAVI 调整到 250 ms，患者不适症状消失（引自许原）

三、心脏起搏器患者经食管电生理检查

　　尽管多数情况下，经食管发放的电刺激不能起搏心室，但电刺激信号常常被心脏起搏器感知。因此，对于因房室阻滞植入心脏起搏器的患者，应慎重进行经食管电生理检查，对完全心脏起搏器依赖的患者禁忌进行经食管电生理检查。

　　（一）心房感知电刺激信号

　　经食管心房调搏时，电刺激信号邻近心房，容易被心脏起搏器心房线路感知，从而抑制预期的 AP 脉冲发放，同时触发 VP 脉冲发放。

　　（二）心室感知电刺激信号

　　若食管电极位置较深和（或）起搏能量输出较高，电刺激信号可被心室线路感知，抑制预期的 VP 脉冲发放，造成心室停搏（图 26-43~图 26-45）。若经食管刺激频率较快或心脏起搏器同时感知经食管发放的电刺激信号和自身 QRS 波群，可诱发心脏起搏器噪声反转（图 26-46）。

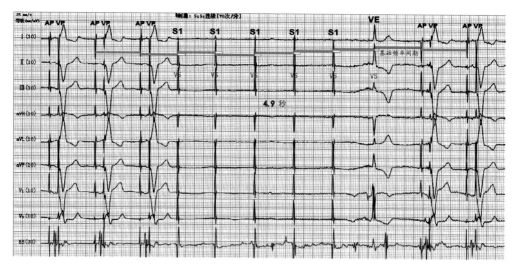

图 26-43 心脏起搏器感知经食管发放的电刺激信号导致心室停搏

患者，男，55 岁，因"窦房结功能障碍"植入 Biotronik 双腔心脏起搏器 3 年，模式 DDD，基础频率 60 次 / 分，PAVI 200 ms。患者因"阵发性胸闷 3 个月"就诊，临床诊断：阵发性室上性心动过速，为明确心动过速类型实施经食管电生理检查，采用频率 70 次 / 分、起搏电压 5 V、S$_1$S$_1$ 心房刺激。心电图显示：食管电刺激（S$_1$）未有效起搏心房，但电刺激信号被心脏起搏器心室线路感知，抑制了 AP、VP 脉冲发放，造成心室停搏，RR 间期长达 4.9 秒。经食管心房起搏终止后，出现一次室性逸搏（VE），随后心脏起搏器恢复房室顺序起搏（浙江大学医学院附属第二医院，叶沈锋供图）

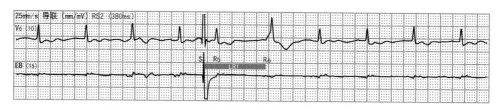

图 26-44 VVI 起搏时感知经食管发放的电刺激信号

患者植入单心室起搏器，模式 VVI，LR 60 次 / 分，LRI 1000 ms。经食管 RS$_2$ 380 ms 心房刺激，心电图显示：R$_6$ 宽大畸形、起始钝挫，与经食管发放的电刺激信号（S）距离 =LRI，提示心脏起搏器感知电刺激信号并以之为起点在 LRI 结束时发放 VP 脉冲，R$_5$ 位于 VRP 内，未重整心室起搏间期

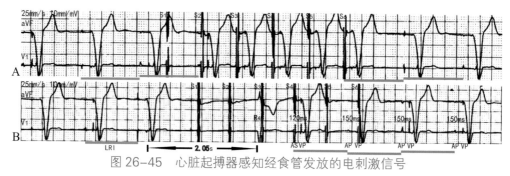

图 26-45 心脏起搏器感知经食管发放的电刺激信号

患者，男，64 岁，因"头晕、晕厥"入院，临床诊断：窦房结功能障碍，植入双腔心脏起搏器，模式 DDD，LR 60 次 / 分，LRI 1000 ms，PAVI 150 ms，SAVI 120 ms。术后为明确心房起搏情况行经食管电生理检查。A. 食管电极深度 38 cm，频率 100 次 / 分、起搏电压 10 V，S$_2$~S$_6$ 与随后的 VP 脉冲距离恒定为 120 ms，提示心脏起搏器心房线路感知经食管发放的电刺激信号触发心室起搏，S$_1$ 未触发心室起搏，可能与 S$_1$ 位于 PVARP 内有关。B. 食管电极深度 40 cm，频率 100 次 / 分、起搏电压 25 V，食管心房刺激时出现心室停搏达 2.05 秒，R$_4$ 为室性逸搏，提示心室线路间歇性感知经食管发放的电刺激信号，抑制了 AP、VP 脉冲发放。S$_4$ 与随后的 VP 脉冲距离为 120 ms，提示心房线路感知 S$_4$ 触发了心室起搏，S$_5$ 未影响下一个 AP 脉冲发放，提示 S$_5$ 未被心室线路感知（湖南省湘西土家族苗族自治州人民医院，蒋勇供图）

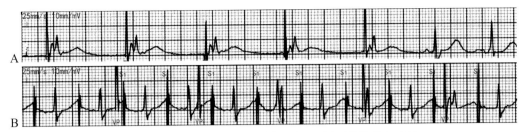

图 26-46　经食管心房调搏引发心脏起搏器噪声反转

患者，男，52 岁，临床诊断：Ebstein 畸形、窦房结功能障碍，植入 Mdetronic 单心室起搏器，模式 VVI，LR 60 次 / 分。A. VVI 工作方式，起搏频率 60 次 / 分，心室起搏和感知功能正常。B. 以 110 次 / 分经食管 S_1S_1 心房刺激，心电图显示：S_1 为经食管发放的电刺激信号，频率 110 次 / 分，自身 QRS 波群和电刺激信号均被心脏起搏器感知，引起噪声反转，VP 脉冲固定频率发放，大部分发生了功能性失夺获，仅最后一个 VP 脉冲产生宽大畸形的 QRS 波群（浙江大学医学院附属第一医院，郑新权供图）

第十节　医学仪器诊疗与心脏起搏

一、磁共振成像与心脏起搏

普通心脏起搏器植入者，一般禁止磁共振成像（MRI）检查，只有植入兼容 MRI 的脉冲发生器和专用导线者，才可以接受 MRI 检查。

（一）磁共振成像对心脏起搏器的危害

1. 磁控开关紊乱

普通心脏起搏器的舌簧开关在 MRI 环境中状态不可预测，若呈分离状态，可出现因心室过感知而抑制心室起搏或因心房过感知而触发快速的心室起搏；若呈关闭状态，心脏起搏器转为 DOO、VOO 或 AOO 起搏模式，可引起竞争性心律失常。

2. 心脏起搏器电重置

MRI 检查可使心脏起搏器的控制线路因受到外界干扰而保护性地强制设置特定的参数（详见：第十七章　第四节　心脏起搏器电重置）。

3. 起搏系统损坏

MRI 检查可引起导线移位或使导线头端与心肌接触面加热，导致心肌组织损伤、起搏阈值升高。巨大的磁场可直接损坏起搏系统线路或通过起搏系统损伤心肌。MRI 检查也可使植入型心律转复除颤器（ICD）关闭或不恰当放电。

（二）心脏起搏器干扰磁共振成像

胸部 MRI 检查时，起搏系统作为金属异物，其本身及其产生的伪影或其所致的扫描区域温度变化、心率、呼吸波动等，可影响成像质量。

二、高频电刀与心脏起搏

高频电刀通过电极尖端产生的高频高压电流与肌体接触时对组织进行加热，实现对肌体组织的分离和凝固，从而起到切割和止血的目的。

（一）高频电刀对心脏起搏器可能产生的影响

高频电刀可抑制心脏起搏、重置起搏参数、损坏起搏电路元件使起搏失控或导致起搏阈值升高。单极电刀对心脏起搏器的影响大于双极电刀，心脏起搏器植入患者尽量避免使用高频电刀，若必须使用，则必须按心脏起搏器的使用说明书规定，采取必要而有效的预防措施。

（二）心脏起搏器植入者使用高频电刀的术前准备

1. 术前明确患者是否起搏依赖。

2. 手术部位邻近起搏系统（如脐水平以上），建议术前程控为双极工作模式，或程控为 AOO、VOO、DOO 模式，同时将低限频率设置高于自身心率，以免心律竞争。

3. 非起搏依赖的患者，手术部位远离起搏系统（如脐水平以下）时，无须特别程控。

（三）心脏起搏器植入者使用高频电刀的注意事项

1. 术中心电监护。

2. 电刀距起搏系统 10 cm 以外，回路电极板远离脉冲发生器（图 26-47）。

3. 尽量使用最小功率，减少每次使用时间（控制在 4~5 秒内），尽量选用双极电凝，禁止电凝头在未接触病人组织前启动。

4. 若使用单极电刀，应放置无干电极，使电流在无干电极和电刀部位流动而不经过起搏系统（图 26-47）。

5. 术中将磁铁放在脉冲发生器上方，吸合心脏起搏器的舌簧开关，转换为非同步的磁铁模式，以减少电磁干扰对心脏起搏器感知功能的影响。

6. 术后检查心脏起搏器，程控恢复原来的工作模式。

（四）植入型心律转复除颤器与高频电刀的使用

1. 电刀使用对 ICD 的影响

植入 ICD 的患者，使用高频电刀时，高频噪声信号既可抑制起搏脉冲发放，又可被 ICD 误诊为心动过速事件而实施不必要的治疗（图 26-48）。

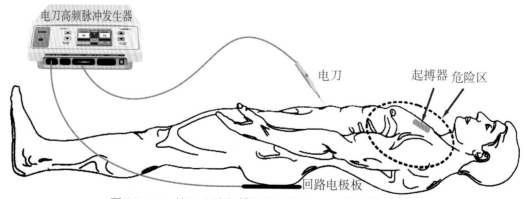

图 26-47　植入心脏起搏器的患者电刀正确使用示意图

电刀距起搏系统 10 cm 以外，回路电极板远离脉冲发生器，电流在回路电极板和电刀部位流动而不经过起搏系统，避开了危险区

2. ICD 植入者使用电刀的注意事项

术前关闭 ICD 诊断功能或程控开启 ICD 电刀保护模式（electrocautery protection mode），术后关闭电刀保护模式即可，取消电刀保护模式后所有参数恢复原先设置（图 26-49）。

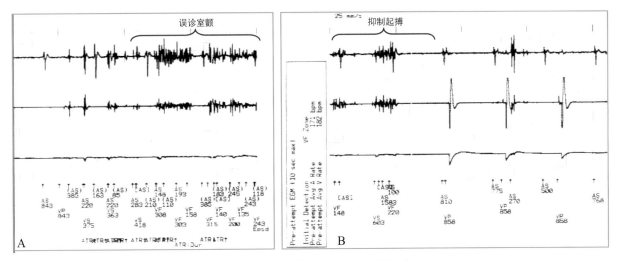

图 26-48　高频电刀对 ICD 的影响

患者植入 Boston Scientific ICD，接受电刀手术。A. 高频噪声信号被 ICD 误诊为心室颤动。B. 高频电信号被 ICD 感知，抑制了 VP 脉冲发放。AS：心房感知；（AS）心房不应期感知；［AS］心房空白期感知；ATR：房性心动过速反应；ATR ↑ 房性心动过速反应计数加；ATR-Dur：房性心动过速反应持续时间开始；VF：心室颤动；VP：心室起搏；VS：心室感知

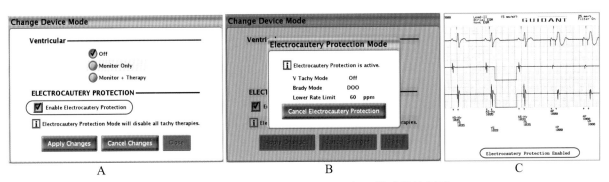

图 26-49　Boston Scientific ICD 电刀模式程控界面

A. Boston Scientific Teligen ICD 程控界面，心动过速模式（Ventricular）设置为 Off，选取 "Enable Electrocautery Protection" 后启动电刀保护模式。B. Boston Scientific Teligen ICD 电刀保护模式工作时的界面显示电刀保护模式激活，室性心动过速模式（V Tachy Mode）：关闭，心脏起搏器模式 DOO，低限频率限制 60 次 / 分。C. 通过程控仪描记显示电刀保护模式正在运行（Electrocautery Protection Enabled）

三、电击复律或除颤与心脏起搏

（一）心脏起搏器植入者电击复律或除颤的特点

一般心脏起搏器的线路均设有除颤保护装置，300 J 以下能量的电击不会引起心脏起搏器损坏，心脏起搏器植入者直流电复律相对较安全。双极起搏较单极起搏系统因电击出现起搏障碍的机会少。

（二）电击对心脏起搏器可能产生的影响

1.高能量或电极板临近脉冲发生器时，电击可能引起心脏起搏器线路损坏。

2.电击可能导致心脏起搏器参数重置。

3.电击释放的电能可通过导线传到心肌，损伤心内膜，可能引起起搏阈值暂时性甚至永久性升高或感知故障（图 26-50）。

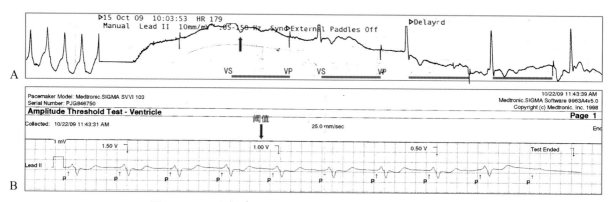

图 26-50　电复律导致心脏起搏器暂时性心室起搏故障

患者，男，65 岁，2004 年植入 Medtronic Sigma SS103 单心室起搏器，模式 VVI，LR 60 次 / 分。2009 年 10 月 15 日患者因心慌、头晕就诊。A. 心电图显示室性心动过速，给予 200 J 同步直流电复律，室性心动过速终止后出现心室起搏故障，尽管存在基线漂移和干扰，但依据箭头所示的 T 波推测前面有 QRS 波群，自身 QRS 波群均启动 LRI，提示心室感知功能正常。B. 2009 年 10 月 22 日程控测试心室起搏阈值为 1.0 V/0.4 ms（箭头所示），心室起搏功能正常

（三）心脏起搏器植入者电击复律或除颤的术前准备

1.术前告知患者可能发生的情况。

2.程控测试起搏和自身心率，对有心脏起搏器依赖者，将起搏能量输出程控至最大，以防电击后起搏阈值升高、起搏失效；程控为双极感知或暂时将心脏起搏器程控为不感知的模式（AOO、VOO、DOO），以免电击干扰心脏起搏器（图 26-51）。

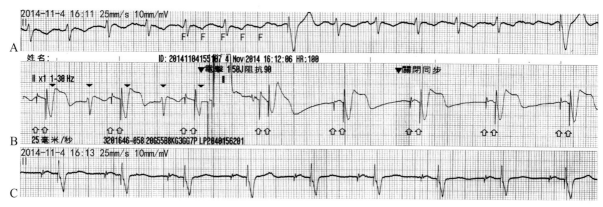

图 26-51　植入心脏起搏器的心房扑动患者电复律

患者，女，81 岁，3 年前因"窦房结功能障碍"植入 Biotronik Axios D 双腔心脏起搏器，基础频率 60 次 / 分。患者因心慌再次就诊。A. 程控为 DDI 模式，基础频率 60 次 / 分，心电图显示锯齿状 F 波，诊断心房扑动，间断出现心室起搏，心室起搏和感知功能正常，心房感知功能正常。B. 暂时程控为 DOO 模式，基础频率 50 次 / 分，PAVI 150 ms，同步直流电复律终止心房扑动，黑箭头为电击同步标志。C. 经电复律终止心房扑动后，将心脏起搏器程控为 DDD 模式，基础频率 60 次 / 分，PAVI 250 ms，心电图显示房室顺序起搏，心房和心室起搏功能正常

3. 备好急救药品，对完全起搏依赖者备好临时起搏。

（四）心脏起搏器植入者电击复律或除颤的操作要领

1. 电极板远离脉冲发生器 10 cm 以上（图 26-52）。可采用的放置部位：①脉冲发生器对侧与心尖部；②心前区与后背部。

2. 尽可能采用低能量，一般不超过 300 J。

3. 尽量减少电击次数。

4. 术后及时检查心脏起搏器功能状态。

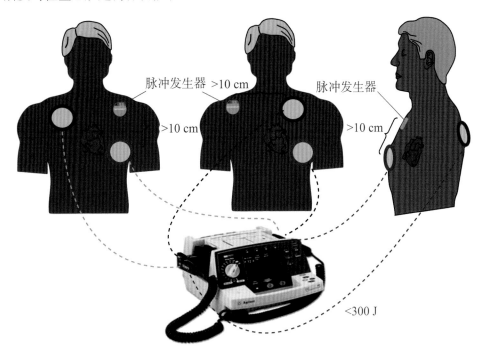

图 26-52　植入心脏起搏器的患者电击复律或除颤示意图

四、射频消融与心脏起搏

（一）射频消融对心脏起搏器可能造成的影响

射频消融（尤其射频消融导管与导线距离过近时）可引起心脏起搏器噪声反转、一过性感知功能障碍、起搏输出抑制、电重置，过早显示择期更换指征（ERI），但很少引起持久性起搏阈值、感知功能及导线阻抗的显著变化。

（二）心脏起搏器患者射频消融时的注意事项

射频消融操作对心脏起搏器植入者总体是安全的，但为了最大限度减少对心脏起搏器的影响，注意以下事项：

1. 射频消融前将心脏起搏器程控为非频率适应性、非同步起搏模式。

2. 将接地板置于患者臀部或腿部下面，尽量使电流通道不经过或靠近脉冲发生器系统。

3. 术中避免消融导管牵拉引起导线移位，避免消融导管与导线或脉冲发生器直接接触。

4. 准备好除颤仪和程控仪，术后及时程控检查心脏起搏器的工作状态。

五、体外碎石与心脏起搏

体外震波碎石机根据其发生器的产生原理主要分压电晶体型和电火花型两种，电火花型碎石机产生的震波，其生物效应对人体影响较大。震波脉冲可引起心脏除极，对心脏起搏器产生影响（图26-53）。

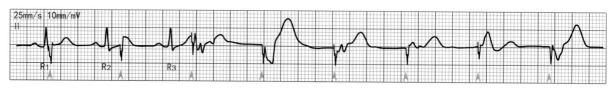

图26-53　体外碎石引起心室起搏

患者接受体外碎石术，心电图显示：R_1、R_2、R_3为窦性心律的自身QRS波群，震波脉冲（箭头所示）固定频率发放，部分震波脉冲位于心室肌有效不应期内，未引起心室肌除极；其余震波脉冲产生形态各异的QRS波群，偶有震波脉冲位于T波上，形成"R on T"现象

（一）震波脉冲引起心脏除极

1.震波刺激信号振幅多较大，伴明显的电位衰减，可使QRS波群、ST段及T波变形，同一能量的震波在不同导联记录到的信号不同，有别于一般的心脏起搏刺激信号。

2.震波能量大小、分布和发放时机均不同，心脏作用部位（最大可能是心外膜）不固定，可使心肌不同部位起搏，引起的起搏图形多变。有时震波脉冲位于T波上而发生"R on T"现象，但较少引起严重的室性心律失常。

3.震波作用心房时，相当于AOO起搏方式；作用心室时，相当于VOO起搏方式，但震波不一定连续的作用在心房（或心室）。

（二）体外碎石对心脏起搏器的影响

1.震波脉冲可引起心脏除极，抑制心脏起搏器脉冲发放，重整起搏间期。

2.震波脉冲可被心脏起搏器感知，抑制起搏，也引起噪声反转、磁性开关异常。

3.体外碎石可因身体震动引起压电晶体传感器的心脏起搏器传感器驱动频率起搏或损坏压电晶体。

（三）心脏起搏器植入者体外碎石的注意事项

1.体外碎石时，对完全起搏依赖者，需行心电监护。

2.保持碎石器波束焦点距离植入脉冲发生器至少2.5 cm以上，心脏起搏器直接位于碎石波束下时（常见于腹部埋置脉冲发生器者）最好避免或采取防护措施。

3.为了避免或减轻过感知的影响，可放置磁铁应用磁铁模式或程控为非同步起搏模式。

4.设置震波与R波同步。

5.暂时关闭ICD的抗心动过速起搏及除颤功能。

6.暂时关闭压电晶体传感器的心脏起搏器频率应答功能。

六、放射治疗与心脏起搏

（一）放射治疗对心脏起搏器的影响

心脏起搏器放置区域的放射治疗（如乳腺癌、肺癌）可能对脉冲发生器半导体电路造成损坏，造成无输出、起搏器奔放或电重置。

（二）心脏起搏器植入者放射治疗的注意事项

心脏起搏器放置区域的放射治疗要求屏蔽保护，在每次放射治疗后检查心脏起搏器的功能状态。1994年美国医学物理师协会永久心脏起搏器接受放疗累积剂量的报告指出：永久心脏起搏器接受放疗累积剂量超过10 Gy时有可能损坏，超过2 Gy时有可能出现轻微故障，建议累积剂量≤2 Gy。

七、低频脉冲电疗法

低频脉冲电疗法主要有经皮电神经刺激（transcutaneous electrical nerve stimulation，TENS）、神经肌肉电刺激（neuromuscular electrical stimulation，NMES）和功能性电刺激（functional electrical stimulation，FES）等。进行电疗时，电极应当尽量相互靠近且远离心脏起搏器，同时加强心电监测。经皮发放的电刺激脉冲似心脏起搏脉冲，可干扰心电图的诊断。

<hr>

第十一节 双起搏器

由于某种临床特殊需要，有时两台永久心脏起搏器长期并存于患者体内，也可能永久心脏起搏器与临时心脏起搏器短期体内并存，两个心脏起搏器可发生干扰，甚至可相互感知对方发出的起搏电信号，导致竞争性心律失常。少数情况下，心脏起搏器与其他起搏器（如脑起搏器等）并存，其他起搏器的起搏脉冲可能干扰心脏起搏器。

一、临时心脏起搏器与永久心脏起搏器并存

事先植入临时心脏起搏器的患者，植入永久心脏起搏器后，短期内因导线尚不稳定，为了保证患者安全，临时心脏起搏器仍保留一段时间。永久与临时心脏起搏器并存者，应确保临时心脏起搏器的正常感知功能，而且将临时心脏起搏器的起搏频率设置低于永久心脏起搏器的起搏频率，以免发生竞争性起搏和相互干扰（图26-54，图26-55）。

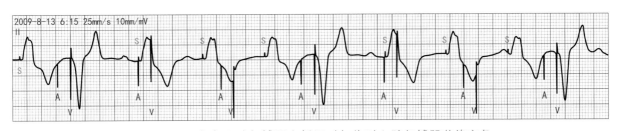

图26-54 永久心脏起搏器电耗竭时与临时心脏起搏器节律竞争

患者，男，80岁，因"三度房室阻滞"植入Abbott（ST. JUDE）Verity ADx XL DR 5356双腔心脏起搏器10年，心室导线位于右心室心尖部，模式DDD，基本频率60次/分。患者因频发黑蒙、晕厥，再次入院，紧急经锁骨下静脉行右心室流出道临时起搏，起搏频率设置为70次/分。心电图显示：永久心脏起搏器呈固定频率房室顺序起搏，感知功能丧失，起搏间期较设定的基本频率间期延长了100 ms，提示起搏器电耗竭，心室肌有效不应期外的VP脉冲产生了主波向下的宽大畸形QRS波群，心室起搏功能正常。频率70次/分的VP脉冲（S）后产生主波向上宽大畸形的QRS波群，为右心室流出道起搏。永久心脏起搏器引起心室除极时，抑制临时心脏起搏器预期的VP脉冲发放，重整心室起搏间期，临时心脏起搏器心室感知和起搏功能正常

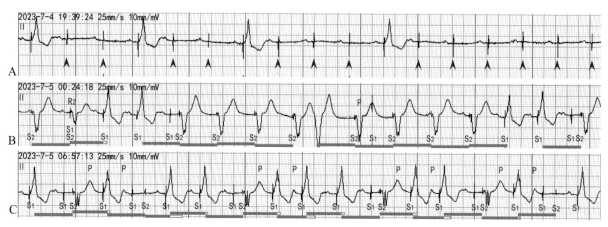

图 26-55　永久心脏起搏器（间歇性心室起搏故障）与临时心脏起搏器并存

患者，男，82 岁，因"三度房室阻滞"植入 Abbott（ST. JUDE）Endurity PM2160 双腔心脏起搏器 2 年，模式 DDD，基本频率 60 次/分，心室自动夺获功能关闭。患者因频繁头晕、黑蒙记录动态心电图。A. 心脏起搏器呈 VAT 工作方式，间歇性心室起搏故障，箭头所示处的 VP 脉冲失夺获。B. 患者行临时心室起搏，S_1 为双腔心脏起搏器的 VP 脉冲，S_2 为临时心室起搏的 VP 脉冲。永久心脏起搏器呈 VAT 工作方式，心房感知功能正常、间歇性心室起搏故障；临时心脏起搏器的心室起搏和感知功能正常。R_2 为两个 VP 脉冲共同除极心室形成的融合波。C. 永久心脏起搏器呈 VAT 工作方式，心房感知功能正常、间歇性心室起搏故障；临时心脏起搏器心室感知功能正常，间歇性心室起搏故障。入院后证实永久心脏起搏器的心室导线脱位，再次手术重新植入心室导线，永久心脏起搏器工作恢复正常

二、两台永久心脏起搏器并存

旧心脏起搏器电耗竭时，植入第二台心脏起搏器，因患者存在完全起搏依赖或为了减少手术感染的机会，旧心脏起搏器当时并未取出，而是计划在新植入的导线"成熟"后择期取出，两台心脏起搏器共存可引起竞争性心律失常。旧心脏起搏器常因电耗竭感知和（或起搏）功能不良，但仍可发放起搏脉冲激动心脏；新心脏起搏器按设置的频率发放起搏脉冲激动心脏，感知、起搏功能正常，新、旧心脏起搏器可发生节律竞争（图 26-56~图 26-58），旧心脏起搏器的起搏脉冲完全失夺获时易误诊为记录干扰（图 26-59）。若 VP 脉冲落入心室易损期，一定条件下，有触发恶性室性心律失常的风险。因此，在确保新植入的起搏系统工作正常的前提下，尽早将旧的脉冲发生器取出，以免出现相互干扰。若旧心脏起搏器感知功能良好，将新心脏起搏器起搏频率程控高出于旧心脏起搏器的起搏频率，可避免出现竞争性起搏。

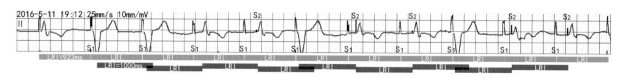

图 26-56　双心脏起搏器并存旧心脏起搏器电耗竭

患者，女，63 岁，因"三度房室阻滞"于 2006 年植入 Medtronic Sigma SS303 单心室起搏器，导线植于右心室心尖部，模式 VVI，LR 60 次/分，患者因心跳缓慢且不齐而入院。入院后，于旧脉冲发生器对侧植入 Medtronic Relia RES01 脉冲发生器和新导线（Medtronic 3830-69 cm），新导线植于右心室间隔部，模式 VVI，LR 60 次/分。心电图显示有两种形态的起搏脉冲，S_1 为旧心脏起搏器的起搏脉冲，其频率自动转为 65 次/分，固定频率发放，心室感知功能丧失，部分 VP 脉冲失夺获，间歇性心室起搏故障，提示旧心脏起搏器电耗竭。S_2 为新心脏起搏器的 VP 脉冲，其频率为 60 次/分，新心脏起搏器感知 S_1 产生的 QRS 波群，启动 LRI，安排下一个 S_2 脉冲发放，心室感知和起搏功能均正常

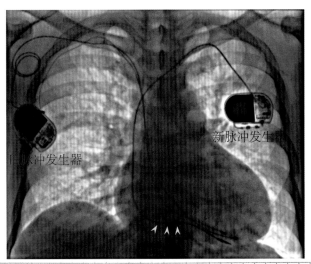

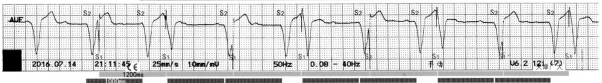

图 26-57　新旧心脏起搏器并存的心电图及 X 线影像

　　患者，男，64 岁，因"病毒性心肌炎、三度房室阻滞"于 2008 年植入 Biotronik Axios S 单心室起搏器，导线植于右心室心尖部（RVA），患者因心悸就诊，程控提示心脏起搏器电耗竭，鉴于患者存在心室起搏依赖，于旧脉冲发生器对侧植入 Biotronik Evia SR 单心室起搏器，心室导线（Medtronic 5076-58 cm）植于 RVA。旧心脏起搏器，模式 VVI，基础频率 50 次 / 分，单极起搏；新心脏起搏器，模式 VVI，基础频率 60 次 / 分，双极起搏。心电图显示旧心脏起搏器固定频率发放高大的 VP 脉冲（S_1），心室感知功能丧失，部分 VP 脉冲因位于心室肌有效不应期内而发生了功能性失夺获。新心脏起搏器感知 S_1 产生的 QRS 波群，启动 1000 ms 的基础频率间期，安排下一个 S_2 脉冲发放，S_2 脉冲因双极起搏而不明显，心室感知和起搏功能均正常。X 线影像显示导线为单极被动固定导线（红箭头所示），粗的导线为双极主动固定导线（黄箭头所示）

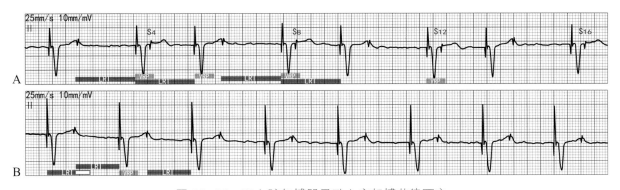

图 26-58　双心脏起搏器导致心室起搏节律不齐

　　患者体内并存新、旧两台单心室起搏器，模式均为 VVI。旧心脏起搏器 LR 55 次 / 分，心电图显示矮小的 VP 脉冲，固定频率（55 次 / 分）发放，其后均无相应的 QRS 波群，提示旧心脏起搏器感知和起搏功能丧失。A. 新心脏起搏器 LR 70 次 / 分，心室起搏节律不规整。部分旧心脏起搏器 VP 脉冲（S_4、S_8、S_{12}、S_{16}）位于新心脏起搏器心室起搏后的 VRP 内，不重整心室起搏间期。VRP 外的旧心脏起搏器 VP 脉冲，均被新心脏起搏器感知，并以此为起点，按 LRI 安排发放下一个 VP 脉冲。B. 新心脏起搏器 LR 90 次 / 分，矮小的旧起搏器 VP 脉冲均位于新心脏起搏器 VRP 外而被感知，并以此为起点，按 LRI 安排发放下一个 VP 脉冲，心室起搏节律规整

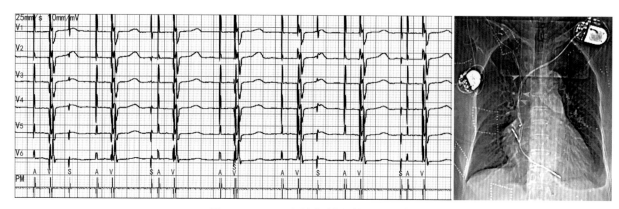

图 26-59 双心脏起搏器似记录干扰

　　患者植入单心室起搏器，因电耗竭，对侧植入双腔心脏起搏器，模式 DDD，LR 60 次 / 分。旧脉冲发生器未取出。心电图显示，新心脏起搏器以 LR 房室顺序起搏，A 为心房脉冲，V 为心室脉冲。似干扰的信号（S），节律匀齐、频率缓慢，为旧心脏起搏器的 VP 脉冲，旧心脏起搏器心室感知丧失并完全失夺获。X 线影像显示单心室起搏器位于右侧，心室导线较细，为单极导线（箭头所示），已经脱位至心房水平。双腔心脏起搏器位于左侧，房室导线较粗，为双极导线，其位置正常

三、心脏起搏器与脑起搏器并存

　　脑起搏器通过将神经刺激器植入胸部皮下，导线植入预定的脑内目标区域，发放电脉冲刺激脑内控制运动的相关神经核团达到治疗帕金森病的目的。少数情况下脑起搏器与心脏起搏器并存于同一患者，此时脑起搏器的脉冲可干扰心脏起搏器（图 26-60）。

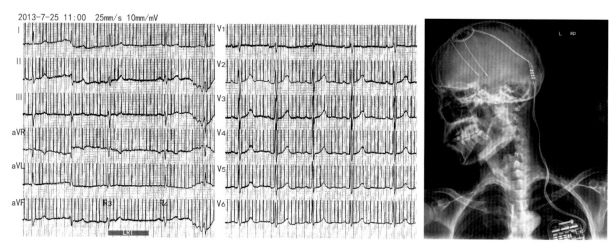

图 26-60 脑起搏器干扰双腔心脏起搏器的起搏脉冲发放

　　患者，男，70 岁，因"窦房结功能障碍"植入双腔心脏起搏器 2 年，模式 DDD，LR 60 次 / 分，LRI 1000 ms，频率滞后功能关闭。因帕金森病植入脑起搏器。术后复查心电图显示：窦性心动过缓伴不齐，见高频电信号，未见起搏脉冲发放，R_3R_4>LRI。X 线影像显示脑起搏器（来自不同的患者）

（牟延光　贾书敏）

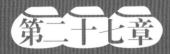

第二十七章　心脏起搏器相关的心律失常

以治疗疾病为目的的心脏起搏器有时却引起多种类型的心律失常，如竞争性心律、起搏器介导性心动过速、反复搏动、快速性房性心律失常等。与心脏起搏器相关的心律失常，有的发生于心脏起搏器正常工作的情况下，有的是心脏起搏器工作故障所致。准确识别并及时处理心脏起搏器相关的心律失常，是植入心脏起搏器的病人随访和管理的重要内容。

第一节　竞争性心律失常

正常情况下，按需型心脏起搏器的起搏脉冲发放与自身心搏相配合，若心脏起搏器的感知功能不足，起搏脉冲不再按需发放，便可引起竞争性心律失常。

一、竞争性心律失常的产生原因

（一）心脏起搏器感知功能关闭

固定频率型心脏起搏器目前早已被按需型心脏起搏器所取代，仅在特定情况下需要暂时关闭心脏起搏器的感知功能而进行非同步起搏。非同步起搏时，起搏脉冲固定频率发放，若与自身心率接近，则容易产生竞争性心律失常，少数情况下可引发室性心动过速甚至心室颤动。

1.磁共振成像检查专用模式

经程控仪启动磁共振成像检查专用模式时，心脏起搏器关闭感知功能，进行固定频率起搏。

2.邻近脉冲发生器电操作时的程控模式

邻近脉冲发生器区域使用电刀、电复律/除颤、经食管电生理检查、心脏射频消融等电操作时，为避免心脏起搏器感知高频电信号抑制心脏起搏或引发心律转复除颤器/心脏再同步化治疗除颤器误放电，事先将心脏起搏器程控为 AOO、VOO 或 DOO 模式并暂时关闭心律失常诊断治疗功能，同时，为了避免竞争性心律失常，通常程控起搏频率略高出于自身心率（图27-1）。

3.磁铁模式

按需型心脏起搏器接触磁场时可转为非同步起搏的磁铁模式，若自身心率较快（图27-2）或磁铁频率因心脏起搏器电耗竭而下降（图27-3），便容易发生竞争性心律失常。

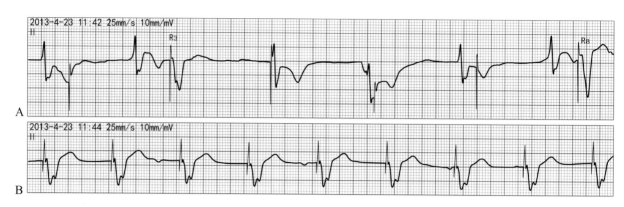

图 27-1　VOO 模式起搏引起竞争性心律失常

　　患者，男，69 岁，因"窦房结功能障碍"植入 Medtronic Sigma SDR 303 双腔心脏起搏器，因手术需用电刀，术前将心脏起搏器程控为 VOO 模式。A. 低限频率（LR）40 次 / 分，心电图显示窦性停搏、加速的室性心律，固定频率（40 次 / 分）心室起搏，多数心室起搏（VP）脉冲位于心室肌有效不应期内而发生功能性失夺获，偶有 VP 脉冲位于心室肌应激期内，引起人工性室性早搏（R₃、R₈），与自身心室律发生竞争。B. LR 60 次 / 分，心电图显示心室起搏心律，频率 60 次 / 分（高于自身心率），竞争性心律失常消失

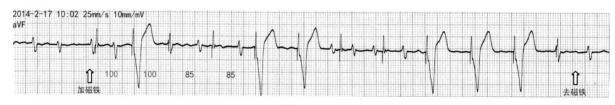

图 27-2　磁铁试验引起的竞争心律

　　患者，男，67 岁，因"心房颤动伴长 RR 间期"植入 Medtronic Relia RES01 单心室起搏器，磁铁试验时心电图显示：加磁铁后，起搏模式转为 VOO，VP 脉冲固定频率发放，最初三跳心室起搏频率 100 次 / 分，随后的心室起搏频率为 85 次 / 分，较快的自身心律与起搏心律发生竞争

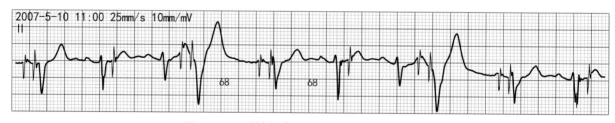

图 27-3　磁铁频率下降时的竞争性心律失常

　　患者，女，82 岁，植入 Abbott（ST. JUDE）Verity ADx XL DC 5256 双腔心脏起搏器 7 年。磁铁试验时，起搏 AV 间期（PAVI）=120 ms，磁铁频率下降至 68 次 / 分，频率固定的房室顺序起搏与自身心搏发生竞争，部分起搏脉冲因位于心肌有效不应期内而发生了功能性失夺获。程控测试显示电池阻抗 2000 Ω，提示心脏起搏器电耗竭达到寿命终止（EOL）状态

　　（二）心脏起搏器感知不足

　　当心脏起搏器感知不足时，不能感知不应期外的自身心房波或 QRS 波群，仍预期发放心房起搏（AP）或心室起搏（VP）脉冲，心脏起搏与自身激动竞相发放，形成竞争性心律失常（图 27-4）。

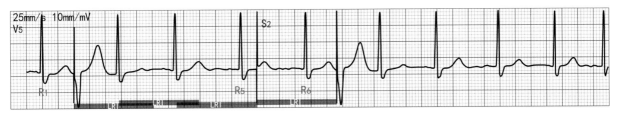

图 27-4　间歇性心室感知不足导致竞争性心律失常

患者植入单心室起搏器，模式 VVI，LR 60 次 / 分，低限频率间期（LRI）1000 ms。心电图显示：心房颤动，自身心室率快于 LR，R_1、R_5、R_6 未抑制预期的 VP 脉冲发放，提示间歇性心室感知不足，VP 脉冲引起"人工性室性早搏"，位于心室肌有效不应期内的 VP 脉冲（S_2）发生了功能性失夺获

（三）双心脏起搏器共存

旧心脏起搏器电耗竭后仍留置于体内，患者又植入第二台永久或临时心脏起搏器，或者，患者植入永久心脏起搏器后临时心脏起搏器并未撤除，两台心脏起搏器共存，可引起竞争性心律失常（图 27-5）。旧心脏起搏器可因电耗竭而出现感知和（或）起搏故障（详见：第二十六章　第十一节　双起搏器）。

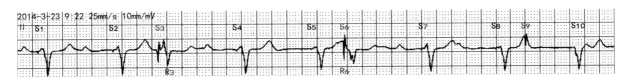

图 27-5　双心脏起搏器竞争性心律失常

患者体内有新旧两台单心室起搏器，旧心脏起搏器电耗竭，单极起搏；新心脏起搏器，模式 VVI，LR 60 次 / 分，双极起搏。心电图显示：窦性心律、三度房室阻滞，较为明显的 VP 脉冲（S_3、S_6、S_9）频率缓慢、节律规整，QRS 波群不重整心室起搏间期，脱离心室肌有效不应期的 VP 脉冲（S_3、S_6）引起心室除极，S_9 位于心室肌有效不应期内而发生了功能性失夺获，考虑：旧心脏起搏器心室感知不足、心室起搏功能正常、起搏频率明显减慢，提示心脏起搏器电耗竭。低矮的 VP 脉冲（S_1、S_2、S_4、S_5、S_7、S_8、S_{10}）由新心脏起搏器发放，起搏频率 60 次 / 分，R_3、R_6 重整心室起搏间期，提示新心脏起搏器心室感知功能和起搏功能正常，旧心脏起搏器因心室感知不足而与新心脏起搏器的起搏心律竞争

二、竞争性心律失常的心电图表现

（一）起搏节律不能重整

不应期外的自身心搏不能抑制预期的起搏脉冲发放，不重整起搏间期，起搏心律与自身心律形成并行心律。

（二）等频性分离

当心室起搏频率与自身心室率接近时，各自激动心室，形成等频性分离；但等频性分离现象较少见于心房起搏时。

（三）融合波与假性融合波

当起搏频率与自身频率接近时，可形成融合波或假性融合波。

（四）快速性竞争性心律失常

1.房性心律失常

AP 脉冲若落入心房易损期（相当于 R 波降支或 S 波升支），可引起房性心动过速、心房扑动或心房颤动。

2.室性心律失常

VP 脉冲若落入心室易损期（相当于 T 波顶峰前 20~30 ms），可引起室性心动过速（图 27-6）、心室扑动、心室颤动。一般情况下，诱发心室颤动的阈值常为心室起搏阈值的 10~20 倍，即使 VP 脉冲落入心室易损期也不足以诱发心室颤动。但在低血钾、严重的心肌缺血（如急性心肌梗死）、洋地黄中毒、应用儿茶酚胺类及拟肾上腺素等药物时，位于心室易损期内的 VP 脉冲有可能诱发心室颤动（图 27-7）。

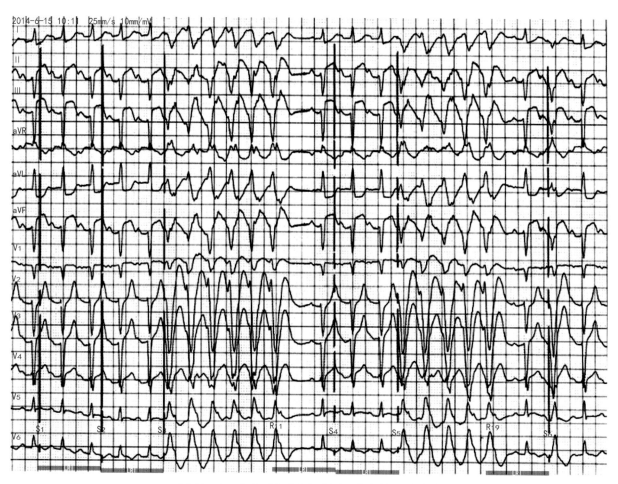

图 27-6　心室感知不足引起短阵室性心动过速

患者，男，62 岁，因"胸闷 1 小时"入院，临床诊断：冠心病、急性下壁心肌梗死、高血压病。入院后出现高度房室阻滞，植入临时心脏起搏器，模式 VVI，LR 60 次/分，LRI 1000 ms。心电图显示：窦性心动过速，急性下壁心肌梗死，心室起搏心律，VVI 工作方式，窦性激动下传产生的 QRS 波群不被心脏起搏器感知，S_1、S_2、S_4 位于心室肌有效不应期内而发生了功能性失夺获，S_3、S_5 位于心室易损期内，引发短阵室性心动过速（VT），S_6 位于心室肌应激期内，引起心室除极，频率快于窦性心率的室性 QRS 波群可被心脏起搏器感知，抑制预期的 VP 脉冲发放，$R_{11}S_4=R_{19}S_6=LRI$，由此可排除噪声反转，提示间歇性心室感知不足、心室起搏功能正常。VT 与心室起搏的 QRS 波群形态近似，推测 VT 起源于心室导线头端附近，心脏起搏器探测到的心室腔内电信号振幅（或斜率）高于窦性心搏，故被感知（湖南省湘西土家族苗族自治州人民医院，蒋勇供图）

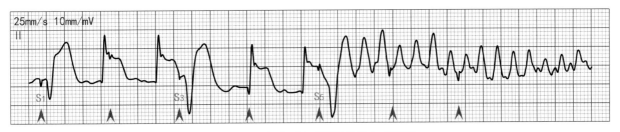

图 27-7　心室感知不足引起心室颤动

患者，男，61 岁，临床诊断：急性下壁心肌梗死，行临时心脏起搏，模式 VVI，LR 80 次 / 分。心电图显示：VP 脉冲（箭头所示）固定频率发放，心室感知功能不足，部分 VP 脉冲位于心室肌有效不应期内而发生了功能性失夺获，S_1、S_3、S_5 处 VP 脉冲引起心室除极，S_5 位于心室易损期内引发心室颤动。X 线影像示心室导线脱位，重新调整心室导线至右心室心尖部，提高心室感知灵敏度后，心室颤动未再发作（引自郑甲林）

第二节 **起搏反复搏动**

任何起搏点发出的激动引起心房或心室除极后，沿另一途径再次激动心房或心室，形成反复搏动，若如此重复出现，即形成反复搏动二联律。根据反复搏动的起源部位分为房性、交界性、室性反复搏动。起搏引发的反复搏动以室性反复搏动最常见。

一、心房起搏反复搏动

（一）产生机制

AAI（R）起搏时，心房激动下传心室的过程中又循另一路径回传心房产生逆行 P^- 波，激动再次下传心室，形成心房起搏 - 反复搏动（图 27-8）。当反复搏动的"反复时间"较短时，逆行 P^- 波常融合于前一 T 波之中，P 波极性判断困难，与普通的房性早搏二联律不易区分，改变起搏频率，上述现象稳定的重复出现，则支持反复搏动（图 27-9）。

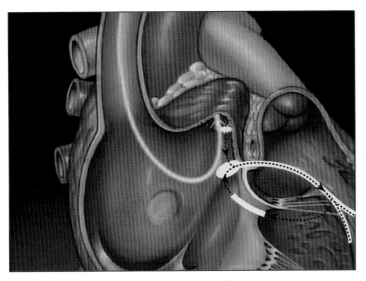

图 27-8　心房起搏反复搏动示意图

第二十七章　心脏起搏器相关的心律失常

843

（二）心电图表现

1. 完全性心房起搏反复搏动

心电图表现为：心房起搏的 P′ 波 – 室上性 QRS 波群 – 逆行 P¯ 波，室上性 QRS 波群有时可伴室内差异性传导而变形（图 27-9）。

2. 不完全性心房起搏反复搏动

心电图表现为：心房起搏的 P′ 波 – 逆行 P¯ 波。

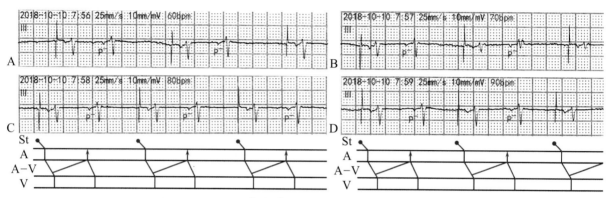

图 27-9　AAI 工作方式时的完全性心房起搏反复搏动

患者，女，75 岁，因 "窦房结功能障碍" 植入 Biotronik Effecta D 双腔心脏起搏器，心房导线位于右心耳，模式 DDD，PAVI 300 ms。A. 基础频率 60 次 / 分。B. 基础频率 70 次 / 分。C. 基础频率 80 次 / 分。D. 基础频率 90 次 / 分。心电图显示 AAI 工作方式，心房起搏的 P′ 波下传产生室上性 QRS 波群，激动逆传心房产生逆行 P¯ 波，再次下传心室产生室上性 QRS 波群，有时伴有室内差异性传导。不同的起搏频率，上述现象重复出现

二、心室起搏反复搏动

（一）产生机制

心室起搏发生室房逆传，产生逆行 P¯ 波，激动再次经房室结（或其他传导途径）下传心室，则形成起搏性室性反复搏动，若如此重复出现，即形成起搏性室性反复搏动二联律；若两次心室起搏，一次逆传心房，再下传激动心室，则形成起搏性室性反复搏动三联律。AP 脉冲失夺获时，双腔心脏起搏器按设置的起搏 AV 间期（PAVI）起搏心室，逆传激动常位于心房肌应激期内而产生逆行 P¯ 波。

（二）心电图表现

1. 完全性心室起搏反复搏动

心电图表现为：心室起搏 QRS 波群 – 逆行 P¯ 波 – 室上性 QRS 波群，室上性 QRS 波群有时可伴室内差异性传导而变形（图 27-10，图 27-11）。

2. 不完全性心室起搏反复搏动

心电图表现为：心室起搏 QRS 波群 – 室上性 QRS 波群，室上性 QRS 波群有时可因室内差异性传导而变形。

（三）鉴别诊断

心室起搏除极心室后，激动在心室内传导并发生单次折返，产生不同于起搏 QRS 波群的宽大畸

形室性 QRS 波群，心电图表现为"心室起搏 QRS 波群 – 室性 QRS 波群"，若反复出现，可呈二联律，激动折返恒定时，联律间期固定（图 27-12）。心室起搏激动发生心室内单次折返时，第二个 QRS 波群为室性，两个 QRS 波群之间无逆行 P⁻ 波，可与心室起搏反复搏动相鉴别。

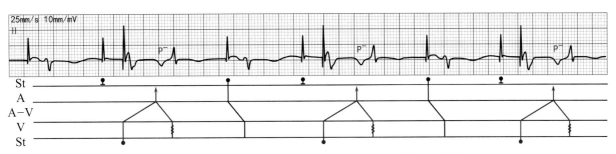

图 27-10　间歇性心房起搏故障合并心室起搏反复搏动

患者因"窦房结功能障碍"植入双腔心脏起搏器，模式 DDD，LR 60 次 / 分，PAVI 275 ms。心电图显示：部分 AP 脉冲后心房失夺获，PAVI 结束时发放 VP 脉冲，激动缓慢逆传除极心房产生逆行 P⁻ 波，心房激动再次下传心室，形成反复搏动，QRS 波群因室内差异性传导而变形（解放军总医院，崔俊玉供图）

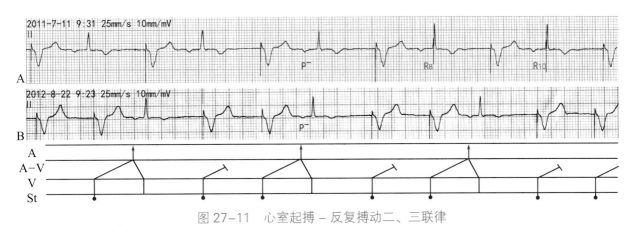

图 27-11　心室起搏 – 反复搏动二、三联律

患者，女，73 岁，植入单心室起搏器，模式 VVI，LR 70 次 / 分。A. 心电图显示心室起搏 QRS 波群 – 逆行 P⁻ 波 – 室上性 QRS 波群，心室起搏的 QRS 波群与自身 QRS 波群交替出现，呈二联律，R_8、R_{10} 为假性心室起搏融合波。B. 心电图显示每两个心室起搏的 QRS 波群后出现一个逆行 P⁻ 波下传心室，呈三联律

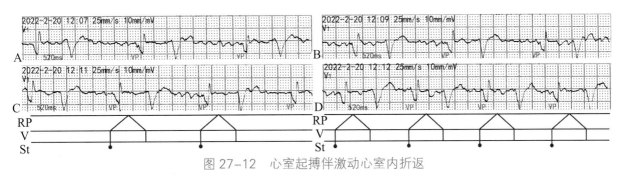

图 27-12　心室起搏伴激动心室内折返

患者，男，52 岁，因"扩张型心肌病、心力衰竭、心房颤动"植入 Medtronic Egida VR D394VRG 单腔植入型心律转复除颤器（ICD），同时行房室结射频消融术，6935-65 cm 除颤导线植于右心室高位间隔部，负责心室感知和除颤；3830-69 cm 导线植于左束支区域，负责心室起搏，模式 VVI。A~D LR 分别为 60、70、80、100 次 / 分。心电图显示：心房颤动，VVI 工作方式，室性早搏二联律，不同的起搏频率下，室性早搏的 QRS 波形及联律间期固定

三、起搏反复搏动的临床处理

（一）改变起搏频率

起搏反复搏动常在一定的起搏频率时发生，通过程控改变起搏频率，可以消除反复搏动。

（二）提高自身心率

提高自身心率可相应地减少室房逆传，从而减少起搏反复搏动的发生。

（三）改变起搏模式

抗心律失常药物常难以有效控制心室起搏反复搏动，通过程控仪改变起搏模式，由VVI（R）模式改为DDD（R）或DDI（R）、VDD（R）、AAI（R）模式，可以消除室房逆传，可减少或消除心室起搏反复搏动，也可以消除心室起搏－心室内折返引起的室性早搏。

（四）确保心房起搏功能正常

调整心房导线的位置或增加起搏能量输出，可恢复正常的心房起搏功能，从而避免心室激动逆传时除极心房，减少反复搏动的发生。

第三节　起搏器介导性心动过速

心脏起搏器参与的起搏频率≥100次/分的心动过速统称为起搏器介导性心动过速（pacemaker mediated tachycardia，PMT）。PMT发生的原因多种多样，可以是频率应答、激动折返、磁铁频率、起搏器奔放，也可以是心房线路感知快速的心房电信号或干扰信号触发快速的心室起搏等。PMT影响患者的血流动力学，必须准确诊断和及时处理。

一、起搏器介导性心动过速的分类

（一）按照PMT的产生原因

PMT按照其产生原因分为：传感器驱动的PMT，折返性PMT，跟踪性PMT，心房心室导线反接引起的PMT，磁铁频率，起搏器奔放。

（二）按照PMT的起搏心腔

PMT按照其起搏的心腔分为：快频率心房起搏（如AAIR起搏、心房心室导线反接），快频率心室起搏，快频率房室顺序起搏（如DDDR起搏）。

二、传感器驱动的起搏器介导性心动过速

具有频率应答功能的心脏起搏器可感知患者身体活动、情绪波动等，引发起搏频率增快。

（一）常见情况

具有频率应答功能的心脏起搏器感知患者机体代谢增强时，均可出现起搏频率增快。例如：体动传感器感知机体运动、颠簸、肌肉抽搐（如癫痫发作）、脉冲发生器局部受压或震动时；每分通气量传感器感知呼吸增快时；依靠测量QT间期改变起搏频率的心脏起搏器，运动或药物缩短QT间期时；具有闭环刺激功能的心脏起搏器在运动、交感神经兴奋引起心肌收缩力增强时。

（二）心电图表现

伴随患者运动及情绪激动，起搏频率逐渐增快，不超过最大传感器频率（MSR），单心房起搏器（AAIR 模式）表现为快速心房起搏；单心室起搏器（VVIR、VVI-CLS 等模式）表现为快速心室起搏；双腔心脏起搏器（DDDR、DDD-CLS、DDIR 等模式）表现为以心房为基础的快速起搏，即心房起搏或房室顺序起搏。随着患者运动终止或情绪平稳，起搏频率逐渐减慢至低限频率。

三、折返性起搏器介导性心动过速

（一）折返性起搏器介导性心动过速的诱因

1. 室房逆传

心室起搏或室性早搏（PVC）的激动逆传心房引起心房除极产生逆行 P⁻ 波，逆行 P⁻ 波位于心室后心房不应期（PVARP）外，被心房线路感知，触发心室起搏，如此反复，形成折返性 PMT（图 27-13，图 27-14A，图 27-15）。植入双腔心脏起搏器的患者，逆行 P⁻ 波的促发因素有：

（1）心房失夺获：双腔或心脏再同步化治疗（CRT）起搏器，若 AP 脉冲失夺获，PAVI 结束时发放 VP 脉冲，心室起搏激动逆传心房，心房肌处于应激期而产生逆行 P⁻ 波（图 27-14B，图 27-18~ 图 27-21）。

（2）心房肌有效不应期短：心室起搏激动逆传时，心房肌可因脱离了有效不应期而产生逆行 P⁻ 波。

（3）心房感知过度：心房过感知肌电等干扰信号而触发心室起搏，心室起搏激动逆传引起心房除极，产生逆行 P⁻ 波，被心房线路感知，触发心室起搏，如此反复，形成折返性 PMT（图 27-14C，图 27-22）。

（4）心房感知不足：不应期外的自身心房波之后心脏起搏器仍顺序发放 AP、VP 脉冲，因心房肌已脱离了有效不应期，心室起搏激动逆传除极心房，产生逆行 P⁻ 波，再次触发心室起搏，引发折返性 PMT（图 27-14D，图 27-23）。

（5）房性早搏：因受上限跟踪频率限制，房性早搏出现时，SAVI 延长，心室起搏激动逆传心房，心房肌脱离了有效不应期而产生逆行 P⁻ 波（图 27-14E，图 27-24）。

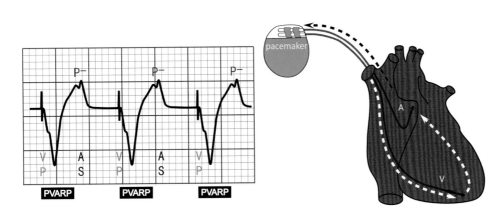

图 27-13　折返性起搏器介导性心动过速的发生机制示意图

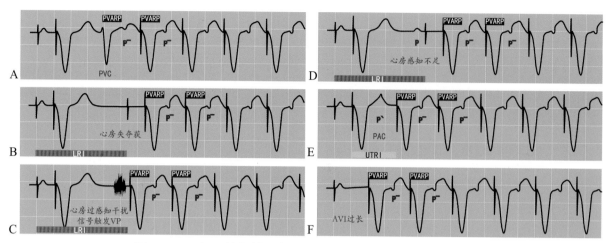

图 27-14　折返性起搏器介导性心动过速的诱发因素示意图

A. PVC 激动逆传心房产生逆行 P⁻ 波，P⁻ 波位于 PVARP 外，触发心室起搏，如此反复，引起 PMT。B. AP 脉冲失夺获使随后的心室起搏激动逆传容易引起心房除极，产生的逆行 P⁻ 波若位于 PVARP 外，则引起 PMT。C. 心房过感知干扰信号触发心室起搏，激动逆传容易引起心房除极，产生的逆行 P⁻ 波若位于 PVARP 外，则引起 PMT。D. 心房线路对自身 P 波感知不足，却感知心室起搏激动逆传心房所产生的逆行 P⁻ 波，从而引起 PMT。E. 因受上限跟踪频率限制，PAC 时 SAVI 延长，室房逆传时心房肌脱离了有效不应期而产生逆行 P⁻ 波，引发 PMT。F. AVI 设置过长，心室起搏激动逆传时，心房肌脱离了有效不应期而产生逆行 P⁻ 波，引发 PMT。AVI：房室间期；LRI：低限频率间期；PAC：房性早搏；PVARP：心室后心房不应期；PVC：室性早搏；UTRI：上限跟踪频率间期

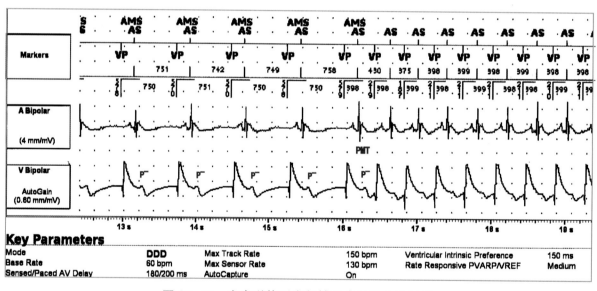

图 27-15　室房逆传引发起搏器介导性心动过速

患者植入 Abbott（ST. JUDE）双腔心脏起搏器，模式 DDD，基本频率 60 次 / 分，PAVI 200 ms，SAVI 180 ms，最大跟踪频率（MTR）150 次 / 分。标记通道显示，心脏起搏器自动模式转换（AMS）为 DDI 模式，心室起搏激动逆传心房产生的逆行 P⁻ 波，标记为心房感知（AS），但不触发心室起搏，心脏起搏器由 DDI 模式转为 DDD 模式后，心室起搏激动逆传心房产生逆行 P⁻ 波，逆行 P⁻ 波触发心室起搏，如此反复导致 PMT，其频率不超过 MTR

（6）房室间期（AVI）过长：心脏起搏器设置的 AVI 较长或特殊功能运行，如 Medtronic 心脏起搏器 Search AV、Search AV+、心房夺获管理功能运行时（图 27-17）；Vitatron A、E、G、Q 系列心脏起搏器 Reduced VP+ 功能；芯彤心脏起搏器自身房室传导（NAVC）功能；Vitatron C、T 系列心脏起搏器精确的心室起搏（RVP）功能；Abbott（ST. JUDE）心脏起搏器自动自身传导搜索（AICS）或心室自身优先（VIP）功能；Biotronik 心脏起搏器自主心律支持（IRSplus）功能；Boston Scientific 心脏起搏器 AV 搜索滞后（AVSH）和增强型 AV 搜索（AVS+）功能，均可引起较长的 AVI，从而使心室起搏激动逆传心房时，心房肌脱离了前一心房激动所形成的有效不应期而产生逆行 P⁻ 波（图 27-14F，图 27-25~ 图 27-27）。

2. 心室后心房不应期过短

PVARP 设置过短时，心室激动逆传所产生的逆行 P⁻ 波易位于 PVARP 外触发心室起搏，甚至引起 PMT。

3. 室性早搏反应

心脏起搏器针对 PVC 做出的反应旨在预防 PMT，有时却引发 PMT（图 27-16）。

（1）PVC 后 PVARP 自动延长：PVC 发生时 PVARP 延长一次，逆行 P⁻ 波位于 PVARP 内不触发心室起搏，心脏起搏器按心房逸搏间期发放 AP 脉冲，AP 脉冲位于逆行 P⁻ 波所造成的心房肌有效不应期内而发生功能性失夺获，PAVI 结束时发放 VP 脉冲，激动再次逆传，此时心房肌脱离了有效不应期产生了逆行 P⁻ 波且 PVARP 已恢复正常，逆行 P⁻ 波发生心房感知而触发心室起搏，引起 PMT（图 27-16A）。

（2）A Pace on PVC 功能：PVC 出现时，逆行 P⁻ 波位于 PVARP 内而成为心房不应期感知（AR）事件，AR 事件后 330 ms 处发放 AP 脉冲，此时心房肌仍处于有效不应期，AP 脉冲失夺获，随后的心室起搏激动逆传心房产生逆行 P⁻ 波，脱离 PVARP 的逆行 P⁻ 波触发心室起搏并引起折返性 PMT（图 27-16B，图 27-28）。

（二）折返性起搏器介导性心动过速的产生条件

1. 心脏起搏器的类型及模式

心脏起搏器必须具有感知心房电信号并触发心室起搏的功能，如双腔心脏起搏器、CRT 起搏器或具有心房跟踪功能的单心室起搏器，模式为 DDD（R）或 VDD（R）。

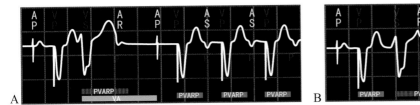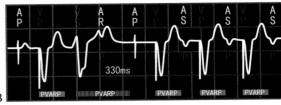

图 27-16 室性早搏反应引发折返性起搏器介导性心动过速的示意图

A. PVC 后 PVARP 延长，逆行 P⁻ 波位于 PVARP 内而成为 AR 事件，心房逸搏间期结束时发放 AP 脉冲，此时心房肌仍处于有效不应期，AP 脉冲失夺获，PAVI 结束时发放 VP 脉冲，激动再次逆传，此时 PVARP 恢复正常，而且心房肌脱离了有效不应期产生逆行 P⁻ 波，逆行 P⁻ 波位于 PVARP 外触发心室起搏，如此反复，引起折返性 PMT。
B. 心脏起搏器开启 A Pace on PVC 功能，PVC 出现时，逆行 P⁻ 波位于 PVARP 内而成为 AR 事件，AR 事件后 330 ms 处发放 AP 脉冲，此时心房肌仍处于有效不应期，AP 脉冲失夺获，随后心室起搏激动逆传心房产生逆行 P⁻ 波，脱离 PVARP 的逆行 P⁻ 波触发心室起搏并引起折返性 PMT

2.室房逆传

患者必须具备室房传导功能，而且室房逆传时间长于心脏起搏器设置的 PVARP。临床上，约 2/3 的窦房结功能障碍患者和 20%~35% 的房室阻滞患者存在室房逆传。

3.心房肌

心房肌具有可兴奋性，室房逆传的激动处于心房肌的应激期内。

（三）折返性 PMT 的产生机制

逆行 P⁻ 波被心房线路感知，触发心室起搏，再逆传心房，室房逆传激动处于心房肌应激期内，再次产生逆行 P⁻ 波，再次被心房线路感知并触发心室起搏，周而复始形成折返性 PMT（图 27-17~图 27-28）。

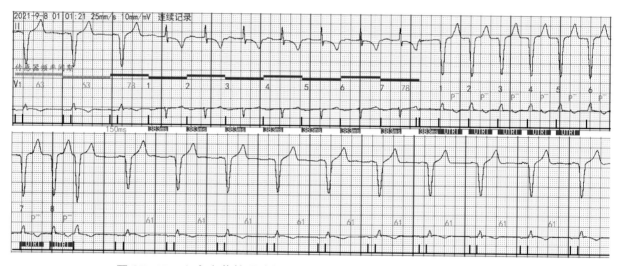

图 27-17　心房夺获管理功能运行引发折返性起搏器介导性心动过速

患者，男，85 岁，植入 Medtronic Sensia SEDRL1 双腔心脏起搏器，模式 DDDR，LR 60 次 / 分，PAVI 150 ms，SAVI 120 ms，上限跟踪频率（UTR）130 次 / 分，心房夺获管理（ACM）功能开启，每日 1 : 00 : 00 测试，Search AV+ 功能开启，AV 间期最大延长值 170 ms。心脏起搏器开始以传感器频率房室顺序起搏，运行 ACM 功能时起搏频率增加 15 次 / 分（变为 78 次 / 分），PAVI=383 ms，持续七个心动周期后，在心房超速起搏的基础上提前 70 ms 发放测试的心房起搏脉冲，其后 70 ms 处发放备用的心房起搏脉冲，延长的 PAVI 内无心室感知事件出现，发放 VP 脉冲后 ACM 暂停，随后室房逆传并引发 PMT，快速的心室起搏频率并未达到 UTR，但 SAVI 大于程控值，心脏起搏器以延长的 AV 间期心室起搏八次后 AV 间期恢复程控值，为 Search AV+ 功能运行的表现，SAVI 缩短后室房逆传消失，PMT 随即终止

（四）折返性起搏器介导性心动过速的特点

1.发作

心动过速"突发突止"，可由室性或房性早搏等因素诱发。

2.频率

折返性 PMT 的频率主要取决于以下因素：

（1）室房逆传时间。

（2）心脏起搏器的 SAVI、PVARP。

（3）上限跟踪频率（UTR）：PMT的心室起搏频率不超过心脏起搏器所设置的UTR，AS-VP间期≥程控的SAVI。

3. 节律

（1）室房传导时间固定时，RR间期规则。

（2）室房传导时间虽不固定，但PMT以UTR进行，RR间期可规则。

（3）室房传导时间不固定，但SAVI固定时，RR间期不规则。

4. 波形

QRS波群前有VP脉冲（有时体表心电图VP脉冲不显著），后有逆行P⁻波，QRS波形与心室导线植入位置（可由手术记录、影像检查获知）相吻合。

5. 持续时间

（1）起搏器介导性心动过速干预（PMTI）功能开启者，心脏起搏器可在设定的心动周期后终止PMT。

（2）无PMTI功能者，PMT可持续存在，发生室房阻滞时，PMT可自行终止（图27-19，图27-21）。

6. 治疗反应

（1）药物治疗：折返性PMT对抗心律失常药物治疗反应不佳。

（2）磁铁反应：放置磁铁可终止折返性PMT，与跟踪性PMT不同，折返性PMT在取走磁铁后一般不易即刻复发。

四、跟踪性起搏器介导性心动过速

（一）室上性心律失常跟踪性起搏器介导性心动过速

室上性心律失常（窦性心动过速、阵发性室上速、房性心动过速、心房扑动、心房颤动）的心房波被心房线路感知，触发心室起搏，导致PMT，无须室房逆传的P⁻波参与。

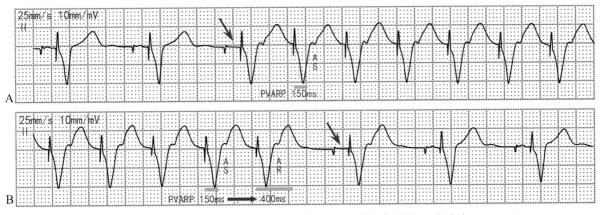

图27-18　间歇性心房起搏故障引发起搏器介导性心动过速

患者因"窦房结功能障碍"植入双腔心脏起搏器，模式DDD，LR 60次/分，PAVI 170 ms，SAVI 150 ms，UTR 105次/分。心悸时应用普罗帕酮未能终止心动过速。A. PVARP 150 ms，箭头所示的AP脉冲失夺获，随后心室起搏激动逆传心房产生逆行P⁻波，逆行P⁻波位于PVARP外，发生心房感知（AS），触发心室起搏，产生PMT。B. 将PVARP由150 ms延长至400 ms，逆行P⁻波位于PVARP内而成为AR事件，不再触发心室起搏，PMT随即终止，箭头所示处为心房起搏故障（解放军总医院，崔俊玉供图）

851

第二十七章　心脏起搏器相关的心律失常

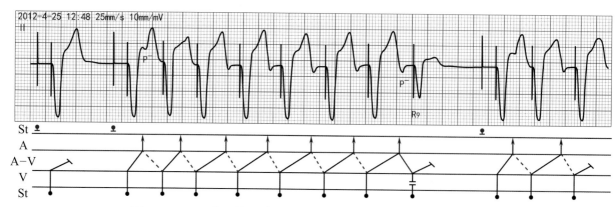

图 27-19 心房起搏故障引发的起搏器介导性心动过速自行终止

患者，男，65 岁，植入双腔心脏起搏器，模式 DDD，LR 60 次 / 分，PAVI 180 ms。心电图显示：AP 脉冲后无相应的心房波，提示心房起搏故障。心室起搏激动逆传心房产生逆行 P⁻ 波，逆行 P⁻ 波位于 PVARP 之外，触发心室起搏，产生 PMT，室房逆传呈文氏型阻滞，RP⁻ 间期逐渐延长，导致 PMT 节律不齐，直至起搏的 QRS 波群后逆行 P⁻ 波脱漏，PMT 自行终止，R₉ 为心室起搏融合波（山东省泰安市中心医院，杜振兰供图）

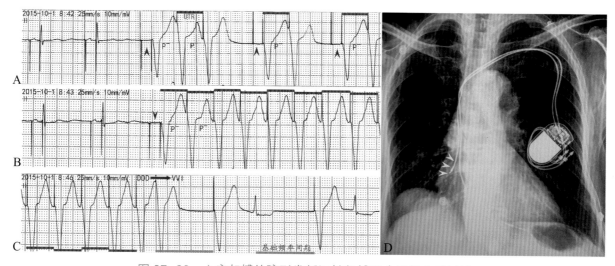

图 27-20 心房起搏故障引发折返性起搏器介导性心动过速

患者，女，81 岁，因"窦房结功能障碍"植入 Biotronik Axios D 双腔心脏起搏器 5 年，心房被动固定导线植于右心耳（RAA），模式 DDD，基础频率 60 次 / 分，UTR 130 次 / 分，PAVI 180 ms，SAVI 135 ms，心房不应期（ARP）375 ms，单极起搏。A. 房室顺序起搏，AP 脉冲后间断无相应的心房波（红箭头所示），提示间歇性心房起搏故障，促发室房逆传，逆行 P⁻ 波位于 PVARP 之外，被心房线路感知，触发心室起搏，起搏频率不超过 UTR。B. AP 脉冲失夺获（红箭头所示）促发心室起搏激动逆传心房产生逆行 P⁻ 波，逆行 P⁻ 波位于 PVARP 之外触发心室起搏，产生 PMT。C. 将 DDD 模式程控为 VVI 模式后 PMT 终止。D. X 线影像显示心房导线脱位（不在 RAA），但头端仍位于右心房内（黄箭头所示）

1. 特点

（1）每个 QRS 波群前都有 VP 脉冲。

（2）部分导联（如 Ⅱ、V₁）在 VP 脉冲前可见心房波。

（3）心室率等于或接近最大跟踪频率（MTR），可出现心脏起搏器文氏现象或 2 ：1 阻滞现象（图 27-29）。

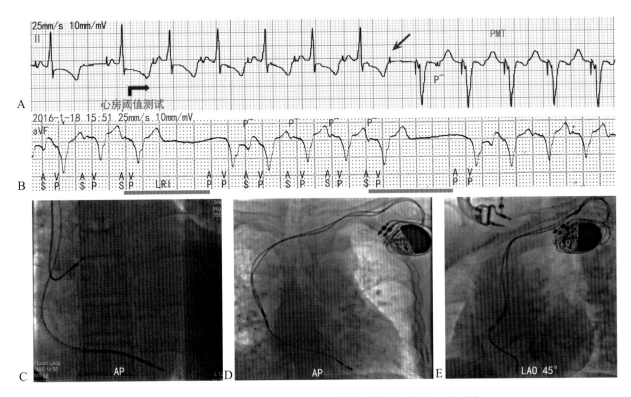

图 27-21　心房失夺获引发折返性起搏器介导性心动过速

A、C 为同一个患者，男，52 岁，因"冠心病、陈旧性前间壁心肌梗死、心力衰竭、阵发性室性心动过速、慢性肾衰竭"植入 Abbott（ST. JUDE） Fortify DR 2231-40 ICD，模式 DDD，基本频率 60 次 / 分，PAVI 300 ms，SAVI 275 ms。心房阈值测试（起搏频率 90 次 / 分，PAVI=350 ms）时，随着心房起搏电压递减，箭头所示处出现心房失夺获，随后的心室起搏激动逆传心房，产生逆行 P⁻ 波并引发 PMT，X 线影像（图 C）显示心房、心室导线位置正常（中国人民解放军联勤保障部队第 980 医院，李洁供图）。B、D、E 为同一个患者，女，79 岁，因"窦房结功能障碍、阵发性心房颤动"植入 Vitatron C50 D 双腔心脏起搏器 6 年，模式 DDD，LR 60 次 / 分，MTR 130 次 / 分，PAVI 180 ms，SAVI 150 ms，双极起搏，患者因心悸就诊。心电图显示 QRS 波群节律不齐，其后可见逆行 P⁻ 波，排除心房颤动，尽管未见明显的起搏脉冲，推测心房起搏故障，心室起搏的激动逆传心房，引发短阵折返性 PMT，室房逆传呈文氏型，当室房传导中断时，PMT 自行终止，X 线影像（图 D、图 E）显示心房导线脱位

（4）放置磁铁，心脏起搏器转为磁铁频率起搏，跟踪性 PMT 终止，并可显示自身室上性心律失常，移走磁铁后，常因室上性心律失常仍存在而使心动过速即刻复发（图 27-33）；可通过抗心律失常药物治疗室上性心律失常从而减慢跟踪性 PMT 频率或消除跟踪性 PMT。

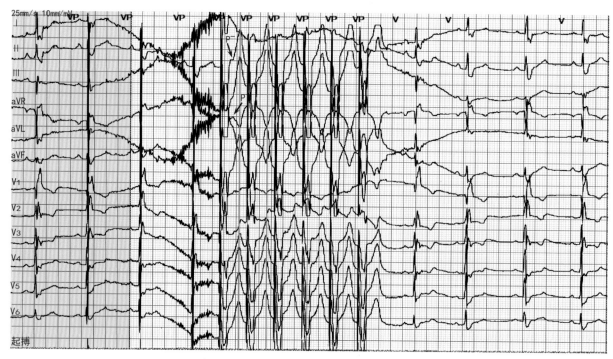

图 27-22　心房过感知肌电信号引发折返性起搏器介导性心动过速

患者植入双腔心脏起搏器，模式 DDD，LR 60 次 / 分。心电图显示：窦性心律，右束支阻滞，肌电信号触发心室起搏，随后出现室房逆传，心室起搏的 QRS 波群后可见逆行 P⁻ 波（箭头所示），随后出现短阵快速的心室起搏

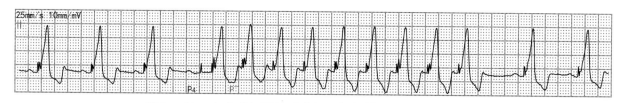

图 27-23　心房感知不足引发折返性起搏器介导性心动过速

患者植入双腔心脏起搏器，模式 DDD，LR 60 次 / 分。心电图显示窦性心律，心脏起搏器呈 VAT 工作方式，P_4 未抑制预期的 AP 脉冲发放，提示间歇性心房感知不足，P_4 后的 AP 脉冲发生了功能性失夺获，促使心室起搏激动逆传心房产生逆行 P⁻ 波，逆行 P⁻ 波触发心室起搏，引起折返性 PMT，随着室房逆传的终止，PMT 自行终止

2. 窦性心动过速引起的跟踪性起搏器介导性心动过速

窦性心动过速引起的跟踪性 PMT，心电图有窦性 P 波，心室起搏频率随着窦性心率逐渐增快与减慢，起搏 QRS 波群形态可固定不变（如三度房室阻滞时完全心室起搏）或因不同程度的融合而变化（图 27-29，图 27-30）。

3. 心房颤动引起的跟踪性起搏器介导性心动过速

心房颤动时，频率快速、节律不齐的 f 波被感知，触发频率快速的心室起搏，心室起搏节律多不匀齐，常见不同程度的心室起搏融合波（图 27-31，图 27-32）。

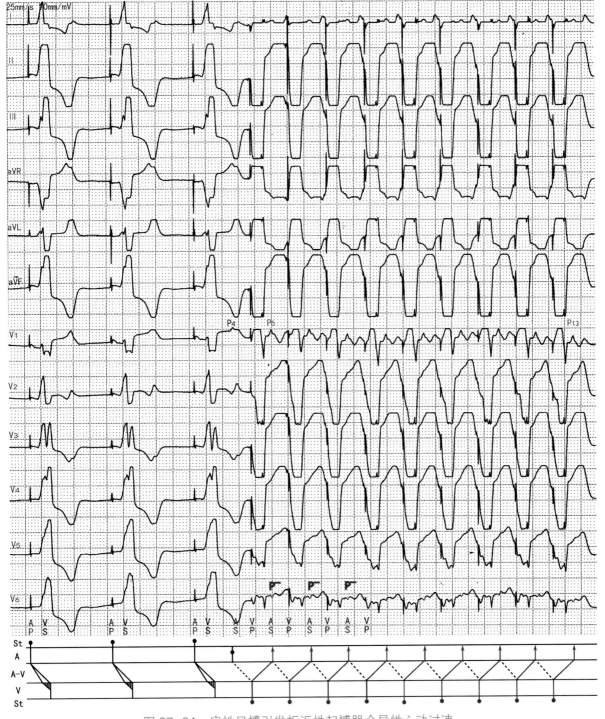

图 27-24　房性早搏引发折返性起搏器介导性心动过速

　　患者，男，42 岁，临床诊断：肥厚型心肌病、窦房结功能障碍、B 型心室预激，植入双腔心脏起搏器，心房导线位于右心耳，心室导线植于右心室心尖部（RVA），模式 DDD，LR 60 次 / 分，UTR 130 次 / 分。心电图检查显示：起搏心律，心脏起搏器呈 "AP-VS" 和 "AS-VP" 工作方式，AP 脉冲后有相应的心房波，提示心房起搏功能正常；AP 脉冲至自身 QRS 波群起始的间距为 100 ms，自身 QRS 波群宽大畸形，初始钝挫，符合 B 型心室预激的特点，自身 QRS 波群可抑制预期的 VP 脉冲发放，提示心室感知功能正常；房性早搏（P_4）受阻于房室旁道不应期而下传延缓或中断，P_4 触发 VP 脉冲发放，提示心房感知功能正常；VP 脉冲后的 QRS 波群呈类左束支阻滞图形，在下壁导联主波负向，符合 RVA 起搏的特点，心室起搏功能正常。心室起搏激动发生室房逆传，心房肌脱离了有效不应期而产生逆行 P^- 波（$P_5 \sim P_{13}$），再次触发心室起搏，如此反复引起折返性 PMT，其频率不超过 UTR（河南省人民医院，孙汝平供图）

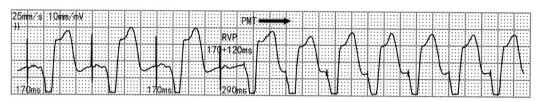

图 27-25　精确的心室起搏功能运行引发起搏器介导性心动过速

　　患者植入 Vitatron 双腔心脏起搏器，模式 DDD，LR 75 次 / 分，PAVI 170 ms，精确的心室起搏（RVP）功能开启，AV 间期延长值 120 ms。心电图显示：PAVI 自动延长至 290 ms 时，心室起搏激动产生逆行 P⁻ 波，逆行 P⁻ 波被心房线路感知触发心室起搏，引发 PMT

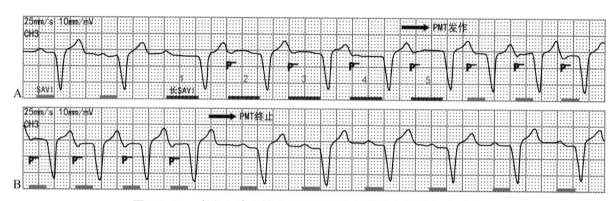

图 27-26　自主心律支持功能运行引发起搏器介导性心动过速

　　患者，男，73 岁，因"房室阻滞"植入 Biotronik 双腔心脏起搏器，AV 滞后：自主心律支持（IRSplus），AV 重复周期 5，AV 扫描周期 5。患者近 1 个月出现阵发性心悸，行动态心电图检查。A. 心脏起搏器呈 VAT 工作方式，开始 SAVI 较短，突然延长至 400 ms，维持五个心动周期，期间心室起搏激动缓慢逆传心房产生逆行 P⁻ 波，逆行 P⁻ 波被心房线路感知而触发心室起搏，五个 AV 扫描周期内无 VS 事件，SAVI 恢复较短的程控值，此时出现折返性 PMT。B. 逆行 P⁻ 波消失时，PMT 自行终止。程控测定室房逆传间期为 410 ms，将 PMT 保护功能中的 VA 标准程控为 450 ms，同时关闭 IRSplus 功能，PMT 未再发生（引自施露）

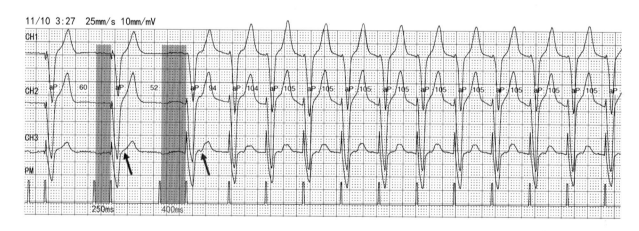

图 27-27　心室自身优先功能引发起搏器介导性心动过速

　　患者，女，55 岁，植入 Abbott（ST. JUDE）双腔心脏起搏器，模式 DDD，基本频率 60 次 / 分，PAVI 250 ms，VIP 150 ms。心电图显示：起初两跳心脏起搏器以 250 ms 的 PAVI 房室顺序起搏，心室起搏 QRS 波群后无逆行 P⁻ 波（蓝箭头所示），第三跳 PAVI 延长至 400 ms，心室起搏 QRS 波群后出现逆行 P⁻ 波（红箭头所示），逆行 P⁻ 波被心房线路感知而触发心室起搏，如此反复，引发了折返性 PMT

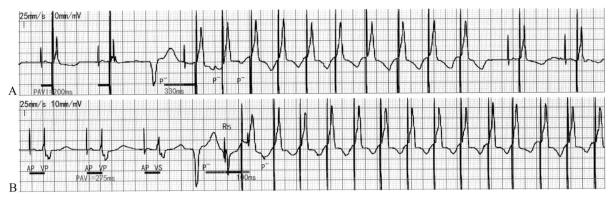

图 27-28 A Pace on PVC 功能引发起搏器介导性心动过速

患者，女，78 岁，因"二度房室阻滞"植入 Abbott（ST. JUDE）Zephyr XL DR 5826 双腔心脏起搏器，模式 DDD，基本频率 60 次 / 分，PAVI 200 ms，SAVI 150 ms，VIP 75 ms，PVC 选项：A Pace on PVC，PMT 选项：关闭。心电图显示：PVC 后逆行 P⁻ 波成为心房不应期感知（AR）事件，A Pace on PVC 功能运行，AR 事件后 330 ms 处发放 AP 脉冲。A. AP 脉冲发生了功能性失夺获，随后的心室起搏激动逆传除极心房，触发心室起搏，激动再次逆传心房并触发心室起搏，如此反复，形成折返性 PMT，PMT 因逆行 P⁻ 波位于 PVARP 内而自行终止。B. R₅ 位于心房后心室空白期内，275 ms 的 PAVI（VIP 功能运行状态）结束时发放 VP 脉冲，VP 脉冲发生了功能性失夺获，其后 100 ms 处发放备用的心室起搏脉冲，随后发生 PMT（陕西省人民医院，曹怿玮供图）

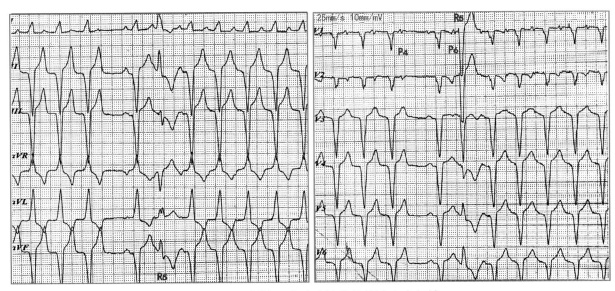

图 27-29 窦性心动过速触发的快速心室起搏

患者，女，73 岁，因"二度房室阻滞"植入双腔心脏起搏器，心室导线位于右心室心尖部（RVA），模式 DDD，LR 60 次 / 分，UTR 110 次 / 分，PAVI 180 ms，SAVI 150 ms，双极起搏。十二导联同步记录的心电图显示：Ⅱ 导联 P 波正向，形态钝圆，aVR 导联 P 波负向，V₁ 导联 P 波正负双向，诊断窦性心动过速。多数 QRS 波群宽大畸形，呈类左束支阻滞图形，心室初始除极缓慢，QRS 波形钝挫，下壁导联主波负向，胸前导联主波一致向下，符合 RVA 起搏的波形特点，尽管因双极起搏，起搏脉冲不明显，但也可据此判断为心室起搏。PR 间期逐渐延长，直至 P₄ 位于 PVARP 内，其后 QRS 波群脱漏，短 RR 间期固定（等于 UTR 间期），为心脏起搏器文氏现象。R₅ 前有窦性 P 波（P₆），心室初始除极迅速，Vi/Vt>1，Ⅰ、aVL、V₅、V₆ 导联 QRS 波群主波向上，V₁ 导联 QRS 波群呈 rS 型，r 波极窄（几乎呈一竖线），为左束支阻滞图形，考虑 P₆ 脱离了房室结不应期下传产生 R₅

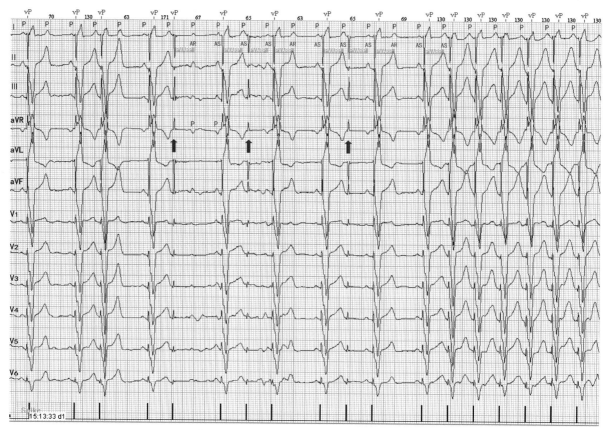

图 27-30　窦性心动过速引发的跟踪性起搏器介导性心动过速

　　患者植入双腔心脏起搏器，动态心电图检查显示：P 波频率 130 次 / 分，Ⅱ 导联正向，aVR 导联负向，V₁ 导联正负双向，诊断窦性心动过速，部分 P 波位于 T 波之中，PVARP 外的 P 波均触发心室起搏并引发短阵 PMT，提示心房感知功能正常，自身 P 波抑制了 AP 脉冲发放，图中起搏脉冲均为 VP 脉冲，VP 脉冲恰好位于 T 波终末，部分 VP 脉冲失夺获（箭头所示），其他时间段心室起搏功能正常，随后程控检测的心室起搏功能亦正常，推测导线头端接触部位的心室肌有效不应期延长，部分 VP 脉冲因位于心室肌有效不应期内而失夺获（湖北省仙桃市第一人民医院，杨亚莉供图）

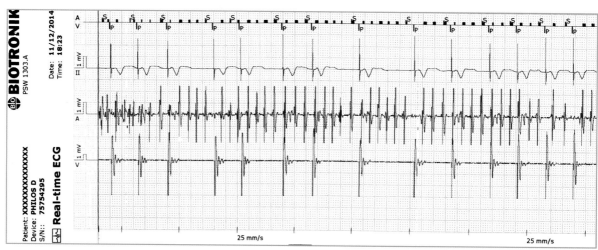

图 27-31　心房颤动触发快速的心室起搏

　　患者，男，57 岁，9 年前因"房室阻滞"植入 Biotronik Philos D 双腔心脏起搏器，模式 DDD，基础频率 60 次 / 分，UTR 120 次 / 分。心电图显示快而不齐的心室起搏，心房腔内心电图显示频率快速的心房波，为心房颤动，提示心脏起搏器感知心房波触发了快速的心室起搏

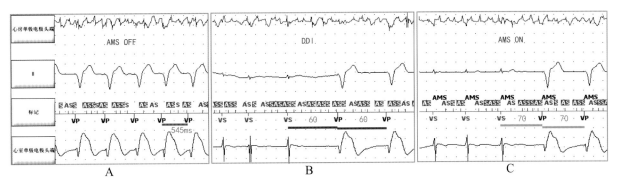

图 27-32　心房颤动触发快速的心室起搏及自动模式转换

患者，男，63 岁，因"窦房结功能障碍"植入 Abbott（ST. JUDE）Identity ADx XL DC5286 双腔心脏起搏器，双极起搏，基本频率 60 次 / 分，MTR 110 次 / 分。心房颤动发生时，通过程控仪查看心腔内心电图及标记通道。A. DDD 模式，AMS 功能关闭，心房腔内心电图显示快而不齐的心房波，标记通道显示心房感知（AS）及心房不应期感知（**AS**）标记，心室起搏（VP）频率快速（不超过 MTR）、节律不齐，AS-VP 间期不固定。B. 程控为 DDI 模式，尽管标记通道仍显示 AS 及**AS**标记，但是 AS 事件不再触发快速的心室起搏，心电图显示心房颤动，VVI 工作方式，心室起搏频率 60 次 / 分。C. AMS 功能开启，AMS 基本频率 70 次 / 分，标记通道显示 AMS，心电图显示心房颤动，VVI 工作方式，心室起搏频率 70 次 / 分

4. 心房扑动引起的跟踪性起搏器介导性心动过速

心房扑动时，因受 UTR 限制，快频率的 F 波常以 2 : 1 触发心室起搏，体表心电图 F 波多数情况下被掩盖，由于一半的 F 波位于心房空白期内，从而可影响心脏起搏器的 AMS。F 波固定比例被心房线路感知时节律匀齐（图 27-33，图 27-34），不固定比例被心房线路感知时，节律不齐，QRS 波群因与 F 波重叠而形态可变。

（二）干扰信号跟踪性起搏器介导性心动过速

心房线路感知肌电信号或电磁干扰信号可引起快频率的心室起搏。

1. 诱发因素

（1）干扰信号跟踪性 PMT 常见于运动（尤其是邻近脉冲发生器的肢体运动）时或接触电磁干扰环境时。

（2）心房感知灵敏度数值设置过低和（或）采用单极感知时心房线路易过感知干扰信号。

2. 心电图表现

（1）干扰性杂波，类似心房颤动引起的跟踪性 PMT（图 27-35）。

（2）心室起搏的 QRS 波群频率快（不超过 MTR）、节律多数不齐（图 27-35，图 27-36）。

3. 磁铁反应

放置磁铁可使起搏频率转为磁铁频率，从而暂时终止干扰信号引起的跟踪性 PMT；移走磁铁，若干扰信号仍存在，PMT 即刻复发。

4. 处理对策

（1）消除或远离干扰源。

（2）尽量应用双极感知。

（3）在确保正常感知的前提下适当降低心房感知灵敏度。

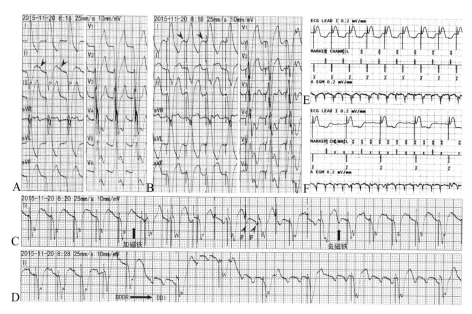

图 27-33　心房扑动引起的跟踪性起搏器介导性心动过速

　　患者，男，72 岁，因"窦房结功能障碍"植入 Medtronic Sigma SDR 303 双腔心脏起搏器，模式 DDDR，LR 60 次 / 分，UTR 120 次 / 分，PAVI 300 ms，SAVI 160 ms，PVARP 310 ms。A. 双极起搏，心电图显示宽 QRS 波群心动过速，QRS 波群前有心房波（箭头所示），未见起搏脉冲。B. 单极起搏，心电图显示宽 QRS 波群前有 VP 脉冲，箭头所示处为心房波。C. 加磁铁后转为 DOO 模式，前三跳 PAVI=100 ms、起搏频率 100 次 / 分，随后 PAVI=300 ms、起搏频率 85 次 / 分，部分 F 波显露，移走磁铁后心动过速即刻复发。D. 程控为 DDI 模式后，心动过速终止，显露 F 波，心室起搏频率变为 60 次 / 分。E. DDD 模式，心房腔内心电图显示心房波节律规整、频率 230 次 / 分，为心房扑动、2∶1 触发心室起搏，一半的 F 波因位于心室后心房空白期内而不触发心室起搏。F. DDI 模式，F 波不再触发快速的心室起搏，心室起搏频率变为 60 次 / 分

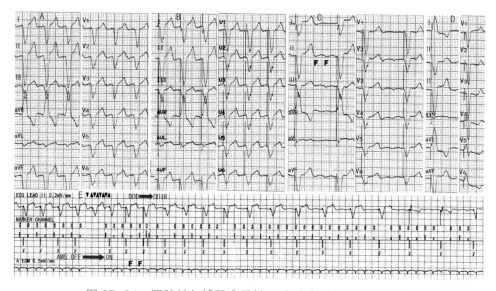

图 27-34　跟踪性起搏器介导性心动过速似室性心动过速

　　患者，女，68 岁，因"窦房结功能障碍、右位心"植入 Medtronic Relia RED01 双腔心脏起搏器，模式 DDD，LR 60 次 / 分，体表心电图均为标准条件（25 mm/s 10 mm/ mV）记录。患者心悸时心电图（图 A）显示：宽 QRS 波群心动过速，胸前导联 QRS 波群主波均负向，Ⅰ、aVF 导联 QRS 波群主波负向，额面 QRS 电轴位于"无人区"，似室性心动过速。改为单极起搏后描记心电图（图 B）显示 VP 脉冲，诊断 PMT。将模式程控为 VVI（图 C），单极起搏，心电图显示心房扑动。双上肢导联线反接、胸导联对称部位描记心电图（图 D）显示 Ⅰ、aVL 导联 QRS 波群主波正向，符合正常的右心室心尖部起搏的图形。标记通道和心房腔内心电图（图 E）显示节律规整、频率 240 次 / 分的 F 波，开启 AMS 功能后，心脏起搏器 AMS 为 DDIR 模式，心室起搏频率逐渐递减至 LR

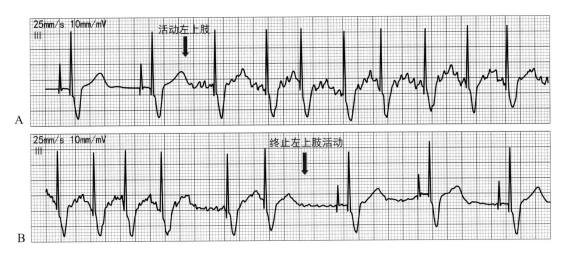

图 27-35　双腔心脏起搏器感知肌电信号触发快速的心室起搏

患者植入双腔心脏起搏器，模式 DDD，LR 55 次 / 分，PAVI 150 ms。脉冲发生器位于左上胸部。活动左上肢时，心房线路感知肌电信号，触发快速、节律不齐的心室起搏，呈 VAT 工作方式；左上肢活动终止后，快速的心室起搏终止，恢复房室顺序起搏（解放军总医院，崔俊玉供图）

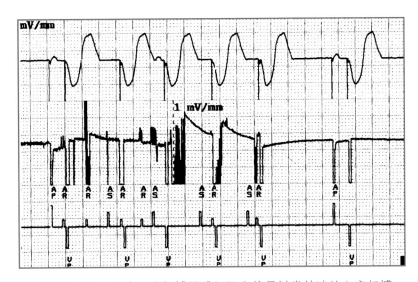

图 27-36　双腔心脏起搏器感知肌电信号触发快速的心室起搏

患者植入双腔心脏起搏器，模式 DDD。心脏起搏器过感知杂乱的肌电信号，标记为心房不应期感知（AR）和心房感知（AS），AS 事件触发快速的心室起搏（VP）

五、反复性非折返性室房同步

心室激动逆传心房时，心房波位于 PVARP 内或虽然脱离了 PVARP 但未被感知，随后预期发放的心房起搏（AP）脉冲因位于心房肌有效不应期内而发生功能性失夺获，在 PAVI 结束时发放心室起搏（VP）脉冲，VP 脉冲夺获心室肌后再次逆传心房（图 27-37），如此反复，形成反复性非折返性室房同步（repetitive non-reentrant ventricular-atrial synchrony，RNRVAS）。

（一）产生条件或触发因素

1. 患者植入双腔心脏起搏器或 CRT 起搏器，DDD（R）、DDI（R）、DVI（R）、DOO 模式。

2. 患者存在室房逆传，室性早搏或磁铁模式等引起房室失同步，进而出现室房逆传（图 27-37）。

3. 房性早搏位于 PVARP 内而成为 AR 事件或心房感知不足时，AP 脉冲位于心房肌有效不应期内而发生功能性失夺获，可引发 RNRVAS。

4. PVARP 较长（PVARP 设置较长或室性早搏后 PVARP 自动延长）、室房逆传缓慢或 AV 间期设置较长且起搏频率较快（图 27-38）。

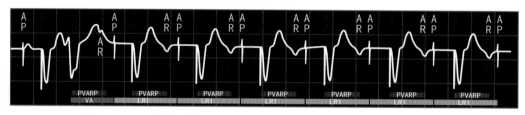

图 27-37 室性早搏后反复性非折返性室房同步发生机制示意图

双腔心脏起搏器，模式 DDD，第一跳为房室顺序起搏，心房、心室起搏功能正常，室性早搏发生时，逆行 P⁻ 波位于 PVARP 内成为 AR 事件，VA 间期结束时发放的 AP 脉冲发生了功能性失夺获，随后的 VP 脉冲夺获心室肌并逆传除极心房，如此反复形成 RNRVAS

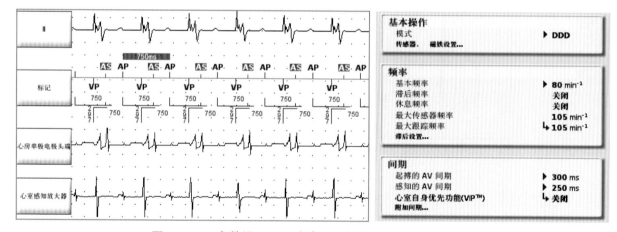

图 27-38 参数设置原因造成的反复性非折返性室房同步

患者植入 Abbott（ST. JUDE）Victory XL DR 5816 双腔心脏起搏器，模式 DDD，基本频率 80 次 / 分，PAVI 300 ms，SAVI 250 ms，A Pace on PVC 功能关闭。心脏起搏器以基本频率顺序发放 AP、VP 脉冲，由于基本频率较快，同时 AV 间期设置较长，AP 脉冲位于心房肌有效不应期内而失夺获，随后的心室起搏激动逆传产生逆行 P⁻ 波，逆行 P⁻ 波成为 AR 事件，如此反复，引起 RNRVAS

（二）转归形式

1. RNRVAS 可因室房逆传中断或 AP 脉冲夺获心房而终止。

2. 心脏起搏器发生自动模式转换。

3. 转为反复折返性室房同步（repetitive reentrant ventricular-atrial synchrony，RRVAS）。

（三）心电图表现

RNRVAS常由室性（或房性）早搏诱发，逆行P⁻波未被心房线路感知或成为AR事件，预期发放的AP脉冲发生功能性失夺获，PAVI结束时发放VP脉冲，激动再次逆传产生逆行P⁻波，如此反复，多呈阵发性或自限性，也可转化为无休止性心动过速。

（四）临床危害

RNRVAS可导致房室失同步、引发房性心律失常及起搏器综合征，功能性失夺获的心房事件被计数而引发不恰当的AMS（图27-39，图27-40）。

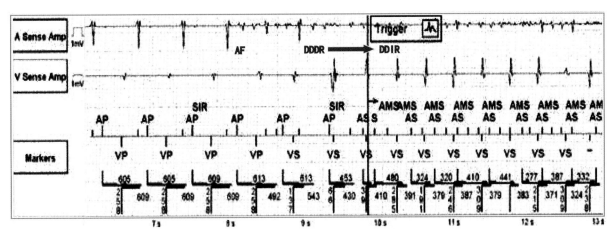

图27-39　反复性非折返性室房同步引发心房颤动及自动模式转换

患者植入Abbott（ST. JUDE）双腔心脏起搏器，模式DDDR，PAVI 250 ms。心脏起搏器起初以传感器频率（标记为SIR）快速房室顺序起搏，心室起搏产生的逆行P⁻波位于PVARP内成为AR事件（标记通道标记为短竖线），随后的AP脉冲发生了功能性失夺获，PAVI结束时发放VP脉冲，激动再次逆传，如此反复，造成RNRVAS并引发心房颤动（AF），心脏起搏器AMS为DDIR模式

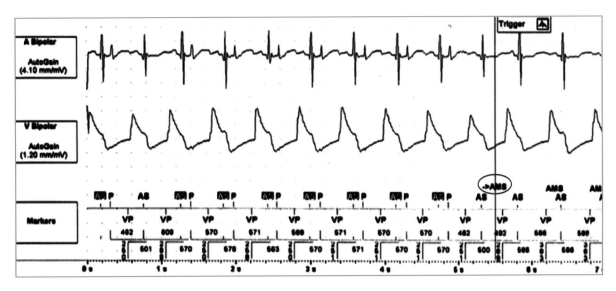

图27-40　反复性非折返性室房同步引发自动模式转换

患者植入Abbott（ST. JUDE）Identity ADx XL DR 5386双腔心脏起搏器，以干预频率快速起搏时，心室起搏的激动缓慢逆传，逆行P⁻波位于PVARP内成为AR事件，心房逸搏间期（VA间期）结束时发放的AP脉冲发生功能性失夺获，PAVI结束时发放VP脉冲，再次逆传除极心房，如此反复，造成RNRVAS并引发AMS

（五）处理对策

1. 适当降低基本频率或最大传感器频率或关闭频率应答、心房超速起搏或频率骤降反应功能。

2. 缩短 AV 间期和（或）PVARP。

3. 开启预防竞争性心房起搏的功能：如非竞争性心房起搏（NCAP）、A Pace on PVC、心房扑动反应功能等。

4. 开启最小化心室起搏的功能，如心室起搏管理、心室起搏抑制、SafeR、Rythmiq 功能。

六、磁铁频率

接触磁场或在脉冲发生器表面放置磁铁可使心脏起搏器内舌簧开关吸合，由按需型起搏转变为固定频率起搏，出现较快的磁铁频率。磁铁频率一般不超过 100 次 / 分，不同厂家略有不同。单心房（室）起搏器磁铁频率时可表现为快频率心房（室）起搏；双腔心脏起搏器磁铁频率时可表现为快频率的房室顺序起搏。移走磁铁或脱离磁场后磁铁频率随即终止，心脏起搏器恢复原来的工作模式。

七、起搏器奔放

脉冲发生器的电子元件失灵或电耗竭时出现起搏脉冲发放频率异常加速的现象称为起搏器奔放（pacemaker runaway），又称频率奔放。在电子元件失灵或电耗竭的脉冲发生器上方加磁铁时，偶可诱发起搏器奔放（图 27-41）。目前，心脏起搏器都具有起搏器奔放保护功能，因此，起搏器奔放现象已经罕见。

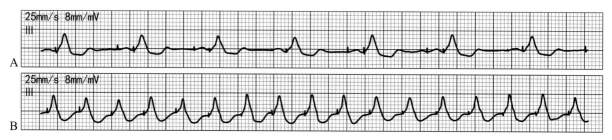

图 27-41　磁铁试验引发起搏器奔放

患者植入双腔心脏起搏器，模式 DDD。A.门诊心电图显示房室顺序起搏，心脏起搏器功能未见异常。患者因乳腺癌接受放射治疗，心脏起搏器未行屏蔽防护，脉冲发生器上方放置磁铁后心电图（图 B）显示心室起搏频率增快至180 次 / 分，为起搏器奔放

（一）临床表现

起搏器奔放可引起患者心悸、头晕、血压下降，甚至晕厥、急性左心衰、心源性休克、心室颤动。

（二）心电图表现

1. 起搏脉冲频率可突然增快或逐渐增快至 100~800 次 / 分，甚至达 1000 次 / 分。偶见多种起搏脉冲，脉冲节律规则或不规则。

2. 由于快频率起搏脉冲的输出电流小，常达不到有效起搏的阈值，大部分起搏脉冲不能夺获心肌，

心电图可见连续快速和无效的起搏脉冲，并出现自身心律（图27-42），如无自身心律，患者将出现阿-斯综合征或猝死。

3. 频率不太快（如<200次/分）的VP脉冲若夺获心室肌，可产生类似室性心动过速的心电图表现（图27-41，图27-43）。随着心脏起搏器功能的改进，起搏器奔放已较少发生，即使发生起搏器奔放，也因心脏起搏器上限频率限制而心室率多不超过140次/分。

4. 如果VP脉冲频率过快在200次/分以上，易诱发心室颤动。

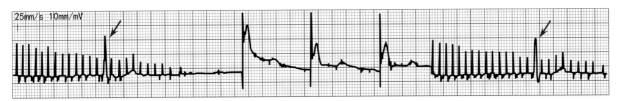

图 27-42　心脏起搏器电子元件故障导致的起搏器奔放

心脏起搏器电子元件故障时，心电图显示频率极其快速的起搏脉冲发放，但未夺获心室，其间可见自身逸搏（箭头所示）及长RR间期。快速的起搏脉冲发放终止后，可见心室起搏的QRS波群

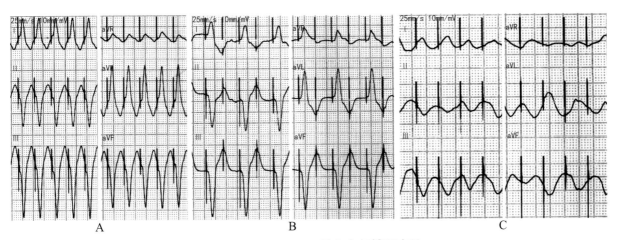

图 27-43　Biotronik 单心室起搏器奔放

患者，女，76岁，Biotronik Evia SR单心室起搏器更换术后5年，模式VVIR，基础频率60次/分，上限传感器频率120次/分。患者因"突发神志不清1小时"入院。A.入院时心电图显示起搏频率200次/分，节律规整，VP脉冲均夺获心室。B.入院后给予200 J同步直流电复律，心电图显示起搏脉冲频率仍为200次/分，节律规整，起搏脉冲2：1夺获心室。C.患者入院后抢救1小时后，心电图显示心室扑动，起搏脉冲频率200次/分，心室失夺获（引自刘少文）

（三）处理策略

1. 手术取出并更换脉冲发生器。

2. 在心脏起搏器上方放置磁铁（图27-44）。

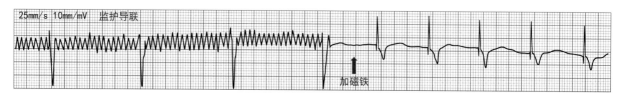

图 27-44　加磁铁终止起搏器奔放

患者，男，73 岁，因"冠心病、三度房室阻滞"植入单心室起搏器。术后 3 个月患者突发心悸、晕厥，心电监护显示：起搏脉冲频率快达 750 次／分，均未夺获心室，为起搏器奔放，可见自身心律。脉冲发生器上方加磁铁后，极速的 VP 脉冲终止发放，心脏起搏器转换为磁铁频率（70 次／分）心室起搏，取走磁铁，再次发生起搏器奔放（引自严激）

八、起搏器介导性窄 QRS 波群心动过速

（一）快频率心房起搏

具有频率应答功能的心脏起搏器快频率心房起搏或心脏起搏器心律失常干预功能引起的快速心房起搏，激动经自身房室传导系统下传产生窄 QRS 波群心动过速。

（二）快频率希浦系统起搏

希浦系统快频率起搏时可出现窄 QRS 波群心动过速（图 27-45）。

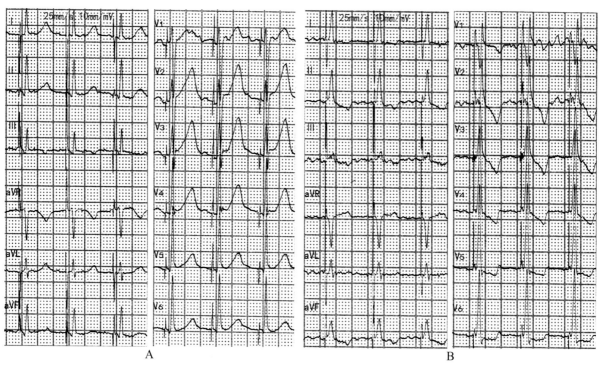

图 27-45　快频率希浦系统起搏

A. 患者，男，63 岁，因 "心房颤动伴缓慢心室率"植入 Medtronic Relia REDR01 双腔心脏起搏器，3830-69 cm 导线植于希氏束，5076-58 cm 导线植于右心室低位间隔部，模式 DDDR，心室安全起搏功能关闭。心电图显示：窄 QRS 波群心动过速，起搏频率 100 次／分，起搏脉冲与 QRS 波群距离 50 ms，为频率应答所致的快频率选择性希氏束起搏。
B. 患者，男，75 岁，因 "心房颤动伴缓慢心室率"植入 Medtronic Relia RESR01 单心室起搏器，3830-69 cm 导线植于左束支区域，模式 VVIR。心电图显示：窄 QRS 波群心动过速，心室起搏频率 100 次／分，V$_1$ 导联 QRS 波群呈 QR 型，为左束支起搏图形

（三）快频率心脏再同步化治疗起搏

植入 CRT 起搏器的患者，快频率双心室起搏时，可出现窄 QRS 波群心动过速（图 27-46B）。

（四）心房心室导线反接引起的起搏器介导性心动过速

房室传导未中断（如窦房结功能障碍、一度房室阻滞）的患者，心脏起搏器的心房心室导线反接时，VP 脉冲刺激心房产生心房波，心房波缓慢下传产生自身 QRS 波群，自身 QRS 波群被心房线路感知触发 VP 脉冲发放，VP 脉冲再次引起心房除极，如此反复，出现起搏器介导的窄 QRS 波群心动过速，其频率不超过心脏起搏器的上限频率，伴室内传导异常时 QRS 波群可增宽（详见：第三十三章　第二节　心房心室导线反接的心电图表现）。

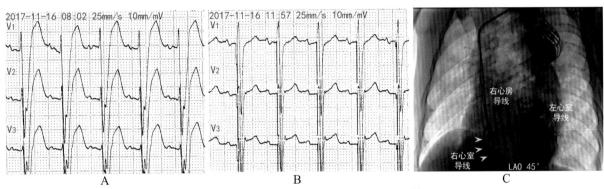

图 27-46　快频率心脏再同步化治疗起搏

患者，男，66 岁，临床诊断：扩张型心肌病、完全性左束支阻滞、心力衰竭，植入 Biotronik Evia HF CRT 起搏器，模式 DDD，SAVI 115 ms，左心室领先右心室 10 ms。A. 术前心电图显示：窦性心动过速，左束支阻滞。B. 术后心电图显示：窦性心动过速，VAT 工作方式，起搏 QRS 波群较窄，频率 105 次 / 分

九、起搏器介导性心动过速的诊断、预防及终止

（一）起搏器介导性心动过速的诊断线索

随着双极导线的普及应用，心脏起搏器植入后大多默认双极工作模式（起搏和感知），致使起搏脉冲常不明显，此时，PMT 的诊断可结合以下线索：

1. 患者植入具有频率应答功能的心脏起搏器、双腔或 CRT 起搏器或具有心房跟踪功能的单心室起搏器，这是发生 PMT 的前提基础。

2. 心动过速频率不太快（≤心脏起搏器上限频率），心脏起搏器的上限频率一般设置在 120~130 次 / 分。

3. 心动过速时，心电图判断的心室激动起源部位与心脏起搏器植入手术记录或影像检查（X 线、超声心动图）所提示的心室起搏部位一致。

4. 尽管 QRS 波形符合室性，但 QRS 波群前面固定位置有心房波，提示房室有关，故还应考虑到除室性心动过速合并 1 : 1 室房逆传之外的其他可能性。

5. 心动过速对药物治疗反应差，放置磁铁或更改模式（VVI、DDI、DOO、DVI 等）可以终止。

（二）起搏器介导性心动过速预防策略

1. 心脏起搏器选择

选用具有室性早搏反应及起搏器介导性心动过速干预（PMTI）功能的心脏起搏器。

2. 心脏起搏器参数设置

（1）缩短 AV 间期：较短的 AV 间期，心室激动逆传心房时常位于心房肌有效不应期内，心房肌不会再次除极，从而避免发生 PMT。

（2）延长 PVARP：对有室房逆传者，程控 PVARP＞室房逆传时间，一般超出 50~75 ms，使心室起搏逆传产生的逆 P⁻ 波位于 PVARP 内而不触发心室起搏，但延长 PVARP 会降低最大跟踪频率。

（3）适当降低心房感知灵敏度：使心房线路避免感知其他电信号或在窦性 P 波振幅高于逆行 P⁻ 波时，不感知逆行 P⁻ 波。

（4）调整心房起搏能量输出，确保心房有效起搏。

（5）对植入心房双极导线者，将单极感知程控为双极感知。

（6）降低心脏起搏器上限频率：可限制过快的起搏频率。

（7）程控为非心房跟踪模式：DDI、DVI 等。

3. 处理诱发因素

（1）控制心律失常：应用抗心律失常药物控制室性早搏及快速的室上性心律失常，减少 PMT 发生。可先程控为 DVI 或 DDI 模式，抗心律失常药物起效后再程控为 DDD 模式。

（2）远离电磁干扰源：使患者远离外界的电磁干扰信号，减少脉冲发生器植入侧的肢体活动避免心房线路感知肌电信号。

（三）起搏器介导性心动过速的终止方法

1. 人工终止起搏器介导性心动过速

（1）延长 PVARP，消除心房跟踪性心室起搏，可终止 PMT。

（2）程控为无心房感知功能和心室触发功能的模式：VVI、DVI、DDI、DOO 等。

（3）脉冲发生器表面放置磁铁，心脏起搏器可转为非同步起搏模式，从而终止 PMT（图 27-47），但跟踪性 PMT 常在磁铁移走后再次发作。

2. 心脏起搏器自动终止起搏器介导性心动过速

开启 PMTI 功能后，心脏起搏器可对 PMT 进行检测、诊断并终止 PMT。

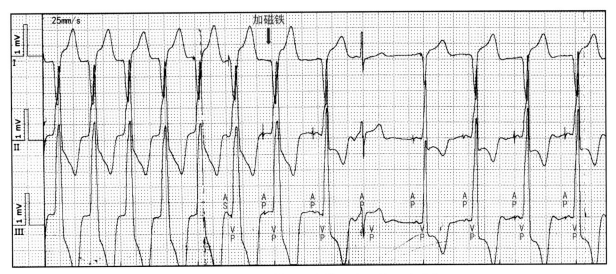

图 27-47 加磁铁终止起搏器介导性心动过速

　　患者植入 Biotronik Philos Ⅱ D 双腔心脏起搏器，模式 DDD，双极起搏。心电图显示宽 QRS 波群心动过速，VP 脉冲不明显，脉冲发生器上方放置磁铁后，心脏起搏器转为 DOO 模式，起搏频率 90 次 / 分，心动过速终止，起搏 QRS 波群主波方向与心动过速时一致，但 QRS 波群变窄，可能为心室起搏融合波。AP：心房起搏；AS：心房感知；VP：心室起搏

（牟延光）

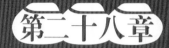

心脏起搏器起搏故障

脉冲发生器的电脉冲传出受阻或在向心肌传导时发生中断，以及起搏能量输出不足、阈值升高等因素，均可导致起搏故障，体表心电图可表现为没有起搏脉冲发放或起搏脉冲后没有产生相应的心房或心室除极波。起搏故障可造成患者心脏停搏，重者危及生命。

第一节 起搏故障的原因

一、心脏起搏器因素

（一）心脏起搏器电耗竭

心脏起搏器电耗竭时，电压输出不足或电流强度不足，导致起搏故障，常伴有感知功能障碍、磁铁频率下降、基础起搏频率改变等（详见：第三十八章 心脏起搏器电耗竭）。

（二）心脏起搏器囊袋积气

单极起搏时，脉冲发生器未放入囊袋内或心脏起搏器囊袋积气（如大囊袋更换体积较小的脉冲发生器时），可造成起搏线路中断，而出现起搏故障。

二、导线因素

（一）导线绝缘层破损

导线绝缘层破损常表现为：①电流泄漏，引起导线绝缘层破损处肌肉刺激及心脏起搏器使用寿命缩短；②导线阻抗降低（<250 Ω）；③心脏起搏器故障，主要表现为起搏故障、感知过度（过感知导线绝缘层破损部位的肌电信号）。

（二）导线断裂

1. 导线内芯断裂

（1）导线内芯断裂导致的起搏故障可表现为：①无起搏脉冲发放；②起搏脉冲失夺获：尽管导线完全断裂，但断端仍接触人体组织，单极起搏时，心电图上仍有起搏脉冲，但心肌失夺获。

（2）感知不足或过度。

（3）导线阻抗异常升高，常大于 2500 Ω（图 28-16，图 28-25，图 28-26）。

2. 双极导线外层线圈断裂

双极起搏时出现起搏故障，常同时伴有感知不足；程控为单极起搏时，起搏功能恢复正常。

（三）导线脱位

导线与可兴奋心肌之间距离的改变常引起起搏阈值的相应变化。X 线影像检查导线位置无明显改变者称导线微脱位，起搏阈值尚有自行下降的可能；明显的导线脱位需重新调整导线位置。

1. 心房导线脱位

心房导线脱位但仍在心房腔内时心电图可出现心房起搏故障（图 28-9，图 28-13），感知功能有时仍可正常；若心房导线脱入上腔（或下腔）静脉，心电图可表现为心房起搏故障和感知不足。

2. 心室导线脱位

心室导线脱位但仍在心室腔内时心电图可出现心室起搏故障；若心室导线脱位进入心房并与心房肌良好接触，可表现为心室起搏（VP）脉冲产生心房波却不产生相应的 QRS 波群；若心室导线脱入下腔静脉，可表现为心室起搏故障和感知不足。

（四）导线与脉冲发生器连接不良

导线与脉冲发生器连接不良时，尽管程控仪获取的心腔内心电图或标记通道显示起搏脉冲正常发放，但体表心电图无起搏脉冲。导线插入不充分时，若导线尾端接触卡槽但阳极环未接触卡槽，单极起搏时导线阻抗和起搏功能均正常，双极起搏时导线阻抗异常升高同时合并起搏故障（图 28-7）。

（五）导线心脏穿孔

导线心脏穿孔常表现为起搏阈值升高或完全不起搏及感知功能障碍，起搏图形有时可由类左束支阻滞图形转为类右束支阻滞图形。临床症状可有胸痛、肋间肌肉或膈肌刺激、心包积液、心脏压塞等表现（图 28-17）。

（六）起搏极性设置不当

1. 单极导线设置为双极起搏

起搏装置应用单极导线，但脉冲发生器默认双极起搏或错误地设置为双极起搏，导致起搏环路中断，起搏脉冲不能发出，从而引起起搏故障。单极导线程控为双极感知时，感知功能常常表现正常。

（1）Abbott（ST. JUDE）心脏起搏器默认双极起搏和感知，导线极性自动转换功能默认监测，需手动开启。默认状态下，当脉冲发生器与单极导线连接后，不能正常发挥起搏功能，必须在连接之前通过程控改为单极起搏和感知，才与导线极性相匹配。

（2）Medtronic（Kappa700 及其以上型号）、Biotronik 单 / 双腔心脏起搏器具有导线极性自动识别功能，植入体内后自动初始化功能开启，进行电极识别和极性调整，使心脏起搏器的工作状态与导线极性匹配，发挥正常的起搏功能。

（3）Boston Scientific Accolade、Proponent、Essentio、Altrua 2 心脏起搏器具有自动导线识别（ALR）功能，可确保心脏起搏器的工作极性与所植入的导线类型匹配。

（4）创领心律医疗 Trefle 及其以上型号，Sorin Reply 及其以上型号心脏起搏器具有植入自动识别功能，在确认植入后自动设置为单极起搏、双极感知。

2. 备用的起搏脉冲极性与导线极性不一致

具有心室自动阈值管理功能的心脏起搏器，备用的心室起搏（VP_B）脉冲起搏极性与导线极性不一致，即单极导线，但 VP_B 脉冲为双极起搏，心室阈值测试时，VP_B 脉冲不能发出，造成心室起搏故障。

三、心肌因素

导线头端心肌炎症反应及纤维化或坏死（如急性心肌梗死）、临终状态心肌丧失应激性，均可导致起搏阈值升高、起搏故障。电击复律或除颤也可引起短暂的起搏故障。

四、代谢因素

严重的代谢紊乱（如酸中毒、碱中毒、低氧血症、严重的高血糖）、电解质紊乱（如高血钾）、黏液性水肿可以升高起搏阈值。

五、药物因素

多数抗心律失常药物可以升高起搏阈值。阿托品、肾上腺素、异丙肾上腺素、糖皮质激素等可以降低起搏阈值。

第二节 起搏故障的心电图表现形式

一、起搏脉冲失夺获

在心肌应激期内发放的起搏脉冲未夺获心肌，起搏脉冲后无相应的心房波、QRS 波群。

二、无输出

起搏脉冲产生故障或传出中断，可导致心脏起搏器无输出，体表心电图无起搏脉冲发放。

（一）起搏脉冲产生故障

心脏起搏器电耗竭或故障导致起搏脉冲不能产生，体表心电图和标记通道均不显示起搏脉冲发放。心脏起搏器电耗竭时，程控仪测试电池状态显示：电池阻抗增加及电压、电流下降或提示择期更换指征（ERI），或程控仪不能问询。

（二）起搏脉冲传出中断

起搏脉冲正常发放，但传出中断，不能达到心肌组织，无法产生除极波。体表心电图不显示起搏脉冲，但标记通道标明了起搏脉冲发放的位置。

1. 导线断裂或与脉冲发生器连接不良

导线完全断裂或导线与脉冲发生器连接不良时，脉冲发生器发出起搏脉冲，但因起搏线路中断而未能传出，体表心电图无起搏脉冲及心肌夺获的表现，但标记通道显示有起搏脉冲发放，程控显示导线阻抗显著升高，常 >2500 Ω（图 28-14，图 28-15，图 28-24，图 28-37）。导线折断时，有时按压导线折断处，可使导线重新接触，恢复起搏脉冲发放和起搏功能。双极导线外层线圈断裂时，单极起搏的起搏功能仍可正常（图 28-25）；导线完全断裂时，连接脉冲发生器的断裂导线若与人体组织接触，单极起搏时仍可形成环路而在心电图上产生起搏脉冲信号（图 31-1，图 31-7）。

2. 单极起搏起搏环路中断

脉冲发生器设置为单极起搏，但未放入囊袋内或囊袋积气，起搏环路中断，起搏脉冲不能发出。

3. 起搏极性设置不当

（1）单极导线设置为双极起搏时，起搏脉冲不能发出，造成起搏故障，体表心电图未见起搏脉冲，标记通道显示有起搏脉冲发放，感知功能正常（图 28-27，图 28-28）。

（2）心脏起搏器使用单极心室导线，心室自动阈值管理功能开启，但 VP_B 脉冲为双极起搏，心室阈值测试时，心电图表现为 AV 间期缩短，随着心室起搏电压降低，失夺获的 VP 脉冲后 VP_B 脉冲不能发出而造成 QRS 波群脱漏。更换双极心室导线或关闭心室自动阈值管理功能（心脏起搏器不再进行心室阈值测试）后心脏起搏器工作表现正常（图 28-29）。

（三）心脏起搏器无输出的鉴别

1. 感知过度

心室感知过度可抑制预期的起搏脉冲发放，体表心电图有时可见过感知的肌电信号，标记通道在过感知事件出现的位置作出标记。降低感知灵敏度后，可消除感知过度。

2. 起搏脉冲不明显合并起搏故障

因双极起搏等原因，体表心电图常无明显的起搏脉冲，此时，若合并起搏故障，则似心脏起搏器无输出。改为单极起搏后起搏脉冲显露，即可排除无输出。

三、不应期感知

起搏脉冲失夺获后，其后的自身心搏若位于心脏起搏器设置的不应期内，便不会重整起搏间期，似感知不足。起搏故障时常伴随不应期感知，心脏起搏器感知功能的判断，必须结合心脏起搏器的不应期数值进行具体分析，程控仪的标记通道常对不应期感知事件作出标记。

第三节　心房起搏故障

一、心房起搏故障的心电图表现形式

（一）心房起搏脉冲失夺获

在心房肌应激期内发放的心房起搏（AP）脉冲未夺获心房，导致 AP 脉冲后无相应的心房波，极少数情况下，心房起搏故障呈慢频率依赖性（图 28-1）。

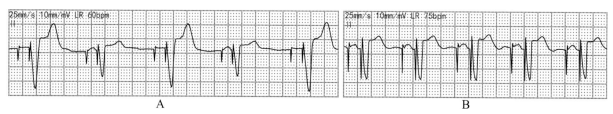

图 28-1　慢频率依赖的间歇性心房起搏故障

患者植入双腔心脏起搏器，模式 DDD，心房起搏电压 2.5 V，脉宽 0.5 ms。A. 低限频率（LR）60 次 / 分，PAVI 150 ms，心电图显示 AP 脉冲间歇性失夺获。B. LR 75 次 / 分，PAVI 180 ms，心房起搏功能恢复正常。与 AP 脉冲失夺获时相比，AP 脉冲夺获心房时，VP 脉冲产生的 QRS 波群略窄，提示为心室起搏融合波（引自耿仁义）

（二）心房无输出

AP 脉冲产生故障或传出中断称为心房无输出（图 28-14）。有时，心房虽正常输出但不能引起心房除极，且因双极起搏等原因，体表心电图无 AP 脉冲可见，其心电图表现似心房无输出，此时，若是双腔心脏起搏器呈房室顺序起搏，则与 VVI 起搏方式无法区分，确诊需要依靠程控。

（三）心房延迟除极

AP 脉冲后心房延迟除极时，起搏的心房波重叠于心室起搏的 QRS 波群中，似 AP 脉冲失夺获，程控延长 AV 间期可显露心房波，标记通道及心腔内心电图有助于确诊（图 28-2）。

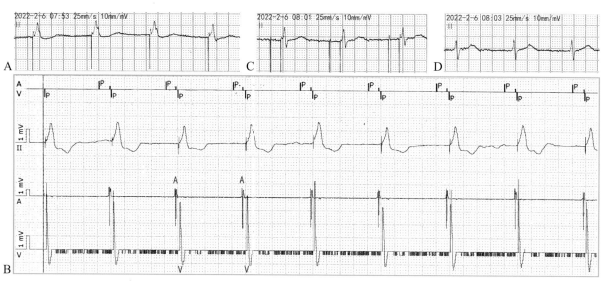

图 28-2　心房延迟除极的体表心电图和标记通道

患者，男，70 岁，因"窦房结功能障碍"植入 Biotronik Estella DR 双腔心脏起搏器，模式 DDD，基础频率 60 次 / 分，动态 AV 间期 180/140 ms，心房双极起搏，心房起搏能量输出 1.0 V/0.4 ms，心室单极起搏。术后 3 个月，患者心电图（A）显示心室起搏心律，QRS 波群宽大畸形，似 VVI 工作方式。程控（B）显示房室顺序起搏，在 AP、VP 脉冲之间，靠近 VP 脉冲的相对固定的位置，标记通道出现短竖线标记，与心房腔内心电图心房波相对应，提示 AP 脉冲后心房延迟除极。C. 心房单极起搏，心房起搏能量输出 3.0 V/0.4 ms，心电图显示房室顺序起搏，QRS 波群较前变窄，提示心房起搏能量输出增加后，心房起搏激动下传心室。D. 模式改为 AAI，心房双极起搏，心房起搏能量输出 3.0 V/0.4 ms，自身 QRS 波群频率 60 次 / 分，提示为心房起搏心律，与自身 QRS 波群对比分析，考虑 C 图为心室起搏融合波（心室起搏参与心室除极的成分较小）

（四）自身心房波显露

心房起搏故障发生后，自身心房电活动可以显露，如窦性或房性心律。心房跟踪模式下，自身心房波位于心室后心房不应期（PVARP）之外时，可被心房线路感知，触发心室起搏（VP）；PVARP内的自身心房波，不触发心室起搏，容易误诊为心房感知不足（图 28-3，图 28-4）。

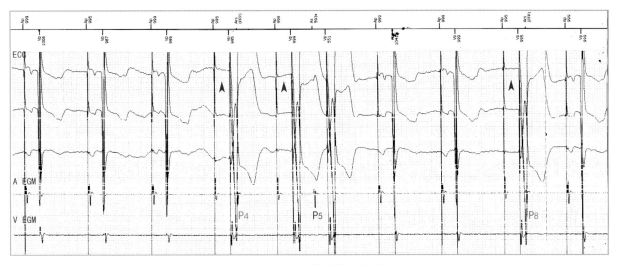

图 28-3　间歇性心房起搏故障时显现自身心房波

患者，男，62 岁，因"窦房结功能障碍"植入 Biotronik Effecta D 双腔心脏起搏器，模式 DDD，基础频率 60 次 / 分，起搏 AV 间期（PAVI）250 ms，感知 AV 间期（SAVI）205 ms，上限跟踪频率 130 次 / 分，PVARP 250 ms。箭头所示处心房失夺获，随后出现完全心室起搏的图形，自身心房波（P_4、P_5、P_8）显现，P_4、P_8 位于 PVARP 内，不触发心室起搏，P_5 位于 PVARP 外，触发心室起搏。AEGM：心房腔内心电图；ECG：心电图；VEGM：心室腔内心电图

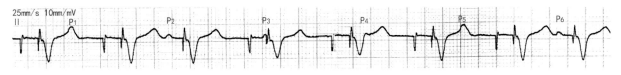

图 28-4　心房起搏故障时窦性 P 波显露

患者植入双腔心脏起搏器，模式 DDD，LR 65 次 / 分，PAVI 200 ms，SAVI 180 ms。AP 脉冲后未见相应的心房波，窦性 P 波显露，P_2、P_6 触发心室起搏，其余窦性 P 波位于 PVARP 内不触发心室起搏，心房感知功能正常，心房起搏故障，心室起搏功能正常

（五）室房逆传

1. 房室顺序起搏状态下室房逆传的原因

（1）心房失夺获，心室起搏的激动逆传心房，心房肌恰好处于应激期，容易产生逆行 P^- 波。

（2）PAVI 设置过长，不论心房夺获与否，心室起搏激动逆传时，心房肌容易脱离了有效不应期而产生逆行 P^- 波。

2. 房室顺序起搏状态下心房失夺获的判断

鉴于心房波振幅往往较低，心电图记录时常存在干扰，心房起搏功能判断困难。房室顺序起搏状态下，PAVI 设置不太长时，逆行 P^- 波的出现，是心房起搏故障的证据（图 28-5，图 28-6）。

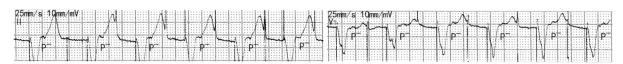

图 28-5　依据室房逆传推断心房起搏故障

患者，女，90 岁，因"窦房结功能障碍"植入 Biotronik Estella DR 双腔心脏起搏器，模式 DDD，基础频率 80 次 / 分，PAVI 300 ms。心电图显示房室顺序起搏，心室起搏功能正常。因记录干扰，不易判断 AP 脉冲后是否产生心房波，但依据室房 1 ∶ 1 逆传，推断心房起搏故障。随后经程控测试证实心房起搏故障

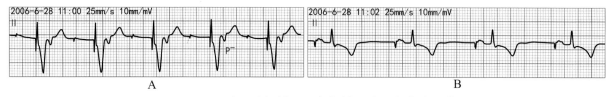

图 28-6　双腔心脏起搏器心房起搏故障引起室房逆传

患者，男，76 岁，因"窦房结功能障碍"植入 Abbott（ST. JUDE）Trilogy DC 2308L 双腔心脏起搏器，模式 DDD，基本频率 70 次 / 分，PAVI 300 ms，心房起搏能量输出 2.5 V/0.4 ms，术后 4 年患者就诊。A. 心电图显示房室顺序起搏，AP 脉冲后无相应的心房波，心室起搏的 QRS 波群后见逆行 P⁻ 波，呈 1 ∶ 1 室房逆传，逆行 P⁻ 波位于 PVARP 内，未触发心室起搏。程控显示：心房导线阻抗升高至 1575 Ω，心房起搏阈值为 4.0 V/0.4 ms。B. 基本频率 50 次 / 分，心房起搏能量输出 6.0 V/0.4 ms，心电图显示"AP–VS"工作方式，心房起搏功能恢复正常

3. 心电图表现形式

（1）逆行 P⁻ 波位于 PVARP 之外，被心房线路感知，触发单次心室起搏或诱发起搏器介导性心动过速（图 28-7）。

（2）逆行 P⁻ 波位于 PVARP 内，不改变起搏节律，不触发心室起搏（图 28-8）。

（3）心室起搏的激动若缓慢逆传，RP⁻ 间期较长，激动可再次下传心室，从而引起反复搏动（图 28-9）。

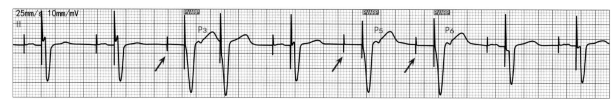

图 28-7　双腔心脏起搏器间歇性心房起搏故障促发室房传导

患者因"窦性心动过缓"植入双腔心脏起搏器，因心律不齐就诊。心电图显示部分 AP 脉冲（箭头所示）失夺获，PAVI 结束时发放 VP 脉冲，激动逆传除极心房产生逆行 P⁻ 波，P₃ 位于 PVARP 之外，触发心室起搏；P₅、P₆ 位于 PVARP 内，未触发心室起搏（解放军总医院，崔俊玉供图）

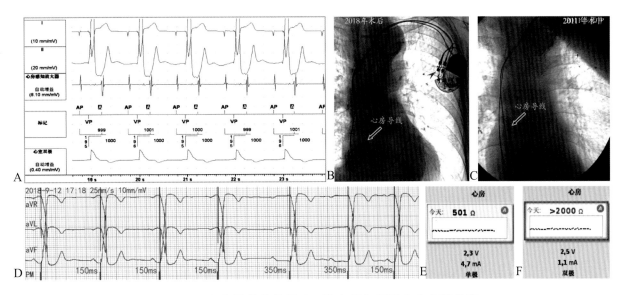

图 28-8　心房导线移位导致双腔心脏起搏器心房起搏故障

患者，男，82 岁，因"三度房室阻滞"于 7 年前植入 Abbott（ST. JUDE）Victory XL DR 5816 双腔心脏起搏器，1888TC-58 cm 导线植于右心室高位间隔部，1944-52 cm 导线植于右心耳，模式 DDD，基本频率 60 次 / 分，滞后频率 55 次 / 分，PAVI 200 ms，SAVI 150 ms，单极起搏，心室自动夺获功能开启，心室自身优先（VIP）200 ms。A. AP 脉冲后无相应的心房波，心室起搏 QRS 波群后固定位置均出现逆行 P⁻ 波，标记通道显示逆行 P⁻ 波成为心房不应期感知（AR）事件，诊断：心房起搏故障。X 线影像显示心房导线位置（B）与术中（C）明显不同，箭头所示心房导线未充分插入卡槽，导线阳极环未接触卡槽。程控测试，心房单极起搏（E）阻抗正常（501 Ω），心房双极起搏（F）阻抗升高（>2000 Ω）。推测单极起搏时，心房起搏故障的直接原因是心房导线移位。D. 模式程控为 VDD，心电图显示：窦性心律，VAT 工作方式，间歇性出现两次 SAVI 延长，为 VIP 功能运行的表现（广东省佛山复星禅诚医院，谭贺怡供图）

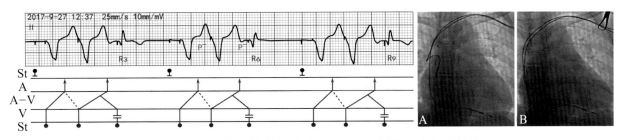

图 28-9　心房导线脱位导致双腔心脏起搏器心房起搏故障

患者，女，51 岁，因"窦房结功能障碍"植入 Medtronic Sensia L SEDRL1 双腔心脏起搏器，4074-58 cm 导线植于右心室心尖部，4574-53 cm 导线植于右心耳（RAA），模式 DDDR，LR 60 次 / 分，PAVI 170 ms，SAVI 150 ms，上限跟踪频率（UTR）130 次 / 分，双极起搏。患者平素心电图检查自身 QRS 波群正常。心脏起搏器植入术后 3 天，患者复查心电图显示：三个一组的现象规律出现，AP 脉冲后无相应的心房波，VP 脉冲后有宽大畸形的 QRS 波群，激动逆传心房产生的逆行 P⁻ 波被心房线路感知而触发心室起搏，心室起搏频率不超过 UTR，VP 激动缓慢逆传（RP⁻ 间期较长）时，激动再次下传心室，产生心室起搏融合波（R₃、R₆、R₉）。心电图诊断：心房起搏故障，心房感知功能正常，心室起搏功能正常，心室起搏融合波，文氏型室房逆传，反复搏动。X 线影像（A）显示心房导线脱位，已不在 RAA，但头端仍在心房内；手术复位后（B）心脏起搏器工作恢复正常（山东阳光融和医院，黄一林供图）

二、AAI（R）模式时的心房起搏故障

AP 脉冲后无相应的心房波，心脏起搏器以 AP 脉冲为起点，启动低限或传感器频率间期，期间若有心房不应期（ARP）外的自身心房波，心脏起搏器感知功能正常时，抑制预期的 AP 脉冲发放，并重启新的低限或传感器频率期；若无自身心房波或自身心房波恰好位于 ARP 内，则于低限或传感器频率间期结束时发放下一个 AP 脉冲（图 28-10，图 28-11）。

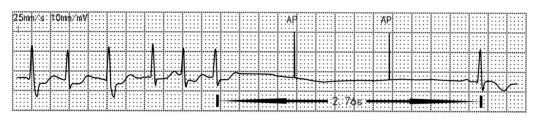

图 28-10　AAI 模式时的心房起搏故障

患者因"窦房结功能障碍"植入单心房起搏器，模式 AAI。心电图显示：心房颤动终止后，窦性激动恢复延迟，AP 脉冲按时发放，但其后无心房波，引起长达 2.76 秒的心脏停搏，心房感知功能正常、心房起搏故障

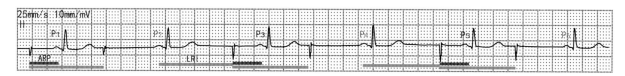

图 28-11　心房起搏故障合并心房不应期感知

患者因"窦房结功能障碍"植入单心房起搏器，模式 AAI，LR 60 次 / 分，低限频率间期（LRI）1000 ms，心房起搏能量输出 3.5 V/1.0 ms。患者因"乏力、头晕、自觉脉搏缓慢"再次就诊。心电图显示：所有 P 波形态一致，频率缓慢，PR 间期正常且固定，所有 AP 脉冲后未产生相应的心房波，提示心房起搏故障；P_1、P_3、P_5 位于 ARP 内，不重整起搏间期，P_2、P_4、P_6 处于 ARP 之外，被心脏起搏器感知，抑制了预期的 AP 脉冲发放，提示心房感知功能正常

三、DDD（R）模式时的心房起搏故障

体表心电图若 AP 脉冲不明显或心脏起搏器房室顺序起搏且 PAVI 较短时，心房起搏功能判断困难，可采用如下判断方法：

（一）房室顺序起搏状态下

1. 在房室顺序起搏状态下，观察 AP 脉冲后是否有相应的心房波（图 28-12，图 28-13）。改变 PAVI，观察起搏 QRS 波群，若有波形变化，说明起搏 QRS 波群随着 AP 激动下传与心室起搏融合程度的改变而变化，心房起搏功能正常。延长 PAVI 可便于观察有无心房起搏的 P' 波。

2. 自身房室传导功能尚存者，因记录干扰等原因有时难以依据体表心电图心房波来判断心房起搏状况，可程控为 AAI 模式并适当改变起搏频率，观察 QRS 波群，确认心房夺获与否。

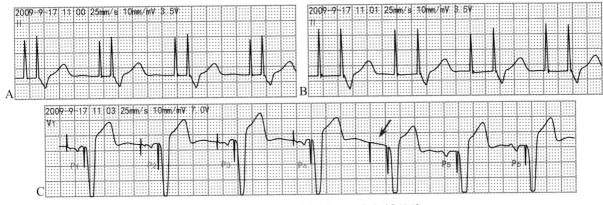

图 28-12　双腔心脏起搏器心房起搏故障

　　患者，男，79 岁，因"窦房结功能障碍"植入双腔心脏起搏器，模式 DDD。A. PAVI 160 ms，心房起搏电压 3.5 V，房室顺序起搏时无法判断有无心房延迟除极。B. PAVI 300 ms，心房起搏电压 3.5 V，AP 脉冲后仍无心房波，证实心房起搏故障。C. PAVI 225 ms，起搏电压 7.0 V，间断出现 AP 脉冲后失夺获（箭头所示），P_1~P_4 呈负向波，为心房起搏产生；P_5、P_6 正负双向，为窦性 P 波

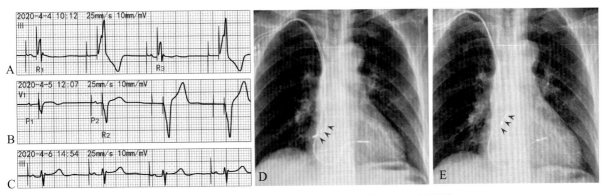

图 28-13　心房导线移位导致的间歇性心房起搏故障

　　患者，男，77 岁，因"窦房结功能障碍"于 2020 年 4 月 2 日植入 Biotronik Effecta D 双腔心脏起搏器，Selox JT 53 导线植于右心耳（RAA），Setrox S 60 导线植于右心室流出道间隔部，模式 DDD，基础频率 60 次 / 分。A. PAVI 180 ms，心电图表现为房室顺序起搏，部分 AP 脉冲后没有相应的心房波，提示间歇性心房起搏故障；QRS 波群宽窄交替，R_1、R_3 为心室起搏融合波，心室起搏功能正常。B. PAVI 180 ms，SAVI 160 ms，P_1、P_2 在 V_1 导联均呈正负双向，为窦性 P 波，P_1 抑制了预期的 AP 脉冲发放、触发心室起搏并启动基础频率间期，提示心房感知功能正常，P_2 尽管前有 AP 脉冲，但 AP 脉冲并未引起心房除极。X 线影像（D）显示心房导线头端不在 RAA，但仍位于右心房内。将心房导线重新植于 RAA（E），延长 PAVI 至 300 ms，心电图（C）显示：心房起搏心律，心房起搏功能正常

　　（二）体表心电图心房起搏脉冲不明显时

　　体表心电图 AP 脉冲不明显时，依据心脏起搏器的时间间期推断 AP 脉冲的位置或依靠程控仪的标记通道明确诊断（图 28-14，图 28-15）。

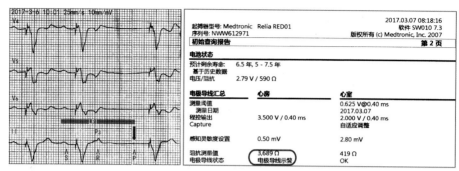

图 28-14 心房导线与脉冲发生器连接不良导致心房起搏故障

患者，男，60 岁，因"三度房室阻滞"于 2012 年 3 月 20 日植入 Medtronic Relia RED01 双腔心脏起搏器，模式 DDD，LR 50 次 / 分，LRI 1200 ms，PAVI 250 ms，SAVI 220 ms，双极起搏。患者因心悸复查心电图显示：窦性心律，房性早搏，心室起搏心律，VAT 工作方式，心房感知功能正常，心室起搏功能正常。P₃ 成为 AR 事件，故不触发心室起搏。房性早搏后只见 VP 脉冲，未见 AP 脉冲，LRI 结束处（箭头所示）为 AP 脉冲预期发放的位置，程控显示心房起搏阈值升高至 3.5 V/0.4 ms，心房导线阻抗升高至 3689 Ω。2021 年 9 月 29 日更换脉冲发生器时证实心房导线与脉冲发生器连接处松动，从而证实了心房无输出导致的心房起搏故障

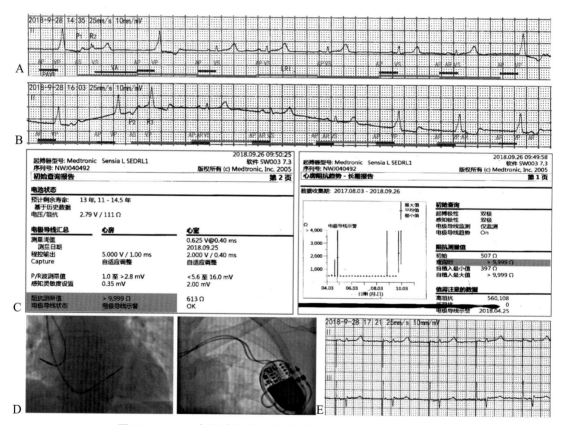

图 28-15 心房导线与脉冲发生器连接不良导致心房起搏故障

患者，女，61 岁，因"窦房结功能障碍"于 2017 年 8 月 3 日植入 Medtronic Sensia L SEDRL1 双腔心脏起搏器，模式 DDD，LR 60 次 / 分，PAVI 300 ms，SAVI 250 ms，双极起搏、双极感知。2018 年 4 月 25 日复查心房起搏阈值 3.5 V/0.4 ms，2018 年 9 月 28 日复查心电图（A、B）：无起搏脉冲发放，程控为心房单极起搏，仍无起搏脉冲可见，间断延迟出现宽大畸形的 QRS 波群为 VP 脉冲所产生。A. 因无起搏脉冲可见，R₂ 形态受 ST-T 重叠影响，不易准确判断 R₂ 是否为心室起搏融合波，但其 T 波形态与自身心搏相同，推测 R₂ 为心室感知（VS）事件。P₁ 若未发生心房感知（AS），R₂ 启动 VA 间期，R₂ 的感知时刻在 QRS 波群偏后；P₁ 若发生 AS，则启动 LRI，安排下一个 AP 脉冲发放，P₁ 感知与否，其心电图表现类似，据此不能准确判断心房感知功能。B. R₃ 提前出现，波形与心室起搏的 QRS 波群完全一致，为心室起搏产生，推测前有 AS 事件，P₂ 触发心室起搏，心房感知功能正常，其余心房波位于 ARP 内而不触发心室起搏，也不重整起搏间期。参数（C）显示心房自动转为高输出（5.0 V/1.0 ms）状态，心房导线阻抗升高，阻抗趋势图显示心房导线阻抗不稳定，有时正常，间断出现显著升高。再次手术，切开囊袋，发现心房导线与脉冲发生器连接处松动，重新连接后心电图（E）显示心房起搏恢复正常

一、心室起搏脉冲失夺获

心室肌应激期内的心室起搏（VP）脉冲不能产生相应的 QRS 波群，若因双极起搏等原因，VP 脉冲矮小不明显，可借助程控仪的心腔内心电图及标记通道进行判断。心室自动阈值管理功能开启时，具有逐跳心室夺获确认功能的心脏起搏器在 VP 脉冲失夺获后发放 VP_B 脉冲。

（一）VVI（R）模式时的心室起搏脉冲失夺获

VVI（R）模式下，频率滞后功能关闭时，VP 脉冲后没有相应的 QRS 波群，心脏起搏器以此 VP 脉冲为起点启动低限频率间期（LRI）或传感器频率间期和心室不应期（VRP），在 LRI 或传感器频率间期内，VRP 外若出现自身 QRS 波群，心脏起搏器以此心室感知（VS）事件为起点重启新的 LRI 或传感器频率间期和 VRP；若无自身 QRS 波群，则于 LRI 或传感器频率间期结束时发放 VP 脉冲（图 28-16，图 28-17）。

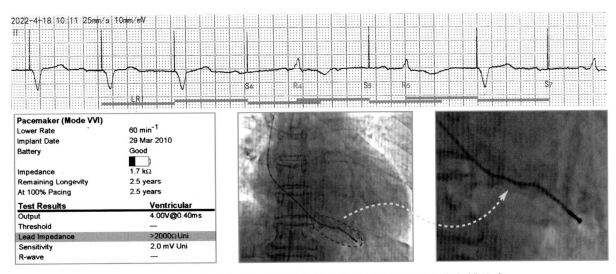

图 28-16　心室导线不全断裂引起单心室起搏器间歇性心室起搏故障

患者，女，75 岁，因"房室阻滞"于 1994 年植入单心室起搏器，先后两次更换脉冲发生器。2022 年就诊时，脉冲发生器为 Vitatron C10 S，模式 VVI，LR 60 次 / 分。心电图显示：VVI 工作方式，窦性 P 波与自身 QRS 波群无固定关系，提示三度房室阻滞，室性逸搏（R_4、R_5）重整起搏周期，心脏起搏器以之为起点在 LRI 结束时发放下一个 VP 脉冲，心室感知功能正常。部分 VP 脉冲（S_4、S_5、S_7）后 QRS 波群脱漏，提示间歇性心室起搏故障。程控仪参数显示导线阻抗 >2000 Ω，X 线影像显示箭头所示处导线走行不流畅，提示心室导线可能不全断裂

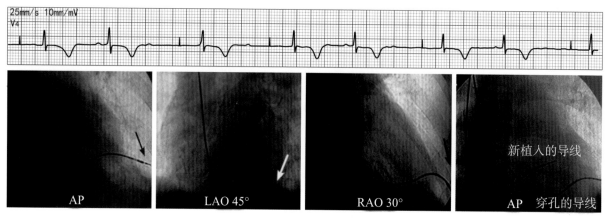

图 28-17 心室导线穿孔导致心室起搏故障

患者，男，75 岁，因"三度房室阻滞"于 2012 年 12 月 3 日植入 Medtronic 单心室起搏器，模式 VVI，LR 60 次 / 分，心室主动固定导线植于右心室心尖部。术后第 7 天，患者活动后出现头晕乏力、膈肌跳动感和左侧胸痛。心电图显示：VP 脉冲后未见起搏的 QRS 波群，自身 QRS 波群可重整心室起搏间期，提示心室感知功能正常、心室起搏故障。程控显示导线阻抗正常，增加心室起搏能量输出不能起搏心室。心脏超声检查显示心室导线头端位于心包外，心包无积液，心包与胸壁粘连，室间隔近心尖部变薄，右心室外侧壁明显变薄，呈"牛皮纸"样改变。X 线影像显示：导线头端位于心影外缘，靠近左侧胸壁。将心室导线螺旋旋回，旷置处理，同时将新的主动固定导线植于右心室中位间隔部，心脏起搏器工作恢复正常

（二）DDD（R）模式时的心室起搏脉冲失夺获

心脏起搏器"AS-VP"或"AP-VP"工作状态下，VP 脉冲后 QRS 波群脱漏，心房激动下传情况取决于自身房室传导功能状态（图 28-18~ 图 28-23）。

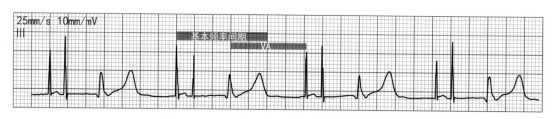

图 28-18 双腔心脏起搏器心室起搏故障

患者植入 Abbott（ST. JUDE）双腔心脏起搏器，模式 DDD，基本频率 60 次 / 分，PAVI 170 ms，SAVI 150 ms，VRP 200 ms。心电图显示：房室顺序起搏，AP 脉冲后有相应的心房波，提示心房起搏功能正常。VP 脉冲后无相应的 QRS 波群，自身 QRS 波群启动 VA 间期，VA 间期结束时发放 AP 脉冲，提示心室感知功能正常、心室起搏故障

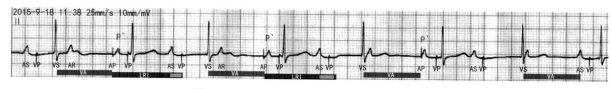

图 28-19 双腔心脏起搏器心室起搏故障

患者植入双腔心脏起搏器，模式 DDD，因心悸就诊。心电图显示：窦性心律，三度房室阻滞，交界性心律，AP 脉冲后产生形态与窦性 P 波略微不同的 P′ 波，提示心房起搏功能正常，ARP 外的 P 波均触发 VP 脉冲发放，提示心房感知功能正常；VP 脉冲后未产生相应的 QRS 波群，提示心室起搏故障。PVARP 内的 P 波成为 AR 事件，不触发 VP 脉冲发放

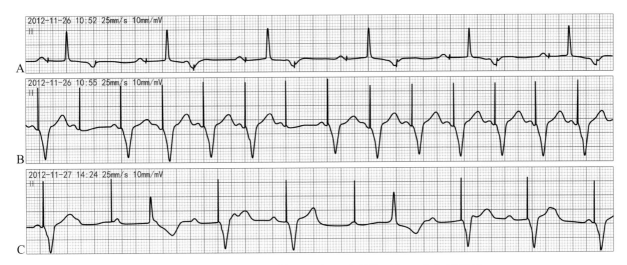

图 28-20　双腔心脏起搏器心室导线脱位引起心室起搏故障

患者，女，72 岁，因"阵发性三度房室阻滞"植入双腔心脏起搏器 13 天，LR 60 次 / 分。近 2 天患者出现心悸、头晕。A. DDD 模式，双极起搏，心室起搏电压 3.5 V，心电图显示：窦性心律，一度房室阻滞，2：1 房室阻滞，心脏起搏器呈 VAT 工作方式，P 波后跟随 VP 脉冲，但 VP 脉冲后均无相应的 QRS 波群，提示心室起搏故障、心房感知功能正常。B. DDD 模式，单极起搏，心室起搏电压 6.0 V，心电图显示心脏起搏器呈 VAT 工作方式，VP 脉冲后多数有相应的 QRS 波群，偶有失夺获，提示间歇性心室起搏故障。C. VVI 模式，单极起搏，心室起搏电压 6.0 V，心电图显示心脏起搏器呈 VVI 工作方式，自身 QRS 波群重整心室起搏间期，提示心室感知功能正常；部分 VP 脉冲发生失夺获，提示间歇性心室起搏故障

1. 心房激动不能下传心室

无逐跳心室夺获确认功能的心脏起搏器，心房激动不能下传心室时，VP 脉冲失夺获可造成心室停搏。

2. 心房激动下传心室

（1）自身 QRS 波群若出现于心脏起搏器设置的 AV 间期内，则抑制预期的 VP 脉冲发放。

（2）自身 QRS 波群出现于 VP 脉冲后 VRP 内，则成为心室不应期感知（VR）事件，不重整起搏间期。

（3）自身 QRS 波群出现于 VP 脉冲后 VRP 外，则成为 VS 事件，启动心房逸搏间期（AEI）安排下一个 AP 脉冲发放，期间若有心房波，则触发心室起搏；若有自身 QRS 波群，则重启新的 AEI。AEI=VA 间期或基础 / 传感器频率间期（纯心房计时的心脏起搏器）。

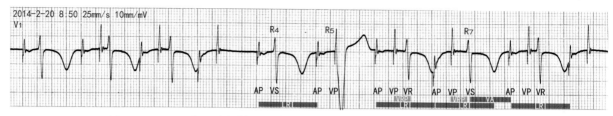

图 28-21　双腔心脏起搏器心室起搏阈值升高引起间歇性心室起搏故障

　　患者，女，69 岁，因"二度房室阻滞"植入 Medtronic Sensia L SEDRL1 双腔心脏起搏器 1 个月，模式 DDD，LR 75 次 / 分，PAVI 250 ms，SAVI 220 ms，心室起搏电压 4.0 V，脉宽 0.4 ms。心电图显示：房室顺序起搏，AP 脉冲后均有相应的心房波，多数 VP 脉冲后无相应的 QRS 波群，仅 R₅ 为心室起搏所产生。AP 脉冲产生心房波，经房室结缓慢下传产生自身 QRS 波群，AP 脉冲与自身 QRS 波群间距逐渐延长，直至 QRS 波群脱漏。自身 QRS 波群多位于 VP 脉冲后的 VRP 内，不影响心脏起搏器的计时间期，心脏起搏器以 AP 脉冲为起点按 LRI 安排发放下一个 AP 脉冲。R₄ 被感知，抑制预期的 VP 脉冲发放，VRP 外的自身 QRS 波群（R₇）发生 VS，启动 VA 间期，安排发放下一个 AP 脉冲。心电图诊断：起搏心律，房室顺序起搏，二度 I 型房室阻滞，心房起搏功能正常，心室感知功能正常，间歇性心室起搏故障。X 线影像显示心室导线无脱位，考虑心室起搏阈值升高

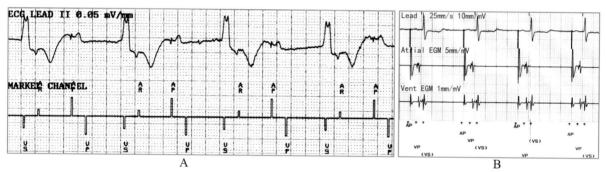

图 28-22　双腔心脏起搏器心室起搏故障心电图、心腔内心电图及标记通道

　　A. 患者植入 Medtronic 双腔心脏起搏器，模式 DDD，LR 70 次 / 分，UTR 130 次 / 分，PAVI 200 ms，SAVI 200 ms，VRP 330 ms，PVARP 250 ms，心房、心室起搏能量输出均为 2.5 V/0.42 ms，双极起搏。6 年后患者再次发作晕厥，心电图显示：VP 脉冲不可见，AP 脉冲后均有相应的心房波；宽大畸形的 QRS 波群频率 43 次 / 分，QRS 波群后的逆行 P 波因位于 PVARP 内而成为 AR 事件。自身 QRS 波群均标记为 VS，VP 脉冲后均无相应的 QRS 波群，诊断：心房起搏功能正常、心室感知功能正常、心室起搏故障。B. 患者植入 Boston Scientific 双腔心脏起搏器，模式 DDD，低限频率限制 60 次 / 分，心电图显示：AP 脉冲后均有相应的心房波，VP 脉冲在 PAVI 结束时发放，但未产生相应的 QRS 波群；标记通道显示自身 QRS 波群位于 VRP 内而成为 VR 事件，标记为（VS），诊断：心房起搏功能正常、心室起搏故障

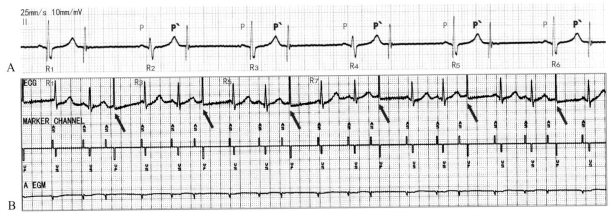

图 28-23　双腔心脏起搏器心室起搏故障心电图及标记通道

　　患者，男，75 岁，因"窦房结功能障碍"植入 Medtronic Sigma SDR 303 双腔心脏起搏器，模式 DDD。A. T 波顶端尖锐，为重叠的房性早搏（P′），P′ 波下传中断。自身心房波抑制了预期的 AP 脉冲发放，触发 VP 脉冲发放，提示心房感知功能正常。P′ 波触发的 VP 脉冲脱离了心室肌有效不应期，但未产生 QRS 波群，提示心室起搏故障。自身 QRS 波群（R_2、R_4）抑制预期的 VP 脉冲发放，提示心室感知功能正常。R_1、R_3、R_5、R_6 起始部重叠有起搏脉冲，其后的 ST-T 与自身心搏完全一致，考虑为假性心室起搏融合波。B. R_1、R_3、R_5、R_7 为交界性逸搏，箭头所示的 VP 脉冲发生失夺获，心电图和标记通道没有心房过感知 T 波的表现

二、心室无输出

　　VP 脉冲产生故障或传出中断，体表心电图无 VP 脉冲，对心脏起搏器依赖的患者可引起心脏停搏（图 28-24~ 图 28-29，图 28-37）。

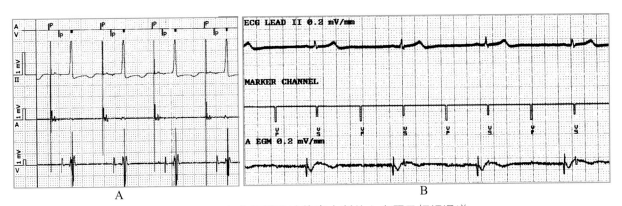

图 28-24　心室起搏脉冲传出中断的心电图及标记通道

　　A. 患者，女，84 岁，植入 Biotronik Philos Ⅱ D 双腔心脏起搏器，模式 DDD，基础频率 65 次 / 分，心房、心室单极起搏。体表心电图 AP 脉冲明显，VP 脉冲不明显，AP 脉冲激动缓慢下传产生自身 QRS 波群。标记通道标记出了 VP 脉冲发放的位置，自身 QRS 波群成为 VR 事件。程控显示电池良好，心室导线阻抗 >3200 Ω，提示心室导线断裂或与脉冲发生器连接不良。B. 患者植入 Medtronic 单心室起搏器，模式 VVI，LR 90 次 / 分。心电图显示窦性心动过缓，频率 46 次 / 分。体表心电图未显示起搏脉冲发放，但标记通道标明了 VP 脉冲发放的位置

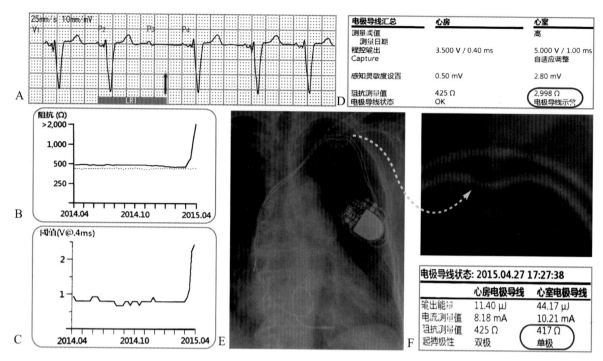

图 28-25　导线断裂引起双腔心脏起搏器间歇性心室起搏故障

患者因"房室阻滞"于 2012 年 8 月 9 日植入 Medtronic Relia RED01 双腔心脏起搏器，模式 DDD，LR 60 次 / 分，LRI 1000 ms，双极起搏、双极感知。A. 心电图显示窦性心律、起搏心律、VAT 工作方式，大多数的 P 波后固定位置出现 VP 脉冲，仅 P_3 后出现心室漏搏，似心室感知过度，依据 P_2 后 LRI 结束时并未发放 AP 脉冲，提示心房感知功能正常，P_4 为房性早搏，其后有不完全代偿间歇。B~D. 程控显示 2015 年出现心室起搏阈值升高，导线阻抗升高至 2998 Ω，心室导线示警，心脏起搏器转为高输出状态（5.0 V/1.0 ms）。E. X 线影像显示心房导线呈直线状，头端仍位于右心房内，心室导线在第一肋骨与锁骨交界处不全断裂，由此考虑图 A 箭头所示处脉冲发生器实际上发出了 VP 脉冲，但因导线断裂而传出中断。F. 程控为单极起搏后心室导线阻抗正常（郑州大学第二附属医院，潘运萍供图）

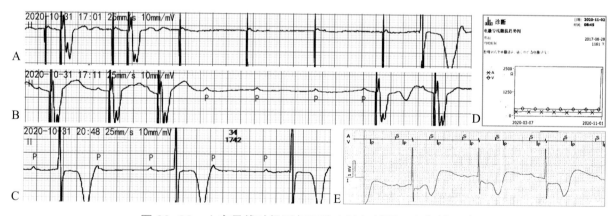

图 28-26　心室导线破损引起双腔心脏起搏器心室起搏故障

患者，男，87 岁，4 年前因"二度房室阻滞"植入 Biotronik Effecta D 双腔心脏起搏器，模式 DDD，基础频率 60 次 / 分，PAVI 220 ms，SAVI 175 ms，单极起搏，双极感知。患者因"头晕、乏力 5 天"就诊。A. 心电图显示起搏心律、房室顺序起搏，AP 脉冲后均有相应的心房波，VP 脉冲后均有宽大畸形的 QRS 波群，提示心房、心室起搏功能正常，部分 AP 脉冲后未见 VP 脉冲发放，造成较长时间的心室停搏。B. 心电图显示窦性心律，心室起搏心律，VAT 工作方式，部分窦性 P 波后无 VP 脉冲发放，造成心室停搏。C. 心电图显示窦性心律，一度房室阻滞，2：1 房室阻滞，无起搏脉冲发放。导线阻抗趋势图（D）显示心室导线阻抗有突然升高，标记通道及心电图（E）显示所有的心房波均触发心室起搏，但心电图无起搏脉冲。手术拔除心室导线，证实心室导线断裂，更换心室导线后，心脏起搏器恢复正常工作

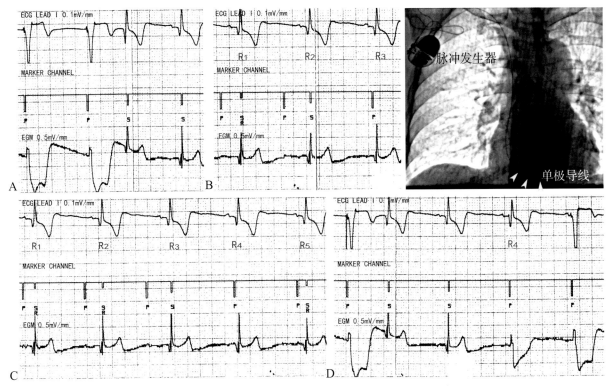

图 28-27　单极导线设置不同的导线极性时的心电图表现

患者，男，68 岁，因"窦房结功能障碍"植入 Medtronic Adapta ADSR01 单心室起搏器，被动固定单极导线植于右心室心尖部（箭头所示），模式 VVI，LR 60 次 / 分。A. 单极起搏，单极感知，心脏起搏器工作正常。B. 双极起搏，单极感知，心室起搏故障，心室感知功能正常，R_2 为 VS 事件（标记为 S），R_1 为 VR 事件（标记为 SR），R_3 位于心室空白期。C. 双极起搏，双极感知，心室起搏故障，心室感知功能正常，R_3 为 VS 事件（标记为 S），R_1、R_2、R_5 为 VR 事件（标记为 SR），R_4 位于心室空白期。D. 单极起搏，双极感知，心室起搏和感知功能正常，R_4 为心室起搏融合波

三、超常期起搏现象

在心室肌细胞 3 期复极膜电位从 −80 mV 恢复到 −90 mV 的时间段内，膜电位绝对值小于静息电位，膜电位与阈电位差距小，心室肌兴奋性高于正常，阈下刺激即可产生动作电位，此时期称超常期（supranormal period）。心室起搏故障时，可表现为多数 VP 脉冲后无心室夺获，偶因 VP 脉冲位于心室肌超常期内而产生心室夺获（图 28-30，图 28-31）。

四、心室不应期感知

VP 脉冲失夺获后，自身 QRS 波群若位于 VP 脉冲后的 VRP 内，成为 VR 事件，不重整起搏间期，似心室感知不足（图 28-32~ 图 28-38）。

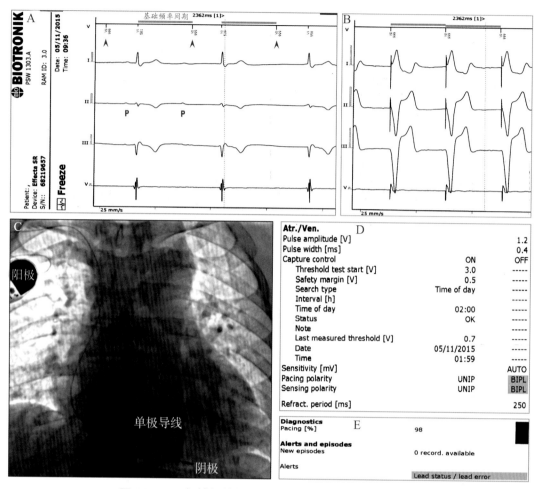

图 28-28　起搏极性设置不当导致起搏脉冲不能发出

　　患者，男，64 岁，因 "三度房室阻滞" 于 2003 年植入 Medtronic Sigma SS103 单心室起搏器，Medtronic 4023 被动固定单极导线植于右心室心尖部（C）。2015 年 5 月 10 日心脏起搏器电耗竭，更换脉冲发生器为 Biotronik Effecta SR，模式 VVI，基础频率 60 次 / 分。参数设置（D）为双极起搏和感知（BIPL）时，心电图（A）显示窦性心律，室性心律，房室分离，全程未见起搏脉冲，同步记录的标记通道在红箭头所示处标出心室起搏（VP）；同时心脏起搏器警告对话框（E）显示导线错误（Lead error）。将起搏和感知极性改为单极（UNIP）时，心电图（B）显示心室起搏心律，心室起搏功能恢复正常

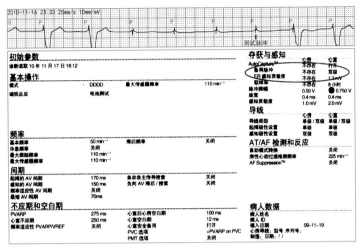

图 28-29　心室阈值测试时备用的心室起搏脉冲发放故障

　　患者，男，70 岁，因"窦房结功能障碍、三度房室阻滞"于 1999 年植入 Medtronic 双腔心脏起搏器，单极导线。2009 年更换脉冲发生器为 Abbott（ST. JUDE）Identity ADx XL DC 5286，术后 1 个月随访心脏起搏器工作正常，术后 2 个月开启心室自动夺获（AutoCapture）功能后，患者每天于 7 时 30 分、15 时 30 分、23 时 30 分时间段出现胸闷、头晕，每次持续数秒钟，动态心电图可见上述时间段出现连续数个 P 波未下传，P 波顶峰均有起搏脉冲，SAVI 显著缩短，提示心室阈值测试正在进行，测试的 VP 脉冲未产生相应的 QRS 波群，失夺获的 VP 脉冲后无 VP_B 脉冲。心脏起搏器参数显示心室 AutoCapture 功能：打开；备用脉冲：双极；取样率：8 小时（与患者出现症状的时间段吻合）。VP_B 脉冲极性与心室单极导线不匹配，关闭心室 AutoCapture 功能后，患者不适症状消失（引自李建民）

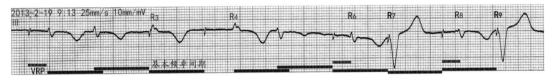

图 28-30　心室起搏故障合并心室肌超常期起搏

　　患者，女，71 岁，因"心房颤动伴缓慢心室率"植入 Abbott（ST. JUDE）单心室起搏器 8 年，模式 VVI，基本频率 70 次 / 分，心室感知灵敏度 3.0 mV，VRP 300 ms。心电图显示：心房颤动，R_3、R_4 为室性心搏，VVI 起搏，多数 VP 脉冲后未见相应的 QRS 波群，提示心室起搏故障，仅发生于 T 波降支的 VP 脉冲引起心室除极，产生 R_7、R_9，为心室肌超常期起搏。R_6、R_8 位于 VRP 内，未重整心室起搏间期

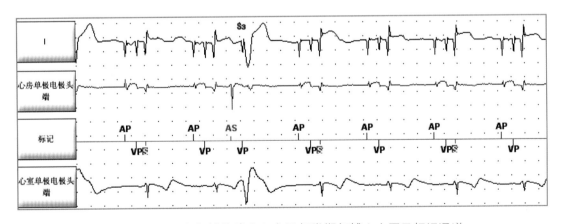

图 28-31　心室起搏故障和心室肌超常期起搏心电图及标记通道

　　患者，男，71 岁，因"窦房结功能障碍"植入 Abbott（ST. JUDE）Verity ADx XL DR 5356 双腔心脏起搏器 1 个月，模式 DDD，基本频率 60 次 / 分，心室起搏电压 4.5 V，VRP 250 ms。心电图显示：多数 VP 脉冲后未产生相应的 QRS 波群，心房起搏激动经房室结下传产生的自身 QRS 波群位于 VRP 内成为 VR 事件；第三个 VP 脉冲（S_3）产生起搏 QRS 波群，可能与心室肌超常期起搏有关

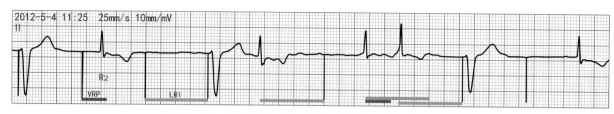

图 28-32　间歇性心室起搏故障合并心室不应期感知

　　患者，男，74 岁，因"心房颤动伴长 RR 间期"植入 Medtronic Relia RES01 单心室起搏器 4 年，模式 VVI，LR 70 次 / 分，VRP 330 ms。近 1 个月患者感觉心悸乏力。心电图显示：心房颤动，VVI 工作方式，VP 脉冲后间断出现 QRS 波群脱漏，提示心室起搏故障。R_2 位于 VP 脉冲后的 VRP 内，未重整心室起搏间期，似心室感知不足，VRP 外的自身 QRS 波群均重整心室起搏间期，提示心室感知功能正常。程控测试心室起搏阈值升高为 6.5 V，X 线影像显示心室导线脱位

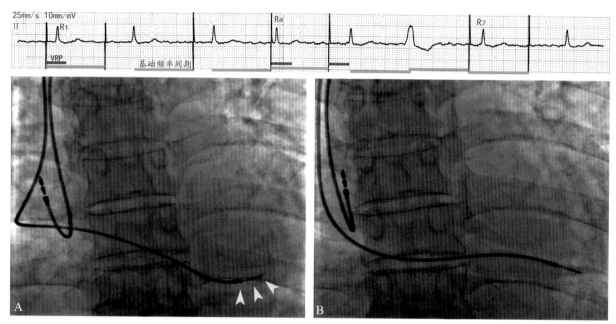

图 28-33　心室导线脱位导致心室起搏故障

　　患者，男，71 岁，因"窦房结功能障碍"植入 Biotronik Talos DR 双腔心脏起搏器 1 年，心房主动固定导线植于右心房前壁，心室被动固定导线植于右心室心尖部，术后患者发生心房颤动，心脏起搏器程控为 VVI 模式，基础频率 60 次 / 分。A. 前后（AP）位 X 线影像显示心室导线头端上翘，心室导线脱位，心电图显示心房颤动，VVI 工作方式，VP 脉冲后均无起搏的 QRS 波群，提示心室起搏故障；R_1、R_4、R_7 位于心室起搏后的 VRP 内不重整心室起搏间期，VRP 外的自身 QRS 波群均重整心室起搏间期，心室感知功能正常。B. 心室导线复位后 X 线影像显示心室导线头端向下，跨三尖瓣曲线流畅，心脏起搏器恢复正常工作

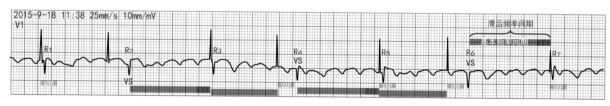

图 28-34　心室起搏故障合并心室不应期感知

　　患者植入 Abbott（ST. JUDE）Verity ADx XL DC 5256 双腔心脏起搏器，模式 VVI，基本频率 60 次 / 分，滞后频率 50 次 / 分。患者于术后 3 个月就诊，心电图检查显示：心房扑动，VRP 内的自身 QRS 波群（R_1、R_3、R_5、R_7）不重整心室起搏间期，VRP 外的自身 QRS 波群（R_2、R_4、R_6）重整心室起搏间期，提示心室感知功能正常、频率滞后功能开启。VP 脉冲后未产生相应的 QRS 波群，提示心室起搏故障，随后测试心室起搏阈值为 4.5 V/0.4 ms

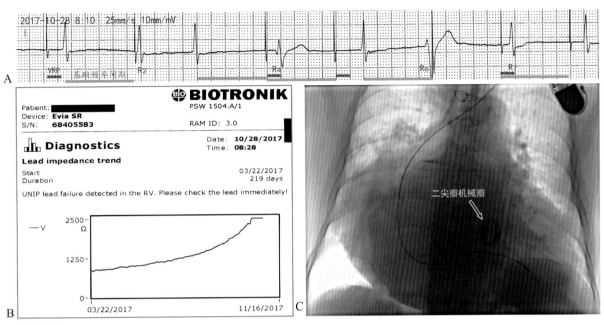

图 28-35　心室起搏故障合并心室不应期感知

　　患者，男，65 岁，临床诊断：风湿性心脏瓣膜病、二尖瓣狭窄合并关闭不全、二尖瓣置换术后、心房颤动伴长 RR 间期。患者于 2015 年 12 月 8 日植入 Biotronik Evia SR 单心室起搏器，Selox ST 60 心室导线植于右心室心尖部（RVA），模式 VVI，基础频率 60 次 / 分。患者术后 1 个月复查，心室起搏阈值升高至 3.5 V/0.4 ms。2 年后复查心电图（A）显示：心房颤动，心室起搏心律，VVI 工作方式，R_2、R_4、R_6、R_7 位于 VRP 内，不重整心室起搏间期，其余 QRS 波群重整心室起搏间期，R_4、R_6 为室性心搏，所有的 VP 脉冲后均无相应的 QRS 波群，提示心室感知功能正常、心室起搏故障，将心室起搏能量输出增至 7.5 V/0.4 ms，仍不能夺获心室。心室导线阻抗趋势图（B）显示阻抗缓慢升高，X 线影像（C）显示心影显著增大，心室导线位于 RVA，张力适度，顺利撤出原心室导线，更换主动固定的心室导线后心室起搏功能恢复正常

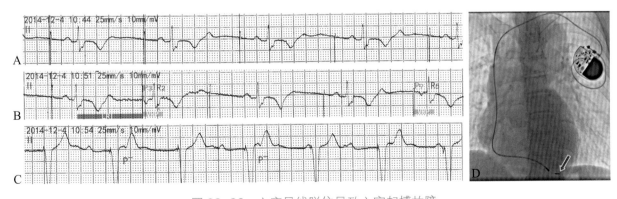

图 28-36　心室导线脱位导致心室起搏故障

　　患者，女，75 岁，因"二度房室阻滞"植入 Medtronic Sigma SS103 单心室起搏器，模式 VVI，LR 55 次 / 分，VRP 330 ms。患者因"乏力、心跳减慢"就诊。A. 单极起搏，窦性心律，2∶1 房室阻滞，VP 脉冲与 P 波距离基本固定，为巧合现象。B. 单极起搏，VP 脉冲后无相应的 QRS 波群，R_2、R_5 位于 VRP 内，不重整心室起搏间期，其余 QRS 波群重整心室起搏间期，提示心室起搏故障、心室感知功能正常；P_3、P_9 前有 VP 脉冲，似心室起搏引起心房除极，但 VP 脉冲与 P_3、P_9 的距离不等，P_3、P_9 较窦性 P 波提前出现，为心房下部起源的房性早搏。C. 双极起搏，心室起搏能量输出升高至 5.0 V/0.4 ms，心室起搏功能恢复正常。程控测试：心室导线阻抗 507 Ω，心室起搏阈值 4.0 V/0.4 ms。X 线影像（图 D）显示心室导线头端上翘（箭头所示），提示心室导线脱位

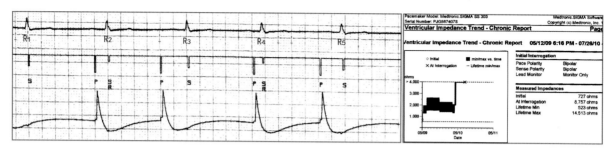

图 28-37 心室导线与脉冲发生器连接不良导致心室起搏故障

患者植入 Medtronic Sigma SS303 单心室起搏器，模式 VVI，LR 60 次 / 分，患者行心电图检查时发现心率慢且心律不齐。程控仪阻抗趋势图显示心室导线阻抗突然升高，X 线影像显示心室导线位置良好，无断裂破损表现，心室起搏能量输出增加至 7.5 V/0.4 ms，并改为单极起搏，仍不能夺获心室。自身 QRS 波群（R_1、R_3、R_5）重整心室起搏间期，心脏起搏器以此为起点按 LRI 发放下一个 VP 脉冲，提示心室感知功能正常。部分 QRS 波群位于 VRP 内（R_2、R_4）成为 VR 事件（标记为 SR），不重整心室起搏间期。再次手术，术中测试心室起搏阈值和感知功能均正常，将心室导线与脉冲发生器重新连接后心脏起搏器工作恢复正常

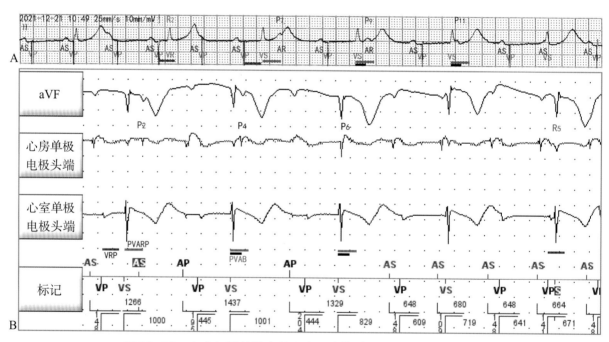

图 28-38 心室起搏故障合并心房不应期感知和心室不应期感知

患者，女，79 岁，因"三度房室阻滞"植入 Abbott（ST. JUDE）Victory XL DR 5816 双腔心脏起搏器，模式 DDD，基本频率 60 次 / 分，PAVI 200 ms，SAVI 150 ms，PVARP 275 ms，心室后心房空白期（PVAB）150 ms，VRP 250 ms，心室空白期 12 ms。A. 心脏起搏器呈 VAT 工作方式，VP 脉冲后无相应的 QRS 波群，心室起搏故障。R_2 位于 VRP 内成为 VR 事件，P_7、P_9 位于 PVARP 内成为 AR 事件，P_{11} 位于 PVAB 内，P_7、P_9、P_{11} 均不触发心室起搏。B. P_2 位于 PVARP 内成为 AR 事件，P_4、P_6 位于 PVAB 内，其余窦性 P 波均触发心室起搏。R_5 位于 VRP 内成为 VR 事件

第五节　起搏故障的鉴别

一、心肌有效不应期内起搏

起搏脉冲位于心肌有效不应期内，即 AP 脉冲位于心房肌有效不应期内、VP 脉冲位于心室肌有效不应期内，均可出现功能性失夺获，不属于心脏起搏器的起搏故障。

（一）心脏起搏器感知不足

心脏起搏器感知不足时，起搏脉冲常位于心肌有效不应期内而出现功能性失夺获，即感知不足常伴发心肌有效不应期起搏的现象，属于假性起搏故障。

1. 心房感知不足

AP 脉冲位于自身心房波之后的心房肌有效不应期内，而发生功能性失夺获（图 28-39）。心房颤动或心房扑动时，若心脏起搏器未感知自身的 F 或 f 波，AP 脉冲仍然发出，AP 脉冲常因位于心房肌有效不应期内，而发生功能性失夺获。

2. 心室感知不足

心室感知不足时，VP 脉冲若位于自身 QRS 波群后的心室肌有效不应期内，可发生功能性失夺获（图 28-40）。

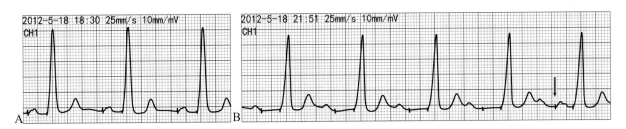

图 28-39　心房感知不足伴心房起搏脉冲功能性失夺获

患者植入双腔心脏起搏器，模式 DDD，LR 60 次 / 分，心房、心室均为双极起搏和双极感知，PAVI 250 ms。A. 心电图显示房室顺序起搏，心房、心室起搏功能正常。B. 心电图显示窦性心律，心房不应期外的自身 P 波未抑制预期的 AP 脉冲发放，心脏起搏器呈房室顺序起搏，提示心房感知不足；多数 AP 脉冲因位于心房肌有效不应期内而发生了功能性失夺获，最后一个 AP 脉冲（箭头所示）脱离了心房肌有效不应期而引起心房除极

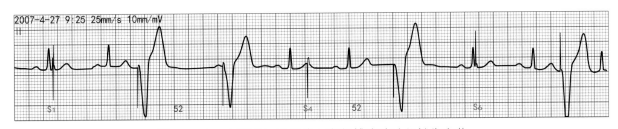

图 28-40　心室感知不足伴心室起搏脉冲功能性失夺获

患者，男，58 岁，植入双腔心脏起搏器 9 年，模式 VVI，LR 60 次 / 分。心电图显示 VP 脉冲固定频率发放，心室感知不足，起搏频率减慢至 52 次 / 分，提示心脏起搏器电耗竭。部分 VP 脉冲（S_1、S_4、S_6）因位于心室肌有效不应期内而发生功能性失夺获

（二）特殊的工作模式

AOO 或 DVI 模式工作时，心房仅有起搏功能但无感知功能，AP 脉冲若位于自身心房波后的心房肌有效不应期内，可发生功能性失夺获（图 28-41）。VOO 模式时，心室仅有起搏功能而无感知功能，VP 脉冲若位于自身 QRS 波群后的心室肌有效不应期内，可发生功能性失夺获。心脏起搏器进行磁铁试验或电耗竭时，工作模式自动转为 AOO、VOO 或 DOO 模式，起搏脉冲位于自身 P 或 QRS 波群后的心肌有效不应期内，可发生功能性失夺获。

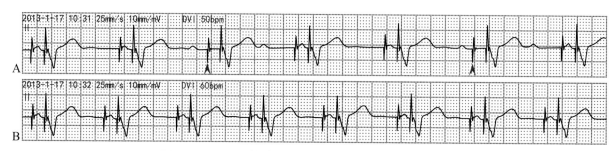

图 28-41　DVI 模式时的心房起搏脉冲功能性失夺获

患者，女，75 岁，因"高度房室阻滞"植入 Biotronik Talos D 双腔心脏起搏器，模式 DVI，PAVI 180 ms。A. 基础频率 50 次 / 分，心电图显示 AP 脉冲固定频率（50 次 / 分）发放，经程控的 PAVI 起搏心室，部分 AP 脉冲因位于心房肌有效不应期内而发生功能性失夺获（箭头所示）。B. 基础频率 60 次 / 分，心电图显示房室顺序起搏，每个 AP 脉冲后均有相应的心房波，提示心房起搏功能正常

（三）自身 QRS 波群引发的心室安全起搏

自身 QRS 波群位于 AP 后心室通道的交叉感知窗内引发心室安全起搏，提早出现的 VP 脉冲因位于自身 QRS 波群内或紧随其后，此时心室肌处于有效不应期，VP 脉冲发生功能性失夺获。

（四）快速的自身心率引发心脏起搏器噪声反转

快速的自身心房率引发心房噪声反转，AP 脉冲发放时，容易出现功能性失夺获；快速的自身心室率（心房颤动、室性心动过速、室上性心动过速等）引发心室噪声反转，VP 脉冲发放时，容易出现功能性失夺获。快速的自身心率引发的噪声反转，其心电图表现似感知不足和起搏故障，自身心率减慢后，起搏脉冲竞争性发放及功能性失夺获现象消失，起搏功能表现正常（图 28-42）。

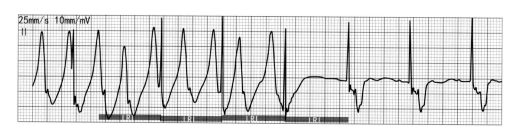

图 28-42　室性心动过速引发心脏起搏器噪声反转

患者，男，58 岁，确诊扩张型心肌病 10 年，植入 Medtronic 单心室起搏器 2 年，模式 VVI，LR 70 次 / 分。患者因"阵发性心慌伴晕厥 3 小时"入院。静脉推注利多卡因后患者心动过速终止，急查血钾 2.8 mmol/L。心电图显示：室性心动过速时 VP 脉冲固定频率发放，VP 脉冲位于心室肌有效不应期内而发生功能性失夺获，似心室感知不足和起搏故障，实际是心脏起搏器噪声反转功能表现。室性心动过速终止后，出现心室起搏心律，心室起搏功能正常

二、起搏脉冲与除极波存在距离

（一）心肌延迟除极

起搏脉冲后除极波延迟出现主要见于心房，偶见于心室。双腔心脏起搏器房室顺序起搏时，若 PAVI 设置较短和（或）心房延迟除极，则不易观察心房波，此时通过程控延长 AV 间期可有效显露心房波，进而判断心房起搏功能状态（图 28-43）。

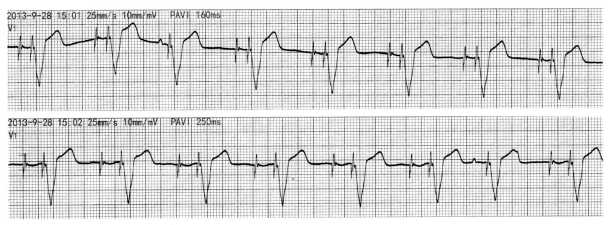

图 28-43 延长 AV 间期确认心房夺获

患者，男，81 岁，因"窦房结功能障碍"植入 Medtronic Relia REDR01 双腔心脏起搏器，模式 DDD，LR 60 次 / 分。PAVI 160 ms 时，AP、VP 脉冲顺序发放，心房夺获与否难以判定；PAVI 250 ms 时，V_1 导联心电图显示：AP 脉冲后出现负向 P′ 波，提示 AP 脉冲夺获心房

（二）希氏束起搏

VP 脉冲失夺获时，其后出现的自身 QRS 波群位于心室不应期而成为 VR 事件，因此，心脏起搏器程控检查（常规检查或心室阈值测试）时，标记通道 VP 脉冲后出现 VR 事件，常提示 VP 脉冲失夺获。

选择性希氏束起搏（SHBP）时，起搏脉冲与 QRS 波群之间存在一段距离（正常情况下为 35~55 ms）。心脏起搏器程控检查时，VP 脉冲所产生的 QRS 波群可脱离心室空白期而成为 VR 事件，若不同时结合心电图和（或心腔内心电图）判断，则容易误诊为心室失夺获（图 28-44）。

三、起搏脉冲掩盖 QRS 波群

起搏脉冲与自身 QRS 波群重叠形成融合波或假性融合波，高大或伴有过冲现象的起搏脉冲可掩盖 QRS 波群，心电图可似起搏脉冲失夺获（图 28-45）。此时诊断要领有：①多导联同步分析；②与自身心搏对照，观察起搏脉冲后 T 波形态，若 T 波形态不同，则提示起搏脉冲夺获心肌。

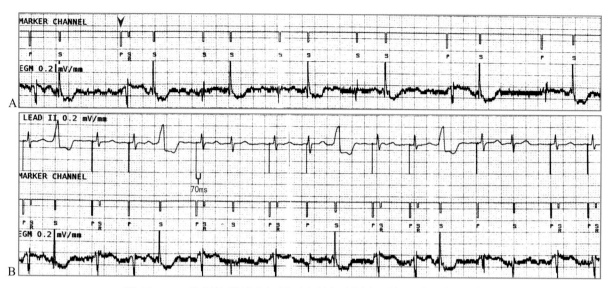

图 28-44　选择性希氏束起搏时程控误判为间歇性心室起搏故障

患者，男，77 岁，因"心房颤动伴长 RR 间期"植入 Medtronic Adapta ADSR01 单心室起搏器，3830-69 cm 导线植于希氏束区域，模式 VVI，LR 60 次 / 分，心室单极起搏，心室起搏能量输出 3.5 V/0.4 ms，心室双极感知，心室感知灵敏度 1 mV。A. 心脏起搏器植入术后 1 个月，患者门诊复查，程控仪（未连接体表心电图）显示箭头所示处 VP 脉冲后出现 VR 事件（标记为 SR），初步判断间歇性心室起搏故障。B. 连接体表心电图，以 100 次 / 分的起搏频率进行心室阈值测试，VP 脉冲后仍间歇性出现 SR 标记，但每个 VP 脉冲与 SR 的距离基本相等（70 ms），结合体表心电图诊断：心房颤动，室性早搏，心室起搏（SHBP）功能正常，SHBP 所产生的 QRS 波群位于心室空白期时，标记通道不做标记，脱离心室空白期而位于心室不应期时，标记为 SR，测得的 SHBP 起搏阈值为 1.0 V/0.4 ms

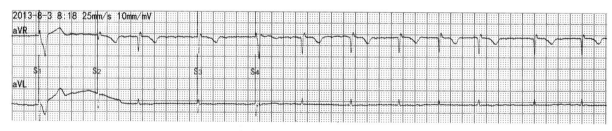

图 28-45　假性心室起搏融合波似心室起搏故障

患者，男，81 岁，因"心房颤动伴长 RR 间期"植入 Medtronic Relia RES01 单心室起搏器，心室导线植于右心室流出道，单极起搏，模式 VVI，LR 60 次 / 分。心电图显示：aVL 导联 T 波低平，S_2、S_3、S_4 起搏脉冲后未见相应的 QRS 波群，似起搏故障。同步记录的 aVR 导联，S_2、S_3 起搏脉冲后有倒置 T 波，其形态与自身心搏相同，提示 S_2、S_3 起搏脉冲与自身 QRS 波群形成假性心室起搏融合波，S_1 起搏脉冲后有宽大畸形的 QRS 波群，S_4 起搏脉冲后 T 波与自身心搏不同，S_4 产生心室起搏融合波，心室起搏功能正常

四、心房起搏脉冲误认为心室起搏脉冲

有时心电图上 T 波的凸起处似 P 波，其后固定位置出现 AP 脉冲时，则容易误判为 VP 脉冲、VAT 工作方式和心室起搏故障。依据起搏脉冲发放频率与程控的低限频率相等，程控显示呈"AP-VS"工作方式，可以排除心室起搏故障（图 28-46）。

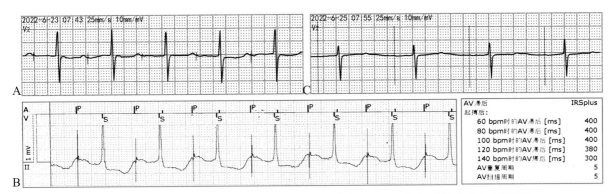

图 28-46　"心房起搏 – 心室感知"工作方式似 VAT 工作方式伴心室起搏故障

患者，女，73 岁，临床诊断：冠心病、冠状动脉支架术后、高血压病、心力衰竭、窦房结功能障碍。患者于 2021 年 8 月 7 日植入 Biotronik Evia DR 双腔心脏起搏器，11 个月后复查心电图（A）显示："P 波"后固定位置出现起搏脉冲，似 VAT 工作方式、VP 脉冲失夺获。2 天后程控参数（B）显示：模式 DDD，基础频率 70 次 / 分，心房和心室均为双极起搏，感知灵敏度：自动，动态 AV 延迟：180/140 ms，AV 滞后：IRSplus，心脏起搏器呈 "AP-VS" 工作方式，标记通道显示心房线路间歇性过感知 QRS 波群。将基础频率改为 50 次 / 分，心房单极起搏，再次记录心电图（C）显示：心房起搏心律，每个心房起搏的激动均缓慢下传心室，AP 脉冲较图 A 变大，QRS 波形变化与胸导联吸球位置改变有关（山东省五莲县人民医院，于涛供图）

五、心脏起搏器植入术中的起搏故障假象

（一）测试线连接故障

起搏导线植入后，常常借助连接线将起搏导线尾端与临时心脏起搏器相连接以测试起搏功能，若测试线连接不良或正负极金属夹相互接触造成短路，则引起起搏失效，易误诊为起搏阈值过高，而误导术者频繁调整起搏导线位置，拖延了手术时间。正确连接测试线或消除短路后，起搏功能恢复正常。

（二）心房肌有效不应期内起搏

心房导线植入时，手术操作易刺激心房诱发快速性房性心律失常（房性心动过速、心房颤动、心房扑动），尤其是窦房结功能障碍患者。快速性房性心律失常发生后，心房起搏阈值的测试脉冲因位于心房肌有效不应期内而发生功能性失夺获，若频率快速的心房波低矮难辨，则易误诊为心房起搏不良。因此，心房导线植入术中，若导线影像和测试线连接均良好，但心房起搏不良，应注意排查是否发生了快速性房性心律失常。

（三）临时心脏起搏器电量不足

心脏起搏器植入术中应用临时心脏起搏器进行起搏阈值测试时，若临时心脏起搏器电量不足，起搏阈值测试结果较高，需要更换电池后复测起搏阈值。

六、起搏模式与心腔不匹配

单腔心脏起搏器一般默认 VVI（R）工作模式，脉冲发生器与心房导线连接时则为单心房起搏，若未程控更改模式，自动阈值管理功能运行仍遵照心室模式进行，因此测得的起搏阈值过高，心脏起搏器不适当地自动增加起搏能量输出，可导致心脏起搏器提前电耗竭。因此，单腔心脏起搏器植入后，应及时通过程控使起搏模式与心腔匹配，单心房起搏时应将模式程控为 AAI（R）。

第六节　起搏故障的危害与诊断处理

一、起搏故障的危害

因严重的过缓性心律失常植入心脏起搏器的患者，通常起搏故障对患者的危害大于感知故障，心室起搏故障的危害大于心房起搏故障。

（一）单腔心脏起搏器

单心房或单心室起搏器起搏故障均可引起心脏停搏。

（二）双腔心脏起搏器

1. 单纯心房起搏故障

双腔心脏起搏器单纯心房起搏故障时，因心室起搏和感知功能正常，相当于 VVI（R）起搏，通常不会产生严重后果。

2. 单纯心室起搏故障

双腔心脏起搏器单纯心室起搏故障时，若患者房室传导功能正常，心房有效起搏后，激动经自身房室传导系统下传心室，对患者不产生不良影响；若患者存在房室阻滞，逸搏不能及时发生时，则会引起心室停搏。

二、起搏故障的诊断处理

起搏故障的诊断处理可参照流程图（图 28-47）。

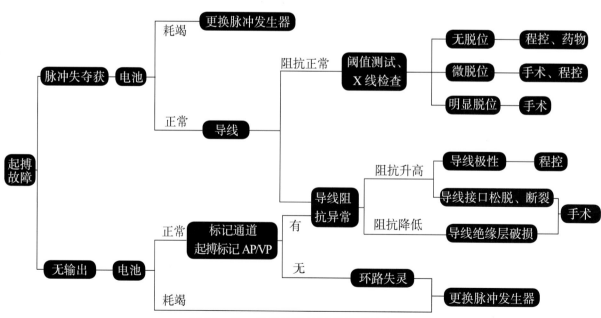

图 28-47　起搏故障的诊断处理流程图

（牟延光　沈　灯）

第二十九章 心脏起搏器感知不足

心脏起搏器感知不足又称感知低下（under sensing），是指心脏起搏器对不应期外的自身心电信号不能感知，起搏脉冲仍预期发放，引起不适当的起搏，可发生竞争性心律失常，甚至因起搏脉冲落入心肌易损期而引起严重的心律失常。

第一节 感知不足的原因

一、心脏起搏器参数设置的原因

（一）感知灵敏度设置过低

感知灵敏度设置过低（即感知灵敏度数值过大）是引起感知不足的常见原因，降低感知灵敏度数值可使心脏起搏器的感知功能恢复正常。

（二）自动感知功能运行

某些心脏起搏器自动感知功能运行时，在前面感知事件测得的振幅（或起搏事件，振幅为设定值）基础上，随后的感知灵敏度数值逐跳衰减。若前一心电信号振幅太高，尽管随后的感知灵敏度数值已经降低，但仍可高于随后的自身电信号振幅，心脏起搏器不能发生感知。这种感知不足的现象发生具有规律性，常在高振幅事件后出现，关闭自动感知功能并合理设置感知灵敏度后，感知不足现象可以消除（图29-17）。

二、导线原因

导线植入位置不当或脱位、断裂或导线与脉冲发生器连接不良、导线与心内膜接触不良。

三、脉冲发生器原因

脉冲发生器电耗竭、电子元件故障、高能量电击引起线路损坏等。

四、心肌病变

急性心肌梗死、心肌病等，导线头端周围心肌坏死、纤维化，心电活动信号减弱，振幅减小，影响感知。

五、除极向量改变

呼吸、躯体运动及发生束支阻滞、室性早搏（PVC）时，除极向量改变影响了心腔内心电图的振幅和斜率，在原来的感知灵敏度情况下，心脏起搏器对此时的电信号可能不发生感知。

六、心腔内电信号振幅和斜率不足

心房颤动发生时，由于 f 波振幅较低或振幅大小不一，所以容易发生心房感知不足。心脏起搏器不可能对所有的 f 波都发生感知。

七、抗心律失常药物

Ⅰ类抗心律失常药物阻断快钠通道，减慢动作电位 0 相上升速度，降低膜反应性，可导致心脏起搏器感知不足。

八、电解质紊乱

高血钾可使心腔内电信号振幅和斜率改变，可导致心脏起搏器对心腔内电信号感知不足，血钾正常后，心脏起搏器的感知功能可恢复正常。

第二节　感知不足的心电图表现

心脏起搏器感知不足时，不应期外的自身心房波 /QRS 波群不能抑制预期的 AP/VP 脉冲发放，容易发生竞争性心律失常或影响自动模式转换的进行。患者无自身心搏出现而呈完全起搏心律时，心电图上表现不出感知不足。

一、竞争性起搏

不应期外的自身心搏不能重整起搏间期，起搏脉冲预期发放，位于心肌应激期内的起搏脉冲可引起心房或心室肌除极，与自身心搏竞争；起搏脉冲若位于心房或心室易损期内，则可引起快速性房性心律失常或室性心律失常。心脏起搏器感知不足时容易出现起搏融合波和假性起搏融合波。

二、功能性失夺获

感知不足时，不应期外的自身心搏不能抑制预期的起搏脉冲发放，起搏脉冲位于心肌有效不应期内，可发生功能性失夺获（图 29-1）。具有逐跳心室夺获确认功能的心脏起搏器，可在失夺获的心室起搏（VP）脉冲后发放备用的心室起搏（VP$_B$）脉冲。

三、影响自动模式转换

植入双腔心脏起搏器（包括双腔植入型心律转复除颤器）及心脏再同步化治疗（CRT）起搏器的患者出现快速心房率时，心房感知不足可使自动模式转换不能及时发生。

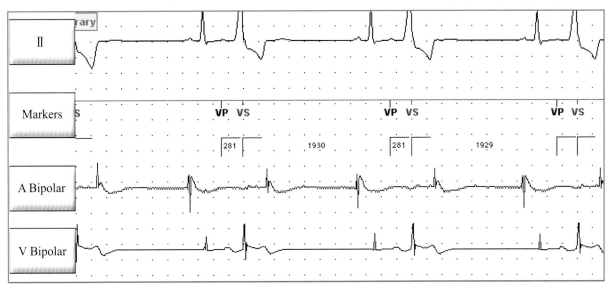

图 29-1　心室感知不足伴功能性失夺获

患者植入 Abbott（ST. JUDE）双腔心脏起搏器，模式 VVI，基本频率 30 次 / 分。心电图显示窦性心律、室性早搏（PVC）二联律。心室腔内心电图显示 PVC 的振幅高于自身室上性激动的心室波，心脏起搏器对 PVC 发生感知，标记为心室感知（VS），PVC 启动基本频率间期，心脏起搏器不能感知自身室上性 QRS 波群，VP 脉冲位于心室肌有效不应期内而发生功能性失夺获

四、完全起搏心律

当起搏频率高于自身心率时，心电图表现为完全起搏心律，心电图不能表现出感知不足。

第三节　心房感知不足

一、AAI（R）模式时的心房感知不足

心房波的振幅远低于 QRS 波群，心脏起搏器感知灵敏度设置不合适和心腔内电信号的振幅和（或）斜率不足（如房性 P′ 波、室房逆传的逆行 P⁻ 波）可出现感知不足，造成不适当的心房起搏（AP）脉冲发放（图 29-2，图 29-3）。

（一）心房起搏频率 > 自身心房率

当自身心房率慢于心房起搏频率时，心电图表现为心房起搏心律，因无自身心房波出现而无法判断心房感知功能。

（二）心房起搏频率 ≤ 自心房率

心房起搏与自身心房激动两个并行节律点可形成多种形式的干扰。AP 脉冲落入心房易损期可引发房性心动过速、心房扑动或心房颤动等房性心律失常。AAI（R）起搏容易抑制窦性心律，心房感知不足时竞争性节律较 VVI（R）起搏合并心室感知不足时少见。

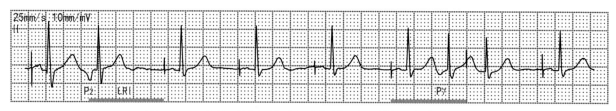

图 29-2　房性早搏出现时心脏起搏器间歇性心房感知不足

　　患者，男，68 岁，因"窦房结功能障碍"植入单心房起搏器，模式 AAI，低限频率（LR）70 次 / 分，低限频率间期（LRI）≈ 857 ms。心电图表现为 AAI 工作方式，深倒置的房性早搏（P_2）抑制了预期的 AP 脉冲发放，重整心房起搏间期，启动 LRI 发放下一个 AP 脉冲。浅倒置的房性早搏（P_7）未抑制预期的 AP 脉冲发放，提示间歇性心房感知不足（浙江大学附属邵逸夫医院，何方田供图）

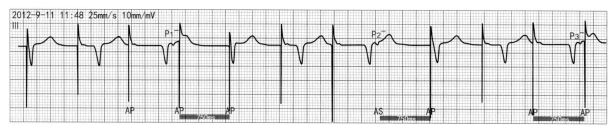

图 29-3　AAI 模式临时起搏时的间歇性心房感知不足

　　患者，女，58 岁，因"三度房室阻滞"植入双腔心脏起搏器。术中心室导线先连接脉冲发生器心室接口，LR 60 次 / 分，双极起搏。心房导线连接临时心脏起搏器，单极起搏，起搏频率 80 次 / 分，测试其感知功能。心电图显示：Ⅲ导联宽大畸形主波向下的 QRS 波群规律出现，频率 60 次 / 分，提示为心室起搏心律，VP 脉冲显示不清主要与双极起搏有关。高大的 AP 脉冲有明显的过冲现象，其后跟随 P′ 波。室房逆传产生逆行 P⁻ 波（P_1^-、P_2^-、P_3^-），P_2^- 重整心房起搏间期，心房逸搏间期恰好等于心房起搏间期，P_1^-、P_3^- 未重整心房起搏间期，提示心房起搏功能正常、间歇性心房感知不足

二、DDD（R）模式时的心房感知不足

　　DDD（R）模式时，若有心房感知不足，自身心房波不能触发心室起搏，不抑制预期的 AP 脉冲发放，不重整心房起搏间期。自身心房波后仍有 AP 脉冲发放，若 AP 脉冲位于心房肌有效不应期内，可发生功能性失夺获（图 29-4，图 29-5）。

　　（一）不同房室传导状态时的心房感知不足

　　1. 完全性房室阻滞时

　　（1）若间歇性心房感知不足（图 29-4~ 图 29-6），心房感知正常时，心房波触发心室起搏，心房感知不足时，心脏起搏器以低限或传感器频率房室顺序起搏。

　　（2）若心房没有感知功能（图 29-7，图 29-8），心脏起搏器按照低限或传感器频率房室顺序起搏，体表心电图难以与 DDI（R）模式合并心房感知不足鉴别，应用程控仪观察心脏起搏器的模式设置和标记通道，可以明确诊断。

2.存在自身房室传导时

（1）心房感知不足时，自身心房波下传产生的 QRS 波群（前无 AP 事件）可被心脏起搏器定义为室性早搏（PVC），启动心房逸搏间期（AEI），纯心房计时的心脏起搏器（Biotronik、秦明），AEI= 基础或传感器频率间期（图 29-8）；改良的心房计时的心脏起搏器（Medtronic，芯彤，Vitatron A、E、G、Q、C、T 系列，创领心律医疗 /Sorin，Abbott/ST. JUDE），AEI= 低限或传感器频率间期 – 起搏 AV 间期（PAVI）。

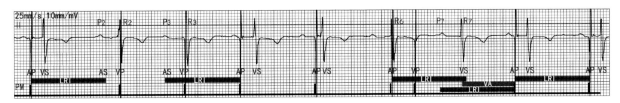

图 29-4　双腔心脏起搏器间歇性心房感知不足

患者植入双腔心脏起搏器，心室导线植于右心室心尖部，模式 DDD，LR 60 次 / 分，LRI 1000 ms。多数不应期外的窦性 P 波未抑制预期的 AP 脉冲发放，提示心房感知不足。P_2、P_3 抑制了预期的 AP 脉冲发放并触发了 VP 脉冲发放，提示 P_2、P_3 被心脏起搏器正常感知。心脏起搏器感知 P_7 启动 LRI 与只感知 R_7 启动 VA 间期所引起的下一个 AP 脉冲发放的位置相近，因此心电图不能准确判断 P_7 是否被感知。部分起搏脉冲重叠于自身 QRS 波群（R_2、R_6）中，R_3 为心室起搏融合波，R_6 位于 PAVB 内，预期发放的 VP 脉冲发生了功能性失夺获

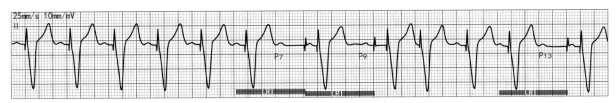

图 29-5　双腔心脏起搏器间歇性心房感知不足

患者因"三度房室阻滞"植入双腔心脏起搏器，模式 DDD，LR 60 次 / 分，LRI 1000 ms。心电图显示：窦性心律、心脏起搏器呈 VAT 工作方式，部分心室后心房不应期外的 P 波（P_7、P_9、P_{13}）未触发心室起搏，在 LRI 结束时发放 AP 脉冲，提示心脏起搏器对窦性 P 波间断不感知，P_9 后的 AP 脉冲因位于心房肌有效不应期内而发生了功能性失夺获

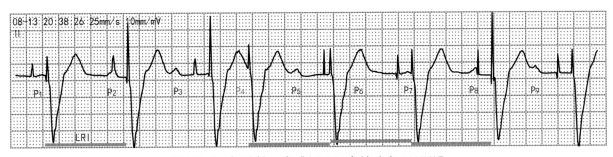

图 29-6　间歇性心房感知不足合并动态 AV 延迟

患者，男，67 岁，植入 Boston Scientific Ingenio EL DR J174 双腔心脏起搏器，模式 DDD，低限频率限制 60 次 / 分，LRI 1000 ms，动态 AV 延迟功能开启，心房感知灵敏度 0.75 mV。心电图显示：P_4 被心脏起搏器感知触发心室起搏，心房不应期外的其他窦性 P 波均未触发心室起搏，也未抑制预期的 AP 脉冲发放，提示间歇性心房感知不足，P_2、P_8 为假性心房起搏融合波。心房感知事件（P_4）后，PAVI 缩短，VP-VP 间期 =LRI，提示动态 AV 延迟功能运行。心房肌有效不应期内的 AP 脉冲发生功能性失夺获，脱离心房肌有效不应期的 AP 脉冲夺获心房，产生不同于窦性 P 的心房波（P_1、P_7），提示心房起搏功能正常。将心房感知灵敏度程控为 0.5 mV 后心房感知功能恢复正常

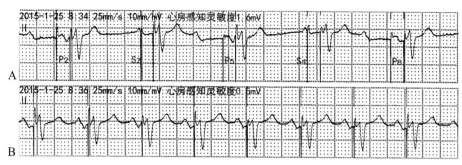

图 29-7 双腔心脏起搏器心房感知不足时的假性心房起搏融合波

患者，男，85岁，因"三度房室阻滞"植入 Medtronic Sensia L SEDRL1 双腔心脏起搏器，心房导线（5076-52 cm）植于右心耳基底部，心室导线（5076-58 cm）植于右心室中位间隔部，模式 DDDR，LR 60 次/分，单极起搏，心房感知灵敏度 1.6 mV。A. 房室顺序起搏，不应期外的窦性 P 波不抑制预期的 AP 脉冲发放，提示心房感知不足；心房肌有效不应期外的 AP 脉冲均产生了相应的心房波（P$_2$、P$_5$、P$_8$），提示心房起搏功能正常，部分 AP 脉冲（S$_2$、S$_4$）位于窦性 P 波顶峰偏后形成假性心房起搏融合波；每个 VP 脉冲后均有相应的 QRS 波群，提示心室起搏功能正常。B. 将心房感知灵敏度调整为 0.5 mV，心电图显示 VAT 工作方式，心房感知功能恢复正常

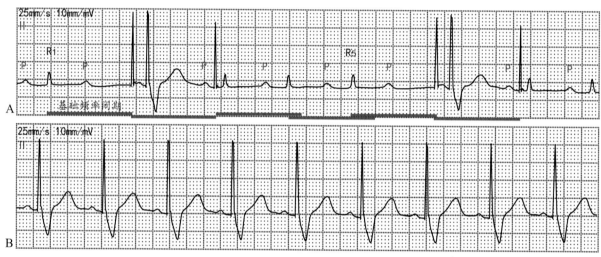

图 29-8 纯心房计时的双腔心脏起搏器心房感知不足

患者因"房室阻滞"植入 Biotronik 双腔心脏起搏器，模式 DDD，基础频率 60 次/分。A. 窦性心律，一度房室阻滞，二度 I 型房室阻滞。AP 脉冲后可见不同于窦性 P 波的心房波，心房起搏功能正常。不应期外的窦性 P 波并未抑制预期的 AP 脉冲发放，也未触发心室起搏，提示心房感知不足。R$_1$、R$_5$ 启动基础频率间期，安排发放下一个 AP 脉冲，符合纯心房计时的特点。B. 提高心房感知灵敏度后心电图显示窦性心律，VAT 工作方式，窦性 P 波抑制了预期的 AP 脉冲发放并触发 VP 脉冲发放，心房感知功能恢复正常

（2）AP 脉冲发放后，自身 QRS 波群若位于心室感知期内，则抑制预期的 VP 脉冲发放；自身 QRS 波群若出现于 AP 后心室通道交叉感知窗内，可引发心室安全起搏（VSP），PAVI 通常变为 95 ms 或 100 ms 或 110 ms 或 120 ms（因心脏起搏器公司不同而异），VP 脉冲常落入心室肌有效不应期内，不引起心室除极（图 29-9）；自身 QRS 波群若位于心房后心室空白期（PAVB）内，PAVI 结束时发放 VP 脉冲，似心室感知不足，VP 脉冲因落入心室肌有效不应期内而发生功能性失夺获，若 AP 脉冲不明显（如双极起搏），则易误诊为心室感知不足，借助程控仪的标记通道或长程记录心电图可以明确诊断（图 29-10）。

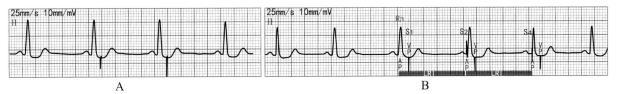

图 29-9　双腔心脏起搏器心房感知不足似心室感知不足

　　患者，男，59 岁，植入双腔心脏起搏器，模式 DDD，LR 60 次 / 分，LRI 1000 ms。A. 窦性心律，自身 QRS 波群后偶见起搏脉冲，但无法断定是 AP 脉冲还是 VP 脉冲，似感知窦性 P 波触发 VP 脉冲发放、心室感知不足。B. 深呼吸后描记心电图，AP、VP 脉冲顺序发放，中间夹有自身 QRS 波群，PAVI=110 ms，为 VSP，AP 脉冲出现于自身 P 波之后，提示心房感知不足。S_2S_4=LRI，S_1S_2<LRI，推测 S_1 为 VP 脉冲，R_3 处隐藏着一个 AP 脉冲。综合分析：图 A 实际是心房感知不足，AP 脉冲位于窦性 P 波后，重叠于自身 QRS 波群中，因体表心电图 AP 脉冲不明显，而易误诊为心室感知不足（引自吴垚）

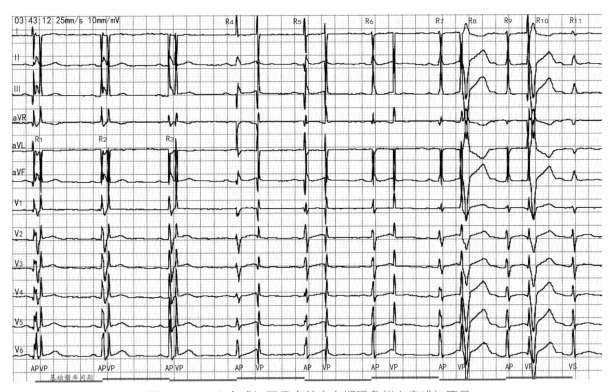

图 29-10　心房感知不足合并空白期现象似心室感知不足

　　患者植入 Biotronik 双腔心脏起搏器，模式 DDD，基础频率 60 次 / 分，PAVI 300 ms。动态心电图显示：AP、VP 脉冲顺序发放，不应期外的窦性 P 波未抑制预期的 AP 脉冲发放，提示心房感知不足。R_1、R_2、R_3 位于 AP 后心室通道的安全窗内引发安全 AV 延迟，PAVI=100 ms；R_4、R_5、R_6、R_7、R_9 位于 PAVB 内，VP 脉冲在 PAVI 结束时发放，VP 脉冲多位于心室肌有效不应期内而发生功能性失夺获，脱离心室肌有效不应期的 VP 脉冲产生了 QRS 波群（R_8、R_{10}），提示心室起搏功能正常；R_{11} 抑制了 AP 和 VP 脉冲发放，心室感知功能正常（南方医科大学顺德医院，胡剑莉供图）

　　（二）快速性房性心律失常时的心房感知不足

　　心房颤动、心房扑动等快速性房性心律失常发生后，若心房感知不足，心脏起搏器仍发放 AP 脉冲，AP 脉冲常位于心房肌有效不应期内而不能判断心房起搏功能，心脏起搏器不能及时进行自动模式转换（图 29-11，图 29-12）。若感知部分 f（F）波，可触发快而节律不齐的心室起搏。

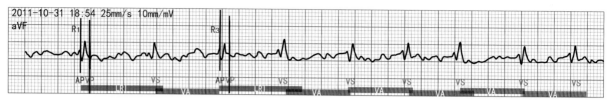

图 29-11 心房颤动时心房感知不足

患者，女，63 岁，临床诊断：肥厚型心肌病、窦房结功能障碍、阵发性心房颤动，植入 Medtronic Sigma SDR303 双腔心脏起搏器，模式 DDD，LR 60 次 / 分，心房感知灵敏度 0.75 mV。心电图显示：粗波型心房颤动，心房线路未感知 f 波，仍间断发放 AP 脉冲，自身 QRS 波群（R_1、R_3）位于 AP 后心室通道的交叉感知窗内引发 VSP，PAVI=110 ms，VP 脉冲因位于心室肌有效不应期内而发生了功能性失夺获

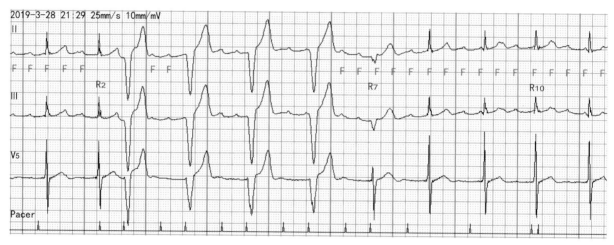

图 29-12 心房扑动时心房感知不足

患者，男，73 岁，植入 Biotronik Estella DR 双腔心脏起搏器，模式 DDD，基础频率 60 次 / 分，心房感知灵敏度 0.6 mV。心电图显示：频率 230 次 / 分、节律规整的扑动波（F）为心房扑动，AP 脉冲仍旧发放，提示心房感知不足。R_2 位于 PAVB 内，PAVI 结束时发放的 VP 脉冲夺获心室；R_{10} 位于 AP 后心室通道安全窗内，引起安全 AV 延迟，PAVI=100 ms，R_7 的 QRS 波形介于自身与心室起搏的 QRS 波群之间，为心室起搏融合波

（三）自身心室率较快时的心房感知不足

心房感知不足时，自身 QRS 波群被心脏起搏器定义为 PVC 时，启动心房逸搏间期（AEI），纯心房计时的心脏起搏器，AEI= 基础或传感器频率间期；改良的心房计时或心室计时心脏起搏器，AEI=VA 间期；心室起搏管理（MVP）功能运行时，AAI（R）+ 模式下，AEI= 低限或传感器频率间期 -80 ms；增强型 MVP 功能，AAI（R）+ 模式下，AEI= 低限或传感器频率间期 - 平均 AV 间期。若自身心室率较快，RR 间期 <AEI，AP、VP 脉冲完全被抑制发放，似感知功能正常（图 29-13）。

三、VDD（R）模式时的心房感知不足

与双腔心脏起搏器程控为 VDD 模式相比，单导线（心房感知环漂浮于右心房内）具有心房跟踪功能的单心室起搏器和采用心房机械感知的无导线房室同步心脏起搏器（Micra AV），VDD 模式时均易出现心房感知不足。心室事件（VP/VS）启动 LRI 和心室后心房不应期（PVARP），自身心房波出现的时期不同，心房感知不足的心电图表现不同。

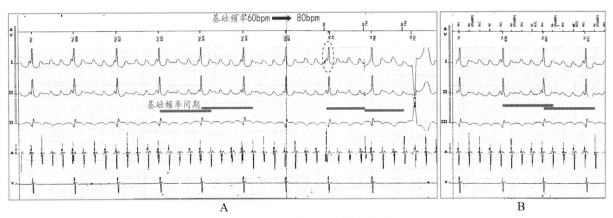

图 29-13　更改基础频率诊断心房感知不足

患者，女，61 岁，因"窦房结功能障碍"植入 Biotronik Effecta D 双腔心脏起搏器，模式 DDD。体表心电图显示：心房扑动，4 : 1 房室传导。A. 基础频率 60 次 / 分时，心房标记通道无任何标记，心室标记通道将自身 QRS 波群标记为 PVC，VS 事件启动基础频率间期，RR 间期 < 基础频率间期，体表心电图无法判断心房感知功能是否正常；将基础频率改为 80 次 / 分，显示 AP 脉冲发放，证实心房感知不足，AP 脉冲发出后，心室通道安全窗内的 VS 事件引起安全 AV 延迟，PAVI=100 ms（圆圈所示）。B. 基础频率 60 次 / 分，增加心房感知灵敏度，心房标记通道与 F 波对应的位置出现心房感知标记，心房感知功能恢复正常

（一）自身心房率较快

自身心房波位于 PVARP 内而成为心房不应期感知事件，不触发心室起搏，与心房感知不足不易鉴别。自身心房波位于 PVARP 外时，若持续性心房感知不足，所有 P 波均未触发心室起搏，心脏起搏器呈 VVI 工作方式；若间歇性心房感知不足，部分 P 波未触发心室起搏，心脏起搏器呈 VAT 和 VVI 工作方式（图 29-14，图 29-15）。

（二）自身心房率较慢

LRI 内若无自身心房波，心脏起搏器呈 VVI 工作方式，无法判断心房感知功能状态。

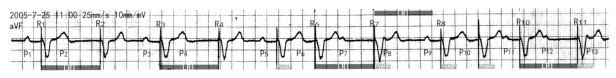

图 29-14　VDD 模式伴间歇性心房感知不足

患者，女，57 岁，因"二度房室阻滞"植入双腔心脏起搏器半年，因心悸就诊，测试心房起搏阈值为 2.5 V，心房波振幅 0.2~1.2 mV，心房起搏时有明显的膈肌刺激，故程控为 VDD 模式，LR 60 次 / 分，LRI 1000 ms，SAVI 225 ms，心房感知灵敏度 0.1 mV。心电图显示：窦性心律、心脏起搏器呈 VDD 工作方式，P_1、P_3、P_5、P_6、P_9、P_{10}、P_{11} 发生心房感知而触发心室起搏；P_8、P_{13} 位于 PVARP 内不触发心室起搏；P_2、P_4、P_7、P_{12} 脱离了 PVARP，但未触发心室起搏，考虑间歇性心房感知不足。心脏起搏器呈 VVI 工作方式时，起搏间期（R_1R_2、R_3R_4、R_6R_7、$R_{10}R_{11}$）=LRI，心脏起搏器呈 VAT 工作方式时，较晚的 P 波被感知后按 SAVI 触发心室起搏，导致起搏间期（R_2R_3、R_7R_8）>LRI（引自《临床心电学杂志》）

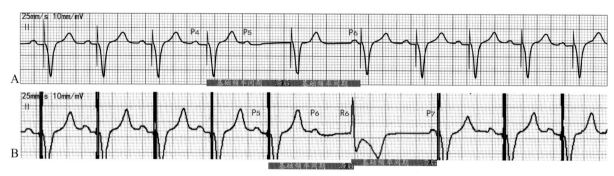

图 29-15　VDD 模式时频率滞后功能合并间歇性心房感知不足

　　患者，男，65 岁，因"三度房室阻滞"植入 Biotronik Axios SLR VDDR 心脏起搏器，模式 VDD，基础频率 60 次 / 分，频率滞后功能开启。A. 多数 P 波以 SAVI 触发心室起搏，不应期外的 P_5、P_6 未触发心室起搏，提示间歇性心房感知不足，AS 事件激活频率滞后功能，心脏起搏器判断滞后频率间期内无 AS 和 VS 事件，滞后频率间期结束时发放 VP 脉冲，随即终止频率滞后。B. P_6、P_7 未触发心室起搏，为心房感知不足所致，AS 事件激活频率滞后功能，滞后频率间期内出现 VS 事件（R_6），心脏起搏器定义为 PVC，抑制了预期的 VP 脉冲发放并重启滞后频率间期，滞后频率间期结束时发放 VP 脉冲（湖北省仙桃市第一人民医院，杨亚莉供图）

四、DDI（R）模式时的心房感知不足

（一）DDI（R）模式的特点

VP-VP 间期等于低限或传感器频率间期，AS-VP 间期不固定。

（二）心房感知不足的特点

PVARP 外的自身心房波，未抑制预期的 AP 脉冲发放，造成竞争性心房起搏（图 29-16）。

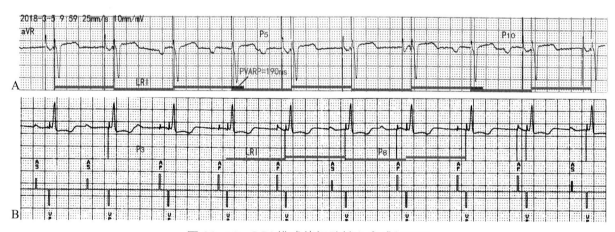

图 29-16　DDI 模式伴间歇性心房感知不足

　　患者，女，63 岁，因"三度房室阻滞"植入 Medtronic Relia RED01 双腔心脏起搏器，LR 60 次 / 分，LRI 1000 ms，PAVI 150 ms，PVARP 190 ms。A. 窦性 P 波与 VP 脉冲的距离不固定，VP-VP 间期 =LRI，考虑为 DDI 工作方式，位于 PVARP 外的部分窦性 P 波（P_5、P_{10}）未抑制预期的 AP 脉冲发放，提示间歇性心房感知不足。B. 标记通道显示 VP-VP 间期 =LRI，AS-VP 间期不固定，部分窦性 P 波（P_3、P_8）未标记 AS，从而证实心脏起搏器为 DDI 模式，间歇性心房感知不足。AP 脉冲后 P' 波形态不同，可能与 AP 激动与窦性激动共同除极心房有关

第四节 心室感知不足

一、VVI（R）模式时的心室感知不足

（一）竞争性心律失常

VVI（R）模式时心室感知不足，可造成 VP 脉冲不适当发放，VP 脉冲位于心室肌应激期内，可引起竞争性室性心律失常（图 29-17~ 图 29-22），VP 脉冲若落入心室易损期内，高危患者有可能引发室性心动过速或心室颤动。

（二）功能性失夺获

不适当发放的 VP 脉冲若位于心室肌有效不应期内，可发生功能性失夺获，具有逐跳心室夺获确认功能的心脏起搏器，可在 VP 脉冲失夺获后发放 VP$_B$ 脉冲（图 29-17，图 29-20）。

（三）不同部位起源的 QRS 波群感知不同

不同部位起源的自身 QRS 波群心腔内电信号不同，心脏起搏器仅感知高振幅的心腔内电信号，而不能感知低振幅的心腔内电信号（图 29-21）。因此，心室感知不足有时可表现为仅感知某一部位起源的 QRS 波群，而对其他部位起源的 QRS 波群不能感知。可表现为感知室上性激动下传的 QRS 波群，而不能感知室性心搏（图 29-22）；或感知室性心搏，却不能感知室上性激动下传的 QRS 波群（图 29-1）。

二、DDD（R）模式时的心室感知不足

（一）自身 QRS 波群出现时

心室感知不足时，自身 QRS 波群不抑制预期的 VP 脉冲发放，不启动心房逸搏间期（图 29-23，图 29-24）。当心脏起搏器呈"AP-VP"或"AS-VP"工作方式时，VP 脉冲可与心房激动下传产生的自身 QRS 波群重叠，形成融合波或假性融合波，此时可通过延长 AV 间期或改变起搏模式（如改为 VVI 模式），判断心室感知是否正常。

（二）完全心室起搏时

完全心室起搏时，因无自身 QRS 波群而不能判断心室感知功能，可延长 AV 间期（存在自身房室传导者）或改变起搏模式（如改为 VVI 模式），进行判断。

第二十九章 心脏起搏器感知不足

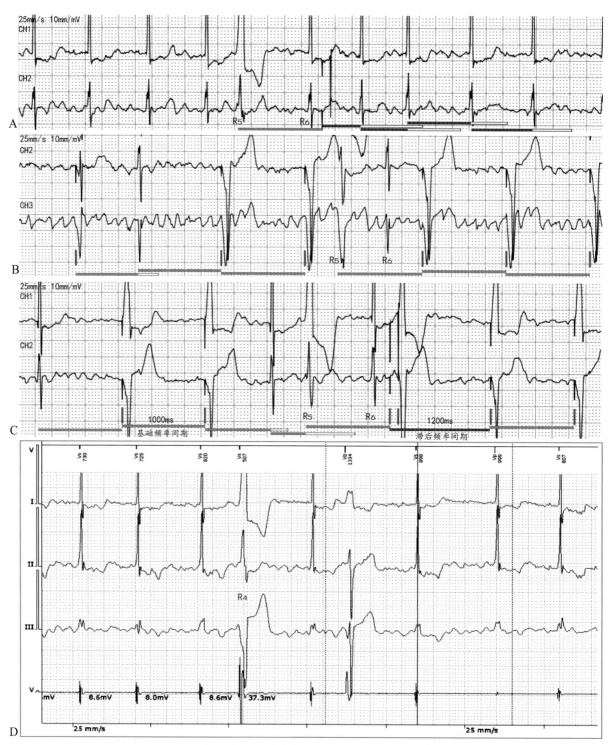

图 29-17　自动感知控制功能运行时的间歇性心室感知不足

　　患者，女，73岁，因"心房颤动伴心室停搏"植入 Biotronik Evia SR 单腔起搏器，模式 VVI，基础频率 60 次 / 分，心室感知灵敏度 AUTO。动态心电图片段（A~C）显示：室性早搏（R_5）后的 QRS 波群（R_6）不被感知，R_5 启动基础频率间期，发放下一个 VP 脉冲，位于心室肌有效不应期内的 VP 脉冲发生了功能性失夺获，其后发放 VP_B 脉冲，同时启动滞后频率（50 次 / 分），滞后频率间期内有 VS 事件时，保持滞后频率；滞后频率间期结束发放 VP 脉冲时，频率滞后终止。经动态心电图连续观察发现间歇性心室感知不足现象总是发生于室性早搏之后。D. 程控仪进行心室感知功能测试时，室上性心搏的心室腔内心电图振幅为 8.0~8.6 mV，室性早搏的心室腔内心电图振幅为 37.3 mV，由于心室自动感知控制功能运行，导致室性早搏时出现间歇性心室感知不足的现象，关闭心室自动感知控制功能后，复查动态心电图，室性早搏后间歇性心室感知不足的现象消失（浙江省嘉兴市第一医院，黄玥　孙娴超供图）

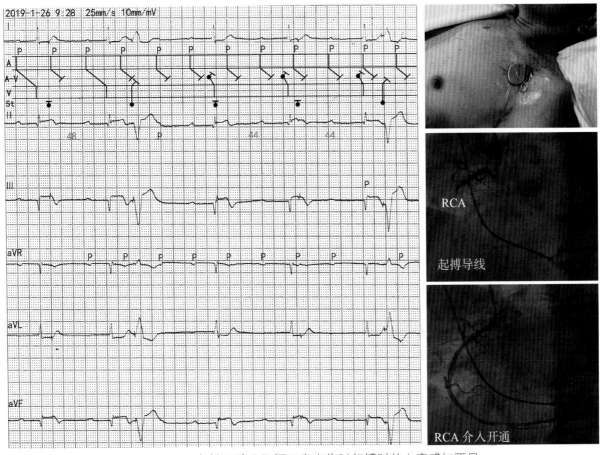

图 29-18　急性下壁心肌梗死患者临时起搏时的心室感知不足

患者，男，83 岁，因"冠心病、急性下壁心肌梗死、高度房室阻滞"行临时心脏起搏，Abbott（ST. JUDE）1888TC-58 cm 导线植于右心室心尖部，Medtronic Sigma SS103 脉冲发生器植于体外，模式 VVI，起搏频率 40 次 / 分，心室不应期（VRP）330 ms。心电图显示：窦性心律，高度房室阻滞，交界性心律，下壁导联 ST 段抬高，ST 段抬高程度Ⅲ导联 > Ⅱ导联，Ⅰ、aVL 导联 ST 段压低，提示急性下壁心肌梗死，梗死相关动脉为右冠状动脉。VP 脉冲固定频率发放，VRP 外的自身 QRS 波群未重整心室起搏间期，提示心室感知不足，心室肌有效不应期外的 VP 脉冲引起心室除极，心室起搏功能正常

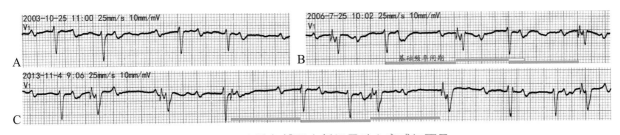

图 29-19　心脏起搏器电耗竭导致心室感知不足

患者，男，79 岁，植入 Biotronik Talos S 单心室起搏器，模式 VVI，基础频率 60 次 / 分，心室感知灵敏度 2.5 mV。A. 心脏起搏器植入前患者的心电图显示：窦性心律，一度房室阻滞，二度Ⅰ型房室阻滞。B. 心脏起搏器植入后 3 年患者复查心电图显示：VVI 起搏，VRP 外的自身 QRS 波群重整心室起搏间期，VP 脉冲后跟随宽大畸形的 QRS 波群，心室起搏和感知功能正常。C. 心脏起搏器植入后 10 年心电图显示：窦性心律，一度房室阻滞，二度Ⅰ型房室阻滞，心室起搏心律，VP 脉冲固定频率发放，VRP 外的自身 QRS 波群不重整心室起搏间期，提示心室感知不足，位于心室肌有效不应期内的 VP 脉冲发生了功能性失夺获，程控显示心脏起搏器电耗竭

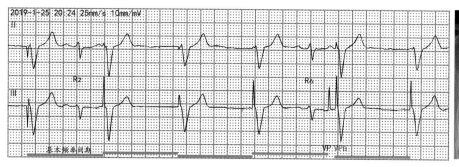
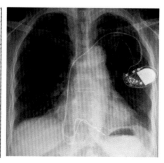

图 29-20　心室感知不足伴功能性心室失夺获

患者，女，68 岁，8 年前植入 Abbott（ST. JUDE）Verity ADx XL SR 5156 单心室起搏器，模式 VVI，基本频率 55 次 / 分，心室自动夺获功能开启。半年前患者因导线折断（箭头所示）重新植入心室导线。导线重新植入术后半年，患者复查心电图显示：VRP 外的自身 QRS 波群（R_2、R_6）未抑制预期的 VP 脉冲发放，提示心室感知不足，心室肌有效不应期内的 VP 脉冲发生功能性失夺获，引发 VP_B 脉冲发放，VP_B 脉冲夺获心室并以此为起点在基本频率间期结束时发放下一个 VP 脉冲（蚌埠医学院第二附属医院，张效明供图）

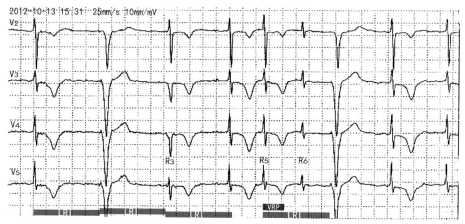

图 29-21　心脏起搏器对低振幅的 QRS 波群感知不足

患者，女，64 岁，因"心房颤动伴长 RR 间期"植入 Medtronic Relia RES01 单心室起搏器，模式 VVI，LR 60 次 / 分，LRI 1000 ms，VRP 330 ms，频率滞后功能关闭。心电图显示：心房颤动，多数自身 QRS 波群重整心室起搏间期，低振幅的 R_6 虽出现于 VRP 外，但未重整心室起搏间期，R_5 启动 LRI 安排发放 VP 脉冲，提示间歇性心室感知不足。自身心搏的 T 波深尖倒置，与心室起搏的 QRS 波群主波同向，可能为起搏电张调整性 T 波

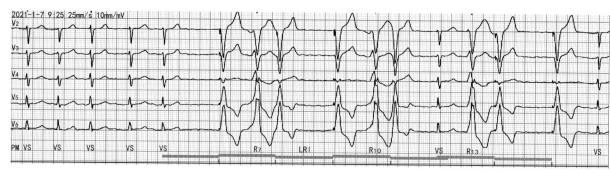

图 29-22　心脏起搏器对室性早搏感知不足

患者，男，81 岁，因"心房颤动伴缓慢心室率"植入 Medtronic Relia RES01 单心室起搏器，模式 VVI，LR 55 次 / 分，心室感知灵敏度 2.5 mV，VRP 330 ms。心电图显示：自身室上性 QRS 波群抑制预期的 VP 脉冲发放，重整心室起搏间期，提示心脏起搏器对自身室上性 QRS 波群正常感知。VRP 外的室性早搏（R_7、R_{10}、R_{13}）不抑制预期的 VP 脉冲发放，提示心脏起搏器对室性早搏的 QRS 波群不能感知。VP 脉冲后均有相应的 QRS 波群，提示心室起搏功能正常

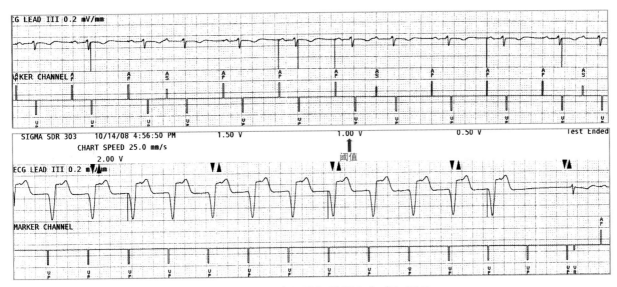

图 29-23　双腔心脏起搏器心室感知不足

　　患者植入 Medtronic Sigma SDR303 双腔心脏起搏器，模式 DDD，LR 60 次 / 分，心室感知灵敏度 2.8 mV。上图：心电图显示 AP 脉冲后有相应的心房波，自身 P 波抑制了预期的 AP 脉冲发放，提示心房感知和起搏功能正常；自身 QRS 波群未抑制预期的 VP 脉冲发放，VP 脉冲按照设定的 AV 间期发放，提示心室感知不足，测量自身 R 波振幅 2.8~4.0 mV，将心室感知灵敏度数值改为 1.4 mV，心室感知功能恢复正常。VP 脉冲位于心室肌有效不应期内，心室起搏功能难以判断。下图：心室起搏阈值测试结果为 1.0 V

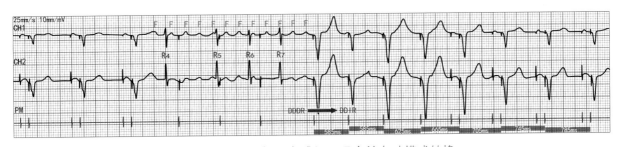

图 29-24　间歇性心室感知不足合并自动模式转换

　　患者植入 Medtronic 双腔心脏起搏器，模式 DDDR，LR 60 次 / 分，动态心电图检查显示：起初心脏起搏器呈 "AP-VP" 工作方式，心房扑动发生时，F 波触发的 VP 脉冲位于心室肌有效不应期内发生了功能性失夺获，R_4、R_5、R_6 未抑制 VP 脉冲发放，R_7 抑制了 VP 脉冲发放，提示间歇性心室感知不足。随后的 VV 间期逐搏递增 40 ms，提示心脏起搏器自动模式转换为 DDIR 模式（云南省文山州人民医院，朱慧云供图）

第五节　感知不足的鉴别

一、不应期和空白期事件

　　自身心电信号落入心房或心室不应期（包括空白期）内发生功能性感知不足，是心脏起搏器的正常现象，不属于感知不足，心脏起搏器对不应期外的自身心电信号不感知为感知不足。

（一）引起不应期感知的常见原因

1. 自身心率增快

自身心率较快时，如快心室率心房颤（扑）动、房性心动过速等，容易出现不应期感知现象（图29-25A，图29-26）。提前出现的异位搏动，也可位于心脏起搏器的不应期内，发生不应期感知（图29-25B、C）。

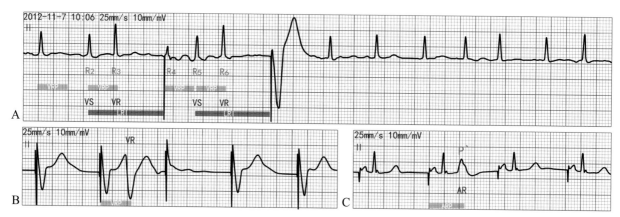

图 29-25　不应期感知导致的假性感知不足

A. 单心室起搏器，模式 VVI，LR 60 次 / 分，VRP 400 ms。心电图显示快心室率心房颤动，R_3、R_6 位于 VRP 内成为心室不应期感知（VR）事件，未重整心室起搏间期；R_2、R_5 发生了心室感知（VS），启动低限频率间期（LRI）和 VRP；R_4 为心室起搏融合波。B. 单心室起搏器，模式 VVI，LR 70 次 / 分。心电图显示心室起搏心律，较早出现的室性早搏位于 VRP 内成为 VR 事件，未重整心室起搏间期。C. 单心房起搏器，模式 AAI，LR 65 次 / 分。心电图显示心房起搏心律，房性早搏位于心房不应期（ARP）内成为心房不应期感知（AR）事件，未重整心房起搏间期

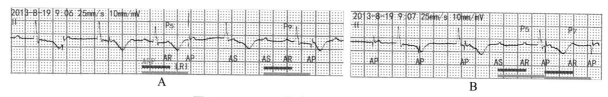

图 29-26　AAI 模式时的心房不应期感知

患者，男，81 岁，因"窦性停搏、二度房室阻滞"植入 Medtronic Relia REDR01 双腔心脏起搏器，模式 AAI，LR 90 次 / 分，ARP 400 ms。心电图显示：每个 AP 脉冲后均有相应的心房波，提示心房起搏功能正常。自身心房率增快时，图 A 中的 P_5、P_9 和图 B 中的 P_5、P_7 位于 ARP 内成为 AR 事件，不重整心房起搏间期

2. 参数原因

（1）不应期（包括空白期）设置过长时，容易出现不应期感知或空白期事件。

（2）某些具有 PVC 反应功能的心脏起搏器，在出现心脏起搏器定义的 PVC 后自动延长 PVARP，可使心房波位于 PVARP 内而成为 AR 事件，似心房感知不足（图29-27，图29-28）。Boston Scientific 心脏起搏器 PVARP after PVC/PAC 功能运行时，心脏起搏器将 AA 间期 <600 ms 且 AA 间期 < 前四个 AA 间期平均值 ×75% 的心房事件定义为房性早搏（PAC），PVC 或 PAC 后的第一个心动周期 PVARP 延长一次，延长的 PVARP 默认值为 400 ms（图29-29）。

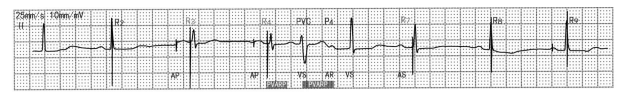

图 29-27　室性早搏反应似间歇性心房感知不足

患者，男，55岁，因"窦房结功能障碍"植入 Medtronic 双腔心脏起搏器1年余，模式 DDD，LR 60次/分，PAVI 180 ms，SAVI 160 ms。心电图显示 VAT 工作方式时，SAVI=160 ms，PVC 后 PVARP 自动延长一次，P_4 位于延长后的 PVARP（400 ms）内，不再触发心室起搏，P_4 经房室结缓慢下传，PR 间期较长。R_2、R_8、R_9 为假性心室起搏融合波，R_3、R_4、R_7 为心室起搏融合波

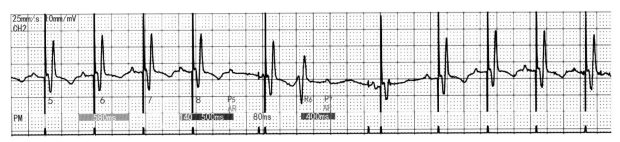

图 29-28　空白期房扑搜索及室性早搏反应功能似间歇性心房感知不足

患者植入 Medtronic Sensia L SEDRL1 双腔心脏起搏器，模式 DDD，LR 60次/分，PAVI 180 ms，SAVI 140 ms，PVARP 自动，最小 PVARP 250 ms，PVAB 180 ms，VRP 230 ms。$2 \times$（SAVI+PVAB）=640 ms，八个 AS-AS 间期（580 ms）均 <640 ms，满足空白期房扑搜索功能运行条件，心脏起搏器自动延长第八个 VP 事件后的 PVARP，使总心房不应期 =$2 \times$（SAVI+PVAB）=640 ms，随后的 P_5 成为 AR 事件，AR 事件启动心房警觉期，期间未出现 AS 事件，心房警觉期结束时发放 AP 脉冲，AP 脉冲后 80 ms 处发放 VP 脉冲。PVC（R_6）后 PVARP 延长至 400 ms，随后的 P_7 成为 AR 事件，不触发心室起搏（浙江省海宁市人民医院，陈顾江供图）

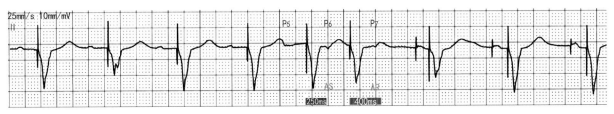

图 29-29　PVARP after PVC/PAC 功能运行似间歇性心房感知不足

患者植入 Boston Scientific 双腔心脏起搏器，模式 DDD，PVARP 240~250 ms，PVARP after PVC/PAC 400 ms。P_6 触发心室起搏，P_7 更远离心室起搏 QRS 波群，却未触发心室起搏，似间歇性心房感知不足。P_5P_6 间期 <600 ms，心脏起搏器判断 P_6 为 PAC，其后的 PVARP 延长为 400 ms，导致 P_7 成为 AR 事件，不触发心室起搏，为 PVARP after PVC/PAC 功能运行的表现（浙江省海宁市人民医院，陈顾江供图）

（3）心室起搏管理（MVP）功能运行时，心脏起搏器采用动态的 ARP，心率 <75次/分时，ARP=600 ms；心率 ≥ 75次/分时，心脏起搏器将最近连续十二个 RR 间期从短到长排列并选择第七个最短 RR 间期的 75% 作为 ARP（不超过 600 ms）。部分心房波可位于较长的 ARP 内而成为 AR 事件，似心房感知不足；心脏起搏器由 DDD（R）模式转为 AAI（R）+ 模式时，不应期外的自身心房波不再触发心室起搏，似心房感知不足（图 29-30）。

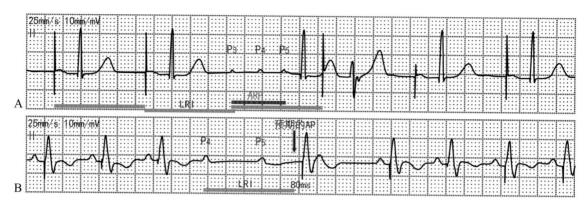

图 29-30　心室起搏管理功能运行似间歇性心房感知不足

患者植入 Medtronic 双腔心脏起搏器，模式 AAI<=>DDD，LR 60 次 / 分。A. 短阵房性心动过速后仍有 AP 脉冲发放，似心房感知不足，实际是 MVP 功能运行，心率 <75 次 / 分，ARP=600 ms，P_4、P_5 位于 ARP 内。B. 心脏起搏器起初呈 VAT 工作方式，心脏起搏器按设定的时间自动检测房室传导，尝试转为 AAI+ 模式，P_4 启动 LRI，期间未发现 VS 事件，LRI 结束后 80 ms 处发放 VP_B 脉冲，心脏起搏器重新回到 DDD 模式（心电图表现为 VAT 工作方式），P_4、P_5 未触发心室起搏，似间歇性心房感知不足

3. 起搏故障

心房起搏故障时，AP 脉冲后自身 P 波易位于的 ARP 内（图 29-31）；心室起搏故障时，VP 脉冲后自身 QRS 波群易位于的 VRP 内（图 29-32）。因此，起搏故障常伴发假性感知不足，其实质为心脏起搏器不应期感知。

（二）不应期感知的心电图表现

较早发生的自身心搏位于心脏起搏器的不应期内，不重整起搏间期。心房跟踪模式下，ARP 内的心房波不触发心室起搏，心电图可表现为"房性激动未下传"。

（三）不应期感知的诊断要点

依据心电图表现并结合心脏起搏器的不应期数值或标记通道是诊断不应期感知的要点。

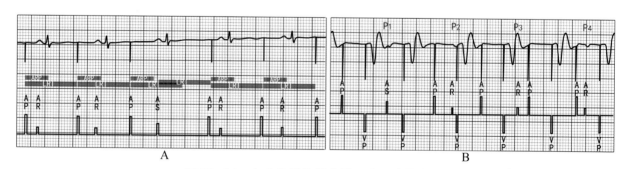

图 29-31　心房起搏故障合并心房不应期感知

A. 患者，男，68 岁，植入单心房起搏器，模式 AAI，LR 80 次 / 分，LRI 750 ms，ARP 350 ms。心电图显示：AP 脉冲后均未见相应的心房波，心房起搏故障。AP 脉冲的发放节律多数不受自身 P 波的影响，似间歇性心房感知不足。标记通道显示：ARP 内的自身 P 波成为 AR 事件，不重整心房起搏间期，ARP 外的自身 P 波发生心房感知（AS），启动 LRI 发放下一个 AP 脉冲。B. 患者植入双腔心脏起搏器，模式 DDD，心电图显示：AP 脉冲后均未见相应的心房波，提示心房起搏故障。P_2、P_3、P_4 位于 ARP 内，标记通道标记为 AR，不重整起搏间期，不触发心室起搏，ARP 外的 P_1 触发心室起搏，标记通道标记为 AS，心房感知功能正常

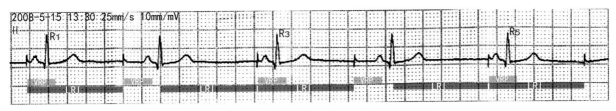

图 29-32　心室起搏故障合并心室不应期感知

患者因"急性下后壁心肌梗死"行右心室临时起搏，模式 VVI，LR 58 次 / 分，VRP 330 ms。术后心电图显示：R_1、R_3、R_5 位于 VRP 内，未重整心室起搏间期；VRP 外的 QRS 波群重整心室起搏间期，提示心室感知功能正常、起搏故障。X 线影像显示心室导线脱位

二、假性起搏融合波

（一）正常情况下起搏脉冲与自身 QRS 波群重叠

1. 感知延迟

（1）感知发生于导线与心肌接触部位，心室激动传至此处需要一定时间，右心室病变或激动起源于左心室时，激动传导至此延缓，起搏脉冲可位于自身 QRS 波群的任何部分，似心室感知不足。

（2）当电位达到一定幅度时方可被心脏起搏器感知，电信号发生感知的时刻对应在体表心电图上往往不在自身 P 波 /QRS 波群的起始，而在振幅最大处甚至更偏后，因此，自身除极波上出现起搏脉冲，未必是感知不足。

2. ER 感知器判断失夺获

具有心室自动阈值管理及逐跳心室夺获确认功能的心脏起搏器，VP 脉冲若与自身 QRS 波群形成假性心室起搏融合波，ER 感知器判断心室失夺获，随后发放 VP_B 脉冲。若初始的失夺获 VP 脉冲（如双极起搏）不明显，能量输出较高的 VP_B 脉冲位于自身 QRS 波群之后，心电图表现似心室感知不足（图 29-33）。

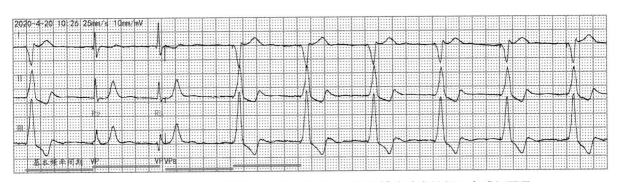

图 29-33　假性心室起搏融合波引发备用的心室起搏脉冲发放似心室感知不足

患者，男，62 岁，因"窦房结功能障碍"植入 Abbott（ST. JUDE）Accent MRI PM1124 单心室起搏器 2 年，模式 VVI，基本频率 60 次 / 分，频率滞后功能关闭，心室自动夺获功能开启。R_3 后出现起搏脉冲，似心室感知不足。宽大畸形、频率 60 次 / 分的 QRS 波群为 VP 脉冲所产生，R_3 前无起搏脉冲，为自身 QRS 波群，R_2 前有低矮的起搏脉冲（仅Ⅲ导联可见），形态介于 R_3 与宽大畸形的 QRS 波群之间，为心室起搏融合波。VP 脉冲掩盖于 R_3 中而显示不清，ER 感知器判断心室失夺获，发放 VP_B 脉冲，VP_B 脉冲重整基本频率间期（天津泰达国际心血管病医院，王建勇供图）

（二）双腔心脏起搏器心房起搏脉冲与自身 QRS 波群重叠

双腔心脏起搏器患者，心房感知功能不足时 AP 脉冲不适当的发放，自身 QRS 波群可恰好位于 PAVB 或交叉感知窗（CSW）内，或心房感知功能正常时异位搏动提前出现于 PAVB 或 CSW 内，上述情况下，AP 脉冲可与自身 QRS 波群重叠形成假性融合波，VP 脉冲可位于自身 QRS 波群之后，似心室感知不足。心电图表现：

1. 处于 PAVB 的 QRS 波群不重整起搏间期，VP 脉冲在 PAVI 结束时发放（图 29-34~ 图 29-36）。

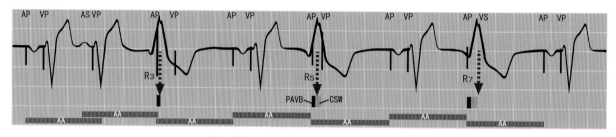

图 29-34　心房起搏脉冲后不同时相室性早搏心电图表现示意图

示意图以 Medtronic（包括 Vitatron、芯彤）、Biotronik E 系列、Abbott（ST. JUDE）Victory 及其以后的双腔心脏起搏器为例，模式 DDD。心脏起搏器呈"AP-VP""AS-VP"和"AP-VS"工作方式，AP 脉冲重叠于室性早搏 QRS 波群的不同时相，形成假性融合波。R₃ 位于心房后心室空白期（PAVB）内，起搏节律不发生重整，VP 脉冲在 PAVI 结束时发放；R₅ 位于 AP 后心室通道的交叉感知窗（CSW）内，引起心室安全起搏，PAVI 缩短；R₇ 位于心室通道的感知窗内，抑制了预期的 VP 脉冲发放。AP 脉冲启动 AA 间期

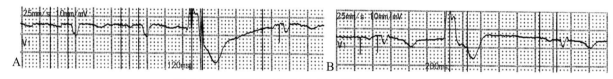

图 29-35　不同时相的室性早搏似心室感知不足

患者，男，89 岁，因"窦房结功能障碍、一度房室阻滞、右束支阻滞"植入 Abbott（ST. JUDE）Sustain XL DC PM2134 双腔心脏起搏器，模式 DDD，PAVI 200 ms，程控测试证实心室感知功能正常。A. 基本频率 75 次 / 分，AP 脉冲发出后，室性早搏的 QRS 波群后半部分位于 AP 后心室通道的 CSW 内，引发心室安全备用，PAVI=120 ms。B. 基本频率 60 次 / 分，AP 脉冲发放后，室性早搏的 QRS 波群位于 PAVB 内，PAVI 结束时发放 VP 脉冲，PAVI=200 ms

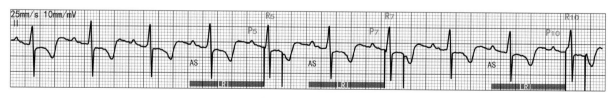

图 29-36　心房感知不足和假性心室感知不足

患者，男，78 岁，植入双腔心脏起搏器，模式 DDD，LR 60 次 / 分，LRI 1000 ms，PAVI 250 ms，PAVB 40 ms，VRP 320 ms，PVARP 250 ms，心房感知灵敏度 0.25 mV，心室感知灵敏度 2.0 mV。心电图显示：多数自身 P 波、QRS 波群被心脏起搏器感知抑制预期的 AP、VP 脉冲发放。少数 P 波（P₅、P₇、P₁₀）未被感知，AP 脉冲在 LRI 结束时继续发放，自身 QRS 波群（R₅、R₇、R₁₀）位于 PAVB（40 ms）内，PAVI 结束时发放的 VP 脉冲位于心室肌有效不应期内而发生了功能性失夺获，心脏起搏器心房感知不足，似心室感知不足，心房和心室起搏功能难以判断

2. 处于 AP 后心室通道 CSW 内的 QRS 波群可引起心室安全起搏，PAVI 常变为 95 ms 或 100 ms 或 110 ms 或 120 ms，PAVI 数值因心脏起搏器厂家不同而异（图 29-34，29-35A）。

（三）假性起搏融合波与感知不足的鉴别

通过改变起搏频率或 AV 间期等消除假性起搏融合波，可以确认感知功能，以资鉴别。长程描记心电图（如 Holter 检查），若 VP 脉冲落在 QRS 波群之后，AP 脉冲位于 P 波之后，常提示感知不足。

三、感知过度

过感知事件（肌电、电磁信号、T 波等）启动相应的不应期，随后的自身事件若位于其中，则发生不应期感知，不重整起搏间期，似感知不足（图 29-37，图 29-38）。

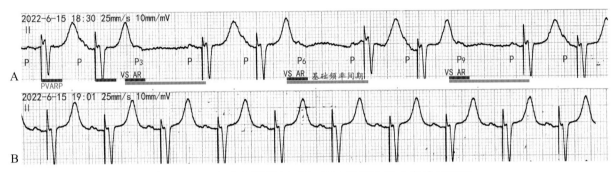

图 29-37　心室间歇性过感知 T 波似间歇性心房感知不足

患者，男，70 岁，因"三度房室阻滞"植入 Qinming 8631 DR 双腔心脏起搏器，术中测试心房和心室感知功能正常，模式 DDD，基础频率 60 次 / 分，PAVI 180 ms，SAVI 150 ms，PVARP 250 ms，心房感知灵敏度 1.0 mV。A. 心室感知灵敏度 2.5 mV，术后记录的心电图显示心脏起搏器呈 VAT 工作方式，部分不应期外的窦性 P 波（P_3、P_6、P_9）未触发心室起搏，似间歇性心房感知不足。B. 心室感知灵敏度 4.5 mV，心电图显示心脏起搏器呈 VAT 工作方式，所有窦性 P 波均触发心室起搏。推测图 A 心室间歇性过感知 T 波后启动 PVARP 和基础频率间期，P_3、P_6、P_9 位于 PVARP 内而未触发心室起搏

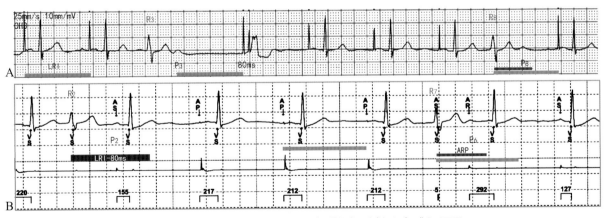

图 29-38　心房过感知 QRS 波群似间歇性心房感知不足

患者植入 Medtronic 双腔心脏起搏器，模式 AAI<=>DDD，LR 60 次 / 分，LRI 1000 ms。心房率 <75 次 / 分，ARP=600 ms。A. P_3、P_8 在室性早搏（R_3、R_8）后的位置相同，但心脏起搏器对此发生的反应却不同。P_3 启动 LRI，安排下一个 AP 脉冲发放，其后 80 ms 处发放 VP_B 脉冲，提示为 AAI+ 模式。B. 体表心电图及标记通道显示 R_2 标记为 VS，R_7 标记为 AS 和 VS，提示心房间歇性过感知 QRS 波群，R_7 启动 LRI 和 600 ms 的 ARP，P_6 位于 ARP 内而成为 AR 事件推测 A 图中 R_3 为 VS 事件，R_8 为 AS 和 VS 事件，P_8 位于 ARP 内（浙江省海宁市人民医院，陈顾江供图）

四、高大心房波似 QRS 波群

当心房异常导致心房波高大似 QRS 波群时，心脏起搏器心室感知线路对"QRS 波群"不感知，"QRS 波群"不改变心室起搏节律。多导联观察识别心房波，或自身室性早搏出现时，重整心室起搏间期，提示心脏起搏器感知功能正常（图 29-39）。

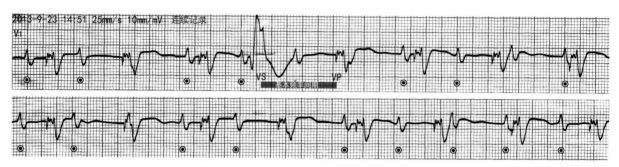

图 29-39　高大心房波似心室感知不足

患者，男，61 岁，10 年前因"病毒性心肌炎、三度房室阻滞"植入 Biotronik 单心室起搏器，1 年前更换为 Abbott（ST. JUDE）Regency SC+ 2402L 单心室起搏器，模式 VVI，基本频率 60 次 / 分。心脏超声检查：左心室舒张末期内径 73 mm，左心室射血分数 39%，左心房前后径 41 mm，右心房前后径 44 mm，右心室左右径 27 mm。心电图显示：圆圈所示处似 QRS 波群，VP 脉冲固定频率（60 次 / 分）发放，易误诊为心室感知不足。但标记所示的"QRS 波群"实际为增大的、呈正负双向的 P 波，提示双房大。室性早搏重整心室起搏间期，心脏起搏器以之为起点按照基本频率间期安排发放下一个 VP 脉冲，心室感知和起搏功能均正常

五、心脏起搏器特殊功能运行

（一）室性早搏同步心房刺激功能

Vitatron 心脏起搏器室性早搏同步心房刺激功能运行时，心脏起搏器感知到 PVC 后随即发放 AP 脉冲，其目的是抢先夺获心房，避免室房逆传，减少起搏器介导性心动过速的发生（详见：第二十三章　第二节　起搏器介导性心动过速的预防功能）。

（二）长间歇抑制功能

创领心律医疗（Sorin）心脏起搏器长间歇抑制功能运行时，心脏起搏器感知 PVC 的同时发放 AP 脉冲，并启动基础频率间期，以防止室房逆传及期前收缩后长间歇。

（三）心室感知反应功能

Medtronic CRT 起搏器在快速自身房室传导或快速性房性心律失常自动模式转换为非心房跟踪模式时，VS 事件后 8 ms 处发放心室起搏脉冲，常表现为自身 QRS 波群中重叠有起搏脉冲。但起搏脉冲出现于自身 QRS 波群的固定位置，有别于心室感知不足（详见：第十二章　第五节　确保心脏再同步化治疗双心室起搏的特殊功能）。

（四）噪声反转功能

1. 心室噪声反转

心室噪声采样期内的感知事件会重启新的心室噪声采样期，快心室率（如室性心动过速、心房颤动、心房扑动、室上性心动过速等）时噪声采样期连续重启，VP 脉冲预期发放，似心室感知不足（图

29-40，图 29-41）。心室率减慢后，VP 脉冲竞争性发放的现象消失（详见：第十七章　第三节　噪声保护功能）。

2. 心房噪声反转

快速性房性心律失常（如心房颤动）时，植入单心房起搏器或双腔心脏起搏器的患者，心电图仍可见 AP 脉冲发放，似心房感知不足，标记通道显示连续的心房不应期感知，实为心房噪声反转，单凭体表心电图表现难以与心房感知不足鉴别（详见：第十七章　第三节　噪声保护功能）。

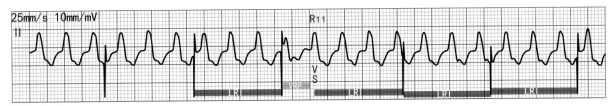

图 29-40　室性心动过速启动噪声反转

患者，男，76 岁，因"心房颤动伴长 RR 间期"植入 Medtronic Sensia SESR01 单心室起搏器，模式 VVI，LR 60 次 / 分，LRI 1000 ms，VRP 330 ms，单极起搏，单极感知。心电图显示：室性心动过速时，连续的心室不应期感知，启动噪声反转，心脏起搏器以 LR 发放 VP 脉冲，VP 脉冲均位于心室肌有效不应期内而发生了功能性失夺获，R₁₁ 脱离了 VRP 成为 VS 事件，启动 LRI 发放下一个 VP 脉冲

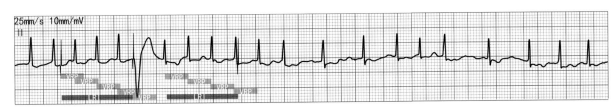

图 29-41　快心室率心房颤动启动噪声反转

患者植入 Medtronic Relia RES01 单心室起搏器，模式 VVI，LR 60 次 / 分，VRP 330 ms。心电图显示：心房颤动，心室率过快时，VP 脉冲以 LRI 竞争性发放，部分 VP 脉冲因位于心室肌有效不应期内而未引起心室除极；心室率较慢时无 VP 脉冲发放。心电图为心脏起搏器噪声反转功能表现，似间歇性心室感知不足

（五）心室安全起搏功能

位于 AP 后心室交叉感知窗内的 QRS 波群可引发心室安全起搏，PAVI 常变为 95 ms 或 100 ms 或 110 ms 或 120 ms，此时，自身 QRS 波群未抑制 VP 脉冲发放的现象不属于心室感知不足。心室安全起搏的具体名称及 PAVI 数值因心脏起搏器厂家不同而异。

（六）心室夺获管理功能

Medtronic 心脏起搏器心室夺获管理（VCM）功能运行时，测试的心室起搏（VP_T）脉冲间歇性提前发放，若双极起搏，体表心电图看不到双脉冲现象，可似间歇性心室感知不足，但有"3+1"的规律性，VP_T 脉冲与 VP_B 脉冲发放与前一自身 QRS 波群有固定关系而与更前一个自身 QRS 波群却无固定关系（图 29-42）。

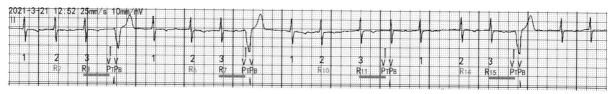

图 29-42　心室夺获管理功能运行似心室感知不足

　　患者，男，77 岁，植入 Medtronic Relia RED01 双腔心脏起搏器，患者发生心房颤动后程控为 VVI 模式，LR 60 次 / 分。心电图显示：心房颤动，间断出现宽大畸形的 QRS 波群，标记通道标出起搏脉冲，似间歇性心室感知不足，但是，R_2、R_6、R_{10}、R_{14} 与其后的 VP 脉冲距离不固定，每三个自身 QRS 波群出现一次起搏脉冲标记，提示 VCM 运行，R_3、R_7、R_{11}、R_{15} 与其后的 VP_T 脉冲距离固定，VP_T 脉冲与 VP_B 脉冲距离等于 110 ms，不管 VP_T 脉冲夺获还是失夺获，VP_B 脉冲均发放，标记通道对 VP_T 脉冲未能标出，增加了诊断难度

（牟延光）

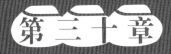

心脏起搏器感知过度

心脏起搏器感知功能正常时，心房线路对自身心房波作出正确的反应，心室线路对自身 QRS 波群作出正确的反应。心脏起搏器对不应该被感知的电信号发生感知统称为感知过度（over sensing），如心房线路感知自身心房波外的其他电信号，心室线路感知自身 QRS 波群外的其他电信号。远场感知（far field sensing）及交叉感知（cross sensing）均属于感知过度，导线头端所在心腔感知该心腔外的信号称为远场感知，双腔心脏起搏器一个心腔产生的电信号被另一心腔感知称为交叉感知。心脏起搏器感知过度的心电图表现各不相同，感知过度既可抑制起搏，又可触发不必要的起搏，由此导致起搏频率改变或引起不恰当的模式转换等。体表心电图有时可见心脏起搏器过感知的对象，如自身心电波群或肌电信号、电磁信号等；有时仅在心腔内心电图、标记通道有过感知事件的表现。

第一节 感知过度的原因

一、外源性干扰信号过感知

（一）电磁干扰

距离过近或过强的电磁场可对心脏起搏器感知功能产生影响，如磁共振成像检查、体外碎石、电除颤、射频消融术、电按摩器、放射治疗、高功率电机、高压线、发电厂、电视广播发射塔、高频电刀等。

（二）肌电干扰

心脏起搏器过感知肌电信号常见于心房线路（心房感知灵敏度数值设置较低）、单极感知（阴阳极距离远，探测范围大）或导线绝缘层破损等。在保证导线完整性的前提下，适当降低感知灵敏度、尽量使用双极感知，可以减少肌电干扰引起的过感知现象。

1.心房过感知肌电信号

心房过感知肌电信号时，抑制预期的心房起搏（AP）脉冲发放，心房跟踪模式下，可触发快频率、节律不齐的心室起搏（VP），心室起搏频率不超过上限跟踪频率（UTR），也可引起自动模式转换（AMS）。

2. 心室过感知肌电信号

心室的感知灵敏度相对较低（数值较大），肌电位引起感知过度的现象相对少见，若心室过感知肌电信号，则抑制心室起搏。

二、自身电信号过感知

P 波、QRS 波群、T 波、起搏脉冲后电位等自身电信号均可成为心脏起搏器过感知的对象。

（一）P 波过感知

心室导线头端邻近心房（如希氏束起搏、右心室高位间隔部或右心室流出道起搏）时，心室线路易过感知心房波，尤其是心房扩大时；心脏再同步化治疗（CRT）左心室导线位于左心室后壁高位时，易感知心房波。

（二）QRS 波群过感知

心房感知灵敏度越高、心房导线越靠近心室（如位于心房下部、冠状静脉窦或靠近三尖瓣），心房线路越易过感知 QRS 波群。

（三）T 波过感知

自身 QRS 波群复极快，其后较低的 T 波一般不易被心脏起搏器过感知。若 T 波高尖（如心室起搏时），则易被心脏起搏器过感知。T 波是心室线路的近场电信号，是心房线路的远场电信号，因此，心室线路较心房线路更易过感知 T 波。

三、起搏系统因素

（一）导线故障

为了使心脏起搏器发挥正常的感知功能，必须确保导线结构完整、位置正常并与脉冲发生器正确和良好的连接。

1. 导线连接不良

导线与脉冲发生器连接处松动，摩擦产生电位，常引起间歇性感知过度，且容易在脉冲发生器囊袋受力时因接触不稳定而出现感知故障。

2. 导线完整性破坏

导线断裂、绝缘层破损、短路。

3. 导线位置异常

导线移位或放置部位不当均可造成感知异常。如心室导线脱位至三尖瓣环附近时，可出现心室线路感知心房电信号。

4. 心房心室导线反接

心房心室导线反接可造成心房线路感知心室电信号，心室线路感知心房电信号。

5. 特殊的接线方式

希浦系统起搏导线和右心室备用起搏导线分别连接脉冲发生器心房、心室接口时，两根导线位置接近，心房线路容易感知心室电信号，如 QRS 波群、T 波（图 30-18）。位于心房侧的希氏束起搏导线与脉冲发生器心室接口相连时，心室线路容易感知心房电信号（图 30-39）。

（二）参数设置原因

1.感知灵敏度

心脏起搏器的感知灵敏度设置过高（即数值过小）会引起感知过度。心房感知灵敏度设置较心室感知灵敏度高，容易出现心房感知过度，尤其是心房单极感知时。植入型心律转复除颤器（ICD）、ICD平台心脏起搏器、心脏再同步化治疗除颤器（CRT-D）心室感知灵敏度设置默认较高，容易发生心室感知过度。

2.感知极性

单极感知较双极感知更容易过感知远场信号。

3.不应期、空白期

空白期、不应期内即使有过感知事件，也不重整计时间期，心电图上也表现不出感知过度。心脏起搏器的空白期、不应期较短时，心电图上更易表现出感知过度。

4.起搏能量输出

心房起搏能量输出高时，会增加心室感知心房电信号的可能性。

（三）双心脏起搏器同时工作相互干扰

详见：第二十六章　第十一节　双起搏器。

第二节　不同模式下的感知过度

一、AAI（R）模式时的心房感知过度

（一）心房感知过度的对象

心房过感知的对象可以是干扰信号、自身QRS波群（图30-2~图30-5）或T波（图30-6A）。过感知肌电等干扰信号时，心电图可见干扰性杂波（图30-1）。

（二）心房感知过度的心电图表现

1.心房起搏频率减慢、节律不齐

AAI（R）模式下心房感知过度时，预期的AP脉冲被抑制发放，过感知事件（肌电信号、QRS波群、T波等）启动低限（或传感器）频率间期，心房起搏频率减慢，AA间期规则或不规则地延长，甚至长时间无AP脉冲发放（图30-1~图30-6），程控仪标记通道可清楚地标记出感知过度发生的时刻。心脏起搏器植入术中进行心房起搏功能测试时，若心房过感知QRS波群，可出现起搏节律不规整及起搏频率低于设定值。持续的心房过感知可导致心房起搏频率减慢，持续低于程控的低限频率（LR）。

2.假性心房感知不足

心房感知过度时，心脏起搏器以心房过感知事件为起点启动心房不应期（ARP），其后出现的心房波可位于ARP内，不重整基础起搏间期，似心房感知不足（图30-6B）。

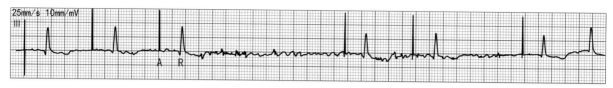

图 30-1　AAI 起搏时心房过感知肌电信号

患者，女，66 岁，植入单心房起搏器，模式 AAI，LR 60 次 / 分。心电图检查显示：心脏起搏器呈 AAI 工作方式，肌电信号出现时，抑制了 AP 脉冲发放，造成长时间的心脏停搏。尽管肌电信号干扰使 AP 脉冲后心房波无法观察，但依据 AP 脉冲与 QRS 波群的距离基本固定，判断心房起搏功能正常

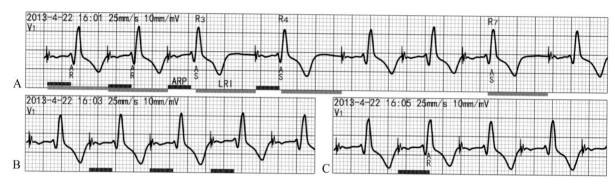

图 30-2　AAI 模式下心房过感知 QRS 波群

患者，女，84 岁，因"窦房结功能障碍、右束支阻滞"植入 Vitatron C50 D 双腔心脏起搏器，模式 AAI，LR 90 次 / 分，心房单极起搏、单极感知。A. ARP 250 ms，心房感知灵敏度 0.5 mV，ARP 外的 QRS 波群（R$_3$、R$_4$、R$_7$）被心房线路感知，启动低限频率间期（LRI）发放下一个 AP 脉冲，导致心房起搏节律不齐，提示心房感知过度。其余 QRS 波群位于 ARP 内，不重整心房起搏间期。B. 心房感知灵敏度程控为 0.7 mV，ARP 250 ms，尽管 ARP 与图 A 一致，但心房感知灵敏度降低，ARP 外的 QRS 波群不被心房线路感知，心房起搏频率固定等于 LR。C. 心房感知灵敏度 0.5 mV，ARP 350 ms，尽管心房感知灵敏度较高，但 QRS 波群位于较长的 ARP 内不重整心房起搏间期，心房起搏频率固定等于 LR

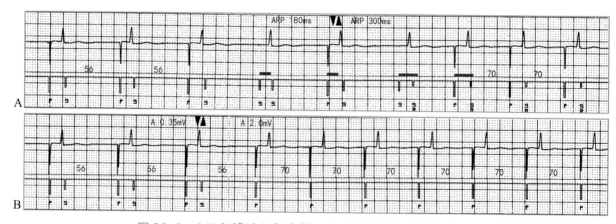

图 30-3　AAI 起搏时心房过感知 QRS 波群引起起搏频率减慢

患者，男，62 岁，因"窦房结功能障碍"植入 Medtronic Relia RESR01 单心房起搏器，模式 AAI，LR 70 次 / 分。A. ARP 180 ms，心房感知灵敏度 0.35 mV 时，心房起搏（标记为 P）频率 56 次 / 分，低于 LR，标记通道显示对自身 QRS 波群感知（标记为 S）；ARP 300 ms 时，自身 QRS 波群位于 ARP 内，发生不应期感知（标记为 SR），不重整心房起搏间期，心房起搏频率等于 LR。B. ARP 180 ms，心房感知灵敏度由 0.35 mV 改为 2.0 mV 时，标记通道显示对自身 QRS 波群的感知消失，心房起搏频率等于 LR

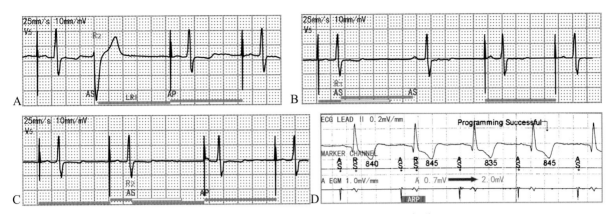

图 30-4　AAI 模式时心房过感知 QRS 波群

　　患者，男，69 岁，因 "窦房结功能障碍" 植入 Vitatron C50 D 双腔心脏起搏器，模式 AAI，LR 60 次 / 分，心房感知灵敏度 0.7 mV。A. 室性早搏启动 LRI，安排发放下一个 AP 脉冲，提示心房过感知 R_2。B. 第一个 AP 脉冲后 LRI 结束时未发放 AP 脉冲，推测心脏起搏器过感知 QRS 波群（R_1）启动 LRI，期间因感知窦性 P 波抑制预期的 AP 脉冲发放。C. 心电图显示心房起搏心律，R_2 启动 LRI，使 AP-AP 间期延长，推测心脏起搏器间歇性过感知 QRS 波群（R_2），第三个 AP 脉冲与窦性 P 波重叠，PR 间期短于 AP 脉冲至 QRS 波群的间期，提示窦性激动较心房起搏激动更快下传心室。D. 程控打印心电图、标记通道、心腔内心电图，自身 QRS 波群位于 ARP 内，成为心房不应期感知事件（标记为 RS），将心房感知灵敏度数值由 0.7 mV 升高至 2.0 mV 后，心房线路对自身 QRS 波群不再感知

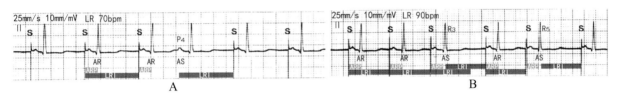

图 30-5　改变起搏频率诊断心房感知过度

　　患者，女，13 岁，临床诊断：扩张型心肌病、心力衰竭，植入单心房起搏器，模式 AAI，ARP 200 ms，心房起搏能量输出 3.5 V/0.4 ms，心房感知灵敏度 0.75 mV。A. LR 70 次 / 分，心电图显示 AAI 工作方式，P_4 启动 LRI，心房起搏和感知功能正常。B. LR 90 次 / 分时出现文氏型房室传导，AP 脉冲至 QRS 波群的间期逐搏延长，部分 QRS 波群（R_3、R_5）位于 ARP 外，启动 LRI，安排下一个 AP 脉冲发放，心电图表现出心房过感知 QRS 波群的现象［引自《临床心电学杂志》，2010，19（6）］

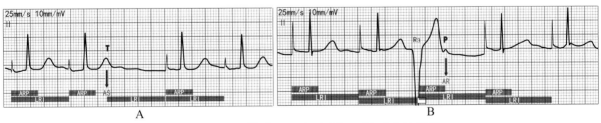

图 30-6　AAI 模式下心房过感知 T 波或室性早搏

　　A. AAI 模式，LR 70 次 / 分，心房感知灵敏度 1.0 mV，ARP 400 ms。心电图显示：心房起搏心律，第二个 T 波（ARP 外）成为 AS 事件，重整心房起搏间期，心脏起搏器自 T 波顶峰启动 LRI 安排下一个 AP 脉冲发放。自身 QRS 波群位于 ARP 内，不重整心房起搏间期，缺乏标记通道时，单凭体表心电图不能断定心房线路是否也过感知 QRS 波群。B. AAI 模式，LR 60 次 / 分，心房起搏电压 3.0 V、脉宽 0.5 ms，心房感知灵敏度 0.75 mV，ARP 400 ms。心电图显示：心房起搏心律，室性早搏（R_3）位于 ARP 外，成为 AS 事件，启动 LRI，安排下一个 AP 脉冲发放，随后出现的自身心房波位于 ARP 内而成为心房不应期感知（AR）事件，似心房感知不足。除 R_3 外的自身 QRS 波群位于 ARP 内，不重整心房起搏间期，缺乏标记通道时，不能断定其是否被心房线路过感知

927

（三）体表心电图难以诊断的心房感知过度

若心房过感知事件位于 ARP 内，则不重整心房起搏间期，不影响心房起搏频率，单凭体表心电图难以诊断，确诊须依靠标记通道（图 30-3，图 30-4）。有时伴随着心房起搏频率增快（如频率应答功能运行或程控增加心房起搏频率），出现房室传导延缓，QRS 波群位于 ARP 之外，此时，通过观察心脏起搏器对 QRS 波群的反应，可以判断是否心房过感知 QRS 波群（图 30-5）。

二、VVI（R）模式时的心室感知过度

（一）心室过感知的原因

1. 右心室导线接近三尖瓣、心室导线移位靠近心房或心外膜导线邻近心房时，偶尔感知心房波。

2. 心室感知灵敏度过高或心室不应期（VRP）较短时，心室可过感知 T 波或肌电信号。

3. 心室导线断裂或摩擦产生的电位可引起心室感知过度（图 30-12）。

（二）心电图表现

1. 心电图可见被感知的对象，如高大 T 波（图 30-7~ 图 30-9）、肌电信号（图 30-10，图 30-11）或其他电信号。

2. 心室感知过度抑制预期的 VP 脉冲发放，心室起搏间期规则或不规则地延长，甚至可引起长时间无 VP 脉冲发放（图 30-10，图 30-11B）。有时 T 波过感知造成起搏频率减慢似频率滞后，结合心脏起搏器的参数设置可以排除。

3. 有时心室过感知干扰信号（如肌电信号）或 T 波启动 VRP，紧随其后的自身 QRS 波群可位于 VRP 内，不重整心室起搏间期，似心室感知不足（图 30-9，图 30-11A）。

三、VDD（R）模式时的心房感知过度

VDD（R）模式下，心房线路若过感知 T 波，则触发心室起搏（图 30-13），心房线路若感知肌电信号可导致心脏起搏器 AMS 为 VDI（R）模式（图 30-14）。

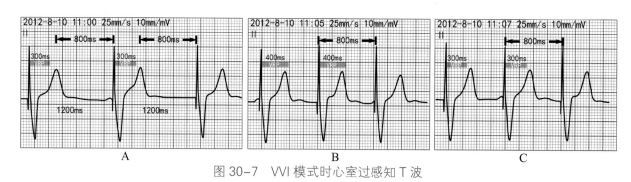

图 30-7　VVI 模式时心室过感知 T 波

患者植入 Medtronic Relia RES01 单心室起搏器，模式 VVI，LR 75 次 / 分，LRI 800 ms，VRP 300 ms，心室感知灵敏度 2.0 mV。A. 心室起搏间期 1200 ms，T 波顶峰与下一个 VP 脉冲间距恰为 800 ms。将 VRP 延长至 400 ms（图 B）或心室感知灵敏度调至 3.0 mV（图 C），心室起搏间期恢复为 800 ms

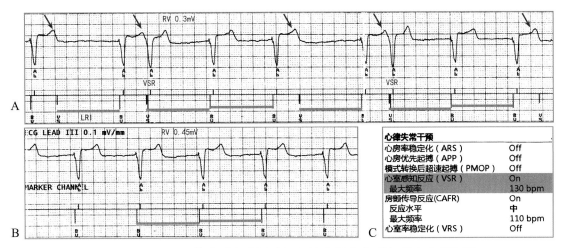

图 30-8　VVI 模式时心室过感知 T 波合并心室感知反应功能运行

　　患者，男，77 岁，临床诊断：扩张型心肌病、心房颤动、左束支阻滞、心力衰竭，植入 Medtronic Viva XT CRT-D DTBA2D1，右心室间隔部起搏导线（3830-69 cm）接入脉冲发生器心房接口，心脏侧静脉起搏导线（4196-88 cm）接入脉冲发生器左心室接口，除颤导线（6935-65 cm）植于右心室间隔部，模式 VVI，LR 55 次 / 分，心室感知反应（VSR）功能开启，最大频率 130 次 / 分。A. 右心室感知灵敏度 0.3 mV，箭头所示的 T 波标记为 VS，心室线路间歇性过感知 T 波，重整心室起搏间期，导致心室起搏频率减慢，部分 VS 事件处标记通道出现长短两条竖线，提示 VSR 功能运行，造成人工性室性早搏。B. 右心室感知灵敏度 0.45 mV，心室线路过感知 T 波的现象消失，心室起搏频率 =55 次 / 分，节律匀齐。C. 参数显示 VSR 功能开启

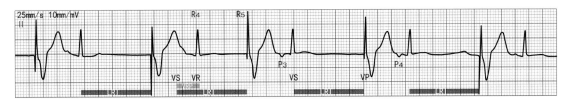

图 30-9　VVI 模式时心室过感知 T 波似心室感知不足

　　患者，女，89 岁，因"窦性心动过缓"植入单心室起搏器半年，模式 VVI，LR 60 次 / 分，LRI 1000 ms。心电图显示：R_5 与 R_4 间距小于 LRI，R_5 与前一心室起搏后的高大 T 波的距离恰好为 LRI，推测心脏起搏器过感知该 T 波，启动 LRI 和 VRP，随后 R_4 位于 VRP 内，不重整心室起搏间期，似心室感知不足。其他自身 QRS 波群均重整心室起搏间期。部分心室起搏发生室房逆传，逆行 P^- 波（P_3、P_4）再次下传激动心室，形成心室起搏反复搏动（复旦大学附属中山医院，宿燕岗供图）

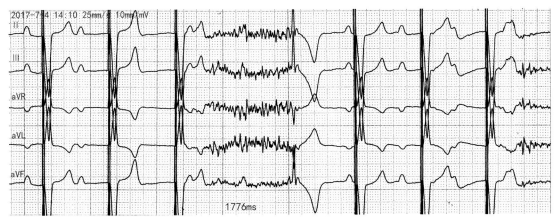

图 30-10　VVI 模式时心室过感知肌电信号

　　患者，女，57 岁，因"三度房室阻滞"植入 Vitatron C10 S 单心室起搏器，模式 VVI，LR 60 次 / 分，心室感知灵敏度 2.8 mV。心电图显示肌电信号被心脏起搏器感知，抑制了预期的 VP 脉冲发放，造成长达 1776 ms 的长 RR 间期，自身 QRS 波群后 T 波在 Ⅱ、Ⅲ、aVF 导联深倒置，与同导联心室起搏的 QRS 波群主波同向，可能为起搏电张调整性 T 波

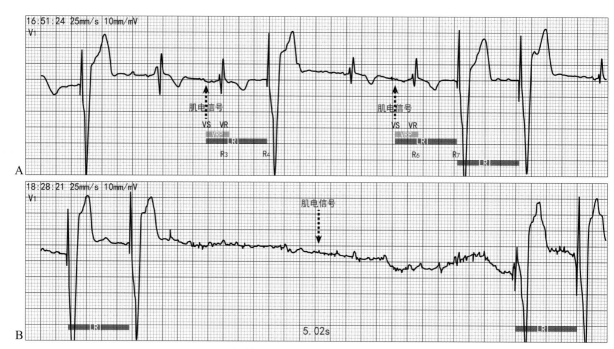

图 30-11　VVI 起搏时心室过感知肌电信号似心室感知不足

　　患者，男，65 岁，因"窦房结功能障碍"植入单心室起搏器，模式 VVI，LR 75 次 / 分，LRI 800 ms，未开启频率滞后及频率平滑等功能。术后 1 年余，患者再发晕厥入院。A. 自身 QRS 波群呈右束支阻滞图形，部分 VP 脉冲（R_4、R_7 处）提前发放，逸搏间期显著短于 LRI，似心室感知不足。B. 出现长达 5.02 秒的心室停搏，期间见干扰性杂波，无VP 脉冲发放，提示心脏起搏器过感知肌电信号。综合分析，考虑图 A 实为心脏起搏器过感知肌电信号（虚箭头所示），启动 VRP 和 LRI，R_3、R_6 位于 VRP 内未重整心室起搏间期，心脏起搏器以感知的肌电信号为起点按照 LRI 发放 VP脉冲（产生 R_4、R_7）。VR：心室不应期感知；VS：心室感知（北京大学人民医院，张海澄供图）

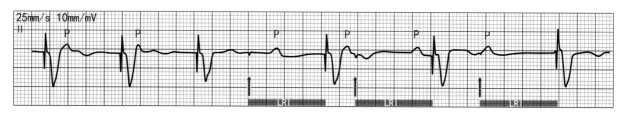

图 30-12　VVI 模式时心室感知导线断裂产生的电位

　　患者植入单心室起搏器，模式 VVI，LR 70 次 / 分。术后导线断裂，心电图显示：箭头所示处为导线折断所产生的电位，被心脏起搏器感知，重整心室起搏间期（解放军总医院，崔俊玉供图）

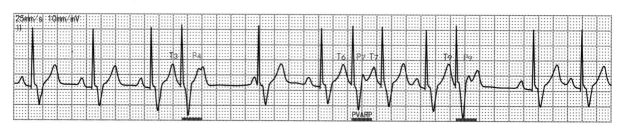

图 30-13　VDD 模式时心房过感知 T 波

　　患者因"三度房室阻滞"植入双腔心脏起搏器，模式 VDD。心电图显示：P_4、P_7、P_9 位于心室后心房不应期（PVARP）内未触发心室起搏，T_3、T_6、T_7、T_9 与前面心搏的 T 波相比形态一致，其中无心房波重叠的表现，其后跟随起搏的QRS 波群，提示心房过感知 T 波（T_3、T_6、T_7、T_9）触发心室起搏

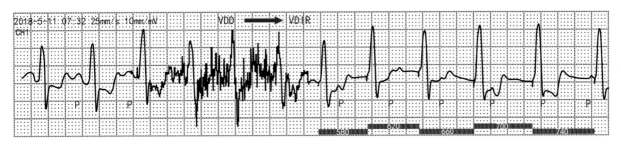

图 30-14　VDD 模式时心房过感知肌电信号引起自动模式转换

患者植入 Medtronic 双腔心脏起搏器，模式 VDD。心电图显示：窦性心动过速，心脏起搏器起初感知心房波，触发心室起搏，肌电信号出现后，P 波与 VP 脉冲距离不固定，心室起搏间期逐搏递增 40 ms，提示心脏起搏器 AMS 为非心房跟踪的 VDIR 模式（武汉市第四医院，吴师伟供图）

四、DDD（R）模式时的心房感知过度

（一）表现

心脏起搏器心房线路感知肌电信号、QRS 波群或 T 波，可抑制预期的 AP 脉冲发放，并可触发心室起搏引起跟踪性起搏器介导性心动过速或不恰当的 AMS（图 30-15~ 图 30-20）。当 DDD（R）模式下，心房过感知 QRS 波群时，一般情况下心室也同时感知 QRS 波群，对心房计时或改良的心房计时的双腔心脏起搏器，AS 事件将启动基础（或传感器）频率间期。当过感知的电信号位于不应期（包括空白期）内，则不重整起搏间期，体表心电图难以诊断，确诊应依靠标记通道（图 30-19~ 图 30-21）。心脏起搏器心室起搏管理功能运行时，心房过感知肌电等干扰信号，抑制 AP 脉冲发放，可造成心室漏搏，导致预期的 AP 脉冲后 80 ms 处发放备用的心室起搏脉冲。

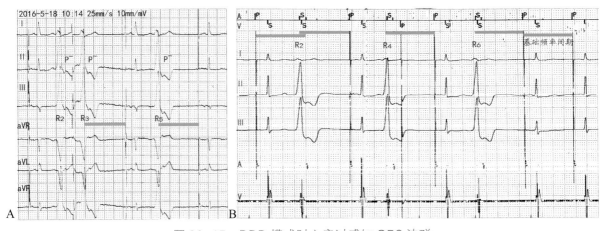

图 30-15　DDD 模式时心房过感知 QRS 波群

患者，女，76 岁，因"窦房结功能障碍"植入 Biotronik Effecta D 双腔心脏起搏器，模式 DDD，基础频率 70 次 / 分，UTR 130 次 / 分，PAVI 300 ms，SAVI 255 ms，单极起搏。A. AP 脉冲后产生心房波，经房室结下传产生窄 QRS 波群，心房起搏功能正常，室性早搏（R_2、R_3、R_5）后均有逆行 P^- 波。R_2 后的逆行 P^- 波与其后 VP 脉冲的距离 <SAVI，R_2 与其后 VP 脉冲的距离恰好等于 SAVI，提示心房过感知 R_2 经 SAVI 触发心室起搏，VP 脉冲位于心室肌有效不应期内而发生了功能性失夺获。B.标记通道和心腔内心电图显示 R_2、R_6 几乎同时发生 AS 和 VS，R_4 心室腔内心电图振幅较低，仅发生 AS，经 SAVI 触发 VP 脉冲发放，证实心房过感知 QRS 波群。位于心室肌有效不应期内的 VP 脉冲发生功能性失夺获

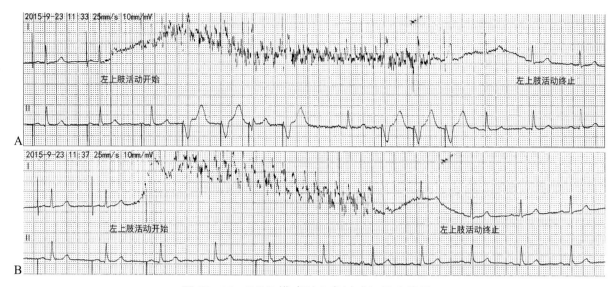

图 30-16　DDD 模式时心房过感知肌电信号

患者，女，70岁，因"窦房结功能障碍"植入 Biotronik Axios D 双腔心脏起搏器，脉冲发生器植于左侧胸前锁骨下区域，模式 DDD，基础频率 60 次 / 分，PAVI 300 ms，SAVI 255 ms，UTR 130 次 / 分。患者自述活动左上肢时感觉心悸，同步描记 I、II 导联心电图。A. 心房感知灵敏度 1.0 mV，心房过感知肌电信号，触发快速的、节律不齐的心室起搏，心室起搏频率不超过 UTR。B. 经程控仪测得自身心房波振幅 2.7 mV，将心房感知灵敏度调整为 2.0 mV，再次活动左上肢，尽管心电图显示肌电干扰，但无快速的心室起搏

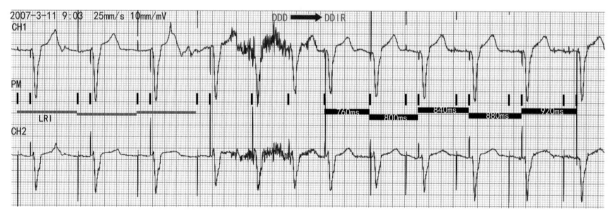

图 30-17　DDD 模式时心房过感知肌电信号引起自动模式转换

患者植入 Medtronic 双腔心脏起搏器，模式 DDD，LR 60 次 / 分，LRI 1000 ms，PAVI 200 ms。心电图显示肌电信号触发快速的心室起搏，随后起搏间期逐搏递增 40 ms，提示心脏起搏器 AMS 为 DDIR 模式并进入起搏频率调整阶段（浙江省中西医结合医院，李则林供图）

（二）处理对策

1. 在保证对自身心房波正常感知的前提下，适当降低心房感知灵敏度（图 30-22，图 30-23）。

2. 适当延长心室后心房空白期（PVAB）和（或）PVARP，可使远场电信号位于 PVAB 或 PVARP 内（图 30-24）。

3. 使用心房双极导线者，将心房感知设置为双极感知（图 30-25）。

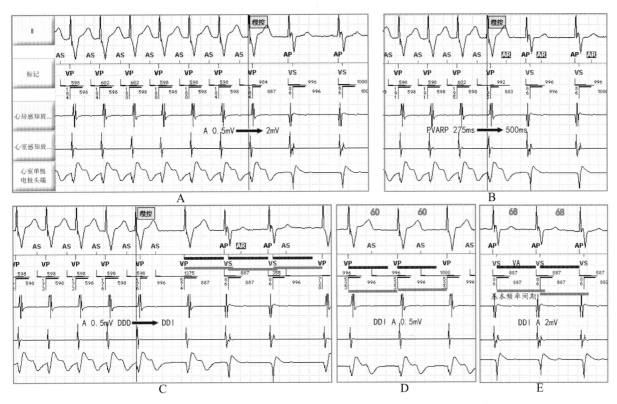

图 30-18　非选择性希氏束起搏 + 右心室备用起搏时的感知异常

患者，男，65 岁，1996 年因"窦房结功能障碍"植入单心室起搏器，心室导线为单极导线。2006 年、2014 年先后两次更换脉冲发生器。患者于 2022 年复查心电图显示心房颤动，程控显示心脏起搏器电耗竭，脉冲发生器更换为 Abbott（ST. JUDE）Endurity PM2160 双腔心脏起搏器，Medtronic 3830-69 cm 导线行非选择性希氏束起搏，连接脉冲发生器心房接口，原心室导线连接脉冲发生器心室接口备用，模式 DDD，LR 60 次 / 分，PAVI 200 ms，SAVI 150 ms，MTR 100 次 / 分，心房感知灵敏度 0.5 mV。患者于术后第 7 天出现阵发性心慌。A. 模式 DDD，心房感知灵敏度 0.5 mV 时，标记通道显示 T 波对应处出现 AS 标记，触发心室起搏（不超过 MTR），将心房感知灵敏度改为 2.0 mV 后，T 波过感知现象消除。B. 模式 DDD，其他参数不变，PVARP 由 275 ms 改为 500 ms，T 波对应位置 AS 标记变为 AR 标记，不再触发快速的心室起搏。C. 模式由 DDD 改为 DDI 后，AS 事件（T 波感知）不再触发心室起搏，VP、VS 事件启动基本频率间期安排下一个 VP 脉冲发放；VP、VS 事件启动 VA 间期（800 ms）安排下一个 AP 脉冲发放。D. 模式 DDI，心房感知灵敏度 0.5 mV，VP 事件启动基本频率间期安排下一个 VP 脉冲发放；VP 事件启动 VA 间期，期间出现 AS 事件（T 波感知），抑制了预期的 AP 脉冲发放，心室率等于基本频率。E. 模式 DDI，心房感知灵敏度 2.0 mV，VS 事件启动基本频率间期，期间出现 VS 事件，抑制了预期的 VP 脉冲发放；VS 事件启动 VA 间期，VA 间期结束时发放 AP 脉冲（产生较窄的 QRS 波群），心室率（68 次 / 分）快于基本频率

五、DDD（R）模式时的心室感知过度

（一）表现

DDD（R）模式下，AV 间期内的心室过感知事件可抑制预期的 VP 脉冲发放。心室过感知事件若被心脏起搏器定义为室性早搏，则启动心房逸搏期间（AEI）及与室性早搏相关的功能，AEI 等于 VA 间期（心室计时或改良的心房计时）或 AA 间期（纯心房计时）。AEI 内，若有心房感知（AS）事件，则触发心室起搏；若有心室感知（VS）事件，则重启新的 AEI；若无 VS 和 AS 事件，AEI 结束时发放 AP 脉冲，再启动 PAVI 安排发放 VP 脉冲（图 30-26~ 图 30-32）。心室过感知心房电信号时，可抑制心室起搏，心电图表现为心房事件后 VP 脉冲间断或完全被抑制发放（图 30-33~ 图 30-36）；位于心房起搏后心室通道交叉感知窗内的心房电信号若被心室感知，则引发心室安全起搏（VSP）（图 30-37D，图 30-38，图 30-39）。

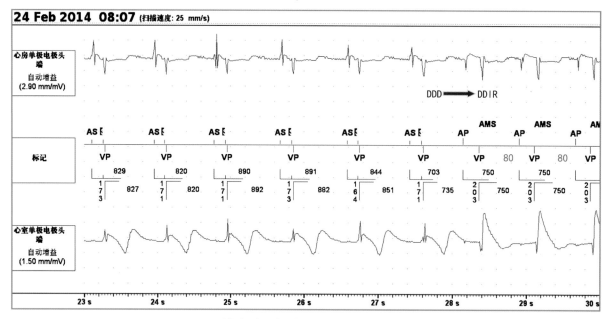

图 30-19 DDD 模式时心房过感知 QRS 波群引起自动模式转换

患者，女，65 岁，植入 Abbott（ST. JUDE）Victory XL DR 5816 双腔心脏起搏器，模式 DDD，基本频率 60 次 / 分，最大跟踪频率（MTR）130 次 / 分，最大传感器频率 130 次 / 分，PAVI 200 ms，SAVI 150 ms，AMS：DDIR，房性心动过速检测频率 180 次 / 分，AMS 基本频率 80 次 / 分。最初心脏起搏器呈 VAT 工作方式，标记通道显示心房线路对心室电信号发生不应期感知，心脏起搏器 AMS 为 DDIR 模式，以 80 次 / 分的频率房室顺序起搏。心房感知过度发生于 ARP 内，确诊须依靠标记通道

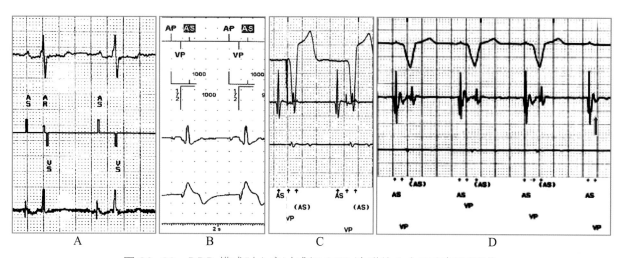

图 30-20 DDD 模式时心房过感知 QRS 波群的心电图和标记通道

A. 患者植入 Medtronic 双腔心脏起搏器，模式 DDD，LR 60 次 / 分，体表心电图无异常，但标记通道显示 QRS 波群对应部位间断出现心房不应期感知（AR）标记，提示心房过感知 QRS 波群，因被过感知的 QRS 波群位于 ARP 内而未重整起搏间期，所以单凭体表心电图无法确诊心房感知过度。B. 患者，男，60 岁，植入 Abbott（ST. JUDE）双腔心脏起搏器，模式 DDD，基本频率 60 次 / 分，PAVI 170 ms，SAVI 150 ms，PVARP 275 ms，VRP 200 ms，体表心电图无异常，但标记通道显示心脏起搏器在 QRS 波群顶峰处发生了心房不应期感知，过感知的 QRS 波群位于 PVARP 内而未再触发心室起搏。C. 患者植入 Boston Scientific 双腔心脏起搏器，心电图显示呈 "AS-VP" 工作方式，标记通道显示 QRS 波群对应部位间断出现心房不应期感知，标记为（AS），提示心房过感知 QRS 波群。D. 患者植入 Guidant 双腔心脏起搏器，心室阈值测试时，呈 "AS-VP" 工作方式，心室起搏产生的宽大 QRS 波群对应部位出现了心房不应期感知，标记通道标记为（AS），提示心房过感知 QRS 波群，心室起搏电压递减，心室失夺获时（AS）标记消失

934

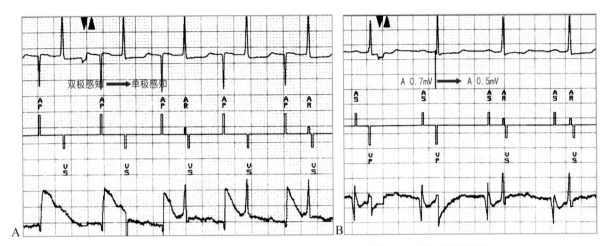

图 30-21　DDD 模式时心房过感知 QRS 波群的心电图和标记通道

　　患者植入 Medtronic 双腔心脏起搏器，模式 DDD。A. 心脏起搏器呈 "AP-VS" 工作方式，标记通道显示双极感知时自身 QRS 波群未被心房线路感知，单极感知时，自身 QRS 波群发生心房不应期感知（AR）。B. 心房感知灵敏度 0.7 mV 时，自身 QRS 波群未被心房线路感知，心房感知灵敏度 0.5 mV 时，自身 QRS 波群在心房通道标记为 AR。尽管有心房感知过度，但因自身 QRS 波群位于 ARP 内而未重整起搏间期，单凭体表心电图无法确诊心房感知过度

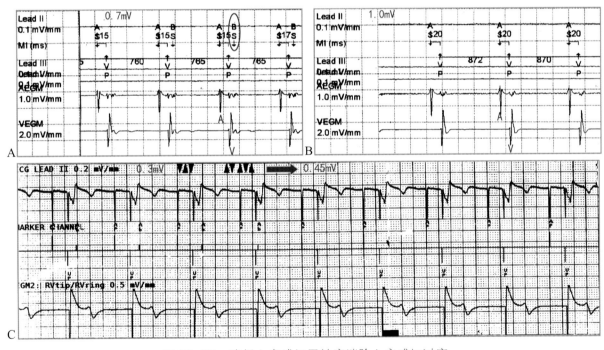

图 30-22　降低心房感知灵敏度消除心房感知过度

　　A、B 为同一个患者，男，77 岁，因 "三度房室阻滞" 植入 Vitatron T60 DR 双腔心脏起搏器，模式 DDD，心房感知灵敏度 0.7 mV 时（图 A），心室腔内心电图（VEGM）心室波对应的标记通道出现空白期感知（BS）标记，提示心房过感知 QRS 波群；心房感知灵敏度 1.0 mV 时（图 B），BS 标记未出现，心房过感知 QRS 波群的现象消失。C. 患者，男，76 岁，因 "三度房室阻滞" 植入 Medtronic Advisa DR MRI A3DR01 双腔心脏起搏器，模式 DDD，LR 60 次 / 分，心房感知灵敏度 0.3 mV 时，心房标记通道在 QRS 波群对应位置出现心房空白期感知（Ab）标记，但不重整起搏间期；将心房感知灵敏度设置为 0.45 mV 时，Ab 标记消失

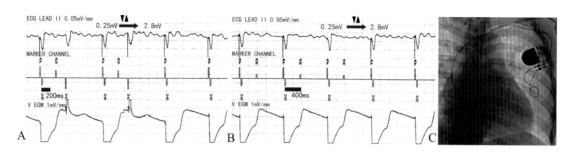

图 30-23 降低心房感知灵敏度消除 T 波过感知

患者，女，52 岁，因"心房颤动、三度房室阻滞"植入 Medtronic Relia RED01 双腔心脏起搏器，3830-69 cm 导线左束支起搏，1888TC-58 cm 导线植于右心室流出道作为备用起搏，模式 DDD，LR 60 次 / 分。A. PVARP 200 ms，心房感知灵敏度 0.25 mV 时，标记通道在与体表心电图 T 波对应的位置出现了 AS 标记并触发心室起搏，心房感知灵敏度程控为 2.8 mV 时，T 波对应位置 AS 的标记消除。B. PVARP 400 ms，心房感知灵敏度 0.25 mV 时，标记通道与 T 波对应位置出现心房不应期感知（AR）的标记，心房感知灵敏度程控为 2.8 mV 时，T 波对应位置 AR 标记消除

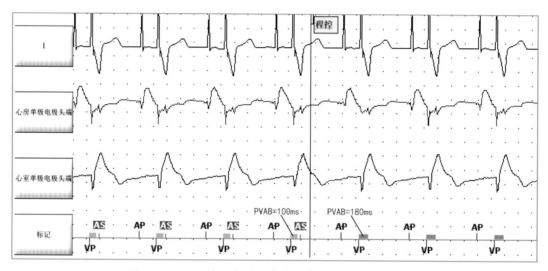

图 30-24 延长心室后心房空白期应对心房感知过度

患者，男，65 岁，植入 Abbott（ST. JUDE）Identity ADx XL DC 5286 双腔心脏起搏器，模式 DDD，基本频率 60 次 / 分，SAVI 180 ms，PAVI 250 ms，心房感知灵敏度 0.5 mV，PVAB 100 ms。标记通道显示心脏起搏器呈"AP-VP"工作方式，体表心电图 QRS 波群对应部位出现心房不应期感知，将 PVAB 延长至 180 ms 或心房感知灵敏度数值增加至 1.0 mV，标记通道中的心房不应期感知现象消失

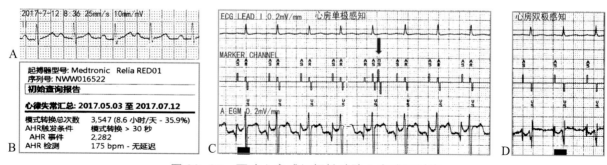

图 30-25 更改心房感知极性消除心房感知过度

患者，男，58 岁，因"窦房结功能障碍"植入 Medtronic Relia RED01 双腔心脏起搏器，模式 DDD，LR 60 次 / 分，心房感知灵敏度 0.5 mV，心房单极感知，患者于术后 3 个月就诊。A. 体表心电图正常。B. 程控检查发现心脏起搏器频繁发生 AMS。C. 标记通道显示自身 QRS 波群对应处发生心房不应期感知，引发 AMS（箭头所示，标记为 MS）。D. 心房感知极性由单极改为双极后，心房过感知 QRS 波群的现象消失

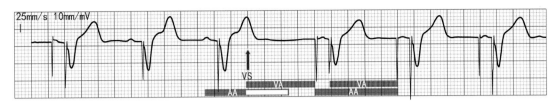

图 30-26 DDD 模式时心室间断过感知 T 波

患者植入 Abbott（ST. JUDE）双腔心脏起搏器，采用改良的心房计时，模式 DDD，基本频率 60 次 / 分，基本频率间期（即 AA 间期）1000 ms，PAVI 170 ms，SAVI 150 ms，VRP 200 ms，心房感知灵敏度 0.5 mV，心室感知灵敏度 2.0 mV。心电图显示：窦性心律，起搏心律，房室顺序起搏及 VAT 工作方式，AP 脉冲产生相应的心房波，VP 脉冲产生相应的 QRS 波群，心房起搏和感知功能正常，心室起搏功能正常。偶有一次 AP 脉冲延迟发放，推测心室间歇性过感知 T 波（箭头所示），启动 VA 间期，在 VA 间期结束时发放 AP 脉冲

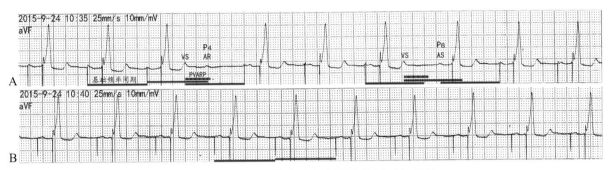

图 30-27 DDD 模式时心室间歇性过感知 T 波

患者，男，80 岁，因"三度房室阻滞"植入 Biotronik Talos D 双腔心脏起搏器，模式 DDD，基础频率 60 次 / 分，PAVI 250 ms，SAVI 200 ms，VRP 250 ms，PVARP 425 ms。A. 心室感知灵敏度 0.5 mV，P_4 未触发心室起搏（VP），推测心室过感知 T 波后启动基础频率间期和 PVARP，P_4 位于 PVARP 内，成为 AR 事件，不触发心室起搏，基础频率间期结束时发放 AP 脉冲；第二次心室过感知 T 波时，P_8 位于 PVARP 外以 SAVI 触发心室起搏。B. 心室感知灵敏度 2.0 mV，心电图显示房室顺序起搏，起搏节律规整，起搏频率为 60 次 / 分，心室间断过感知 T 波的现象消除

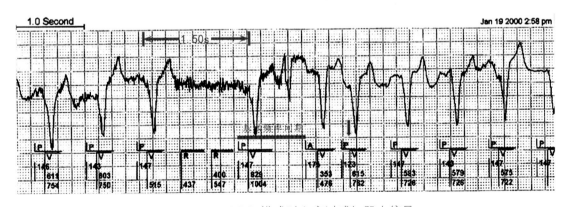

图 30-28 DDD 模式时心室过感知肌电信号

患者植入 Abbott（ST. JUDE）双腔心脏起搏器，模式 DDD，基本频率 60 次 / 分，SAVI 150 ms，PAVI 180 ms。心脏起搏器多呈 VAT 工作方式，箭头所示处 SAVI 缩短至 123 ms，可能与频率反应性 AV 延迟功能开启有关。在心房标记通道，心房感知事件标记为 P，心房起搏事件标记为 A。在心室标记通道，心室起搏事件标记为 V，肌电信号被心室线路感知，标记为 R，同时抑制 AP 脉冲和 VP 脉冲发放，引起 1.50 秒的长 RR 间期

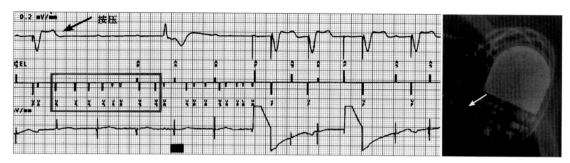

图 30-29 心室导线与脉冲发生器连接不良导致心室感知过度

患者，男，72 岁，因"三度房室阻滞"于 2011 年 3 月 22 日植入 Medtronic Sigma SDR 303 双腔心脏起搏器，模式 DDD，LR 60 次 / 分，PAVI 350 ms，SAVI 300 ms。患者因频繁胸闷、气短，再次就诊。程控测试：心房起搏阈值 2.0 V/0.4 ms，心室起搏阈值 0.5 V/0.4 ms，P 波振幅 2.8 mV，R 波振幅 11.2 mV。程控测试的过程中，用手轻压脉冲发生器囊袋处，引起心室起搏抑制，标记通道显示一连串的 VS 事件，提示心室感知过度（红框所示）。X 线影像显示导线完整但尾端与脉冲发生器连接不良（白箭头所示），再次手术将导线与脉冲发生器充分连接后，心室过感知现象消除，患者胸闷气短症状消失

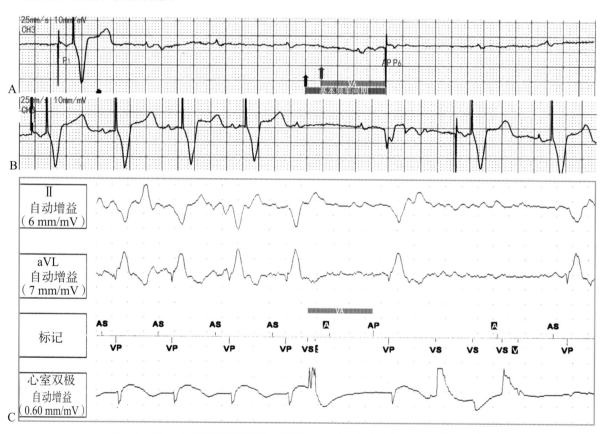

图 30-30 心室导线绝缘层破损引起双腔心脏起搏器心室感知过度

患者植入 Abbott（ST. JUDE）Verity ADx XL DC 5256 双腔心脏起搏器，模式 DDD，基本频率 60 次 / 分，MTR 110 次 / 分，PAVI 190 ms，SAVI 170 ms。A. 第一跳为房室顺序起搏，P_1、P_6 形态相同，其前面的起搏脉冲形态相同，考虑 P_6 前的脉冲为 AP 脉冲，心房、心室起搏功能正常，AP 脉冲前一个基本频率间期的位置（蓝箭头所示处）未发现心房波，AP 脉冲前一个 VA 间期（810 ms）的位置（红箭头所示处）未发现 QRS 波群，多个 P 波后均未出现心室起搏，造成心室停搏。B. 心脏起搏器呈"AP-VP"及"AS-VP"工作方式，部分 P 波后 QRS 波群脱漏。C. 程控仪显示体表心电图可见干扰性杂波，标记通道显示心室过感知噪声信号，标记为 VS，VS 事件连续出现，抑制了 AP、VP 脉冲发放。因此，图 A 中红箭头所示处有噪声信号发生心室感知。程控测试心室导线阻抗 <200 Ω，考虑心室导线绝缘层破损（大连理工大学附属中心医院，张姝兰供图）

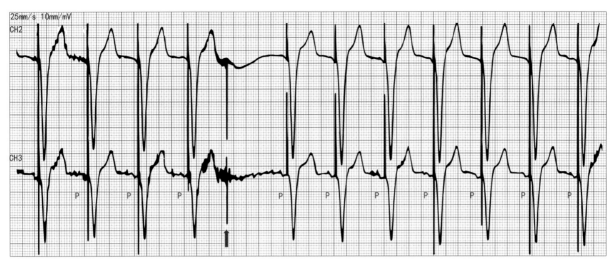

图 30-31　心室过感知肌电信号引发室性早搏同步心房刺激功能运行

患者，男，60 岁，植入 Vitatron 双腔心脏起搏器 6 年。心电图显示窦性心律，心室起搏心律，VAT 工作方式，可见肌电信号，箭头所示处的起搏脉冲后无 QRS 波群，鉴于其他时间段心室起搏功能均正常，此脉冲若为 VP 脉冲，位于心室肌的应激期（T 波之后），理应产生 QRS 波群，由此推测此脉冲为 AP 脉冲。心脏起搏器感知肌电信号而诊断为室性早搏，运行室性早搏同步心房刺激功能，发放 AP 脉冲，因肌电干扰心房起搏功能难以准确判断

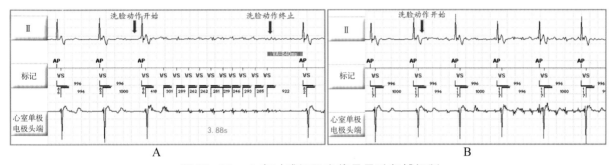

图 30-32　心室过感知肌电信号导致起搏抑制

患者，男，57 岁，临床诊断：心脏瓣膜病、二尖瓣脱垂机械瓣膜置换术后、心房颤动，植入 Abbott（ST. JUDE）Endurity PM2160 双腔心脏起搏器，希氏束起搏导线连接脉冲发生器心房接口，右心室心尖部起搏导线连接脉冲发生器心室接口，同时行房室结射频消融。术后心脏起搏器模式 DDD，基本频率 60 次 / 分，PAVI 160 ms，SAVI 140 ms，双极感知。患者出院后洗脸时出现黑蒙，再次就诊。A. 心室感知灵敏度 0.5 mV，重复洗脸动作，标记通道显示心室过感知肌电信号，抑制起搏脉冲发放，引起 3.88 秒的心室停搏，洗脸动作终止后，心脏起搏器自最后的肌电信号感知（VS）启动 VA 间期，安排下一个 AP 脉冲发放。B. 心室感知灵敏度 2.0 mV，重复洗脸动作，尽管体表心电图显示肌电信号，但标记通道未再出现心室过感知肌电信号的现象

（二）处理对策

1. 在确保对自身 QRS 波群正常感知的前提下，适当降低心室感知灵敏度。

2. 延长心房后心室空白期（PAVB），同时注意避免 PAVB 过分延长而影响心脏起搏器对自身电信号的感知。

3. 使用心室双极导线者，将心室感知设置为双极感知。

4. 开启心室安全起搏功能，预防心室线路交叉感知心房电信号时引起的心室停搏。

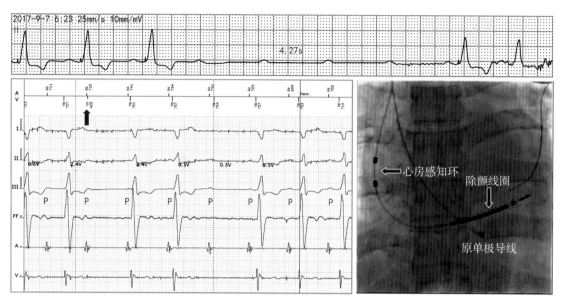

图 30-33 心室过感知 P 波导致心室起搏抑制

患者因"三度房室阻滞"于 1988 年植入单心室起搏器，此后多次更换脉冲发生器，后因室性心动过速升级为 Biotronik Lumax 540 VR-T DX 单腔 ICD，Linox smart S DX 除颤导线具有心房感知功能。近半个月来，患者出现头晕黑蒙，心电图检查显示连续四个 P 波后 VP 脉冲被抑制发放，产生 4.27 秒的心室停搏。程控结果显示心室起搏阈值 0.6 V/0.4 ms，心室导线阻抗 522 Ω，心室起搏阈值测试时，红箭头处 AS、VS 标记几乎同时出现，提示心室过感知 P 波。更换心室导线后心脏停搏现象消失（哈尔滨医科大学附属第四医院，曹雪供图）

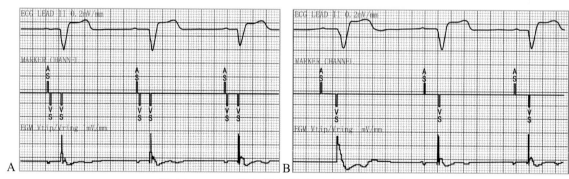

图 30-34 双腔心脏起搏器心室过感知 P 波

患者植入双腔心脏起搏器，模式 DDD。A. 自身心房波几乎同时发生心房感知（AS）和心室感知（VS），自身 QRS 波群发生心室感知。B. 降低心室感知灵敏度后，心室过感知现象消失

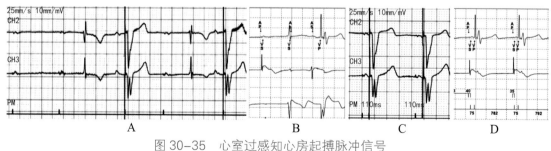

图 30-35 心室过感知心房起搏脉冲信号

患者植入 Medtronic 双腔心脏起搏器，模式 DDDR。A.VSP 功能关闭，所有的 AP 脉冲后均无 VP 脉冲发放，自身心房波触发 VP 脉冲发放。B. VSP 功能关闭，标记通道显示 AP 脉冲后出现 VS 标记，心室线路过感知 AP 脉冲信号，AS 事件触发 VP 脉冲发放。C. VSP 功能开启，心电图表现为房室顺序起搏，PAVI=110 ms，提示 VSP 功能运行。D. VSP 功能开启，AP 脉冲后 40 ms 或 35 ms 处出现 VS 标记，AP–VP 间距标记为 115 ms 或 110 ms，提示 VSP 功能运行（浙江省海宁市人民医院，吉亚军供图）

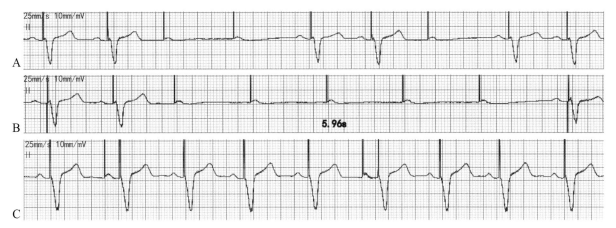

图 30-36　心室过感知心房电信号

　　患者，女，83 岁，因"冠心病、三度房室阻滞"植入 Abbott（ST. JUDE）双腔心脏起搏器 5 年，模式 DDD。患者因"胸闷、气短、夜间憋醒"复查动态心电图（A、B）显示：VAT 工作方式时，心房感知和心室起搏功能正常；AP 脉冲发放时，VP 脉冲抑制，造成长达 5.96 秒的心室停搏。降低心室感知灵敏度后心电图（C）心脏起搏器工作恢复正常，AP 脉冲发放时不再抑制 VP 脉冲，提示心室过感知心房电信号（河北医科大学第四医院，耿旭红供图）

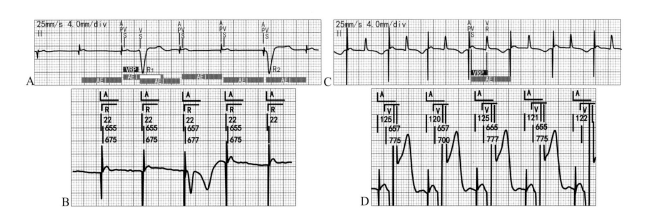

图 30-37　心室过感知心房电信号的体表心电图、心腔内心电图和标记通道

　　A、B 为同一患者，因"三度房室阻滞"植入 Abbott（ST. JUDE）心室计时的双腔心脏起搏器，模式 DDD，基本频率 70 次 / 分，心室安全备用（VSS）功能关闭，PAVI 200 ms，基本频率间期 ≈ 857 ms，心房逸搏间期（AEI）≈ 857-200=657 ms，交叉感知发生时，图 A 显示仅有 AP 脉冲发放，没有 VP 脉冲发放，AA 间期短于基本频率间期，心房起搏频率增快；室性逸搏（R_1、R_2）发生心室感知（VS），启动 AEI；图 B 显示 AP 脉冲（标记为 A）发出后 22 ms 处出现 VS 事件（标记为 R），提示心室通道交叉感知心房电信号，抑制了预期的 VP 脉冲发放。C、D 为同一患者，植入心室计时的双腔心脏起搏器，模式 DDD，基本频率 70 次 / 分，PAVI 200 ms。C.VSS 功能关闭，心电图显示仅有 AP 脉冲发放，没有 VP 脉冲发放，AA 间期短于基本频率间期，心房起搏频率增快，提示 AP 脉冲发出后随即出现 VS 事件，启动 VRP、AEI，AP 脉冲产生心房波经自身房室传导系统下传产生 QRS 波群，自身 QRS 波群因位于 VRP 内不再启动新的 AEI，AEI 结束时发放 AP 脉冲。D. VSS 功能开启，AP 脉冲（标记为 A）和 VP 脉冲（标记为 V）顺序发放，PAVI=120 ms，为 VSS 功能运行的表现

第三十章　心脏起搏器感知过度

941

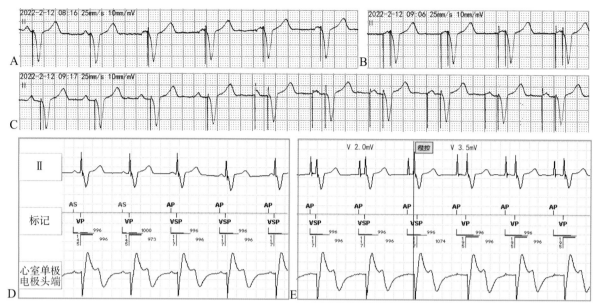

图 30-38　心室过感知心房电信号引发心室安全备用功能运行

　　患者，女，46 岁，因"三度房室阻滞"由单心室起搏器升级为 Abbott（ST. JUDE）Endurity PM2160 双腔心脏起搏器，心室导线为单极导线，模式 DDD，基本频率 60 次 / 分，心室单极感知，单极起搏。A. PAVI 200 ms，SAVI 150 ms，心房双极起搏，心室感知灵敏度 2.0 mV。术后描记心电图显示 PAVI=120 ms（短于程控值），SAVI 等于程控值（150 ms）。B. 心房单极起搏，其余参数不变，心电图显示房室顺序起搏，PAVI=120 ms，为连续的 VSS，推测心室连续过感知心房电信号。C. 心房单极起搏，PAVI 225 ms，SAVI 180 ms，心室感知灵敏度 3.5 mV，PAVI、SAVI 均为程控值，心室连续过感知心房电信号的现象消除。D. 程控显示，心室感知灵敏度 2.0 mV 时，SAVI 为程控值，PAVI=120 ms，为 VSS 功能运行的表现。E. 心室感知灵敏度由 2.0 mV 改为 3.5 mV 后，VSS 消除，PAVI 恢复程控值

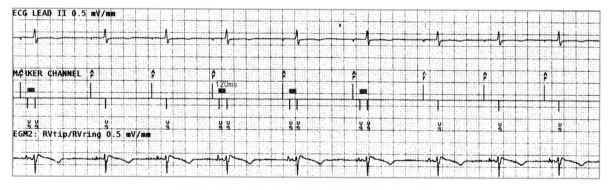

图 30-39　右心房 + 希氏束起搏时的感知过度

　　患者，女，77 岁，因"窦房结功能障碍"植入 Medtronic Advisa DR MRI A3DR01 双腔心脏起搏器，5076-52 cm 导线植于右心耳，3830-69 cm 导线植于希氏束，模式 AAI<=>DDD，LR 60 次 / 分，PAVI 180 ms，SAVI 150 ms，心室感知灵敏度 0.6 mV，心室感知（VS）后心室空白期 120 ms。心室标记通道在心房波对应位置间歇性出现 VS 标记，提示心室线路间歇性过感知心房电信号，自身 QRS 波群位于 VS 后心室空白期外，标记为 VS

六、DDD（R）模式时的心房、心室感知过度

双腔心脏起搏器DDD（R）模式下，心房、心室可同时对干扰信号（如肌电信号）发生过度感知（图30-40，图30-42）。心房过感知干扰信号时，抑制预期的AP脉冲发放的同时触发快而不齐的心室起搏。心室过感知干扰信号时，抑制预期的VP脉冲发放，当心室过感知事件被起搏器定义为室性早搏时，启动AEI，心室过感知事件连续出现时，可同时抑制AP、VP脉冲发放，造成心室停搏；也可引发心脏起搏器噪声反转，此时，不易准确判断是否同时合并心房过感知干扰信号，确诊需要依靠程控仪的标记通道（图30-41，图30-42）。

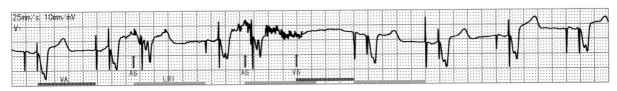

图30-40 心房、心室同时过感知肌电信号

患者植入双腔心脏起搏器，模式DDD，LR 60次/分，LRI 1000 ms，PAVI 170 ms。心电图显示心脏起搏器多呈房室顺序起搏，偶在肌电信号后提前发放VP脉冲，提示心房过感知肌电信号触发心室起搏。长RR间期（>LRI）内有肌电信号，提示心室过感知肌电信号，抑制了预期的AP、VP脉冲发放

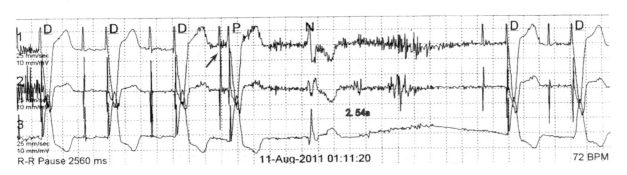

图30-41 双腔心脏起搏器过感知肌电信号

患者，女，79岁，因"窦房结功能障碍、完全性右束支阻滞"植入Biotronik双腔心脏起搏器，模式DDDR。心电图显示房室顺序起搏，箭头所示的AP脉冲发出后，心室安全窗内出现肌电信号感知，引发安全AV延迟，PAVI=100 ms。偶尔出现一次自身QRS波群，随后，因心室过感知肌电信号而抑制AP、VP脉冲发放，造成长为2.54秒的心室停搏

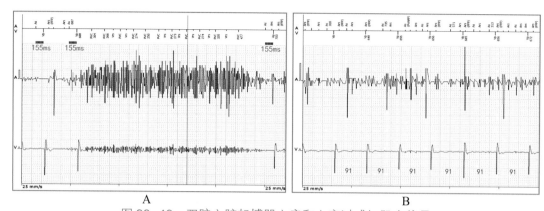

图 30-42　双腔心脏起搏器心房和心室过感知肌电信号

患者，男，83 岁，因 "二度房室阻滞" 植入 Biotronik Evia DR 双腔心脏起搏器，模式 DDD，基础频率 65 次 / 分，夜间频率 55 次 / 分，夜间开始 22：00，夜间结束 5：00，UTR 130 次 / 分，PAVI 200 ms，感知补偿 −45 ms，模式转换为 DDIR，模式转换基础频率 +10 次 / 分。A. AS-VP 间期固定，为 155 ms（即 SAVI），心脏起搏器呈 "AS-VP" 工作方式。长 RR 间期内可见干扰波，标记通道标记心室不应期感知（Vrs）和室性早搏（PVC），提示心室过感知肌电信号后抑制了 AP、VP 脉冲发放。心房标记通道显示心脏起搏器对部分干扰波标记为心房不应期感知（Ars），提示心房过感知肌电信号。B. 心房标记通道对干扰波标记为 AS 和 Ars，但 AS-VP 间期不固定，VP-VP 间期彼此相等，提示心房过感知肌电信号，心脏起搏器 AMS 为非心房跟踪模式（大连理工大学附属中心医院，张姝兰供图）

第三节　体表心电图不易诊断的感知过度

一、原因

（一）不应期内发生的感知过度

ARP 内发生心房感知过度或 VRP 内发生心室感知过度，心电图上不出现起搏节律重整，单凭心电图无法确诊感知过度。空白期事件不重整起搏间期，而且多数心脏起搏器的标记通道对空白期事件也不作标记，因此，无法确诊是否存在感知过度。

（二）心室感知过度与心室无输出难以区分

心室线路过感知心房电信号时抑制心室起搏，与心室无输出在体表心电图上难以区分。

二、诊断方法

体表心电图难以确诊感知过度时，可以延长描记时间或记录动态心电图，观察不应期外的感知事件是否重整起搏间期。但是，更多情况下需要依靠程控确诊。

（一）标记通道

程控仪获取的标记通道可对不应期事件作出标记，部分心脏起搏器可对空白期事件作出标记，均有助于感知过度的诊断。Vitatron 心脏起搏器将空白期感知标记为 BS，Medtronic ICD 平台心脏起搏器如 EnRhythm、Ensura、Advisa、Astra、Azure 心脏起搏器，双腔 ICD、CRT-P/D，将心房空白期感知标记为 Ab。

（二）改变参数

AAI 模式时，通过快速心房起搏延长房室传导时间或缩短 ARP，使 QRS 波群位于 ARP 外，观察 QRS 波群是否重整心房起搏间期，ARP 外的 QRS 波群若重整心房起搏间期，则提示心房过感知 QRS 波群。

第四节　感知过度的鉴别

一、心脏起搏器频率滞后

（一）频率滞后

频率滞后功能开启时，自身 P 波或 QRS 波群后的逸搏间期延长，逸搏间期 = 基础起搏间期 + 滞后值（图 30-43）。当自身心率快于滞后频率但慢于基础起搏频率时，出现连续频率滞后，心电图可表现为连续无起搏脉冲发放，一旦自身心率低于滞后频率，心脏起搏器便发放起搏脉冲，似过感知。频率滞后功能运行时起搏脉冲的延迟发放仅发生在感知事件后，逸搏间期的滞后值固定，程控显示频率滞后功能处于开启状态。

（二）感知过度

起搏间期的延长不仅发生自身心搏之后，也可出现在起搏事件后，而且延长值不等。感知过度时常可见干扰信号。

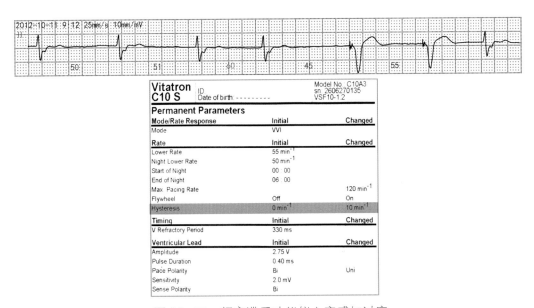

图 30-43　频率滞后功能似心室感知过度

患者，男，76 岁，因"心房颤动伴长 RR 间期"植入 Vitatron C10 S 单心室起搏器 1 年，模式 VVI，LR 55 次 / 分。心电图显示：心房颤动，QRS 波群终末钝挫，为右束支阻滞，自身心率低于 LR 时，却无 VP 脉冲发放，似心室感知过度。心率 45 次 / 分时，VP 脉冲发放，随后心室起搏频率等于 LR。程控显示：频率滞后功能开启，滞后 10 次 / 分

二、AAI（R）起搏时房性早搏未下传

房性早搏未下传时，心房 P′ 波常常重叠隐藏于 T 波中，不易观察。AAI（R）起搏时，心脏起搏器正常感知到未下传的心房 P′ 波，并以之为起点按照低限（或传感器）频率间期安排下一个 AP 脉冲发放，造成长 RR 间期，易误诊为心脏起搏器过感知 T 波，通过多导联仔细辨认房性 P′ 波可以帮助诊断（图 30-44）。

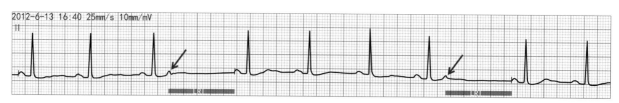

图 30-44 AAI 模式下房性早搏似心房过感知 T 波

患者，男，80 岁，因"窦房结功能障碍"植入单心房起搏器，模式 AAI，LR 60 次 / 分，LRI 1000 ms，频率滞后功能关闭。心电图显示：窦性心律，AAI 工作方式，偶见较长的 RR 间期，自箭头所示处，心脏起搏器以 LRI 安排发放下一个 AP 脉冲，似心房过感知 T 波。但箭头所示处的 T 波发生明显变形，为房性早搏，因其发生过早，而下传受阻未产生 QRS 波群。房性早搏的 P′ 波被心脏起搏器正常感知，并以此为起点，按 LRI 安排下一个 AP 脉冲发放，不是心房感知过度

三、心脏起搏器无输出

心脏起搏器间断无起搏脉冲发放时，易误诊为心脏起搏器过感知其他信号而抑制起搏脉冲发放。

（一）心脏起搏器无输出

心脏起搏器无输出常有导线断裂或与脉冲发生器接口松脱、起搏极性设置不当（单极导线程控为双极起搏）、心脏起搏器电耗竭或脉冲发生器故障等原因，程控仪标记通道在无输出对应的位置没有感知标记，导线断裂或与脉冲发生器接口松脱者，导线阻抗常常显著升高。

（二）感知过度

感知过度抑制起搏脉冲发放时，体表心电图常可见干扰信号，程控测试导线阻抗正常，标记通道可见感知标记，通过降低感知灵敏度大多可以消除感知过度现象。

四、室性早搏后 VA 间期延长功能

室性早搏（PVC）出现后，有的心脏起搏器可出现 VA 间期延长一个相当于 AV 间期的数值，以期待自身心房波的出现，减少心房起搏。连续感知 PVC 时，此功能仅对第一个 PVC 发挥作用。若无标记通道，心电图上易误诊为感知 PVC 的后半部分或过感知 T 波。

五、起搏故障伴电信号干扰

当起搏脉冲失夺获同时伴有电信号干扰时，起搏脉冲被干扰信号掩盖，容易误诊为心脏起搏器过感知干扰信号，从而抑制起搏脉冲发放，造成了心脏停搏，仔细测量起搏间期和辨认起搏脉冲是诊断的要点（图 30-45）。

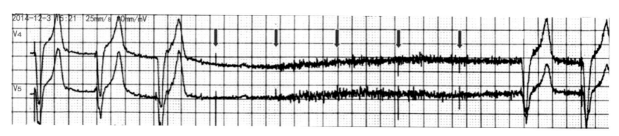

图 30-45 心室起搏故障伴肌电信号似心室感知过度

患者，男，79 岁，因"三度房室阻滞"行心脏临时起搏，导线植于右心室心尖部，模式 VVI，LR 70 次 / 分。动态心电图显示：窦性心律，三度房室阻滞，心室起搏心律，肌电信号出现的同时发生了心室停搏，似心脏起搏器过感知肌电信号抑制了 VP 脉冲发放。仔细观察可见 VP 脉冲（箭头所示）规则发放，但其后无相应的 QRS 波群，提示间歇性心室起搏故障（湖南省湘西土家族苗族自治州人民医院，蒋勇供图）

第五节　应对感知过度的特殊功能

一、Abbott（ST. JUDE）心脏起搏器远场保护功能

Abbott（ST. JUDE）Integrity 及其以后的双腔心脏起搏器具有远场保护（far field protection，FFP）功能，默认开启。

（一）远场保护功能运行

双腔心脏起搏器 AS 事件后启动 16 ms 的 FFP 间期，期间若有 VS 事件，前面的 AS 可能是过感知 QRS 波群，此时的 AS 视为无效，VS 事件被心脏起搏器判断为室性早搏并启动相应的时间间期（如 VA 间期）；若 FFP 间期内无 VS 事件，其前面的 AS 视为正确感知，心脏起搏器以 AS 事件为起点启动相应的时间间期。

（二）远场保护功能的用途

可减少心房通道过感知远场信号（如 QRS 波群）；增加心脏起搏器心房率统计的准确性，提高脉冲发生器存储诊断信息的正确性；减少错误的 AMS。

二、Biotronik E 系列心脏起搏器心房起搏后心室空白期与远场保护功能

（一）心房起搏后心室空白期

心房起搏后心室空白期（ventricular blanking period after AP）相当于交叉空白期，可在 30~70 ms 间程控设置，用于防止交叉感知。

（二）远场保护功能

VS 或 VP 事件后，在心房通道激活远场保护功能，开启远场保护间期即远场空白期（far field blanking，FFB），分心室感知后远场空白期（FFBs）和心室起搏后远场空白期（FFBp），可在 100~220 ms 间程控，FFBs 默认 100 ms，FFBp 默认 150 ms（图 30-46）。心房通道的 FFB 内的事件不影响起搏器计时间期，不用于 AMS 计数，可防止不恰当的 AMS。

三、Medtronic 心脏起搏器远场 R 波标准

心房通道若感知远场 R 波，可能引起不恰当的 AMS 及心房抗心动过速起搏治疗，部分 Medtronic 心脏起搏器具有远场 R 波标准（far field R-wave criterion），以此判断是否为远场 R 波感知，避免心脏起搏器作出不恰当的反应（图 30-47）。若同时满足以下两个标准，则考虑为远场感知事件：①相邻 AA 间期呈显著的"长短周期"现象；② AV（PR）间期 <60 ms 或 VA（RP）间期 <160 ms。

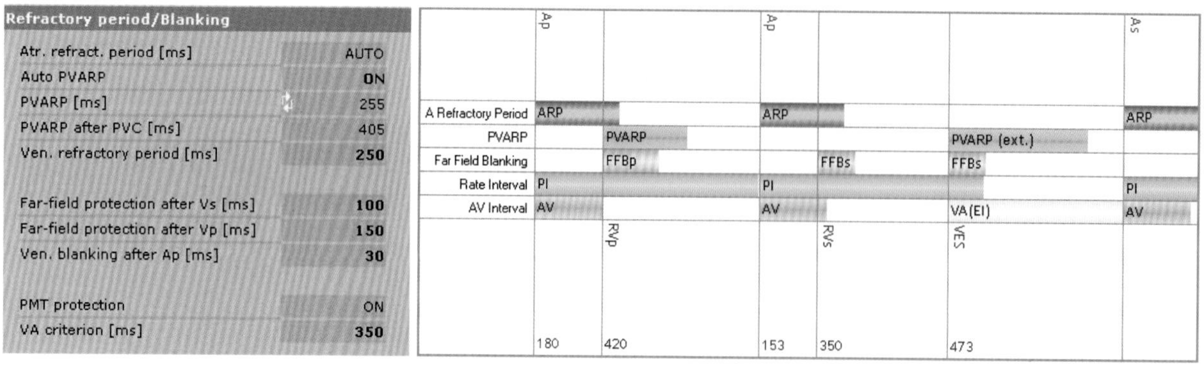

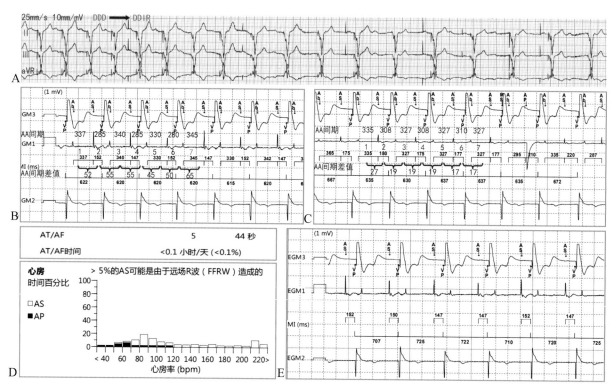

图 30-46　Biotronik 起搏器远场保护程控界面及运行示意图

Biotronik 双腔心脏起搏器，心室感知后远场空白期（FFBs）默认 100 ms，心室起搏后远场空白期（FFBp）默认 150 ms，心室起搏事件启动心室后心房不应期（PVARP），室性早搏（VES）后启动延长的 PVARP

图 30-47　远场 R 波标准避免心房过感知 QRS 波群时的自动模式转换

患者，男，83 岁，植入 Medtronic Advisa DR MRI A3DR01 双腔起搏器 4 个月，模式 DDD，LR 60 次 / 分，UTR 110 次 / 分，AT/AF 检测频率 150 次 / 分，心房感知灵敏度 0.3 mV。A. PAVI 210 ms，SAVI 180 ms，心电图显示心脏起搏器起初呈 VAT 工作方式，随后窦性 P 波不再触发心室起搏，VP-VP 间期逐搏递增 40 ms，提示心脏起搏器 AMS 为 DDIR 模式，进入起搏频率调整阶段。B. PAVI 180 ms，SAVI 150 ms，心房频率超过 AT/AF 检测频率，但是，因为 AA 间期差值较大，满足远场 R 波标准，心脏起搏器诊断远场感知事件，故不发生 AMS。C. PAVI 210 ms，SAVI 180 ms，AA 间期差值较小，心脏起搏器达到 AMS 标准时发生 AMS（标记为 MS）。D. 程控报告显示记录到 AT/AF 事件 5 次，最长持续时间 44 秒，>5% 的 AS 可能是由于远场 R 波（FFRW）造成的。E. PAVI 180 ms，SAVI 150 ms，心房感知灵敏度 0.9 mV，参数调整后，心房过感知 QRS 波群的现象消除（徐州市中心医院，袁晓静供图）

（牟延光　袁晓静）

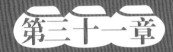

第三十一章　心脏起搏器复合故障

心脏起搏器故障有时并非单一出现，而是多种故障并存，心电图表现形式多种多样。复合故障的出现提示心脏起搏系统存在较为严重的问题，如导线断裂、脱位、心肌穿孔或与脉冲发生器连接不良，脉冲发生器故障或电耗竭等。心脏起搏器复合故障单纯依靠程控修改参数往往难以解决根本问题，多数需要再次手术，才能使心脏起搏器恢复正常工作。

第一节　AAI（R）模式时的心脏起搏器复合故障

一、心房感知不足合并起搏故障

心房不应期（ARP）外的自身心房波（部分或完全）不抑制预期的心房起搏（AP）脉冲发放，不重整心房起搏间期，甚至 AP 脉冲固定频率发放，同时，心房肌应激期内的 AP 脉冲（部分或全部）后无相应的心房波，心房感知不足合并起搏故障的原因多为导线断裂、脱位或与脉冲发生器连接不良等（图 31-1）。

二、心房感知过度合并起搏故障

心房肌应激期内的 AP 脉冲后间断或全部无相应的心房波，同时，心房线路过感知其他电信号，重整心房起搏间期。脱位的心房导线邻近或进入右心室时易发生心房过感知 QRS 波群合并心房起搏故障（图 31-2）。

三、心房感知不足合并感知 QRS 波群和心房起搏故障

（一）原因

心房导线位置较低，邻近右心室且自身心房电位较低，或心房导线脱位进入右心室时，可出现心房线路不感知自身心房波，却感知 QRS 波群，可合并出现心房起搏故障。

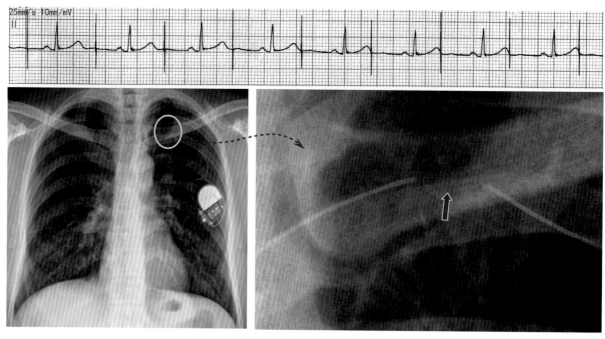

图 31-1 心房导线折断导致心房感知不足合并起搏故障

患者植入单心房起搏器，模式 AAI，低限频率（LR）70 次 / 分。心电图显示窦性心律，AP 脉冲固定频率发放，窦性 P 波不重整心房起搏间期，心房肌应激期内的 AP 脉冲后均无相应的心房波，提示心房感知不足合并起搏故障。X 线影像显示心房导线在箭头所示处折断（解放军总医院，崔俊玉供图）

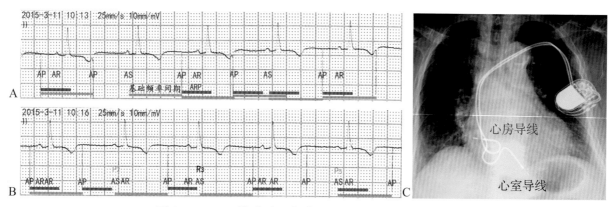

图 31-2 AAI 模式时心房感知过度合并心房起搏故障

患者，女，77 岁，因"窦房结功能障碍"植入 Biotronik Axios D 双腔心脏起搏器，心房导线植于右心耳，心室导线植于右心室心尖部。术后 5 年，患者因胸闷心悸就诊，程控为 AAI 模式，基础频率 80 次 / 分，ARP 425 ms，心房感知灵敏度 1.0 mV，心房起搏能量输出 3.5 V/0.4 ms。心电图显示：位于心房肌应激期内的 AP 脉冲后均无相应的心房波，提示心房起搏故障。A. ARP 外的自身 P 波被正常感知，所有的 QRS 波群均位于 ARP 内，单凭心电图不能明确是否心房过感知 QRS 波群。B. 心脏起搏器的参数保持不变，另一时间段描记心电图显示 ARP 外的心房波（P_2、P_5）和 R_3 均被心脏起搏器所感知，重整心房起搏间期，提示心房过感知 QRS 波群。C. X 线影像显示心房导线不在右心耳，心室导线头端位于右心室心尖部，张力过大

（二）表现

心房线路不感知自身心房波，却感知 QRS 波群，ARP 外的 QRS 波群被心房感知后重整心房起搏间期，可合并间歇性或持续性心房起搏故障。当心房导线脱位进入右心室时，心房起搏故障一般是持续性的，若心房导线与心室肌接触良好，AP 脉冲后可出现心室起搏图形；若心房导线与心室肌接触不良，AP 脉冲既不产生心房波，又不产生 QRS 波群（图 31-3，图 31-4）。

（三）处理对策

心房导线脱位进入右心室者，应尽快重置心房导线；心房导线邻近右心室者，可通过提高心房感知灵敏度恢复心脏起搏器对自身心房波的感知。

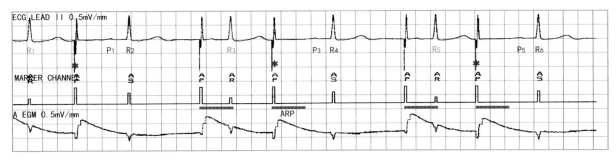

图 31-3　心房感知不足合并感知 QRS 波群和间歇性心房起搏故障

患者植入 Medtronic 单心房起搏器，模式 AAIR，LR 60 次 / 分，心房单极起搏。心电图显示心房肌有效不应期外的 AP 脉冲（星号所示）后无相应的心房波，其余的 AP 脉冲后有相应的心房波并下传心室，提示间歇性心房起搏故障。ARP 外的自身 P 波（P_1、P_3、P_5）在心房标记通道无相应的感知标记，提示心房感知不足。R_2、R_4、R_6 位于 ARP 外，标记为心房感知（AS），重整心房起搏间期，提示心房过感知 QRS 波群；R_3、R_5 位于 ARP 内，标记为心房不应期感知（AR），不重整心房起搏间期

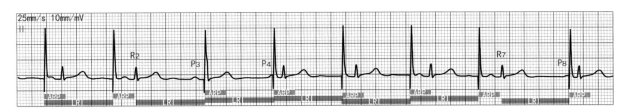

图 31-4　心房感知不足合并感知 QRS 波群和心房起搏故障

患者植入单心房起搏器，模式 AAI，LR 65 次 / 分，心房起搏电压 2.5 V，心房感知灵敏度 1.5 mV。心电图显示：窦性心律，心房起搏心律。AP 脉冲与窦性 P 波距离不固定，AP 脉冲与 QRS 波群的距离也不固定，PP 间期基本规整，PR 间期固定，提示心房起搏故障；P_3、P_4、P_8 未抑制预期的 AP 脉冲发放，提示心房感知不足；ARP 外的自身 QRS 波群（R_2、R_7）被心房线路感知，重启低限频率间期（LRI），提示心房过感知 QRS 波群，心房导线可能脱位进入了右心室

第二节　VVI（R）模式时的心脏起搏器复合故障

一、心室感知不足合并起搏故障

心室不应期（VRP）外的自身 QRS 波群（部分或全部）不抑制预期的心室起搏（VP）脉冲发放，不重整心室起搏间期，心室肌应激期内的 VP 脉冲（部分或全部）后无相应的 QRS 波群。心室感知不足合并心室起搏故障的原因多为导线断裂、脱位或心脏起搏器电耗竭等（图 31-5~图 31-7）。

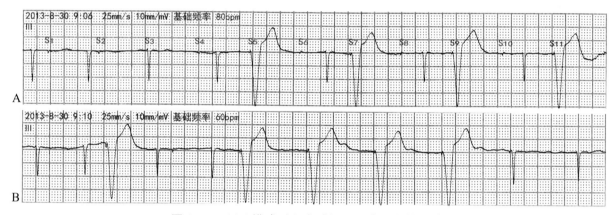

图 31-5　VVI 模式时心室感知不足合并起搏故障

患者，女，86 岁，8 年前因 "心房颤动伴长 RR 间期" 植入 Biotronik Pikos E01 单心室起搏器，模式 VVI，单极起搏，单极感知。A.基础频率 80 次 / 分，心室起搏电压 3.5 V，脉宽 0.45 ms，心电图显示：VP 脉冲固定频率（80 次 / 分）发放，自身 QRS 波群未重整心室起搏间期，心室肌应激期内的 VP 脉冲（S_4、S_6、S_8、S_{10}）未引起心室除极，位于心室肌超常期内的 VP 脉冲（S_5、S_7、S_9、S_{11}）引起心室除极，提示心室感知不足、心室起搏故障、心室肌超常期起搏。结合患者的心脏起搏器已经使用 8 年，故考虑电耗竭。B.基础频率 60 次 / 分，心室起搏电压 4.5 V，脉宽 0.45 ms，心电图显示：VP 脉冲固定频率（60 次 / 分）发放，心室肌应激期内的 VP 脉冲均引起心室除极

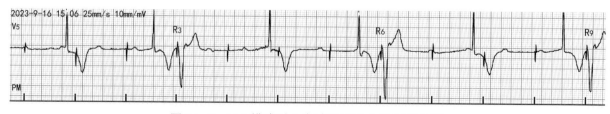

图 31-6　VVI 模式时心室感知不足合并起搏故障

患者，男，66 岁，因 "三度房室阻滞" 植入 Medtronic Adapta ASDR01 单心室起搏器，模式 VVI，LR 60 次 / 分。心电图显示：窦性心律，三度房室阻滞，过缓的交界性心律，VP 脉冲固定频率（60 次 / 分）发放，多数 VP 脉冲失夺获，仅位于心室肌超常期内的 VP 脉冲引起心室除极（R_3、R_6、R_9），提示心室感知不足合并心室起搏故障、心室肌超常期起搏

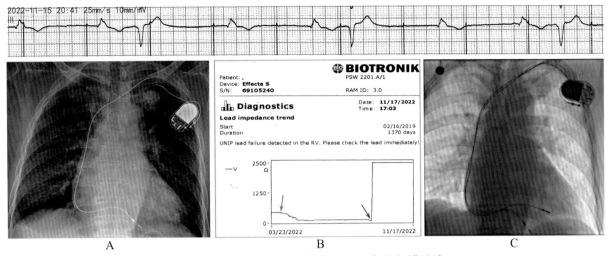

图 31-7　VVI 模式时心室感知不足合并起搏故障

　　患者，男，68 岁，因"心房颤动伴三度房室阻滞"植入 Biotronik Effecta S 单心室起搏器，模式 VVI，基础频率 60 次 / 分。患者于 1 个月前出现胸闷、心率减慢，再次入院。心电图显示：心房颤动（f 波振幅低），加速的室性逸搏，室性早搏，VP 脉冲固定频率（60 次 / 分）发放，所有的 VP 脉冲均失夺获，诊断心室感知不足合并心室起搏故障。A. 入院时 X 线影像显示心室导线头端位于右心室心尖部，导线在锁骨与第一肋骨交界处完全折断。B. 导线阻抗趋势图显示绿箭头所示处阻抗开始降低，提示导线绝缘层开始发生破损，红箭头所示处，导线阻抗突然显著升高，提示此时发生了导线完全折断。C. 重新植入 Biotronik Solia S 60 导线至右心室间隔部，连接原脉冲发生器，心脏起搏器恢复正常工作（山东省临朐县人民医院，孙传学　冯纪讷供图）

二、心室感知过度合并起搏故障

　　心脏起搏器的心室线路过感知心房波、T 波、AP 脉冲后电位、肌电信号、电磁信号等，抑制预期的 VP 脉冲发放，心电图上可出现长 RR 间期；心室肌应激期内的 VP 脉冲间断或全部失夺获（图 31-8）。

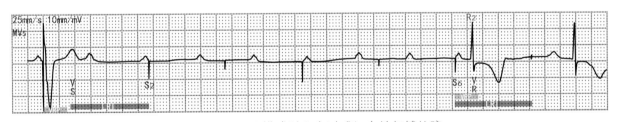

图 31-8　VVI 模式时心室过感知合并起搏故障

　　患者，女，75 岁，因"三度房室阻滞"植入单心室起搏器 8 年，模式 VVI，LR 60 次 / 分，LRI 1000 ms，VRP 330 ms。患者因反复晕厥再次入院。心电图显示：窦性心律，三度房室阻滞，多数 VP 脉冲后无相应的 QRS 波群，提示间歇性心室起搏故障；S_2 脉冲与前一个 T 波顶峰的距离 =LRI，提示心室过感知 T 波后重整心室起搏间期；R_2 位于 VRP 内成为心室不应期感知（VR）事件，未重整心室起搏间期（浙江大学附属邵逸夫医院，何方田供图）

三、心室感知不足合并感知过度

　　VVI 起搏时，少数情况下，心脏起搏器不感知自身 QRS 波群，却感知其他电信号（如肌电信号等），VRP 外的心室过感知事件抑制预期的 VP 脉冲发放，重整心室起搏间期。

第三节　DDD（R）模式时的心脏起搏器复合故障

DDD（R）模式时，心脏起搏器的复合故障表现形式多样，可出现若干种不同的故障组合形式。心脏起搏器多种故障并存导致心电图表现复杂，分析难度加大。

一、心房感知不足合并感知过度

心房线路不感知自身心房波，却感知其他信号，如 QRS 波群（图 31-9，图 31-10）甚至 T 波等，ARP 外的 AS 事件（QRS 波群、T 波等）重整心房起搏间期。

（一）产生原因

引起心房感知不足合并感知过度的主要原因是心房导线邻近或移位进入心室（图 31-10）。

（二）处理对策

1. 心房导线移位者，手术纠正心房导线位置，可消除故障。

2. 心房导线邻近心室者，提高心房感知灵敏度，恢复对自身心房波的感知，可使心脏起搏器工作恢复正常。

二、心房感知故障合并起搏故障

（一）心房感知不足合并起搏故障

心脏起搏器对 ARP 外的自身心房波间断或全部不感知，甚至 AP 脉冲固定频率发放，心房肌应激期内的 AP 脉冲间断或全部失夺获，若自身 QRS 波群或干扰信号位于 AP 后心室通道交叉感知窗内，可引发心室安全起搏（图 31-11~ 图 31-19）。心房导线与脉冲发生器连接不良导致心房感知不足合并起搏故障时，由于线路中断无输出，体表心电图无 AP 脉冲，确诊需要依赖心脏起搏器程控（图 31-15）。

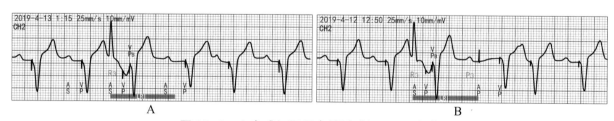

图 31-9　心房感知不足合并过感知 QRS 波群

患者植入双腔心脏起搏器，模式 DDD，LR 60 次 / 分。A. R_3 被心房线路感知触发心室起搏，VP 脉冲发生功能性失夺获，发放备用的心室起搏（VP_B）脉冲，随后的感知 AV 间期（SAVI）延长，进行融合波排除。B. R_3 发生心房感知（AS）触发心室起搏并启动 LRI，VP 脉冲发生了功能性失夺获，其后发放 VP_B 脉冲，P_3 未抑制预期的 AP 脉冲发放，提示间歇性心房感知不足，随后的起搏 AV 间期（PAVI）延长，进行融合波排除

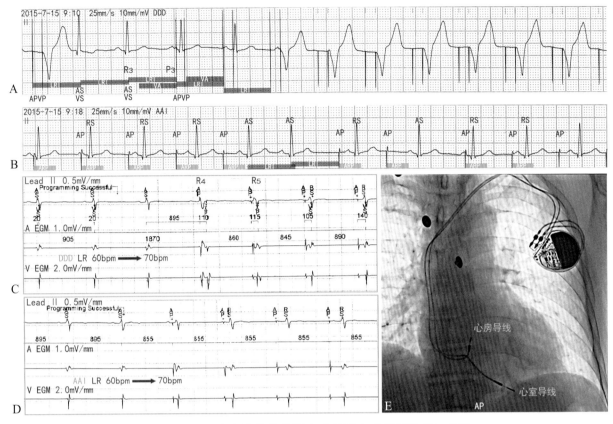

图 31-10　心房导线移位至心室导致心房起搏和感知故障

　　患者，男，70 岁，因"窦房结功能障碍"植入 Vitatron C50 D 双腔心脏起搏器，心房导线（IMK49JB-53 cm）植于右心耳，心室导线（IMK49B-58 cm）植于右心室心尖部。术后 6 年患者就诊，心房起搏阈值测试，心房起搏能量输出 7.5 V/0.4 ms 时仍不能夺获心房，心室感知和起搏功能正常。A. DDD 模式，LR 80 次 / 分，PAVI 160 ms，SAVI 120 ms，第三个脉冲为 AP 脉冲，PAVI=110 ms，为心室安全起搏，由此 AP 脉冲向前反推一个 VA 间期，未发现心室感知（VS）事件，由此 AP 脉冲向前反推一个 AA 间期恰好为 QRS 波群，提示心房过感知 QRS 波群，启动了 AA 计时间期。窦性 P 波未抑制预期的 AP 脉冲发放，心房肌有效不应期外的 AP 脉冲后无相应的心房波，提示心房感知不足合并起搏故障。B. AAI 模式，LR 80 次 / 分，ARP 330 ms，心房起搏能量输出 5.0 V/0.4 ms，心房感知灵敏度 0.7 mV，心脏起搏器对 ARP 外的 QRS 波群发生感知，重启 LRI，窦性 P 波并未抑制预期的 AP 脉冲发放，AP 脉冲未产生相应的心房波，提示心房起搏故障和感知故障（不能感知 P 波，反而感知 QRS 波群）。C. DDD 模式，LR 60 次 / 分时，标记通道显示自身 QRS 波群处 AS、VS 几乎同时出现，提示心房过感知 QRS 波群；LR 70 次 / 分时，自身 P 波未抑制预期的 AP 脉冲发放，提示心房感知不足，R_4、R_5 位于 AP 后心室通道交叉感知窗内，引发心室安全起搏（标记为 XP），其余 AP 脉冲后的自身 QRS 波群被心房线路感知，标记为 RS（不应期感知）或 BS（空白期感知）。D. AAI 模式，LR 60 次 / 分时，标记通道的 AS 标记与心电图 QRS 波群对应，提示心房过感知 QRS 波群；LR 70 次 / 分时，自身 P 波未抑制预期的 AP 脉冲发放，AP 脉冲后无相应的心房波，提示心房感知不足、心房起搏故障。AP 脉冲发放后，自身 QRS 波群位于 ARP 内，标记为 RS。E. X 线影像证实心房导线移位至心室，钩挂于三尖瓣环附近，因与心室肌接触不良，AP 脉冲不能产生 QRS 波群

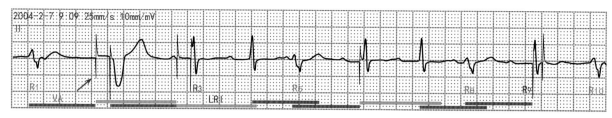

图 31-11　心房感知不足合并心房起搏故障

　　患者，男，69 岁，因"房室阻滞"植入 Medtronic 双腔心脏起搏器，模式 DDD，LR 60 次 / 分，LRI 1000 ms，PAVI 180 ms。心电图显示：窦性心律，一度房室阻滞，室性早搏，窦性 P 波未抑制预期的 AP 脉冲发放，提示心房感知不足；心房肌应激期内的 AP 脉冲（箭头所示）并未产生相应的心房波，提示心房起搏故障。自身 QRS 波群启动 VA 间期安排发放下一个 AP 脉冲，心室感知功能正常；心室肌应激期内的 VP 脉冲产生了宽大畸形的 QRS 波群，提示心室起搏功能正常。R₁、R₅、R₈、R₁₀ 为室性早搏，R₃、R₉ 处起搏脉冲重叠于自身 QRS 波群起始部。R₉ 位于 AP 后心室通道交叉感知窗内，PAVI=110 ms，为心室安全起搏。X 线影像显示心房导线脱位

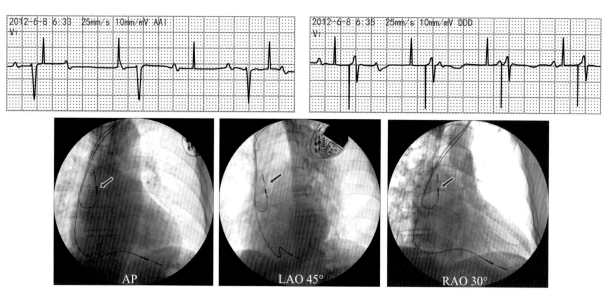

图 31-12　心房导线脱位导致心房感知不足合并起搏故障

　　患者，男，61 岁，因"窦房结功能障碍"植入 Vitatron C50 D 双腔心脏起搏器。程控为 AAI 模式时，心电图显示：V₁ 导联窦性 P 波呈正负双向，节律规整，AP 脉冲固定频率发放，AP 脉冲均未夺获心房，提示心房感知不足合并起搏故障。程控为 DDD 模式时，心电图表现为固定频率房室顺序起搏，AP 脉冲均未夺获心房，VP 脉冲均引发心室除极，提示心房感知不足合并心房起搏故障、心室起搏功能正常。X 线影像显示心房导线脱位至上腔静脉，呈水滴状，心室导线位置良好

　　（二）心房感知过度合并起搏故障

　　心脏起搏器对自身心房波正常感知，也过感知自身心房波以外的其他电信号，心房肌应激期内的 AP 脉冲间断或全部失夺获。

　　（三）心房感知不足合并感知 QRS 波群和心房起搏故障

　　心房线路不感知自身心房波，却感知 QRS 波群，ARP 外的自身心房波既不触发心室起搏，又不抑制预期的 AP 脉冲发放，心房肌应激期内的 AP 脉冲后无相应的心房波，常提示心房导线脱位至右心室。

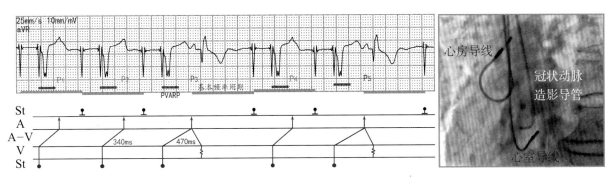

图 31-13　心房导线脱位导致心房感知不足合并起搏故障

患者，男，68 岁，于 2011 年 12 月 6 日植入 Abbott（ST. JUDE）Identity ADx XL DC 5286 双腔心脏起搏器，心房导线（1642T-52 cm）植于右心耳，心室导线（1888TC-58 cm）植于右心室高位间隔部，模式 DDD，基本频率 60 次 / 分，心房起搏能量输出 3.0 V/0.4 ms，PAVI 300 ms，SAVI 275 ms，心室后心房不应期（PVARP）275 ms，单极起搏。心电图显示：AP 脉冲未产生相应的心房波，提示心房起搏故障；心室起搏 QRS 波群后的 T 波有切迹，为逆行 P⁻ 波（aVR 导联正向），RP⁻ 间期有 340 ms、470 ms 两种，提示室房双径路逆传，慢径路逆传时形成反复搏动，激动再次下传心室产生右束支阻滞型的 QRS 波群。逆行 P⁻ 波（P₁、P₂、P₄）位于 PVARP 之外，未触发心室起搏，也未抑制预期的 AP 脉冲发放，P₃、P₅ 被心房线路感知启动基本频率间期，提示间歇性心房感知不足。冠状动脉造影检查时 X 线影像显示心房导线脱位，外形呈水滴状

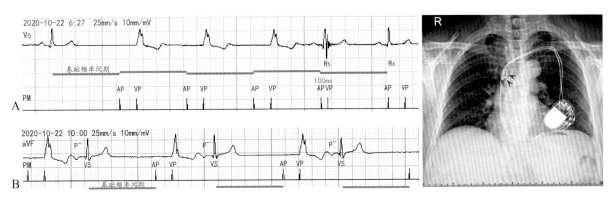

图 31-14　心房导线脱位导致心房起搏故障和感知不足

患者，女，56 岁，因"窦房结功能障碍"植入 Biotronik Effecta D 双腔心脏起搏器，模式 DDD，基础频率 60 次 / 分，PAVI 250 ms。术后 2 年，患者因活动后胸闷、憋喘入院复查。A. AP 脉冲后无相应的心房波，VP 脉冲后产生宽大畸形的 QRS 波群，窦性 P 波未抑制预期的 AP 脉冲发放，第一个自身 QRS 波群启动基础频率间期，R₅ 位于 AP 后心室通道安全窗内，引起安全 AV 延迟，PAVI=100 ms，R₆ 位于心房后心室空白期（PAVB）内，VP 脉冲在 PAVI 结束时发放并发生了功能性失夺获。B. AP 脉冲后无相应的心房波，VP 脉冲后产生宽大畸形的 QRS 波群，激动逆传心房产生逆行 P⁻波，并再次下传心室产生右束支阻滞型室内差异性传导，形成心室起搏 - 反复搏动二联律，自身 QRS 波群启动基础频率间期安排下一个 AP 脉冲发放。考虑：心房起搏故障，心房感知不足，心室起搏和感知功能正常。X 线影像显示：脉冲发生器明显下移，心房导线脱位，盘曲于上腔静脉

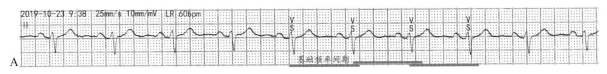

图 31-15　心房导线与脉冲发生器连接不良导致心房起搏故障和感知不足

患者，男，73 岁，因"窦房结功能障碍"植入 Biotronik Estella DR 双腔心脏起搏器，模式 DDD，PAVI 200 ms，SAVI 180 ms，患者于术后 1 个月复查。A. 基础频率 60 次 / 分，心电图显示窦性心律，未见起搏脉冲

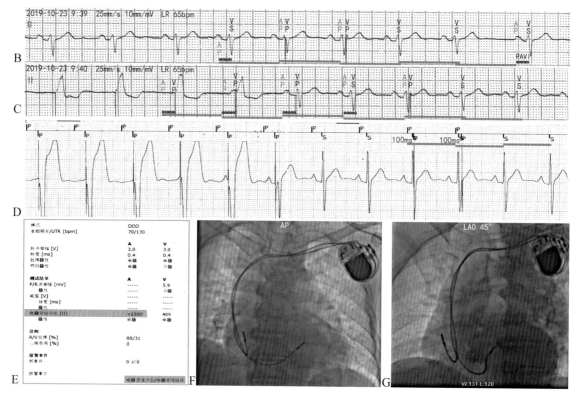

图 31-15（续）

　　B. 基础频率 65 次 / 分，心电图显示窦性心律，QRS 波群均为窦性 P 波下传产生，有两个起搏脉冲位于自身 QRS 波群中。C. 基础频率 65 次 / 分，部分起搏脉冲后产生了宽大畸形的 QRS 波群，但无法断定是 AP 脉冲还是 VP 脉冲。D. 基础频率 70 次 / 分，标记通道有 AP 脉冲发放，但体表心电图无 AP 脉冲，与 AP 脉冲对应的部位亦无相应的心房波，自身窦性 P 波未抑制预期的 AP 脉冲发放，VP 脉冲产生了宽大畸形的 QRS 波群，自身 QRS 波群抑制预期的 VP 脉冲发放并在心室标记通道标记为 S，提示心房感知不足合并起搏故障、心室感知和起搏功能正常，PAVI=100 ms 处于安全 AV 延迟。E. 程控显示心房导线报警，阻抗 >2500 Ω。F、G. X 线影像检查无异常。再次手术，证实心房导线与脉冲发生器连接处松动，心房无输出。将心房导线与脉冲发生器重新连接后，心房导线阻抗 975 Ω，心脏起搏器工作恢复正常

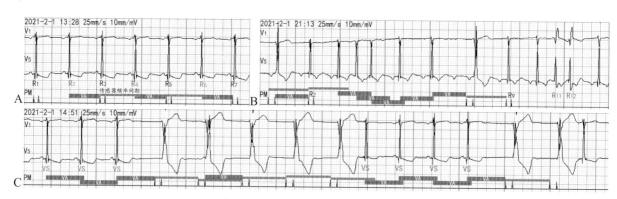

图 31-16　心房起搏故障和心房感知不足引发心室安全起搏

　　患者，男，70 岁，因 "窦房结功能障碍" 植入 Medtronic Relia REDR01 双腔心脏起搏器，模式 DDDR，LR 60 次 / 分，PAVI 170 ms，SAVI 150 ms。A. 窦性 P 波未抑制预期的 AP 脉冲发放，提示心房感知不足。AP 脉冲紧邻窦性 P 波之后处于心房肌有效不应期内，无法判断心房起搏功能。R$_2$、R$_4$、R$_6$ 启动 VA 间期，安排发放下一个 AP 脉冲，R$_1$、R$_3$、R$_5$、R$_7$ 位于 AP 后心室通道交叉感知窗内，引发心室安全起搏，PAVI=110 ms，心室安全起搏交替性出现。B. 房性心动过速发生后仍有 AP 脉冲发放，提示心房感知不足。R$_2$、R$_9$ 引发心室安全起搏，R$_{11}$、R$_{12}$ 为右束支阻滞型室内差异性传导。C. 窦性心率下降时出现房室顺序起搏，AP 脉冲后未见相应的心房波，提示心房起搏故障

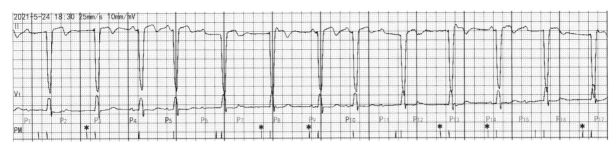

图 31-17　心房起搏故障和心房感知不足合并动态 AV 延迟

　　患者，男，70 岁，因"房室阻滞"植入 Boston Scientific Proponent EL DR L221 双腔心脏起搏器，模式 DDD，低限频率限制（LRL）60 次 / 分，最大跟踪频率 130 次 / 分，心房感知灵敏度 0.75 mV，心室感知灵敏度 2.5 mV，心房和心室起搏能量输出均为 3.5V/0.4 ms，PAVI 80~180 ms，SAVI 65~150 ms，PVARP 240~280 ms。心电图显示自身 P 波在 II 导联正向，V₁ 导联正负双向，为窦性心律，P₄、P₅、P₁₀ 触发心室起搏，其余的不应期外的窦性 P 波既不触发心室起搏，又未抑制预期的 AP 脉冲发放，心房肌有效不应期外的 AP 脉冲（星号所示）均未产生不同于窦性 P 波的心房波，提示心房起搏故障、间歇性心房感知不足，心房感知事件后 PAVI 缩短，提示动态 AV 延迟功能运行

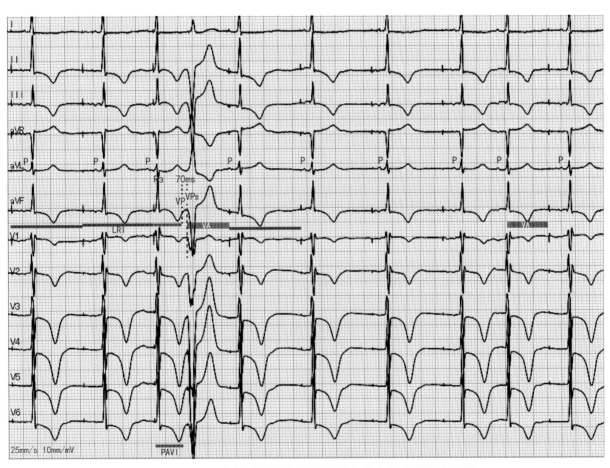

图 31-18　心房起搏故障和感知不足合并多种功能联合运行

　　患者，女，71 岁，植入 Boston Scientific Ingenio EL DR J174 双腔心脏起搏器，模式 DDD，LRL 60 次 / 分，双极起搏，右心室自动夺获功能开启，AV Search+ 功能开启，搜索 AV 间期 400 ms。心电图显示窦性心律，房性早搏，窦性 P 波未抑制预期的 AP 脉冲发放，AP 脉冲与 P 波距离不定，提示心房起搏故障、心房感知不足。R₃ 位于 PAVB 内，较长的 PAVI（400 ms）结束时发放的 VP 脉冲发生了功能性失夺获，其后 70 ms 处发放的 VPB 脉冲夺获心室产生 QRS 波群，VPB 脉冲启动 VA 间期安排发放下一个 AP 脉冲

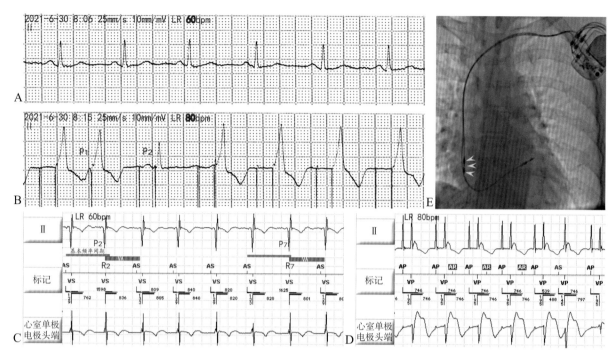

图 31-19 心房导线脱位导致间歇性心房感知不足合并心房起搏故障

患者，女，65 岁，因"窦房结功能障碍"植入 Abbott（ST. JUDE）Accent RF PM2212 双腔心脏起搏器，模式 DDD，PAVI 200 ms，SAVI 150 ms，心房感知灵敏度 0.5 mV，心房起搏能量输出 0.5 V/0.4 ms。术后 1 个月患者复查。A. 基本频率 60 次 / 分，心电图表现正常，全程未见起搏脉冲。B. 基本频率 80 次 / 分，多数 AP 脉冲后未见相应的心房波，P_1 为逆行 P^- 波，提示心房起搏故障。P_2 在 II 导联直立，可能为窦性 P 波或 AP 脉冲产生的心房波。C. 基本频率 60 次 / 分，标记通道 P_2、P_7 处无 AS 标记，R_2、R_7 启动 VA 间期，提示间歇性心房感知不足。D. 基本频率 80 次 / 分，体表心电图显示 AP 脉冲后为平段，标记通道显示部分 VP 脉冲后出现心房不应期感知（AR）标记，提示心房起搏故障。E、X 线影像显示心房导线脱位（箭头所示），漂浮在右心房内

三、心室感知不足合并起搏故障

VRP 外的自身 QRS 波群不抑制预期的 VP 脉冲发放，位于心室肌应激期内的 VP 脉冲间断或全部失夺获。心室感知不足合并起搏故障常提示心室导线脱位、断裂或穿孔。DDD 模式时，若自身房室传导良好，心房事件（AS/AP）经房室传导系统下传产生自身 QRS 波群，VP 脉冲位于自身 QRS 波群起始部，形成假性心室起搏融合波，心室起搏和感知功能难以判断，此时，程控为 VVI 模式可以准确判断心室的起搏和感知功能（图 31-20~ 图 31-22）。

四、心房和心室感知故障

在心肌应激期内，AP、VP 脉冲后均有相应的心房波、QRS 波群，提示心房、心室起搏功能正常。

（一）心房感知不足合并心室感知不足

不应期外的自身心房波、QRS 波群出现时，并不抑制预期的 AP、VP 脉冲发放，不重整起搏间期（图 31-23）。

（二）心房感知过度合并心室感知不足

心房线路对自身心房波以外的电信号发生过感知，同时，心室线路对自身 QRS 波群不能感知（图 31-24）。

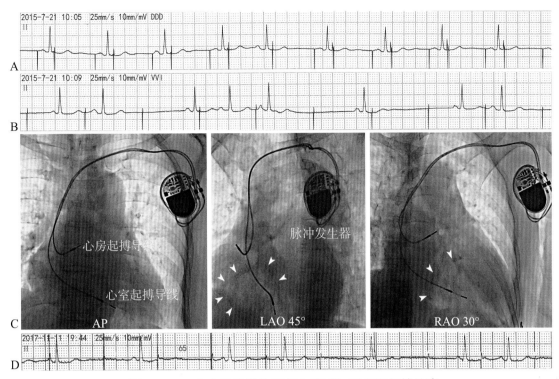

图 31-20 心室导线脱位引起心室感知不足和起搏故障

患者，女，72 岁，因"窦房结功能障碍"于 2007 年植入 Medtronic Kappa KD701 双腔心脏起搏器。A、B 为 2015 年 7 月 21 日患者就诊时记录的心电图。A. 模式 DDD，LR 60 次 / 分，PAVI 300 ms，SAVI 250 ms，心电图显示：AP、VP 脉冲顺序发放，AP 脉冲后均有相应的心房波，提示心房起搏功能正常；自身窦性 P 波抑制预期的 AP 脉冲发放，并触发心室起搏，提示心房感知功能正常；自身 QRS 波群并未抑制预期的 VP 脉冲发放，提示心室感知不足，VP 脉冲位于心室肌有效不应期内，难以准确判断心室起搏功能。B. 临时程控为 VVI 模式，LR 60 次 / 分，心室起搏能量输出 5.0 V/0.4 ms，自身 QRS 波群出现时，并未抑制预期的 VP 脉冲发放，提示心室感知不足；位于心室肌应激期内的 VP 脉冲未引起心室除极，提示心室起搏故障。X 线影像（图 C）显示心室导线越过三尖瓣（箭头所示）但头端未到达右心室心尖部，心室导线张力消失；心房导线位置正常，位于右心耳。鉴于患者心房起搏功能正常，心室起搏比例低，心脏起搏器已经使用了 8 年，重新程控为 DDD 模式，计划等待电耗竭时更换脉冲发生器并重置心室导线。2017 年患者因心悸头晕就诊，心电图（图 D）显示单一起搏脉冲固定频率（65 次 / 分）发放，起搏脉冲失夺获，感知功能不足，提示心脏起搏器达到择期更换指征（ERI）状态

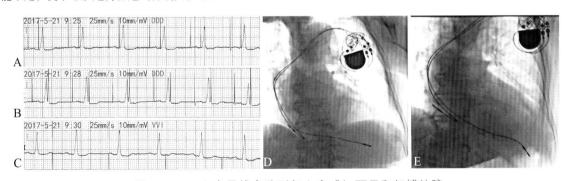

图 31-21 心室导线穿孔引起心室感知不足和起搏故障

患者，女，86 岁，因"窦房结功能障碍"植入 Abbott（ST. JUDE）Victory XL DR 5816 双腔心脏起搏器，1888TC-52 cm 导线植于右房侧壁，1888TC-52 cm 导线植于右心室心尖部，见图 D。术后 1 天患者出现胸痛。A. 模式 DDD，PAVI 225 ms，基本频率 70 次 / 分，心电图显示房室顺序起搏，心房起搏功能正常，QRS 波群较窄，心室起搏功能无法准确判断。B. 模式 DDD，PAVI 350 ms，基本频率 70 次 / 分，心电图显示 VP 脉冲位于自身 QRS 波群之后，提示心室感知不足，VP 脉冲位于心室肌有效不应期内，心室起搏功能无法判断，根据自身 QRS 波群形态，判断图 A 为 VP 脉冲与自身 QRS 波群形成的假性心室起搏融合波。C. 模式 VVI，基本频率 50 次 / 分，心电图显示 VP 脉冲固定频率发放，其后均无相应的 QRS 波群，提示心室感知不足合并起搏故障。X 线影像（图 E）显示心室导线穿孔

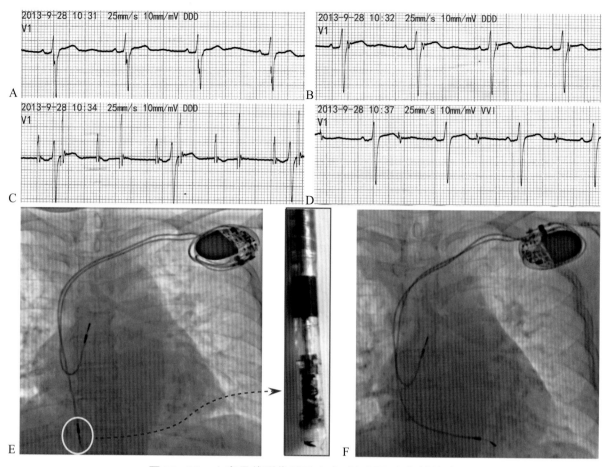

图 31-22　心室导线脱位导致心室感知不足和起搏故障

　　患者，女，68 岁，因"冠状动脉性心脏病、二度房室阻滞"植入 Medtronic Relia RED01 双腔心脏起搏器，患者出院 4 个月后因心悸就诊。A. 模式 DDD，LR 60 次 / 分，PAVI 200 ms，SAVI 140 ms，心电图显示：窦性心律，VAT 工作方式，心房感知功能正常，VP 脉冲重叠于自身 QRS 波群中，形成假性心室起搏融合波。B. SAVI 延长至 200 ms，其他参数与图 A 相同，VP 脉冲位于自身 QRS 波群之后，提示心室感知不足。C. 模式 DDD，LR 80 次 / 分，PAVI 300 ms，心电图显示：每个 AP 脉冲后均有负向心房波，心房起搏功能正常，2∶1 房室阻滞，自身 QRS 波群并未抑制预期的 VP 脉冲发放，提示心室感知不足；位于心室肌应激期内的 VP 脉冲未引起心室除极，提示心室起搏故障。D. 模式 VVI，LR 60 次 / 分，心室起搏能量输出 5.0 V/1.0 ms，心电图显示：VP 脉冲固定频率发放，心室肌应激期内的 VP 脉冲未产生相应的 QRS 波群，提示心室感知不足合并起搏故障。E. X 线影像显示心室导线脱位至下腔静脉，直接移除心室导线，发现导线头端螺丝旋出不充分，充满血凝块。F. 将 Medtronic 4074-58 cm 导线植于右心室心尖部，心脏起搏器工作恢复正常

　　（三）心房感知过度合并心室感知过度

　　心房线路对自身心房波以外的电信号发生过感知，同时，心室线路对自身 QRS 波群以外的电信号发生过感知（图 31-25）。

　　（四）心房感知不足合并感知过度和心室感知不足

　　心房线路不能感知自身心房波，却对自身心房波以外的电信号发生过感知，同时，心室线路对自身 QRS 波群感知不足（图 31-26）。

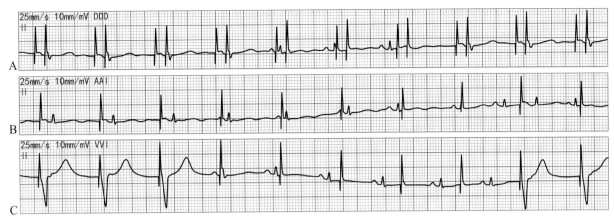

图 31-23　心房感知不足合并心室感知不足

　　患者植入双腔心脏起搏器。A. DDD 模式，在心肌应激期内，AP、VP 脉冲后均有相应的心房波、QRS 波群，提示心房、心室起搏功能正常；不应期外的自身 P 波、QRS 波群未抑制预期的 AP、VP 脉冲发放，提示心房、心室感知不足。B. 程控为 AAI 模式，心房肌应激期内的 AP 脉冲均产生了相应的心房波，不应期外的自身 P 波不抑制预期的 AP 脉冲发放，不重整心房起搏间期，提示心房起搏功能正常、心房感知不足。C. 程控为 VVI 模式，在心室肌应激期内，VP 脉冲后均有宽大的 QRS 波群，自身 QRS 波群不抑制预期的 VP 脉冲发放，不重整心室起搏间期，提示心室起搏功能正常、心室感知不足

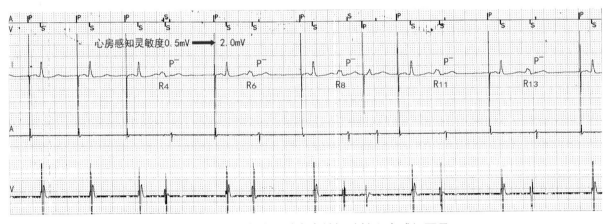

图 31-24　心房感知过度合并间歇性心室感知不足

　　患者，女，76 岁，因"窦房结功能障碍"植入 Biotronik Effecta D 双腔心脏起搏器，模式 DDD，基础频率 70 次 / 分，心室感知灵敏度 2.8 mV。心电图显示频发室性早搏（PVC），PVC 后产生逆行 P⁻ 波，逆行 P⁻ 波多位于 PVARP 内而不触发心室起搏。心房感知灵敏度 0.5 mV 时，PVC 几乎同时被心房和心室线路感知，心房感知灵敏度程控为 2.0 mV 时，心房线路不再过感知 PVC。心室腔内心电图振幅较低的 PVC（R₈）未被感知，其后的逆行 P⁻ 波被心房线路感知，触发心室起搏

五、心房和心室起搏故障

　　心房、心室起搏故障时，心肌应激期内的 AP、VP 脉冲后无相应的除极波（图 31-27）。有时 AP 脉冲传出阻滞与心室起搏故障并存（图 31-28）。

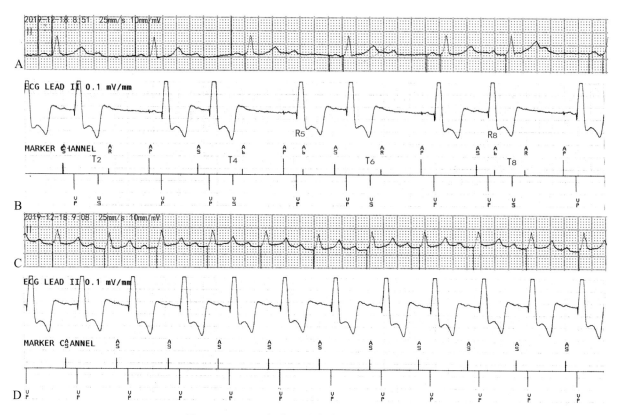

图 31-25　心房感知过度合并心室感知过度

　　患者，男，69 岁，因"二度房室阻滞"植入 Medtronic Advisa DR MRI A3DR01 双腔心脏起搏器 1 年，模式 DDD，LR 60 次 / 分，PAVI 200 ms，SAVI 180 ms，心房感知灵敏度 0.6 mV，心室感知灵敏度 0.9 mV，PVARP：自动，心室后心房空白期（PVAB）150 ms。患者自觉心跳减慢就诊。A. 部分窦性 P 波未触发心室起搏，似心房感知不足。B. 体表心电图及标记通道显示 R_5、R_8 标记为心房空白期感知（Ab），提示心房过感知 QRS 波群；部分 T 波（T_2、T_4、T_6、T_8）标记为心室感知（VS），提示心室过感知 T 波，随后的窦性 P 波成为心房不应期感知（AR）事件或位于 PVAB 内成为"Ab"事件，不再触发心室起搏，T 波被心室线路过感知时启动 VA 间期（800 ms）安排下一个 AP 脉冲发放。C、D. 心房感知灵敏度 1.2 mV，心室感知灵敏度 2.8 mV，其余参数不变，心电图及标记通道显示窦性心律、VAT 工作方式，心脏起搏器恢复正常工作

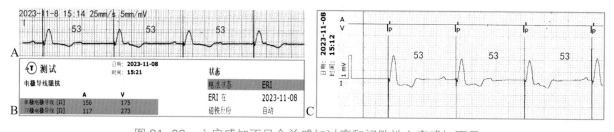

图 31-26　心房感知不足合并感知过度和间歇性心室感知不足

　　患者，男，51 岁，因"三度房室阻滞"植入 Biotronik Effecta DR 双腔心脏起搏器 7 年，模式 DDD，基础频率 60 次 / 分，PAVI 245 ms，SAVI 205 ms，心室夺获控制功能关闭。近 1 周来，患者自觉心跳减慢伴胸大肌跳动。A. 患者就诊时，心电图检查显示窦性心律，三度房室阻滞，心室起搏心律，心室起搏频率约为 53 次 / 分，提示心脏起搏器电耗竭。B. 程控测试心房和心室导线阻抗降低，心脏起搏器达到 ERI 状态。C. 心房标记通道显示与 QRS 波群对应的位置出现短竖线标记，但是与窦性 P 波对应位置无任何标记，提示：心房感知不足，心房过感知 QRS 波群，心室起搏功能正常

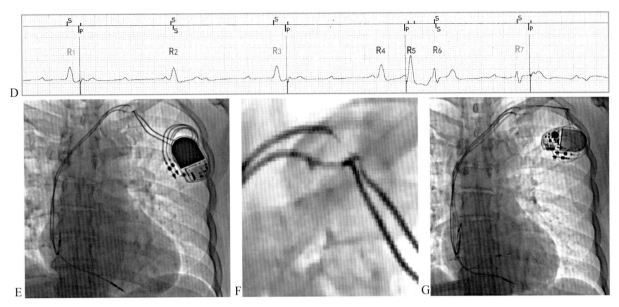

图 31-26（续）

D. 将基础频率程控为 30 次 / 分，心电图显示窦性心律，三度房室阻滞，部分自身 QRS 波群后出现起搏脉冲，心房标记通道在窦性 P 波对应位置无任何标记，R₁、R₃、R₇ 触发 VP 脉冲发放，VP 脉冲位于心室肌有效不应期内而发生了功能性失夺获，R₂、R₆ 位置几乎同时出现 AS 和 VS 标记，R₄ 在标记通道无任何标记，心脏起搏器对 R₄ 没有发生感知，心室肌有效不应期外的 VP 脉冲产生了相应的 QRS 波群（R₅），考虑：心房感知不足，间歇性心房过感知 QRS 波群，心室起搏功能正常，间歇性心室感知不足。E、F. X 线影像显示心房和心室导线在锁骨与第一肋骨交界处发生破损、断裂。G. 将 Boston Scientific 4470-52 cm 导线植入右心耳，将 Medtronic 3830-69 cm 导线植入左束支区域，脉冲发生器更换为 Abbott（ST. JUDE）Assurity PM2240，心脏起搏器恢复正常工作，胸大肌跳动现象消失

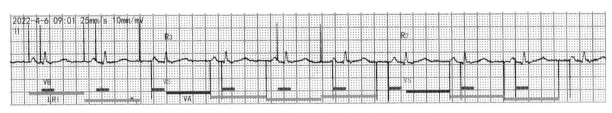

图 31-27　心房起搏故障合并心室起搏故障

患者，男，79 岁，因"窦房结功能障碍"植入 Medtronic Advisa DR MRI A3DR01 双腔心脏起搏器，模式 DDD，LR 70 次 / 分，PAVI 180 ms，SAVI 150 ms，心室起搏后心室空白期 200 ms，心室感知后心室空白期 120 ms，PVARP 自动，最小 PVARP 250 ms。心电图显示：AP、VP 脉冲均未产生相应的除极波，提示心房和心室起搏故障。心室空白期（VB）外的 QRS 波群（R₃、R₇）被心脏起搏器感知，启动 VA 间期，并于 VA 间期结束时发放 AP 脉冲，提示心室感知功能正常，心房感知功能无法确定

六、心室感知不足合并感知过度

心室线路不感知自身 QRS 波群，却感知其他电信号，不应期外的心室过感知事件抑制预期的 VP 脉冲发放。消除干扰信号或调整心室感知灵敏度，可使心脏起搏器工作恢复正常。

七、心房起搏故障合并心室感知故障

心房肌应激期内的 AP 脉冲后无相应的心房波，ARP 外的自身心房波抑制预期的 AP 脉冲发放，VP 脉冲产生相应的 QRS 波群。心室感知不足时，不应期外的自身 QRS 波群未抑制预期的 VP 脉冲发放；心室感知过度时，抑制预期的 VP 脉冲发放或引发心室安全起搏（图 31-29）。

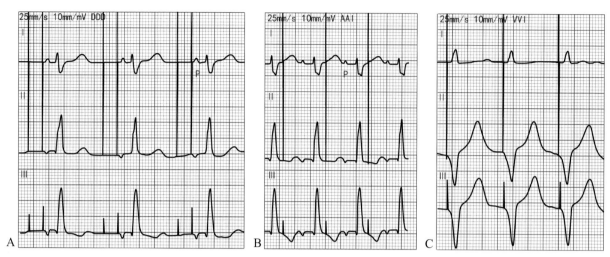

图 31-28　心房起搏激动传出阻滞合并心室起搏故障

患者，男，68 岁，因"窦房结功能障碍"植入双腔心脏起搏器 1 年，LR 60 次 / 分，PAVI 180 ms。A. 模式 DDD，心电图表现为房室顺序起搏，AP 脉冲与 VP 脉冲之间无心房波，VP 脉冲后出现心房波，似 AP 脉冲失夺获、VP 脉冲起搏心房。B. 程控为 AAI 模式，AP 脉冲后心房波延迟出现，AP 脉冲与心房波的距离固定为 200 ms，激动下传产生自身 QRS 波群。C. 以 VVI 模式、频率 80 次 / 分，测试心室起搏阈值，心电图显示心室起搏脉冲产生 QRS 波群，测得的心室起搏阈值较高（3.5 V/0.4 ms），由此排除心室导线移位进入心房或心房心室导线反接的可能，图 A 为心房起搏合并一度传出阻滞、心室起搏故障（引自张萍）

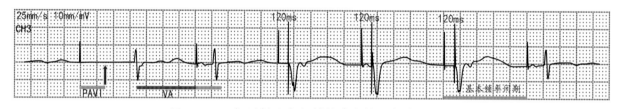

图 31-29　间歇性心房起搏故障合并心室感知过度

患者植入 Abbott（ST. JUDE）双腔心脏起搏器，模式 DDD，基本频率 60 次 / 分，PAVI 300 ms，SAVI 275 ms。心电图显示部分 AP 脉冲后未产生相应的心房波，提示间歇性心房起搏故障。短 PAVI=120 ms，提示心室线路过感知心房电信号引发心室安全备用（VSS）功能运行，心脏起搏器以 AP 脉冲为起点，启动基本频率间期，安排下一个 AP 脉冲发放。VSS 功能运行时，心房失夺获后，心室起搏的 QRS 波群之后出现逆行 P⁻ 波。箭头所示处 PAVI 结束时没有 VP 脉冲发放，推测心室线路在 AP 脉冲后 120 ms 之后的位置过感知了其他电信号，抑制了预期的 VP 脉冲发放（引自赵力）

八、心房起搏故障合并心室感知不足和起搏故障

心肌应激期内的 AP、VP 脉冲均未产生相应的除极波；VRP 外的自身 QRS 波群未抑制预期的 VP 脉冲发放，不重整起搏间期（图 31-30）。ARP 外的自身心房波可抑制预期的 AP 脉冲发放，并触发心室起搏。

九、心房感知不足合并心室起搏故障

ARP 外的自身心房波不抑制预期的 AP 脉冲发放，心房肌应激期内的 AP 脉冲均引发心房除极；VRP 外的自身 QRS 波群抑制预期的 VP 脉冲发放，心室肌应激期内的 VP 脉冲发生失夺获。

十、心房感知故障合并心室感知不足和起搏故障

不应期外的自身心房波出现时不抑制预期的 AP 脉冲发放，或心房过感知其他电信号不适当地触

发 VP 脉冲发放，心房肌应激期内的 AP 脉冲均引发心房除极；VRP 外的自身 QRS 波群不抑制预期的 VP 脉冲发放，心室肌应激期内的 VP 脉冲发生失夺获（图 31-31~图 31-33）。

十一、心房感知不足合并心房、心室起搏故障

ARP 外的自身心房波不抑制预期的 AP 脉冲发放，心房肌应激期内的 AP 脉冲发生失夺获；VRP 外的自身 QRS 波群抑制预期的 VP 脉冲发放，心室肌应激期内的 VP 脉冲发生失夺获。

十二、心房感知不足和起搏故障合并心室感知不足

ARP 外的自身心房波既不抑制预期的 AP 脉冲发放，又不触发心室起搏。心房肌应激期内的 AP 脉冲发生失夺获。VRP 外的自身 QRS 波群既不抑制预期的 VP 脉冲发放，也不重整起搏间期，心室肌应激期内的 VP 脉冲均引起心室除极（图 31-34）。

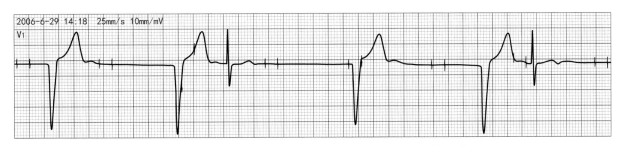

图 31-30 心房起搏故障合并心室感知不足和起搏故障

患者，女，77 岁，植入双腔心脏起搏器，模式 DDD，LR 60 次 / 分，PAVI 170 ms。10 年后患者复查心电图显示：AP、VP 脉冲固定频率发放，起搏频率下降至 54 次 / 分。自身 QRS 波群未重整起搏间期，AP、VP 脉冲后均未见相应的心房波及 QRS 波群，考虑：心房起搏故障，心室感知不足和起搏故障，其原因可能是心脏起搏器电耗竭。因心电图中未出现 ARP 外的自身心房波，心房感知功能不能准确判断

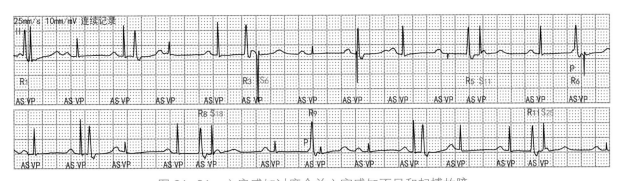

图 31-31 心房感知过度合并心室感知不足和起搏故障

患者，男，74 岁，临床诊断：冠状动脉性心脏病、三度房室阻滞，植入双腔心脏起搏器，模式 DDD，LR 60 次 / 分，上限频率 120 次 / 分，SAVI 180 ms。患者于术后 1 个月感觉头晕黑蒙，入院复查。心电图显示：窦性心率 90 次 / 分，自身 QRS 波群略微增宽，与 P 波关系不固定，为室性心律。窦性 P 波经 SAVI 触发心室起搏，心脏起搏器呈 VAT 工作方式。VP 脉冲后并无相应 QRS 波群，提示心室起搏故障。R_1、R_6、R_9 未抑制 VP 脉冲发放，提示心室感知不足。R_3、R_5、R_8、R_{11} 后固定位置有起搏脉冲（S_6、S_{11}、S_{18}、S_{25}），考虑 R_3、R_5、R_8、R_{11} 脱离了 ARP 被心房过感知而触发心室起搏，其余的 QRS 波群不触发心室起搏（新疆维吾尔自治区人民医院，贾邢倩供图）

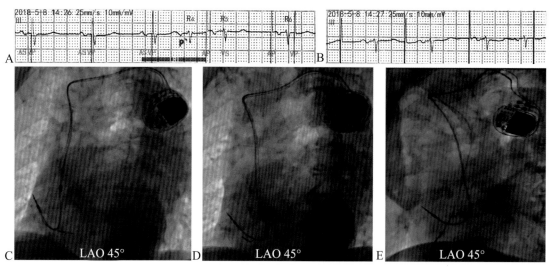

图 31-32　间歇性心房感知不足合并心室感知不足和起搏故障

患者，男，82岁，因"窦房结功能障碍"植入 Medtronic Relia RED01 双腔心脏起搏器。5076-52 cm 导线植于右心房前壁，3830-69 cm 导线植于右心室高位室间隔部，心电图为术后第1天描记。A. 模式 DDD，LR 60 次 / 分，PAVI 350 ms，SAVI 160 ms，心电图前三跳为 VAT 工作方式，假性心室起搏融合波，房性早搏（P'）下传产生 QRS 波群，未重整起搏间期，提示间歇性心房感知不足、R_4 未被心室感知；R_5 抑制了预期的 VP 脉冲发放，提示 R_5 被心室感知；R_6 未抑制预期的 VP 脉冲发放，提示 R_6 未被心室感知；VP 脉冲因位于心室肌有效不应期内而不能准确判断心室起搏功能。B. VVI 模式，LR 60 次 / 分，VP 脉冲固定频率发放，其后均无相应的 QRS 波群，心室起搏故障、心室感知不足。C. 术后即刻的左前斜位（LAO）45° X 线影像显示心室导线头端指向脊柱方向。D. 术后第1天的 LAO 45° X 线影像显示心室导线头端偏离了脊柱方向，提示心室导线移位。E. 再次手术将 3830-69 cm 导线植入右心室低位间隔部

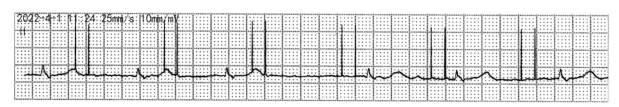

图 31-33　心房感知不足合并心室感知不足和起搏故障

患者，男，79岁，因"窦房结功能障碍"植入 Medtronic Sensia L SEDRL1 双腔心脏起搏器，模式 DDD，LR 60 次 / 分。心电图显示：心房颤动，f 波振幅低，固定频率房室顺序起搏，VRP 外的自身 QRS 波群不启动 VA 间期，位于心室肌有效不应期外的 VP 脉冲均未产生相应的 QRS 波群，心房感知不足，心室感知不足，心室起搏故障，心房起搏功能不能准确判断

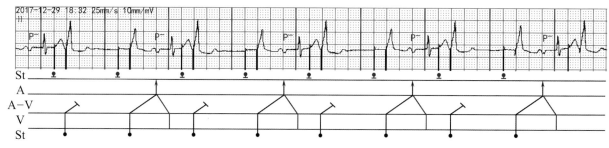

图 31-34　心房感知不足和起搏故障合并心室感知不足

患者，女，58岁，植入双腔心脏起搏器，模式 DDD，LR 60 次 / 分，PAVI 200 ms，SAVI 160 ms。AP、VP 脉冲固定频率发放，不应期外的自身心房波及 QRS 波群不重整起搏间期，提示心房和心室感知不足。心房肌应激期内的 AP 脉冲后未见相应的心房波，提示心房起搏故障。VP 脉冲后可见宽大畸形的 QRS 波群，提示心室起搏功能正常。部分心室起搏激动缓慢逆传心房，产生逆行 P⁻ 波，激动再次下传心室，形成心室起搏 – 反复搏动

十三、心房感知不足和起搏故障合并心室感知不足和起搏故障

心脏起搏器对不应期外的自身心房波、QRS 波群完全不感知或部分不感知，心肌应激期内的 AP、VP 脉冲后无相应的心房波、QRS 波群，此混合故障的出现常常提示心脏起搏器电耗竭或心房和心室导线故障等（图 31-35）。

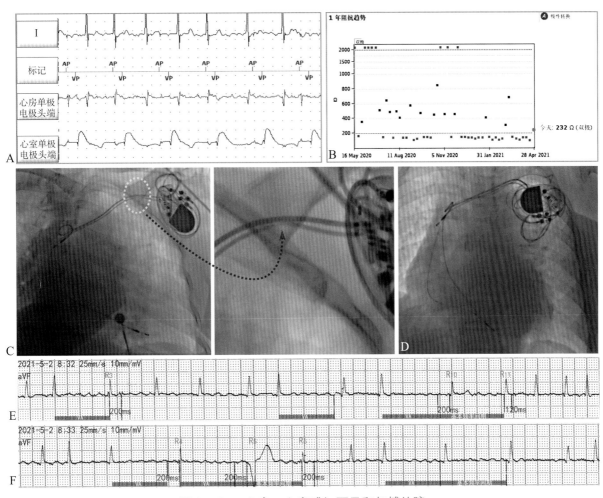

图 31-35　心房、心室感知不足和起搏故障

患者，女，58 岁，因"窦房结功能障碍、阵发性心房颤动"于 2013 年植入 Abbott（ST. JUDE）Victory XL DR 5816 双腔心脏起搏器，患者于术后 1 个月就诊时发现心房起搏故障，影像检查证实心房导线脱位，但未行导线重置手术。A. 患者于 2021 年就诊，模式 DDD，基本频率 60 次 / 分，PAVI 200 ms。心电图显示：心房颤动，可见固定频率的房室顺序起搏，心室肌应激期内的 VP 脉冲后无相应的 QRS 波群，提示心房感知不足、心室感知不足、心室起搏故障。B. 程控显示心室导线阻抗波动大，有时低于 200 Ω，有时高于 2000 Ω。C. X 线影像显示心房导线移位至上腔静脉，心室导线在锁骨与第一肋骨交界处不完全断裂。D. 再次手术重新植入 Medtronic 3830-69 cm 导线，将原心室导线旷置。E、F. 导线重置后，模式 DDD，基本频率 55 次 / 分，PAVI 200 ms。复查心电图显示：心房颤动，R_3、R_6 位于 PAVB 内，PAVI（200 ms）结束时发放 VP 脉冲，VP 脉冲发生了功能性失夺获。R_{11} 位于 AP 后心室通道的交叉感知窗内，PAVI=120 ms，为 VSS 功能运行的表现。R_4 为假性心室起搏融合波，R_5 为心室起搏 QRS 波群，R_{10} 与自身心搏相比，QRS 波群变矮、其后的 T 波变高，为心室起搏融合波，心房感知不足，心室起搏和感知功能正常

（牟延光）

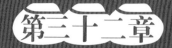

导线心腔间移位

导线脱位（lead dislocation）是心脏起搏器植入术后较为常见的并发症，有时脱位后的导线移位可进入另一心腔，如心房导线移位进入心室或心室导线移位进入心房，由此导致心脏起搏器工作故障，其心电图表现复杂而多样。借助程控仪观察标记通道或改变起搏模式，是除体表心电图外的重要诊断手段，通过影像检查，可以确诊导线移位。

第一节 心房导线移位至心室

心房导线脱位后，可以移位至右心室或上腔静脉。心房导线若因受到外力牵拉而脱位，常移位至上腔静脉，被动固定的心房导线常借助自身塑形而弯曲呈水滴状；若导线脱位后在体内的长度富余，可以随着血流方向移位至右心室或下腔静脉，被动固定的心房导线可依靠其J形结构钩挂于三尖瓣环或右心室流出道（RVOT）。心房导线移位至心室可导致心脏起搏器功能障碍并产生多种心电图表现。

一、感知功能

（一）心房感知测试

心房导线移位至心室时，心脏起搏器测得的"心房波"实际为心室波，振幅一般较高。

（二）心房感知不足

心房导线移位至心室时，心房线路一般只能感知心室信号（自身QRS波群），多数情况下不能感知心房波（P波、F波或f波）。有时因移位后的心房导线仍邻近心房、且心房感知灵敏度较高，可以间断感知心房波。心房导线移位至三尖瓣环处时，既可对心房保持感知，又可起搏心室。

（三）心电图无法判断心房感知功能

DDD（R）模式下，纯心房计时的心脏起搏器，心房逸搏间期（AEI）＝基础或传感器频率间期；心室计时或改良的心房计时的心脏起搏器，AEI=VA间期。心房导线移位至心室，尽管心房感知不足，若患者自身心室率较快（RR间期<AEI），心室感知（VS）事件抑制了预期的心房起搏（AP）脉冲发放，心电图仍看似心房感知功能正常。这种情况下仅说明心室感知功能正常，而无法判断心房感知功能，因为，不论心房感知功能正常与否，心电图表现都相同，应通过程控判断心脏起搏

器的功能状态（图 32-1）。

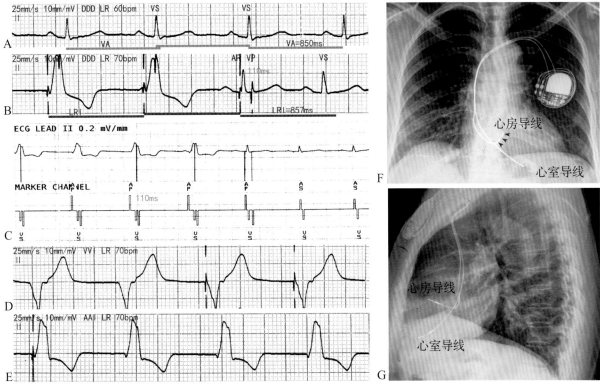

图 32-1　心房导线移位至心室导致心室安全起搏

患者，女，64 岁，因"窦房结功能障碍"植入 Medtronic Relia RED01 双腔心脏起搏器，心房导线（4574-53cm）植于右心耳，心室导线（5076-58cm）植于右心室心尖部，患者于术后 3 年随访。A. 模式 DDD，低限频率（LR）60次 / 分，低限频率间期（LRI）1000 ms，起搏 AV 间期（PAVI）150 ms，感知 AV 间期（SAVI）120 ms，心电图显示正常的窦性心律。B. 模式 DDD，LR 70 次 / 分，心电图出现间距 110 ms 的双起搏脉冲，为心室安全起搏（VSP），AP脉冲产生宽大畸形的 QRS 波群，窦性 P 并未抑制预期的 AP 脉冲发放。C. 心房、心室通道对自身 QRS 波群几乎同时发生感知，AP 脉冲产生 QRS 波群并引发 VSP。D. 模式 VVI，LR 70 次 / 分，心电图显示心室起搏的 QRS 波群宽大畸形，频率 70 次 / 分，Ⅱ导联 QRS 波群主波负向，符合右心室心尖部起源。E. 模式 AAI，LR 70 次 / 分，心电图显示起搏的QRS 波群宽大畸形，频率 70 次 / 分，Ⅱ导联 QRS 波群主波正向，推测心房导线移位至心室，起搏点高于右心室心尖部。F、G. X 线影像显示 J 形心房导线钩挂于 RVOT（山东省益都中心医院，刘爱国供图）

二、起搏功能

AP 脉冲能否激动心室取决于移位后的心房导线与心室肌的接触情况。

（一）心房导线与心室肌接触良好

位于心室肌有效不应期外的 AP 脉冲可激动心室，产生宽大畸形的 QRS 波群，QRS 波群形态与心室起搏（VP）脉冲所产生的 QRS 波群不同，标记通道的 AP 标记对应体表心电图的 QRS 波群；心室肌有效不应期内的 AP 脉冲则不能夺获心室。被动固定的 J 形心房导线进入心室后钩挂于三尖瓣环或 RVOT 或主动固定的心房导线进入心室后螺旋头端稳定接触心室肌，此时，AP 脉冲可以起搏心室，心电图上出现两种形态的起搏 QRS 波群。

（二）心房导线与心室肌接触不良

心房导线移位进入心室，但漂浮于心腔内，不能与心室肌紧密接触，AP 脉冲既不能产生心房波，又不能产生 QRS 波群（图 32-2）。

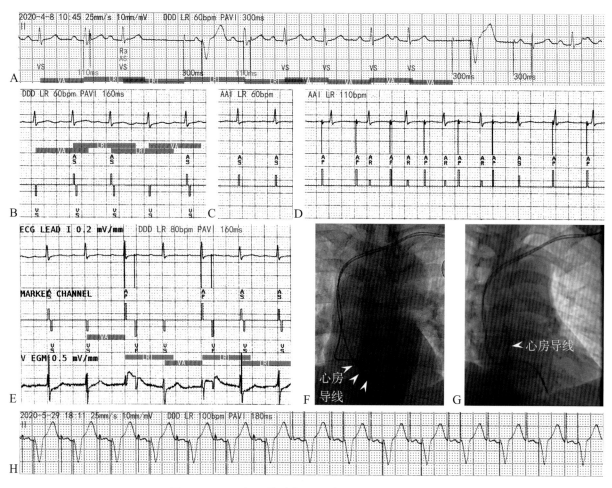

图 32-2　心房导线移位至心室导致心室安全起搏

患者，男，56 岁，因"窦房结功能障碍"植入 Medtronic Relia RED01 双腔心脏起搏器，心房感知灵敏度 0.5 mV。A. 模式 DDD，LR 60 次 / 分，LRI 1000 ms，PAVI 300 ms，SAVI 220 ms，心电图显示窦性 P 波后仍有 AP 脉冲发放，位于心房肌应激期内的 AP 脉冲后未产生相应的心房波，提示心房感知不足合并起搏故障。心脏起搏器对 R₃ 同时发生心房感知（AS）和 VS，启动 LRI，安排发放下一个 AP 脉冲。AP 脉冲后自身 QRS 波群位于 AP 后心室通道交叉感知窗内，引发 VSP，PAVI=110 ms，多数自身 QRS 波群被心脏起搏器定义为室性早搏，启动 VA 间期（700 ms），安排下一个 AP 脉冲发放。B. 另一时间段，模式 DDD，LR 60 次 / 分，PAVI 160 ms，体表心电图显示窦性心律，未见起搏脉冲发放，标记通道显示窦性 P 波对应部位无任何标记，QRS 波群对应部位出现 VS 标记并间断出现 AS 标记。C. 模式 AAI，LR 60 次 / 分，标记通道显示窦性 P 波对应部位无任何标记，QRS 波群对应部位标注为 AS。D. 模式 AAI，LR 110 次 / 分，AP 脉冲后无相应的心房波及 QRS 波群，位于心房不应期（ARP）内的 QRS 波群发生心房不应期感知（AR），ARP 外的 QRS 波群标记为 AS。E. 模式 DDD，LR 80 次 / 分，PAVI 160 ms，部分 QRS 波群位于心房后心室空白期内，未影响其后的 VP 脉冲发放。F. X 线影像显示：心房导线（箭头所示）移位进入右心室，漂浮于心腔内。G. 再次手术，将心房导线调整至右心耳。H. 心房导线调整术后，模式 DDD，LR 100 次 / 分，PAVI 180 ms，心电图显示房室顺序起搏，AP 脉冲后有相应的心房波，VP 脉冲后有宽大畸形的 QRS 波群，心房、心室起搏功能正常

三、心电图表现

（一）DDD（R）模式

1. AP 脉冲后的 QRS 波群若位于心房后心室空白期（PAVB）内，心脏起搏器在设定的起搏 AV 间期（PAVI）结束时发放 VP 脉冲，VP 脉冲发生功能性失夺获，在心室自动阈值管理功能开启状态下，具有逐跳心室夺获确认功能的心脏起搏器，可在失夺获的 VP 脉冲后发放备用的心室起搏（VP_B）脉冲，随后进行融合波排除。

2. AP 脉冲后的 QRS 波群（AP 脉冲产生的 QRS 波群或自身 QRS 波群或心室起搏融合波）若位于 AP 后心室通道的交叉感知窗内，可引发心室安全起搏（VSP），PAVI 变为较短的数值（因心脏起搏器公司不同而异），VP 脉冲发生功能性失夺获（图 32-1~ 图 32-3）。

3. AP 脉冲后的 QRS 波群若位于 AP 后心室通道感知窗内，则抑制预期的 VP 脉冲发放。

4. 心房感知不足时，心房不应期（ARP）外的自身心房波既不触发心室起搏，又不抑制预期的 AP 脉冲发放；心房感知功能正常时，ARP 外的自身心房波可抑制预期的 AP 脉冲发放并触发心室起搏（图 32-3~ 图 32-7）。

（二）AAI（R）模式

心脏起搏器对自身 QRS 波群发生感知，而一般不能感知心房波，AP 脉冲后多无相应的心房波或 AP 脉冲产生宽大畸形的 QRS 波群。

（三）VVI（R）模式

心脏起搏器对自身 QRS 波群发生感知，VVI（R）模式起搏产生的 QRS 波群形态与 AAI（R）模式时不同。

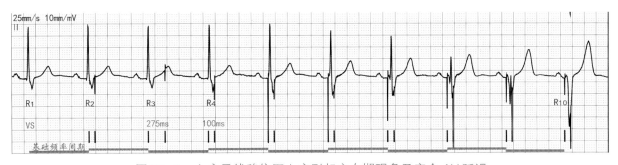

图 32-3　心房导线移位至心室引起空白期现象及安全 AV 延迟

患者，女，69 岁，植入 Biotronik Evia DR 双腔心脏起搏器，模式 DDD，基础频率 60 次 / 分，PAVI 275 ms，SAVI 230 ms。心电图显示窦性心律，右束支阻滞，大部分 P 波后有间距 100 ms 的双起搏脉冲，似 VAT 工作方式，初始 VP 脉冲失夺获，发放 VP_B 脉冲，但 P 波与其后的起搏脉冲间距不等，提示心脏起搏器并未感知 P 波。R_1 发生心室感知（VS），被心脏起搏器定义为室性早搏，启动基础频率间期，安排下一个 AP 脉冲发放。R_3 位于 PAVB 内，PAVI 结束时发放 VP 脉冲，VP 脉冲因位于心室肌有效不应期内而发生了功能性失夺获，VP 脉冲失夺获后并未发放 VP_B 脉冲，提示心室夺获控制功能并未开启。R_2、R_4~R_{10} 位于 AP 后心室通道安全窗内，引发安全 AV 延迟，PAVI=100 ms。与自身 QRS 波群（R_1~R_3）相比，R_4~R_{10} 负向波增深，其后的 T 波振幅逐渐增加，提示 AP 脉冲引起心室除极并与自身激动形成不同程度的融合波。患者经影像检查证实心房导线脱位进入右心室

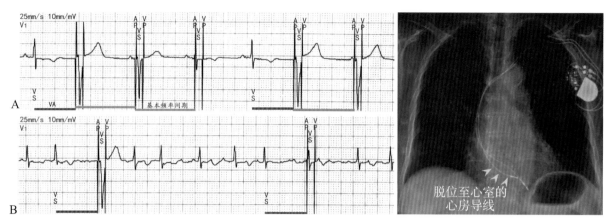

图 32-4 心房导线移位至心室导致心室安全起搏

患者，女，72岁，因"窦房结功能障碍"植入 Abbott（ST. JUDE）双腔心脏起搏器，模式 DDD，基本频率 60 次／分。患者于术后第 4 天复查动态心电图。A. 窦性心律，P 波既不触发心室起搏也未抑制预期的 AP 脉冲发放，提示心房感知不足；VS 事件启动 VA 间期，发放下一个 AP 脉冲，AP 脉冲产生宽大畸形的 QRS 波群，AP 脉冲后自身 QRS 波群及起搏的 QRS 波群位于 AP 后心室通道交叉感知窗内而引发心室安全备用（VSS），PAVI=120 ms。B. 心房颤动，自身心房波未抑制预期的 AP 脉冲发放，提示心房感知不足；AP 脉冲产生宽大的 QRS 波群，自身 QRS 波群及起搏的 QRS 波群引发 VSS。X 线影像检查证实心房导线移位至右心室（引自王兴德）

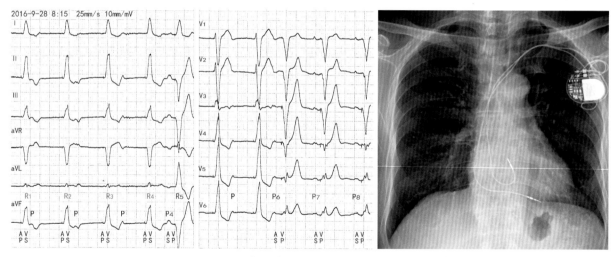

图 32-5 心房导线移位至右心室流出道游离壁

患者，男，73岁，植入 Medtronic Relia REDR01 双腔心脏起搏器，心房导线（4574-53 cm）植于右心耳，心室导线（5076-58 cm）植于右心室心尖部，模式 DDDR，LR 60 次／分。心电图显示两种左束支阻滞型宽大畸形的 QRS 波群，前面均有低矮的起搏脉冲。R_5 在下壁导联主波负向，I 导联主波正向，为右心室心尖部起搏的图形特点，P_4、P_6、P_7、P_8 后固定位置出现心室起搏的 QRS 波群，提示 P_4、P_6、P_7、P_8 被心房线路感知而触发了 VP 脉冲发放；$R_1 \sim R_4$ 在下壁导联主波正向、顶端切迹，I 导联为高振幅 R 波，提示为 RVOT 游离壁起搏，起搏频率 71 次／分，为传感器频率心房起搏，AP 脉冲起搏心室，提示心房导线移位至 RVOT。X 线影像显示心房导线不在右心耳，已跨越三尖瓣钩挂于 RVOT（广东省佛山市广东同江医院，劳巧宜供图）

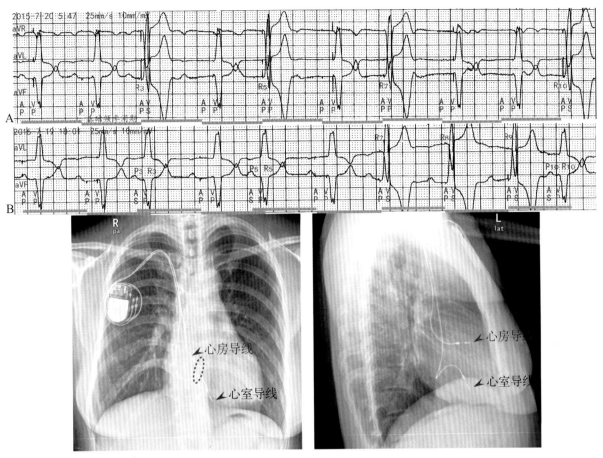

图 32-6　心房导线移位至三尖瓣环附近

　　患者，女，44 岁，因"三度房室阻滞"于 2015 年 7 月 13 日植入 Biotronik Evia DR 双腔心脏起搏器，心房导线植于右心耳，心室导线植于右心室心尖部，模式 DDD，基础频率 60 次 / 分，PAVI 160 ms，感知补偿 −45 ms，双极起搏。A. 心电图显示起搏脉冲矮小，窦性 P 波未抑制预期的 AP 脉冲发放，心房肌应激期内的 AP 脉冲失夺获，提示心房起搏故障、心房感知不足。VP 脉冲后产生左束支阻滞型的 QRS 波群，aVF 导联主波向下。AP 脉冲会间断出现宽大畸形的 QRS 波群（R_3、R_5、R_7、R_{10}），R_5、R_7 位于 AP 后心室通道安全窗内，引起安全 AV 延迟，PAVI=100 ms；R_3、R_{10} 位于心室通道正常感知窗内，抑制了预期的 VP 脉冲发放，心室起搏和感知功能正常。B. 大多数的窦性 P 波未抑制预期的 AP脉冲发放，提示间歇性心房感知不足。AP 脉冲大多位于窦性 P 波后心房肌有效不应期内。R_3、R_5、R_{10} 提前出现，与前面的窦性 P 波距离固定，提示心脏起搏器感知 P_3、P_5、P_{10} 经 SAVI 触发心室起搏。R_7、R_8、R_9 起始部可见起搏脉冲，R_7 与其前面的 AP 脉冲间距 =R_7R_8=R_8R_9=1000 ms，因此考虑 AP 脉冲产生 QRS 波群，提示心房导线移位至心室。X 线影像显示：心房导线头端移位邻近三尖瓣环，心室导线位置良好（山东省烟台山医院，闫荣供图）

四、标记通道

（一）DDD（R）模式

　　在标记通道上，与自身心房波对应的位置常没有任何标记，由于心房感知灵敏度的设置常明显高于心室，心房导线移位进入心室后一般能感知心室电信号，所以体表心电图 QRS 波群对应的位置常相距很近或几乎同时出现心房感知（AS）和心室感知（VS）标记（图 32-11~ 图 32-14）。

（二）AAI（R）模式

　　标记通道的 AS 标记对应自身 QRS 波群，AP 脉冲产生相应的 QRS 波群。

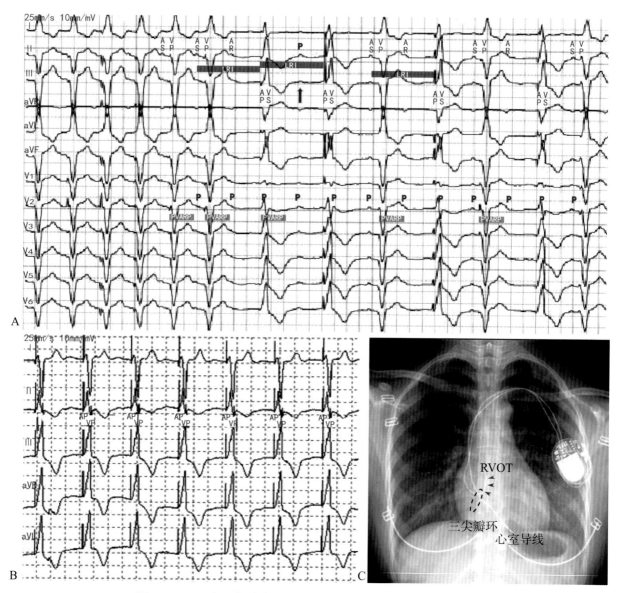

图 32-7　心房导线移位至右心室流出道的心电图和 X 线影像

患者，女，27 岁，因"三度房室阻滞"植入 Medtronic 双腔心脏起搏器。A. P 波节律匀齐，频率 111 次 / 分，Ⅱ 导联正向、aVR 导联负向，为窦性心动过速，心脏起搏器呈 VAT 工作方式，心室起搏图形提示起搏部位在右心室心尖部；AP 脉冲产生 QRS 波群，其形态提示 RVOT 起源，心室后心房不应期（PVARP）外的 P 波（箭头所示）未触发心室起搏，间歇性心房感知不足，推测心房导线移位至 RVOT。B. 快速起搏时，两个起搏脉冲间距约 110 ms，提示 AP 脉冲产生的 QRS 波群位于 AP 后心室通道交叉感知窗内，引起连续性 VSP。C. X 线影像显示心房导线过分左移、张力减小（呈 U 形），提示移位至 RVOT

（三）VVI（R）模式

标记通道的 VS 标记对应自身 QRS 波群，VP 脉冲产生 QRS 波群（形态不同于 AP 脉冲产生的 QRS 波群）。

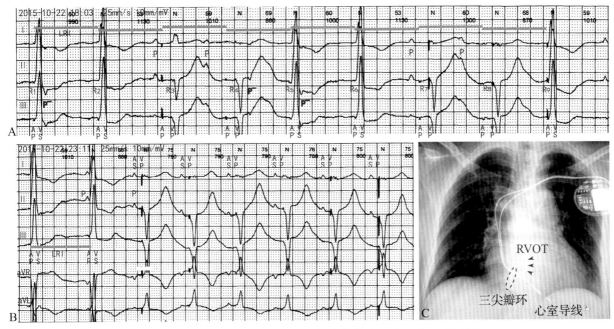

图 32-8 心房导线移位至右心室流出道的心电图和 X 线影像

患者，女，69 岁，因"房室阻滞"植入 Medtronic Relia RED01 双腔心脏起搏器，模式 DDD，LR 60 次 / 分，LRI 1000 ms，SAVI 120 ms，PAVI 150 ms，双极起搏。A. 窦性 P 波既不触发心室起搏，又未抑制预期的 AP 脉冲发放，提示心房感知不足；部分 AP 脉冲产生 QRS 波群（R_1、R_2、R_5、R_6、R_9），Ⅰ、Ⅱ、Ⅲ导联主波向上；AP 脉冲失夺获后，在 PAVI 结束时发放 VP 脉冲产生另一种形态的 QRS 波群（R_3、R_4、R_7、R_8），Ⅱ、Ⅲ导联主波负向，符合右心室心尖部起搏的特点。B. 起初两跳，AP 脉冲产生 QRS 波群，此后窦性 P 波触发心室起搏，呈 VAT 工作方式，心房感知功能正常，心室起搏功能正常。C. X 线影像显示心室导线位于右心室心尖部，心房导线（红箭头所示）跨越三尖瓣（虚线圈所示）钩挂于 RVOT（山东省烟台山医院，闫荣供图）

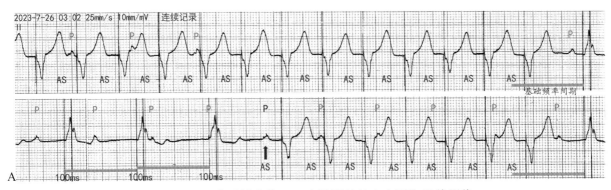

图 32-9 心房导线移位至三尖瓣环处的心电图和 X 线影像

患者，女，12 岁，2 年前因"先天性心脏病、室间隔缺损封堵术后、三度房室阻滞"植入 Biotronik Evia DR 双腔心脏起搏器，心房导线（Selox JT 53）植于右心耳，心室导线（Solia S 53）植于右心室低位间隔部，模式 DDD，基础频率 60 次 / 分，PAVI 200 ms，SAVI 180 ms，单极起搏。A. 除箭头所示的窦性 P 波触发心室起搏外，其余所有的窦性 P 波均未触发心室起搏，不应期外的窦性 P 波未抑制预期的 AP 脉冲发放，提示间歇性心房感知不足。Ⅱ导联主波向下的心室起搏 QRS 波群频率基本固定，为心房线路感知 T 波所触发的心室起搏。AP 脉冲产生另一种形态的、更为宽大畸形的 QRS 波群，Ⅱ导联主波向上，PAVI 变为 100 ms，为安全 AV 延迟

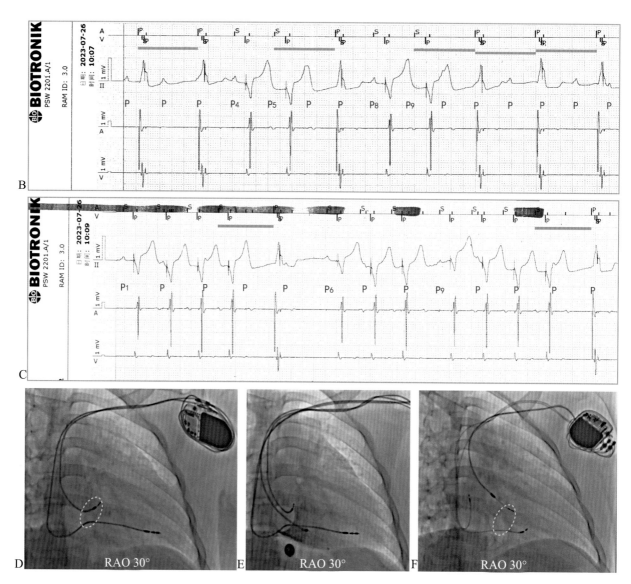

图 32-9（续）

B. 心房感知：自动，P_4、P_5、P_8、P_9 触发心室起搏，其余窦性 P 波均未触发心室起搏，心房腔内心电图显示 P 波对应位置没有明显的心房波，QRS 波群对应位置出现高大的"心房波"，推测心房导线可能移位至心室。心房标记通道显示起搏的 QRS 波群对应位置出现短竖线，提示心房线路感知 QRS 波群。C. 心房感知灵敏度 0.1 mV，心房标记通道显示所有 P 波均被心房线路感知，P_1、P_6、P_9 触发心室起搏，其余 P 波位于心房空白期或不应期，不再触发心室起搏；T 波对应位置出现心房感知标志，心房不应期外的心房过感知事件（T 波）触发心室起搏。D. 右前斜位（RAO）30° X 线影像显示心室导线位于右心室低位间隔部，心房导线钩挂于三尖瓣环前上部。E. Medtronic C315HIS 鞘管造影显示心房导线钩挂于三尖瓣环前上部。F. 再次手术，以 Medtronic 3830-69 cm 导线行左束支起搏和高位房间隔起搏，原心房导线难以拔除，旷置包埋，原心室导线移除

五、处理策略

（一）再次手术

再次手术重置导线是处理导线移位的首选策略。

（二）姑息性程控

1. 若患者不同意再次手术，可以姑息性程控为 VVI（R）、VDD（R）模式。VDD 模式下，心脏

起搏器心房线路若感知心房波,则触发心室起搏。QRS波群被心房线路感知(AS)时,因心室导线正常,QRS波群也几乎同时被心室线路感知(VS),从而抑制VP脉冲的发放。

2. 心房导线移位进入心室,并不能稳定夺获心室肌,所以不宜程控为AAI(R)模式。DDI(R)模式下,心房感知不足,AP脉冲不恰当的发放,若与心室肌接触良好可引起心室除极,对患者无益,所以不宜程控为DDI(R)模式。

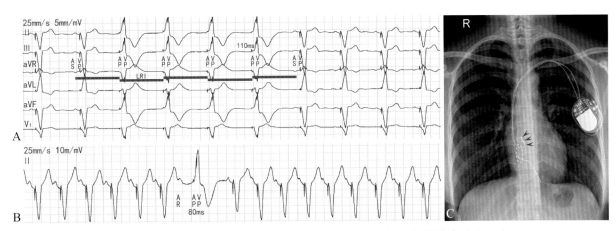

图 32-10　心房导线移位至右心室流出道合并空白期房扑搜索功能运行

患者,女,34岁,因"病毒性心肌炎、三度房室阻滞"植入Medtronic双腔心脏起搏器,心房导线(4574-53 cm)植于右心耳,心室导线(5076-58 cm)植于右心室心尖部,模式DDD,LR 60次/分,PAVI 150 ms,SAVI 120 ms,空白期房扑搜索(BFS)功能开启,非竞争性心房起搏功能开启。A.心电图显示有两种起搏脉冲,较高的VP脉冲与前面的窦性P波距离恒定,产生宽大畸形的QRS波群,下壁导联QRS波群主波负向,为VAT工作方式,符合右心室心尖部起搏的图形特点。频率60次/分的低矮起搏脉冲为AP脉冲,也产生宽大畸形的QRS波群,下壁导联QRS波群主波正向,顶端有起搏脉冲重叠,AP-VP间距110 ms,为VSP。AP脉冲起搏心室,提示心房导线移位至心室,仍保持对窦性P波的感知。B.心电图显示窦性心动过速,VAT工作方式,偶有窦性P波不触发心室起搏,其后300 ms处发放AP脉冲,AP脉冲产生宽大畸形的QRS波群,AP脉冲后80 ms处发放VP脉冲,提示BFS功能在运行。C.X线影像显示心房导线跨越三尖瓣钩挂于RVOT(广东省佛山市广东同江医院,劳巧宜供图)

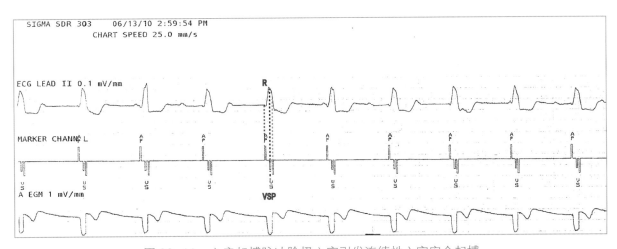

图 32-11　心房起搏脉冲除极心室引发连续性心室安全起搏

患者植入Medtronic Sigma SDR 303双腔心脏起搏器,模式DDD。不应期外的自身心房波未抑制预期的AP脉冲发放,提示心房感知不足。AP脉冲对应Ⅱ导联QRS波群起始部位,AP脉冲与心室标记通道中第二个标记距离为110 ms,提示AP脉冲除极心室,产生的QRS波群位于AP后心室通道交叉感知窗内,引发连续性VSP,VP脉冲位于心室肌有效不应期内而发生了功能性失夺获

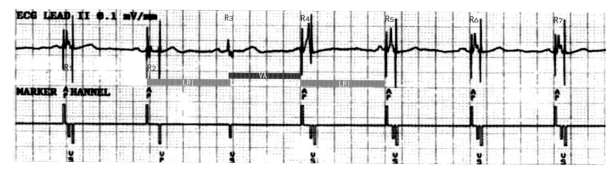

图 32-12 心房导线移位至心室引发心室安全起搏及空白期现象

患者植入 Medtronic 双腔心脏起搏器，模式 DDD，LR 60 次 / 分，LRI 1000 ms，PAVI 150 ms。心电图显示：窦性 P 波规律出现，但未抑制预期的 AP 脉冲发放，提示心房感知不足，R₄ 宽大畸形，提示 AP 脉冲引发心室除极，心房导线移位至心室。R₁、R₂、R₅~R₇ 为心室起搏融合波，自身 QRS 波群（R₃）标记为 VS，启动 VA 间期。R₂ 位于 PAVB 内，VP 脉冲在 AP 脉冲后 PAVI 结束时发放，R₁、R₄~R₇ 位于 AP 后心室通道交叉感知窗内，引发 VSP，PAVI=110 ms

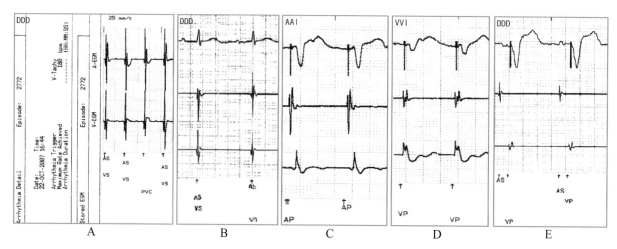

图 32-13 心房导线移位至心室导致心房起搏和感知故障

患者，男，82 岁，因"窦性心动过缓"于 2007 年 4 月 4 日植入 Boston Scientific Insignia Plus DR 1298 双腔心脏起搏器，植入术后测试参数：心房起搏阈值 0.5 V，导线阻抗 550 Ω，P 波振幅 2 mV，心室起搏阈值 1.0 V，导线阻抗 640 Ω，R 波振幅 14 mV。患者因"头晕、心悸"于 2007 年 10 月就诊。A. 存储的心腔内心电图和标记通道。B. 术后半年患者就诊，调取实时心电图、心腔内心电图和标记通道，AS 与 VS 同时出现且与 QRS 波群相对应，标记通道在自身窦性 P 波对应位置无标识，提示 P 波未被感知、QRS 波群被心房线路和心室线路感知。C. AAI 模式，AP 脉冲后产生宽大的 QRS 波群，提示 AP 脉冲引起心室除极。D. VVI 模式，VP 脉冲后产生宽大的 QRS 波群，形态与 AAI 模式时不同，提示心室导线头端与移位至心室的心房导线头端位置不同。E. 心房导线复位，DDD 模式，心脏起搏器呈"AS-VP"工作方式，AS 标记与体表心电图的窦性 P 波相对应

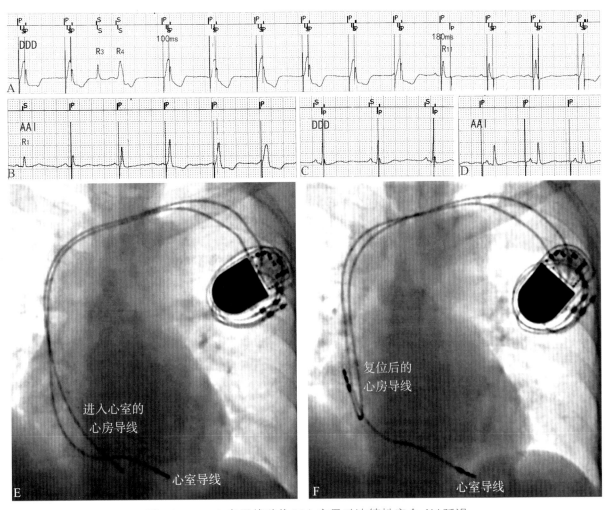

图 32-14　心房导线移位至心室导致连续性安全 AV 延迟

患者，女，57 岁，因"窦房结功能障碍"植入 Biotronik Effecta D 双腔心脏起搏器。A. 模式 DDD，基础频率 75 次 / 分，PAVI 180 ms，SAVI 140 ms。心电图显示：自身 QRS 波群（R_3、R_4）在心房、心室标记通道几乎同时标记为感知（S），心脏起搏器对窦性 P 波却不能感知，R_{11} 位于 PAVB 内，PAVI 为程控值。多数 QRS 波群夹于两个起搏脉冲之间，PAVI=100 ms，为连续发生的安全 AV 延迟，AP 脉冲产生 QRS 波群。B. 模式 AAI，基础频率 75 次 / 分，自身 QRS 波群（R_1）被心脏起搏器心房线路感知，AP 脉冲产生 QRS 波群，其形态呈渐进性变化，为手风琴现象。根据图 A 和图 B，考虑心房导线移位至心室并与心室肌接触，X 线影像（图 E）证实了诊断。C. 将心房导线复位后（图 F），模式 DDD，基础频率 60 次 / 分，PAVI 180 ms，SAVI 140 ms，心脏起搏器工作恢复正常，呈 VAT 工作方式。D. 将心房导线复位后，模式 AAI，基础频率 80 次 / 分，AP 脉冲产生心房波，心脏起搏器工作正常

第二节　心室导线移位至心房

心室导线脱位后，可以顺着血流方向漂至 RVOT 甚至肺动脉，也可以移位至右心房或进入上腔静脉或下腔静脉，尤其三尖瓣大量反流的患者。心室导线若移位进入上（下）腔静脉或肺动脉，心电图表现为心室感知不足和起搏故障。心室导线移位进入 RVOT 时，导线头端若与心室肌接触良好，心电图可表现为心室起搏图形改变，导线头端若与心室肌接触不良，可表现为心室感知不足及起搏故障。

一、起搏功能

双腔心脏起搏器心室导线移位至心房且与心房肌接触良好时，AAI（R）模式下，AP 脉冲后产生心房波；VVI（R）模式，VP 脉冲也产生心房波；DDD（R）模式时，心脏起搏器感知自身心房波，触发心室起搏，VP 脉冲实际刺激心房，但此时心房肌尚未脱离不应期，VP 脉冲一般不会再次引起心房除极（图 32-15，图 32-16）。

二、感知功能

心室导线移位至心房时，心脏起搏器测得的"R"波（实际为 P 波）振幅较低。若心脏起搏器不具备感知灵敏度自动调整功能，心室导线虽然移位至心房，可因心室感知灵敏度设置较低（数值较高），而无法感知心房波，心房波并不抑制 VP 脉冲发放。若自身心房波振幅超过心室感知灵敏度数值，心室线路可感知自身心房波，因心室内无导线，心脏起搏器对 QRS 波群一般不再发生感知。

三、特殊功能

（一）心室自动阈值管理功能

心室自动阈值管理功能开启后，由于测试的 VP 脉冲和 VP_B 脉冲刺激的是右心房而非心室，因此心室自动阈值管理功能无法正常运行。

（二）经胸阻抗测定功能

正常的经胸阻抗测定，是通过发放 VP 脉冲进行的。心室导线移位至心房后，经胸阻抗测定的起搏脉冲位于自身或起搏的心房波中（图 32-17）。

四、处理策略

（一）手术重置导线

心室导线移位至心房最根本的处理策略是手术重置心室导线。对依赖心室起搏的患者及有特殊治疗需求（如 ICD、CRT）的患者必须尽快手术重置心室导线。

（二）姑息性程控

对房室传导功能正常的普通双腔心脏起搏器（非 ICD、CRT）患者，若不愿接受再次手术，可以姑息性程控为 AAI（R）模式，等待心脏起搏器电耗竭更换脉冲发生器时一并手术解决。但务必密切随访，防止因出现房室阻滞使心房起搏激动下传受阻而造成心室停搏。

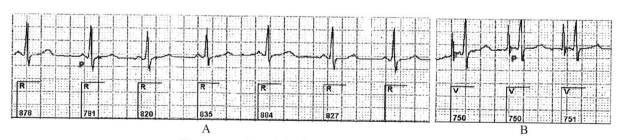

图 32-15　单心室起搏器心室导线脱位至心房

患者植入 Abbott（ST. JUDE）单心室起搏器，模式 VVI。A.基本频率 60 次 / 分，体表心电图未见起搏脉冲，标记通道显示 P 波对应部位出现心室感知（标记为 R）。B.基本频率 80 次 / 分，心电图显示起搏脉冲（标记为 V）后出现 P' 波，经自身房室传导系统下传产生 QRS 波群，提示心室导线脱位进入心房

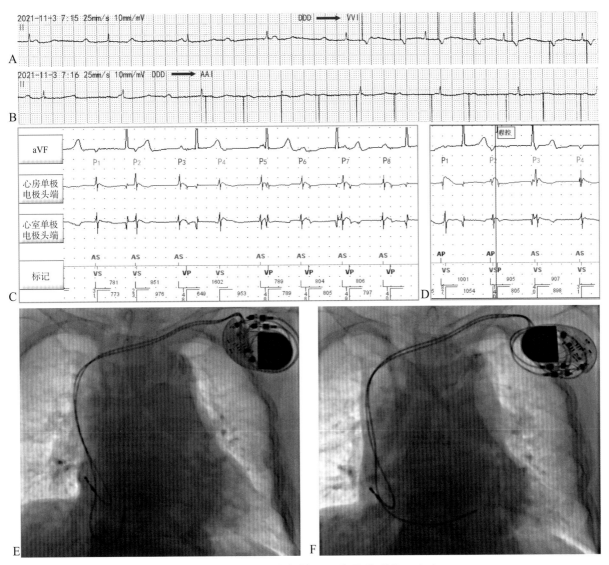

图 32-16 双腔心脏起搏器心室导线脱位至心房

患者，女，79 岁，因"三度房室阻滞"植入 Abbott（ST. JUDE）Sustain XL DR PM2136 双腔心脏起搏器，心房导线（2088TC-52 cm）植于右心房前壁，心室导线（2088TC-52 cm）植于右心室低位间隔部，模式 DDD，基本频率 60 次 / 分，PAVI 200 ms，SAVI 150 ms。术后 1 周，患者自觉心跳减慢就诊，心电图显示窦性心律，三度房室阻滞，交界性心律，未见起搏脉冲发放。A. 程控为 VVI 模式，基本频率 90 次 / 分，心电图显示：心房起搏心律，三度房室阻滞，交界性心律，所有起搏脉冲产生负向 P′ 波。B. 程控为 AAI 模式，基本频率 90 次 / 分，所有起搏脉冲均产生低振幅正向 P′ 波，心房起搏功能正常，并可排除心房心室导线反接的可能。C. P_1、P_2、P_4 形态倒置，P_1、P_2 被心房和心室通道先后感知，心室通道对自身 QRS 波群均不感知。P_3、P_5~P_8 形态直立，仅发生心房感知（AS）并触发 VP 脉冲发放，提示心房激动远离心室导线头端。VP 脉冲位于自身心房波后心房肌有效不应期内而未再引发心房除极。P_4 发生心室感知（VS）而未发生 AS，其原因可能是先发生了 VS 使 P_4 位于 PVAB 内或存在间歇性心房感知不足，随后的程控测试证实心房感知功能正常。D. P_2、P_3、P_4 形态倒置，P_3、P_4 先后标记有 AS、VS，自身心房波（P_2）位于 AP 后心室通道交叉感知窗内，引发心室安全备用，PAVI=120 ms。E. X 线影像显示心房导线位置良好，心室导线移位进入右心房，其头端位于右心房下部。F. 再次手术，将心室导线植于右心室低位间隔部

第三十二章　导线心腔间移位

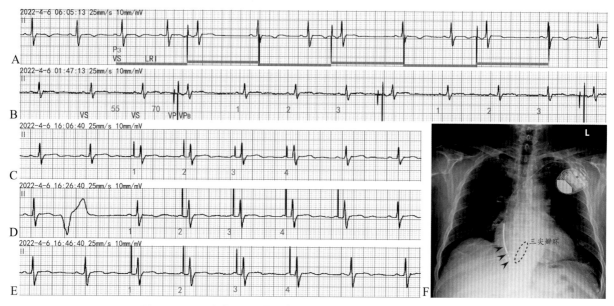

图 32-17 单腔植入型心律转复除颤器心室导线移位至心房

患者，男，60岁，因"冠心病、陈旧性前壁心肌梗死、室性心动过速"植入 Medtronic Evera S VR DVBC3D1 单腔植入型心律转复除颤器（ICD），模式 VVI，LR 40 次／分，LRI 1500 ms。心室感知灵敏度 0.3 mV，心室起搏后心室空白期 200 ms，心室感知后心室空白期 120 ms，患者于 1 年后复查动态心电图。A. 自身 QRS 波群不重整心室起搏间期，提示心室感知不足。部分心房波（P₃）启动 LRI，提示心脏起搏器间歇性感知心房波。起搏脉冲在 Ⅱ 导联产生负向 P′ 波，提示心室导线发放的电脉冲刺激的部位是心房下部。B. 规律性提前出现间距 110 ms 的双起搏脉冲，呈"3+1"现象，第二个起搏脉冲产生负向 P′ 波，提示心室夺获管理功能运行，测试脉冲（70 次／分）较支持周期频率（55 次／分）快 15 次／分。C~E. 每隔 20 分钟，连续四个自身 P 波中出现起搏脉冲，提示 OptiVol 功能运行。F. X 线影像显示心室导线（单除颤线圈）移位至心房，头端位于右心房下部

（牟延光）

第三十三章 心房心室导线反接

双腔心脏起搏器或心脏再同步化治疗（CRT）起搏器植入术中，若因手术者失误将心房、心室导线与脉冲发生器接口反接，会造成心脏起搏器工作故障，比如感知异常、交叉刺激及自动阈值管理功能无法正常运行等，其心电图表现复杂、多样。心房心室导线反接大多需要借助程控仪检查确诊。心房心室导线反接属于医源性问题，重在预防，一旦出现，应当尽快再次手术，纠正导线反接，使心脏起搏器恢复正常工作。

第一节 心房心室导线反接的 X 线影像

一般双腔心脏起搏器的脉冲发生器并排有两个导线接口，上方为心房导线接口，下方为心室导线接口。心脏起搏器植入完成后，导线在囊袋内盘曲，X 线影像多有重叠，其准确行走路径往往无法判断，若房室导线直径相同，X 线影像检查便无法诊断心房心室导线反接。若心房、心室导线粗细不同，如较粗的双极导线和较细的单极导线或超细的 Medtronic 3830 双极导线，其 X 线影像可有相应表现，有助于心房心室导线反接的诊断（图 33-1）。

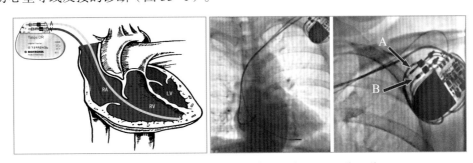

图 33-1 心房心室导线反接的示意图及 X 线影像

示意图显示：脉冲发生器上方的心房导线接口与心室导线连接，下方的心室导线接口与心房导线连接。X 线影像来自一位 61 岁的女性患者，单心室起搏器植入术后 9 年，因电耗竭手术升级为 Medtronic 双腔心脏起搏器，原心室单极导线继续留用，新植入心房双极导线。术后 1 个月，患者心悸不适，程控显示：心房双极起搏，心房阻抗 >9999 Ω；心室起搏阈值高，心室起搏能量输出 5.0 V/1.0 ms，剩余寿命 5 年。将起搏模式程控为 VVI，心电图实际表现为 AAI 工作方式。X 线影像显示：导线无折断及脱位，较细的心室单极导线错接至脉冲发生器上方的心房接口（A 箭头所示），较粗的心房双极导线错接至下方的心室接口（B 箭头所示）。心房接口连接心室单极导线，却设置为双极起搏，造成断路，故阻抗显著升高。与脉冲发生器心室接口相连的导线位于心房，心室夺获管理功能运行时，起搏阈值测试错误，导致起搏能量输出升高，程控显示的心脏起搏器预期寿命缩短

第二节 心房心室导线反接的心电图表现

一、DDD（R）模式

心房起搏（AP）脉冲刺激心室产生 QRS 波群，心室起搏（VP）脉冲刺激心房产生 P′ 波。心房导线连接脉冲发生器的心室接口，若感知自身心房波，则标记为心室感知（VS）；心室导线连接脉冲发生器的心房接口，感知自身 QRS 波群时，标记为心房感知（AS），位于心室后心房不应期（PVARP）内的 QRS 波群，发生心房不应期感知（AR）。

（一）"房室"顺序起搏

心房心室导线反接时，心电图表现为两个起搏脉冲夹有一个 QRS 波群，被形象地称为"三明治"现象（sandwich phenomenon），两个起搏脉冲的间距为设置的起搏 AV 间期（PAVI）。第一个 AP 脉冲实际上刺激心室产生 QRS 波群，第二个 VP 脉冲刺激的部位是心房。

1. QRS 波群后的心房波可以是逆行 P⁻ 波或起搏心房所产生的 P′ 波，取决于 AP 脉冲激动心室逆传除极心房与 VP 脉冲除极心房的先后，也可以是二者的融合或起搏脉冲与逆行 P⁻ 波重叠形成假性融合波。

2. 存在 1 : 1 室房逆传时，逆行 P⁻ 波或起搏心房所产生的 P′ 波，不易区分，可以根据心房波的形态极性进行鉴别，但多数情况下心房波显示不清。

3. 心房激动常因发生过早位于房室结不应期而下传受阻（图 33-2）。

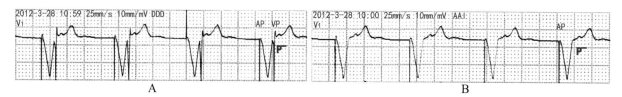

图 33-2　心房心室导线反接时的心房波

患者，女，77 岁，植入 Biotronik Axios D 双腔心脏起搏器，心房导线植于右心耳，心室导线植于右心室心尖部，PAVI 180 ms，感知 AV 间期（SAVI）140 ms。A. DDD 模式，基础频率 70 次 / 分，AP、VP 脉冲顺序发放，PAVI=180 ms，AP 脉冲刺激心室产生宽大的 QRS 波群，VP 脉冲后出现心房波。B. AAI 模式，AP 脉冲刺激心室产生 QRS 波群，室房 1 : 1 逆传。A、B 两图 V₁ 导联心房波形态一致，均为正向，RP⁻ 间期相等，心房波均为逆行 P⁻ 波。程控证实心房心室导线反接，图 A 的 VP 脉冲并未引起心房除极

（二）心室安全起搏

AP 脉冲发出后，自身心房波或 QRS 波群（相当于远场感知）位于心室通道的交叉感知窗内，引发心室安全起搏（VSP），AP-VP 间期较短（因心脏起搏器厂家不同而异），第一个 AP 脉冲刺激心室产生 QRS 波群，第二个为 VP 脉冲刺激心房（图 33-3）。

（三）心室起搏抑制

当自身心房率快于低限频率（LR）时，心脏起搏器可对心房事件发生心室感知，从而抑制 AP 和 VP 脉冲发放，造成心室停搏（图 33-3）。

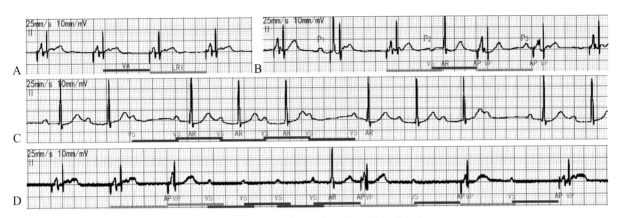

图 33-3 心房心室导线反接造成心室停搏

患者，男，78 岁，植入 Medtronic Advisa DR MRI A3DR01 双腔心脏起搏器 3 个月，模式 DDD，LR 60 次 / 分，低限频率间期（LRI）1000 ms，PAVI 180 ms。A. AP、VP 脉冲顺序发放，间距 180 ms，AP 脉冲刺激心室，VP 脉冲后有心房波。B. 不应期外的 P_1、P_3 未抑制预期的 AP 脉冲发放，提示心脏起搏器未感知 P_1、P_3，AP 脉冲产生宽大畸形的 QRS 波群或与自身 QRS 波群形成真（或假）性融合波，P_2 启动 VA 间期，安排发放下一个 AP 脉冲，提示心脏起搏器对 P_2 发生 VS。C. 心电图表现为窦性心律，一度房室阻滞，二度 I 型房室阻滞，未见任何起搏脉冲。D. 窦性 P 波连续不能下传，窦性 P 波成为 VS 事件，抑制预期的 VP 脉冲发放，造成心室停搏，两起搏脉冲间距 110 ms 者为心室安全起搏。后经程控证实心房心室导线反接（陕西省人民医院，曹择玮供图）

（四）VAT 工作方式

自身 QRS 波群发生 AS，触发心室起搏，VP 脉冲实际刺激的部位是心房。VP 脉冲所产生的心房波因紧邻自身 QRS 波群而显示不清，下传中断或缓慢下传。

1. 快速性房性心律失常时的表现

心房心室导线反接时，心脏起搏器对自身 QRS 波群发生 AS，若快速性房性心律失常的心室率未达到自动模式转换（AMS）的启动条件，则不能发生 AMS，VP 脉冲（实际刺激心房）常不能夺获心房（图 33-4）。

2. 起搏器介导性心动过速

心房心室导线反接时，自身 QRS 波群发生 AS 触发心室起搏，VP 脉冲刺激心房，产生心房波并经自身房室传导系统缓慢下传而产生 QRS 波群，QRS 波群再次触发心室起搏，如此反复，引起起搏器介导性心动过速，其 QRS 波群为室上性，频率不超过心脏起搏器的上限跟踪频率（UTR）。SAVI 设置较长时，VP 脉冲所产生的心房波远离 QRS 波群，容易脱离房室结不应期而下传心室。有时心房心室导线反接的心电图表现更为复杂，需要结合临床和程控进行分析。将心脏起搏器程控为 AAI（R）或 VVI（R）模式后观察起搏心电图的实际表现是简单有效的确诊方法（图 33-5，图 33-6）。

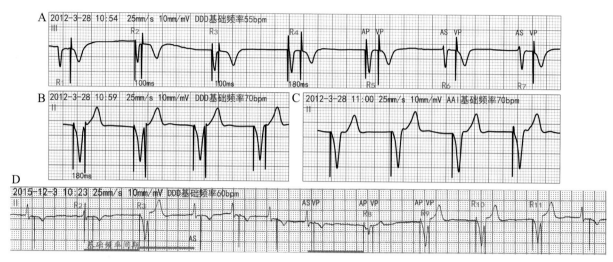

图 33-4　心房心室导线反接所致的心脏起搏器故障

患者，女，75 岁，因"窦房结功能障碍"植入 Biotronik Axios D 双腔心脏起搏器。A. DDD 模式，基础频率 55 次 / 分，SAVI、PAVI 均设置为 180 ms，单极起搏。AP 脉冲与自身交界性心律 QRS 波群重叠形成假性融合波，R_4、R_5 位于心房后心室空白期（PAVB）内，VP 脉冲在 PAVI 结束时发放；R_2、R_3 处 AP 脉冲发放后心室通道的安全窗内出现 VS 事件，引发安全 AV 延迟，PAVI=100 ms；R_1、R_6、R_7 被心房通道感知，经 SAVI 触发 VP 脉冲发放。B. DDD 模式，基础频率 70 次 / 分，SAVI、PAVI 均为 180 ms，心电图显示 AP、VP 脉冲顺序发放，依次起搏心室、心房，两个起搏脉冲间夹有 QRS 波群，形成"三明治"现象。C. AAI 模式，基础频率 70 次 / 分，心电图表现为心室起搏心律，从而证实心房心室导线反接。D. DDD 模式，基础频率 60 次 / 分，PAVI 180 ms，SAVI 135 ms。患者发生心房颤动，f 波未被心室通道感知，自身 QRS 波群触发心室起搏，VP 脉冲（实际刺激心房）位于心房肌有效不应期内而发生功能性失夺获，AP 脉冲产生 QRS 波群，R_2 为假性融合波，R_8 为融合波，R_3、R_9、R_{10}、R_{11} 为起搏的 QRS 波群

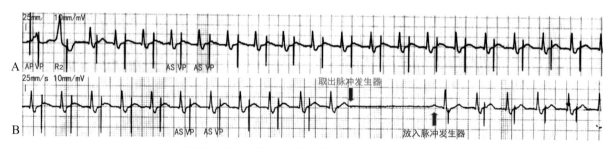

图 33-5　心房心室导线反接导致心动过速

患者因"窦房结功能障碍"植入 Abbott（ST. JUDE）Verity ADx XL DR 5356 双腔心脏起搏器，模式 DDD，基本频率 60 次 / 分，PAVI 170 ms，SAVI 150 ms，单极起搏，双极感知。A. 第一个 AP 脉冲在 I 导联产生正向的宽大 QRS 波群，提示 AP 脉冲刺激右心室，AP 脉冲后 170 ms 发放 VP 脉冲，产生心房波，R_2 宽大畸形，为室性早搏。每个自身 QRS 波群后相对固定的位置出现起搏脉冲，提示心房线路感知自身 QRS 波群，触发了心室起搏。VP 脉冲产生的心房波下传产生自身 QRS 波群，并再次发生 AS，如此反复，引起心动过速。B. 从囊袋中取出脉冲发生器后，起搏脉冲终止发放，心动过速随即终止，再次将脉冲发生器放入囊袋中，起搏脉冲及心动过速再次出现（引自邸成业）

二、AAI（R）模式

将心脏起搏器程控为 AAI（R）模式时，心电图呈 VVI（R）工作方式（图 33-6）。

三、VVI（R）模式

将心脏起搏器程控为 VVI（R）模式时，心电图呈 AAI（R）工作方式（图 33-6）。三度房室阻滞完全心室起搏依赖的患者禁止将起搏模式程控为 VVI（R）。

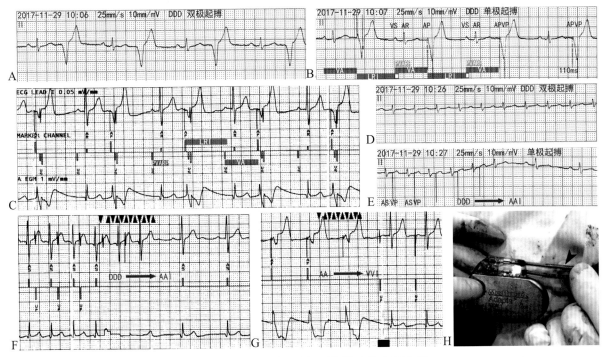

图 33-6　心房心室导线反接所致的心律失常

患者，男，79 岁，因"窦房结功能障碍"植入 Medtronic Adapta L ADDRL1 双腔心脏起搏器 5 年，心房导线（4574-53 cm）植于右心耳，心室导线（4074-58 cm）植于右心室心尖部，非竞争性心房起搏功能关闭。患者因心悸就诊。A. DDD 模式，LR 70 次 / 分，PAVI 150 ms，SAVI 120 ms，双极起搏。心电图显示窦性心律、室性早搏二联律。B. DDD 模式，LR 70 次 / 分，单极起搏，心电图显示"三明治"现象，双起搏脉冲间距 110 ms，为 VSP，AP 脉冲产生 QRS 波群。由此推测图 A 中的"室性早搏"也为 VSP。C. VS 标记与心电图 P 波相对应，P 波被心脏起搏器定义为室性早搏而启动 VA 间期和 PVARP，AR 标记与自身 QRS 波群对应，AP 脉冲产生 QRS 波群。D. DDD 模式，UTR 135 次 / 分，SAVI 120 ms，PAVI 150 ms，双极起搏，心电图似室上性心动过速。E. DDD 模式，LR 60 次 / 分，UTR 135 次 / 分，SAVI 120 ms，单极起搏，起搏频率等于 UTR，起搏脉冲为 VP 脉冲，VP 脉冲除极心房并下传产生窄 QRS 波群，QRS 波群发生 AS，触发心室起搏，如此反复引起心动过速，其频率不超过 UTR，程控为 AAI 模式后心动过速终止。F. LR 60 次 / 分，标记通道显示 AS 标记对应自身 QRS 波群，VP 脉冲产生心房波而下传心室，程控为 AAI 模式后，心动过速终止。G. AAI 模式，LR 80 次 / 分，AP 脉冲产生 QRS 波群，程控为 VVI 模式后，VP 脉冲产生 P 波。H. 再次手术，术中发现心房导线（红标识 ATR）接入了脉冲发生器心室接口；心室导线（黑标识 VEN）接入了脉冲发生器心房接口，证实为心房心室导线反接

四、标记通道表现

心房心室导线反接时，标记通道可显示：自身心房波出现时标记为心室感知（VS）或心室不应期感知（VR），自身 QRS 波群出现时标记为心房感知（AS）或心房不应期感知（AR），心房起搏（AP）对应产生 QRS 波群，心室起搏（VP）对应产生心房波（图 33-7~ 图 33-9）。

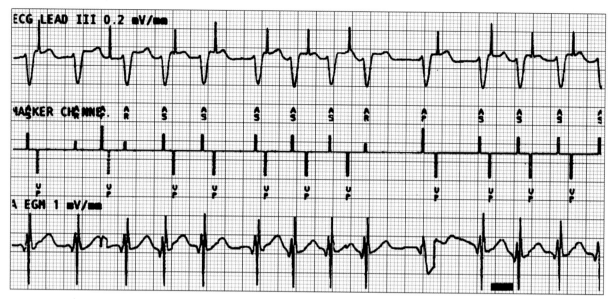

图 33-7　心房心室导线反接合并心脏起搏器文氏现象

　　患者植入 Medtronic 双腔心脏起搏器，模式 DDD，LR 60 次 / 分，UTR 120 次 / 分，Search AV+ 功能开启。心电图显示 AP 脉冲后跟随 QRS 波群，自身 QRS 波群标记为 AS，VP 脉冲引起心房除极，下传产生自身 QRS 波群，不应期外的自身 QRS 波群再次发生 AS，触发心室起搏，SAVI 逐渐延长，直至自身 QRS 波群位于 PVARP 内成为 AR 事件，不再触发心室起搏，为心脏起搏器文氏现象

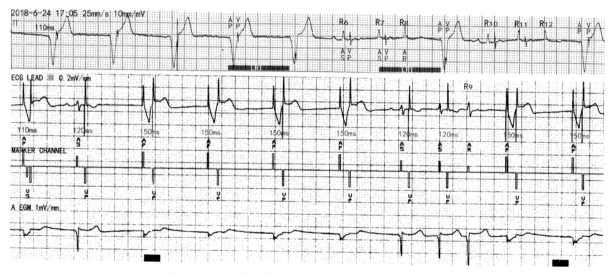

图 33-8　心房心室导线反接的心电图和标记通道

　　患者，女，67 岁，因"窦房结功能障碍"植入 Medtronic Sensia L SEDRL1 双腔心脏起搏器，模式 DDDR，LR 60 次 / 分，UTR 130 次 / 分，PAVI 150 ms，SAVI 120 ms，心房感知灵敏度 0.5 mV，心室感知灵敏度 2.0 mV。术后半个月，患者因心悸就诊。心电图显示：R_6、R_7、R_{10}、R_{11} 与其后的起搏脉冲距离恒定（等于 120 ms），起搏脉冲后的心房波缓慢下传心室，提示心脏起搏器感知 QRS 波群触发心室起搏，VP 脉冲刺激心房，R_8、R_{12} 位于 PVARP 内，成为 AR 事件，不触发心室起搏，其余宽大畸形的 QRS 波群前后均有起搏脉冲，双起搏脉冲间距 110 ms，为 VSP。标记通道显示：有三种房室间期，110 ms 者为 VSP；120 ms 者为 AS-VP 间期，心脏起搏器对自身 QRS 波群标记为 AS 并触发心室起搏（R_9 标记为 AR，不触发心室起搏）；150 ms 者为 AP 脉冲产生 QRS 波群，QRS 波群位于 PAVB 内，VP 脉冲在程控的 PAVI 结束时发放；心脏起搏器对自身 P 波未做标记，提示心房波振幅 <2.0 mV（心室感知灵敏度数值）。程控仪打印参数显示心室转为高输出（5.0 V/1.0 ms）状态。再次手术，术中证实心房心室导线反接

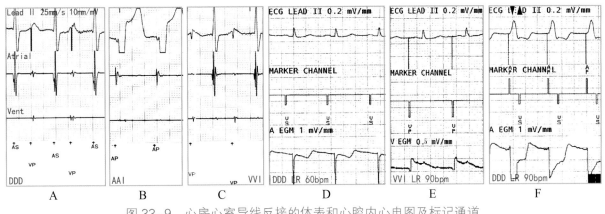

图 33-9　心房心室导线反接的体表和心腔内心电图及标记通道

A~C 为同一个患者，植入 Boston Scientific 双腔心脏起搏器。A. DDD 模式，自身 QRS 波群对应 AS 标记，程控测试，测得 "P" 振幅 >12 mV，"R" 波振幅 2.1 mV。B. AAI 模式，低限频率限制（LRL）90 次 / 分，标记通道显示 AP 标记，紧邻其后有 QRS 波群。C. VVI 模式，LRL 90 次 / 分，标记通道显示 VP 标记，其后有心房波，激动下传产生 QRS 波群。D~F 为同一个患者，植入 Medtronic 双腔心脏起搏器。D. DDD 模式，LR 60 次 / 分，自身心房波标记为 VS，心房腔内心电图显示心房波与体表心电图 QRS 波群对应，但因位于心房空白期内，标记通道未做标记。E. VVI 模式，LR 90 次 / 分，标记通道显示 VP 标记，心电图显示 VP 脉冲激动心房而下传心室。F. DDD 模式，LR 90 次 / 分，标记通道显示 "AP-VS"，AP 脉冲产生 QRS 波群

第三节　心房心室导线反接对心脏起搏器功能的影响

一、自动阈值管理功能

心房心室导线反接时，AP 脉冲夺获心室，VP 脉冲夺获心房（图 33-10，图 33-11），自动阈值管理功能运算法则与所在心腔不匹配，起搏阈值测试错误，可导致起搏能量输出升高，使程控显示的心脏起搏器预期寿命缩短（图 33-1）或自动阈值管理功能无法正常运行（图 33-12）。

二、感知功能测试

心脏起搏器程控检查时，感知功能测试结果显示心脏起搏器自动测得的 P 波（实际为 R 波）振幅常较高，而 R 波（实际为 P 波）振幅常较低（图 33-12）。

三、磁铁试验

心脏起搏器若心房心室导线反接，双腔起搏模式下磁铁试验时，转为 DOO 模式，频率较快的房室顺序起搏，PAVI 因心脏起搏器厂家而异，心房起搏脉冲刺激心室，心室起搏脉冲刺激心房。若患者存在自身房室传导功能，心室起搏脉冲产生的心房波下传产生自身 QRS 波群，随后出现的心房起搏脉冲位于心室肌有效不应期内而发生功能性失夺获。

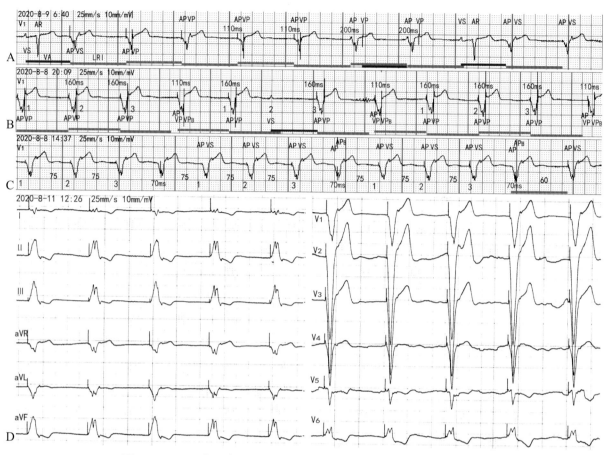

图 33-10　心房心室导线反接合并心房和心室夺获管理功能运行

患者，男，83 岁，植入 Medtronic Sensia SED01 双腔心脏起搏器，被动固定导线（4574-53 cm）植于右心耳，主动固定导线（5076-58 cm）植于右心室流出道间隔部，模式 DDD，LR 60 次/分，PAVI 200 ms。术后 5 年，患者因心悸就诊。A. AP 脉冲产生宽大畸形的 QRS 波群，自身 P 波成为 VS 事件，启动 VA 间期，安排下一个 AP 脉冲发放，VS 事件后的自身 QRS 波群位于 PVARP 内，成为 AR 事件。PAVI 有两种，110 ms 为 VSP，200 ms 为程控值。B. 每三组为一个支持周期，PAVI=160 ms，支持周期结束后 AP-AP 间期延长 125 ms，随后的 AP-VP 间期 =35 ms，VP 脉冲后 110 ms 发放备用的心室起搏（VP$_B$）脉冲，为心室夺获管理功能运行。C. 心房起搏频率变为 75 次/分（LR+15 次/分），每三组为一个支持周期，支持周期结束后，提前 70 ms 发放一个测试的 AP 脉冲，其后 70 ms 处发放一个备用的心房起搏（AP$_B$）脉冲，为心房夺获管理功能运行。D. 程控为 AAI 模式，显示 AP 脉冲后产生类左束支阻滞图形的宽大畸形的 QRS 波群，下壁导联 QRS 波群主波正向，X 线影像显示心房、心室内的导线位置正常，提示心房心室导线与脉冲发生器接口发生了反接

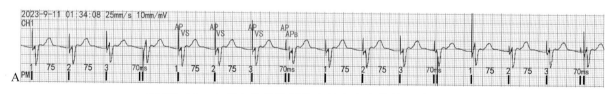

图 33-11　心房心室导线反接合并心房夺获管理功能运行

患者，男，82 岁，因"窦房结功能障碍"植入 Medtronic Advisa DR MRI A3DR01 双腔心脏起搏器，模式 DDD，LR 60 次/分，PAVI 150 ms，SAVI 120 ms。A. AP 脉冲产生宽大畸形的 QRS 波群，心房起搏频率变为 75 次/分（LR+15次/分），每三组为一个支持周期，支持周期结束后，提前 70 ms 发放一个测试的 AP 脉冲，其后 70 ms 处发放一个 AP$_B$ 脉冲，为心房夺获管理功能运行

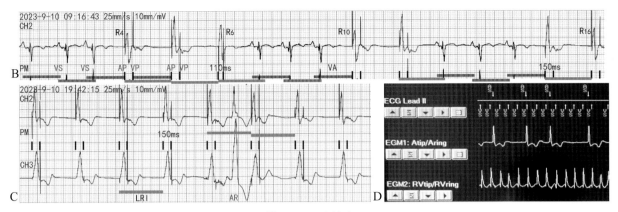

图 33-11（续）

B. 自身心房波成为 VS 事件，启动 VA 间期，安排下一个 AP 脉冲发放，AP 脉冲产生宽大畸形的 QRS 波群，R_4、R_6、R_{10}、R_{16} 为不同程度的室性融合波，PAVI 有两种，110 ms 为 VSP，150 ms 为程控值。C. 心电图显示房室顺序起搏，PAVI=150 ms，AP 脉冲产生宽大畸形的 QRS 波群，室性早搏位于 PVARP 内，成为 AR 事件，不重整起搏周期。D. 程控显示心室率快于心房率，心室节律不齐，提示患者发生了心房颤动、心房心室导线反接（浙江省兰溪市人民医院，蒋如芳　陈柯睿供图）

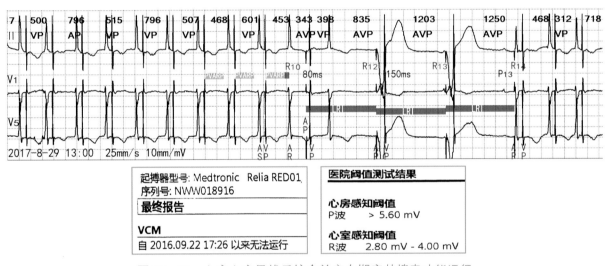

图 33-12　心房心室导线反接合并空白期房扑搜索功能运行

患者，男，78 岁，植入 Medtronic Relia RED01 双腔心脏起搏器，5076-58 cm 导线分别植入右心耳和右心室心尖部，术中测试参数理想，模式 DDD，LR 50 次/分，PAVI 150 ms，SAVI 120 ms，空白期房扑搜索（BFS）功能开启，非竞争性心房起搏功能开启。患者因心悸行动态心电图检查，起初见起搏脉冲快速发放，与自身 QRS 波群距离恒定（等于 120 ms），起搏脉冲后跟随 P′波，心房线路感知 QRS 波群触发心室起搏，VP 脉冲刺激心房，提示心房心室导线反接。R_{10} 不再触发 VP 脉冲发放，提示 R_{10} 位于 PVARP 内成为 AR 事件，AR 事件后 300 ms 发放 AP 脉冲，PAVI 缩短至 80 ms，提示 BFS 功能运行，此时的 AP 脉冲（实际刺激心室）因位于心室肌有效不应期内而发生功能性失夺获。窦性 P 波（P_{13}）未抑制预期的 AP 脉冲发放，说明心房感知不足（实际是心室线路未感知 P_{13}）。R_{14} 为假性融合波，R_{12}、R_{13} 为 AP 脉冲产生，R_{12}~R_{14} 位于 PAVB 内，其后的 VP 脉冲在 PAVI（150 ms）结束时发放。程控仪打印参数：心室夺获管理（VCM）功能无法运行，心房感知阈值：P 波 >5.60 mV，心室感知阈值：R 波 2.80~4.00 mV，证实心房心室导线反接（陕西省人民医院，曹怿玮供图）

第四节 心房心室导线反接的预防与处理

心房心室导线反接属于医源性问题，重在预防，一旦确诊，应尽早手术，使导线与脉冲发生器正常连接。

一、心房心室导线反接的预防

心房和心室导线在接入脉冲发生器之前必须仔细区分，以防导线反接。

（一）导线颜色和字母

心房和心室导线尾端颜色不同，可以进行区分。如 Medtronic 心房导线标记为红色 ATR；心室导线标记为黑色 VEN。

（二）导线长度数值

导线尾端标记有导线的长度，一般心房导线（52 cm、53 cm）的长度常短于心室导线（58 cm、60 cm）。当心房、心室采用长度一样的导线时，便不能依靠长度数值区分心房心室导线。

（三）起搏验证

在将导线插入脉冲发生器接口前，利用体外临时起搏，观察起搏脉冲后跟随心房波还是 QRS 波群，从而确认心房、心室导线，这是简便有效的最可靠方法。

1. 自身心率较慢时

导线植入完成后自身心率较慢者，先将一根导线与脉冲发生器连接，心电监护若显示心室起搏图形，且频率增快至 60 次 / 分（创领心律医疗 /Sorin 单腔心脏起搏器 70 次 / 分），则提示为心室导线；若出现心房起搏图形，起搏频率增快至 60 次 / 分（或 70 次 / 分），则提示为心房导线。Boston Scientific 双腔心脏起搏器，术中仅将一根导线与脉冲发生器心房接口连接时，不能发挥心房起搏功能。

2. 自身心率较快时

导线植入完成后自身心率较快者，在连接脉冲发生器后，心脏起搏器呈感知状态，无法准确判断导线是否连接正确。因此，要求导线与脉冲发生器连接前，必须进行快速的临时起搏验证。

二、心房心室导线反接的处理

（一）手术纠正心房心室导线反接

尽早手术纠正心房心室导线反接，可恢复房室同步性，既不担心程控为单心房起搏时发生房室阻滞，也不会因程控为单心室起搏时丧失心房辅助作用、增加起搏器综合征及房性心律失常的发生。

（二）程控为 VVI（R）模式

若患者房室传导功能正常，可以将心脏起搏器模式程控为 VVI（R），实际工作模式为 AAI（R），发挥生理性起搏作用且延长了心脏起搏器的使用寿命，但需要定期随访检测房室传导功能状态，以免发生房室阻滞而导致单心房起搏无法达到治疗效果。

（三）程控为 AAI（R）模式

假若患者房室传导功能不良，患者拒绝接受再次手术，可将心脏起搏器模式程控为 AAI（R），实际工作模式为 VVI（R），在心脏起搏器电耗竭更换脉冲发生器时纠正导线位置。应注意单心室起搏所引起的起搏器综合征及促发房性心律失常的危险性。

（牟延光）

第三十四章 心脏起搏器相关的试验

心脏起搏器术后随访的具体方法包括症状询问、体格检查、X线检查、心脏超声检查、心电图、动态心电图、心脏起搏器程控等，其中以心脏起搏器程控尤其重要。磁铁试验和胸壁刺激试验有时也用于心脏起搏器的随访、检测。

第一节 磁铁试验

一、心脏起搏器的磁铁反应

将磁铁置于脉冲发生器上方，心脏起搏器内舌簧开关被磁铁吸合（图34-1），可使按需型心脏起搏器转变为固定频率起搏，心脏起搏器表现为AOO、VOO或DOO工作方式，此时的起搏频率称磁铁频率（magnet rate）。磁铁频率主要用于单、双腔心脏起搏器、心脏再同步化治疗（CRT-P）起搏器。磁共振成像（MRI）检查专用模式开启后，心脏起搏器无磁铁反应。植入型心律转复除颤器（ICD）和心脏再同步化治疗除颤器（CRT-D）不设磁铁频率，脉冲发生器表面放置磁铁后，会在一段时间内中断心动过速的识别及治疗。

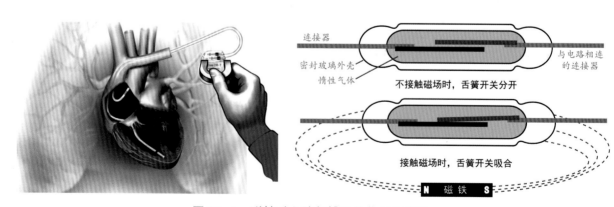

连接器
密封玻璃外壳
惰性气体
与电路相连的连接器
不接触磁场时，舌簧开关分开
接触磁场时，舌簧开关吸合
N 磁铁 S

图34-1 磁铁对心脏起搏器的作用示意图

（一）Abbott（ST. JUDE）ICD/CRT-D

Abbott（ST. JUDE）ICD/CRT-D 磁铁反应可程控选项有：正常（normal）和忽略（ignore），默认正常（图 34-2C、D）。ICD/CRT-D 接触磁铁时不影响心动过缓起搏，在"忽略"状态下，起搏器对放置磁铁无反应，快速性心律失常检测和治疗继续进行；在"正常"状态下，强磁场会使快速性心律失常检测和治疗暂停 8 小时，如果无法通过程控关闭快速性心律失常检测和治疗时，可以通过加放磁铁暂停快速性心律失常检测和治疗。

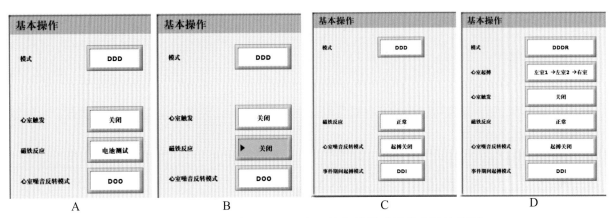

图 34-2　Abbott（ST. JUDE）心脏起搏器磁铁反应程控界面

A、B. Abbott（ST. JUDE）Accent MRI PM2124 双腔心脏起搏器磁铁反应程控界面图。C. Fortify DR CD2231-40Q 双腔 ICD 磁铁反应程控界面。D. Quadra Assure MP 3371-40Q CRT-D 磁铁反应程控界面

（二）Biotronik ICD/CRT-D

接触磁铁时，ICD/CRT-D 会中断心动过速的识别及治疗 8 小时，若持续接触磁铁，8 小时后将重启心动过速的识别与治疗，若需中断心动过速的识别与治疗超过 8 小时，可取走磁铁后再重新放置。

（三）Medtronic ICD/CRT-D

接触磁铁时，心动过速的识别及治疗将中断。程控时，ICD/CRT-D 发放报警声响，当建立遥测通信时，ICD/CRT-D 对程控头内的磁铁不再发生反应。ICD/CRT-D 植入后 6 小时内和植入前，接触磁铁时，不会发放报警声响。

（四）Boston Scientific ICD/CRT-D

磁铁反应方式为"治疗抑制"时，接触磁铁后心动过速治疗被抑制，同时发放报警声响，心脏起搏器当处于安全核状态时，磁铁抑制心动过速治疗，但不发放报警声响。磁铁不影响心动过缓起搏。

二、磁铁试验的起搏模式

接触磁铁后，心脏起搏器的磁铁模式基于其永久性的模式设置。

（一）心房起搏模式

AAI（R）、AAI-CLS、ADI（R）、AAT（R）、AOO 模式下，磁铁试验时，心脏起搏器转为AOO 模式。

（二）心室起搏模式

VVI（R）、VVI-CLS、VDD（R）、VDI（R）、VVT（R）、VOO 模式下，磁铁试验时，心脏

起搏器转为 VOO 模式。

（三）双腔起搏模式

双腔心脏起搏器及 CRT-P 起搏器在双腔起搏模式（如 DDD、DDDR、DDD-CLS、DVI、DVIR、DDI、DDIR、AAI<=>DDD、AAIR<=>DDDR、DDD-ADI、DDDR-ADIR、DOO 模式）下，磁铁试验时，心脏起搏器转为 DOO 模式。CRT-P 起搏器磁铁频率起搏时，心室起搏设置同程控值。

（四）起搏关闭

起搏关闭（模式为 ODO、OVO、OAO、OFF）状态时，心脏起搏器对磁铁不会发生反应，即磁铁模式为 OOO。

三、磁铁频率

（一）磁铁频率的特点

心脏起搏器的磁铁反应可以程控开启或关闭。磁铁频率为内在设置，数值不能程控更改，可伴随心脏起搏器电耗竭而下降。

（二）正常的磁铁频率

1. Medtronic，芯彤，Vitatron A、E、G、Q 系列心脏起搏器

脉冲发生器电池良好时，磁铁频率为 85 次 / 分。接触磁铁后，Vitatron A、E、G、Q 系列，芯彤和 Advisa 之前的心脏起搏器先出现三次 100 次 / 分频率的起搏，Astra、Azure 心脏起搏器先出现五次 100 次 / 分频率的起搏。

2. Biotronik、秦明心脏起搏器

脉冲发生器电池良好时，磁铁频率为 90 次 / 分。

3. Abbott（ST. JUDE）心脏起搏器

（1）Affinity 之前的大多数心脏起搏器：脉冲发生器电池良好时，磁铁频率等于程控的基本频率。

（2）Affinity、Entity、Integrity、Verity、Identity、Victory、Zephyr、Sustain 心脏起搏器，Frontier、Frontier Ⅱ CRT-P 心脏起搏器：脉冲发生器电池良好时，磁铁频率为 98.6 次 / 分。

（3）Regency、Microny 心脏起搏器：脉冲发生器电池良好时，磁铁频率为 99.7 次 / 分。

（4）Accent 及其以后的心脏起搏器，Anthem、Allure、Allure Quadra、Quadra Allure MP 系列 CRT-P 起搏器：脉冲发生器电池良好起搏器工作开始时（BOS/BOL）的磁铁频率为 100 次 / 分。

4. Boston Scientific、Vitatron C、T 系列心脏起搏器

脉冲发生器电池良好时，磁铁频率为 100 次 / 分。

5. 创领心律医疗（Sorin）心脏起搏器

脉冲发生器电池良好时，磁铁频率为 96 次 / 分。

（三）磁铁频率或节律改变

1. 磁铁频率下降

磁铁频率下降常提示心脏起搏器电耗竭，一般磁铁频率下降≥ 10%，为电耗竭的指标，建议更换心脏起搏器。

2. 磁铁频率不齐

（1）脉冲发生器故障。

（2）导线故障：导线断裂或与脉冲发生器连接不良，尽管起搏脉冲正常发出，但因线路断开，起搏电流无法传递至心肌，心电图表现为无起搏脉冲发放或间断发放起搏脉冲。起搏脉冲间断发放时，长起搏间期是短起搏间期的整数倍（图34-3），类似激动传出阻滞。

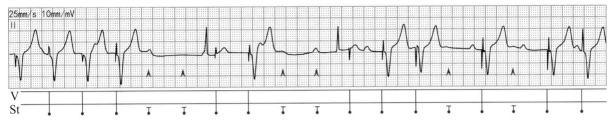

图 34-3　磁铁频率不齐

患者，女，35 岁，植入单心室起搏器。磁铁试验时，心室起搏（VP）脉冲发放的节律不规整，箭头所示为 VP 脉冲应该发放的位置，长 VP-VP 间期是短 VP-VP 间期的整数倍，升高心室起搏电压，此现象仍存在，提示可能为导线故障引起间歇性心室无输出

（四）磁铁频率与自身心率

磁铁频率快于自身心率时，起搏脉冲夺获心肌，心电图表现为连续的起搏图形；磁铁频率≤自身心率时，可出现竞争性心律失常，容易出现真 / 假融合波及起搏脉冲功能性失夺获。

（五）磁铁频率与导线极性识别未完成的鉴别

具有导线极性自动识别功能的心脏起搏器可识别导线极性，并自动调整心脏起搏器参数，避免了由于误程控引起的导线极性和心脏起搏器设置参数的不匹配。导线极性识别无法自动完成时，可表现为磁铁频率长时间非同步起搏，此时，通过程控使起搏、感知极性与所植入的导线一致，即可消除非同步起搏。

四、磁铁试验的用途

（一）区分心脏起搏器

1. 区分心脏起搏器类型

单心房起搏器和双腔心脏起搏器及 CRT 起搏器双腔起搏模式下，均可表现为 AAI（R）工作方式；单心室起搏器和双腔心脏起搏器及 CRT 起搏器因快速性房性心律失常自动模式转换为非心房跟踪模式后，其心电图均可呈 VVI 工作方式。磁铁试验时，单心房起搏器固定频率发放心房起搏（AP）脉冲；单心室起搏器固定频率发放心室起搏（VP）脉冲；双腔心脏起搏器及 CRT-P 起搏器双腔起搏模式下，磁铁试验时，固定频率发放 AP、VP 脉冲，依据上述特点，可以初步判断心脏起搏器的类型。

2. 区分心脏起搏器厂家

不同厂家的心脏起搏器对磁铁反应不同，据此可以初步区分心脏起搏器厂家。

（二）诊断起搏心腔和起搏功能

当自身心率快于心脏起搏器的低限频率（LR）时，起搏脉冲发放受抑制。脉冲发生器接触磁铁后，起搏脉冲固定频率发放，通过观察心肌有效不应期外的起搏脉冲是否产生了相应的除极波，可判断起搏的心腔和起搏功能（图34-4）。

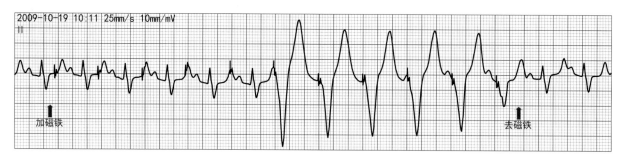

图 34-4　单心室起搏器磁铁试验心电图

　　患者，女，14 岁，因"阵发性三度房室阻滞"植入单心室起搏器，模式 VVI，LR 60 次 / 分。3 个月后复查，自身心率高于 LR，为了解心脏起搏器的起搏功能，行磁铁试验。心电图显示：脉冲发生器上方放置磁铁后，心脏起搏器呈固定频率起搏（100 次 / 分），前五个起搏脉冲位于心室肌有效不应期内，自第六个心室起搏脉冲开始夺获心室，产生宽大畸形的 QRS 波群，与窦性激动共同除极心室时，QRS 波形渐变，呈手风琴现象

　　（三）测试电池状态

　　心脏起搏器电池电量充足时的磁铁频率又称 BOS/BOL 磁铁频率，不同厂家和（或）型号，其正常值不同，磁铁频率较正常值下降提示心脏起搏器电耗竭。

　　（四）阈值及阈值范围测试

　　Medtronic、Boston Scientific 心脏起搏器磁铁试验时可进行阈值范围测试。Abbott（ST. JUDE）Regency、Microny 心脏起搏器可通过磁铁试验进行 Vario 阈值测试。

　　（五）终止心动过速

　　磁铁试验可使按需型心脏起搏器转变为固定频率起搏，从而终止起搏器介导性心动过速（图 34-5），有时也可终止起搏器奔放。若起搏脉冲刺激到达心动过速的折返环并进入可激动间隙，就有可能终止如房室折返性心动过速、房室结折返性心动过速、室性心动过速等折返性心动过速。

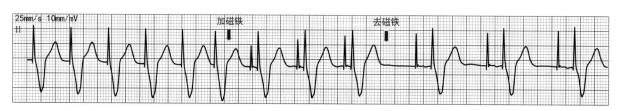

图 34-5　磁铁试验终止起搏器介导性心动过速

　　患者植入 Biotronik 双腔心脏起搏器，模式 DDD，基础频率 60 次 / 分，PAVI 225 ms。心电图显示快频率的心室起搏，放置磁铁后，心脏起搏器转为 DOO 模式，PAVI=100 ms，起搏频率变为 90 次 / 分（磁铁频率），起搏器介导性心动过速终止，取走磁铁后，心脏起搏器恢复为房室顺序起搏，PAVI=225 ms，起搏频率 = 基础频率

五、磁铁试验的副作用

　　（一）导致心律失常

　　磁铁试验时，心脏起搏器以固定的频率、非同步起搏，常引起竞争性心律失常，少数情况下，尤其是 QT 间期延长、电解质紊乱、药物中毒、心肌缺血等高危患者，可因 VP 脉冲位于心室易损期内，而引发室性心动过速（图 34-6）甚至心室颤动，因此，磁铁试验时应加强监护。心脏起搏器电耗竭

时磁铁试验偶可引发起搏器奔放，目前此情况已经罕见。

（二）加速心脏起搏器电耗竭

心脏起搏器电耗竭时磁铁试验可加速电耗竭，偶可造成无起搏输出，因此，对于完全依赖起搏的患者，心脏起搏器电耗竭时一般不进行磁铁试验。

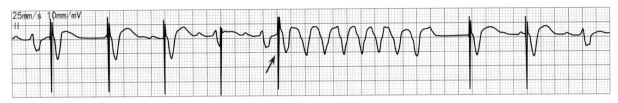

图 34-6　磁铁试验引发室性心动过速

患者因"房室阻滞"植入单心室起搏器，LR 75 次 / 分。随访时，因自身心室率较快，为了解心脏起搏器功能状态进行磁铁试验（磁铁频率 75 次 / 分）。磁铁试验过程中箭头所示的 VP 脉冲位于心室易损期内，引发短阵室性心动过速，立即移走磁铁，室性心动过速自行终止（解放军总医院，崔俊玉供图）

六、不同厂家及型号心脏起搏器的磁铁反应

不同厂家或同一厂家不同型号的心脏起搏器对磁铁的反应不同，磁铁试验终止后，有些心脏起搏器仍可持续一定次数的非同步起搏。

（一）Medtronic，芯彤和 Vitatron A、E、G、Q 系列心脏起搏器

Medtronic，芯彤和 Vitatron A、E、G、Q 系列心脏起搏器磁铁反应方式不可程控。放置磁铁或通过程控仪启动磁铁模式（magnet mode）后，心脏起搏器转为非同步模式。心脏起搏器在以下情况时无磁铁反应：① ICD、CRT-D 心脏起搏器；② MRI SureScan 状态开启时；③心脏起搏器与程控仪建立通讯后；④心脏起搏器接受程控之后，"是否即时中断通讯"选项默认为否，即程控仪与心脏起搏器之间的通讯并不立即完全中断，心脏起搏器程控结束后 1 小时内对磁铁无反应（图 34-9D），如此，可避免了磁铁频率反应给患者带来的不适，也减少了再次程控读取信息的时间。

1. Vitatron A、E、G、Q 系列，芯彤和 Medtronic Advisa 系列之前的心脏起搏器，Syncra 之前的 CRT-P 起搏器

脉冲发生器放置磁铁后，心脏起搏器转为非同步模式，先进行阈值范围测试（threshold margin test，TMT）。开始三次起搏频率 100 次 / 分（双腔或 CRT-P 起搏器 PAVI=100 ms），第三跳起搏电压自动下降 20% 或脉宽下降 25%（Kappa400 及其之前的心脏起搏器），若仍能起搏，提示具有阈值安全范围，若失夺获，提示输出安全范围不足，应调整起搏能量输出；之后以 85 次 / 分频率非同步模式起搏（双腔或 CRT-P 起搏器 PAVI= 程控值），直至移去磁铁。双腔或 CRT-P 起搏器加磁铁后，前三跳的心室起搏频率等于 100 次 / 分，由于一般情况下 PAVI 程控值 >100 ms，第一跳，PAVI 由长变为短，心房起搏频率低于 100 次 / 分；第三、四跳转换时，PAVI 由短变长，心房起搏频率快于 85 次 / 分（图 34-7~ 图 34-11）。

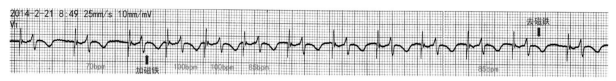

图 34-7　Medtronic 单心房起搏器磁铁反应

　　患者，男，61 岁，因"窦房结功能障碍"植入 Medtronic Relia RESR01 单心房起搏器，模式 AAI，LR 70 次 / 分，单极起搏。脉冲发生器上方放置磁铁后，心脏起搏器首先以 100 次 / 分频率发放心房起搏（AP）脉冲三次，AP 脉冲均夺获心房，提示心房起搏能量输出具有安全范围。第四个 AP 脉冲后，心房起搏频率变为 85 次 / 分，提示电池良好。去磁铁后，恢复 LR 心房起搏

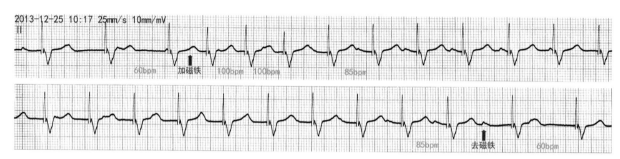

图 34-8　Medtronic 单心室起搏器磁铁反应

　　患者，女，79 岁，因"三度房室阻滞"植入 Medtronic Sigma SS103 单心室起搏器 8 年，模式 VVI，LR 60 次 / 分。脉冲发生器上方放置磁铁后，心脏起搏器首先以 100 次 / 分频率发放 VP 脉冲三次，VP 脉冲均夺获心室，提示心室起搏能量输出具有安全范围，随后心室起搏频率变为 85 次 / 分，提示电池电量充足。去磁铁后，恢复 LR 心室起搏

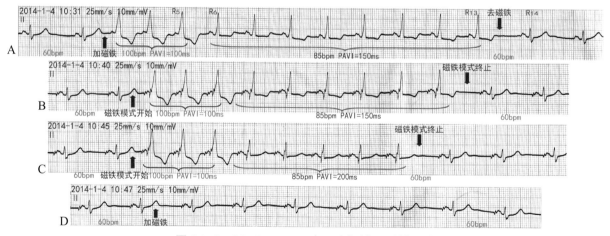

图 34-9　Medtronic 双腔心脏起搏器磁铁反应

　　患者，女，54 岁，因"窦房结功能障碍"植入 Medtronic Relia REDR01 双腔心脏起搏器，心室导线位于右心室流出道，心房导线位于右心耳，模式 DDD，LR 60 次 / 分。A. PAVI 150 ms，双极起搏，心脏起搏器起初呈"AP-VS"工作方式，脉冲发生器上方放置磁铁后转为 DOO 模式，前三跳，PAVI=100 ms，起搏频率 100 次 / 分，为阈值范围测试。第四跳开始，PAVI 恢复为 150 ms，起搏频率 85 次 / 分。去磁铁后，恢复"AP-VS"工作方式。因为双极起搏，所以 AP、VP 起搏脉冲不明显，R₆~R₁₃ 为心室起搏融合波。B. PAVI 150 ms，单极起搏，心脏起搏器起初呈"AP-VS"工作方式，通过程控仪启动磁铁模式后，转为 DOO 模式，最初三跳，起搏频率 100 次 / 分，PAVI=100 ms，为阈值范围测试。从第四跳开始，转为起搏频率 85 次 / 分，PAVI 恢复至 150 ms。磁铁模式终止后，恢复"AP-VS"工作方式。C. PAVI 200 ms，单极起搏，心脏起搏器起初呈"AP-VS"工作方式，通过程控仪启动磁铁模式后，转为 DOO 模式，最初三跳，起搏频率 100 次 / 分，PAVI=100 ms，为阈值范围测试。从第四跳开始，转为起搏频率 85 次 / 分，PAVI 恢复至 200 ms。磁铁模式终止后，恢复"AP-VS"工作方式。D. 程控结束后 2 分钟，重新在脉冲发生器上方放置磁铁，心脏起搏器对磁铁不再发生反应

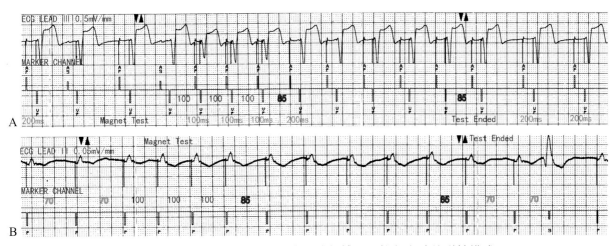

图 34-10 Medtronic 单 / 双腔心脏起搏器程控仪启动的磁铁模式

A. 患者，男，88 岁，因"二度房室阻滞"植入 Medtronic Relia REDR01 双腔心脏起搏器，模式 DDD，LR 60 次 / 分，PAVI 200 ms。经程控仪启动磁铁模式后，心脏起搏器转为 DOO 模式，前三跳，PAVI=100 ms，起搏频率 100 次 / 分，随后 PAVI=200 ms，起搏频率 85 次 / 分，终止磁铁测试后，心脏起搏器恢复原来的工作方式。B. 患者，男，80 岁，因"心房颤动伴缓慢心室率"植入 Medtronic Relia RESR01 单心室起搏器，模式 VVI，LR 70 次 / 分，经程控仪启动磁铁模式后，心脏起搏器转为 VOO 模式，前三跳，起搏频率 100 次 / 分，随后起搏频率 85 次 / 分，终止磁铁测试后，心脏起搏器恢复 VVI 工作方式

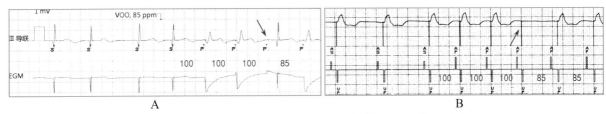

图 34-11 Medtronic 单 / 双腔心脏起搏器阈值范围测试

A. 患者，女，73 岁，因"心房颤动伴长 RR 间期"植入 Medtronic Relia RES01 单心室起搏器，模式 VVI，LR 60 次 / 分，经程控仪启动磁铁模式后，心脏起搏器转为 VOO 模式，前三跳，心室起搏频率 100 次 / 分，第三跳因心室起搏能量输出减低而出现心室失夺获，随后起搏频率 85 次 / 分。B. 患者，男，75 岁，因"三度房室阻滞"植入 Medtronic Relia RED01 双腔心脏起搏器，模式 DDD，LR 60 次 / 分。经程控仪启动磁铁模式后，心脏起搏器转为 DOO 模式，前三跳，PAVI=100 ms，起搏频率 100 次 / 分，第三跳因心室起搏能量输出减低而出现心室失夺获，随后起搏频率 85 次 / 分

2. Advisa、Syncra 及其以后的 CRT-P 起搏器

放置磁铁或通过程控仪启动磁铁模式后，双腔起搏时转为 DOO 模式（PAVI= 程控值），心房起搏时转为 AOO 模式，心室起搏时转为 VOO 模式。电池良好时，磁铁频率为 85 次 / 分（ERI 状态时 65 次 / 分）。程控仪启动磁铁模式时，持续时间（strip durations）默认 10 秒（可程控值 10、15、20、25、30 秒），也可手动终止（图 34-12，图 34-13）。

3. Astra、Azure 心脏起搏器

脉冲发生器接触磁铁或经程控仪启动磁铁模式后，双腔起搏时转为 DOO 模式（PAVI= 程控值），心房起搏时转为 AOO 模式，心室起搏时转为 VOO 模式。电池良好状态下，脉冲发生器接触磁铁时，

先出现五次 100 次 / 分的起搏，然后起搏频率变为 85 次 / 分（图 34-14）；程控仪启动磁铁模式时，起搏频率为 85 次 / 分（图 34-15）。ERI 状态时磁铁频率变为 65 次 / 分。

（二）Vitatron C、T 系列心脏起搏器

脉冲发生器上方放置磁铁或通过程控仪启动磁铁模式后，双腔起搏时转为 DOO 模式（PAVI=100 ms），心房起搏时转为 AOO 模式，心室起搏时转为 VOO 模式，起搏频率 100 次 / 分（图 34-16，图 34-17）。

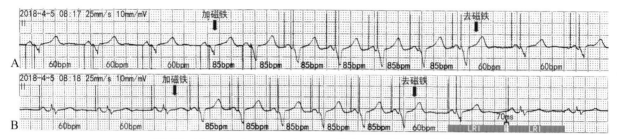

图 34-12　Medtronic Advisa 双腔心脏起搏器磁铁试验

患者，女，78 岁，因"窦房结功能障碍"植入 Medtronic Advisa DR MRI A3DR01 双腔心脏起搏器，LR 60 次 / 分，PAVI 150 ms。A. 模式 DDD，脉冲发生器上方放置磁铁后，起搏频率转为 85 次 / 分，PAVI 为程控值（150 ms），去磁铁后，即刻恢复 DDD 模式。B. 模式 AAI<=>DDD，脉冲发生器上方放置磁铁后，心脏起搏器转为 DOO 模式，起搏频率 85 次 / 分，PAVI 为程控值（150 ms）。去磁铁后，心脏起搏器恢复一跳房室顺序起搏，然后 AA 间期延长 70 ms（150 ms-80 ms）房室传导检测成功，转为 AAI+ 模式

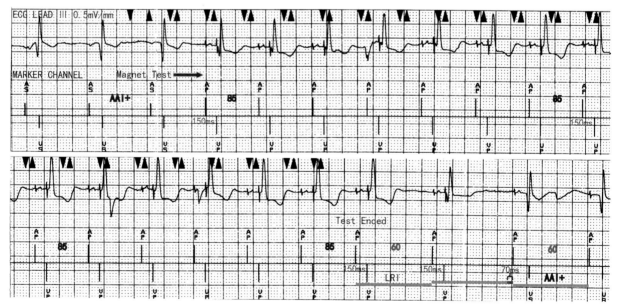

图 34-13　Medtronic Advisa 双腔心脏起搏器程控仪启动磁铁模式

患者，男，59 岁，因"二度房室阻滞"植入 Medtronic Advisa DR MRI A3DR01 双腔心脏起搏器，模式 AAI<=>DDD，LR 60 次 / 分，低限频率间期（LRI）1000 ms，PAVI 150 ms。通过程控仪启动磁铁模式，持续时间 10 秒，上下图为连续记录。磁铁测试开始后，心脏起搏器转为 DOO 模式，PAVI=150 ms，起搏频率固定为 85 次 / 分，持续 10 秒后自动终止磁铁测试。磁铁模式终止后，出现一跳房室顺序起搏，PAVI=150 ms，随后 AP-AP 间期延长 70 ms，房室传导检测成功，转为 AAI+ 模式。房室传导检测时，AA 间期延长值 =PAVI-80 ms=150 ms-80 ms=70 ms

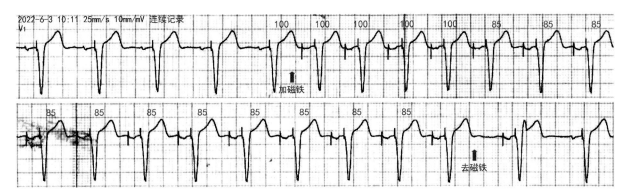

图 34-14 Medtronic Astra 双腔心脏起搏器放置磁铁进行磁铁试验

患者，男，84 岁，因"三度房室阻滞"植入 Medtronic Astra XT DR MRI X2DR01 双腔心脏起搏器，模式 DDDR，LR 60 次 / 分，PAVI 180 ms，SAVI 150 ms。连续记录的心电图显示：心脏起搏器起初呈 VAT 工作方式，脉冲发生器上方放置磁铁后，心脏起搏器转为 DOO 模式，PAVI=180 ms，先出现五次 100 次 / 分的起搏频率，然后起搏频率变为 85 次 / 分，移走磁铁后，心脏起搏器恢复原来的 DDDR 模式

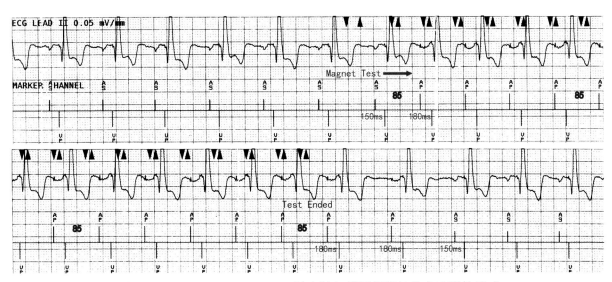

图 34-15 Medtronic Astra 双腔心脏起搏器经程控仪启动磁铁模式

患者，女，49 岁，因"三度房室阻滞"植入 Medtronic Astra S DR MRI X3DR01 双腔心脏起搏器，模式 DDD，LR 60 次 / 分，PAVI 180 ms，SAVI 150 ms。上下图为连续记录，心脏起搏器起初呈 VAT 工作方式，经程控仪启动磁铁模式后，心脏起搏器转为 DOO 模式，PAVI=180 ms，起搏频率变为 85 次 / 分，停止磁铁模式后，心脏起搏器恢复原来的 DDD 模式

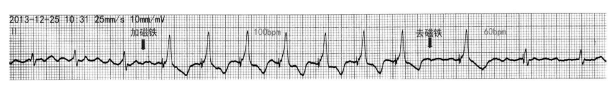

图 34-16 Vitatron 单心室起搏器磁铁试验

患者，男，80 岁，因"心房颤动伴长 RR 间期"植入 Vitatron C10 S 单心室起搏器 9 年，模式 VVI，LR 60 次 / 分。脉冲发生器上方放置磁铁时，心脏起搏器转为 VOO 模式，心室起搏频率增快至 100 次 / 分，移走磁铁，心脏起搏器恢复 VVI 模式

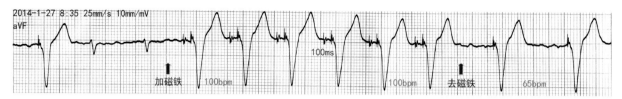

图 34-17　Vitatron 双腔心脏起搏器磁铁试验

患者，男，67 岁，因"窦房结功能障碍"植入 Vitatron C50 D 双腔心脏起搏器，模式 DDD，LR 65 次 / 分，PAVI 200 ms，SAVI 180 ms。心电图显示：心房颤动，脉冲发生器上方放置磁铁前，心脏起搏器呈 VVI 工作方式，放置磁铁后，转换为 DOO 模式，PAVI=100 ms，起搏频率增快至 100 次 / 分，去磁铁后，心脏起搏器恢复加磁铁前的模式

（三）Abbott（ST. JUDE）心脏起搏器

大多数 Abbott（ST. JUDE）心脏起搏器（包括单、双腔心脏起搏器和 CRT-P 起搏器）的磁铁反应可程控选项有：电池测试（battery test）和关闭（off），默认电池测试（图 34-2A、B）。Regency、Microny 系列心脏起搏器磁铁反应有：关闭、打开，可进行阈值自动测试。Trilogy 心脏起搏器磁铁反应方式有：关闭（off）、打开（on）和暂时关闭（temporary off），默认暂时关闭。

1. 磁铁反应关闭

心脏起搏器对放置磁铁无反应，仍保留感知和起搏功能，进行按需起搏，除非已经达到择期更换指征（ERI）状态。

2. 电池测试

磁铁反应发生时，双腔起搏时转为 DOO 模式（PAVI=120 ms），心房起搏时转为 AOO 模式（图 34-18），心室起搏时转为 VOO 模式（图 34-19），起搏频率转为磁铁频率（图 34-20）。心室自动夺获功能开启的状态下，去磁铁后心脏起搏器恢复原起搏频率并启动心室阈值搜索，PAVI=50 ms，脉宽固定（0.4 ms），心室起搏电压每两跳降低 0.25 V，直至连续两次心室失夺获，然后每两跳心室起搏电压升高 0.125 V，直至连续两次心室夺获，此时的起搏电压即为心室起搏阈值（图 34-21）。

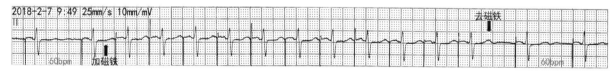

图 34-18　Abbott（ST. JUDE）单心房起搏器磁铁试验

患者，女，80 岁，因"窦房结功能障碍"植入 Abbott（ST. JUDE）Regency 2402L 单心房起搏器，模式 AAI，基本频率 60 次 / 分。脉冲发生器上方放置磁铁后，心脏起搏器转为 AOO 模式，心房起搏频率增快至 99.7 次 / 分，去除磁铁后，心脏起搏器恢复 AAI 模式，心房起搏频率等于基本频率

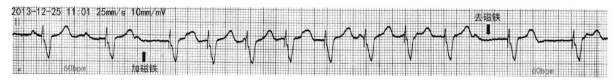

图 34-19　Abbott（ST. JUDE）单心室起搏器磁铁试验

患者，女，80 岁，因"三度房室阻滞"植入 Abbott（ST. JUDE）Verity ADx XL SR 5156 单心室起搏器，模式 VVI，基本频率 60 次 / 分。脉冲发生器上方放置磁铁（箭头所示）时，心脏起搏器转为 VOO 模式，心室起搏频率增快至 98.6 次 / 分，移走磁铁，心脏起搏器恢复 VVI 模式，心室起搏频率等于基本频率

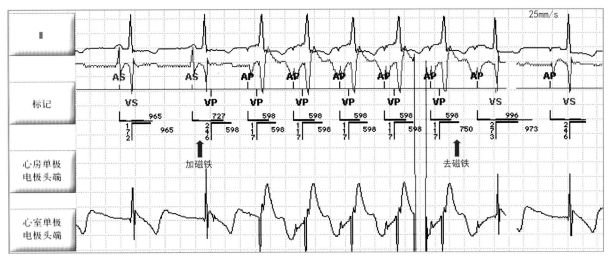

图 34-20 Abbott（ST. JUDE）双腔心脏起搏器磁铁试验的心电图和标记通道

患者，女，74岁，因"窦房结功能障碍"植入 Abbott（ST. JUDE）Endurity MRI PM 2172 双腔心脏起搏器，模式 DDD，基本频率 60 次 / 分，PAVI 300 ms，SAVI 250 ms。脉冲发生器上方放置磁铁后，起搏器由 "AS-VS" 工作方式转为房室顺序起搏，PAVI=120 ms（标记通道显示 PAVI 为 117 ms），起搏频率增快至 100 次 / 分（标记通道显示起搏间期为 598 ms），移走磁铁后，心脏起搏器呈 "AP-VS" 工作方式，起搏频率等于基本频率

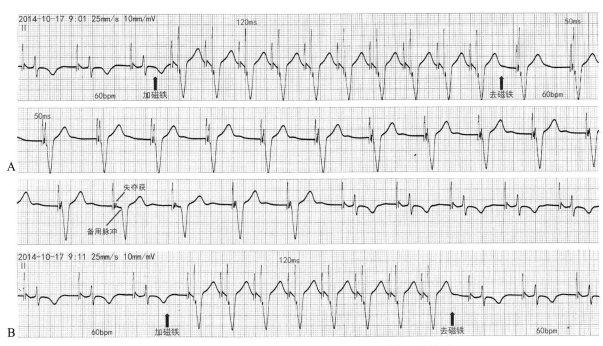

图 34-21 Abbott（ST. JUDE）双腔心脏起搏器磁铁试验

患者，女，67岁，因"窦房结功能障碍"植入 Abbott（ST. JUDE）Verity ADx XL DR 5356 双腔心脏起搏器，心室导线植于右心室心尖部，心房导线植于右心房后侧壁，模式 DDD，基本频率 60 次 / 分，PAVI 300 ms，SAVI 200 ms。A. 心室自动夺获功能开启，心电图为连续描记，脉冲发生器上方放置磁铁后，心脏起搏器转为 DOO 模式，PAVI=120 ms，起搏频率 98.6 次 / 分，移除磁铁后，恢复基本频率起搏，随即启动心室阈值搜索，PAVI=50 ms，心室起搏电压每两跳降低一次，直至连续两次心室失夺获，心室失夺获时发放备用的心室起搏脉冲，然后每两跳心室起搏电压升高一次，直至连续两次心室夺获，此时的起搏电压即为心室起搏阈值。B. 心室自动夺获功能关闭，移走磁铁后，心脏起搏器恢复 DDD 模式（心电图表现为 "AP-VS" 工作方式），不再进行心室阈值搜索

3. Vario 阈值测试

Regency、Microny 系列心脏起搏器具有 Vario 功能，默认关闭，可经程控仪开启。

（1）Vario 功能的用途：①测试电池状态，在没有程控仪的情况下通过放置磁铁并观察心电图表现可判断心脏起搏器的电池状态；②测试阈值，Vario 阈值测试是一种半自动阈值测试。

（2）运行方法：①程控方法：通过程控仪选择"Tests"按钮，选择"Vario"键，再选择"Start Test"开始 Vario 阈值测试，程控仪可以重新程控下列参数：临时性 30 次 / 分（Temp 30）程控为"关闭"（如果已打开的话），"Vario"标记和"磁铁反应"程控为"打开"（如果已关闭的话），脉冲电压 4.5 V，脉宽 0.49 ms，心室自动夺获（V. AutoCapture）功能程控为"关闭"（如果已打开的话）。点击"End Test"或"Cancel"可随时终止测试（图 34-22）。②磁铁方法：Vario 功能程控开启后，在脉冲发生器上方放置磁铁，心脏起搏器将依次进行磁铁频率电池测试和阈值测试，取走磁铁，可终止测试。Vario 功能关闭时，接触磁场，心脏起搏器只进行磁铁频率测试。

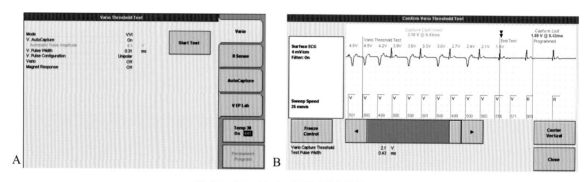

图 34-22　Vario 阈值测试程控界面

A. Regency SR+ 心脏起搏器的"Vario Threshold Test"（Vario 阈值测试）屏幕。B. Regency SR+ 心脏起搏器"Confirm Vario Threshold Test"（确认 Vario 阈值测试）屏幕，"V.Auto Capture"功能开启，心脏起搏器以 120 次 / 分的频率发放非同步 VP 脉冲，心室起搏电压由 4.5 V 逐搏递减 0.3 V，直至心室失夺获，测试终止，终止前的起搏电压（2.1 V）即为心室起搏阈值

（3）运行过程：①电池测试：以 4.5 V、当前脉宽发放十六个磁铁频率非同步起搏脉冲，如电池电量充足，心脏起搏器以 99.7 次 / 分的频率非同步起搏，电池电量不足时，磁铁频率下降。②阈值测试：自放置磁铁后的第十七个起搏脉冲开始，发放 120 次 / 分的固定频率起搏脉冲，起搏电压自 4.5 V 开始，每次降 0.3 V，直至 0.0 V，以确定起搏阈值。心室自动夺获功能关闭或无此功能时，失夺获不会终止测试，起搏阈值 =（16- 夺获脉冲数）×0.3 V（图 34-23，图 34-24）。心室自动夺获功能开启时，失夺获会终止测试，终止前的起搏电压即为起搏阈值。

（四）Biotronik 心脏起搏器

Biotronik 心脏起搏器对磁铁的反应方式可程控为自动（auto）、非同步（asynchronous）、同步（synchronous）三种方式，默认"自动"方式。

1. 自动

放置磁铁后，心脏起搏器转为固定频率（电池良好时 90 次 / 分，ERI 时 80 次 / 分）起搏，双腔模式时 PAVI 变为 100 ms，十个心动周期后，自动恢复原起搏模式和频率（图 34-25，图 34-26A，图 34-27A）。当房室传导良好时，短的 PAVI 有助于避免室性融合波并易于识别心室起搏是否有效。

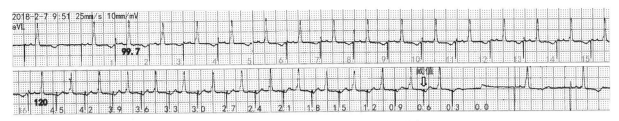

图 34-23 程控仪执行 Vario 阈值测试

患者，女，80岁，因"窦房结功能障碍"植入 Abbott（ST. JUDE）Regency SC+ 2402L 单心房起搏器，模式 AAI，基本频率 60 次 / 分。经程控仪执行 Vario 阈值测试，心脏起搏器先以磁铁频率（99.7 次 / 分）发放十六个 4.5 V、当前脉宽的非同步 AP 脉冲，然后从第十七个 AP 脉冲开始，发放频率为 120 次 / 分的 AP 脉冲，心脏起搏电压由 4.5 V 逐搏递减 0.3 V 直至 0.0 V，心房起搏阈值 =（16- 夺获脉冲数）× 0.3 V=（16-14）× 0.3 V=0.6 V

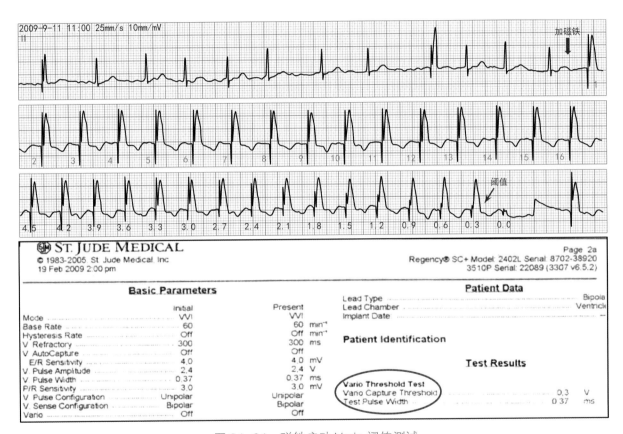

图 34-24 磁铁启动 Vario 阈值测试

患者因"心房颤动伴长 RR 间期"植入 Abbott（ST. JUDE）Regency SC+ 2402L 单心室起搏器，模式 VVI，基本频率 60 次 / 分，Vario 功能开启，心室自动夺获功能关闭。脉冲发生器上方放置磁铁后心脏起搏器依次开始电池测试和阈值测试，先以磁铁频率发放十六个 4.5 V、当前脉宽的非同步 VP 脉冲，磁铁频率为 99.7 次 / 分，表明电池电量充足；然后，自放置磁铁后的第十七个 VP 脉冲开始，发放固定频率为 120 次 / 分的 VP 脉冲，心室起搏电压由 4.5 V 开始，逐搏递减 0.3 V，心室起搏阈值 =（16- 夺获脉冲数）× 0.3 V=（16-15）× 0.3 V=0.3 V

2. 非同步

心脏起搏器失去感知功能，电池良好时心脏起搏器以 90 次 / 分的磁铁频率非同步起搏（图 34-26B，图 34-27B），ERI 状态时以 80 次 / 分的磁铁频率非同步起搏。

3. 同步

心脏起搏器对放置磁铁无反应，仍保留感知和起搏功能，进行按需起搏，除非已经达到 ERI 状态（图 34-27C）。

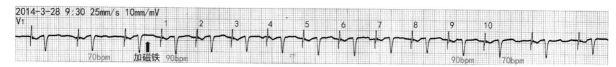

图 34-25　Biotronik 单心房起搏器自动磁铁反应方式

患者，男，81 岁，因"窦房结功能障碍"植入 Biotronik Talos S 单心房起搏器，模式 AAI，基础频率 70 次 / 分，磁铁反应方式为"自动"。脉冲发生器上方放置磁铁后，心脏起搏器转为 AOO 模式、90 次 / 分频率起搏，持续十个心动周期后，自动恢复 AAI 模式、基础频率起搏

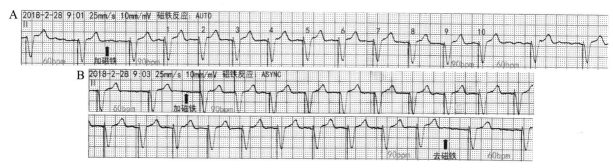

图 34-26　Biotronik 单心室起搏器各种磁铁反应方式

患者，女，82 岁，因"心房颤动伴长 RR 间期"植入 Biotronik Effecta S 单心室起搏器，模式 VVI，基础频率 60 次 / 分。A. 磁铁反应方式为"自动"，脉冲发生器上方放置磁铁后，心脏起搏器转为 VOO 模式、90 次 / 分频率起搏，持续十个心动周期后，自动恢复 VVI 模式、基础频率起搏。B. 磁铁反应方式为"非同步"，放置磁铁后，心脏起搏器转为 VOO 模式、90 次 / 分频率起搏，持续超过十个心动周期，直至取走磁铁，心脏起搏器恢复 VVI 模式、基础频率起搏

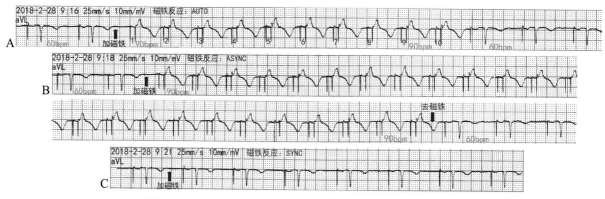

图 34-27　Biotronik 双腔心脏起搏器各种磁铁反应方式

患者，女，65 岁，因"窦房结功能障碍"植入 Biotronik Effecta D 双腔心脏起搏器，模式 DDD，基础频率 60 次 / 分，PAVI 300 ms。A. 磁铁反应方式为"自动"，心脏起搏器起初呈"AP-VS"工作方式，脉冲发生器上方放置磁铁后，心脏起搏器转为 DOO 模式，起搏频率 90 次 / 分，PAVI=100 ms，持续十个心动周期后，自动恢复"AP-VS"工作方式。B. 磁铁反应方式为"非同步"，心脏起搏器起初呈"AP-VS"工作方式，放置磁铁后连续记录心电图显示心脏起搏器转为 DOO 模式，起搏频率 90 次 / 分，PAVI=100 ms，持续超过十个心动周期，直至取走磁铁，恢复"AP-VS"工作方式。C. 磁铁反应方式为"同步"，放置磁铁后，心脏起搏器对磁铁不发生反应，仍维持原来的工作方式

（五）Boston Scientific 心脏起搏器

多达 10 高斯（Gauss）的磁场可引发 Boston Scientific 心脏起搏器磁铁反应。普通单双腔心脏起搏器和 CRT-P 起搏器磁铁反应方式可程控选项（图 34-28）：关闭（off）、非同步起搏（pace asynchronous）、存储心腔内心电图（store EGM），默认"非同步起搏"。CRT-D 和 ICD 磁铁反应方式可程控选项：关闭、抑制治疗（inhibit therapy）、存储心腔内心电图，默认"抑制治疗"。

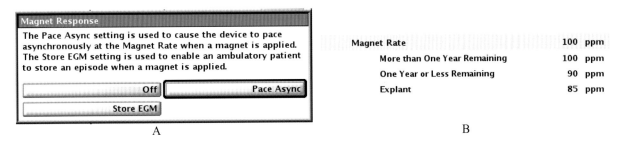

Magnet Rate	100	ppm
More than One Year Remaining	100	ppm
One Year or Less Remaining	90	ppm
Explant	85	ppm

A   B

图 34-28   Boston Scientific 心脏起搏器磁铁反应程控选项及磁铁频率

A. 磁铁反应程控选项。B. 不同电池状态下的磁铁频率，心脏起搏器电池寿命剩余超过 1 年时磁铁频率 100 次 / 分，电池寿命剩余不足 1 年时磁铁频率 90 次 / 分，达到择期更换时间时磁铁频率 85 次 / 分

1. 非同步起搏

非同步起搏的磁铁反应方式仅适于普通单双腔心脏起搏器和 CRT-P 起搏器，放置磁铁或通过程控仪启动磁铁模式后首先进行阈值范围测试。

（1）单腔心脏起搏器：电池电量充足的情况下放置磁铁后，出现频率 100 次 / 分的 VOO（或 AOO）起搏，第三个起搏脉冲的脉宽缩短 50%，若仍能起搏，提示具有阈值安全范围，第三个起搏脉冲若失夺获，提示需要重新设置起搏输出的安全范围，移去磁铁后，心脏起搏器恢复原工作模式（图 34-29）。

（2）双腔心脏起搏器：电池电量充足的情况下放置磁铁后，出现 PAVI=100 ms、频率 100 次 / 分的 DOO 起搏，第三跳心房、心室起搏脉冲的脉宽缩短 50%，若仍能起搏，提示具有阈值安全范围，第三个起搏脉冲若失夺获，提示需要重新设置起搏能量输出的安全范围，移去磁铁后，心脏起搏器恢复原工作模式（图 34-30，图 34-31）。

（3）CRT-P 起搏器：磁铁反应时心室起搏为双心室同步起搏，左心室领先右心室 0 ms。

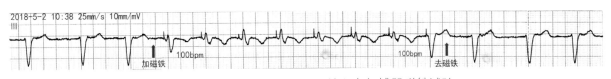

图 34-29   Boston Scientific 单心室起搏器磁铁试验

患者，男，83 岁，因"心房颤动伴缓慢心室率、左束支阻滞"植入 Boston Scientific Ingenio SR J172 单心室起搏器，模式 VVI，低限频率限制（LRL）60 次 / 分，单极起搏。脉冲发生器上方放置磁铁后，心脏起搏器转为 VOO 模式，起搏频率 100 次 / 分，第三个 VP 脉冲脉宽缩短 50% 时仍夺获心室，提示心室起搏能量输出具有安全范围。去磁铁后，恢复为 VVI 模式，自身 QRS 波群频率快于 LRL，VP 脉冲抑制发放

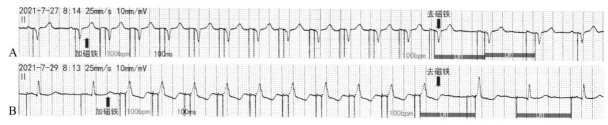

图 34-30　Boston Scientific 双腔心脏起搏器磁铁反应

A. 患者，男，71 岁，因"二度房室阻滞"植入 Boston Scientific Essentio MRI DR L111 双腔心脏起搏器，PAVI 80~180 ms，SAVI 65~150 ms。B. 患者，男，65 岁，因"窦房结功能障碍"植入 Boston Scientific Essentio MRI EL DR L131 双腔心脏起搏器，PAVI 180~250 ms，SAVI 110~150 ms。两个患者，模式 DDD，LRL 60 次 / 分，LRI 1000 ms，磁铁反应方式：非同步，脉冲发生器上方放置磁铁后，心脏起搏器转为 DOO 模式，起搏频率 100 次 / 分，PAVI=100 ms；去磁铁后，恢复原工作模式，VP 事件启动 VV 计时，随后的 VP-VP 间期 =LRI

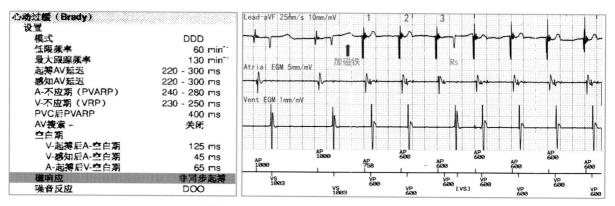

图 34-31　磁铁试验判断起搏能量输出是否具有阈值安全范围

患者，女，87 岁，因"窦房结功能障碍"植入 Boston Scientific Essentio MRI DR L131 双腔心脏起搏器，模式 DDD，LRL 60 次 / 分，PAVI 220~300 ms，SAVI 220~300 ms，心室起搏能量输出 0.8 V/0.4 ms，心房起搏能量输出 2.0 V/0.4 ms，磁铁反应方式：非同步。脉冲发生器上方放置磁铁后，心脏起搏器转为 DOO 模式，起搏频率 100 次 / 分，PAVI=100 ms，第三跳心房、心室起搏能量输出减少，VP 脉冲失夺获，AP 脉冲仍能起搏心房，下传产生 R_5，提示心房起搏具有阈值安全范围，需要重新设置心室起搏能量输出的安全范围

2. 存储心腔内心电图

磁铁反应程序会自动激活病人触发的监测器（patient triggered monitor，PTM），患者在有症状时，可以通过在脉冲发生器上放置磁铁而触发存储心腔内心电图、间期和标记通道等数据，而不引起非同步起搏。每次只能生成一次心腔内心电图并存储，如果需要记录其他心腔内心电图，需要通过程控仪重新激活 PTM。一次心腔内心电图被生成并存储后（或者 PTM 功能在 60 天内没有存储任何的心腔内心电图），磁铁反应模式将自动转换为常规设置（非同步起搏模式），后续的磁铁反应程序会引起非同步起搏（直到 PTM 功能被程控仪重新激活）。

3. 关闭

接触磁铁时，脉冲发生器不会转换为非同步起搏模式，磁铁反应程序不会对心脏起搏器的工作模式产生任何影响。

（六）创领心律医疗（Sorin）心脏起搏器

1. 单腔心脏起搏器

脉冲发生器上方放置磁铁后，心脏起搏器转为 VOO（AOO）模式，起搏频率等于磁铁频率（电池电量充足时 96 次 / 分），起搏能量输出 5.0 V/0.5 ms（程控值更大时采用更大值）。取走磁铁后，起搏能量输出变为程控值，VOO（AOO）模式仍持续八个心动周期：前六个心动周期为磁铁频率；后两个心动周期为程控的频率，随后恢复为放置磁铁前原来的工作模式（图 34-32）。

2. 双腔心脏起搏器

脉冲发生器上方放置磁铁后，心脏起搏器转为 DOO 模式，起搏频率等于磁铁频率（电池电量充足时 96 次 / 分），起搏 AV 延迟（AVD）= 程控的静息 AVD（即 SAVI），起搏能量输出 5.0 V/0.5 ms（程控值更大时采用更大值）。取走磁铁，起搏能量输出为程控值，DOO 模式仍持续八个心动周期，前六个心动周期起搏 AVD=95 ms，起搏频率等于磁铁频率，后两个心动周期采用程控的频率和静息 AVD，随后恢复为放置磁铁前原来的工作模式（图 34-33）。

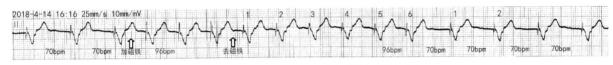

图 34-32　Sorin 单心室起搏器磁铁反应

患者，男，77 岁，因"心房颤动伴长 RR 间期"植入 Sorin Esprit SR 单心室起搏器，模式 VVI，基础频率 70 次 / 分，单极起搏。脉冲发生器上方放置磁铁后，心脏起搏器转为 VOO 模式，起搏频率 96 次 / 分，取走磁铁后，VOO 模式仍持续八个心动周期，前六个心动周期起搏频率 96 次 / 分，后两个心动周期起搏频率 70 次 / 分，随后恢复为放置磁铁前原来的工作模式（山东省青州市人民医院，张晓丽供图）

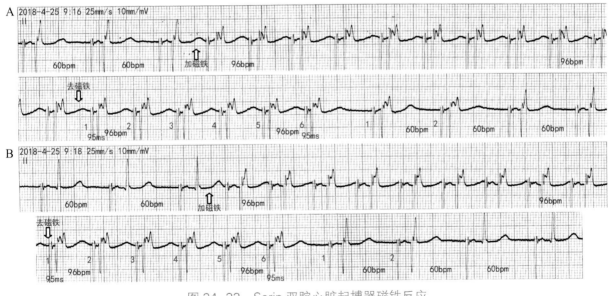

图 34-33　Sorin 双腔心脏起搏器磁铁反应

患者，女，56 岁，因"窦房结功能障碍"植入 Sorin Esprit D 双腔心脏起搏器，模式 DDD，基础频率 60 次 / 分，单极起搏。A. 静息 AVD=125 ms，脉冲发生器上方放置磁铁后，心脏起搏器转为 DOO 模式，起搏频率 96 次 / 分，起搏 AVD=125 ms，去磁铁后，DOO 模式仍持续八个心动周期，前六个心动周期起搏 AVD=95 ms，起搏频率 96 次 / 分，后两个心动周期起搏 AVD=125 ms，起搏频率等于基础频率，随后恢复为放置磁铁前原来的工作方式。B. 静息 AVD=205 ms，脉冲发生器上方放置磁铁后，心脏起搏器转为 DOO 模式，起搏频率 96 次 / 分，起搏 AVD=205 ms，去磁铁后，DOO 模式仍持续八个心动周期，前六个心动周期起搏 AVD=95 ms，起搏频率 96 次 / 分，后两个心动周期起搏 AVD=205 ms，起搏频率等于基础频率，随后恢复为放置磁铁前原来的工作方式（山东省青州市人民医院，张晓丽供图）

第二节　胸壁刺激试验

胸壁刺激（chest wall stimulation，CWS）试验又称胸壁抑制试验，是通过快速的胸壁电刺激，暂时抑制按需型心脏起搏器的起搏脉冲发放，从而观察患者自身心脏搏动情况。CWS对植入心脏起搏器的AAT（R）、VVT（R）、DDT（R）起搏方式起触发作用，对AAI（R）、VVI（R）、DDD（R）起搏方式起抑制作用。

一、胸壁刺激试验的目的及临床应用

（一）检测心脏起搏器的感知功能

当足够强度的胸壁刺激频率超过起搏频率时，观察起搏脉冲发放情况，可了解心脏起搏器的感知功能。

（二）患者自身心律分析

胸壁刺激试验时，心脏起搏器感知胸壁电刺激而抑制起搏脉冲发放，胸壁电刺激不能使心室除极，由此显露患者自身心律，可了解其频率、节律及稳定性。更换心脏起搏器时，根据CWS判定病人对心脏起搏器的依赖程度，决定是否需要临时心脏起搏保护；CWS消除了心脏起搏对心电图波形的影响，易于识别并存的心室肥大、心肌梗死、洋地黄中毒等其他心电图改变。

二、胸壁刺激试验的操作方法

（一）准备工作

备好抢救药品及仪器，常规行心电监护，将一杯状电极贴于埋植脉冲发生器的胸壁处，连接多功能程控刺激仪阴极输出端，将另一杯状电极贴于胸壁其他部位，连接多功能程控刺激仪阳极输出端。

（二）刺激参数要求

1.脉宽：0.5 ms。

2.电压：可逐步上调，一般需要4~6 V。

3.频率：一般快于心脏起搏器频率10~20次/分。

4.持续时间：一般持续4~6秒，避免时间过长使完全性心脏起搏器依赖患者发生晕厥。

三、胸壁刺激试验的结果判断及意义评价

（一）心脏起搏器的感知功能判断

CWS时，体外刺激信号虽不能引发心脏收缩，却能抑制起搏脉冲发放，提示心脏起搏器感知功能良好。

（二）心脏起搏器依赖的判断

患者平时呈完全起搏心律或潜在自身心率≤30次/分是心脏起搏器依赖的特征。CWS时，患者若出现严重的心动过缓伴晕厥或晕厥先兆症状，提示存在严重的心脏起搏器依赖（图34-34），脉冲

发生器更换时应先行临时心脏起搏"保驾"或应用药物（如异丙肾上腺素）提升自身心率。CWS 时，患者若仅出现窦性心动过缓或二度房室阻滞，而无晕厥及晕厥先兆症状，提示患者可短时间内脱离心脏起搏器（图 34-35，图 34-36）。

（三）心脏起搏器功能检测及患者自身心律观察

心脏起搏器功能检测及患者自身心律观察可通过 CWS 实现，但临床上却以体外程控的方法更为简捷常用。

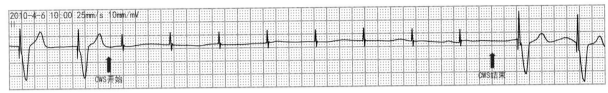

图 34-34　胸壁刺激试验时患者完全起搏依赖

患者，男，58 岁，因"三度房室阻滞"植入 Medtronic Sigma SS303 单心室起搏器 8 年，模式 VVI，LR 60 次 / 分。为更换脉冲发生器入院。心电图显示起搏频率变为 65 次 / 分，CWS 时，心电图显示胸壁刺激信号频率 80 次 / 分，RR 间期长达 6.92 秒，患者出现黑蒙症状，提示存在起搏依赖，更换脉冲发生器时需要临时起搏或应用药物提升自身心率

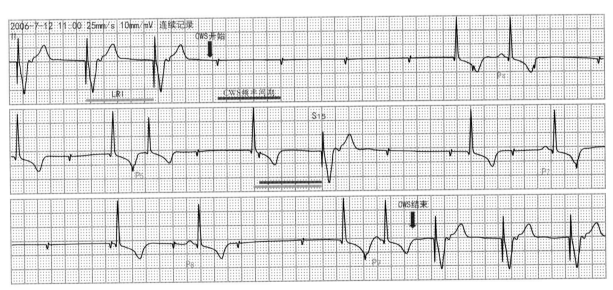

图 34-35　胸壁刺激试验心电图

患者，男，50 岁，因"窦房结功能障碍"植入单心室起搏器 10 年，模式 VVI，LR 60 次 / 分，LRI 1000 ms。患者因头晕 1 周，为更换脉冲发生器入院。为了解患者对心脏起搏器的依赖程度行 CWS，连续记录的心电图显示：经胸壁放发的电信号形态矮小，按预设频率（65 次 / 分）规律发放，本身不能起搏心室（无相关 QRS 波群），但可被心脏起搏器感知而抑制 VP 脉冲发放。在 CWS 期间，仅出现一次 VP 脉冲（S_{15}）产生宽大畸形的 QRS 波群，S_{15} 与胸壁刺激信号同时发出、相互融合重叠，S_{15} 振幅略矮于其他起搏脉冲。凡是心室起搏的 QRS 波群，其后均有逆行 P^- 波，RP^- 间期为 180 ms，为 1：1 室房逆传。P_4、P_5、P_7、P_8、P_9 为窦性 P 波下传产生正常的 QRS 波群，PR 间期均为 140 ms。延迟发生的与 VP 脉冲不相关的窄 QRS 波群为交界性（或过缓的交界性）逸搏。CWS 的过程中，尽管心室率缓慢，且出现一次 4.44 秒的 RR 间期，但患者无心动过缓相关症状，提示患者短时间内可脱离心脏起搏器，无完全心脏起搏器依赖，次日直接更换脉冲发生器成功

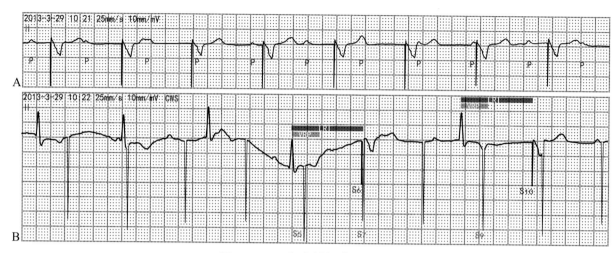

图 34-36　胸壁刺激试验心电图

　　患者，女，43 岁，因"心肌炎、三度房室阻滞"植入单心室起搏器，模式 VVI，LR 60 次 / 分。为了解患者对心脏起搏器的依赖程度行 CWS，刺激频率 70 次 / 分。A. 心电图显示窦性心律，心室起搏心律，房室分离。B. CWS 心电图显示高振幅的信号为胸壁刺激信号，固定频率（70 次 / 分）发放，但不能夺获心室。S₅、S₉ 位于心室不应期（VRP）内，不能抑制预期的 VP 脉冲（S₆、S₁₀）发放，心脏起搏器按照 LRI 发放 VP 脉冲，产生宽大畸形的 QRS 波群。CWS 期间出现自身窄 QRS 波群，频率 50 次 / 分，为交界性心律，患者不存在心脏起搏器依赖

（牟延光）

第三十五章　心脏起搏心电散点图

第一节　心电散点图概述

心电散点图是以点的位置表达心动周期（RR间期）的规律性，常用的心电散点图有时间散点图、Lorenz散点图、差值散点图。本书重点介绍时间散点图与Lorenz散点图，简要介绍差值散点图。

一、时间散点图

时间散点图（t-RR散点图）是以点的高、低来表达心动周期的规律性。其作图原理（图35-1）是以QRS波群（简称为R波，第n个R波出现的时刻记为t_n）出现的先后顺序为横坐标（x），以R波与前一心搏的时间间距（t_n-t_{n-1}）为纵坐标（y），在平面直角坐标系中所描绘的动态心电图的RR间期散点集（t_n，t_n-t_{n-1}）。实际记录的心电散点图其时间轴（x轴）是高度压缩的，心律失常时可见分层现象（图35-2）。由于一个时间散点牵涉R_{n-1}、R_n两个相邻的心搏，故本书以两个心搏名称的组合命名时间散点图的层名称（N代表窦性心搏、P代表室性起搏、V代表室性心搏、S代表房性心搏等），比如NN层代表窦律层，PP层代表起搏心律层，NP层代表起搏逸搏层，PN层代表起搏夺获层等。不同类型的心律失常，时间散点图有不同分层规律。

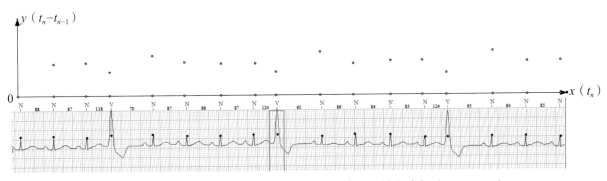

图35-1　时间散点图制作过程（频发室性早搏）：散点坐标（t_n，t_n-t_{n-1}）

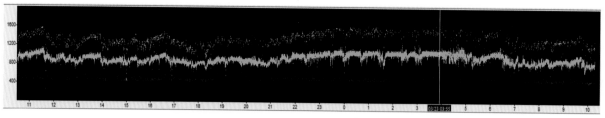

图 35-2 24 小时时间散点图（频发室性早搏）

二、Lorenz 散点图

Lorenz 散点图（也称 Poincare 散点图）是以点的位置表达相邻 RR 间期的规律性。其作图原理（图 35-3）是以相邻的 RR 间期为横（x）、纵（y）坐标，在平面直角坐标系中所描绘的动态心电图的 RR 间期散点集（t_n-t_{n-1}，$t_{n+1}-t_n$）。如果标记 $RR_n=t_n-t_{n-1}$，则 Lorenz 散点图的坐标也可以表示为（RR_n，RR_{n+1}）。由于一个 Lorenz 散点表达两个相邻 RR 间期的规律性，牵涉 R_{n-1}、R_n、R_{n+1} 三个相邻的心搏，所以 Lorenz 散点是三搏两期点，本书以三个心搏的组合名称来命名 Lorenz 散点集落的名称，比如 NNN 为窦律点、PPP 代表起搏点、NNV 为室早前点、NVN 为室早点、VNN 为室早后点等，（VSN、SNV 等复杂散点集落直呼其心搏排列名称，不另外命名）。心律失常时，Lorenz 散点图有分形现象（图 35-4），不同类型的心律失常其 Lorenz 散点图分形规律各异。

三、差值散点图

差值散点图（又称修正散点图）是以点的位置表达相邻 RR 间期的差值规律性。作图原理：以相邻的 RR 间期的差值为横、纵坐标，在平面直角坐标系中所描绘的动态心电图的 RR 间期散点集。如果标记 $\triangle RR_n=RR_n-RR_{n-1}$，则差值散点图的坐标为（$\triangle RR_n$，$\triangle RR_{n+1}$），或表示为：（$t_{n-1}+t_{n+1}-2t_n$，$t_n+t_{n+2}-2t_{n+1}$）。由于一个差值散点表达三个相邻 RR 间期的规律性，牵涉 R_{n-1}、R_n、R_{n+1}、R_{n+2} 四个相邻的心搏，所以差值散点图是四搏三期点，本书以四个心搏的排列名称来命名差值散点集落的名称，比如 NNNN 命名为窦律点、PPPP 命名为起搏点、NNNV 命名为室早起点、NNVN 命名为室早始点、NVNN 命名为室早终点、VNNN 命名为室早止点等（SVNV、NSSV 等复杂散点集落直呼其心搏排列

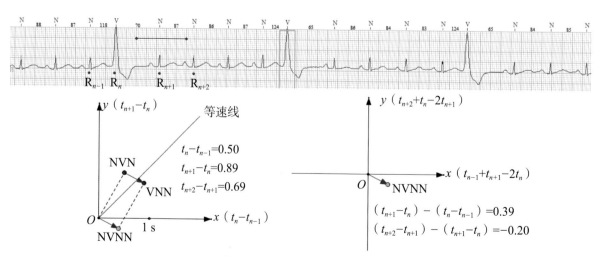

图 35-3 心电散点图的作图原理及命名方法

名称）。心律失常时，实际记录的差值散点图有分形现象（图35-4）。不同类型的心律失常其差值散点图分形特征各不相同。

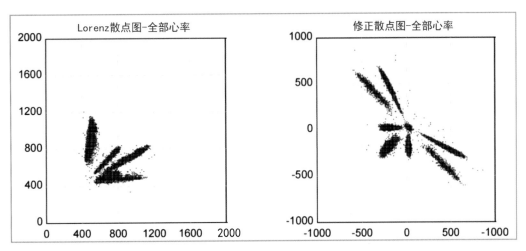

图 35-4　心电散点图（频发室性早搏及其二、三联律）

四、常用心电散点图之间的内在联系

时间散点图的纵坐标与 Lorenz 散点图的纵坐标都是 RR 间期，从图 35-5 中可以看到，时间散点图中的 NV 点与 Lorenz 散点图中的 NNV 点在同一高度，VN 点与 NVN 点在同一高度，实际上时间散点图按序折叠就是 Lorenz 散点图，而 Lorenz 散点图按时间轴展开就是时间散点图，这就是二者之间的内在联系，时间散点图折叠成 Lorenz 散点图，RR 间期规律性更清晰，但却丢失了时间信息，心律失常发生的时刻及持续的时间无法了解；把 Lorenz 散点图展开为时间散点图，能了解心律失常发生的时刻及持续的时间，但分散开的散点稀疏，不容易直接判断心律失常的性质，只有把二者有机结合，才能充分发挥各自的优势。

相邻的 Lorenz 散点图按序连接（如图 35-5 中的 NNV → NVN），平移到差值散点图中就是相应的差值散点（即 NNVN=NVN-NNV），这表明差值散点图进一步刻画了 Lorenz 散点图内部的向量关系，往往能使重叠难辨的 Lorenz 散点在差值散点图中相互分离而清晰表达，所以说差值散点图是对

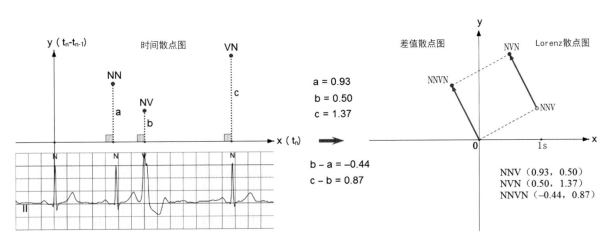

图 35-5　三种散点图之间的内在联系

Lorenz 散点图的重要补充，有利于复杂心律失常的快速分析。然而由于差值散点图是四搏三期点，按照排列组合的规律，两种心搏的动态心电图中将会产生 2^4=16 种散点集落，而三搏两期点的 Lorenz 散点图却只有 2^3=8 种，相比而言，其复杂程度倍增，学习难度加大；另外差值散点图不能发现不同频率的连续等周期，而 Lorenz 散点图却可以清楚地表达，只有把二者相互结合，相互对照，才能又快又准。

总之时间散点图、Lorenz 散点图、差值散点图优势互补，全方位、多角度地表达了动态心电图的时间信息和节律信息，为我们快速分析动态心电图提供了捷径。

第二节 心脏起搏心电散点图

人工心脏起搏器的主要作用是消除心脏停搏，用于治疗窦房结功能障碍及房室传导阻滞。通过心电散点图不仅非常容易识别起搏器的基础功能，而且能了解部分特殊功能以及参数设置是否合理，还可以评估起搏器的依赖程度及其原发病变的严重程度等。心脏起搏心电散点图的特征是简单的点线几何图形，这种由低限频率间期（LRI）形成的点线几何图形酷似一把利刃或剪刀，"雕刻"或"裁剪"着相对复杂的自身心律散点图。

一、起搏与感知功能

植入心脏起搏器的患者，自身心律与起搏心律并存，在感知功能正常的情况下，起搏心律与自身心律不会发生竞争。自身心律有一定的变异性，起搏心律常常缺乏变异性，起搏心律背景中的自身心律类似于并行心律性早搏伴节律重整。若感知不足时，起搏心律与自身心律将发生竞争，起搏心电散点图便类似竞争性室性或房性并行心律。起搏功能障碍时，心电散点图将表现出原有心律失常的特征，比如：高度或三度房室阻滞伴交界性逸搏心律、窦房传导阻滞或窦性停搏伴交界性心律等，而此类心律失常的心电散点图本身就较为复杂，加上长时程记录往往合并有频发室性早搏、频发房性早搏、阵发性心房颤动等心律失常，分析难度增加。

二、起搏器的工作方式

（一）单腔心脏起搏器

1. AAI 工作方式

单心房起搏器 AAI 工作方式，散点图特征相当于自身心律合并变异性小的房性心律。

2. VVI 工作方式

单心室起搏器 VVI 工作方式，散点图特征相当于自身心律合并变异性小的室性心律。

（二）双腔心脏起搏器

1. "AS-VS" 工作方式

DDD 模式时，当自身心房率高于低限频率（LR）且感知 AV 间期（SAVI）内有 VS 事件时，心脏起搏器呈 "AS-VS" 工作方式，心脏起搏器只起感知作用，而不发放起搏脉冲，其散点图特征与自身心律一致。

2. "AS-VP" 工作方式

DDD 模式时，当自身心房率高于 LR 但 SAVI 内无 VS 事件时，心脏起搏器呈 "AS-VP" 工作方式，即 VAT 工作方式，心脏起搏器只起到人工房室结的作用，其散点图特征还是自身心律的特征。

3. "AP-VS" 工作方式

DDD 模式时，当自身心房率低于 LR 且起搏 AV 间期（PAVI）内有 VS 事件时，心脏起搏器呈 "AP-VS" 工作方式，散点图特征就是 LRI 或短于 LRI（与心脏起搏器计时方式有关）形成点（Lorenz 散点图、差值散点图）线（时间散点图）几何特征，与自身心律交替时，散点图特征类似自身心律合并固定频率的逸搏周期的散点图特征。

4. "AP-VP" 工作方式

DDD 模式时，当自身心房率低于 LR 但 PAVI 内无 VS 事件时，心脏起搏器呈 "AP-VP" 工作方式，散点图特征就是 LRI 形成的点（Lorenz 散点图、差值散点图）线（时间散点图）几何特征，与自身心律交替时，散点图特征就是类似自身心律合并固定频率的逸搏周期的散点图特征。

5. DDI（R）模式

快速性房性心律失常发生时，心脏起搏器由 DDD（R）模式自动转换为 DDI（R）模式，这种非心房跟踪的工作方式，其散点图只显示心室起搏心律的特征，与 VVI（R）工作方式类似。许多心脏起搏器模式转换后起搏频率高于基础起搏频率。

三、起搏心律的心电散点图特征

时间散点图、Lorenz 散点图、差值散点图从不同角度显示了起搏心律的机械特征，与自身心律的混沌特征形成了鲜明的对比。了解起搏心律的散点图特征，不仅可以快速识别起搏器的工作方式，而且还可以快速判断起搏器的基本功能是否正常，根据"起搏线"的分层规律与"起搏点"的延伸、漂移方向，还可以快速识别起搏器的部分特殊功能。

（一）起搏心律的时间散点图特征

完全依赖起搏器的起搏心律是机械的人工心律。标记起搏心搏为 P，则起搏心律的时间散点图便为 PP 层。

1. 固率型起搏心律

时间散点图为一水平线，高度等于低限频率周期（图 35-6A），实际记录的时间散点图（图 35-9A）略有宽度。由于固率型起搏心律的时间散点图有一维线性特征，故称之谓一维起搏线；自身心律的时间散点图受神经体液因素的精密调节，形成了蜿蜒曲折的 NN 层，尽显不可预测、不可重复的混沌特性，它与无变异性的一维起搏线形成了鲜明的对比。

2. 有夜间（睡眠）频率的起搏心律

可见 PP 层在夜间上移（图 35-6B），夜间时段多设为 22：00~ 次日 5：00 时（可人为设定），时间散点图显示低限频率周期与睡眠频率周期的交替需要半小时，平稳过渡。

3. 有频率应答功能的起搏心律

可见一维起搏线有部分时段向下起伏，受传感器上限频率的限制，不会低于最大传感器频率周期线（图 35-6C）。

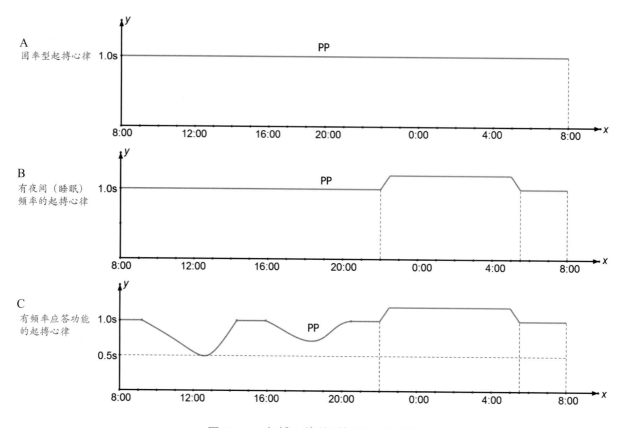

图 35-6 起搏心律的时间散点图模型

A. 固率型起搏心律，起搏频率固定不变。B. 夜间（睡眠）频率低于低限频率。C. 有频率应答功能的起搏心律，起搏频率动态变化，标识 0.5 秒水平虚线代表最大传感器频率 120 次/分

（二）起搏心律的 Lorenz 散点图特征

固率型起搏心律的 Lorenz 散点图就是等速线上的固定点 PPP（PP，PP），PP 周期代表低限频率间期，多设为 1000 ms（图 35-7A）。如果固率型起搏心律中出现自身心搏，则起搏器随时发生节律重整，形成特征性的横、折、竖曲尺状结构（图 35-7B），这是起搏心律与自身心律反复交替的标志，由于此标志线相当于起搏点向横、纵两个方向延伸，故称之谓二维起搏线，可用于快速识别起搏心律。二维起搏线的横部，其横坐标为变量（NN、PN），纵坐标为恒量（NP），主要成分是 NNP、PNP；折部的横、纵坐标均为恒量（NP、PP），主要成分是 PPP、NPP；竖部的横坐标为恒量（NP、PP），纵坐标为变量（PN），主要成分是 PPN、NPN。二维起搏线是长周期拦截线，酷似一把利刃或剪刀，"雕刻"或"裁剪"着自身心律散点图。比如心房颤动的扇形图结构被二维起搏线裁剪后，变形成了横、折、竖曲尺状结构扇形图；窦性心律的棒球拍散点图被起搏线裁剪后远端的大头消失。

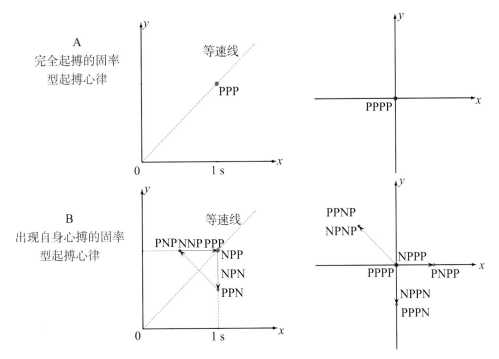

图 35-7　起搏心律的 Lorenz 散点图模型及差值散点图模型

（三）起搏心律的差值散点图特征

　　固率型起搏心律的差值散点图就是分布于坐标原点的固定点 PPPP（0，0）。如果有自身心律与起搏心律反复交替，可见特征明显的交替线（图 35-7B），由于此交替线向 x 轴正侧、y 轴负侧、左上方三方延伸，故称三维起搏线，此标志线是自身心律反复重整起搏心律的重要标志。由于相邻 Lorenz 散点的坐标差就是差值散点的坐标，Lorenz 散点图中的闭合向量环 NPP → PPN → PNP → NPP，平移到差值散点图中就形成了 NPPN（y 轴负侧）、PPNP（左上）、PNPP（x 轴正侧）三个方向的差值向量，这就是通过 Lorenz 散点图分析差值散点图的向量平移法。由于差值散点图是四搏三期点，相当于三维 Lorenz 散点图的 xyz 面，三维起搏线正好分布在三维坐标轴的负侧，即 PNPP、PPNP、NPPN 相当于分别分布于三维坐标系的 x 轴负侧、y 轴负侧、z 轴负侧（图 35-8），这正是命名此交替线为三维起搏线的原因。

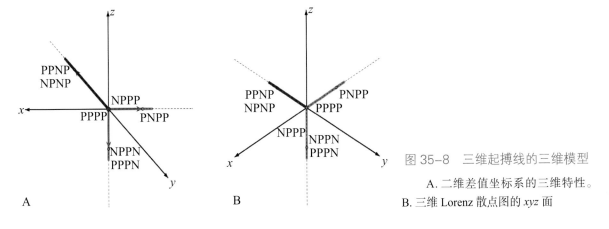

图 35-8　三维起搏线的三维模型

A. 二维差值坐标系的三维特性。

B. 三维 Lorenz 散点图的 xyz 面

第三节　心脏起搏心电散点图图例

 图例

（一）临床资料

患者，男，78岁，植入双腔心脏起搏器，模式DDD，LR 60次/分。

（二）心电散点图

单纯固定频率的心房起搏方式，时间散点图为一条直线（图35-9B），Lorenz散点图为分布在45度线上的一个点（集）（图35-9F）；当出现室上性心搏时，心房起搏（AP）脉冲可与之无关或形成"假性融合"，即这时的PR间期小于真正心房起搏时的PR间期，形成典型的Y字形图形（图35-9G）；当窦性心律的频率接近起搏频率时，起搏的散点图与窦性心律的散点图融为一体，但起搏

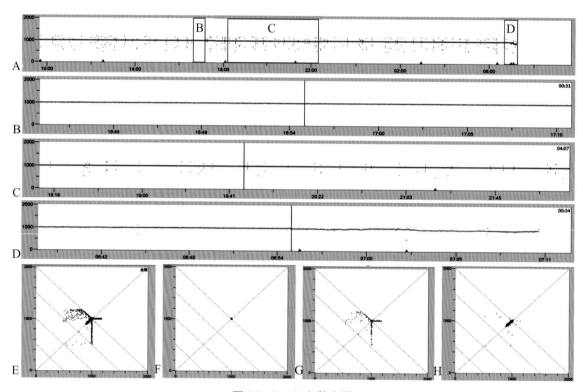

图35-9　心电散点图

A. 整体的时间散点图（实际记录时长21小时31分钟）。B. 时长31分钟的时间散点图为一平直线，上下无散点分布，为图A中B部分的水平放大图，在这段时长内为单纯的心房起搏心律。C. 时长4小时7分钟的时间散点图，为一平直线，上下有散在点的分布，为图A中C部分的水平放大图，在这段时长内有窦性或室上性夺获心搏。D. 时间散点图，前半部分为一平直线，后半部分呈现稍微波动的曲线（提示为连续的窦性心律，其频率接近心房起搏频率，周长稍短于1000 ms）。E. 整体Lorenz散点图（实际记录时长21小时31分钟），F~H分别为与B~D时间散点图相对应的Lorenz散点图。F. 散点图为一个点（集）（心房起搏心律）。G. 散点图为点（集）+Y字形及散在点图（心房起搏心律+融合+室上性夺获）。H. 散点图为沿45度线分布的散点集呈米粒状，周围有散状点（窦性心律+心房起搏心律+室上性夺获）

心律的散点位于远端（图 35-9H）；当窦性心率快于起搏频率时，散点图为窦性心律散点图；窦性心率慢于起搏频率时，散点图为起搏心律散点图；窦性心律与起搏心律交互并存时，散点图为起搏和起搏逸搏散点图，起搏心律散点与窦性心律散点分离，表现为阵发性起搏。

（三）动态心电图

动态心电图记录总时长 21 小时 31 分，总心搏 77293 次，心房起搏心搏 76305 次，窦性心搏（连续 ≥ 3 次）847 次，窦性或房性早搏或室上性夺获 135 次，室性早搏 2 次。平均心率 60 次 / 分，最高心率 72 次 / 分，最慢心率 59 次 / 分。全程几乎为心房起搏心律，只是在记录完成前 15 分钟表现为窦性心律，其频率稍快于 60 次 / 分（图 35-10）。

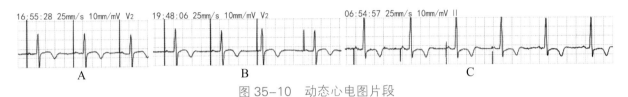

图 35-10　动态心电图片段

A. 心电图表现为心房起搏心律，起搏频率为 60 次 / 分。B. R₃ 与自身 QRS 波群形态一致，稍微提前，为交界性早搏，前后 RR 间期之和等于 2 倍的起搏间期，形成了 Lorenz 散点图的 Y 字形图形。C. 当窦性心率快于心脏起搏器的低限频率时，抑制预期的 AP 脉冲发放

 图例

（一）临床资料

患者，女，74 岁，因"三度房室阻滞"植入单心室起搏器，频率滞后功能关闭。

（二）心电散点图

三度房室阻滞患者起搏的时间散点图表现为一条平直线（图 35-11B），而 Lorenz 散点图则表现为一个点（集）（图 35-11E），三度房室阻滞的患者由于窦性 P 波不能下传，故 VVI 起搏时，不可能有"窦性或室上性夺获心室"，但常常可见"室性搏动"，由于室性早搏是在"固定频率起搏"下发生的，因此"室性早搏"的前点集表现为平行于 y 轴的"线段"（图 35-11D、F）；因室性早搏发生时，被起搏器感知，抑制预期的心室起搏（VP）脉冲发放，重整心室起搏间期，频率滞后功能关闭时，心室感知事件启动的逸搏间期理论上等于起搏间期。由于心脏起搏器计时点与散点图的 RR 间期计算标准不一致，同时由于心室感知的时刻并非在 QRS 波群的起始，使得室性早搏后间期常常稍长于起搏间期，故造成了 Lorenz 散点图室性早搏时特有的"室性早搏后点集"，为一平行于 x 轴的且与"室性早搏"的前点集形成的平行于 y 轴的"线段"垂直的"短线"（图 35-11D）；而时间散点图表现为两条平行于"主线"的"虚线"（图 35-11C）。

（三）动态心电图

动态心电图记录总时长 22 小时 56 分钟，总心搏 81 882 次，起搏心搏 81021 次，室性搏动 861 次（一种形态 145 次；另一种形态 2816 次），最快心率 60 次 / 分，最慢心率 58 次 / 分。窦性心律＋起搏心律、VVI 工作方式，起搏频率 60 次 / 分，房室分离（图 35-12）。

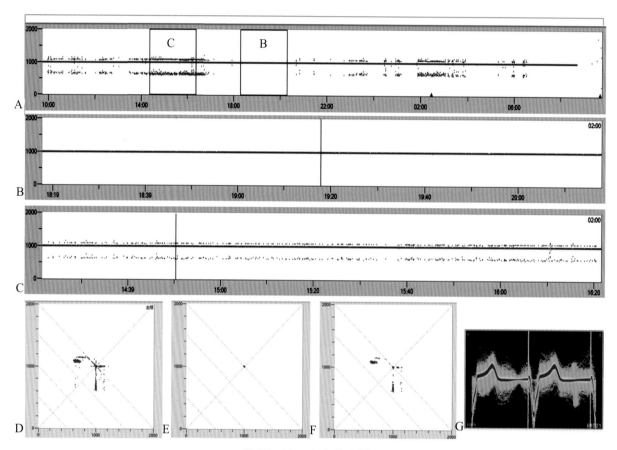

图 35-11　心电散点图

A. 整体时间散点图（实际记录时长 22 小时 56 分钟）。B. 时间散点图（时长 2 小时）为一平直线，上下无散点分布，为图 A 中 B 部分的水平放大图，在这段时长内为纯的起搏心律。C. 时间散点图（时长 2 小时）为一平直线，上下有散在点的分布，为图 A 中 C 部分的水平放大图，在这段时长内有室性搏动出现。D. 整体 Lorenz 散点图（实际记录时长 22 小时 56 分钟），E、F 分别为与 B、C 的时间散点图相对应时长的 Lorenz 散点图。E. 散点图为一个点（集）（起搏心律）。F. 散点图为一个点（集）+ 室性早搏散点图（早搏点集 + 前点集 + 后点集），早搏点集有两个，对应散点集逆向回放心电图明确为双源性室性早搏。G. 所有起搏点的叠加图

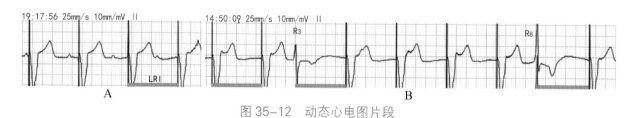

图 35-12　动态心电图片段

A. 窦性心律、节律规整，固定频率的心室起搏心律，房室分离。B. R₃、R₈ 提前出现，形态不同，联律间期不等，推测为双源性室性早搏，于散点图形成不同部位的早搏点集，构成特有的 VVI 起搏 + 室性早搏的散点图图形

图例

（一）临床资料

患者，男，89岁，植入单心室起搏器。

（二）心电散点图

1. 时间散点图

变异性极大的心房颤动，其时间散点图显示上界不清、下界清晰的宽条带；当与变异性为零的起搏心律并存时，其时间散点图显示上、下界均清晰的宽条带，上、下起伏的宽条带被限制在 1.0 秒起搏线之下（图 35-13A）。

2. Lorenz 散点图

典型心房颤动的 Lorenz 散点图是尖端指向坐标原点的扇形图，起搏心律的变异性为零，其心电散点图是简单的点线几何图形，二者并存时，相当于典型心房颤动的扇形图二维起搏线截去了等速线远端（横、纵 1.0 线之外）的扇周部分（图 35-13B）。

3. 差值散点图

典型心房颤动的差值散点图表现为顶角指向右下且边界不清的大等腰三角形，由于单心室起搏器低限频率的限制，原边界不清的大等腰三角形变成了边界清晰的平行六边形，三维起搏线重叠于其中不易发现（图 35-13C）。

（三）动态心电图

心房颤动、VVI 起搏心律，平均心率 87 次 / 分（58~124 次 / 分），心室起搏和感知功能正常（图 35-14）。

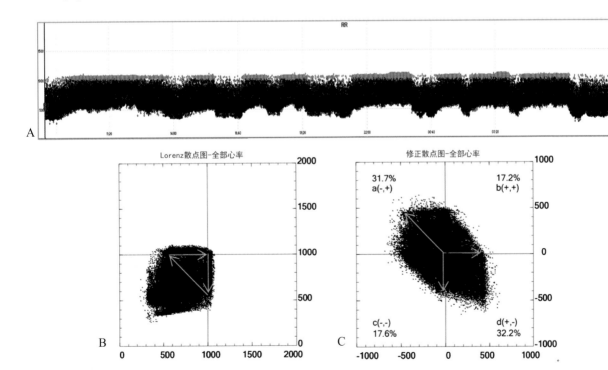

图 35-13 心电散点图

A. 时间散点图。B. Lorenz 散点图。C. 差值散点图

第三十五章 心脏起搏心电散点图

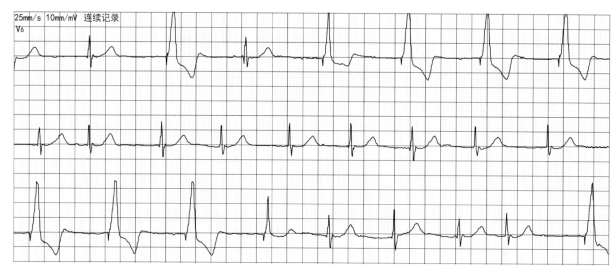

图 35-14　动态心电图片段

图例

（一）临床资料

患者，男，89岁，因"心房颤动伴三度房室阻滞"植入单心室起搏器，模式 VVIR，LR 60 次 / 分。

（二）心电散点图

时间散点图显示直线 PP 层时断时续，由于起搏器有频率应答功能，多数时段高低起伏（图 35-16A），1 小时放大图（图 35-16B）可见起伏的 PP 层基本为平滑曲线，低限频率周期形成的 PP 层呈水平直线（图 35-16C），部分时段起搏线之下有散在的室性早搏点（PV），PP 层之上有相应的代偿间期（VP）点。由于起搏器有频率应答功能，Lorenz 散点图（图 35-16D）与差值散点图（图 35-16E）均类似窦性心律背景下代偿间歇不完全的房性早搏，由于受 LRI 的限制，VPP 点集高度不超过 1000 ms，PPV 点集的宽度亦不超过 1000 ms。

（三）动态心电图

心房颤动、VVIR 起搏心律、完全性房室分离提示三度房室阻滞，室性早搏重整心室起搏间期，心室感知和起搏功能正常（图 35-15）。

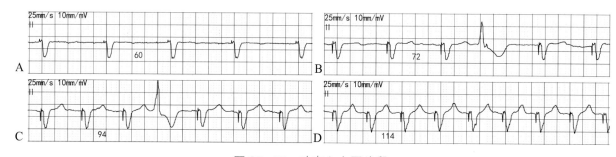

图 35-15　动态心电图片段

A. 最慢心室起搏心率 60 次 / 分。B. 心室起搏频率 72 次 / 分，室性早搏重整心室起搏间期。C. 心室起搏心率 94 次 / 分，室性早搏重整心室起搏间期。D. 最快心室起搏心率 114 次 / 分

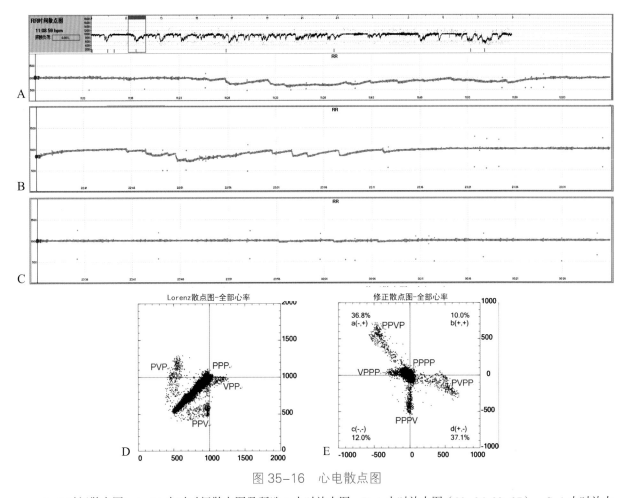

图 35-16　心电散点图

A~C 时间散点图。A. 24 小时时间散点图及所选 1 小时放大图。B. 1 小时放大图（22：36~23：37）。C. 1 小时放大图（23：31~0：32）。D. 全程 Lorenz 散点图。E. 全程差值散点图

 图例

（一）临床资料

患者，男，28 岁，植入双腔心脏起搏器，模式 DDD，LR 60 次 / 分。

（二）心电散点图

全程起搏心律，整体 Lorenz 散点团块比较集中，虽然其上面和右边有散在点，系起搏器特殊功能的表现，未见室上性激动下传的散点（QRS 波群），故推测该患者因三度房室阻滞而植入双腔心脏起搏器，由于设置的 SAVI 一般短于 PAVI，使得"AS-VP"工作方式向"AP-VP"工作方式转换时，心室起搏频率（58 次 / 分）略低于 LR（60 次 / 分），故形成了特征性"盖帽"样散点图图形，此特征是识别植入双腔心脏起搏器的特征之一（图 35-17）。

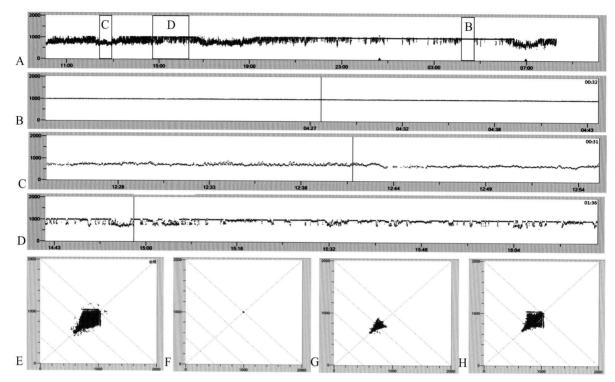

图 35-17　心电散点图

A. 整体时间散点图（实际记录时长 22 小时 11 分钟）。B. 时间散点图（时长 32 分钟）为一平直线，上下无散点分布，为图 A 中 B 部分的水平放大图，在这段时长内为单纯的起搏心律（"AP-VP"工作方式）。C. 时间散点图（时长 31 分钟）为一波动的曲线，其上下无散点分布，为图 A 中 C 部分的水平放大图，此时间段为单纯的窦性心律伴心室起搏（"AS-VP"工作方式）。D. 时间散点图（时长 1 小时 36 分钟）为平直的线段与曲线或不规则散在小团块相间构成的图形，为图 A 中 D 部分的水平放大图，此时间段为"AP-VP"与"AS-VP"工作方式的互相交替。E. 整体 Lorenz 散点图（实际记录时长 22 小时 11 分钟），F~H 分别为与图 B~D 的时间散点图相对应时长的 Lorenz 散点图。F. 散点图为一个点（集）（"AP-VP"工作方式）。G. 散点图呈小三角形状，为窦性心律伴心室起搏（"AS-VP"工作方式）。H. 散点图由两部分构成，远端呈两部分"曲尺"状，形成盖帽特征（"AS-VP"与"AP-VP"工作方式相互转换），与 A 具有"相似形"

（三）动态心电图

动态心电图记录总时长 22 小时 11 分钟，总心搏 86927 次，呈"AP-VP"工作方式 38340 次，呈"AS-VP"工作方式 48587 次。平均心率 67 次 / 分，最快心率 104 次 / 分，最慢心率 57 次 / 分（图 35-18）。

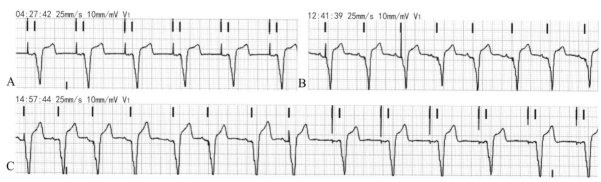

图 35-18　动态心电图片段

A. 节律规整、固定频率的"AP-VP"工作方式。B."AS-VP"工作方式。C. 起搏器由"AS-VP"工作方式转为"AP-VP"工作方式

（一）临床资料

患者，女，66岁，植入双腔心脏起搏器，模式 DDD，LR 60 次 / 分。

（二）心电散点图

整体 Lorenz 散点图呈多分布，围绕棒球拍的图形形成特有的"早搏"三联图形、早搏点为室上性夺获点或跟踪心房 P 波的心室起搏点；早搏后点集（平行于 x 轴的短线）和早搏前点集（平行于 y 轴的线段）；说明该患者可能因高度房室阻滞或窦房结功能障碍而植入双腔心脏起搏器，因 AV 间期设置短于自身房室传导时间，从而表现为"AP-VP"工作方式，而非"AP-VS"工作方式。可建议临床医生程控延长 AV 间期，评价自身房室传导功能。此例在"AS-VP"转为"AP-VP"工作方式时其 RR 间期等于恒定的起搏频率（60 次 / 分）间期，故无"盖帽"样散点图特征（图 35-19）。

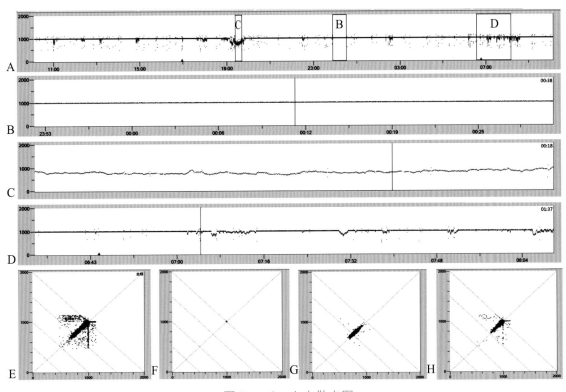

图 35-19　心电散点图

A. 整体时间散点图（记录时长 24 小时）。B. 时间散点图（时长 38 分钟）为一平直线，上下无散点分布，为图 A 中 B 部分的水平放大图，此时间段为单纯的起搏心律（"AP-VP"工作方式）。C. 时间散点图（时长 18 分钟）呈曲线状，上下无散点分布，为图 A 中 C 部分的水平放大图，在这段时长内为单纯的窦性心律伴心室起搏（"AS-VP"工作方式）。D. 时间散点图（时长 1 小时 37 分钟）为平直线中插有几小段曲线，直线上下有散在点的分布，为"AS-VP"工作方式与"AP-VP"工作方式相互转化，大部分时间为"AP-VP"工作方式，少部分为"AS-VP"工作方式，并有窦性或房性夺获，亦有窦性或房性早搏伴心室起搏（"AS-VP"工作方式）。E. 整体 Lorenz 散点图（实际时长 24 小时）。F~H 分别为与 B~D 的时间散点图相对应时长的 Lorenz 散点图。F. 为一个点（集）（"AP-VP"工作方式）。G. 为短棒形（"AS-VP"工作方式），减速区（45 度线左上）的散点为窦性或房性早搏夺获或房性早搏伴心室起搏（"AS-VP"工作方式）。H. 与 E 具有"相似形"，为"AS-VP"与"AP-VP"工作方式相互转化，同时具有窦性或房性早搏夺获或房性早搏伴心室起搏（"AS-VP"工作方式），由于提前发生 QRS 波群，故形成特有的早搏前点集（平行于 y 轴的线段）和早搏后点集（平行于 x 轴的线段），和特有的"Y 字形"，在心率的均等线上分布的线段或点为"真性或假性融合波"

（三）动态心电图

动态心电图记录总时长 24 小时，总心搏 86801 次，起搏心搏 86660 次，室上性心搏 137 次（包括房性早搏 77 次，窦性心搏 60 次）。起搏器呈"AP-VP"和"AS-VP"工作方式。平均心率 61 次 / 分，最快心率 91 次 / 分，最慢心率 59 次 / 分。室性早搏 3 次（图 35-20）。

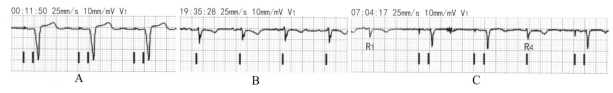

图 35-20 动态心电图片段

A. 节律规整、固定频率的"AP-VP"工作方式。B. "AS-VP"工作方式。C. "AS-VP"与"AP-VP"工作方式，R_1 为自身 QRS 波群，R_4 为假性心室起搏融合波

 图例

（一）临床资料

患者，男，75 岁，植入 Medtronic 双腔心脏起搏器。

（二）心电散点图

1. 时间散点图

全程图（图 35-21A）显示水平起搏线（PP 层）基本分布在夜间，黑色的自身节律条带（NN 层）蜿蜒曲折，红色的房性早搏（NS、PS）层紧贴其下、同步起伏，代偿间期（SN、SP）层紧贴其上分界不清。1 小时放大图（图 35-21B）可见 PP 层平滑起伏，提示心脏起搏器有频率应答功能；图 35-21C 可见 PP 层分裂上移，表明 VV 间期间歇性地延长，逆行技术显示呈"3+1"现象，为心室夺获管理功能运行（图 35-22F）；图 35-21D 显示 PP 层断裂下移，起搏频率突然提速，逆行技术显示呈"3+1"现象，为心房夺获管理功能运行（图 35-22G）。

2. Lorenz 散点图

全心搏图（图 35-21E）可见二维起搏线的拦截效应，早搏点集（粉红色）与早搏前点集（灰、蓝两色，分别表明早搏发生于起搏心律与窦性心律时）大致对称分布于等速线两边，早搏后点集紧贴二维起搏线竖部，体现了早搏伴节律重整的特性；等速线上是密集的主导节律，自身节律（NNN）蓝色显示，起搏心律（PPP）灰色显示，单独显示起搏心搏时（图 35-21G）发现 PPP 点集基本呈短棒状分布，重叠于自身心律当中，仔细观察还可发现起搏点正上方跳出少量灰点，表明连续等周期中间歇性出现略长的周期，逆行技术表明"3+1 现象"为心室夺获管理功能运行（图 35-22F）。

3. 差值散点图

全心搏图（图 35-21F）总体上看基本沿三维起搏线分布，体现早搏伴节律重整的特征；起搏心搏图（图 35-21H）可见 IV 象限分布有密集的早搏终点集（NSPN、PSPP、PSPN 等），完全融合于普通房性早搏终点集（NSNN）当中，表明频率应答功能参与的起搏心律与自身心律无缝衔接、浑然一体。

（三）动态心电图

基础心律为窦性心律+AAIR 起搏心律（52.8%），平均心率 53 次/分（50~85 次/分）；频发房性早搏呈并行心律（5489 个），有 19 次成对、3 阵房速；偶发室性早搏（2 个）；ST-T 未见异常；心脏起搏器的起搏和感知功能未见异常。

心脏起搏器的频率应答功能是高度仿生的生理性起搏，除 LRI 起搏形成的一、二、三维起搏线较生硬外，其他频率变化较缓和，从时间散点图看，PP 层的变化是平滑曲线，而 NN 层的变化蜿蜒曲折，传感器频率是通过各种算法实现心率平稳过渡，彰显线性几何特征，而自身心律的变化是通过神经体液因素的精密调节而实现，尽显混沌特性。Lorenz 散点图与差值散点图从各自的角度显示 AAIR 的起搏方式在填补漏搏、应对早搏等方面几乎与自身心律浑然一体，起到了人工窦房结的作用。另外本例频发房性早搏联律间期不固定，符合并行心律的特征。

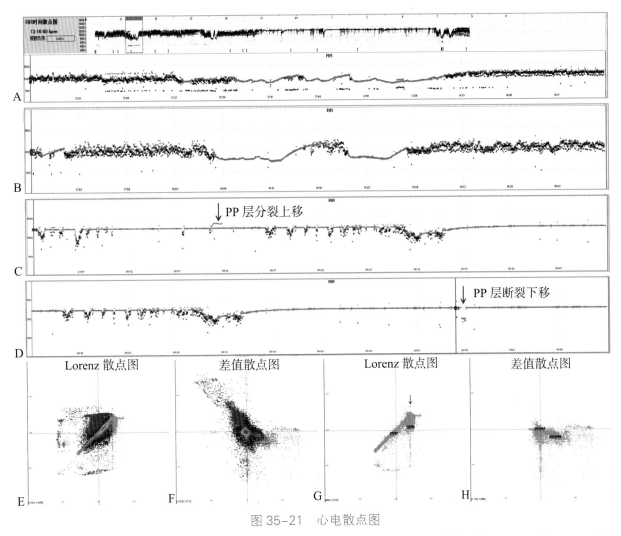

图 35-21 心电散点图

A. 全程图及所选 1 小时放大图。B. 1 小时放大图（17：18~18：49）。C. 1 小时放大图（6：08~7：09）。D. 1 小时放大图（23：52~0：53）。E. 全心搏 Lorenz 散点图。F. 全心搏差值散点图。G. 起搏心搏 Lorenz 散点图。H. 起搏心搏差值散点图

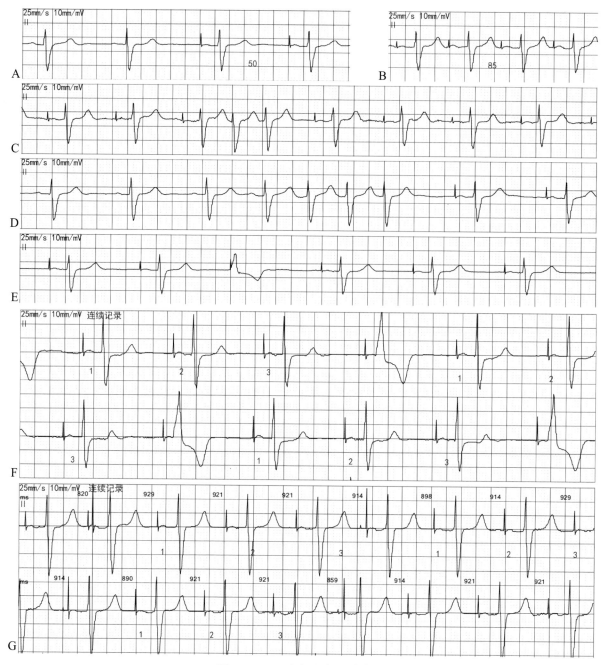

图 35-22　动态心电图片段

A. 最慢心率 50 次 / 分。B. 最快心率。C. 成对房性早搏。D. 短阵房性心动过速。E. 偶发室性早搏。F. 心室夺获管理功能运行，可见"3+1"现象。G. 房室传导（AVC）法则心房夺获管理功能运行，可见"3+1"现象

 图例

（一）临床资料

患者，女，77 岁，植入 Medtronic 双腔心脏起搏器。

（二）心电散点图

1. 时间散点图

时间散点图呈无起伏的水平线，符合一维起搏线模型，提示患者完全起搏依赖，几乎是固率型起

搏心律的模型（图35-23A）。其上、下可见散在点，逆行技术显示为偶发房性早搏触发心室起搏即"AS-VP"工作方式（图35-24A）。

2. Lorenz 散点图

可见等速线上的固定点，有少量散点分别向左、向下延伸，符合二维起搏线的模型，仔细观察发现有部分散点图跳出起搏点，游离在起搏点的上方及右方，表明连续等周期中间歇性地出现相对固定的稍长周期（图35-23B），逆行技术显示心室夺获管理功能运行的"3+1"的特征（图35-24B）。

3. 差值散点图

显示分布于坐标原点的起搏点向 x 轴正侧、y 轴负侧、左上延伸，符合三维起搏线的模型，心室阈值测试时出现的稍长周期在差值散点图中表现为游离散点向 x 轴负侧、y 轴正侧、右下漂移，相当于三维坐标轴的正侧（图35-23C）。

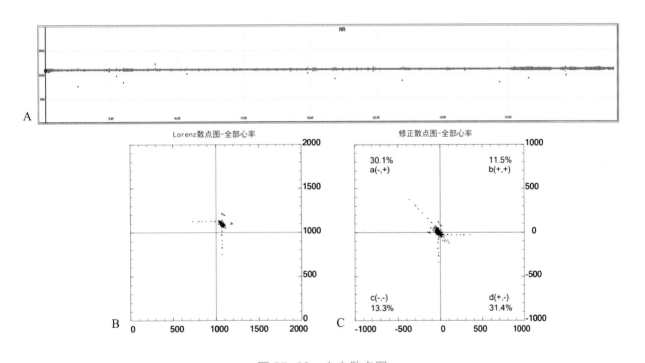

图 35-23　心电散点图

A. 时间散点图。B. Lorenz 散点图。C. 差值散点图

（三）动态心电图

基础心律为房室顺序起搏心律（"AP-VP"工作方式），平均心率54次/分（51~55次/分），偶发房性早搏（10个）伴心室起搏（"AS-VP"工作方式），可见心室夺获管理功能运行，心脏起搏器功能未见异常（图35-24）。

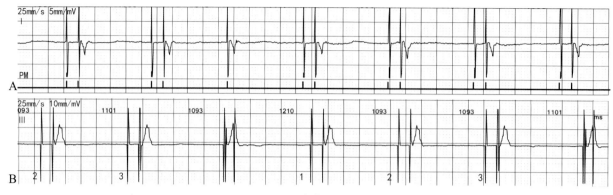

图 35-24　动态心电图片段

A. 偶发房性早搏伴心室起搏（"AS-VP"工作方式）。B. 房室顺序起搏（"AP-VP"工作方式），每三个支持周期，AP-AP 间期延长一次，测试的心室起搏脉冲后 110 ms 处发放备用的心室起搏脉冲，提示心室夺获管理功能运行

 图例

（一）临床资料

患者，男，78 岁，植入 Boston Scientific 双腔心脏起搏器。

（二）心电散点图

1. 时间散点图

全程图（图 35-25A）显示主导节律层蜿蜒起伏，符合窦性心律（NN 层）的特征，只是在夜间时段被一维起搏线（PP 层）拦截，仔细观察，发现 NN 层上、下有等间距的伴随层随之起伏。1 小时放大图（图 35-25B）显示 NN 层上下的伴随层是规律性极强的"虚线"，这种散点图特征在自身心律中几乎见不到，像是人为画上去的一样，必然是人工起搏器的杰作！逆行技术表明，虚线的形成是由于 AV 间期间歇性跳跃式延长形成的（图 35-26E），基础 AV 间期约 200 ms，跳跃性延长后的长 AV 间期约 300 ms，1 分钟大约有八次连续长 AV 间期周期性的出现，故而形成了 NN 层上下有虚线伴行的奇观。前后仔细观察，还可见 NN 层突然断裂下移（图 35-25C）移行为无起伏的蓝色 PP 层（房室顺序起搏），逆行技术显示起搏频率提速，为右心房自动阈值（RAAT）功能运行（图 35-26C）。

2. Lorenz 散点图

Lorenz 散点图（图 35-25D）受 AV 间期间歇性跳跃式延长的影响，分布于等速线的窦律点集（NNN）分裂为平行于等速线的三个等间距短棒，对照其散点图模型（图 35-25F）可以了解各部分的含义。另外，短长周期区可见少量早搏点集，长短周期有相应的早搏前（低）、后点集（高），起搏动态心电图中的房性早搏与室性早搏代偿间歇均不完全，不同的算法，有不同程度的滞后节律重整。

3. 差值散点图

差值散点图（图 35-25E）对照数学模型（图 35-25G）可以了解散点图各部分的含义，早搏相关的特征点集表现的仍然是代偿间歇不完全的特征。

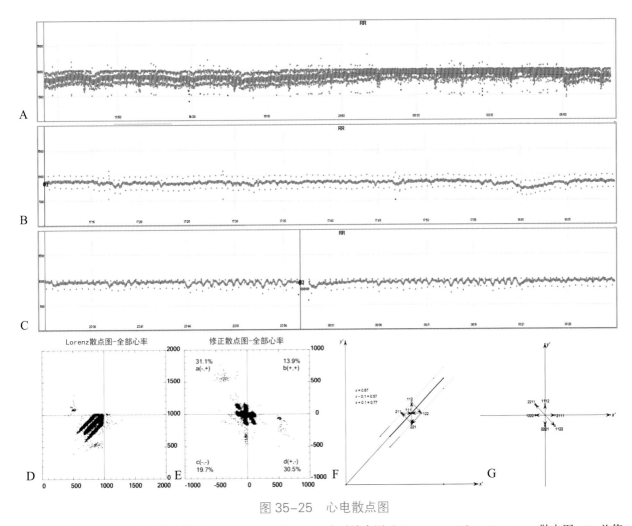

图 35-25　心电散点图

A. 全程图。B. 1 小时放大图（17：10~18：11）。C. 1 小时放大图（23：31~0：32）。D. Lorenz 散点图。E. 差值散点图。F. Lorenz 散点图模型。G. 差值散点图模型。F、G 中的"1"代表短 AV 间期起搏，"2"代表长 AV 间期起搏

（三）动态心电图

基础心律为窦性心律伴心室起搏（"AS-VP"工作方式），有房室顺序起搏（"AP-VP"工作方式），平均心率 66 次 / 分（59~86 次 / 分），分析心搏总数 83506 个。偶发房性早搏（16 个），有 1 次成对、1 阵房速；偶发室性早搏（64 个）；ST-T 无异常动态变化；AV 间期出现间歇性延长，提示 AV 搜索功能运行；也可见 AV 间期缩短，提示心房、心室自动阈值管理功能运行（图 35-26）。

 图例

（一）临床资料

患者，男，91 岁，植入 Abbott（ST. JUDE）双腔心脏起搏器。

（二）心电散点图

1. 时间散点图

一维起搏线高度大致在 0.86 秒，相当于起搏频率 70 次 / 分，部分时段分散为宽条带，下界约 0.5

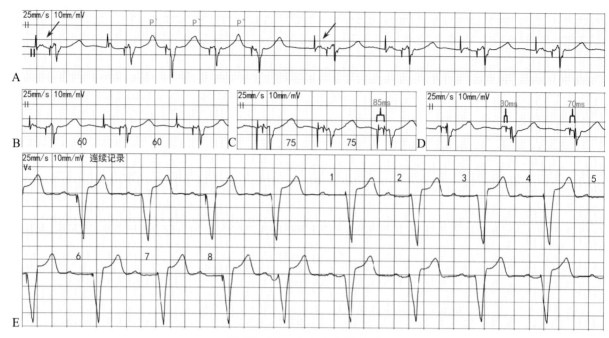

图 35-26 动态心电图片段

A. 心脏起搏器多呈"AP-VP"工作方式，短阵房性心动过速出现时变为"AS-VP"工作方式，期间出现较短的且不固定的 PAVI，提示动态 AV 延迟功能运行。B. 心脏起搏器呈"AP-VP"工作方式，起搏频率 60 次 / 分。C. 起搏频率增快至 75 次 / 分，PAVI 缩短至 85 ms，提示心房自动阈值管理功能运行。D. SAVI 缩短至 30 ms，每个测试的心室起搏脉冲后 70 ms 处发放备用的心室起搏脉冲，提示心室自动阈值管理功能运行。E. 心脏起搏器呈"AS-VP"工作方式，SAVI 突然延长并持续八个心动周期，期间未搜索到心室感知事件，SAVI 恢复原程控值，提示 AV 搜索功能运行

秒，上界约 1.0 秒，符合心房颤动 RR 间期绝对不齐的特点（图 35-27A）。固定频率的起搏心律必然是非心房跟踪模式（DDI 模式）；RR 间期绝对不齐提示为心房跟踪模式（"AS-VP"工作方式），从时间散点图各标志线的位置得知 DDI 模式起搏频率变为 70 次 / 分（模式转换后基本频率），最大跟踪频率为 120 次 / 分。1 小时放大图（图 35-27B）还可以看到宽条带时段，中间重叠有短时的 DDI 模式起搏线，表明心房跟踪模式与非心房跟踪模式反复交替。传感器驱动的起搏心律其时间散点图是高低起伏的平滑曲线，而不是宽条带，可与心房颤动触发心室起搏（心房跟踪模式）鉴别。

2. Lorenz 散点图

二维起搏线与最大跟踪频率周期线把心房颤动扇形图限制在四方框内，1.0 秒起搏点内下有密集的 DDI 模式起搏点（约 0.86 秒）。还有一些室性早搏的散点，特征不明显。

3. 差值散点图

三维起搏线清晰可辨，边界不清的大等腰三角形（普通心房颤动的差值散点图特征）被低限频率周期与最大跟踪频率周期"裁剪"成了边界清晰的平行六边形结构。结合心房颤动伴起搏心律的散点图模型（图 35-28）可以了解平行六边形结构的形成机制及边界各部分的含义。

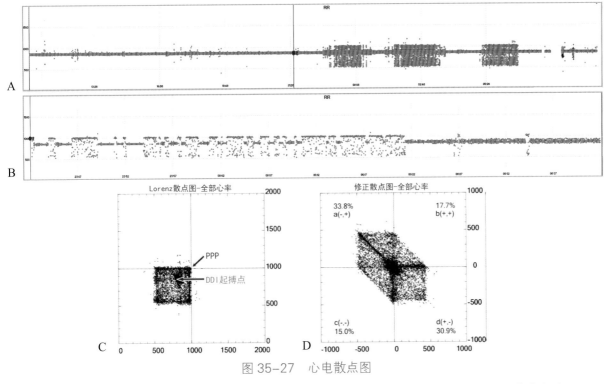

图 35-27　心电散点图

A. 全程时间散点图。B. 1 小时放大的时间散点图（23∶42~0∶43）。C. Lorenz 散点图。D. 差值散点图

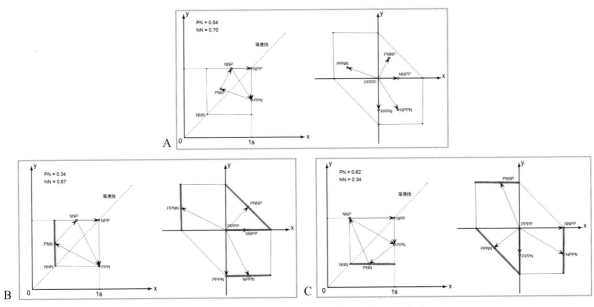

图 35-28　心房颤动伴起搏心律的散点图模型

　　A. 特征点集的制作，设 PNN（x，y）点集为四方块内任一点（跟踪模式的心搏为 N，起搏心搏为 P），度量其横、纵坐标值，就可以描记其相邻的边界点：NNP（x，1）、PPN（1，y），NPP（1，1），连结其临界连通向量的闭合向量环，平移到差值散点图中就得到了相应的差值散点。B. Lorenz 散点图的左边界与差值散点图的左、下、右上边界的关系，拖动 PNN 点沿左边界移动，PPNN、NPPN、PNNP 各点随之移动并留下轨迹，形成了平行六边形的左、下、右上边界。C. Lorenz 散点图的下边界与差值散点图的右、上、左下边界的关系，拖动 PNN 点沿下边界移动，NPPN、PNNP、PPNN 各点随之移动并留下轨迹，形成了平行六边形的右、上、左下边界

（三）动态心电图

基础心律为心房颤动+起搏心律，平均心率69次/分（57~109次/分）；偶发室性早搏（27个）；ST-T改变；可见"AP-VP"、"AS-VP"工作方式及VVI工作方式表现（实际为DDI模式）（图35-29）。

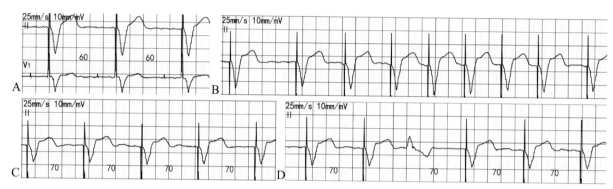

图35-29　动态心电图片段

A. 心脏起搏器呈"AP-VP"工作方式。B. DDD模式，心房颤动触发快速的心室起搏，心电图表现为"AS-VP"工作方式。C、D. 心室起搏节律，心室起搏频率70次/分，室性早搏重整心室起搏间期（约为857 ms），心脏起搏器表现为VVI工作方式，提示心脏起搏器自动模式转换为DDI模式

 图例

（一）临床资料

患者，女，81岁，植入Biotronik双腔心脏起搏器。

（二）心电散点图

1. 时间散点图

可见1.0秒一维起搏线几乎贯穿全程，部分时段可见宽窄不等的黑色条带镶嵌其间（图35-30A），其1小时放大图（图35-30B）显示黑色时段为蜿蜒曲折的窄条带，符合窦性心律的特点，部分时段（图35-30C）显示起搏线突然断裂下移，提示起搏心率提速，逆行技术显示心脏起搏器先缩短PAVI至50 ms，持续六个心动周期，随后起搏提速至72次/分，进行心房阈值搜索（图35-31B）。

2. Lorenz散点图

Lorenz散点图（图35-30D）显示等速线上的自身心律呈瘦短的棒球拍，提示自身窦性心律变异性较小，二维起搏线的横部（PSP，S为自身心房波）上移，起搏点向右延伸移行为早搏后点（SPP，箭头指示），均提示SP>PP，表明心脏起搏器节律重整，心房感知时刻并非发生在自身心房波起始。

3. 差值散点图

差值散点图（图35-30E）三维起搏线横部下移、起搏点向左延伸移行为早搏止点集（SPPP箭头指示），亦表明SP>PP，且心脏起搏器发生节律重整。

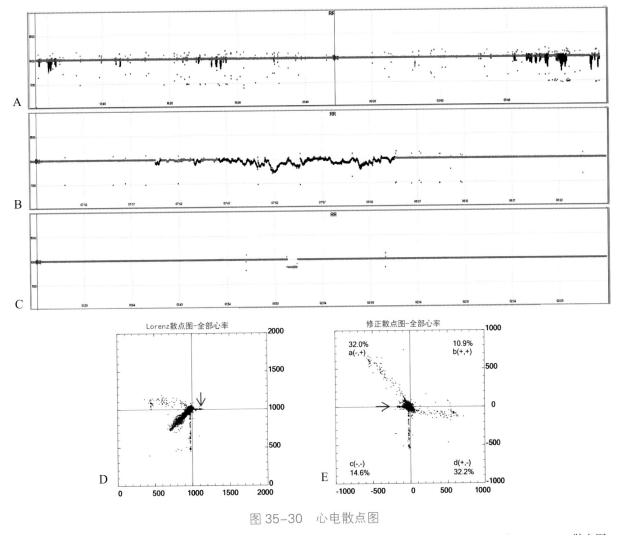

图 35-30　心电散点图

A. 全程时间散点图。B. 1 小时时间散点图（7：27~8：28）。C. 1 小时时间散点图（1：34~2：35）。D.Lorenz 散点图。E. 差值散点图

（三）动态心电图

基础心律为窦性心律 + 心房起搏心律（94.9%），平均心室率 60 次 / 分（58~81 次 / 分），分析心搏总数 80955 个。偶发房性早搏（109 个），有 1 阵房速；偶发室性早搏（2 个）；ST-T 异常动态变化，提示心肌缺血；可见："AP-VS"及"AP-VP"工作方式，心房夺获控制功能运行，大量假性心室起搏融合波，建议程控延长 AV 间期（图 35-31）。

患者心脏起搏比例较高，LRI 起搏主要包括"AP-VS"和"AP-VP"工作方式。"AP-VP"工作方式时，多呈假性心室起搏融合波，提示 AV 间期略短于自身 PR 间期，造成无效心室起搏，适当延长 AV 间期以降低能耗。偶发的房性早搏、室性早搏多出现在起搏心律的背景下，房性早搏后 AP 脉冲出现在房性早搏后 1000 ms，但散点图不关注心房波，只关注 RR 间期，实际的 SP 间期略大于 PP 周期（图 35-31A）；室性早搏后 AP 脉冲出现在室性早搏后 1000 ms，实际的 VP 间期等于 1000 ms 加 AV 间期，仍然是 VP>PP，总体上造成二维起搏线横部的上移、三维起搏线横部的下移。

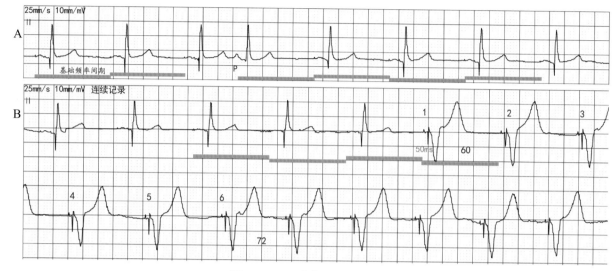

图 35-31　动态心电图片段

 图例

（一）临床资料

患者，男，65 岁，植入 Medtronic 双腔心脏起搏器。

（二）心电散点图

1. 时间散点图

多数时段分三层，且三层等间距，符合频发室性早搏代偿间歇完全的特征（图 35-32A）。逆行技术显示为窦性心律伴心室起搏，心房跟踪模式（"AS-VP"工作方式）下的频发室性早搏（图 35-33）；不分层时段持续约 2 小时，基本分布于 1 秒线，1 小时放大图（图 35-32B）可见 NN 层跳跃至高位的 PP 层，逆行技术显示起搏器由心房跟踪模式（"AS-VP"工作方式）转换为非心房跟踪模式（DDIR），部分时段 PP 层向下漂移（图 35-32C），提示心脏起搏器可能有频率应答功能。

2. Lorenz 散点图

等速线远端的短棒状主导节律为非心房跟踪模式（DDIR）下的起搏心律 PPP 点集，等速线近端的椭圆状主导节律为心房跟踪模式（"AS-VP"工作方式）下的窦性心律（NNN）点集，NNN 点集左上为绿色的室性早搏点集（NVN），下有 NNV、右有倾斜约 0.5 的 VNN 点集，与无起搏器的频发室性早搏特征一致，只是黑色箭头所指的成势点集在自身心律中并不出现，逆行技术显示为空白期房扑搜索（BFS）功能运行时所形成的短长周期（NNP）点集（图 35-32D），此功能有时在室性早搏后运作，造成室性早搏代偿间期较长而发放 VP 脉冲，散点图可见特征性的 VPN 点集游离于 VNN 点集右上。

3. 差值散点图

主导心律位居原点，室性早搏的特征点集四周围绕，总体上关于 $y=x$ 线对称，是代偿间歇完全的标志。其余游离的成势点集多是与 BFS 功能运行相关，其中黑色箭头指示的 NNNP、NNPN，是 Lorenz 散点图中 NNP 临界向量平移而来；室性早搏超代偿间歇相关点集为：NNVP（游离于 NNVN 之上）、NVPN（游离于 NVNN 之上）、VPNN（Ⅲ象限）。

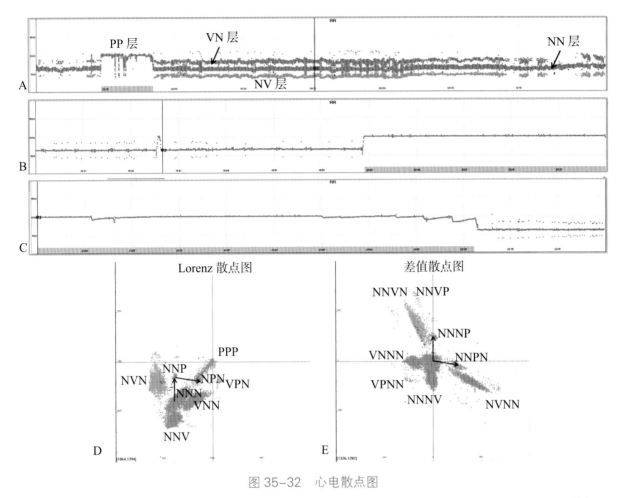

图 35-32　心电散点图

A. 24 小时时间散点图。B. 1 小时放大图（19：25~20：26）。C. 1 小时放大图（次日 21：15~22：16）。D.Lorenz 散点图。
E. 差值散点图

（三）动态心电图

基础心律为窦性心律伴心室起搏（"AS-VP"工作方式）+阵发性心房颤动 +DDIR 起搏心律（"AP-VP"、VVI 工作方式）伴完全性房室分离（提示三度房室阻滞），平均心率 91 次 / 分（58~126 次 / 分），心搏总数 122424 个；偶发房性早搏伴心室起搏（17 个），其中有 2 次成对房早，个别房性早搏未下传（未被跟踪）；频发室性早搏（6762 个），提示并行心律；ST-T 改变，请结合临床；可见"AS-VP"和"AP-VP"工作方式及 DDIR 模式起搏；起搏器有自动模式转换功能、BFS 功能、频率适应功能（图 35-33）。

本例为完全心室起搏依赖，窦性心律时为"AS-VP"工作方式，心房颤动时转为非心房跟踪（DDIR）模式，跟踪模式时散点图特征是自身节律的特点，比如本例为频发室性早搏，偶发房性早搏，各具特征，相当于无心脏起搏器；非跟踪模式时散点图特征是起搏心律的特征，本例心房颤动时段时间散点图 PP 层有起伏，Lorenz 散点图 PPP 点沿等速线向下延伸成短棒，提示可能有频率应答功能。另外，Lorenz 散点图与差值散点图中各特征点集之外的成势散点图均与 BFS 功能运行有关，通过逆行技术很容易找到这样的动态心电图片段，方便了解心脏起搏器特殊功能的运行情况。

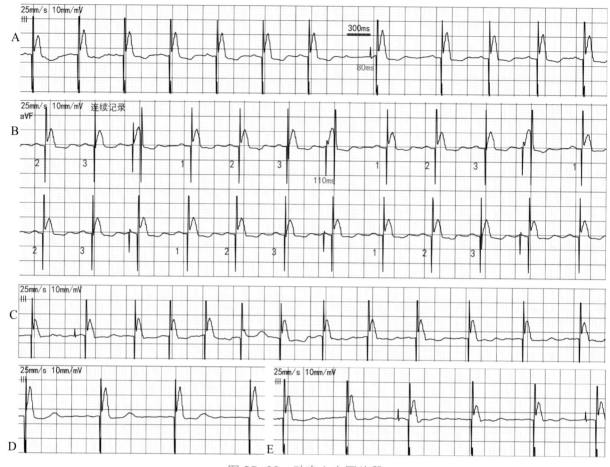

图 35-33 动态心电图片段

A. BFS 功能运行。B. 心脏起搏器每三个支持周期（窦性心律），SAVI 缩短 110 ms，发放测试的心室起搏脉冲，其后 110 ms 发放备用的心室起搏脉冲。C. 心房颤动，心室起搏频率逐搏递减，起搏间期逐搏延长 40 ms，提示心脏起搏器自动模式转换为 DDIR 模式，进入起搏频率调整阶段。D. 心房颤动，心室起搏心律，心室起搏频率 60 次 / 分，提示心脏起搏器自动模式转换为非心房跟踪模式。E. 心房颤动，心室起搏频率相对固定，呈房室分离状态，间断出现 AP 脉冲发放，提示心脏起搏器自动模式转换为 DDIR 模式，间歇性心房感知不足

 图例

（一）临床资料

患者，女，82 岁，植入双腔心脏起搏器。

（二）心电散点图

1. 时间散点图

全图（图 35-34A）显示一维起搏线（PP 层）占绝对优势，提示起搏器依赖程度大，镶嵌在蓝色起搏线当中的少量黑色条带（自身节律 NN 层）未被限制在起搏线之下，而是起伏在起搏线之上，基本未突破 1.2 秒的高度，主导节律层上下可见少量散在的早搏点及代偿点，逆行技术显示为房性早搏。

1.5 小时放大图（图 35-34B）显示自身心律蜿蜒起伏，略高于起搏线，起搏线有时分裂为上下对称的两层（图 35-34C）。逆行技术显示为心房起搏心律时，滞后频率间期结束时发放的 AP 脉冲失夺获，在 AV 间期结束时发放 VP 脉冲，而 AV 间期当中又有自身 P 波出现并下传心室，多与起搏脉冲形成

不同程度的室性融合波（图 35-35）。

2. Lorenz 散点图

由于频率滞后功能运行，窦性心律形成的短小棒球拍越过（1.0，1.0）起搏点，触及（1.2，1.2）点，二维起搏的横部也明显上移分布于滞后带，早搏后点集（SPP）沿起搏点向右延伸于滞后带。值得注意的是有成势的散点沿 1.0 秒心率均等线分布。心率均等线是指垂直于等速线的直线，由于此直线方程为 $x+y=a$（定值），即分布于此线上的点，其横、纵坐标的平均值处处相等，故名心率均等线。逆行技术显示工作方式由"AP-VS"转为"AP-VP"时 AP 脉冲失夺获，VP 脉冲夺获心室（融合波），有时形成心室起搏、夺获二联律，其中 NPN 点集分布于短长周期区，PNP 点集分布于长短周期区，两点集的坐标分别：NPN（x，$2-x$）、PNP（$2-x$，x），此两点集的直线方程均为 $x+y=2$，此即 1.0 秒心率均等线。

3. 差值散点图

NNNN、PPPP 中居原点，房性早搏点集四周围绕，总体上不对称于 y=x 线分布，符合代偿不完全的特征。Ⅱ、Ⅳ象限角分线的二联律点集分别为 PNPN、NPNP。

（三）动态心电图

基础心律为窦性心律＋起搏心律，平均心率 58 次 / 分（49~64 次 / 分），分析心搏总数 82199 个；

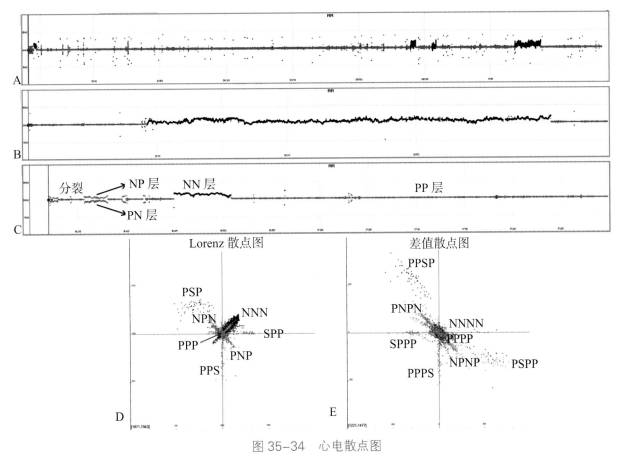

图 35-34　心电散点图

A. 全程图。B. 1.5 小时放大图（11：53~13：24）。C. 1 小时放大图（16：30~17：31）。D. Lorenz 散点图。E. 差值散点图

偶发房性早搏（60个）；ST-T改变；间歇性一度房室阻滞；可见"AP-VS"和"AP-VP"工作方式；提示心脏起搏器具有频率滞后功能；间歇性 AP 脉冲失夺获，建议进行心脏起搏器程控（图 35-35）。

　　患者原发病可能为窦房结功能障碍，窦房结自律性显著降低，心脏起搏器的频率滞后功能起到了鼓励自身心搏的作用。时间散点图中的PP层分裂现象，Lorenz散点图与差值散点图中的起搏点沿左上、右下延伸的情况，都指向了 AP 脉冲间歇性失夺获而自身 P 波下传心室的动态心电图片段，这种规律性极强的散点图特征非常容易识别，牢记此特征，便于快速识别类似病例。

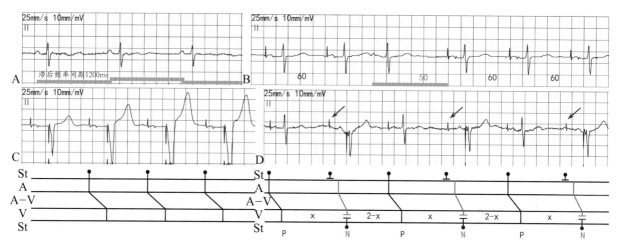

图 35-35　动态心电图片段

　　A. 窦性心动过缓。B. 心脏起搏器呈"AP-VS"工作方式，心房起搏频率 60 次 / 分，房性早搏出现后，AP 脉冲推迟发放，提示频率滞后功能开启，滞后频率 50 次 / 分。C. "AP-VP"工作方式时，可见不同程度的心室起搏融合波。D. 心脏起搏器呈"AP-VS"和"AP-VP"工作方式，间歇性心房起搏故障，心室起搏融合波（箭头所示）

（向晋涛　景永明）

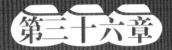

第三十六章　心脏起搏心电向量图

第一节　心电向量图概述

心电图及心电向量图均是通过无创的检查方法经体表记录的心脏心电信息，二者具有相同的理论基础，同根同源，互相补充。心电向量图和心电图的图形都是反映同一心脏心电信息的，只是记录的方法、获取心电信号的导联体系及图形表达方式有所不同。心电图是心电向量图在其相应导联轴上的投影，而心电向量图三个面的 P、QRS、T 环是由正交心电图三个导联（X、Y、Z 轴）两两组合而成，反映了空间心电向量的特点。

随着计算机技术的发展以及生物医学工程技术的进步，心电向量图仪器的性能不断改进，目前已经实现了二十六通道同步描记十四导联心电图、三导联正交心电图、九导联时间心电向量图、变向时间心电向量图及连续时间心电向量图。心搏编码功能便于快速分析心律失常。多心搏彩色心电向量环叠加显示和打印功能便于快速识别正常与异常心搏的心电向量环差异，方便异位心搏的定位诊断。P 环、QRS 环、T 环和 QRS 环起始部、中部（最大向量）和终末部不同颜色的显示等功能有利于心律失常的诊断和鉴别诊断。时间心电向量图可分别测量和分析 PP 间期、PR 间期（EO 间期）、RR 间期、QT 间期、ST 向量和 T 环变化等，便于心律失常的诊断。立体心电向量图具有空间方位明确、图形直观，对空间、时间和瞬间除极反映均较精准，与心电图同步描记能全面、细微和直观地反映心脏电激动的全过程。

第二节　心脏起搏心电向量图

起搏心电图为植入心脏起搏器的患者所特有，是患者自身心律与起搏心律的结合。由于起搏器的参与，起搏心电向量图和心电图与普通心电图有显著不同，起搏部位不同，起搏心电向量图和心电图的表现亦有不同。起搏脉冲是起搏心电图和心脏起搏心电向量图最显著的特征，部分心电向量图仪可以识别并标记出起搏脉冲。

一、起搏脉冲的识别

目前的心电图仪多采用传统的噪声消除算法，这在一定程度上消除了心电波形干扰，便于临床医师诊断心脏疾患。但由于传统滤波算法的通频带范围固定，在遇到起搏心电图或起搏心电向量图时，易滤除部分起搏脉冲，使部分患者的起搏心电图或起搏心电向量图的起搏脉冲无法显示或不明显，进而造成临床医师的误诊和漏诊。目前，我国生产的 GY-5200C 型立体心电图仪（彩色版本）内置了起搏心电检测模块以及起搏脉冲定位算法，其独创的起搏脉冲检测及标记技术能够将起搏脉冲与心电向量环体叠加显示在平面心电向量图上，为临床提供了更加全面、直观的诊断依据。心房起搏（AP）及心室起搏（VP）脉冲颜色在平面心电向量图上可以自定义。

二、起搏部位的定位诊断

一般认为起搏 QRS 环最大向量的相反方向考虑为起搏点所在部位，心电向量图在定位诊断上较心电图准确，且无盲区，直观性好。起搏导线植入心室肌内时，QRS 环离心支的泪点较归心支密集。因心室起搏导线植入的位置变异性较大，QRS 环起始向量的方向变化也较大，一般起始部泪点密集，类似心室预激向量，T 环多与 QRS 环最大向量方向相反。

（一）起搏导线植于心肌的深度判断

根据 QRS 环各部位的运行速度的快慢，可大致判断起搏导线植入心室肌的深浅，在起搏脉冲未夺获心脏传导系统的前提下，起搏导线植入心室肌越深，QRS 环离心支的泪点越密，运行速度越慢。

（二）起搏导线植于心肌的位置判断

因起搏导线位置的不同，起搏心电向量图图形可类似束支阻滞图形、束支阻滞伴分支阻滞图形、各种室性心搏图形及心室预激图形等。起搏心电向量图 QRS 环多扭曲，泪点疏密不均，图形变异较大。

心脏起搏器植入术后，心室导线移位或心室起搏融合波均可导致起搏 QRS 环的形态及最大向量方位改变，心室起搏融合波可影响心室导线位置判断的准确性。术后复查的心电向量图与最初植入完成时完全心室起搏的 QRS 环相比，图形变化较大及最大向量方位明显改变时，在排除心室起搏融合波的前提下，提示心室导线移位。

1. 右心室与左心室起搏

右心室起搏时，QRS 环最大向量指向左方；左心室起搏时，QRS 环最大向量指向右方。

2. 高位与低位心室起搏

高位心室起搏时，QRS 环最大向量指向下方；低位心室（如心尖部）起搏时，QRS 环最大向量指向上方。

3. 心室前壁与后壁起搏

心室前壁起搏时，QRS 环最大向量指向后方；心室后壁起搏时，QRS 环最大向量指向前方。

4. 心内膜与心外膜起搏

心内膜起搏时，QRS 环离心支泪点稀疏，归心支泪点密集；心外膜起搏时，QRS 环离心支及归心支的泪点均密集，环体运行缓慢，近似等速运行。心室肌起搏时，QRS 环离心支泪点密集，归心支泪点稀疏。

5. 不同部位起搏的图形特点

（1）右心室低位起搏：心电向量图 QRS 环最大向量多位于左后上方，环体运行缓慢，泪点密集；心电图多呈类左束支阻滞（LBBB）伴肢体导联 QRS 电轴左偏（图 36-2，图 36-3，图 36-6）。

（2）右心室高位起搏：心电向量图 QRS 环最大向量多位于左后下方，环体运行缓慢，泪点密集，心电图多呈类 LBBB 图形（图 36-13A）；心电向量图 QRS 环最大向量位于右后下方时，心电图多呈类 LBBB 图形伴肢体导联 QRS 电轴右偏。

（3）左后分支区域起搏：心电向量图 QRS 环运行缓慢，泪点密集，多类似完全性右束支阻滞（RBBB）伴左前分支阻滞及左中隔支阻滞图形（图 36-10，图 36-11）。

（4）左前分支区域起搏：心电向量图 QRS 环运行缓慢，泪点密集，多类似完全性 RBBB 伴左后分支阻滞及左中隔支阻滞图形。

（5）左心室前壁中部起搏：心电向量图 QRS 环运行缓慢，泪点密集，类似完全性 RBBB 图形伴左后分支阻滞图形。起搏心电向量图的 QRS 环时间多 >120 ms。

三、起搏融合波的诊断

普通体表心电图对融合程度较轻的起搏融合波的诊断不敏感。然而，不同程度的起搏融合波，其心电向量图环体常有明显的变化，因此，心电向量图对融合程度较轻的起搏融合波的诊断敏感性较高。

第三节　心脏起搏心电向量图图例

 图例

（一）临床资料

患者，男，80 岁，2016 年植入双腔心脏起搏器，模式 DDDR，低限频率（LR）60 次 / 分。

（二）心电向量图

P 环时间 141 ms，AR 间期 240 ms。QRS 环时间 118 ms，QRS 环最大向量位于左后下方，T 环最大向量与 QRS 环最大向量方向相反。额面 QRS 环起始向量位于右下方，环体呈逆钟向运行，最大向量位于左下方（9°），振幅 2.59 mV，ST 向量 0.08 mV。横面 QRS 环起始向量位于右前方，环体呈逆钟向运行，最大向量位于左后方（-19°），振幅 2.70 mV，ST 向量 0.06 mV。心电向量图中心点青色斜线为心房起搏（AP）脉冲。心电向量图诊断：双腔心脏起搏器呈"AP-VS"工作方式，一度房室阻滞，左心室高电压伴 ST-T 改变（图 36-1）。

（三）心电图

心房起搏心律，起搏频率 65 次 / 分，AR 间期 240 ms，P 波时限 141 ms，QRS 波群时限 118 ms，均为自身下传的 QRS 波群，$R_{V5}+S_{V1}$=4.91 mV。部分导联 ST-T 改变。心电图诊断：双腔心脏起搏器呈"AP-VS"工作方式，一度房室阻滞，左心室高电压伴 ST-T 改变。

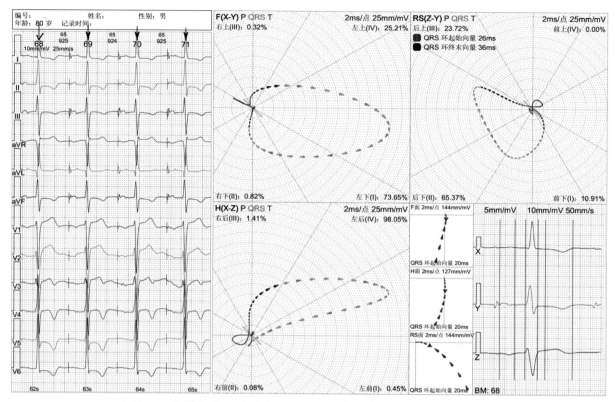

图 36-1　双腔心脏起搏器 "AP-VS" 工作方式的心电图及心电向量图

② 图例

（一）临床资料

患者，女，60 岁。2015 年因 "慢心室率心房颤动" 植入单心室起搏器，模式 VVI，LR 60 次 / 分，滞后频率 50 次 / 分。

（二）心电向量图

心室起搏的 QRS 环时间 152 ms，QRS 环最大向量位于左后上方，环体扭曲，运行缓慢，离心支的泪点较归心支的泪点密集（类似心尖部肌性室性早搏图形）。T 环最大向量与 QRS 环最大向量方向相反。额面 QRS 环起始向量位于左上方，环体呈扭曲 8 字形运行，最大向量位于左上方（-60°），引起肢体导联 QRS 电轴左偏。横面 QRS 环起始向量位于左后方，环体呈扭曲 8 字形，最大向量位于左后方（-65°）。心电向量图诊断：心房颤动，单心室起搏器呈 VVI 工作方式（图 36-2）。

（三）心电图

心电图（图 36-3）显示心房颤动，VVI 起搏心律，心室逸搏间期 1200 ms，心室起搏间期 1000 ms，肢体导联 QRS 电轴 -60°，心室起搏的 QRS 波群时限 152 ms，Ⅱ、Ⅲ、aVF、V₁~V₄ 导联呈 rS 型，V₅、V₆ 导联呈 Rs 型，R 波起始部可见低矮的 VP 脉冲，下降支可见明显切迹。心电图诊断：心房颤动，单心室起搏器呈 VVI 工作方式，心室感知和起搏功能正常，频率滞后功能开启。

（四）心室起搏定位

心电向量图心室起搏的 QRS 环最大向量位于左后上方，结合起搏心电图表现，考虑心室导线植于右心室心尖部，偏右前。

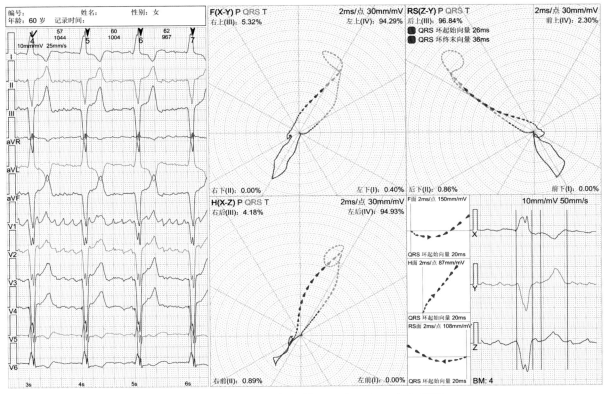

图 36-2　右室心尖部起搏的心电图和心电向量图

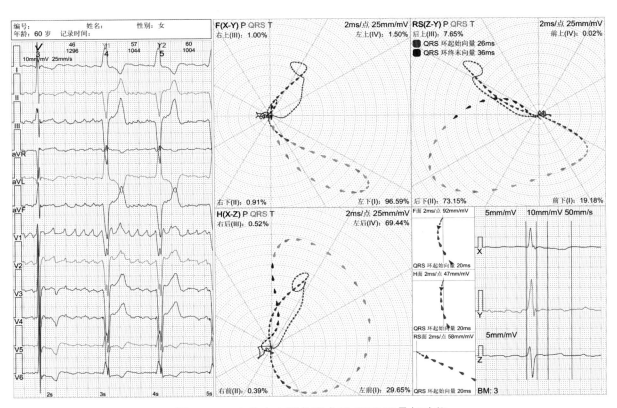

图 36-3　立体心电图仪开启了 QRS 环叠加功能

3 图例

（一）临床资料

患者，男，76 岁，2019 年植入双腔心脏起搏器。

（二）心电向量图

P 环时间 152 ms，起搏 AV 间期（PAVI）=275 ms，QRS 环时间 181 ms。QRS 环最大向量位于右后上方，T 环最大向量与 QRS 环最大向量方向相反。额面 P 环呈逆钟向运行，最大向量位于左下方 75°，振幅 0.28 mV，终末向量位于左上方 −71°，振幅 0.22 mV，P 环类似房间阻滞图形改变。QRS 环起始向量位于右上方，环体呈顺钟向运行，最大向量位于右上方（−113°），引起肢体导联 QRS 电轴左偏，振幅 3.38 mV。横面 QRS 环起始向量位于右方，环体呈顺钟向运行，最大向量位于右后方（−172°），振幅 1.37 mV。心电向量图中心点青色斜线为 AP 脉冲，紫色斜线为 VP 脉冲。心电向量图（图 36-4）诊断：双腔心脏起搏器呈"AP-VP"工作方式，提示起搏性房间阻滞。立体心电图仪未开启起搏信号叠加功能时易误诊为 VAT 工作方式（图 36-5）。

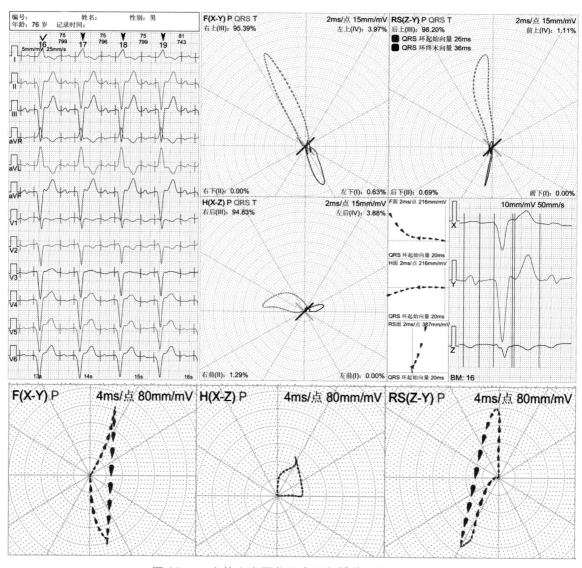

图 36-4　立体心电图仪开启了起搏信号叠加功能

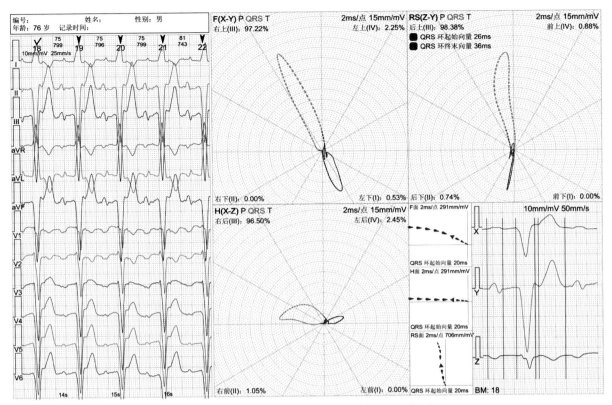

图 36-5　立体心电图仪未开启起搏信号叠加功能

（三）心电图

心房起搏（AP）和心室起搏（VP）脉冲顺序发放，PAVI=260 ms，起搏频率 75 次/分，肢体导联 QRS 电轴 -73°。P 波时限 152 ms，Ⅱ、Ⅲ、aVF 导联呈正负双向。心室起搏的 QRS 波群时限 181 ms，Ⅱ、Ⅲ、aVF、V$_4$~V$_6$ 导联呈 QS 型，V$_1$~V$_3$ 导联呈 rS 型，胸导联 QRS 波群主波方向均负向。心电图诊断：双腔心脏起搏器呈"AP-VP"工作方式，提示心房起搏时房间阻滞，心房和心室起搏功能正常。

（四）心室起搏定位

心电向量图心室起搏的 QRS 环最大向量位于右后上方，结合起搏心电图表现，考虑心室导线植于右心室心尖部，偏左前。

 图例

（一）临床资料

患者，男，61 岁，2011 年植入双腔心脏起搏器，模式 DDD，LR 60 次/分。

（二）心电向量图

PAVI 186 ms。心室起搏的 QRS 环时间 164 ms，QRS 环最大向量位于左后上方，T 环最大向量与 QRS 环最大向量方向相反，类似起源于右心室心尖部肌性室性早搏图形。额面 QRS 环起始向量位于左上方，环体呈 8 字形运行，最大向量位于左上方（-83°），振幅 1.57 mV。横面 QRS 环起始向量位于左后方，环体呈 8 字形运行，最大向量位于左后方（-83°），振幅 1.58 mV。QRS 环的离心支的运行速度较归心支慢，此现象与完全性 LBBB 相反。心电向量图诊断：双腔心脏起搏器呈"AP–VP"工作方式（图 36-6）。

（三）心电图

AP 脉冲、VP 脉冲顺序发放，其后有相应的心房波及宽大畸形的 QRS 波群，PAVI=150 ms，起搏频率 60 次 / 分。心室起搏的 QRS 波群时限 164 ms，Ⅱ、Ⅲ、aVF、V_1~V_6 导联均呈 QS 型，胸导联 QRS 波群主波均负向。心电图诊断：双腔心脏起搏器呈"AP–VP"工作方式，心房和心室起搏功能正常。

（四）心室起搏定位

心电向量图心室起搏的 QRS 环最大向量位于左后上方，结合起搏心电图表现，考虑心室导线植于右心室心尖部、靠前略偏右。

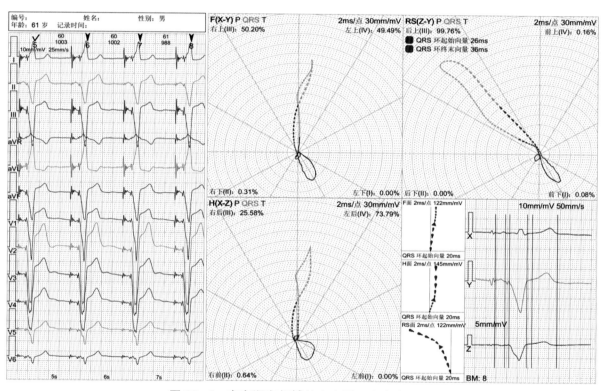

图 36-6　房室顺序起搏的心电图及心电向量图

5 图例

（一）临床资料

患者，男，91 岁，因"三度房室阻滞"植入双腔心脏起搏器 7 年，模式 DDD，LR 60 次 / 分。

（二）心电向量图

感知 AV 间期（SAVI）180 ms。心室起搏的 QRS 环时间 157 ms，QRS 环最大向量位于左前上方，T 环最大向量与 QRS 环最大向量方向相反。额面 QRS 环起始向量位于左上方，环体呈逆钟向运行，最大向量位于左上方（-56°），振幅 1.98 mV。横面 QRS 环起始向量位于左后方呈顺钟向运行，环体呈逆钟向运行，最大向量位于左前方（6°），振幅 1.18 mV。心电向量图诊断：窦性心律，双腔心脏起搏器呈 VAT 工作方式，心房感知功能正常，心室起搏功能正常（图 36-7）。

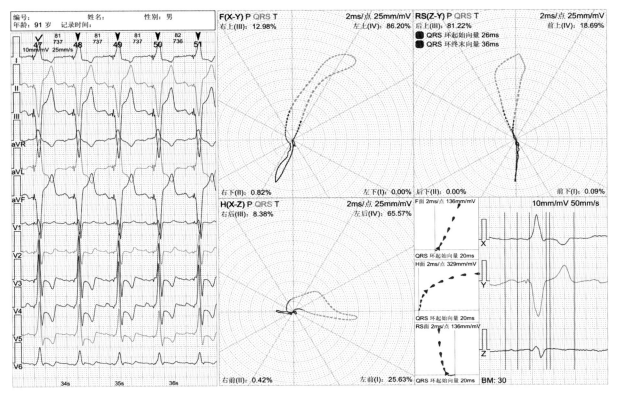

图 36-7　右室心尖部起搏的心电图及心电向量图

（三）心电图

窦性心律，窦性 P 波频率 83 次 / 分，其后见 VP 脉冲，SAVI=180 ms，心室起搏的 QRS 波群时限 157 ms。Ⅱ、Ⅲ、aVF 导联呈 QS 型，V_1 导联呈 rS 型，$V_2 \sim V_4$ 导联呈 RS 型，V_5 导联呈 Rs 型，V_6 导联呈 R 型。心电图诊断：窦性心律，双腔心脏起搏器呈 VAT 工作方式，心房感知功能正常，心室起搏功能正常。

（四）心室起搏定位

心电向量图心室起搏的 QRS 环最大向量位于左前上方，结合起搏心电图表现，考虑心室导线植于右心室心尖部、偏右后。

6 图例

（一）临床资料

患者，男，75 岁，2015 年植入双腔心脏起搏器，模式 DDD，LR 60 次 / 分。

（二）心电向量图

P 环时间 126 ms，PV 间期 195 ms。心室起搏的 QRS 环时间 139 ms，QRS 环最大向量位于右后下方，T 环最大向量与 QRS 环最大向量方向相反。额面 QRS 环起始向量位于右下方，环体呈顺钟向运行，离心支扭曲，最大向量位于右下方（140°），振幅 0.87 mV。横面 QRS 环起始向量位于右后方呈逆钟向运行，环体离心支呈顺钟向运行，归心支呈逆钟向运行，最大向量位于右后方（-91°），振幅 1.99 mV。心电向量图诊断：窦性心律，左心房异常，双腔心脏起搏器呈 VAT 工作方式（图 36-8）。

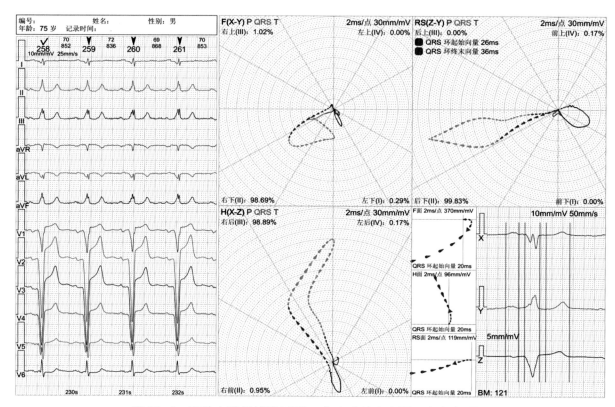

图 36-8 双腔心脏起搏器 VAT 工作方式的心电图及心电向量图

（三）心电图

窦性心律，P 波时限 126 ms，提示左心房异常。QRS 波群时限 139 ms，呈类 LBBB 图形，多导联存在切迹，Ⅰ导联呈 qrs 型，aVL 导联呈 qs 型，Ⅱ、Ⅲ、aVF 导联呈 R 型，V₁~V₅ 导联呈 QS 型，V₆ 导联呈 R 型，提示 QRS 波群为心室起搏（高位间隔部）所产生，VP 脉冲不明显，PV 间期 195 ms。心电图诊断：窦性心律，左心房异常，双腔心脏起搏器呈 VAT 工作方式，心房感知功能正常，心室起搏功能正常。

（四）心室起搏定位

心电向量图心室起搏的 QRS 环最大向量位于右后下方，结合起搏心电图表现，考虑心室导线植于间隔部、偏前上。

 图例

（一）临床资料

患者，男，82 岁，临床诊断：慢心室率心房颤动、高血压病、冠心病，2020 年 7 月植入单心室起搏器，模式 VVI，LR 60 次 / 分。

（二）心电向量图

心室起搏的 QRS 环时间 154 ms，QRS 环最大向量位于右后下方，T 环最大向量与 QRS 环最大向量方向相反。额面 QRS 环起始向量位于左下方，环体呈顺钟向运行，最大向量位于右下方（157°），振幅 0.81 mV。横面 QRS 环起始向量位于左后方呈逆钟向运行，环体呈 8 字形运行，最大向量位于右后方（−123°），振幅 1.39 mV。立体心电图仪开启了起搏脉冲叠加功能，心电向量图中心点紫色斜线为 VP 脉冲。心电向量图诊断：心房颤动，心室起搏心律（图 36-9）。

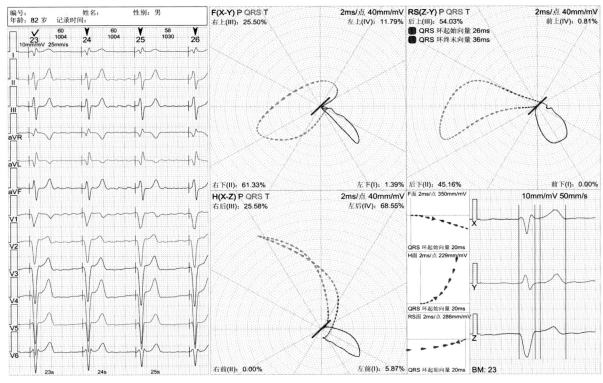

图 36-9　右室中位间隔部起搏心电图及心电向量图

（三）心电图

心电图显示心房颤动、心室起搏心律，心室起搏频率 60 次 / 分。VP 脉冲产生的 QRS 波群呈类 LBBB 图形，QRS 波群时限 154 ms，Ⅰ、aVL 导联呈 rsr′ 型，Ⅱ、Ⅲ、aVF 导联呈 rS 型，V₁~V₄ 导联呈 QS 型，V₅、V₆ 导联呈 rS 型，胸导联 QRS 波群主波方向均负向。心电图诊断：心房颤动，心室起搏心律，心室起搏功能正常。

（四）心室起搏定位

心电向量图心室起搏的 QRS 环最大向量位于右后下方，结合起搏心电图表现，考虑心室导线植于右室中位间隔部，偏前。

8 图例

（一）临床资料

患者，女性，75 岁，临床诊断：冠心病、三度房室阻滞，2018 年植入单心室起搏器，模式 VVI，LR 60 次 / 分。

（二）心电向量图

P 环时间 120 ms，QRS 环时间 152 ms。QRS 环最大向量位于左前上方，类似右束支阻滞合并左前分支阻滞及左中隔支阻滞图形。额面 P 环呈逆钟向运行，最大向量位于左下方 74°，振幅 0.28 mV。

QRS 环起始向量位于左下方呈逆钟向运行，环体呈逆钟向运行，最大向量位于左上方（-78°），振幅 1.08 mV。横面 QRS 环起始向量位于左后方呈顺钟向运行，环体呈 8 字形运行，最大向量位于左前方 >20°（57°），振幅 1.11 mV。心电向量图中心点紫色斜线为 VP 脉冲。心电向量图诊断：窦性心律，双心房异常，完全性房室分离，心室起搏心律（图 36-10，图 36-11）。

（三）心电图

窦性心律，P 波时限 120 ms，P_{II}=0.3 mV。肢体导联 QRS 电轴 -85°，心室起搏心律，心室起搏频率 60 次 / 分。QRS 波群时限 152 ms，Ⅰ、V_6 导联呈 rs 型，aVL 导联呈 Rs 型，Ⅱ、Ⅲ、aVF 导联呈 rS 型，V_1 导联呈 qR 型，V_2 导联呈 qRs 型，V_3~V_5 导联呈 RS 型。PV 间期长短不同，P 波与起搏 QRS 波群无关。心电图诊断：窦性心律，双心房异常，完全性房室分离，心室起搏心律，心室起搏功能正常。

（四）心室起搏定位

心电向量图心室起搏的 QRS 环最大向量位于左前上方，类似 RBBB 合并左前分支阻滞及左中隔支阻滞图形，结合起搏心电图表现，考虑为左室间隔部起搏，起搏位点邻近左后分支区域。

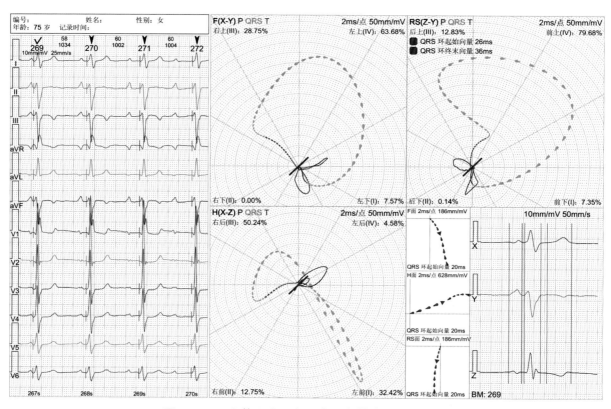

图 36-10　立体心电图仪开启了起搏脉冲叠加功能

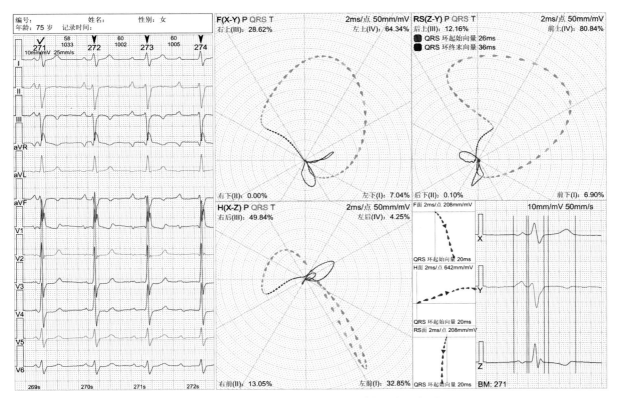

图 36-11 立体心电图仪未开启起搏脉冲叠加功能

9 图例

（一）临床资料

患者，女，71岁，临床诊断：冠心病、高度房室阻滞，2015年植入单心室起搏器，模式 VVI，LR 60 次/分。

（二）心电向量图

图 36-12 为正常心电图和心电向量图（自身下传的 QRS 波群）。

图 36-13 为自身激动与心室起搏不同程度融合时的 QRS 环叠加图，图 A 为正常心搏与心室起搏的双心搏叠加图，图 B 为一个正常心搏（彩色环体）与六个融合程度不同的 QRS 环的叠加图（单色环体），彩色环体（正常心搏）→蓝色→青绿色→黑色→红色→浅橙色→粉色，六个不同颜色的 QRS 环的融合程度不同，融合程度从不明显（轻）到明显（重），QRS 环的时间逐渐延长，环体最大向量逐渐向后偏移。

同步记录的三导联（Ⅱ、V₂、H 面）心电图及时间心电向量图（图 36-14），红色箭头所指的为程度较轻的心室起搏融合波，紫色箭头所指的为假性心室起搏融合波。自身激动与心室起搏共同参与心室除极，当心室起搏成分较少时，与心电图相比，心电向量图更具诊断优势。心电向量图诊断：窦性心律，单心室起搏器呈 VVI 工作方式，真性及假性心室起搏融合波，心室感知和起搏功能正常。

（三）心电图

立体心电图仪开启起搏脉冲叠加功能时，同步记录的十二导联心电图（图 36-15A）显示：窦性心律，肢体导联 QRS 电轴 74°，VVI 起搏心律，心室起搏频率 60 次/分。完全心室起搏的 QRS 波群时限 144 ms，Ⅰ、Ⅱ、Ⅲ、aVF、V₅、V₆ 导联呈 R 型，aVR、V₁~V₄ 导联呈 QS 型，aVL 导联呈 Qr 型。PV 间期长短不同，下传的 QRS 波群形态不同，为不同程度的心室起搏融合波。红箭头所指的为程度较轻的心室起搏融合波，紫箭头所指的为假性心室起搏融合波。心电图诊断：窦性心律，单心室起搏器呈 VVI 工作方式，真性及假性心室起搏融合波，心室感知和起搏功能正常。

立体心电图仪未开启起搏脉冲叠加功能时，心电图（图 36-15B）易误诊为间歇性不同程度的心室预激或加速的室性心律，应引起临床医师注意。

（四）心室起搏定位

心电向量图心室起搏的 QRS 环最大向量位于左后下方，类似 LBBB 图形，结合起搏心电图表现，考虑心室导线植于右室高位间隔部，偏前。

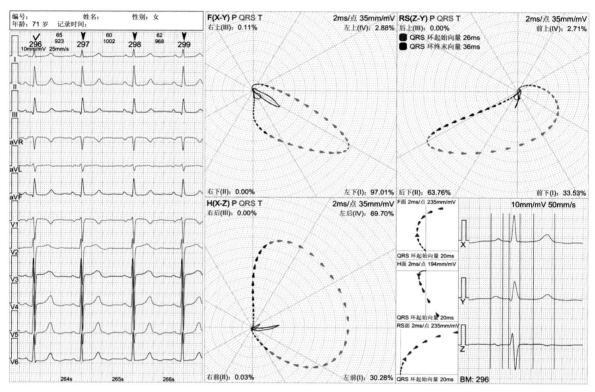

图 36-12　正常心电图和心电向量图

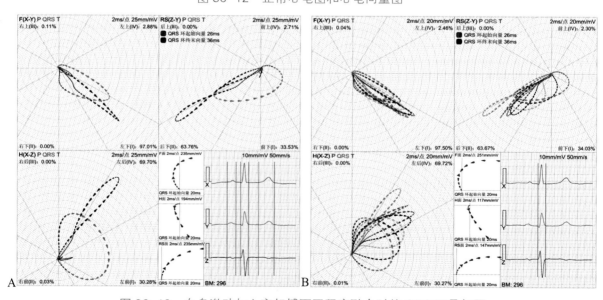

图 36-13　自身激动与心室起搏不同程度融合时的 QRS 环叠加图

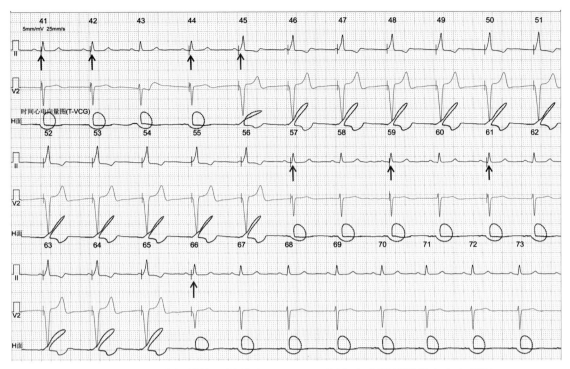

图 36-14　同步记录的三导联（Ⅱ、V₂、H 面）心电图及时间心电向量图

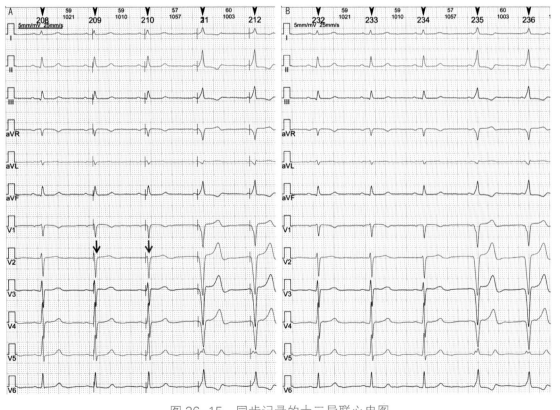

图 36-15　同步记录的十二导联心电图

（潘　登　潘　月　潘二明）

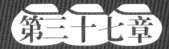
心电梯形图由 Lewis 于 1934 年首先提出,并倡导使用 A、A–V、V 三行线条图来分析和表达心房、房室交界区、心室各种心律失常的发生机制和心电现象,所绘制的线条又称为"Lewis 线"。绘制心电梯形图是分析、解释复杂心律失常的有效手段,心电梯形图也可用于起搏心电图的分析与诊断。起搏心电图因心脏起搏器的参与而具有特殊性,其心电梯形图标记符号及表示方法与普通心电图不尽相同。

第一节 心电梯形图的绘制

一、心电梯形图的绘制要求

(一)心电梯形图由横线、垂直线及斜线绘制而成,各种线条、符号和缩写字母力求简洁明了,展示心律失常的发生机制。

(二)S 行内垂直线画于 A 行垂直线前,代表窦性激动。A 行内的垂直线代表心房激动,对准心房起搏脉冲或自身 P 波的起始处。A–V 行表示房室传导及房室交界区激动。V 行内的垂直线代表心室激动,对准心室起搏脉冲或自身 QRS 波群的起始处。

(三)各行宽度视需要而定,一般 S 行、A 行、V 行及 St 行的宽度基本一致且较窄,S–A 行、A–V 行较宽。

二、心电梯形图的格式选择

(一)反映窦房结起搏点、窦房交界区传导及心房起搏点情况时,应用 S、S–A、A 三行图。

(二)反映窦房结或心房起搏点、房室交界区传导、心室起搏点情况时,应用 A、A–V、V 三行图。

(三)反映心房起搏点、房室交界区和束支传导、心室起搏点情况时,应用 A、A–V、BB、V 四行图。

(四)反映窦房结起搏点、窦房交界区传导、心房起搏点、房室交界区传导及心室起搏点情况时,应用 S、S–A、A、A–V、V 五行图。

一、常用字母符号

为了与心脏自身电活动加以区分，通常以 St（stimulate）代表心脏起搏器节律点或（和）搏动，St 行的横线条可省略不画。常用字母符号见表 37-1。

表 37-1 心电梯形图常用字母符号

字母 / 符号	意义	符号 / 符号	意义
S	窦房结	S-A	窦房交界区
A	心房	A-V	房室交界区
V	心室	BB	束支
R	右束支	L	左束支
a	左前分支	p	左后分支
E	异位起搏点	E-V	异 - 室交界区
RP	折返径路	FB	融合波
St	起搏脉冲	LV	左心室
RV	右心室	BV	双心室
●	窦房结、异位或心脏起搏器节律点	⅄	激动前传中断
↑	激动逆传	⅄	激动逆传中断
⅄	不同方向的激动相互干扰	⌇	室（房）内差异性传导
St／A	心房起搏故障	V／St	心室起搏故障
St／A	心房起搏融合波	V／St	心室起搏融合波
St／A	假性心房起搏融合波	V／St	假性心室起搏融合波
A-V St／V	希氏束起搏	A-V St／V	希氏束起搏失夺获
V／St BV	双心室同步起搏	V／St LV RV	双心室起搏左心室领先右心室

（续表）

字母/符号	意义	符号/符号	意义
V St RV·LV	双心室起搏右心室领先左心室	V St LV·RV	双心室起搏右心室失夺获
V St LV·RV	双心室起搏左心室失夺获		

二、房室关系的表示

心房、心室电活动虽因心脏起搏器介入而呈现相关性，如房室顺序起搏、心房感知触发心室起搏，若心房起搏或自身心房激动并未经自身的房室结下传，心室除极直接来自心室起搏，梯形图的A-V行用虚斜线表示房室关系；若心房起搏或自身心房激动经房室结下传心室，梯形图的A-V行用实斜线表示房室传导关系。斜线角度越大，表示自身房室传导速度越快或心脏起搏器AV间期越短（图37-1~图37-4）。

三、起搏部位的表示

（一）心房起搏

在心房（A）行上方以"St"为标记，圆点代表心房起搏脉冲发放，

（二）希氏束起搏

因希氏束起搏（HBP）的部位常在房室交界区，其激动可以上下传导。在房室交界（A-V）行内以圆点加以"St"标记代表HBP脉冲发放（图37-5，图37-6）。

（三）心室起搏

在心室（V）行下方以"St"为标记，圆点代表心室起搏脉冲发放。单心室起搏时，用一条竖线表示（图37-6），双心室同步起搏时也用一条竖线表示，同时标记"BV"字母；双心室先后起搏时，以"LV""RV"按起搏先后进行标记（图37-7）。左束支区域起搏的标记与传统的心室起搏相同。

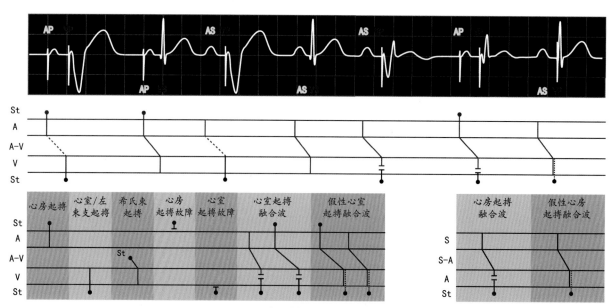

图37-1 心脏起搏心电梯形图绘制模式

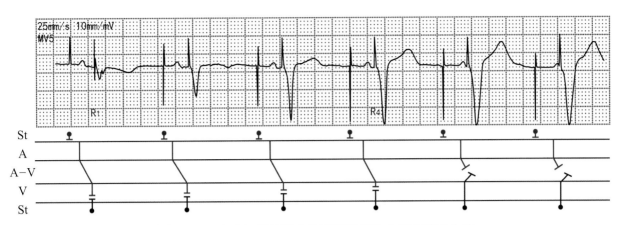

图 37-2　心房起搏故障合并不同程度的心室起搏融合波

患者，女，73 岁，因"窦房结功能障碍"植入双腔心脏起搏器 1 年。模式 DDD，低限频率 55 次 / 分，PAVI 275 ms。心电图显示：房室顺序起搏，PP 间期基本规整，P 波与心室起搏脉冲距离逐搏缩短，QRS 波群宽大畸形程度逐搏加重，呈"手风琴"现象，R_1~R_4 为不同程度的心室起搏融合波。P 波并非心房起搏所产生，而是窦性 P 波，心房起搏故障，后经临床证实为心房导线脱位（浙江大学附属邵逸夫医院，何方田供图）

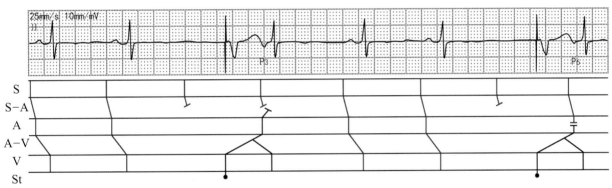

图 37-3　心室起搏伴反复搏动及房性融合波

患者，男，79 岁，因"窦房结功能障碍"植入单心室起搏器，模式 VVI，低限频率 50 次 / 分。心电图显示窦性心律，长 PP 间期为短 PP 间期的两倍，为二度 Ⅱ 型窦房传导阻滞；心室起搏产生宽大畸形的 QRS 波群，心室激动缓慢逆传产生逆行 P^- 波同时再次下传产生室上性 QRS 波群，为反复搏动。P_6 形态介于窦性 P 波和 P_3 之间，为心室起搏搏动逆传心房与窦性激动下传心房所形成的房性融合波（浙江大学附属邵逸夫医院，何方田供图）

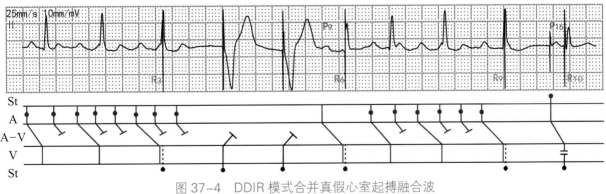

图 37-4　DDIR 模式合并真假心室起搏融合波

患者，男，45 岁，因"扩张型心肌病、阵发性心房扑动和心房颤动"植入双腔心脏起搏器，低限频率 60 次 / 分，PAVI 180 ms。心电图显示短阵心房扑动，P_9 为窦性 P 波，P_{16} 为心房起搏产生，R_3、R_6、R_9 为假性心室起搏融合波，R_{10} 为心室起搏融合波。频率快速的 F 波不触发心室起搏，心室起搏频率 83 次 / 分，提示心脏起搏器自动模式转换为 DDIR 模式（浙江大学附属邵逸夫医院，何方田供图）

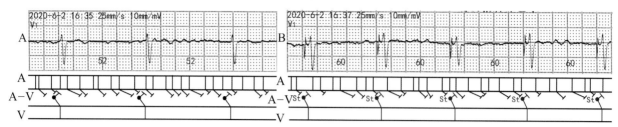

图 37-5 心房颤动伴三度房室传导阻滞及希氏束起搏

患者，男，57 岁，因心房颤动行房室结消融并植入 Biotronik Estella SR 单心室起搏器，Medtronic 3830-69 cm 导线行希氏束起搏（HBP），模式 VVI，基础频率 60 次 / 分。A. 房室结射频消融术后，心房颤动合并三度房室阻滞、交界性心律。B. 房室结射频消融术后，起搏脉冲与 QRS 波群起始距离为 60 ms，QRS 波群与交界性心律时相同，为选择性 HBP 图形

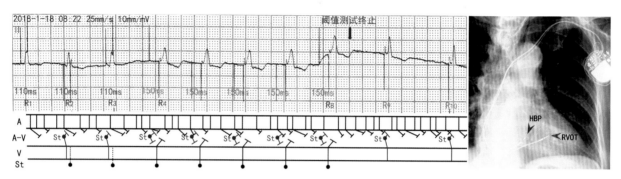

图 37-6 希氏束起搏 + 右心室流出道备用起搏心电图及梯形图

患者，男，84 岁，因"持续性心房颤动、心力衰竭"植入 Medtronic Relia RED01 双腔心脏起搏器，HBP 导线（3830-69 cm）连接脉冲发生器心房接口，右心室流出道（RVOT）备用起搏导线（5076-58 cm）连接脉冲发生器心室接口，模式 DDD，LR 60 次 / 分，PAVI 150 ms。以 DDD 模式、90 次 / 分的起搏频率进行 HBP 阈值测试，R_1、R_2、R_3 处心房起搏（AP）脉冲夺获希氏束，QRS 波群为非选择性 HBP 图形，PAVI=110 ms，为心室安全起搏。随着 HBP 的电压递减，$R_4 \sim R_8$ 处 AP 脉冲失夺获，宽大畸形的 QRS 波群为 RVOT 起搏图形，PAVI=150 ms。HBP 阈值测试终止后，AP 脉冲夺获希氏束，QRS 波群为非选择性 HBP 图形

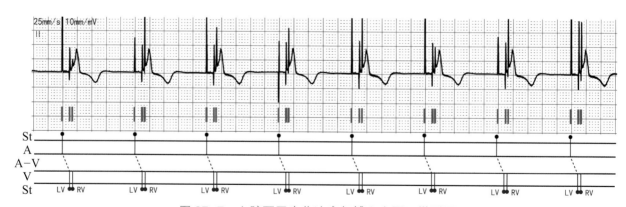

图 37-7 心脏再同步化治疗起搏心电图及梯形图

患者，女，74 岁，因"扩张型心肌病"植入 Abbott（ST. JUDE）心脏再同步化治疗起搏器，模式 DDD，基础频率 60 次 / 分，左心室（LV）领先右心室（RV）40 ms。心电图显示呈"心房 - 左心室 - 右心室"顺序起搏，LV 起搏脉冲与 RV 起搏脉冲间距 =40 ms

（牟延光 蔡卫勋）

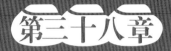

第三十八章　心脏起搏器电耗竭

电池提供电流是驱动脉冲发生器电路工作的基础，心脏起搏器植入后必然要面临电耗竭的问题。心脏起搏器种类繁多、功能复杂，电耗竭的心电图表现呈现多样化。不同厂家应对心脏起搏器电耗竭有共同的设计原则，即心脏起搏器随着电耗竭，其功能趋向简单化，尽可能地优先保证心室起搏，发挥心脏起搏器的最大潜能，保护患者生命安全。

第一节　心脏起搏器的电池状态

一、电池状态显示及寿命预估

多数心脏起搏器不仅能应用各种代号显示电池的具体状态，还能依据使用情况预测心脏起搏器的使用寿命（图 38-1）。心脏起搏器工作开始（beginning of service/life，BOS/BOL），电量 >70%，电池状态显示为"GOOD"；使用寿命之间（middle of life 1，MOL1）：电量 70%~40%；使用寿命中间（middle of life 2，MOL2）：电量 <40%；择期更换指征（elective replacement indication，ERI）；接近择期更换（elective replacement near，ERN）；择期更换时间（elective replacement time，ERT）或建议更换时间（recommended replacement time，RRT）；寿命 / 服务终止（end of service/life，EOS/EOL）。

二、电池电压

目前大多数心脏起搏器采用的是锂 - 碘电池（lithium-iodine battery），心脏起搏器开始工作时，电池电压正常为 2.8 V。部分厂家的心脏起搏器采用锂 - 锰碘电池或锂 - 一氟化碳电池。电池电压因心脏起搏器厂家、型号及电池构造不同而不同，随着电能消耗，电池电压都会逐渐降低。

三、电池阻抗

锂 - 碘电池启用时阻抗 <1000 Ω，在使用过程中，电能逐渐消耗，碘化锂生成渐增，电池阻抗逐渐增加，ERI 时电池阻抗显著增高，常常 >7000 Ω。

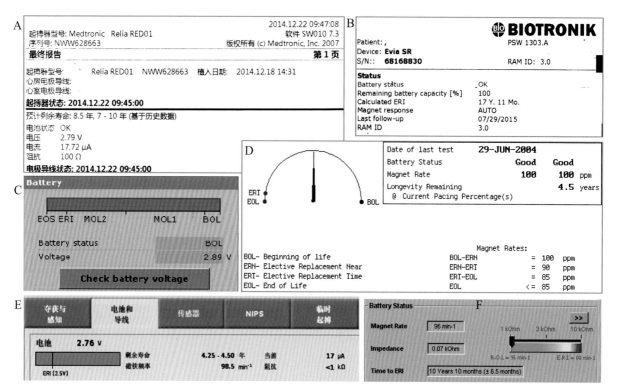

图 38-1 不同厂家心脏起搏器的电池状态

A. Medtronic 心脏起搏器电池状态：OK，分别显示电池电压、电流、阻抗及预计剩余寿命（8.5 年）。B. Biotronik 心脏起搏器电池状态：OK，预期寿命 17 年 11 个月。C、E. Abbott（ST. JUDE）心脏起搏器电池状态，显示电池电压、电流、阻抗及剩余寿命，ERI 电压 2.5 V，磁铁频率良好（98.5 次 / 分）。D. Boston Scientific 心脏起搏器电池状态：Good，磁铁频率 100 次 / 分，预期寿命 4.5 年。F. Sorin 心脏起搏器电池状态，显示磁铁频率（96 次 / 分）、电池阻抗及预期寿命

第二节 心脏起搏器电耗竭分类

心脏起搏器正常使用通常是指能量输出 <6.25 μJ（起搏电压 2.5 V，脉宽 0.5 ms）。中华医学会心电生理和起搏分会对心脏起搏器正常使用的担保年限形成了专家共识：单腔心脏起搏器保用期 8 年，频率应答单腔心脏起搏器保用期 7 年，双腔心脏起搏器保用期 6 年，频率应答双腔心脏起搏器保用期 5 年，植入型心律转复除颤器（ICD）、心脏再同步化治疗（CRT）起搏器、心脏再同步化治疗除颤器（CRT-D）保用期 4 年。

一、心脏起搏器提前电耗竭

心脏起搏器在未使用高能量输出的正常使用中，未到保用期便出现电耗竭。

二、心脏起搏器正常电耗竭

心脏起搏器经过正常使用，在保用期后出现电耗竭。

第三节　心脏起搏器电耗竭分期

根据心脏起搏器程控测试信息和心电图表现可人为地将电耗竭分为早期、中期和晚期。

一、电耗竭早期

心脏起搏器电耗竭早期，锂－碘电池内部碘化锂形成增多，驱动电流略降低，但尚未影响心脏起搏器功能。

（一）程控表现

1. 程控仪测试显示电池阻抗增加。正常电池阻抗在 1000 Ω 以内，大于 1000 Ω 时提示电池阻抗增大，电池阻抗增大是电耗竭的最早期表现。电池阻抗 <4000 Ω 时心脏起搏器仍可维持正常工作，如继续增大会影响心脏起搏器的正常工作。

2. 程控显示择期更换指征。

（二）起搏频率改变

心脏起搏器电耗竭时，大部分表现为基础起搏频率较程控值降低，部分心脏起搏器电耗竭时可表现为基础起搏频率快于程控值。

（三）磁铁频率下降

心脏起搏器随着电池电量不足至耗竭，磁铁频率不同程度降低。

二、电耗竭中期

电池阻抗继续增加，驱动电流降低，脉冲发生器参数发生变化而无法正常工作，心电图出现异常。

（一）电池参数改变

电池阻抗进一步增大，可升到 4000~10000 Ω，电池电压下降到 2.5 V 以下。

（二）起搏频率改变或工作故障

起搏频率减慢，心脏起搏器出现起搏和（或）感知不良及诸多特殊功能自动关闭（如频率应答、频率滞后、夜间频率、自动阈值管理、心室率稳定功能、抗房性心律失常的功能等）。

三、电耗竭晚期

心脏起搏器电耗竭晚期，电池阻抗明显增加，电池电压下降；程控仪电池状态显示 EOS（EOL）或无法询问；起搏频率显著下降伴有起搏或（和）感知功能异常或丧失，甚至无起搏脉冲发放；磁铁频率显著降低或无磁铁频率。

第四节 心脏起搏器电耗竭的表现

一、程控表现

（一）电池参数改变

心脏起搏器电耗竭或称为电池（源）耗竭，即为脉冲发生器内电池老化，阻抗增大，无法提供足够的驱动电流来维持脉冲发生器的正常工作。程控时常常显示电池阻抗增加和电压下降。

1. Medtronic、Vitatron、芯彤心脏起搏器

（1）单双腔心脏起搏器：Medtronic Sigma、Relia、Senia、Sphera、Adapta、Attesta、Vitatron、芯彤心脏起搏器锂－碘电池，BOL 电池电压 2.8 V。Attesta 心脏起搏器 ERI 电池电压 ≤ 2.5 V 或 2.59 V。Advisa、Ensura 心脏起搏器 BOL 电池电压 3.2 V，ERI 电池电压 ≤ 2.83 V。Astra、Azure 心脏起搏器 BOL 电池电压 3.25 V，ERI 电池电压 ≤ 2.63 V。

（2）ICD、CRT-D：BOL 电池电压 3.2 V。Syncra C2TR01、Consulta C3TR01、Viva C5TR01 CRT-P ERI 电池电压 ≤ 2.77 V。Egide、Protecta ICD 和 CRT-D，Maximo Ⅱ CRT-D ERI 电池电压 ≤ 2.63 V。Evera、Primo、Mirro、Visia ICD，Brava、Brava Quad、Viva、Viva Quad、Compia、Amplia、Claria CRT-D ERI 电池电压 ≤ 2.73 V。

2. Abbott（ST. JUDE）心脏起搏器

（1）Victory、Sustain、Zephyr 心脏起搏器：锂－碘电池，BOL 电池电压 2.8 V，ERI 电池电压 2.5 V，EOL 电池电压 2.0 V。

（2）Accent、Endurity、Assurity、Zenus、Zenex、Anthem 心脏起搏器：BOL 电池电压 3.2 V，ERI 电池电压 2.6 V，Zenus、Zenex 心脏起搏器：EOL 电池电压 2.47 V。

（3）Allure PM3120、Allure Quadra PM3140、Allure RF PM3222、Allure Quadra RF PM3242 心脏起搏器，BOL 电池电压 3.2 V，ERI 电池电压 2.62 V。

（4）ICD/CRT-D 的 BOL 电池电压 3.2 V，ERI 电池电压 2.59 V，EOS/EOL 电池电压 2.54 V。

3. Biotronik 心脏起搏器

（1）Evia DR-T/SR-T、Estella DR-T/SR-T、Eluna、Enitra、Enticos 8、Evity、Edora 心脏起搏器 BOL 电池（LiMnO$_2$）电压 3.1 V，ERI 电池电压 2.5 V。

（2）Effecta、Evia DR/SR、Estella SR/DR、Enticos 4 心脏起搏器 BOL 电池电压 2.8 V，ERI 电池电压 2.5 V。

（3）ICD、CRT-D 的 BOL 电池电压 3.2 V，ERI 电池电压 2.5 V（美国）、2.85 V（德国）。

4. 创领心律医疗（Sorin）、秦明心脏起搏器

创领心律医疗（Sorin）、秦明心脏起搏器为锂－碘电池，BOL 电池电压 2.8 V，ERI 电池电压 2.5 V。秦明心脏起搏器 EOS/EOL 状态时，电池电压 ≤ 2.2 V。

（二）显示 ERI 或 EOS/EOL 状态

程控仪参数打印的电池状态显示 ERI，提示心脏起搏器电耗竭，建议择期（数月内）更换脉冲发生器；心脏起搏器参数打印的电池状态显示 EOS/EOL，提示电耗竭晚期，建议尽快更换脉冲发生器（图 38-2）。

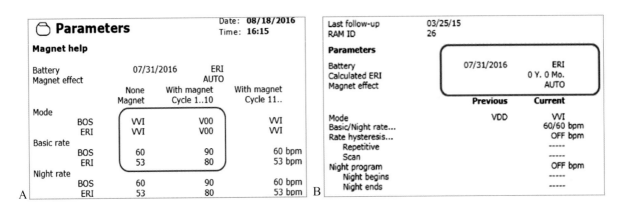

图 38-2　Biotronik 心脏起搏器电池 ERI 状态

A. 电池（Battery）状态显示 ERI，ERI 状态下，心脏起搏器的基础频率由原来的 60 次 / 分，减慢至 53 次 / 分，磁铁频率由原来的 90 次 / 分，减慢至 80 次 / 分。B. 电池状态显示 ERI

（三）程控测得的起搏阈值增高

心脏起搏器电耗竭时，程控测得的起搏阈值常较高，更换脉冲发生器后，重新程控测试，起搏阈值恢复正常。

（四）不能程控问询或更改参数

心脏起搏器电耗竭晚期，程控仪不能问询心脏起搏器，参数不显示（图 38-5D）或不能更改。

二、起搏频率异常

（一）起搏频率改变

心脏起搏器电耗竭时常出现起搏频率改变，可伴有起搏节律不齐及磁铁频率下降（图 38-3），也可同时出现模式转换。一般起搏频率或磁铁频率下降 ≥ 10%，提示心脏起搏器电耗竭，此后电源仍可维持正常起搏 3 个月左右的时间，在此期间应完成脉冲发生器更换。

1. Medtronic，Vitatron A、E、G、Q 系列，芯彤心脏起搏器

ERI 状态时模式转为 SSI，起搏频率变为 65 次 / 分，模式及起搏频率均不能程控更改（图 38-6，图 38-12，图 38-14，图 38-16）。

2. Biotronik、秦明心脏起搏器

DDD（R）、DDT（R）、DDT（R）/A、DDT（R）/V、DOO（R）、VDD（R）、VDI（R）、VDT（R）、VVI（R）、VVT（R）、AAI（R）、AAT（R）、AOO（R）模式下，心脏起搏器发生 ERI 时，起搏频率下降 11%，若基础频率 60 次 / 分，则转为 53 次 / 分（图 38-4，图 38-18A）。DDI（R）、DDI/T（R）、DVI（R）、DVT（R）模式下，心脏起搏器达到 ERI 状态时，VA 间期延长 11%，起搏

频率减少 4.5%~11%（取决于程控的 AV 间期）。

3. Abbott（ST. JUDE）心脏起搏器

ERI 状态时起搏间期较基本频率间期延长 100 ms，EOS 状态时起搏频率降低 20 次/分。

4. Boston Scientific 心脏起搏器

ERI 状态时起搏频率为程控值，频率应答功能关闭；EOL 状态时模式转为 SSI，起搏频率变为 50 次/分。

5. 创领心律医疗（Sorin）心脏起搏器

ERI 状态时模式转为 SSI，起搏频率变为 70 次/分（图 38-15）。

6. Vitatron C、T 系列心脏起搏器

ERI 状态时模式转为 SSI，起搏间期较设置的低限频率间期延长 100 ms。

（二）起搏器奔放

心脏起搏器电耗竭时，极少数情况下可出现起搏频率异常加速的现象，称为起搏器奔放（图 38-5）。

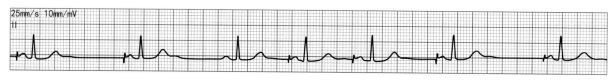

图 38-3　单心房起搏器电耗竭心电图

患者植入单心房起搏器 8 年，模式 AAI，低限频率（LR）70 次/分。心脏起搏器电耗竭时，心电图显示心房起搏频率减慢、起搏节律不齐

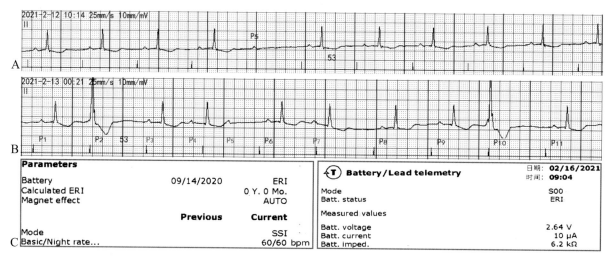

图 38-4　单心房起搏器电耗竭心电图及参数

患者，女，64 岁，因"窦房结功能障碍"植入 Biotronik Axios S 单心房起搏器，模式 SSI，基础频率 60 次/分，12 年后门诊复查。A. 心电图显示起搏频率减慢为 53 次/分，每个心房起搏（AP）脉冲后均有相应的心房波，AP 脉冲与心房波起始的距离等于 120 ms，提示 AP 脉冲延迟夺获心房，心房激动下传时合并一度、二度房室阻滞，P_5 下传中断。B. 心房起搏频率减慢为 53 次/分，P_1、P_2、P_6、P_8~P_{11} 与前面 AP 脉冲距离恒定等于 120 ms，提示 AP 脉冲延迟夺获心房，P_3 紧邻 AP 脉冲，二者应无关系。P_4、P_5、P_7 未抑制预期的 AP 脉冲发放，提示心房感知不足。C. 程控显示：自 2020 年 9 月 14 日起心脏起搏器达到 ERI 状态，2021 年 2 月 16 日电池及导线测试显示：电池状态"ERI"，电池阻抗升高为 6.2 kΩ，模式变为 SOO

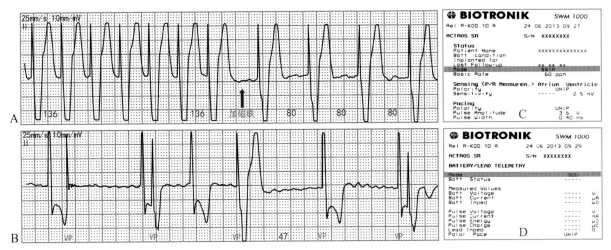

图 38-5 电耗竭导致心脏起搏器奔放

患者，男，82 岁，10 年前因"心房颤动伴长 RR 间期"植入 Biotronik Actros SR 单心室起搏器，模式 SSIR，基础频率 60 次 / 分。患者因"突发心悸 5 小时"急诊入院。A. 心电图显示心室起搏频率 136 次 / 分，节律规整，考虑起搏器奔放，加磁铁后心室起搏频率变为 80 次 / 分，磁铁频率下降，提示心脏起搏器电耗竭。B. 起搏器奔放及磁铁频率终止后，心电图显示心房颤动，心室起搏心律，心室起搏（VP）脉冲固定频率（47 次 / 分）发放，心室感知功能丧失，心室起搏功能正常。C. 经程控仪调出以前的心脏起搏器参数。D. 当前程控显示模式 SOO，起搏极性：单极，其他参数不显示（引自李兵）

三、磁铁频率改变

心脏起搏器电耗竭时常出现磁铁频率下降，可同时伴有节律不规则，甚至心脏起搏器对放置磁铁无反应。

（一）Medtronic，Vitatron A、E、G、Q 系列，芯彤心脏起搏器

心脏起搏器电池状态良好时磁铁频率为 85 次 / 分，ERI 状态时磁铁频率为 65 次 / 分。Vitatron A、E、G、Q 系列，芯彤和 Advisa 系列之前的 Medtronic 心脏起搏器，放置磁铁后前三跳起搏频率为 100 次 / 分（图 38-6，图 38-16）。

（二）Biotronik 心脏起搏器

心脏起搏器电池状态良好时磁铁频率 90 次 / 分，ERI 状态时磁铁频率减为 80 次 / 分（图 38-5A，图 38-7，图 38-18B），EOS 状态时磁铁频率 <80 次 / 分，甚至无磁铁频率。

（三）Abbott（ST. JUDE）心脏起搏器

大多数心脏起搏器达到 ERI 状态时，磁铁反应方式自动设置为"电池测试"，同时有磁铁频率下降。

1. Affinity 之前的大多数心脏起搏器

心脏起搏器电池良好时磁铁频率等于基本频率；ERI 及 EOL 状态时磁铁频率减慢，磁铁频率间期等于基本频率间期 +100 ms。

2. Regency、Microny 心脏起搏器

心脏起搏器电池良好时磁铁频率 99.7 次 / 分；ERI 状态时磁铁频率 ≤ 85 次 / 分；EOL 状态时磁铁频率 ≤ 60 次 / 分。

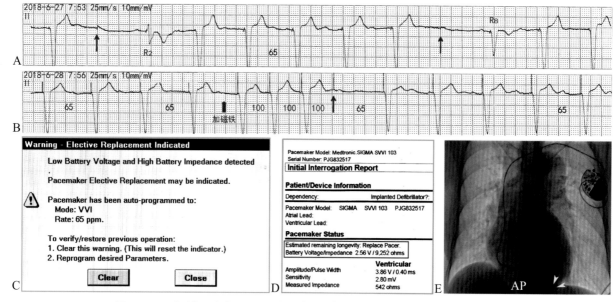

图 38-6　起搏器电耗竭时心室起搏故障合并起搏频率及磁铁频率变化

患者，女，79 岁，10 年前因 "2 ∶ 1 房室阻滞、右束支阻滞" 植入 Medtronic Sigma SVVI 103 单心室起搏器，模式 VVI，LR 60 次 / 分，心室起搏能量输出 3.5 V/0.4 ms。A. 双极起搏，心电图检查发现起搏频率变为 65 次 / 分，VP 脉冲间断失夺获（箭头所示），R_2（其波形与自身 QRS 波群一致）为假性心室起搏融合波，R_8 为心室起搏融合波。B. 单极起搏，加磁铁后先出现三次频率 100 次 / 分的起搏，第三个 VP 脉冲输出下降、心室失夺获（箭头所示），提示心室起搏阈值安全范围不足，随后心室起搏频率变为 65 次 / 分。C. 程控显示警告对话框，显示电池电压低、阻抗高，心脏起搏器自行转为 VVI 模式，起搏频率 65 次 / 分。D. 参数显示：电池电压 2.56 V，电池阻抗 9252 Ω，提示心脏起搏器电耗竭。E. 前后（AP）位 X 线影像显示心室导线头端上翘，透视下摆动幅度大，提示固定不良

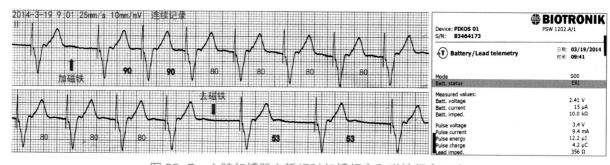

图 38-7　心脏起搏器电耗竭时起搏频率和磁铁频率下降

患者，男，57 岁，因 "窦房结功能障碍" 植入 Biotronik Pikos 01 单心室起搏器，模式 VVI，基础频率 60 次 / 分。8 年后患者行磁铁试验，发现磁铁频率不规则，起初两跳 90 次 / 分，随后降至 80 次 / 分，磁铁试验终止后，心室起搏频率减慢为 53 次 / 分，程控电池测试显示：电池状态 "ERI"，电池电压下降至 2.41 V，电池阻抗显著升高至 10KΩ，提示心脏起搏器电耗竭

3. Affinity、Entity、Frontier、Frontier Ⅱ、Integrity、Verity、Identity、Victory、Zephyr、Sustain 心脏起搏器

心脏起搏器电池良好时磁铁频率 98.6 次 / 分；ERI 状态时磁铁频率 86.3 次 / 分；EOL 状态时磁铁频率 68 次 / 分。

4. Accent 及其以后的心脏起搏器

心脏起搏器电池良好时磁铁频率 100 次 / 分；ERI 状态时磁铁频率 85 次 / 分；EOL 状态时磁铁频率 80.7 次 / 分。

（四）Boston Scientific 心脏起搏器

心脏起搏器电池良好时磁铁频率 100 次 / 分；ERN 状态时磁铁频率减为 90 次 / 分，出现 ERN 状态大约 1 年后，心脏起搏器的功能可能异常，建议更换脉冲发生器；ERT 状态时磁铁频率减为 85 次 / 分，出现 ERT 状态 3 个月后，心脏起搏器的功能异常或仅能单腔起搏；EOL 状态时磁铁频率 ≤ 85 次 / 分。

（五）创领心律医疗（Sorin）心脏起搏器

心脏起搏器电池良好时磁铁频率 96 次 / 分；ERI 状态时磁铁频率减为 80 次 / 分；EOL 状态时磁铁频率减为 77 次 / 分。

（六）Vitatron 心脏起搏器

大多数非 Medtronic 化的 Vitatron（如 C、T 系列，Vita 2 等）心脏起搏器，电池良好时磁铁频率 100 次 / 分；电池电量不足时磁铁频率可降至 95 次 / 分；ERI 状态时磁铁频率减为 86 次 / 分（图 38-8）。

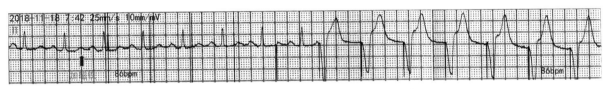

图 38-8　单心室起搏器电耗竭时的磁铁频率变化

患者，女，66 岁，因"窦房结功能障碍"植入 Vita2 230 单心室起搏器，模式 VVI，LR 60 次 / 分。14 年后对患者行磁铁试验，发现磁铁频率变为 86 次 / 分，程控显示心脏起搏器电耗竭

（七）秦明心脏起搏器

心脏起搏器电池良好时磁铁频率 90 次 / 分；ERI 状态时磁铁频率可降至 80 次 / 分（下降约 11%）；EOL 状态时磁铁频率可降至 50 次 / 分。

四、心脏起搏器故障

心脏起搏器电耗竭时可出现感知不足和（或）起搏故障，可无起搏脉冲发放或间断发放起搏脉冲（图 38-9~ 图 38-14）。

五、心脏起搏器工作方式改变

（一）单心房起搏器

单心房起搏器电耗竭时，工作方式可由 AAI（R）转为 AOO。

（二）单心室起搏器

单心室起搏器电耗竭时，工作方式可由 VVI（R）转为 VOO。

（三）具有心房跟踪功能的单心室起搏器

具有心房跟踪功能的单心室起搏器电耗竭时，工作方式可由 VDD（R）转为 VVI 或 VOO。

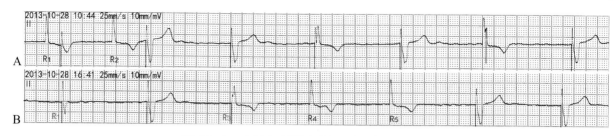

图 38-9　心脏起搏器电耗竭时心室感知不足

　　患者，女，84 岁，因"心房颤动伴长 RR 间期"植入 Biotronik Talos S 单心室起搏器 10 年，模式 VVI。心室起搏电压 2.5 V，脉宽 0.5 ms，心室感知灵敏度 2.5 mV，单极感知，单极起搏。为了解心脏起搏器的感知功能，将基础频率程控为 40 次 / 分。A. 心房颤动，心室起搏心律，自身 QRS 波群（R_1、R_2）未抑制预期的 VP 脉冲发放，提示心室感知不足；心室肌有效不应期内的 VP 脉冲发生了功能性失夺获，心室肌有效不应期外的 VP 脉冲均引起心室除极，提示心室起搏功能正常。程控测试心脏起搏器电池阻抗 3400 Ω、电池电压 2.68 V，结合心脏起搏器的使用年限，考虑心脏起搏器电耗竭。B. 更换脉冲发生器后，自身 QRS 波群（R_4、R_5）抑制了预期的 VP 脉冲发放并重整心室起搏间期，心室感知功能恢复正常。R_1、R_3 形态介于自身与起搏的 QRS 波群之间，为心室起搏融合波

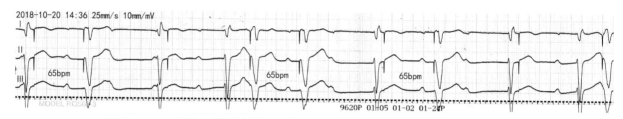

图 38-10　心脏起搏器电耗竭引起心室感知不足合并起搏频率和节律变化

　　患者，男，74 岁，因"三度房室阻滞"植入 Medtronic Sigma SS103 单心室起搏器，模式 VVI，LR 60 次 / 分。患者于 13 年后复查心电图显示：窦性心律，三度房室阻滞，加速的室性逸搏，心室起搏节律不齐，较快的心室起搏频率为 65 次 / 分，凡是位于心室肌有效不应期外的 VP 脉冲均夺获心室，自身 QRS 波群并未抑制预期的 VP 脉冲发放，心室起搏功能正常，心室感知不足，提示心脏起搏器电耗竭（山东省临沂市中心医院，宋燕供图）

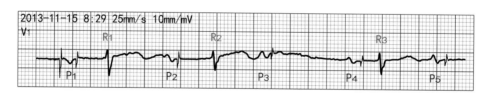

图 38-11　双腔心脏起搏器电耗竭导致心室起搏故障

　　患者，男，84 岁，因"房室阻滞"植入 Medtronic Relia RED01 双腔心脏起搏器 9 年，模式 DDD，LR 60 次 / 分，起搏 AV 间期（PAVI）170 ms，感知 AV 间期（SAVI）120 ms。复查心电图显示：窦性心律，V_1 导联 AP 脉冲后可见负向心房波（P_1），窦性 P 波（P_2、P_3、P_4、P_5）抑制了预期的 AP 脉冲发放，经 SAVI 触发 VP 脉冲发放，提示心房起搏和感知功能正常。心房激动缓慢下传产生 QRS 波群，PR 间期逐渐延长，直至 QRS 波群脱漏，为一度房室阻滞、二度 I 型房室阻滞。每个 VP 脉冲后均无相应的 QRS 波群，提示心室起搏故障，结合心脏起搏器使用年限已久，考虑心脏起搏器电耗竭，更换脉冲发生器后心脏起搏器工作恢复正常

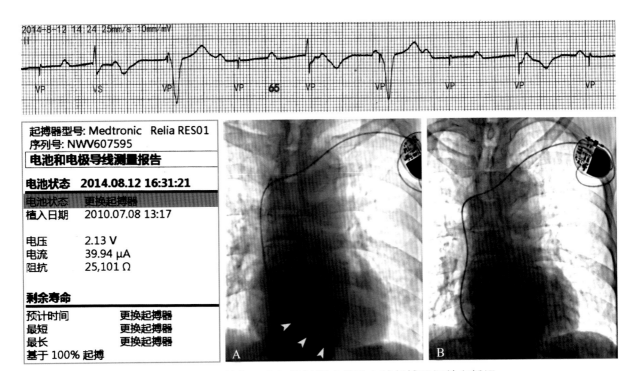

图 38-12　导线与心室肌接触不良导致心脏起搏器提前电耗竭

　　患者，男，57 岁，因 "三度房室阻滞" 植入 Medtronic Relia RES01 单心室起搏器，模式 VVI，LR 60 次 / 分。4 年后患者检查心电图显示：窦性心律，三度房室阻滞，室性逸搏，VVI 工作方式，心室起搏频率变为 65 次 / 分，部分 VP 脉冲发生失夺获，自身 QRS 波群重整心室起搏间期，提示心室感知功能正常、间歇性心室起搏故障。程控显示电池状态："更换心脏起搏器"，电池电压降低，电池阻抗显著增高，提示心脏起搏器电耗竭。X 线影像（图 A）显示心室导线张力减低、与心室肌接触不良，重置心室导线并更换脉冲发生器后（图 B），心脏起搏器恢复正常工作

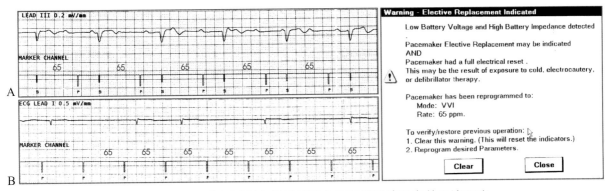

图 38-13　心脏起搏器电耗竭导致心室起搏故障及参数无法更改

　　A. 患者，女，62 岁，2008 年因 "三度房室阻滞" 植入 Medtronic Sigma SS303 单心室起搏器，模式 VVI，LR 60 次 / 分。2021 年患者的心电图显示：窦性心律，三度房室阻滞，加速的室性心律。标记通道显示 VVI 工作方式，起搏频率变为 65 次 / 分，VP 脉冲后未产生相应的 QRS 波群，自身 QRS 波群重整心室起搏间期，提示心室感知正常、心室起搏故障。B. 患者，男，75 岁，因 "心房颤动伴缓慢心室率" 植入 Medtronic Sigma SS303 单心室起搏器，模式 VVI，LR 60 次 / 分。10 年后患者复查心电图显示：心房颤动，标记通道显示固定频率（65 次 / 分）起搏，VP 脉冲未产生相应的 QRS 波群，自身 QRS 波群未重整心室起搏间期，提示心室感知不足、心室起搏故障。A、B 患者程控显示电池状态："更换心脏起搏器"，电池电压降低，电池阻抗增高，参数无法更改。更换脉冲发生器后心室起搏和感知功能恢复正常

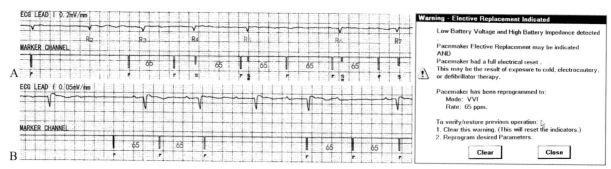

图 38-14 单心室起搏器电耗竭导致起搏频率改变合并心室起搏和感知故障

患者，女，83 岁，12 年前因"窦房结功能障碍、前壁心肌梗死"植入 Medtronic Sigma SSR 303 单心室起搏器，LR 60 次 / 分，单极起搏。患者因"胸闷、头晕半月"就诊，A、B 图显示：心电图均未见起搏脉冲，标记通道将起搏脉冲标记为 P，心室起搏节律不齐，较快的心室起搏频率为 65 次 / 分，所有的 VP 脉冲后均无相应的 QRS 波群。A. R₂、R₃（标记通道未做标记）未重整心室起搏间期，R₄、R₇ 被感知（标记为 S），R₄ 重整心室起搏间期，R₅、R₆ 发生心室不应期感知（标记为 SR），不重整心室起搏间期，心室起搏故障，间歇性心室感知不足。B. 心电图显示窦性心律、二度 I 型房室阻滞，所有的自身 QRS 波群均未重整心室起搏间期，心室感知功能丧失，心室起搏故障。程控显示 ERI 报警，模式变为 VVI，频率 65 次 / 分，参数不能更改

（四）双腔心脏起搏器

双腔心脏起搏器电耗竭时一般心房线路先行关闭，以保证心室线路正常工作，原本设置的 DDD 模式，电耗竭时可表现为 DOO、VDD、VVI、VOO 工作方式，可同时伴有起搏故障或起搏节律不整（图 38-15~ 图 38-20）。

1. Medtronic、创领心律医疗（Sorin）双腔心脏起搏器

心脏起搏器电耗竭时，心脏起搏器可由双腔模式转换为 VVI 模式（图 38-15，图 38-16）。

2. Biotronik 双腔心脏起搏器

E1 系列（Effecta、Estella、Evia）及其之前的心脏起搏器 ERI 时，双腔模式转为单腔模式。E1 系列之后的心脏起搏器 ERI 时的模式转换取决于所设置的模式，单腔模式，转为 SSI/SOO 模式，双腔模式，转为 VDD 模式（图 38-18）。心脏再同步化治疗起搏器 ERI 时，DDD（R）、DDD-CLS、DDD（R）-ADI（R）、VDD 模式转为 VDD 模式，VVI（R）、VVI-CLS 模式转为 VVI 模式。

3. Abbott（ST. JUDE）双腔心脏起搏器

心脏起搏器电耗竭时，起搏模式一般保持不变。

4. Boston Scientific 心脏起搏器

心脏起搏器电耗竭时，可由 DDD（R）、DDI（R）、VDD（R）、VVI（R）模式转为 VVI 模式，由 AAI（R）模式转为 AAI 模式。

（五）频率应答心脏起搏器

心脏起搏器开启频率应答功能时，电耗竭阶段，频率应答功能仍可运行或自动关闭。

六、心脏起搏器特殊功能自动关闭

随着心脏起搏器电耗竭，心脏起搏器将关闭特殊功能，尽最大限度保留基本起搏功能，以此保证患者安全。

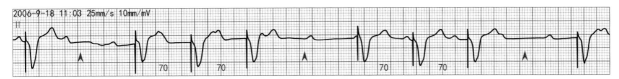

图 38-15　Sorin 双腔心脏起搏器电耗竭心电图

　　患者，男，79 岁，植入 Sorin Symphony DR 双腔心脏起搏器 9 年，模式 DDD，基础频率 60 次 / 分。心电图显示：窦性心律，房室分离，无 AP 脉冲发放，VP 脉冲间歇性中断发放（箭头所示），心室起搏频率变为 70 次 / 分伴有节律不齐，提示心脏起搏器电耗竭

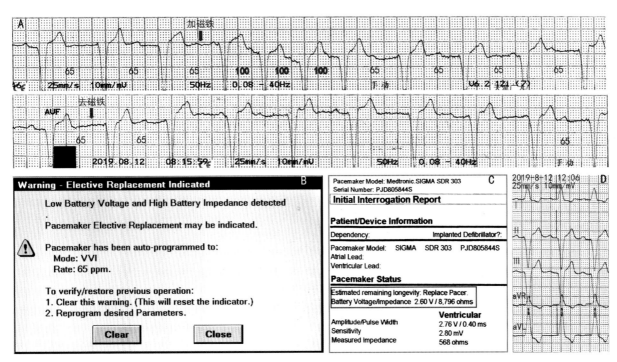

图 38-16　双腔心脏起搏器电耗竭时的模式转换和频率改变

　　患者，男，61 岁，12 年前因"三度房室阻滞"植入 Medtronic Sigma SDR 303 双腔心脏起搏器，模式 DDD，LR 60 次 / 分。患者近 1 个月来感觉脉搏变为 65 次 / 分，且固定不变。连续记录的心电图（图 A）显示：心室起搏心律，起搏频率 65 次 / 分，加磁铁后出现三次 100 次 / 分的起搏，随后转为 65 次 / 分，去磁铁后心室起搏频率固定不变。程控（B、C）显示 ERI 警告，电池阻抗显著升高（8796 Ω）。更换脉冲发生器为 Medtronic Advisa MRI A3DR01 后，心电图（图 D）显示窦性心律、VAT 工作方式，心房感知功能正常、心室起搏功能正常

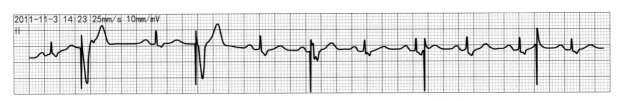

图 38-17　双腔心脏起搏器电耗竭时呈 VOO 工作方式

　　患者，男，86 岁，因"窦房结功能障碍、右束支阻滞"植入双腔心脏起搏器 8 年，模式 DDD，LR 60 次 / 分。心电图显示：窦性心律、右束支阻滞，VP 脉冲固定频率（40 次 / 分）发放，呈 VOO 工作方式，心室肌有效不应期外的 VP 脉冲产生了相应的 QRS 波群，心室起搏功能正常、心室感知功能丧失，提示心脏起搏器电耗竭

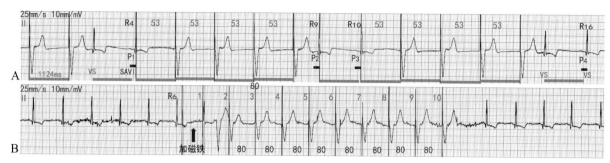

图 38-18 双腔心脏起搏器电耗竭的多种心电图表现

患者植入 Biotronik Philos Ⅱ DR 双腔心脏起搏器 8 年，模式 DDD，基础频率 60 次 / 分。A. 心电图显示多数心室起搏节律规整，心室起搏频率约为 53 次 / 分，P_2 触发心室起搏，提示当前心脏起搏器的模式为 VDD。患者心脏起搏器已经使用 8 年，起搏模式由 DDD 转为 VDD，基础频率较原来降低 11%，即变为 60 × （1-11%）≈ 53 次 / 分，提示心脏起搏器电耗竭。不应期外 P 波启动 SAVI，触发心室起搏，无心房感知事件时，VP 脉冲按照基础频率间期（约为 1124 ms）发放。P_1、P_3 出现较晚，启动 SAVI 发放 VP 脉冲，造成心室起搏频率略慢于基础频率。P_4 启动的 SAVI 内出现心室感知（VS）事件（R_{16}），抑制了预期的 VP 脉冲发放。R_4、R_9、R_{10} 为假性心室起搏融合波。B. R_6 后发放 VP 脉冲，提示间歇性心室感知不足，脉冲发生器表面加磁铁后，心脏起搏器转为 VOO 模式，磁铁频率变为 80 次 / 分，提示 ERI；磁铁频率的心室起搏持续十跳后自动终止，提示磁铁反应方式为"自动"（徐州市中心医院，袁晓静供图）

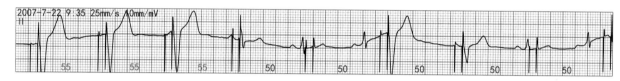

图 38-19 双腔心脏起搏器电耗竭时呈 DOO 工作方式

患者植入 Biotronik Physios TC 01 双腔心脏起搏器，模式 DDD，基础频率 60 次 / 分，PAVI 120 ms。心电图检查显示：心脏起搏器呈 DOO 工作方式，起搏频率低于基础频率且不相等（55 次 / 分、50 次 / 分），自身心房波未抑制预期的 AP 脉冲发放，自身 QRS 波群未抑制预期的 VP 脉冲发放。心室肌有效不应期外的 VP 脉冲产生了宽大畸形的 QRS 波群，提示心室起搏功能正常；因房室顺序起搏时 PAVI 较短，心房起搏功能无法判断。程控显示：电池状态"ERI"，电池阻抗 4.7 k Ω

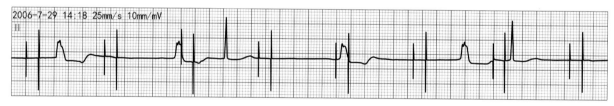

图 38-20 双腔心脏起搏器电耗竭时呈 DOO 工作方式

患者，女，77 岁，植入 Abbott（ST. JUDE）Verity ADx XL DR 5356 双腔心脏起搏器 10 年，模式 DDD，基本频率 60 次 / 分。心电图显示：固定频率房室顺序起搏，心脏起搏器呈 DOO 工作方式，起搏间期较设定的基本频率间期延长了 100 ms，AP、VP 脉冲后均未见相应的心房波、QRS 波群，心房和心室起搏故障、心室感知不足，提示心脏起搏器电耗竭

七、电流干扰波

心脏起搏器电耗竭时，少数情况下可出现电流干扰波（图 38-21）。

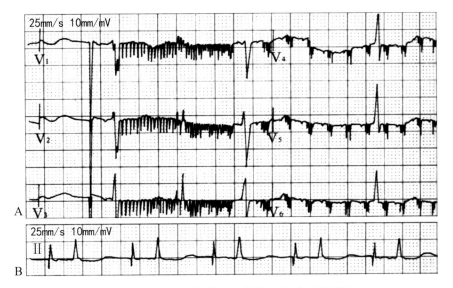

图 38-21　心脏起搏器电耗竭时的电流干扰波

　　A. 心脏起搏器电耗竭时，心电图出现电流干扰波，类似肌电干扰。B. 更换脉冲发生器后，电流干扰波消失，心电图恢复正常（引自耿仁义）

（牟延光）

第三十九章 起搏心电图鉴别诊断

心脏起搏器植入后，起搏图形并非一成不变，起搏节律、频率也常常处于动态变化之中，有时还出现房室间期的长短变化及额外起搏脉冲的发放。上述情况有些属于心脏起搏器正常的心电图表现，有些是心脏起搏器特殊功能运行，有些可能为心脏起搏器故障所致。因此，通过仔细分析起搏心电图，准确鉴别，方可做到正确的临床处理。

第一节 心室起搏 QRS 波群形态的鉴别

起搏脉冲是识别和分析起搏心电图的重要依据。然而，随着双极导线的广泛采用，双极起搏时起搏脉冲不显著，甚至体表心电图看不出起搏脉冲，由此造成了起搏心电图的诊断困难。右心室起搏图形与左束支阻滞（LBBB）、右心室起源的室性心搏、B 型心室预激体表心电图相似，容易混淆。

一、右心室起搏与室性逸搏

（一）右心室起搏

单心室起搏器 VVI（R）模式正常工作时，被感知的自身 QRS 波群与随后的心室起搏（VP）脉冲间期等于低限或传感器频率间期或滞后频率间期，右心室起搏的 QRS 波群呈类 LBBB 图形，波形与心室导线植入部位吻合，前有 VP 脉冲（图 39-1）。

（二）室性逸搏

室性逸搏间期可不固定，逸搏频率常常缓慢，多为 20~40 次 / 分，加速的室性逸搏频率可较快。室性逸搏 QRS 波形不一定呈类 LBBB 图形。当室性逸搏频率接近 60 次 / 分时，与体表心电图看不到起搏脉冲的起搏心律（如双极心室起搏）难以区分，可依据患者有无心脏起搏器植入史及波形特点进行判断（图 39-2）。

二、右心室起搏与左束支阻滞

（一）右心室心尖部起搏与左束支阻滞

右心室心尖部起搏与 LBBB 的 QRS 波群均宽大畸形、波形很接近，Ⅰ、aVL、V_5、V_6 导联均可出现正向 R 波，V_1 导联 QRS 波群主波向下，当心电图起搏脉冲不明显时容易混淆（图 39-3）。

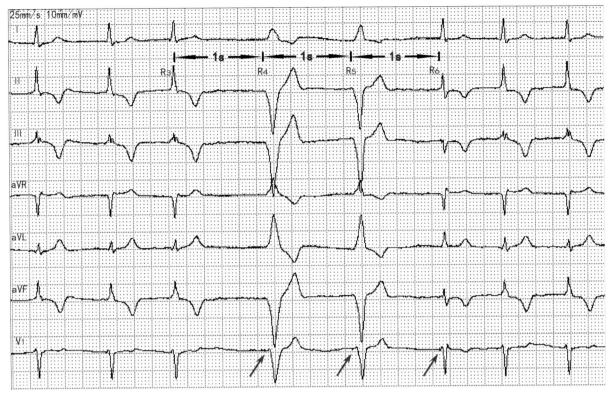

图 39-1　右心室起搏似加速的室性逸搏

心电图显示：基础心律为心房颤动，宽大畸形的 R_4、R_5 延迟出现，R_5、R_6 波形介于正常 QRS 波群与 R_4 之间，$R_3R_4=R_4R_5=R_5R_6$，似加速的室性心律、室性融合波。依据 R_4、R_5 呈类 LBBB 图形，下壁导联 QRS 波群主波向下，判断激动起源于右心室心尖部，$R_3R_4=R_4R_5=R_5R_6=1.0$ 秒，推测可能为心室起搏心律，经仔细辨认，V_1 导联 R_4、R_5、R_6 前可见低矮的起搏脉冲（箭头所示），证实为心室起搏，R_4 为完全心室起搏图形，R_5、R_6 为不同程度的心室起搏融合波

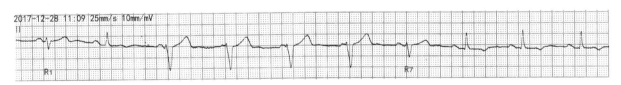

图 39-2　加速的室性心律似心室起搏

患者，男，68 岁，因"胸闷、心慌 10 年"入院。心电图显示短阵出现宽大畸形的 QRS 波群，频率接近 60 次 / 分，似心室起搏心律。但患者无心脏起搏器植入史，宽 QRS 波群频率并不固定等于 60 次 / 分，而且节律不齐，故为加速的室性心律，R_1、R_7 为窦－室室性融合波

1. 右心室心尖部起搏

QRS 波群起始除极缓慢、波形钝挫，Vi/Vt<1，QRS 波群主波在 Ⅱ、Ⅲ、aVF 导联负向，aVR 导联正向，V_5、V_6 导联正向或负向（图 39-5B、C），单心室起搏时易出现室房逆传。

2. 左束支阻滞

QRS 波群起始除极迅速，Vi/Vt ≥ 1，QRS 波群主波在 aVR 导联负向，V_5、V_6 导联正向（图 39-4，图 39-5A）。

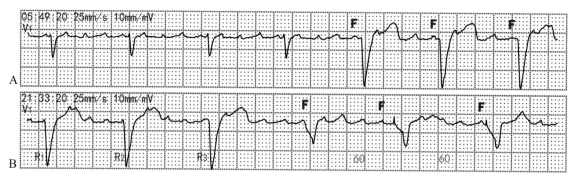

图 39-3　右心室心尖部起搏与左束支阻滞

患者，男，64 岁，因"心房扑动伴长 RR 间期"植入单心室起搏器，心室导线植于右心室心尖部，模式 VVI，低限频率（LR）60 次 / 分，双极起搏。A. FR 间期固定，V_1 导联窄 QRS 波群呈 rS 型，宽 QRS 波群初始除极迅速，终末缓慢，Vi/Vt>1，诊断心房扑动（4∶1 房室传导）、间歇性 LBBB。B. R_1、R_2、R_3 为 LBBB，R_3 出现稍晚，F 波重叠导致 QRS 波群起始 r 波消失，R_2R_3>R_1R_2，提示房室传导受阻，随后出现的三个 QRS 波群初始除极缓慢、波形钝挫，频率 60 次 / 分，FR 间期不固定，QRS 波群起始部可见低矮的起搏脉冲，为右心室起搏图形

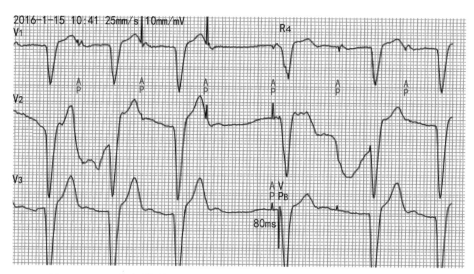

图 39-4　心室起搏管理功能运行时右心室心尖部起搏与左束支阻滞

患者因"二度房室阻滞、LBBB"植入 Medtronic Adapta L ADDRL1 双腔心脏起搏器，心室导线植于右心室心尖部，模式 AAIR<=>DDDR，LR 60 次 / 分，双极起搏。心电图：心脏起搏器以 AAIR+ 模式工作，一次房室传导中断后，在预期的心房起搏（AP）脉冲后 80 ms 处发放备用的心室起搏（VP_B）脉冲，VP_B 脉冲夺获心室，R_4 初始除极缓慢、波形钝挫；心房起搏下传产生的 QRS 波群呈 LBBB 图形，初始除极迅速

（二）右心室流出道起搏与左束支阻滞

右心室流出道起搏与 LBBB 的 QRS 波群均宽大畸形，Ⅱ、Ⅲ、aVF、V_5、V_6 导联 QRS 波群主波向上，aVR、V_1 导联 QRS 波群主波向下。

1. 右心室流出道起搏

QRS 波群初始除极缓慢、波形钝挫，Vi/Vt<1，aVL 导联 QRS 波群主波向下，单心室起搏时易出现室房逆传。右心室流出道间隔部起搏时额面 QRS 电轴多右偏，Ⅰ 导联 QRS 波群多低振幅或负向；右心室流出道游离壁起搏时，Ⅰ 导联 QRS 波群主波多向上，R 波顶端多钝挫、切迹（图 39-5D）。

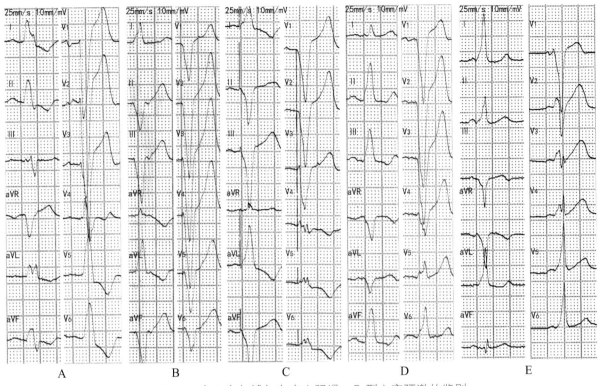

图 39-5　右心室起搏与左束支阻滞、B 型心室预激的鉴别

A. 完全性 LBBB，QRS 波群初始除极迅速，Vi/Vt>1，Ⅰ、aVL、V₅、V₆ 导联 QRS 波群主波向上，aVR 导联 QRS 波群主波向下，V₅、V₆ 导联 R 波顶端钝挫。B. 右心室心尖部双极起搏，心电图呈类 LBBB 图形，QRS 波群初始除极缓慢、波形钝挫，额面 QRS 电轴左偏，Ⅱ、Ⅲ、aVF 导联 QRS 波群主波向下，aVR 导联 QRS 波群主波向上，所有胸前导联 QRS 波群主波均向下，有室房逆传。C. 右心室心尖部单极起搏，心电图呈类 LBBB 图形，QRS 波群初始除极缓慢、波形钝挫，额面 QRS 电轴左偏，Ⅱ、Ⅲ、aVF 导联 QRS 波群主波向下，aVR 导联 QRS 波群主波向上，V₅、V₆ 导联 QRS 波群主波向上。D. 右心室流出道双极起搏，QRS 波群初始除极缓慢、波形钝挫，Vi/Vt<1，Ⅱ、Ⅲ、aVF 导联 QRS 波群主波向上，aVR、aVL 导联 QRS 波群主波向下。E. B 型心室预激，PR 间期 <120 ms，QRS 波群初始除极缓慢、波形钝挫，有心室预激波，aVR 导联 QRS 波群主波向下，无起搏脉冲

2. 左束支阻滞

QRS 波群初始除极迅速，顶端多钝挫、切迹，Vi/Vt ≥ 1，Ⅰ、aVL 导联 QRS 波群主波向上（图 39-5A）。

三、右心室起搏与 B 型心室预激

B 型心室预激和右心室起搏时，QRS 波群均宽大畸形、初始钝挫、波形很接近（呈类 LBBB 图形）。双腔心脏起搏器呈 "AS-VP" 或 "AP-VP" 工作方式时，若设定的 AV 间期较短（<120 ms）、起搏脉冲不明显，则易误诊。

（一）右心室起搏

QRS 波群起始部有时可见起搏脉冲，单心室起搏时易出现室房逆传，程控改变起搏频率或起搏极性或 AV 间期（双腔心脏起搏器），可以明确诊断。

（二）B 型心室预激

PR 间期缩短（<120 ms），QRS 波群初始除极缓慢、波形钝挫，有心室预激波，所有导联均无起

搏脉冲（图 39-5E）。

四、起搏器介导性心动过速与室性心动过速

VP 脉冲不明显时，快速的心室起搏在体表心电图上产生宽 QRS 波群心动过速，似室性心动过速。以下情况提示可能为起搏器介导性心动过速（PMT）：①患者植入的心脏起搏器具有心房感知（AS）和触发心室起搏的功能，如 DDD（R）、VDD（R）模式；②宽 QRS 波形与心室导线植入位置吻合；③心动过速对药物治疗反应不佳，放置磁铁或程控为 DDI、VVI 等模式后心动过速可终止；④程控显示标记通道在 QRS 波群对应部位有 VP 脉冲发放的标记，程控为单极起搏时，体表心电图显露 VP 脉冲（图 39-6，图 39-7）。

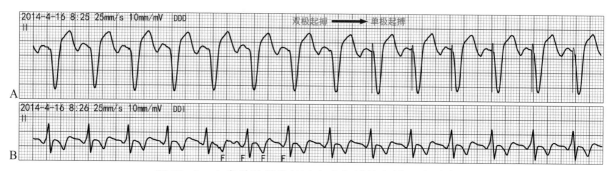

图 39-6 心房扑动触发快速心室起搏似室性心动过速

患者，女，80 岁，因"窦房结功能障碍"植入 Biotronik Axios D 双腔心脏起搏器，基础频率 60 次 / 分，患者术后反复发生心慌。A. 模式 DDD，双极起搏，心电图显示宽 QRS 波群心动过速，节律匀齐，频率 103 次 / 分，无起搏脉冲时似室性心动过速；程控为单极起搏时，QRS 波群前显现 VP 脉冲，考虑为快速的心室起搏。B. 程控为 DDI 模式，心电图显示心房扑动，F 波频率 206 次 / 分，提示图 A 为心房线路感知心房扑动波，按照 2：1 比例触发心室起搏

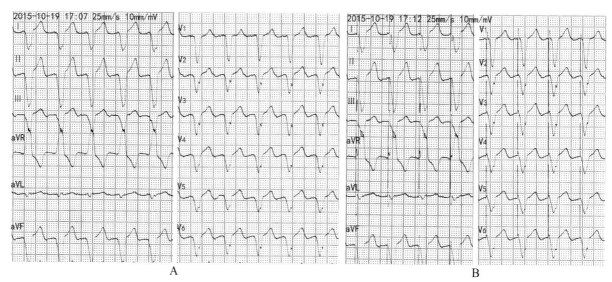

图 39-7 右位心患者起搏器介导性心动过速似室性心动过速

患者，女，65 岁，临床诊断：窦房结功能障碍、镜像右位心，植入 Medtronic Relia RED01 双腔心脏起搏器，模式 DDD，LR 60 次 / 分，双极起搏，患者因心悸就诊。A. 心电图显示宽 QRS 波群心动过速，节律匀齐，胸导联 QRS 波群负向一致性，Ⅰ、aVF 导联 QRS 波群主波负向，"无人区电轴"，似室性心动过速。B. 改为单极起搏，宽 QRS 波群心动过速波形和频率不变，QRS 波群前均有 VP 脉冲，证实为 PMT

一、心室起搏图形的正常变化

（一）记录偏差

描记心电图或实施心电监护时，导联线的贴片或吸球位置的改变可引起记录到的起搏图形随之改变，并不具有临床意义。

（二）心室起搏融合波

当自身心率与心室起搏频率接近时，自身激动与心室起搏激动共同参与心室除极，可产生心室起搏融合波，QRS 波群形态介于自身和完全心室起搏之间，且随融合程度的不同而变化，这是一种正常现象（图 39-8）。

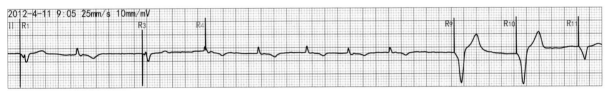

图 39-8 心室起搏融合波导致心室起搏图形变化

患者，男，80 岁，临床诊断：心房颤动伴长 RR 间期，植入单心室起搏器，模式 VVI，LR 60 次 / 分。心电图显示：细波型心房颤动，VVI 工作方式，心室起搏 QRS 波群有多种图形，R_9、R_{10} 为完全心室起搏，R_1、R_3、R_{11} 为不同程度的心室起搏融合波，R_4 为假性心室起搏融合波

二、右心室起搏呈类右束支阻滞图形

正常情况下，右心室起搏时多产生类 LBBB 图形。Josephson 认为 QRS 波群的形态实质上是心室激动"破出"心外膜部位的反映，右心室起搏时，若激动首先经室间隔传至左心室，从左侧心外膜"破出"，QRS 波群即可表现为类右束支阻滞（RBBB）图形。

（一）右心室起搏呈类右束支阻滞图形的原因

1.右心室电传导异常

右心室电传导异常（如 RBBB），尽管右心室起搏，但可出现左心室优先除极，如右束支前向性传导阻滞时，右心室起搏激动逆传至房室结再经左束支优先下传至左心室；或者左右束支间存在浦肯野纤维"捷径"，右心室起搏激动也可使左室优先除极，心电图可表现为类 RBBB 图形（图 39-9）。原有 RBBB 的患者，右心室起搏时若产生假性心室起搏融合波，其波形与非起搏状态时完全一致，若产生心室起搏融合波，心电图波形常兼有 RBBB 和心室起搏的图形特点。

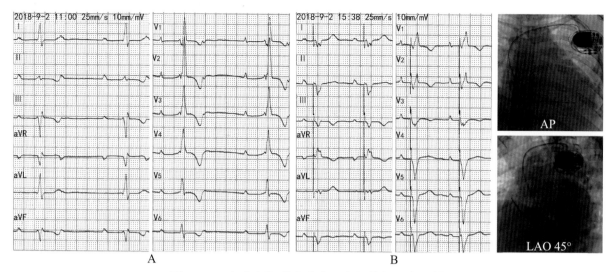

图 39-9 右束支阻滞患者右心室低位间隔部起搏

患者，女，33 岁，临床诊断：混合结缔组织病、肺间质纤维化、肺心病、二度房室阻滞、RBBB。心脏超声检查：右心房左右径 53.4 mm，右心室左右径 50.6 mm，左心房前后径 25 mm，左心室前后径 34 mm，三尖瓣大量反流，重度肺动脉高压（估测值 98 mmHg）。患者植入 Medtronic Relia RED01 双腔心脏起搏器，5076-52 cm 导线植于右心房前侧壁，3830-69 cm 导线植于右心室低位间隔部。A. 术前心电图，窦性心律，一度房室阻滞，2：1 房室阻滞，RBBB。B. 心脏起搏器植入术后的心电图，窦性心律，VAT 工作方式，心室起搏图形在 V_1、V_2 导联主波向上，呈类 RBBB 图形

2. 胸前导联吸球放置不当

胸前导联吸球放置在第三肋间或更高位置或因肺气肿等因素引起心脏相对位置下移，胸导联可出现类 RBBB 图形，但肢体导联波形不变（图 39-10，图 39-11）。

3. 右心室导线移位

右心室导线经冠状静脉窦进入心脏静脉系统而起搏左心室。导线植于心中静脉或右心室心尖部时，前后位的 X 线影像相似。

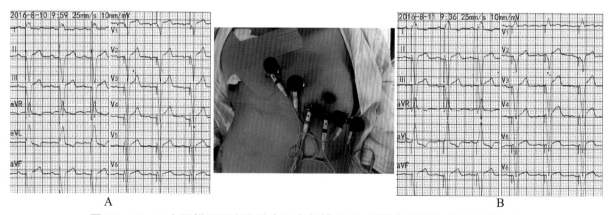

图 39-10 心电图描记不当导致右心室起搏时 V1 导联出现类右束支阻滞图形

患者，男，52 岁，因"三度房室阻滞"于 2009 年植入 Medtronic Kappa KD701 双腔心脏起搏器，心室导线位于右心室心尖部，2016 年 8 月 11 日更换脉冲发生器为 Biotronik Effecta D。A. 脉冲发生器更换术前正常描记体表心电图，V_1 导联 QRS 波群主波负向，呈类 LBBB 图形。B. 脉冲发生器更换术后，因弹力绷带遮挡，V_1 导联吸球较正常位置高，位于胸骨右缘第三肋间，V_1 导联 QRS 波群主波正向，呈类 RBBB 图形，其他导联波形保持不变

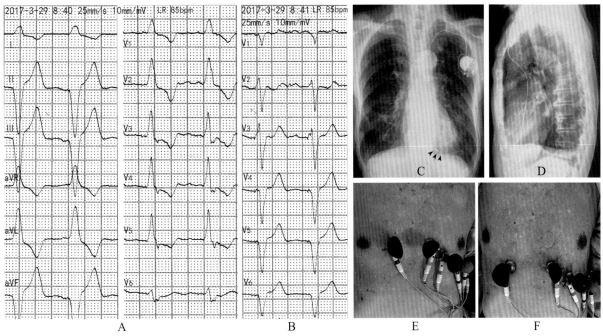

图 39-11　肺气肿患者右心室起搏时 V_1 导联出现类右束支阻滞图形

　　患者，男，83 岁，临床诊断：慢性支气管炎、阻塞性肺气肿、心房颤动伴长 RR 间期，植入 Medtronic Relia RES01 单心室起搏器，心室导线位于右心室心尖部，双极起搏。患者于术后 1 年复查，脉冲发生器上方放置磁铁，起搏频率转为磁铁频率（85 次 / 分）。A、E. 胸前导联吸球常规位置安放，V_1 导联 QRS 波群主波向上。B、F. 胸前导联吸球位置下移一肋间描记，V_1 导联 QRS 波群主波向下，呈类 LBBB 图形。X 线影像（C、D）确认心室导线位于右心室心尖部（箭头所示）

　　4. 右心室导线穿孔

　　右心室导线经室间隔缺损进入左心室侧，或右心室导线发生前壁穿孔经心包进入左心室侧，或右心室导线发生室间隔穿孔进入左心室侧。质地较硬的临时起搏导线或主动固定导线引起穿孔的可能性大于被动固定导线。

　　5. 左束支起搏或左心室间隔部起搏

　　经右心室植入的导线深入室间隔，其头端若邻近左室内膜面，起搏脉冲夺获左心室间隔部心肌或直接夺获左束支传导系统，均可产生类 RBBB 型的 QRS 波群，左束支起搏时 QRS 波群较窄（详见：第七章　第二节　左束支起搏）。

　　（二）V_1、V_2 导联呈类右束支阻滞图形的诊断

　　1. 影像检查

　　X 线、心脏超声、CT 检查可以判断导线的位置，其中 CT 可以重建心脏三维结构，显示导线的精确位置。

　　2. 额面 QRS 电轴

　　心室起搏时，额面 QRS 电轴指向左上象限（0°～-90°），提示右心室起搏；指向右上象限（-90°～-180°），提示左心室起搏。

3. 胸前导联 R/S 移行

V_1、V_2 导联呈类 RBBB 图形时，胸前 R/S 移行导联 ≤ V_3，提示右心室起搏（图 39-12~图 39-15），移行导联 >V_3，提示可能为左心室起搏。移行导联 ≤ V_3 联合额面 QRS 电轴位于左上象限，可大大提高右心室起搏判断的准确性。

4. 改变 V_1、V_2 导联位置

将 V_1、V_2 导联下移至第六肋间描记心电图，仍为类 RBBB 图形，则提示左心室起搏；若出现类 LBBB 图形，则提示右心室起搏。

三、右心室起搏呈类左束支阻滞图形但 QRS 波形、电轴改变

（一）导线移位

导线移位时，常常出现额面 QRS 电轴及心室起搏图形的改变（图 39-16）。

（二）导线牵拉

导线受外力牵拉时，尽管导线头端未脱离心室肌，但因心脏位置、形态的改变，导线在心室中的相对位置发生改变，心室起搏图形随之相应变化（图 39-17）。

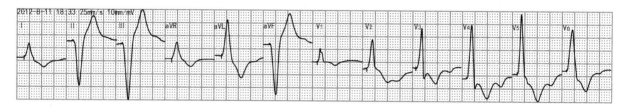

图 39-12 扩张型心肌病患者右心室起搏时呈类右束支阻滞图形

患者，男，76 岁，临床诊断：扩张型心肌病，植入单心室起搏器。心电图显示：宽大畸形的 QRS 波群前可见低矮的心室起搏脉冲，心室起搏时，额面 QRS 电轴位于左上象限，Ⅰ、aVL 导联 QRS 波群主波正向，胸前导联 QRS 波群呈类 RBBB 图形，移行导联 <V_3。心脏超声检查显示：左心室舒张末期内径 75 mm，右心室舒张末期内径 41 mm，左心室心尖部心肌致密化不全，右心室心尖部探及导线

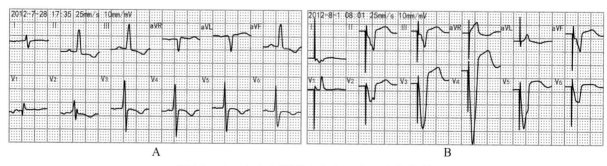

图 39-13 右束支阻滞患者右心室心尖部起搏

患者，男，73 岁，临床诊断：先天性心脏病、房间隔缺损，植入单心室起搏器。A. 术前心电图显示窦性心律，RBBB，额面 QRS 电轴 95°。B. 心脏起搏器植入术后心电图显示心室起搏的 QRS 波群在 V_1 导联主波正向，呈类 RBBB 图形，Ⅰ 导联 QRS 波群呈 QS 型、低振幅，aVL 导联 QRS 波群主波正向，移行导联在 V_1~V_2 之间。心脏超声检查证实心室导线在右心室心尖部

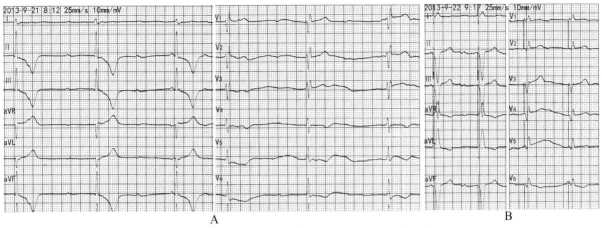

图 39-14　右束支阻滞患者右心室心尖部起搏

　　患者，男，85 岁，因"三度房室阻滞"植入 Medtronic Relia RES01 单心室起搏器，心室导线植于右心室心尖部。A. 心脏起搏器植入前，心电图显示窦性心律、三度房室阻滞、过缓的交界性心律伴 RBBB。B. 心脏起搏器植入后，心室起搏时额面 QRS 电轴位于左上象限，下壁导联 QRS 波群主波向下，V₁ 导联 QRS 波群主波向上，呈类 RBBB 图形，Ⅰ、aVL 导联 QRS 波群主波正向。心脏超声检查证实心室导线在右心室心尖部

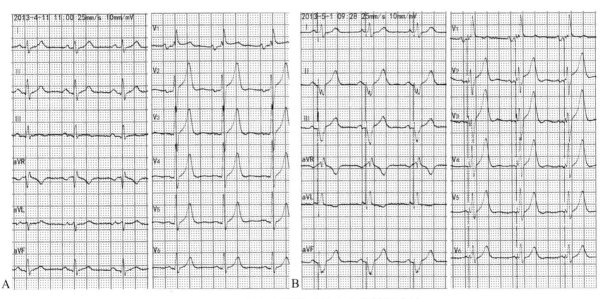

图 39-15　右束支阻滞时的心室起搏融合波

　　患者，男，77 岁，临床诊断：风湿性心脏病、二尖瓣狭窄（中度）、主动脉瓣狭窄（中度），植入 Medtronic Relia RED01 双腔心脏起搏器，心室导线植于右心室心尖部。A. 心脏起搏器植入前，心电图显示：窦性心律，RBBB。B. 心脏起搏器植入后，模式 DDD，起搏 AV 间期（PAVI）120 ms，感知 AV 间期（SAVI）100 ms。心电图显示下壁导联 QRS 波群主波向下，aVR 导联 QRS 波群主波正向，为右心室心尖部起搏的特点；V₁ 导联 QRS 波群主波向上，Ⅰ、V₅、V₆ 导联 s 波宽钝，为 RBBB 的特点，提示为心室起搏融合波。心脏超声检查证实心室导线在右心室心尖部

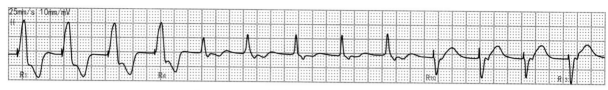

图 39-16　导线移位时心室起搏图形改变

右心室临时起搏时，起初 II 导联心电图显示心室起搏的 QRS 波群（R₁~R₄）主波向上，提示右心室较高部位起搏，随后心室起搏的 QRS 波群（R₁₀~R₁₃）主波变为向下，提示导线头端位置下移

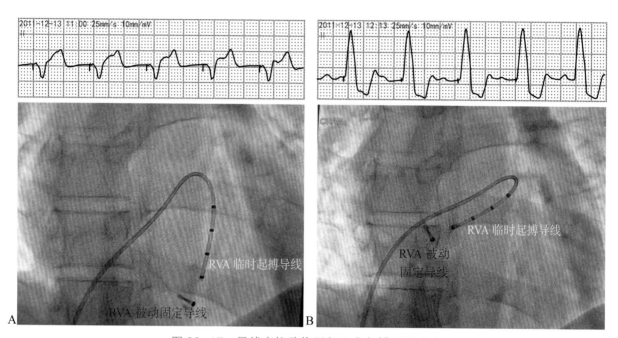

图 39-17　导线牵拉移位引起心室起搏图形改变

患者，男，38 岁，临床诊断：三度房室阻滞，植入双腔心脏起搏器，因囊袋感染，行右心室被动固定导线拔除术。术中先行右心室心尖部临时起搏，移除脉冲发生器。右心室被动固定导线拔除前（图 A）：显示 QRS 波群主波向下的心室起搏图形，符合右心室心尖部临时起搏；向外牵拉右心室被动固定导线（未脱离心内膜），此时因心脏牵拉心电图（图 B）呈现 QRS 波群主波向上的心室起搏图形，类似右心室流出道起搏图形

四、心室起搏时出现心房起搏图形

右心室起搏或经冠状静脉左心室起搏的患者，心室导线脱位至心房时，若与心房肌接触良好，心电图表现为 VP 脉冲后出现相应的心房波，若自身心房波振幅超过心室感知灵敏度数值，标记通道对自身心房波标记为心室感知（VS）。心室导线若脱入右心房时呈右心房起搏图形，脱位至右心房而后进入冠状窦时，呈左心房下部起搏图形；若脱位至肺动脉或上下腔静脉内，心电图表现为不起搏（详见：第三十二章　第二节　心室导线移位至心房）。

五、心房起搏脉冲产生 QRS 波群

（一）心房接口连接希氏束起搏导线

希氏束起搏可以获得更窄的 QRS 波群，有利于心室同步化除极，但具有起搏阈值高且不稳定的

缺点，为了确保患者安全，通常将希氏束起搏导线连于脉冲发生器心房接口，传统部位心室起搏的导线连于心室接口备用，一旦希氏束起搏失败，仍可发挥传统部位心室起搏。这种情况下，心房起搏（AP）脉冲后可出现起搏 QRS 波群，其波形一般与传统部位心室起搏的 QRS 波群形态不同（图 39-18）。

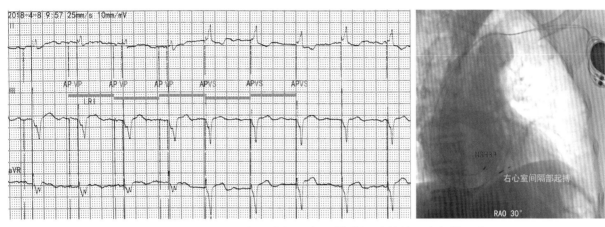

图 39-18　希氏束加右心室间隔部起搏伴间歇性希氏束起搏不良

　　患者，男，56 岁，临床诊断：缺血性心肌病、心房颤动伴缓慢心室率、心力衰竭，植入 Medtronic Sensia SED01 双腔心脏起搏器，3830-69 cm 导线非选择性希氏束起搏（NSHBP），接入心房接口，5076-58 cm 导线植于右心室间隔部接入心室接口。模式 DDD，LR 75 次 / 分，低限频率间期（LRI）800 ms，PAVI 150 ms。心电图显示：基础心律为心房颤动，起初四跳为房室顺序起搏，PAVI=150 ms，AP 脉冲后未见 QRS 波群，VP 脉冲产生宽大的 QRS 波群，随后的 AP 脉冲产生较窄的 QRS 波群，VP 脉冲被抑制发放，提示间歇性希氏束起搏不良。RAO：右前斜位

　　（二）心房心室导线反接

　　心房心室导线反接时，AP 脉冲起搏心室产生 QRS 波群，VP 脉冲起搏心房产生心房波。DDD（R）模式下，心电图表现为两个起搏脉冲之间夹有一个 QRS 波群，两个起搏脉冲的间隔为设置的 PAVI 或心室安全起搏的 AV 间期。将心脏起搏器程控为 AAI（R）模式时，心电图呈 VVI（R）工作方式。将心脏起搏器程控为 VVI（R）模式时，心电图呈 AAI（R）工作方式（详见：第三十三章　第二节　心房心室导线反接的心电图表现）。

　　（三）心房导线移位至心室

　　心房导线移位至心室并与心室肌良好接触时，AP 脉冲起搏心室产生宽大的 QRS 波群。DDD（R）模式下，宽大的 QRS 波群位于心房后心室空白期（PAVB）内时，VP 脉冲在 AP 脉冲后 PAVI 结束时发放；位于心室通道交叉感知窗内时，可引发心室安全起搏，PAVI 缩短。程控为 AAI（R）模式时，表现为 VVI（R）工作方式。程控为 VVI（R）模式时，亦表现为 VVI（R）工作方式，可与房室导线反接相鉴别（详见：第三十二章　第一节　心房导线移位至心室）。

　　六、双心室起搏时图形改变

　　双心室起搏时，心电图 QRS 波形介于单纯右心室与单纯左心室起搏之间，是右心室与左心室同步除极形成的室性融合波，双心室何者提前起搏及其提前程度不同使 QRS 波形多变（详见：第十二章　第二节　心脏再同步化治疗起搏心电图）。

七、Ⅰ导联起搏 QRS 波群主波负向

（一）左心室起搏

左心室起搏（经冠状静脉窦或心外膜）或右心室起搏时导线误入心脏静脉系统而起搏左心室，左心室首先除极，心室除极综合向量投影于Ⅰ导联负侧，起搏 QRS 波群呈负向，但胸前导联 QRS 波群呈类 RBBB 图形，可与右心室起搏相鉴别。

（二）右位心右心室心尖部起搏

右位心患者右心室心尖部起搏时，Ⅰ导联、下壁、胸前导联起搏 QRS 波群均呈负向，结合患者查体，有助于明确诊断，上肢导联线反接以 V_2、V_1、V_{3R}、V_{4R}、V_{5R}、V_{6R} 导联分别代表 V_1、V_2、V_3、V_4、V_5、V_6 导联，可描记出正常右心室心尖部起搏的图形（详见：第二十六章 第四节 镜像右位心与心脏起搏）。

（三）右心室流出道间隔部起搏

右心室流出道间隔部起搏时Ⅰ导联 QRS 波群常常低振幅或呈负向。

（四）室内传导异常时右心室起搏

室内传导异常的患者 QRS 波群形态改变，自身心律和右心室起搏时Ⅰ导联均可呈现负向 QRS 波群（图 39-19）。

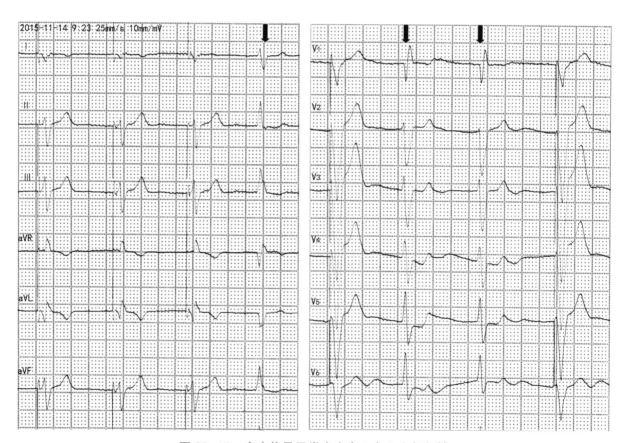

图 39-19 室内传导异常患者右心室心尖部起搏

患者，男，76 岁，诊断：扩张型心肌病、心房颤动伴缓慢心室率，植入 Medtronic Relia RES01 单心室起搏器，右心室心尖部起搏，模式 VVI，LR 70 次 / 分，单极起搏。心电图显示：心房颤动，自身 QRS 波群（箭头所示）宽大畸形，为室内传导异常，起搏 QRS 波群在Ⅰ导联呈负向

（五）上肢导联线反接

Ⅰ导联 P-QRS-T 波均倒置，Ⅱ与Ⅲ导联、aVR 与 aVL 导联波形互换，aVF 导联图形不变。胸前导联 QRS 波群呈类 LBBB 图形。正确放置上肢导联线后描记心电图，右心室起搏图形恢复正常。

八、心室起搏 QRS 波群正常化

（一）希氏束起搏

选择性希氏束起搏时，因起搏点位于希氏束，可产生正常的 QRS 波群（详见：第七章 第一节 希氏束起搏）。

（二）心脏再同步化治疗起搏

原本呈 LBBB（或 RBBB）的患者，心脏再同步化治疗（CRT）起搏时，设置合适的左心室与右心室起搏时间差，可出现正常化的心室起搏 QRS 波群（详见：第十二章 第二节 心脏再同步化治疗起搏心电图）。

（三）右束支阻滞患者右心室起搏

RBBB 患者右心室起搏时可不同程度地抵消 RBBB，产生正常化的心室起搏 QRS 波群（图 39-20）（详见：第二十六章 第一节 束支阻滞合并心脏起搏）。

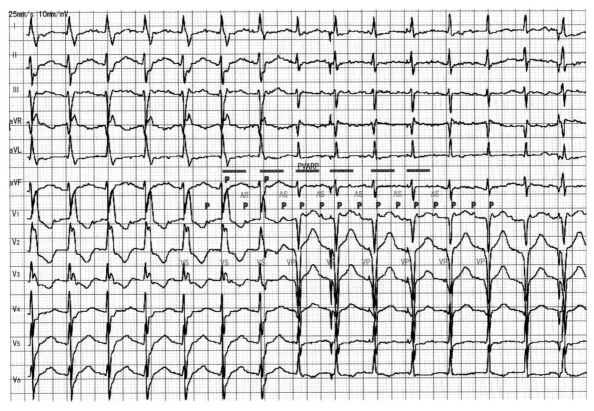

图 39-20 心室起搏的 QRS 波群正常化

患者，女，90 岁，植入 Medtronic Relia RED01 双腔心脏起搏器，模式 DDD，LR 60 次 / 分，上限跟踪频率 130 次 / 分，SAVI 150 ms，双极起搏。心电图显示：P′ 波节律匀齐，频率 218 次 / 分，在 V_1、aVR 导联正向，诊断房性心动过速；最初为自身心律，未见起搏脉冲发放，QRS 波群呈 RBBB 和左前分支阻滞图形；其后出现 VAT 工作方式，PVARP 外的 P′ 波触发心室起搏，心室起搏的 QRS 波群正常化；房性心动过速未引起自动模式转换可能与部分 P′ 波位于心室后心房空白期（PVAB）内有关（南方医科大学顺德医院，胡剑莉供图）

（四）左束支阻滞患者左心室起搏或左束支起搏

LBBB 患者，将导线植于冠状静脉分支或左心室心外膜或深旋入室间隔而起搏左束支，均可消除 LBBB，产生正常化的心室起搏 QRS 波群（详见：第二十六章 第一节 束支阻滞合并心脏起搏）。

第三节 起搏频率改变的鉴别

一、起搏频率慢于低限频率

（一）频率滞后

开启频率滞后功能的心脏起搏器感知到自身激动后，下一起搏脉冲延迟发放，起搏频率会慢于低限频率（LR）。心脏起搏器感知自身心搏后的逸搏间期固定延长，逸搏间期 = 起搏间期 + 滞后值（图 39-21）。Biotronik E 系列心脏起搏器 VVI（R）模式下，心室夺获控制功能开启后，尽管频率滞后功能关闭，心脏起搏器判断失夺获并发放备用的心室起搏（VP_B）脉冲时，启动频率滞后 10 次 / 分，随后出现的心室感知（VS）事件将使滞后频率持续存在，直至发放 VP 脉冲，滞后频率随即终止，此后尽管再出现 VS 事件，但不再启动滞后频率（图 39-22）。

（二）感知过度

心室线路过感知 T 波、肌电等干扰信号，AAI（R）模式下心房线路过感知自身 QRS 波群、T 波、干扰信号等，均可导致起搏频率低于 LR。若体表心电图记录到快频率的干扰性杂波且逸搏间期不固定，常常提示过感知干扰信号。若发生连续的 T 波过感知，可造成起搏频率减慢，逸搏间期长于起搏间期且固定不变，似频率滞后功能运行，须结合心脏起搏器的参数设置，才可确诊（图 39-23，图 39-24）。

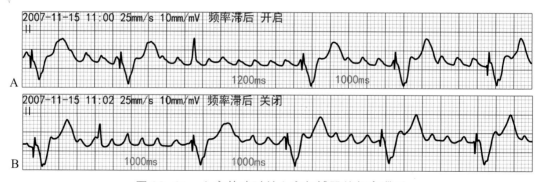

图 39-21　心房扑动时单心室起搏器的频率滞后

患者因"窦房结功能障碍"植入单心室起搏器，模式 VVI。A.频率滞后功能开启，心电图显示心房扑动，心室起搏，逸搏间期（1200 ms）长于起搏间期（1000 ms）。B.频率滞后功能关闭，逸搏间期等于起搏间期（1000 ms）

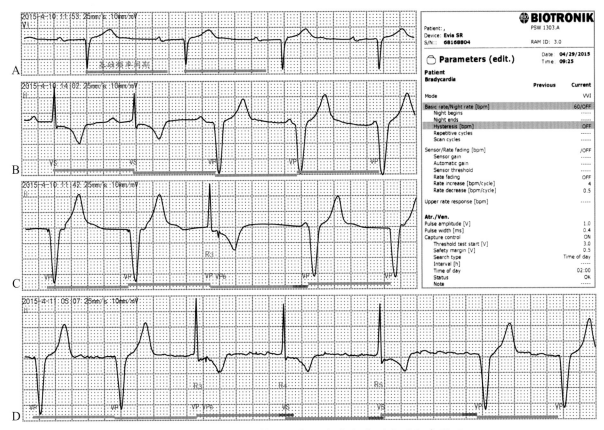

图 39-22　心脏起搏器判断心室失夺获时启动频率滞后

患者，男，77 岁，植入 Biotronik Evia SR 单心室起搏器，模式 VVI，基础频率 60 次 / 分，基础频率间期 1000 ms，双极起搏，心室不应期（VRP）250 ms，心室感知灵敏度：自动，患者接受动态心电图检查。A. 窦性心率 50 次 / 分，未见起搏脉冲，似频率滞后功能运行或心室过感知 T 波。B. 窦性心律，逸搏间期 = 基础频率间期，排除频率滞后功能运行。C. VP 脉冲位于 R₃ 中与之形成假性心室起搏融合波，心脏起搏器判断心室失夺获发放 VP_B 脉冲并启动频率滞后 10 次 / 分，随后发放 VP 脉冲，滞后频率终止。D. 患者发生心房颤动，VP 脉冲位于 R₃ 中与之形成假性心室起搏融合波，心脏起搏器判断心室失夺获发放 VP_B 脉冲并启动频率滞后 10 次 / 分，VS 事件（R₄、R₅）使心脏起搏器维持频率滞后，R₅ 后发放 VP 脉冲并终止滞后频率，起搏间期恢复为原来的基础频率间期。程控仪参数显示：夜间频率关闭，频率滞后功能关闭

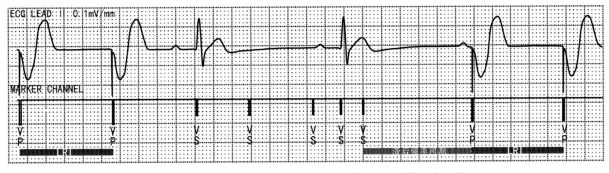

图 39-23　频率滞后合并心室感知过度导致起搏频率减慢

患者植入 Medtronic 单心室起搏器，模式 VVI，LR 60 次 / 分，LRI 1000 ms。心电图显示：心室起搏频率减慢，标记通道显示部分 VS 标记与体表心电图相对应的位置并无 QRS 波群，提示心室感知过度抑制了预期的 VP 脉冲发放，最后一个 VS 事件至下一个 VP 脉冲的间期大于 LRI，提示心脏起搏器开启了频率滞后功能

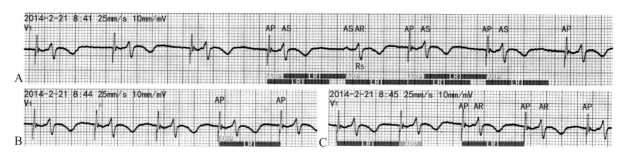

图 39-24 AAI 模式时心房过感知 QRS 波群导致起搏频率减慢

患者，男，61 岁，临床诊断：窦房结功能障碍，植入 Medtronic Relia RESR01 单心房起搏器，模式 AAI，LR 75 次 / 分，单极起搏，单极感知。A. 心房感知灵敏度 0.5 mV，心房不应期（ARP）180 ms，心电图显示心房起搏频率低于 LR，ARP 外的 QRS 波群启动 LRI 发放下一个 AP 脉冲，ARP 内的 QRS 波群（R_5）不重整心房起搏间期。B. 心房感知灵敏度 2.8 mV，ARP 180 ms，心电图显示心房起搏频率等于 LR，AP 脉冲发放节律规则，心房过感知 QRS 波群的现象消失。C. 心房感知灵敏度 0.5 mV 时，ARP 300 ms，心电图显示心房起搏频率等于 LR，节律规则，QRS 波群位于较长的 ARP 内，尽管仍有心房过感知 QRS 波群，但是成为心房不应期感知（AR）事件，不重整心房起搏间期，单凭心电图难以诊断心房过感知 QRS 波群

（三）特宽的 QRS 波群脱离了心脏起搏器的心室不应期

特宽的 QRS 波群可脱离心室空白期，再次被心脏起搏器感知，可发生心室感知（VS）或心室不应期感知（VR）。心室不应期外的 VS 事件可被双腔心脏起搏器视为室性早搏而启动相关的时间间期；在 VVI（R）模式下，VS 事件启动低限（或传感器）频率间期，可导致起搏频率减慢（图39-25）。

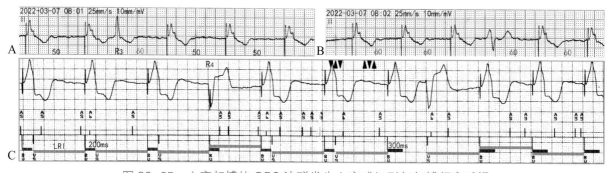

图 39-25 心室起搏的 QRS 波群发生心室感知引起起搏频率减慢

患者，男，71 岁，临床诊断：扩张型心肌病、心力衰竭、LBBB，植入 Medtronic Syncra CRT-P C2TR01 心脏起搏器，模式 VVI，LR 60 次 / 分，左心室领先右心室 0 ms。A. 心室起搏后心室空白期 200 ms。术后 3 年患者复查心电图显示起搏的 QRS 波群显著宽大，十二导联心电图显示左心室起搏图形，经程控确认右心室起搏故障，心室起搏频率低于程控值（60 次 / 分），R_3 后心室起搏频率 =LR。B. 将心室起搏后心室空白期改为 300 ms，心室起搏频率 =LR。C. 程控仪心电图和标记通道显示：心室起搏后心室空白期 200 ms 时，心室起搏的 QRS 波群时限特宽，部分脱离了心室空白期后标记为 VS 而启动 LRI，造成心室起搏频率低于 LR，R_4 为自身 QRS 波群与双心室起搏（BV）脉冲形成的假性心室起搏融合波，其 QRS 波群较窄位于心室起搏后心室空白期内而未再标记为 VS。将心室起搏后心室空白期改为 300 ms 后，心室起搏的 QRS 波群后不再出现 VS 标记，心室起搏频率 =LR

（四）备用的心室起搏脉冲发放

心室自动阈值管理功能开启后，具有逐跳心室夺获确认功能的心脏起搏器，VP 脉冲若不明显（如双极起搏）且失夺获，其后发放 VP_B 脉冲，常常将 VP_B 脉冲误认为是普通的 VP 脉冲，$VS-VP_B$ 间期大于基础起搏间期，似频率滞后功能运行。

（五）睡眠频率或休息频率

有的心脏起搏器设置睡眠频率或休息频率，夜间睡眠或休息时，起搏频率较白天或活动时明显减慢，更接近生理性变化规律，也减少了起搏器电能损耗及患者夜间或休息时心率偏快产生的不适。自身事件与随后的起搏事件间期长于基本频率间期时似频率滞后功能运行，但频率滞后功能运行的发生与日间、夜间及是否休息无关，感知事件启动滞后频率，起搏事件终止滞后频率，可以鉴别（图 39-26，图 39-27）。

（六）心室起搏管理功能

1. 心房起搏频率减慢

心室起搏管理（MVP）功能开启后，房室传导检测时 AA 间期延长（延长值 =PAVI-80 ms），可暂时出现一次心房起搏频率减慢。

2. 心室率减慢

MVP 功能运行时，心脏起搏器尽量维持 AAI（R）+ 工作模式，AV 间期可以变化，若 AV 间期逐渐延长，可使心室率低于低限频率（图 39-28）。

（七）心室夺获管理功能

Medtronic 心脏起搏器心房跟踪模式下，心室夺获管理功能运行时，每三个支持周期出现一次 AP 脉冲推迟 125 ms，呈 "3+1" 现象，周期性出现心房起搏频率减慢。

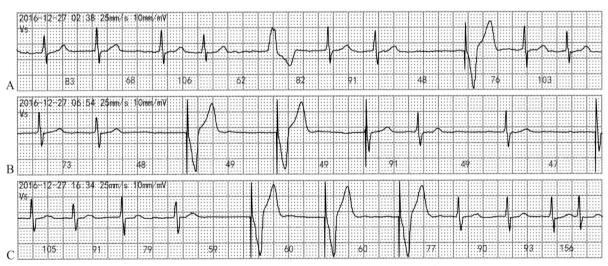

图 39-26　睡眠频率导致起搏频率慢于低限频率

患者，男，69 岁，因 "心房颤动伴长 RR 间期" 植入 Medtronic Relia RES01 单心室起搏器，模式 VVI，LR 60 次 / 分，LRI 1000 ms，患者接受动态心电图检查。A.夜间，自身 QRS 波群后心室起搏频率慢于 LR，似频率滞后功能运行。B.夜间，自身 QRS 波群后的心室逸搏间期 = 起搏间期 >LRI，提示频率滞后功能关闭、夜间频率开启。C.日间，自身 QRS 波群后的心室逸搏间期 = 起搏间期 =LRI，提示频率滞后功能未开启。程控证实睡眠频率开启，睡眠频率 50 次 / 分，睡眠时间 10：00 pm，睡醒时间 8：00 am

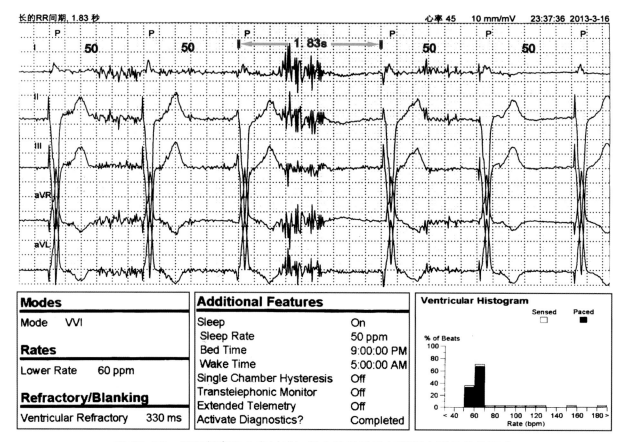

图 39-27 睡眠频率和心室过感知肌电信号导致起搏频率慢且节律不齐

患者，男，77岁，因"三度房室阻滞"植入 Medtronic Sigma SS303 单心室起搏器，模式 VVI，LR 60 次/分，睡眠频率 50 次/分。动态心电图显示：心室起搏频率慢（50 次/分），节律不规整，心室过感知肌电信号，抑制了预期的 VP 脉冲发放，造成 1.83 秒的 RR 间期。程控参数显示夜间频率 50 次/分，心室率直方图显示有低于 LR 的心室起搏事件

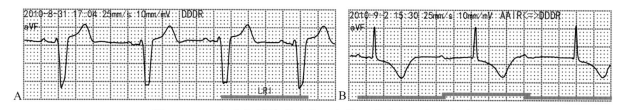

图 39-28 心室起搏管理功能运行使心室率低于低限频率

患者植入 Medtronic Adapta ADDR01 双腔心脏起搏器，LR 60 次/分，LRI 1000 ms。程控检查心房、心室感知和起搏功能均正常。A. 模式 DDDR，自身心房率快于 LR，心脏起搏器呈 VAT 工作方式，心室率快于 LR。B. 模式 AAIR <=>DDDR，自身心房率快于 LR，MVP 功能运行时，心脏起搏器始终保持 AAIR+ 模式，心电图显示 RR 间期 >LRI，心室率低于 LR

（八）VDD（R）模式

VDD（R）模式下，出现较晚的心房波触发 VP 脉冲发放，可造成心室率低于低限或传感器频率（详见：第十章 第二节 VDD 模式的时间间期）。

（九）心脏起搏器电耗竭或线路故障

心脏起搏器电耗竭或线路故障可导致起搏频率下降，且常常伴有起搏节律不齐（图 39-29）。

1. Biotronik、秦明心脏起搏器

Biotronik、秦明心脏起搏器若设置基础频率 60 次 / 分，电耗竭时起搏频率可减慢为 53 次 / 分（图 39-30）。

2. Boston Scientific 心脏起搏器

Boston Scientific 心脏起搏器电耗竭时，起搏频率可减慢至 50 次 / 分。

3. Vitatron 心脏起搏器

Vitatron 心脏起搏器电耗竭时，起搏间期延长为低限频率间期 +100 ms，若基本频率 60 次 / 分，起搏频率可减慢至 55 次 / 分。

4. Abbott（ST. JUDE）心脏起搏器

Abbott（ST. JUDE）心脏起搏器电耗竭达到择期更换指征时，起搏间期延长为基本频率间期 +100 ms，若基本频率 60 次 / 分，起搏频率可减慢至 55 次 / 分，寿命终结（EOS）状态时，起搏频率较基本频率减慢 20 次 / 分。

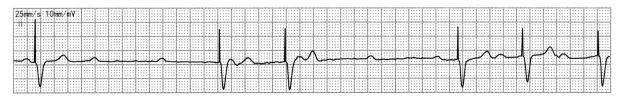

图 39-29　心脏起搏器电耗竭时心室起搏频率减慢伴节律不齐

患者，女，67 岁，植入单心室起搏器 9 年，模式 VVI，LR 60 次 / 分。心电图显示：窦性心律，三度房室阻滞，心室起搏频率减慢，起搏节律不齐，提示心脏起搏器电耗竭

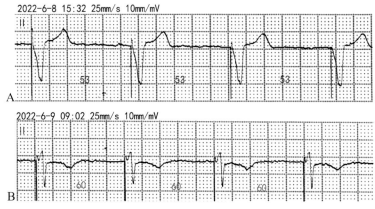

图 39-30　心脏起搏器电耗竭时心室起搏频率减慢

患者，女，87 岁，因"心房颤动伴长 RR 间期"植入 Biotronik Philos Ⅱ S 单心室起搏器 7 年，模式 VVI，基础频率 60 次 / 分。患者因心率减慢就诊，心电图（A）显示：心房颤动，心室起搏心律，心室起搏频率 53 次 / 分，程控显示择期更换指征（ERI），心室起搏阈值高达 4.5V/0.4 ms。B. 更换导线为 Medtronic 3830-69 cm，行左束支起搏，同时更换脉冲发生器，模式 VVI，基础频率 60 次 / 分，复查心电图显示：心房颤动，心室起搏心律，心室起搏频率 60 次 / 分，心室起搏的 QRS 波群较窄

（十）心电图机纸速加快

描记心电图时，人为原因设置的心电图机纸速加快，可使医生误判为起搏频率减慢。

二、起搏频率高于低限频率但不超过上限频率

（一）频率适应性起搏

频率适应性起搏功能运行时，心脏起搏器通过感知肢体运动或每分通气量、中心静脉血液温度、QT 间期、心肌收缩力变化等，使起搏频率在低限频率和最大传感器频率之间自动加速或减慢，以满足生理需求（图 39-31，图 39-32）。Medtronic 心脏起搏器由 DDD（R）模式自动模式转换（AMS）为 DDIR 模式后，起搏频率较快且逐搏递减。

（二）起搏器介导性心动过速

详见：第二十七章　第三节　起搏器介导性心动过速。

（三）心房跟踪模式

心脏起搏器在心房跟踪模式下，当患者自身心房率超过 LR，而且心脏起搏器设置的 SAVI 内无 VS 事件，心房线路感知快速的心房电信号，抑制预期的 AP 脉冲发放，触发心室起搏，心电图可表现为心室起搏 1 : 1、文氏型或 2 : 1 跟踪自身心房波，心室起搏频率增快但不超过上限跟踪频率（图 39-33）。

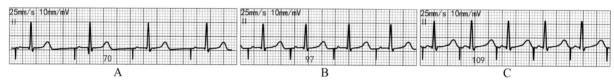

图 39-31　AAIR 起搏心电图

患者植入单心房起搏器，模式 AAIR，LR 60 次 / 分，上限传感器频率 120 次 / 分。运动过程中，心房起搏频率超过 LR，随着运动强度的增加，心房起搏频率逐渐加速

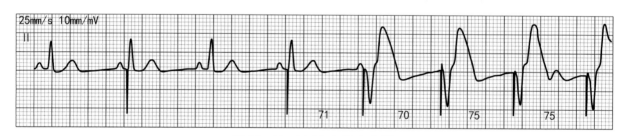

图 39-32　VVIR 起搏心电图

患者植入单心室起搏器，模式 VVIR，LR 60 次 / 分，运动后心室起搏频率加速，超过 LR

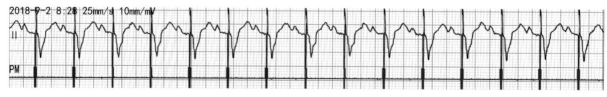

图 39-33　双腔心脏起搏器 VAT 工作方式引起的快速心室起搏

患者，女，33 岁，临床诊断：混合结缔组织病、肺间质纤维化、呼吸衰竭、三度房室阻滞，植入 Medtronic Sensia L SEDRL1 双腔心脏起搏器，模式 DDD，LR 60 次 / 分，上限跟踪频率 120 次 / 分，SAVI 120 ms。心电图显示：窦性心动过速，VAT 工作方式，触发快速的心室起搏，心室起搏频率不超过 120 次 / 分

（四）心脏起搏器的特殊功能

1. 心室率稳定功能

不同公司心室率稳定功能的称谓不同，有的称频率平滑或频率递减功能（图39-34）。心脏起搏器改变起搏频率（可高于低限频率），使心室率平稳变化。可避免因心室律不齐所致的心律失常和减轻患者因心室律不规则导致的不适感。

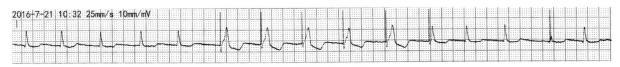

图 39-34　Biotronik 心脏起搏器频率递减功能使起搏频率加快

患者，女，67岁，因"心房颤动伴长RR间期"植入Biotronik Evia SR单心室起搏器，模式VVI，基础频率70次/分，频率递减功能开启，最大活动频率120次/分，频率上升：每个心动周期增加10次/分，频率下降：每个心动周期减慢1次/分，心电图显示起搏频率超过基础频率（70次/分）且逐搏递减

2. 自动模式转换基本频率

因快速性房性心律失常发生AMS后，心脏起搏器以快于基本频率的AMS基本频率起搏，避免心率骤降。

3. 频率骤降反应功能

在频率发生骤降时，心脏起搏器以高频的干预频率快速起搏，起搏频率的增速发生突然，与体力活动的强度无关，可与频率应答功能相鉴别。

4. 心律失常管理功能

（1）快速性房性心律失常管理功能：心脏起搏器通过超速心房起搏可达到预防快速性房性心律失常的目的，如心房颤动后超速起搏、动态心房超速起搏、心房优先起搏功能、房颤抑制功能（图39-35）等，又可通过快速的心房起搏终止部分快速性房性心律失常，如反应性抗心动过速起搏功能（详见：第二十二章　快速性房性心律失常管理功能）。上述情况下，均可出现心房起搏频率高于低限频率的现象。

（2）快速性室性心律失常管理功能：植入型心律转复除颤器（ICD）、心脏再同步化治疗除颤器（CRT-D）可识别室性心动过速并发放快速的抗心动过速心室起搏。

5. 自动阈值管理功能

心房自动阈值管理运行时，可出现心房起搏提速现象；心室自动阈值管理运行时可出现心室起搏频率增快现象。

6. 导线极性自动识别功能

脉冲发生器植入体内与导线连接后，具有导线极性自动识别功能的心脏起搏器（以Medtronic心脏起搏器为例），常常以85次/分频率非同步起搏进行导线极性自动识别，导致起搏频率高于低限频率。如果导线极性识别未完成，即可出现长时间的非同步、快频率起搏，程控设置导线极性后，快频率非同步起搏不再出现（图39-36）。

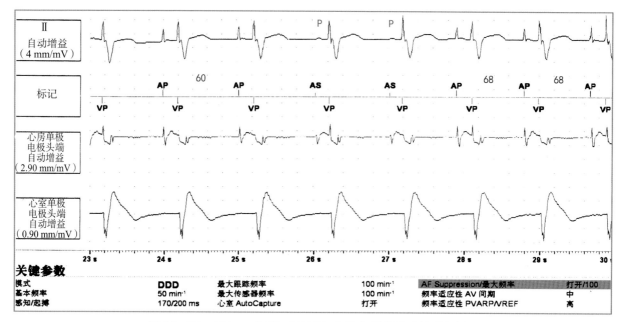

图 39-35　Abbott（ST. JUDE）心脏起搏器房颤抑制功能

患者植入 Abbott（ST. JUDE）Victory XL DR 5816 双腔心脏起搏器，模式 DDD，基本频率 50 次 / 分，房颤抑制（AF suppression）功能开启，最大跟踪频率 100 次 / 分。心电图显示：起初房室顺序起搏频率为 60 次 / 分，快于基本频率，提示房颤抑制功能运行，当检测到两次自身心房波后，心房起搏频率再次提速至 68 次 / 分

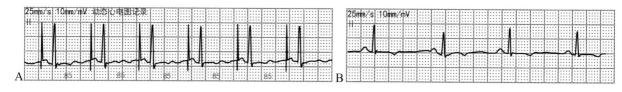

图 39-36　导线极性自动识别引起快频率非同步起搏

患者，男，76 岁，1997 年因"窦房结功能障碍"植入 Biotronik Pikos E01 单心房起搏器，心房导线为 TIJ53-UP 单极导线。2009 年脉冲发生器更换为 Medtronic EnPulse E2SR01，模式 AAIR，LR 60 次 / 分，原导线测试心房起搏阈值 0.5 V/0.4 ms，阻抗 760 Ω，P 波振幅 5.0 mV。术后 1 天患者出现心慌，心电图显示心房起搏心律，频率 85 次 / 分，程控测试参数正常，重新设置为 AAI 模式，LR 60 次 / 分，行动态心电图检查（A）再次显示 85 次 / 分的心房起搏心律。程控时心电图（B）显示窦性心律，自身心率超过 LR，抑制 AP 脉冲发放。结束程控后 15 分钟，心电图再次显示 85 次 / 分的心房起搏心律。重复进行程控都出现上述同样现象。导线极性（lead polarity）显示为监测（monitor），植入检测（implant detection）显示为开始 / 重新开始（on/restart），提示心脏起搏器未能识别原导线极性，将"on/restart"程控为关闭 / 完成（off/complete），更改导线极性为单极（unipolar）后，患者恢复 60 次 / 分心房起搏，1 周后随访，心电图表现为 AAI 工作方式、心房起搏频率 60 次 / 分（引自马文英）

7. 心室安全起搏功能

双腔心脏起搏器所设置的 PAVI 大多长于心室安全起搏的房室间期，心室计时的心脏起搏器、Abbott（ST. JUDE）Victory 之前的心脏起搏器或 DDI（R）模式下，心室安全起搏时，VP 脉冲启动 VA 间期，安排发放下一个 AP 脉冲，可造成心室起搏频率增快（图 39-37，图 39-39，图 39-40）。

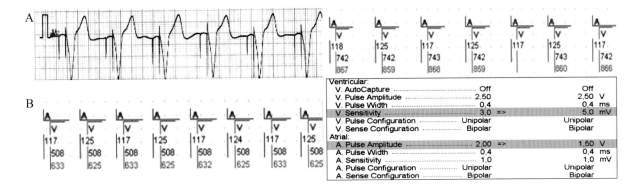

图 39-37　连续性心室安全起搏引起起搏频率增快

患者因"窦房结功能障碍"植入 Abbott（ST. JUDE）Entity DC 5226 双腔心脏起搏器 6 年，模式 DDD，PAVI 350 ms，SAVI 325 ms，频率反应性 AV 延迟功能关闭，心房起搏能量输出 2.0 V/0.4 ms，心室感知灵敏度 3.0 mV，单极起搏，双极感知。心电图表现房室顺序起搏，但实际起搏频率与程控的基本频率不等，PAVI=120 ms，提示心室安全备用（VSS）功能运行。A. 基本频率 55 次 / 分，VA 间期 ≈ 1091-350=741 ms，VSS 发生时，VV 间期 ≈ 120+741=861 ms，实际起搏频率 ≈ 60/0.861 ≈ 70 次 / 分。B. 基本频率 70 次 / 分，VA 间期 ≈ 857-350=507 ms，VSS 发生时，VV 间期 ≈ 120+507=627 ms，实际起搏频率 ≈ 60/0.627 ≈ 96 次 / 分。A、B 均提示 AP 后心室通道交叉感知窗内发生了心室过感知，将心房起搏能量输出降低为 1.5 V/0.4 ms，心室感知灵敏度调为 5.0 mV，程控的起搏频率与实际起搏频率相符（南京市同仁医院，李珍珍供图）

（五）磁铁频率

将磁铁放置于脉冲发生器上方时，可吸合舌簧开关，心脏起搏器转为高于低限频率的磁铁频率起搏，移去磁铁，心脏起搏器恢复原来的起搏频率。

（六）特殊模式

1. DDI 模式

除 Medtronic（包括芯彤，Vitatron A、E、G、Q 系列）外的其他心脏起搏器 DDI 模式时，VP/VS 事件启动 VA 间期，安排下一个 AP 脉冲发放。在"AP-VS"工作状态下，VS 事件启动 VA 间期，VA 间期结束时发放下一个 AP 脉冲，造成 AP-AP 间期、AS-AP 间期均短于低限频率间期，实际的心房起搏频率快于低限频率（图 39-38）。

2. DVI 模式

希氏束起搏导线连接脉冲发生器的心房接口，常规部位心室备用起搏的导线连接脉冲发生器的心室接口时，为了避免感知心房电信号，可将心脏起搏器的模式设置为 DVI。Medtronic（EnRhythm、Ensura、Advisa、Astra、Azure 除外），Vitatron A、E、G、Q 系列，芯彤双腔心脏起搏器 PAVI 外的 VS 事件启动 VA 间期，Biotronik、秦明、Abbott/ST. JUDE 心脏起搏器 VP/VS 事件启动 VA 间期，VA 间期结束时发放下一个 AP 脉冲，AP 脉冲夺获希氏束而产生 QRS 波群，造成心室率加快。

（七）心脏起搏器感知过度

单腔心脏起搏器过感知干扰信号（电磁或肌电信号等）时，其后自身心搏若位于感知器不应期内，则不会重整起搏间期，起搏器以被感知的干扰信号为起点安排下一次起搏脉冲发放，可造成起搏频率增快。双腔心脏起搏器，心室过感知心房起搏电信号时，引起心室安全起搏，VP 脉冲提前发出（PAVI 缩短），起搏频率增加（图 39-39，图 39-40）。

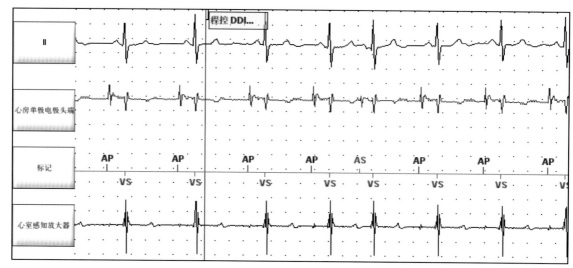

图 39-38 DDI 模式时的心房起搏频率增快

患者，男，54 岁，植入 Abbott（ST. JUDE）Victory XL DR 5816 双腔心脏起搏器，基本频率 60 次 / 分，PAVI 350 ms，心脏起搏器表现为"AP-VS"工作方式，DDD 模式时，AP-AP 间期等于基本起搏频率间期，将心脏起搏器模式由 DDD 程控为 DDI，AP-AP 间期、AS-AP 间期均缩短，心房起搏频率增快

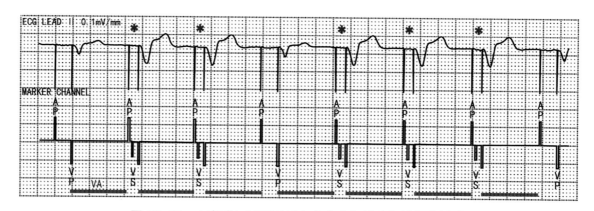

图 39-39 心室感知过度引起心室安全起搏和起搏频率增快

患者植入心室计时方式的双腔心脏起搏器，模式 DDD，LR 70 次 / 分，PAVI 200 ms。心电图和标记通道显示：星号所示处发生心室过感知心房电信号，引发心室安全起搏，PAVI=110 ms，VP 脉冲启动 VA 间期，安排下一个 AP 脉冲发放，起搏频率快于 LR。星号位置之外，心脏起搏器呈"AP-VP"工作方式，QRS 波群时限较窄、振幅较低，提示有心房激动下传参与心室除极

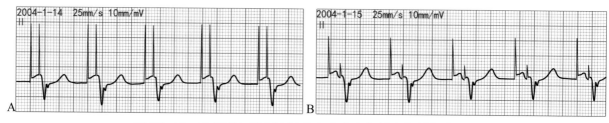

图 39-40 交叉感知引起连续性心室安全起搏和起搏频率增快

患者因"三度房室阻滞"植入双腔心脏起搏器（心室计时），LR 70 次 / 分，LRI ≈ 857 ms，PAVI 180 ms。术后患者动态心电图检查发现两种起搏心率和 PAVI。A. PAVI=110 ms，起搏频率增快至约 76 次 / 分，VA 间期 =LRI-AV 间期 ≈ 857 ms-180 ms=677 ms，心室安全起搏时，VP 脉冲启动 VA 间期，安排下一个 AP 脉冲发放，AP-AP 间期 ≈ 110 ms+677 ms=787 ms，起搏频率约为 76 次 / 分。B. 降低心房起搏电压或降低心室感知灵敏度后，起搏频率 =70 次 / 分，PAVI=180 ms

（八）心脏起搏器电耗竭

绝大多数心脏起搏器出厂默认的低限频率为 60 次 / 分，部分心脏起搏器在因电耗竭达到择期更换指征（ERI）时可出现起搏频率快于 60 次 / 分。

1 .Medtronic，Vitatron A、E、G、Q 系列，芯彤心脏起搏器

ERI 状态时，心脏起搏器转换为 VVI 模式，心室起搏频率变为 65 次 / 分，且不能通过程控更改。

2. 创领心律医疗（Sorin）心脏起搏器

ERI 状态时，心脏起搏器转换为 SSI 模式，起搏频率变为 70 次 / 分。

（九）心脏起搏器电重置

心脏起搏器电重置后，转为 VVI 模式，起搏频率快于低限频率。

1. Medtronic 心脏起搏器电重置后，起搏频率变为 65 次 / 分。

2. Abbott（ST. JUDE）心脏起搏器电重置后，起搏频率变为 67.5 次 / 分。

3. Biotronik 心脏起搏器电重置后，起搏频率变为 70 次 / 分。

4. Boston Scientific 心脏起搏器因电重置而转为安全模式后，起搏频率变为 72.5 次 / 分。

（十）心电图机纸速减慢

描记心电图时，人为原因设置的心电图机纸速减慢，可使医生误判为起搏频率增快。

三、起搏频率快于上限频率

起搏频率高于上限频率见于心脏起搏器电耗竭或线路故障时的起搏器奔放。

第四节　起搏节律不齐的鉴别

一、心脏起搏器正常工作的表现

心房跟踪模式下，不规整的心房节律（如心房颤动等）可触发节律不齐的心室起搏。VDD 模式时，若无 AS 事件，心脏起搏器以低限频率心室起搏，节律规整；若有心房感知事件，则触发心室起搏；当心房感知事件间断出现或节律不规整时，可导致起搏节律不齐。频率适应性起搏时，起搏节律可不匀齐。

二、心脏起搏器电耗竭

心脏起搏器电耗竭时起搏频率可变慢和（或）不规则。

三、心脏起搏器感知过度

（一）SSI 模式时

SSI 模式（即 AAI 或 VVI 模式）时，若无提前出现的自身心搏，起搏节律保持规整，若间歇性发生过感知，过感知事件可抑制预期的起搏脉冲发放，引起起搏节律不规整（图 39-41A，图 39-42）。

（二）DDD（R）模式时

DDD（R）模式时，心室过感知 T 波将启动 VA 计时间期（心室计时或改良的心房计时）或 AA 间期（心房计时），导致 AP 脉冲发放延迟，起搏频率减慢（图 39-41B）；心房线路过感知肌电信号，可触发节律不规整的心室起搏（图 39-43）。

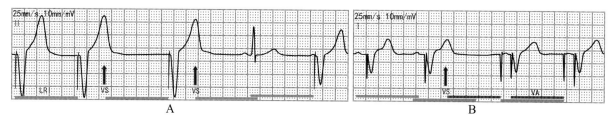

图 39-41　心脏起搏器心室过感知 T 波

A. 患者植入单心室起搏器，模式 VVI，LR 60 次 / 分。心室过感知 T 波时启动 LRI，安排发放下一个 VP 脉冲，引起心室起搏频率减慢，节律不齐。B. 患者植入 Abbott（ST. JUDE）双腔心脏起搏器，模式 DDD，基本频率 60 次 / 分，滞后频率关闭，休息频率关闭，PAVI 170 ms，SAVI 150 ms。心电图显示：心脏起搏器呈 "AP-VP" 和 "AS-VP" 工作方式，偶出现一次 AP 脉冲延迟发放，提示心室间歇性过感知 T 波，启动 VA 计时间期

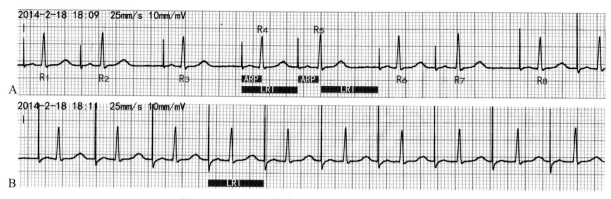

图 39-42　AAI 模式时心房过感知 QRS 波群

患者，男，61 岁，因 "窦房结功能障碍" 植入 Medtronic Relia RESR01 单心房起搏器，模式 AAI，LR 90 次 / 分，单极起搏，单极感知。A. 心房感知灵敏度 0.5 mV 时，AP 脉冲不规律发放，心房过感知 ARP 外的 QRS 波群（R_2、R_3、R_5、R_7），重整心房起搏间期。B. 心房感知灵敏度 1.5 mV 时，AP 脉冲规律发放，心房过感知 QRS 波群的现象消除

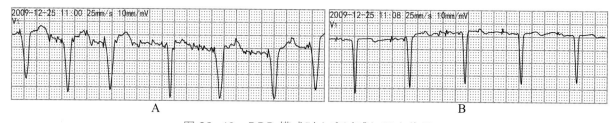

图 39-43　DDD 模式时心房过感知肌电信号

患者，女，85 岁，植入双腔心脏起搏器，模式 DDD。A. 心房感知灵敏度 0.5 mV，LR 60 次 / 分，患者活动上肢时心电图显示肌电信号，QRS 波群宽大畸形，前有起搏脉冲，心室起搏频率增快超过 LR 且节律不规整，提示心房过感知肌电信号。B. 心房感知灵敏度程控为 2.8 mV，LR 70 次 / 分，患者再次活动上肢，心电图虽仍见肌电信号，心脏起搏器呈 "AP-VS" 工作方式，起搏频率 =LR

四、导线折断或与脉冲发生器连接不良

当导线不完全折断或与脉冲发生器连接不良时，起搏脉冲间断发放，导致起搏节律不齐。

五、双心脏起搏器干扰

体内并存两台心脏起搏器（永久或临时）时，二者可发生干扰，相互感知对方发出的起搏脉冲及自身心电信号，导致起搏节律不齐（详见：第二十六章　第十一节　双起搏器）。

第五节　逸搏间期延长的鉴别

一、频率滞后

心脏起搏器开启频率滞后功能时，可出现逸搏周期延长，起搏周期不延长，程控检查心脏起搏器的频率滞后功能处于开启状态、逸搏周期的延长值等于滞后频率的设置值。

二、感知延迟

电信号只有达到一定振幅（或斜率）才可被心脏起搏器所感知，一般情况下，心脏起搏器的感知时刻对应在体表心电图上，多不在心电图波形的起始处，由此造成心脏起搏器的逸搏周期略微延长，但起搏周期不延长，程控检查心脏起搏器的频率滞后功能处于关闭状态、心脏起搏器的感知功能测试正常。

三、感知过度

（一）AAI（R）模式

心脏起搏器过感知自身心房波下传产生的 QRS 波群时，心电图表现为逸搏间期延长；过感知心房起搏后的 QRS 波群时，心电图表现为起搏间期延长，二者常常合并出现。

（二）VVI（R）模式

心脏起搏器过感知自身心搏的 T 波时，心电图表现为逸搏间期延长；过感知心室起搏所产生的 T 波时，心电图表现为起搏间期延长，二者常合并出现。

四、室性早搏后逸搏周期延长

Vitatron C、T 系列双腔心脏起搏器室性早搏后反应功能运行时，心脏起搏器检测到室性早搏后，心房逸搏间期（DDD、DDDR、DDI、DDIR 模式时）会根据 AV 间期的延迟而延长，一般延长一个 AV 间期，以促使自身心房波出现并恢复房室同步性（详见：第二十三章　第二节　起搏器介导性心动过速的预防功能）。

五、心房起搏间期间断延长

在心房起搏状态下（"AP-VP"或"AP-VS"工作状态），间断出现心房起搏间期的延长，可

见于以下情况：

（一）心室夺获管理功能运行

Medtronic 心脏起搏器心室夺获管理功能开启后，心房跟踪模式时，支持周期若为心房起搏，测试的心室起搏脉冲发放前 AA 间期延长 125 ms，支持周期和测试的心室起搏脉冲呈"3+1"现象。

（二）心室起搏管理功能运行

Medtronic 心脏起搏器心室起搏管理功能开启状态下，心脏起搏器进行自身房室传导搜索时，AA 间期自动延长一次，延长值 =PAVI-80 ms，搜索到 VS 事件，心脏起搏器维持 AAI（R）+ 模式，未搜索到 VS 事件，在低限或传感器频率间期结束后 80 ms 处发放 VP_B 脉冲。

（三）频率滞后搜索功能运行

详见：第二十一章　第二节　频率滞后功能。

第六节　无起搏脉冲的鉴别

植入心脏起搏器的患者心电图无起搏脉冲，可以是按需型心脏起搏器正常工作或特殊功能开启的表现，也可能是心脏起搏器故障的表现形式。

一、按需型心脏起搏器正常工作表现

（一）双极起搏

双极导线头端为阴极，距离头端约 1 cm 处为阳极，双极起搏时，体表心电图起搏脉冲低矮甚至看不见。

（二）感知自身心搏抑制起搏脉冲发放

1. 单心房起搏器

自身心房率快于起搏频率时，心脏起搏器感知自身心房波，抑制预期的 AP 脉冲发放。自身心房波可以是窦性、房性 P′波、F 波、f 波或逆行 P⁻波，若自身心房波未下传心室，可造成心室率减慢（图 39-44）。

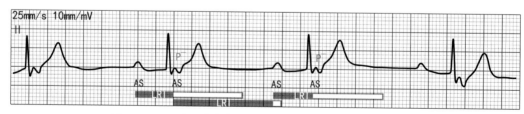

图 39-44　单心房起搏器感知未下传心室的自身心房波

患者，男，78 岁，因"窦房结功能障碍"植入单心房起搏器，模式 AAI，LR 50 次 / 分，未开启频率滞后功能。心电图显示：自身心房波有两种，窦性 P 波及反复搏动产生的逆行 P⁻波，逆行 P⁻波位于 QRS 波群后，下传遇到房室结不应期而受阻，两种自身心房波均被心脏起搏器所感知，抑制了预期的 AP 脉冲发放，造成了心室率缓慢

2. 单心室起搏器

自身心室率快于起搏频率时，心脏起搏器感知自身 QRS 波群，抑制预期的 VP 脉冲发放。

3. 双腔心脏起搏器

自身心房率快于起搏频率且 SAVI 内有 VS 事件时，心脏起搏器抑制预期的 AP、VP 脉冲发放。

二、心脏起搏器感知过度

感知过度时可抑制预期的起搏脉冲发放，部分患者心电图可见过感知的电信号，程控时，标记通道可见感知标记（图 39-45）。

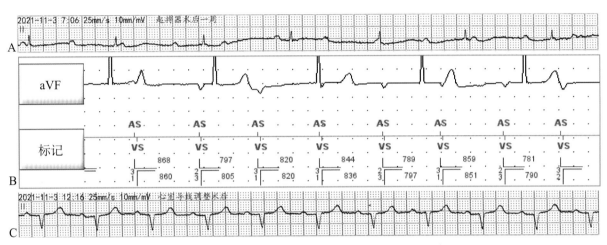

图 39-45　心室导线脱位至心房导致心室感知故障

患者，女，79 岁，因"三度房室阻滞"植入 Abbott（ST. JUDE） Sustain XL DR PM2136 双腔心脏起搏器，2088TC-52 cm 导线植于右心房前壁，2088TC-52 cm 导线植于右心室低位间隔部，模式 DDD，基本频率 60 次 / 分，PAVI 200 ms，SAVI 150 ms，双极起搏。术后 1 周，患者自觉心跳减慢就诊，心电图（A）显示窦性心律，三度房室阻滞，交界性心律，未见起搏脉冲发放。标记通道（B）显示自身心房波先后发生心房感知（AS）和心室感知（VS），VP 脉冲抑制发放，心脏起搏器未感知自身 QRS 波群。X 线影像显示心室导线移位进入心房下部。心室导线复位后心电图（C）显示窦性心律，VAT 工作方式，心房感知功能正常，心室起搏功能正常

三、频率滞后

自身心率位于低限频率（LR）与滞后频率之间时，持续抑制起搏脉冲发放，若不程控更改滞后频率，只程控提高 LR，仍不见起搏脉冲发放，似心脏起搏器故障。LR 高于自身心率时，若未见起搏脉冲发放，应结合心脏起搏器参数进行分析，观察心脏起搏器是否开启了频率滞后功能。

四、起搏脉冲产生故障

心脏起搏器电耗竭或脉冲发生器故障可导致起搏脉冲不能产生，体表心电图和标记通道均不显示起搏脉冲发放。电耗竭常发生于心脏起搏器植入时间较长的患者，心电图上无起搏脉冲或间断出现起搏脉冲（图 39-46），磁铁试验时，仍无起搏脉冲或间断出现起搏脉冲。

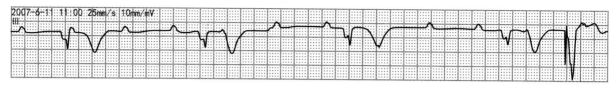

图 39-46　单心室起搏器电耗竭时的心电图

　　患者，男，57 岁，10 年前因"三度房室阻滞"植入单心室起搏器，设置模式 VVI，LR 60 次 / 分。心电图显示：窦性心律，三度房室阻滞，室性心律伴不齐，偶见一次 VP 脉冲，其后有宽大畸形的 QRS 波群，提示心脏起搏器电耗竭

五、起搏脉冲传出中断

　　导线断裂或与脉冲发生器接触不良、导线极性与起搏极性不匹配，均可导致起搏脉冲虽正常发放但传出中断，体表心电图不显示起搏脉冲发放，但标记通道标明了起搏脉冲的发放时刻（图 39-47）。

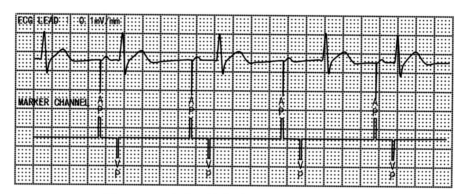

图 39-47　心室无输出时的心电图及标记通道

　　患者植入 Medtronic 双腔心脏起搏器，模式 DDD，LR 60 次 / 分，PAVI 200 ms。心电图显示心房起搏心律，AP 脉冲以 LR 发放，自身房室传导间期不固定，未见 VP 脉冲，标记通道显示 AP 标记后固定的位置有 VP 标记，提示尽管脉冲发生器发放了 VP 脉冲，但未经心室导线传出

　　（一）导线与脉冲发生器连接不良

　　导线未充分插入脉冲发生器接口或螺丝固定不紧可引起导线与脉冲发生器连接不良，多在心脏起搏器植入术后即刻出现无输出。

　　（二）导线断裂

　　锁骨下静脉穿刺点太靠近锁骨或太靠近内侧或导线植入侧上肢过度运动，引起导线断裂，断裂部位多在锁骨与第一肋骨交界处，常在心脏起搏器植入术后较长时间出现，心电图表现为间歇性无起搏脉冲发放（不全断裂）或持续性无输出（完全断裂）。

　　（三）导线极性与起搏极性不匹配

　　患者使用单极导线时，若心脏起搏器默认双极起搏或错误地程控为双极起搏，均可导致起搏环路中断，起搏脉冲不能传出，体表心电图表现为无输出（图 39-48）。

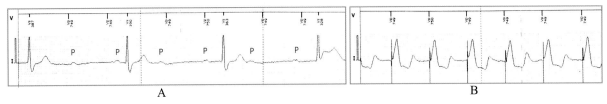

图 39-48　起搏极性设置不当导致起搏脉冲不能发出

患者，男，64岁，因"三度房室阻滞"于 2003 年植入 Medtronic Sigma SS103 单心室起搏器，心室导线为 Medtronic 4023 单极导线。2015 年 5 月 10 日因心脏起搏器电耗竭，更换脉冲发生器为 Biotronik Effecta SR，模式 VVI，基础频率 80 次 / 分。A. 双极起搏，双极感知，心电图显示窦性心律，三度房室阻滞，室性心律，全程未见起搏脉冲，同步记录的标记通道显示 VP 和 VS 标记，心室起搏故障，心室感知功能正常。B. 单极起搏，单极感知，心电图显示心室起搏心律，心室起搏功能恢复正常

第七节　AV 间期变化的鉴别

植入双腔心脏起搏器的患者，可视为房室间存在两条通路：自身房室结和人工心脏起搏器。心脏起搏的目的是尽可能恢复正常的心脏搏动和电激动过程，保证最佳血流动力学效应。而双腔起搏对血流动力学的影响主要表现在心房辅助泵的作用和最佳房室间期。AV 间期达到最佳时，在心室收缩前房室瓣关闭，房室瓣反流最少，心室的舒张充盈也最好。起搏心电图中 AV 间期不是一成不变的，可表现为与心率相配合的倾向于更生理的动态改变，可为了减少或鼓励心室起搏或运行自动阈值管理功能而变化。

一、AV 间期缩短

（一）负向 AV 滞后搜索功能

负向 AV 滞后搜索功能开启时，心脏起搏器在设置的房室间期内若出现 VS 事件，房室间期在原基础上缩短一个程控的滞后值，以鼓励心室起搏，使梗阻性肥厚型心肌病或双心室同步化起搏患者获益。

（二）心室安全起搏功能

双腔心脏起搏器 AP 脉冲发出后，心室通道依次进入心房后心室空白期、交叉感知窗和正常感知窗，交叉感知窗内的 VS 事件可引发心室安全起搏，PAVI 变为较短数值（图 39-49）。心室安全起搏的名称和 PAVI 数值因心脏起搏器厂家不同而异：Medtronic 心脏起搏器称心室安全起搏，PAVI 多为 110 ms；Abbott（ST. JUDE）心脏起搏器称心室安全备用，PAVI=120 ms；Biotronik 心脏起搏器称安全 AV 延迟，PAVI=100 ms；创领心律医疗（Sorin）心脏起搏器称制约期，PAVI=95 ms。

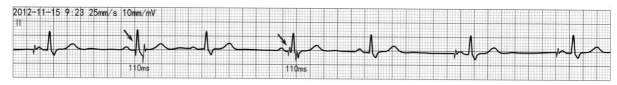

图 39-49　心室安全起搏时起搏 AV 间期缩短

患者，女，55 岁，因"窦房结功能障碍"植入 Medtronic Relia RED01 双腔心脏起搏器，模式 DDD，LR 40 次 / 分，PAVI 300 ms，SAVI 250 ms。心电图显示：部分自身 P 波未抑制预期的 AP 脉冲发放，提示间歇性心房感知不足，自身 QRS 波群位于 AP 后心室通道的交叉感知窗内而引发心室安全起搏，PAVI=110 ms（箭头所示）

（三）自动阈值管理功能

具有自动阈值管理功能的心脏起搏器，阈值搜索时，可出现 AV 间期自动缩短。

1. 心房自动阈值管理功能

Biotronik 心脏起搏器心房夺获控制功能心房阈值搜索时 AV 间期缩短至 50 ms。Boston Scientific 心脏起搏器右心房自动阈值功能运行时 PAVI/SAVI 变为 85 ms/55 ms。Abbott（ST. JUDE）心脏起搏器心房夺获确认功能运行过程中，测试的心房起搏（AP_T）脉冲失夺获时，PAVI=120 ms；增强型心房夺获确认功能心房阈值搜索时，AP_T 脉冲后 AV 间期等于 120 ms。

2. 心室自动阈值管理功能

在心室自动阈值管理功能开启状态下，双腔心脏起搏器心室阈值测试和 CRT 起搏器右心室阈值测试时，AV 间期缩短。

（1）Medtronic 心脏起搏器心室夺获控制功能：心室阈值测试时 AV 间期比支持周期时短 125 ms（支持周期为心房起搏时）或短 110 ms（支持周期为窦性心律时）。

（2）Abbott（ST. JUDE）心脏起搏器心室自动夺获功能：心室阈值测试时 PAVI/SAVI 缩短为 50 ms/25 ms（Zephyr 及其以后的心脏起搏器可程控为 120/100 ms、100/70 ms、50/25 ms，默认 50/25 ms）。

（3）Biotronik 心脏起搏器动态夺获控制 / 心室夺获控制功能：心室阈值测试时 PAVI/SAVI 缩短为 50 ms/15 ms。

（4）Boston Scientific 心脏起搏器右心室自动夺获功能：心室阈值测试时 PAVI/SAVI 缩短至 60 ms/30 ms。

（5）创领心律医疗（Sorin）心脏起搏器心室自动阈值功能：校正阶段和心室阈值测试阶段 AV 延迟（AVD）缩短 65 ms。

（四）磁铁试验

双腔心脏起搏器磁铁试验时，可转为固定频率起搏，PAVI 缩短。Biotronik、Boston Scientific、Vitatron C、T 系列双腔心脏起搏器 PAVI=100 ms；Abbott（ST. JUDE）双腔心脏起搏器 PAVI =120 ms；芯彤，Vitatron A、E、G、Q 系列和 Medtronic Advisa 之前的双腔心脏起搏器磁铁试验时，最初三跳 PAVI=100 ms，随后恢复原来的程控值；创领心律医疗（Sorin）心脏起搏器 AVD=程控的静息 AVD，取走磁铁，前六个心动周期 AVD=95 ms，后两个心动周期采用程控的频率和静息 AVD。

（五）Boston scientific 双腔心脏起搏器动态 AV 延迟功能

AS 事件后，PAVI 可基于不同程度的心房率增快而相应缩短，其数值不固定，最小 AV 间期默认
80 ms，工作方式由"AS-VP"转为"AP-VP"时 VP-VP 间期不变（图 39-50）。

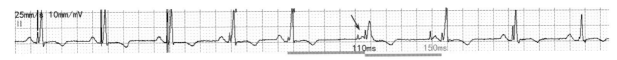

图 39-50　工作方式由"AS-VP"转为"AP-VP"时起搏 AV 间期缩短

患者植入 Boston scientific 双腔心脏起搏器，模式 DDD，低限频率限制（LRL）60 次 / 分，LRI 1000 ms。心电图显示：
心脏起搏器由"AS-VP"转为"AP-VP"工作方式时，VP-VP 间期 =LRI，箭头所示处 PAVI 缩短，为动态 AV 延迟
功能运行的表现

（六）80 ms 的起搏 AV 间期

1. 心室起搏管理功能

Medtronic 心脏起搏器心室起搏管理（MVP）功能运行时，心脏起搏器尽量维持 AAI（R）+ 工
作模式，房室间期多变。当心脏起搏器判断房室传导中断时，VP_B 脉冲在预期的 AP 脉冲后 80 ms
处发放，AS/AP 与 VP_B 并无触发关系。自身心房率快于低限或传感器频率时，AS-VP_B 间期可大于、
小于或等于程控的 SAVI；自身心房率低于低限或传感器频率时，AP-VP_B 间期可缩短至 80 ms（图
39-51A）。增强型 MVP 功能运行时，心房事件后预计的 AV 间期（EAVI）内若无 VS 事件，心脏起
搏器判断房室传导中断，EAVI 结束时顺序发放间距 80 ms 的 AP、VP 脉冲（图 39-51B）。

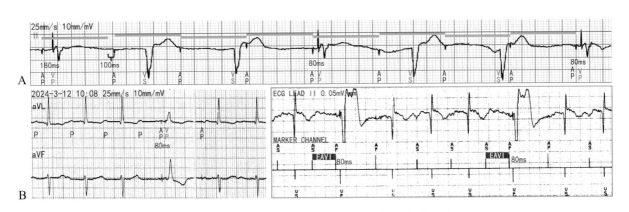

图 39-51　心室起搏管理功能运行时 AV 间期缩短

A. 患者，男，82 岁，因"窦房结功能障碍"植入 Medtronic Advisa DR MRI A3DR01 双腔心脏起搏器，模式
AAIR<=>DDDR，LR 60 次 / 分，PAVI 180 ms。AP-AP 间期延长 100 ms（PAVI-80 ms）后出现 VS 事件，房室传导检
测成功，心脏起搏器由房室顺序起搏（PAVI=180 ms）转为 AAIR+ 模式，判断房室传导中断时，在预期的 AP 脉冲后
80 ms 发放 VP_B 脉冲，心脏起搏器维持 AAIR+ 模式。自身 QRS 波群宽大畸形，频率 46 次 / 分，为加速的室性逸搏。
B. 患者，男，78 岁，因"二度房室阻滞"植入 Medtronic Astra XT DR X2DR01 双腔心脏起搏器，模式 AAI<=>DDD，
LR 60 次 / 分，PAVI 180 ms，SAVI 150 ms。AS 事件后 EAVI 内无 VS 事件时，EAVI 结束时，心脏起搏器顺序发放间
距 80 ms 的 AP、VP 脉冲，始终维持 AAI+ 模式

2. 非竞争性心房起搏功能

非竞争性心房起搏（NCAP）功能运行时，心室后心房不应期（PVARP）内的心房感知事件开启非竞争性心房起搏间期（NCAPI），NCAPI 多数为 300 ms（部分心脏起搏器可以程控设置，默认 300 ms），若 NCAPI 结束于低限（或传感器）频率间期外，则 AP 脉冲延迟至 NCAPI 结束时发放，PAVI 自动缩短，缩短后的 PAVI 不固定，最短 30 ms。

3. 心房同步起搏功能

Vitatron C、T 系列双腔心脏起搏器因快速性房性心律失常发生 AMS，确认快速性房性心律失常终止或室房逆传、房室失同步时，发放心房同步起搏（ASP）脉冲。快速的心房感知事件（心房标记通道标记为 TS）启动 300 ms 的 ASP 间期（ASPI），在 ASPI 之后、预期的心室起搏前的一个 AV 间期发放 ASP 脉冲，当 TS-VP 间期 <ASPI+PAVI，AP 脉冲延迟发放，PAVI 缩短，缩短后的 PAVI 不固定，最短 80 ms。

4. 心室率稳定功能

Vitatron 双腔心脏起搏器 DDD（R）模式下心室率稳定（VRS）功能开启后，心脏起搏器检测到快速性房性心律失常而发生 AMS 时 VRS 功能激活，此时的 PAVI 等于 80 ms，六个心动周期内没有符合快速性房性心律失常事件时，心脏起搏器判断自身快速性房性心律失常结束，VRS 功能失活，心脏起搏器返回 DDD（R）工作模式（详见：第二十五章 第二节 心室率稳定功能）。

5. 空白期房扑搜索功能

Medtronic Kappa 700 及其以后的非 ICD 平台双腔心脏起搏器（包括芯彤和 Vitatron A、E、G、Q 系列）空白期房扑搜索（BFS）功能旨在暴露位于空白期的心房事件，从而使快速性房性心律失常（主要是心房扑动）时 AMS 正常进行。"AS-VP"或"AS-VS"工作方式时，心脏起搏器测得的连续八个 AA 间期（包括 AS/AR-AS/AR、AP-AS/AR 间期）都短于 2×（SAVI+PVAB）且短于两倍的模式转换检测频率间期，第八个 VP 事件后 PVARP 延长一次，原来的 AS 事件变为心房不应期感知（AR）事件并开启心房警觉期（略长于 1/2 的 AA 间期），AR 事件后若无 AS 事件，AR 事件后心房警觉期结束时发放 AP 脉冲，随后的 PAVI 缩短至 80 ms（图 39-52），若合并 NCAP 功能运行时，AR-AP 间期 ≥ NCAPI，PAVI 可短于 80 ms 且不固定，最短 30 ms。

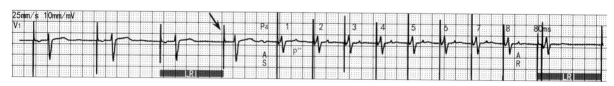

图 39-52 空白期房扑搜索功能运行的心电图

患者，男，81 岁，植入 Vitatron E50 A1 双腔心脏起搏器，模式 DDD，LR 55 次 / 分，上限跟踪频率 130 次 / 分。心电图显示"AP-VS"工作方式，第四个 AP 脉冲失夺获，随后出现的 P₄ 在 V₁ 导联正负双向，为窦性 P 波，P₄ 触发心室起搏，心室激动逆传心房产生逆行 P⁻ 波（V₁ 导联呈正向），再次触发心室起搏，引发起搏器介导性心动过速（PMT），心脏起搏器测得的连续八个 AA 间期满足 BFS 运行条件，随后 PVARP 延长一次，其后的逆行 P⁻ 波发生 AR，PMT 终止，AR 事件后心房警觉期结束时发放 AP 脉冲，PAVI 缩短至 80 ms

6. 心房率加速检测窗

创领心律医疗（Sorin）双腔心脏起搏器对每个心房事件均触发心房率加速检测窗（WARAD），WARAD 内的心房感知事件定义为房性早搏（PAC）标记为心房不应期感知（Ar），Ar 事件启动的

WARAD 内无 Ar 事件时，若 Ar 事件后 500 ms 的心房逸搏间期（AEI）结束于预期的 Ap 脉冲之后，Ap 脉冲推迟发放，Ar-Vp=500 ms；若 Ar 事件后 500 ms 的 AEI 结束于预期的 Ap 脉冲之前，Ap 脉冲预期发放，Ar-Ap>500 ms，随后的 Ap-Vp 间期等于运动 AVD 与 110 ms 之间较小值，运动 AVD 一般默认 80 ms，因此起搏 AVD 常缩短为 80 ms（图 39-53）。

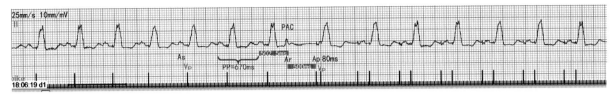

图 39-53　房性早搏时心房率加速检测窗功能运行

患者，男，68 岁，植入 Sorin Esprit D 双腔心脏起搏器，模式 DDD，基础频率 60 次 / 分，AVD 静息 / 运动 170 ms/80 ms，AVD 起搏 / 感知补偿 65 ms，平滑：平等。心电图显示：窦性心律，频率 ≥ 80 次 / 分，心脏起搏器对每个窦性 P 波发生心房感知并启动 WARAD 和感知 AVD，房性早搏（PAC）之前的 WARAD=75%× 前一个 PP 间期（670 ms）=502.5 ms，PAC 位于 WARAD 内，成为心房不应期感知（Ar）事件，Ar 事件启动的 WARAD 内未再出现 Ar 事件，Ar 事件后 500 ms 处发放 Ap 脉冲，起搏 AVD 缩短至 80 ms（运动 AVD 80 ms 与 110 ms 之间的较小值）。频率平滑功能运行使起搏频率快于基础频率

7. Boston scientific 双腔心脏起搏器动态 AV 延迟功能

Boston scientific 双腔心脏起搏器动态 AV 延迟功能运行时，若 AS 事件显著提前，其后 PAVI 可缩短至 80 ms，工作方式由 "AS-VP" 转为 "AP-VP" 时 VP-VP 间期保持不变，无房室传导中断现象（图 39-54）。

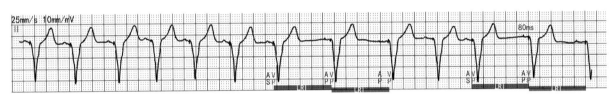

图 39-54　"AS-VP" 转为 "AP-VP" 工作方式时起搏 AV 间期缩短

患者植入 Boston scientific 双腔心脏起搏器，模式 DDD，LRL 60 次 / 分。心电图显示：工作方式由 "AS-VP" 转为 "AP-VP" 时，VV 间期保持不变，PAVI 缩短，提示动态 AV 延迟功能运行，部分缩短后的 PAVI=80 ms

8. 心房扑动反应功能

Boston Scientific 双腔心脏起搏器心房扑动反应（AFR）功能可使双腔心脏起搏器在心房率高于 AFR 触发频率时立即转换为非心房跟踪模式，预防心房易损期内心房起搏。PVARP 内的 AR 事件开启 AFR 窗，AFR 窗（ms）=60000/AFR 程控值（次 / 分），AFR 窗内的心房感知事件定义为心房不应期感知，不触发心室起搏，但重启另一 AFR 窗，如此反复。AFR 窗结束至预期的 VP 脉冲间距在 50 ms 与程控的 PAVI 之间，AFR 窗结束时发放 AP 脉冲，可造成 AP 脉冲延迟发放和 PAVI 缩短，此时的 PAVI 数值位于 50 ms 与程控的 PAVI 之间。

二、AV 间期延长

（一）AV 间期正滞后搜索功能

心脏起搏器感知到自身 QRS 波群后 AV 间期自动延长或每隔一定时间 AV 间期自动延长来搜索自

身 QRS 波群，从而鼓励自身房室传导，减少心室起搏比例。比如：Abbott（ST. JUDE）心脏起搏器的自动自身传导搜索和心室自身优先功能（图 39-55），Medtronic 心脏起搏器的 Search AV 和 Search AV+ 功能，Vitatron 心脏起搏器精确的心室起搏（RVP）功能，Biotronik 心脏起搏器的 AV 重复滞后和 AV 扫描滞后功能。

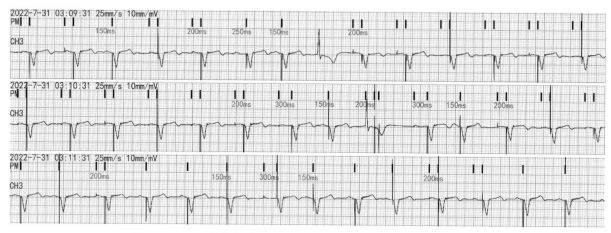

图 39-55　心室自身优先功能及融合波排除引起的 AV 间期延长

患者，女，69 岁，因"房室阻滞"植入 Abbott（ST. JUDE）Victory XL DR 5816 双腔心脏起搏器，模式 DDD，基本频率 60 次 / 分，PAVI 200 ms，SAVI 150 ms，心室自身优先 100 ms，搜索间期 1 分钟，搜索周期 1，心室自动夺获功能开启。心电图显示：心脏起搏器每 1 分钟延长 AV 间期一次，未出现 VS 事件，AV 间期恢复原程控值，为心室自身优先功能运行的表现；心室失夺获时发放 VP_B 脉冲，随后的 AV 间期延长 100 ms 为融合波排除功能表现（浙江省兰溪市人民医院，蒋如芳供图）

（二）融合波排除

具有心室自动阈值管理功能的部分心脏起搏器，在心室失夺获后 AV 间期延长，在延长的 AV 间期内未出现 VS 事件时，心脏起搏器发放 VP 脉冲，随后的 AV 间期恢复原程控值（图 39-55）；若在延长的 AV 间期内出现 VS 事件，心脏起搏器保持延长的 AV 间期，直至出现 VP 事件，AV 间期恢复原程控值。

（三）心脏起搏器上限频率现象

植入双腔心脏起搏器的患者，当自身心房率超过最大跟踪频率（MTR）时，可出现 SAVI 延长，超过程控值，以使心室起搏频率不超过 MTR（图 39-56）。

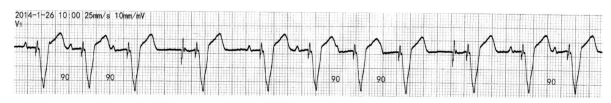

图 39-56　心脏起搏器文氏现象时感知 AV 间期多变

患者，男，83 岁，植入 Medtronic Relia REDR01 双腔心脏起搏器 3 个月，模式 DDD，LR 60 次 / 分，上限跟踪频率（UTR）90 次 / 分，PAVI 200 ms，SAVI 180 ms，单极起搏，双极感知。心电图显示：自身心房率超过 UTR，SAVI 逐渐延长并超过程控值，从而使心室起搏频率不超过 UTR，SAVI 不等

三、AV 间期动态变化

（一）心脏起搏器文氏现象

植入双腔心脏起搏器的患者，当上限频率≤自身心房率≤ 2 ∶ 1 阻滞频率时，心脏起搏器 SAVI 逐渐延长，直至 P 波位于 PVARP 内，不再触发心室起搏，出现心房波下传阻滞、心室起搏脱漏，心室率不超过 MTR（图 39-56）。

（二）DDI（R）模式

DDI（R）模式不存在 SAVI，AS 事件抑制预期的 AP 脉冲发放，不触发心室起搏，AS-VP 间期不固定（图 39-57）。

（三）VVI（R）起搏时的房室分离

VVI（R）起搏时，房室呈分离状态，AV 间期仅是心电图上的组合，二者并无固定关系（图 39-58）。

（四）AV 间期动态调整功能

具有 AV 间期动态调整功能的心脏起搏器，其 AV 间期可模仿正常房室结的功能，随自身心房率或传感器频率的快慢变化而相应缩短或延长，以增加心脏排血量，更符合生理需要（图 39-59）。

（五）最小化心室起搏功能运行时 AV 间期多变

1. 心室起搏管理功能

心室起搏管理功能运行时房室间期多变。当房室传导中断，VP_B 脉冲在预期的 AP 脉冲后 80 ms 处发放，若自身心房率快于低限或传感器频率，预期的 AP 脉冲被抑制发放，AS-VP 间期可大于、小于或等于程控的 SAVI，这种变化的 AS-VP 间期在心电图上表现为 SAVI，实际上 AS 与 VP 并无触发关系（图 39-60）。

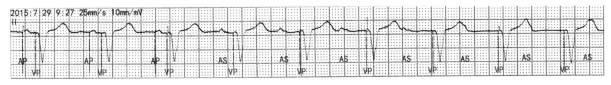

图 39-57　DDI 工作模式时多变的 AV 间期

患者，女，78 岁，因"三度房室阻滞"植入 Abbott（ST. JUDE）Identity ADx XL DC 5286 双腔心脏起搏器，模式 DDI，基本频率 65 次 / 分，PAVI 160 ms。心电图显示：AP-VP 间期 =160 ms，自身心房波发生 AS 时，AS-VP 间期逐搏延长，但 VP-VP 间期保持固定等于基本频率间期，提示 AS 事件并不触发心室起搏

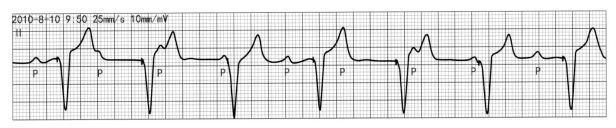

图 39-58　VVI 起搏时的房室分离

患者，女，76 岁，临床诊断：二度Ⅱ型房室阻滞。植入 Medtronic Relia RES01 单心室起搏器，模式 VVI，LR 60 次 / 分，双极起搏。心电图显示：规律出现的窦性 P 波与心室起搏的宽大畸形 QRS 波群无固定关系，呈房室分离状态

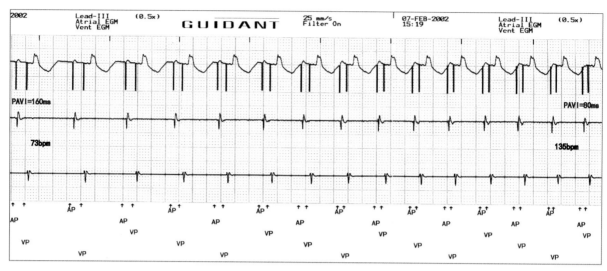

图 39-59　动态 AV 延迟功能

　　患者植入 GUIDANT 双腔心脏起搏器，模式 DDDR。随着起搏频率由 73 次 / 分逐渐增快至 135 次 / 分，PAVI 逐渐由 160 ms 缩短至 80 ms。AP：心房起搏；VP：心室起搏

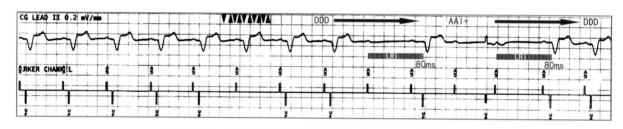

图 39-60　心室起搏管理功能运行时 AS-VP 间期变化

　　患者，男，82 岁，因"二度房室阻滞"植入 Medtronic Adapta ADD01 双腔心脏起搏器，LR 60 次 / 分，LRI 1000 ms，PAVI 150 ms。由 DDD 模式程控为 AAI<=>DDD 模式后，心脏起搏器转为 AAI+ 模式，房室传导中断时，在预期的 AP 脉冲后 80 ms 处发放 VP$_B$ 脉冲，AS-VP 间期较程控值延长且不等，连续四个 AA 间期中出现两次房室传导中断，心脏起搏器转为 DDD 模式

2. Rythmiq 功能

　　Rythmiq 功能运行时，心脏起搏器呈 AAI（R）+VVI 备用起搏模式，心房事件（AS/AP）与 VP 脉冲无相关性，心电图表现为 AV 间期多变（图 21-113C）。

（六）心室自动夺获功能运行时的 SAVI 长短交替

　　Abbott（ST. JUDE）Accent 系列之前的双腔心脏起搏器开启心室自动夺获功能后，当自身窦性心率偏快时，心室阈值测试可使 SAVI 缩短，但心室起搏频率不会超过 MTR，导致心室阈值测试暂停，下一心动周期心室阈值测试重启，如此反复，可造成 SAVI 长短交替。长 SAVI 为程控值，可表现为"AS-VP"或"AS-VS"工作方式；短 SAVI 因受限于 MTR 而数值可变，一般较正常情况下心室阈值测试的 SAVI 数值长（图 39-61）。正常情况下心室阈值测试时，Zephyr 之前的双腔心脏起搏器 SAVI=25 ms；Zephyr 及其以后的心脏起搏器 SAVI 可在 100 ms、70 ms、25 ms 之间程控设置。

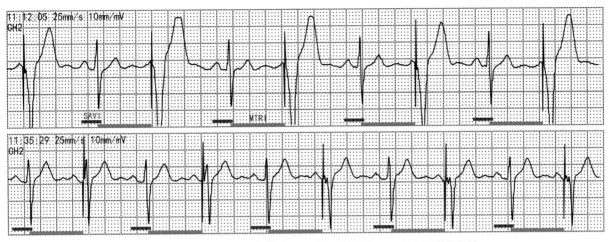

图 39-61　心室自动夺获功能运行时的感知 AV 间期长短交替

患者植入 Abbott（ST. JUDE）Identity ADx XL DC 5286 双腔心脏起搏器，模式 DDD，基本频率 60 次 / 分，PAVI 275 ms，SAVI 250 ms，MTR 90 次 / 分，心室自动夺获功能开启。心电图显示：SAVI 长短交替，长 SAVI 为程控值 250 ms，心脏起搏器呈 "AS-VS" 工作方式；缩短的 SAVI 不尽相同，心脏起搏器呈 VAT 工作方式。心室阈值测试时，SAVI 缩短，但心室起搏频率不超过 MTR，心室阈值测试暂停，下一心动周期心室阈值测试重启，如此反复，形成 SAVI 长短交替现象。MTRI：最大跟踪频率间期

四、感知 AV 间期大于起搏 AV 间期

一般情况下，双腔心脏起搏器的感知 AV 间期（SAVI）常常设置短于起搏 AV 间期（PAVI），有时心电图表现为 "SAVI" >PAVI。

（一）DDI（R）模式

DDI（R）工作模式时，不应期外的自身心房波被心房线路感知，但不触发心室起搏，VP 脉冲在低限或传感器频率间期结束时发放，AS-VP 间期由自身心房波和 VP 脉冲组合形成 "SAVI"，此时的 "SAVI" 可长于 PAVI 且不固定。

（二）心脏起搏器上限频率现象

因受上限跟踪频率限制，自身心房率过快时，SAVI 常常超过设置的 PAVI，甚至部分心房波因位于 PVARP 内而不触发心室起搏，以此限制心室起搏频率不超过上限跟踪频率。

（三）AV 间期正滞后搜索

AV 间期正滞后搜索功能启动后，心脏起搏器自动延长 AV 间期，可使 SAVI 长于原先设置的 PAVI。

第八节　QRS 波群中出现起搏脉冲的鉴别

植入按需型心脏起搏器的患者，多数情况下，心室不应期外的自身 QRS 波群发生心室感知后以及心室起搏产生 QRS 波群后，QRS 波群中便不会再出现起搏脉冲，特殊情况下，自身 QRS 波群或心室起搏的 QRS 波群中可出现起搏脉冲。

一、心室起搏脉冲位于自身 QRS 波群中

（一）假性心室起搏融合波

正常情况下，心脏起搏器对自身 QRS 波群的感知常常不在起始，而位于 QRS 波群的顶峰甚至略偏后。VVI（R）模式时自身 QRS 波群的频率与心脏起搏器低限或传感器频率相接近；或 DDD（R）模式时心脏起搏器的 AV 间期与自身房室传导时间接近时，VP 脉冲可位于自身 QRS 波群初始或中间，形成假性心室起搏融合波，程控检测心室感知功能正常。DDD（R）模式时，上述现象有时可稳定持续地存在，程控延长 AV 间期可消除不必要的 VP 脉冲发放；VVI（R）模式时，上述现象一般不会稳定持续的存在（图 39-62，图 39-63）。

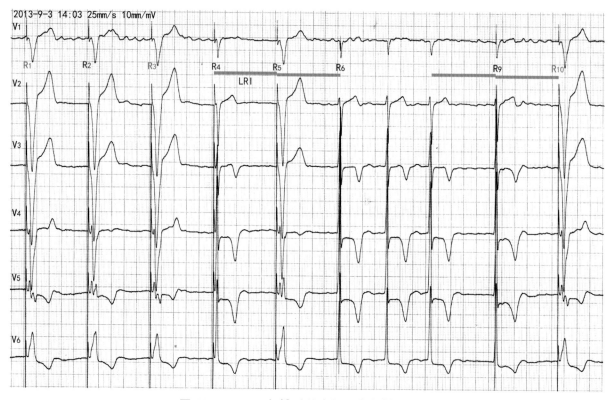

图 39-62　VVI 起搏时的真假心室起搏融合波

患者，男，67 岁，因"心房颤动伴长 RR 间期"植入单心室起搏器，模式 VVI，LR 60 次 / 分，LRI 1000 ms。同步记录心电图，R_6、R_9 的 QRS 波群中有起搏脉冲，其波形与自身心搏完全相同，为假性心室起搏融合波。R_2、R_4、R_5 形态介于完全心室起搏（R_1、R_3、R_{10}）的 QRS 波群与自身 QRS 波群之间，为不同程度的心室起搏融合波。R_2 的 QRS 波群时限较完全心室起搏的 QRS 波群略窄，V_4 导联 T 波形态与完全心室起搏及自身心搏显著不同。R_4 与自身 QRS 波群相比，V_2 导联初始 r 波消失，V_3 导联初始 r 波振幅低。R_5 的 QRS 波群时限较完全心室起搏的 QRS 波群略窄，T 波形态与完全心室起搏及自身心搏不同（V_4 导联最明显）

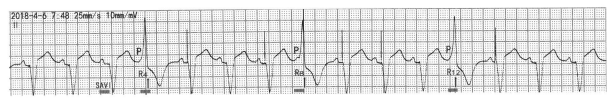

图 39-63 心室感知延迟引发假性心室起搏融合波

患者，女，72 岁，因"三度房室阻滞"植入 Medtronic Sensia SED01 双腔心脏起搏器，模式 DDD，LR 60 次 / 分，PAVI 150 ms，SAVI 120 ms。心电图显示：三个宽大畸形的 QRS 波群均位于窦性 P 波之后，为舒张晚期室性早搏（PVC），其 QRS 波群和 T 波形态基本一致。R$_8$ 前的窦性 P 波触发 VP 脉冲发放，VP 脉冲位于 R$_8$ 顶端与之形成假性心室起搏融合波。窦性 P 波与 PVC 距离较近时，PVC 抑制了 VP 脉冲发放，提示心脏起搏器对 PVC 的感知发生在 QRS 波群终末（箭头所示）

（二）心室感知不足

1. 心室感知不足时，VP 脉冲可位于自身 QRS 波群前、中、后，与 QRS 波群的关系不固定（图 39-64）。有时心脏起搏器对一种起源的自身 QRS 波群正常感知，但却不能感知另一起源的自身 QRS 波群（如室性早搏）。

2. 双腔心脏起搏器以"AS-VP"或"AP-VP"方式工作时，若心室感知不足，VP 脉冲可位于自身 QRS 波群中，这种现象有时可以稳定地持续存在，程控延长 AV 间期或改为 VVI 模式，心室不应期外的自身 QRS 波群不能抑制预期的 VP 脉冲发放，证实心室感知不足。

3. AP 脉冲发放后自身 QRS 波群若位于 PAVB 内，随后的 VP 脉冲将在 PAVI 结束时发放，PAVI 设置较短时，VP 脉冲可位于自身 QRS 波群中（图 39-65）。

（三）心室触发模式

VVT、DDT 模式时，心室不应期外的 QRS 波群（包括 PVC）均可触发 VP 脉冲发放。VVT 起搏模式时，若自身心搏快于 LR，自身 QRS 波群被心脏起搏器感知并触发 VP 脉冲发放，每个自身 QRS 波群上均可见起搏脉冲（图 39-66）；当自身心室率慢于 LR 或无自身 QRS 波群时，心脏起搏器以 LR 起搏心室。

（四）心室感知反应功能

Medtronic 心脏再同步化治疗（CRT）起搏器（包括 CRT-P、CRT-D）的心室感知反应（VSR）功能开启后，在快速的自身房室传导（在房室间期内的 VS 事件）或快速性房性心律失常 AMS 为

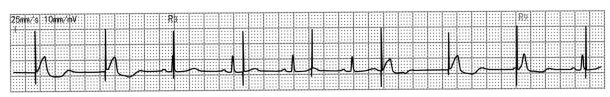

图 39-64 心室感知不足时的假性心室起搏融合波

患者因"窦房结功能障碍"植入 Medtronic Relia RES01 单心室起搏器，模式 VVI，LR 60 次 / 分。心电图显示：窦性心律，VP 脉冲固定频率（65 次 / 分）发放，心室肌有效不应期外的 VP 脉冲产生了相应的 QRS 波群，心室感知不足，心室起搏功能正常，提示心脏起搏器电耗竭。R$_3$ 的 QRS 波群中有起搏脉冲，但其波形与自身心搏一致，为假性心室起搏融合波。R$_9$ 波形介于自身 QRS 波群与心室起搏 QRS 波群之间，为心室起搏融合波

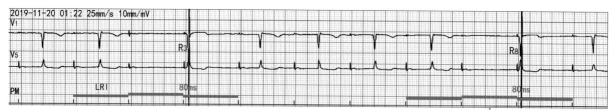

图 39-65　备用的心室起搏脉冲重叠于自身 QRS 波群中

　　患者，男，82 岁，因"二度房室阻滞"植入 Medtronic Advisa DR MRI A3DR01 双腔心脏起搏器，模式 AAI<=>DDD，LR 60 次 / 分，LRI 1000 ms。心脏起搏器以 AAI+ 模式工作，房室传导中断时，在 LRI 结束时发放 AP 脉冲，自身 QRS 波群（R₃、R₈）位于 PAVB（80 ms）内，AP 脉冲后 80 ms 处发放的 VPᴮ 脉冲重叠于自身 QRS 波群中

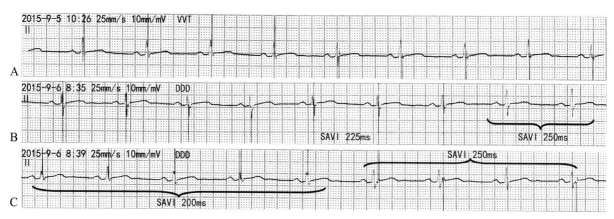

图 39-66　不同原因所致的自身 QRS 波群中出现起搏脉冲

　　患者，男，68 岁，因"窦房结功能障碍"植入 Biotronik Philos Ⅱ D 双腔心脏起搏器，心室导线（Selox ST 60）植于右心室心尖部，心房导线（Selox JT 53）植于右心耳，模式 DDD，基础频率 55 次 / 分，单极起搏。A. VVT 模式，心电图显示：自身心室率高于基础频率，每个自身 QRS 波群中均有起搏脉冲。B. DDD 模式，心室感知灵敏度 2.0 mV，SAVI 225 ms 时，心电图表现为 VAT 工作方式，VP 脉冲位于自身 QRS 波群中形成假性心室起搏融合波，SAVI 2.0 mV，心室感知灵敏度 2.0 mV，SAVI 250 ms 时，VP 脉冲不再发放。C. DDD 模式，心室感知灵敏度 5.0 mV，SAVI 200 ms 时，心电图表现为 VAT 工作方式，VP 脉冲位于自身 QRS 波群中，SAVI 250 ms 时部分 VP 脉冲位于自身 QRS 波群之后，考虑心室感知不足

　　DDI（R）或 VVI（R）模式时，在最大反应频率（MRR）范围内，右心室感知事件后 8 ms 处发放心室起搏脉冲（心室起搏设置同程控设置），双心室起搏时脉冲间距 4 ms，心电图表现为自身 QRS 波群中出现起搏脉冲，因左右心室起搏脉冲间隔时限极短，在心电图上常无法分辨是双起搏脉冲；频率快于 MRR 的自身 QRS 波群不触发 VSR，其中没有起搏脉冲（图 39-67，图 39-68）。

　　（五）心室自动阈值管理功能运行时自身 QRS 波群中重叠心室起搏脉冲

　　具有心室自动阈值管理功能的心脏起搏器，心室自动阈值搜索或逐跳心室夺获确认功能运行时，有时自身 QRS 波群中可出现 VP 脉冲（图 39-69）。

　　1. VP 脉冲与自身 QRS 波群形成假性心室起搏融合波，心脏起搏器检测刺激除极（ER）波不足，判断心室失夺获，其后发放 VPᴮ 脉冲，造成初始 VP 脉冲和 VPᴮ 脉冲夹有自身 QRS 波群的现象；若自身 QRS 波群宽大，初始 VP 脉冲和 VPᴮ 脉冲均可位于自身 QRS 波群中。

　　2. VP 脉冲失夺获后，自身 QRS 波群恰好出现，VPᴮ 脉冲可重叠于其中。

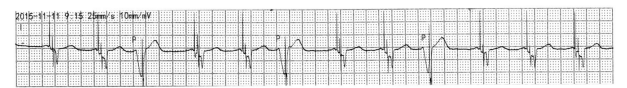

图 39-67　心房跟踪模式下的心室感知反应功能

患者，男，54 岁，诊断：扩张型心肌病、左束支阻滞、心力衰竭，植入 Medtronic Syncra CRT-P C2TR01 心脏起搏器，模式 DDD，LR 50 次 / 分，PAVI 130 ms，SAVI 100 ms，VSR 功能开启，MRR 130 次 / 分，左心室领先右心室 50 ms。三个室性早搏前面均有 P 波，被心脏起搏器视为快速的自身房室传导事件，引发间距 4 ms 的双心室起搏脉冲发放

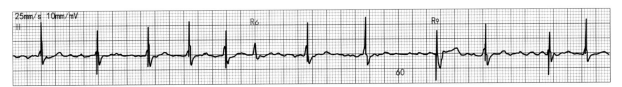

图 39-68　非心房跟踪模式下的心室感知反应功能

患者，男，69 岁，临床诊断：扩张型心肌病、心力衰竭，植入 Medtronic CRT 起搏器半年，模式 DDD，LR 60 次 / 分。心电图显示：心房颤动，R_6 为自身 QRS 波群，因其超过 MRR 而未触发双心室起搏脉冲发放；R_9 形态不同于自身 QRS 波群，频率 60 次 / 分，为 LR 双心室起搏；其余的自身 QRS 波群均有起搏脉冲重叠其中，提示 VSR 功能运行，心脏起搏器 AMS 为非心房跟踪模式，快于 LR 而不超过 MRR 的自身心室感知事件，触发双心室起搏（浙江大学医学院附属第二医院，叶沈锋供图）

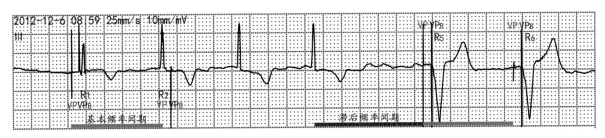

图 39-69　心室自动夺获功能运行时的真假心室起搏融合波

患者因"心房颤动伴缓慢心室率"植入 Abbott（ST. JUDE）单心室起搏器，模式 VVI，基本频率 60 次 / 分，心室自动夺获功能开启。心电图显示：逸搏间期长于基本频率间期，提示频率滞后开启，滞后频率 50 次 / 分。起搏器判断初始 VP 脉冲失夺获，其后 80 ms 处发放 VP_B 脉冲。R_1 为心室起搏融合波，R_2 为初始 VP 脉冲与自身 QRS 波群重叠所形成的假性心室起搏融合波，R_5、R_6 为心室起搏的 QRS 波群

（六）液体状态监测功能

Medtronic 心脏起搏器 OptiVol 功能、Biotronik 心脏起搏器经胸阻抗监测功能运行时，心脏起搏器定时在 VS 或 VP 事件后连续发放数次测试脉冲，进行经胸阻抗测定；Abbott（ST. JUDE）心脏起搏器 CorVue 经胸阻抗监测功能运行时，心脏起搏器每隔 2 小时在心室肌不应期发放起搏脉冲（详见：第二十五章　第四节　液体状态监测功能）。

（七）心脏收缩力调节治疗

心脏收缩力调节（CCM）治疗装置在感知自身 QRS 波群后相对固定的位置（相当于心室肌绝对不应期）发放起搏脉冲，增强心室肌收缩力。CCM 治疗运行时，体表心电图自身 QRS 波群中可见起搏脉冲（图 39-70）（详见：第二十五章　第六节　心脏收缩力调节治疗）。

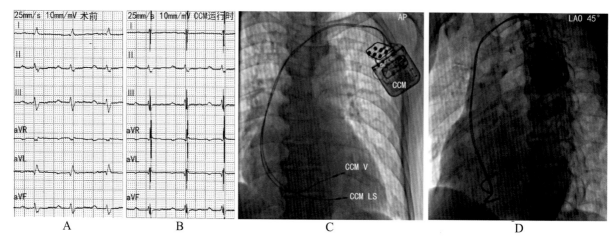

图 39-70 心脏收缩力调节治疗的心电图及 X 线影像

患者，男，73 岁，因"扩张型心肌病、心力衰竭"植入 Optimizer Smart 心脏收缩力调节器，Abbott（ST.JUDE）2088TC-58 cm 导线分别植于右心室中、低位间隔部。A. CCM 装置植入前，心电图显示窦性心律，自身 QRS 波群时限 108 ms。B. CCM 运行时，QRS 波群不变，中间可见起搏脉冲。C、D. X 线影像显示 CCM 脉冲发生器位于左上胸部，两根主动固定导线分别位于右心室中、低位间隔部。AP：前后位，LAO：左前斜位

二、心房起搏脉冲位于自身 QRS 波群中

（一）DDD（R）模式

AP 脉冲发出，自身 QRS 波群恰好出现，便形成假性融合波，实际 AP 脉冲与 QRS 波群并无直接关系，而仅是心电图上的重叠。AP 脉冲发出后，自身 QRS 波群位于 AP 脉冲后不同的时相，心脏起搏器做出的反应不同，心电图表现亦不同。

1. 自身 QRS 波群位于心房后心室空白期内

自身 QRS 波群若位于 PAVB 内，VP 脉冲在 PAVI 结束时发放，若 AP 脉冲不明显，心电图可表现为自身 QRS 波群后出现起搏脉冲，但这种现象仅偶尔发生，一般不会持续存在，程控为心房单极起搏，自身 QRS 波群前可显露明显的起搏脉冲。

（1）若 VP 脉冲处于心室肌有效不应期内，则发生功能性失夺获（图 39-71，图 39-72），心室自动阈值管理功能开启后，具有逐跳心室夺获确认功能的心脏起搏器可在失夺获的 VP 脉冲后发放 VP_B 脉冲。

（2）若 VP 脉冲处于心室肌应激期，则发生夺获，此时，若 VP 脉冲不明显或缺少标记通道，则似室性早搏。

2. 自身 QRS 波群位于心室通道的交叉感知窗内

在 AP 脉冲之后，自身 QRS 波群若位于心室通道的交叉感知窗内，则引发心室安全起搏，PAVI 变为较短值。自身 QRS 波群较宽时，AP、VP 脉冲均可出现于 QRS 波群中，VP 脉冲位于心室肌有效不应期内而发生功能性失夺获（图 39-71，图 39-72B、C）。

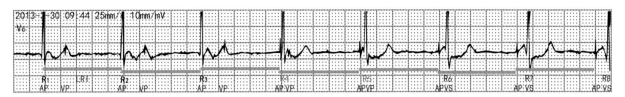

图 39-71　交界性心律时的空白期现象及心室安全起搏

患者，女，62 岁，因"窦房结功能障碍"植入 Medtronic Relia RED01 双腔心脏起搏器，模式 DDD，LR 60 次 / 分，PAVI 240 ms，双极起搏。心电图显示：R₁~R₃ 后固定位置出现起搏脉冲，似心房感知 QRS 波群而触发 VP 脉冲发放，实际为 AP 脉冲产生正向 P′ 波，交界性 QRS 波群位于 PAVB 内，PAVI 结束时发放的 VP 脉冲位于心室肌有效不应期内。R₆~R₈ 位于 AP 后心室通道感知窗内时，抑制了预期的 VP 脉冲发放；R₄、R₅ 位于 AP 后心室通道的交叉感知窗内，引发心室安全起搏，PAVI=110 ms。心室感知功能正常，心室起搏功能不能准确判断

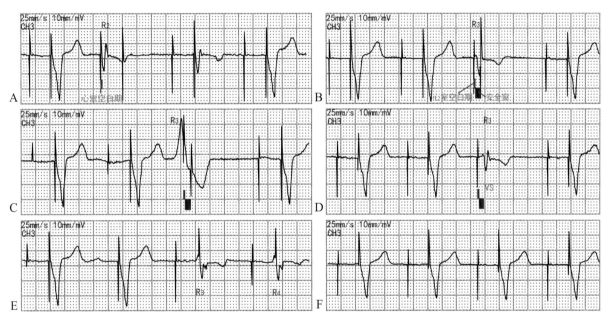

图 39-72　心脏起搏器对不同时相自身 QRS 波群的反应

患者，男，70 岁，因"二度至高度房室阻滞"植入 Biotronik Philos Ⅱ DR 双腔心脏起搏器，模式 DDDR，基础频率 50 次 / 分。术后 1 周，患者接受动态心电图检查。A. 心脏起搏器呈房室顺序起搏，AP 脉冲发出后，自身 QRS 波群（R₂）位于 PAVB 内，不影响预期的 VP 脉冲发放，VP 脉冲功能性失夺获。B. AP 脉冲发出后，自身 QRS 波群（R₃）位于心室通道的安全窗内，引发安全 AV 延迟，PAVI=100 ms，VP 脉冲功能性失夺获。C. 室性早搏的 QRS 波群（R₃）在 AP 后心室通道的安全窗内被感知，引发安全 AV 延迟，AP、VP 脉冲均重叠于 QRS 波群中，VP 脉冲功能性失夺获。D. 自身 QRS 波群（R₃）位于心室通道的正常感知窗内，抑制了预期的 VP 脉冲发放。E. R₃、R₄ 中有 VP 脉冲，QRS 形与自身略有不同，为心室起搏融合波。F. 房室顺序起搏时，PAVI 内无自身 QRS 波群出现，VP 脉冲产生宽大畸形的 QRS 波群

3. 自身 QRS 波群位于心室通道的感知窗内

位于心室通道感知窗内的 QRS 波群，既与 AP 脉冲重叠又被正常感知而抑制预期的 VP 脉冲发放，此情况常常见于自身 QRS 波群显著宽大者。

（二）AAI（R）模式

心脏起搏器以 AAI（R）模式工作时，正常情况下自身 QRS 波群不被心脏起搏器感知，偶尔 QRS 波群恰好与 AP 脉冲重叠，其实二者并无传导关系（图 39-73）。

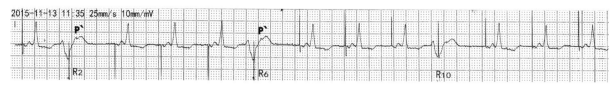

图 39-73　心房起搏脉冲与室性早搏 QRS 波群重叠

患者，男，54 岁，植入 Medtronic Relia RES01 单心房起搏器，模式 AAI，LR 80 次 / 分，单极起搏。心电图显示：心房起搏心律、频发室性早搏（PVC），PVC 不重整心房起搏间期，R_2、R_6、R_{10} 中可见 AP 脉冲，PVC 后的 P′ 波因波形重叠而不能准确判断是心房起搏还是室房逆传产生

（三）心室起搏管理功能运行

心室起搏管理功能运行时，AP 脉冲发出时，若恰好有自身 QRS 波群位于 PAVB 内，心脏起搏器判断房室传导中断，在预期的 AP 脉冲后 80 ms 处发放 VP_B 脉冲（图 39-74）。AAI（R）+ 模式下房室传导中断时，预期的 AP 脉冲发放后，若恰好自身 QRS 波群位于 PAVB 内，也不影响 AP 脉冲后 80 ms 处的 VP_B 脉冲发放。

（四）室性早搏同步心房刺激功能运行

Vitatron 心脏起搏器的室性早搏同步心房刺激功能启动后，心脏起搏器感知到室性早搏后随即发放 AP 脉冲，以抢先夺获心房，避免室房逆传，AP 脉冲发放仅由心脏起搏器诊断的室性早搏触发（图 39-75）。

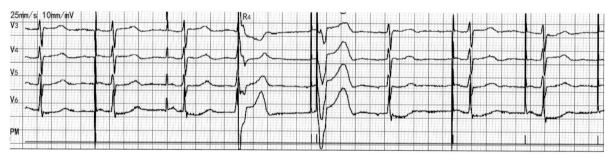

图 39-74　心室起搏管理功能运行时心房起搏脉冲与自身 QRS 波群重叠

患者植入 Medtronic Adapta ADDR01 双腔心脏起搏器，模式 AAI<=>DDD，LR 60 次 / 分。起搏器以 AAI+ 模式工作，室性早搏（R_4）位于 PAVB 内，心脏起搏器判断为房室传导中断，在 AA 间期结束时发放 AP 脉冲，在 AP 脉冲后 80 ms 处发放 VP_B 脉冲，AP-VP_B 间期缩短至 80 ms

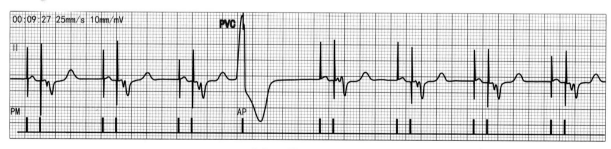

图 39-75　室性早搏同步心房刺激功能运行

患者，男，66 岁，植入 Vitatron C50 D 双腔心脏起搏器，模式 DDD，LR 60 次 / 分，PAVI 180 ms。动态心电图显示：心脏起搏器呈房室顺序起搏，室性早搏（PVC）的 QRS 波群顶端有切迹，同步记录的标记通道（PM）标出了起搏脉冲的发放位置

三、起搏 QRS 波群中出现起搏脉冲

（一）心室自动阈值管理功能运行

1. Medtronic 心脏起搏器心室夺获管理功能运行

Medtronic 心脏起搏器心室夺获管理功能运行时，每隔三个支持周期，发放一个测试的心室起搏脉冲，不管测试脉冲是否夺获心室，其后 110 ms（Advisa 系列心脏起搏器 100 ms）均发放 VP_B 脉冲，若测试脉冲已经夺获心室，则表现为起搏 QRS 波群中出现起搏脉冲的现象。

2. Biotronik 心脏起搏器动态夺获控制 / 心室夺获控制功能运行

Biotronik 心脏起搏器动态夺获控制 / 心室夺获控制功能运行时，在信号分析阶段，先发放五个 VP 脉冲，随后发放五对间距 100 ms 的 VP 脉冲，第二个 VP 脉冲位于起搏 QRS 波群中。

3. Boston Scientific 心脏起搏器动态心室自动夺获测试功能运行

Boston Scientific 心脏起搏器动态心室自动夺获测试时，无论测试脉冲是否夺获心室，每个测试脉冲后 70 ms 处均发放 VP_B 脉冲，导致 VP_B 脉冲重叠于起搏的 QRS 波群中。

（二）ER 感知不足

具有逐跳心室夺获确认功能的心脏起搏器，尽管 VP 脉冲已经产生了 QRS 波群，但因 ER 感知不足，心脏起搏器判断心室失夺获，在初始 VP 脉冲后发放 VP_B 脉冲，从而表现为起搏 QRS 波群中出现起搏脉冲的现象。

（三）液体状态监测功能运行

具有液体状态监测功能的心脏起搏器，可定时在 VP（VS）事件后（心室肌有效不应期内）发放 VP 脉冲测定经胸阻抗。

第九节　自身 QRS 波群后出现心室起搏脉冲的鉴别

正常情况下，按需型心脏起搏器在感知自身 QRS 波群后会抑制预期的 VP 脉冲发放，但有时自身 QRS 波群后可出 VP 起搏脉冲。

一、经胸阻抗监测功能运行

具有经胸阻抗监测功能的心脏起搏器对自身 QRS 波群发生 VS 后可触发经胸测试脉冲发放，例如 Biotronik 心脏起搏器定时在 VS 事件后 100 ms 发放 VP 脉冲，测定经胸阻抗，心电图上表现为自身 QRS 波群后固定位置出现起搏脉冲的现象，但常常有一定规律性（详见：第二十五章　第四节　液体状态监测功能）。

二、心房心室导线反接

心房心室导线反接时，与脉冲发生器心房接口相连的导线位于心室，心脏起搏器感知 QRS 波群，触发 VP 脉冲发放，VP 脉冲刺激的部位是心房，心电图上表现为自身 QRS 波群后固定位置出现起搏

脉冲的现象（详见：第三十三章 第二节 心房心室导线反接的心电图表现）。

三、心房后心室空白期现象

AP脉冲发出后，若自身QRS波群位于PAVB内，预期的VP脉冲将在PAVI结束时发放，心电图偶尔出现自身QRS波群后出现起搏脉冲的现象，若AP脉冲不显著，将会增加诊断难度（详见：第十六章 第二节 心脏起搏器空白期现象）。

（牟延光）

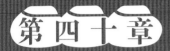
第一节 Abbott（ST. JUDE）心脏起搏器

起搏器	型号	功能特点
SSI	Sustain XL SC PM1134	频率滞后，休息频率，高级滞后，心室自动夺获（AutoCapture，AC）功能，导线监测，自动振幅（P/R 波）监测
SSIR	Sustain XL SR PM1136	PM1134 功能＋频率应答
	Zephyr XL SR 5626	PM1136 功能＋增强型心室 AC
	Accent SR PM1110	PM1136 功能＋自动感知（AutoSense）功能（可进行 SenseAbility 设置），声音报警
	Accent SR RF PM1210	PM1110 功能＋无线遥测
	Accent MRI PM1124	PM1110 功能＋兼容 1.5 T 磁共振成像（MRI）
	Accent MRI PM1224	PM1124 功能＋无线遥测
	Endurity PM1160	5626 功能＋AutoSense，房颤抑制（AF Suppression）功能（AAI、AAIR 模式下）
	Endurity MRI PM1172	PM1160 功能＋兼容 1.5 T（国内）MRI
	Assurity PM1240	PM1160 功能＋肺水肿监测（CorVue），无线遥测
	Assurity MRI PM1272	PM1172 功能＋CorVue，无线遥测
	Zenus MRI PM1182	频率滞后，高级滞后，频率应答，休息频率，增强型心房夺获确认（ACap Confirm）功能，心室 AC，AF Suppression，导线监测，兼容 1.5 T/3.0 T MRI
	Zenex MRI PM1282	PM1182 功能＋CorVue，无线遥测
DDD	Sustain XL DC PM2134	频率滞后，高级滞后，心室 AC，负向 AV 滞后，频率反应性 AV 延迟，心室自身优先（VIP），心室安全备用（VSS），AF Suppression，自动模式转换（AMS），PVC 选项，PMT 选项，导线监测，自动振幅监测

（续表）

起搏器	型号	功能特点
DDDR	Sustain XL DR PM2136	PM2134 功能 + 休息频率，频率应答
	Victory XL DR 5816	PM2136 功能
	Zephyr XL DR 5826	5816 功能 +ACap Confirm，间期优化（QuickOpt），增强型心室 AC，AMS 时的心室率分布图
	Accent PM2112	5826 功能 + 增强型 ACap Confirm，AutoSense，声音报警
	Accent MRI PM2124	PM2112 功能 + 兼容 1.5 T MRI
	Accent DR RF PM2212	PM2112 功能 + 无线遥测（RF telemetry）
	Accent MRI PM2224	PM2212 功能 + 兼容 1.5 T MRI
	Endurity PM2160	5826 功能 + 增强型 ACap Confirm，AutoSense，改良的频率反应性 AV 延迟
	Endurity MRI PM2172	PM2160 功能 + 兼容 1.5 T（国内）MRI
	Assurity PM2240	PM2160 功能 +CorVue，无线遥测
	Assurity MRI PM2272	PM2240 功能 + 兼容 1.5 T（国内）MRI
	Zenus MRI PM2182	频率滞后，频率应答，高级滞后，休息频率，增强型 ACap Confirm，心室 AC，自动感知灵敏度（SenseAbility），频率反应性 AV 延迟，VIP，VSS，AF Suppression，AMS，PVC 反应，PMT 反应，导线监测，间期优化，兼容 1.5 T/3.0 T MRI
	Zenex MRI PM2282	PM2182 功能 + CorVue，无线遥测
CRT-P	Anthem PM3112	频率应答，休息频率，频率滞后，高级滞后，AutoSense，全心腔阈值管理，QuickOpt，AF Suppression，VIP，负向 AV 滞后及搜索，左心室多向量测试（VectSelect），导线监测，声音报警
	Anthem RF PM3212	PM3112 功能 + 远程监护
	Allure PM3120	PM3112 功能 +CorVue，改良的频率反应性 AV 延迟，适合左侧植入端口设计
	Allure RF PM3222	PM3120 功能 + 远程监护
	Allure Quadra PM3140	PM3120 功能 + 左心室四极导线（IS4-LLLL：低压 - 低压 - 低压 - 低压），14 个左心室起搏向量，自适应同步化优化（SyncAV），右心室 - 左心室传导时间测试
	Allure Quadra RF PM3242	PM3140 功能 + 远程监护
	Quadra Allure MP PM3160	PM3140 功能 + 四点融合（多点起搏 -MPP 合并 SyncAV），自动向量选择（Auto VectSelect）
	Quadra Allure MP RF PM3262	PM3160 功能 + 无线遥测

起搏器	型号	功能特点
单腔 ICD	Fortify VR CD1231-40	振动报警，一键开关心动过速治疗，遥测功能，充电前和充电中 ATP 治疗，DeFT Response，DC Fibber，AutoSense，ST 段监测，心室阈值管理，CorVue，DF-1/IS-1（国际标准 -1），低频滤波器，ShockGuard 智能除颤，电击能量 40 J
	Fortify VR CD1231-40Q	CD1231-40 功能 + 除颤导线四极连接器（DF4-LLHH：低压 - 低压 - 高压 - 高压）
	Ellipse VR CD1377-36C、Q、QC	CD1231-40 功能 + 远场 MD 形态学辨别功能，SecureSense RV 导线噪声鉴别，电击能量 36 J，DynamicTx & 冷壳技术。C：带聚对二甲苯涂层，DF-1/IS-1。Q：DF4-LLHH。QC：带聚对二甲苯涂层，DF4-LLHH，Q、QC 型号兼容 1.5T MRI
双腔 ICD	Fortify DR CD2231-40	CD1231-40 功能 + 全心腔阈值管理
	Fortify DR CD2231-40Q	CD2231-40 功能 +DF4-LLHH/IS-1
	Ellipse DR CD2377-36C、Q、QC	Ellipse VR 功能 + 全心腔阈值管理，心腔突发性鉴别功能。C：带聚对二甲苯涂层，DF-1/IS-1。Q：DF4-LLHH/IS-1。QC：带聚对二甲苯涂层，DF4-LLHH/IS-1，Q、QC 型号兼容 1.5T MRI
CRT-D	Unify CRT-D CD3231-40	连接器 DF-1/IS-1，全心腔阈值管理，遥测功能，振动报警，CorVue，充电前和充电中 ATP 治疗，ShockGuard 智能除颤，DeFT Response 技术，AutoSense，QuickOpt，VectSelect，电击能量 40 J
	Unify Quadra CRT-D CD3249-40	CD3231-40 功能 +DF-1/IS4-LLLL/IS-1，左心室起搏向量增加为 10 个，RV-LV 传导时间
	Unify Quadra CRT-D CD3249-40Q	CD3249-40 功能 +DF4-LLHH/IS4-LLLL/IS-1
	Quadra Assura CRT-D CD3367-40C、Q、QC	全心腔阈值管理，心腔突发性鉴别功能，远场 MD 形态学辨别功能，SyncAV，CorVue，充电前和充电中 ATP 治疗，DeFT Response 技术，AutoSense，QuickOpt，RV-LV 传导时间，电击能量 40J，IS4-LLLL。C：带聚对二甲苯涂层，连接器 DF-1/IS-1。Q：DF4-LLHH/IS-1。QC：带聚对二甲苯涂层，DF4-LLHH/IS-1，Q、QC 型号兼容 1.5T MRI
	Quadra Assura MP CRT-D CD3371-40C、Q、QC	CD3367-40 功能 + 四点融合（MPP 合并 SyncAV）

第二节 Medtronic、Vitatron、芯彤心脏起搏器

起搏器	型号	功能特点
SSI	Relia RES01	自动植入识别，导线阻抗监测及自动极性转换，噪声反转，心腔内心电图，心室夺获管理（VCM），单腔滞后，睡眠功能
	HeartTone LD300S	
	Vitatron A10A1	
	Vitatron E10A1	
	Sensia SES01	RES01 功能 + 自动感知保障
SSIR	Relia RESR01	RES01 功能 + 频率应答
	HeartTone LD300SR	
	Vitatron A20A1	
	Sensia SESR01	RESR01 功能 + 自动感知保障
	Vitatron G20A1	
	Vitatron G20A2	G20A1 功能 + 房颤传导反应（CAFR），兼容 1.5 T/3.0 T MRI
	Vitatron Q20A2	
	Ensura SR MRI EN1SR01	RESR01 功能 + 自适应感知 + 兼容 1.5 T MRI
	Adapta ADSR01	SESR01 功能 +CAFR
	Attesta SR MRI ATRS01	SESR01 功能 +CAFR，遥测功能，兼容 1.5 T/3.0 T MRI
	Advisa A3SR01	RESR01 功能 + 自适应感知，心脏指南针（Cardiac Compass），CAFR，心室率稳定（VRS），兼容 1.5 T MRI
	Astra S SR MRI X3SR01	RESR01 功能 + 自适应感知，兼容 1.5 T/3.0 T MRI
	Azure S SR MRI W3SR01	
	Astra XT SR MRI X2SR01	X3SR01 功能 + 心脏指南针，心衰管理报告，CAFR，VRS，肺水肿监测（OptiVol 2.0）
	Azure XT SR MRI W2SR01	
无导线起搏器	Micra VR MC1VR01	无导线单心室起搏器，自动感知保障，VCM，频率应答，频率滞后，噪声反转，心腔内心电图，阻抗监测，兼容 1.5 T/3.0 T MRI
	Micra AV MC1AVR1	无导线房室同步心脏起搏器，VCM，频率应答，频率滞后，噪声反转，自动模式转换（运动 / 房室传导），频率平滑，跟踪检查，心腔内心电图，阻抗监测，兼容 1.5 T/3.0 T MRI

起搏器	型号	功能特点
DDD	双腔心脏起搏器 共有功能	自动植入识别，导线阻抗监测及自动极性转换，噪声反转，心腔内心电图，VCM，单腔滞后，睡眠功能，自动模式转换（AMS），心室安全起搏（VSP），室性早搏反应（PVCR），起搏器介导性心动过速干预（PMTI），自动心室后心房不应期（Auto PVARP），频率适应性AV（RAAV），非竞争性心房起搏（NCAP）
	Relia RED01	空白期房扑搜索（BFS），Search AV+
	HeartTone LD300D	BFS，自身房室传导（NAVC），房早识别（PAC Aware）
	Vitatron E50A1	Reduced VP+，CAFR，BFS
	Vitatron Q50A2	心房心室自动感知保障，ACM，BFS，Reduced VP+，智能心室起搏（SVP），RDR，CAFR，APP，PMOP，兼容1.5T/3.0T MRI
	Sensia SED01	心房心室自动感知保障，心房夺获管理（ACM），BFS，Search AV+
	HeartTone LD200D	心房心室自动感知保障，ACM，BFS，Search AV+，PAC Aware
DDDR	Relia REDR01	BFS，Search AV+，频率应答
	Vitatron A60A1	BFS，Reduced VP+，频率应答
	Sensia SEDR01	SED01功能＋频率应答
	Sensia L SEDRL1	SEDR01功能＋长寿命
	Sphera DR MRI SPDRL1	SEDR01功能＋兼容1.5 T/3.0 T MRI
	Vitatron E60A1	ACM，BFS，CAFR，频率应答，Reduced VP+
	Vitatron G70A1	心房心室自动感知保障，ACM，频率应答，BFS，Reduced VP+，窦性优先，频率骤降反应（RDR），CAFR，心房优先起搏（APP），模式转换后超速起搏（PMOP）
	Vitatron G70A2	G70A1功能＋兼容1.5 T/3.0 T MRI
	Vitatron Q70A2 Vitatron Q80A2	Vitatron G70A2功能＋窦性优先功能，SVP，超长寿命
	HeartTone LD100DR	心房心室自动感知保障，ACM，频率应答，BFS，自身房室传导（NAVC），窦性优先，RDR，房颤后起搏（与PMOP相同），房性早搏识别（与NCAP相同），房颤心室率规整功能（与CAFR相同）
	Adapta ADDR01	心房心室自动感知保障，ACM，频率应答，BFS，Search AV+，窦性优先，MVP，RDR，CAFR，PMOP，APP
	Adapta L ADDRL1	ADDR01功能＋长寿命
	Ensura DR MRI EN1DR01	心房心室自适应感知，ACM，频率应答，频率滞后，MVP，APP，兼容1.5 T MRI

第四十章　心脏起搏器功能特点汇总

（续表）

起搏器	型号	功能特点
DDDR	Attesta DR MRI ATDR01 Attesta S DR MRI ATDRS1 Attesta L DR MRI ATDRL1	心房心室自动感知保障，ACM，频率应答，BFS，Search AV+，窦性优先，MVP，RDR，CAFR，PMOP，APP，遥测功能，心脏指南针，兼容 1.5/3.0T MRI
	Advisa DR MRI A3DR01	心房心室自适应感知，ACM，频率应答，频率滞后，MVP，RDR，CAFR，VRS，PMOP，APP，ARS，心脏指南针，OptiVol，反应性抗心动过速起搏（Reactive ATP），兼容 1.5 T MRI
	Astra S DR MRI X3DR01	心房心室自适应感知，ACM，频率应答，频率滞后，增强型 MVP，RDR，APP，兼容 1.5T/3.0T MRI
	Astra XT DR MRI X2DR01	心房心室自适应感知，ACM，频率应答，频率滞后，增强型 MVP，RDR，CAFR，VRS，PMOP，APP，ARS，心脏指南针，OptiVol 2.0，心衰管理报告，Reactive ATP，兼容 1.5 T/3.0 T MRI
单腔 ICD	Mirro MRI VR DVME3D1	DF1 接口，自动调节感知灵敏度，频率应答，频率滞后，睡眠功能，VRS，心脏指南针，导线噪声识别 + 导线完整性报警（LIA），右心室感知向量可程控，Wavelet，T 波识别功能，Painfree，ATP during charging，电击能量 35 J，无线遥测，远程随访，兼容 1.5 T/3.0 T MRI
	Mirro MRI VR DVME3D4	DVME3D1 功能 +DF4 接口
	Primo MRI VR DVMD3D1	DVME3D1 功能 +CAFR
	Primo MRI VR DVMD3D4	DVMD3D1 功能 +DF4 接口
	Evera S VR DVBC3D1	DF1接口，自动调节感知灵敏度，VCM，频率应答，频率滞后，睡眠功能，VRS，CAFR，心脏指南针，导线噪声识别 +LIA，右心室感知向量可程控，Wavelet，T 波识别功能，Painfree，ATP during charging，电击能量 35 J，无线遥测，远程随访
	Evera S VR DVBC3D4	DVBC3D1 功能 +DF4 接口
	Evera MRI S VR DVMC3D1	DVBC3D1 功能 + 兼容 1.5 T/3.0 T MRI
	Evera MRI S VR DVMC3D4	DVMC3D1 功能 +DF4 接口
	Visia AF S VR DVAC3D1	DVBC3D1 功能 +AF 检测
	Visia AF S VR DVAC3D4	DVAC3D1 功能 +DF4 接口
	Visia AF XT VR DVAB2D1	DVAC3D1 功能 +OptiVol 2.0
	Visia AF XT VR DVAB2D4	DVAB2D1 功能 +DF4 接口
	Evera XT VR DVBB2D1	DF1接口，自动调节感知灵敏度，VCM，频率应答，频率滞后，睡眠功能，VRS，CAFR，心脏指南针，导线噪声识别 +LIA，右心室感知向量可程控，Wavelet，T 波识别功能，Painfree，ATP during charging，电击能量 35 J，OptiVol 2.0，心衰管理报告，无线遥测，远程随访
	Evera XT VR DVBB2D4	DVBB2D1 功能 +DF4 接口
	Evera MRI XT VR DVMB2D1	DVBB2D1 功能 + 兼容 1.5T/3.0 T MRI
	Evera MRI XT VR DVMB2D4	DVBB2D1 功能 +DF4 接口，兼容 1.5 T/3.0 T MRI

起搏器	型号	功能特点
双腔 ICD	Mirro MRI DR DDME3D1	DF1 接口，自动调节感知灵敏度，频率应答，频率滞后，睡眠功能，RAAV，NCAP，PMTI，PVCR，VSP，VRS，MVP，心脏指南针，导线噪声识别 +LIA，右心室感知向量可程控，PR Logic，Wavelet，T 波识别功能，Painfree，ATP during charging，电击能量 35J，无线遥测，远程随访，兼容 1.5 T/3.0 T MRI
	Mirro MRI DR DDME3D4	DDME3D1 功能 +DF4 接口
	Primo MRI DR DDMD3D1	DDME3D1 功能 +RDR，CAFR，ARS，APP，PMOP, Reactive ATP
	Primo MRI DR DDMD3D4	DDMD3D1 功能 +DF4 接口
	Evera S DR DDBC3D1	DF1 接口，自动调节感知灵敏度，ACM，VCM，频率应答，频率滞后，睡眠功能，RAAV，NCAP，PMTI，PVCR，VSP，VRS，MVP，RDR，CAFR，ARS，APP，PMOP, Reactive ATP，心脏指南针，导线噪声识别 +LIA，右心室感知向量可程控，PR Logic，Wavelet，T 波识别功能，Painfree，ATP during charging，电击能量 35 J，无线遥测，远程随访
	Evera S DR DDBC3D4	DDBC3D1+DF4 接口
	Evera MRI S DR DDMC3D1	DDBC3D1 功能 + 房颤干预，兼容 1.5 T/3.0 T MRI
	Evera MRI S DR DDMC3D4	DDMC3D1 功能 +DF4 接口
	Evera XT DR DDBB2D1	DDBC3D1 功能 +OptiVol 2.0，心衰管理报告
	Evera XT DR DDBB2D4	DDBB2D1 功能 +DF4 接口
	Evera MRI XT DR DDMB2D1	DDBB2D1 功能 + 房颤干预，兼容 1.5 T/3.0 T MRI
	Evera MRI XT DR DDMB2D4	DDMB2D1 功能 +DF4 接口
CRT−P	Syncra C2TR01	自动调节感知灵敏度，频率应答，睡眠功能，RAAV，NCAP，PMTI，PVCR，VSP，左室夺获管理（LVCM）、5 个左心室起搏向量，心房跟踪恢复（ATR），PMOP，CAFR，心室感知反应（VSR），VRS，心脏指南针、房颤管理，兼容 CareLink
	Consulta C3TR01	C2TR01 功能 + 全心腔自动阈值管理（ACM、RVCM、LVCM），Reactive ATP，ARS，APP，RDR，OptiVol，心衰管理报告
	Viva C5TR01	C3TR01 功能 + OptiVol 2.0，AdaptivCRT，CardioSync 间期优化
	Solara W1TR06	C3TR01 功能 + OptiVol 2.0，Reactive ATP 2.0，PhysioCurve 流线型机身，超长寿命（全新电池、节能芯片），AF 预防，CardioSync 间期优化，配备蓝牙（Bluetooth）功能，兼容 1.5 T/3.0 T MRI
	Solara Quad W4TR06	W1TR06 功能 + 左心室四极导线，VectorExpress（自动测试 16 个左心室起搏向量，标记寿命最长的起搏向量，测试左心室电延迟时间）
	Serena W4TR05	W1TR06 功能 + 左心室四极导线，VectorExpress 2.0，MPP，AdaptivCRT
	Percepta W1TR04	W1TR06 功能 +AdaptivCRT, EffectivCRT
	Percepta W4TR04	W4TR05 功能 +EffectivCRT

（续表）

起搏器	型号	功能特点
CRT-D	以下 CRT-D 共有功能	自动调节感知灵敏度，频率应答、睡眠功能、RAAV、NCAP、PMTI、PVCR、VSP、VSR、ATR、VRS、VSP，CAFR，ACM，RVCM，LVCM，心脏指南针，无线遥测，导线噪声识别 +LIA，右心室感知向量可程控，PR Logic，Wavelet，T 波识别功能，Painfree，ATP during charging，电击能量 35 J，AT/AF 管理，CardioSync 间期优化，兼容 CareLink
	Brava CRT-D DTBC2D1	DF1 接口
	Brava CRT-D DTBC2D4	DTBC2D1 功能 + DF4 接口
	Brava Quad CRT-D DTBC2QQ	IS4/DF4 接口，左心室四极导线，16 个左心室起搏向量，VectorExpress，
	Viva XT CRT-D TBA2D1	DF1 接口，5 个左心室起搏向量，APP，ARS，PMOP，RDR，Reactive ATP，OptiVol 2.0，心衰管理报告，AdaptivCRT
	Viva S CRT-D DTBB2D1	
	Viva XT CRT-D DTBA2D4	DTBA2D1 功能 +DF4 接口
	Viva S CRT-D DTBB2D4	DTBB2D1 功能 +DF4 接口
	Viva Quad XT CRT-D DTBA2QQ	DTBC2QQ 功能 + APP，ARS，PMOP，AdaptivCRT，OptiVol 2.0
	Compia MRI DTMC2D1	DF1 接口，5 个左心室起搏向量，MVP，OptiVol 2.0，心衰管理报告，兼容 1.5 T/3.0 T MRI
	Compia MRI DTMC2D4	DTMC2D1 功能 +DF4 接口
	Compia MRI DTMC2QQ	IS4/DF4 接口，左心室四极导线，16 个左心室起搏向量，OptiVol 2.0，心衰管理报告，MVP，VectorExpress，兼容 1.5 T/3.0 T MRI
	Amplia MRI DTMB2D1	DF1 接口，5 个左心室起搏向量，APP，ARS，PMOP，RDR，MVP，Reactive ATP，OptiVol 2.0，心衰管理报告，AdaptivCRT，CardioSync 间期优化，兼容 1.5 T/3.0 T MRI
	Amplia MRI DTMB2D4	DTMB2D1 功能 +DF4 接口
	Amplia MRI DTMB2Q1	DTMB2D1 功能 + IS4/DF1 接口，左心室四极导线，MPP，VectorExpress 2.0
	Amplia MRI DTMB2QQ	DTMB2Q1 功能 +IS4/DF4 接口
	Claria MRI DTMA2QQ	DTMB2QQ 功能 +EffectivCRT

第三节 Biotronik 心脏起搏器

起搏器	型号	功能特点
SSI	Effecta S	心室夺获控制（VCC）功能,自动感知控制（ASC）,自动导线核查（ALC）,夜间频率,频率滞后
	Enticos 4 S	Effecta S 功能 + 兼容 MRI（ProMRI）1.5T
SSIR	Effecta SR	Effecta S 功能 + 频率应答（加速度计）
	Estella SR	Effecta SR 功能 + 频率递减（RF）, ProMRI 1.5 T,
	Estella SR−T	Estella SR 功能 + 可配家庭监护
	Evia SR	Effecta S 功能 + 频率应答（闭环刺激 CLS+ 加速度计）, RF
	Evia SR（ProMRI）	Evia SR 功能 +ProMRI 1.5 T
	Evia SR−T	Evia SR 功能 + 可配家庭监护
	Evia SR−T（ProMRI）	Evia SR−T 功能 +ProMRI 1.5 T
	Enticos 4 SR	Effecta SR 功能 +ProMRI 1.5 T
	Enitra 6 SR	VCC, ASC, ALC, 夜间频率, 频率滞后, 频率应答（加速度计）, RF, ProMRI 1.5 T（中国）, MRI AutoDetect
	Evity 6 SR−T	Enitra 6 SR 功能 + 可配家庭监护, ProMRI 1.5T/3.0T, MRI AutoDetect
	Edora 8 SR	VCC, ASC, ALC, 夜间频率, 频率滞后, 频率应答（CLS+ 加速度计）, RF, ProMRI 1.5 T/3.0 T, MRI AutoDetect
	Edora 8 SR−T	Edora 8 SR 功能 + 可配家庭监护
DDD	Effecta D	心房夺获控制（ACC）, VCC, ASC, ALC, 夜间频率, 频率滞后, 动态 AV 延迟, AV 正滞后, 自主心律支持（IRSplus）, AV 负滞后, 心房上限频率（AUR）, 自动模式转换（AMS）, PMT 保护
	Enticos 4 D	Effecta D 功能 +ProMRI 1.5 T
DDDR	Effecta DR	Effecta D 功能 + 频率应答（加速度计）
	Estella DR	Effecta DR 功能 + 频率应答（加速度计）, RF, 心室起搏抑制, 心房超速起搏, ProMRI 1.5 T
	Estella DR−T	Estella DR 功能 + 可配家庭监护

（续表）

起搏器	型号	功能特点
DDDR	Evia DR	Effecta D 功能 + 频率应答（CLS+ 加速度计），RF，心室起搏抑制，心房超速起搏，Easy AV
	Evia DR（ProMRI）	Evia DR 功能 +ProMRI 1.5 T
	Evia DR-T	Evia DR 功能 + 可配家庭监护
	Evia DR-T（ProMRI）	Evia DR-T 功能 +ProMRI 1.5 T
	Enticos 4 DR	Enticos 4 D 功能 + 频率应答（加速度计）
	Enitra 6 DR	Estella DR 功能 + SafeSync 无线遥测，心衰监测，ProMRI 1.5 T（中国），MRI AutoDetect
	Evity 6 DR-T	Enitra 6 DR 功能 + 可配家庭监护，ProMRI 1.5T/3.0T
	Edora 8 DR	Enitra 6 DR 功能 + 频率应答（CLS+ 加速度计），房室自动优化（AV optimization），Easy AV
	Edora 8 DR-T	Edora 8 DR 功能 + 可配家庭监护
	Enitra 8 DR-T	Edora 8 DR-T 功能 +AV Delay for HBP
CRT-P	Edora 8 HF-T	频率应答（CLS+ 加速度计），夺获控制（RA、RV、LV），AV Opt 房室优化，左心室向量优化（LV VectorOpt），SafeSync 无线遥测，可配家庭监护，心衰监测，ProMRI 1.5 T，MRI AutoDetect
	Edora 8 HF-T QP	Edora 8 HF-T 功能 + 左心室四极导线，13 种起搏向量
	Enitra 8 HF-T	频率应答（CLS+ 加速度计），夺获控制（RA、RV、LV），AV Opt 房室优化，左心室向量优化，RV-LV 传导时间测定，可寻找最接近最晚激动点的部位，可配家庭监护，心衰监测，ProMRI 1.5 T，MRI AutoDetect
	Enitra 8 HF-T QP	Enitra 8 HF-T 功能 + 左心室四极导线，13 种起搏向量
单腔 ICD	Ilivia Neo 7 VR-T	DF1 或 DF4 接口，频率应答（CLS+ 加速度计），VCC，可配家庭监护，MorphMatch 波形识别，ProMRI 1.5T，MRI AutoDetect
	Ilivia Neo 7 VR-T DX	Ilivia 7 VR-T 功能 + 心房感知功能，全面心房诊断，SMART 检测
	Rivacor 5 VR-T	DF4 接口，BIOshape 生理外形，频率应答（加速度计），VCC，可配家庭监护，MorphMatch 波形识别，ShockReduct 减少放电，ProMRI 1.5 T/3.0 T，MRI AutoDetect
	Rivacor 5 VR-T DX	Rivacor 5 VR-T 功能 + 心房感知功能，全面心房诊断，SMART 检测，AV Opt 房室优化，心衰监测
	Rivacor 7 VR-T	Rivacor 5 VR-T 功能 + 频率应答（CLS+ 加速度计）
	Rivacor 7 VR-T DX	Rivacor 5 VR-T DX 功能 + 频率应答（CLS+ 加速度计）

起搏器	型号	功能特点
双腔 ICD	Ilivia Neo 7 DR-T	DF-1 或 DF-4 接口，频率应答（CLS+ 加速度计），夺获控制（RA、RV），可配家庭监护，心衰监测，自动心房治疗，MorphMatch 波形识别，SMART 检测，Shock Reduct 减少放电，Early ATP one shot，多种 ATP，无痛高压阻抗，电击能量 40J，ProMRI 1.5 T，MRI AutoDetect
	Rivacor 3 DR-T	DF4 接口，频率应答（加速度计），夺获控制（RA、RV），可配家庭监护，心衰监测，MorphMatch 波形识别，SMART 检测，ShockReduct 减少放电，ProMRI 1.5T
	Rivacor 5 DR-T	DF4 接口，BIOshape 生理外形，频率应答（加速度计），夺获控制（RA、RV），AV Opt 房室优化，可配家庭监护，心衰监测，MorphMatch 波形识别，SMART 检测，ShockReduct 减少放电，ProMRI 1.5 T/3.0 T，MRI AutoDetect
	Rivacor 7 DR-T	Rivacor 5 DR-T 功能 + 频率应答（CLS+ 加速度计），自动心房治疗
CRT-D	Ilivia 7 HF-T	DF4 接口，DX 选项（不需要心房起搏时可减少心房导线），频率应答（CLS+ 加速度计），夺获控制（RA、RV、LV），LV VectorOpt，可配家庭监护，心衰监测，MorphMatch 波形识别，SMART 检测，ShockReduct 减少放电，Early ATP one shot，电击能量 40 J，ProMRI 1.5 T，MRI AutoDetect
	Ilivia 7 HF-T QP	Ilivia 7 HF-T 功能 + 左心室四极导线，MPP，12 个起搏向量
	Rivacor 3 HF-T	DF4 接口，BIOshape 生理外形，频率应答（加速度计），夺获控制（RA、RV、LV），LV VectorOpt，可配家庭监护，心衰监测，MorphMatch 波形识别，SMART 检测，ShockReduct 减少放电，电击能量 40 J，ProMRI 1.5 T，MRI AutoDetect
	Rivacor 3 HF-T QP	Rivacor 3 HF-T 功能 + 左心室四极导线，20 个起搏向量
	Rivacor 5 HF-T	DF4 接口，BIOshape 生理外形，DX 选项，频率应答（加速度计），夺获控制（RA、RV、LV），自动左心室向量优化（Auto LV VectorOpt），AV Opt 房室优化，可配家庭监护，心衰监测，MorphMatch 波形识别，SMART 检测，ShockReduct 减少放电，Early ATP one shot，电击能量 40 J，ProMRI 1.5 T/3.0 T，MRI AutoDetect
	Rivacor 5 HF-T QP	Rivacor 5 HF-T 功能 + 左心室四极导线，20 个起搏向量
	Rivacor 7 HF-T	DF4 接口，BIOshape 生理外形，DX 选项，频率应答（CLS+ 加速度计），夺获控制（RA、RV、LV），Auto LV VectorOpt，自动心房治疗，CRT AutoAdapt，AV Opt 房室优化，可配家庭监护，心衰监测，MorphMatch 波形识别，SMART 检测，ShockReduct 减少放电，Early ATP one shot，电击能量 40 J，ProMRI 1.5 T/3.0 T，MRI AutoDetect
	Rivacor 7 HF-T QP	Rivacor 7 HF-T 功能 + 左心室四极导线，MPP，20 个起搏向量

第四节 Boston Scientific 心脏起搏器

起搏器	型号	功能特点
SSIR	Altrua2 S701 SR	右心室自动夺获（RVAC），频率应答（加速度计 +MV 传感器），基于适应证的程控建议（IBP），锂－一氟化碳电池
	Essentio L100 SR	RVAC，频率应答（加速度计 +MV 传感器），IBP，Latitude NXT 遥测，术后自检功能（POST），锂－一氟化碳电池
	Proponent L200 SR	RVAC，频率应答（加速度计 +MV 传感器），IBP，Latitude NXT 遥测，POST，呼吸频率趋势（RRT），锂－一氟化碳电池
	Accolade L300 SR	RVAC，频率应答（加速度计 +MV 传感器），IBP，Latitude NXT 遥测，POST，RRT，睡眠呼吸暂停监测（ApneaScan），HFPerspectiv 心衰监测，锂－一氟化碳电池
MRI SSIR	Essentio MRI L110 SR	L100 功能 + 兼容 1.5 T/3.0 T MRI，MRI 自动退出功能
	Proponet MRI L210 SR	L200 功能 + 兼容 1.5 T/3.0 T MRI，MRI 自动退出功能
	Accolade MRI L310 SR	L300 功能 + 兼容 1.5 T/3.0 T MRI，MRI 自动退出功能
DDDR	Altrua2 S702 DR	右心房自动阈值（RAAT）、RVAC，频率应答（加速度计 +MV 传感器），IBP，锂－一氟化碳电池
	Altrua2 S722 DR EL	S702 功能 +1.6 Ah 大电池，长寿命
	Essentio L101 DR	RAAT、RVAC，频率应答（加速度计 +MV 传感器），IBP，Latitude NXT 遥测，POST，锂－一氟化碳电池
	Essentio L121 DR EL	L101 功能 +1.6 Ah 大电池，长寿命
	Proponent L201 DR	RAAT、RVAC，频率应答（加速度计 +MV 传感器），IBP，Latitude NXT 遥测，POST，AT/AF report，RRT，最小化右心室起搏（Rythmiq），锂－一氟化碳电池
	Proponent L221 DR EL	L201 功能 +1.6 Ah 大电池、长寿命
	Accolade L301 DR	RAAT、RVAC，频率应答（加速度计 +MV 传感器），IBP，Latitude NXT 遥测，POST，AT/AF report，RRT，Rythmiq，ApneaScan，HFPerspectiv 心衰监测，锂－一氟化碳电池
	Accolade L321 DR EL	L301 功能 +1.6 Ah 大电池，长寿命
MRI DDDR	Essentio MRI L111	L101 功能 +ImageReady 核磁扫描 SAR 值最高可达 4W/KG，兼容 1.5 T/3.0 T MRI，MRI 自动退出功能
	Essentio MRI L131	L111 功能 +1.6 Ah 大电池，长寿命
	Proponet MRI L211	L201 功能 +ImageReady 兼容 1.5 T/3.0 T MRI，MRI 自动退出功能

起搏器	型号	功能特点
MRI DDDR	Proponet MRI L231	L211 功能 +1.6 Ah 大电池，长寿命
	Accolade MRI L311	L301 功能 +ImageReady 兼容 1.5 T/3.0 T MRI，MRI 自动退出功能
	Accolade MRI L331	L311 功能 +1.6 Ah 大电池，长寿命
单腔 ICD	Inogen D141	DF1 接口，锂锰电池，RRT，Rhythm ID 三维形态学鉴别室速，一键检测增强（OBDE）鉴别室速，RF 遥测，兼容 1.5 T MRI
	Inogen D140	D141 功能 +DF4 接口
	Dynagen D151	DF1 接口，锂锰电池，RRT，ApneaScan，AcuShock 精准治疗组件（Rhythm ID、RhythmMatch），OBDE，Safety Core 安全核技术，RF 遥测，兼容 1.5 T MRI
	Dynagen D150	D151 功能 +DF4 接口
双腔 ICD	Inogen D143	DF1 接口，锂锰电池，RRT，AV Search+，Rythmiq，AcuShock 精准治疗组件，OBDE，HFPerspectiv 心衰诊断报告，Safety Core 安全核技术，RF 遥测，兼容 1.5 T MRI
	Inogen D142	D143 功能 +DF4 接口
	Dynagen D153	DF1 接口，锂锰电池，AV Search+，Rythmiq，RRT，ApneaScan，AcuShock 精准治疗组件（Rhythm ID、RhythmMatch），OBDE，HFPerspectiv 心衰诊断报告，Safety Core 安全核技术，RF 遥测，兼容 1.5 T MRI
	Dynagen D152	D153 功能 +DF4 接口
CRT-D	Inogen G141	DF1 接口，锂锰电池，间期优化（SmartDelay），RRT，Rhythm ID，OBDE，三维心率变异性监测，HFPerspectiv 心衰诊断报告，RF 遥测，兼容 1.5 T MRI
	Inogen G140	G141 功能 +DF4 接口
	Inogen X4 G146	DF1 接口，锂锰电池，左心室四极导线，提供 17 种左心室起搏向量，SmartDelay，RRT，AcuShock 精准治疗组件（Rhythm ID、RhythmMatch），OBDE，HRV Footprint 三维 HRV 频谱监测，HFPerspectiv 心衰诊断报告，Safety Core 安全核技术，RF 遥测，兼容 1.5T MRI
	Inogen X4 G148	G146 功能 +DF4 接口
	Dynagen G151	DF1 接口，锂锰电池，SmartDelay，AV Search+、Rythmiq，RRT，ApneaScan，AcuShock 精准治疗组件（Rhythm ID、RhythmMatch），OBDE，HRV Footprint 三维 HRV 频谱监测，HFPerspectiv 心衰诊断报告，Safety Core 安全核技术，RF 遥测，兼容 1.5T MRI
	Dynagen G150	G151 功能 +DF4 接口
	Dynagen X4 G156	DF1 接口，锂锰电池，左心室四极导线，提供 17 种左心室起搏向量，SmartDelay，RRT，ApneaScan，AcuShock 精准治疗组件（Rhythm ID、RhythmMatch），OBDE，HRV Footprint 三维 HRV 频谱监测，HFPerspectiv 心衰诊断报告，RF 遥测，兼容 1.5 T MRI
	Dynagen X4 G158	G156 功能 +DF4 接口

（续表）

起搏器	型号	功能特点
CRT-P	Valitude X4 U128	左心室四极导线，提供 17 种左心室起搏向量，RA、RV 智能阈值管理，频率应答（加速度计传感器），RRT，ApneaScan，房颤和心衰诊断功能，SmartDelay，RF 遥测，兼容 1.5 T/3.0 T MRI
	Visionist X4 U228	U128 功能 +LV 智能阈值管理，频率应答（加速度计 +MV 传感器）
SICD	Emblem A209	全皮下植入，无须 X 线透视植入，除颤效果与传统经静脉 ICD 相当，除颤导线不进入静脉血管，可避免传统 ICD 导线相关并发症，SmartPass 功能减少 T 波过感知，锂锰电池，平均寿命 8.7 年，兼容 1.5 T MRI

第五节　Sorin 心脏起搏器

起搏器	型号	功能特点
SSI	Esprit S	心室自动阈值，自动感知，频率平滑，SmartCheck 智能随访，长期阻抗趋势，带自动注解的诊断辅助系统（AIDA，需程控激活）
SSIR	Esprit SR	Esprit S 功能 + 频率应答（加速度计传感器）
	Reply SR	心室自动阈值，自动感知，频率平滑，频率应答（加速度计 +MV 传感器），休息频率，植入自动检测，SmartCheck 智能随访，长期阻抗趋势，AIDA，1.6 分钟心腔内心电图（IEGM）存储
	Reply 200 SR	Reply SR 功能 + 睡眠呼吸暂停监测
DDD	Esprit D	Dplus，心室自动阈值，自动感知，回退模式转换（FMS），频率平滑，休息频率（MV 传感器），室性早搏反应（PVCR），防 PMT 保护，SmartCheck 智能随访，长期阻抗趋势，AIDA（需程控激活），3.5 分钟 IEGM 存储
	Reply D	SafeR，心室自动阈值、自动感知，FMS，频率平滑，休息频率（MV 传感器），PVCR，防 PMT 保护，三种 AT/AF 预防算法，植入自动检测，SmartCheck 智能随访，长期阻抗趋势，AIDA，5.5 分钟 IEGM 存储
DDDR	Esprit DR	Dplus，心室自动阈值，自动感知，频率应答（加速度计传感器），FMS，频率平滑，PVCR，防 PMT 保护，SmartCheck 智能随访，长期阻抗趋势，AIDA（需程控激活），3.5 分钟 IEGM 存储
	Reply DR	Reply D 功能 + 频率应答（加速度计 +MV 传感器）
	Reply 200 DR	SafeR，Dplus，心室自动阈值，自动感知，频率应答（加速度计 +MV 传感器），休息频率，频率平滑，加速功能，FMS，PVCR，防 PMT 保护，三种 AT/AF 预防算法，植入自动检测，睡眠呼吸暂停监测，SmartCheck 智能随访，长期阻抗趋势，AIDA，5.5 分钟 IEGM 存储

第六节　创领心律医疗心脏起搏器

起搏器	型号	功能特点
SSIR	Orchidee SR 3102	心室自动阈值，自动感知，频率应答（加速度计传感器），频率平滑，SmartCheck 智能随访，长期阻抗趋势，AIDA（需程控激活），兼容 1.5T MRI（AutoMRI）
	Trefle SR 5102	心室自动阈值，自动感知，频率应答（加速度计 +MV 传感器），频率平滑，休息频率，植入自动检测，SmartCheck 智能随访，长期阻抗趋势，AIDA，1.6 分钟 IEGM 存储，兼容 1.5 T MRI（AutoMRI）
	Rega SR 7102	Trefle SR 5102 功能 + 睡眠呼吸暂停监测
DDD	Orchidee D 3201	Dplus，心室自动阈值，自动感知，频率平滑，休息频率（MV 传感器），FMS，PVCR，防 PMT 保护，SmartCheck 智能随访，长期阻抗趋势，AIDA（需程控激活），3.5 分钟 IEGM 存储，兼容 1.5 T MRI（AutoMRI）
	Trefle D 5201	SafeR，心室自动阈值，自动感知，频率平滑，休息频率（MV 传感器），FMS，PVCR，防 PMT 保护，植入自动检测，三种 AT/AF 预防算法，SmartCheck 智能随访，长期阻抗趋势，AIDA，5.5 分钟 IEGM 存储，兼容 1.5 T MRI（AutoMRI）
DDDR	Orchidee DR 3202	Dplus，心室自动阈值，自动感知，频率应答（加速度计传感器），频率平滑，FMS，PVCR，防 PMT 保护，SmartCheck 智能随访，长期阻抗趋势，AIDA（需程控激活），3.5 分钟 IEGM 存储，兼容 1.5 T MRI（AutoMRI）
	Trefle DR 5202	Trefle 5201 功能 + 频率应答（加速度计 +MV 传感器）
	Rega DR 7202	SafeR，Dplus，心室自动阈值，自动感知，频率应答（加速度计 +MV 传感器），频率平滑，休息频率，加速功能，FMS，PVCR，防 PMT 保护，植入自动识别，三种 AT/AF 预防算法，睡眠呼吸暂停监测，SmartCheck 智能随访，长期阻抗趋势，AIDA，5.5 分钟 IEGM 存储，兼容 1.5 T MRI（AutoMRI）

第七节　秦明心脏起搏器

起搏器	型号	功能特点
SSI	Qinming 2312M	频率滞后，射频场供电技术，干扰保护，奔放保护（最高限定频率180次/分），停振保护
DDD	Qinming 8631D	频率滞后，射频场供电技术，干扰保护，奔放保护（最高限定频率200次/分），停振、停搏保护，动态 AV 调整，安全 AV 间期，PMT 保护功能，逆传测试
DDDR	Qinming 8631DR	Qinming 8631D 功能 + 频率应答（加速度计传感器）

第四十一章　心脏起搏术语中英文对照

A

A-A timing　A-A 间期

A-blank after RV-sense　右心室感知后心房空白期

A-blank after V-pace（PVAB）　心室起搏后心房空白期

A-tachy response　房性心动过速反应

Absolute refractory period　绝对不应期

ACap Confirm（Atrial capture confirm）　心房夺获确认

Accelerometer　加速度计

Action potential　动作电位

Active capture control（ACC）　动态夺获控制

Active fixation lead　主动固定导线

Active threshold monitoring（ATM）　动态阈值监测

Activities of daily living rate（ADL-Rate）　日常活动频率

Activity mode switch　运动模式转换

Activity sensor　活动传感器

Acute phase　急性期

Adaptive AV delay　适应性 AV 延迟

Advanced hysteresis　高级滞后

AF suppression　房颤抑制

AF suppression pacing　房颤抑制功能起搏

Alert period　警觉期

Algorithm　算法

Alphanumeric codes（ANC）　字母数字代码

Alternate sensing vector　备用感知向量

Ambulatory monitoring　动态监测

Amplitude　振幅（电压）

Amplitude safety margin　电压安全范围

Anodal capture　阳极夺获

Anode　阳极

Anti-PMT　抗起搏器介导性心动过速

Anti-tachycardia pacing（ATP）　抗心动过速起搏

Area of evoked response　刺激除极波面积

Artifact pacing　人工起搏

ARP extension　心房不应期扩展

Asynchronous pacing　非同步起搏

ATP before charging　充电前抗心动过速起搏

ATP during charging　充电期间抗心动过速起搏

Atrial based pacing　基于心房的起搏

Atrial based timing　基于心房的时间间期（A-A 计时）

Atrial blanking period（ABP）　心房空白期

Atrial capture control（ACC）　心房夺获控制

Atrial capture management（ACM）　心房夺获管理

Atrial chamber reset（ACR）　心房重整

Atrial escape interval（AEI）　心房逸搏间期

Atrial fibrillation（AF）　心房颤动

Atrial fibrillation rate threshold（AFRT） 心房颤动频率阈值

Atrial flutter（AFL） 心房扑动

Atrial flutter response（AFR） 心房扑动反应

Atrial hysteresis 心房滞后

Atrial intracardiac electrogram（AEGM） 心房腔内心电图

Atrial lead 心房导线

Atrial lead monitor 心房导线监测

Atrial mechanical contraction（AMC） 心房机械收缩

Atrial pacing（AP） 心房起搏

Atrial preference pacing（APP） 心房优先起搏

Atrial protection interval（API） 心房保护间期

Atrial rate stabilization（ARS） 心房率稳定

Atrial reactive ATP 心房反应性抗心动过速起搏

Atrial refractory period（ARP） 心房不应期

Atrial refractory period after atrial-sensed event 心房感知事件后心房不应期

Atrial refractory sense/event（AR） 心房不应期感知 / 事件

Atrial sensing（AS） 心房感知

Atrial sensing setup（ASS） 心房感知设置

Atrial synchrony pacing（ASP） 心房同步起搏

Atrial tachycardia（AT） 房性心动过速

Atrial tachycardia detection rate（ATDR） 房性心动过速检测频率

Atrial tachycardia response（ATR） 房性心动过速反应

Atrial tracking 心房跟踪

Atrial tracking recovery（ATR） 心房跟踪恢复

Atrial upper rate 心房上限频率

Atrial ventricular conduction（AVC） 房室传导

Atrioventricular block（AVB） 房室阻滞

Atrioventricular delay（AVD） 房室延迟

Atrioventricular node（AVN） 房室结

Atrium 心房

Auto blanking 自动空白期

Auto capture/Automatic capture（AC） 自动夺获

Auto mode switch base rate（AMSBR） 自动模式转换基本频率

Auto sense 自动感知

Auto threshold 自动阈值

Autointrinsic conduction search（AICS） 自动自身传导搜索

Automated screening tool（AST） 自动筛选工具

Automatic detection of retrograde conduction 逆传自动检测功能

Automatic gain control（AGC） 自动增益控制

Automatic interpretation for diagnosis assistance（AIDA） 带自动注解的诊断辅助系统

Automatic lead check（ALC） 自动导线核查

Automatic lead impedance measurement 自动导线阻抗测试

Automatic lead recognition（ALR） 自动导线识别

Automatic mode switch（AMS） 自动模式转换

Automatic PVARP 自动心室后心房不应期

Automatic sensitivity control（ASC） 自动感知控制

Automatic threshold management（ATM） 自动阈值管理

AV conduction histogram AV 传导直方图

AV delay（atrioventricular delay，AVD） 房室延迟

AV hysteresis AV 滞后

AV interval（atrioventricular interval，AVI） 房室间期

AV repetitive hysteresis AV 重复滞后

AV scan hysteresis AV 扫描滞后

AV search hysteresis（AVSH） AV 搜索滞后

AV search hysteresis+（AVSH+） 增强型 AV 搜索滞后

AV sequential pacing 房室顺序起搏

Connector assembly　连接组件

Coronary sinus lead　冠状静脉窦电极导线

CorVue　Abbott（ST. JUDE）起搏器液体状态监测功能

Cross channel blanking（CCB）/ Cross chamber blanking　交叉空白期

Cross stimulation　交叉刺激

Crosstalk　交叉感知

Crosstalk sensing window（CSW）　交叉感知窗

Current　电流

Current drain　电流消耗

Cycle length　心动周期长度

D

Daily lead measurements　每日导线测试

Daily trend　每日趋势

Decay delay　衰减延迟

Deceleration time　减速时间

Defibrillation　除颤

Defibrillation threshold（DFT）　除颤阈值

Demand mode　按需模式

Depolarization　除极

Detect time　检测时间

Device−based testing　基于脉冲发生器的测试

Diagnostics　诊断功能

Drop rate　骤降频率

Drop size　骤降幅度

Dual−chamber pacemaker　双腔起搏器

Dual coil　双线圈

Dual−sensor rate responsive pacing　双传感器频率应答起搏

Dynamic atrial overdrive（DAO）　动态心房超速起搏

Dynamic atrial refractory period（DARP）　动态心房不应期

Dynamic AV interval/delay　动态 AV 间期 / 延迟

Dynamic noise algorithm（DNA）　动态噪声算法

E

Effective refractory period（ERP）　有效不应期

Ejection fraction（EF）　射血分数

Elective replacement indicator（ERI）　择期更换指征

Elective replacement near（ERN）　接近择期更换

Elective replacement time（ERT）　择期更换时间

Electrical impedance　电阻

Electrical reset　电重置

Electrocardiogram（ECG/EKG）　心电图

Electrode　电极

Electrode−tissue interface　电极组织界面

Electrogram（EGM）　电图

Electromagnetic interference（EMI）　电磁干扰

Electronic modulation of the T wave　电张调整性 T 波

Electrophysiology（EP）　电生理

Electrophysiology study（EPS）　电生理检查

Emergency　紧急

Emergency command　紧急指令

End of service/life（EOS/EOL）　寿命 / 服务终止

Endocardial（transvenous）lead　心内膜（经静脉）导线

Energy　能量

Entry count　开始计数

Epicardial lead　心外膜导线

Epicardium　心外膜

Error marker（EM）　错误标记

Escape interval　逸搏间期

Escape rhythm　逸搏心律

Event/data summary　事件 / 数据小结

Evoked response（ER）　刺激除极波

Evoked response safety margin　刺激除极波安全范围

J

Joule　焦耳

Junction　连接

L

Lead　导线

Lead check　导线核查

Lead configuration　导线配置

Lead connector pin　导线尾端连接器

Lead dislocation　导线脱位

Lead failure　导线失效

Lead impedance　导线阻抗

Lead impedance trends　导线阻抗趋势图

Lead integrity alert（LIA）　导线完整性报警

Lead monitor　导线监测功能

Lead monitor diagnostic　导线监测诊断

Lead pin cap　导线尾端帽

Lead polarization safety margin　导线极性安全范围

Lead safety switch　导线安全转换

Lead tip　导线头端

Lead trend diagnostic　导线趋势诊断

Leadless cardia pacemaker（LCP）　无导线心脏起搏器

Left anterior oblique（LAO）　左前斜位

Left bundle branch block（LBBB）　左束支阻滞

Left bundle branch pacing（LBBP）　左束支起搏

Left bundle branch pacing optimized CRT（LOT-CRT）　左束支起搏优化心脏再同步化治疗

Left ventricular capture control（LVCC）　左心室夺获控制

Left ventricular capture management（LVCM）　左心室夺获管理

Left ventricular pacing（LVP）　左心室起搏

Left ventricular protection period（LVPP）　左心室保护间期

Left ventricular refractory period（LVRP）　左心室不应期

Left ventricular sensing（LVS）　左心室感知

Left ventricular septal pacing（LVSP）　左心室间隔起搏

2:1 lock-in protection　2∶1 锁定保护

Longevity estimate　寿命估计

Loss of capture（LOC）　失夺获

Low frequency attenuation（LFA）　低频衰减

Lower rate（LR）　低限频率

Lower rate interval（LRI）　低限频率间期

Lower rate limit（LRL）　低限频率限制

LV-blank after A-pace　心房起搏后心室空白期

LVCap Confirm　左心室夺获确认

M

Magnet mode operation　磁频模式运作

Magnet rate　磁铁频率

Magnet response　磁铁反应

Magnetic resonance imaging（MRI）　磁共振成像

Managed ventricular pacing（MVP）　心室起搏管理

Mapping　标测

Marker annotation　标记注释

Marker channel　标记通道

Marker channel diagram　标记通道图

Maximum ACC amplitude　最大动态夺获控制电压

Maximum activity rate（MAR）　最大活动频率

Maximum adapted amplitude　最大自适应电压

Maximum AV delay　最大 AV 延迟

Maximum offset　最大补偿

Maximum overdrive rate（MOR）　最大超速起搏频率

Maximum pacing rate（MPR）　最大起搏频率

Maximum response rate（MRR）　最大反应频率

Maximum response rate interval（MRRI）　最大反

应频率间期

Maximum sensed AV delay　最大感知 AV 延迟

Maximum sensor rate（MSR）　最大传感器频率

Maximum tracking rate（MTR）　最大跟踪频率

Maximum tracking rate interval（MTRI）　最大跟踪频率间期

Mean atrial rate （MAR）　平均心房率

Mean atrial rate interval（MARI）　平均心房率间期

Minimizing pacing of ventricle（MPV）　最小化心室起搏

Minimum ACC amplitude　最小动态夺获控制电压

Minimum AV delay　最小 AV 延迟

Minimum sensed AV delay　最小感知 AV 延迟

Minute ventilation（MV）　每分通气量

Minute ventilation sensor　每分通气量传感器

Mixed venous oxygen saturation sensor　混合静脉氧饱和度传感器

Mode conversion　模式转变

Mode switch（MS）　模式转换

Mode switch basic rate　模式转换基础频率

Morphology criterion　形态学标准

Multipoint（multisite）pacing（MPP）　多点（部位）起搏

Muscle stimulation　肌肉刺激

N

Natural atrioventricular conduction（NAVC）　自身房室传导

NBG Code　NBG 起搏器编码

NBG-Generic pacemaker code　通用起搏器编码

Negative AV hysteresis　负向 AV 滞后

Negative AV hysteresis search　负向 AV 滞后搜索

Night lower rate　夜间低限频率

Night mode　夜间模式

Night rate　夜间频率

No match　不匹配

No output　无输出

Noise response　噪声反应

Noise reversion　噪声反转

Noise sampling window/period（NSW/NSP）　噪声采样窗（期）

Noise window　噪声窗口

Nominal　额定值

Non-capture（NC）　不夺获

Non-committed shock　非约定式电击

Non-competitive atrial pacing（NCAP）　非竞争性心房起搏

Non-competitive atrial pacing interval（NCAPI）　非竞争性心房起搏间期

Non physiological AV delay（NPAVD）　非生理性 AV 延迟

Non-selective His bundle pacing（NSHBP）　非选择性希氏束起搏

Non-selective left bundle branch pacing（NSLBBP）　非选择性左束支起搏

Noninvasive programmed stimulation（NIPS）　无创程序刺激

Nonsustained ventricular tachycardia（NSVT）　非持续性室性心动过速

North American society of pacing and electrophysiology（NASPE）　北美起搏和电生理学会

Number of beats　心跳数

Number of intervals to detect（NID）　（ICD）识别心律失常的数目

O

One button detection enhancement （OBDE）　一键检测增强

Onset criterion　突发性标准

Open loop system　开环系统

OptiVol　Medtronic 起搏器液体状态监测功能

Output　输出

Output pulse　输出脉冲

Overdrive pacing　超速起搏

Oversensing　感知过度

P

PAC suppression　房性早搏抑制

Pace　起搏

Pace conditioning　起搏调控

Paced atrioventricular interval（PAVI）　起搏房室间期

Paced depolarization integral（PDI）　起搏除极积分

Pacemaker（PM）　起搏器

Pacemaker-defined premature ventricular contraction（PVC）　起搏器定义的室性早搏

Pacemaker-dependent patient　起搏器依赖患者

Pacemaker mediated tachycardia（PMT）　起搏器介导性心动过速

Pacemaker mediated tachycardia intervention（PMTI）　起搏器介导性心动过速干预

Pacemaker reset　起搏器电重置

Pacemaker runaway　起搏器奔放

Pacemaker syndrome　起搏器综合征

Pacemaker Wenckebach phenomenon　起搏器文氏现象

Paces per minute（PPM）　每分钟起搏次数

Pacing cycle　起搏周期

Pacing induced cardiomyopathy（PIC）　起搏诱导性心肌病

Pacing interval　起搏间期

Pacing mode　起搏模式

Pacing rate　起搏频率

Pacing stimulus　起搏刺激

Pacing system　起搏系统

Pacing system analyzer（PSA）　起搏系统分析仪

Pacing threshold　起搏阈值

Pain free　无痛

Parameters　参数

Partial electrical reset　部分电重置

Passive fixation lead　被动固定导线

Patient activator　患者激活器

Patient triggered monitor（PTM）　病人触发的监测器

Permanent lead　永久性导线

Physiologic pacing　生理性起搏

Physiological rate　生理性频率

Physiological rate band　生理频率带

Piezoelectric crystal sensor　压电晶体感受器

Pin　插头

PMT options　起搏器介导性心动过速选项

PMT protection　起搏器介导性心动过速保护

PMT termination　起搏器介导性心动过速终止

Pocket stimulation　囊袋刺激

Polarity　极性

Polarity configuration　极性设置

Polarity switch　极性转换

Polarization　极化

Polarized potential　极化电位

Port　插孔

Post AES pacing　房性期前收缩后起搏

Post AF response　心房颤动后反应

Post atrial fibrillation pacing（PAFP）　心房颤动后起搏

Post atrial ventricular blanking（PAVB）　心房后心室空白期

Post exercise response　运动后反应

Post mode switch overdrive pacing（PMOP）　模式转换后超速起搏

Post PAC pacing　房性早搏后起搏

Post PAC response（PPR）　房性早搏后反应

Post shock pacing　电击后起搏

Post ventricular atrial blanking（PVAB）　心室后

心房空白期

Post ventricular atrial refractory period（PVARP）心室后心房不应期

Premature atrial contraction（PAC） 房性早搏

Premature ventricular contraction（PVC） 室性早搏

Premature ventricular contraction response（PVCR）室性早搏反应

Primary sensing vector 主要感知向量

Programmable/multiprogrammable 可程控/多项功能可程控

Programmed electrical stimulation（PES） 程序电刺激

Pseudo fusion wave 假性融合波

Pulse amplitude 脉冲电压

Pulse generator 脉冲发生器

Pulse width（pulse duration） 脉宽（脉冲持续时间）

PVC lock-in protection 室性早搏锁定保护

PVC options 室性早搏选项

PVC synchronous atrial stimulation（PVC Synchronous Astim） 室性早搏同步心房刺激

Q

QT interval sensor QT间期传感器

Quick convert 快速转复

Quick look 速览

Quick OptTM（timing cycle optimization） AV/VV间期优化程序

R

Radio frequency telemetry（RF telemetry） 无线遥测

Radiopaque code block 不透射线的编码标记

Rate adaptive 频率适应性

Rate adaptive AV interval（RAAVI） 频率适应性房室间期

Rate adaptive pacemaker 频率适应性起搏器

Rate branch 频率分支

Rate drop response（RDR） 频率骤降反应

Rate fading（RF） 频率递减

Rate histogram（atrial and ventricular） 心率直方图（心房和心室）

Rate hysteresis 频率滞后

Rate hysteresis search 频率滞后搜索

Rate modulation 频率调整

Rate profile optimization（RPO） 频率轨迹优化

Rate response 频率应答

Rate response slope 频率应答斜率

Rate responsive AV delay 频率反应性AV延迟

Rate smoothing（RS） 频率平滑

Rate smoothing interval（RSI） 频率平滑间期

Rate vs. time trend 频率-时间趋势

Real-time display 实时显示

Real-time telemetry 实时遥测

Recommended replacement time（RRT） 建议更换时间

Reed switch 舌簧开关

Reentrant arrhythmia 折返性心律失常

Refined atrial pacing（RAP） 精确的心房起搏

Refined ventricular pacing（RVP） 精确的心室起搏

Refractory period 不应期

Relative refractory period 相对不应期

Remote assistant 远程助理

Repetitive hysteresis 重复滞后

Repetitive non-reentrant ventricular-atrial synchrony（RNRVAS） 反复性非折返性室房同步

Repetitive reentrant ventricular-atrial synchrony（RRVAS） 反复性折返性室房同步

Respiratory modulation index（RMI） 呼吸调节指数

Rest rate 休息频率

Retrograde atrial sense（RAS） 逆传的心房感知

Retrograde conduction test 逆传测试

Right anterior oblique（RAO） 右前斜位

Right atrial automatic threshold（RAAT） 右心房自动阈值

Right atrial septal pacing（RASP） 右心房间隔起搏

Right ventricular（RV） 右心室

Right ventricular apex（RVA） 右心室心尖部

Right ventricular apex pacing（RVAP） 右心室心尖部起搏

Right ventricular automatic capture/threshold（RVAC/RVAT） 右心室自动夺获/阈值

Right ventricular capture management（RVCM） 右心室夺获管理

Right ventricular inflow tract（RVIT） 右心室流入道

Right ventricular outflow tract（RVOT） 右心室流出道

Right ventricular refractory period（RVRP） 右心室不应期

Right ventricular sense（RVS） 右心室感知

Right ventricular septum pacing（RVSP） 右心室间隔部起搏

Ring electrode 环状电极

RV-blank after A-pace 心房起搏后右心室空白期

RV lead noise discrimination（RVLND） 右心室导线噪声识别

RVCap Confirm 右心室夺获确认

S

Safety AV delay 安全 AV 延迟

Safety margin 安全余量

Safety pacing 安全起搏

Safety switch 安全转换

Sandwich phenomenon 三明治现象

Scan hysteresis 扫描滞后

Scanning burst pacing 扫描式猝发起搏

Screw-in lead 螺旋导线

Search AV 房室传导搜索

Search AV+ 加强的房室传导搜索

Search cycle 搜索周期

Search interval 搜索间期

Secondary sensing vector 次要感知向量

Selective His bundle pacing（SHBP） 选择性希氏束起搏

Selective left bundle branch pacing（SLBBP） 选择性左束支起搏

Sense 感知

Sense compensation 感知补偿

Sensed atrioventricular interval（SAVI） 感知房室间期

Sensed AV offset 感知房室延迟补偿

Sensed event 感知事件

Sensing assurance 感知保障

Sensing threshold 感知阈值

Sensitivity 感知灵敏度

Sensor 传感器

Sensor crosscheck 传感器交叉核对

Sensor indicated rate（SIR） 传感器指示频率

Sequential pulse cardioversion or defibrillation 连续的脉冲电复律或电除颤

Set screw 固定螺丝

Shipping parameter 出厂参数

Shock vectors 除颤向量

Shock zone 电击区

Shortest AV delay 最短 AV 延迟

Signal to artifact ratio（SAR） 信号伪差比

Single chamber hysteresis 单腔滞后

Single coil 单线圈

Single-pass lead 单极导线

Single pulse cardioversion or defibrillation 单脉冲

电复律或电除颤

Sinus node dysfunction（SND） 窦房结功能障碍

Sinus preference pacing 窦性优先起搏

Sleep function 睡眠功能

Sleep rate 睡眠频率

Slew rate 斜率

Smart delay （CRT）AV 间期自动优化程序

Smart ventricular pacing（SVP） 智能心室起搏

Spike 钉

Stability 稳定性

Stability criterion 稳定性标准

Stability delta 稳定性变量

Steroid eluting lead 激素洗脱导线

Stimulation threshold 刺激阈值

Stored electrogram（SEGM） 存储的电图

Strength-duration curve 时间－强度曲线

Stylet 钢丝

Subclavian crush 锁骨下挤压

Subcutaneous implantable cardioverter defibrillator （S-ICD） 皮下植入型心律转复除颤器

Sudden bradycardia response（SBR） 突发心动过缓反应

Sudden cardiac death（SCD） 心源性猝死

Sudden onset 突发性

Sudden onset delta 突发性变量

Sudden rate drop intervention 频率骤降干预

Superior vena cava（SVC） 上腔静脉

Supranormal period 超常期

Supraventricular tachycardia（SVT） 室上性心动过速

Sustained rate duration（SRD） 持续频率的持续时间

Suture hole 缝合孔

Synchronous pacing 同步起搏

T

T-wave oversensing （TWOS） T 波过感知

Tachy fallback rate 快速心律失常回落频率

Tachy sense（TS） 快速事件感知

Tachycardia 心动过速

Tachycardia detection（TD） 室性心动过速识别

Tachycardia detection interval（TDI） 室性心动过速识别间期

Target rate 目标心率

Telemetry 遥测

Telemetry link 遥测链路

Template 模板

Temporary lead 临时导线

Temporary parameter 临时参数

Tested atrial pacing（APT） 测试的心房起搏

Tested ventricular pacing（VPT） 测试的心室起搏

Therapy advisor 治疗顾问

Therapy duration 治疗时间

Threshold 阈值

Threshold confirmation test 阈值确认测试

Threshold management 阈值管理

Threshold margin test（TMT） 阈值范围测试

Threshold start 阈值起始

Tiered therapy 分层治疗

Timer 计时器

Timing cycle 计时周期

Tined lead 叉齿电极导线

Tip electrode 顶端电极

Torque wrench 转矩扳手

Total atrial refractory period （TARP） 总心房不应期

Tracking 跟踪

Tracking check 跟踪检查

Tracking check rate（TCR） 跟踪检查频率

Transcatheter pacing system（TPS） 经导管起搏系统

Transtelephonic transmitter/receiver 经电话发送器／接收器

Transthoracic impedance　经胸阻抗

Transvenous implantable cardioverter defibrillator（TV-ICD）　经静脉植入型心律转复除颤器

Trend　趋势

Trigger rate　触发频率

Triggered　触发

Triggered pace　触发起搏

U

Underdrive pacing　亚速起搏

Undersensing　感知不足

Unipolar　单极

Upper activity rate （UAR）　上限活动频率

Upper rate （UR）　上限频率

Upper rate behavior（phenomenon）　上限频率行为（现象）

Upper rate interval（URI）　上限频率间期

Upper rate limit（URL）　上限频率限制

Upper rate response（URR）　高频率反应

Upper sensor rate（USR）　传感器上限频率

Upper tracking rate（UTR）　上限跟踪频率

V

V blanking after A-pace（PAVB）　心房起搏后心室空白期

V-V timing　VV 间期

Vector timing and correlation（VTC）　向量定时相关性

Ventricular atrial interval（VAI）　VA 间期

Ventricular auto-threshold　心室自动阈值

Ventricular based timing　基于心室的计时间期

Ventricular blanking period（VBP）　心室空白期

Ventricular capture control（VCC）　心室夺获控制

Ventricular capture management（VCM）　心室夺获管理

Ventricular depolarization gradient sensor　心室除极斜率传感器

Ventricular end（VE）　心室结束

Ventricular fibrillation（VF）　心室颤动

Ventricular fusion　室性融合波

Ventricular intracardiac electrogram（VEGM）　心室腔内心电图

Ventricular intrinsic preference（VIP）　心室自身优先功能

Ventricular lead monitor　心室导线监测

Ventricular oversening（VOS）　心室过感知

Ventricular paced preference（VPP）　心室起搏优先

Ventricular pace suppression（VP suppression）　心室起搏抑制

Ventricular pacing（VP）　心室起搏

Ventricular rate regulation（VRR）　心室频率规整

Ventricular rate stabilization（VRS）　心室率稳定功能

Ventricular refractory event/sense　心室不应期事件 / 感知

Ventricular refractory（VREF）period（VRP）　心室不应期

Ventricular response pacing（VRP）　心室反应性起搏

Ventricular safety pacing（VSP）　心室安全起搏

Ventricular safety standby（VSS）　心室安全备用

Ventricular sense response（VSR）　心室感知反应

Ventricular sensing（VS）　心室感知

Ventricular tachycardia（VT）　室性心动过速

Voltage　电压

VS continuity search　心室感知连续性搜索

VSP switch rate　心室安全起搏转换频率

Vulnerable period　易损期

W

Wavelet　（QRS）形态学

Window of atrial rate acceleration detection（WARAD）　心房率加速检测窗

参考文献

1. 中华医学会心电生理和起搏分会，中国医师协会心律学专业委员会.全皮下植入型心律转复除颤器中国专家共识（2023）［J］.中华心律失常学杂志，2023，27（5）：376-389.

2. 郭继鸿.心电图起搏通道［J］.临床心电学杂志，2022，31（5）：321-333.

3. 杨晓云，樊静静.心电图起搏通道：起搏脉冲的记录与参数［J］.临床心电学杂志，2022，31（1）：6-11.

4. 戴静，李则林，杨亚莉，等.起搏器 AV 间期多变的几种情况及分析［J］.中国心脏起搏与心电生理杂志，2022，36（3）：246-251.

5. 金华勇，丁利江，魏洁瑾，等.A PACE ON PVC 功能反复诱发房性心律失常一例［J］.中国心脏起搏与心电生理杂志，2022，36（5）：485-486.

6. 中华医学会心电生理和起搏分会，中国医师协会心律学专业委员会.希氏－浦肯野系统起搏中国专家共识［J］.中华心律失常学杂志，2021，25（1）：10-36.

7. 中华医学会心电生理和起搏分会，中国医师协会心律学专业委员会.植入型心律转复除颤器临床应用中国专家共识（2021）［J］.中华心律失常学杂志，2021，25（4）：280-299.

8. 陈柯萍，张澍.植入型心律转复除颤器随访与程控［M］.北京：人民卫生出版社，2021.

9. 陈柯萍，张澍.心脏再同步治疗随访与程控［M］.北京：人民卫生出版社，2021.

10. 陈柯萍，张澍.心脏起搏器随访与程控［M］.北京：人民卫生出版社，2021.

11. 中华医学会心电生理和起搏分会，中国医师协会心律学专业委员会.心动过缓和传导异常患者的评估与管理中国专家共识 2020［J］.中华心律失常学杂志，2021，25（3）：185-211.

12. 平嘉溜，吉亚军.心房电极间歇性起搏右室流出道患者一例［J］.中国心脏起搏与心电生理杂志，2021，35（4）：394-396.

13. 刘少文，兰为群，胡红平，等.起搏器故障致频率奔放一例［J］.中国心脏起搏与心电生理杂志，2021，35（4）：392-393.

14. 王立群，郭继鸿.置入式心脏转复除颤器系统的电极导线［J］.临床心电学杂志，2020，29（2）：141-148.

15. 赵亚楠，丁立刚.植入式心脏监护仪远程监护的应用与发展［J］.实用心电学杂志，2020，29（03）：196-201.

16. 中华医学会心电生理和起搏分会，中国医师协会心律学专业委员会．植入型心电监测仪临床应用 2020 年中国专家共识［J］．中华心律失常学杂志，2020，24（06）：545-555.

17. 王立群，郭继鸿．ICD 的感知功能［J］．临床心电学杂志，2020，29（4）：297-306.

18. 徐金义，杨丽红，张强．现代实用起搏心电图学［M］．郑州：郑州大学出版社，2019.

19. 汪菁峰，梁义秀，宿燕岗．噪音反转工作原理［J］．中国心脏起搏与心电生理杂志，2019，33（3）：358-361.

20. 周游，陈柯萍．植入式心电事件监测器的临床进展［J］．中国循环杂志，2019，34（11）：1134-1137.

21. 吉亚军，陈顾江，杨亚莉，等．心脏起搏器现代功能详解［M］．北京：北京大学医学出版社，2019.

22. 何方田．起搏心电图学（修订本）［M］．杭州：浙江大学出版社，2019.

23. 宿燕岗，葛均波．起搏心电图解析［M］．2 版．上海：上海科学技术出版社，2019.

24. 胡伟国，魏盟．起搏心电图解读与案例分析［M］．上海：上海科学技术出版社，2019.

25. 张余斌，吉亚军，刘彤．反复非折返性室房同步：一种不容忽视的起搏器介导性心动过速［J］．中国心脏起搏与心电生理杂志，2018，32（5）：493-499.

26. 刘霞．双腔起搏器"A PACE ON PVC"功能的相关心电图改变［J］．实用心电学杂志，2017，26（1）：1-5.

27. 嵇荣荣，陶宁超，邱垣皓，等．心房颤动患者希氏束起搏后的 R 在 T 上起搏现象与处理对策探讨［J］．中华心律失常学杂志，2017，21（3）：234-237.

28. 牟延光．心房导线移位至心室的起搏心电图表现［J］．中国心脏起搏与心电生理杂志，2016，30（5）：464-466.

29. 牟延光．连续性心室安全起搏［J］．中国心脏起搏与心电生理杂志，2016，30（1）：81-82.

30. 牟延光．交替性心室安全起搏［J］．中国心脏起搏与心电生理杂志，2015，29（4）：355-356.

31. 贾邢倩，王凤秀，等．植入心脏起搏器患者合并心肌梗死的心电图表现［J］．实用心电学杂志，2015，24（2）：130-133.

32. 刘霞．从实例看 Beat to Beat 起搏模式转换［J］．心电图杂志（电子版），2015，4（1）：54-55.

33. 岳兵．室房逆传的现代认识［J］．临床心电学杂志，2015，24（2）：127-134.

34. 秦胜梅，陈学颖，巩雪，等．药物及再同步化治疗疗效不佳者的新选择：心脏收缩调节器治疗［J］．中国心脏起搏与心电生理杂志，2015，29（5）：435-439.

35. 牟延光．临床起搏心电图学［M］．济南：山东科学技术出版社，2014.

36. 牟延光．房室导线反接所致的起搏器故障心电图［J］．中国心脏起搏与心电生理杂志，2014，28（5）：455-456.

37. 贾邢倩，王凤秀．实用起搏心电图图谱［M］．北京：人民卫生出版社，2014.

38. 刘文亨，陈柯萍，张澍．His 束起搏：真正意义上的生理性起搏［J］．中国心脏起搏与心电生理杂志，2014，28（2）：101-104.

39. 柳景华，程姝娟，马长生．心脏起搏器起搏、除颤和再同步治疗［M］．北京：中国协和医科大学出版社，

2014.

40. 许原，刘建．经食管心电图检出起搏器术后隐匿性左房室不同步 1 例［J］.临床心电学杂志，2014，3（1）：44-45.

41. 宋耀明，宋凌鲲．心脏起搏实践指南［M］.北京：人民军医出版社，2014.

42. 叶沈锋．双腔起搏器置入后行食管心房刺激引发短暂心脏停搏 1 例［J］.心电图杂志（电子版），2014，3（2）：116-117.

43. 汪宇鹏，陈宝霞，苏凯杰，等．高钾血症导致起搏器起搏和感知功能异常 1 例［J］.北京大学学报（医学版），2014，46（6）：980-982.

44. 施露，张天静．动态心电图监测起搏器 IRSplus 功能发生起搏器介导心动过速一例［J］.大家健康（学术版），2014，8（9）：312.

45. 杨小花，叶沈锋，于霞．CRT 心电图的特殊表现［J］.心电与循环，2014，33（3）：279-284.

46. BORYS S，TIMOTHY K.K.郭继鸿，洪江，译．周氏实用心电图学［M］.北京大学医学出版社，2014.

47. TOM K.廖铭扬，张钲，郭继鸿，译．起搏心电图基础教程［M］.天津：天津科技翻译出版有限公司，2013.

48. 刘金莎，刘振华，赵丽晶，等．不同起搏部位对人体心电图 Tp-Te 间期的影响及临床意义［J］.中国老年学杂志，2013，1（33）：52-53.

49. 吴垚，许祥林，郭其凤，等．DDD 起搏器心房感知不良误诊为心室感知不良 1 例［J］.遵义医学院学报，2013，36（3）：267-268.

50. 邸成业．起搏器介导性心动过速的自动诊断与处理［J］.心电图杂志（电子版），2013，2（1）：47-50.

51. 马文英，彭晖．起搏器极性自动识别引起非同步起搏一例［J］.中华临床医师杂志（电子版），2012，6（3）：808-809.

52. 牟延光．临床心电图精解［M］.北京：北京大学医学出版社，2012.

53. 华伟．临床实用心脏起搏技术［M］.北京：人民卫生出版社，2012.

54. 林文华，邸成业．心脏起搏与除颤［M］.北京：人民卫生出版社，2012.

55. 蔡伯林．起搏器心电图图谱［M］.北京：人民军医出版社，2012.

56. 许原．心电图起搏频率异常增快的诊断思路［J］.临床心电学杂志，2012，21（6）：443-448.

57. 郭继鸿．功能性感知不良与临床［J］.临床心电学杂志，2012，21（5）：383-392.

58. 郭继鸿．功能性感知不良与临床（续）［J］.临床心电学杂志，2012，21（6）：455-466.

59. 郭继鸿．CRT 心电图［J］.临床心电学杂志，2012，21（1）：45-67.

60. 蓝荣芳，徐伟．起搏相关室性心律失常的识别与处理［J］.中国心脏起搏与心电生理杂志，2012，26（1）：11-14.

61. 郭涛，赵玲，李淑敏．心脏起搏与磁共振成像［J］.中华心律失常学杂志，2012，16（6）：471-474.

62. 王建勇，陈元禄．起搏器介导的房室传导蝉联现象［J］.中国心脏起搏与心电生理杂志，2012，26

（6）：565-566.

63. 沈伟，严激.体表心电图在心脏再同步治疗中的应用［J］.中国临床保健杂志，2012，15（4）：440-443.

64. 郭继鸿.第四代植入式 Holter［J］.临床心电学杂志，2012，21（2）：141-151.

65. 赵战勇，李志忠，张京梅，等.减少不良右室起搏的临床研究［J］.临床心电学杂志，2012，21（6）：431-433.

66. 李鼎，李学斌，苑翠珍，等.右室间隔部起搏的部位选择与 X 线影像特点：简单方法确定起搏后 QRS 波尽可能窄的部位［J］.中国心脏起搏与心电生理杂志，2012，26（1）：29-32.

67. 李世军，杨延宗，夏云龙，等.不同部位起搏对体表心电图有关参数的影响［J］.中国心脏起搏与心电生理杂志，2012，26（2）：144-145.

68. 李建军，李学文.右心房间隔部起搏的临床应用［J］.中国药物与临床，2012，12（8）：1104-1106.

69. 马文英，沈絮华，顾复生.起搏器的噪音反转功能在快速心律失常时的表现及处理［J］.中华临床医师杂志（电子版），2012，6（18）：5745-5747.

70. 蔡卫勋，刘晓健，孙华.自动阈值夺获功能的工作原理及心电图表现［J］.心电与循环杂志，2012，31（4）：1-5.

71. 贾林，张旭东，李京波.单极和双极起搏模式起搏阻抗的临床观察及相应起搏电路分析［J］.中国心脏起搏与心电生理杂志，2012，26（3）：268-269.

72. 张弢，卜佳，陈序，等.动态心电图伪差性起搏信号4例报告［J］.实用医院临床杂志，2012，9（5）：245-246.

73. 郑甲林，陶四明，李建美.心脏起搏器感知不良诱发心室颤动1例［J］.临床心电学杂志，2011，20（†）：49.

74. 郭继鸿.DDI起搏心电图［J］.临床心电学杂志，2011，20（5）：385-392.

75. 郭继鸿.DDI起搏心电图（续）［J］.临床心电学杂志，2011，20（6）：457-466.

76 彭湖，刘烈，梁远红，等.心室起搏管理与精确心室起搏功能减少心室起搏的对照研究［J］.岭南心血管病杂志，2011，17（3）：213-215.

77. 邸成业，林文华.起搏器磁铁试验的作用及心电图表现［J］.中国心脏起搏与心电生理杂志，2011，25（6）：560-563.

78. 邸成业，林文华，任自文.如何分析起搏心电图的房室间期［J］.中国心脏起搏与心电生理杂志，2011，25（3）：274-277.

79. 邸成业，林文华，任自文.如何分析起搏器对室性早搏的反应［J］.中国心脏起搏与心电生理杂志，2011，25（4）：358-362.

80. 许原.起搏心电图室早后间期分析［J］.临床心电学杂志，2011，20（1）：50-53.

81. 王立群.感知功能的心电图表现［J］.心电学杂志，2011，30（1）：55-60.

82. 宿燕岗.心脏起搏病例解析［M］.上海：上海科学技术出版社，2011.

83. 许原.食管心房调搏［M］.北京：北京大学医学出版社，2010.

84. 王金龙，王冬梅.心脏的电机械活动与心脏再同步化治疗［J］.中国心脏起搏与心电生理杂志，2010，24（4）：298-300.

85. 周胜华.ICD 与交感风暴［J］.临床心电学杂志，2010，19（1）：7-9.

86. 蒋逸风，赵峰，沈彬，等.心房颤动发作时心房电极的置入［J］.临床心血管病杂志，2010，26（3）：178-179.

87. 金骁琦，盛晓东，周建龙，等.右室起搏电极误入冠状静脉窦心中静脉一例［J］.中国心脏起搏与心电生理杂志，2010，24（4）：368.

88. 陈新.黄宛临床心电图学［M］.6 版.北京：人民卫生出版社，2010.

89. TOM K.郭继鸿，张玲珍，李学斌，译.心脏起搏器基础教程［M］.天津：天津科技翻译出版公司，2009.

90. 王凤秀，贾邢倩，马伟.VVI 起搏心电图 128 例室性融合波分析［J］.实用心电学杂志，2009，18（4）：285-286.

91. 王立群，郭继鸿.不同起搏模式正常工作时的心电图表现［J］.心电学杂志，2009，28（1）：51-54.

92. 刘菁晶，林文华，张峰，等.永久起搏器单双极导线工作性能比较［J］.临床心血管病杂志，2009，25（7）：516- 519.

93. 李霞.数字心电图机滤波条件对起搏心电图的影响［J］.实用心电学杂志，2009，18（1）：46.

94. 郭继鸿，田轶伦.缓慢型 PMT 伴文氏现象［J］.临床心电学杂志，2009，18（5）：369-371.

95. 尹淇，雷芸，赖碁，等.加速性室性自主心律致反复心室安全起搏 1 例［J］.临床心电学杂志，2009，18（5）：363.

96. 宿燕刚，葛均波.心脏起搏器新功能解析［M］.上海：上海科学技术出版社，2009.

97. 许原.起搏器节律重整［J］.临床心电学杂志，2008，17（1）：69-73.

98. 贾邢倩，王凤秀，马伟.VVI 起搏器室房逆传的心电图特征及其临床意义［J］.实用心电学杂志，2008，17（4）： 247.

99. 郭继鸿.飞轮功能［J］.中国心脏起搏与心电生理杂志，2008，22（1）：83-84.

100. 郭继鸿.双腔起搏器的 Beat to Beat 自动模式转换功能［J］.中国心脏起搏与心电生理杂志，2008，22（3）：275-277.

101. 郭继鸿.左房室间期［J］.临床心电学杂志，2008，17（5）：382-388.

102. 郭继鸿.左房室间期（续）［J］.临床心电学杂志，2008，17（6）：456-466.

103. 许原.双腔起搏器计时间期与心电图［J］.临床心电学杂志，2008，17（5）：396-399.

104. 王立群，郭继鸿.起搏器计时规则与起搏心电图分析［J］.心电学杂志，2008，27（1）：112-115.

105. 王立群，郭继鸿.起搏器计时规则与起搏心电图分析：DDD 起搏心电图与计时方式（续 2）［J］.心电学杂志，2008，27（3）：241-244.

106. 许原.单腔起搏器计时间期与心电图［J］.临床心电学杂志，2008，17（3）：233-236.

107. 贾邢倩，王凤秀，周矗，等.植入心脏起搏器患者心肌梗死的心电图表现［J］.心电学杂志，

2008，27（3）：207-210.

108. 李鼎，李学斌，张海澄，等.右室心尖部起搏时体表心电图 V1 导联呈右束支阻滞图形分析［J］.中国实用内科杂志，2008，28（12）：1042-1044.

109. 刘志敏，陈柯萍，崔琪琼，等.体表心电图在优化双腔起搏器房室间期中的价值［J］.中国循环杂志，2008，23（1）：30-32.

110. 郭继鸿，王斌.人工心脏起搏技术［M］.沈阳：辽宁科学技术出版社，2008.

111. 刘柱柏，谢鸿发，张雪华.频率适应性起搏［J］.中华心律失常学杂志，2007，11（5）：331-341.

112. 张松文，刘畅，龚仁泰.人工起搏室房逆传夺获心房［J］.实用心电学杂志，2007，16（6）：441-445.

113. 许原.双腔起搏器在不同患者的各种心电图表现［J］.临床心电学杂志，2007，16（6）：471-475.

114. 贾邢倩，王凤秀，马伟.VVI 起搏室房逆传诱发的心律失常［J］.心电学杂志，2007，26（3）：174-178.

115. 胡伟国，盛波，陈万春.易误认为 DDD 型起搏器感知不良的表现［J］.临床心电学杂志，2007，16（1）：39-40.

116. 陈宝仙，刘晓健.高钾血症致起搏器功能障碍 1 例［J］.心电学杂志，2007，26（4）：232.

117. 张澍，黄从新，黄德嘉.心电生理及心脏起搏专科医师培训教程［M］.北京：人民卫生出版社，2007.

118. 陈建明，沈法荣，王志军，等.心室再同步化起搏的心电图表现及随访［J］.中国心脏起搏与心电生理杂志，2006，20（4）：303-306.

119. 许原.起搏心电图基础［J］.临床心电学杂志，2006，15（1）：68-70.

120. 许原.AAI 起搏心电图［J］.临床心电学杂志，2006，15（4）：306-312.

121. 许原.起搏心电图中的融合波［J］.临床心电学杂志，2006，15（2）：148-150.

122. 许原.双腔起搏器传导功能的心电图［J］.临床心电学杂志，2006，15（5）：389-391.

123. 李学斌.VVI 起搏心电图［J］.临床心电学杂志，2006，15（3）：229-230.

124. 刘晓健.起搏器若干特殊功能的心电图表现［J］.心电学杂志，2006，25（1）：47-61.

125. 冯双英，齐丽平，耿仁义.起搏器的更换指征及术中注意事项［J］.中国心脏起搏与心电生理杂志，2006，20（6）：552-553.

126. 刘晓健.房室顺序起搏的 AV 间期［J］.心电学杂志，2006，25（2）：108-110.

127. 马竹芬，孙琳，余亚梅，等.高钾血症致起搏及感知阈值升高 1 例［J］.心电学杂志，2006，25（2）：111-112.

128. 张楠，郭继鸿.抗心律失常药物对心脏起搏阈值的影响［J］.中华心律失常学杂志，2006，10（5）：389-391.

129. 何建桂，董吁钢，唐安丽.室性心动过速致双腔起搏器噪音反转并心室安全起搏一例［J］.中华心律失常学杂志，2006，10（1）：68-69.

130. SWEESY, 等. 周金台, 编译. 起搏心电图随访基础与自我测试 [M]. 天津: 天津科技翻译出版公司, 2006.

131. 刘晓健, 陈宝仙. 起搏器起搏功能障碍的心电图表现 [J]. 心电学杂志, 2005, 24 (2): 111-114.

132. 刘晓健. 起搏器所致心律失常的表现形式 [J]. 心电学杂志, 2005, 24 (4): 231-236.

133. 刘晓健. 起搏器感知功能低下的表现形式 [J]. 心电学杂志, 2005, 24 (1): 46-51.

134. 祁玉珍, 贺亚玲, 王国兴, 等. 不同部位心房起搏对心房电活动的影响 [J]. 心电学杂志, 2005, 24 (4): 204-205.

135. 王骏, 孙育民, 杨钢, 等. 心房电极导线脱位于三尖瓣环处造成间歇性心室安全起搏一例 [J]. 中国心脏起搏与心电生理杂志, 2005, 19 (5): 421.

136. AARON B.H. 吴立群, 张代富, 译. 起搏器心电图简释 [M]. 北京: 人民卫生出版社, 2005.

137. 耿仁义, 朱中林, 华伟. 实用心脏起搏技术 [M]. 北京: 人民军医出版社, 2004.

138. 张海澄, 刘玲. "起搏器故障心电图1例" 的误诊分析 [J]. 临床心电学杂志, 2004, 13 (4): 296-298.

139. 刘晓健, 胡晓晟. 起搏器感知功能过度的几种表现形式 [J]. 心电学杂志, 2004, 23 (4): 237-239.

140. 陈萍, 耿仁义. 起搏器电源耗竭及心电图表现 [J]. 中国心脏起搏与心电生理杂志, 2004, 18 (5): 394-396.

141. 崔俊玉. 起搏心电图 [J]. 华北国防医药, 2004, 16 (1): 55-60.

142. 董薇, 杨桂红, 郑秀琼. VVI 起搏致心房内干扰1例 [J]. 实用心电学杂志, 2003, 12 (6): 434-435.

143. 许原. 起搏器介导性心动过速心电图 [J]. 心电学杂志, 2003, 22 (1): 49-51.

144. 许原. 动态心电图起搏通道及临床应用 [J]. 心电学杂志, 2003, 22 (4): 235-238.

145. 李学斌. 起搏器故障心电图 [J]. 心电学杂志, 2003, 22 (3): 162-164.

146. 郭继鸿. 起搏心电图 (Ⅴ) 双腔起搏心电图 (Ⅱ) [J]. 心电学杂志, 2002, 21 (4): 228-233.

147. 王斌, 郭继鸿. 起搏心电图 (Ⅱ) VVI 起搏心电图 [J]. 心电学杂志, 2002, 21 (1): 43-47.

148. 王斌, 郭继鸿. 起搏心电图 (Ⅲ) AAI 起搏心电图 [J]. 心电学杂志, 2002, 21 (2): 111-114.

149. 郭继鸿. 起搏心电图 (Ⅳ) 双腔起搏心电图 (Ⅰ) [J]. 心电学杂志, 2002, 21 (3): 171-173.

150. 耿仁义, 朱中林. 起搏器的交叉感知现象 [J]. 中国心脏起搏与心电生理杂志, 2001, 15 (6): 375-379.

151. 周旭, 王玮, 田青, 等. 右心室心尖部起搏的心电图Ⅰ、aVL导联判断分析 [J]. 中华心律失常学杂志, 2001, 5 (6): 368.

152. 徐健, 严激, 范西真, 等. 单导线心房同步心室起搏器的临床应用研究 [J]. 安徽医学, 2000, 21 (5): 8-9.

153. 张英川, 李海宴, 陈慧敏, 等. 右心室流入道间隔部起搏的临床可行性 [J]. 中华心律失常学杂志, 2000, 4 (2): 117-119.

154. 严激, 徐健, 顾统元. 几种 VVI 起搏心电图异常表现及其临床意义 [J]. 实用心电学杂志, 2000, 9 (6): 406-407.

155. 党瑜华, 董新成, 王芳. 永久起搏器中的心电图改变及起搏器故障的心电图判断 [J]. 河南医科大学学报, 2000, 35 (1): 79-83.

156. 林华, 程萍, 冯义柏. 室-房文氏逆传触发 VDD 心室起搏 [J]. 临床心血管病杂志, 2000, 16 (9): 419.

157. 高宇光, 张惠君, 石峰. 体外震波碎石引起的心脏起搏心电图分析 [J]. 起搏与心脏, 1993, 7 (1): 52-53.

158. 詹维伟. 体外震波碎石引起的心脏起搏 [J]. 心电学杂志, 1991, 10 (3): 181-183.

159. 李仁立. 心脏起搏遮盖高血钾及洋地黄中毒的心电图表现 [J]. 内科急危重症杂志, 1998, 4 (4): 179-181.

160. GLIKSON M, NIELSEN J C, KRONBORG M B, et al. 2021 ESC Guidelines on cardiac pacing and cardiac resynchronization therapy [J]. European Heart Journal, 2021, 42 (35): 3427-3520.

161. IP J, JAFFE B, CASTELLANI M, et al. Accuracy of arrhythmia detection in implantable cardiac monitors: A prospective randomized clinical trial comparing Reveal LINQ and Confirm Rx [J]. Pacing and clinical electrophysiology: PACE, 2020, 43 (11): 1344-1350.

162. SAKHI R, KAULING R M, THEUNS D A, et al. Early detection of ventricular arrhythmias in adults with congenital heart disease using an insertable cardiac monitor (EDVA-CHD study) [J]. Int J Cardiol, 2020, 305: 63-69.

163. MITACCHIONE G, BONTEMPI L, CURNIS A. Clinical approach to cardiac pauses in congenital central hypoventilation syndrome [J]. Pediatric pulmonology, 2019, 54 (2): E4-E6.

164. GIANCATERINO S, LUPERCIO F, NISHIMURA M, et al. Current and Future Use of Insertable Cardiac Monitors [J]. JACC Clin Electrophysiol, 2018, 4 (11): 1383-1396.

165. VIJAYARAMAN P, DANDAMUDI G, ZANON F, et al. Permanent His bundle pacing: recommendations from a multicenter His bundle pacing collaborative working group for standardization of definitions, implant measurements, and follow-up [J]. Heart Rhythm, 2018, 15 (3): 460-468.

166. GIADA F, BERTAGLIA E, REIMERS B, et al. Current and emerging indications for implantable cardiac monitors [J]. Pacing and clinical electrophysiology: PACE, 2012, 35 (9): 1169-1178.

167. BRIGNOLE M, MOYA A, DE LANGE F J, et al. 2018 ESC Guidelines for the diagnosis and management of syncope [J]. Eur Heart J, 2018, 39 (21): 1883-1948.

168. PASSMAN R, LEONG-SIT P, ANDREI AC, et al. Targeted Anticoagulation for Atrial Fibrillation Guided by Continuous Rhythm Assessment With an Insertable Cardiac Monitor: The Rhythm Evaluation for Anticoagulation With Continuous Monitoring (REACT.COM) Pilot Study [J]. J Cardiovasc Electrophysiol, 2016, 27 (3): 264-270.

169. STEVENSON W G, HERNANDEZ A F, CARSON P E, et al. Indications for cardiac resynchronization

therapy: 2011 update from the Heart Failure Society of America Guideline Committee [J]. J Card Fail, 2012, 18（2）: 94-106.

170. TRACY C M, EPSTEIN A E, DARBAR D, et al. 2012 ACCF AHA HRS focused update of the 2008 guidelines for device-based therapy of cardiac rhythm abnormalities: A report of the American College of Cardiology Foundation American Heart Association Task Force on Practice Guidelines [J]. J Thorac Cardiovasc Surg, 2012, 144（6）: 127-135.

171. VAN GELDER I C, WIESFELD A C. Atrial pacing for rhythm control of atrial fibrillation [J]. Neth Heart J, 2008, 16（6）: 189-190.

172. MUTO C, OTTAVIANO L, CANCIELLO M. Effect of pacing the right ventricular mid-septumtract in patients with permanent atrial fibrillation and low ejection fraction [J]. J Cardiovasc Electrophysiol, 2007, 18（10）: 1032-1036.

173. KOLB C, HALBFASS P, ZRENNER B, et al. Paradoxical atrial undersensing due to inappropriate atrial noise reversion of atrial fibrillation in dual-chamber pacemakers [J]. J Cardiovasc Electrophysiol, 2005, 16（7）: 696-700.

174. BAROLD S S, HERWEG B, GIUDICI M, et al. Electrocariographic follow-up of biventricular pacemakers [J]. Ann Noninvasive Electrocardiol, 2005, 10（2）: 231-255.

175. MEDINA-RAVELL V A, LANKIPALLI R S, YAN G X, et al. Effect of epicardial or biventricular pacing to prolong QT interval and increase transmural dispersion of repolarization: Does resynchronization therapy pose a risk for patients predisposed to long QT or torsade de pointes [J]. Circulation, 2003, 107（5）: 740-746.

176. PRINZEN F W, PESCHAR M. Relation between the pacing induced sequence of activation and left ventricular pump function in animals [J]. Pacing Clin Electronphysiol, 2002: 484-498.

177. TSE H F, WONG K K, TSANG V, et al. Functional abnormalities in patients with permanent right ventricular pacing: The effects of sites of electrical stimulation [J]. J Am Coll Cardiol, 2002, 40: 1451-1458.

178. LECLERCQ C, KASS D A. Retiming the failing heart: Principles and current clinical status of cardic resynchronization [J]. J Am Coll Cardiol, 2002, 39: 194-201.

179. SOGAARD P, EGEBLAD H, KIM W Y, et al. Tissue Doppler imaging predicts improved systolic performance and reversed left ventricular remodeling during long term cardiac resynchronization therapy [J]. J Am Coll Cardiol, 2002, 40: 723-730.

180. BERNSTEIN A D, DAUBERT J C, FLETCHER R D, et al. The revised NASPE/BPEG generic code for antibradycardia, adaptive-rate, and multisite pacing [J]. Pacing Clin Electrophysiol, 2002, 25: 260-264.

181. KINDERMANN M, SCHWAAB B, BERG M, et al. The influence of right atrial septal pacing on the interatrial contracion sequence [J]. Paing Clin Electrophysiol, 2000, 23: 1752-1757.